Enfermagem em UTI:
Cuidando do paciente crítico
2ª edição

Enfermagem em UTI: Cuidando do paciente crítico
2ª edição

ORGANIZADORAS

Katia Grillo Padilha
Professora Titular do Departamento de Enfermagem Médico-Cirúrgica da EEUSP.

Maria de Fátima Fernandes Vattimo
Professora Livre-Docente do Departamento de Enfermagem Médico-Cirúrgica da EEUSP.

Sandra Cristine da Silva
Doutora em Enfermagem pela EEUSP. Gerente de Qualidade do Hospital Sírio-Libanês.

Miako Kimura
Professora Livre-Docente do Departamento de Enfermagem Médico-Cirúrgica da EEUSP.

Mirian Watanabe
Doutora em Enfermagem pela EEUSP.

Copyright © 2016 Editora Manole, por meio de contrato com as organizadoras.

Editor gestor: Walter Luiz Coutinho
Editoras: Eliane Usui e Juliana Waku
Produção editorial: Pamela Juliana de Oliveira
Capa: Ricardo Yoshiaki
Projeto gráfico: Anna Yue
Editoração Eletrônica: Vivian Valli e Aldine Rosa

Dados Internacionais de Catalogação na Publicação (CIP)
(Câmara Brasileira do Livro, SP, Brasil)

Enfermagem em UTI: cuidando do paciente crítico / Organizadoras
    Katia Grillo Padilha [et al.]. – 2.ed. –
    Barueri, SP: Manole, 2016. – (Série Enfermagem)

    Maria de Fátima Fernandes Vattimo, Sandra Cristine da Silva,
Miako Kimura, Mirian Watanabe.
    Bibliografia.
    ISBN: 978-85-204-4599-0

    1. Doentes em estado crítico – Cuidados. 2. Enfermagem em
terapia intensiva. 3. Enfermeiro e paciente 4. Unidade de Terapia Intensiva I. Padilha, Katia Grillo. II. Vattimo, Maria de Fátima Fernandes.
III. Silva, Sandra Cristine da. IV. Kimura, Miako. V. Watanabe, Miriam.
VI. Série

16-01206   CDD-610.7361

Índices para catálogo sistemático:
1. Enfermagem em UTI : Pacientes Críticos : Ciências médicas   610.7361
2. Enfermagem em terapia intensiva : Ciências médicas 610.7361

Todos os direitos reservados.
Nenhuma parte deste livro poderá ser reproduzida, por qualquer processo,
sem a permissão expressa dos editores. É proibida a reprodução por fotocópia.

Reimpressão da 2ª edição – 2022
2ª edição – 2016
1ª edição – 2010

Editora Manole Ltda.
Alameda América, 876
Tamboré – Santana de Parnaíba
SP – Brasil
CEP: 06543-315
Fone: (11) 4196-6000
www.manole.com.br
https://atendimento.manole.com.br/

Impresso no Brasil
Printed in Brazil

Durante o processo de edição desta obra, foram tomados todos os cuidados para assegurar a publicação de informações precisas e de práticas geralmente aceitas. Do mesmo modo, foram empregados todos os esforços para garantir a autorização das imagens aqui reproduzidas. Caso algum autor sinta-se prejudicado, favor entrar em contato com a editora.
Os autores e os editores eximem-se da responsabilidade por quaisquer erros ou omissões ou por quaisquer consequências decorrentes da aplicação das informações presentes nesta obra. É responsabilidade do profissional, com base em sua experiência e conhecimento, determinar a aplicabilidade das informações em cada situação.

Sobre os autores

Adriana Janzantte Ducci

Mestre em Ciências pelo Programa de Pós-Graduação em Enfermagem na Saúde do Adulto da Escola de Enfermagem da Universidade de São Paulo (EEUSP). Especialista em Enfermagem em UTI Adulto – modalidade residência – pela Universidade Federal de São Paulo (Unifesp). Doutora em Ciências pelo Programa de Pós-Graduação em Enfermagem na Saúde do Adulto da EEUSP.

Adriana Marques da Silva

Mestre em Administração de Serviços de Enfermagem pela Escola de Enfermagem da Universidade de São Paulo (EEUSP). Especialista em Análises Clínicas pela Universidade São Judas Tadeu. Especialista em Enfermagem Oncológica pela Sociedade Brasileira de Enfermagem Oncológica. Doutora em Ciências pela EEUSP

Adriano Rogério Baldacin Rodrigues

Mestre em Ciências pelo Programa de Pós-Graduação em Enfermagem na Saúde do Adulto da Escola de Enfermagem da Universidade de São Paulo. Especialista em Cardiologia pelo Instituto do Coração do Hospital das Clínicas da Faculdade de Medicina da Universidade de São Paulo.

Amanda Gabriela Muller

Enfermeira. Graduada em Enfermagem pela Universidade Federal de São Paulo (UNIFESP). Especialização e Aprimoramento em Enfermagem em Cardiologia pelo Instituto do Coração do Hospital das Clínicas da Faculdade de Medicina da Universidade de São Paulo (InCor-HCFMUSP). Mestre em Ciências e Doutoranda em Ciências pela Escola de Enfermagem da Universidade de São Paulo (EEUSP).

Ana Cláudia G. Puggina

Mestre e doutora em Ciências pelo Programa de Pós-Graduação em Enfermagem na Saúde do Adulto da Escola de Enfermagem da Universidade de São Paulo (EEUSP). Professora dos cursos de graduação, mestrado e doutorado em Enfermagem da Universidade Guarulhos. Professora Adjunta dos cursos de graduação em Enfermagem e Medicina da Faculdade de Medicina de Jundiaí. Líder do Grupo de Estudo e Pesquisa em Comunicação em Saúde da Universidade Guarulhos. Editora da *Revista Saúde* da Universidade Guarulhos.

Ana Lucia Siqueira Costa

Mestre e doutora em Enfermagem pelo Programa de Pós-Graduação em Enfermagem da Escola de Enfermagem da Universidade de São Paulo (EEUSP). Especialista em Enfermagem em Centro Cirúrgico, Recuperação Anestésica e Central de Material pela EEUSP. Professora Livre-docente do Departamento de Enfermagem Médico-Cirúrgica da EEUSP.

Ana Paula Novaes

Enfermeira pela Escola de Enfermagem da Universidade de São Paulo. Graduada em Administração Hospitalar pela União Social Camiliana. Especialista em Gestão da Qualidade e Produtividade pela Fundação Carlos Alberto Vanzolini. MBA em Economia e Gestão da Saúde pela Universidade Federal de São Paulo. Coordenadora do Hospital Israelita Albert Einstein.

Andrea Braz Vendramini e Silva

Enfermeira especialista em Cuidados Intensivos, em Cardiologia e em Gerenciamento de Serviços de Enfermagem. Chefe da Unidade de Recuperação Pós-operatória do Instituto Dante Pazzanese de Cardiologia.

Antonio Carlos Amedeo Vattimo

Mestre em Cardiologia pela Escola Paulista de Medicina da Universidade Federal de São Paulo.

Antônio Fernandes Costa Lima

Mestre e doutor em Enfermagem pelo Programa de Pós-Graduação em Enfermagem da Escola de Enfermagem da Universidade de São Paulo (EEUSP). Especialista em Enfermagem em Cuidados Intensivos pela EEUSP. Especialista em Enfermagem em Nefrologia pela Sociedade Brasileira de Enfermagem em Nefrologia; especialista em Ativação de Processos de Mudança na Formação Superior de Profissionais de Saúde pelo Ministério da Saúde/ SGTES/DEGES, Escola Nacional de Saúde Pública Sérgio Arouca e Rede Unida. Professor Livre-Docente do Departamento de Orientação Profissional (ENO) da EEUSP.

Antonio Fernando Machado Aguiar

Médico Neurocirurgião do Centro de Neurologia e Neurocirurgia de Sergipe.

Aparecida de Cássia Giani Peniche

Mestre e doutora em Enfermagem pelo Programa de Pós-Graduação em Enfermagem da Escola de Enfermagem da Universidade de São Paulo (EEUSP). Professora Livre-Docente do Departamento de Enfermagem Médico-Cirúrgica da EEUSP.

Camila Lessio

Mestre em Ciências Básicas pelo Programa de Pós-Graduação em Nefrologia pela Universidade Federal de São Paulo (Unifesp). Doutora em Ciências pelo Programa de Pós-Graduação em Urologia pela Unifesp.

Camila Lima

Graduação em Enfermagem pela Universidade Nove de Julho. Pós-graduação em: Educação em Saúde, Enfermagem em Cardiologia e Enfermagem em Nefrologia. Mestre e Doutora em Ciências da Saúde pela Faculdade de Medicina da Universidade de São Paulo. Experiência assistencial e na docência em nefrologia e terapia intensiva. Professora da Faculdade Israelita de Ciências da Saúde Albert Einstein.

Cândida Márcia de Brito

Mestre em Enfermagem pela Universidade Estadual de Campinas (Unicamp). Aprimoramento em Enfermagem em Terapia Intensiva pelo Hospital das Clínicas da Unicamp. Enfermeira da Gerência de Desenvolvimento de Enfermagem do Hospital Sírio-Libanês. Coordenadora do Curso de Especialização de Enfermagem em Terapia Intensiva do Instituto Sírio-Libanês de Ensino e Pesquisa.

Carla Maria Maluf Ferrari

Mestre e doutora em Ciências pelo Programa de Pós-Graduação em Enfermagem na Saúde do Adulto da Escola de Enfermagem da Universidade de São Paulo (EEUSP). Professora Assistente II do Centro Universitário São Camilo na Disciplina de Enfermagem na Saúde do Adulto e Idoso do curso de graduação em Enfermagem.

Carol Viviana Serna

Enfermeira pela Universidad Nacional da Colômbia. Especialista em Estomaterapia pela Escola de Enfermagem da Universidade de São Paulo (EEUSP). Mestre em Biologia Celular e Tecidual pelo Instituto de Ciências Biomédicas da USP.

Carolina Ferreira Vasco

Mestre em Ciências pelo Programa de Pós-Graduação em Enfermagem na Saúde do Adulto da Escola de Enfermagem da Universidade de São Paulo (EEUSP). Especialista em Nefrologia pela Universidade Federal de São Paulo (Unifesp). Doutoranda em Ciências da Saúde pelo Programa de Pós-Graduação em Enfermagem na Saúde do Adulto da EEUSP. Supervisora de enfermagem da UTI-Adulto do Hospital São Luiz.

Cassiane de Santana Lemos

Mestre em Ciências pelo Programa de Pós-Graduação em Enfermagem na Saúde do Adulto da Escola de Enfermagem da Universidade de São Paulo (EEUSP). Especialista em Centro Cirúrgico, Recuperação Anestésica e Centro de Material e Esterilização pela Universidade Federal de São Paulo (Unifesp).

Cassiane Dezoti da Fonseca

Mestre e doutora em Ciências pelo Programa de Pós-Graduação em Enfermagem na Saúde do Adulto e Idoso da Escola de Enfermagem da Universidade de São Paulo (EEUSP). Pós-doutoranda do Departamento de Enfermagem Médico-Cirúrgica da EEUSP.

Cibele Andrucioli de Mattos Pimenta

Professora Titular Sênior do Departamento de Enfermagem Médico-Cirúrgica da Escola de Enfermagem da Universidade de São Paulo (EEUSP).

Cláudia Maia

Especialista em Enfermagem em Terapia Intensiva pelo Instituto Sírio-Libanês de Ensino e Pesquisa. Enfermeira da Gerência de Desenvolvimento de Enfermagem do Hospital Sírio-Libanês. Facilitadora do Curso de Especialização de Enfermagem em Terapia Intensiva do Instituto Sírio-Libanês de Ensino e Pesquisa.

Claudia Regina Laselva

Mestre em Ciências Básicas pelo Programa de Pós-Graduação em Nefrologia da Universidade Federal de São Paulo (Unifesp). Especialista em Enfermagem Clínica e Cirúrgica pela Unifesp. MBA executivo em Gestão da Saúde pelo INSPER. Especialista em Gerenciamento de Enfermagem pela SOBRAGEN.

Consuelo Garcia Corrêa

Mestre e doutora em Enfermagem pelo Programa de Pós-Graduação em Enfermagem da Escola de Enfermagem da Universidade de São Paulo (EEUSP). Especialista em Enfermagem em Cardiologia (modalidade residência) pela EEUSP/InCor/FMUSP. Conselheira do COREN-SP 2015-2017. Membro da Câmara Técnica do COREN-SP.

Cristina Helena Costanti Settervall

Mestre e doutora em Ciências pelo Programa de Pós-Graduação em Enfermagem na Saúde do Adulto da Escola de Enfermagem da Universidade de São Paulo (EEUSP).

Daniel Martins Malisani

Mestrando do Programa de Pós-Graduação em Enfermagem na Saúde do Adulto da Escola de Enfermagem da Universidade de São Paulo (EEUSP). Especialista em Emergências pela UNISA. Enfermeiro Intensivista do Hospital Universitário da USP.

Daniela de Paula Coelho

Mestre em Ciências da Saúde pela EE-USP. MBA em Gestão da Saúde, Especialização em Docência, Terapia Intensiva Adulto e graduação em Enfermagem pela Universidade São Camilo. Cursando Gestão da Qualidade e Segurança do Paciente. Possui ampla experiência na assistência aos pacientes críticos. Docente e Coordenadora do Serviço de Qualidade Hospitalar.

Daniella Vianna Correa Krokoscz

Mestre em Ciências pelo Programa de Pós-Graduação em Enfermagem na Saúde do Adulto da Escola de Enfermagem da Universidade de São Paulo (EEUSP). Especialista em Enfermagem em Cuidados Intensivos pela EEUSP.

Dayse Maioli Garcia

Mestre em Ciências pelo Programa de Pós-Graduação em Enfermagem na Saúde do Adulto da Escola de Enfermagem da Universidade de São Paulo (EEUSP). Habilitação em Enfermagem Médico-Cirúrgica pela EEUSP.

Diná de Almeida Lopes Monteiro da Cruz

Mestre em Enfermagem pela Escola de Enfermagem da Universidade de São Paulo (EEUSP). Doutorado em Enfermagem pela EEUSP. Professora Titular do Departamento de Enfermagem Médico-Cirúrgica da USP. FNI (*Fellow of NANDA – International*). Líder do Grupo de Estudos de Diagnósticos, Intervenções e Resultados de Enfermagem da EEUSP.

Dirceu Carrara

Mestre e doutor em Ciências pela Faculdade de Medicina da Universidade de São Paulo (FMUSP). Especialista em Cardiologia pela Escola de Enfermagem da USP (EEUSP). Enfermeiro-chefe da Comissão de Controle de Infecção Hospitalar (CCIH) do Instituto do Coração do Hospital das Clínicas da FMUSP. Consultor Independente em Controle de Infecção e Terapia Infusional. Membro do Conselho Fiscal da INS Brasil.

Edilene Curvelo Hora

Doutora em Ciências pelo Programa de Pós-Graduação em Enfermagem na Saúde do Adulto da Escola de Enfermagem da Universidade de São Paulo. Professora Adjunta do Departamento de Enfermagem da Universidade Federal de Sergipe.

Eduesley Santana Santos

Especialista em Enfermagem e Cardiologia pelo Instituto do Coração do Hospital das Clínicas da Faculdade de Medicina da Universidade de São Paulo (FMUSP). Doutor em Ciências (área de concentração: Cardiologia) pela FMUSP. Pós-doutorando pela FMUSP. Professor da disciplina de Cuidados Intensivos do Curso de Graduação em Enfermagem do Centro Universitário das Faculdades Metropolitanas Unidas (FMU). Enfermeiro do Serviço de Educação do Instituto do Coração do Hospital das Clínicas da FMUSP.

Edvaldo Leal de Moraes

Mestre em Administração de Serviços de Enfermagem pela Escola de Enfermagem da Universidade de São Paulo (EEUSP). Doutor em Ciências pelo Programa de Pós-Graduação em Gerenciamento em Enfermagem da EEUSP. Especialista pelo Instituto de Infectologia Emílio Ribas. Coordenador de Enfermagem da Organização da Procura de Órgãos do Hospital das Clínicas da Faculdade de Medicina da USP.

Elaine Buchhorn Cintra Damião

Mestre em Enfermagem Pediátrica pela Escola de Enfermagem da Universidade de São Paulo (EEUSP). Especialista em Saúde Pública pela Faculdade de Saúde Pública da USP. Professora Doutora do Departamento de Enfermagem Materno-Infantil e Psiquiátrica da EEUSP.

Elaine Machado de Oliveira

Doutora em Ciências pelo Programa de Pós-Graduação em Enfermagem na Saúde do Adulto da Escola de Enfermagem da Universidade de São Paulo (EEUSP). Pós-doutoranda do Programa de Pós-Graduação em Enfermagem em Saúde do Adulto pela EEUSP.

Eliane Mazócoli

Especialista em Enfermagem em Terapia Intensiva pelo Instituto Sírio-Libanês de Ensino e Pesquisa. Enfermeira da UTI do Hospital Sírio-Libanês. Professora do Curso de Especialização em Enfermagem em Terapia Intensiva do Instituto Sírio-Libanês de Ensino e Pesquisa.

Eliane Molina Psaltikidis

Mestre em Ciências pelo Programa de Pós-Graduação em Enfermagem na Saúde do Adulto da Escola de Enfermagem da Universidade de São Paulo (EEUSP). Doutoranda do Programa de Pós-Graduação em Clínica Médica da Faculdade de Ciências Médicas da Universidade Estadual de Campinas (Unicamp). Atua como assessora da Superintendência do Hospital das Clínicas da Unicamp na área de Qualidade e no Núcleo de Avaliação de Tecnologias em Saúde. Docente em vários cursos de pós-graduação nas áreas de processamento de produtos para saúde e em controle de infecções relacionadas à assistência à saúde.

Elisabete Cristina de Oliveira Martim

Mestre em Ciências pelo Programa de Pós-Graduação em Enfermagem na Saúde do Adulto da Escola de Enfermagem da Universidade de São Paulo. Enfermeira da Unidade de Terapia Intensiva do Hospital Alemão Oswaldo Cruz.

Ellen Maria de Campos Pires

Mestre em Enfermagem na Saúde do Adulto pela Universidade Federal de São Paulo. Especialista em Enfermagem em Terapia Intensiva pelo Hospital das Clínicas da Faculdade de Medicina da Universidade de São Paulo. Enfermeira da UTI-Adulto do Hospital Sírio-Libanês.

Estela Regina Ferraz Bianchi

Mestre e doutora em Enfermagem pelo Programa de Pós-Graduação em Enfermagem da Escola de Enfermagem da Universidade de São Paulo (EEUSP). Especialista em Enfermagem Médico-Cirúrgica pela EEUSP. Professora Livre-docente (aposentada) do Departamento de Enfermagem Médico-Cirúrgica da EEUSP. Assessoria em Pesquisa da Divisão de Enfermagem do Instituto Dante Pazzanese de Cardiologia de São Paulo.

Flávia de Oliveira Motta Maia

Mestre e doutora em Ciências pelo Programa de Pós-Graduação em Enfermagem na Saúde do Adulto da Escola de Enfermagem da Universidade de São Paulo (EEUSP). Especialista em Enfermagem em Terapia Intensiva e em Gerontologia pela EEUSP. Diretora da Divisão de Enfermagem Clínica do Hospital Universitário da USP.

Flávio Henrique Santana

Especialista em Enfermagem em Cardiologia pelo Instituto do Coração do Hospital das Clínicas da Faculdade de Medicina da Universidade de São Paulo e Instituto do Curso de ACLS pela American Heart Association.

Francine Jomara Lopes Guerrer

Mestre e doutora em Ciências pelo Programa de Pós-Graduação em Enfermagem na Saúde do Adulto da Escola de Enfermagem da Universidade de São Paulo. Especialista em Enfermagem Cardiovascular pelo Instituto Dante Pazzanese de Cardiologia de São Paulo e pela SOBENC. Enfermeira Assistencial da Unidade Crítica Cardiológica do Hospital Sírio-Libanês.

Gabriela Fulan e Silva

Mestre em Ciências pelo Programa de Pós-Graduação em Enfermagem na Saúde do Adulto da Escola de Enfermagem da Universidade de São Paulo (EEUSP). Especialista em Enfermagem e Nefrologia pela Universidade Federal de São Paulo (Unifesp). Professora titular do curso de graduação em Enfermagem das Faculdades Integradas do Vale do Ribeira.

Genival Fernandes de Freitas

Mestre e doutor em Enfermagem pelo Programa de Pós-Graduação em Enfermagem da Escola de Enfermagem da Universidade de São Paulo (EEUSP). Especialista em

Direito do Trabalho e em História, Sociedade e Cultura pela Pontifícia Universidade Católica de São Paulo (PUC-SP). Professor Livre-Docente do Departamento de Orientação Profissional da EEUSP. 2º Vice-Presidente da Academia Brasileira de História da Enfermagem; Membro da Diretoria da Federación Ibero-Americana de História de la Enfermeria, com sede na Ciudad do México.

Giane Leandro de Araújo

Mestre em Enfermagem na Saúde do Adulto pela Universidade Federal de São Paulo (Unifesp). Especialista em Enfermagem em Terapia Intensiva pela Escola de Enfermagem da Universidade de São Paulo (EEUSP). Especialista em Pronto-socorro pelo Hospital das Clínicas da Faculdade de Medicina da USP.

Giovana Ribau Picolo Peres

Mestre em Ciências pelo Programa de Pós-Graduação em Enfermagem na Saúde do Adulto da Escola de Enfermagem da Universidade de São Paulo. Enfermeira estomaterapeuta do Hospital São Camilo.

Helen Maria Benito Scapolan Petrolino

Mestre em Ciências pelo Programa de Pós-Graduação em Enfermagem na Saúde do Adulto da Escola de Enfermagem da Universidade de São Paulo. Gerente de Desenvolvimento de Enfermagem do Hospital Sírio-Libanês.

Helena Bernardino de Carvalho

Especialista em Saúde Pública pela Universidade Cruzeiro do Sul, em Administração Hospitalar pelo Instituto Paulista de Pesquisas Hospitalares e em Hematologia pelo Senac. Enfermeira-coordenadora do Hospital Dia/Hematologia/Aférese Terapêutica.

Isabel Yovana Quispe Mendoza

Mestre e doutora em Ciências pelo Programa de Pós-Graduação em Enfermagem na Saúde do Adulto da Escola de Enfermagem da Universidade de São Paulo (EEUSP). Especialista em Enfermagem Geriátrica e Gerontológica pela Universidade Federal de São Paulo. Professora Adjunta do Departamento de Enfermagem Básica da Escola de Enfermagem da Universidade Federal de Minas Gerais.

Jeiel Carlos Lamonica Crespo

Mestre em Ciências pelo Programa de Pós-Graduação em Enfermagem do Adulto da Escola de Enfermagem da Universidade de São Paulo (EEUSP). Aprimoramento em Cardiologia pelo Instituto do Coração do Hospital das Clínicas da Faculdade de Medicina da USP.

Julia Helena Garcia

Mestre em Ciências pelo Programa de Pós-Graduação em Enfermagem na Saúde do Adulto da Escola de Enfermagem da Universidade de São Paulo (EEUSP). Especialista em Cardiologia pela Universidade Federal de São Paulo (Unifesp); e em Urgência e Emergência pelo Centro Universitário São Camilo.

Juliana Amêndola

Enfermeira Especialista em Gerenciamento de Serviços de Enfermagem pela Universidade Federal de São Paulo (Unifesp). Especialista em Enfermagem Oncológica pela Fundação Antônio Prudente – Hospital do Câncer. Coordenadora Técnica do Curso de Pós-Graduação *Lato Sensu* de Enfermagem em Centro Diagnóstico da Santa Casa de Misericórdia de São Paulo. Consultora de Educação em Enfermagem do Grupo Fleury.

Karina Sichieri

Mestre em Ciências pelo Programa de Pós-Graduação em Enfermagem na Saúde do Adulto da Escola de Enfermagem da Universidade de São Paulo (EEUSP). Especialista em Terapia Intensiva pelo Hospital das Clínicas da Faculdade de Medicina da USP. Enfermeira, Chefe Técnica do Serviço de Ensino e Qualidade do Hospital Universitário da USP.

Karina Thalita da Silva

Mestranda do Programa de Pós-Graduação em Enfermagem na Saúde do Adulto da Escola de Enfermagem da Universidade de São Paulo. Enfermeira Especialista em Terapia Intensiva do Adulto.

Karine Azevedo São Leão-Ferreira

Doutora em Ciências pelo Programa de Pós-Graduação em Enfermagem na Saúde do Adulto da Escola de Enfermagem da Universidade de São Paulo (EEUSP). Especialista em Dor pelo Hospital das Clínicas da Faculdade de Medicina da USP e em Cancer Symptom Management pela Universidade do Texas. Coordenadora de Pesquisa do Instituto do Câncer de São Paulo "Octávio Frias de Oliveira" da Faculdade de Medicina da USP. Docente do Programa de Pós-Graduação em Enfermagem da Universidade de Guarulhos.

Katia Grillo Padilha

Professora Titular do Departamento de Enfermagem Médico-Cirúrgica da Escola de Enfermagem da Universidade de São Paulo.

Kazuko Uchikawa Graziano

Professora Titular Sênior do Departamento de Enfermagem Médico-Cirúrgica da Escola de Enfermagem da Universidade de São Paulo (EEUSP). Mestre e doutora em

Enfermagem pela EEUSP. Representa a EEUSP como Membro Titular de Câmaras Técnicas da Agência Nacional de Vigilância Sanitária (Anvisa) do Ministério da Saúde desde 2005 até os dias atuais. Líder do Grupo de Pesquisa "Controle de Infecção Relacionada a Procedimentos de Assistência à Saúde".

Kelly Cristina Strazzieri Pulido

Especialista em Estomaterapia pela Escola de Enfermagem da Universidade de São Paulo (EEUSP). Doutora em Ciências pelo Programa de Pós-Graduação em Enfermagem na Saúde do Adulto da EEUSP.

Larissa Bertacchini de Oliveira

Mestre em Ciências pelo Programa de Pós-Graduação em Enfermagem na Saúde do Adulto da Universidade de São Paulo (EEUSP). Especialista em Enfermagem em Cardiologia pelo Instituto do Coração do Hospital das Clínicas da Faculdade de Medicina da USP. Doutoranda do Programa de Pós-Graduação em Enfermagem na Saúde do Adulto da EEUSP.

Leilane Andrade Gonçalves

Mestre e doutora em Ciências pelo Programa de Pós-Graduação em Enfermagem na Saúde do Adulto da Escola de Enfermagem da Universidade de São Paulo (EEUSP). Gerente de Enfermagem do Hospital Santa Luzia – Rede D'Or São Luiz.

Lenita Maria Tonon

Mestre em Ciências pelo Programa de Pós-Graduação em Enfermagem na Saúde do Adulto da Escola de Enfermagem da Universidade de São Paulo (EEUSP). Especialista em Oncologia pelo Programa de Residência da Universidade Federal de São Paulo.

Lilia de Souza Nogueira

Doutora em Ciências pelo Programa de Pós-Graduação em Enfermagem na Saúde do Adulto da Escola de Enfermagem da Universidade de São Paulo (EEUSP). Professora Doutora do Departamento de Enfermagem Médico-Cirúrgica da EEUSP.

Luciana Barros de Moura Neiva

Mestre e Doutora em Ciências pelo Programa de Pós-Graduação em Enfermagem na Saúde do Adulto da Escola de Enfermagem da Universidade de São Paulo.

Magda Aparecida dos Santos Silva

Mestre e Doutora em Ciências pelo Programa de Pós-Graduação em Enfermagem na Saúde do Adulto da Escola de Enfermagem da Universidade de São Paulo (EEUSP). Especialista em Cardiologia pelo InCor/HCFMUSP. Docente no curso de graduação na Faculdade de Ciências Médicas da Santa Casa de Misericórdia de São Paulo e na Universidade Paulista (Unip). Membro do Grupo de Pesquisa "Dor, controle de sintoma e cuidados paliativos".

Mairy Jussara de Almeida Poltronieri

Mestre em Ciências pelo Programa de Pós-Graduação em Enfermagem na Saúde do Adulto da Escola de Enfermagem da Universidade de São Paulo. Especialista em Terapia Nutricional Enteral e Parenteral pelo SBNPE. Enfermeira Coordenadora do Desenvolvimento de Enfermagem e Enfermeiros Especialistas do Hospital Sírio-Libanês.

Marcelo José dos Santos

Mestre em Administração de Serviços de Enfermagem pela Escola de Enfermagem da Universidade de São Paulo (EEUSP). Doutor em Ciências pelo Programa de Pós-Graduação em Gerenciamento em Enfermagem da EEUSP. Especialista em Enfermagem em Terapia Intensiva pela EEUSP. Professor Doutor do Departamento de Orientação Profissional da EEUSP.

Márcia Cristina da Silva Magro

Mestre e Doutora em Ciências pelo Programa de Pós-Graduação em Enfermagem na Saúde do Adulto da Escola de Enfermagem da Universidade de São Paulo (EEUSP). Professora Adjunta da Disciplina de Cuidados de Enfermagem em Situação Crítica e de Risco da Faculdade de Ceilândia da Universidade de Brasília (UnB).

Margarete Marques Lino

Mestre e Doutora em Ciências pelo Programa de Pós-Graduação em Enfermagem na Saúde do Adulto da Escola de Enfermagem da Universidade de São Paulo (EEUSP). Especialista em Cuidados Intensivos pela EEUSP. Professora Adjunta do Departamento de Enfermagem da Faculdade de Ciências e Saúde da Universidade de Brasília. Líder do Grupo de Pesquisa "Laboratório de Estudos em Urgência, Emergência e Trauma".

Maria Cecília Toffoletto

Professora Associada da Faculdade de Enfermagem da Universidad Andrés Bello, Chile.

Maria Cristina Komatsu Braga Massarollo

Mestre e Doutora em Enfermagem pelo Programa de Pós-Graduação em Enfermagem da Escola de Enfermagem da Universidade de São Paulo (EEUSP). Professora Livre-Docente do Departamento de Orientação Profissional da EEUSP.

Maria de Fátima Fernandes Vattimo

Mestre em Ciências Básicas de Nefrologia pela Escola Paulista de Medicina da Universidade Federal de São Paulo (Unifesp). Doutora em Ciências de Nefrologia pela Unifesp. Professora Livre-Docente do Departamento de Enfermagem Médico-Cirúrgica da Escola de Enfermagem da Universidade de São Paulo (EEUSP). Chefe do Departamento de Enfermagem Médico-Cirúrgica da EEUSP. Coordenadora do Laboratório Experimental da USP.

Maria Gabriela Secco Cavicchioli

Mestre em Enfermagem pelo Departamento de Enfermagem da Universidade Federal de São Paulo (Unifesp). MBA em Gestão de Clínicas e Hospitais pela Fundação Getulio Vargas (FGV). Especialista em Enfermagem Clínica e Cirúrgica pela Unifesp. Especialista em Estomaterapia pela Escola de Enfermagem da USP. Membro do Departamento de Enfermagem da Sociedade Brasileira de Diabete.

Maria Júlia Paes da Silva

Professora Titular do Departamento de Enfermagem Médico-Cirúrgica da Escola de Enfermagem da Universidade de São Paulo. Mestre, doutora e livre-docente na área de Comunicação Interpessoal. Pesquisadora 1A do CNPq.

Maria Luiza Monteiro Costa

Coordenadora de Enfermagem da Unidade de Transplante do Hospital Israelita Albert Einstein.

Marina de Góes Salvetti

Mestre em Saúde do Adulto pela Escola de Enfermagem da Universidade de São Paulo (EEUSP). Aprimoramento em Terapia Comportamental-Cognitiva pelo Ambulatório de Ansiedade do Instituto de Psiquiatria da Faculdade de Medicina da USP. Doutora em Ciências pela EEUSP. Professora Doutora do Departamento de Enfermagem Médico-Cirúrgica da EEUSP. Membro da International Association for the Study of Pain (IASP).

Miako Kimura

Professora Livre-Docente nível 3 do Departamento de Enfermagem Médico-Cirúrgica da Escola de Enfermagem da Universidade de São Paulo (aposentada).

Milena Penteado Ferraro Miranda

Mestre em Ciências pelo Programa de Pós-Graduação em Enfermagem na Saúde do Adulto da Escola de Enfermagem da Universidade de São Paulo (EEUSP). Especialista em Enfermagem em Terapia Intensiva pela EEUSP.

Mirian Watanabe

Mestre e Doutora em Ciências pelo Programa de Pós-Graduação em Enfermagem na Saúde do Adulto da Escola de Enfermagem da Universidade de São Paulo.

Moelisa Queiroz dos Santos

Enfermeira estomaterapeuta pela Escola de Enfermagem da Universidade de São Paulo (EEUSP). Professora da Escola de Enfermagem da Unime-Kroton, Lauro de Freitas/Bahia. Mestre no Cuidar em Enfermagem pela Escola de Enfermagem da Universidade Federal da Bahia (UFBA). Doutoranda em Enfermagem pela UFBA.

Monica Martins Trovo

Mestre e doutora em Ciências pelo Programa de Pós-Graduação em Enfermagem na Saúde do Adulto da Escola de Enfermagem da Universidade de São Paulo (EEUSP). Especialista em Cuidados Paliativos pela Pallium Latinoamerica/Universidad del Salvador. Coordenadora do Curso de Especialização em Terapia Intensiva da Universidade Guarulhos. Professora Assistente dos cursos de graduação, mestrado e doutorado em Enfermagem da Universidade Guarulhos. Professora Assistente dos cursos de graduação em Enfermagem e Medicina Veterinária da Universidade São Judas Tadeu. Vice-líder do Grupo de Estudo e Pesquisa em Comunicação em Saúde da Universidade Guarulhos.

Neide Marcela Lucinio

Especialista em Enfermagem em Terapia Intensiva pela Escola de Enfermagem da Universidade de São Paulo. Enfermeira Sênior do Centro de Terapia Intensiva Adulto do Hospital Israelita Albert Einstein.

Patricia da Silva Pires

Mestre em Fundamentos de Enfermagem pela Escola de Enfermagem da Universidade de São Paulo (EEUSP). Doutora em Enfermagem pelo Programa de Pós-Graduação em Enfermagem da EEUSP. Especialista em UTI e Pronto-Socorro pelo Centro Universitário São Camilo. Professora Adjunta IV da disciplina de Bases Teóricas e Técnicas de Enfermagem e Enfermagem Clínico-Cirúrgica I do Instituto Multidisciplinar em Saúde da Universidade Federal da Bahia – Campus Anísio Teixeira, Vitória da Conquista-BA.

Patrícia Gonçalves Custódio Flávio

Residência em Enfermagem Médico-Cirúrgica pelo Hospital Israelita Albert Einstein. Especialista em Enfermagem em Terapia Intensiva pela Escola de Enfermagem da Universidade Federal de São Paulo (Unifesp).

Priscilla Mendes Cordeiro

Especialista em Enfermagem em Urgência e Emergência pelo Centro Literatus – Saúde do Trabalhador e Meio Ambiente/Universidade Estadual do Amazonas. Doutoranda em Ciências pelo Programa de Pós-Graduação em Enfermagem na Saúde do Adulto da Escola de Enfermagem da Universidade de São Paulo. Professora Auxiliar II das disciplinas de Saúde do Adulto e Semiologia e Semiotécnica em Enfermagem – Colegiado de Enfermagem – Instituto de Saúde e Biotecnologia da Universidade Federal do Amazonas.

Regina Marcia Cardoso de Sousa

Doutora em Enfermagem pela Escola de Enfermagem da Universidade de São Paulo (EEUSP). Professora Titular do Departamento de Enfermagem Médico-Cirúrgica da EEUSP.

Renata Eloah de Lucena Ferretti-Rebustini

Especialista em Enfermagem Geriátrica e Gerontológica pela Universidade Federal de São Paulo. Doutora em Ciências pela Faculdade de Medicina da Universidade de São Paulo (USP). Pós-doutora em Psicometria pela Universidade de Quebec em Trois--Rivières, Canadá. Professora Doutora do Departamento de Enfermagem Médico-Cirúrgica da Escola de Enfermagem da USP (EEUSP). Coordenadora do Programa de Residência em Enfermagem em Cardiopneumologia de Alta Complexidade da EEUSP/Instituto do Coração.

Renata Gonçalves de Oliveira

Mestranda em Gestão de Tecnologia e Inovação na Saúde pelo Hospital Sírio-Libanês. Especialista em Enfermagem em Terapia Intensiva pelo Hospital Sírio-Libanês. Especialista em Cardiologia pelo Hospital Beneficência Portuguesa.

Rita de Cássia Burgos de Oliveira Leite

Professora Doutora do Departamento de Enfermagem Médico-Cirúrgica da Escola de Enfermagem da Universidade de São Paulo.

Rita de Cassia Gengo e Silva

Mestre e Doutora em Ciências pela Faculdade de Medicina da Universidade de São Paulo (FMUSP). Professora Doutora do Departamento de Enfermagem Médico-Cirúrgica da Escola de Enfermagem da USP (EEUSP). Vice-líder do Grupo de Estudos sobre Diagnósticos, Intervenções e Resultados de Enfermagem da EEUSP, cadastrado no CNPq.

Rosana Chami Gentil

Doutoranda em Enfermagem pela Universidade Federal de São Paulo. Docente da Universidade Santo Amaro.

Ruth Natalia Teresa Turrini

Doutora em Saúde Pública pela Faculdade de Saúde Pública da Universidade de São Paulo (FSP-USP). Professora Livre-Docente do Departamento de Enfermagem Médico-Cirúrgica da Escola de Enfermagem da USP (EEUSP). Vice-coordenadora do Programa de Pós-Graduação em Enfermagem na Saúde do Adulto da EEUSP.

Sandra Cristine da Silva

Doutora em Ciências pelo Programa de Pós-Graduação em Enfermagem na Saúde do Adulto da Escola de Enfermagem da Universidade de São Paulo. Gerente de Qualidade do Hospital Sírio-Libanês.

Sheila Cristina Tosta Bento

Especialista em Enfermagem em Terapia Intensiva pela Escola de Enfermagem da Universidade de São Paulo (EEUSP). Mestre em Ciências pelo Programa de Pós-Graduação em Enfermagem na Saúde do Adulto da EEUSP. Consultora da Prisma Consultoria em Saúde.

Silvia Cristina Fürbringer e Silva

Mestre e Doutora em Ciências pelo Programa de Pós-Graduação em Enfermagem na Saúde do Adulto da Escola de Enfermagem da Universidade de São Paulo (EEUSP). Especialização em Enfermagem em Terapia Intensiva pela EEUSP. Professora Assistente II das disciplinas de Ensino Clínico em SAE e Procedimentos Privativos do Enfermeiro para a Graduação em Enfermagem. Docente dos cursos de pós-graduação (*lato sensu* e *stricto sensu*) do Centro Universitário São Camilo.

Silvia de Lima Vieira

Mestre em Ciências pelo Programa de Pós-Graduação em Enfermagem na Saúde do Adulto da Escola de Enfermagem da Universidade de São Paulo. Especialista em Qualidade em Saúde e Segurança do Paciente pela Fundação Oswaldo Cruz (FioCruz); em Administração Hospitalar pela Universidade Ribeirão Preto; e em Unidade de Terapia Intensiva pela Universidade do Grande ABC.

Silvia Regina Secoli

Professora Livre-Docente do Departamento de Enfermagem Médico-Cirúrgica da Escola de Enfermagem da Universidade de São Paulo.

Sonia Aurora Alves Grossi

Professora Doutora do Departamento de Enfermagem Médico-Cirúrgica da Escola de Enfermagem da Universidade de São Paulo.

Suely Sueko Viski Zanei

Mestre e Doutora em Ciências pelo Programa de Pós-Graduação em Enfermagem na Saúde do Adulto da Escola de Enfermagem da Universidade de São Paulo (EEUSP). Especialista em Enfermagem em Cuidados Intensivos pela EEUSP. Professora Adjunta da Disciplina de Cuidados Intensivos e Emergências do Departamento de Enfermagem Clínica (DECC) da Universidade Federal de São Paulo (Unifesp). Coordenadora do Departamento de Enfermagem da Sociedade Paulista de Enfermagem (SOPATI). Coordenadora do Programa de Residência Multiprofissional em Cuidados Intensivos – Adultos da Unifesp.

Taka Oguisso

Doutora em Saúde Pública pela Faculdade de Saúde Pública da Universidade de São Paulo (USP). Doutora pela Escola de Enfermagem Anna Nery. Enfermeira pela Escola de Enfermagem Cruz Vermelha Brasileira. Advogada Graduada pelas Faculdades Metropolitanas Unidas. Professora Titular da Escola de Enfermagem da USP. International Advisory Board – Japan Nursing Science.

Ticiane Carolina Gonçalves Faustino Campanili

Mestre em Ciências pela Escola de Enfermagem da Universidade de São Paulo (EEUSP). Especialista em Enfermagem Cardiovascular pelo Instituto Dante Pazzanese de Cardiologia. Estomaterapeuta pela EEUSP.

Valéria Castilho

Mestre e Doutora pelo Programa de Pós-Graduação em Enfermagem da Escola de Enfermagem da Universidade de São Paulo (EEUSP). Professora Livre-Docente Nível 3 do Departamento de Orientação Profissional ENO da EEUSP.

Vanessa de Brito Poveda

Mestre e Doutora em Enfermagem Fundamental pela Escola de Enfermagem de Ribeirão Preto da Universidade de São Paulo (USP). Professora Doutora do Departamento de Enfermagem Médico-Cirúrgica da Escola de Enfermagem da USP.

Vanessa Rossato Gomes

Mestranda do Programa de Pós-Graduação em Enfermagem na Saúde do Adulto da Escola de Enfermagem da Universidade de São Paulo (EEUSP). Especialista em Cardiopneumologia pelo Programa de Residência em Enfermagem em Cardiopneumologia de Alta Complexidade do Instituto do Coração/USP.

Vanessa Santos Sallai

Especialista em Enfermagem em Cardiologia pela Universidade Federal de São Paulo. Instrutora dos cursos de Suporte Básico (*Basic Life Support*) e Avançado de Vida em Cardiologia (*Advanced Cardiovascular Life Support*) da American Heart Association (AHA). Enfermeira Supervisora do Instituto do Coração do Hospital das Clínicas da Faculdade de Medicina da Universidade de São Paulo.

Vera Lúcia Conceição de Gouveia Santos

Mestre, doutora e livre-docente pela Escola de Enfermagem da Universidade de São Paulo (EEUSP). Pós-doutorado pelo Instituto D'Investigación Médica de Barcelona – Hospital del Mar. Professora Associada 3 do Departamento de Enfermagem Médico-Cirúrgica da EEUSP. Estomaterapeuta pela Universidad Complutense de Madri. Estomaterapeuta Emérita (TiSOBEST). Coordenadora do Comitê de Educação do World Council of Enterostomal Therapists (WCET), na gestão 2012-2016. Coordenadora do Departamento de Relações Internacionais da Associação Brasileira de Estomaterapia: Estomias, Feridas e Incontinências (SOBEST), gestão 2015-2017.

Vera Lucia Mira

Mestre e Doutora em Administração de Serviços de Enfermagem pela Escola de Enfermagem da Universidade de São Paulo (EEUSP). Especialista em Administração em Serviços de Saúde da Faculdade de Saúde Pública da USP; e em Terapia Floral pela EEUSP. Professora Associada II do Departamento de Orientação Profissional da EEUSP.

Vera Thânia Alves Siqueira

Mestre em Administração de Serviços de Enfermagem pela Escola de Enfermagem da Universidade de São Paulo (EEUSP). MBA em Administração Empresarial Estratégica pelo NAIPE-USP. Especialista em Enfermagem em Cardiologia pelo Unicor. Especialista em Saúde Pública pela Unaerp.

Yeda Aparecida de Oliveira Duarte

Mestre e Doutora em Enfermagem pela Escola de Enfermagem da Universidade de São Paulo (EEUSP). Pós-Doutorado em Epidemiologia pela Faculdade de Saúde Pública da USP, com estágio no Sealy Center on Aging – University of Texas Medical Brunch. Professora Livre-Docente da Escola de Enfermagem e da Faculdade de Saúde Pública da USP (vínculo subsidiário). Pesquisadora do Estudo SABE – Saúde, Bem-Estar e Envelhecimento. Vice-coordenadora do NAP-SABE e colíder do Grupo de Pesquisa "Saúde Pública e Envelhecimento".

Sumário

Prefácio	Ana Maria Kazue Miyadahira	XXVIII
Prefácio	Tamara Cianciarullo	XXXII
Apresentação		XXXIV

Unidade 1   **Avaliação do paciente crítico**

Capítulo 1   Avaliação do paciente crítico
Adriana Janzantte Ducci, Sheila Cristina Tosta Bento,
Daniella Vianna Correa Krokoscz, Lilia de Souza Nogueira,
Katia Grillo Padilha *3*

Unidade 2   **Distúrbio respiratório: cuidados de enfermagem**

Capítulo 2   Insuficiência respiratória aguda grave
Suely Sueko Viski Zanei *23*

Capítulo 3   Vias aéreas artificiais
Suely Sueko Viski Zanei *33*

Capítulo 4   Suporte ventilatório
Suely Sueko Viski Zanei *51*

Capítulo 5   Ventilação não invasiva
Suely Sueko Viski Zanei *87*

Unidade 3   **Distúrbio hemodinâmico: cuidados de enfermagem**

Capítulo 6   Insuficiência cardíaca congestiva
Eliane Mazócoli *101*

Capítulo 7   Choque cardiogênico
Eduesley Santana Santos, Flávio Henrique Santana,
Vanessa Santos Sallai *135*

Capítulo 8	Assistência de enfermagem ao paciente em sepse, sepse severa e choque séptico *Cândida Márcia de Brito* *147*
Capítulo 9	Choque hipovolêmico *Renata Eloah de Lucena Ferretti-Rebustini* *171*
Capítulo 10	Arritmias no paciente grave *Antonio Carlos Amedeo Vattimo, Maria de Fátima Fernandes Vattimo*. *195*
Capítulo 11	Monitorização hemodinâmica invasiva *Cândida Márcia de Brito, Cláudia Maia* *223*
Capítulo 12	Monitorização hemodinâmica não invasiva *Daniella Vianna Correa Krokoscz* *265*
Capítulo 13	Drogas vasoativas *Adriano Rogério Baldacin Rodrigues, Jeiel Carlos Lamonica Crespo, Vanessa Rossato Gomes, Milena Penteado Ferraro Miranda, Silvia Regina Secoli* *285*
Capítulo 14	Cuidado de enfermagem ao paciente em uso de marca-passo *Renata Gonçalves de Oliveira*. *315*
Capítulo 15	Suporte circulatório mecânico: balão intra-aórtico *Adriano Rogério Baldacin Rodrigues, Eduesley Santana Santos, Larissa Bertacchini de Oliveira* *337*
Capítulo 16	Assistência aos pacientes submetidos a cineangiocoronariografia/ angioplastia coronária *Patricia Gonçalves Custódio Flávio* *359*
Capítulo 17	Cateteres implantados e semi-implantados *Dirceu Carrara* *379*
Capítulo 18	Cateteres periféricos, centrais e centrais de inserção periférica *Dirceu Carrara* *399*
Capítulo 19	Profilaxia do tromboembolismo venoso *Francine Jomara Lopes Guerrer*. *427*
Unidade 4	**Distúrbio neurológico: cuidados de enfermagem**
Capítulo 20	O paciente com hipertensão intracraniana na UTI *Edilene Curvelo Hora, Antonio Fernando Machado Aguiar, Regina Marcia Cardoso de Sousa, Lilia de Souza Nogueira*. *443*

XXIV Enfermagem em UTI: cuidando do paciente crítico

Capítulo 21	Acidente vascular cerebral	
	Silvia Cristina Fürbringer e Silva	*469*
Capítulo 22	Avaliação do nível de consciência	
	Cristina Helena Costanti Settervall, Regina Marcia Cardoso	
	de Sousa	*489*
Capítulo 23	Crises convulsivas em pacientes internados em UTI	
	Carla Maria Maluf Ferrari, Regina Marcia Cardoso de Sousa . . .	*517*
Capítulo 24	Monitorização da pressão intracraniana	
	Giane Leandro de Araújo	*527*
Capítulo 25	Hipertermia maligna no paciente em UTI	
	Aparecida de Cássia Giani Peniche, Ana Lucia Siqueira Costa,	
	Vanessa de Brito Poveda, Isabel Yovana Quispe Mendoza	*541*
Capítulo 26	Hipotermia no paciente em UTI	
	Ana Lucia Siqueira Costa, Isabel Yovana Quispe Mendoza,	
	Vanessa de Brito Poveda, Aparecida de Cássia Giani Peniche . .	*557*

Unidade 5	**Distúrbio digestório: cuidados de enfermagem**	
Capítulo 27	Sangramento digestivo: hemorragias digestivas alta e baixa	
	Neide Marcela Lucinio, Priscilla Mendes Cordeiro, Mirian	
	Watanabe, Maria de Fátima Fernandes Vattimo	*573*
Capítulo 28	Transplante hepático	
	Claudia Regina Laselva, Maria Luiza Monteiro Costa	*601*
Capítulo 29	Terapia nutricional enteral	
	Mairy Jussara de Almeida Poltronieri	*625*
Capítulo 30	Terapia nutricional parenteral	
	Mairy Jussara de Almeida Poltronieri	*649*

Unidade 6	**Distúrbio geniturinário: cuidados de enfermagem**	
Capítulo 31	Lesão renal aguda	
	Luciana Barros de Moura Neiva, Elisabete Cristina de Oliveira	
	Martim, Márcia Cristina da Silva Magro, Maria de Fátima	
	Fernandes Vattimo	*667*
Capítulo 32	Distúrbios no equilíbrio acidobásico	
	Milena Penteado Ferraro Miranda, Mirian Watanabe, Maria de	
	Fátima Fernandes Vattimo	*681*

Sumário **XXV**

Capítulo 33 Distúrbios hidroeletrolíticos no paciente crítico
Gabriela Fulan e Silva, Cassiane Dezoti da Fonseca, Daniel
Martins Malisani, Maria de Fátima Fernandes Vattimo *695*

Capítulo 34 Métodos dialíticos
Gabriela Fulan e Silva, Mirian Watanabe, Maria de Fátima
Fernandes Vattimo *719*

Unidade 7 **Controle de infecção**

Capítulo 35 Controle de infecção relacionada à assistência à saúde em UTI
Kazuko Uchikawa Graziano, Eliane Molina Psaltikidis *733*

Unidade 8 **Controles específicos**

Capítulo 36 Controle glicêmico em UTI
Karina Thalita da Silva, Sonia Aurora Alves Grossi,
Elaine Buchhorn Cintra Damião *763*

Capítulo 37 Avaliação e controle da dor aguda no paciente adulto crítico
Magda Aparecida dos Santos Silva, Dayse Maioli Garcia, Cibele
Andrucioli de Mattos Pimenta *783*

Capítulo 38 Feridas em unidade de terapia intensiva
Giovana Ribau Picolo Peres, Kelly Cristina Strazzieri Pulido,
Moelisa Queiroz dos Santos, Ticiane Carolina Gonçalves
Faustino Campanili, Maria Gabriela Secco Cavicchioli, Carol
Viviana Serna, Vera Lúcia Conceição de Gouveia Santos *825*

Capítulo 39 Transporte de pacientes críticos
Patricia da Silva Pires, Rosana Chami Gentil *871*

Capítulo 40 Incompatibilidades de medicamentos no âmbito da UTI
Silvia Regina Secoli, Julia Helena Garcia *895*

Capítulo 41 Exames laboratoriais no paciente crítico
Adriana Marques da Silva, Juliana Amêndola, Andrea Braz
Vendramini e Silva *913*

Capítulo 42 Exames radiológicos no paciente crítico
Ruth Natalia Teresa Turrini *939*

Capítulo 43 Assistência de enfermagem pós-operatória imediata ao
paciente grave
Aparecida de Cássia Giani Peniche, Rita de Cássia Burgos de
Oliveira Leite, Cassiane de Santana Lemos *959*

Capítulo 44 Terapêutica transfusional
Camila Lessio, Helena Bernardino de Carvalho, Vera Thânia Alves Siqueira 983

Capítulo 45 Paciente oncológico na UTI
Karine Azevedo São Leão-Ferreira, Silvia de Lima Vieira, Lenita Maria Tonon, Marina de Góes Salvetti 1007

Capítulo 46 Cuidados intensivos com o doador elegível de órgãos e tecidos para transplantes
Marcelo José dos Santos, Edvaldo Leal de Moraes, Maria Cristina Komatsu Braga Massarollo 1027

Capítulo 47 Cuidados com o paciente idoso em UTI
Flávia de Oliveira Motta Maia, Karina Sichieri, Yeda Aparecida de Oliveira Duarte 1041

Unidade 9 **Gestão em UTI**

Capítulo 48 Processo de enfermagem em UTI
Consuelo Garcia Corrêa, Diná de Almeida Lopes Monteiro da Cruz, Rita de Cassia Gengo e Silva 1065

Capítulo 49 Critérios de admissão e alta na UTI
Carolina Ferreira Vasco 1095

Capítulo 50 Mensuração da gravidade e carga de trabalho de enfermagem em UTI
Sandra Cristine da Silva, Leilane Andrade Gonçalves, Ellen Maria de Campos Pires 1103

Capítulo 51 Segurança do paciente e prevenção de eventos adversos na UTI
Sandra Cristine da Silva, Maria Cecília Toffoletto, Katia Grillo Padilha. 1127

Capítulo 52 A busca pela qualidade e segurança assistencial
Sandra Cristine da Silva. 1147

Capítulo 53 Aspectos éticos e legais da assistência de enfermagem em UTI
Genival Fernandes de Freitas, Taka Oguisso 1167

Capítulo 54 Treinamento e qualificação de profissionais
Antonio Fernandes Costa Lima, Vera Lucia Mira 1187

Capítulo 55 Educação do paciente e familiar
Helen Maria Bonito Scapolan Petrolino, Sandra Cristine da Silva. . . 1205

Capítulo 56	Indicadores em UTI	
	Ana Paula Novaes *1223*	
Capítulo 57	Humanização em UTI	
	Maria Júlia Paes da Silva, Monica Martins Trovo, Ana Cláudia	
	G. Puggina *1233*	
Capítulo 58	Estressores em UTI	
	Francine Jomara Lopes Guerrer, Estela Regina Ferraz Bianchi . . *1269*	
Capítulo 59	Satisfação profissional e qualidade de vida dos enfermeiros de UTI	
	Margarete Marques Lino, Miako Kimura, Elaine Machado	
	de Oliveira *1279*	
Capítulo 60	Gerenciamento de custos em UTI	
	Antônio Fernandes Costa Lima, Valéria Castilho *1317*	

Unidade 10   Covid-19

Capítulo 61	Cuidados de enfermagem em paciente crítico com Covid-19	
	Camila Lima, Amanda Gabriela Muller, Daniela de Paula Coelho . *1333*	

Índice remissivo *1383*

Prefácio

É com imensa satisfação e redobrada alegria que celebramos a publicação da segunda edição desta obra científica de conteúdo irrepreensível, por sua abrangência e pelos tópicos que se ajustam à demanda no contexto da modernidade brasileira. Embora de extrema relevância, trata-se de tema que comparece, na literatura nacional, com incontestável escassez. Após mais de quatro décadas do início de suas atividades, a modalidade de cuidados utilizada nas Unidades de Terapia Intensiva (UTI) ainda bradava por um enfoque mais específico para contemplar a realidade brasileira em suas peculiaridades e em seus diversos níveis de assistência. Ao longo desse período, estivemos em estreito vínculo, participando ativamente no ensino (graduação e pós-graduação), na assistência e na pesquisa do tema "Enfermagem em UTI" em salutar parceria com docentes do Departamento de Enfermagem Médico-Cirúrgica da Escola de Enfermagem da Universidade de São Paulo (EEUSP).

Com os olhos voltados para o processo ensino-aprendizagem, temos apreciado célere mudança na formação dos recursos humanos que ocorre em congruência com os notáveis avanços na biotecnologia. Esta, por sua vez, atende as necessidades oriundas dos progressos terapêuticos deliberados pelo melhor entendimento dos processos fisiopatológicos das doenças que afrontam gravemente a saúde humana.

Em breve perspectiva histórica, nota-se que, apesar de a literatura registrar a criação da primeira Unidade de Terapia Intensiva na década de 1920, no Johns Hopkins Hospital – Estados Unidos da América –, no Brasil essa modalidade de assistência só começou a ser praticada por volta da década de 1970. Entretanto, considerando-se assistência intensiva aquela que se constitui de observação estrita e contínua de pessoas criticamente enfermas, pode-se afirmar que ela remonta à época das antigas civilizações, como as dos faraós do Egito. Neste livro, no entanto, os fatos se referem às unidades complexas que, além de se destinarem à "observação intensiva", devem ser compostas de recursos humanos e materiais/equipamentos que se utilizam imperiosamente de alta tecnologia. Nessas unidades, para o desempenho das atividades cotidianas que consistem na execução de uma assistência integral e abrangente dos pacientes, técnicas e conhecimentos atualizados, propedêuticos e terapêuticos são imprescindíveis em todas as áreas de atuação, já que se lida com pacientes instáveis. Isso exige, com frequência, pronta e efetiva intervenção da equipe.

Florence Nightingale, em meados do século XIX, foi a pioneira em reconhecer a importância de se reservar uma área isolada no hospital na qual o paciente agudamente comprometido pudesse receber cuidados especiais. A centralização de pacientes da forma que Nightingale preconizava que fosse realizada é uma ideia que foi acolhida gradativamente, fato este observado ao longo dos tempos e registrado na história contemporânea. Foi com o espírito de facilitar a divisão funcional de tarefas médicas que ela relata em seu *Notes of Hospitals* (1863) que muitos hospitais da Grã-Bretanha designavam uma pequena sala próxima às salas de cirurgia ao recebimento de pacientes que retornavam de uma cirurgia e que inspiravam cuidados especiais.

Assim, é admissível se reconhecer que as salas de recuperação pós-anestésicas foram as precursoras das modernas unidades de cuidados aos pacientes críticos ou graves. A consolidação no desenvolvimento dessas unidades foi estimulada por diversas mudanças na prática médica, como a que ocorreu por volta dos anos 1850, quando foram incorporadas novas técnicas anestésicas como a da introdução de drogas relaxantes musculares e narcóticas em combinação com anestesia inalatória leve. Em razão do risco adicional de complicações respiratórias com essas inovações, tornava-se essencial a observação constante do paciente, de competência da enfermagem, durante a recuperação pós-anestésica. De tal modo, pequenas unidades que permitissem a observação direta e constante dos pacientes foram a consequência natural da utilização dessa nova modalidade de assistência.

Alguns acontecimentos históricos como o Coconut Grove Fire, a Segunda Guerra Mundial e a epidemia de poliomielite ocorreram em paralelo entre as décadas de 1930 e de 1950, e podem ser considerados "marcos" adicionais no fomento ao desenvolvimento das UTI. Esses fatos contribuíram sobremaneira para o surgimento da ideia de se realizar triagem no atendimento às vítimas dos grandes acidentes e catástrofes, priorizando os cuidados de acordo com a gravidade de cada caso. Como consequência, houve melhora no tratamento do trauma e do choque com o acréscimo de outras práticas, como o incentivo à realização de transfusão sanguínea e a instituição de cirurgias precoces (nos campos de batalha), a utilização de terapias respiratórias e de equipamentos eletrônicos. Foi também nessas circunstâncias que a falta de enfermeiros foi sinalizada, uma vez que, com novas atribuições, a demanda por seus serviços tornou-se crescente. Dessa forma, suprir essa carência e elaborar de forma racional a distribuição geográfica dos pacientes que deles necessitavam tornou-se flagrante e essencial no planejamento de todos os programas de atenção à saúde em casos de gravidade extrema, tal qual em destaque. Destarte, com essas novas técnicas, os procedimentos terapêuticos inovados e expandidos foram responsáveis pela ampliação do papel do enfermeiro, uma vez que esse profissional assumiu responsabilidades que antes eram exclusivas dos médicos. No Brasil, essa modalidade de assistência surgiu no final da década de 1960, vindo a ser inserida na legislação apenas recentemente, por meio da Lei do Exercício Profissional (n. 7.498, de julho de 1986), e regulamentada pelo Decreto n. 94.406, de julho de 1987. A partir desse decreto, a profissão foi definitivamente disciplinada, ocorrendo a delimitação da atividade profissional e o estabelecimento de atividades privativas do enfermeiro, como dirigir, liderar, planejar, organizar, coordenar, avaliar e executar cuidados diretos de enfermagem a pacientes graves, com risco de morte, e de maior demanda na vertente técnica e que exigem a capacidade de se tomar decisões imediatas sob o abrigo de conhecimentos científicos adequados. Em face disso, a Enfermagem Brasileira apropriou-se de grande autonomia profissional nessa área do saber.

Em subsequência à consolidação da legislação específica, emergiram inúmeros desdobramentos, dessa feita, para satisfazer a exigência legal e para preencher a relativa deficiência no enfrentamento à complexidade da estrutura que brotava e que se renova a cada dia. Dessa forma, não se pode contestar a importância de se complementar a formação do profissional para capacitá-lo a lidar com as inovações tecnológicas que ocorrem nessas unidades hospitalares. Cabe à comunidade universitária (cursos de pós-graduação) a responsabilidade e o compromisso de satisfazer as exigências do novo consumidor, que nas atividades curriculares da graduação recebeu apenas a formação básica e fundamental sobre o tópico em tela.

"A maior felicidade da vida é o trabalho livremente aceito como dever."
Ernest Renan

Como protagonista privilegiada na atuação em uma das primeiras UTI brasileiras, no Hospital das Clínicas da Faculdade de Medicina na Universidade de São Paulo, acomodada em uma sala pertencente ao pronto-socorro e conhecida como "4030", além de participar do planejamento, da instalação e da montagem de outras UTI do pronto-socorro desse mesmo hospital, em meados da década de 1970, vivenciei passo a passo a evolução local dessa especialidade. Nesse período, em que a literatura sobre o tema era demasiadamente restrita e os equipamentos eram bastante rudimentares aos olhos da atualidade, a difícil labuta era com o domínio da nova tecnologia, particularmente a respiratória. A assistência de enfermagem era, portanto, muito mais empírica e sustentada no bom senso, sem o auxílio das atuais diretrizes.

Na contemporaneidade, com o auxílio desses recursos teóricos definidos e revistos sistematicamente com o apoio dos dados de estudos de metanálise (baseados em evidências) e em pesquisas (grupo de pesquisa em UTI – cadastrado no CNPq sob nossa iniciativa) de acesso irrestrito, o agir em UTI pela

Enfermagem ganhou notáveis progressos. Como desdobramento subsequente, a atuação do enfermeiro, nesse ambiente, granjeou, também, amplas conquistas na área dos direitos e dos deveres, dando-lhe segurança e respaldo para cumprir os ditames das leis que protegem o cliente/paciente (por exemplo, o Código do Consumidor). Hoje, o profissional que atua em UTI é um enfermeiro que pode obter o seu título de especialista por meio de curso de especialização (reconhecido pelo MEC) ou concurso de provas e títulos vinculados à Associação Brasileira de Enfermagem desde 1996, quando foi realizado, sob nossa coordenação, pela primeira vez, durante o 48o Congresso Brasileiro de Enfermagem, em São Paulo (Centro de Exposições do Anhembi).

Portanto, a publicação de uma obra bibliográfica que descreve como se ministra o cuidado intensivo no contexto da realidade brasileira é digna de louvor, pois a sua contribuição é reconhecidamente valiosa. Sua relevância se torna mais evidente quando se nota a magnitude de sua riqueza, que está consolidada na ampla experiência das organizadoras do livro e fortalecida pela participação de profissionais de ilibada competência, adicionando-se ainda o fato de vivenciarem campos clínicos com conhecimentos e filosofias distintas, caracterizando-se como uma obra com "movimento na produção", isto é, um saber engendrado por meio de uma somatória de múltiplas experiências.

É um trabalho profundo e atualizado, imprescindível para todos que se propõem a melhorar a qualidade da assistência praticada no cuidado ao paciente em UTI e que têm a preocupação de conjugar, harmoniosamente, a inovação tecnológica com o humanismo.

Feitas essas considerações, confesso que é rara e imensurável a honraria de receber a incumbência de prefaciar a segunda edição de um livro dessa envergadura e que contribui de forma a renovar e a ampliar a pequeníssima literatura existente atualmente na Enfermagem Brasileira. Válido lembrar que, no prefácio, é permitido transgredir (nossas vênias, por isso!) as normas de objetividade características da redação científica, já que vários desses textos se assumem como discursos de valor literário, didático ou constituem um apêndice ao corpo da obra.

Dessa forma, por legítimo, utilizando, em sinopse, o expediente histórico em perspectiva, complementado com alguns segmentos dos aspectos normativos da Especialidade Enfermagem em UTI, recebemos essa missão como uma homenagem, o que nos abastece de orgulho e de indisfarçável alegria.

PROFA. DRA. ANA MARIA KAZUE MIYADAHIRA
Professora Titular (Aposentada) do Departamento de Enfermagem
Médico-Cirúrgica da Escola de Enfermagem da Universidade de São Paulo
(EEUSP)

Prefácio

Esta obra, em sua segunda edição, atende a uma visão prospectiva da Editora Manole sobre as necessidades de professores, pesquisadores e alunos dos cursos de graduação e pós-graduação da área da saúde no Brasil e em outros países preocupados com a evolução do conhecimento da assistência de enfermagem em unidades de terapia intensiva.

Esta iniciativa pioneira mostra a preocupação da editora não apenas em lançar no mercado obras já consagradas de autores estrangeiros, mas de investir numa comunidade acadêmica internacional, capaz de contribuir com a melhoria da qualidade de ensino, pesquisa e assistência de enfermagem no cenário da saúde, e nesta obra o foco concentra-se nas unidades de tratamento intensivo.

Produzir e documentar conhecimentos e experiências em contextos específicos de ensino-aprendizagem, respondendo e correspondendo às necessidades dos pacientes em situações de risco, certamente contribuirá para o desenvolvimento de competências docentes-discentes em âmbitos assistenciais específicos, caracterizados pelas ações orientadas pela Sistematização da Assistência de Enfermagem (SAE).

Assim, foram convidados professores e pesquisadores de diversas áreas do conhecimento, com expressiva experiência na área do ensino e da pesquisa no Brasil e na América Latina (Colômbia e Chile), trazendo importantes contribuições para a melhoria das ações de saúde nas situações de risco.

Esta obra atende não apenas às expectativas dos alunos de graduação, mas pode também proporcionar condições favoráveis para o desenvolvimento do interesse de todos os profissionais de enfermagem nas práticas específicas de atenção a pacientes internados nas Unidades de Tratamento Intensivo.

A primorosa apresentação dos 60 capítulos desta obra, incluindo os aspectos específicos da avaliação do paciente crítico em diferentes condições caracterizadas pelo processo de enfermagem, pela discussão centrada nos diferentes distúrbios com foco nos cuidados de enfermagem, dos controles específicos e dos processos de gestão direcionados para a qualidade assistencial, subsidiam o desenvolvimento do conhecimento do enfermeiro, nesta área, fornecendo uma abrangente visão dos processos cognitivos a serem utilizados e desenvolvidos pelo enfermeiro em seu cotidiano nas Unidades de Tratamento Intensivo. O delineamento prático, agradável e de fácil leitura dos capítulos deste livro inclui espaços específicos direcionados para a construção conceitual e operacional da temática, com base vinculada à experiência acadêmica dos autores aliada à sua atuação no campo da atenção aos pacientes em tratamento intensivo.

A experiência acadêmica dos autores, aliada à sua atuação no campo da atenção aos pacientes graves, no contexto brasileiro, e também no internacional (Chile e Colômbia), associada à iniciativa da Editora Manole em investir na sedimentação e divulgação dos conhecimentos específicos deste processo de atenção à uma população em risco de vida, certamente produzirá um grande salto qualitativo no cenário da formação do enfermeiro e de outros profissionais da área.

Esta edição, direcionada para a questão dos cuidados nas unidades de tratamento intensivo, idealizada e organizada pelas Doutoras: Katia Grillo Padilha, Maria de Fátima Fernandes Vattimo, Sandra Cristine da Silva, Miako Kimura e Mirian Watanabe, oferece-nos uma primorosa visão da qualidade do conteúdo que certamente irá influenciar os jovens profissionais na busca de trajetórias diferenciadas visando à sua contribuição específica para a melhoria da qualidade da atenção ao "ser humano" visualizado como um todo, em suas dimensões biopsicossociais.

A todos os parceiros desta grande realização o nosso muito obrigado!

Profa. Dra. Tamara Iwanow Cianciarullo
Coordenadora da Série
Professora Titular e Diretora da Escola de Enfermagem da USP (1992-1995)
Professora Titular da Escola de Enfermagem da Universidade Federal de
Santa Catarina (1997-2002)
Professora dos Programas de Mestrado em Enfermagem da Universidade
de Guarulhos (2003-2009)
Professora dos Programas de Mestrado em Políticas Públicas e em Ciência
e Tecnologia em Saúde da Universidade de Mogi das Cruzes (2010-2015)

Apresentação

A segunda edição do livro *Enfermagem em UTI: Cuidando do Paciente Crítico* demonstra o quanto a repercussão e o retorno positivo dos leitores nos motivaram a avançar nesse empreendimento, com o propósito de agregar novos conteúdos e, sobretudo, atualizar temas fundamentais para o cuidado de enfermagem em terapia intensiva.

A busca por informações para a construção e aplicação de conhecimentos sólidos e atualizados, característica nata dos enfermeiros intensivistas, continuou sendo o principal fator de mobilização das coordenadoras e dos autores para a concretização desta segunda edição.

A obra que ora apresentamos foi inteiramente revista e ampliada em seu conteúdo, agregando diversos novos colaboradores da academia e da prática clínica que, com suas experiências, imprimiram dinamismo e revitalização a este trabalho.

Esse espírito de renovação e aperfeiçoamento constantes marcou o projeto desta segunda edição e vislumbra a perspectiva de que essa mesma essência permaneça nas futuras reedições que essa obra certamente terá.

KATIA GRILLO PADILHA
MARIA DE FÁTIMA FERNANDES VATTIMO
MIAKO KIMURA
MIRIAN WATANABE
SANDRA CRISTINE DA SILVA

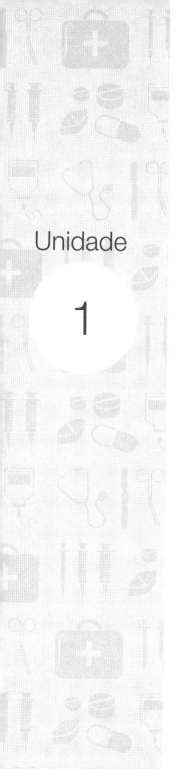

Unidade 1

Avaliação do paciente crítico

Avaliação do paciente crítico

Adriana Janzantte Ducci
Sheila Cristina Tosta Bento
Daniella Vianna Correa Krokoscz
Lilia de Souza Nogueira
Katia Grillo Padilha

PONTOS A APRENDER

1. Os aspectos básicos para a realização da entrevista clínica do paciente crítico.
2. A linguagem da entrevista de acordo com as necessidades e condições do paciente.
3. As situações de prioridade na entrevista e no exame físico.
4. As principais características do exame físico do paciente crítico.
5. As limitações encontradas durante a realização do exame físico.

PALAVRAS-CHAVE

Entrevista, exame físico, enfermagem, sistematização da assistência de enfermagem, paciente crítico.

ESTRUTURA DOS TÓPICOS

Introdução. A entrevista de enfermagem. Coleta de dados. Comunicação. Conteúdo da entrevista. Registro dos dados. Características gerais do exame físico. Considerações finais. Resumo. Propostas para estudo. Referências bibliográficas. Para saber mais.

INTRODUÇÃO

Tendo em vista a gravidade e a instabilidade clínica do estado de saúde do paciente internado em unidade de terapia intensiva (UTI), é de vital importância a sua avaliação diária pelo enfermeiro.

Os procedimentos a que tais pacientes são submetidos justificam a necessidade desse controle. Assim, cabe ao enfermeiro executar minuciosamente a avaliação clínica diária do paciente, salientando que pode ser necessário realizá-la mais de uma vez ao dia, caso o paciente apresente alguma alteração em seu quadro clínico.

Na UTI, a avaliação do paciente pelo enfermeiro torna-se essencial, visto que o objetivo do cuidado intensivo de enfermagem é a manutenção das funções vitais diante da complexidade e da gravidade do indivíduo assistido.[1]

Sempre que possível, deve-se orientar o paciente brevemente acerca do ambiente da UTI (estrutura física, equipamentos, ruídos, alarmes, horários de visita, equipe de profissionais, trabalho por turno), o que pode favorecer um comportamento positivo durante a internação.

Geralmente, o paciente apresenta diferentes graus de comprometimento físico, o que exige do enfermeiro uma aguçada capacidade de observação, sensibilidade, conhecimento técnico-científico, raciocínio clínico apurado e experiência, a fim de identificar e controlar precocemente qualquer instabilidade fisiológica.

A avaliação do paciente crítico faz parte da Sistematização da Assistência de Enfermagem (SAE), e tem como objetivo verificar o estado de saúde dos pacientes e o diagnóstico das suas necessidades de cuidados. Os dados obtidos a partir dessa avaliação servem como base para a formulação de um plano de cuidados direcionado às necessidades específicas de cada paciente, lembrando-se de que sua efetividade deve ser analisada diariamente e sempre que for necessário.[2] A entrevista e o exame físico fazem parte da avaliação do paciente grave como componentes básicos do histórico de enfermagem.[3] Alicerce para todas as outras etapas da SAE, o histórico de enfermagem requer a coleta de dados objetivos e subjetivos do paciente, preferencialmente durante sua admissão na UTI. No entanto, diante da complexidade e da gravidade do estado do paciente, nem sempre é possível coletar todos os dados necessários dessa etapa importante nesse momento inicial, cabendo ao enfermeiro analisar de maneira criteriosa quais dados devem ser priorizados e considerados essenciais para a continuidade e a qualidade da assistência a ser prestada.

É importante ressaltar que, durante esse processo, o enfermeiro deve comparar e analisar de modo crítico os dados observados no paciente com um padrão de normalidade, considerando as reações fisiológicas, emocionais e espirituais que podem oferecer informações significativas. Para tanto, é necessário ter um embasamento sólido sobre diversas áreas do conhecimento, como anatomia, fisiologia, bioquímica, psicologia, patologia, entre outras.[2-5]

A ENTREVISTA DE ENFERMAGEM

A entrevista de enfermagem se refere à coleta de informações relatadas pelo paciente, sempre que possível, utilizando a comunicação verbal, bem como observações conduzidas por meio da comunicação não verbal.[2-6]

Tem como objetivos desenvolver a confiança e estabelecer vínculos entre o paciente e o enfermeiro, e identificar as necessidades, os problemas, as preocupações e as reações humanas do paciente; esses dados servem de subsídio para o exame clínico. É essencial que essa interação inicial seja positiva e isenta de barreiras. Portanto, o enfermeiro não deve julgar os dados coletados a partir de suas próprias crenças e valores. Além disso, esse momento de troca e vínculo deve ser acompanhado de objetivos claros e predeterminados.

A precisão dessas informações é fundamental para o estabelecimento de um plano de cuidados adequado e individualizado para o paciente.

Deve-se considerar o fato de que a própria condição clínica do paciente (por exemplo, alterações de consciência ou presença de sonda traqueal) pode impedi-lo de relatar seus sintomas, dificultando a obtenção de informações.

Por vezes, é necessária a realização de um exame físico rápido antes da entrevista, o que não diminui a importância da coleta de dados, que deve ser retomada em um segundo momento com o familiar ou com a pessoa que mais convive com o paciente.

COLETA DE DADOS

Os dados da história de saúde do paciente podem ser investigados de maneira direta ou indireta.[6]

Dados diretos são aqueles coletados com o próprio paciente durante a entrevista e no exame físico, enquanto dados indiretos são aqueles obtidos por outras fontes (familiares, acompanhantes, prontuário, resultados de exames, entre outros).

Algumas vezes, a condição clínica do paciente não permite a coleta de todos os dados necessários de forma direta. Neste caso, recorre-se às informações obtidas do acompanhante. Contudo, o enfermeiro não deve se sentir plenamente satisfeito com essas informações. Ele precisa estar consciente de que alguns dados, como, por exemplo, uma gestação, podem não ser de conhecimento da família e/ou pessoa mais próxima de uma paciente. Para tanto, o enfermeiro deve ter a sensibilidade e o conhecimento para identificar uma possível situação, discutir com a equipe multiprofissional e recorrer a outros recursos, como exames laboratoriais e de imagem.

Com relação ao ambiente, antes do início da entrevista, deve-se procurar minimizar os ruídos próximo ao leito, iluminar o local e manter a privacidade do paciente.[4-6] Além disso, o enfermeiro deve comunicar previamente a equipe sobre a atividade a ser realizada, para que não haja interrupções desnecessárias, interferindo de forma negativa na sua interação com o paciente.

É importante esclarecer ao paciente os objetivos, o conteúdo e o tempo que levará para finalizar a atividade. Caso tenha acompanhante, deve-se sugerir que aguarde a realização da avaliação clínica na sala de espera.

COMUNICAÇÃO

Habilidades de comunicação e de relação interpessoal são requisitos determinantes para a qualidade das informações obtidas na entrevista. Uma boa entrevista baseia-se na comunicação verbal e não verbal.[2-7]

Deve-se observar a coerência das informações ditas com a linguagem corporal do paciente, como expressões faciais, gestos e movimentos com o corpo. Em caso de dúvidas, o enfermeiro deve validar sua percepção por meio de perguntas diretas, porém respeitando o paciente e garantindo o sigilo profissional.

O uso de cartões ilustrativos que reflitam necessidades básicas representa uma boa estratégia nas condições em que o paciente consciente encontra-se impossibilitado de comunicar-se oralmente em decorrência do uso de dispositivos como, por exemplo, cânula de traqueostomia.[8]

Os valores e experiências pessoais do paciente devem ser respeitados. É importante assegurá-lo de que as informações coletadas são confidenciais e acessíveis apenas aos profissionais de saúde autorizados. O enfermeiro deve esclarecer as dúvidas e as expectativas do paciente de maneira clara, objetiva e em linguagem acessível.

O paciente deve ser tratado formalmente, a menos que ele solicite ser chamado pelo primeiro nome. Nessas situações, perguntar a ele sua preferência pode ser um caminho para uma interação acolhedora. O enfermeiro deve demonstrar interesse pela entrevista e incentivar o relato com frases como "continue", "fale mais" etc. Vale ressaltar a importância de se ouvir o paciente com atenção e estabelecer contato visual momentâneo e frequente com ele. Deve-se sempre mostrar compreensão por meio de acenos com a cabeça, a fim de encorajá-lo. Para demonstrar aceitação, frases como "estou entendendo" e "estou ouvindo" podem ser empregadas. É ainda fundamental entrar em sintonia com o paciente, demonstrando interesse por meio de frases como "isso deve aborrecer". Quando permitido, o toque também pode transmitir empatia, aumentando o vínculo de confiança entre o enfermeiro e o paciente.

O enfermeiro deve alternar perguntas abertas e fechadas. As perguntas abertas estimulam o paciente a expressar seus sentimentos, opiniões e ideias, permitindo obter mais informações do que as fechadas, cujas respostas, em geral, são curtas, do tipo "sim" ou "não". Perguntas fechadas podem ser utilizadas quando o paciente desvia do assunto; quando bem elaboradas, podem direcionar para o foco de atenção. Por exemplo: "por que veio ao hospital hoje?", "como pode descrever seus problemas de respiração?", "sentiu falta de ar hoje?" ou "veio ao hospital por falta de ar?".

Deve-se procurar conduzir a entrevista de modo que sejam coletados dados necessários para o planejamento da assistência de enfermagem, visando à qualidade do atendimento. O enfermeiro deve sempre se questionar sobre o que fará com tal evidência, com base no seu raciocínio clínico.

As informações coletadas devem ser resumidas e, sempre que possível, apresentadas ao paciente. Essa é uma maneira de confirmar a exatidão dos dados, além de indicar que a entrevista está terminando, o que deve ser comunicado ao paciente.

Ao fim da entrevista, é importante dar oportunidade para o paciente sanar possíveis dúvidas e fazer as observações que considerar necessárias. Deve-se também esclarecer que ele poderá solicitar informações no decorrer da internação, caso necessite.

Outro aspecto a ser considerado pelo enfermeiro é o respeito à disponibilidade do paciente para responder as perguntas. Por vezes, o paciente foi exposto a um longo tempo de espera, passou por situações estressantes ou até mesmo foi privado de sono. Portanto, é possível que recuse uma entrevista no momento de sua internação na UTI. Nesse caso, é essencial avaliar a situação, verificando as reais necessidades da entrevista naquele momento e priorizando as necessidades do paciente.

CONTEÚDO DA ENTREVISTA

A entrevista permite identificar dados que serão complementados pelo exame físico e, para que seja completa, deve incluir informações sobre dados biográficos, queixa principal, histórico clínico, histórico familiar, histórico psicossocial e atividades de vida diária, conforme apresentado no Quadro 1.1.[4-5,7]

No que se refere à atitude do entrevistador, as crenças e os valores pessoais do profissional não devem interferir na avaliação do paciente.[3] Atitudes de julgamento devem ser abolidas, e o enfermeiro deve estar atento à sua própria comunicação não verbal durante o transcorrer da entrevista.

Deve-se manter uma postura profissional neutra e evitar aconselhar ou sugerir algum comportamento ao paciente, visto que isso pode colocá-lo na defensiva e levá-lo a não responder as demais questões com sinceridade. Além disso, perguntas direcionadas como, por exemplo, "você não fuma, não é?", devem ser evitadas pelo entrevistador.

Quadro 1.1 Principais informações que devem constar na entrevista.

Categorias	Dados
Dados biográficos	Dados da ficha de internação (nome, endereço, data de nascimento, idade, estado civil, religião, nacionalidade, com quem mora, telefone de contato).

(continua)

Quadro 1.1 Principais informações que devem constar na entrevista. *(continuação)*

Categorias	Dados
Queixa principal	Utilizar o recurso mnemônico (OPQRST) - O (ouvir): qual é a causa do sintoma? Como se sente? Quais as expectativas em relação à internação e ao tratamento? - P (paliativo ou provocativo): o que provoca ou alivia o sintoma? Quais fatores desencadeiam os sintomas? O que provoca melhora ou piora do sintoma? - Q (qualidade ou quantidade): descreva o sintoma. Ele afeta suas atividades diárias? - R (região ou irradiação): em que local o sintoma está localizado? Aparece em outras regiões? Quais? - S (severidade ou gravidade): qual é a gravidade do sintoma? Realizar avaliação numérica de 0 a 10 (10 = mais grave). O sintoma está melhorando, piorando ou continua o mesmo? - T (tempo): quando iniciou o sintoma? Foi súbito ou gradual? Ocorre com frequência? Quanto tempo dura?
Histórico clínico	Antecedentes patológicos, cirúrgicos e anestésicos? Hospitalização prévia? Quando e por quê? Tratamento de saúde recente? Qual? Alergias? Uso de medicamentos? Uso de álcool, fumo ou drogas ilícitas? Qual? Imunizações? Quais?
Histórico familiar	Antecedentes de doenças familiares? Quais doenças? Qual parentesco?
Histórico psicossocial	Profissão recente? Como se sente em relação a si mesmo, à sociedade e aos outros?
Atividades da vida diária	Descrever um dia típico de sua vida; dieta e ritmo intestinal; exercícios e sono; ambiente domiciliar; trabalho e lazer.

REGISTRO DOS DADOS

Ao realizar uma entrevista, é fundamental que haja o registro dos dados significativos sobre o paciente, a fim de que sejam posteriormente utilizados para o planejamento da assistência.[2,6] Para isso, é indispensável um impresso padronizado para o registro e organização dos dados, de preferência elaborado com a participação dos enfermeiros da UTI.

A utilização de um instrumento de coleta de dados agiliza o processo, organizando e direcionando os focos de atenção na abordagem do paciente. Esse instrumento deve ser dinâmico, ou seja, constantemente refinado e reformulado conforme as características dos pacientes, da equipe multiprofissional e dos processos de trabalho da instituição. Além disso, deve ser acompanhado de um roteiro instrucional de preenchimento. Vale salientar que esse impresso serve como diretriz, cabendo ao enfermeiro decidir quais informações necessitam ser coletadas. Em síntese, constitui importante maneira de compartilhar os dados significativos com os demais membros da equipe de saúde, promovendo, assim, a continuidade e a qualidade da assistência ao paciente grave.

Ainda como considerações finais, conforme já mencionado, a entrevista na UTI pode ser realizada com o familiar/acompanhante que mais convive com o paciente. Assim, ao registrar os dados, é necessário informar o nome e o grau de afinidade do entrevistado. Ao contrário do que muitos esperam, nem sempre o familiar é a referência de afinidade do paciente.

Cabe salientar que, ao entrevistar o familiar/acompanhante, é importante fazer as mesmas considerações e orientações que se faria ao paciente.

Por fim, nas situações de urgência, a entrevista deve ser focada e realizada concomitantemente com o exame físico, considerando-se as prioridades para o atendimento intensivo. Assim que o momento for oportuno, a entrevista deve ser retomada para a complementação dos dados, lembrando-se sempre de que empatia, vínculo de confiança e ambiente acolhedor são alicerces para o sucesso da entrevista.

CARACTERÍSTICAS GERAIS DO EXAME FÍSICO

Como descrito anteriormente, o exame físico do paciente crítico é parte fundamental da SAE, e consiste no levantamento das condições físicas e psicológicas do paciente para a obtenção de informações que servirão como subsídio para o planejamento e execução dos cuidados.

Geralmente, é realizado após a coleta de dados sobre a história de saúde. No entanto, durante a sua realização, o enfermeiro também pode continuar conversando com o paciente para coletar informações adicionais que o auxiliarão na interpretação dos dados.

As informações obtidas durante a entrevista devem ser utilizadas para direcionar a atenção do enfermeiro para as partes específicas do exame físico.

Um exame físico básico segue uma abordagem similar e é composto por avaliações individuais de cada sistema orgânico. A extensão de um exame depende de seu propósito e da condição do paciente.[9] Portanto, na vigência de instabilidade hemodinâmica, os sistemas orgânicos que estão suscetíveis a maior risco devem ser examinados primeiramente; os demais podem ser avaliados após estabilização dinâmica e tolerância do paciente. Nesse sentido, por exemplo, se um paciente chega à UTI com dor torácica, deve-se priorizar a avaliação cardiovascular.

O enfermeiro deve lembrar que, nessas situações, o paciente encontra-se frágil e vulnerável, sendo fundamental que procure estabelecer uma relação de confiança, reduzindo a tensão e a ansiedade do paciente para realizar essa importante etapa da SAE.

Segundo vários autores,[4,10-12] outros aspectos gerais para a realização da avaliação do paciente merecem ser considerados.

A realização do exame físico deve ser objetiva, sistematizada e direcionada às necessidades de cada indivíduo. Agir de forma calma, competente e organizada transmite ao paciente confiança e estimula a sua colaboração durante a execução do exame.

A abordagem inicial é uma condição determinante para a obtenção de dados confiáveis no exame físico. O enfermeiro deve ser capaz de reconhecer situações que podem influenciar negativamente na realização do exame físico.

Deve ser dada atenção especial ao ambiente em que é realizado. O local deve ser tranquilo, bem iluminado e higienizado. Além disso, deve propiciar meios que respeitem a privacidade (física e de informações), evitando a exposição desnecessária do paciente por meio do uso de biombos e cortinas.

A utilização de lençóis para cobrir as regiões que não estão sendo examinadas demonstra preocupação com o bem-estar do paciente, além de prevenir a hipotermia diante do ambiente climatizado da UTI.

A relação entre o profissional e o paciente também exerce influência na realização de um exame físico adequado. Por essa razão, é importante que o enfermeiro se apresente e explique resumidamente o que planeja fazer, a fim de diminuir a ansiedade do paciente durante a realização do exame, bem como evitar posteriores constrangimentos.

Além disso, é importante que o enfermeiro sempre tenha em mãos todos os instrumentos e aparelhos necessários para a realização do exame, evitando interrupções durante o procedimento. No Quadro 1.2, são apresentados alguns dos itens mais utilizados pelos enfermeiros em UTI para a execução do exame físico.

Quadro 1.2 Instrumental necessário para a realização do exame físico no paciente crítico.

Esfigmomanômetro	Fita métrica
Estetoscópio	Abaixador de língua
Termômetro	Cuba
Lanterna	Algodão
Pupilômetro	Luva de procedimento
Cama balança	Máscara
Régua antropométrica	

A sequência do exame deve ser planejada para melhorar o conforto do paciente, evitando trocas frequentes de posição e aumentando a sua eficiência. De forma geral, a sequência sugerida é a cefalocaudal.

Certamente, deve-se levar em consideração o fato de que muitos pacientes internados na UTI encontram-se sob efeito de sedativos, estão conectados a vários aparelhos ou apresentam queixas agudas que os limitam quanto à posição no leito para a realização adequada do exame físico. Reconhecer essa dificuldade e saber interpretar os resultados obtidos é importante para a realização de uma avaliação correta. Além disso, identificar a necessidade do auxílio de outro profissional para mudar o decúbito do paciente durante o procedimento é essencial para uma coleta de dados abrangente e completa.

Como citado anteriormente, a existência de condições desfavoráveis relacionadas ao ambiente da UTI e a interação entre o enfermeiro e o paciente associadas à situação clínica do doente, muitas vezes incapaz ou constrangido em manifestar suas queixas, são fatores que interferem de forma negativa na avaliação.

Portanto, durante a realização do exame físico, o enfermeiro também deve estar atento à expressão facial e corporal (comunicação não verbal) do indivíduo, na tentativa de recuperar ou adicionar dados que não foram verbalizados pelo paciente.

Outra questão a ser considerada pelo enfermeiro é a característica da clientela atendida na unidade em que atua. Esse fato é importante, uma vez que serve como base para a abordagem do paciente, visando a uma avaliação de melhor qualidade.

Um exemplo disso é a idade cada vez mais avançada dos pacientes internados em UTI.[9,13-14] Para compreender os dados do exame físico, é necessário que o enfermeiro conheça as alterações decorrentes do próprio envelhecimento.[15] Ademais, muitas vezes, diante das condições do idoso, é necessário realizar avaliações mais breves em decorrência da intolerância desses pacientes a determinadas posições no leito.

Os pacientes internados em UTI são avaliados, geralmente, por uma equipe multiprofissional que os acompanha durante toda a internação. Portanto, é necessário que o enfermeiro tenha habilidade para descrever suas observações. Em suas anotações, que devem ser objetivas e concisas, deve utilizar termos científicos e anatômicos específicos, a fim de facilitar a comparação dos resultados e permitir que qualquer profissional possa compreender seus achados.

Técnicas básicas para o exame físico

O exame físico do paciente internado em UTI segue as premissas propedêuticas de um exame físico geral, considerando-se as suas especificidades.

Assim, deve-se utilizar a sequência constituída das seguintes técnicas prope-dêuticas: inspeção, palpação, percussão e ausculta, garantindo que, sempre que possível, todos os sistemas sejam avaliados.[7,10,11]

Ressalta-se que essa sequência de procedimentos deve ser utilizada duran-te a avaliação de todos os sistemas orgânicos cabíveis, exceto do abdominal, no qual a ausculta deve preceder a percussão e a palpação, em razão do risco dessas duas técnicas alterarem os ruídos intestinais. Além da utilização dessas quatro técnicas para a realização do exame físico, a literatura também cita o emprego do olfato como um meio de detectar alterações importantes durante a avaliação dos diferentes segmentos corpóreos, correlacionando odores com possíveis alterações orgânicas. Um paciente internado por cetoacidose diabéti-ca, por exemplo, apresenta hálito característico da doença.

Inspeção

Na inspeção, o profissional utiliza a visão para observar padrões de nor-malidade ou alterações significativas na superfície corporal ou cavidades em contato com o exterior. Observam-se coloração da pele, tamanho e locali-zação de lesões cutâneas, movimento e simetria dos segmentos corpóreos, padrões de fala, presença de tubos, cateteres ou outros dispositivos invasi-vos.[7,10-12,16,17]

No momento da inspeção também é possível observar aspectos relaciona-dos às condições emocionais e mentais do paciente. Essa avaliação possibilita ao enfermeiro reconhecer problemas precocemente, direcionando-o para os sistemas orgânicos mais comprometidos. Vale lembrar que a inspeção inicia--se no primeiro contato com o paciente e continua durante todo o exame físico.

Palpação

Na palpação, o tato é aplicado com diferentes graus de pressão para tocar as diversas partes do corpo. Utiliza-se a palpação superficial para explorar a superfície corporal, e a palpação profunda para avaliar órgãos internos. Recomenda-se priorizar a palpação superficial em relação a mais profun-da.[7,10-12,16,17]

Durante a aplicação dessa técnica, é importante avaliar textura, tempera-tura, umidade, volume, consistência e elasticidade das estruturas, bem como a sensibilidade do paciente ao toque.

Existem várias técnicas de palpação e sua escolha depende do local a ser examinado e do objetivo da investigação.

Percussão

A percussão consiste em golpear os dedos contra alguma superfície corporal do paciente, em geral o tórax ou abdome, originando vibrações com características próprias quanto à intensidade e ao timbre, conforme a estrutura anatômica percutida. Pode ser realizado pela técnica da percussão direta ou indireta (dígito-digital).[7,10-12,16,17]

Essa técnica, além de identificar o som resultante da vibração de uma estrutura, possibilita localizar as margens, o tamanho e a consistência dos órgãos, determinando se um órgão é sólido ou preenchido com líquidos ou gases. Além disso, permite detectar a presença de líquido livre na cavidade abdominal.

É necessário aplicar forças semelhantes em áreas a serem comparadas, a fim de que o resultado da percussão seja percebido pelo examinador de maneira precisa.

Ausculta

A ausculta consiste na aplicação do sentido da audição para ouvir sons ou ruídos produzidos por diversos órgãos, como coração, pulmões e intestino. Com o auxílio do estetoscópio, por meio dessa técnica, são observadas as seguintes características: frequência ou número de oscilações geradas, sonoridade ou amplitude de uma onda sonora, timbre e duração da vibração do som.

Durante a avaliação dos sistemas orgânicos ou segmentos corpóreos, o enfermeiro deve manter a interação com o paciente explicando, com termos simples, os passos do exame físico, mantendo sempre bom contato visual. Além disso, a habilidade e a experiência do examinador permitem identificar alterações sutis, porém essenciais, salientando anormalidades quase imperceptíveis.

O exame físico pode ser dividido em duas partes: o exame físico geral, em que são coletados dados dos diferentes sistemas orgânicos, e o exame físico específico dos diferentes órgãos e sistemas.

Exame físico geral

O exame físico geral do paciente crítico inclui a descrição das condições gerais em que o paciente se encontra, transmitindo uma impressão global sobre o seu estado de saúde.

Características como estado geral, estado mental, tipo morfológico, dados antropométricos, estado nutricional, hidratação, postura, sinais vitais, pele e mucosas devem ser avaliadas nesse momento. [7,10-12,16-18]

Avaliação do estado geral

O estado geral é verificado por meio da inspeção e constatação da existência de perda de peso, perda de massa muscular e estado mental do paciente. Permite que o enfermeiro, de modo subjetivo, avalie o grau de comprometimento do organismo pela doença, além de dar pistas para a realização do exame físico específico.

Avaliação do estado mental

A avaliação geral do estado mental tem como finalidade obter dados acerca do estado cognitivo do paciente (orientação, memória, linguagem), que podem subsidiar o enfermeiro na coleta de informações e na orientação de cuidados.

Tipo morfológico

Consiste em um conjunto de características morfológicas apresentadas pelo indivíduo. Os pacientes são classificados em brevilíneo, normolíneo e longilíneo. Esse dado é importante porque muitas patologias estão associadas ao biotipo do paciente.

Dados antropométricos

Em relação aos dados antropométricos, o peso e a altura são os dados que oferecem informações mais significativas em uma avaliação inicial. Além de informações sobre o crescimento, desenvolvimento e estado nutricional do paciente, esses dados também são importantes, especificamente na UTI, para o cálculo de medicação, ajuste de parâmetros ventilatórios e aferição de perda ou ganho de líquidos.

Estado nutricional e hidratação

Para avaliar o estado nutricional e a hidratação, o enfermeiro pode utilizar dados como o índice de massa corporal, a circunferência abdominal e a relação cintura-quadril (associada a alterações metabólicas, como diabete tipo 2), peso, condições da musculatura, desenvolvimento físico, estado geral, pele, pelos e olhos.

Também a medida da circunferência de segmentos corpóreos é parâmetro importante na avaliação de adultos, especialmente para a detecção e a evolução de patologias como a trombose venosa profunda, ascite, entre outras. A medida diária permite acompanhar a evolução do edema e deve, preferencialmente, ser realizada no mesmo horário.

Postura

A avaliação da postura também permite buscar as causas do posicionamento adotado pelo paciente. A preferência por determinada postura pode ser involuntária, como consequência de algumas patologias como meningite e tétano ou em estados de inconsciência; ou voluntária, como no caso de indivíduos com insuficiência respiratória, como forma de aliviar sintomas de desconforto. Os idosos também assumem com frequência postura característica com a inclinação do tronco para frente e flexão dos quadris e joelhos, dados que devem ser considerados na prestação da assistência a esses pacientes na UTI.

Sinais vitais

Entre os sinais vitais incluem-se verificação do pulso, das frequências cardíaca e respiratória, da pressão arterial, da temperatura corporal e da dor.

Vale ressaltar que, na UTI, outros elementos fornecidos pela monitorização hemodinâmica invasiva ou não invasiva também devem fazer parte da avaliação geral do paciente grave. Parâmetros como saturação de oxigênio, pressão venosa central, pressão intracraniana, glicemia capilar, fração de extração do dióxido de carbono (CO_2) e tantos outros específicos aos pacientes que se encontram em estado crítico também devem fazer parte da avaliação do enfermeiro intensivista.

A frequência de aferição e anotação desses dados depende do estado clínico do paciente e da rotina estabelecida em cada unidade.

Pele e mucosas

Com relação a pele e mucosas, deve-se avaliar a coloração, umidade, temperatura, textura, turgor e presença de lesões e edema. Nesse sentido, o Capítulo 38, "Feridas em UTI", traz a abordagem detalhada sobre essa avaliação.

Exame físico específico

O Quadro 1.3 apresenta os principais itens a serem examinados na avaliação específica de cada um dos sistemas orgânicos.

Quadro 1.3 Principais itens de avaliação dos diferentes sistemas orgânicos e segmentos corpóreos.

Sistemas orgânicos/segmentos corpóreos	Itens de avaliação
Sistema neurológico	Nível de consciência, avaliação pupilar, função motora, função sensitiva, função cerebelar, avaliação dos nervos cranianos e dos reflexos
Cabeça e pescoço	Avaliação da cabeça: crânio, face, olhos, orelhas, nariz, boca, incluindo língua e dentes Avaliação do pescoço: glândula tireoide, veias jugulares, artérias carótidas e linfonodos
Sistema cardiocirculatório	Pulso, frequência cardíaca, ritmo cardíaco, pressão arterial, área cardíaca, bulhas cardíacas, edema de membros
Sistema respiratório	Frequência, ritmo e amplitude respiratória, tosse, secreção, expectoração, sons respiratórios
Sistema digestório	Forma e contorno abdominal, ruídos intestinais, tamanho, forma e posição de órgãos abdominais, presença de líquidos na cavidade
Sistema geniturinário	Avaliação dos rins e bexiga; exame das mamas e genitália externa masculina e feminina
Sistema locomotor	Força muscular, grau de mobilidade, marcha, avaliação das articulações

Ainda durante a avaliação do paciente crítico, a dor é um sinal que deve receber atenção especial. Lembrando que ela é influenciada por fatores socioculturais, fisiológicos, psicológicos e ambientais, o enfermeiro desempenha papel fundamental na sua detecção segundo diferentes características: localização, duração, periodicidade, intensidade e fatores que aliviam ou agravam a sensação dolorosa. Existem diferentes escalas que auxiliam na identificação e no acompanhamento da eficácia no tratamento da dor. Independentemente da escolha, o enfermeiro nunca deve ignorar esse sinal, que interfere de maneira negativa na recuperação do paciente.

Outro cuidado importante ao qual o enfermeiro deve se atentar durante o exame físico é a avaliação rigorosa dos dispositivos comumente utilizados no tratamento do paciente crítico (cateteres, drenos e sondas). Dados como sinais de infecção e sangramentos, fixação, permeabilidade, deslocamento, aspecto e volume de líquidos drenados e outras não conformidades devem ser rigorosamente monitoradas. Qualquer alteração significativa deve ser acompanhada de uma ação precoce, o que justifica a necessidade da avaliação periódica e criteriosa desses dispositivos pelo enfermeiro.

Todos os dados coletados durante a entrevista e o exame físico serão meros números e anormalidades isoladas se não forem submetidos ao raciocínio clínico do enfermeiro. Portanto, o profissional deve interpretar esses achados associando-os com exames laboratoriais e de imagem. Por exemplo, a presença de ronco identificada na ausculta pulmonar deve ser confrontada com a radiografia de tórax do paciente. Esse é o grande diferencial do enfermeiro: relacionar os achados com todos os recursos disponíveis por meio de seu conhecimento e raciocínio clínico.

Por fim, a segurança do paciente na UTI é outro aspecto importante que deve ser considerado pelo enfermeiro no momento da avaliação. Diante da alta complexidade e da presença de barreiras de comunicação (sedação, de sondas traqueais etc.), os pacientes internados na UTI estão mais expostos e, consequentemente, suscetíveis a riscos.

Assim, em decorrência da avaliação feita pelo enfermeiro, a segurança do paciente deve ser priorizada, e medidas preventivas de risco devem ser adotadas tão logo os pacientes sejam admitidos na unidade, entre elas: prevenção de queda (grades elevadas, camas travadas), prevenção de úlcera por pressão (colchão caixa de ovos e proteção de proeminências ósseas após aplicação de escala para avaliação de risco), prevenção de erros de administração de medicamentos (identificação clara das drogas nas bombas de infusão), identificação precoce de sinais de alerta para instabilidade hemodinâmica (ajuste de alarmes do monitor), prevenção de pneumonia associada a ventilação mecânica (decúbito elevado, higiene oral), controle de danos em situação de alteração do nível de consciência (restrição física e medicamentosa na vigência de agitação psicomotora), entre outras.

CONSIDERAÇÕES FINAIS

A avaliação clínica do paciente na UTI é uma das etapas da SAE, constituída também pelo diagnóstico de enfermagem, prescrição e evolução do paciente. É uma exigência do Conselho Federal de Enfermagem (Resolução Cofen n. 272/2002), sendo uma atividade privativa do enfermeiro que, por meio de método e estratégia específicos, deve identificar problemas, propor, executar e avaliar ações voltadas à prevenção de complicações e recuperação do paciente. Para mais informações, recomenda-se a leitura do Capítulo 48, "Processo de enfermagem em UTI".

Na UTI, embora a etapa de avaliação do paciente seja indispensável para o planejamento, a implementação e a avaliação da assistência de enfermagem, diante das condições de agravo agudo à saúde, nem sempre é possível realizá-la integralmente na admissão do paciente. Tal fato, no entanto, não deve ser uma justificativa para a avaliação superficial, visto que é a base que possibilita a programação dos cuidados, devendo, portanto, ser completada tão logo seja possível.

A presença de pacientes graves e de alto risco na UTI exige habilidade e destreza do enfermeiro na realização da coleta dos dados, assim como discernimento e bom senso para obtê-los no momento mais adequado. Em relação ao exame físico geral do paciente, os enfermeiros também devem possuir competência técnico-científica para realizar a avaliação detalhada de sistemas específicos diante das falências orgânicas comumente apresentadas pelos pacientes.

A avaliação clínica cuidadosa realizada pelo enfermeiro, assim como a evolução contínua dos diferentes parâmetros que a compõem, é uma atividade fundamental na UTI, podendo ser determinante na recuperação ou fracasso do tratamento do paciente grave.

RESUMO

Tendo em vista a complexidade e a gravidade do indivíduo assistido na UTI, a avaliação do paciente pelo enfermeiro assume fundamental importância. Tem como objetivo verificar o estado de saúde dos pacientes e o diagnóstico das suas necessidades de cuidados como base para a formulação de um plano assistencial direcionado às necessidades específicas de cada um deles. Tais informações são obtidas por meio da entrevista e do exame físico, com a obtenção de dados objetivos e subjetivos. Conhecer as técnicas e limitações para a realização dessas duas fases do histórico de enfermagem é necessário para uma avaliação adequada do paciente, uma vez que subsidiarão o diagnóstico, a prescrição e as intervenções de enfermagem ao paciente crítico.

PROPOSTAS PARA ESTUDO

1. Identificar qual é o principal objetivo da avaliação do paciente crítico realizada pelo enfermeiro.
2. Descrever a relação entre a Sistematização da Assistência de Enfermagem e a avaliação do paciente crítico.
3. Exemplificar três características da relação interpessoal enfermeiro/paciente que podem influenciar na qualidade das informações obtidas na entrevista.
4. Descrever a sequência a ser seguida para a técnica básica do exame físico. Comentar e justificar a exceção a essa regra.

REFERÊNCIAS BIBLIOGRÁFICAS

1. Kimura M, Miyadahira AMK, Cruz DALM, Takahashi EIU, Padilha KG, Sousa RMC. O exame físico e o enfermeiro de UTI. Rev Esc Enf USP 1994;28(2):156-70.
2. Maria VLR, Martins I, Peixoto MSP. Exame clínico de enfermagem do adulto. São Paulo: Iátria; 2003.
3. Horta WA. Processo de enfermagem. São Paulo: EPU; 1979.
4. Andris DA. Semiologia: bases para a prática assistencial. Rio de Janeiro: Guanabara-Koogan; 2006.
5. Tannure MC, Gonçalves AMP. SAE, Sistematização da Assistência de Enfermagem: Guia prático. 2 ed. Rio de Janeiro: Guanabara-Koogan; 2010.
6. Alfaro-LeFevre, R. Aplicação do processo de enfermagem: promoção do cuidado colaborativo. Porto Alegre: Artmed; 2005.
7. Jarvis C. Exame físico e avaliação de saúde. Rio de Janeiro: Elsevier; 2012.
8. Mota GP, França FCV. Comunicação não verbal em Unidade de Terapia Intensiva: validação de um método alternativo. Com Ciências Saúde 2010;21(1):39-48.
9. Ducci AJ, Padilha KG. Gravidade de pacientes e demanda de trabalho de enfermagem em uma Unidade de Terapia Intensiva: análise evolutiva segundo o Therapeutic Intervention Scoring System – 28 (TISS-28). RBTI 2004;16(1):22-7.
10. Barros ALBL, Michel JLM, Moreira RSL, Lopes JL. Avaliação clínica e técnicas instrumentais para o exame físico. In: Barros ALBL. Anamnese e exame físico: avaliação diagnóstica de enfermagem no adulto. 2 ed. Porto Alegre: Artmed; 2010. p. 53-69.
11. Porto CC, (ed.). Exame clínico: bases para a prática médica. Rio de Janeiro: Guanabara-Koogan; 2008.
12. Mohallen AGC, Fugita RMI. Introdução ao exame físico. In: Posso MBS. Semiologia e semiotécnica de enfermagem. São Paulo: Atheneu; 2002.
13. Feijó CAR, Bezerra ISAM, Júnior AAP, Meneses FA. Morbimortalidade do idoso internado na unidade de terapia intensiva. RBTI 2006;18(3):263-7.
14. Gonçalves LA, Padilha KG. Fatores associados à carga de trabalho de enfermagem na unidade de terapia intensiva. Rev Esc Enferm USP 2007;41(4):645-52.
15. Paula JC, Cintra FA. A relevância do exame físico do idoso para a assistência de enfermagem hospitalar. Acta Paul Enferm 2005;18(3):301-06.
16. Potter PA, Perry AG. Fundamentos de enfermagem. 7 ed. Rio de Janeiro: Elsevier; 2009.
17. Bickley LS. Bates-Propedêutica médica. 10 ed. Rio de Janeiro: Guanabara Koogan; 2010.
18. Ohi RIB, Michel JLM, Moreira RSL, Barros ALBL, Lopes JL. Exame físico geral. In: Barros ALBL. Anamnese e exame físico: avaliação diagnóstica de enfermagem no adulto. 2 ed. Porto Alegre: Artmed; 2010. p. 117-31.

PARA SABER MAIS

1. Schettino G, Cardoso LF, Mattar Jr J. Paciente crítico: diagnóstico e tratamento. Barueri: Manole; 2006.

Unidade

2

Distúrbio respiratório: cuidados de enfermagem

2

Insuficiência respiratória aguda grave

Suely Sueko Viski Zanei

PONTOS A APRENDER

1. Definição e classificação da insuficiência respiratória aguda.
2. Os tipos de insuficiência respiratória aguda.
3. Os mecanismos fisiopatológicos da hipoxemia.
4. Os sinais e sintomas da insuficiência respiratória aguda.
5. As ações de enfermagem prioritárias no atendimento do paciente com insuficiência respiratória aguda.

PALAVRAS-CHAVE

Insuficiência respiratória, enfermagem, unidades de terapia intensiva.

ESTRUTURA DOS TÓPICOS

Definições e conceitos básicos. Reconhecimento e ações de enfermagem diante de um paciente com insuficiência respiratória. Resumo. Propostas para estudo. Referências bibliográficas. Para saber mais.

DEFINIÇÕES E CONCEITOS BÁSICOS

A insuficiência respiratória aguda (IRpA), uma condição patológica primária ou secundária a outras condições não pulmonares, é uma causa frequente de internação hospitalar, aumento dos dias de internação e mortalidade nas unidades de terapia intensiva (UTI), principalmente por causa da necessidade de ventilação mecânica (VM) pulmonar.[1] Trata-se de uma síndrome multicausal caracterizada, sobretudo, por um conjunto de sinais e sintomas que desencadeiam o desconforto respiratório: taquidispneia, uso de musculatura acessória, respiração paradoxal e dificuldade para falar. A intensidade varia de acordo com o tempo de instalação do problema, da reserva fisiológica de cada indivíduo e de sua capacidade de compensação. Sua instalação pode ocorrer de forma rápida (aguda) ou lenta (crônica).[2-4]

A IRpA, segundo vários autores, é definida como a incapacidade dos pulmões de exercerem suas funções básicas de ventilação e oxigenação, resultando em prejuízo das trocas gasosas, que leva à hipoxemia e/ou hipercapnia (Figura 2.1). A gasometria arterial é diagnóstica e revela valores anormais da pressão parcial de oxigênio (PaO_2) e da pressão parcial do gás carbônico ($PaCO_2$) (Quadro 2.1). Em ar ambiente (fração inspirada de oxigênio = 0,21), a gasometria revela $PaO_2 \leq 60$ mmHg, $PaCO_2 > 45$ mmHg e pH < 7,35. Outro parâmetro utilizado na prática clínica é a relação entre a PaO_2 obtida com uma FiO_2 conhecida (PaO_2/FiO_2). Considerando-se, por exemplo, um valor de PaO_2 de 95 mmHg e FiO_2 de 0,21. O resultado dessa relação é próximo de 450, considerado dentro dos limites de normalidade. Valores acima de 300 indicam que a capacidade de oxigenação é satisfatória e abaixo desse limite indica comprometimento da oxigenação.[4] Ressalta-se que o resultado da gasometria arterial não é imprescindível para iniciar as condutas de tratamento e alívio do desconforto respiratório, mas ele é importante por retratar a gravidade do quadro e direcionar o tratamento.[2,4-6]

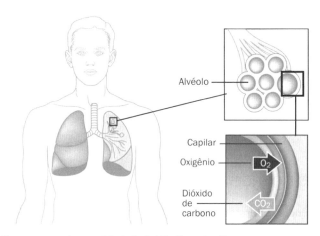

Figura 2.1 Troca gasosa pulmonar. Adaptada de http://www.health.com.

Didaticamente, a IRpA é classificada segundo os mecanismos fisiopatológicos envolvidos nas trocas gasosas (hipoxemia e/ou hipercapnia), que podem ser graves e precipitar a deterioração de outros órgãos vitais e, consequentemente, causar parada cardiorrespiratória. Se houver predomínio de hipoxemia, a IRpA é classificada como tipo I ou hipoxêmica. Por outro lado, se a hipercapnia for predominante, a IRpA é classificada como tipo II ou ventilatória. Todavia, a hipoxemia e hipercapnia podem estar presentes concomitantemente, sobretudo na IRpA avançada.[2-6] O Quadro 2.2 apresenta as características gasométricas mais importantes e exemplos de condições clínicas associadas a cada tipo de IRpA.

Quadro 2.1 Valores normais da gasometria arterial em ar ambiente.[2,4,5,7]

Gasometria arterial – ar ambiente	
pH	7,35 a 7,45
PaO_2	80 a 100 mmHg
$PaCO_2$	35 a 45 mmHg
HCO_3	22 a 26 mEq/L
BE	-2 +2 mEq/L
Sat O_2	92 a 100%
– Hipoxemia: $PaO_2 \leq 60$ mmHg	
– Hipercapnia: $PaCO_2 > 45$ mmHg	

Quadro 2.2 Características gasométricas da insuficiência respiratória aguda.[2-6]

IRpA	PaO_2	$PaCO_2$	Exemplos
Tipo I ou hipoxêmica	↓↓↓	↓ ou normal	EAP, SDRA, TEP, pneumonia grave, atelectasia, insuficiência cardíaca
Tipo II ou ventilatória	↓	↑↑	DPOC, asma grave, obstrução de vias aéreas, doenças neuromusculares, intoxicação barbitúrica

EAP: edema agudo de pulmão; SDRA: síndrome do desconforto respiratório agudo;
TEP: tromboembolismo pulmonar; DPOC: doença pulmonar obstrutiva crônica.

Em situações normais, a adequação da ventilação alveolar (V) e o fluxo sanguíneo no capilar pulmonar (Q) garantem uma troca gasosa eficaz (equilíbrio da V/Q). Os mecanismos responsáveis pela hipoxemia são o desequilíbrio da V/Q, o *shunt* (perfusão preservada e ventilação comprometida), o efeito espaço morto (perfusão comprometida e ventilação preservada), a hipoventilação ou a alteração da difusão dos gases na membrana alveolocapilar.[2-4]

Na IRpA hipoxêmica, a hipoxemia é explicada principalmente pelo *shunt*, podendo ocorrer outros mecanismos associados. Na IRpA ventilatória, a retenção do CO_2 é decorrente da hipoventilação alveolar (diminuição da ventilação que participa das trocas gasosas de forma eficaz e consequente retenção de CO_2) e do desequilíbrio da V/Q.[2-4] Os mecanismos fisiopatológicos da hipoxemia estão representados no Quadro 2.3.

Se o paciente apresentar sinais de desconforto respiratório acentuado tanto na IRpA hipoxêmica como na ventilatória, a introdução de uma via aérea artificial (intubação traqueal) e de ventilação mecânica invasiva serão determinantes no tratamento. Atualmente, há evidências suficientes na literatura para a recomendação da ventilação por pressão positiva de forma não invasiva (VNI) em algumas situações específicas, como DPOC agudizado e edema agudo de pulmão. O tratamento médico depende da causa básica, visando a sua correção, bem como a manutenção da ventilação e oxigenação.[2-6]

Os profissionais de saúde de UTI devem reconhecer prontamente os sinais e sintomas de desconforto respiratório indicativos de IRpA para dar início a ações específicas que minimizem o desconforto e previnam complicações.

Quadro 2.3 Mecanismos fisiopatológicos da hipoxemia.[9]

Mecanismo	Representação
Troca gasosa em condição normal A relação entre a ventilação alveolar e o fluxo sanguíneo capilar é adequada (V/Q normal).	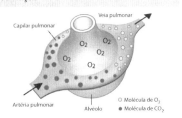
Hipoventilação Há diminuição da ventilação alveolar: diminuição da entrada de O_2 e dificuldade na eliminação do CO_2.	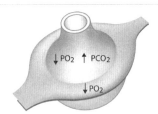
Desequilíbrio da V/Q A relação entre a ventilação alveolar e a perfusão capilar é desigual. Pode haver ventilação sem perfusão (V/Q) ou perfusão sem ventilação adequada (V/Q).	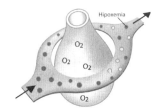
Shunt direito-esquerdo Capilares pulmonares perfundem alvéolos não ventilados; consequentemente, não há troca gasosa, levando à hipoxemia grave.	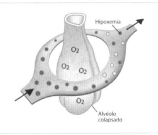

(continua)

Quadro 2.3 Mecanismos fisiopatológicos da hipoxemia.[9] *(continuação)*

Mecanismo	Representação
Alterações da difusão Situações como diminuição da área para a troca gasosa ou alterações na membrana alveolocapilar (espessamento) podem levar à hipoxemia.	

RECONHECIMENTO E AÇÕES DE ENFERMAGEM DIANTE DE UM PACIENTE COM INSUFICIÊNCIA RESPIRATÓRIA

Considerando-se a presença constante do enfermeiro, frequentemente ele é o primeiro profissional a constatar os sinais e sintomas de IRpA. Entre os sinais e sintomas observados, destacam-se:[4-6]

- Aumento da FR (> 24 rpm) e alterações do padrão respiratório.
- Dispneia com consequente aumento do trabalho respiratório (uso da musculatura acessória, retração intercostal e da fúrcula, batimento de asas do nariz).
- Dificuldade para falar.
- Cianose (labial e de extremidades), revelando uma hipoxemia importante, porém nem sempre detectável, em decorrência, por exemplo, de luminosidade insuficiente do ambiente, pele escura ou anemia profunda.
- Diminuição da saturação de oxigênio avaliada pela oximetria de pulso (< 91%).
- Alterações relacionadas ao sistema nervoso central, como ansiedade, agitação, inquietude e confusão (indicativos de hipoxemia) ou rebaixamento do nível de consciência com sonolência, desorientação e confusão (indicativos de hipercapnia).
- Alterações cardiocirculatórias: taquicardia, hiper ou hipotensão arterial, dor torácica e arritmias.

Diante dessas alterações, o enfermeiro deve proceder imediatamente da seguinte maneira:[7-8]

- Avaliar rapidamente os sinais e sintomas indicativos de gravidade. Quanto maior a exacerbação do quadro, maior os riscos de PCR iminente.
- Comunicar as alterações para o médico e fisioterapeuta respiratório.
- Priorizar o atendimento e implementar ações direcionadas ao alívio do desconforto respiratório:
  - colocar o paciente em decúbito semielevado ou elevado;

- se o paciente estiver respirando o ar ambiente, providenciar oxigenioterapia por meio de cateter nasal, máscara facial simples ou de Venturi, ou máscara de nebulização para manter a saturação de hemoglobina superior a 92%. Se o paciente já estiver recebendo oxigênio, aumentar a fração oferecida (FiO_2). Pacientes portadores de DPOC com saturação menor que 90% devem receber oxigênio em baixo fluxo (1 a 3 L/min), o suficiente para manter a saturação próxima desse valor. A oxigenioterapia com fluxos elevados pode piorar sua condição respiratória e levar à PCR em razão da redução do estímulo (*drive*) respiratório.[4] As vantagens e desvantagens dos dispositivos mais utilizados estão descritas no Quadro 2.4.

- Manter o oxímetro de pulso para o controle da saturação periférica da hemoglobina.
- Monitorizar o padrão respiratório, a saturação, o nível de consciência e as condições hemodinâmicas (PA e FC).
- Avaliar a resposta ao tratamento medicamentoso, tal como terapia inalatória com broncodilatador.
- Providenciar material para a coleta de gasometria arterial.
- Se indicado, providenciar material e equipamentos para VNI.
- Se houver deterioração rápida das condições respiratórias, manter o paciente em jejum e providenciar material de intubação traqueal e ventilador pulmonar mecânico.

Após a estabilização do quadro respiratório, o enfermeiro deve preocupar-se com a manutenção do suporte nutricional, considerando que o paciente apresenta intenso gasto energético decorrente da condição de gravidade. A nutrição inadequada pode levar ao catabolismo proteico e prejuízo do desempenho dos músculos respiratórios. Além disso, a deficiência de eletrólitos, principalmente o fosfato, está associada à fadiga diafragmática e à dificuldade para o desmame ventilatório.[8,9]

Outro aspecto importante da assistência de enfermagem aos pacientes com IRpA grave é prover suporte psicossocial adequado para pacientes e familiares. O intenso desconforto respiratório e o processo de recuperação na UTI pode ser longo e desgastante, gerando ansiedade e estresse para ambos.

O enfermeiro e demais membros da equipe de saúde podem auxiliar o paciente e seus familiares esclarecendo dúvidas sobre sua condição, equipamentos ou procedimentos. Se intubado e consciente, verificar a possibilidade de utilizar outros recursos para sua comunicação, como por meio da escrita ou de gestos. Sempre que possível, favorecer a presença de familiares e amigos, intercalados com períodos adequados de sono e repouso. Condutas simples como a permissão para manter objetos pessoais ou fotografias podem minimizar o sentimento de isolamento, saudade e preocupações com a família.[7-9]

Quadro 2.4 Sistemas de administração de oxigênio.[7-13]

Sistemas de baixo fluxo	FiO$_2$ (%)	Vantagens/desvantagens
Cateter nasal (fluxo de 1 a 6 L/min)	1 L/min ≡ 24 2 L/min ≡ 28 3 L/min ≡ 32 4 L/min ≡ 36 5 L/min ≡ 40 6 L/min ≡ 44 (para cada litro, aumenta-se aproximadamente 4% da FiO$_2$ do ar ambiente)	O reservatório de O$_2$ limita-se à naso e à orofaringe. É relativamente confortável. Pode ressecar as mucosas nasais e provocar epistaxe se o fluxo for alto. A umidificação é opcional, visto que a oro ou a nasofaringe provém adequada umidificação até 4 L/min. É indicado para pacientes com hipoxemia leve ou pacientes que não podem receber altos fluxos de oxigênio (p. ex., DPOC). Não é recomendado para pacientes que respiram pela boca. A maioria dos pacientes não tolera fluxos maiores que 4 L/min. A FiO$_2$ é pouco confiável, principalmente em pacientes com alterações do padrão respiratório.
Sistemas de baixo fluxo	FiO$_2$ (%)	Vantagens/desvantagens
Máscara facial simples (fluxo mínimo de 5 L/min)	5-6 L/min ≡ 40 6-7 L/min ≡ 50 7-8 L/min ≡ 60	O reservatório de O$_2$ é aumentado pelo volume acumulado na máscara, possibilitando maior FiO$_2$. O fluxo deve ser de pelo menos 5 L/min para prevenir o acúmulo de CO$_2$ exalado na máscara e possível reinalação. Simples e leve, é ajustada sobre o nariz e a boca e fixada com fitas elásticas. A umidificação é recomendada. Alguns pacientes sentem-se confinados (claustrofobia) e retiram-na frequentemente. Ocasiona certo desconforto para falar, expectorar secreções ou outras necessidades. É desconfortável em caso de lesões na face (trauma ou queimadura). Pode causar ressecamento ou irritação nos olhos por conta dos vazamentos ao redor. A FiO$_2$ é pouco confiável, principalmente em pacientes com alterações do padrão respiratório.

(continua)

Quadro 2.4 Sistemas de administração de oxigênio.[7-13] *(continuação)*

Sistemas de baixo fluxo	FiO_2 (%)	Vantagens/desvantagens
Máscara facial com reservatório	6 L/min ≡ 60 7 L/min ≡ 70 8 L/min ≡ 80 9-10 L/min ≡ 80-100	É semelhante à mascara simples, com uma bolsa reservatório acoplada na sua porção inferior. O reservatório de O_2 é aumentado pelo volume da bolsa, possibilitando maior oferta de FiO_2. A umidificação é recomendada. O fluxo deve ser suficiente para não colabar o reservatório durante a inspiração, devendo permanecer ligeiramente insuflado. Um fluxo insuficiente pode ocasionar reinalações de CO_2. Pode provocar sensação de claustrofobia. Um alto fluxo pode causar ressecamento ou irritação nos olhos. Gera desconforto para falar, comer e expectorar.
Sistemas de alto fluxo	**FiO_2 (%)**	**Vantagens/desvantagens**
Máscara de Venturi	FiO_2 de 24 a 60% (4 a 15 L/min) conforme o fluxo e o orifício do adaptador. Quanto maior o fluxo, maior a FiO_2	Sua aplicação depende de um sistema próprio que consiste em uma válvula (adaptador) e máscara própria. As válvulas fornecem FiO_2 variáveis, de acordo com o tamanho do seu orifício interno. Uma grande vantagem é a maior precisão da FiO_2, visto que o oxigênio, ao passar pelo orifício sob pressão, permite a entrada do ar ambiente, promovendo uma mistura fixa de ar/O_2, de acordo com o fluxo e a válvula. Alguns fabricantes recomendam não utilizar um sistema de umidificação (recipiente com água) quando um fluxo mais baixo for utilizado, uma vez que esse sistema aumentaria a resistência ao fluxo de oxigênio, comprometendo a FiO_2. As cores dos adaptadores não são universais, podendo variar conforme o fabricante (a FiO_2 e o fluxo estão gravados no adaptador).

(continua)

Quadro 2.4 Sistemas de administração de oxigênio.[7-13] *(continuação)*

Sistemas de alto fluxo	FiO_2 (%)	Vantagens/desvantagens
Máscara de aerossol de grande volume e umidade (umidificador com máscara facial tipo tenda, umidificador com máscara/colar para traqueostomia ou umidificador com tubo T)	FiO_2 variável, de 28 a 100%, se acoplada a um sistema de Venturi. A máscara tipo tenda facial simples fornece FiO_2 de 24 a 50%	Em geral, é utilizada em pacientes com via aérea artificial por meio do tubo T ou máscara de traqueostomia. Em casos de ventilação espontânea, utiliza-se a máscara facial tipo tenda. A umidade favorece a hidratação de secreções e melhora a função mucociliar. Alguns nebulizadores permitem o ajuste da FiO_2 por meio de uma válvula própria semelhante ao sistema Venturi. Caso esse sistema não esteja disponível, a FiO_2 passa a ser imprecisa (diluída com o ar ambiente), em razão de sua grande abertura ou mau posicionamento. Causa certo desconforto para comer ou falar. É possível a reinalação de CO_2 se o fluxo for insuficiente. O fluxo inicial, geralmente, é de 10 L/min.

RESUMO

A insuficiência respiratória aguda é uma causa frequente de admissão na UTI, estando principalmente associada ao uso de ventilação mecânica. Neste capítulo, foram apresentados conceitos básicos relacionados ao tema e aspectos fisiopatológicos relevantes, enfatizando o reconhecimento de sinais e sintomas e ações prioritárias de enfermagem.

PROPOSTAS PARA ESTUDO

1. Definir insuficiência respiratória aguda (IRpA).
2. Quais as alterações observadas na gasometria arterial no paciente com IRpA?
3. Como se classifica a IRpA de acordo com os resultados da gasometria arterial?
4. Descrever os sinais e sintomas indicativos de IRpA.
5. Quais as principais ações que o enfermeiro pode realizar?
6. Qual a indicação do cateter nasal de oxigênio?
7. Qual a vantagem da máscara de Venturi?

REFERÊNCIAS BIBLIOGRÁFICAS

1. Esteban A, Anzueto A, Alía I, Gordo F, Apezteguia C, Pálizas F et al. How is mechanical ventilation employed in the Intensive Care Unit? Am J Respir Crit Care Med 2000;161:1450-8.
2. Carvalho CRR, Ferreira JC. Insuficiência Respiratória. In: Carvalho- CRR. Fisiopatologia Respiratória. São Paulo: Atheneu, 2005. p. 99-111.
3. Ferreira JC, Carvalho CRR. Insuficiência Respiratória Aguda. In: Martins HS et al. Emergências clínicas baseadas em evidências. São Paulo: Atheneu, 2005. p. 25-31.
4. Kaynar AM, Sharma S, Pinsky MR, Franklin C, Manning H, Talavera F. Respiratory Failure. [02/05/2015]. Disponível em: http://emedicine.medscape.com/article/167981-overview.
5. Bhandary R, Randles D.Respiratory failure. Surgery 2012; 30(10):518-524
6. Barbas CSV, Hoels C, Rodrigues Jr M. Insuficiência Respiratória Aguda: abordagem diagnóstica e terapêutica. In: Knobel E, Valente CS, Bueno MAS, Rodrigues Jr M. Terapia Intensiva-Pneumologia. São Paulo: Atheneu, 2003. p. 1-13.
7. Pierce LNB. Guide to mechanical ventilation and intensive respiratory care. 1. ed. Philadelphia: W.B. Saunders Company, 1995. p. 92-4,147-50.
8. Morton PG, Fontaine DK. Cuidados críticos de enfermagem – uma abordagem holística. 9. ed Rio de Janeiro: Guanabara-Koogan, 2011. p. 569-76, 582-89.
9. Zorb S, Enfanto PA. Acute respiratory failure. In: Hartshorn JC et al. 2.ed. USA: W. B. Saunders Company, 1997, p. 323-345.
10. Murphy R, Mackway-Jones K, Sammy I, Driscoll P, Gray A, O'Driscoll P et al. Emergency oxygen therapy for the breathless patient. Guidelines prepared by North West Oxygen Group. Emerg Med J 2001;18:421-3.
11. Bateman NT, Leach RM. ABC of oxygen. BMJ 1998,317:798-801.
12. Beattie S. Back to basics with O2 therapy. RN Web. RN 2006, 69(9): 37-41. [09/05/2015]. Disponível em: http://www.rnweb.com/rnweb/article/articleDetail.jsp?id=368434&searchString=O2%20therapy.
13. Pruitt WC, Jacobs M. Basics do oxygen therapy. Nursing 2003;33(10):43-5.

PARA SABER MAIS

Sites:
http://www.pneumoatual.com.br/.
http://www.scottishintensivecare.org.uk/education/icm%20induction/respiratory%20failure/vent2.htm.
http://www.virtualrespiratorycentre.com/diseases.asp?did=31.

Vídeos:
Microanatomia dos pulmões: http://br.youtube.com/watch?v=6dMAj8Uujew.
Sistema respiratório: http://br.youtube.com/watch?v=vu_ONM3Bj9A.
Respiração: http://www.youtube.com/watch?v=HiT621PrrO0&feature=related.
Transporte de oxigênio: http://br.youtube.com/watch?v=WXOBJEXxNEo.

3

Vias aéreas artificiais

Suely Sueko Viski Zanei

PONTOS A APRENDER

1. As principais complicações relacionadas ao tubo traqueal e à traqueostomia.
2. Os cuidados específicos do paciente traqueostomizado ou com intubação orotraqueal.

PALAVRAS-CHAVE

Intubação endotraqueal, traqueostomia, enfermagem, unidade de terapia intensiva.

ESTRUTURA DOS TÓPICOS

O paciente intubado. O paciente traqueostomizado. Resumo. Propostas para estudo. Referências bibliográficas. Para saber mais.

O PACIENTE INTUBADO

A ventilação mecânica (VM) invasiva pressupõe a utilização de uma via aérea artificial. Geralmente, um tubo (Figura 3.1) é posicionado na traqueia pela cavidade oral (intubação orotraqueal – IOT). Os enfermeiros que prestam cuidados intensivos devem valorizar a presença desse dispositivo, que além de apresentar complicações intrínsecas, está relacionado à pneumonia associada à ventilação mecânica (PAVM).[1,2] Entre as complicações associadas à presença do tubo orotraqueal, destacam-se:

- Lesões orais.
- Extubação acidental.
- Aumento da resistência de vias aéreas.
- Complicações relacionadas ao *cuff*.
- Pneumonia associada à ventilação mecânica.

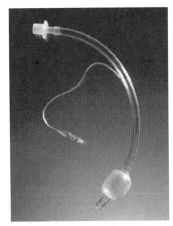

Figura 3.1 Cânula para intubação endotraqueal com *cuff*.
Fonte: http://www.coramed.com.br/images/upload/image/20073201087091.jpg.

Lesões orais

O tubo pode ocasionar diversos tipos de lesões, em razão da mobilidade excessiva (fixação inadequada), lesões nas comissuras labiais e na língua (fissuras, erosões, ressecamento e sangramento) etc. Ao redor da boca ou nas regiões próximas podem ocorrer lesões em decorrência do uso de cadarços, adesivos ou outros tipos de fixadores apertados.[3]

Extubação acidental

A extubação acidental pode estar relacionada a fatores externos como falta de vigilância da equipe, manuseio inadequado, déficit de pessoal de enfermagem, fixação inadequada do tubo e agitação do paciente.[3] Entretanto, é necessário evitar tais eventos, uma vez que estão associados à necessidade de reintubação e ao aumento do tempo de VM e de internação na UTI e no hospital.[4] A extubação não planejada foi também relacionada a pacientes com insuficiência respiratória crônica, fixação do tubo com fita adesiva estreita, intubação orotraqueal e ausência de sedação intravenosa.[5]

Aumento da resistência das vias aéreas

O comprimento e o diâmetro do tubo endotraqueal podem causar o aumento da resistência das vias aéreas. Quanto maior o comprimento e menor o diâmetro, maior a resistência e, consequentemente, maior o trabalho respiratório.[3] Por esse motivo, os tubos endotraqueais apresentam maior resistência do que as cânulas de traqueostomia. Assim, o tubo endotraqueal deve ser selecionado de acordo com cada paciente. Em geral, os tubos utilizados em adultos variam de 7 a 8 mm (diâmetro interno), podendo ser um pouco mais calibrosos em indivíduos do sexo masculino (8 a 8,5 mm).[6]

Problemas relacionados ao *cuff*

A função primordial do *cuff* é promover a vedação adequada da traqueia para aplicação de ventilação com pressão positiva, prevenir a aspiração de secreções da orofaringe para os pulmões e auxiliar na prevenção da extubação acidental. Além disso, o *cuff* auxilia na manutenção do dispositivo em posição central, minimizando possíveis lesões causadas pela ponta do tubo em contato com a parede traqueal.[3] Entretanto, a hiperinsuflação ocasiona aumento da pressão interna do *cuff* que excede a pressão de perfusão traqueal, ocasionando isquemia local, que pode evoluir para perda progressiva da cartilagem com estenose e traqueomalácia (flacidez da parede traqueal em razão de redução ou atrofia das fibras elásticas longitudinais ou prejuízo da integridade da cartilagem).[7]

A pressão de perfusão traqueal em indivíduos normotensos varia de 25 a 35 cmH_2O, sendo que os tubos endotraqueais de alto volume e baixa pressão, amplamente utilizados, não garantem baixas pressões.[8] A medida da pressão do *cuff* é realizada por um manômetro de pressão em cm H_2O ou mmHg. Um manômetro tipo aneroide pode ser adaptado para essa finalidade (Figura 3.2). Contudo, a confiabilidade da medida pode não ser exata, mas poderá indicar pressões excessivas. Recomenda-se utilizar aparelhos próprios disponíveis comercialmente (cufômetro) (Figuras 3.3A e B), e que a mensuração da pressão seja realizada periodicamente (a cada 8 horas).[3] A pressão de insuflação recomendada é em torno de 20 a 30 cm H_2O (14 a 22 mmHg) ou no máximo 34 cmH_2O (25 mmHg).[9,10]

Outro problema relativamente comum é o vazamento de ar ao redor do *cuff* em decorrência da insuflação inadequada. Um *cuff* pouco insuflado pode propiciar a aspiração de secreções contaminadas acumuladas na região *supracuff*, além de prejudicar a VM em razão do escape de ar pelas vias aéreas superiores. O vazamento pode ser detectado facilmente na presença de respiração ruidosa pela boca ou disparo do alarme do ventilador indicando baixo volume corrente. Vazamentos discretos são perceptíveis ao se auscultar a região da traqueia.[3] Para corrigir essa situação deve-se manter a pressão adequada no seu interior. Todavia, há controvérsias quanto ao valor ideal, que garanta boa vedação com a menor pressão possível.

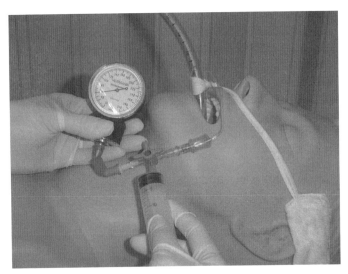

Figura 3.2 Medição de pressão com o *cuff*.
Fonte: acervo pessoal da autora.

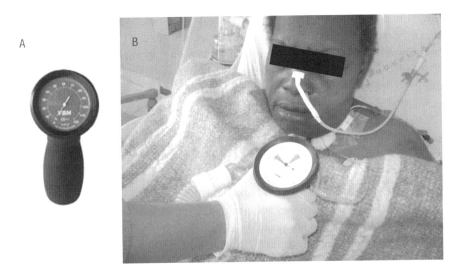

Figura 3.3 A: Medidor do *cuff* comercial (cufômetro). B: Medida da pressão do *cuff* com cufômetro.
Fonte: http://www.adive.com.br/?page_id=11.
Fonte: acervo pessoal da autora.

Para insuflar o *cuff*, evitando-se a hiperinsuflação, recomenda-se utilizar a técnica do volume mínimo de oclusão (VMO), descrita no Quadro 3.1. Vale salientar que essa técnica não garante que a pressão seja baixa e, por essa razão, deve ser complementada com a verificação da pressão do *cuff*.

Quadro 3.1 Técnica do volume mínimo de oclusão para insuflação do *cuff*.[3]

Volume mínimo de oclusão: quantidade de ar no *cuff* suficiente para impedir o vazamento de ar durante a inspiração.

Técnica:
1. Preencher uma seringa de 10 mL com ar. Adaptá-la no balonete externo.
2. Manter o estetoscópio na região lateral da traqueia (direita ou esquerda).
3. Insuflar e auscultar a presença de vazamento (sons do ar passando pela traqueia).
4. Interromper a insuflação quando os sons de vazamento cessarem.
5. Remover uma pequena quantidade do ar injetado (0,5 mL) até ouvir novamente o som de vazamento. Reinsuflar vagarosamente até que o som do vazamento cesse.
6. Retirar a seringa e verificar a pressão obtida com o aparelho apropriado (cufômetro).

Pneumonia associada à ventilação mecânica

Uma complicação grave associada à ventilação invasiva é a pneumonia associada à ventilação mecânica (PAVM), que representa a maioria dos episódios de pneumonia hospitalar e é a causa mais frequente de infecção em ambientes de cuidados intensivos. Sabe-se ainda que a PAVM está associada ao aumento da morbimortalidade e a um aumento considerável dos custos nas UTI.[1,2]

A definição da PAVM é controversa. Na última década, um grande número de especialistas adotou a definição e os critérios da American Thoracic Society e Infections Diseases Society of America que descrevem PAVM como a pneumonia evidenciada após 48 horas de ventilação mecânica invasiva associada a critérios radiológicos, clínicos e laboratoriais. Suspeita-se de PAVM quando o paciente submetido à VM invasiva desenvolve um novo ou progressivo infiltrado pulmonar, com febre e leucocitose (secreção traqueal com aspecto purulento). Esses critérios, entretanto, são criticados pela subjetividade e falta de sensibilidade. Por tais motivos, recentemente o Centers for Disease Control (CDC/EUA), baseado em estudos de outros autores, propôs nova terminologia e critérios que poderão auxiliar na uniformização de conceitos e na geração de dados mais confiáveis.[1,11,12]

A Figura 3.4 mostra a nova terminologia e representa o maior rigor nos critérios para se definir os casos de PAVM.

Independentemente de novos critérios e terminologias, o tubo endotraqueal é considerado o principal dispositivo que favorece a invasão microbiana das

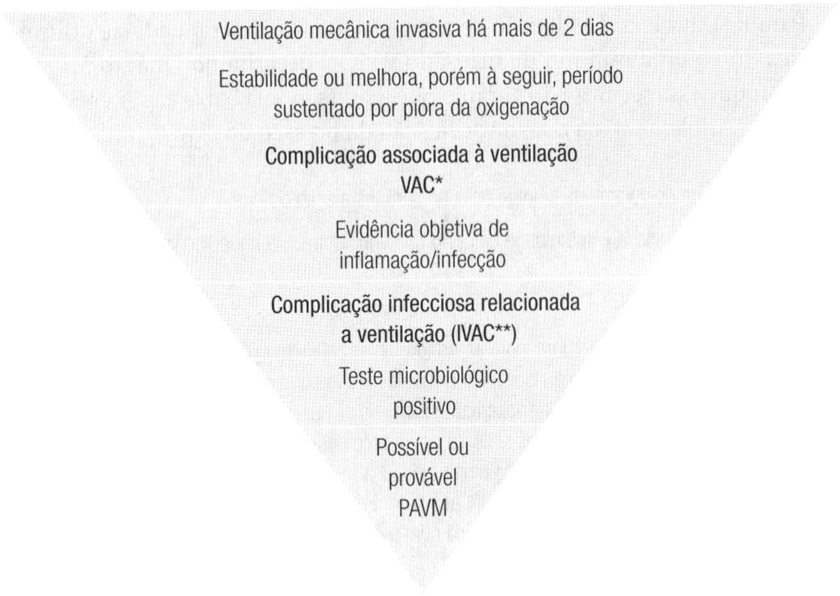

Ventilação mecânica invasiva há mais de 2 dias

Estabilidade ou melhora, porém à seguir, período sustentado por piora da oxigenação

Complicação associada à ventilação VAC*

Evidência objetiva de inflamação/infecção

Complicação infecciosa relacionada a ventilação (IVAC)**

Teste microbiológico positivo

Possível ou provável PAVM

Figura 3.4 Terminologia e critérios para a vigilância de pacientes submetidos à ventilação pulmonar mecânica invasiva.[42] *VAC: *Ventilator associated condition.* **IVAC: *infecction-related ventilator associated complication.*

vias aéreas inferiores.[1,11] Além disso, sabe-se que atua como um reservatório de micro-organismos infectantes que aderem à sua superfície interna, produzindo um biofilme altamente resistente aos efeitos de antibióticos e mecanismos de defesa, podendo representar um sítio persistente e cumulativo de patógenos multirresistentes.[13] Além de causar prejuízo à mucosa traqueal, a presença do tubo mantém as cordas vocais permanentemente abertas, facilitando a aspiração de secreções. Ademais, outros fatores colaboram para microaspirações: sedação contínua, ausência de tosse, aspiração de conteúdo gástrico em pacientes mantidos em posição horizontal (alimentados principalmente por sondas enterais), broncoaspiração de secreções *supracuff*[5] ou de secreções acumuladas na cavidade oral em decorrência, sobretudo, da presença de micro-organismos nas placas dentais.[13-15]

Em razão da importância do tubo traqueal como fator desencadeante da PAVM, várias medidas preventivas relacionadas à presença de uma via aérea artificial têm sido preconizadas. Uma das recomendações é a inserção do tubo orotraqueal, caso não haja contraindicações, uma vez que a via nasal favorece o aparecimento de sinusite e pneumonia.[16]

Outras medidas preventivas têm sido propostas, tais como manutenção do decúbito elevado, utilização de tubo traqueal com aspiração subglótica, descontaminação da cavidade oral, aspiração endotraqueal com sistema fechado e não utilização de solução fisiológica durante o procedimento de aspiração, em casos de sistemas abertos.

A manutenção do decúbito supino tem sido relacionada à PAVM, principalmente em pacientes que recebem alimentação entérica. Há diversos estudos que comprovam a microaspiração de conteúdo gástrico ou da orofaringe. O decúbito elevado (30º a 45º) é recomendado por órgãos oficiais americanos como o Centers for Disease Control and Prevention (CDC), em razão do elevado número de evidências favoráveis a essa prática.[1,16]

Quanto à aspiração subglótica contínua, a sua realização só é possível com o uso de um tubo especial, que permite a aspiração de secreções que se acumulam acima do *cuff*. Embora os primeiros estudos relacionados à utilização desse dispositivo datem do início da década de 1990, ele ainda é pouco utilizado nas UTI, possivelmente pelo alto custo. Há estudos randomizados que utilizaram esse tipo de tubo em pacientes submetidos à VM demonstrando redução significativa da PAVM.[17]

Vários estudos têm sido realizados em relação à descontaminação/higienização da cavidade oral. Uma metanálise[14] evidenciou que a aplicação local de antibióticos não reduz a incidência de pneumonia e, ao contrário, a utilização de antissépticos orais reduz a incidência de PAVM. Entretanto, nenhum dos métodos diminuiu a mortalidade, o tempo de ventilação mecânica ou o tempo de internação na UTI. Dentre os antissépticos, a higienização oral foi realizada na maioria dos estudos com gluconato de clorexidina em concentrações variáveis (0,12, 0,2, 1,0% ou 2,0%). Em pacientes de cirurgia cardíaca com baixo risco de PAVM, em função do menor tempo de ventilação mecânica, a clorexidina a 0,12% foi eficaz.[18] A concentração a 0,2% não demonstrou resultados favoráveis.[19] A clorexidina a 1% associada à escovação com escova dental foi incorporada ao *bundle* de prevenção da PAVM, com redução significativa das taxas de PAVM.[20] Em um estudo randomizado, duplo-cego e placebo controlado, realizado com pacientes de UTI clínicas e cirúrgicas (385 pacientes) em ventilação mecânica por tempo igual ou superior a 48 horas, utilizou-se clorexidina a 2,0% em um grupo e clorexidina a 2,0% associada à colistina em outro. Ambos os grupos foram comparados a outro que fazia uso de placebo. Nos grupos que utilizaram clorexidina, houve diminuição significativa da PAVM quando comparados ao grupo do placebo.[21]

Em um estudo brasileiro, no qual foram comparados dois grupos de pacientes intubados em uma UTI geral, utilizou-se clorexidina gel a 2% associada à escovação dental no grupo-caso, e no grupo-controle foi realizado escovação com gel placebo. Detalhes quanto à forma de realização do procedimento não foram mencionados. Os resultados não mostraram diferenças na redução da PAVM entre os dois grupos.[22] Portanto, questionamentos acerca da técnica mais favorável e do melhor antisséptico para a higienização oral que contribuam efetivamente para a redução da PAVM ainda permanecem como questões não resolvidas.

Outro aspecto relacionado à presença do tubo traqueal é a aspiração endotraqueal. Na prática diária das UTI, é um procedimento frequentemente realizado tanto pela equipe de enfermagem como pelos fisioterapeutas. Em relação à técnica de execução, ainda há controvérsias quanto à maneira mais adequada de realização, e não existem evidências conclusivas quanto a certos aspectos.

Por consenso, ela deve ser realizada somente quando necessária e não como rotina. A real necessidade é constatada pela presença de secreção visível no tubo, presença de roncos à ausculta ou imagem de "dentes de serra" nos gráficos da ventilação. A pré-oxigenação (aumento da fração inspirada de oxigênio – FiO_2 – para 100% ou duplicação do valor quando a fração for menor do que 50%), bem como a sedação prévia, podem minimizar a hipoxemia induzida pela sucção, portanto, são recomendadas.[23]

A instilação de solução fisiológica normal (SF) durante a aspiração tem sido questionada, uma vez que não há dados consistentes na literatura que comprovem seus benefícios. Além disso, a maioria dos estudos apresenta limitações em razão do tamanho da amostra ou método utilizado.[23] Todavia, resultados como os dos estudos descritos a seguir devem ser considerados.

Em um estudo prospectivo, randomizado e controlado realizado com 29 pacientes, houve diminuição significativa da saturação de oxigênio após 4,5 e 10 minutos nos pacientes instilados com 5 ml de SF durante a aspiração.[24] Em outro estudo observacional que comparou 35 pacientes de cirurgia cardíaca (grupo que recebeu instilação de 5 ml antes da aspiração *versus* grupo sem instilação), observou-se que o retorno da saturação venosa mista de oxigênio à normalidade foi mais lento (retardo de 3,78 minutos), em comparação ao grupo que não recebeu a instilação.[25] Esses achados demonstraram que a instilação de SF provoca um efeito adverso sobre a oxigenação. Entretanto, outros estudos mostraram resultados diferentes. Em um deles, realizado com 20 pacientes ventilados mecanicamente e submetidos à aspiração traqueal com e sem SF, não foram encontradas diferenças significativas na saturação periférica de oxigênio (SpO_2) e nos níveis de O_2 e CO_2 medidos pela gasometria arterial.[26] Em outro, no qual a solução fisiológica foi instilada em um grupo de pacientes intubados, a incidência da PAVM foi menor do que no grupo-controle, e em ambos os grupos foram utilizados sistemas de aspiração fechado e umidificação por meio de trocadores de calor e umidade[27], práticas que podem não ser usuais em todas as UTI. Assim, diante das controvérsias, enquanto não houver evidências científicas de que a instilação de solução fisiológica seja de fato benéfica para os pacientes, recomenda-se que, durante a sucção endotraqueal, ela não seja padronizada ou utilizada como rotina.[28-30.]

Em relação ao uso de sistema aberto ou fechado, os estudos não são conclusivos quanto à prevenção da PAVM. Por essa razão, é considerada uma questão não resolvida pelo CDC[16]. Entretanto, a vantagem do sistema fechado em comparação ao aberto é que, no primeiro, preservam-se as pressões das vias aéreas, a ventilação e a FiO_2 durante a aspiração. Assim, o sistema fechado é recomendado principalmente para pacientes com comprometimento severo das trocas gasosas e ventilados com altas pressões e/ou FiO_2 elevada.[31]

A utilização de trocadores de calor e umidade (filtros) – *heat and moisture exchanger* (HMEs) – em substituição aos umidificadores aquecidos convencionais ainda é uma questão em aberto que necessita de outros estudos para sua comprovação. Um dos achados da literatura relata que os HMEs, tanto os higroscópicos como os hidrofóbicos, podem ocasionar oclusão da via aérea em pacientes com sangramento ou secreção abundante. Outro problema é que podem aumentar a resistência das vias aéreas, sobretudo em pacientes que permanecem ventilados mecanicamente por tempo prolongado (mais do que quatro dias). Nesses casos, é aconselhável optar pelos umidificadores aquecidos convencionais.[28]

O CDC recomenda que a troca dos HMEs seja realizada apenas quando houver necessidade (presença de sujidades/secreção ou mau funcionamento) ou a cada 48 horas.[16]

Inovações tecnológicas têm sido testadas para auxiliar na diminuição do material que pode ser broncoaspirado e considerado potencial fonte de micro-organismos e PAVM. Destacam-se os tubos com *cuff* de poliuretano ultrafinos, que se moldam perfeitamente aos anéis traqueais não permitindo o escoamento de secreções para a árvore respiratória, e tubos com revestimento interno de prata para minimizar a formação do biofilme.[17] Recentemente um dispositivo chamado *Mucus Shaver*, que é introduzido à semelhança de uma sonda de aspiração com um balonete, realiza a remoção do muco aderido na luz do tubo, visando a diminuição do biofilme.[32]

O Institute for Healthcare Improvement (IHI)[1] recomenda a adoção de um pacote de medidas simultâneas (*bundle*) para a prevenção da PAVM apresentadas no Quadro 3.2. Essas medidas encontram respaldo na literatura e devem ser instituídas pela equipe multidisciplinar.[1,16]

Outras medidas auxiliares devem ser lembradas: educação contínua das equipes de enfermagem e multidisciplinar para a prevenção e implementação de protocolos para redução de broncoaspiração em pacientes que estejam recebendo alimentação enteral e lavagem das mãos.[1,33]

Quadro 3.2. *Bundle* para a prevenção de PAVM – IHI[1]

1. Elevação da cabeceira em 30° a 45°, se não houver contraindicações.

2. Higiene oral com clorexidina.

3. Interrupção da sedação – "despertar diário" – e avaliação diária quanto à possibilidade de extubação.

4. Profilaxia de úlcera péptica.

5. Profilaxia de trombose venosa profunda.

Cuidados de enfermagem ao paciente intubado

Considerando-se as implicações discutidas, o Quadro 3.3 sintetiza os cuidados diários e específicos relacionados à cânula de intubação.

Quadro 3.3 Cuidados ao paciente com cânula de intubação orotraqueal.[3]

Cuidados diários

1. Manter decúbito em elevação de 30° a 45°. Evitar o decúbito zero.

2. Lavar as mãos antes de manusear o tubo e/ou cavidade oral.

3. Manter a fixação do tubo com tiras adesivas, cadarços de algodão ou dispositivos de fixação disponíveis comercialmente. Após a confirmação do posicionamento adequado pela ausculta pulmonar e/ou raio X de tórax, a altura da cânula (em cm) deve ser registrada no prontuário, tendo como referência os dentes frontais superiores ou a fissura labial. Verificar a altura da cânula a cada plantão, preservando o posicionamento (geralmente entre 21 e 23 cm). Recomenda-se que a troca da tira/cadarço/dispositivo seja realizada por duas pessoas para evitar a extubação acidental ou mobilização inadvertida (intubação seletiva), podendo ser realizada uma vez ao dia. Verificar a presença de lesões na pele (cadarços ou tiras muito apertadas ou lesões causadas pelo adesivo) e mucosa oral (sangramento, ressecamento, fissuras etc.) (Figura 3.5).

4. Observar rigorosamente o padrão e os sinais de desconforto respiratório.

5. Realizar ausculta pulmonar em busca de anormalidades como ruídos adventícios (indicativos de presença de secreções, broncoespasmo etc.) ou ausência de murmúrios vesiculares em hemitoráx (indicativo de intubação seletiva).

6. Atentar-se para insuflação do *cuff*. Não manuseá-lo sem aspiração prévia da cavidade oral, para evitar que a secreção acumulada seja broncoaspirada. Verificar a pressão do *cuff* a cada 6 ou 8 horas.

7. Realizar higiene oral rigorosa, no mínimo, a cada 6 horas com antisséptico bucal, se disponível. Recomenda-se utilizar escova de dente de cabeça pequena (tipo infantil) ou dispositivo próprio (tipo *swab* de sucção) para facilitar sua introdução e manuseio. Aspirar a boca concomitantemente para evitar a possibilidade de broncoaspiração das secreções.[20] Evitar ressecamento da língua e da mucosa oral. Se necessário, umidificar com água estéril periodicamente.

(continua)

Quadro 3.3 Cuidados ao paciente com cânula de intubação orotraqueal.[3] *(continuação)*

Cuidados diários

8. Proceder à aspiração endotraqueal quando necessário. Aumentar a FiO_2 temporariamente para evitar hipoxemia. Retornar ao nível basal tão logo a saturação esteja normalizada. Atentar-se para as possíveis complicações relacionadas ao procedimento, observando principalmente saturação de oxigênio, alterações da PA e FC/arritmias. Não prolongar o procedimento. Evitar instilar soro fisiológico. Observar o aspecto e a quantidade do material aspirado.

9. Utilizar o sistema fechado de aspiração se a FiO_2 ou a PEEP estiverem elevadas.

10. Observar sinais indicativos de sinusite (febre e secreção nasal purulenta).

11. Manter os circuitos do ventilador ou da traqueia de nebulização e outros aparatos de forma que não tracione o tubo (risco de extubação acidental).

12. Avaliar a aceitação da dieta enteral. Não infundir a dieta em casos de distensão abdominal, presença de refluxo (quantidade maior ou superior do volume infundido) e diminuição de ruídos hidroaéreos (risco de broncoaspiração).

13. Se o paciente estiver consciente, esclarecer dúvidas e favorecer a comunicação. Incluir cuidados referentes à redução da ansiedade e à comunicação do paciente intubado.

Após extubação: cuidados imediatos

1. Observar sinais indicativos de espasmo ou edema laríngeo: rouquidão, tosse.

2. Observar sinais de desconforto respiratório; manter a oxigenioterapia por meio de máscara facial.

3. Manter pausa alimentar – possibilidade de reintubação.

4. Observar alterações do nível de consciência: agitação psicomotora, prostração.

5. Esclarecer dúvidas e orientar o paciente a comunicar alterações como dor, desconforto, falta de ar.

6. Incentivar movimentação gradativa no leito tanto quanto possível, se não houver sinais de fadiga.

O PACIENTE TRAQUEOSTOMIZADO

A traqueostomia é um dos procedimentos cirúrgicos mais frequentes na UTI, e está associada principalmente à necessidade de VM prolongada.[33-36] Apesar das controvérsias, alguns estudos sugerem que a realização da traqueostomia nesse tipo de paciente está associada a menor mortalidade,[37] menor tempo de VM e menor tempo de internação na UTI.[33,34]

As principais indicações para a traqueostomia são:[3,38]

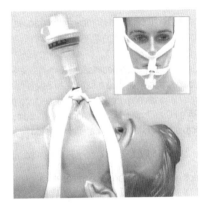

Figura 3.5 Fixação de tubo endotraqueal.
Fonte: http://www.globalmed.com.br/index.asp?linha=2.

- Ventilação mecânica.
- Obstrução das vias aéreas.
- Proteção contra broncoaspiração.
- Aspiração de secreções do trato respiratório inferior.

Ao indicar a traqueostomia, a maioria dos intensivistas busca minimizar as complicações relacionadas à intubação endotraqueal prolongada (edema e estenose laríngea), a qual apresenta vantagens e benefícios em comparação ao tubo traqueal de igual calibre[39] (Quadro 3.4). O momento para a realização da traqueostomia em pacientes submetidos à VM ainda é motivo de controvérsia, sendo relatado um período médio de 12 a 16 até 21 dias.[34-39]

Quadro 3.4 Benefícios da traqueostomia.[34,37,39]

1. Diminui a resistência da via aérea e o trabalho respiratório e facilita o desmame.
2. Diminui as lesões orolabiais.
3. Facilita a higiene oral.
4. Facilita a mobilização no leito.
5. Facilita a remoção de secreções brônquicas.
6. Facilita a comunicação por meio de mímica labial.
7. Facilita a deglutição/alimentação oral.
8. É mais segura (diminui o risco de decanulação acidental).
9. É mais confortável.

Entretanto, o procedimento não é isento de riscos. As complicações da traqueostomia que podem advir são: lesões ao redor do estoma, infecção da incisão, hemorragia local, pneumomediastino, pneumotórax, fístula traqueoesofágica, obstrução por "rolha" de secreção, deslocamento (emergência médica, principalmente na primeira semana) e, ocasionalmente, parada cardiorrespiratória.[34,39]

Em geral, pacientes estáveis podem ser encaminhados ao centro cirúrgico para o procedimento. Entretanto, em condições de instabilidade do paciente e de dificuldades para o transporte, a traqueostomia pode ser realizada na própria unidade.[40] Assim, o enfermeiro intensivista é o responsável pelo preparo do paciente, dos materiais e dos equipamentos antes do procedimento, assim como pela observação e reconhecimento de complicações e administração de cuidados específicos. No dia a dia, destaca-se a inspeção local, ausculta pulmonar e cuidados com a umidificação pelo menos a cada plantão. No Quadro 3.5 são apresentados os cuidados de enfermagem gerais, do momento que antecede o procedimento até os cuidados diários do paciente traqueostomizado.

É importante salientar que o paciente traqueostomizado, em geral, permanece com a VM por algum período e, portanto, é suscetível à PAVM, devendo receber cuidados preventivos iguais aos pacientes com IOT. Após o desmame ventilatório, o paciente deve permanecer com um sistema que promova umidificação adequada (umidificador convencional ou trocador de calor e umidade), visto que os gases inalados adentram nos pulmões por uma via aérea artificial, e não são, portanto, aquecidos e umidificados, o que pode aumentar a possibilidade de irritação e ressecamento das secreções.

A troca rotineira da cânula (a cada 7 a 14 dias) ainda não é consenso. Se indicada, deve ser realizada por um médico experiente e, de preferência, após 7 dias, quando o pertuito cutâneo traqueal já foi formado.[37,38]

Quadro 3.5 Cuidados com o paciente traqueostomizado.[8,40]

Cuidados prévios

1. Manter o paciente em jejum para o procedimento (em geral adota-se jejum de 6 horas).

2. Se a traqueostomia for realizada na unidade, preparar o material: kit para procedimento estéril (campos, compressas, aventais), máscara, gorro, luvas estéreis, cânulas de traqueostomia descartáveis com *cuff* de diferentes calibres (Figura 3.6), material para aspiração endotraqueal, seringas e agulhas, fios de sutura e bisturi, ampola de lidocaína a 2%, antissépticos, lidocaína gel para lubrificação da cânula, gazes, material cirúrgico próprio (caixa de traqueostomia ou pequena cirurgia) e medicamentos para sedação. Em casos de traqueostomia percutânea, providenciar um kit específico (cânula especial com dilatadores) e broncoscópico.

3. Manter a FiO_2 do ventilador a 100% antes e durante o procedimento.

(continua)

Quadro 3.5 Cuidados com o paciente traqueostomizado.[8,40] *(continuação)*

Cuidados prévios

4. Observar com maior rigor a monitorização da saturação de oxigênio, da pressão arterial (PA) e da frequência cardíaca (FC) durante o procedimento.

5. Permanecer próximo ao leito, visto que é necessário readaptar o circuito do ventilador e atender possíveis intercorrências em pacientes intubados que estão realizando a troca do tubo endotraqueal pela traqueostomia.

6. Manter materiais e equipamentos próximos ao leito para o atendimento de parada cardiorrespiratória.

Cuidados imediatos

1. Observar rigorosamente sinais de sangramento, edema e enfisema subcutâneo.

2. Fixar a cânula adequadamente para evitar o seu deslocamento (risco de colapso do estoma).

3. Atentar-se para sinais de desconforto respiratório.

Cuidados diários

1. Manter decúbito em elevação de 30° a 45°.

2. Lavar as mãos antes de manusear a cânula.

3. Manusear a traqueostomia de forma asséptica. Fazer curativo com solução fisiológica 3 a 4 vezes ao dia ou de acordo com a necessidade. Manter o local limpo e seco. Não há recomendação para aplicação tópica de antimicrobianos. Observar o aspecto do estoma.

4. Trocar a fixação de acordo com a necessidade. Mantê-la estável e segura, pois a movimentação excessiva pode causar lesão na traqueia ou na laringe pelo atrito (Figura 3.7), sem apertá-la excessivamente.

5. Observar rigorosamente o padrão e os sinais de desconforto respiratório.

6. Realizar ausculta pulmonar em busca de anormalidades.

7. Verificar a pressão do *cuff* a cada 6 ou 8 horas.

8. Realizar higiene oral rigorosa, a cada 6 ou 8 horas, com antisséptico bucal e escova de dentes.[20]

9. Proceder à aspiração traqueal quando necessário. Os cuidados antes e durante a aspiração são semelhantes aos da aspiração da IOT.

10. Utilizar o sistema fechado de aspiração se a FiO_2 ou a pressão expiratória final positiva (PEEP) estiverem elevadas.

11. Manter a cânula e os circuitos do ventilador ou da traqueia de nebulização na linha média, de forma que não tracione a cânula (risco de decanulação e lesões da parede traqueal).

(continua)

Quadro 3.5 Cuidados com o paciente traqueostomizado.[8,40] *(continuação)*

Cuidados diários

12. Manter umidificação contínua em ar comprimido ou sob oxigenioterapia.

13. Observar deglutição, queixas de dor local e presença de anormalidades, tais como sinais de infecção, sangramento, obstrução, enfisema subcutâneo e secreção excessiva ao redor do estoma ou externamente a ele.

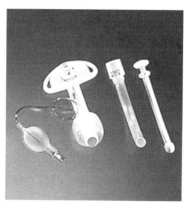

Figura 3.6 Cânula de traqueostomia.
Fonte: http://www.mpg-inc.net/resource/products/Images/MAL8LPC.jpg.

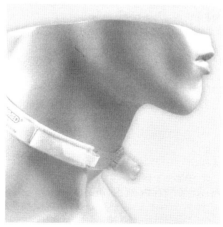

Figura 3.7 Fixação para traqueostomia.
Fonte: http://www.newmed.com.br/index.php?page=produto&cat=20&action=view&idde=82.

RESUMO

Neste capítulo foram discutidas as principais complicações associadas à presença de uma via aérea artificial (intubação endotraqueal e traqueostomia). Os principais cuidados de enfermagem aos pacientes intubados ou traqueostomizados, com destaque para as ações do enfermeiro, também foram apresentados.

PROPOSTAS PARA ESTUDO

1. Como o enfermeiro pode prevenir a extubação acidental?
2. Citar os cuidados específicos relacionados ao *cuff* do tubo traqueal.
3. Qual a importância da higiene oral no paciente intubado?
4. Citar a principais medidas para a prevenção da PAVM.
5. Quais os cuidados relacionados à aspiração endotraqueal?
6. O que deve ser observado após a extubação?
7. Citar os principais cuidados diários em relação ao paciente traqueostomizado.

REFERÊNCIAS BIBLIOGRÁFICAS

1. How-to Guide: Prevent Ventilator-Associated Pneumonia. Cambridge, MA: Institute for Healthcare Improvement; 2012. (Available at www.ihi.org).
2. Safdar NS, Crnich CJ, Maki DG. The pathogenesis of ventilator-associated pneumonia: its relevance to developing effective strategies for prevention. Respir Care 2005;50:725-39.
3. Pierce LNB. Guide to mechanical ventilation and intensive respiratory care. 1. ed. Philadelphia: W.B. Saunders Company; 1995.
4. Epstein SK, Nevins ML, Chung J. Effect of unplanned extubation on outcome of mechanical ventilation. Am J Respir Crit Care Med 2000;161(6):1912-6.
5. Boulain T. Unplanned extubations in the adult intensive care unit: a prospective multicenter study. Association des Réanimateurs du Centre-Ouest. Am J Respir Crit Care Med 1998;157(4):1131-6.
6. Smith CH. Rapid-sequence intubation in adults: indications and concerns. Clin Pulm Med 2001;8(3):147-65.
7. Carden KA, Boiselle PM, Waltz DA, Ernst A. Tracheomalacia and tracheobronchomalacia in children and adults. Chest 2005;127:984-1005.
8. Guyton D, Banner MJ, Kirby R. High-volume, low pressure cuffs. Are they always low pressure? Chest 1991;100:1076-81.
9. Lewis FR, Schlobohm RM, Thomas AN. Prevention of complications from prolonged tracheal intubation. Am J Surg 1978;135:452.
10. Sengupta P, Sessler DI, Maglinger P, Wells S, Vogt A, Durrani J et al. Endotracheal tube cuff pressure in three hospitals and the volume required to produce an appropriate cuff pressure. BMC Anesthesiology 2004. Disponível em: http://www.biomedcentral.com/1471-2253-2253/4/8. Acessado em 12/11/2007.
11. Mietto C, Pinciroli R, Patel N, Berra L. Ventilator Associated Pneumonia: Evolving Definitions and Preventive Strategies / Discussion. Respir Care, June 2013 58:6 990-1007.
12. Dalmora CH, Deutschendorf C, Nagel F, Santos RP, Lisboa T. Definindo pneumonia associada à ventilação mecânica: um conceito em (des)construção. Rev Bras Ter Intensiva. 2013;25(2):81-86.

13. O'Grady NP , Murray PR , Ames N. Preventing Ventilator-Associated Pneumonia Does the Evidence Support the Practice? JAMA 2012; 20;307(23):2534-9.
14. Chan EY, Ruest A, Meade MO, Cook D. Oral decontamination for prevention of pneumonia in mechanically ventilated adults: systematic review and meta-analysis. BMJ 2007. Disponível em: http://www.bmj.com/cgi/reprint/334/7599/889. Acessado em 09/11/2007.
15. Munro CL, Grap MJ. Oral health and care in the intensive care unit: state of the science. Am J Crit Care 2004;13(1):25-34.
16. CDC. Guidelines for Preventing Health Care-Associated Pneumonia, 2003. Disponível em: http://www.cdc.gov/mmwr/preview/mmwrhtml/rr5303a1.htm. Acessado em 12/11/2007
17. Fernandez JF, Levine SM, Restrepo MI. Technologic advances in endotracheal tubes for prevention of ventilator-associated pneumonia. Chest. 2012;142(1):231-238.
18. De Riso A, Ladowski J, Dillon T, Justice J, Peterson A. Chlorhexidine Gluconate 0.12% oral rinse reduces the incidence of total nosocomial respiratory infection and nonprophylactic systemic antibiotic use in patients undergoing heart surgery. Chest 1996;109(6):1556-61.
19. Fourrier F, Dubois D, Pronnier P, Herbecq P, Leroy O, Desmettre T et al. Effect of gingival and dental plaque antiseptic decontamination on nosocomial infections acquired in the intensive care unit: a double-blind placebo-controlled multicenter study. Crit Care Med 2005; 33(8):1728-35.
20. Cutler LR, Sluman P. Reducing ventilator associated pneumonia in adult patients through high standards of oral care: A historical control study. Intensive and Critical Care Nursing (2014) 30, 61-68.
21. Koeman M, van der Ven AJ, Hak E et al. Oral decontamination with chlohexidine reduces the incident of ventilador-associated pneumonia. Am J Respir Crit Care Med 2006;173:1348-55.
22. Meinberg, MCA, Cheade MFM, Miranda ALD, Fachini M M, Lobo SM. Uso de clorexidina 2% gel e escovação mecânica na higiene bucal de pacientes sob ventilação mecânica: efeitos na pneumonia associada a ventilador. Rev bras ter intensiva; 24(4): 369-374.
23. Raymond SJ. Normal saline instillation before suctioning: helpful or harmful? A review of the literature. Am J Crit Care 1995;4(4):267-71.
24. Ackerman MH, Mick DJ. Instillation of normal saline before suctioning in patients with pulmonary infections: a prospective randomized controlled trial. Am J Crit Care 1998;7:261-6.
25. Kinloch D. Instillation of normal saline during endotracheal suctioning: effects on mixed venous oxygen saturation. Am J Crit Care 1999;8(4):321-40.
26. Akgül S, Akyolcu N. Effects of normal saline on endotracheal suctioning. J Clin Nurs 2002;11:826-30.
27. Caruso P, Denari S, Ruiz SA, Demarzo SE, Deheinzelin D. Saline instillation before tracheal suctioning decreases the incidence of ventilator-associated pneumonia. Crit Care Med. 2009; 37(1):32-8.
28. Branson RD. Secretion management in the mechanically ventilated patient. Respir Care 2007;52(10):1328-42.
29. Favretto Débora Oliveira, Silveira Renata Cristina de Campos Pereira, Canini Silvia Rita Marin da Silva, Garbin Livia Maria, Martins Fernanda Titareli Merízio, Dalri Maria Célia Barcellos. Aspiração endotraqueal em pacientes adultos com via aérea artificial: revisão sistemática. Rev. Latino-am. Enfermagem 2012; 20(5): 997-1007.
30. Van de Leur JP, Zwaveling JH, Loef BG, Van der Schans CP. Endotracheal suctioning versus minimally invasive airway suctioning in intubated patients: a prospective randomized controlled trial. Intensive Care Med. 2003;29(3):426-32.
31. Cereda M, Villa F, Colombo E, Greco G, Nacoti M, Pesenti A. Closed system endotracheal suctioning maintains lung volume during volume-controlled mechanical ventilation. Intensive Care Med 2001;27:648-54.
32. Kolobow T; Berra L, Li Bassi G, Curto F. Novel System for Complete Removal of Secretions within the Endotracheal Tube: The Mucus Shaver. Anesthesiology 2005, 5(102):1063-1065.
33. Bowman A, Greiner J, Doerschug K, Little S, Bombei C, Comried L. Implementation of an evidence-based feeding protocol and aspiration risk reduction algorithm. Critical Care Nursing Quarterly 2005; 28(4): 324-335.

34. Griffiths J, Barber V, Morgan L, Young JD. Systematic review and meta-analysis of studies of timing of tracheostomy in adult patients undergoing artificial ventilation. BMJ, 2005. Disponível em: http://www.bmj.com/cgi/content/abstract/330/7502/1243.
35. Freeman BD, Borecki IB, Coopersmith CM, Buchman TG. Relationship between tracheostomy timing and duration of mechanical ventilation in critically ill patients. Crit Care Med 2005;33:2513-20.
36. Frutos Vivar F, Esteban A, Apezteguía C, Anzueto A, Nightingale P, Gonzáles M et al. Outcome of mechanically ventilated patients who require a tracheostomy. Crit Care Med 2005;33:290-8.
37. Perfeito JA, Da Mata CAS, Forte V, Carnaghi M, Tamura N, Leão LEV. Traqueostomia na UTI: vale a pena realizá-la? J Bras Pneumol 2007;33(6):687-90.
38. Combes A, Luyt CE, Niezkowska A, Trouillet JL, Gilbert C, Chastre J. Is tracheostomy associated with better outcomes for patients requiring long-term mechanical ventilation? Crit Care Med 2007;35:802-7.
39. Hess D. Tracheostomy tubes and related appliances. Respir Care 2005;50(4);497-510.
40. Morris, LL; Whitmer, A; Mcintosh, E. Tracheostomy Care and Complications in the Intensive Care Unit Crit Care Nurse 2013; 33:18-30;
41. Russell C. Providing the nurse with a guide to tracheostomy care and management. BJ Nurs 2005;14(8):428-33.
42. Center of Disease Control and Prevention (CDC). Device-associated. Module VAE. 2013. http://www.cdc.gov/nhsn/PDFs/pscManual/10-VAE_FINAL.pdf.

PARA SABER MAIS

Sites:
http://www.tracheostomy.com/.
http://www.cdc.gov/mmwr/preview/mmwrhtml/rr5303a1.htm.
http://www.cdc.gov/nhsn/acute-care-hospital/vae/index.html

Vídeos:
https://www.youtube.com/watch?v=c0v5hpLQXZU
https://www.youtube.com/watch?v=0VGiBwyfuNI
https://www.youtube.com/watch?v=d_5eKkwnIRs

Suporte ventilatório

Suely Sueko Viski Zanei

PONTOS A APRENDER

1. Definição e indicações do suporte ventilatório, ventilação mecânica invasiva e não invasiva.
2. As indicações e os fatores que comprometem a ventilação mecânica invasiva.
3. Os tipos de ventiladores, os tipos de ciclos e as modalidades ventilatórias.
4. As condições e as técnicas para o desmame ventilatório.
5. A assistência de enfermagem do paciente submetido à ventilação mecânica (avaliação e controle).

PALAVRAS-CHAVE

Ventilação mecânica, desmame do ventilador, unidades de terapia intensiva, enfermagem.

ESTRUTURA DOS TÓPICOS

Definição e indicações. Ventilação mecânica invasiva. Fatores que interferem na ventilação mecânica. Tipos de ventiladores pulmonares mecânicos. Ciclos ventilatórios mecânicos. Modos de controle: volume ou pressão-controlada. Modalidades ventilatórias básicas. Principais ajustes no painel de controles. Ajuste de alarmes. Complicações da ventilação mecânica. Desmame. Assistência de enfermagem. Resumo. Propostas para estudo. Referências bibliográficas. Para saber mais. Agradecimentos.

DEFINIÇÃO E INDICAÇÕES

O suporte ventilatório, ou ventilação mecânica (VM), consiste na utilização de um ventilador pulmonar artificial em indivíduos com insuficiência respiratória aguda ou crônica.[1] A maioria dos ventiladores hospitalares utiliza *softwares* para o controle de suas funções.

A finalidade da VM é promover ventilação e oxigenação adequadas às necessidades teciduais orgânicas. A VM é empregada para melhorar a troca gasosa pulmonar (correção da hipoxemia e/ou hipercapnia) e evitar outras complicações decorrentes da falência respiratória.[1]

Tal como na ventilação espontânea (VE), os gases adentram o sistema respiratório de forma cíclica na VM pulmonar, mantendo intervalos para que o volume inspirado seja exalado passivamente. Todavia, a diferença fundamental entre a VE e a VM é que a entrada dos gases através do ventilador gera pressão intratorácica positiva.[2,3]

Os ciclos ventilatórios mecânicos são constituídos por duas fases: inspiratória e expiratória. O ventilador inicia a fase inspiratória abrindo uma válvula de fluxo e fechando a válvula de exalação, exercendo dessa forma determinada pressão para vencer o atrito das vias aéreas e expandir os pulmões. No final da fase inspiratória, que coincide com o início da fase expiratória, o ventilador fecha a válvula de fluxo e abre a válvula de exalação. Nessa fase, ocorre o esvaziamento dos pulmões de forma passiva.[2]

As indicações para a utilização da VM estão no Quadro 4.1.

Quadro 4.1 Indicações da VM.[1,4]

Indicações	Exemplos
Hipoventilação e apneia	Pacientes com lesões do centro respiratório, intoxicação por drogas, embolia pulmonar, obesidade mórbida
Insuficiência respiratória/hipoxemia	Doença pulmonar prévia, síndrome do desconforto respiratório agudo
Falência mecânica do aparelho respiratório	Fraqueza muscular/doenças neuromusculares/paralisia, comando respiratório instável (trauma craniano, acidente vascular encefálico, intoxicação exógena)
Prevenção de complicações respiratórias	Pós-operatório de cirurgia de abdome superior, torácica de grande porte, deformidades torácicas, obesidade mórbida
Redução do trabalho muscular respiratório e fadiga muscular	Situações que elevam a frequência respiratória (FR) e diminuem o volume corrente (aumento do volume-minuto) com consequente fadiga muscular
Instabilidade cardiocirculatória severa	Estados de choque
Após reanimação cardiopulmonar	Parada cardiorrespiratória

Além da avaliação clínica, outros parâmetros podem sugerir o uso de VM. Alguns deles são apresentados no Quadro 4.2.

Quadro 4.2 Parâmetros que sugerem o uso de suporte ventilatório.[1]

Parâmetro	Normal	Considerar VM
Frequência respiratória (rpm)	12-20	> 35
Volume corrente (mL/kg)	5-8	< 5
Capacidade vital (mL/kg)	65-75	< 50
Volume-minuto (L/min)	5-6	> 10
$PaCO_2$ (mmHg)	35-45	> 50
PaO_2 (mmHg) ($FiO_2 = 0,21$)	> 75	< 50
PaO_2/FiO_2	> 300	< 200

Formas de aplicação da VM[1]

VM invasiva (VMI): requer a instituição de via aérea artificial. Em geral, a intubação orotraqueal é a via de acesso mais rápida.

VM não invasiva (VNI): requer máscara facial (interface ventilador/paciente). A máscara oronasal é a mais utilizada, possibilitando a conexão ao ventilador (ver o Capítulo 5).

VENTILAÇÃO MECÂNICA INVASIVA

Além dos cuidados relacionados à presença do tubo endotraqueal (ver o Capítulo 3), o enfermeiro deve estar atento a alguns aspectos relacionados à VM, dentre os quais os parâmetros do ventilador (modalidades ventilatórias, FiO_2, FR, pressão expiratória final positiva — PEEP —, entre outros). Durante a VM, o enfermeiro deve observar os sinais de desconforto respiratório, a monitorização da oximetria, a capnografia (se presente), a avaliação do nível de consciência ou sedação e as alterações hemodinâmicas. Ademais, o enfermeiro também deve acompanhar ativamente a etapa do desmame ventilatório e a extubação. É importante ressaltar que as estratégias ventilatórias, desde a intubação ao desmame, são de responsabilidade do médico. Os ajustes nos parâmetros do ventilador podem ser realizados pelo fisioterapeuta respiratório sob supervisão médica.[5] Entretanto, o enfermeiro, como membro da equipe que presta assistência, não pode ignorar a presença do ventilador.

O profissional que cuida do paciente submetido à ventilação artificial deve ter em mente que a VM (assim como a intubação traqueal, quando utilizada) provoca diversas alterações fisiológicas que podem comprometer a segurança do paciente. Conhecer o funcionamento básico e compreender o significado dos parâmetros auxilia no controle e monitorização adequada do paciente, e possibilita que o enfermeiro participe e colabore para uma assistência ventilatória eficaz e com menores riscos.

Na prática, o enfermeiro pode detectar precocemente possíveis falhas no funcionamento do ventilador e sinais de desconforto respiratório, corrigir situações simples, como vazamento por desconexão em alguma parte do sistema ou pelo *cuff* da cânula e aumento da resistência de vias aéreas em razão da presença de secreções, ou aumentar a FiO_2 temporariamente em caso de diminuição da SpO_2, situações que podem piorar a condição respiratória se não forem corrigidas prontamente.

A seguir, destacam-se alguns conceitos básicos que facilitarão a compreensão da ventilação mecânica e subsidiarão a assistência de enfermagem.

FATORES QUE INTERFEREM NA VENTILAÇÃO MECÂNICA

Alguns fatores que comprometem a ventilação relacionados ao paciente e aos acessórios ventilatórios devem ser conhecidos pelo enfermeiro e pela equipe que presta assistência a pacientes submetidos à VMI. Esses conhecimentos auxiliam os profissionais a selecionar o ventilador mais apropriado e a melhor forma de ventilação, ajustar adequadamente os parâmetros ventilatórios, reconhecer possíveis falhas ou alterações durante a sua utilização e o momento adequado para o início do desmame do suporte ventilatório.

Fatores relacionados ao paciente

Complacência pulmonar

Durante a inspiração, há aumento do volume pulmonar e, consequentemente, expansão da parede torácica, distendendo as estruturas elásticas do sistema respiratório. A complacência pulmonar refere-se à capacidade de distensão ou estiramento dos tecidos elásticos pulmonares resultante da força ou da pressão exercida pelo volume de gases durante a insuflação. Assim, a complacência é definida como a relação entre a variação do volume por unidade de pressão exercida, podendo ser representada pela expressão: [2-4,6-8]

$$Complacência = volume/pressão$$

No pulmão normal, a complacência estática varia de 70 a 100 mL/cmH$_2$O (medida no momento em que não há entrada ou saída de gases do pulmão). Isso significa que, para cada alteração de 1 cmH$_2$O de pressão, há uma variação de 70 a 100 mL do volume de gás.[3,6,7]

Alterações na complacência pulmonar afetam a ventilação. Áreas de melhor complacência são privilegiadas quanto à ventilação. Ao contrário, por exemplo, se um indivíduo com complacência pulmonar diminuída não for capaz de distender suficientemente os pulmões por meio do aumento do trabalho respiratório, o volume corrente diminuirá.[3,6]

Várias condições patológicas reduzem a complacência ("pulmão duro"), como pneumonia, edema pulmonar, pneumotórax, fibrose pulmonar e síndrome do desconforto respiratório agudo. Inversamente, alterações nos tecidos elásticos pulmonares decorrentes da idade ou no enfisema aumentam a complacência pulmonar. [3,6]

Resistência das vias aéreas

Para compreender a influência da resistência das vias aéreas (RVa) na ventilação pulmonar, a analogia entre a resistência e a passagem do ar por uma tubulação ilustra de forma mais clara o que ocorre na presença de RVa alterada.[2,3,6-8]

A resistência é definida como *oposição ou dificuldade da passagem do gás no interior de um tubo*. Para o ar se deslocar de uma extremidade à outra, é necessário que haja uma diferença de pressão entre elas. O sentido do deslocamento do ar no interior do tubo é do ponto de maior pressão para o de menor pressão. O volume de ar deslocado no decorrer do tempo é chamado de fluxo, cuja unidade de medida é L/s. [2,3,6-8]

Assim, a *pressão* existente (medida em cmH$_2$O) é a força capaz de provocar o deslocamento do ar (fluxo). A forma simplificada de expressar a resistência é:

$$Resistência = pressão/fluxo$$

A velocidade do deslocamento depende da diferença de pressão entre as extremidades. A diferença pressórica, por sua vez, depende da velocidade e do padrão de fluxo. Em fluxo baixo, a passagem do ar se dá de forma laminar, ou seja, as correntes de ar seguem lado a lado, paralelamente, em todos os pontos do tubo, gerando pressão baixa. Fluxo muito elevado causa instabilidade, gerando turbulência e alta pressão. Além disso, o fluxo pode ser alterado se houver alguma dificuldade ao longo do seu percurso. Essa dificuldade pode estar relacionada ao atrito gerado entre o ar e a parede interna do tubo, assim como ao seu diâmetro ou comprimento; portanto, quanto maior o atrito, maior a resistência. Se o comprimento for duplicado, a resistência aumenta na mesma proporção. Por outro lado, se o diâmetro do tubo diminuir ao meio, a resistência aumentará 16 vezes.[2,3,6-8]

No indivíduo saudável em ventilação espontânea, a passagem do ar do ambiente externo (boca/nariz) até os pulmões (alvéolos) comporta-se de maneira semelhante, considerando-se os condutos aéreos. O ar deve vencer a resistência das vias aéreas naturais e a resistência tecidual (ou pulmonar).

Durante a inspiração e a expiração, quando o pulmão se expande e a parede torácica se move, é necessária uma pressão para vencer as forças viscosas dos tecidos que deslizam umas sobre as outras. Essa resistência tecidual corresponde a 20% da resistência total. A resistência das vias aéreas é a pressão existente entre os alvéolos e a boca dividida pelo fluxo, considerando-se normal o valor de 2 a 4 cmH_2O L/s. A resistência total (RVa + resistência dos tecidos) corresponde a 0,5 a 3,0 cmH_2O L/s, conforme o fluxo.[2,3,6-8]

Na ventilação espontânea, o fluxo pode ser alterado com a respiração rápida. Nessas situações, há, portanto, aumento da RVa, em razão da turbulência e aumento da pressão ocasionada pela elevação do fluxo. Outros fatores relacionados ao paciente, como estreitamento das vias aéreas por broncoespasmo e presença de secreção ou edema de mucosa, podem aumentar a RVa.[2,3,6-8]

Vale lembrar que, quanto menor o diâmetro, maior a resistência à passagem do ar e, consequentemente, menores o fluxo e o volume pulmonar. Por esse motivo, nos indivíduos com elevada resistência de vias aéreas (p. ex., broncoespasmo severo), com má resposta às medidas convencionais para aliviar a broncoconstrição, é necessário vencer a resistência elevada e diminuir o trabalho respiratório para garantir a adequada ventilação. Isso pressupõe medidas que incluem intubação endotraqueal e ventilação com pressão positiva.

Constante de tempo

A distribuição da ventilação pode sofrer modificações em razão da resistência e complacência de cada área ou região pulmonar. Essas diferenças regionais podem ser expressas como constantes de tempo, representadas pela equação:

$$Constante\ de\ tempo = resistência \times complacência$$
$$(em\ segundos)^{2,3,7,8}$$

A constante de tempo expressa quão rapidamente as unidades pulmonares reagem a uma alteração de pressão, fornecendo indicação da velocidade de enchimento ou esvaziamento dessas unidades.[7] Em indivíduos saudáveis, as áreas onde a complacência e a resistência são normais, o volume de ar rapidamente preenche os alvéolos antes do início da fase expiratória. Se houver aumento da resistência ou diminuição da complacência, o gás entrará lentamente e o volume será menor (constante de tempo mais longa).[3,6,7] Em situações nas quais a frequência respiratória (FR) é elevada, somente as unidades com constante de tempo menores serão completamente insufladas.[3] Caso não haja tempo suficiente para o esvaziamento completo na fase expiratória, ocorre o represamento de ar, gerando a PEEP intrínseca ou auto-PEEP (ver definições adiante).[2,8]

Trabalho respiratório

O trabalho respiratório representa o trabalho para movimentar a parede torácica e os pulmões. Pode ser representado como o produto da pressão e do volume, ou seja, para determinada pressão aplicada no sistema há uma variação no volume pulmonar.[2,3,7,8]

Os componentes do trabalho respiratório são o trabalho mecânico realizado pela musculatura respiratória e o trabalho metabólico representado pelo gasto de energia.[3,9]

O trabalho que os músculos respiratórios devem realizar e superar são as forças elásticas (complacência) e as forças não elásticas (resistência). Quando a complacência diminui ou a resistência aumenta, uma força (pressão) maior é necessária para mover o volume de ar, ou seja, aumenta o trabalho respiratório.[3]

O gasto energético refere-se ao consumo de oxigênio necessário para a ventilação alveolar. Em condições normais (indivíduo eupneico, sem realizar esforços físicos), o consumo de O_2 é menor que 5% do consumo total de oxigênio do organismo. Com o aumento da FR (hiperventilação voluntária), é possível aumentá-lo para 30%. Nos processos patológicos, nos quais a complacência ou a resistência é alterada, o aumento do trabalho respiratório pode ser significativo, podendo chegar a 25% do consumo total de oxigênio. Uma porção considerável do gasto energético total pode ser necessária para manter os esforços respiratórios.[3,6,7]

Os sinais e sintomas de desconforto respiratório, como taquidispneia, utilização de musculatura acessória, respiração paradoxal, diminuição da saturação de oxigênio e agitação, são indicativos de aumento do trabalho respiratório. Quando isso ocorre e não há adequada intervenção terapêutica, o aumento da ventilação se torna insustentável pelo organismo, levando a uma situação de fadiga respiratória, que pode causar hipoventilação, retenção de CO_2 e acidose respiratória com graves consequências.[3]

Fatores relacionados aos dispositivos ventilatórios e ao ventilador

Tubo endotraqueal

A cânula utilizada para a intubação endotraqueal é um fator de aumento de RVa e, consequentemente, de aumento do trabalho respiratório. A resistência imposta pelo tubo endotraqueal depende do seu diâmetro e do seu comprimento. As cânulas mais finas oferecem maior resistência, enquanto as mais curtas (utilizadas em traqueostomias) propiciam menor resistência.[3,10]

É importante que os enfermeiros que atuam em áreas de pacientes críticos saibam a influência do diâmetro do tubo sobre o aumento da resistência para oferecer ao médico a cânula adequada no momento da intubação. Em geral, recomenda-se que a cânula orotraqueal tenha diâmetro interno de 8,0 a 8,5 mm, para os pacientes do sexo masculino, e 7,5 a 8,0 mm para mulheres.[3]

Circuitos ventilatórios

O enfermeiro deve ter conhecimento dos fatores externos que podem alterar a ventilação, a fim de evitar situações que possam causar desconforto ou piora do paciente submetido à VM.

Os circuitos ventilatórios (tubulações), assim como o próprio ventilador, apresentam complacência intrínseca em razão de suas estruturas mecânicas. As tubulações, geralmente flexíveis, e os umidificadores podem armazenar um volume de ar que reduz o volume corrente.[2]

Além da complacência do circuito, as tubulações também podem aumentar a resistência se forem modificadas em relação ao comprimento, se forem acrescentados circuitos intermediários de material menos distensível e/ou calibre diferente ou se houver acúmulo de água no seu interior.[3]

Assim, é recomendável evitar improvisações e substituições de dispositivos ou tubulações diferentes das originais do fabricante. Além disso, a água acumulada deve ser drenada para os coletores e retirada antes que se acumule por completo em razão do risco de infecção e aumento da resistência.

TIPOS DE VENTILADORES PULMONARES MECÂNICOS

Nas unidades de terapia intensiva, os ventiladores devem ser microprocessados, visto que possibilitam diversas opções ventilatórias, facilitando ajustes adequados para cada paciente (Quadro 4.3). Atualmente, há diversos fabricantes e modelos de ventiladores nacionais e importados disponíveis no Brasil. No presente capítulo, serão apresentadas as formas de ventilação convencionais mais utilizadas na prática diária.

Quadro 4.3 Recursos disponíveis nos ventiladores pulmonares mecânicos microprocessados.[1]

Recurso	Tipo de recurso
Ciclos ventilatórios	Controlados, assistidos e espontâneos
Tipos de ciclos	Limitado ao fluxo e finalizado a volume Limitado à pressão e finalizado a tempo Limitado à pressão e finalizado a fluxo Limitado à pressão e finalizado a volume
Modos de ciclagem	Volume Tempo Fluxo
Modalidades ventilatórias	Ventilação assistido-controlada (VAC)* Ventilação mandatória intermitente sincronizada (SIMV) Ventilação com pressão positiva contínua nas vias aéreas (CPAP) Ventilação com pressão de suporte (PSV)* Novas modalidades: ventilação volumétrica assistida com pressão de suporte (VAPS), ventilação assistida proporcional (PVA) e outras
Oferta de oxigênio (FiO$_2$)	21-100%
Alarmes	Vários: alta e baixa pressão de vias aéreas, alto e baixo volume corrente ou volume-minuto, apneia, FR elevada, queda da pressão na rede de ar comprimido ou oxigênio, falta de energia elétrica etc.
Sistema de umidificação	Sistema para reposição de água por meio de equipo simples de soro que mantém o sistema fechado. Temperatura da água ajustável (umidificação aquecida)
Painel de controle	Possibilidade de ajustar vários parâmetros de forma direta e precisa. Visualização numérica do parâmetro ajustado e monitorizado
Monitor gráfico	A maioria dos ventiladores para unidades críticas oferece o monitor gráfico acoplado que permite a visualização das curvas de pressão, volume e fluxo, e outros parâmetros

* mais usuais

Os ventiladores microprocessados basicamente possuem mecanismos semelhantes: uma válvula de fluxo; uma válvula para exalação; transdutores de pressão/fluxo; painel de controle e monitorização; circuitos ventilatórios (Figura 4.1).[2]

1. *Válvula de fluxo*: possui via de entrada ligada a uma fonte de ar/oxigênio sob pressão. Dependendo do tipo de ventilador, um mecanismo específico controlado pelo microprocessador regula internamente a abertura da passagem do gás e define o tipo de fluxo inspiratório. A saída da válvula de flu-

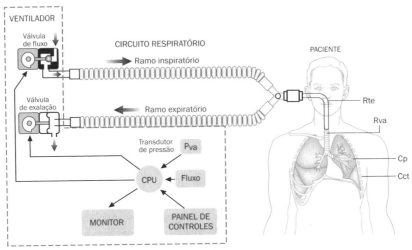

Figura 4.1 Representação esquemática de ventilador pulmonar conectado a um paciente.
Fonte: Bonassa.[2]

xo é conectada ao ramo inspiratório do circuito ventilatório, que possibilita a inspiração. Enquanto a válvula de inspiração está aberta, a de exalação é mantida fechada.[2]

2. *Válvula de exalação*: a extremidade do ramo expiratório do circuito do paciente é conectada à válvula de exalação, que se abre quando a válvula de fluxo inspiratório se fecha. Da mesma forma, a válvula expiratória é controlada por um mecanismo que, por sua vez, é controlado pelo microprocessador (podem diferir em cada tipo de ventilador). Esse mecanismo atua sobre uma membrana (diafragma), abrindo-a ou fechando-a.[2]

3. *Transdutores de pressão/fluxo* ("sensores"): os sinais de pressão e fluxo, em geral, são captados através de dispositivos acoplados à válvula expiratória e/ou ao corpo do ventilador e transformados em sinais eletrônicos (a localização do sensor pode ser diferente, dependendo do tipo do ventilador). O volume corrente é medido pelo sinal de fluxo, uma vez que o fluxo representa a velocidade com que determinado volume se movimenta no interior de um tubo. O microprocessador calcula o volume inspirado e expirado a cada instante.[2]

4. *Painel de controle e monitorização*: a parte frontal dos ventiladores mostra os diversos controles e os parâmetros de monitorização. Esses controles podem ser na forma de botões giratórios ou digitais ou de botão único e toque no monitor (*touch screen*). Conforme os controles efetuados pelo operador e a monitorização realizada pelos transdutores de pressão/fluxo, o microprocessador controla as válvulas de fluxo inspiratório e de exalação. Além disso, é

possível visualizar as pressões do sistema por manômetro convencional ou digital. Muitos ventiladores também possibilitam a leitura dos parâmetros de controle e monitorização apresentados tanto na forma de valores numéricos quanto gráficos no monitor (ver descrição dos controles adiante).[1,2]

5. *Circuito ventilatório*: é formado por um conjunto de tubulações corrugadas, descartáveis ou reesterilizáveis, de material relativamente flexível (silicone) e padronizado em largura e comprimento para a adequação a pacientes adultos ou pediátricos. Essas tubulações permitem a passagem dos gases do ventilador para o paciente e vice-versa. A tubulação que leva os gases para o paciente é chamada de ramo inspiratório, enquanto a tubulação que transporta o volume exalado é o ramo expiratório. Ambas são interligadas entre si por um pequeno aparato coletor de água, que armazena o condensado que se forma ao utilizar a jarra de umidificação. Essa jarra, em geral, está localizada na parte inferior do painel de controle acoplada ao ramo inspiratório, permitindo a umidificação aquecida. A jarra é acoplada de forma que permaneça do lado do ramo inspiratório. Ela é dispensável quando se utiliza um sistema de umidificação conhecido como *trocador de calor e umidade ou filtro*. A peça em Y conecta os ramos inspiratório e expiratório à via aérea artificial. Essa peça possui um orifício que permite a adaptação de um sensor de temperatura que monitoriza a temperatura do gás que é oferecido.[2]

CICLOS VENTILATÓRIOS MECÂNICOS

Os ventiladores realizam os ciclos ventilatórios mecânicos de forma semelhante aos ciclos da ventilação espontânea, com uma fase inspiratória e uma fase expiratória.

Na ventilação espontânea, a contração dos músculos respiratórios aumenta o diâmetro da cavidade torácica, gerando pressão negativa intratorácica. O gradiente de pressão entre a pressão atmosférica e a pressão intratorácica auxilia a entrada do ar a partir do meio externo para o interior dos pulmões. No caso da VM, a entrada dos gases a partir do ventilador gera um gradiente de pressão positiva entre a pressão das vias aéreas superiores e os alvéolos.[1-3]

Na fase inspiratória do ciclo mecânico, os pulmões são insuflados (pressão positiva); na fase expiratória, os gases são eliminados passivamente, retornando à sua condição basal (pressão intra-alveolar igual à pressão atmosférica). Se desejável, é possível manter um nível de pressão positiva na expiração (pressão intra-alveolar positiva em relação à pressão atmosférica).[1-3]

Os ciclos ventilatórios mecânicos podem ser iniciados tanto pelo paciente quanto pelo ventilador. Pelo paciente, o início do ciclo se dá a partir do esforço inspiratório, ou seja, o estímulo respiratório (*drive*) gerado pelo centro respiratório (SNC) está presente. Esse tipo de ciclo é denominado *assistido*, uma vez que o paciente desencadeia o ciclo e controla a FR. Para que os ciclos assistidos possam ocorrer, é necessário que o controle de *sensibilidade* do ventilador esteja adequadamente ajustado.[2,3,9]

Quando os ciclos mecânicos são deflagrados pelo ventilador a partir de uma FR previamente programada, os ciclos são denominados *controlados*. Nesse caso, o paciente não tem nenhum controle sobre os ciclos ventilatórios (p. ex., pacientes apneicos). É necessário o ajuste da FR desejada para que o ventilador realize os ciclos periodicamente. A duração de cada ciclo (fase inspiratória e fase expiratória) depende da FR ajustada. O cálculo realizado pela máquina é 60 s/FR ajustada. Por exemplo: FR de 12 rpm → 60/12 = 5. Assim, ocorre um ciclo completo a cada 5 segundos. Esse intervalo de tempo, que nesse caso é igual e fixo, é chamado de janela de tempo.[2]

Nos ciclos denominados *espontâneos*, o paciente continua acoplado ao ventilador; porém, tanto a fase inspiratória quanto a expiratória são mantidas acima da pressão atmosférica. Dessa forma, os valores da FR, assim como a duração do tempo inspiratório, o fluxo e o volume, são controlados pelo próprio paciente. A pressão positiva pode ser mantida igualmente nas fases inspiratória e expiratória (pressão positiva contínua) ou diferente: pressão positiva na inspiração (PPI) e pressão positiva na expiração (PEEP), sendo, em geral, a inspiratória maior que a expiratória.[2]

As modalidades ventilatórias são constituídas por um conjunto de ciclos assistidos, controlados e/ou espontâneos, combinados de diferentes formas e disponibilizados conforme o modo de controle (volume ou pressão-controlada), de acordo com os ajustes realizados pelo operador. As várias possibilidades de combinações permitem adequar a ventilação de forma mais confortável ou mais conveniente para situações específicas (p. ex., pacientes com problemas de alteração da resistência ou complacência pulmonar são ventilados de forma diferente de pacientes com pulmão normal sob efeito anestésico). Todavia, a finalidade é sempre possibilitar ventilação que proporcione adequada troca gasosa e, concomitantemente, instituir o tratamento para as causas que levaram à insuficiência respiratória.[1]

O suporte ventilatório pode ser utilizado de forma que ofereça somente ciclos controlados (suporte ventilatório total) ou possibilite que o paciente realize algum tipo de esforço (suporte ventilatório parcial). Isso habitualmente ocorre quando ele é capaz de realizar ciclos assistidos e/ou espontâneos.[3]

O suporte ventilatório total é indicado para casos graves de insuficiência respiratória, mantendo-se o paciente completamente sedado e muitas vezes curarizado. O suporte parcial é iniciado tão logo o paciente consiga tolerar algum trabalho respiratório confortavelmente. Essa medida é sempre recomendada para evitar a atrofia dos músculos respiratórios, que é comum quando se utiliza o suporte total prolongado.[3,11]

MODOS DE CONTROLE: VOLUME OU PRESSÃO-CONTROLADA

Os ventiladores microprocessados possibilitam diversas modalidades de ventilação, que serão discutidas adiante. Além desse tipo de classificação, o modo de controle dos ciclos (ciclagem) determina como eles serão finalizados. Se a inspiração é finalizada assim que um volume predeterminado é alcançado, denomina-se ventilação volume-controlada (VCV, sigla em inglês). Ao contrário, se a modalidade for limitada por pressão previamente definida, a ciclagem ocorre quando se atinge o tempo inspiratório programado pelo operador. Nesse caso, denomina-se *ventilação pressão-controlada* (PCV, sigla em inglês).[1-3]

Na VCV, o operador deve ajustar previamente o volume desejado para insuflar os pulmões. Além disso, para que o volume pré-ajustado seja atingido a cada ciclo, é necessário ajustar o fluxo de forma que atenda à demanda ventilatória (ventilação-minuto).[9] A pressão das vias aéreas será decorrente das condições de complacência e resistência do sistema como um todo, ou seja, paciente-ventilador.[1-3,7,8,11,12]

Na PCV, ajusta-se a pressão inspiratória e o tempo inspiratório. Na pressão-controlada, ao contrário da VCV, o volume e o fluxo são as variáveis dependentes das condições pulmonares prévias e da pressão preestabelecida. Pulmões com alta resistência ou baixa complacência necessitam de maiores pressões para atingir o volume adequado. Nessa forma de ventilação, é importante a monitorização dos parâmetros dependentes, principalmente do volume corrente.[2,3,7,8]

O ajuste adequado do tempo inspiratório é fundamental nesse tipo de ventilação. O tempo inspiratório curto pode ser insuficiente para promover o adequado enchimento dos pulmões (volume corrente baixo); o tempo inspiratório longo, considerando-se determinada FR, pode encurtar o tempo expiratório, gerando auto-PEEP.[2,3,7,8]

Destaca-se que a pressão ajustada é atingida rapidamente em decorrência da liberação de um fluxo inicial alto que, durante a fase inspiratória, desacelera progressivamente à medida que o pulmão se insufla e aumenta a pressão alveolar. Dessa forma, necessita-se de menos fluxo para manter a pressão predefinida, gerando, portanto, uma onda de fluxo descendente. A fase inspiratória é interrompida de acordo com o tempo inspiratório ajustado, dando início à fase expiratória.[2,3,7,8]

MODALIDADES VENTILATÓRIAS BÁSICAS

Minimamente, os ventiladores microprocessados disponibilizam os modos básicos: ventilação assistido-controlada (VAC; *assist controlled mandatory ventilation* — ACV), composta pela ventilação controlada (*controlled mandatory ventilation*) e ventilação assistida (*assist ventilation*); ventilação mandatória intermitente sincronizada (*synchronized intermittent mandadory ventilation* — SIMV) e pressão positiva contínua nas vias aéreas (*continuous positive airway pressure* — CPAP). Esses modos são atualmente denominados modos convencionais de VM, visto que foram os primeiros a ser desenvolvidos, na década de 1970. Na verdade, a SIMV surgiu após o desenvolvimento dos ventiladores microprocessados, resultantes do aperfeiçoamento da ventilação mandatória intermitente (*intermittent mandatory ventilation* — IMV), existente nos primeiros ventiladores volumétricos.[1-3,7-12]

A ventilação com pressão de suporte (*pressure support ventilation* — PSV), desenvolvida posteriormente, é uma modalidade amplamente utilizada como forma de suporte ventilatório parcial.

Ventilação controlada ou mandatória controlada (VMC)[1-3,7-12]

- *Definição e descrição*: nessa modalidade, o paciente recebe suporte ventilatório total, sendo obrigatórios o ajuste da FR e a definição do volume (denominada ventilação controlada a volume — VCV) ou ajuste da pressão (nesse caso, ventilação por pressão controlada — PCV) para a manutenção da fase inspiratória (Figura 4.2).
- *Indicação*: pacientes com comando respiratório central limítrofe ou abolido e/ou fadiga respiratória importante de qualquer etiologia.
- *Tipos de ciclos*: somente ciclos controlados liberados periodicamente de acordo com a FR ajustada (janelas de tempo iguais e fixas).

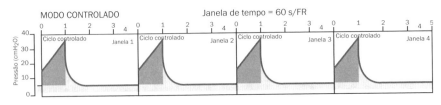

Figura 4.2 Ciclos controlados — ventilação controlada. Observe a regularidade de cada janela de tempo, de acordo com a FR programada.
Fonte: Bonassa.[2]

Ao se optar pela PCV, é importante lembrar que a pressão inspiratória é programada, o fluxo é livre e o volume corrente atingido será consequência dos ajustes e da mecânica respiratória (complacência e resistência) do paciente.

Inversamente, na VCV, o volume corrente e o fluxo são previamente ajustados, e a pressão inspiratória depende dos ajustes e da mecânica respiratória do paciente.

Tanto na PCV quanto na VCV na modalidade controlada, teoricamente o ajuste da sensibilidade poderia ser mantido desativado, considerando que o paciente não realiza esforço inspiratório. Entretanto, nos casos dos ventiladores microprocessados, deve-se ajustar a sensibilidade em nível mínimo, facilitando os disparos para os ciclos assistidos em caso de o paciente recuperar o *drive* respiratório.

A desvantagem da ventilação controlada é que pode levar à atrofia dos músculos respiratórios se utilizada por períodos prolongados.

Ventilação assistida (VA)[1-3,7-12]

- *Definição e descrição*: nessa modalidade, o paciente recebe suporte ventilatório parcial, sendo necessário o ajuste de FR mínima e a definição do volume (VCV) ou da pressão (PCV) com a qual será mantida a insuflação.
- *Indicação*: pacientes com comando respiratório central preservado.
- *Tipos de ciclos*: somente ciclos assistidos disparados pelo paciente. Nesse caso, o ajuste da sensibilidade é imprescindível. Nessa modalidade, como o ciclo é iniciado pelo estímulo do paciente, as janelas de tempo podem variar de acordo com a sua FR.

As modalidades VA ou VMC "puras" são encontradas no ventilador Bird Mark 7® e similares (primeira geração de ventiladores a pressão), com a evidente desvantagem de ser necessária a troca de modalidade pelo operador. Se o aparelho estiver ajustado para oferecer ciclos assistidos, o ventilador não irá ciclar caso o paciente deixe de oferecer o estímulo, levando à parada respiratória. Se estiver ajustado para oferecer ciclos controlados e o paciente começar a apresentar estímulos, provavelmente haverá assincronismo entre o paciente e o ventilador.

Ventilação assistido-controlada (VAC)[1-3,7-13]

- *Definição e descrição*: modalidade presente nos ventiladores microprocessados, em que o paciente pode receber suporte ventilatório total ou parcial, sendo obrigatório o ajuste da FR mínima e da sensibilidade, e a definição do volume ou pressão com a qual será mantida a fase inspiratória. Caso o paciente não apresente esforços inspiratórios, o ventilador oferecerá ciclos controlados (ventilação controlada) de acordo com a FR mínima ajustada. Ao contrário, se o paciente apresentar esforços inspiratórios, haverá ciclos assistidos (ventilação assistida). Assim, os ciclos poderão ser intercambiáveis, de acordo com a presença ou não do estímulo respiratório. Essa modalidade, que na verdade é a combinação das anteriores (VMC + VA), é amplamente utilizada (Figura 4.3).

- *Indicação*: forma inicial de ventilação, indicada para os pacientes com comando respiratório central presente ou abolido e/ou fadiga respiratória de qualquer etiologia.
- *Tipos de ciclos*: ciclos controlados ou assistidos.

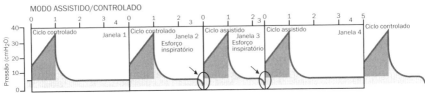

Figura 4.3 Ciclos controlados e ciclos assistidos — ventilação assistido-controlada. Observe que as janelas de tempo são variáveis de acordo com a presença do estímulo respiratório.
Fonte: Bonassa.[2]

Os parâmetros que devem ser obrigatoriamente ajustados na VAC estão relacionados no Quadro 4.4.

A relação tempo inspiratório/tempo expiratório é definida automaticamente pelo ventilador de acordo com os ajustes anteriores e condições da mecânica respiratória do paciente.

Quadro 4.4 Parâmetros ajustáveis na VAC de acordo com o modo de controle.

Ventilação por pressão controlada	Ventilação volume-controlada
Pressão inspiratória (PI)	Volume corrente (VT)
Tempo inspiratório (TI)	Fluxo/onda de fluxo
FR	FR
FiO_2	FiO_2
Sensibilidade	Sensibilidade
PEEP	PEEP

Ventilação mandatória intermitente sincronizada (SIMV)[1-3,7-13]

- *Definição e descrição*: essa modalidade é considerada uma forma parcial de suporte ventilatório. Sua característica principal é possibilitar ciclos controlados, assistidos e espontâneos, podendo ser utilizada como opção de ventilação ou para o desmame, em alguns casos. Ao se optar por essa modalidade, é necessário ajustar a FR (geralmente igual ou inferior a 10 rpm), o que determinará o número e a duração de cada janela de tempo em um minuto. Por exemplo, se a FR for igual a 10 rpm, haverá 10 janelas com duração de 6 segundos cada. O primeiro ciclo controlado ocorre no início da primeira janela de tempo, no momento em que se programa o início da modalidade, e o ventilador inicia a contagem de tempo. Nessa mesma janela, haverá um ciclo assistido ao primeiro estímulo e, se houver tempo, o próximo estímulo gerará um ciclo espontâneo. A partir da janela subsequente, obrigatoriamente o ventilador liberará um ciclo assistido por janela de tempo ao primeiro esforço do paciente (Figura 4.4). Considerando-se que a duração da janela seja de 6 segundos e que o ciclo assistido tenha a duração de 3 segundos, ainda restará um período de 3 segundos, que possibilitará ao paciente gerar outro estímulo e realizar outro ciclo, que será espontâneo, nesse caso. Isso ocorre porque, na SIMV, o ventilador está programado para ser sensível apenas ao primeiro estímulo dentro de uma mesma janela de tempo, sendo os demais espontâneos. O ajuste prévio da FR define, portanto, o número de ciclos assistidos por minuto. O número de ciclos espontâneos dependerá da capacidade do paciente de gerá-los e do "tamanho" da janela de tempo. Se as janelas forem muito curtas, por exemplo, iguais a 4 segundos (FR = 15 rpm), haverá um ciclo assistido a cada primeiro estímulo, que provavelmente gastará quase a totalidade do tempo da janela, não permitindo, portanto, o ciclo espontâneo dentro da mesma janela. Isso significa que, se a FR programada não for suficientemente baixa para permitir janelas de tempo longas o bastante para que ocorra pelo menos um ciclo assistido e outro espontâneo, a modalidade se assemelhará à VAC, visto que ocorrerão apenas ciclos assistidos. Quanto menor a FR, maior a janela de tempo e maior o tempo possível para a realização de ciclos espontâneos. Vale lembrar que o volume ou a pressão predeterminados são garantidos nos ciclos assistidos. Entretanto, nos ciclos espontâneos, o volume depende da quantidade de esforço gerado pelos músculos respiratórios. Outro ciclo controlado voltará a ocorrer somente se não houver estímulo inspiratório na janela de tempo subsequente. Assim, a janela seguinte à janela de tempo "vazia" terá um primeiro ciclo controlado. Dessa forma, quando a FR programada for muito baixa, aconselha-se programar o alarme de apneia (ou

uma frequência mínima de *back up*) para que o paciente não permaneça muito tempo sem ventilação, caso ele deixe de enviar estímulos.
- *Indicação*: pode ser utilizada como suporte ventilatório parcial (FR = 10/12 rpm) em pacientes que necessitem garantir volume-minuto mínimo no início da PSV (p. ex., neuropatas ou pacientes no despertar inicial de anestesia geral).
- *Tipos de ciclos*: ciclos controlados, assistidos e espontâneos.
- *Desvantagem*: os ciclos espontâneos podem ser extremamente exaustivos para o paciente, em razão do trabalho imposto pela resistência do circuito e da cânula. Nesse caso, para minimizar o trabalho respiratório, deve-se associar um nível de pressão de suporte (ver adiante). Além disso, diversos estudos comprovaram que a SIMV prolonga o tempo de VM, sendo portanto altamente desvantajosa, pois propicia o prolongamento do tempo de internação e dos riscos inerentes à própria ventilação. Devido a esse fato, a opção SIMV, atualmente, tem sido restrita.

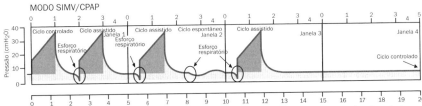

Figura 4.4 Ciclos controlados, assistidos ou espontâneos — SIMV. Observe que as janelas de tempo são iguais de acordo com a FR programada.
Fonte: Bonassa.[2]

Os principais ajustes em SIMV, de acordo com o modo de controle, são apresentados no Quadro 4.5.

Quadro 4.5 Parâmetros ajustáveis em SIMV de acordo com o modo de controle.

SIMV a pressão (SIMV-P)	SIMV a volume (SIMV-V)
Pressão inspiratória (PI)	Volume corrente (VT)
Tempo inspiratório (TI)	Fluxo/onda de fluxo
FR	FR
FiO_2	FiO_2
Sensibilidade	Sensibilidade
PEEP	PEEP
Pressão de suporte	Pressão de suporte

Pressão positiva contínua nas vias aéreas (CPAP)[1-3,7-13]

No passado, a modalidade era utilizada de forma invasiva, mas atualmente é utilizada de forma não invasiva (VNI). Entretanto, como é considerada uma modalidade básica, os princípios básicos serão apresentados.

- *Definição e descrição*: nessa modalidade ocorrem somente ciclos espontâneos com pressão positiva, tanto na inspiração quanto na expiração. A diferença da CPAP em relação à ventilação espontânea (VE) é o nível da pressão. Na VE, a pressão nas vias aéreas, tanto na inspiração quanto na expiração, oscila no nível da pressão atmosférica (= 0) e, na modalidade CPAP, oscila no nível predeterminado. Por exemplo, se ajustada no nível de 10 cm H_2O, a pressão, tanto na inspiração quanto na expiração, oscilará em torno do valor 10. Na verdade, a CPAP pode ser considerada uma "PEEP" em VE. Da mesma forma, como a pressão expiratória permanece positiva, a capacidade residual funcional (CRF — quantidade de ar que permanece nos pulmões após uma expiração normal) estará aumentada. Assim, há abertura de alvéolos, parcial ou totalmente colapsados, e consequente melhora na troca gasosa. O aumento da CRF pode também melhorar a complacência pulmonar e diminuir o trabalho respiratório (Figura 4.5).
- *Indicação*: modalidade de suporte parcial, recomendada para pacientes com *drive* respiratório preservado que estejam evoluindo com hipoxemia/fadiga, com tosse ineficaz e retenção de secreções, DPOC, asma aguda, edema agudo de pulmão, entre outros.
- *Tipos de ciclos*: somente espontâneos.
- *Desvantagem*: como todos os ciclos são espontâneos, o esforço inspiratório pode ser mais intenso. Nesse caso, é importante realizar a monitorização do volume corrente, da FR e da saturação periférica de oxigênio (SpO_2) pela oximetria de pulso, a fim de observar qualquer sinal de fadiga respiratória. A modalidade CPAP pode ser realizada por meio de máscara facial com o ventilador microprocessado convencional ou com o ventilador próprio de VNI e por meio de dispositivos geradores de fluxo que mantêm nível de pressão positiva nas vias aéreas.

Ao se utilizar o gerador de fluxo, é apropriado o uso do termo CPAP, visto que o dispositivo permite o ajuste da pressão que será mantida de forma constante, tanto na fase inspiratória quanto na fase expiratória. No entanto, vale lembrar que o gerador de fluxo não é considerado um ventilador pulmonar.

No caso de ser utilizado ventilador convencional, associa-se um nível de pressão de suporte (PS) na fase inspiratória e PEEP na fase expiratória. Assim sendo, denomina-se PS + PEEP, uma vez que as pressões são distintas. Nos ventiladores próprios para VNI, a PS passa a ser denominada IPAP (pressão positiva na inspiração), e a PEEP (EPAP), pressão positiva na expiração (ver o Capítulo 5).

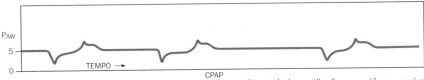

Figura 4.5 Gráfico da CPAP. Observe que a curva é semelhante à da ventilação espontânea, porém acima da pressão atmosférica.
Fonte: Macintyre e Hagus CK[14]. Reprodução parcial.

Pressão de suporte[3,7,13,15]

A pressão de suporte (PS) ou ventilação com pressão de suporte (PSV) é uma forma parcial de suporte ventilatório associada aos ciclos espontâneos (fase inspiratória), que pode ser oferecida isoladamente ou na modalidade SIMV-P (a pressão) ou SIMV-V (a volume).

Na PSV, durante a inspiração, há liberação de pressão positiva limitada e pré-ajustada que complementa o esforço do paciente, auxiliando-o a vencer, principalmente, a resistência do circuito e o tubo endotraqueal, se intubado, e/ou a resistência do próprio sistema ventilatório.

A característica principal da PSV é que, ao ser iniciado o ciclo espontâneo, desencadeado pelo esforço do paciente, o ventilador fornece fluxo alto o suficiente para elevar a pressão rapidamente ao nível da PS ajustada. À medida que o fluxo é fornecido, os pulmões são insuflados, o volume corrente e a pressão no seu interior aumentam, e o fluxo diminui gradativamente. O ventilador monitoriza o fluxo inspiratório liberado de forma contínua; assim que ele diminui para determinado valor, o fluxo cessa e permite a expiração. Assim, em PSV, o ventilador cicla a fluxo e não a volume ou a pressão e o fluxo é sempre desacelerado. O fluxo inicial, por sua vez, depende do nível de pressão de suporte ajustado, do esforço inspiratório e das condições pulmonares prévias do paciente. O volume corrente alcançado depende do fluxo e, portanto, também é dependente das condições que o afetam, ou seja, do nível da PS, do esforço do paciente, da resistência e da complacência das vias aéreas.

O momento em que ocorre o fechamento da válvula inspiratória e a abertura da válvula expiratória (ciclagem) depende do ventilador. A maioria é programada para ciclar quando o fluxo diminui em torno de 25% do valor inicial. Por ser uma forma de ventilação na qual a FR é definida pelo paciente, deve ser utilizada somente em pacientes com *drive* respiratório estável e com condições respiratórias (resistência ou complacência) normais ou próximas do normal (Figura 4.6).

Outra condição importante para o funcionamento adequado é a checagem prévia quanto a vazamentos no sistema, que podem impedir a ciclagem em tempo adequado, prolongando o tempo inspiratório e gerando desconforto. Igualmente, em pacientes com obstrução de vias aéreas pelo aumento da resistência, a desaceleração do fluxo inspiratório pode ocorrer de forma mais prolongada, retardando sua diminuição até o nível de 25% para a ciclagem, o que prolonga o tempo de inspiração (TI). Nesse caso, o paciente pode fazer um esforço expiratório antes que a inspiração finalize, o que gerará assincronia entre paciente-ventilador e grande desconforto. Por esses motivos, a FR, o volume corrente e o grau de conforto devem ser constantemente avaliados.

Recentemente, visando diminuir a assincronia, alguns fabricantes de aparelhos desenvolveram uma nova forma de ajuste, possibilitando regular a porcentagem para o início da ciclagem, em valores de 5 a 80%. Essa estratégia permite aumentar o tempo inspiratório (TI) quando o ajuste for regulado com valor percentual abaixo de 25%. Ao contrário, para diminuir o TI, o ajuste deverá ser maior que 25%, de acordo com a necessidade. Esse tempo controlável para o ajuste da pressão de suporte (*rise time*) favorece a sincronia ventilador-paciente e o conforto respiratório.

O nível de PS considerado favorável é aquele que possibilita volume corrente adequado, com FR < 30 rpm. O valor mínimo da PS é de, aproximadamente, 5 a 8 cmH$_2$O, que, em geral, é suficiente para vencer as condições de resistência das tubulações e do tubo traqueal.

Por fim, vale lembrar que é importante adequar os alarmes de baixa FR ou apneia, volume corrente ou volume-minuto, considerando-se que essa forma de ventilação é totalmente controlada pelo paciente.

Deve ser iniciada tão logo o paciente apresente *drive* respiratório e tenha condições hemodinâmicas relativamente estáveis. Atualmente, é considerada a modalidade preferencial de ventilação, desde que seja bem tolerada.[13]

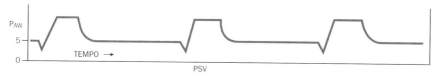

Figura 4.6 Ventilação com pressão de suporte. Observe que a fase inspiratória dos ciclos espontâneos está associada a um nível de pressão de suporte.
Fonte: Macintyre e Hagus CK.[14] Reprodução parcial.

PRINCIPAIS AJUSTES NO PAINEL DE CONTROLE

Fração inspirada de oxigênio (FIO$_2$)[3,4,12,13,15]

Os ventiladores microprocessados possibilitam a oxigenação com frações de 21 a 100% (0,21-1,0).

Ao iniciar a VM, indica-se FiO$_2$ de 100% caso o motivo da instalação do ventilador seja apneia (p. ex., após PCR) ou desconforto respiratório intenso. Após aproximadamente 20 minutos, deve-se obter uma amostra de sangue arterial para o exame de gasometria arterial, a fim de adequar a FiO$_2$. É recomendável instalação e manutenção contínua de um oxímetro de pulso para eventuais ajustes da FiO$_2$, se necessário. Alta FiO$_2$ pode ser prejudicial aos pulmões e, por esse motivo, deve ser mantida no menor valor possível, o suficiente para garantir saturação acima de 92% (preferencialmente com FiO$_2$ < 50%). Para pacientes com isquemia miocárdica ou neurológicos, por exemplo, com traumatismo craniencefálico, recomenda-se saturação mínima de 94%.

Frequência respiratória (FR)[3,4,12,13,15]

O ajuste da FR nos ventiladores microprocessados é feito diretamente no botão de ajuste próprio. Em geral, deve-se selecionar uma frequência próxima da FR fisiológica (10 a 15 FR/min), devendo estar mais próxima do limite inferior se o paciente mantiver o *drive* respiratório (permitindo que ocorram ciclos adicionais) e mais próxima do limite superior se o paciente estiver apneico ou sedado. Assim que o resultado da gasometria arterial estiver disponível, se necessário, a FR deve ser reajustada para melhorar a PaCO$_2$.

O operador deve considerar a presença de doença pulmonar obstrutiva prévia. Nesse caso, a FR deve ser mais baixa, para que haja maior tempo de exalação e menos retenção de CO$_2$ na fase expiratória.

Volume corrente (em VCV)[3,4,12,13,15,16]

Atualmente, preconiza-se que o volume corrente (*tidal volume*, VT) ajustado seja iniciado próximo do VT fisiológico, considerando-se o peso ideal ou predito, podendo ser iniciado com 6 mL/kg para a maioria dos pacientes e mantido entre 6 e 8 mL/kg/peso. Se necessário, de acordo com a PaCO$_2$ ou o pH, pode ser ligeiramente aumentado ou diminuído. Recomenda-se volume menor para alguns pacientes, por exemplo, portadores de síndrome do desconforto respiratório agudo (SDRA), porque volumes maiores poderiam agravar a hiperdistensão pulmonar, visto que, em geral, a PEEP ajustada é elevada (utilizar 3 a 6 mL/kg de acordo com o grau de gravidade da SDRA).

O peso ideal é proporcional ao sexo e ao peso do paciente e pode ser obtido pela fórmula proposta pelo National Institute of Health (NIH):

- Em homens: peso (kg) = 50 + 0,91 × (altura em cm − 152,4).
- Em mulheres: peso (kg) = 45,5 + 0,91 × (altura em cm − 152,4).

Fluxo inspiratório (em VCV)[3,4,12,13,15,18]

A taxa de fluxo se refere à velocidade com que o volume corrente é liberado a cada ciclo. Assim, a quantidade de fluxo determina o tempo da inspiração (TI) e o tempo da expiração (TE), que definem a relação entre eles (R I:E), assim como a pressão inspiratória máxima (Pmáx ou PIM) gerada. Se o fluxo for muito elevado (para o VT e a FR ajustada), haverá aumento da pressão positiva inspiratória (PPI), pois fluxos elevados geram turbulência e aumento da pressão. Em outras palavras, para o mesmo VT, quanto maior o fluxo, menor o tempo inspiratório e maior a pressão inspiratória. O desejável é ajustar a taxa de fluxo mantendo o PPI menor que 40 cmH$_2$O.

Para definir a taxa de fluxo, é necessário verificar se o tipo de suporte ventilatório possibilitará ciclos controlados ou assistidos. No caso de ciclos controlados, fluxo entre 40 e 60 L/min pode ser suficiente, considerando-se que a FR e o VT, e portanto a R I:E, serão relativamente constantes. Se o suporte ventilatório for parcial, a taxa de fluxo pode variar conforme a demanda ventilatória do paciente. Para que não haja desconforto e maior trabalho respiratório, é recomendável que a taxa de fluxo seja igual ou maior que a demanda inspiratória do paciente; caso contrário, o paciente terá a sensação de "fome de ar" com aumento do trabalho respiratório e assincronia ventilador-paciente. Nesses casos, recomenda-se a taxa de 60 a 90 L/min.

Ondas de fluxo[,4,12,13,15,18]

Os ventiladores microprocessados são capazes de liberar a taxa de fluxo com diferentes configurações gráficas denominadas ondas de fluxo. Após o início do ciclo (abertura da válvula inspiratória), o fluxo aumenta até atingir um valor predeterminado chamado de pico de fluxo. Esse valor é definido pelo operador no modo volume-controlado e pode ser mantido constante (onda quadrada) ou ter valor decrescente no tempo (onda desacelerada). Nas modalidades que permitem ciclos espontâneos, a abertura da válvula de fluxo e suas características (pico e duração) dependem da demanda do paciente. A onda quadrada permite a monitorização da mecânica respiratória. A onda descendente melhora a distribuição dos gases inspirados.

Sensibilidade (disparo a pressão ou a fluxo)[3,4,12,13,15,18]

Disparo a pressão

O botão de sensibilidade permite ajustar a quantidade de pressão negativa (esforço inspiratório realizado pelo paciente) necessária para abrir a válvula inspiratória e dar início ao ciclo assistido. A sensibilidade, conhecida também por disparo (*trigger*), corresponde ao esforço inicial que o paciente realiza no início de cada fase inspiratória. Em geral, a sensibilidade é mantida entre 0,5 e 2 cmH_2O, que correspondem aos valores negativos no sistema. Assim sendo, se for mantido o valor 2 para a sensibilidade, significa que o paciente deve realizar um esforço de -2 cmH_2O para que a válvula de fluxo seja aberta e desencadeie o ciclo assistido.

Vale ressaltar que a sensibilidade deve permitir que o paciente dispare os ciclos facilmente; caso contrário, ele despenderá muito esforço e o trabalho respiratório aumentará. Todavia, se a sensibilidade estiver muito alta, pode ocorrer autociclagem, ou seja, o ventilador libera um ciclo atrás do outro, sem aguardar o término da fase expiratória do ciclo anterior, gerando grande desconforto em decorrência da assincronia entre o paciente e o ventilador. Recomenda-se iniciar a ventilação com a sensibilidade de 1 cmH_2O, para que o ventilador seja sensível ao esforço inspiratório do paciente, reajustando-se posteriormente (até 2 cmH_2O), se necessário.

Disparo a fluxo

Alguns ventiladores possuem o mecanismo de disparo a fluxo. Esse tipo de ventilador mantém um pequeno fluxo basal contínuo por meio dos circuitos ventilatórios, mesmo na fase expiratória. Quando o paciente inicia um esforço inspiratório, esse fluxo é redirecionado no sentido do paciente. Esse movimento é percebido e desencadeia o disparo do ciclo. O valor ajustado deve ser baixo (1 a 2 L/min), para facilitar o disparo.

Relação inspiração:expiração (RI:E)[3,4,12,13,15,18]

A RI:E na ventilação mecânica deve ser semelhante à RI:E espontânea normal, que é de aproximadamente 1:2, ou seja, o tempo expiratório (TE) é normalmente o dobro do tempo inspiratório (TI). Em indivíduos com dificuldade expiratória que represam um volume expiratório, tal como ocorre em pacientes com DPOC, deve-se manter a RI:E entre 1:3 e 1:4, permitindo maior tempo para exalação e diminuição da auto-PEEP.

Na ventilação volume-controlada, o ajuste da RI:E depende dos ajustes da FR, da VT e da taxa de fluxo. Alta taxa de fluxo encurta o tempo inspiratório e permite maior tempo expiratório. Por exemplo, se a relação estiver em 1:3 e for necessário diminuí-la para 1:2, pode-se diminuir a taxa de fluxo ou aumentar o VT, desde que esses parâmetros estejam dentro de limites aceitáveis.

Vale lembrar que, ao se ajustar um tempo para pausa inspiratória (ajuste opcional que prolonga o tempo inspiratório de 0,5 até < 2 s), a R I:E pode ser alterada, prolongando a inspiração e reduzindo a expiração. Esse ajuste pode ser útil para melhorar a ventilação alveolar, diminuindo áreas de espaço morto e *shunt*. Entretanto, o maior tempo de insuflação na inspiração pode aumentar a pressão média das vias aéreas e piorar a redução do retorno venoso e débito cardíaco. A pausa inspiratória é também utilizada para a monitorização da complacência e resistência pulmonar.

Pressão inspiratória (em pressão-controlada)[3,4,12-16]

Ao se optar pela ventilação por pressão controlada, a pressão inspiratória deve ser ajustada em um nível que vença a resistência do tubo endotraqueal e da própria traqueia e garanta volume corrente adequado. Geralmente, inicia-se com pressão de 12 a 20 cmH_2O, verificando o VT alcançado (que deve ser entre 6 e 8 mL/kg/peso ideal), de acordo com o que se considera adequado para o paciente. Se o VT for insuficiente, aumenta-se gradativamente a pressão inspiratória até 30 cmH_2O, preferencialmente mantendo-a menor do que esse limite.

Convém lembrar que o VT depende também das condições pulmonares prévias e do nível da PEEP programada, sendo que, quanto maior a diferença entre a pressão inspiratória e a PEEP, maior o VT.

Tempo inspiratório (em pressão-controlada)[3,4,12,13-17]

Em geral, o tempo inspiratório é mantido próximo ao fisiológico (TI = 1 s), adequando-o posteriormente. O TI deve ser suficiente para permitir o equilíbrio entre a pressão das vias aéreas (preestabelecida) e a pressão alveolar. Caso o TI seja curto, o fluxo inspiratório será interrompido, limitando o VT.

Destaca-se que pacientes com complacência diminuída ou resistência aumentada necessitam de TI mais prolongado, em razão da dificuldade de distribuição de fluxo nessas condições.

PEEP (*Positive End-Expiratory Pressure*)[3,4,12,13,15-20]

Para a melhora da oxigenação, a pressão positiva no final da expiração (PEEP) tem sido utilizada desde o início da década de 1970. Consiste na manutenção da pressão positiva na fase expiratória do ciclo, impedindo, portanto, que a pressão expiratória retorne ao nível da pressão atmosférica (Figura 4.7). Essa condição favorece a troca gasosa, uma vez que, mesmo na fase expiratória, o espaço alveolar permanece com um volume de ar enriquecido de oxigênio. Isso significa que ocorre aumento da capacidade residual funcional (CRF). A CRF é o volume de gás que permanece nos pulmões e que está disponível para as trocas gasosas em qualquer fase do ciclo. Assim sendo, há melhora significativa da hipoxemia, dependendo do nível da PEEP aplicada.

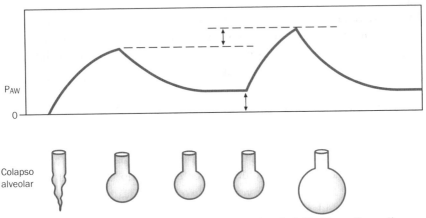

Figura 4.7 Efeito da PEEP sobre o alvéolo colapsado. Fonte: adaptada de Macintyre e Hagres.[14]

Os efeitos esperados ao aplicar a PEEP são: melhora da oxigenação, possibilidade de redução da FiO_2, recrutamento (reabertura) alveolar, manutenção de áreas aeradas, evitando-se atelectasias e colapso, e melhora da complacência pulmonar, podendo melhorar o transporte de oxigênio aos tecidos. Todavia, a desvantagem é que, com a manutenção da PEEP, a pressão de pico inspiratório se eleva, podendo causar hiperdistensão de alvéolos normais e barotrauma. Além disso, pode diminuir o retorno venoso, comprometendo o débito cardíaco, principalmente em pacientes hipovolêmicos.

A PEEP é indicada quando há hipoxemia grave e necessidade crescente de oferta de oxigênio. Todavia, inicialmente, recomenda-se utilizar a PEEP de 3 a 5 cmH_2O em todos os pacientes intubados. Nesse valor, a PEEP mantém um nível mínimo de pressão positiva, que nesses pacientes é perdida, uma vez que a glote permanece aberta. O nível mínimo evita o colabamento alveolar.

Em pacientes asmáticos graves e com DPOC, deve-se levar em conta a presença de PEEP intrínseca ou auto-PEEP causada pelo aumento da resistência expiratória resultante da existência de broncoespasmo, inflamação e/ou secreção e colapso dinâmico das vias aéreas, principalmente quando são utilizadas frequências respiratórias elevadas. Assim, a PEEP deve ser mantida em 5 cmH_2O ou em valor que não exceda 85% do valor da auto-PEEP. Auto-PEEP — condição frequente nesses pacientes — maior que 15 cmH_2O está associada a barotrauma.

A PEEP tem seu uso amplamente reconhecido (por contribuir com a diminuição da mortalidade) em pacientes que desenvolveram SDRA. A forma de aplicação e sua titulação vêm sendo modificadas a partir da última década, considerando-se os estudos que demonstraram que manobras de recrutamento alveolar, PEEP objetivamente titulada (cálculo da PEEP "ideal") e volume corrente baixo reduziram a mortalidade de forma significativa. Basicamente, os valores da PEEP para esses pacientes, por exemplo, com FiO_2 de 50%, ultrapassam 16 cmH_2O, e o volume corrente é mantido entre 3 e 6 mL/kg. Essa forma de ventilação, denominada *estratégia protetora*, contrapõe-se à estratégia convencional de ventilação mecânica (VT = 10 a 12 mL/kg e PEEP ajustada segundo a PaO_2), que, no caso, mostrou-se lesiva, principalmente por causa do volume corrente excessivo ou, de forma mais importante, da pressão alveolar elevada.

A PEEP ideal pode ser estabelecida a partir de alguns métodos recomendados por especialistas, principalmente no caso de pacientes com SDRA. Todavia, quando não se encontra a PEEP ideal por algum dos métodos preconizados, pode-se iniciar a PEEP no nível mínimo (5 cmH_2O), aumentando gradativamente de 2 a 3 cmH_2O, combinada com ajustes na FiO_2 e de acordo com a PaO_2 ou a SPO_2 esperada.[19]

AJUSTE DE ALARMES[3,12,13,21]

Os alarmes foram idealizados para sinalizar algum problema no sistema ventilador/paciente. Portanto, devem ser mantidos ligados e adequadamente ajustados. A maioria dos ventiladores microprocessados possui alarmes gerais que podem tornar os ventiladores inoperantes em caso de falta de energia elétrica, perda da pressão na rede de oxigênio e ar comprimido ou falha interna de algum dispositivo eletrônico. Igualmente importantes, os alarmes de pressão podem indicar situações que provocam sua queda ou aumento.

A queda de pressão ocorre quando há vazamento em algum ponto do sistema (vazamento ao redor do *cuff*, desconexão de alguma peça do circuito ventilatório ou desconexão do paciente). O valor ajustado para pressão mínima de alarme deve ser entre 5 e 10 cmH_2O abaixo da pressão inspiratória máxima

(PIM). Uma vez constatada a causa do acionamento do alarme, o problema pode ser facilmente corrigido, por exemplo, reinsuflando o *cuff* ou conectando a peça desconectada.

O alarme de alta pressão inspiratória é ajustado geralmente em 10 cmH$_2$O acima da PIM média do paciente ou em torno de 10 cmH$_2$O da PIM considerada aceitável (até 30 cmH$_2$O), o que equivale a 40 cmH$_2$O. Na verdade, ao atingir o nível de pressão máxima ajustada, o ventilador interrompe a fase inspiratória, evitando a persistência da pressão elevada, que poderia ocasionar barotrauma.

As causas de elevação da pressão são indicativas de aumento de resistência nas vias aéreas. Ela pode ser externa ao paciente (dobra do tubo ou do circuito, presença de água no interior das tubulações) ou resultante das condições do próprio paciente, como excesso de secreções ou secreção espessa ("rolha") e presença de broncoespasmo. Pacientes agitados/inconscientes ou que não estão adequadamente sedados podem morder continuamente a cânula, diminuindo a passagem de ar, aumentando a resistência e acionando frequentemente o alarme. Nos momentos de tosse, o alarme também será acionado, uma vez que há elevação da pressão nas vias aéreas.

Assim que o alarme for acionado, o enfermeiro deve investigar a causa e proceder à medida mais adequada, como reposicionar os circuitos, eliminar a água, realizar a aspiração traqueal, avisar ao médico que o paciente está apresentando broncoespasmo (caso não haja prescrição de broncodilatador), orientar o paciente consciente sobre a presença da cânula ou aumentar a sedação conforme o caso.

Além dos alarmes de pressão, alguns ventiladores dispõem de alarmes de tempo de apneia excedido, FR aumentada, diminuição/aumento de volume corrente ou volume-minuto, baixa PEEP, entre outros.

Vale lembrar que, se a causa do alarme não for detectada rapidamente e o paciente apresentar sinais de desconforto respiratório, deve-se desconectar o ventilador, realizar ventilações manuais com bolsa de insuflação e oxigênio, comunicar o médico/fisioterapeuta e providenciar rapidamente outro aparelho. No Quadro 4.6 estão relacionadas as causas mais frequentes de disparo dos alarmes.

Quadro 4.6 Causas dos disparos de alarmes.[3,12]

Alta pressão (high pressure limit)	Baixa pressão (low pressure)	FR elevada (high respiratory rate)	Baixo volume corrente (low exhaled volume)
Presença de secreção em TT (tubo traqueal)/ vias aéreas ou condensação no circuito	Desconexão do paciente ou de alguma parte do circuito	Paciente ansioso ou com dor, hipoxemia, anormalidades do SNC	Desconexão do paciente ou de alguma parte do circuito

(continua)

Quadro 4.6 Causas dos disparos de alarmes.[3,12] *(continuação)*

Alta pressão (high pressure limit)	Baixa pressão (low pressure)	FR elevada (high respiratory rate)	Baixo volume corrente (low exhaled volume)
Dobra ou acotovelamento no circuito	Deslocamento do tubo (extubação)	Presença de secreção em TT/vias aéreas	Vazamento ou vedação inadequada do *cuff*
Paciente mordendo o TT. Paciente tossindo, com naúseas ou tentando falar	Vazamento ou vedação inadequada do *cuff*	Hipóxia ou hipercapnia	Vazamento por incisões de drenos pleurais
Deslocamento do tubo para brônquio principal direito	–	–	–
Aumento da pressão na via aérea (broncoespasmo ou pneumotórax)	–	–	–

Outro cuidado importante que os enfermeiros devem realizar é a monitorização das condições hemodinâmicas. A pressão positiva provoca alterações no volume pulmonar e na pressão intratorácica, com consequente diminuição do retorno venoso e do débito cardíaco (DC), principalmente em pacientes hipovolêmicos ou com PEEP elevada.[18,19]

Assim, vale ressaltar a importância de monitorizar sinais de baixo DC e suas consequências. Isso envolve a avaliação da frequência e ritmo cardíaco, pressão arterial, pressão venosa central (PVC), perfusão periférica e débito urinário.[3,19] Em muitos casos, possivelmente, será necessária monitorização mais exata do DC e da resposta à infusão de líquidos com um cateter de artéria pulmonar. Uma alternativa que vem sendo utilizada em pacientes ventilados mecanicamente é a monitorização da variação da pressão de pulso com a respiração (delta Pp), por meio de cateter arterial e sensor para capnografia acoplados a um monitor multiparâmetro. Por meio de um *software* específico, a delta Pp é calculada automaticamente.[20]

COMPLICAÇÕES DA VENTILAÇÃO MECÂNICA[3,7,9,22]

As complicações da VM são várias:

- Relacionadas à presença do tubo endotraqueal: lesões traumáticas em razão do procedimento (lesões na boca, perda dentária), intubação seletiva, extubação acidental, lesões traqueais em razão do excesso de pressão do *cuff*, infecção (pneumonia associada à ventilação mecânica).

- Relacionadas à pressão positiva: ruptura alveolar = barotrauma (excesso de pressão), diminuição do retorno venoso e do DC.
- Gerais (principais):
  - distensão gástrica;
  - toxicidade pelo oxigênio;
  - aumento da pressão intracraniana;
  - desequilíbrio acidobásico;
  - ansiedade e estresse.

RETIRADA DO VENTILADOR (DESMAME)[3,9,13,15,23,25]

Os pacientes ventilados mecanicamente de forma invasiva devem ser retirados do ventilador tão logo seja possível, levando-se em conta que o procedimento não é isento de complicações. As evidências atuais são favoráveis à checagem diária das condições do paciente para verificar a possibilidade da retirada da ventilação mecânica invasiva (VMI) utilizando-se protocolos institucionalizados.

A avaliação clínica diária é importante e em caso de dúvida para a retirada da VMI, recomenda-se utilizar um índice fisiológico, facilmente calculado à beira do leito. *O índice de ventilação rápida e superficial* (IVRS — índice de Tobin) desenvolvido por Yang e Tobin é considerado bom instrumento preditivo para o sucesso do desmame. Esse índice considera as ventilações rápidas, representadas por frequência respiratória (f) maior que 30 incursões por minuto (ipm), e superficiais, representadas por volume corrente menor que 0,3 L. A relação f/VT desejável para iniciar o desmame é inferior a 100 ipm/L.

Se o paciente apresentar os critérios para o desmame, incluindo a capacidade de proteger a via aérea, e se estiver consciente, deve-se explicar sua finalidade para obter sua colaboração. Ao iniciar o processo, o paciente deve estar afebril e sem queixas de dor ou ansiedade. Deve-se também verificar se as vias aéreas encontram-se pérvias e sem sinais de broncoespasmo (se necessário, utilizar broncodilatadores na forma inalatória). A melhor posição no leito nesse período é o decúbito semielevado (> 45°). O paciente deve permanecer com monitorização cardíaca, pressão arterial não invasiva e oxímetro de pulso.

As condições necessárias para iniciar a retirada do ventilador conforme recomendações de especialistas estão descritas no Quadro 4.7.

Destaca-se que, durante o processo de desmame, são imprescindíveis a vigilância e a monitorização contínuas do paciente. A equipe que cuida do paciente deve estar atenta para a manutenção das condições clínicas, hemodinâmicas e respiratórias. Para verificar se o paciente suportará a retirada da VMI, recomenda-se:

Quadro 4.7 Condições para considerar o desmame da ventilação mecânica.[13]

Parâmetros
1. Evento agudo que motivou a VM (causa da IRpA) resolvida ou controlada.
2. Presença de estímulos respiratórios *(drive)*.
3. Condições hemodinâmicas estáveis, com boa perfusão tecidual, sem ou com doses baixas de vasopressores, ausência de insuficiência coronariana descompensada ou arritmias com repercussão hemodinâmica.
4. Condição acidobásica normal e balanço hídrico zerado ou negativo nas últimas 24 horas.
5. Troca gasosa pulmonar adequada com $PaO_2 \geq 60$ mmHg com $FIO_2 \leq 0,4$ e PEEP entre 5-8 cmH_2O.
6. Eletrólitos séricos (sódio, potássio, cálcio e magnésio).
7. Adiar extubação quando houver programação de transporte para exames ou cirurgia com anestesia geral nas próximas 24 horas.

- Teste de respiração espontânea (TRE) com tubo T, CPAP em 5 cmH_2O ou PSV de até 7 cmH_2O, por 30 minutos ou até 2 horas. Em caso de tubo T, conectar a uma fonte de oxigênio. O TRE é o processo mais indicado, visto que pode encurtar o processo de desmame. O paciente deve permanecer clinicamente estável, sem sinais de desconforto respiratório durante o período.
- TRE com pressão de suporte (PSV): ajustar em nível que ofereça VT adequado ($\cong$ 6-7 mL/kg) e diminuir gradativamente (2 cmH_2O), 2 a 4 vezes por dia. Nesse processo, o paciente deve manter-se confortável e sem sinais de fadiga respiratória a cada mudança no nível da PS. Em caso de desconforto ou outro sinal de fadiga respiratória (p. ex., FR > 35 rpm), o desmame deve ser interrompido e reiniciado após 24 horas. O objetivo é alcançar o nível de 5 a 7 cmH_2O de PS para a extubação.

A utilização da SIMV com redução gradual da FR e PS não tem sido indicada, visto que alguns estudos comprovaram que essa opção pode prolongar o tempo de duração da VMI.

Em caso de falha (identificada pela presença de sinais de desconforto respiratório — Quadro 4.8), o paciente deve reiniciar a VM na modalidade anterior ou naquela que oferecer maior conforto, por um período de 24 horas para repouso da musculatura.

Quadro 4.8 Sinais e sintomas de falha no teste de respiração espontânea.[13,25]

FR > 35 rpm (> 5 min)
Saturação arterial de O_2 < 90%
Frequência cardíaca > 140 bpm
Pressão arterial sistólica > 180 mmHg ou < 90 mmHg
Agitação, sudorese, alteração do nível de consciência

O desmame é considerado prolongado após três tentativas de TRE ou sete dias consecutivos de ventilação após a primeira tentativa de TRE.[24,25]

Caso o desmame evolua satisfatoriamente, o paciente deve ser extubado e mantido sob oxigenioterapia por máscara. Recomenda-se também um período de pausa alimentar (em torno de seis horas) após a extubação, uma vez que pode haver necessidade de reintubação (risco de aspiração). Se o paciente se mantiver em ventilação espontânea durante pelo menos 48 horas após a interrupção da ventilação mecânica, considera-se que o desmame foi realizado com êxito.

Durante o processo de desmame ventilatório, o enfermeiro deve manter os cuidados relacionados ao controle das condições respiratórias e hemodinâmicas. Há evidências de que os protocolos de desmame conduzidos por enfermeiros e fisioterapeutas respiratórios diminuem as complicações, o tempo da ventilação mecânica, o tempo de internação na UTI e os custos do tratamento.[23]

O enfermeiro deve estar atento a falhas do desmame, visto que isso pode implicar reintubação de emergência. Caso isso ocorra, todo o material para o procedimento deve estar prontamente disponível, e o enfermeiro deve participar de todo o processo (aspiração endotraqueal, monitorização dos parâmetros vitais e oximetria, fixação do tubo etc.).[24] Em caso de sucesso e extubação, reforça-se a necessidade de aspiração prévia das secreções da orofaringe. Após o procedimento, deve-se realizar rigorosa higienização da cavidade oral e observar os possíveis sinais de edema/obstrução das vias aéreas, como rouquidão, estridor e sinais de desconforto respiratório.[3]

ASSISTÊNCIA DE ENFERMAGEM

Considerando que os enfermeiros devem planejar a assistência de enfermagem de forma ampla, a avaliação do paciente submetido à ventilação mecânica deve englobar todos os sistemas orgânicos. No Quadro 4.9 destacam-se os dados mais importantes.

Quadro 4.9 Avaliação e controle do paciente submetido à ventilação mecânica.[21,22,24]

Sistema	Parâmetros avaliados
Neurológico	– Escala de coma de Glasgow – Habilidade para se comunicar – Escala de sedação – Comprometimento motor
Respiratório	Via aérea artificial – Posicionamento e fixação do tubo traqueal – Pressão do *cuff* – Ausculta e movimentos torácicos – Presença e característica da tosse Permeabilidade da via aérea – Presença de secreções (aspecto/coloração/quantidade) – Necessidade de aspiração – Condições de umidificação Condição respiratória – Parâmetros ventilatórios (modalidade, FR, volume, pressão inspiratória, PEEP, FiO_2, alarmes) – Observação do grau de conforto respiratório – Gasometria arterial – Oximetria de pulso – Capnografia
Cardiovascular	– FC e ritmo – Pressão arterial – Pressão venosa central – Perfusão periférica – Pulsos (características) – Coloração da pele – Raios X de tórax – Débito cardíaco – Sinais de TVP (trombose venosa profunda)
Gastrintestinal	– Aceitação da dieta – Desconforto/distensão abdominal – Vômitos ou refluxo gástrico – Presença/ausência de ruídos hidroaéreos – Quantidade e características de aspirado gástrico – Eliminações intestinais
Metabólico	– Temperatura corporal – Glicemia capilar – Alterações eletrolíticas

(continua)

Quadro 4.9 Avaliação e controle do paciente submetido à ventilação mecânica.[21,22,24] *(continuação)*

Sistema	Parâmetros avaliados
Renal	– Volume urinário – Resultados eletrólitos séricos, ureia e creatinina
Integridade de pele/mucosas	– Risco/presença de úlceras de pressão – Condições da mucosa oral (presença de lesões e higienização) – Outras lesões

Vale destacar que a prescrição de cuidados de enfermagem deve ser realizada após a avaliação global e de forma individualizada. Além dos cuidados específicos, alguns aspectos são igualmente importantes: manutenção do conforto, higiene e segurança, favorecimento do sono e repouso, alívio da dor. O enfermeiro deve também dar a devida atenção aos aspectos psicossociais, buscando alívio de fatores estressores, ansiedade e medos associados, por exemplo, ao ambiente, presença de artefatos e dispositivos desconhecidos, medo de sair do ventilador ou do suporte que mantém a vida e ausência de privacidade. Nesse contexto, a presença de familiares pode ser importante e deve ser considerada.

Além disso, há alguns aspectos técnico-operacionais da VM cuja responsabilidade pode ser da enfermagem ou compartilhada com a equipe da fisioterapia, como a manutenção em condições adequadas do ventilador e a troca de acessórios ventilatórios (circuito, filtros, entre outros) conforme protocolos e recomendações institucionais.[13]

RESUMO

Este capítulo apresentou os conceitos básicos relacionados ao suporte ventilatório, especificamente a ventilação mecânica invasiva. Foram discutidos vários aspectos, desde a indicação do procedimento até o desmame ventilatório. As principais condutas do enfermeiro também foram destacadas.

PROPOSTAS PARA ESTUDO

1. Como os gases chegam até os pulmões? Comparar a ventilação espontânea com a ventilação mecânica.
2. Citar quatro indicações para a utilização de ventilação mecânica.
3. Quais as consequências provocadas pelas alterações da complacência ou da resistência pulmonar?
4. Qual a diferença entre ciclo controlado e ciclo assistido?
5. Qual a diferença entre ventilação volume-controlada e pressão--controlada?
6. Na VAC, em que momento há ciclos assistidos e ciclos controlados?
7. Por que indica-se associar a pressão de suporte quando se utiliza a modalidade SIMV?
8. De que forma a pressão de suporte auxilia a diminuir o trabalho respiratório?
9. Citar os sinais e sintomas indicativos de falha do desmame.
10. Durante a avaliação de enfermagem do paciente submetido à VM invasiva, quais aspectos mais relevantes o enfermeiro deve observar em relação ao sistema respiratório?

REFERÊNCIAS BIBLIOGRÁFICAS

1. Carvalho CRR, Toufen Junior C, Franca AS. Ventilação mecânica: princípios, análise gráfica e modalidades ventilatórias. III Consenso Brasileiro de Ventilação Mecânica. J Bras Pneumol. 2007;33 (Supl): S54-S70.
2. Bonassa J. Princípios básicos dos ventiladores artificiais. In: Carvalho CRR (ed.). Ventilação mecânica. Vol. I — Básico. São Paulo: Atheneu; 2000. p. 69-124.
3. Pierce LNB. Guide to mechanical ventilation and intensive respiratory care. Philadelphia: W.B. Saunders Company; 1995. p. 24-56.
4. Pizzo V et al. Insuficiência respiratória aguda e ventilação mecânica. In: Martins HS, Brandão RA, Scalabrini Neto A, Velasco IT. Emergências clínicas — abordagem prática. 2. ed. Barueri: Manole; 2006. p. 18-42.
5. AMIB. Associação de Medicina Intensiva. Atualidades AMIB. Ventilação mecânica invasiva. PL do ato médico discute autonomia dos profissionais de saúde, 2006. Disponível em: http://www.amib.com.br/paginasdinamicas/lib/amib_prod/atualidades/atualidades_40.pdf. Acesso em 10 nov. 2007.
6. West JB. Fisiologia respiratória — princípios básicos. 9 ed. Artmed; 2013.
7. Gould T, Beer JMA. Principles of artificial ventilation. Anaesth Int Care Med. 2007;8(3):91-101.
8. Bonassa J. Princípios da ventilação mecânica. In: Carvalho CRR. Fisiologia respiratória. São Paulo: Atheneu; 2005. p. 169-92.
9. Tobin MJ. Mechanical ventilation. N Engl J Med. 1994;330(15):1056-61.
10. Bourjeily G et al. Review of tracheostomy usage: types and indications. Part I. Clin Pulm Med. 2002;9(5):267-72.
11. Hamed HMF et al. Ventilation and ventilators in ICU: what every intensivist must know. Curr Anaesth Crit Care. 2006;17:77-83.
12. Cheryl JS. Unraveling the mysteries of mechanical ventilation: a helpful step-by-step guide. J Emerg Nurs. 2003;29:29-36.
13. Associação de Medicina Intensiva Brasileira/Sociedade Brasileira de Pneumologia e Tisiologia. Diretrizes brasileiras de ventilação mecânica (internet), (atualizado, 2013 Disponível em: http://itarget.com.br/

newclients/sbpt.org.br/2011/downloads/arquivos/Dir_VM_2013/Diretrizes_VM2013_SBPT_AMIB.pdf (Acesso em 6 ago. 2015.)

14. Macintyre NR, Hagus CK. Graphical analysis of flow, pressure and volume during mechanical ventilation. Bear Medical Systems, Inc, 1989.

15. Rose L et al. Invasive ventilation in the emergency department. Part 1: What nurses need to know. AENJ. 2007;10:21-5.

16. Sutherasan Y, Vargas M, Pelosi P. Protective mechanical ventilation in the non-injured lung: review and meta-analysis. Critical Care. 2014, 18(2), 211.

17. Lellouche F, Lipes J. Prophylactic protective ventilation: lower tidal volumes for all critically ill patients? Intensive Care Med. 2013;39:6-15.

18. Tobin MJ. Advances in mechanical ventilation. N Engl J Med. 2001;344:1986-96.

19. ARDSNET. Mechanical ventilations protocol summary. Disponível em: http://www.ardsnet.org. (Acesso em 6 ago. 2015.)

20. Luecke T, Pelosi P. Clinical review: positive end-expiratory pressure and cardiac output. Crit Care. 2005;9:607-21.

21. Phillips JA. Clinical alarms: Complexity and common sense. Crit Care Nurs Clin N Am. 2006; 18:145-156.

22. Couchman BA, Wetzig SM, Coyer FM, Wheeler MK. Nursing care mechanically ventilated patient: What does the evidence say? Part one. Intensive Crit Care Nurs. 2007;23:4-14.

23. MacIntyre NR, Cook DJ, Ely EW, Epstein SK, Fink JB, Heffner JE et al. Evidence-based guidelines for weaning and discontinuing ventilatory support. Chest. 2001;120:375S-395S.

24. Coyer FM, Wheeler MK, Wetzig SM, Couchman BA. Nursing care of mechanically ventilated patient: what does the evidence say? Part Two. Intensive Crit Care Nurs. 2007;23:71-80.

25. Luetz A, Goldmann A, Weber-Carstens S et al. Weaning from mechanical ventilation and sedation. Curr Opin Anaesthesiol. 2012;25:164-169.

PARA SABER MAIS

III Consenso Brasileiro de Ventilação Mecânica. Disponível em: http://www.jornaldepneumologia.com.br/portugues/suplementos_caps.asp?id=47.
Simulador de ventilador: http://www.intermed.com.br/pagina_conteudo_produto_descricao.asp.

AGRADECIMENTOS

Sinceros agradecimentos ao Prof. Dr. Carlos Roberto Ribeiro de Carvalho pelas sugestões e revisão quanto aos aspectos técnicos da ventilação mecânica (primeiro manuscrito) e ao engenheiro Dr. Jorge Bonassa por ceder, gentilmente, algumas figuras que ilustram este capítulo.

5

Ventilação não invasiva

Suely Sueko Viski Zanei

PONTOS A APRENDER

1. Ventilação não invasiva (VNI) e tipos de interface disponíveis.
2. Os tipos de pacientes que se beneficiam com a VNI.
3. Os pacientes para os quais a VNI não é indicada.
4. Os efeitos adversos da VNI e possíveis soluções.
5. As modalidades mais utilizadas para a aplicação de VNI.

PALAVRAS-CHAVE

Ventilação mecânica, unidade de terapia intensiva, enfermagem.

ESTRUTURA DOS TÓPICOS

Definição e indicações. Seleção dos pacientes. Equipamentos necessários. Geradores de alto fluxo, ventiladores e modalidades ventilatórias. Ventilação não invasiva em pacientes com doença pulmonar obstrutiva crônica e edema agudo pulmonar. Resumo. Propostas para estudo. Referências bibliográficas. Para saber mais. Agradecimentos.

DEFINIÇÃO E INDICAÇÕES

O suporte ventilatório com pressão positiva aplicado sem a utilização de uma via aérea artificial é denominado ventilação não invasiva (VNI). Nesse tipo de suporte ventilatório, o paciente realiza somente ciclos espontâneos.

A conexão do paciente ao ventilador é realizada por meio de máscaras especiais (interfaces) adaptadas ao nariz (máscara nasal), boca/nariz (oronasal, facial ou *full face*) ou à face por completo (*total face*). Para que a aplicação seja feita com êxito, é essencial a utilização de máscaras confortáveis e bem adaptadas. A pressão positiva é gerada por ventiladores mecânicos próprios ou convencionais ou por geradores de alto fluxo, quando há indicação para o uso de ventilação com pressão positiva contínua nas vias aéreas (CPAP).[1]

A VNI vem ganhando espaço na sala de emergência e nas unidades de terapia intensiva (UTI), visto que inúmeros estudos demonstraram redução da morbidade, da mortalidade e dos custos hospitalares gerais (diminuição do tempo de internação e menores índices de infecção pulmonar associada à ventilação mecânica invasiva) e melhora da qualidade de vida, principalmente em pacientes portadores de doença pulmonar obstrutiva crônica (DPOC). Em razão desses resultados, a VNI também tem sido utilizada na insuficiência respiratória aguda (tipo hipoxêmica), especificamente em casos de edema agudo pulmonar (EAP) de origem cardiogênica, com resultados igualmente favoráveis.[1-6]

Nas UTI, a internação do portador de DPOC descompensada ou de pacientes com EAP é relativamente frequente. Portanto, é fundamental que o enfermeiro familiarize-se com o método, os dispositivos e os equipamentos necessários para o tratamento desses pacientes. A VNI tem sido utilizada para outras formas de insuficiência respiratória aguda, como nos pacientes neurológicos com comprometimento da musculatura respiratória.[2,7]

Nos ambientes de tratamento de pacientes críticos, a participação ativa dos profissionais envolvidos (médico, enfermeiro e fisioterapeuta respiratório) no atendimento de pacientes candidatos à VNI tem sido amplamente recomendada por especialistas, uma vez que esse tipo de intervenção requer orientação, vigilância contínua e cuidados específicos. [1,4]

Os objetivos imediatos da VNI estão relacionados no Quadro 5.1.[8]

A indicação da VNI é médica, e o enfermeiro da UTI, junto ao fisioterapeuta respiratório, é coparticipante de todo o processo de instalação e acompanhamento do paciente.

Frequentemente, o ajuste da máscara pode necessitar de duas pessoas. A monitorização do paciente e do sistema como um todo deve ser contínua e realizada pela equipe, assim como a avaliação da resposta (favorável ou desfavorável) do paciente ao tratamento, com o intuito de minimizar possíveis efeitos adversos.[4,8]

Quadro 5.1 Objetivos da VM.[8]

Aliviar sintomas
Reduzir o trabalho respiratório
Melhorar ou estabilizar as trocas gasosas
Proporcionar conforto respiratório
Promover melhor sincronia paciente-ventilador
Minimizar riscos associados à via aérea artificial
Evitar intubação traqueal

SELEÇÃO DOS PACIENTES

Os pacientes portadores de insuficiência respiratória aguda que não conseguem manter ventilação espontânea adequada (apresentando desconforto respiratório que resulte em volume-minuto > 4 Lpm, $PaCO_2$ < 50 mmHg e pH > 7,25, mas < 7,35) são candidatos à VNI desde que não apresentem contraindicações.[1,8]

Outros sinais e sintomas podem ser observados à beira do leito e podem ser indicativos de VNI, como aumento da dispneia moderada para severa, bem como a intensificação do desconforto respiratório e a piora da hipoxemia.[8]

Ressalta-se que a VNI é recomendada logo após a extubação, visando a evitar a reintubação e como estratégia preventiva (evitar atelectasias) em alguns pacientes em pós-operatório de cirurgias eletivas abdominais, torácicas, cardíacas, bariátricas, neurológicas, entre outras. Tal estratégia fundamenta-se nas alterações respiratórias decorrentes da anestesia e dor local importante, principalmente quando envolve manipulação do diafragma, ocasionando hipoxemia, diminuição do volume pulmonar e atelectasias.[9]

Da mesma forma, pacientes imunodeprimidos e/ou terminais com quadro de insuficiência respiratória reversível, idosos maiores de 65 anos, aqueles com tosse ineficaz, pacientes que permaneceram por mais de 72 horas em suporte ventilatório invasivo, neurológicos e pós-broncoscopia podem ser beneficiados com a utilização de VNI.[1,2,5,8]

As contraindicações da VNI, de acordo com as diretrizes brasileiras de VM 2013, estão transcritas no Quadro 5.2.[1]

Algumas situações têm sido consideradas determinantes para o sucesso da VNI: sincronismo na ventilação, presença de dentição, menor escore Apache (índice de gravidade), vazamento pouco significativo de ar pela máscara, menor quantidade de secreção, boa resposta inicial ao tratamento (correção do pH, redução da FR e da $PaCO_2$), pH > 7,10, $PaCO_2$ < 92 mmHg, melhor escore neurológico e melhor tolerância.[10]

Quadro 5.2 Contraindicações à VNI.[1]

Absolutas (sempre evitar)
Necessidade de intubação de emergência
Parada cardíaca ou respiratória
Falência mecânica do aparelho respiratório

(continua)

Quadro 5.2 Contraindicações à VNI.[1] *(continuação)*

Relativas (analisar, caso a caso, risco × benefício)
Incapacidade de cooperar, proteger as vias aéreas ou secreções abundantes
Rebaixamento de nível de consciência (exceto acidose hipercápnica em DPOC)
Falências orgânicas não respiratórias (encefalopatia, arritmias malignas ou hemorragia digestiva grave com instabilidade hemodinâmica)
Cirurgia facial ou neurológica
Trauma ou deformidade facial
Alto risco de aspiração
Obstrução de vias aéreas superiores
Anastomose de esôfago recente (evitar pressurização acima de 20 cmH$_2$O)

EQUIPAMENTOS NECESSÁRIOS[1,4-6,8,11]

Máscaras

Devem ser leves e transparentes, proporcionar boa vedação e possuir um sistema que diminua a pressão excessiva sobre os locais de contato com a pele, evitando lesões faciais e desconforto. O desconforto causado pela máscara ou pelas tiras de borracha que mantêm a máscara presa à face pode ser um fator de não cooperação e desistência do paciente. Atualmente, existem vários tipos de máscaras no mercado, com diversos tamanhos, para melhor adaptação aos diferentes contornos faciais.

Máscara nasal

É geralmente utilizada em pacientes crônicos. A vantagem é que ela é menor e permite que a boca fique livre e cause menor sensação de claustrofobia. Permite que o paciente se comunique, expectore e degluta nos momentos em que desejar. Além disso, também possibilita a utilização dos óculos de grau, se for o caso. A desvantagem é que exige que o nariz esteja acessível e patente, e que o paciente esteja plenamente consciente e cooperativo para lembrar-se de respirar somente com o nariz, evitando vazamentos pela boca (Figura 5.1).

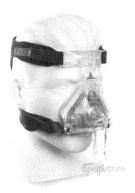

Figura 5.1 Máscara nasal.
Fonte: http://www.cpap.com.

Máscara oronasal (full face)

É muito utilizada no ambiente hospitalar, em geral, e na UTI. Deve ser de tamanho adequado para melhor adaptação à face, porém não muito grande para evitar a reinalação do CO_2. As desvantagens desse tipo de máscara são sensação de claustrofobia e impossibilidade de falar, deglutir e expectorar. Outra desvantagem é que a incapacidade de se movimentar, o mau funcionamento do ventilador ou a presença de vômitos podem causar asfixia no paciente se não houver um profissional para o pronto atendimento nessas situações. Para minimizar esse tipo de problema, as tiras de fixação devem possibilitar sua retirada rápida, inclusive pelo próprio paciente. A compressão em pontos de contato entre a máscara e a face pode causar grande desconforto, lesões e necrose; portanto, recomenda-se utilizar placas protetoras nos locais de maior compressão (p. ex., Duoderm®) e experimentar vários tipos de máscara, selecionando aquela que seja mais confortável para o paciente (Figura 5.2).

Máscara Total Face®

Tem sido utilizada como opção à máscara orofacial em pacientes menos colaborativos. Esse tipo de máscara recobre totalmente a face. A vedação é obtida por meio de uma película de silicone que contorna o rosto e permanece aderida, evitando vazamentos de ar. É fixada com faixas ao redor da cabeça, de forma que as extremidades são presas à máscara lateralmente com tiras de tecido aderente (tipo velcro), que permitem a remoção rápida e fácil, caso seja necessário (presença de vômitos ou expectoração). A vantagem de sua utilização é que evita pontos de compressão, proporcionando maior conforto e menor vazamento, e permite que o paciente respire tanto pela boca quanto pelo nariz (Figura 5.3).

Em razão da intolerância às interfaces usuais por alguns pacientes, foi desenvolvido um dispositivo denominado capacete (*helmet*), mais utilizado em países europeus. Seu formato assemelha-se a um cilindro feito de material plástico, inflável e transparente. Possui adaptações para entrada e saída de ar, válvula de segurança no caso de interrupção da entrada dos gases via ventilador/gerador de fluxo e abertura para passagem de fios ou tubos, como sondas, se necessário. O sistema também possui um colar de vedação ao redor do pescoço e um sistema para fixação.[11,12] Esse dispositivo tem apresentado resultados

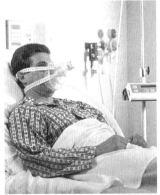
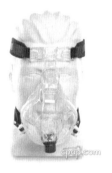

Figura 5.2 Máscaras oronasais (*full face*).
A: Cortesia da CNPH (Companhia Nacional de Produtos Hospitalares Ltda.)
B: Fonte: http://www.cpap.com.

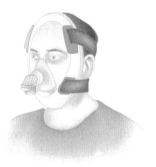

Figura 5.3 Máscara Total Face®. Respironics.
Fonte: http://www.cpap.com.

promissores em alguns estudos, apesar de alguns efeitos adversos, podendo ser uma opção para a VNI em pacientes que não toleram outro tipo de interface. São mencionados como principais efeitos a reinalação de gás carbônico devido ao grande volume que permanece no seu interior, desconforto acústico (que pode ser minimizado com protetores auriculares) e compressão nas regiões das axilas devido ao modo de fixação (Figura 5.4).[1,5,8,11-14]

De modo geral, a utilização da VNI apresenta alguns efeitos adversos, sendo os mais comuns o vazamento, o desconforto relacionado à máscara, o eritema nos locais de compressão e a congestão nasal. Algumas medidas podem ser instituídas para minimizá-los (Quadro 5.3).[1,8,11-14,16]

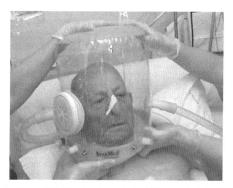

Figura 5.4 Capacete *(helmet)* para VNI. (Star Med — Medical Disposables). Cortesia da Bragenix Ltda. EPP.

Quadro 5.3 Efeitos adversos associados à VNI e possíveis soluções.[1,8,11-14,16]

Efeito adverso	Solução
Desconforto e pressão nasal	Reajustar a pressão das tiras; tentar outro tipo de máscara
Vermelhidão ou úlcera de pressão na região nasal	Reajustar a pressão das tiras; usar placas protetoras para atenuar a pressão
Irritação dos olhos	Reposicionar ou trocar a máscara para evitar vazamento direcionado à região dos olhos
Secura na boca	Manter a boca úmida e usar sistema de umidificação dos gases
Dor ao redor da máscara ou das tiras de contato	Reduzir a pressão de compressão das tiras
Ressecamento, frio, irritação ou sangramento na mucosa nasal	Usar solução salina e umidificação aquecida

(continua)

Quadro 5.3 Efeitos adversos associados à VNI e possíveis soluções.[1,8,11-14,16] *(continuação)*

Efeito adverso	Solução
Congestão nasal	Usar descongestionantes, anti-histamínicos
Dor de ouvido ou nos seios nasais	Reduzir a pressão, se intolerável
Claustrofobia	Usar máscaras pequenas e, se necessário, sedação leve
Aerofagia e distensão gástrica	Utilizar medicação específica; orientar a respirar pelo nariz; diminuir a pressão inspiratória
Broncoaspiração	Selecionar criteriosamente os candidatos. Manter o decúbito semielevado
Hipotensão	Reduzir a pressão inspiratória
Pneumotórax	Se possível, suspender a ventilação e reduzir a pressão Drenagem, se indicado
Assincronia	Revisão/otimização dos parâmetros ajustados
Desconforto auditivo/barulho (*helmet*)	Usar protetores de ouvido Trocar por outro dispositivo, se intolerável
Lesões por compressão — regiões axilares (*helmet*)	Aumentar a proteção na região ou diminuir a pressão Trocar por outro dispositivo, se intolerável

GERADORES DE ALTO FLUXO, VENTILADORES E MODALIDADES VENTILATÓRIAS

Geradores de alto fluxo

Esses dispositivos têm a vantagem de ser pequenos, portáteis e de menor custo, quando comparados a um ventilador pulmonar convencional ou exclusivo para VNI. Entretanto, em razão de suas limitações, é possível fornecer somente uma única opção de pressão positiva (CPAP), que é igual e constante. Por ser um mecanismo rudimentar, se comparado aos ventiladores, não permite ajustes mais precisos. Outras desvantagens relacionam-se ao fato de não possuir alarme, ser ruidoso e ter a entrada de oxigênio seco.[4] Os dispositivos para CPAP podem ser considerados uma alternativa, mas em UTI, se possível, deve-se dar preferência aos ventiladores convencionais ou próprios de VNI que possibilitam outras alternativas ventilatórias.[15]

O gerador de fluxo/CPAP possibilita variações de fluxo de 40 a 140 L/min e é ligado a uma fonte de oxigênio que é ajustada até a obtenção da saturação desejada, visualizada pelo oxímetro de pulso (Figura 5.5A). Um sistema de umidificação pode ser conectado a uma traqueia corrugada (de aproximadamente 2 m) por uma peça em T. Na extremidade da traqueia, acopla-se a máscara facial, na qual se adapta a válvula de CPAP. Por meio dessa válvula, podem ser escolhidos vários níveis de resistência expiratória (5,0, 7,5, 10,0, 12,5 e 15,0 cmH$_2$O), que correspondem à pressão da CPAP. Na máscara, há pequenos orifícios laterais que servem para evitar a reinalação dos gases, visto que a tubulação é única (Figura 5.5B).[4,10]

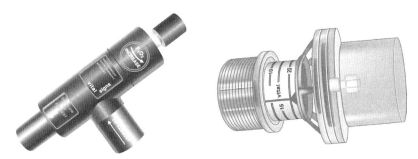

Figura 5.5 A: Gerador de alto fluxo. B: Válvulas para CPAP.
Fonte: http://www.adive.com.br.

Ventiladores e modos ventilatórios

Atualmente, além dos ventiladores microprocessados convencionais que podem ser utilizados de forma não invasiva, ajustando-se à modalidade indicada, outros aparelhos foram desenvolvidos exclusivamente para tal finalidade, sendo que, usualmente, são utilizados no ambiente hospitalar.[1]

Uma opção de menor custo pode ser o ventilador portátil usado em terapia domiciliar, por exemplo, para portadores de apneia obstrutiva do sono, que possibilita a realização da CPAP e *Bilevel*-PAP. Nesse caso, a maioria desses equipamentos funciona como um gerador de fluxo contínuo e é ligado somente na eletricidade.[4] No ambiente hospitalar, geralmente, o paciente faz uso de oxigênio, sendo portanto necessário adaptar uma fonte de O$_2$ na máscara ou no próprio circuito após a válvula de exalação para a oxigenioterapia concomitante.[1]

Ao utilizar os ventiladores microprocessados convencionais hospitalares para a VNI, teoricamente pode-se optar por qualquer forma de assistência ventilatória. Entretanto, na prática e na maioria dos estudos, frequentemente observa-se a utilização da ventilação com pressão de suporte (PSV) associada à pressão expiratória final positiva (PEEP).[4,5]

Os modernos ventiladores próprios para VNI possuem algumas características dos ventiladores microprocessados habituais e possuem apenas um circuito. Outro diferencial é possibilitar apenas modalidades de assistência parcial de ventilação — PSV, CPAP e ventilação com dois níveis de pressão positiva, denominada *Bilevel*-PAP ou IPAP + EPAP —, considerando-se que são pacientes que conseguem realizar ciclos espontâneos.[1,5] Como os ciclos são espontâneos, a IPAP corresponde à pressão de suporte inspiratória, e a EPAP é igual à PEEP. A vantagem de alguns ventiladores modernos, próprios para VNI, é que eles incorporaram tecnologias semelhantes às dos convencionais, permitindo a monitorização de alguns parâmetros (p. ex., VT e FR), monitorização gráfica, alarmes (apneia, FR, pressão) e controle da FiO_2. Todavia, o circuito único e a utilização de interfaces que acumulam grandes volumes (máscara Total Face® e o *helmet*) apresentam a desvantagem de favorecer a reinalação do CO_2, apesar de orifícios na porção distal para minimizar o seu acúmulo. Para compensar os vazamentos previstos pelo orifício distal ou pequenos vazamentos pela máscara, esses ventiladores foram idealizados para funcionar na presença de vazamento.

Destaque-se que outras complicações (Quadro 5.3) não devem ser desvalorizadas e devem ser corrigidas visando ao sucesso da estratégia e potenciais benefícios para os pacientes.

VENTILAÇÃO NÃO INVASIVA EM PACIENTES COM DOENÇA PULMONAR OBSTRUTIVA CRÔNICA E EDEMA AGUDO PULMONAR

Conforme descrito anteriormente, há inúmeras evidências sobre os benefícios da VNI em pacientes portadores de DPOC agudizada e EAP.[1,17]

Vários estudos relatam que pacientes com DPOC agudizada tratados inicialmente com VNI apresentaram melhora dos parâmetros clínicos e gasométricos, com redução da frequência respiratória na primeira hora. Além disso, houve redução da necessidade de intubação endotraqueal, de complicações e, consequentemente, do tempo de internação e da mortalidade. Assim sendo, a VNI é, no momento, a terapia de primeira escolha para os pacientes com DPOC exacerbada, devendo ser considerada precocemente.[1,17] Entretanto, para os pacientes graves com acidose severa, que não atendem aos critérios para essa modalidade, ainda são indicadas intubação e ventilação mecânica invasiva.[10,17]

Para os pacientes com EAP, a VNI também tem sido amplamente recomendada, apesar de algumas controvérsias iniciais sobre o melhor modo ventilatório, especificamente CPAP ou *Bilevel*-PAP. Entretanto, estudos recentes comprovam que ambas são efetivas para os pacientes com EAP e que não há maior incidência de complicações isquêmicas cardíacas em nenhum dos métodos utilizados.[1,3,17]

A utilização da CPAP por meio dos geradores de fluxo pode ser interessante e viável em razão da facilidade de instalação e menor custo, se comparada aos ventiladores microprocessados.[18] Se a opção for a CPAP, recomenda-se que seja iniciada com valor mínimo de 10 cmH_2O. Para dois níveis de pressão, geralmente, têm sido utilizados IPAP em torno de 15 cmH_2O e EPAP de 5 cmH_2O. A FiO_2 deve garantir saturação de oxigênio maior que 90%. O tratamento farmacológico deve ser instituído precoce e simultaneamente.[1,17-18]

Vale destacar que protocolos multidisciplinares para VNI são mais efetivos e a importância da participação multidisciplinar desde a sua avaliação até a aplicação e monitorização da VNI. Desde que se conheçam a técnica e os dispositivos necessários, a VNI pode ser aplicada por médicos, enfermeiros ou fisioterapeutas respiratórios em unidades de emergência, unidades críticas ou intermediárias e unidades respiratórias. O enfermeiro pode participar de todas as etapas, não somente daquelas que envolvam aspectos técnico-operacionais, mas também da vigilância e apoio do paciente para o sucesso da intervenção.[4]

RESUMO

Neste capítulo foi discutida a ventilação não invasiva. Foram apresentadas a definição, os critérios para seleção dos pacientes, as indicações e contraindicações do procedimento. Também foram discutidos os equipamentos e dispositivos necessários, as técnicas de ventilação mais utilizadas e os possíveis problemas e soluções. Por fim, destacou-se a importância do enfermeiro e da equipe multidisciplinar.

PROPOSTAS PARA ESTUDO

1. Quais os tipos de pacientes que se beneficiam com o uso de VNI?
2. Citar os critérios de seleção dos pacientes para a VNI.
3. Citar cinco efeitos adversos da VNI e possíveis soluções.
4. Quais as modalidades mais utilizadas para a aplicação de VNI?

REFERÊNCIAS BIBLIOGRÁFICAS

1. Associação de Medicina Intensiva Brasileira/Sociedade Brasileira de Pneumologia e Tisiologia. Diretrizes brasileiras de ventilação mecânica (internet, atualizado 2013). Disponível em: http://itarget.com.br/newclients/sbpt.org.br/2011/downloads/arquivos/Dir_VM_2013/Diretrizes_VM2013_SBPT_AMIB.pdf (Acesso em 6 ago. 2015.)
2. Antonelli M et al. Clinical review: noninvasive ventilation in clinical setting — experience from the past 10 years. Crit Care. 2005;9:98-103.
3. Masip J et al. Non invasive ventilation in acute cardiogenic pulmonary edema. JAMA. 2005;294(24):3124-30.

4. International Consensus Conference in Intensive Care Medicine. Noninvasive positive pressure ventilation in acute respiratory failure. Am J Respir Crit Care Med. 2001;163(1):283-91.
5. Garpestad E, Brennan J, Hill NS. Noninvasive ventilation for critical care. Chest. 2007;132:711-20.
6. Brochard L. Mechanical ventilation: invasive versus noninvasive. Eur Respir J. 2003;22(suppl 47):31s-37s.
7. Berlowitz DJ, Howard ME, Fiore JF,Vander HS, O'Donoghue FJ, Westlake J et al. Identifying who will benefit from non-invasive ventilation in amyotrophic lateral sclerosis/motor neurone disease in a clinical cohort. J Neurol Neurosurg Psychiatry. doi:10.1136/jnnp-2014-310055.
8. Nava S, Hill N. Non-invasive ventilation in acute respiratory failure. Lancet. 2009; 374(9685):250-259.
9. Jaber S, De Jong A, Castagnoli A, Futier E, Chanques G. Non-invasive ventilation after surgery. Ann Fr Anesth Reanim. 2014 Jul-Aug;33(7-8):487-91.
10. Liesching T et al. Acute applications of noninvasive positive pressure ventilation. Chest. 2003;124:699-713.
11. Brill A-K.How to avoid interface problems in acute noninvasive ventilation. Breathe. 2014 10:230-242.
12. Esquinas Rodriguez AM, Papadakos PJ, Carron M, Cosentini R, Chiumello D. Clinical review: helmet and non-invasive mechanical ventilation in critically ill patients. Critical Care. 2013, 17:223.
13. Costa R et al. Physiologic evaluation of different levels of assistance during noninvasive ventilation delivered through a helmet. Chest. 2005;128:2984-90.
14. Carron M, Freo U, BaHammam AS, Dellweg D, Guarracino F, Cosentini R et al. Complications of non--invasive ventilation techniques: A comprehensive qualitative review of randomized trials. Br J Anaesth. 2013;110:896–914.
15. Fu C, Caruso P, Lucatto JJJ, Schettino GPP, Souza R, CRR. Comparison of two flow generators with a noninvasive ventilator to deliver continuous positive airway pressure: a test lung study. Intensive Care Med. 2005; 31(11):1587-1592.
16. Alcantara HM, Coelho RR, Winkeler GFP, Fortaleza SCB, Lima JO, Pereira EDB. Influence of total face, facial and nasal masks on short-term adverse effects during noninvasive ventilation. J. bras. pneumol. 2009 Feb;35(2):164-173. Disponível em: http://www.scielo.br/scielo.php?script=sci_arttext&pid=S1806. [Acesso em: 12 ago. 2015.]
17. Nava, S. Behind a mask: tricks, pitfalls, and prejudices for noninvasive ventilation. Respir Care. 2013:58(8), 1367.
18. Winck JC et al. Efficacy and safety of non-invasive ventilation in the treatment of acute cardiogenic pulmonary edema — a systematic review and meta-analysis. Crit Care. 2006;10: R69. Disponível em: http://ccforum.com/content/10/2/R69. Acesso em 20 ago. 2008.

PARA SABER MAIS

Diretrizes brasileiras de ventilação mecânica 2013. Vol. 39, Supl. 1S.
http://www.jornaldepneumologia.com.br/suplementos.asp

Vídeos:
http://br.youtube.com/watch?v=UXWa1r3hEoM&feature=related.
http://br.youtube.com/watch?v=gewxf3FopOY&feature=related.

AGRADECIMENTOS

Sinceros agradecimentos ao Prof. Dr. Carlos Roberto Ribeiro de Carvalho pelas sugestões e revisão relacionadas aos aspectos técnicos da VNI (primeiro manuscrito).

Unidade

3

Distúrbio hemodinâmico: cuidados de enfermagem

6

Insuficiência cardíaca congestiva

Eliane Mazócoli

PONTOS A APRENDER

1. Definição de insuficiência cardíaca.
2. Alterações fisiopatológicas que ocorrem na insuficiência cardíaca.
3. Classificação da insuficiência cardíaca.
4. Anamnese e exame físico do paciente com suspeita ou diagnóstico de insuficiência cardíaca.
5. Diagnóstico precoce da insuficiência cardíaca descompensada e a prevenção de condições clínicas graves.
6. Assistência de enfermagem direcionada ao paciente com insuficiência cardíaca.

PALAVRAS-CHAVE

Insuficiência cardíaca, insuficiência cardíaca congestiva, fisiopatologia, cuidados, falência cardíaca, enfermagem, assistência, edema agudo de pulmão, choque cardiogênico, remodelamento cardíaco, ativação neuro--hormonal, sistema renina-angiotensina-aldosterona, natriurese.

ESTRUTURA DOS TÓPICOS

Introdução. Etiopatogenia da insuficiência cardíaca descompensada. Conceitos e princípios fisiopatológicos. Quadro clínico, diagnóstico e estratégia terapêutica. Assistência de enfermagem. Considerações finais. Resumo. Propostas para estudo. Referências bibliográficas. Para saber mais.

INTRODUÇÃO

A síndrome da insuficiência cardíaca (IC) é consequência da incapacidade dos ventrículos em bombear quantidades adequadas de sangue para manter as necessidades periféricas do organismo.

Atualmente, a IC é considerada uma doença da circulação e não apenas do coração, pois sabe-se que após qualquer agressão miocárdica que leve à redução do débito cardíaco, com consequente queda do fluxo renal, ocorre a ativação de mecanismos neuro-hormonais, com o objetivo de preservar a homeostase circulatória. Embora seja considerada uma resposta compensatória benéfica, a liberação de neuro-hormônios vasoconstritores parece exercer um efeito deletério, intensificando a IC, pelo aumento da sobrecarga de volume e da pós-carga do ventrículo.[1,2] A prevalência de IC vem aumentando e tem se tornado o principal problema de saúde pública na medicina cardiovascular, em decorrência do aumento da prevalência, mortalidade e altos custos.[3]

A IC é considerada a fase final comum de todas as cardiopatias, nas quais o coração não consegue bombear um volume suficiente de sangue para atender as necessidades do organismo. Em geral, é resultado do comprometimento da função contrátil do músculo cardíaco (falência miocárdica), traduzida por disfunção sistólica. Entretanto, também pode ser consequência da sobrecarga volêmica (regurgitações valvares) ou pressórica (estenoses valvares e hipertensão arterial) e dos processos inflamatórios (miocardites).[3,4]

Os estudos de Framingham e Framingham Offspring constituem a principal fonte de dados sobre a epidemiologia dessa síndrome, nas quais os pacientes foram acompanhados por 40 anos. Foi demonstrado que a IC afeta cerca de 2,5% da população com 45 anos de idade ou mais, com frequência destacada entre os idosos com cardiomiopatia isquêmica.[5]

No Brasil, existem poucos dados epidemiológicos, o que pode dificultar o planejamento do sistema de saúde para atender as demandas atuais e futuras, uma vez que, atualmente, a insuficiência cardíaca representa a principal causa de internações de indivíduos com mais de 60 anos, sendo a maior parte dos gastos utilizados na compensação de pacientes em classe III e IV que são frequentemente reinternados.

A maioria desses pacientes encontra-se na região Sudeste.[6]

Estudos demonstram que a não adesão ao tratamento representa a principal causa de reinternação dos pacientes com IC descompensada nos hospitais públicos e privados, nacionais e internacionais. Por essa razão, é fundamental o treinamento continuado dos profissionais, otimizando o atendimento do paciente com insuficiência cardíaca e a orientação quanto à importância da manutenção da terapia indicada. Além disso, faz-se necessária a racionalização dos recursos financeiros governamentais, com o objetivo de oferecer melhor assistência de saúde e proporcionar melhor qualidadede vida.[3,4,7,8]

ETIOPATOGENIA DA INSUFICIÊNCIA CARDÍACA DESCOMPENSADA

A causa mais frequente de IC descompensada é a redução da contratilidade miocárdica decorrente de cardiopatia isquêmica. Entretanto, condições nas quais o coração é submetido a sobrecarga hemodinâmica (de volume ou pressão) e aos distúrbios da frequência cardíaca (bradiarritmias ou taquiarritmia) ou condições que interfiram no enchimento ventricular também podem ocasionar IC (Quadro 6.1).

Quadro 6.1 Classificação etiopatogênica da IC.[8]

Distúrbios da contratilidade ventricular (lesão miocárdica primária)	Cardiopatia isquêmica Cardiomiopatia idiopática Cardiomiopatias específicas Miocardites Taquicardiomiopatias
Sobrecarga de pressão	Hipertensão arterial sistêmica ou pulmonar Estenose valvar aórtica
Sobrecarga de volume	Insuficiências valvares Síndromes hipercinéticas e hipervolêmicas (IC de alto débito) Hipertireoidismo Anemia
Distúrbios do enchimento ventricular (disfunção diastólica)	Anomalias do relaxamento: cardiomiopatia hipertrófica; hipertrofias ventriculares; isquemia miocárdica. Aumento da rigidez da câmara (redução da complacência): processos infiltrativos (amiloidose); cardiopatia isquêmica; cardiopatia do idoso Interferências mecânicas ao desempenho diastólico ventricular: estenose mitral/ tricúspide; diminuição da distensibilidade ventricular secundária a compressões extrínsecas (pericardite, tamponamento cardíaco e mixoma atrial).
Distúrbios do ritmo cardíaco	Fibrilação atrial e bradicardias Distúrbios de condução (BAV de 2º e 3º graus e BRE de 3º grau) Taquicardias incessantes

CONCEITOS E PRINCÍPIOS FISIOPATOLÓGICOS

Em razão das diversas condições funcionais às quais o organismo está sujeito, o coração e o sistema circulatório, de maneira individualizada ou conjunta, precisam se adaptar constantemente para atender as necessidades do organismo, buscando a manutenção do equilíbrio funcional homeostático, por meio da manutenção do fluxo sanguíneo e fornecendo oxigênio e nutrientes, segundo as características metabólicas dos diferentes tecidos.

Em condições normais, a quantidade de oxigênio total removido por todos os tecidos do organismo é de cerca de 25%. Isso significa que o sangue que retorna ao coração nas veias cavas contém aproximadamente 25% menos oxigênio do que o sangue (arterial) que sai do coração pela artéria aorta. Entretanto, em situações de alta demanda metabólica, esse valor de consumo pode ser estimadamente maior ou, por outro lado, menor, se em decorrência de alguma condição patológica, o organismo não conseguir realizar uma troca gasosa eficaz, indicando um déficit no metabolismo celular.[9]

A somatória dos fluxos teciduais constitui-se no volume total de sangue que circula pelo aparelho cardiovascular, em razão do gradiente de pressão mantido na circulação sistêmica e na circulação pulmonar, representado pelo débito cardíaco, que consiste na quantidade de sangue em litros ejetada pelo ventrículo esquerdo a cada minuto.[10]

O desempenho do coração como uma bomba envolve a participação dos seguintes determinantes: frequência e ritmo cardíaco, função sistólica e diastólica ventricular, pré-carga e pós-carga.[8,9,11]

Anormalidades na função cardíaca

Frequência cardíaca e ritmo

O aumento da frequência cardíaca é a primeira resposta do organismo diante da necessidade de aumentar rapidamente o débito cardíaco. Entretanto, esse mecanismo desencadeado pelo sistema nervoso autônomo e a sua eficácia dependem da idade, do estado funcional do miocárdio e do grau de obstrução coronária do paciente. É importante observar que, à medida que o ritmo cardíaco aumenta, como ocorre na fase compensatória da IC, o tempo para enchimento ventricular diastólico diminui, o qual pode ser tão curto que se torna insuficiente para a manutenção de um débito cardíaco adequado. Além disso, considerando que a perfusão coronária ocorre principalmente na diástole e que em ritmos cardíacos altos o tempo de enchimento diastólico diminui e a demanda de oxigênio aumenta em razão do alto gasto de energia para a manutenção da contratilidade miocárdica, essa condição pode tornar-se crítica, acarretando angina do peito, insuficiência cardíaca congestiva (ICC) ou infarto agudo do miocárdio (IAM). A taquicardia crônica promove a deterioração da função sistólica do ventrículo esquerdo (VE); o controle das taquiarritmia, como a fibrilação atrial, melhora a função cardíaca. As anormalidades de condução intraventricular, como o BRE de 3º grau associado à disfunção sistólica grave do VE, reduzem o volume ejetado, podendo ser indicado o marca-passo para a ressincronização.[11,12]

Função sistólica ventricular

A função sistólica ventricular determina a contratilidade miocárdica e, como consequência, o volume de sangue ejetado para a circulação a cada sístole (volume sistólico). A força de contração é determinada pela capacidade de encurtamento da fibra miocárdica durante a sístole e pelos níveis de cálcio. Na insuficiência cardíaca, o coração pode estar tão debilitado que não responde aos esforços de aumentar a contratilidade; o aumento do retorno venoso (quantidade de sangue que retorna ao coração), em decorrência do aumento do tônus venoso desencadeado pelo sistema nervoso simpático, pode produzir uma grande dilatação e elevada pressão ventricular esquerda, que diminui o débito cardíaco (DC) em vez de melhorá-lo. A avaliação da função sistólica é realizada pelo índice da fração de ejeção do ventrículo esquerdo (FEVE), que é a quantidade de sangue ejetada pelo ventrículo esquerdo a cada sístole obtida pelo exame de ecocardiograma. A função pode ser considerada normal (FEVE > 50%), moderadamente reduzida (FEVE entre 30 e 40%) e severamente diminuída (FEVE < 30%).[8,9]

Função diastólica ventricular

A função diastólica ventricular determina o relaxamento miocárdico. Esse é um processo ativo dependente de ATP. A fibrose miocárdica que pode se desenvolver na IC ocasiona rigidez da musculatura e altera o enchimento normal do VE, acarretando na sua elevação da pressão diastólica final e sintomas de congestão pulmonar. Em condições de redução da complacência do VE, a contração atrial esquerda exerce uma função importante na quantidade de enchimento ventricular (30 a 40%). O ecocardiograma é o método mais utilizado para a avaliação da função diastólica ventricular.[8]

Pré-carga

A pré-carga está relacionada ao volume diastólico final do VE e, segundo a lei de Starling, esse volume é diretamente proporcional à pressão criada pela capacidade máxima de estiramento da fibra miocárdica, sendo um importante determinante do volume sistólico. Isso significa que quanto maior a distensibilidade da câmara, maior o volume de sangue armazenado e enviado para a circulação. O coração com IC trabalha com elevada pré-carga. Dessa forma, uma moderada redução da pré-carga tem pouco efeito sobre as pressões de enchimento do VE. Por outro lado, o aumento da pré-carga não aumenta a função sistólica e ocasiona congestão pulmonar.[8,12]

Pós-carga

A pós-carga é a pressão que a parede ventricular (direita e esquerda) precisa fazer para impulsionar o sangue contra o gradiente de pressão criado pela resistência arterial. A pós-carga do ventrículo esquerdo pela pressão da resistência vascular sistêmica (RVS) e a pós-carga do ventrículo direito pela pressão da resistência vascular pulmonar (RVP). É influenciada pela pressão intraventricular, pelo diâmetro do ventrículo, pela espessura da parede, pela complacência aórtica, pela resistência vascular periférica e pela viscosidade sanguínea.[12]

Ativação neuro-humoral e inflamatória na IC

Sistema nervoso simpático

O sistema nervoso simpático é um dos primeiros sistemas a serem ativados quando os barorreceptores arteriais percebem a diminuição do DC. O principal mediador simpático é a noradrenalina, que estimula os receptores adrenérgicos beta-1 localizados no miocárdio e alfa-1 localizados no sistema vascular. A hiperatividade simpática mantém o fluxo sanguíneo para os órgãos vitais (coração, cérebro e rins), sendo um mecanismo fundamental na IC. Por outro lado, a ativação simpática prolongada promove o remodelamento cardíaco, que se refere a alterações secundárias altamente deletérias sobre o coração insuficiente. A norepinefrina, assim como a vasopressina e a interleucina-1, estimula a liberação da endotelina, que é o hormônio de maior potência vasoconstritora liberado pelas células endoteliais para as células musculares lisas.[1,8]

Sistema renina-angiotensina-aldosterona

Em condições normais, o sistema renina-angiotensina-aldosterona (SRAA) tem uma função importante na manutenção da homeostase de água e sal e, como consequência, no controle da pressão arterial e da perfusão tecidual. Importantes reduções do DC, como ocorre na IC, desencadeiam mecanismos que visam à preservação dos órgãos vitais. Assim, a diminuição da pressão arterial e consequente diminuição do fluxo sanguíneo renal é detectada pelos receptores sensoriais nas arteríolas renais. A estimulação desses barorreceptores leva à liberação (secreção) de renina no sangue pelas células justaglomerulares. A renina atua sobre o angiotensinogênio, transformando-o em angiotensina I, a qual é convertida em angiotensina II pela enzima de conversão da angiotensina (ECA), presente em muitos leitos capilares, destacando-se o endotélio vascular pulmonar. A angiotensina II atua sobre os vasos produzindo uma importante vasoconstrição, principalmente das arteríolas e, em menor extensão, das veias, que, com o sistema nervoso simpático, atuam para aumentar a resistência vascular periférica. A angiotensina II aumenta também a liberação de noradrenalina pelo sistema nervoso simpático e estimula a secreção de aldosterona pela glândula suprarrenal, aumentando a reabsorção renal de sódio e água e, como consequência, o volume intravascular e a pressão arterial. Entretanto, embora esses efeitos sejam inicialmente benéficos, diante da diminuição do débito cardíaco, pode ocorrer, posteriormente no paciente com insuficiência cardíaca, descompensação e congestão, em razão do aumento do volume intravascular. Além disso, estudos demonstram que a aldosterona é um importante indutor da fibrose miocárdica, que pode desencadear arritmias ventriculares, há evidências de que a angiotensina II atua no controle do crescimento e na remodelação de diversos tecidos, sendo um potente estimulador da fibrogênese, desencadeando morte celular em decorrência do potente efeito vasoconstritor, do efeito trófico nos miócitos e do efeito proliferativo sobre os fibroblastos. A angiotensina II com a norepinefrina estimula a hipófise posterior a liberar outro hormônio vasoconstritor, a arginina-vasopressina, cujo efeito é aumentar a resistência vascular periférica, contribuindo para o aumento do tônus vascular. Dessa forma, entende-se que, a princípio, a ativação do SRAA promove efeitos benéficos para o restabelecimento ou a manutenção do débito cardíaco; entretanto, em longo prazo, torna-se deletéria, pela estimulação do remodelamento ventricular e maior deteriorização do coração lesado.[8]

Anormalidades inflamatórias

O aumento da concentração dos níveis séricos de marcadores inflamatórios, como a proteína C-reativa, o fator de necrose tumoral alfa (FNT), a interleucina-1 e a interleucina-6, correlaciona-se com a sobrevida de pacientes com IC, sendo marcadores de mau prognóstico. A produção de citocinas promove anorexia e um estado catabólico que é responsável pela caquexia cardíaca e anemia, frequentemente observadas em pacientes com IC. Entretanto, estudos demonstraram que apenas 40 a 60% dos pacientes apresentaram concentrações elevadas desses marcadores não sendo, portanto, uniformemente aplicável.[1,8]

Mecanismos neuro-hormonais antidiuréticos e vasodilatadores

Os sistemas dos peptídios natriuréticos (PN) e das prostaglandinas são sistemas moduladores para contrabalancear a atividade vasoconstritora. Eles são desencadeados pela dilatação das cavidades cardíacas, pela isquemia miocárdica e pela ativação simpática e constituem excelentes marcadores para o diagnóstico da IC descompensada. Os PN possuem ação vasodilatadora e natriurética, inibem a liberação de renina e aldosterona e bloqueiam a apoptose. Além disso, possuem uma importante ação antifibrótica, antagonizando a ação de outros sistemas que contribuem para o agravamento da disfunção miocárdica. Há três subtipos de peptídios natriuréticos: o peptídio natriurético atrial (ANP) produzido principalmente no átrio; o peptídio natriurético tipo C (CNP) produzido no endotélio; e peptídio natriurético cerebral (BNP) produzido nos ventrículos, que é mais exato e útil no diagnóstico da IC descompensada.[8,13]

Remodelamento cardíaco

O remodelamento cardíaco é o processo pelo qual os fatores mecânicos neuro-hormonais (principalmente a angiotensina II e a noradrenalina) e genéticos alteram a geometria do coração (para a conformação esférica) e a função ventricular (Figuras 6.1 e 6.2).

O objetivo inicial do processo de remodelação ventricular é manter a função cardíaca estável diante de determinada injúria. A dilatação ventricular aguda que ocorre, por exemplo, após o IAM, em decorrência do adelgaçamento e da distensão da parede infartada, promove um aumento da tensão diastólica (pré-carga) e, portanto, aumento do volume que, apesar da queda funcional, consegue manter o volume sistólico. Entretanto, com o tempo, a área infartada ou as agressões crônicas decorrentes de hipertensão, diabete, doença autoimune e pós-viral, em um coração normal, promovem a fibrose intersticial difusa, perivascular e local, deixando o ventrículo menos complacente e ocasionando hipertrofia ventricular e posterior dilatação cavitária tardia. O processo de remodelamento atinge ambos os ventrículos, sendo mais evidenciáveis no ventrículo esquerdo, porque se encontra em regime de maior

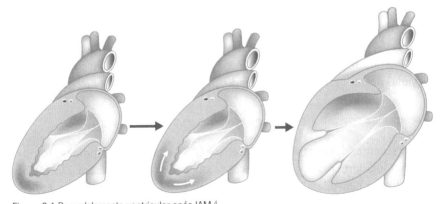

Figura 6.1 Remodelamento ventricular após IAM.[4]

REMODELAMENTO CARDÍACO

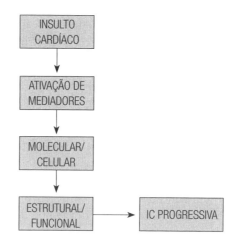

Injúria miocárdica, sobrecarga de volume ou pressão.

Estresse/tensão parietal, ativação neuro-humoral, citocinas, isquemia, estresse oxidativo, expressão de NOS.

Hipertrofia do miócito, necrose/apoptose, fibrose, degeneração do colágeno.

Hipertrofia, dilatação cardíaca, contração e o relaxamento reduzidos, perda progressiva da função cardíaca.

Figura 6.2 Sequência de eventos após agressão miocárdica, levando a remodelamento e IC.[4]

pressão que o ventrículo direito. Na fase aguda do infarto, a dilatação ventricular é consequência do processo de expansão do infarto, enquanto a dilatação cavitária tardia é consequência do processo de hipertrofia. O remodelamento ventricular ocasiona também alterações na condução do estímulo cardíaco, predispondo o paciente às arritmias e à morte cardíaca súbita.[4,5,8,14-17]

Principais formas de insuficiência cardíaca

Insuficiência cardíaca aguda e crônica

A insuficiência cardíaca pode se instalar de maneira aguda ou crônica, dependendo, em principal, do tempo com que ela se desenvolve e, mais especificamente, do período transcorrido para tornar os mecanismos compensatórios eficientes. O evento agudo ocorre quando uma pessoa previamente normal desenvolve uma anormalidade cardíaca, como no IAM maciço, bloqueio cardíaco com uma lenta frequência ventricular (< 35 bpm), taquiarritmia com uma rápida frequência (> 180 bpm), ruptura de válvula secundária a endocardite infecciosa ou oclusão de um largo segmento do leito vascular pulmonar. Nesses casos, ocorre uma brusca e acentuada redução do DC, podendo acarretar sintomas de inadequada perfusão do organismo ou congestão aguda do leito venoso sem que haja tempo para o desencadeamento dos mecanismos de compensação.[14]

Por outro lado, se alguma anormalidade anatômica se desenvolver de forma gradual ou se o paciente sobreviver a uma agressão aguda, diversos mecanismos de adaptação serão desencadeados. Um exemplo é a disfunção valvular, a qual pode levar à insuficiência de bombeamento por dois mecanismos: sobrecarga de pressão, em decorrência da obstrução ao fluxo da câmara bombeadora, como ocorre na estenose aórtica ou pulmonar; ou sobrecarga de volume, como ocorre na regurgitação mitral e aórtica. Essas condições ocorrem de forma lenta e progressiva e ocasionam os remodelamentos cardíacos por meio da dilatação e da hipertrofia. A sobrecarga aguda de volume, com menos frequência, pode se desenvolver e ocasionar, rapidamente, a falência da bomba, como na endocardite bacteriana das valvas aórtica ou mitral, ruptura do músculo papilar ou das cordas tendíneas da valva mitral ou ruptura do septo intraventricular ou do ventrículo esquerdo decorrente do IAM. É importante lembrar que, se a disfunção ventricular se desenvolver de forma gradual, a progressiva dilatação ventricular permite um tempo de melhor compensação hemodinâmica da parede ventricular.[11]

Insuficiência cardíaca direita e esquerda

A insuficiência dos ventrículos pode ocorrer de forma individual. Entretanto, na ICC descompensada grave pode ocorrer falência das câmaras cardíacas direita e esquerda. A insuficiência ventricular esquerda precede mais comumente a falência do ventrículo direito e ocorre quando o ventrículo esquerdo falha e a câmara não consegue bombear adequadamente o sangue proveniente dos pulmões; além disso, o átrio não consegue esvaziar seu conteúdo, refletindo no aumento da pressão dos vasos pulmonares e levando aos sinais e sintomas relacionados à congestão vascular pulmonar. A insuficiência ventricular direita ocorre quando o lado direito do coração não consegue acomodar e esvaziar o volume sanguíneo que retorna da circulação sistêmica; o quadro predominante é de congestão das vísceras e tecidos periféricos.[9,11]

Insuficiência cardíaca sistólica e diastólica

A insuficiência cardíaca pode ocorrer de duas maneiras. Na primeira, ocorre a disfunção sistólica, na qual o inotropismo (força de contração do coração) encontra-se prejudicado, causando uma deficiência na expulsão do sangue dos ventrículos. Essa é a mais frequente e a principal manifestação clínica que resulta do débito cardíaco inadequado, a exemplo do que ocorre nos pacientes com embolismo pulmonar maciço ou miocardiopatia dilatada. Na segunda, ocorre a disfunção diastólica, que é menos comum, mas igualmente importante, pois conduz a um déficit no enchimento ventricular, uma vez que a capacidade dos ventrículos em aceitar o sangue está prejudicada. Isso pode ser decorrente do relaxamento ventricular incompleto ou lento, que pode ser transitório, como ocorre na isquemia aguda, ou sustentado, como ocorre na miocardiopatia hipertrófica e fibrose subendotelial. A maior consequência da insuficiência diastólica diz respeito à elevação da pressão de enchimento ventricular e à alta pressão venosa para o ventrículo, o que acarreta congestão pulmonar e/ou cardíaca.[9,11]

Choque cardiogênico

O choque cardiogênico é o estágio final da disfunção ventricular esquerda. O músculo cardíaco perde a força contrátil, resultando em uma diminuição do débito cardíaco e perfusão tecidual inadequada para os órgãos vitais. Em geral, é resultante do IAM; entretanto, pode ser consequência de tamponamento cardíaco, embolia pulmonar, cardiomiopatias e arritmias. Como complicação grave do choque cardiogênico, pode-se desenvolver o edema agudo de pulmão, que constitui uma emergência médica, na qual quantidades excessivas de sangue se acumulam no lado esquerdo do coração, nas veias pulmonares e nos capilares pulmonares. O aumento da pressão nos capilares faz com que uma porção sérica do sangue seja "empurrada" pelos capilares para os alvéolos. O fluxo chega aos bronquíolos rapidamente e o paciente sente-se sufocado com suas secreções.[18]

QUADRO CLÍNICO, DIAGNÓSTICO E ESTRATÉGIA TERAPÊUTICA

A IC pode se apresentar de diferentes formas clínicas, desde a disfunção ventricular assintomática até as formas graves, como edema agudo de pulmão e choque cardiogênico. Podem também predominar os sinais de congestão sistêmica e/ou baixo débito cardíaco. O diagnóstico fundamenta-se na anamnese e nos exames físicos detalhados.

Quadro clínico

Na anamnese, procuram-se elementos que permitam chegar ao diagnóstico etiológico da disfunção ventricular, como fatores de risco para doença coronária, hipertensão, diabete, alcoolismo, uso de drogas, tratamento com quimioterápicos, sopros ou mal formações cardíacas, febre reumática, doença de Chagas e cardiopatias prévias associadas a não adesão ao tratamento.[6]

É necessário diferenciar se a patologia é aguda, decorrente de uma causa primária que deverá ser investigada, sendo a mais comum o IAM, ou se é uma patologia crônica, decorrente de uma cardiopatia prévia, como disfunção valvar e lesões isquêmicas. Posteriormente, faz-se necessário pontuar e abordar os fatores que precipitaram a ICC.[19]

Em termos clínicos, a IC caracteriza-se basicamente por dispneia, intolerância aos esforços e retenção de líquidos que ocasionam edema periférico e pulmonar. Deve-se identificar se é uma disfunção sistólica ou diastólica por meio do exame de ecocardiograma. A disfunção sistólica do VE é definida pela FEVE abaixo de 40%, podendo ou não ser sintomática. Para o diagnóstico da insuficiência cardíaca diastólica, são necessários os seguintes critérios: evidência clínica de IC, FEVE normal, presença de hipertrofia do VE e/ou índices anormais da função diastólica do VE.[8]

Deve-se também realizar a avaliação funcional do paciente, em relação ao seu grau de limitação ao esforço, seguindo a classificação da Sociedade de Cardiologia de Nova York (New York Heart Association - NYHA) (Quadro 6.2).[5,6,20,21]

Quadro 6.2 Classificação funcional da insuficiência cardíaca.

Classe funcional I	Pacientes assintomáticos para as atividades físicas habituais
Classe funcional II	Pacientes sintomáticos diante das atividades cotidianas
Classe funcional III	Pacientes sintomáticos aos pequenos e mínimos esforços
Classe funcional IV	Pacientes sintomáticos (dispneia, fadiga e palpitações) em repouso

Nessa avaliação, deve-se levar em consideração idade, estilo de vida, condição antes da doença e detalhamento dos diferentes tipos de esforços do paciente. Segundo a classificação funcional da NYHA, o paciente com insuficiência cardíaca descompensada encontra-se nas classes III e IV; os sinais e sintomas são resultados da presença ou predominância de insuficiência ventricular esquerda e direita e baixo DC.

Diretrizes publicadas em 2002 introduziram uma nova classificação, menos subjetiva, que contempla não somente o componente funcional, mas também o componente estrutural, considerando, assim, o caráter progressivo e evolutivo da IC, de forma que complementa os conceitos anteriores, orienta a terapêutica e fornece informações sobre o prognóstico. Identificam-se quatro estágios, conforme observado no Quadro 6.3.

Quadro 6.3 Classificação funcional. Diretrizes publicadas em 2002.[6,21]

Estágio A	Paciente com desordem estrutural do coração e que nunca apresenta sintomas (disfunção ventricular assintomática)
Estágio B	Paciente com desordem estrutural do coração e que nunca apresenta sintomas (disfunção ventricular assintomática)
Estágio C	Paciente que apresenta ou já apresentou sintomas de IC com algum grau de doença estrutural associada
Estágio D	Paciente em estágio final de IC que necessita de estratégias de tratamento especializado como internação hospitalar, infusão inotrópica contínua, suporte circulatório mecânico ou transplante cardíaco

Consideram-se indicativos de internação os pacientes que apresentam as seguintes condições clínicas: classe funcional IV; IC refratária à terapêutica convencional; suspeita de tromboembolismo pulmonar; intoxicação digitálica; síncope ou arritmia complexa; insuficiência renal grave com pobre resposta a diuréticos; quadro infeccioso com sinais sistêmicos de piora da IC; episódio de isquemia miocárdica ou fibrilação atrial aguda.[21]

Na avaliação clínica do perfil hemodinâmico do paciente com IC, podem-se encontrar as seguintes condições clínicas: a) sem congestão, com débito cardíaco adequado em repouso (paciente compensado); b) congestão, com débito cardíaco adequado; c) sem congestão, com débito cardíaco inadequado; e d) congestão, com débito cardíaco inadequado.[8]

Exames diagnósticos

Em geral, o diagnóstico da insuficiência cardíaca é realizado com base nos dados da anamnese e do exame clínico. Entretanto, alguns exames são necessários para o diagnóstico diferencial e etiológico, a quantificação da disfunção ventricular e a orientação da conduta terapêutica. Os exames que devem ser imediatamente realizados à beira leito diante da suspeita de IC descompensada são:

- Avaliação laboratorial: visa a identificar condições clínicas associadas que possam agravar os sintomas da IC, assim como auxiliar no diagnóstico etiológico e prognóstico. Os principais exames são: hemograma (anemia relacionada a um mau prognóstico), dosagem de ureia e creatinina, sódio, potássio, proteinúria (insuficiência renal e síndrome nefrótica), urina I (infecção urinária), glicemia (diabete), perfil lipídico (dislipidemia e isquemia miocárdica), hormônios tireoidianos (tireotoxicose e hipotireoidismo), sorologias para HIV, vírus da hepatite B e C e para doença de Chagas e dímero D (suspeita de tromboembolismo pulmonar). A gasometria deve ser realizada para avaliar alterações metabólicas e respiratórias. O BNP (peptídio natriurético cerebral), hormônio produzido pelos miócitos ventriculares sob o estímulo de volume e sobrecarga de pressão é importante no diagnóstico diferencial de dispneia na sala de emergência e na monitorização da resposta terapêutica; além disso, é um forte indicador de prognóstico.

- Radiografia de tórax (RX): auxilia no diagnóstico diferencial e na exclusão de doenças pulmonares. Deve ser realizado na internação e em ocasiões nas quais se observam alterações no quadro clínico ou na ausculta pulmonar e após a passagem de cateteres centrais.

- Eletrocardiograma (ECG): é inespecífico em relação à etiologia da disfunção ventricular. Entretanto, seus achados podem auxiliar no diagnóstico, sugerindo algumas possíveis causas como taquicardia e bradicardia (como causa ou agravamento da IC), fibrilação atrial (presente na doença avançada e em descompensações), sobrecargas de AE e/ou VE (disfunção sistólica), BRE (sugerindo comprometimento do miocárdio), BRD (cardiopatia chagásica), ondas Q e alterações de ST e T (sugerindo etiologia isquêmica). Também é indicado na internação e durante a hospitalização, dependendo das alterações encontradas e na ocorrência de arritmias ou sintomatologia sugestiva de isquemia miocárdica.

- Ecocardiograma: é fundamental em pacientes com IC, visto que é um exame prático, não invasivo e de baixo custo, em comparação a outros exames mais avançados. Fornece informações precisas sobre possíveis alterações anatômicas e funcionais do coração e sua provável etiologia. O ecocardiograma transtorácico com Doppler permite avaliar a configuração geométrica, dimensões da câmara cardíaca, função sistólica segmentar e global, fração de ejeção e quantificar as regurgitações e as estenoses valvares. Pode-se também aferir a pressão na artéria pulmonar. Para uma investigação minuciosa da presença de trombos, insuficiências valvares e endocardite, faz-se necessário o ecocardiograma transesofágico. Na pesquisa de isquemia e/ou viabilidade miocárdica, pode-se realizar o ecocardiograma com estresse farmacológico, porém, não deve ser utilizado em pacientes com descompensação cardíaca.[6,17]

Em relação aos exames complementares, poderão ser solicitados:

- Ressonância magnética: tem grande importância na suspeita de doenças infiltrativas ou de depósito e síndromes restritivas, como endomiocardiofibrose e pericardite constritiva.
- Angiotomografia: é indicada na suspeita de tromboembolismo decorrente de descompensação cardíaca.
- Cateterismo cardíaco: é indicado na suspeita de origem isquêmica, sendo útil para avaliar o grau de obstrução coronária e direcionar o tratamento.
- Avaliação hemodinâmica à beira do leito: é um exame invasivo que consiste na inserção do cateter de artéria pulmonar (Swan-Ganz), permitindo a avaliação hemodinâmica cardiovascular completa indicado em situações de instabilidade hemodinâmica para orientar o tratamento e o manuseio de drogas vasoativas. Fornece pressões de enchimento, pressão pulmonar, débito cardíaco e cálculos de resistências sistêmicas e pulmonares.[21,7]

Estratégia terapêutica[13,22-24]

O tratamento da IC tem por principais objetivos aliviar os sintomas, determinar a etiologia, afastar os fatores agravantes ou precipitantes da descompensação cardíaca, reduzir a mortalidade e melhorar a qualidade de vida dos pacientes.[6]

O tratamento não farmacológico compreende restrição de sal (2 g/dia), restrição hídrica e eliminação de fatores que promovem a aterosclerose. O tratamento farmacológico é baseado, principalmente, em medicamentos que bloqueiam a atividade neuro-hormonal e remodelação ventricular a fim de inibir ou antagonizar atividade adrenérgica, angiotensina II e aldosterona.

A maioria dos pacientes com IC aguda descompensada apresenta congestão e redução da perfusão, mas não evoluem para choque cardiogênico.

Com a confirmação do diagnóstico é necessário estabelecer o tipo de descompensação na qual o paciente se encontra: congesto, com edemas e pressão arterial normal, sendo geralmente direcionada uma terapêutica com diuréticos e vasodilatadores; ou com baixo débito, na qual o paciente encontra-se hipotenso e sem congestão, sendo indicativo da utilização de agentes inotrópicos. É importante ressaltar que os dois tipos de descompensações podem estar presentes em um mesmo paciente em momentos diferentes; portanto, o uso dos medicamentos é aplicável conforme o estágio da doença.[16]

Nos episódios de descompensação da IC, os pacientes são internados, é iniciada a terapêutica com diuréticos endovenosos, em geral, a furosemida, com uma dose diária de até 230 mg, preferencialmente, em uso endovenoso contínuo. Inicia-se o uso de medicamentos vasoativos, como dobutamina, na dose de 5 a 20 µg/kg/min, nitroprussiato de sódio, nas doses de 1 a 3 µg/kg/

min, milrinona, nas doses de 0,1 a 0,2 µg/kg, ou levosimedan, na dose de 0,1 a 0,2 µg/kg/min, durante 24 horas.

Na presença de insuficiência cardíaca avançada, na qual as medidas terapêuticas implementadas não conseguiram oferecer uma qualidade de vida aos pacientes, considera-se também a possibilidade de transplante cardíaco.

ASSISTÊNCIA DE ENFERMAGEM

O principal papel do enfermeiro no tratamento dos pacientes com insuficiência cardíaca congestiva é intervir preventivamente, fundamentando-se em conhecimentos científicos e na análise das condições clínicas, associando os resultados dos exames laboratoriais e de imagem e estabelecendo condutas que visem à interrupção das principais complicações, que são o edema agudo de pulmão e o choque cardiogênico. Assim, além de identificar precocemente essas patologias, ele deve estabelecer um plano de cuidados individualizado, que restabeleça a condição crítica e forneça uma melhor qualidade de vida aos pacientes. Para tanto, a seguir serão apresentadas as principais intervenções de enfermagem e suas justificativas, cujos objetivos são:[25]

- Restabelecimento e manutenção do débito cardíaco adequado;
- Restabelecimento e manutenção da oxigenação adequada;
- Restabelecimento e manutenção do equilíbrio hidroeletrolítico;
- Prevenção de complicações.

Restabelecimento e manutenção do débito cardíaco adequado

Em relação ao restabelecimento e à manutenção do débito cardíaco adequado, devem-se seguir as seguintes recomendações:

Manter o paciente com a cabeceira elevada em repouso físico e emocional

- O repouso diminui as exigências do trabalho cardíaco; aumenta a reserva e a eficiência de contração do coração; reduz a pressão arterial; diminui o trabalho dos músculos respiratórios e a utilização de oxigênio; diminui o volume intravascular e, como consequência, a sobrecarga volêmica, por meio da diurese induzida pelo repouso.
- A elevação do decúbito também favorece a redução da pressão venosa e da pré-carga. Os fluidos intrapulmonares e pleurais tendem (por ação da gravidade) a seguir para as bases da cavidade torácica, de maneira que áreas menos afetadas na relação ventilação-perfusão sejam mais perfundidas.

Além disso, o decúbito elevado facilita a movimentação diafragmática, diminuindo o trabalho respiratório.[18,26]

- O estresse emocional produz vasoconstrição, eleva a pressão arterial e causa taquicardia, condições que pioram a insuficiência cardíaca. Por essa razão, a consolidação de um atendimento humanizado e individualizado que proporcione segurança e conforto favorece o restabelecimento de condições clínicas favoráveis.[11,18]

Observar sinais e sintomas de diminuição da perfusão periférica: palidez facial, pele fria e enchimento capilar retardado

- O indivíduo com a pré-carga diminuída apresenta sintomas de hipoperfusão tecidual, em razão da diminuição do débito cardíaco. Em geral, indica a necessidade de aumentar o volume circulante para elevar a pré-carga.
- Deve-se diferenciar do paciente com a pré-carga excessivamente elevada, na qual se instala a congestão pulmonar, sendo manifestada também por sinais de hipoperfusão periférica, porém, com dispneia e estertores na ausculta pulmonar. Nessa última situação, o objetivo é diminuir a pré-carga, para reduzir o volume do coração, o que pode ser realizado com vasodilatadores e diuréticos de alça. Exige-se atenção para esse quadro, uma vez que a excessiva diminuição da pré-carga pode levar à redução do débito cardíaco, complicando novamente o quadro. Ambas as condições demandam condutas médicas imediatas.[12]

Avaliar frequentemente os sinais de piora da insuficiência ventricular esquerda: dispneia, ortopneia e dispneia paroxística noturna

- A IC esquerda ocorre quando o ventrículo esquerdo não consegue bombear o sangue para a circulação sistêmica, ocasionando a congestão pulmonar.
- A dispneia caracteriza-se pela respiração rápida e superficial, às vezes, com sintomas associados de inquietação ou fraqueza. Os pacientes, em geral, utilizam os músculos acessórios da respiração com retração dos espaços intercostais e áreas supraclaviculares. É resultado da acumulação de líquidos nos alvéolos, que dificulta a troca gasosa.
- A ortopneia é a dispneia na posição deitada. O paciente sente a necessidade de elevar a cabeça, e, para isso, utiliza diversos travesseiros ou senta-se para conseguir dormir.
- A dispneia paroxística noturna é a ocorrência de dispneia súbita e intensa que desperta o paciente. Em geral, ocorre durante a noite, em pacientes que ficaram um longo período em pé ou sentados com as pernas pendentes, ocasionando edema dos MMII. Com o repouso, a pressão nos capilares diminui,

acarretando a reabsorção do líquido do espaço intersticial para a circulação. Uma vez que o ventrículo esquerdo está comprometido, ele não consegue esvaziar-se por completo. Como consequência, ocorre o aumento da pressão na circulação pulmonar, o que provoca o desvio do líquido para os alvéolos.

- A tosse irritativa é um sintoma relacionado à congestão vascular pulmonar e ao aumento associado da produção de muco. Em geral, é seca e regular, mas pode ser produtiva. Normalmente, passa despercebida, porém, pode ser um sintoma dominante.
- A fadiga, a inquietação e a ansiedade são resultados da diminuição da oxigenação dos tecidos e do aumento do consumo energético, em razão da angústia respiratória e da tosse.[9]

Observar sinais clínicos que indiquem insuficiência ventricular direita: edema, ganho ponderal, hepatomegalia, distensão jugular, ascite, debilidade, anorexia e náuseas

A IC direita ocorre quando o ventrículo direito não consegue acomodar todo o sangue proveniente da circulação venosa que a ele retorna. O quadro predominante é a congestão das vísceras e dos tecidos periféricos.

- O edema ocorre, em geral, nas extremidades inferiores (nas quais a depressão realizada suavemente com as pontas dos dedos permanece mesmo após a compressão) e/ou na região sacral dos pacientes acamados. Comumente, é observado após a retenção de aproximadamente 4,5 L.
- A hepatomegalia ocorre como consequência da congestão venosa do fígado causando hiperestesia (hipersensibilidade) no quadrante superior direito. A pressão no interior dos vasos porta pode elevar-se, causando o extravasamento do líquido no interior da cavidade abdominal, que acarreta ascite, a qual pode comprimir o diafragma e causar angustia respiratória.
- A anorexia e as náuseas devem-se à congestão dos órgãos abdominais. A debilidade ocorre por conta da diminuição do débito cardíaco e da remoção inadequada dos produtos do catabolismo dos tecidos.[9]

Observar sinais clínicos de edema agudo de pulmão: tosse e quantidades variáveis de escarro espumoso esbranquiçado ou róseo, agitação, ansiedade extrema, respiração ruidosa, sibilos inspiratórios e expiratórios, cianose, sudorese profusa, veias cervicais distendidas, taquicardia e dor precordial

- O edema agudo de pulmão, em geral, é decorrente da insuficiência ventricular esquerda no qual ocorre a congestão vascular pulmonar e a transdução de líquidos para o espaço alveolar, diminuindo a área disponível para a troca gasosa entre o oxigênio proveniente dos pulmões e o dióxido de carbono proveniente do sangue. Isso ocorre quando a pressão capilar pulmonar excede a pressão que tende a manter o líquido nos canais vasculares (cerca de 30 mmHg).

Tais sinais clínicos são decorrentes da sensação de "sufocamento", pela inundação alveolar do líquido intravascular e extravasamento para os pulmões, podendo ser expelido pela cavidade oral, como um escarro espumoso esbranquiçado ou róseo. A dor precordial pode ocorrer quando o edema pulmonar for secundário ao infarto do miocárdio.[11,25] Considerar a terapia com morfina (conforme a prescrição médica) e atentar para alterações no nível de consciência, hipotensão, bradicardia e sinais de depressão respiratória.

- A morfina é indicada para o tratamento do EAP, visto que promove a dilatação vascular venosa e arterial, diminui a ativação do sistema nervoso simpático e reduz a sensação de dispneia. O efeito vasodilatador periférico ocasiona o acúmulo de sangue na periferia, diminuindo o retorno venoso (pré-carga), a pressão, a resistência arterial e, como consequência, o trabalho cardíaco. São efeitos essenciais em condições críticas avançadas de edema pulmonar. Não deve ultrapassar a dose de 5 mg a cada 30 minutos. Há risco de exacerbação da broncoconstrição, pela indução da liberação de histamina.
- A dose deve ser ajustada pelo médico de acordo com a idade, as condições clínicas e a resposta terapêutica do paciente, podendo variar de pessoa para pessoa. A morfina é contraindicada no edema pulmonar decorrente de acidente vascular cerebral (AVC) e no choque cardiogênico.
- A morfina reduz a grande ansiedade associada à dispneia intensa e acalma os pacientes. Entretanto, doses excessivas podem diminuir o nível de consciência, intensificar a hipotensão e causar depressão respiratória e bradicardia. A diminuição do estímulo ventilatório pode provocar narcose pelo CO_2, devendo, portanto, ser utilizada com muita cautela em pacientes com doença pulmonar obstrutiva crônica (DPOC) e em situações de acidose respiratória ou metabólica, uma vez que suprime o *drive* respiratório e pode provocar uma redução significativa do pH. Nesses casos, deve-se considerar a administração de naloxone, na dose de 0,4 mg, em intervalos de 3 minutos, visto que serve como um antídoto específico. Sua administração é realizada de forma gradativa, com uma solução decimal (1 ampola de 10 mg/mL em 9 mL de água destilada ou solução fisiológica 0,9%), em geral, iniciando com 2 mg (2 mL) em *bolus*, de acordo com a orientação médica.[26] Considerar a terapia vasodilatadora dos nitratos, conforme a prescrição médica.

O nitroprussiato de sódio ou a nitroglicerina são utilizados quando o objetivo é alcançar uma rápida e intensa vasodilatação periférica e coronária, para reduzir a quantidade de sangue que retorna ao coração e a resistência pela qual o coração deve bombear, refletindo em uma redução da pré e da pós-carga.

- O uso de nitratos é útil na insuficiência leve a moderada, na insuficiência do edema agudo pulmonar associado ao IAM, na insuficiência ventricular esquerda crônica refratária e na insuficiência associada a uma grave regurgitação mitral.
- Em geral, os nitratos são indicados quando a pressão arterial sistólica está acima de 90 mmHg. O nitroprussiato de sódio é administrado com doses iniciais de 0,5 a 1 µg/kg/min, e a nitroglicerina é administrada com doses iniciais de 10 mcg/kg/min.
- Os nitratos parecem não somente aliviar os sintomas, mas também melhorar o prognóstico da IC.[5,21]
- Os nitratos devem ser administrados com cautela, somente em bomba de infusão, em via exclusiva, com doses precisamente calculadas, uma vez que podem causar diminuições bruscas da pressão, agravando ainda mais o grau de disfunção cardíaca. Devem-se observar as especificações quanto ao preparo e à administração de nitratos, sobretudo em relação à sua fotossensibilidade.

Realizar a ausculta cardíaca com frequência, buscando identificar a terceira (s_3) e quarta bulhas (s_4) cardíacas

- A S_3, ou galope ventricular, é um importante sinal de insuficiência ventricular esquerda e representa uma cardiopatia significativa. É audível após a segunda bulha cardíaca, no início da diástole. Para uma melhor ausculta, deve-se aplicar a campânula levemente ao ápice do coração, com o paciente em decúbito lateral esquerdo e no fim da expiração.
- A S_4, ou galope auricular, é um sinal de insuficiência congestiva. Para uma melhor ausculta, deve-se aplicar a campânula do estetoscópio levemente ao ápice cardíaco. Pode ser necessário posicionar o paciente em decúbito lateral esquerdo. É audível antes da primeira bulha (S_1). Também pode representar complacência (rigidez) miocárdica aumentada.[11]

Observar sinais e sintomas de choque cardiogênico: pele fria, pegajosa e úmida, palidez, apatia, hipotensão, pulsos fracos, irregulares e rápidos, taquipneia e respiração superficial, cianose nos lábios e na base das unhas

- O choque cardiogênico ocorre quando o ventrículo esquerdo não consegue bombear adequadamente o sangue para o organismo, fazendo com que quantidades excessivas de sangue se acumulem nas veias pulmonares e nos capilares pulmonares. O aumento da pressão nos capilares força a porção sérica do sangue pelos capilares para os alvéolos. O fluido passa para os brônquios, e o paciente começa a sufocar-se em suas próprias secreções.[25] Considerar a utilização prévia ou atual de digitálicos.

- O digitálico é um medicamento utilizado para aumentar a contratilidade miocárdica (efeito inotrópico positivo). No coração deficiente, o digital diminui a velocidade ventricular e aumenta a força de contração, o que melhora a eficiência cardíaca. O DC aumenta e um maior volume de líquido é apresentado aos rins para filtração e excreção, diminuindo o volume intravascular. Porém, a insuficiência com IAM pode se agravar com o uso de digitálicos, pois, à medida que aumenta a contratilidade, aumentam as demandas de oxigênio miocárdico.[6] Atentar para os sinais de toxicidade digitálica (indisposição, vômitos, diarreias, visão turva, bradicardia de até 35 bpm, suores frios, convulsões, síncope, micções frequentes e incontinência urinária).
- Reconhecida em 1785, a toxicidade do digitálico é uma condição clínica que pode levar o paciente à morte. Portanto, sua utilização prévia no paciente com diagnóstico de ICC deve ser reconhecida pela equipe que o atende. Da mesma forma, a administração deve ser cautelosa.

Os digitálicos bloqueiam a atividade neuro-humoral, restauram a função barorreceptora e possuem um efeito antiarrítmico atrial e bradicardizante. São importantes para os pacientes com IC muito sintomáticos, uma vez que possuem efeitos importantes na redução dos sintomas. Porém, estudos não demonstram efeito na sobrevida. Nos pacientes descompensados, o mais utilizado é o lanatosídeo-C, por via intravenosa, na dose de 0,4 a 0,8 mg/dia.[1,6,9] Considerar a indicação médica de marca-passo (MP) transdérmico para frequência cardíaca menor que 35 bpm ou maior que 35 bpm, porém sintomática e fonte de MP disponível. Manter o desfibrilador disponível e checar previamente as adequadas condições de funcionamento.

- A bradicardia pode ser fatal. Portanto, medidas de emergência devem ser previamente definidas e mantidas à disposição. É importante observar o funcionamento adequado dos equipamentos, conferindo a adesividade das pás de marca-passo (MP); garantir a condutibilidade elétrica; manter as baterias carregadas da fonte de MP; e verificar o funcionamento adequado do desfibrilador. Considerar a utilização do balão intra-aórtico (BIA).
- O BIA é um sistema de sustentação mecânica que utiliza contrapulsações internas para melhorar a ação cardíaca de bombeamento. Um balão é colo-

cado na aorta torácica descendente por meio da punção e do cateterismo na artéria femoral, que infla durante a diástole ventricular e esvazia-se durante a sístole, a uma frequência correspondente à frequência cardíaca. Como a perfusão coronária é realizada principalmente durante a diástole, que é prolongada pela insuflação do balão, essa condição permite melhor perfusão miocárdica. A desinflação durante a sístole reduz o trabalho ventricular esquerdo.

- O BIA é indicado no choque cardiogênico, no edema pulmonar e na agudização da IC crônica em pacientes irresponsivos à terapia e com IC aguda potencialmente reversível ou candidatos a transplante. Na IC aguda acompanhada de isquemia miocárdica refratária, em preparo para cateterismo cardíaco; na IC aguda complicada por insuficiência mitral grave ou ruptura de septo intraventricular, visando à estabilização, para o tratamento cirúrgico. Considerar a utilização de outros medicamentos com efeito inotrópico positivo como: dopamina, dobutamina, milrinona e amrinona) Os medicamentos inotrópicos positivos aumentam o cálcio intracitoplasmático (dobutamina, digital e milrinona) ou a sensibilização ao cálcio, com o objetivo de aumentar o volume sistólico.

- A dopamina é o medicamento de escolha quando a pressão arterial sistólica (PAS) está menor que 90 mmHg, com uma dose inicial de 0,5 a 1 μcg/kg/min, elevando-se posteriormente para 2 a 5 μcg/kg/min, na qual observa-se um melhor efeito inotrópico com pouca interferência na FC e resistência periférica. Em condições de choque, a dose pode chegar a 5 a 10 μcg/kg/min, com uma positiva resposta inotrópica (força de contração), cronotrópica (FC) e bromotrópica (velocidade de condução). Esses efeitos aumentam o débito cardíaco e o volume sistólico. Em doses máximas, ocorre vasoconstrição, a qual aumenta a carga cardíaca; assim, a dopamina passa a não ser mais benéfica e opta-se por trocar pela dobutamina.

- A posologia da dobutamina é semelhante à da dopamina, porém, a dobutamina sintética melhora o débito cardíaco com menor vasoconstrição e taquicardia.

- A amrinona é, provavelmente, mais utilizada em pacientes com pressões de enchimento extremamente elevadas, uma vez que reduz esse parâmetro e a resistência vascular sistêmica, para melhorar o débito cardíaco.[6,9]

Monitoramento cardíaco contínuo e registro de, no mínimo, a cada 2 horas

- A elevação progressiva das doses de medicamentos inotrópicos positivos pode aumentar excessivamente a FC, o que ocasiona um aumento da demanda de oxigênio miocárdico. Para um coração com a função comprometida, isso prejudica o grau de disfunção; nesse caso, seu benefício deve ser reavaliado.

Monitoramento da PA a cada 30 minutos ou menos, se o paciente estiver instável

- Os medicamentos inotrópicos positivos atuam na hemodinâmica do paciente. Por esse motivo, o monitoramento é necessário para a avaliação contínua da terapêutica e o ajuste contínuo das doses. As alterações na PA podem diminuir o DC e agravar a disfunção cardíaca.

Aferir as medidas do cateter de artéria pulmonar de, no mínimo, a cada 6 horas e após cada mudança do quadro ou terapia (expansão volêmica, início de novos medicamentos e coleta de exames laboratoriais)

- O cateter de artéria pulmonar (CAP) pode ser indicado em uma das seguintes situações: deteriorização do quadro clínico; não recuperação do quadro agudo conforme o esperado; necessidade de altas doses de nitroglicerina ou nitroprussiato; necessidade do uso de aminas; dúvidas sobre a etiologia do EAP.
- Os principais parâmetros medidos pelo CAP são: pressão capilar pulmonar (PCP), pressão venosa central (PVC); pressão arterial pulmonar (PAP); DC, com medidas intermitentes ou com leitura contínua, dependendo do tipo de cateter utilizado. A medida da PAI (pressão arterial invasiva) também é preferida nos pacientes críticos, pois fornece dados necessários para os cálculos das demais medidas hemodinâmicas, as quais são calculadas pelo próprio aparelho após o registro das medidas diretas.
- Para a calibração inicial do aparelho, são necessários a idade, o peso e a altura do paciente.
- A calibração do aparelho deve ser realizada a cada resultado dos exames laboratoriais. São necessários os valores da saturação venosa mista (gasometria venosa colhida pelo CAP), do hematócrito e da hemoglobina, para a obtenção de dados atualizados e uma melhor avaliação clínica das condutas a serem estabelecidas.
- Devem-se realizar medidas preventivas para infecções, trocando todas as extensões do sistema de monitorização a cada 3 dias ou conforme o protocolo da instituição, e realizar um curativo oclusivo na inserção do cateter de artéria pulmonar com antisséptico.
- As bolsas pressurizadoras da PVC, PAP e PAI devem ser mantidas com inflação de 300 mmHg para manter um fluxo mínimo (3 a 5 mL), evitando obstruções.

Restabelecimento e manutenção da oxigenação adequada – manter a cabeceira elevada a 30°

- Reduz o retorno venoso para o pulmão e o coração, aliviando a congestão pulmonar.

Observar alterações no padrão respiratório

- Pode indicar alterações no pH arterial e pode ocorrer respiração de Cheyne--Stokes, sobretudo em idosos, em decorrência de uma diminuição da perfusão cerebral.

Realizar a ausculta pulmonar com frequência, buscando identificar estalidos pulmonares

- Estalidos pulmonares ou finos estertores úmidos são, em geral, audíveis na base posterior dos pulmões. Quando possível, solicitar que o paciente tussa. Se eles desaparecerem após a tosse, normalmente, não têm importância clínica. Entretanto, se o paciente apresentar outros sinais clínicos de insuficiência ventricular esquerda, sempre considerá-los em primeira relevância, para instituir as condutas necessárias.[11]

Realizar a mudança de decúbito a cada 2 horas

- É importante para evitar atelectasia e pneumonia, além de evitar o desenvolvimento de úlceras por pressão.

Avaliar tipo de dieta, aceitação alimentar e sinais de distensão abdominal

- Após a estabilização do quadro clínico e a liberação médica, a alimentação pode ser administrada por VO, SNG ou SNE. A distensão abdominal pode indicar um enchimento gástrico excessivo em decorrência da má digestão ou da estase hepática e visceral, que causam compressão e elevação do diafragma, prejudicando a expansibilidade pulmonar.
- Administrar dieta hipossódica, para evitar, controlar ou eliminar o edema.

Avaliar e adequar continuamente o suporte ventilatório

- Deve ser realizado de acordo com as condições clínicas do paciente, com acompanhamentos médicos, fisioterápicos e de enfermagem. Em geral, são utilizadas concentrações elevadas de oxigênio para combater a hipoxemia. O uso de ventilação mecânica não invasiva (VMNI) tem reduzido o uso de ventilação mecânica invasiva.[27]

Restabelecimento e manutenção do equilíbrio hidroeletrolítico (considerar a utilização de diuréticos e administrar conforme prescrição médica)[11]

- O diurético mais recomendado é a furosemida, em decorrência de sua atuação na alça de Henle com uma ação rápida e potente, podendo ser utilizada por via endovenosa e em altas doses. Além disso, a furosemida possui uma importante ação venodilatadora que aumenta a capacitância venosa, reduz a pré-carga (retorno venoso) e alivia os sintomas, pela melhora da troca gasosa, mesmo antes do efeito diurético.

Realizar o registro exato da ingestão hídrica (volumes administrados por via endovenosa, oral ou SNG), da excreção, no máximo, a cada 2 horas, e do balanço hídrico a cada 6 horas

- O paciente pode perder um grande volume de líquido após uma única dose de diurético ou pode não responder à terapia. Deve-se, constantemente, avaliar os sinais de baixo débito, evitando uma maior disfunção cardíaca, ou sinais de retenção excessiva de líquidos, que podem desencadear no EAP.

Pesar o paciente todos os dias, preferencialmente, no período da manhã e na mesma hora

- É importante na avaliação da eficácia do tratamento. Pacientes em terapias dialíticas devem ser pesados antes e após essas terapias. Deve ser realizada a comparação diária com o peso do dia anterior e a equivalência com o balanço hídrico das últimas 24 horas.

Pesar as fraldas ou os protetores de cama quando estiver contraindicada a cateterização vesical ao paciente

- Preferencialmente, o débito urinário deve ser monitorado com a utilização de cateterismo vesical de demora. Entretanto, se for uma contraindicação médica, deve-se verificar previamente o peso do protetor de cama descartável ou da fralda e descontá-lo do peso total, para quantificar o débito urinário. Além disso, deve-se monitorizar, com frequência, os sinais de retenção urinária.

Avaliação do turgor cutâneo e mucosas

- É importante para identificar edemas, indicando retenção de líquidos ou sinais de desidratação.

Atentar para os sinais de hiponatremia: cãibras musculares, abalos, pulso rápido e filiforme, fadiga, indisposição, apreensão e debilidade

- A diurese aumentada com o uso de diuréticos pode desencadear a perda excessiva de sódio pela urina. Por essa razão, deve ser monitorada constantemente.

Atentar para os sinais de hipocalemia: hipotensão, arritmias, pulso débil, bulhas cardíacas abafadas, hipotonia muscular e fraqueza generalizada

- O uso de diuréticos pode desencadear a perda excessiva de potássio pela urina. Níveis séricos baixos de potássio ocasionam o enfraquecimento das contrações cardíacas e a predisposição à toxicidade digitálica, agravando ainda mais o quadro de IC. A hipocalcemia pode ser evitada com a suplementação de potássio medicamentoso (endovenoso, via oral ou SNG) ou com uma dieta rica em potássio, após a avaliação laboratorial diária.

Monitorizar os exames laboratoriais

- É essencial para prevenir condições que possam agravar as condições do paciente, como hipocalemia, hiponatremia, intoxicação digitálica, anemia, hiperuricemia (acido úrico em excesso no sangue), e identificar sinais de retenção de líquidos (densidade urinária aumentada, hematócrito diminuído e níveis de osmolaridade urinária aumentados).

Monitorizar os sinais de retenção de líquidos: estertores crepitantes, PVC ou PCP elevados, edema (avaliar a localização e a extensão), distensão das veias do pescoço e ascite

- São indicativos de sobrecarga, que piora a IC.

Realizar a restrição hídrica conforme o volume estabelecido pelo médico, distribuindo a ingestão permitida nas 24 horas

- O enfermeiro deve combinar com a equipe de nutrição a quantidade de líquidos necessária para as medicações e a quantidade necessária para a administração de dietas. É necessário registrar essas quantidades no prontuário do paciente, para a realização do balanço hídrico.

Consultar o médico se os sinais/sintomas de excesso de volume de líquidos persistirem ou piorarem

- A equipe de enfermagem deve estar sempre atenta ao balanço hídrico do paciente e comunicar o médico caso não haja melhora dos sinais e sintomas, para evitar complicações graves como o EAP e o choque cardiogênico.

Considerar a utilização de IECA

- Os fármacos IECA (inibidores da ECA) retardam ou até cancelam a passagem de A-I em A-II e, com isso, bloqueiam o efeito vasoconstritor e de retenção de sódio. Portanto, os I-ECA apresentam, na prática, efeitos de diurético (aumentam a eliminação de sódio) e vasodilatador, eliminando o efeito vasoconstritor. Outro detalhe importante é que, quando fornecida a um paciente sadio, sem a presença de renina no sangue, a IECA tem pouco ou nenhum efeito.

As bases atuais do tratamento da IC foram estabelecidas em 1987, com o estudo Consensus, quando foi comprovado o benefício do inibidor da enzima conversora da angiotensina (IECA) na melhora clínica, na redução da mortalidade e na progressão da IC. Portanto, há 15 anos o tripé terapêutico da IC tem sido a associação de digital, IECA e diurético.[8]

- Os IECA têm demonstrado reduzir a hipertrofia ventricular, atenuar o desenvolvimento da aterosclerose e melhorar a isquemia coronária.

Prevenção de complicações – considerar a utilização de anticoagulantes orais

- A disfunção ventricular grave, a congestão sistêmica, a imobilidade e a frequente presença de FA aumentam o risco de TEP, TVP e sistêmica em portadores de IC. Está indicada em pacientes com algum episódio tromboembólico prévio, com trombo intracavitário e com fibrilação atrial.

Utilizar colchões específicos para a prevenção de úlcera por pressão

- O fluxo sanguíneo precário, o edema e a mobilidade física prejudicada nos pacientes críticos aumentam a suscetibilidade para o desenvolvimento de úlcera por pressão, que podem piorar o quadro e o sofrimento desses pacientes, por isso a prevenção deve ser incisiva nesses pacientes. Um exemplo de colchão apropriado é o modelo caixa de ovos.

CONSIDERAÇÕES FINAIS

A qualidade e a expectativa de vida dos pacientes com IC possivelmente, podem ser alteradas pela terapia médica apropriada e pelos cuidados e orientações de enfermagem durante a internação e no momento da alta hospitalar, enfatizando-se a necessidade de continuidade do tratamento, pois a não adesão do paciente, ou seja, a descontinuidade das medicações e da disciplina alimentar representam as principais causas das descompensações cardíacas.

O conhecimento da fisiopatologia, das causas, do diagnóstico e do tratamento nortearão o enfermeiro no planejamento e na implementação de uma assistência individualizada e na identificação de fatores precipitantes, evitando-se, assim, complicações graves.

Assim, o estudo deste capítulo tem o objetivo principal de fornecer informações que direcionarão condutas de enfermagem que visem a otimizar o tratamento e a recuperação do paciente com ICC.

RESUMO

A IC é considerada um dos maiores problemas de saúde pública mundial, em razão do aumento da prevalência, da mortalidade e dos altos custos. Sua principal causa é a doença aterosclerótica.

É uma enfermidade progressiva e desencadeada a partir de uma lesão inicial que acomete o músculo cardíaco, ocasionando diversas alterações anatômicas, funcionais e biológicas que prejudicam a habilidade desse miocárdio de gerar força e manter sua função contrátil preservada.

Apesar da disfunção cardíaca, muitos pacientes podem se manter assintomáticos em decorrência de mecanismos adaptativos que se iniciam rapidamente, com destaque para o sistema nervoso simpático e o sistema renina-angiotensina-aldosterona, que são capazes de manter a função cardíaca próxima dos parâmetros de normalidade.

Entretanto, a longo prazo, observa-se um outro mecanismo adaptativo, o remodelamento ventricular, que é ativado por fatores neuro-hormonais, mecânicos e, possivelmente, genéticos, os quais alteram a forma, o tamanho e a função ventricular, passando a contribuir, em um segundo momento, para a deteriorização da função miocárdica.

A presença de sinais e sintomas de disfunção cardíaca, como dispneia, fadiga e edema, são considerados componentes essenciais para o estabelecimento do diagnóstico da IC. Entretanto, pode ser difícil interpretá-los, sobretudo em idosos, obesos e portadores de pneumopatia. Por essa razão, a suspeita clínica inicial deve ser seguida de testes mais objetivos, para identificar disfunções cardíacas, como a resposta ao teste terapêutico com diuréticos ou nitratos. Com frequência, os pacientes com IC apresentam alterações específicas em exames de rotina de avaliação cardiovascular, como RX de tórax, ECG, ecocardiograma, cardiologia nuclear, teste ergométrico, ressonância magnética ou tomografia do coração, estudo hemodinâmico, Holter, ergoespirometia, avaliação bioquímica e hematológica.

A avaliação do nível de peptídio natriurético cerebral (BNP) vem ganhando destaque, por constituir medidas de forte correlação com o prognóstico desses pacientes.

A caracterização sintomática, em relação ao grau de incapacidade causada pelo problema cardiovascular, é considerada um dos aspectos mais valiosos da avaliação das intervenções terapêuticas. A classificação funcional da New York Heart Association (NYHA) é a mais utilizada para esse propósito, a qual diferencia os pacientes em classes funcionais I, II, III e IV.

A etiologia da IC também pode ser classificada de diversas formas: quanto ao tempo de aparecimento (aguda ou crônica), quanto à etiologia (diabética, hipertensiva, isquêmica, valvar, inflamatória, infecciosa e outras), quanto à estabilidade atual (compensada ou descompensada) e quanto ao tipo de disfunção (sistólica e diastólica).

A principal meta do tratamento da IC é o restabelecimento e a manutenção do débito cardíaco adequado e a melhora da oxigenação e do equilíbrio hidroeletrolítico. Assim, a enfermagem tem um papel fundamental na otimização do diagnóstico e na identificação de complicações clínicas graves, como o EAP e o choque cardiogênico. Para tanto, é necessário o conhecimento científico e uma assistência holística e, ao mesmo tempo, direcionada aos pacientes com IC, visando ao restabelecimento hemodinâmico e respiratório o mais precocemente possível e com poucas interferências na manutenção da qualidade de vida (Figuras 6.3 e 6.4).

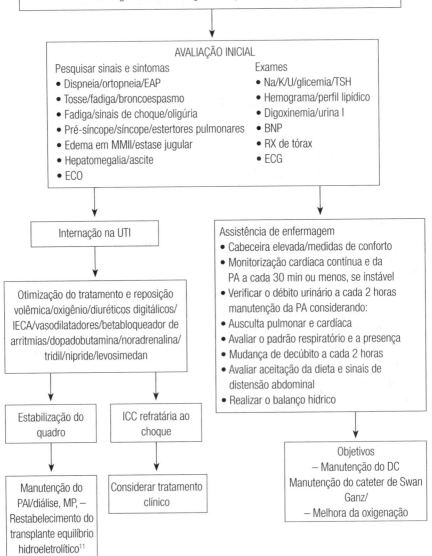

Figura 6.3 Resumo esquemático. Abordagem da IC xsistólica.[21]
* classificação da NYHA; ** ACC/HA.

6 Insuficiência cardíaca congestiva 131

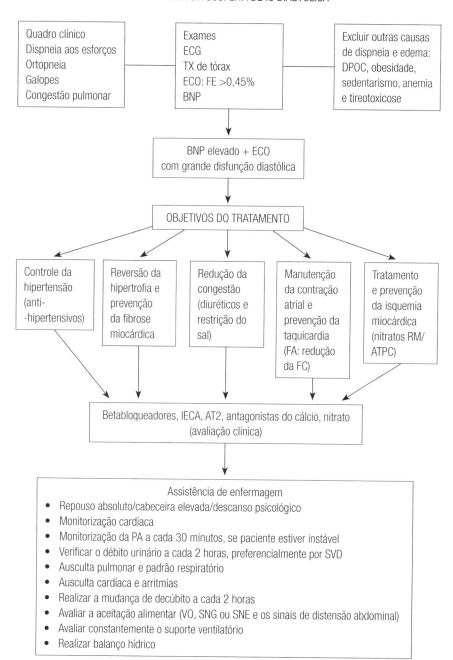

Figura 6.4 Resumo esquemático. Abordagem da IC diastólica.[21]

PROPOSTA PARA ESTUDO

1. Defina a IC.
2. Quais as principais disfunções cardíacas que podem causar a insuficiência cardíaca?
3. Cite e explique resumidamente os principais determinantes do desempenho cardíaco.
4. Explique a atuação do sistema nervoso simpático e do sistema renina--angiotensina-aldosterona na IC.
5. Explique o remodelamento cardíaco na IC.
6. Diferencie os tipos de insuficiência cardíaca: aguda e crônica; direita e esquerda; sistólica e diastólica.
7. Cite duas complicações graves que a insuficiência cardíaca pode desencadear e seus sinais clínicos.
8. Na investigação diagnóstica da IC, quais os aspectos clínicos mais importantes a serem investigados na anamnese?
9. O que representa o BNP na investigação diagnóstica da IC?
10. Cite quatro principais metas no tratamento da IC.
11. Qual a indicação da dobutamina no tratamento da IC?
12. Cite cinco principais cuidados de enfermagem no paciente com IC.
13. Explique a indicação da morfina e dos nitratos no edema agudo de pulmão.
14. Descreva as possíveis alterações hidroeletrolíticas encontradas no paciente com IC.
15. Quais os sinais clínicos e os cuidados de enfermagem no choque cardiogênico?

REFERÊNCIAS BIBLIOGRÁFICAS

1. Mano R. Insuficiência cardíaca. Manuais de cardiologia. MS 2006. p. 844. Disponível em: http://www.manuaisdecardiologia.med.br/ ICC/icc.htm. Acesso em 20/06/2008.
2. Monachini MC. Fisiopatologia da insuficiência cardíaca congestiva – alterações básicas e mecanismos adaptativos. Rev Soc Cardiol 1998; 702-844.
3. Aliti GB, Rabelo ER, Domingues FB, Clausell N. Cenários de educação para o manejo de pacientes com insuficiência cardíaca. Rev Lat-Am Enferm 2007;15(2):344-349.
4. Pontes MRN, Leães PE. Remodelamento ventricular: dos mecanismos moleculares e celulares ao tratamento. Rev Soc Cardio do Rio Grande do Sul 2004;13(3).
5. Barretto ACP. Insuficiência cardíaca congestiva. Rev Bras Med 2005;62:89-97.
6. Prado FC, Ramos JA, Valle JR. Atualização terapêutica 2007: manual prático de diagnóstico e tratamento. 23. ed. São Paulo: Artes Médicas, 2007.
7. Hardman SMC. Heart failure: across the interface and beyond. Heart 2002 (Suppl II):ii28-ii32.
8. Mesquita ET. Avanços na prática clínica da insuficiência cardíaca descompensada. São Paulo: Office, 2002. p. 43-56.
9. Brunner S. Tratado de enfermagem médico-cirúrgica. 8. ed. Rio de Janeiro: Guanabara-Koogan, 2000. p. 575-625.

10. Junqueira LF. Uma síntese sobre os fundamentos da insuficiência cardíaca: das alterações fisiopatológicas básicas à síndrome clínica. In: RECOC-Rev Centro-Oeste de Cardiol 1997;4:19-26.
11. Hudak C, Gallo BM. Cuidados intensivos de enfermagem: uma abordagem holística. 6. ed. Rio de Janeiro, 1997. p. 285-299.
12. Ghorayeb N, Meneghelo RS. Métodos diagnósticos em cardiologia. São Paulo: Atheneu, 1997. p. 401.
13. Dahlen R, Roberts SL. Nursing manangement of congestive heart failure. Part 2. Int Crit Nur 1995;11:322-328.
14. Barreto ACP. Tratamento da insuficiência cardíaca crônica. In: Nobre F, Serrano Jr CV. Tratado de cardiologia. SOCESP. Barueri: Manole, 2005. p. 741-5.
15. Carvalho WB, Johnston C. Efeitos da ventilação não invasiva com pressão positiva no EAP. Rev Assoc Med Bras 2006;52(4).
16. Nobre CV, Serrano Jr CV. Tratado de cardiologia. 1. ed. Barueri: Manole, 2005. p. 740-1.II Diretrizes da Sociedade Brasileira de Cardiologia para o diagnóstico e tratamento da insuficiência cardíaca (revisão 1999). Arq Bras Cardiol 2002;79(Suppl. IV).
17. Nettina S. Prática de Enfermagem. 6. ed. Rio de Janeiro: Guanabara-Koogan, 1998. p. 267-71.
18. Braunwald E. Heart disease: a textbook of cardiovascular medicine. 4. ed. Philadelphia: WB Saunders, 1992. p. 1736-9.
19. Meneghel RS. Métodos diagnósticos em cardiologia. São Paulo: Atheneu, 1997. p. 401.
20. Schettino G et al. Paciente crítico: diagnóstico e tratamento: Hospital Sírio Libanês. Barueri: Manole, 2006. p. 357-62.
21. Civetta JM., Taylor RW, Kirby RR et al. Cardiologia. 3. ed. Crit Care, 1997. p. 1749-62.
22. Guimarães HCQCP, Barros ALBL. Controlar líquidos: uma intervenção de enfermagem para o paciente com excesso de volume de líquidos. Rev Lat-Am Enferm 2003;11(6):734-741.
23. Shapiro SE. Evidence review: emergency medical services treatment of patients With congestive heart failure/acute pulmonary edema: do risks outweigh benefits? J Emerg Nurs 2005;31:51-7.
24. Hood GH, Dincher JR, Teradd RG. Fundamentos e prática de enfermagem: atendimento completo ao paciente. 8. ed. Porto Alegre: Artes Médicas, 1995. p. 269, 337-343.
25. Knobel E. Condutas ao paciente grave. São Paulo: Atheneu, 1998. p. 192.
26. Dahlen R, Roberts SL. Acute congestive failure: pathophysiological aterations. Int Crit Nurs 1995;11:210-216.
27. Shoemaker WC. Texbook of critical care. 3. ed. Philadelphia: WB Saunders, 1995. p. 488-9.

PARA SABER MAIS

Bocchi EA, Braga FGM, Ferreira SMA, Rohde LEP, Oliveira WA, Almeida DR et al. III Diretriz Brasileira de Insuficiência Cardíaca Crônica. Arq. Bras. Cardiol. 2009;93 (1 Suppl 1):3-70.

Bocchi EA, Marcondes-Braga FG, Bacal F, Ferraz AS, Albuquerque D, Rodrigues D, et al. Sociedade Brasileira de Cardiologia. Atualização da Diretriz Brasileira de Insuficiência Cardíaca Crônica - 2012. Arq Bras Cardiol 2012;98(1 supl. 1): 1-33

Assis CC, Barros ALBL, Ganzarolli MZ. Evaluation of expected outcomes of nursing interventions to address the nursing diagnosis of fatigue among patients with congestive heart failure. Acta Paul Enferm 2007; 20(3): 357-361.

Dicionário Médico Ilustrado Dorland. Tradução: Oliveira NG. 1. ed. brasileira. São Paulo: Manole, 1999. Francis GS, Goldsmith Sr, Levine TB, Olivari MT, Cohn JN. The neurohormonal axis in congestive heart failure. Ann Intern Med 1984;101:370-7.

Heart Failure Society of America. HFSA guidelines for management of patients with heart failure caused by left ventricular systolic disfunction - Pharmacological approaches. J Cardiac Failure 1999;5:357-82.

Irwin RS, Rippe JM. Intensive Care Medicine. 6. ed. Disponível em: ovidsp.tx.ovid.com/spb/ovidweb. cgi?targetFrame=1&S=MMDIFFPFJCPDDIIEH.

Latado AL, Passos LCS, Braga JCV, Santos A, Guedes R, Moura SS, Almeida D. Preditores de letalidade hospitalar em pacientes com insuficiência cardíaca avançada. Arq Bras Cardiol 2006;87(2):185-92.

Massie BM, Shah NB. Evolving trends in the epidemiologic factors of heart failure: rationale for preventive strategies and comprehensive disease management. Am Heart J 1997;133:703-12.

McCalmont V, Ohler L. Cardiac transplantation: candidate identification, evaluation, and management. Crit Care Nurs Q 2008;31(3):216-29.

Deczka MR, Figueiredo L. Disfunção sistólica transitória do ventrículo esquerdo por estresse agudo. Rev Assoc Med Bras 2005;51(2):62-63

Packer M. How should physicians view heart failure? The philosophical and physiological evolution of three conceptual models of disease. Am J Cardiol 1993;71(Suppl.):3C-11C.

Packer M. The neurohormonal hypothesis: a theory to explain the mechanism of disease progression in heart failure. J Am Coll Cardiol 1992;20:248-54.

Titler MG, Jensen GA, Dochterman JM, Xie XJ, Kanak M, Reed D, Shever LL. Cost of hospital care for older adults with heart failure: medical, pharmaceutical, and nursing costs. Health Serv Res 2008;43(2):635-55.

7

Choque cardiogênico

Eduesley Santana Santos
Flávio Henrique Santana
Vanessa Santos Sallai

PONTOS A APRENDER

1. Definição de choque cardiogênico.
2. Quadro clínico no choque cardiogênico.
3. Fisiopatologia do choque cardiogênico.
4. Tratamento do choque cardiogênico.
5. Assistência de enfermagem.

PALAVRAS-CHAVE

Choque cardiogênico, assistência de enfermagem, enfermagem em
cardiologia, unidade de terapia intensiva.

ESTRUTURA DOS TÓPICOS

Introdução. Fisiopatologia do choque cardiogênico. Tratamento. Assistência
de enfermagem. Referências bibliográficas.

INTRODUÇÃO

O choque cardiogênico (CC) é definido como um estado crítico de hipo-perfusão tecidual sistêmica em decorrência do baixo débito cardíaco (DC). A principal causa do choque cardiogênico é o infarto agudo do miocárdio (IAM) com subsequente disfunção ventricular esquerda, que ocorre em aproximadamente 15% dos pacientes após o infarto.[1]

Em relação aos avanços no tratamento do IAM com a revascularização precoce, o CC ainda é a principal causa de morte nesses pacientes, e a taxa de mortalidade é de aproximadamente 50%.[2,3]

Os parâmetros clínicos e hemodinâmicos que definem o CC são: hipotensão persistente (pressão arterial sistólica < 90 mmHg), índice cardíaco < 2,2 L/min/m^2, alteração do nível de consciência, vasoconstrição periférica (caracterizada por palidez, cianose, sudorese, confusão mental e extremidades frias), redução do débito urinário (inferior a 0,5 mL/kg/h) e elevação dos níveis séricos de lactato.[4]

O paciente em CC precisa ser monitorizado com ferramentas mais invasivas de monitorização hemodinâmica, o que inclui o controle arterial de pressão invasivo, sondagem vesical de demora, o cateter de Swan-Ganz e outras ferramentas que forneçam dados da oferta de oxigênio (DO_2), do consumo de oxigênio (VO_2) e da taxa de extração de oxigênio (TEO_2).[5]

FISIOPATOLOGIA DO CHOQUE CARDIOGÊNICO

Como mencionado anteriormente, a isquemia é a principal causa do CC. A manutenção da isquemia induz à depressão da contratilidade miocárdica, que inicia um ciclo no qual o índice cardíaco e a pressão sanguínea estão reduzidos, gerando mais isquemia miocárdica por redução do fluxo coronariano (Figura 7.1). A redução do índice cardíaco também causa hipoperfusão tissular grave, que pode ser avaliada pela mensuração do lactato sérico (marcador sensível de hipóxia celular). Quando esse ciclo não é interrompido com o tratamento apropriado, ocorre morte celular e disfunção orgânica.[3,6,7]

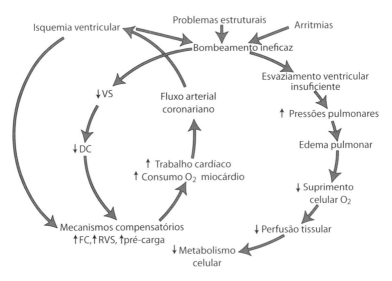

Figura 7.1 Sequência de eventos durante o choque cardiogênico.

Na tentativa de manter um índice cardíaco adequado, ocorre o aumento da resistência vascular periférica por meio de vasoconstrição, em razão da liberação de catecolaminas endógenas (epinefrina e norepinefrina). A retenção de água e sódio pela célula é outro fenômeno que acontece durante o CC pela ativação do sistema renina-angiotensina-aldosterona.

TRATAMENTO

O CC necessita de tratamento rápido e agressivo, com o objetivo de restabelecer a perfusão, evitando a progressão do choque e lesões irreversíveis aos órgãos vitais.[8,9] É de extrema importância a identificação da etiologia mais provável para que se possa instituir uma terapia precisa. Para que seja melhor compreendido, o tratamento do choque cardiogênico será apresentado em etapas. Na prática, elas acontecem de forma simultânea.

Medidas gerais

O suporte ventilatório é essencial e prioritário, promovendo a melhora da oxigenação e da oferta de oxigênio aos tecidos.[10] Inicia-se com cateter nasal, máscara de nebulização ou máscara de Venturi em casos mais estáveis. A ventilação não invasiva com pressão positiva é indicada para pacientes com congestão pulmonar, e sua utilização diminui a necessidade de intubação.[5,11] A intubação orotraqueal e a ventilação mecânica estão indicadas em casos de insuficiência respiratória e rebaixamento do nível de consciência.[11]

O ajuste da volemia é primordial em pacientes com sinais de perfusão inadequada. Ele deve ser realizado com base no quadro clínico do paciente e nos parâmetros de cateter de artéria pulmonar e pressão venosa central. O controle de arritmias é fundamental, pois elas podem desencadear instabilidade hemodinâmica. As taquicardias com sinais de instabilidade devem ser tratadas com cardioversão elétrica sincronizada às bradicardias instáveis, com atropina e marca-passo transcutâneo ou dopamina, ou epinefrina, até a passagem de marca-passo transvenoso.

A identificação e correção dos distúrbios hidroeletrolíticos e ácidobásicos são importantes para a estabilização elétrica do miocárdio, diminuindo o risco de arritmias e complicações. A monitorização invasiva no CC tem importante papel e facilita a infusão de drogas e o seu manuseio.[1,10]

Suporte farmacológico

No CC, a utilização de fármacos vasoativos visa a restaurar e manter o débito cardíaco, a pressão arterial e a melhora da perfusão tecidual.

Dobutamina

Amina simpatomimética com efeito inotrópico por estimular os receptores beta-adrenérgicos. No miocárdio, atua nos receptores beta-1, promovendo inotropismo e cronotropismo positivos e, na parede vascular, sobre receptores beta-2 resultando em vasodilatação. A dose utilizada é de 2 a 20 mcg/kg/min.[9,10,12]

Dopamina

Amina simpatomimética. Na dose de 5 a 10 mcg/kg/min, atua estimulando os receptores beta-1 adrenérgicos, aumentando o débito cardíaco e, em menor grau, a resistência vascular sistêmica. Em doses mais elevadas, acima de 10 mcg/kg/min, atua sobre os receptores alfa-adrenérgicos, causando efeito vasoconstritor sistêmico e aumento da frequência cardíaca e do consumo de oxigênio pelo miocárdio.[12]

Noradrenalina

Possui potente ação α-adrenérgica, promovendo vasoconstrição arterial e venosa, com consequente aumento da pressão arterial. É o vasopressor de escolha para pacientes com hipotensão severa.[5]

Inibidores da fosfodiesterase

São responsáveis pela ação inotrópica positiva associada à vasodilatação sistêmica, principalmente pulmonar. Devem ser utilizados em pacientes com volemia otimizada. Os inibidores da fosfodiesterase podem causar vasodilatação e hipotensão significativa e, portanto, não consistem em uma opção terapêutica preferencial no CC.[13] Os principais medicamentos desse grupo são o Milrinine e o Amrinone.

Levosimendan

É um sensibilizador dos canais de cálcio. Aumenta a contratilidade muscular por meio da sensibilização e intensifica a ação do cálcio, sem aumentar sua liberação intracitoplasmática. Sua grande limitação em relação ao uso em pacientes em CC consiste na hipotensão relacionada à sua administração.[9,10]

Nitroglicerina e nitroprussiato de sódio

São vasodilatadores que reduzem a pré, a pós-carga e o consumo de oxigênio pelo miocárdio. A principal limitação ao uso dessas drogas é a hipotensão arterial que pode agravar os mecanismos fisiopatológicos do choque.[9,12] A nitroglicerina e o nitroprussiato de sódio são os vasodilatadores preferenciais por serem endovenosos e possibilitarem a rápida suspensão e dissipação dos seus efeitos em casos deletérios.[12]

Assistência circulatória mecânica

A assistência circulatória mecânica permite adequada perfusão coronária e sistêmica com menor utilização de drogas vasoativas ou sem o uso delas. As modalidades de assistência circulatória mecânica são listadas a seguir.

Balão intra-aórtico (BIA)

É o dispositivo de assistência circulatória mecânica mais utilizado. No *Shock trial Registry*, o BIA foi utilizado como rotina em 86% dos casos.[14] Utiliza o princípio de contrapulsação para aumentar o fluxo de sangue nas coronárias, melhorar a pressão arterial sistêmica e diminuir a demanda de oxigênio do miocárdio.[15,16]

O BIA é composto por um cateter balão de poliuretano, não trombogênico, e um console que controla toda a monitorização do sistema, a insuflação e a desinsuflação em sincronismo com o eletrocardiograma ou pressão arterial invasiva do paciente.[15,17]

O cateter balão é inserido geralmente por punção percutânea femoral na aorta descendente, de modo que sua extremidade distal fique posicionada logo abaixo (cerca de 2 cm) da emergência da artéria subclávia esquerda.[12,15]

A insuflação ocorre na diástole ventricular, aumentando a perfusão coronariana e a desinsuflação na sístole ventricular, o que promove a redução da pós-carga que se deve ao breve efeito de "vácuo" criado pela desinsuflação do balão (Figura 7.2).[9,12,16]

O benefício hemodinâmico com o BIA consiste no aumento do débito cardíaco de 0,5 a 1 L/min, o que pode corresponder a um incremento de 10 a 30%.[18,11,17]

O BIA pode proporcionar estabilização clínica rápida, porém temporária, dos pacientes com choque cardiogênico. O CC secundário ao IAM é a indicação mais comum. Outras indicações incluem choque após cirurgia cardíaca, insuficiência cardíaca refratária, otimização e ponte antes da cirurgia cardíaca e durante procedimentos cardíacos de alto risco.[16]

As principais contraindicações são insuficiência aórtica grave, dissecção aórtica e doença vascular periférica.[16-18]

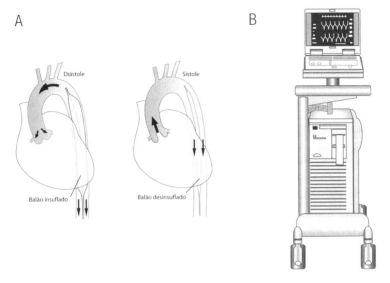

Figura 7.2 A: BIA inserido na aorta descendente: insuflação e desinsuflação. B: console do BIA.

Extracorporeal Membrane Oxigenation (ECMO – Membrana extracorpórea de oxigenação)

É uma terapêutica utilizada para suporte circulatório e/ou ventilatório temporário. O sangue é retirado do corpo por meio de uma cânula de drenagem e, impulsionado por uma bomba centrífuga, passa por uma membrana oxigenadora que remove o dióxido de carbono do sangue, adiciona oxigênio e retorna por uma veia (circuito veno-venoso) ou artéria (circuito venoarterial).[16,17]

As principais complicações associadas com a ECMO incluem hemorragia grave, infecção, acidente vascular encefálico, isquemia de membros inferiores e hemólise.[4,16,19]

No contexto de CC refratário, a ECMO pode ser considerada como um suporte na fase aguda, uma ponte para transplante ou para a implantação de dispositivo de assistência ventricular (DAV).[15,19]

Impella

É um dispositivo de suporte circulatório minimamente invasivo que consiste em um cateter inserido por meio de punção percutânea femoral, que possui uma microbomba de fluxo axial em seu interior, podendo gerar fluxo de 2,5 a 5 L por minuto.[13,16]

O cateter aspira o sangue do ventrículo esquerdo através da área de entrada perto da ponta do cateter e ejeta o sangue na aorta descendente, descomprimindo diretamente o VE (Figura 7.3).[15]

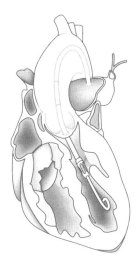

Figura 7.3 O Impella puxa o sangue do ventrículo esquerdo e, por meio de uma microbomba, expele na aorta descendente.

O Impella requer anticoagulação sistêmica. As complicações incluem hemorragia, lesão vascular, infecção e hemólise.[16] As contraindicações incluem trombo em ventrículo esquerdo, estenose aórtica moderada ou insuficiência aórtica, acidente vascular cerebral recente e anormalidades estruturais da aorta.[16,20]

Reperfusão coronária

A mortalidade por CC após IAM vem diminuindo nos últimos anos, principalmente por causa do aumento do número de pacientes submetidos a estratégias de reperfusão coronária.[9,11,12]

A recomendação atual é de que pacientes com IAM e CC devem ser submetidos a cateterismo cardíaco precoce com intervenção coronária percutânea ou cirurgia nas primeiras horas de evolução, antes que os danos miocárdicos e sistêmicos progridam de forma irreversível.[11]

A seguir, são listadas algumas das terapias de reperfusão utilizadas.

Intervenção coronária percutânea (ICP)

A ICP é um procedimento intervencionista que tem como objetivo restaurar o fluxo coronariano. Por punção percutânea, um cateter balão é inserido até as artérias coronárias, insuflado dentro da artéria que está obstruída com placas de gordura e sangue. Após a desobstrução, uma minitela de aço denominada *stent* que, aberta, facilita o fluxo sanguíneo é implantada. A reperfusão por meio da ICP é a conduta mais indicada para pacientes com CC após IAM.[9,11,12]

Os estudos *shock trial* e GUSTO-I demonstraram diminuição da mortalidade com ICP precoce em pacientes com CC após IAM.[14,21]

Fibrinólise

Consiste no emprego de trombolíticos para a reperfusão da artéria coronária obstruída. Há poucos dados que avaliaram a eficácia da fibrinólise no choque cardiogênico.[9,12]

Em casos de impossibilidade ou atraso na terapia de reperfusão mecânica, o uso de fibrinólise é recomendado.[9]

Revascularização miocárdica

A cirurgia de revascularização miocárdica de emergência é indicada para pacientes com lesão de tronco da coronária esquerda, lesões multiarteriais e incapacidade ou complicações com o tratamento com ICP.[11,12]

ASSISTÊNCIA DE ENFERMAGEM

Como sabemos, o CC é uma condição potencialmente fatal, por essa razão exige atuação rápida e constante vigilância do enfermeiro, avaliação e planejamento. Nesse contexto, a Sistematização da Assistência de Enfermagem (SAE) deve implementar cuidados individualizados e objetivos com base no reconhecimento dos sintomas e dos problemas associados à essa condição, considerando que a grande maioria dos pacientes é inicialmente avaliada no leito.

Seguindo a Taxonomia II da *North American Nursing Diagnosis Association* (NANDA), alguns diagnósticos de enfermagem foram elencados com base nas principais comorbidades que os pacientes em CC apresentam:

a) Dor aguda
   - avaliar local e intensidade, adequando uma escala para controle da dor;

- administrar analgésicos conforme prescrição médica, avaliando a resposta à dor para cada terapêutica empregada;
- oferecer oxigenação adequada para diminuir a dor precordial e os efeitos da isquemia cardíaca.

b) Risco de infecção
- observar sítios de punção quanto a sinais flogísticos e manter técnicas assépticas;
- verificar temperatura axilar sistematicamente.

c) Risco de integridade da pele prejudicada
- avaliar a pele, observando as características quanto à coloração, temperatura e turgor, uma vez que no CC a circulação periférica é diminuída, priorizando os órgãos principais, tornando a pela fria e pálida e propiciando o aparecimento de lesões, como úlceras por pressão;
- utilizar colchão piramidal em pacientes obesos ou emagrecidos, os quais apresentam maior risco de desenvolver úlceras e realizar mudanças de decúbito e hidratação da pele íntegra;
- buscar ativamente presença de alergias a produtos tópicos e/ou adesivos.

d) Débito cardíaco diminuído
- monitorar parâmetros hemodinâmicos, invasivos e não invasivos, a fim de direcionar a terapêutica e reconhecer sinais de deterioração do quadro;
- administrar fármacos inotrópicos prescritos utilizados no CC, em bomba de infusão contínua, atentando-se aos efeitos adversos, como hipotensão e taquicardia.

e) Risco de perfusão tissular cardíaca diminuída
- avaliar resultados de enzimas cardíacas provenientes da degradação do músculo cardíaco isquêmico.

f) Risco de perfusão renal ineficaz
- controle dos níveis de ureia e creatinina, avaliando a função renal e controlando o débito urinário, visto que o paciente em CC pode ter hipoperfusão renal;
- instalação de cateter urinário com bolsa coletora, de acordo com prescrição médica, favorecendo o melhor controle da diurese.

g) Perfusão tissular periférica ineficaz
- palpar pulsos periféricos, avaliando ritmo, simetria e amplitude, sabendo-se que os mesmos podem apresentar-se assimétricos, rápidos e filiformes em função das arritmias ventriculares e do baixo fluxo de sangue na periferia;
- considerando a presença de cateterização e/ou uso de dispositivos, é de fundamental importância controlar a sensibilidade periférica (parestesias), os pulsos e a perfusão do membro, uma vez que a instalação do

BIA pode, por exemplo, reduzir o fluxo da perna, que consiste em uma das principais complicações.

h) Risco de perfusão tissular cerebral ineficaz
- avaliar nível de consciência e padrão neurológico, pois no choque, o fluxo de sangue cerebral pode estar diminuído e a oxigenação inadequada, propiciando agitação, inquietação e até perda da consciência.

i) Volume de líquido excessivo
- controlar a entrada de líquidos e a eliminação urinária, realizando balanço hídrico rigoroso, visto que pacientes em CC podem apresentar sobrecarga de volume, como congestão pulmonar, edema de membros e/ou generalizado.

j) Risco de desequilíbrio eletrolítico
- monitorar eletrólitos e o uso de diuréticos, visto que pacientes em CC podem desenvolver comprometimento dos mecanismos reguladores, ocasionando distúrbios hidroeletrolíticos e acido básicos.

k) Nutrição desequilibrada: menor que as necessidades corporais
- controlar a aceitação de alimentação, pois os pacientes em choque possuem altas demandas metabólicas, embora possam apresentar inapetência em razão do quadro agudo, sendo necessária a instalação de uma sonda enteral, seguindo a prescrição médica.

REFERÊNCIAS BIBLIOGRÁFICAS

1. Reynolds HR, Hochman JS. Cardiogenic shock: current concepts and improving outcomes. *Circulation.* 2008;117(5):686-697.
2. Aissaoui N, Puymirat E, Tabone X, et al. Improved outcome of cardiogenic shock at the acute stage of myocardial infarction: a report from the USIK 1995, USIC 2000, and FAST-MI French nationwide registries. *Eur Heart J.* 2012;33(20):2535-2543.
3. Goldberg RJ, Spencer FA, Gore JM, Lessard D, Yarzebski J. Thirty-year trends (1975 to 2005) in the magnitude of, management of, and hospital death rates associated with cardiogenic shock in patients with acute myocardial infarction: a population-based perspective. *Circulation.* 2009;119(9):1211-1219.
4. Thiele H, Ohman EM, Desch S, Eitel I, de Waha S. Management of cardiogenic shock. *Eur Heart J.* 2015;36(20):1223-1230.
5. Werdan K, Ruß M, Buerke M, et al. Cardiogenic shock due to myocardial infarction: diagnosis, monitoring and treatment: a German-Austrian S3 Guideline. *Dtsch Arztebl Int.* 2012;109(19):343-351.
6. Thiele H, Allam B, Chatellier G, Schuler G, Lafont A. Shock in acute myocardial infarction: the Cape Horn for trials? *Eur Heart J.* 2010;31(15):1828-1835.
7. Jeger RV, Radovanovic D, Hunziker PR, et al. Ten-year trends in the incidence and treatment of cardiogenic shock. *Ann Intern Med.* 2008;149(9):618-626.
8. Garretson S, Malberti S. Understanding hypovolaemic, cardiogenic and septic shock. *Nurs Stand.* 2007;21(50):46-55; quiz 58.
9. Timerman A, Ferreira JFM, Bertolami M. *Manual de Cardiologia.* São Paulo, SP: Atheneu; 2012.

10. Montera MW, Almeida DR, Tinoco EM, et al. II Diretriz Brasileira de Insuficiência Cardíaca Aguda. 2009;93:65.
11. Schettino G, Cardoso LF, Mattar Junior J, Torggler Filho F. *Paciente Crítico: diagnóstico e tratamento.* Barueri, SP: Manole; 2006.
12. Nobre F, Serrano Jr. CV. *Tratado de Cardiologia SOCESP.* Barueri, SP: Manole; 2005.
13. Werdan K, Gielen S, Ebelt H, Hochman JS. Mechanical circulatory support in cardiogenic shock. *Eur Heart J.* 2014;35(3):156-167.
14. Hochman JS, Sleeper LA, Webb JG, et al. Early revascularization in acute myocardial infarction complicated by cardiogenic shock. SHOCK Investigators. Should We Emergently Revascularize Occluded Coronaries for Cardiogenic Shock. *N Engl J Med.* 1999;341(9):625-634.
15. Khan MH, Corbett BJ, Hollenberg SM. Mechanical circulatory support in acute cardiogenic shock. *F1000Prime Rep.* 2014;6:91.
16. Gilotra NA, Stevens GR. Temporary mechanical circulatory support: a review of the options, indications, and outcomes. *Clin Med Insights Cardiol.* 2014;8(Suppl 1):75-85.
17. Quilici AP, Bento AM, Ferreira FG, Cardoso LF, Moreira RSL, Silva SC. *Enfermagem em Cardiologia.* 2 ed. São Paulo: Atheneu; 2014.
18. Gilani FS, Farooqui S, Doddamani R, Gruberg L. Percutaneous Mechanical Support in Cardiogenic Shock: A Review. *Clin Med Insights Cardiol.* 2015;9(Suppl 2):23-28.
19. Schmidt M, Burrell A, Roberts L, et al. Predicting survival after ECMO for refractory cardiogenic shock: the survival after veno-arterial-ECMO (SAVE)-score. *Eur Heart J.* 2015.
20. Sarkar K, Kini AS. Percutaneous left ventricular support devices. *Cardiol Clin.* 2010;28(1):169-184.
21. An international randomized trial comparing four thrombolytic strategies for acute myocardial infarction. The GUSTO investigators. *N Engl J Med.* 1993;329(10):673-682.

8

Assistência de enfermagem ao paciente em sepse, sepse severa e choque séptico

Cândida Márcia de Brito

PONTOS A APRENDER

1. Fisiopatologia da sepse.
2. Classificação da sepse, da sepse severa e do choque séptico.
3. Manifestações clínicas.
4. Recomendações da *Surviving Sepse Campaign* no tratamento da sepse severa e do choque séptico.
5. Assistência de enfermagem ao paciente com sepse severa e choque séptico.

PALAVRAS-CHAVE

Sepse, sepse severa, choque séptico, cuidados de enfermagem.

ESTRUTURA DOS TÓPICOS

Introdução. Epidemiologia. Fisiopatologia. Definições. Manifestações clínicas. Perfil hemodinâmico e clínico do paciente séptico. Tratamento. Assistência de enfermagem. Considerações finais. Resumo. Propostas para estudo. Referências bibliográficas.

INTRODUÇÃO

As altas taxas de incidência e mortalidade da sepse severa e do choque séptico chamam a atenção dos profissionais da saúde para a necessidade do reconhecimento e do tratamento precoce desses pacientes.[1-4] O enfermeiro deve estar apto a, primeiramente, prevenir a ocorrência da sepse e reconhecer os pacientes que correm esse risco, assim como os sinais clínicos que evidenciam um quadro de sepse e as medidas necessárias para o tratamento precoce e a monitorização do paciente.

EPIDEMIOLOGIA

Atualmente, a sepse é considerada a principal causa de morte em Unidades de Terapia Intensiva (UTIs), e o número absoluto de óbitos supera os decorrentes de câncer de mama ou intestino, infarto agudo do miocárdio e AIDS. Nos Estados Unidos, ocorrem 750 mil casos por ano;[1] no Brasil, estima-se que sejam 400 mil, com uma taxa de mortalidade acima de 50%.[3,5]

Em um estudo realizado no Brasil, a densidade de incidência da sepse severa e do choque séptico foi de, respectivamente, 35,6 e 30 em cada 1.000 pacientes/dia, com uma taxa de mortalidade de 47,3% para a sepse severa, e maior que 50% para o choque séptico.[4]

A sepse severa e o choque séptico afetam milhões de indivíduos ao redor do mundo, sendo o índice de fatalidade de um a cada quatro casos. Sua incidência tem apresentado um crescente aumento.[6]

A sepse é uma doença aguda, que pode afetar qualquer pessoa, sobretudo aquelas com baixa imunidade. Destaca-se que a resposta de defesa do próprio organismo contribui para o dano ao funcionamento dos órgãos, resultando em uma elevada taxa de mortalidade.[4]

Entre os principais fatores de risco para o desenvolvimento da sepse encontram-se: extremos de idade (< 1 ano e > 65 anos); procedimentos invasivos ou cirúrgicos; desnutrição; uso de antibióticos de amplo espectro; doenças crônicas (diabetes, insuficiência renal e hepatite); e doenças e estados que comprometam o sistema imunológico, como AIDS, alcoolismo, neoplasias, transplantes e uso de imunossupressores.[4,6,7]

FISIOPATOLOGIA

Durante uma resposta normal, quando um micro-organismo entra na corrente sanguínea, o sistema imune libera mediadores pró-inflamatórios, incluindo o fator de necrose tumoral, a interleucina-1b, as citoquinas, as prostaglandinas e o fator de ativação plaquetária, para combater o antígeno e recuperar o tecido afetado. A cascata de coagulação é iniciada pela conversão do fibrinogênio em fibrina, levando ao desenvolvimento de um coágulo para isolar o antígeno. Para manter esse coágulo no tempo necessário para a destruição do antígeno, são liberados mediadores da cascata de coagulação. O equilíbrio entre mediadores inflamatórios e anti-inflamatórios restringem a resposta inflamatória ao local do sítio de infecção.[8-10]

O desequilíbrio entre a inflamação, a coagulação e a fibrinólise resultam em uma inflamação disseminada, como trombose microvascular, lesão endotelial e coagulopatia sistêmica, condições que podem levar à diminuição da perfusão tissular e disfunção orgânica sistêmica. Como resposta orgânica sistêmica à infecção, a sepse é associada à disfunção de múltiplos órgãos.[7,11]

A fisiopatologia da sepse é complexa e envolve a ativação da resposta inflamatória, acompanhada da ativação da coagulação, com diminuição da capacidade de fibrinólise, que ocorrem como resultado da resposta mediadora do sistema imunológico em reação à infecção (Figura 8.1). Os mediadores são liberados para ativar a resposta pró-inflamatória e pró-coagulação.[11]

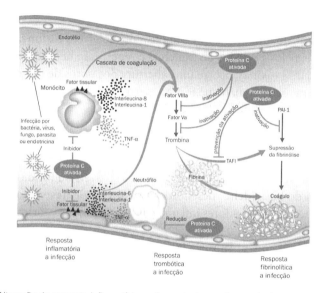

Figura 8.1 Alteração da resposta inflamatória, anticoagulante e pró-coagulante na sepse.
Fonte: De Bernard GR et al.[12]

A hipóxia tecidual pode ocorrer tanto pela menor disponibilidade de oxigênio aos tecidos como pela disfunção mitocondrial. A oferta de oxigênio aos tecidos pode estar diminuída em decorrência da hipotensão arterial e da diminuição do débito cardíaco, resultantes da vasodilatação periférica e do extravasamento vascular, que levam a uma hipovolemia absoluta ou relativa. A oferta de oxigênio diminuída, em associação às alterações hemodinâmicas ocasionadas pela disfunção miocárdica, leva a uma redução do transporte e da oferta de oxigênio aos tecidos.[9]

Os mecanismos fisiopatológicos envolvidos na vasodilatação periférica são: ativação de óxido nítrico sintetase induzido, diminuição da atividade do hormônio vasopressina e ativação dos canais de K^+ ATP-sensíveis na membrana celular do músculo liso vascular; o extravasamento capilar se dá pela ação de substâncias proteolíticas, as quais agem sobre as pontes celulares que unem as células endoteliais. A depressão miocárdica é resultado da presença de substâncias depressoras na corrente sanguínea, como o fator de necrose tumoral, a interleucina-1 e o óxido nítrico.[9]

Outros mecanismos atuam na hipóxia tecidual, como a redistribuição do fluxo sanguíneo tecidual, decorrente de perda importante da modulação do tônus vascular, que limita a capacidade das arteríolas em direcionar o fluxo; o *shunt* periférico, ocasionado pela incapacidade do tecido de extrair e utilizar o oxigênio ofertado; e a trombose difusa na microcirculação, ocasionada pelo desencadeamento da cascata de coagulação.[9,13]

Outro fator de alteração do metabolismo celular é a disfunção mitocondrial, em que, pelos períodos de isquemia e reperfusão hemodinâmica ou exposição celular às toxinas, ocorre uma abertura dos poros de transição de permeabilidade mitocondrial, o que fornece permeabilidade à membrana que em geral é fechada, impedindo a síntese de ATP.[9,13]

A resposta inflamatória sistêmica consiste em outro processo de disfunção orgânica da sepse, desencadeada pelo hospedeiro, que visa debelar o patógeno invasor. Os produtos originários da degradação do patógeno e da membrana celular são capazes de interagir com proteínas solúveis ou ligadas a membranas celulares do hospedeiro, desencadeando uma série de eventos que resultam na liberação de mediadores inflamatórios e anti-inflamatórios na corrente sanguínea.[9,13]

Em associação com as substâncias pró-inflamatórias, ocorre a liberação e a ativação de substâncias anti-inflamatórias, interleucina-10 e 6, prostaglandina E, glicocorticoides, entre outras, que visam restringir o processo e o dano à menor área possível.[14]

Uma grande quantidade de trombina é liberada na circulação, levando ao consumo de plaquetas e fibrinogênio e à diminuição dos fatores II, V, VII e IX da coagulação. O sistema fibrinolítico é ativado, e uma grande quantidade de produtos da degradação de fibrina é formada. Há diminuição dos níveis de fibrina e da atividade plaquetária, vasoconstrição pulmonar, hipoperfusão tecidual e hipotensão. Em condições fisiológicas, a hemoastase é mantida por meio de sistemas complexos, incluindo as proteínas C e S, o complexo heparina-antitrombina III e o fator inibidor tissular, que juntos impedem a instalação da coagulação intravascular disseminada (CIVD). A ação da proteína C impede o processo de adesão, desempenhando um papel importante como antitrombótico da microvasculatura e ação anti-inflamatória direta, diminuindo a produção de citocinas inflamatórias e inibindo a adesão de leucócitos e a apoptose de células endoteliais. O desequilíbrio entre a inflamação, a coagulação e a fibrinólise promove a CIVD.[7,9,13]

DEFINIÇÕES

Em 1991, foram estabelecidos definições e critérios diagnósticos para a sepse. Esses conceitos foram revisados em 2001, sendo definidas as categorias diagnósticas descritas a seguir.[6,15-18]

Sepse

A síndrome da resposta inflamatória sistêmica (SIRS) é definida como um conjunto de sinais e sintomas que traduz uma resposta inflamatória do organismo, que pode ser infecciosa ou não (pancreatite, trauma e grande queimado). Quando associada a um quadro infeccioso (provável ou documentado) é denominada sepse.

A presença de dois ou mais dos critérios descritos a seguir associados ao quadro de infecção definem a sepse.[6]

- São variáveis gerais: temperatura > 38,3°C ou < 36°C; frequência cardíaca > 90 bpm ou duas vezes maior que o padrão para a idade; frequência respiratória > 20 movimentos/minuto; alteração do estado mental; edema após reposição volêmica ou balanço hídrico positivo (20ml/kg nas 24 horas); e hiperglicemia (> 140 mg/dL na ausência de diabetes).
- Como variáveis inflamatórias, temos: número de leucócitos > 12.000 mm^3 ou < 4.000 mm^3 ou presença > 10% de bastões; níveis séricos elevados de procalcitonina; e proteína C reativa (duas vezes maior que os valores de referência).
- Como variáveis hemodinâmicas: a hipotensão arterial, sendo considerado uma pressão arterial sistólica < 90 mmHg, uma pressão arterial média < 70 mmHg ou uma pressão arterial sistólica < que 40 mmHg em relação ao valor basal do paciente.
- Outras variáveis que podem ser encontradas são: hipoxemia arterial (PaO$_2$/FiO$_2$ < 300); oligúria aguda (débito urinário < 0,5 ml/kg/h até 2h depois de reposição volêmica adequada); aumento da creatinina (> 0,5mg/dL); alterações de coagulação (INR > 1,5 ou TTPa > 60 s); ausência de ruídos intestinais; plaquetopenia com plaquetas < 100.000/mm^3; hiperbilirrubinemia (bilirrubina total > 4,0 mg/dL ou 70 mmol/L); e variáveis de perfusão tecidual: hiperlactemia (> 1 mmol/L) e diminuição do enchimento capilar.

Em 2001, surgiu também o conceito "PIRO", em que "P" se refere aos fatores predisponentes, "I" está relacionado ao processo infeccioso, "R" está associado à resposta inflamatória e "O" se refere ao funcionamento dos órgãos.

Sepse severa

A sepse severa é diagnosticada quando o paciente com sepse desenvolve uma disfunção orgânica secundária ao processo da sepse. As principais disfunções orgânicas de acordo com os sistemas são:[5,6,17,18]

- Cardiovascular: hipotensão arterial induzida pela sepse.
- Respiratória: lesão pulmonar aguda com $PaO_2/FiO_2 < 250$ na ausência de pneumonia como fonte de infecção ou com $PaO_2/FiO_2 < 200$ em sua presença.
- Hematológica: plaquetopenia com plaquetas < 100.000/mm^3 ou queda de 505 ou mais nas últimas 72 horas e alterações de coagulação (INR > 1,5 ou TTPa > 60 s).
- Renal: diurese < 0,5 mL/kg/h por pelo menos 2 horas, mesmo após ressuscitação volêmica, e creatinina > 2,0 mg/dL.
- Metabólica: lactato plasmático acima dos limites de normalidade.
- Hepática: hiperbilirrubinemia (bilirrubina total > 4,0 mg/dL ou 70 mmol/L).

Choque séptico

O choque séptico ocorre quando o paciente em quadro de sepse severa desenvolve hipotensão arterial refratária à reposição volêmica, sendo necessário o uso de medicamentos vasopressores para a restauração e estabilização da pressão arterial.

MANIFESTAÇÕES CLÍNICAS

As manifestações clínicas são fundamentais para a classificação correta do paciente. O enfermeiro deve buscar dados na história clínica, no exame físico e em exames complementares para auxiliar no diagnóstico e/ou evidenciar o quadro de sepse.

As manifestações clínicas da sepse estão diretamente relacionadas às alterações que o micro-organismo causa no organismo, desencadeando uma resposta inflamatória sistêmica, bem como à presença e à gravidade das disfunções orgânicas.

Os achados iniciais podem ser evidenciados em alterações relacionadas aos órgãos/sistemas-alvo, sendo os mais atingidos o sistema nervoso central, o coração, os rins, o fígado, o pulmão e os sistemas gastrintestinal, metabólico e hematológico.[5,19]

As primeiras alterações são relacionadas aos sinais vitais. O paciente pode apresentar hipertermia, como uma reação à presença do micro-organismo; hipotensão arterial, em decorrência das alterações da vasorregulação endotelial; taquicardia, em razão da provável diminuição da resistência vascular sistêmica; e taquipneia.[13]

Na avaliação do sistema nervoso central, podem ser encontradas alterações relacionadas tanto à hipóxia como à reação inflamatória. Podem ocorrer sintomas como sonolência, confusão e agitação. A encefalopatia séptica pode ser definida pela diminuição do nível de consciência, sinais neurológicos focais, mioclonias e convulsões.[9]

As alterações do padrão respiratório ocorrem pela ativação da resposta inflamatória, provocando o extravasamento capilar no interstício pulmonar, o que resulta em edema intersticial, áreas de *shunt*, hipertensão pulmonar, aumento do esforço respiratório e hipoxemia. Com frequência, são encontradas taquipneia e alterações de oxigenação. Aproximadamente 85% dos pacientes necessitam de ventilação mecânica e 40% desenvolvem a síndrome do desconforto respiratório adulto.[13,20]

No sistema renal, as alterações aparecem com a diminuição do débito urinário (oligúria, podendo evoluir para anúria) e o aumento dos níveis de ureia e creatinina. A isquemia renal ocorre por diminuição do fluxo sanguíneo renal.[9,13]

Na avaliação do trato gastrintestinal, é um sinal comum a diminuição dos ruídos hidroaéreos, com consequente diminuição do peristaltismo e do funcionamento intestinal, decorrente da isquemia ocasionada por um baixo fluxo regional. Pela lesão endotelial causada pela sepse, são comuns os quadros de translocação bacteriana.[9]

A disfunção cardiovascular é caracterizada por hipotensão arterial, baixas pressões de enchimento (pressão venosa central e pressão de capilar pulmonar), baixa resistência vascular sistêmica, aumento da pressão da artéria pulmonar e possível elevação do débito cardíaco. Essas alterações resultam da disfunção celular, secundária a diversos mediadores e associada à lesão muscular de natureza inflamatória.[9,21]

As alterações hepáticas mais comuns são a hiperbilirrubinemia e o alargamento do tempo de atividade da protrombina, decorrentes da interferência direta sobre o funcionamento celular e da hipoperfusão tecidual.[9,20]

As alterações metabólicas são ocasionadas por uma liberação excessiva das catecolaminas, que estimula a gliconeogênese e a resistência à insulina. As células são progressivamente incapazes de usar a glicose, a proteína e o tecido adiposo como fontes de energia, privando as células, o que implica no surgimento da falência de múltiplos órgãos. A hiperglicemia e a resistência à insulina são achados frequentes.[13]

A disfunção hematológica é evidenciada por uma ativação excessiva da cascata de coagulação, o que leva à depleção dos fatores de coagulação e agregação plaquetária, causando microembolias na circulação. Como sinais clínicos, são identificados sangramentos e episódios trombóticos.[9]

PERFIL HEMODINÂMICO E CLÍNICO DO PACIENTE SÉPTICO[11,22]

A sepse é, em geral, classificada em duas fases: hiperdinâmica e hipodinâmica. Essas fases não são distintas e fixas, mas dependem da dinâmica e das mudanças do volume de líquidos no intravascular e da função cardíaca. No curso da doença, as condições do paciente podem variar entre as fases hiperdinâmica e hipodinâmica, dependendo do comprometimento causado pelo micro-organismo, do tratamento adequado e da resposta do paciente.

Fase hiperdinâmica

A sepse é sempre associada à SIRS, mas a síndrome pode estar presente na ausência de um processo infeccioso, como nos casos de pancreatite, grandes traumas, queimados e cirurgias.

Sinais clínicos

Os sinais clínicos podem indicar a origem da sepse. Por exemplo, a sensibilidade e a dor abdominal podem indicar uma peritonite, enquanto a tosse e a secreção purulenta podem indicar infecção do trato respiratório. A atenção aos sinais clínicos pode auxiliar na identificação do tipo de micro-organismo que causou a sepse.

- Alterações mentais: os pacientes podem mostrar-se ansiosos, relatando mal-estar, dor e cansaço. Confusão, inquietação, déficit intelectual, irritabilidade, hostilidade e delírio também podem estar presentes, alternando-se com uma função mental normal.
- Manifestações cutâneas: em decorrência da vasodilatação, a pele fica quente e pode apresentar-se ruborizada. No entanto, em alguns pacientes, a palidez pode prevalecer mesmo na fase da vasodilatação.
- Frequência cardíaca: taquicardia e pulsos cheios.
- Padrão respiratório: a frequência respiratória pode ser maior do que vinte movimentos por minuto, com sinais de insuficiência respiratória e com piora aos pequenos esforços. A alcalose respiratória pode estar associada à hiperventilação.
- Débito urinário: pode estar diminuído.
- Temperatura corporal: a febre pode ser acompanhada de tremores e calafrios. Em idosos e pacientes debilitados, a hipotermia é mais frequente.

Perfil hiperdinâmico

- Pressão arterial: pode estar normal ou levemente diminuída.
- Resistência vascular sistêmica: em geral, está diminuída; em decorrência da ação dos mediadores inflamatórios, ocorre uma vasodilatação.
- Resistência vascular pulmonar: pode estar normal ou aumentada, dependendo da variação dos fatores cardiopulmonares.
- Pressão venosa central ou pressão do átrio direito: pode estar diminuída, em razão da hipovolemia relativa ocasionada pela vasodilatação, ou aumentada em relação ao volume sanguíneo circulante, por causa da disfunção do ventrículo direito.
- Pressões da artéria e do capilar pulmonares: podem estar diminuídas em razão da hipovolemia. A sua elevação indica um aumento da resistência vascular pulmonar.
- Débito cardíaco: está elevado em virtude do aumento da oxigenação tissular e da diminuição da resistência vascular sistêmica.
- Saturação venosa de oxigênio: em geral é maior que 75%.

Fase hipodinâmica

Esta fase é caracterizada por mudanças na perfusão sistêmica, acarretando disfunção miocárdica.

Sinais clínicos

- Alterações mentais: o paciente apresenta diminuição do nível de consciência e coma.
- Manifestações cutâneas: a pele do paciente apresenta-se fria, pegajosa e pálida, com manchas periféricas e cianose. Podem estar presentes lesões, se o paciente desenvolver coagulação intravascular disseminada.
- Frequência cardíaca: mantém a taquicardia, mas o pulso é filiforme e imperceptível nas artérias periféricas. As veias periféricas não são mais visíveis.
- Padrão respiratório: ocorre a taquipneia, com movimentos respiratórios superficiais, podendo ocorrer alterações do ritmo respiratório, como a respiração de Cheyne-Stokes. Há ocorrência de acidose metabólica.
- Débito urinário: oligúria ou anúria.

Perfil hemodinâmico

- Pressão arterial: a hipotensão arterial pode ocorrer bruscamente e manter-se abaixo do normal.

- Resistência vascular sistêmica: pode permanecer diminuída, ou o paciente pode estar vasoconstrito por incidência de hipotensão arterial. Em um estágio mais avançado, pode diminuir a níveis extremos e não responder aos medicamentos vasoconstritores.
- Resistência vascular pulmonar: tende a aumentar, em especial nos pacientes com síndrome do desconforto respiratório adulto.
- Pressão venosa central ou pressão do átrio direito: quando ocorre disfunção ventricular direita ou esquerda, essas medidas podem estar elevadas. Por outro lado, com a hipovolemia e a diminuição da complacência de ventrículo direito, podem estar diminuídas.
- Pressões da artéria e do capilar pulmonares: dependem de outras variáveis; em quadros de hipovolemia, estão diminuídas, e nas situações de falência ventricular ou resistência vascular pulmonar aumentada, as medidas estão aumentadas.
- Débito cardíaco: tende a diminuir com a progressão da doença.
- Saturação venosa de oxigênio: pode estar aumentada, diminuída ou normal, dependendo dos fatores predominantes.

TRATAMENTO

A campanha Sobrevivendo à Sepse (*Surviving Sepsis Campaign*) iniciou-se em 2002, com a Declaração de Barcelona, tendo como objetivo reduzir a taxa de mortalidade da sepse em 5 anos. Em 2003, especialistas em medicina intensiva e doenças infecciosas desenvolveram diretrizes e recomendações baseadas em evidências para o tratamento da sepse severa e do choque séptico. Essas diretrizes foram revisadas em 2008, e em 2012 foi publicada a atualização dessas recomendações. O consenso classificou as intervenções em recomendação forte ou recomendada e recomendação fraca ou sugerida.[6,16]

Na fase de ressuscitação inicial, estão inclusas as intervenções que devem ser seguidas nas primeiras 6 horas de atendimento ao paciente com sepse, independentemente de estar na UTI ou em outra unidade do hospital. As intervenções estão descritas a seguir.

Ressuscitação inicial (primeiras 6 horas) e controle do foco[6,16]

- Iniciar a ressuscitação imediatamente nos pacientes com hipotensão arterial ou elevação do lactato sérico > 4 mmol/L.
- Metas da ressuscitação:

- pressão venosa central (PVC): 8-12 mmHg (um valor mais alto de PVC é recomendado: 12-15 mmHg se o paciente estiver em ventilação mecânica ou apresentar diminuição de complacência ventricular);
- pressão arterial média (PAM) > 65 mmHg;
- débito urinário $\geq$ 0,5 mL/kg/h;
- saturação venosa de oxigênio (SvO_2) $\geq$ 70%.

Em relação ao diagnóstico, estabelece-se que:

- Devem-se obter amostras de culturas antes da administração de antibióticos, desde que não haja atraso no início da medicação, sendo recomendado:
  - duas ou mais amostras de culturas sanguíneas;
  - uma ou mais amostras de punção periférica;
  - culturas de outros focos prováveis de infecção.
- Devem ser realizados exames de imagem que evidenciem um foco infeccioso ou suspeito.

Antibioticoterapia

- O antibiótico endovenoso deve ser iniciado o mais precocemente possível e sempre na primeira hora de diagnóstico da sepse severa.
- Antibióticos de amplo espectro devem ser utilizados com ação de cobertura sobre prováveis micro-organismos.
- Reavaliar diariamente o esquema de antibióticos, para garantir a eficácia, prevenir a resistência, evitar a toxicidade e minimizar os custos.
- Considerar a terapia para infecção por Pseudomonas e Acinetobacter.
- Considerar a associação empírica de antibióticos para pacientes neutropênicos.
- Desescalonar os antibióticos em 3 a 5 dias.
- A duração do tratamento é, em geral, de 7 a 10 dias.
- Interromper a antibioticoterapia se a causa não for infecciosa.

Identificação e controle do foco

- Avaliar os prováveis focos e intervenção nas primeiras 6 horas (drenagem de abcessos e debridamento de tecidos).
- Remover os cateteres venosos/próteses quando suspeitos.
- Instituir medidas de prevenção, como uso do gluconato de clorohexidina para realizar higiene oral nos pacientes em ventilação mecânica para prevenção de pneumonia.

Suporte hemodinâmico e terapia adjuvante[6,16]

Reposição volêmica

- Reposição volêmica preferencialmente com cristaloides.
- Considerar o uso de albumina se houver a necessidade de uma grande quantidade de volume.
- Considerar a quantidade de pelo menos 30 mL/kg para reposição volêmica.
- Manter PVC ≥ 8 mmHg (≥ 12 mmHg se o paciente estiver em ventilação mecânica).
- Repetir se houver resposta favorável. Nos casos de hipoperfusão tecidual, a reposição volêmica pode ser mais agressiva.
- Reduzir o volume/rapidez da reposição em pacientes hipervolêmicos e/ou com insuficiência cardíaca.

Vasopressores

- Manter PAM ≥ 65 mmHg.
- Iniciar com noradrenalina.
- Adrenalina ou vasopressina podem ser associadas à noradrenalina, como adjuvante na manutenção da pressão arterial ou para diminuir os níveis de noradrenalina.
- Não usar dopamina em baixas doses para proteção renal.
- Obter o acesso arterial para monitorização contínua da PA.

Terapia inotrópica

- Usar dobutamina em pacientes com disfunção miocárdica.

Uso de esteroides

- Considerar o uso de hidrocortisona endovenosa, somente no adulto com choque séptico, quando a hipotensão arterial for refratária à reposição volêmica e ao uso de vasopressores.
  - o teste de estimulação da ACTH não é recomendado para identificar se o paciente com choque séptico deve receber a hidrocortisona;
  - a dose de hidrocortisona não deve exceder 200 mg/dia;
  - na ausência de choque, não usar corticosteroides para o tratamento da sepse.

Terapias de suporte na sepse severa[6,16]

Transfusão de hemocomponentes

- Transfundir hemácias somente se a hemoglobina < 7g/dL, e mantê-la em 7 a 9 g/dL (níveis mais elevados de hemoglobina podem ser necessários em situações especiais, como isquemia miocárdica, hipoxemia severa e grandes hemorragias).
- Não usar eritropoetina para tratar a anemia relatada na sepse.
- Não usar plasma fresco congelado para corrigir as alterações de coagulação; somente em casos de sangramentos e planejamento de procedimentos invasivos.
- Não usar terapia antitrombina.
- Administrar plaquetas quando:
  - plaquetas < 10.000/mm^3, independentemente dos sangramentos;
  - plaquetas < 20.000/mm^3 se houver risco de sangramento;
  - plaquetas ≥ 50.000/ mm^3, necessárias para cirurgia ou procedimentos invasivos.

Ventilação mecânica

- Manter o volume corrente de 6 mL/kg de peso corporal em pacientes com lesão pulmonar aguda ou síndrome do desconforto respiratório agudo.
- Manter uma pressão de platô ≤ 30 cmH$_2$O.
- Empregar hipercapnia permissiva, se necessário, para minimizar os volumes correntes e as pressões de platô.
- Manter PEEP mínimo para evitar o colapso pulmonar ao final da expiração. A elevação do PEEP pode ser necessária nos pacientes com SDRA moderada a grave.
- Considerar o uso da posição prona para os pacientes com SDRA com PaO$_2$/FiO$_2$ < 100 que estejam necessitando de altos níveis de FiO$_2$ e pressão de platô.
- Manter os pacientes em ventilação mecânica com cabeceira a 45°; se houver contraindicação, manter em 30° a 45°.
- Usar protocolo de desmame da ventilação mecânica.
- Não usar cateter de artéria pulmonar para monitorização dos pacientes com SDRA ou lesão pulmonar aguda.

Sedação, analgesia e bloqueio neuromuscular na sepse

- Usar protocolos de sedação para os pacientes em ventilação mecânica.

- Usar sedação intermitente ou contínua, com metas predeterminadas (escalas de sedação) e interrupção diária para avaliar o despertar, e retornar em doses menores.
- Evitar o uso de bloqueadores neuromusculares.

Controle glicêmico

- Usar insulina endovenosa em infusão contínua para o controle da hiperglicemia (dois valores consecutivos > 180 mg/dL) em pacientes com sepse severa.
- Manter os níveis de glicose menores que 180 mg/dL e maiores que 110 mg/dL, com o uso de protocolo para o controle.
- Manter uma fonte calórica e mensurar a glicose sanguínea a cada 1-2 horas (4 horas quando estabilizado) em pacientes recebendo insulina endovenosa contínua.

Terapia dialítica

- A hemodiálise intermitente ou a hemodiálise contínua de fluxo lento são consideradas equivalentes.
- A hemodiálise contínua de fluxo lento permite um manejo mais seguro nos pacientes hemodinamicamente instáveis.

Terapia com bicarbonato

- Não administrar soluções com bicarbonato, com o objetivo de melhorar a ação dos vasopressores e tratar a acidose metabólica.

Profilaxia de tromboembolismo venoso

- Usar heparina não fracionada ou heparina de baixo peso molecular, desde que não haja contraindicação.
- Usar prevenção mecânica, com meias elásticas e sistemas de compressão pneumática intermitente nos casos de contraindicação farmacológica.
- Usar prevenção farmacológica e mecânica associadas em pacientes de alto risco para o desenvolvimento de trombose venosa.

Profilaxia para úlcera de estresse

- Manter a profilaxia para a úlcera de estresse com bloqueadores de H_2 ou inibidor da bomba de prótons. Os benefícios de proteção do trato gastrintestinal superam os riscos de desenvolvimento da pneumonia associada à ventilação mecânica.

Nutrição

- Considerar alimentação oral ou enteral o mais precoce possível conforme tolerado em vez de jejum completo nas primeiras 48 horas.

Metas terapêuticas e limitação do suporte

- Discutir com o paciente e sua família o planejamento de cuidados, tratamento e metas terapêuticas e prognóstico.
- Discutir e estabelecer as metas terapêuticas nas primeiras 72 horas.

ASSISTÊNCIA DE ENFERMAGEM

Uma atuação eficaz no atendimento do paciente com sepse, sepse severa ou choque séptico requer da equipe multidisciplinar o conhecimento e a ação imediata. Os maiores objetivos do tratamento são a manutenção de uma oferta de oxigênio adequada e a minimização dos efeitos da resposta inflamatória.

O enfermeiro deve atuar tanto na assistência ao paciente como no atendimento da sepse, da sepse severa e do choque séptico, assim como reconhecer os pacientes de risco para o desenvolvimento de um quadro séptico e seus sinais clínicos, atuando, assim, de forma precoce no reconhecimento da sepse e na otimização do seu tratamento.

A assistência prestada ao paciente deve ser embasada em um protocolo de cuidados estabelecido, preferencialmente, em uma avaliação multidisciplinar, com base na atuação contínua dessa equipe na monitorização e na avaliação dos cuidados prestados e de seu impacto no restabelecimento do paciente.[23,24]

A abordagem de cuidados que o enfermeiro deve estabelecer para o paciente com sepse severa ou choque séptico deve ser embasada nas necessidades levantadas a partir da história clínica, do exame físico e do tratamento proposto pela equipe multidisciplinar. Os cuidados de enfermagem devem ser discutidos de acordo com as alterações sistêmicas que o paciente possa apresentar, de modo que envolva as medidas assistenciais estabelecidas como metas no tratamento da sepse.

Identificação da sepse

Com o objetivo de identificar a sepse, devem-se seguir as seguintes condutas:

- Identificar os pacientes que correm o risco de desenvolver o quadro de sepse: extremos de idade (< 1 ano e > 65 anos), procedimentos invasivos ou cirúrgicos, desnutrição, uso de antibióticos de amplo espectro, doenças crônicas (diabetes, insuficiência renal e hepatite) e doenças e estados que comprometam o sistema imunológico, como AIDS, alcoolismo, neoplasias, transplantes e uso de imunossupressores.[6,13,15]
- Monitorizar as alterações de sinais vitais (febre, hipotermia, taquicardia e hipotensão arterial).[7,13]
- Observar os sinais de infecção e a presença dos critérios de SIRS. A presença de dois ou mais dos critérios descritos a seguir definem a SIRS: temperatura > 38°C ou < 36°C; frequência cardíaca > 90 bpm; frequência respiratória > 20 movimentos/minuto (ou $PaCO_2$ < 32 mmHg ou paciente em ventilação mecânica); número de leucócitos > 12.000 mm^3 ou < 4.000 mm^3 ou presença de bastões > 10%; edema após reposição volêmica ou balanço hídrico positivo; hiperglicemia; alteração do estado mental e níveis séricos elevados de procalcitonina e proteína C reativa.[7]

Nas primeiras 6 horas de atendimento ao paciente com sepse, sepse severa ou choque séptico, o enfermeiro deve planejar suas ações com o objetivo de otimizar as condutas tomadas pela equipe multidisciplinar e avaliar periodicamente a resposta do paciente a essas ações.

Primeiramente, o enfermeiro deve atentar-se para as metas estabelecidas:[25-27]

- PVC: 8-12 mmHg.
- PAM: > 65 mmHg.
- Diurese: > 0,5 mL/kg/h.
- SVO_2: 70%.

Nas primeiras intervenções com esse paciente, o enfermeiro deve dar prioridade para:

- Coleta de culturas:[5,28]
  - coletar os exames de culturas antes do início da terapêutica dos antibióticos. Em caso de hemocultura, coletar sempre dois ou mais pares, de forma asséptica e em locais de punção diferentes. Atentar para a identificação correta das amostras e o encaminhamento adequado para a análise.
- Dosagem do lactato sérico:[5]
  - garantir a coleta do material (sangue) via arterial ou via cateter venoso central;

- acompanhar a dosagem periódica, tendo como meta a redução para níveis normais (nas primeiras 24 a 48 horas).
- Antibióticos e controle do foco infeccioso:[5]
  - garantir a administração do antibiótico via endovenosa até 1 hora após o diagnóstico na UTI e antes de 3 horas em outras unidades do hospital;
  - realizar a administração do ATB após a coleta de culturas;
  - no exame físico e no levantamento da história clínica, buscar prováveis focos infecciosos e otimizar as ações para o seu controle, por exemplo, drenagem de abscesso, desbridamento de tecido necrótico e remoção de dispositivos infectados, sendo, em muitos casos, necessária a intervenção cirúrgica.
- Reposição volêmica:[25-27]
  - garantir o acesso venoso pérvio;
  - providenciar condições para a obtenção de um acesso venoso central;
  - reavaliar de forma periódica os sinais vitais (FC, PA, FR e T) e, principalmente, a PVC;
  - realizar o balanço hídrico;
  - atentar-se para as soluções de reposição volêmica (cristaloides e albumina) e orientar a equipe quanto aos cuidados com a administração.[29-31]

No uso de suporte hemodinâmico e das terapias adjuvantes, o enfermeiro pode ter ações voltadas tanto para a assistência direta ao paciente como para o preparo e os cuidados com medicamentos.

- Vasopressores:[5]
  - atentar e orientar a equipe quanto aos cuidados com o preparo do medicamento (concentração, solução para diluição e uso da bomba de infusão);
  - obter conhecimento e orientar a equipe quanto aos tipos de medicamento a serem utilizados;
  - atentar-se para a exclusividade da via de acesso a ser administrada, ideal desde o acesso venoso central, e orientar a equipe;
  - realizar o controle periódico dos sinais vitais de FC e PA e atentar-se para PAM $\geq$ 65 mmHg após uma reposição volêmica adequada ou em paralelo.
- Controle glicêmico:[5,32,33]
  - realizar o controle periódico dos níveis de glicemia, por exemplo, 1/1 hora ou 4/4 horas, conforme prescrição médica;
  - buscar controlar os níveis glicêmicos conforme protocolo;
  - realizar o rodízio dos locais de coleta da glicemia capilar;

- aplicar o protocolo de controle glicêmico no uso de insulina endovenosa por bomba de infusão;
- atentar-se para o aporte calórico que o paciente deve receber associado ao uso de insulina;
- orientar e treinar a equipe quanto ao preparo, à administração da insulina e ao controle dos níveis glicêmicos;
- realizar o controle periódico dos sinais vitais e exame físico (sinais de hipoglicemia ou hiperglicemia).
- Corticosteroides:[5,34]
  - atentar-se para os efeitos adversos dos corticosteroides (alteração glicêmica e retenção hídrica);
  - controlar os níveis glicêmicos;
  - controlar o peso diariamente;
  - realizar o balanço hídrico;
  - avaliar a presença de edema.

Nas terapias de suporte no tratamento da sepse severa e do choque séptico, o enfermeiro deve atuar de forma que garanta uma assistência adequada e segura.

- Hemocomponentes:[35]
  - monitorizar diariamente os níveis de hematócrito/hemoglobina e coagulograma; atentar-se para os sinais de sangramentos;
  - realizar um controle rigoroso na transfusão de hemocomponentes;
  - monitorizar os sinais/sintomas de reação alérgica.
- Ventilação mecânica:[5,20]
  - com a equipe multidisciplinar, acompanhar e ajustar os parâmetros da ventilação mecânica conforme as necessidades do paciente, garantindo a sincronia ideal entre o paciente e o ventilador;
  - realizar cuidados como higiene oral e brônquica;
  - orientar a equipe quanto ao cuidado em relação ao tubo orotraqueal, sobretudo ao manipular o paciente;
  - realizar a aspiração periódica das vias aéreas superiores e da cânula orotraqueal;
  - monitorizar os parâmetros de oxigenação e a frequência respiratória;
  - realizar o exame físico periodicamente, aplicando a escala de coma de Glasgow ou Ramsay, para avaliar os níveis de sedação;
  - adequar os parâmetros ventilatórios;
  - realizar a movimentação e o reposicionamento do paciente, aplicando a posição prona, se necessário, de 2/2 horas;

- utilizar a ventilação mecânica não invasiva quando possível;
- manter a cabeceira elevada em 45;
- aplicar o protocolo de desmame de ventilação mecânica.
- Sedação/analgesia/bloqueio neuromuscular:[5,36]
  - orientar a equipe quanto aos sedativos/hipnóticos;
  - evitar doses e tempo de infusão excessivos, para prevenir complicações;
  - realizar a infusão contínua com bomba de infusão;
  - aplicar os protocolos de sedação, para evitar níveis inadequados de sedação;
  - avaliar o padrão neurológico e o nível de dor.
- Diálise:[37]
  - manter cuidados com o procedimento dialítico (controle de soluções e programação da máquina de hemodiálise);
  - realizar o balanço hídrico periódico;
  - realizar o controle eletrolítico periódico;
  - manter a temperatura corporal do paciente (risco de hipotermia); se necessário, utilizar uma manta térmica.
- Profilaxia para o tromboembolismo venoso:[37]
  - realizar a profilaxia farmacológica conforme a prescrição médica (heparinização);
  - realizar a profilaxia mecânica (meias compressivas/botas pneumáticas);
  - realizar o rodízio dos locais de aplicação da medicação subcutânea;
  - orientar a equipe quanto à aplicação da medicação subcutânea;
  - avaliar os sinais de lesões/edemas que possam contraindicar o uso da profilaxia mecânica.
- Profilaxia para úlceras de estresse:[37]
  - garantir a administração conforme a prescrição médica;
  - manter a cabeceira em uma posição maior que 30º.

Na monitorização dos sinais clínicos, o enfermeiro pode atuar das seguintes formas:

- Estado hemodinâmico:[7,13]
  - monitorizar a frequência e o ritmo cardíaco;
  - monitorizar os parâmetros hemodinâmicos que evidenciem elevação do débito cardíaco e diminuição da resistência vascular sistêmica.
- Estado ventilatório:[7,13]
  - monitorizar a frequência respiratória;
  - realizar a ausculta pulmonar;
  - monitorizar os parâmetros de oxigenação por meio da oximetria de pulso e da gasometria arterial e venosa.

- Estado renal:[7,13]
  - monitorizar o débito urinário de hora em hora. Atentar-se para a ocorrência de oligúria ou anúria;
  - monitorizar os exames que demonstram a função renal: creatinina, ureia e sódio urinário.
- Estado hematológico:[7,13]
  - monitorizar o aparecimento de equimoses e sangramentos;
  - monitorizar os indicadores de coagulação: plaquetas, tempo de protombina e tempo de tromboplastina parcial ativada.
- Estado metabólico e nutricional:[7,13]
  - garantir o suporte nutricional, evitando a translocação bacteriana por meio da mucosa intestinal;
  - manter o controle glicêmico adequado, no estado hepático, monitorizando os sinais de disfunção hepática, como a hiperbilirrubinemia e os níveis de enzimas hepáticas.
- Estado gastrintestinal:[7,13]
  - monitorizar os sinais de disfunção gastrintestinal: náuseas, vômitos, distensão abdominal, diminuição dos ruídos hidroaéreos e alta quantidade de resíduos de sonda enteral.
- Estado neurológico:[7,13]
  - monitorizar as alterações do estado mental: diminuição do nível de consciência, confusão e alterações da escala de coma de Glasgow.
- Estado perfusional:[7,13]
  - monitorizar as alterações de coloração da pele e de temperatura.
- Conforto e cuidado do paciente e de sua família:[7,13]
  - garantir o conforto e o controle da dor e sedação;
  - garantir a mudança de decúbito e o posicionamento adequado, assim como os cuidados com a pele;
  - Orientar o paciente e sua família sobre a sepse e seu tratamento;
  - Atender às necessidades da família do paciente.
- Prevenção da sepse:[7,13]
  - utilizar uma técnica de higienização adequada das mãos;
  - seguir as precauções universais;
  - aplicar as medidas adequadas de precaução no controle de infecções;
  - instituir medidas para a prevenção de infecção nosocomial:
    - cuidados com a higiene oral;
    - posicionamento do paciente em uso de ventilação mecânica;
    - posicionamento e cuidados com a pele;
    - cuidados com os cateteres invasivos;
    - cuidados com as feridas;

- identificação dos pacientes de risco;
- prioridade alta para a coleta e a análise de culturas.

CONSIDERAÇÕES FINAIS

A sepse é uma doença com alta taxa de mortalidade e incidência. O enfermeiro, como membro da equipe multidisciplinar, deve saber identificar o paciente com quadro de sepse, sepse severa e choque séptico, assim como aqueles com risco para o seu desenvolvimento. Deve, principalmente, saber atuar na assistência a esse paciente, realizando uma assistência crítica, otimizada e embasada em conceitos, de modo que identifique as medidas eficazes e modifique-as, proporcionando o tratamento mais adequado ao paciente.

RESUMO

É cada vez mais comum um paciente com diagnóstico de sepse, sepse severa ou choque séptico nas UTIs, o que resulta em impactos significativos na incidência, mortalidade, custos e direcionamento da assistência. O sucesso do atendimento a esse paciente está no reconhecimento precoce e na otimização da assistência prestada. Para tanto, o enfermeiro, em conjunto com a equipe multidisciplinar, deve atuar de forma otimizada e preventiva em seu atendimento, de forma que reconheça os pacientes com risco, estabeleça medidas preventivas, reconheça precocemente os quadros de SIRS, sepse, sepse severa e choque séptico e estabeleça protocolos assistenciais que otimizem o atendimento, garantindo o controle e prevenindo a evolução da doença para formas mais graves ou complicações que podem ser fatais.

PROPOSTA PARA ESTUDO

1. Defina SIRS, sepse, sepse severa e choque séptico.
2. Explique o conceito "PIRO".
3. Cite os principais fatores de risco para o desenvolvimento da sepse.
4. Explique a fisiopatologia de desenvolvimento da sepse.
5. Cite os sinais clínicos apresentados pelo paciente com sepse.
6. Justifique os sinais clínicos e hemodinâmicos apresentados pelo paciente com sepse com alterações fisiopatológicas.
7. Cite as metas de tratamento propostas pelo Surviving Sepsis Campaign.
8. Elabore um plano de cuidados preventivos em relação à sepse na UTI.
9. Elabore um plano de cuidados de enfermagem para pacientes com:
   - ventilação mecânica;

- sedação;
- controle glicêmico;
- procedimento de hemodiálise de fluxo lento;
- uso de medicamentos vasoativos;
- reposição volêmica agressiva;
- uso de corticosteroide.

REFERÊNCIAS BIBLIOGRÁFICAS

1. Angus DC, Linde-Zwirble WT, Lidicker J, Clermont G, Carcillo J, Pinsky M. Epidemiology of severe sepsis in the United States: analysis of incidence, outcome, and associated costs of care. Crit Care Med 2001;29(7);1303-10.
2. Martin GS, Mannino DM, Eaton, S, Moss M. The epidemiology of sepsis in the United States from 1979 through 2000. N Engl J Med 2003;348;1546-54.
3. Sales Jr JAL, David CM, Hatum R, Souza PCSP, Japiassú A, Pinheiro CTS et al. Sepse Brasil: estudo epidemiológico da sepse em unidades de terapia intensiva brasileiras. Rev Bras Ter Intensiva 2006;18(1);9-17.
4. Silva E, Pedro MA, Sogayar ACB, Mohovic T, Silva CLO, Janiszewski M et al. Brazilian sepsis epidemiological study (BASES study). Crit Care 2004;8;R251-R260.
5. Silva, Eliezer. Sepse: Manual. São Paulo: Atheneu, 2006. Latin American Sepsis Institute.
6. Dellinger RP, Levy MM, Rhodes A, Annane D, Gerlach H, Opal SM et al. Surviving sepsis campaign: international guidelines for management of severe sepsis and septic shock: 2012. Critical care medicine. 2013;41(2);580-637.
7. Kleinpell R. Working out the complexities of severe sepsis. Nursing Management 2004;35(5);48A-48H.
8. AhrensT, Tuggle D. Surviving severe sepsis: early recognition and treatment. Crit Care Nurs 2004;24(5);2-15.
9. Akamine N, Fernandes Jr CJ, Knobel E. Sepse e choque séptico. In: Knobel E. Condutas no paciente grave. 3.ed. São Paulo: Atheneu, 2006. pp. 62-78.
10. Azevedo LCP, Pizzo WRP. Sepse e choque séptico. In: Schettino GPP, Cardoso LF, Mattar Jr J, Torggler Filho F. Paciente crítico: diagnóstico e tratamento: Hospital Sírio Libanês. Barueri: Manole, 2006. p. 811-8.
11. Franklin CM, Darovic GO. Monitoring the patient in shock. In: Darovic GO. Hemodynamic monitoring. 3.ed. Philadelphia: WB Saunders 2002. pp. 361-402.
12. Bernard GR, Vincent JL, Laterre PF, LaRosa SP, Dhainaut JP, Lopes-Rodrigues A et al. Efficacy and safety of recombinant human activated protein C for severe sepsis. N Engl J Med 200;344(10);699-709.
13. Kleinpell R. Advances in treating patients with severe sepsis. Crit Care Nurs 2003;23(3);16-29.
14. David CM, Dias FS. Sepse, sepse severa e choque séptico. In: Monitorização hemodinâmica. Rio de Janeiro: Revinter, 2004. pp. 119-22.
15. Cohen J, Bruin-Buisson C, Torres A, Jorgensen J. Diagnosis of infection in sepsis: an evidence based review. Crit Care Med 2004;32;S466-94.
16. Dellinger RP, Carlet JM, Masur H, Gerlach H, Calandra T, Cohen J et al. Surviving sepsis campaign guidelines for management of severe sepsis and septic shock. Crit Care Med 2004;32(3);858-73.
17. Levy MM, Fink MP, Marshall JC, Abraham E, Angus D, Cook D et al. 2001 SCCM/ESICM/ACCP/ATS/SIS International sepsis definitions conference. Int Care Med 2003;29;530-8.

18. Bone RC, Balk RA, Cerra FB, Dellinger RP, Fein AM, Knaus WA et al. Members of the ACCP/SCCM Consensus Conference. Definitions for sepsis and organ failure and guidelines for the use of innovative therapies in sepsis. Crit Care Med 1992;20;864-74.
19. Lucinio NM, Costa AC, D'Arco C. Estados de choque. In: Knobel E, Laselva CR, Moura Jr DF. Terapia intensiva: enfermagem. São Paulo: Atheneu, 2006. p. 297-308.
20. Morton GP. Cuidados críticos de enfermagem: uma abordagem holística. Rio de Janeiro: Guanabara Koogan, 2007. p. 1276-82.
21. Bridges EJ, Dukes MS. Cardiovascular aspects of septic shock: pathophysiology, monitoring, and treatment. Crit Care Nurs 2005;25(2);14-42.
22. Becker D, Franges EZ, Geiter Jr H, Haynes NH, Konopka BA, Molle E et al. Enfermagem em cuidados críticos. Série incrivelmente fácil. Rio de Janeiro: Guanabara Koogan, 2005. p. 626-73.
23. Picard KM, O'Donoghue SC, Young-Kershaw DA, Russel KJ. Development and implementation of a multidisciplinary sepsis protocol. Crit Care Nurs 2006;26(3);43-54.
24. Robson WP. From AetE to ICU: how nurses can support the surviving sepsis campaign. Int Crit Care Nurs 2004;20;113-5.
25. Hollenberg SM, Ahrens TS, Annane D, Astiz ME, Chalfin DB, Dasta JF et al. Practice parameters for hemodynamic support of sepsis in adult patients: 2004 update. Crit Care Med 2004;32(9);1928-48.
26. Rhodes A, Bennett ED. Early goal directed therapy: an evidence-based review. Crit Care Med 2004;32(11);S448-50.
27. Rivers E, Nguyen B, Havstad S, Ressler J, Muzzin A, Knoblich B et al. Early goal-directed therapy in the treatment of severe sepsis and septic shock. N Engl J Med2001;345 (19);1368-77.
28. Marshall JC, Maier RV, Jimenez M, Dellinger EP. Source control in the management of severe sepsis and septic shock: an evidence-based review. Crit Care Med 2004;32 (11);S513-26.
29. Finfer S, Bellomo R, Boyce N, French J, Myburgh J, Norton R. A comparison of albumin and saline for fluid resuscitation in the intensive care unit. N Engl J Med 2004;350(22);2247-56.
30. Vincent JL, Gerlach H. Fluid resuscitation in severe sepsis and shock septic: an evidence-based review. Crit Care Med 2004;32(11);S451-4.
31. Vincent JL, Sakr Y, Reinhart K, Sprung CL, Gerlach H, Ranieri VM. Is albumin administration in the acutely ill associated with increased mortality? Results of the SOAP study. Crit Care Med 2005;9(6);R745-54.
32. Van den Berghe G, Wouters P, Weekers F, Verwaest C, Bruyninckx F, Schetz M et al. Intensive insulin therapy in critically ill patients. N Engl J Med 2001;345(19);1359-67.
33. Van den Berghe G, Wilmer A, Hermans G, Mursseman W, Wouters M, Milants I et al. Intensive insulin therapy in the medical ICU. N Engl J Med 2006;354(5);449-61.
34. Keh D, Sprung CL. Use of corticosteroid therapy in patients with sepsis and septic shock: an evidence-based review. Crit Care Med 2004;32(11);S527-33.
35. Zimmerman JL. Use of blood products in sepsis: an evidence-based review. Crit Care Med 2004;32(11);S542-7.
36. Vender JS, Szokol JW, Murphy GS, Nitsun M. Sedation, analgesia and neuromuscular blockade in sepsis: an evidence-based review. Crit Care Med 2004;32(11);S554-61.
37. Trzeciak S, Dellinger RP. Others supportive therapies in sepsis: an evidence-based review. Crit Care Med 2004;32(11);S571-7.

9

Choque hipovolêmico

Renata Eloah de Lucena Ferretti-Rebustini

PONTOS A APRENDER

1. Conceitos e epidemiologia do choque hipovolêmico.
2. Classificação do choque hipovolêmico.
3. Fisiopatologia e efeitos do choque hipovolêmico nos diversos sistemas orgânicos.
4. Apresentação clínica do choque hipovolêmico.
5. Avaliação clínica e diagnósticos de enfermagem no choque hipovolêmico
6. Manejo do choque hipovolêmico
7. Assistência de enfermagem ao paciente em choque hipovolêmico

PALAVRAS-CHAVE

Choque hipovolêmico, enfermagem, unidade de terapia intensiva.

ESTRUTURA DOS TÓPICOS

Introdução. Classificação. Fisiopatologia e efeitos do choque hipovolêmico nos diversos sistemas orgânicos. Apresentação clínica. Avaliação clínica e diagnósticos de enfermagem. Manejo do choque hipovolêmico. Assistência de enfermagem ao paciente em CH. Considerações finais. Resumo. Propostas para estudo. Referências bibliográficas. Para saber mais.

INTRODUÇÃO

De modo abrangente, o choque pode ser definido como uma síndrome decorrente da insuficiência circulatória aguda, caracterizada por um estado de hipoperfusão tecidual sistêmica, que, por meio de um processo fisiopatológico complexo, resulta em alterações em nível celular, metabólico e hemodinâmico. Essas alterações podem levar à disfunção de múltiplos órgãos (DMO) e morte.

Há vários tipos de choque. Ao longo dos anos eles foram revisados, reclassificados ou reelaborados com base em aspectos semânticos, etiológicos, fisiopatológicos ou ainda com base nos mecanismos de hipóxia.[1] Alguns autores descrevem quatro tipos de choque (hipovolêmico, cardiogênico, distributivo, obstrutivo), enquanto outros descrevem cinco (hipovolêmico, cardiogênico, distributivo, obstrutivo, endócrino).[2] Recentemente o choque foi agrupado em três tipos (hemorrágico, cardiogênico, inflamatório).[1,2] Nessa proposição, o choque hipovolêmico (CH) passaria a ser chamado de hemorrágico.[1]

Independentemente do tipo de choque, é uma condição extremamente frequente em UTI, sendo responsável por cerca de 50% das mortes nessas unidades,[3] especialmente 24 horas após a admissão do paciente.[2] As taxas de mortalidade variam entre 23 a 75% de acordo com a etiologia do choque.[2,4] Em 2013, foram registrados 1.221 óbitos por choque no Brasil, e 623 destes foram da região Sudeste.[5]

Apesar de alguns autores apontarem o CH como o mais frequente dentre os vários tipos de choque,[6,7] sua prevalência gira em torno de 15-16% em UTI, similar à prevalência do choque cardiogênico (16-17%). Aproximadamente 63% de todos os tipos de choque são de etiologia séptica.[2,3,8]

CLASSIFICAÇÃO

Como mencionado anteriormente, há uma sugestão de que o CH passe a ser chamado de choque hemorrágico.[1] Neste capítulo, será utilizada a nômina de CH, por se entender que esta é mais ampla e descreve melhor o CH no que diz respeito aos seus determinantes.

O CH é causado por uma perda significativa de volume circulatório intravascular.[2] Pode ser classificado nosologicamente (com referência à sua etiologia) ou clinicamente (com referência ao seu estadio clínico). Do ponto de vista nosológico, o CH classifica-se em hemorrágico (CHh) ou não hemorrágico (CHnh).[3,4, 6-10] A causa mais frequente de CHh é o sangramento externo ou interno. O CHnh pode ser decorrente da perda de fluidos como nos casos de desidratação, deslocamento de líquidos entre os compartimentos corpóreos ou mesmo drenagem excessiva de líquidos (transudatos, por exemplo); ou seja, pode ser oriundo de qualquer condição que resulte em redução da volemia (Figura 9.1).

Outras condições podem desencadear o CHnh e são entendidas como fatores relativos: a) a vasodilatação decorrente da Síndrome da Resposta Inflamatória Sistêmica (SIRS), anafilaxia ou redução do estímulo simpático; b) no aumento da permeabilidade da membrana capilar, como ocorre na SIRS, na anafilaxia e nas lesões térmicas; e c) quando há redução da pressão coloidosmótica, como nos casos de depleção de sódio importante, hipopituitarismo, cirrose e obstrução intestinal.[6]

Ainda no que diz respeito à sua classificação, o CHh pode ser classificado de acordo com gravidade da hemorragia em quatro classes (I, II, III, IV),[2,6,7,9,11] conforme mostra o Quadro 9.1, ou pela classificação de Holcroft em três classes (leve, moderado, grave).[11]

HEMORRÁGICO	• Sangramento externo: trauma; ferimentos por arma de fogo ou branca • Sangramento interno: sangramento menstrual copioso; hemorragia digestiva alta ou baixa; aneurisma roto de aorta; operatório
NÃO HEMORRÁGICO	• Desidratação: vômitos; diarreia; poliúria decorrente de diabetes *insipidus* ou cetoacidose diabética; queimaduras extensas e profundas; medicamentos • Deslocamento de líquidos entre compartimentos corpóreos: pancreatite, peritonite, infecção • Drenagem de grandes volumes: paracentese, toracocentese

Figura 9.1 Tipos de choque hipovolêmico e seus principais fatores desencadeantes. São Paulo, 2015.

Quadro 9.1 Classificação do CH hemorrágico, de acordo com a quantidade de sangue perdido na hemorragia. São Paulo, 2015.

Classe I	< 750 mL ou < 15% de sangue de volume sanguíneo perdido
Classe II	750 - 1.500 mL ou 15-30% de sangue de volume sanguíneo perdido
Classe III	1.500 - 2.000 mL ou 30-40% de sangue de volume sanguíneo
Classe IV	> 2.000 mL ou > 40% de sangue de volume sanguíneo perdido

Se for considerado que o CH deva ser chamado de choque hemorrágico, como proposto por Bonanno, em 2012,[1] algumas condições desencadeantes do CHnh passam a ser entendidas como pseudochoque ou como um choque parcial ou incompleto, não sendo, portanto, classificadas como choque por serem condições consideradas secundárias a condições primárias. De acordo com esse autor, na classificação dos choques parciais ou incompletos e dos pseudochoques, entrariam algumas condições relacionadas com o CHnh (Quadro 9.2), enquanto outras passam a ser classificadas como choque inflamatório (como a queimadura e a pancreatite, por exemplo).[1]

Clinicamente, o CH pode ser classificado como compensado, descompensado ou irreversível. Essa classificação está de acordo com o estágio evolutivo, com sua progressão, e não é exclusiva do CH, podendo ser utilizada para qualquer tipo de choque. No choque compensado, observa-se a efetividade dos mecanismos compensatórios, o que não ocorre no choque descompensado, em que há uma falência desses mecanismos e as alterações se tornam mais proeminentes e complexas. O choque irreversível acontece quando não há mais possibilidade de reversão, como a própria nomenclatura afirma.[12] Do ponto de

Quadro 9.2 Tipos de pseudochoque, choque parcial ou incompleto.

Pseudochoque	Desidratação grave Hipotensão neurogênica Reação anafilática aguda
Choque parcial ou incompleto	Síndrome do Bypass Cardiopulmonar/Síndrome ECMO Insulto intraoperatório Crise hemolítica aguda Fase hiperdinâmica do choque séptico

Fonte: adaptado de Bonanno.[1]

vista fisiopatológico, isso ocorre quando o sistema arteriolar e a função mitocondrial já não respondem mais como resultado da hipóxia persistente.[1]

Uma outra classificação utilizada no CH faz uso de critérios fisiopatológicos e terapêuticos. Ela pode ser denominada Classificação Fisiológica ou Classificação Terapêutica do CH. Por ela, o CH é classificado em quatro classes: leve, moderado, grave, crítico. No CH leve, há normotensão e taquicardia, ao passo que nos casos de CH moderado já se observa hipotensão que responde à terapêutica com normotensão e taquicardia compensatória, de modo que a descompensação é estabilizada. No CH grave, a hipotensão não é responsiva à terapêutica e não há estabilização da descompensação. No CH crítico, há colapso cardiovascular e acometimento encefálico.[11] Por fim, em relação à progressão, é possível classificá-lo em três fases: pré-choque, choque e DMO.[9]

FISIOPATOLOGIA E EFEITOS DO CHOQUE HIPOVOLÊMICO NOS DIVERSOS SISTEMAS ORGÂNICOS

Antes de entender a fisiopatologia do CH, é necessário compreender o conceito de hipovolemia. A volemia diz respeito ao volume de sangue circulante. Os termos euvolemia, hipovolemia e hipervolemia refletem a habilidade do volume circulante em manter o débito cardíaco (DC); também dizem respeito ao volume sanguíneo necessário para manter o DC e a perfusão adequada da microcirculação. A presença ou ausência de volume intersticial não deve ser incorporada nesse conceito. A distribuição inadequada de volume sanguíneo é chamada de disvolemia, e pode ter causas diferentes que não a alteração do volume circulante. Existem situações de choque em que o problema está na perfusão tecidual causada por disfunção microcirculatória que resulta em distribuição inadequada (choque distributivo), independente do débito cardíaco (normal ou aumentado).[13] O CH, portanto, pode ser secundário à disvolemia, nos casos em que há problema de distribuição, de translocação de líquidos entre os compartimentos corpóreos.

O CH representa um estado de choque causado por redução do volume circulante em decorrência de condições hemorrágicas ou não hemorrágicas. Também pode estar presente como via final de outros tipos de choque, como o choque séptico, por exemplo.[10]

Em resumo, a hipovolemia com consequente redução do volume circulante causará diminuição do retorno venoso (com diminuição da pré-carga e do volume diastólico final), do volume sistólico e do DC, levando à diminuição do suprimento de oxigênio para as células, o que causa perfusão inadequada de tecidos e órgãos e altera o metabolismo celular. Para evitar que isso aconteça, mecanismos compensatórios são acionados a partir da redução do DC. Esses mecanismos causarão aumento da frequência cardíaca, vasoconstrição e shunt artério-venoso; ativação do sistema renina-angiotensina-aldosterona com retenção de sódio e água; estimulação das glândulas pituitária anterior e adrenal com liberação de ACTH para aumentar a liberação de glicose e catecolaminas circulantes. A falência dos mecanismos compensatórios culminará com perfusão tissular inadequada que implicará em metabolismo anaeróbio e produção de ácido lático que, por sua vez, aumenta a permeabilidade capilar e piora o metabolismo favorecendo a morte celular nos diversos órgãos e sistemas orgânicos. A via final será, portanto, a DMO e morte.[6]

De todo modo, o efeito da hipovolemia na hemodinâmica acaba não sendo duradouro em razão da terapêutica de reposição volêmica. No entanto, mesmo após o restabelecimento da volemia, alterações na microcirculação podem continuar.[13] Na euvolemia e na hipovolemia, a distribuição de oxigênio (DO_2) pode ser maior que o seu consumo (VO_2), dependendo da gravidade da perda sanguínea. No CH compensado, a DO_2 pode ser equivalente à VO_2. No entanto, no CH descompensado, a DO_2 será menor que o VO_2, e ainda menor no CH irreversível. Esse desequilíbrio entre oferta e demanda de oxigênio pode causar alterações na microcirculação e dano mitocondrial irreversível.

A microcirculação, que consiste na parte mais distal do sistema circulatório (formada por microvasos: arteríolas, capilares e vênulas), possui um papel importante na fisiopatologia do choque e vem sendo muito discutida.[1,11,13] Essa importância se dá por seu papel na preservação de um reservatório de sangue e por sua função de troca dos produtos do metabolismo, sobretudo pelos capilares (entendidos como os mais importantes para executar a função de troca na microcirculação). A principal função da rede microcirculatória é permitir a troca de moléculas (oxigênio, dióxido de carbono, nutrientes, hormônios, citocinas e metabólitos) entre o sangue e os tecidos. Um fluxo sanguíneo adequado é importante para a perfusão e o funcionamento dos órgãos nos diversos sistemas orgânicos. Em situações de choque, a disfunção microcirculatória pode persistir mesmo após a reposição volêmica e pode, portanto, ser um fator contribuinte para a ocorrência de DMO pós-choque.[13] No CH, a microcirculação é afetada nos estágios mais avançados, principalmente quando o CH passa de descompensado para irreversível.[1]

Além das alterações observadas na rede microvascular, observa-se também disfunção endotelial, alteração na microcirculação da musculatura esquelética e alterações nos elementos sanguíneos, dependendo da gravidade do CH e do órgão afetado.[13] As alterações decorrentes do CH acometerão diversos sistemas orgânicos, conforme mostra a Figura 9.2

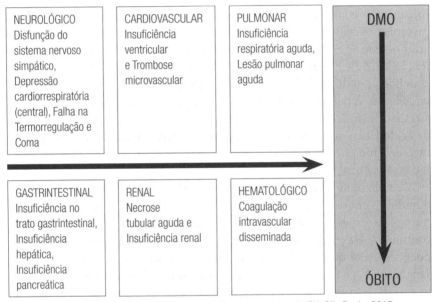

Figura 9.2 Principais alterações nos sistemas orgânicos decorrentes do CH. São Paulo, 2015.

É importante que o enfermeiro saiba que mesmo após a instalação da terapêutica de ressuscitação volêmica, o problema não estará totalmente resolvido. Enquanto a resposta da macrocirculação diante da reposição volêmica é rápida, a resposta da microcirculação não é. Além disso, alguns pacientes podem apresentar, após a ressuscitação volêmica, a síndrome pós-ressuscitação (SPR).[13] A SPR pode ocorrer em razão das alterações bioquímicas nos canais de ATP íon-dependentes causadas pela disfunção mitocondrial e alterações arteriolares. Na SPR, há abertura da rede microcirculatória após a ressuscitação volêmica, causando liberação de lactato, potássio e mioglobina e há também hiperpermeabilidade causando edema tecidual (periférico e pulmonar). Os mecanismos fisiopatológicos da SPR são complexos e ainda não foram completamente elucidados.

Todos os processos fisiopatológicos que ocorrem no CH devem ser compreendidos para que o cuidado de enfermagem seja direcionado para o seu manejo.

APRESENTAÇÃO CLÍNICA

O quadro clínico do CH representa as alterações clínicas decorrentes da redução do DC causada pela diminuição do volume circulante e consequente alteração da perfusão dos órgãos e sistemas orgânicos. Os sinais clínicos do CH acompanham, portanto, os processos fisiopatológicos e sua progressão em cascata, caso não haja intervenção terapêutica.

Os principais sinais clínicos do CH são: rebaixamento do nível de consciência (RNC), palidez cutâneo-mucosa, pele fria e úmida, hipotensão, taquicardia, taquipneia, oligúria/anúria, colapso de veias superficiais e aumento do tempo de enchimento capilar. Hipotermia e hiperglicemia podem estar presentes. Todas essas alterações são decorrentes do baixo DC, que também será responsável pela diminuição do suprimento de oxigênio para os tecidos, causando aumento do lactato, da creatinina e déficit de base.[6,7]

É importante que o enfermeiro saiba que nem todos os pacientes com CH apresentarão inicialmente hipotensão. O RNC varia de paciente para paciente e acontece em função da redução da pressão de perfusão cerebral. Pode se iniciar com confusão mental, irritação, agitação, agressividade ou mesmo sonolência, e evolui de maneira progressiva, acompanhando a redução do débito. Em idosos, a confusão mental é comum (delirium). Nos casos de disvolemia, pode-se observar edema periférico em diferentes níveis. A cianose também pode estar presente.

AVALIAÇÃO CLÍNICA E DIAGNÓSTICOS DE ENFERMAGEM

A avaliação clínica representa uma das etapas mais importantes para o cuidado de enfermagem. Quanto antes o enfermeiro reconhecer que está diante de um quadro de CH, mais rápida será a instituição da terapêutica e maior será a chance de sobrevida do paciente.

O enfermeiro deve estar atento para todos os pacientes que apresentarem pressão arterial sistólica menor do que 90 mmHg (ou redução de 40 mmHg da pressão sistólica de base), pressão arterial média (PAM) menor do que 60 mmHg ou qualquer outra evidência de hipoperfusão orgânica multissistêmica.[6,10] Os indicadores globais de oxigenação e perfusão tecidual[6] são demonstrados no Quadro 9.3.

Durante a avaliação clínica de enfermagem, o enfermeiro deverá investigar a presença de alteração em quaisquer dos indicadores globais de oxigenação e perfusão. A presença de alterações nesses indicadores representará sinais de alerta do CH.

A avaliação clínica de enfermagem no CH é feita com base na história clínica do paciente (anamnese abrangente), no exame físico completo, em exames laboratoriais e de imagem, no eletrocardiograma e na monitorização hemodinâmica (não invasiva e invasiva). A avaliação clínica compreensiva permitirá ao enfermeiro identificar elementos de raciocínio clínico que o auxiliarão não só no rápido reconhecimento do estado de choque, mas sobretudo no reconhecimento dos problemas de enfermagem que se traduzirão em diagnósticos de enfermagem.

Quadro 9.3 Indicadores globais de oxigenação e perfusão tecidual no CH.

Déficit de base arterial
PAM e PVC
Tempo de enchimento capilar
Nível de consciência
Gasometria arterial
Lactato sérico
Saturação venosa central de O_2
Débito urinário (< 5 mL/kg/h)

História Clínica e Exame Físico

A história clínica do paciente fornecerá dados ao enfermeiro quanto à etiologia do CH (CHh ou CHnh). O conhecimento de um estado clínico prévio à ocorrência do estado de choque será importante para determinar o nível basal do paciente em relação aos diversos indicadores globais de oxigenação e perfusão. História de exposição ao calor (intermação, desidratação, queimaduras), vômitos, diarreia, hematêmese ou outro sangramento e dorsalgia podem estar associados ao CH e devem ser, portanto, considerados durante a investigação clínica.[14]

No exame físico compreensivo, o enfermeiro deverá buscar pelos sinais e sintomas característicos do CH (descritos anteriormente). Os principais sinais de alerta clínico para o enfermeiro são:[6,7,14] alteração no nível de consciência, taquicardia (120 – 130 bpm), hipotensão (PAs < 90 mmHg; PAM < 60 mmHg), taquipneia (> 30 rpm) com ausculta respiratória normal, cianose, pele fria e úmida, sede, oligúria (< 0,5 mL/kg/h) e urina concentrada associadas à acidemia. Todos esses sinais podem ter início agudo ou subagudo. Dependendo da gravidade da perda volêmica, pode haver hipotermia (< 36,0 ºC) que quando presente é indicativo de maior gravidade. A hiperglicemia no CH costuma ser decorrente de cetoacidose diabética.

É muito comum que se associe qualquer estado de choque com a hipotensão, no entanto, ela nem sempre estará presente. O enfermeiro não deve esperar a existência de hipotensão e taquicardia para considerar a possibilidade de estar diante de um quadro de CH. A hipotensão arterial pode ser um indicador tardio de CH. É necessário que aproximadamente 30% do volume seja perdido para que se observe hipotensão e 15% para que se observe taquicardia.[15] Isso quer dizer que o estado de choque precisa ser prontamente identificado, antes que a hipotensão arterial se instale. Na ausência de hipotensão, o enfermeiro deve procurar por outros indicadores de hipoperfusão, como a sede, a urina concentrada, que parecem ser indicadores precoces de hipovolemia.[15]

Em relação ao ciclo vital, o CH é mais grave nos extremos de idade, ou seja, nas crianças e nos idosos, em função das alterações nos reflexos vasculares que podem não estar totalmente maturados (recém-nascidos e crianças) ou podem estar degenerados (idosos).[11] Nas mulheres grávidas, os sintomas de CH podem não ser manifestados até que 30-35% do volume sanguíneo total tenha sido perdido em função do aumento plasmático e do DC característico da gestação. Um idoso com CH pode apresentar pressão arterial sistólica de 120 mmHg em decorrência da arteriosclerose, das alterações dos reflexos vasculares pela senescência, ou, ainda, da hipertensão. É também necessário atentar-se para os idosos e suas atipias de apresentação clínica. Nesses indivíduos, a confusão mental pode dificultar o reconhecimento do CH uma vez que sua presença pode ser erroneamente atribuída à senescência ou às doenças neurodegenerativas comuns no envelhecimento. O delirium em idosos pode ser o primeiro indicativo de CH.[11]

Avaliação Hemodinâmica

A avaliação do estado hemodinâmico do paciente é fundamental para a avaliação do CH e para o diagnóstico diferencial entre os diversos tipos de choque. Também é útil para identificar se o CH é um distúrbio dito primário (causado por um sangramento, por exemplo) ou se é secundário a um outro tipo de choque, como nos casos sépticos. A ocorrência de CH associado a um choque séptico ou a um choque cardiogênico (choque misto) em um mesmo paciente pode ser comum, e a monitorização hemodinâmica do paciente auxiliará no reconhecimento dos diversos tipos de choque e seus padrões, apoiando não apenas o diagnóstico, mas também norteando a terapêutica.

A avaliação não invasiva da condição hemodinâmica consiste no monitoramento dos indicadores globais de oxigenação e perfusão avaliados clinicamente e por meio de monitores multiparamétricos. Poderão ser avaliados parâmetros básicos, tais quais: pressão arterial, frequência cardíaca e respiratória, saturação de oxigênio, temperatura e ritmo cardíaco ao monitor.

A avaliação invasiva do CH é feita por meio do monitoramento de indicadores de oxigenação e perfusão, avaliados de modo invasivo com o auxílio de cateteres arteriais e venosos. Por meio deles, pode-se aferir diversos parâmetros hemodinâmicos direta ou indiretamente observáveis (por meio de cálculo dos parâmetros fornecidos).

A medida da pressão venosa central (PVC) deve ser obtida em todos os pacientes com instabilidade hemodinâmica com vistas à avaliação da volemia.[16] Ela reflete a pressão do sangue no átrio direito ou na veia cava, e seu valor de normalidade varia de 0 a 6 mmHg. Pode ser aferida por meio de um cateter venoso central de modo contínuo e, idealmente, por meio de um sistema eletrônico com transdutor de pressão, por ser mais preciso do que a medida por meio de manômetro ou coluna de água. No CH costuma estar baixa.

A PAM também deve ser avaliada em todos os pacientes com instabilidade hemodinâmica, no entanto, sua aferição de modo invasivo deverá ter indicação individualizada. No caso de pacientes graves, deve ser sempre avaliada de modo invasivo, por meio de um cateter arterial de PAI,[16,17] conectado a um cabo transdutor de pressão. Atualmente, existem cateteres próprios para a aferição invasiva da PAM.

De modo não invasivo, a PAM pode ser obtida pelo próprio monitor multiparamétricos ou por meio de cálculo representado pela seguinte equação matemática PAM=(PAs + 2PAd)/3, onde PAs representa a pressão arterial sistólica e PAd representa a pressão arterial diastólica. O valor normal da PAM deve ser de 70 a 105 mmHg. PAM < 60 – 65 mmHg pode ser indicativa de choque.[8]

A avaliação básica do paciente deve conter: frequência cardíaca e respiratória, temperatura, saturação de oxigênio, eletrocardiograma de 12 derivações com DII longo, pressão arterial média não invasiva, PVC e PAM invasiva e diurese.[16] A avaliação invasiva deve ser indicada de modo individualizado. Para a monitorização invasiva pode-se usar o cateter de artéria pulmonar (CAP), também conhecido como cateter de Swan-Ganz.

O CAP está indicado quando são necessárias informações precisas que não podem ser obtidas apenas por meio da avaliação da clínica do paciente, ou de modo não invasivo,[16] sejam elas para fins diagnósticos ou terapêuticos.[14] Existem vários tipos de CAP. Atualmente, recomenda-se o uso de CAP com medida da SvO_2 (muito recomendável); CAP com DC contínuo (recomendável) e CAP volumétrico com medida contínua do DC (recomendável).[16] Dependendo do tipo de CAP, poderão ser obtidas medidas de pressão do átrio direito (PAD), pressão da artéria pulmonar (PAP), pressão de capilar pulmonar (PCP) ou pressão de oclusão de artéria pulmonar (POAP), DC, saturação venosa de oxigênio. Outras medidas podem ser obtidas através de cálculos feitos a partir das medidas diretamente observáveis como o índice cardíaco (IC), o índice sistólico (IS), o volume sistólico (VS), a resistência vascular sistêmica (RVS), entre outros.

Seu uso tem sido restrito atualmente, pois não foi demonstrado que o CAP melhora o desfecho de pacientes em choque. Assim, seu uso rotineiro tem diminuído, devendo ser indicado para pacientes cujo estado de choque tenha etiologia indefinida quando há padrão misto ou em outras situações específicas que não o CH.[16] O CAP estará indicado no CH quando o estado volêmico do paciente é desconhecido, independentemente da ressuscitação volêmica adequada.[14]

No CH, os parâmetros hemodinâmicos são variáveis e dependem do nível da hipovolemia. O DC pode estar inicialmente normal, a resistência vascular sistêmica pode estar alta e a pressão de capilar pulmonar pode estar preservada. Conforme a gravidade aumenta, o DC e a pressão de capilar pulmonar podem diminuir[14] (Quadro 9.4).

Quadro 9.4 Parâmetros hemodinâmicos no CH.[4,7,14]

Parâmetro	Valor usual	No CH
Pressão de Átrio Direito/PVC	0 – 8 mmHg	Normal* ou ↓
Pressão de Artéria Pulmonar	10 – 22 mmHg	Normal* ou ↓
Pressão de Capilar Pulmonar	6 – 15 mmHg	Normal* ou ↓
Índice Cardíaco	$2,8 – 4,2 \ L/min/m^2$	Normal* ou ↓
Resistência Vascular Sistêmica	$900 – 1400 \ dinas/s/cm^{-5}$	↑
Saturação Venosa Mista de Oxigênio	> 65%	Normal* ou ↓

* em fases iniciais

A inserção do CAP é um procedimento médico, no entanto, a aferição dos parâmetros hemodinâmicos, uma vez que o cateter foi passado e está locado, pode ser feita tanto por médicos quanto por enfermeiros treinados.[16]

Em relação ao metabolismo do oxigênio, deve-se monitorar tanto a pressão quanto a saturação de oxigênio (arteriais sistêmicas e venosas mistas). Elas refletem a habilidade do pulmão em oxigenar o sangue (PaO_2 e SaO_2) e evidenciam o balanço entre a oferta e o consumo de oxigênio pelos tecidos (PvO_2 e SvO_2). Valores de $PvO_2 < 45$ mmHg e de $SvO_2 < 35\%$ representam gravidade quando há oxigenação adequada do sangue arterial.[10]

Outros parâmetros de avaliação

Outros parâmetros de avaliação como o ECG de 12 derivações (com DII longo), a gasometria arterial (em busca de acidose metabólica) e o Rx de tórax fornecem informações complementares que podem apoiar o processo diagnóstico. Exames de imagem mais complexos podem indicar a presença de sangramento ativo. A glicemia sanguínea alterada pode indicar um estado de choque secundário à hiperglicemia, como nos casos de cetoacidose diabética.[18] O lactato sérico (> 2 mmol/L), o déficit de base (< -3) e a saturação venosa mista de oxigênio (< 65%) podem ser utilizadas como indicadores de avaliação na fase aguda do CH.[9,15,19] Observa-se também elevação da creatinina plasmática e alteração nos níveis hematimétricos nos casos de perda sanguínea, e elevação do hematócrito quando não há perda de elementos figurados do sangue.[10]

Diagnósticos de Enfermagem

Após a investigação clínica compreensiva, o enfermeiro analisará um conjunto de sinais e sintomas indicativos de que há um problema de volume circulante e baixo débito cardíaco. Os principais diagnósticos de enfermagem comumente presentes em pacientes com CH são: volume de líquidos deficiente relacionado à perda de fluidos ou sangue, e débito cardíaco diminuído relacionado às alterações na pré-carga.[6] Outros diagnósticos de enfermagem podem ser observados como troca de gases prejudicada, confusão aguda, dentre outros.

MANEJO DO CHOQUE HIPOVOLÊMICO

O manejo efetivo de qualquer tipo de choque requer uma abordagem sistematizada em 4 etapas, descritas de forma mnemônica como os 4Rs do choque: Reconhecer, Responder, Restaurar e Resolver (Figura 9.3). Primeiramente, deve-se reconhecer que se está diante de um quadro de choque e prontamente responder instituindo a terapêutica apropriada para restaurar a pressão arterial, a perfusão e a oxigenação dos tecidos, e resolver o estado de choque por meio do tratamento definitivo da condição desencadeante.

No CH, o mesmo racional pode ser utilizado, ou seja, o manejo efetivo envolve: avaliar as evidências de CH (reconhecer), iniciar a reposição volêmica adequada ou uso de DVA (responder) para normalizar a pressão arterial e a perfusão tecidual sistêmica (restaurar), e tratar a causa do CH (resolver) por meio do tratamento efetivo da condição desencadeante (CHh ou CHnh).

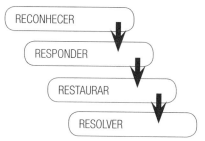

Figura 9.3 Abordagem sistematizada do choque – Os 4 Rs. São Paulo, 2015.

Quanto mais rápido o estado de choque for identificado, maior será a chance de resolução do quadro com menor risco de DMO e óbito,[19] sobretudo se antes de 12 horas da instalação do quadro.[20] O prognóstico do paciente dependerá, dentre outros fatores, do estágio do choque. Assim, as condutas médicas e de enfermagem não devem ser retardadas.

Metas terapêuticas interdisciplinares no CH

A PAM no CH deve ser restaurada para atingir valores entre 65 e 70 mmHg.[4,9,13] A partir daí, os sinais clínicos de perfusão tecidual e oxigenação indicarão, em cada caso, o valor ideal de manutenção pressórica. Para tanto, devem ser avaliados os indicadores globais de perfusão e oxigenação. Nos casos em que há necessidade de controle cirúrgico para a interrupção do sangramento causado por trauma, a PAM deverá ser de 40 mmHg.[9] Nos casos de sangramento ativo, sem disfunção neurológica grave, pode-se aceitar valores de PAM um pouco inferiores.[13] Nos casos de TCE sem hemorragia sistêmica, a meta da PAM é de 90 mmHg.[9] Após prova de volume, espera-se que a PVC sofra uma alteração maior do que 2mmHg.

Deve-se corrigir a hipoxemia e a anemia (nos casos de CHh). Objetiva-se manter os níveis de hemoglobina entre 7 e 9 mg/dL.[9] Não há um ponto de corte estabelecido como meta terapêutica para o DC no CH. Uma vez que varia de paciente para paciente, o ideal é que o DC seja restaurado para a faixa de normalidade. As metas terapêuticas para os parâmetros de oxigenação devem ser $SvcO_2 > 70\%$ ou $SvO_2 > 65\%$.[15] Em relação ao lactato sérico, espera-se que ele se normalize em algumas horas após a instituição da terapêutica para o CH.[13,15] Foi demonstrado que uma redução de 20% nos níveis de lactato sérico, após 2 horas do início do tratamento do choque, esteve associada com redução da mortalidade intra-hospitalar.[21]

Metas terapêuticas de enfermagem no CH

As metas terapêuticas de enfermagem deverão ser direcionadas à prevenção, resolução ou controle dos diagnósticos de enfermagem, e alinhadas às metas interdisciplinares, tomando como base os princípios terapêuticos do CH e o foco de ação da enfermagem. Os resultados de enfermagem mais comumente observados para o manejo dos diagnósticos de enfermagem no CH são: equilíbrio hídrico, estado circulatório e gravidade da perda de sangue. Os indicadores clínicos que devem ser usados para evolução do paciente são: nível de consciência, sinais de vitalidade, volume urinário/balanço hídrico, coloração e umidade da pele, edema.

Espera-se que o paciente apresente, principalmente, equilíbrio hídrico e estado circulatório adequado para atender as demandas orgânicas, evidenciados por melhora do nível de consciência (evoluindo para um estado de alerta, sem confusão mental), normotensão, frequência cardíaca e respiratória dentro da faixa de normalidade, adequação do débito urinário (> 1 mL/kg/h), tempo de enchimento capilar entre 2 e 3 segundos, melhora do turgor cutâneo, da coloração da pele e do edema. Espera-se também melhora do lactato sérico e dos parâmetros de oxigenação ($SvcO_2$ e SvO_2).

Manejo inicial do CH

A abordagem inicial de qualquer tipo de choque será orientada pelo problema (déficit de perfusão e oxigenação). Objetiva-se a restauração da perfusão adequada aos tecidos orgânicos e o tratamento das alterações metabólicas produzidas pelo estado de choque, além da correção da causa. Considerando-se que o tratamento adequado e precoce pode prevenir disfunção e/ou falência orgânica, a terapêutica deve ser iniciada mesmo enquanto o tipo de choque não tiver sido identificado.[13] Quanto maior a gravidade do quadro, mais rápida e agressiva deve ser a intervenção.[11]

No CH, as ações precoces de ressuscitação também deverão ser instituídas mesmo que ainda não se saiba se o paciente apresenta CHh ou CHnh. Os principais objetivos do tratamento do CH são: a) restauração da pressão arterial; b) manutenção do DC; c) aumento na oferta de oxigênio; d) redução dos níveis de lactato; e e) melhora da perfusão da microcirculação.

O manejo inicial do choque é composto por ações que envolvem controle da ventilação, reposição volêmica e controle do débito cardíaco. O Protocolo VIP para o manejo beira-leito do choque pode ser usado. Trata-se de um acrônimo primeiramente proposto em 1969 e que ainda hoje representa o foco do tratamento do choque, independentemente de seu tipo. No protocolo VIP de manejo do choque, V representa Ventilação (com administração de oxigênio); I representa Infusão Intravenosa (para infusão de fluidos); e P representa bomba cardíaca (*pump*, no inglês, para administração de drogas vasoativas).[13]

- Ventilação: deve-se aumentar a oferta de oxigênio, que nos casos de choque deve ser de modo invasivo. Assim, deve-se realizar a intubação orotraqueal e iniciar a ventilação mecânica sobretudo nos casos em que há dispneia importante, hipoxemia ou piora progressiva da acidemia. A ventilação mecânica também será útil na redução do esforço dos músculos respiratórios e na diminuição da pós-carga (devido ao aumento da pressão intratorácica). O enfermeiro deve atentar-se para a pressão arterial durante o início da ventilação mecânica. Uma queda abrupta da PA nesse momento pode sugerir hipovolemia ou diminuição do retorno venoso,[13] sendo, portanto, uma evidência a mais nos casos de CH. A monitorização da oximetria de pulso deve ser contínua.[7]
- Infusão intravenosa: a infusão de fluidos representa uma ação primordial no tratamento de qualquer tipo de choque,[4,9,10,13,22-24] sobretudo no manejo do CH. No entanto, deve ser cuidadosamente monitorada pelo risco de edema pulmonar. A prova de volume consiste em infundir uma solução em um dado espaço de tempo para expandir a volemia e aumentar a pressão arterial (Quadro 9.5). Recomenda-se 20 mL/kg, com um máximo de 3 L. Nos casos de CHh, utiliza-se a regra de 3:1, ou seja, infusão de 3 mL de cristaloide para cada 1 mL de sangue perdido.[9] Atenção especial deve ser dada aos idosos, em que a reposição volêmica agressiva pode desencadear EAP. Isso pode acontecer porque as alterações no coração do idoso decorrentes da senescência são suficientes para atender a demanda orgânica, mas não o são em situações de sobrecarga. Em situações de sobrecarga volêmica (como na prova de volume) os idosos podem responder com estados de insuficiência cardíaca aguda, mesmo nos casos em que os pacientes não apresentem insuficiência cardíaca prévia.
- Drogas vasoativas: as DVA não são a primeira recomendação no CH. Elas são indicadas nos casos em que o paciente não respondeu à prova de volume ou nos casos em que a reposição volêmica foi contraindicada.[10] Nos casos de CH com hipotensão grave, os agentes vasopressores podem ser indicados e podem ser instalados temporariamente durante a infusão da prova de volume.[13] A noradrenalina[25] é um agente vasopressor de primeira escolha por ter propriedades alfa-adrenérgicas e efeitos beta-adrenérgicos modestos para a manutenção do DC. Na dose de 0,1 a 2,0 µg/kg/min, é capaz de aumentar consideravelmente a pressão arterial sem interferir tanto na frequência cardíaca e no DC.[13] Quando comparada com a dopamina, a

noradrenalina é mais adequada para o manejo do choque.[3,13] Além disso, a dopamina está mais associada a arritmias e à mortalidade em 28 dias nos casos de choque cardiogênico e séptico.[13]

- Outras ações: o uso de sedativos deve ser cauteloso, de modo a evitar quedas de pressão arterial ou de débito cardíaco,[13] interferindo nos parâmetros de observação das condições de melhora ou piora do paciente. No CHh, a transfusão sanguínea pode ser indicada se a hemoglobina estiver menor do que 6-7 g/dL[6,10,13] e para perdas > 30% do volume sanguíneo ou 1.500 mL (Classe III).[9] Também pode ser oferecido plasma fresco congelado em alguns casos.[10] Quando houver a presença de hipotermia, ela deve ser imediatamente manejada, pois está associada à maior mortalidade quando não é rapidamente revertida.[7] O CAP pode ser utilizado o mais precocemente possível para otimizar a terapia de ressuscitação volêmica ou manejo com drogas vasoativas (DVA), com o objetivo de restaurar os indicadores de perfusão.[16] O manejo cirúrgico para a reversão da causa do sangramento pode ser necessário. Nesses casos, a ressuscitação volêmica não deve ser um fator de retardo do procedimento, sobretudo quando objetivar o tratamento do foco de sangramento.[9] Suporte nutricional deve ser oferecido ao paciente para apoiar o metabolismo orgânico.

Quadro 9.5 Considerações sobre a prova de volume no CH.[9,10,13-15,22-24]

Prova de volume no choque hipovolêmico	
Indicação bem definida	Aumentar a pressão arterial, por meio da expansão do volume circulante.
Tipo de fluido	As soluções cristaloides (SF 0,9% ou Ringer Lactato) são os fluidos de primeira escolha por serem mais bem tolerados e baratos, quando comparados aos coloides. A albumina não está indicada nas fases iniciais da ressuscitação volêmica e não deve ser administrada em pacientes com TCE grave (ECG < 8).
Fluxo de massa	Recomenda-se a infusão de 500 a 1.000 mL de solução cristaloide a serem infundidas rapidamente em um intervalo de tempo que varia de 20 a 30 minutos (500 mL/30 min), por bomba de infusão contínua. Pode ser repetida até 3 vezes.
Segurança terapêutica	Devem ser definidos os limites de segurança da prova de volume, determinando-se o risco *vs* benefício. O Edema Agudo de Pulmão (EAP) pode ser desencadeado pela prova de volume, que deve ser interrompida ao mínimo sinal de seu desenvolvimento. Durante a infusão e avaliação da necessidade de repetição, devem ser observadas evidências de resposta frente à infusão ou até que sinais de sobrecarga volêmica sejam evidenciados.

Ciclo terapêutico no CH

O enfermeiro deve ter em mente que o tratamento do CH não termina com a restauração da PA. Do início ao fim, o tratamento do CH é dividido em quatro fases: salvamento, otimização, estabilização, e desmame. O salvamento consiste no alcance da meta pressórica compatível com manutenção da vida, enquanto o tratamento da causa subjacente é instituído (4 Rs da abordagem inicial). A otimização terapêutica consistirá em melhorar a oferta de oxigênio (sobretudo considerando os efeitos do CH na microcirculação, mesmo após a restauração da PA), otimizar o DC, os níveis de lactato e a saturação venosa de oxigênio. A fase de estabilização objetivará manter o bom funcionamento dos sistemas orgânicos, prevenindo disfunção de órgãos, e a fase de desmame tem como foco a remoção das DVA e aquisição de balanço hídrico negativo.

ASSISTÊNCIA DE ENFERMAGEM AO PACIENTE EM CH

A assistência ao paciente em CH deve seguir todas as fases do processo de enfermagem. Somente assim será possível identificar os problemas e propor ações direcionadas para a sua resolução e/ou o seu controle, de modo acurado e individualizado com vistas ao alcance de resultados satisfatórios baseados em indicadores clínicos de enfermagem. Além disso, o enfermeiro deve considerar que pacientes em estado de choque, de um modo geral, são pacientes gravemente enfermos e com risco de evolução para disfunção de múltiplos órgãos e morte.

A assistência de enfermagem envolve aspectos relacionados com: identificação do estado de choque e da causa fundamental do CH, reconhecendo problemas que demandam ações de enfermagem; implementação de ações específicas de enfermagem e de cuidado colaborativo para o tratamento do CH; prevenção de complicações relacionadas com o CH ou decorrentes da condição de enfermidade grave e manutenção do conforto e segurança do paciente e no apoio emocional a pacientes e familiares. A Figura 9.4 apresenta uma visão geral do processo de enfermagem no CH.

As duas principais intervenções de enfermagem são o controle do choque e o controle do choque hipovolêmico. Essas intervenções reúnem um conjunto de atividades de enfermagem destinadas à facilitação do fornecimento de oxigênio e nutrientes a tecidos sistêmicos, e excreção de metabólitos em pacientes com alteração na perfusão tecidual.

Na admissão do paciente, deve-se posicionar o paciente no leito, instalar a monitorização cardíaca, oferecer oxigênio suplementar com alta fração inspirada e puncionar acesso venoso-calibroso.[18] A monitorização básica deverá ser

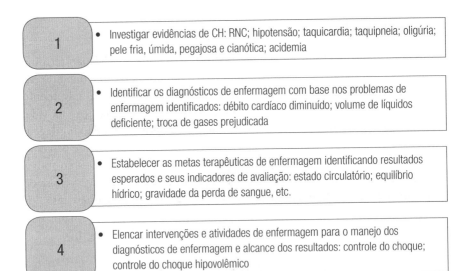

Figura 9.4 Base do processo de enfermagem no CH. São Paulo, 2015.

feita de modo contínuo, com registro a cada 2 horas, conforme a estabilidade clínico-hemodinâmica do paciente. Inicialmente, até que a PAM se estabilize, pode-se realizar o registro de hora em hora, dependendo da decisão clínica do enfermeiro com base no estado do paciente. Apesar da monitorização clínica da perfusão tecidual ser pouco sensível ou específica, ela deve ser realizada rotineiramente em UTI, no cuidado a pacientes com CH, por serem de rápida e fácil interpretação. Além disso, envolve baixo custo e risco mínimo.[15] A monitorização hemodinâmica avançada (invasiva) deverá ser feita a cada 4 ou 6 horas.[16] Os cuidados com a monitorização hemodinâmica do paciente, em termos de inserção, manutenção e remoção do CAP ou de outros cateteres são os mesmos para pacientes graves com quaisquer tipos de choque.

Nas primeiras 6 horas da detecção do CH, deve ser instituída a reposição volêmica precoce (ação primordial) e/ou a administração de vasopressores quando indicada.[6] A prova de volume deve ser acompanhada pelo enfermeiro, que durante a infusão intravenosa deve monitorar qualquer alteração nos parâmetros vitais do paciente, prestando maior atenção à ausculta pulmonar para detecção precoce de sons pulmonares anormais indicativos de EAP. Para a prova de volume, deve-se obter dois acessos venosos calibrosos que comportem a infusão de um fluxo de 500 mL/30 min de SF 0,9% ou de Ringer Lactato (usado quando é necessário infundir grande quantidade de cristaloide).[9,15] Como no CH há colabamento dos vasos mais finos e distais, o enfermeiro deve dar prioridade para o acesso anticubital. Se a punção periférica não for possível, o acesso central deverá ser obtido. O paciente deve estar sondado para o monitoramento rigoroso do volume urinário do balanço hídrico. Alguns pacientes podem apresentar hipotermia durante a reposição volêmica agressiva, e por esse motivo é ideal que a solução a ser infundida seja aquecida.[9]

Após a prova de volume, cabe ao enfermeiro avaliar sua efetividade por meio da aferição da pressão arterial média, anotando alterações no parâmetro. A ausculta pulmonar também deve ser avaliada mesmo após o término da prova de volume em busca de sinais de sobrecarga volêmica. Pode haver acidose metabólica hiperclorêmica e hipernatremia após a prova de volume,[15] sobretudo após a infusão de grande quantidade de cristaloides (> 10L).[9] Assim, a monitorização da gasometria arterial, cloro e sódio também deve ser feita.

Nas primeiras 24 horas, caso o CH não tenha sido revertido, outras medidas deverão ser instituídas como: sedação e analgesia, obtenção de via aérea invasiva, infusão de DVA, controle rigoroso da glicemia capilar, transfusão sanguínea se a hemoglobina estiver menor do que 7 g/dL e profilaxia para úlcera gástrica de estresse.[6] A coleta de lactato sérico pode ser periférica, e idealmente deve ser obtida por meio de punção sem garroteamento do membro. Esta técnica pode aumentar os níveis de lactato.[19] Suporte nutricional deve ser garantido, e cuidados com vias de alimentação alternativas devem ser contemplados pelo enfermeiro na prescrição de enfermagem.

Os focos de intervenção de enfermagem para o manejo do CH devem ser:[6]

- Cuidado preventivo a ser instituído para todos os pacientes em UTI: identificação de pacientes com o diagnóstico de enfermagem 'Risco de Choque'.
  - realizar monitoramento do equilíbrio hídrico por meio do controle de ganhos e perdas (balanço hídrico);
  - pesagem diária;
  - monitoramento do estado de perfusão e oxigenação.
- Avaliação contínua do estado volêmico do paciente e da resposta à terapia por meio dos indicadores globais de perfusão e oxigenação.
- Minimizar a perda de fluidos.
  - evitar coleta de sangue desnecessária;
  - manter conexões dos sistemas de infusão bem fechadas para evitar desconexões acidentais causadoras de perdas sanguíneas;
  - aplicar compressão em locais de sangramento, se adequado.
- Posicionar o paciente em decúbito dorsal horizontal, com os membros inferiores elevados e a cabeça acima do nível do tórax, garantindo um decúbito entre 30° a 45°.

- Facilitar a infusão da terapia de reposição volêmica, garantindo a implementação do cuidado colaborativo interdisciplinar.
  - puncionar dois acessos venosos calibrosos utilizando dispositivos de punção adequados para a infusão rápida de grande volume;
  - instalar a terapia de reposição prescrita com rapidez;
  - monitorizar a infusão da terapia de reposição volêmica;
  - administrar a reposição volêmica de modo seguro por bomba de infusão contínua.
- Prevenir complicações potenciais e detectá-las precocemente.
  - atentar-se para sinais de sobrecarga volêmica;
  - atentar-se para reações decorrentes da transfusão sanguínea, se adequado;
  - monitorar quanto à ocorrência de SIRS, que pode se desenvolver mesmo após a reversão do CH.

Não se deve deixar de considerar que seja qual for o CH, o cuidado de enfermagem está sendo prestado a um paciente grave, totalmente dependente da enfermagem do ponto de vista clínico e funcional. Assim, a prescrição de enfermagem também deve contemplar ações para o cuidado de pacientes gravemente enfermos em UTI.

CONSIDERAÇÕES FINAIS

O CH é uma condição frequente em UTI, seja como condição primária decorrente de hemorragia ou outras causas, seja secundária a outros tipos de choque. Na sua prática clínica diária, o enfermeiro deverá estar apto a detectar e intervir pronta e eficazmente com vistas a sua prevenção e controle. As ações de enfermagem, quando bem fundamentadas por substratos fisiopatológicos e princípios terapêuticos estabelecidos e inseridas em um processo de enfermagem individualizado, podem ser muito efetivas no cuidado colaborativo interdisciplinar de pacientes com CH e seus familiares na UTI.

RESUMO

Estima-se que a prevalência de CH em UTI seja em torno de 16%, no entanto pode ser maior se considerarmos os casos que CH secundários a outros tipos de choque sejam tão ou mais comuns. O CH tem seu racional fisiopatológico fundamentado na redução da perfusão e da oxigenação para os tecidos dos diversos sistemas orgânicos a partir da redução do débito cardíaco causada por perda sanguínea ou de fluidos. Deve-se suspeitar de CH sempre que houver redução da pressão arterial sistólica < 90mmHg (ou redução > 40 mmHg comparada ao nível basal), redução da pressão arterial média (< 60 mmHg), ou evidência de hipoperfusão tecidual multissistêmica. O CH deve ser reconhecido precocemente, e a terapêutica interdisciplinar deve ser instituída o mais rápido possível com o objetivo de reduzir o risco de DMO e morte. A reposição volêmica de cristaloides se constitui na primeira linha de ação, e drogas vasoativas podem ser usadas como outra opção terapêutica nos casos em que a ressuscitação volêmica não foi efetiva. O enfermeiro deve estar alerta aos primeiros sinais clínicos de CH, antes mesmo que ocorra a hipotensão, para instituir ações de enfermagem individualizadas e implementadas como parte do processo de enfermagem para o cuidado de pacientes gravemente enfermos com CH na UTI.

PROPOSTA PARA ESTUDO

1. O que é choque hipovolêmico, qual sua prevalência e quais são as formas de classificação?
2. Quais são os mecanismos fisiopatológicos envolvidos no CH e quais são os principais efeitos do CH nos diversos sistemas orgânicos?
3. Quais são as principais manifestações clínicas do CH?
4. Quais são os indicadores globais de perfusão e oxigenação?
5. Quais elementos devem ser investigados na avaliação clínica de enfermagem?
6. Quais são os principais diagnósticos, resultados e intervenções de enfermagem?
7. Quais são as metas terapêuticas interdisciplinares e de enfermagem para o manejo do CH?
8. Quais são os 4 Rs da abordagem sistematizada do CH?
9. Quais são as ações para o tratamento do CH considerando o acrônimo VIP?
10. Quais são os principais focos de ação da enfermagem no cuidado a pacientes com CH?

REFERÊNCIAS BIBLIOGRÁFICAS

1. Bonanno FG. Shock – A reappraisal: The holistic approach. J Emerg Trauma Shock, 2012; 5(2):167-177.
2. Krüger W, Lundman AJ. Shock. Core knowledge in critical care medicine. Springer; 2014. Chapter p. 159-271.
3. Backer D, Biston P, Devriendt J, Madl C, Chochrad D, Aldecoa C, et al. Comparison of dopamine and norepinephrine in the treatment of shock. NEJM, 2010; 362(9): 779-789.
4. Ellender TJ, Skinner JC. The Use of Vasopressors and Inotropes in the Emergency Medical Treatment of Shock. Emerg Med Clin N Am, 2008; 26: 759-786

5. Datasus. Mortalidade por choque nas diversas regiões brasileiras. Disponível em: http://tabnet.datasus.gov.br/cgi/tabcgi.exe?sim/cnv/obt10uf.def. Acessado em: 08 Jun.2015.
6. Carlson B, Fitzsimmons L. Shock, Sepsis and Multiple Organ Dysfunction Syndrome. In: Urden LD, Stacy KM, Lough ME. Critical Care Nursing: diagnosis, etc. 7th edition. X: Elsevier; 2014. p. 887-925.
7. Cheatham ML, Block EFJ, J. T. Smith H, Promes JT. Shock: an overview. In: Irwin RS, Rippe JM. Intensive care medicine. Philadelphia: Lippincott Williams & Wilkins, 2008: 1831-1842.
8. Vincent JL, Backer D. Circulatory Shock. N Engl J Med 2013;369:1726-34.
9. Felice CD, Susin CF, Costabeber AM, Rodrigues AT, Beck MO, Hertz E. Choque: diagnóstico e tratamento na emergência. Revista da AMRIGS, 2011; 55(2):179-196.(7)
10. Vicente WVA, Rodrigues AJ, Silva Júnior JR. Choque circulatório. Medicina (Ribeirão Preto) 2008; 41(4): 437-48.(8)
11. Bonanno FG. Hemorrhagic Shock: The "physiology approach". J Emerg Trauma Shock, 2012; 5(4):285-295.
12. Machado FS, Barretto AJ, Silva E. Classificação dos diferentes estados de choque. In: Knobel E. Terapia Intensiva: hemodinâmica. São Paulo: Atheneu, 2005. p. 167-185.
13. Szopinski J, Kusza K, Semionow M. Microcirculatory responses to hypovolemic shock. J Trauma. 2011; 71(6):1779-1788.
14. Gaieski DF. UpToDate: Evaluation of and initial approach to the adult patient with undifferentiated hypotension and shock. Disponível em: http://www.uptodate.com/contents/evaluation-of-and-initial-approach-to--the-adult-patient-with-undifferentiated-hypotension-and-shock?source=search_result&search=shock&selectedTitle=2~150. Acessado em: 12.Jun.2015.
15. Réa-Neto A, Rezende E, Mendes CL, David CM, Dias FS, Schettino G, et al. Consenso Brasileiro de Monitorização e Suporte Hemodinâmico: Parte IV – Monitorização da Perfusão Tecidual. RBTI, 2006; 18(2): 154-160.
16. Dias FS, Rezende E, Mendes CL, Réa-Neto A, David CM, Schettino G, et al. Consenso Brasileiro de Monitorização e Suporte Hemodinâmico: Parte II – Monitorização Hemodinâmica Básica e Cateter de Artéria Pulmonar. RBTI, 2006; 18(1):63-77.
17. Clermont G, Theodore AC. UpToDate: Arterial catheterization techniques for invasive monitoring. Disponível em: http://www.uptodate.com/contents/arterial-catheterization-techniques-for-invasive-monitoring?source=machineLearning&search=invasive+arterial+blood+pressure&selectedTitle=1~87&sectionRank=4&anchor=H18#H18. Acessado em: 12.Jun.2015.
18. Grahan CA, Parke TRJ. Critical care in the emergency department: shock and circulatory support. Emerg Med J 2005;22:17-21.
19. Strehlow MC. Early Identification of Shock in Critically Ill Patients Emerg Med Clin N Am, 2010; 28: 57-66
20. Pinsky MR. Hemodynamic evaluation and monitoring in the ICU. CHEST, 2007; 132:2020-29.
21. Jansen TC, van Bommel J, Schoonderbeek FJ, SleeswijkVisser SJ, van der Klooster JM, Lima AP, et al. Early lactate-guided therapy in intensive care unit patients: a multicenter, open-label, randomized controlled trial. Am J RespirCrit Care Med. 2010; 182(6):752-61.
22. Burns A. Guidelines for fluid resuscitation. Department of Surgical Education of the Orlando Surgical Medical Center, 2014.
23. Seymour CW, Angus DC. Making a Pragmatic Choice for Fluid Resuscitation in Critically Ill Patients. JAMA, 2013; 310(17):1803-1804.
24. Annane D, Siami S, Jaber S, Martin C, Elatrous S, Declère AD, et al. Effects of Fluid Resuscitation With Colloids vs Crystalloids on Mortality in Critically Ill Patients Presenting With Hypovolemic Shock - The CRISTAL Randomized Trial. JAMA. 2013;310(17):1809-1817
25. Kanter J, DeBlieux P. Pressors and Inotropes. Emerg Med Clin N Am, 2014; 32:823-834

PARA SABER MAIS

Vincent JL, Pelosi P, Pearse R, Payen D, Perel A, Ranieri M, et al. Perioperative cardiovascular monitoring of high-risk patients: a consensus of 12. Crit Care, 2015;19:224. [Epub ahead of print]

Michelet P, Bouzana F, Couret D, Delahaye D, Perrin G, Dourlens L, et al. Assessment of efficacy of hypertonic saline - hydroxyethylstarch in haemorrhagic shock. Ann Fr AnesthReanim. 2010;29(1):13-8.

Vanzant EL, Hilton RE, Lopez CM, Zhang J, Ungaro RF, Gentile LF, et al. Advanced age is associated with worsened outcomes and a unique genomic response in severely injured patients with hemorrhagic shock. Crit Care. 2015 Mar 4;19(1):77. [Epub ahead of print]

Graling P, Dort J, Moynihan J. Crisis management of a hemorrhagic emergency in the OR. AORN J. 2014;99(4):510-516.

Ertmer C, Kampmeier T, Rehberg S, Lange M. Fluid resuscitation in multiple trauma patients. CurrOpinAnaesthesiol. 2011 Apr;24(2):202-208.

Medline Plus: http://vsearch.nlm.nih.gov/vivisimo/cgi-bin/query-meta?v%3Aproject=medlineplus&v%3Asources=medlineplus-bundle&query=shock. Acessado em:12.Maio.2015

10

Arritmias no paciente grave

Antonio Carlos Amedeo Vattimo
Maria de Fátima Fernandes Vattimo

PONTOS A APRENDER

1. Os mecanismos arritmogênicos e a sua importância para a abordagem terapêutica das arritmias cardíacas.
2. As principais características eletrocardiográficas das taquicardias e bradicardias para a realização do diagnóstico eletrocardiográfico em situações que envolvam o atendimento em UTI.
3. A sequência de ações envolvidas no tratamento das arritmias, incluindo a escolha das medicações ou de procedimentos auxiliares, como o uso de desfibrilador e marca-passo temporário.

PALAVRAS-CHAVE

Bloqueio, bradicardia cardioversão elétrica, supraventricular, taquicardia, ventricular.

ESTRUTURA DOS TÓPICOS

Introdução. Taquicardias. Bradiarritmias. Resumo. Referências bibliográficas.

INTRODUÇÃO

As arritmias cardíacas são extremamente frequentes na prática clínica. Estudos norte-americanos estimam uma taxa de prevalência de aproximadamente 1 em cada 18 indivíduos ou 5,3%, o que corresponderia a cerca de 14,4 milhões de pessoas.

Embora a prevalência seja alta, a maioria das arritmias cardíacas não apresenta alto risco para a ocorrência de morte súbita que, no entanto, não deve ser equivocadamente considerado como uma situação em geral benigna, uma vez que repercussões clínicas significativas e graves podem ocorrer.

No âmbito da Unidade de Terapia Intensiva (UTI), as arritmias cardíacas são eventos comuns e, muitas vezes, levam à deterioração de uma situação clínica já crítica.

Diferentemente da prática ambulatorial, a identificação das arritmias cardíacas na UTI se faz, na maioria das vezes, no momento de sua ocorrência, por meio da monitorização cardíaca, fato que contribui de forma significativa para a rápida identificação e determinação da estratégia terapêutica adequada.

O conhecimento dos diferentes mecanismos arritmogênicos, a avaliação clínica criteriosa das condições do paciente, o reconhecimento eletrocardiográfico correto e a escolha racional dos procedimentos terapêuticos são os fatores críticos que determinam o sucesso do tratamento das diferentes arritmias e, muitas vezes, da própria manutenção da vida do paciente na UTI.

Neste capítulo, esses aspectos serão priorizados. Os distúrbios do ritmo cardíaco serão divididos em taquicardias e bradiarritmias para o melhor entendimento.

TAQUICARDIAS

Taquicardia sinusal

A taquicardia sinusal é definida por uma frequência sinusal maior que 100 bpm. Ocorre em resposta aos estímulos fisiológicos apropriados (p. ex., exercício físico e alterações emocionais), podendo também resultar de condições patológicas (p. ex., febre, hipovolemia, hipóxia, anemia, acidose, estados catabólicos e infecciosos e hipertireoidismo) e do uso de medicamentos (p. ex., broncodilatadores, anorexígenos, aminofilina, atropina e quimioterápicos antineoplásicos) ou substâncias estimulantes (p. ex., cafeína, álcool, nicotina e drogas ilícitas). Algumas formas de taquicardia sinusal podem ser desencadeadas pela mudança postural para a posição ortostática, fazendo parte da síndrome da taquicardia postural ortostática (STPO).

Em outra situação clínica denominada taquicardia sinusal inapropriada, ao contrário da taquicardia sinusal, a frequência cardíaca (FC) mantém-se elevada de forma persistente ou desproporcional ao que seria esperado em situações fisiológicas ou secundárias ao uso de medicações ou outras patologias, sendo que seu mecanismo básico parece depender do aumento do automatismo do nó sinusal ou da regulação autonômica alterada sobre ele, com predomínio da estimulação simpática e redução do tônus parassimpático.

Mecanismo de ação

Em geral, a taquicardia sinusal ocorre secundariamente à estimulação adrenérgica sobre as células do nó sinusal.

Quadro clínico e diagnóstico

A taquicardia sinusal é, muitas vezes, confundida com as taquicardias supraventriculares decorrentes de outros mecanismos, sobretudo taquicardias atriais. Contudo, a análise eletrocardiográfica de doze derivações permite observar que as características morfológicas da onda p (positiva em II e a VF, e negativa em aVR, com eixo no plano frontal entre 0° + 90° e direção anterior e para a esquerda no plano horizontal) e a relação entre as ondas p e o complexo QRS estão mantidas, confirmando sua origem no nó sinusal (Figura 10.1).

Tratamento

A abordagem da taquicardia sinusal está intimamente relacionada à identificação da sua origem. Nos casos em que é indicado o controle da FC, por exemplo, em pacientes com infarto agudo do miocárdio (IAM) ou quadros de tireotoxicose, os betabloqueadores orais são a medicação de escolha, desde que não existam contraindicações para o seu uso.

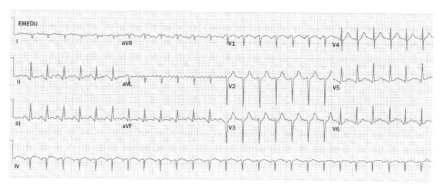

Figura 10.1 Taquicardia sinusal. As características morfológicas e a relação p-QRS são mantidas.
Fonte: www.emedu.org.

Taquicardia por reentrada nodal

A taquicardia por reentrada nodal atrioventricular (TRNAV) é a forma mais comum de taquicardia paroxística supraventricular em pacientes que não apresentam doenças cardíacas associadas, sendo mais frequente em mulheres. A TRN envolve a participação de duas vias anatômicas localizadas junto ao nó AV.

Mecanismo de ação

O mecanismo de ação dessa arritmia depende da ativação de um circuito de reentrada localizado na região do nó atrioventricular. Esse circuito é constituído de duas vias distintas em termos anatômicos e funcionais. Ele se forma à medida que um estímulo originário dos átrios alcança a porção proximal das duas vias simultaneamente. Assim, ele é conduzido com maior rapidez pela via rápida e encontra a porção distal da via de condução lenta ainda fora do período refratário, ativando-a retrogadamente e formando um circuito contínuo. A via de condução rápida conduz o estímulo originário dos átrios retrogadamente, enquanto a via lenta é utilizada de maneira anterógrada. De forma rara, esse circuito pode ocorrer de modo inverso, em que a condução anterógrada se faz pela via rápida e a retrógada, pela via lenta, produzindo características eletrocardiográficas distintas.

Quadro clínico e diagnóstico

Os sintomas causados pela TRNAV variam desde quadros leves com sensação de palpitações até queixas de grande desconforto com sensação de palpitações precordiais e pulsação carotídea, mas raramente estão associados a um comprometimento hemodinâmico. Na análise eletrocardiográfica, a taquicardia apresenta FC entre 140 e 250 bpm e complexos QRS estreitos. Na análise da relação p-QRS, a onda p é retrógada e ocorre ao mesmo tempo que o complexo QRS ou, no máximo, 70 ms depois (intervalo RP < intervalo PR; Figura 10.2). Uma vez que a ativação atrial se faz de maneira retrógada no modo típico, a onda p mostra-se negativa nas derivações inferiores e positiva em V1. (Raramente, quando a ativação do circuito se dá de modo atípico, a onda p inscreve-se antes do complexo QRS, com intervalo RP maior ou igual a 70 ms [PR > RP].)

Tratamento

O tratamento agudo da TRNAV pode ser feito por:

- Manobra vagal: desde que não haja contraindicações, a manobra vagal (massagem sobre o seio carotídeo ou manobra de Valsalva) pode ser utilizada com orientação e supervisão médica; porém, o índice de êxito com a obtenção da reversão da taquicardia é baixo.
- Adenosina: é uma droga rapidamente metabolizada, atuando por meio da lentificação da formação dos impulsos no nó sinusal e da condução dos

impulsos pelo nó AV, que pode levar à interrupção do circuito de reentrada nodal formado e, como consequência, da taquicardia. A dose utilizada é de 6 mg EV em *bolus*. Caso não haja reversão, pode-se utilizar 12 mg EV em bolus após 5 minutos, conforme prescrição médica.
- Verapamil: quando não ocorre reversão com o uso de adenosina ou quando ela é contraindicada, pode-se utilizar o verapamil na dose de 5 mg EV em 5 a 10 minutos, podendo ser repetida após 15 a 30 minutos (máximo de 30 mg), conforme prescrição médica.
- Cardioversão elétrica: raramente é necessária mas, quando indicada (p. ex., na presença de sinais de instabilidade hemodinâmica: rebaixamento do nível de consciência, hipotensão, dor torácica, insuficiência respiratória), utilizam-se cargas baixas (50 a 100 J), com êxito na maioria das vezes.

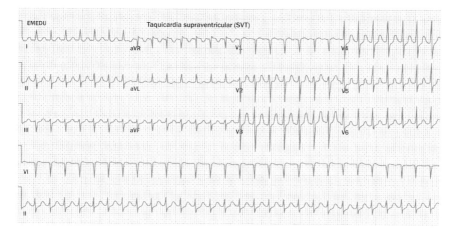

Figura 10.2 TRNAV: os complexos QRS são estreitos, e a onda p ocorre ao mesmo tempo que o QRS ou retrogradamente depois dele (intervalo RP < 70 ms).
Fonte: www.emedu.org.

Após a reversão da taquicardia em pacientes com crises sustentadas frequentes, deve-se avaliar a prevenção de novos episódios, em função da sua frequência e dos sintomas causados por eles. Poucos estudos controlados avaliaram a eficácia a longo prazo de agentes antiarrítmicos na profilaxia de episódios de TRN, sendo os betabloqueadores (propranolol) e os bloqueadores de canais de cálcio as drogas mais utilizadas (os outros antiarrítmicos raramente são utilizados). Uma vez que o período de tratamento é geralmente longo ou indefinido e sua efetividade é baixa (30 a 50%), o tratamento ablativo definitivo tem sido proposto como uma opção de tratamento de primeira linha para esses pacientes. A ablação (eliminação) por radiofrequência da via lenta do circuito apresenta altas taxas de êxito (94 a 96%) e baixos índices de complicações (cerca de 0,5 a 4%) e de recidivas (3 a 7%).

A escolha do tratamento ablativo deve levar em conta a frequência e duração dos sintomas, a tolerância dos pacientes aos sintomas, a efetividade do tratamento medicamentoso, a necessidade do uso de medicação por prazos muito prolongados, o estilo de vida e as atividades profissionais dos pacientes e a presença de cardiopatias concomitantes.

Taquicardia por reentrada atrioventricular

Nesse tipo de taquicardia, ao contrário da taquicardia por reentrada nodal atrioventricular, existem vias acessórias de condução que conectam o tecido miocárdico atrial diretamente ao ventrículo. As vias acessórias podem ser classificadas conforme a sua localização (ao longo do anel mitral ou tricúspide), suas propriedades de condução (decremental ou não decremental) e sua capacidade de condução (anterógrada, retrógada ou ambas). As vias acessórias capazes de conduzir o estímulo apenas retrogadamente são denominadas "ocultas" e são as mais comuns, enquanto as vias anterógradas, uma vez que podem causar pré-excitação ventricular no eletrocardiograma (ECG) convencional, são chamadas "manifestas" (em geral, também apresentam capacidade de condução retrógada). A síndrome de Wolff-Parkinson-White (WPW) se refere aos casos em que há uma via acessória capaz de gerar pré-excitação ventricular, estando associada à ocorrência de taquicardias.

Mecanismo de ação

A taquicardia por reentrada atrioventricular (TRAV) envolve o nó atrioventricular e a via acessória de condução para a formação do circuito de reentrada. Em 90% dos casos, esse circuito ocorre de forma ortodrômica, isto é, o impulso elétrico é conduzido dos átrios para os ventrículos pelo nó AV e retorna aos átrios por meio da condução retrógada pela via acessória. Em uma menor parte dos casos, o circuito pode ocorrer de forma antidrômica, ou seja, a condução anterógrada em direção ao ventrículo é feita pela via acessória e a direção reversa, pelo nó AV.

Nos casos em que as vias acessórias apresentam capacidade de condução anterógrada, a ocorrência de fibrilação atrial pode representar um quadro grave e potencialmente fatal, uma vez que as altas frequências originadas nos átrios podem ser conduzidas ao ventrículo sem a interferência do nó atrioventricular, gerando uma rápida resposta ventricular, a qual pode degenerar para fibrilação ventricular.

Quadro clínico e diagnóstico

O quadro clínico das TRAV depende das características das vias acessórias e do tipo de circuito formado. Comumente, as taquicardias ortodrômicas causam palpitações, desconforto torácico, dispneia e tontura, sendo menos frequente a ocorrência de instabilidade hemodinâmica e síncope. As taquicardias antidrômicas podem se manifestar de forma potencialmente grave, uma vez que podem ocorrer altas frequências de resposta ventricular, o que pode ocasionar importantes repercussões hemodinâmicas e até mesmo degeneração para fibrilação ventricular. O reconhecimento eletrocardiográfico demonstra, na sua forma mais comum, uma taquicardia com intervalos RR regulares e complexos QRS estreitos, com FC de 200 bpm (Figura 10.3). Uma onda p retrógrada, ocasionada pela ativação atrial retrógrada por meio da via acessória, pode ser visualizada no segmento ST, ocorrendo com intervalo superior a 90 ms ao fim do complexo QRS (intervalo RP > 90 ms). Nos casos de taquicardias em que as vias acessórias apresentam capacidade de condução anterógrada e formação de circuitos antidrômicos, a apresentação eletrocardiográfica é de uma taquicardia regular com complexos QRS alargados, devendo ser feito o diagnóstico diferencial com taquicardias de origem ventricular.

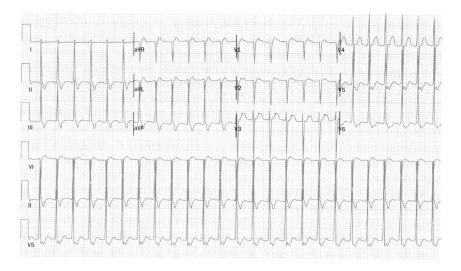

Figura 10.3 TRAV: os complexos QRS são estreitos (forma ortodrômica) e a onda p retrógrada inscreve--se após o QRS (intervalo RP > 70 ms).
Fonte: www.heartpearls.com.

Tratamento

Nas TRAV com complexos QRS estreitos, o bloqueio transitório da condução pelo nó AV é uma maneira eficiente de interromper o circuito e, como consequência, a taquicardia. Manobras vagais, adenosina, verapamil ou diltiazen em doses semelhantes às utilizadas nas TRNAV são as drogas mais utilizadas. Se não forem eficientes, pode-se utilizar a cardioversão elétrica com cargas baixas. Em pacientes com sinais de instabilidade hemodinâmica e resposta ventricular muito rápida, a cardioversão elétrica é indicada como terapia inicial. Pode ser muito difícil diferenciar as taquicardias com complexos QRS alargados (antidrômicas) das taquicardias ventriculares, devendo-se, nos casos de dúvida, seguir as orientações de conduta para o seu tratamento.

Para a prevenção de recorrências, podem-se utilizar agentes antiarrítmicos que prolongam o período refratário ou o tempo de ativação da via acessória. Assim como nas TRN, o uso de ablação por radiofrequência fornece uma alternativa curativa, com baixo índice de complicações e alto índice de êxito.

Fibrilação atrial

A fibrilação atrial (FA) apresenta grande relevância clínica, em virtude de sua potencial associação com o tromboembolismo, aumento da necessidade de hospitalizações e prejuízos na qualidade de vida. Estima-se que a prevalência de FA seja de 0,4 a 1,0% na população geral, o que a torna a forma mais frequente de taquicardia sustentada na prática clínica. A ocorrência de fibrilação atrial aumenta em cinco a seis vezes a possibilidade de acidente vascular cerebral (AVC), além de aumentar a incidência a longo prazo de insuficiência cardíaca. A avaliação clínica adequada e o conhecimento dos seus mecanismos e das suas formas de apresentação são fatores determinantes para o manejo apropriado dessa arritmia e para a consequente redução de suas complicações.

Mecanismo de ação

Embora não exista um consenso para explicar a sua gênese, a explicação mais aceita está relacionada à ativação de focos ectópicos localizados, sobretudo, nos óstios das veias pulmonares, que levam à alteração das propriedades de condução e refratariedade das fibras atriais e favorecem a formação de múltiplos e pequenos circuitos de reentrada no interior do átrio. As frequentes alterações da refratariedade atrial associadas à ocorrência de fenômenos repetidos de fibrilação favoreceriam a chamada "remodelação" atrial e a perpetuação dos episódios arrítmicos.

Quadro clínico e diagnóstico

O quadro clínico associado à fibrilação atrial é extremamente variável e está relacionado não apenas à frequência cardíaca, mas também à presença de cardiopatias e outras doenças associadas. É comum o paciente apresentar-se totalmente assintomático, manifestar queixas inespecíficas, como sensação de palpitações ou batimentos cardíacos irregulares ou procurar assistência em virtude de outras queixas, como surgimento ou piora de dispneia para esfor-ços, edema de membros inferiores ou ortopneia. A fibrilação atrial também pode estar associada a importantes repercussões, sendo que a apresentação clínica pode se dar na forma de quadros emergenciais, como insuficiência cardíaca descompensada, hipotensão, angina ou infarto do miocárdio. É im-portante lembrar que a ocorrência de complicações embólicas cerebrais ou periféricas pode ser uma consequência da fibrilação atrial e representar a sua principal manifestação clínica.

A característica eletrocardiográfica principal da fibrilação atrial é a pre-sença de pequenas ondas irregulares com amplitude e morfologia variáveis na linha de base, denominadas ondas f, ocorrendo com a frequência de 350 a 600 bpm (Figura 10.4). A resposta ventricular é muito irregular e é determinada pela condução dos estímulos pelo nó atrioventricular, com frequência cardía-ca igual a 100 a 160 bpm. É muito importante classificar a fibrilação atrial de maneira adequada, com base em critérios que incluem o tempo de detecção, a frequência de ocorrência, a duração e a maneira de reversão dos episódios, uma vez que a estratégia terapêutica é variável em função disso. A fibrilação atrial é classificada como:

- FA de detecção inicial (FA inicial ou primeiro episódio): nos casos em que ocorre a primeira detecção da arritmia independentemente dos sintomas associados. Essa classificação também inclui as situações em que a FA era desconhecida ou tinha duração incerta.
- FA paroxística: nos casos em que ocorreram pelo menos dois episódios co-nhecidos (FA recorrente) com reversão espontânea da arritmia, apresen-tando duração menor ou igual a sete dias.
- FA persistente: nos casos em que não houve reversão espontânea e cuja duração é geralmente maior que sete dias, tendo muitas vezes sido necessá-ria a realização de cardioversão farmacológica ou elétrica para restaurar o ritmo cardíaco normal.
- FA permanente: nos casos em que a arritmia apresenta longo tempo de du-ração (em geral, maior que um ano), sem indicação ou êxito da reversão.

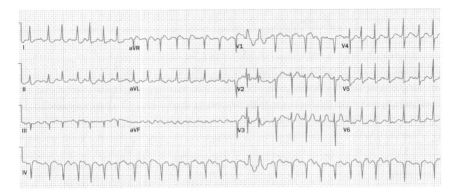

Figura 10.4 Fibrilação atrial: o ritmo é irregular e as ondas p são substituídas por ondas de fibrilação atrial (f). Observam-se dois batimentos conduzidos com aberrância nas derivações V1, V2 e V3.
Fonte: www.emedu.org

Essa classificação está relacionada apenas aos episódios sustentados, ou seja, com mais de 30 segundos de duração, não devendo ser aplicada em situações em que a ocorrência de FA é secundária às condições conhecidas, como pós-operatório de cirurgias cardíacas, pós-infarto do miocárdio, hipertireoidismo, miocardite ou doenças pulmonares agudas.

Tratamento

Inicialmente, é importante classificar o episódio e avaliar as condições clínicas do paciente de maneira adequada. Nos casos em que há estabilidade clínica, a estratégia de tratamento da fibrilação atrial inclui a tomada de decisão relativa ao controle da frequência cardíaca, à restauração e manutenção do ritmo sinusal e à prevenção de fenômenos tromboembólicos.

Nos casos em que há instabilidade hemodinâmica ou naqueles em que os sintomas da arritmia são considerados graves (Quadro 10.1), é indicada a imediata cardioversão elétrica sincronizada com 200 a 360 J. Nos casos estáveis que não requerem cardioversão imediata, a conduta terapêutica pode ser resumida da seguinte forma:

- FA de detecção inicial ou paroxística: nesses casos, há uma alta possibilidade de reversão espontânea para ritmo sinusal nas primeiras 24 horas (cerca de 60%), podendo-se optar apenas pelo controle da frequência cardíaca, com uso de betabloqueadores (propranolol – 80 a 240 mg VO/dia; metoprolol – 2,5 a 5 mg EV por 5 minutos ou esmolol) ou bloqueadores de canais de cálcio (diltiazem – 0,25 mg/kg por 2 minutos ou verapamil – dose inicial em bolus

Quadro 10.1 Indicações para cardioversão elétrica imediata na fibrilação atrial.

FA com rápida resposta ventricular não prontamente responsiva às medidas farmacológicas, com evidências de:

- Isquemia miocárdica em evolução (IAM, angina, síndrome isquêmica instável).
- Hipotensão sintomática.
- Insuficiência cardíaca sem reposta imediata às medidas farmacológicas.
- Portadores de síndrome de WPW, nos quais a fibrilação atrial está associada a rápida resposta ventricular e instabilidade hemodinâmica.
- Sintomas acentuados e incapacitantes (confusão mental, tontura, dor precordial).

de 5 a 10 mg EV seguido de infusão contínua na velocidade de 5 mg/kg/min), digoxina ou, raramente, outros agentes antiarrítmicos, como amiodarona, devendo a prevenção de tromboembolismo ser feita com agentes anticoagulantes. Caso opte-se pela reversão para ritmo sinusal, é importante determinar o tempo de duração do episódio. Nos casos com duração menor que 48 horas, a cardioversão química ou elétrica pode ser feita sem a utilização de anticoagulantes; porém, nos casos com duração maior que 48 horas ou naqueles em que não é possível determinar o tempo de duração, deve-se iniciar a anticoagulação oral e manter o esquema por três semanas, de forma que a relação normatizada internacional (RNI) seja mantida entre duas e três semanas. Após esse prazo, pode-se optar pela cardioversão farmacológica ou elétrica. Os fármacos de primeira escolha para a reversão desses tipos de FA são a propafenona (1 a 2 mg/kg EV por 10 a 20 minutos ou 600 mg oral em dose única) e a amiodarona (5 a 7 mg/kg EV por 30 minutos), com menor grau de recomendação para quinidina (dose total de 0,8 a 1 g oral dividida em doses a cada 6 horas, associada com digital ou outra droga para controle da FC) e procainamida. Na presença de disfunção ventricular, deve-se utilizar somente a amiodarona. Uma alternativa em casos com duração maior que 48 horas, em que se pretende realizar a cardioversão em pacientes nos quais não é possível garantir um tempo de duração menor que 48 horas, é a realização do ecocardiograma transesofágico associado à anticoagulação com heparina EV. Caso não sejam visualizados trombos intracavitários, pode-se proceder a cardioversão, mantendo-se a heparina EV e iniciando a anticoagulação oral com varfarínicos, simultaneamente, até atingir a meta prevista de RNI. É importante lembrar que a anticoagulação oral deve ser mantida após a reversão pelo prazo de quatro semanas.

- FA persistente: nos casos de FA persistente, as recomendações são semelhantes às feitas para o controle da FC e anticoagulação oral, devendo-se, nos casos em que se optar pela cardioversão, seguir as recomendações após três semanas de anticoagulação efetiva.

O tratamento de manutenção após a reversão é feito com propafenona ou sotalol, nos casos em que não há disfunção ventricular e com amiodarona (200 a 400 mg/dia VO), nos ca sos em que existe disfunção ventricular.

O tratamento invasivo utilizando técnicas de ablação por cateter com o objetivo de manter o ritmo sinusal é um procedimento complexo e atualmente tem sido utilizado com maior frequência. Desde que realizado por profissionais experientes, tem se mostrado um método seguro e eficaz, ainda que não isento de riscos.

As principais indicações para realização de ablação para manutenção de ritmo sinusal em pacientes com condição metabólica estável são:

- FA sintomática em paciente jovem com coração estruturalmente normal, sem resposta ou com efeitos colaterais com uso de pelo menos duas drogas antiarrítmicas.
- FA paroxística sintomática, frequentemente com coração estruturalmente normal, evolução de pelo menos 6 meses, refratária a pelo menos uma droga antiarrítmica de classe IC ou sotalol, ou se portador de cardiopatia estrutural, refratária à amiodarona.
- FA persistente, sintomática e recorrente, refratária a pelo menos uma droga antiarrítmica da classe IC ou sotalol, se não houver cardiopatia estrutural, ou à amiodarona, caso haja cardiopatia estrutural.
- FA permanente em pacientes jovens com átrio esquerdo pouco aumentado, com resposta ventricular mal controlada ou progressiva dilatação e/ou redução da fração de ejeção do VE.

Flutter atrial

O *flutter* atrial é, tipicamente, uma taquicardia que se origina no átrio direito, na região anterior do anel tricúspide e posteriormente à crista terminal. Formas menos comuns podem se originar em outros locais, estando muitas vezes relacionadas à presença de lesões cicatriciais após cirurgias ou procedimentos ablativos.

Mecanismo de ação

O *flutter* atrial é causado pela formação de um macrocircuito de reentrada, que envolve a região anatômica delimitada pelo anel tricúspide e a veia cava inferior. Esse circuito que se forma pode se movimentar em sentido anti-horário (*flutter* típico) ou horário (*flutter* atípico).

Quadro clínico e diagnóstico

O *flutter* atrial pode estar associado a patologias que resultam em um aumento do átrio direito (defeitos septais atriais, valvulopatia mitral ou tricúspide, IC, tromboembolismo pulmonar, hipertensão pulmonar), doenças cardíacas ou sistêmicas (pericardite, tireotoxicose), uso de substâncias tóxicas (álcool, anfetaminas), ou formação de lesões cicatriciais após cirurgias ou procedimentos ablativos, sendo que é raro ocorrer sem associação com fatores desencadeantes. O quadro clínico do *flutter* atrial pode variar de formas pouco sintomáticas até situações de instabilidade clínica, estando na maior parte das vezes relacionado às repercussões sobre as patologias de base do paciente.

O reconhecimento eletrocardiográfico do *flutter* se faz por meio da identificação de um ritmo regular com a presença de ondas de *flutter* que ocorrem de maneira contínua na linha de base (Figura 10.5). As ondas de *flutter* são tipicamente negativas nas derivações II, III e aVF, em virtude do sentido anti-horário de rotação do circuito. Embora o *flutter* atrial produza um ritmo regular, a presença de graus variáveis de bloqueio na condução atrioventricular pode provocar uma resposta ventricular irregular, dificultando seu reconhecimento.

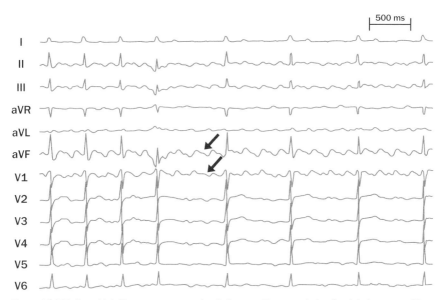

Figura 10.5 Flutter atrial. Observam-se as ondas flutter negativas nas derivações inferiores e positivas em V1.

Tratamento

A cardioversão elétrica sincronizada que utiliza carga de energia baixa (50 J) é o tratamento de escolha para a reversão do *flutter* atrial instável ou com duração menor que 48 horas. Após a cardioversão com carga baixa, muitas vezes pode ocorrer deterioração do ritmo para fibrilação atrial, devendo-se então utilizar o protocolo adequado para a sua reversão elétrica.

Verapamil (dose inicial em bolus de 5 a 10 mg EV seguido de infusão contínua na velocidade de 5 mg/kg/min) ou diltiazen (0,25 mg/kg por 2 minutos) podem ser utilizados com o intuito de reduzir a resposta ventricular, assim como os betabloqueadores de ação curta (esmolol) ou longa (metoprolol 1 mg/min EV por 5 minutos). Nos casos em que não é possível realizar a cardioversão elétrica ou a lentificação da resposta por medicamentos, podem-se utilizar antiarrítmicos, como a propafenona ou amiodarona, com o objetivo de restaurar o ritmo sinusal. É importante lembrar que, embora o *flutter* atrial tenha um potencial menor que a fibrilação atrial para causar fenômenos tromboembólicos, estes podem ocorrer por meio da reversão para ritmo sinusal, devendo-se seguir as mesmas indicações para anticoagulação descritas para a fibrilação atrial.

Taquicardia atrial focal

Comumente, a taquicardia atrial focal ocorre em indivíduos com doenças cardíacas ou pulmonares, distúrbios metabólicos, intoxicação digitálica, raramente em pacientes sem patologias associadas. Sua apresentação ocorre em períodos curtos e de forma recorrente, com terminação espontânea, embora possam ocorrer formas de duração prolongada ou incessante.

Mecanismo de ação

A taquicardia atrial focal é decorrente da estimulação automática de focos atriais próximos ou não do nó sinusal.

Quadro clínico e diagnóstico

Os sintomas da taquicardia atrial estão nitidamente relacionados às doenças estruturais presentes, assim como à frequência cardíaca. Em geral, a FC varia de 150 a 200 bpm. Se a FC não for excessivamente alta e não existir decréscimo de condução no nó AV, a resposta ventricular pode ser de 1:1, porém, nos casos em que existe aumento progressivo da frequência atrial, a resposta ventricular é limitada pelo bloqueio da condução pelo nó AV. No traçado eletrocardiográfico, ao contrário do *flutter*, que apresenta uma atividade elétrica contínua, existe um intervalo isoelétrico entre as ondas p. A análise da orientação das ondas p em V1 pode identificar o foco da arritmia, uma vez que as ondas originadas no átrio direito são positivas ou bifásicas em V1, enquanto as originadas no átrio esquerdo são negativas em V1 (Figura 10.6).

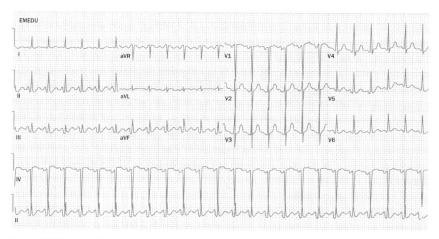

Figura 10.6 Taquicardia atrial.
Fonte: www.emedu.org

Tratamento

Antes de iniciar o tratamento da taquicardia atrial, é importante lembrar que ela pode estar associada à intoxicação digitálica. A fim de reduzir a resposta ventricular, podem-se utilizar betabloqueadores e bloqueadores de canais de cálcio ou digitálicos. Nos casos em que a arritmia não é revertida, antiarrítmicos, como procainamida, propafenona e amiodarona podem ser utilizados. Se for diagnosticada intoxicação digitálica, deve-se suspender o tratamento e realizar a correção dos distúrbios metabólicos associados.

Embora as taquicardias supraventriculares apresentem características eletrofisiológicas e repercussões clínicas distintas, o diagnóstico diferencial muitas vezes precisa ser feito rapidamente. Na Figura 10.7 estão esquematizados os principais passos para o diagnóstico inicial das taquicardias supraventriculares.

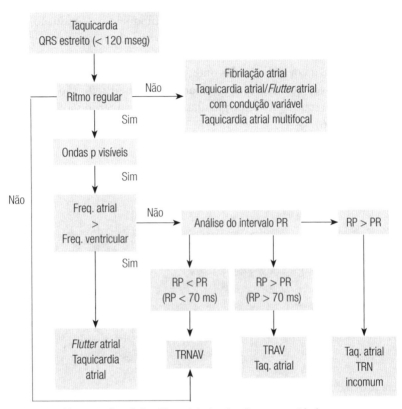

Figura 10.7 Algoritimo para diagnóstico diferencial e taquicardias supraventriculares.
Fonte: adaptado de www.medicinanet.com.br

Taquicardia ventricular

A taquicardia ventricular (TV) é definida como toda taquicardia que se origina distalmente à bifurcação do feixe de His, podendo envolver o sistema de condução e/ou o músculo cardíaco. A TV apresenta grande relevância clínica, uma vez que frequentemente está associada à presença de cardiopatia estrutural e risco de morte súbita.

Mecanismo de ação

A TV pode ser desencadeada por diversos mecanismos, seja por meio do aumento do automatismo ou da atividade deflagrada. No entanto, a formação de circuitos de reentrada é o mecanismo mais comum. Em pacientes que apresentam cardiopatia isquêmica, o mecanismo mais comum é a formação de microcircuitos de reentrada que envolvem o tecido cicatricial e o tecido miocárdico viável adjacente. Embora não seja muito comum, podem-se formar circuitos de macrorreentrada ao redor do tecido cicatricial ou aneurismas ventriculares.

Quando os circuitos de reentrada são formados, eles podem envolver apenas os ramos do sistema de condução ventricular.

Quadro clínico e diagnóstico

O quadro clínico da TV varia em função não apenas da sua frequência cardíaca, mas também da presença de cardiopatia estrutural e da duração do episódio, podendo variar desde formas pouco sintomáticas até a ocorrência de síncope com grave instabilidade hemodinâmica e risco de degeneração para fibrilação ventricular com parada cardiorrespiratória. Em termos eletrocardiográficos, é necessária a ocorrência de três ou mais batimentos ventriculares prematuros com FC maior que 100 bpm para se definir como taquicardia ventricular. Batimentos ventriculares sequenciais com FC inferior a 100 bpm não determinam taquicardia ventricular, denominando-se ritmo idioventricular acelerado (RIVA).

A TV pode ser classificada de acordo com a morfologia eletrocardiográfica dos complexos QRS, que pode ser monomórfica (uma morfologia em uma mesma derivação) ou polimórfica (duas ou mais morfologias em uma mesma derivação), e conforme a sua duração, podendo ser sustentada (maior ou igual a 30 segundos) ou não sustentada (menor que 30 segundos).

A TV apresenta FC igual a 100 a 250 bpm e intervalo RR regular ou variável. Durante o mesmo episódio de TV, a morfologia e a direção dos complexos podem variar (Figura 10.8). No reconhecimento eletrocardiográfico da TV, os principais aspectos sugestivos de origem ventricular são:

- Presença de complexos QRS alargados, com duração normalmente maior que 140 ms, apresentando morfologia semelhante ao bloqueio de ramo direito; ou QRS > 160 ms com morfologia de bloqueio de ramo esquerdo nas derivações precordiais.
- Dissociação atrioventricular resultante da falta de sincronização entre a atividade atrial e ventricular. Embora não ocorra apenas na TV, é uma das principais características eletrocardiográficas. A ocorrência de uma taquicardia com complexos QRS alargados e presença de dissociação AV são fortemente sugestivas de origem ventricular.
- Eixo do QRS para a esquerda, em casos de TV com morfologia de bloqueio de ramo direito, e para a direita, nos casos com morfologia de bloqueio de ramo esquerdo.

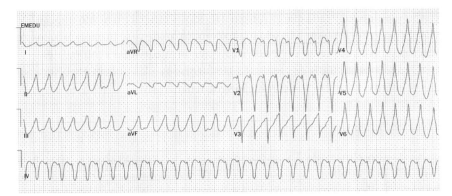

Figura 10.8 Taquicardia ventricular. Os complexos QRS são largos (>140ms) e apresentam morfologia de bloqueio de ramo esquerdo.
Fonte: www.emedu.org

Em casos de taquicardias supraventriculares com condução aberrante, que também se manifestam com complexos QRS alargados, a diferenciação eletrocardiográfica pode ser muito difícil.

Os critérios de Brugada, publicados em 1991, permitem a realização, com alta sensibilidade e especificidade, do diagnóstico eletrocardiográfico diferencial entre TV e taquicardia supraventricular com condução aberrante (Figura 10.9). No entanto, em caso de dúvida, a taquicardia deve ser sempre considerada e tratada como TV (Figura 10.7).

Tratamento

O tratamento da TV deve ser iniciado tão logo seja possível. O principal critério para a decisão quanto à necessidade ou não de cardioversão elétrica como medida inicial é o quadro clínico do paciente, devendo-se avaliar suas condições hemodinâmicas e as repercussões sobre as doenças associadas.

Tratamento agudo

Em caso de instabilidade hemodinâmica (hipotensão com PAS < 90 mmHg ou alteração de nível de consciência ou saturação de O_2 < 90%, angina, IC descompensada com insuficiência respiratória, sintomas de hipoperfusão cerebral), deve ser indicada a imediata cardioversão elétrica sincronizada com energia inicial de 200 J.

Nos casos em que há estabilidade hemodinâmica, pode-se realizar o tratamento medicamentoso com um dos seguintes medicamentos:

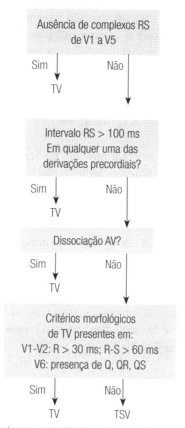

Figura 10.9 Critérios de Brugada para o reconhecimento de taquicardia ventricular.

- Lidocaína: apresenta baixo índice de reversão, porém não interfere no uso de medicamentos posteriores, podendo ser utilizada desde que não haja contraindicação. A dose de ataque é de 1-2 mg/kg administrados a 20 a 50 mg/min por via endovenosa, podendo ser utilizadas até duas outras doses de ataque com metade da dose inicial (1 mg/kg) após 20 a 40 minutos, com intervalo de 5 minutos entre as doses.
- Procainamida: apresenta a mais alta taxa de reversão (50 a 70%). Pode ser utilizada desde que não haja contraindicação (insuficiência cardíaca ou renal). A dose de ataque é de 6 a 13 mg/kg, devendo ser infundida EV na velocidade de 0,2 a 0,5 mg/kg/min; a manutenção deve ser feita com a dose de 2 a 6 mg/min. Como alternativa, pode-se utilizar a dose de 10 a 15 mg/kg administrada na velocidade de 50 mg/min seguida da dose de manutenção.

- Amiodarona: apresenta taxa de reversão intermediária (30 a 50%), devendo ser utilizada nos casos em que a procainamida se mostra ineficaz ou é contraindicada. A dose inicial é de 5 mg/kg diluída em 250 mL de SG 5% administrada EV em 30 minutos, seguida de infusão de 1 mg/min por 6 horas e manutenção de 0,5 mg/min por 18 horas e nos dias subsequentes, se necessário. Doses suplementares de 150 mg a cada 10 minutos podem ser utilizadas em casos de novos episódios de TV.

Nos casos em que não ocorre a reversão da arritmia com o uso de medicação antiarrítmica, está indicada a cardioversão elétrica (CVE) (200 J inicialmente, podendo ser aumentada para 300 e 360 J se não houver reversão).

Nos casos recorrentes ou incessantes após a reversão inicial, é necessário manter o nível de potássio sérico acima de 4,0 mEq/L, podendo-se utilizar a amiodarona ou procainamida em infusão contínua e o sulfato de magnésio (1 a 2 g diluídos em 100 mL de SG 5% infundidos em 5 a 60 minutos).

Alguns casos específicos de TV sem cardiopatia estrutural de base (idiopática) são sensíveis ao verapamil; porém, a não ser em casos de certeza diagnóstica quanto às características morfológicas típicas ou nos casos em que já há diagnóstico e história previamente conhecida para essas taquicardias, o verapamil deve ser evitado na TV.

Flutter e fibrilação ventricular

A FV é uma arritmia potencialmente fatal e deve ser tratada o mais rápido possível. Diversas situações podem desencadear a FV, sendo mais comum a sua ocorrência associada à doença cardíaca isquêmica, embora também possa ocorrer em casos de hipóxia, uso de drogas antiarrítmicas e após procedimentos eletrofisiológicos ou de CVE.

O tratamento de manutenção após a reversão é feito com propafenona ou sotalol, nos casos em que não há disfunção ventricular, e com amiodarona (200 a 400 mg/dia VO) nos casos em que existe disfunção ventricular.

O tratamento invasivo utilizando técnicas de ablação por cateter com o objetivo de manter o ritmo sinusal é um procedimento complexo e atualmente tem sido utilizado com maior frequência. Desde que realizado por profissionais experientes, tem se mostrado um método seguro e eficaz, ainda que não isento de riscos.

As principais indicações para realização de ablação para manutenção de ritmo sinusal em pacientes com condição metabólica estável são:

- FA sintomática em paciente jovem, com coração estruturalmente normal, sem resposta ou com efeitos colaterais com uso de pelo menos 2 drogas antiarrítmicas.

- FA paroxística sintomática, frequente com coração estruturalmente normal, evolução de pelo menos seis meses, refratária a pelo menos uma droga antiarrítmica de classe IC ou sotalol, ou se portador de cardiopatia estrutural, refratária a amiodarona.
- FA persistente, sintomática e recorrente, refratária a pelo menos uma droga antiarrítmica da classe IC ou sotalol, se não houver cardiopatia estrutural ou amiodarona, caso haja cardiopatia estrutural.
- FA permanente em pacientes jovens com átrio esquerdo pouco aumentado, com resposta ventricular mal controlada ou progressiva dilatação e/ou redução da fração de ejeção do VE.

Quadro clínico e diagnóstico

O *flutter* ventricular manifesta-se com ondas elétricas largas, não sendo possível identificar complexos QRS, segmento ST ou ondas T. A frequência é de 150 a 300 bpm. A fibrilação ventricular manifesta-se com características semelhantes, porém com ondulações irregulares e de amplitude variável (Figura 10.10).

O quadro clínico é dramático levando à parada cardiorrespiratória e óbito se não houver reversão.

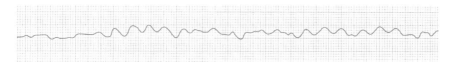

Figura 10.10 Fibrilação ventricular.

Tratamento

A abordagem da FV deve seguir as diretrizes para o suporte avançado de vida, devendo-se proceder à imediata desfibrilação elétrica com o uso de choque não sincronizado de 200 a 400 J.

No Quadro 10.2 estão resumidas as doses dos principais antiarrítmicos.

Quadro 10.2 Agentes farmacológicos utilizados no tratamento de arritmias cardíacas.

Medicamento	Dose de ataque	Dose de manutenção
Quinidina	800 a 1.000 mg VO	300 a 600 mg a cada 6 h
Procainamida	6 a 13 mg/kg EV (0,2 a 0,5 mg/kg/min)	2 a 6 mg/min

(continua)

Quadro 10.2 Agentes farmacológicos utilizados no tratamento de arritmias cardíacas. *(continuação)*

Medicamento	Dose de ataque	Dose de manutenção
Lidocaína	1 a 3 mg/kg EV (20 a 50 mg/min)	1 a 4 mg/min
Propafenona	1 a 2 mg/kg EV ou 600 a 900 mg VO	150 a 300 mg a cada 8 ou 12 h
Propranolol	–	10 a 200 mg a cada 6 a 8 h
Esmolol	500 mcg/kg EV (1 min)	60 a 200 mcg/kg/min hipotensão, bradicardia, asma, IC
Verapamil	5-10 mg EV (1 a 2 min)	0,05 mg/kg/min EV ou 80 a 120 mg VO a cada 6 a 8 h
Sotalol	10 mg EV (1 a 2 min)	80 a 320 mg VO a cada 12 h
Adenosina	6 a 18 mg EV (rápido)	–
Amiodarona	EV: 15 mg/min (10 min)	EV: 1 mg/min 1 mg/min (3 h) 0,5 mg/min VO: 800 a 1.600 mg (7 a 14 dias) VO: 200 a 600 mg/dia

BRADIARRITMIAS

As bradiarritmias são definidas por uma FC menor que 60 bpm, podendo resultar de fatores fisiológicos ou patológicos. Assim como nas taquiarritmias, é necessário determinar as causas da bradiarritmia. A correta avaliação e detecção clínica são fundamentais para a escolha terapêutica adequada. Uma bradiarritmia documentada pode ser definida como sintomática quando ela é comprovadamente responsável por manifestações clínicas que geram hipoperfusão cerebral, como síncope, pré-síncope, tontura, estados confusionais e alterações visuais; ou levam a manifestações sistêmicas, como fadiga, limitação para esforços e desenvolvimento de insuficiência cardíaca. Uma vez que diversas situações fisiológicas podem resultar em bradicardia, é de fundamental importância a avaliação global do paciente, a fim de estabelecer a diferenciação entre causas fisiológicas e patológicas, assim como a compatibilidade dos achados encontrados com situações transitórias.

Disfunção do nó sinusal

A disfunção do nó sinusal (DNS) engloba anormalidades que podem envolver a formação do impulso sinusal ou sua propagação pelo átrio, incluindo a bradicardia sinusal, a parada sinusal paroxística ou persistente e os bloqueios da condução sinoatrial. É frequente a associação de bradicardia sinusal ou outros tipos de bradiarritmias geradas pela degeneração do nó sinusal com episódios paroxísticos de ritmo de fibrilação atrial, constituindo a chamada "síndrome taquibradi". A doença do nó sinusal ocorre em pacientes idosos e é causada por alterações degenerativas do nó sinusal ou músculo atrial. Porém, alterações de ritmo semelhantes também podem ser secundárias às condições que prejudicam ou destroem as células atriais como infarto do miocárdio, doenças infiltrativas, colagenoses, traumas, cirurgias, etc.

Quadro clínico e diagnóstico

O quadro clínico da DNS varia em função da frequência cardíaca e das condições clínicas de cada paciente. Os pacientes podem ser totalmente assintomáticos ou apresentar quadros como tontura postural, pré-sincope, síncope, dispneia ou dor precordial relacionada a esforços. As características eletrocardiográficas das alterações secundárias à DNS variam de acordo com os distúrbios existentes.

- A parada (ou pausa) sinusal manifesta-se como uma pausa no ritmo sinusal, sendo que o intervalo PP que delimita a pausa não é igual a um múltiplo do intervalo PP basal. As pausas sinusais podem ser seguidas de ritmos de escape originados em outros locais do átrio até então eletricamente latentes (Figura 10.11).

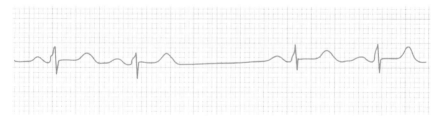

Figura 10.11 Pausa sinusal com duração de 4,4 segundos.

- Os bloqueios de saída sinoatrial (BSA) manifestam-se como uma pausa resultante da ausência de uma onda p que seria esperada. Nesse caso, a duração da pausa corresponde a um múltiplo do intervalo PP básico. Quando a pausa ocorre em intervalos que podem ser 2 a 4 vezes o intervalo PP esperado, caracteriza-se o BSA de segundo grau tipo II. O BSA de segundo grau tipo I ocorre quando o intervalo PP basal sofre encurtamento progressivo até o surgimento da pausa (Figura 10.12).

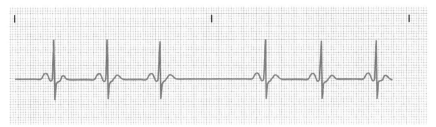

Figura 10.12 Bloqueio sinoatrial de segundo grau tipo II.

Tratamento

O tratamento varia em função do distúrbio apresentado e suas repercussões, porém, nesses casos, é frequente a indicação de marca-passo permanente.

Bradicardia sinusal

A bradicardia sinusal ocorre quando a origem dos batimentos é normal, a partir do nó sinusal, mas não atinge frequências maiores que 60 bpm.

Mecanismo de ação

A bradicardia sinusal pode ser resultante de desequilíbrios entre a estimulação simpática e parassimpática do nó sinusal, doenças degenerativas que afetam a estrutura atrial ou efeito de medicamentos ou drogas. Também pode estar associada a situações como hipertensão intracraniana, hipóxia, hipotireoidismo, hipotermia, infecções, neoplasias cervicais e mediastinais, arteriografia coronária, infarto do miocárdio, vômitos e compressão do seio carotídeo. O reconhecimento eletrocardiográfico baseia-se na presença de características normais da onda p e na relação constante p-QRS.

Quadro clínico e diagnóstico

Em geral, a bradicardia sinusal não provoca sintomas. No entanto, pode estar associada a sintomas de baixo débito como tonturas, alterações visuais, hipotensão ortostática e síncope. O reconhecimento eletrocardiográfico baseia-se na presença de características normais da onda p e na relação constante p-QRS.

Tratamento

Na maioria das situações, não há necessidade de um tratamento específico para a bradicardia sinusal, devendo-se procurar corrigir as causas a ela associadas. Quando a bradicardia gera baixo débito cardíaco ou quando pode haver ocorrência de arritmias secundárias à queda da FC, a atropina (dose inicial de 0,5 mg EV, podendo ser repetida) é a medicação de escolha. O marca-passo temporário raramente é necessário.

Bloqueios atrioventriculares

Os bloqueios atrioventriculares (BAV) podem ocorrer de maneira transitória ou permanente, com origem no nó AV, no feixe de His ou nos ramos do sistema His-Purkinje.

Quadro clínico e diagnóstico

Da mesma forma que outros casos de bradicardia, os sintomas variam em função da FC e das condições cardiovasculares dos pacientes. Embora isso não possa ser considerado uma constante, os bloqueios atrioventriculares determinados por distúrbios da condução localizados após o feixe de His representam uma situação de maior risco e estão muitas vezes associados à maior repercussão sintomática.

Os BAV são classificados em três categorias, de acordo com a gravidade:

- BAV de 1º grau: todos os impulsos originados no átrio são conduzidos para os ventrículos, com um tempo mais prolongado, produzindo um ritmo regular. Normalmente, o BAV de grau I é resultante de um atraso da condução no interior do nó AV. Em termos eletrocardiográficos, caracteriza-se por um prolongamento do intervalo PR (acima de 0,20 segundos em adultos).
- BAV de 2º grau: nesse tipo de bloqueio, alguns batimentos não são conduzidos dos átrios para os ventrículos, ocorrendo de forma intermitente ou persistente. O BAV de grau II pode se apresentar de duas formas, denominadas Mobitz (tipo I ou Wenckebach e tipo II) e BAV tipo II.

O BAV de 2º grau tipo Mobitz I caracteriza-se pela lentificação progressiva da condução do impulso dos átrios aos ventrículos até que um impulso não seja conduzido. O padrão eletrocardiográfico demonstra aumento progressivo do intervalo PR até a ocorrência do batimento bloqueado com uma pausa resultante menor que o dobro do intervalo dos dois últimos batimentos conduzidos e ciclo seguinte com intervalo maior que o do batimento bloqueado. Em geral, esse tipo de bloqueio ocorre no nível do nó AV (Figura 10.13). No Mobitz II, as ondas p são bloqueadas sem aumento progressivo do intervalo PR.

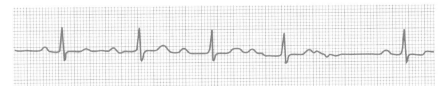

Figura 10.13 BAV de 2º grau tipo Mobitz I. O intervalo PR está aumentando progressivamente, até ocorrer um batimento bloqueado.

No BAV de 2º grau tipo Mobitz II, ocorre o bloqueio da condução ocasional ou repetitiva sem lentificação progressiva da condução. Os padrões repetitivos podem causar padrões de condução constantes (2:1; 3:1). Em geral, o BAV de 2º grau tipo Mobitz II é causado por distúrbios no feixe de His ou no sistema His-Purkinge, representando uma situação de maior instabilidade elétrica e, como consequência, de maior risco (Figura 10.14).

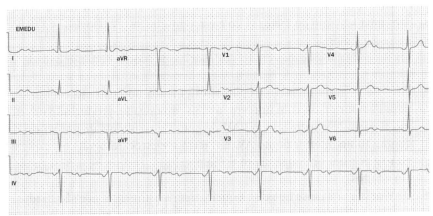

Figura 10.14 BAV de grau II com condução 2:1.
Fonte: www.emedu.org.

- BAV de 3º grau (BAV total – BAVT): nesse caso, os impulsos atriais não são conduzidos para os ventrículos. A geração de impulsos nos átrios e ventrículos comportam-se de maneira independente, levando à dissociação atrioventricular. O BAVT pode apresentar complexos QRS estreitos (de provável origem intranodal ou intra-hissiano) ou QRS alargados (infra--hissianos, em geral com FC < 40 bpm (Figura 10.15).

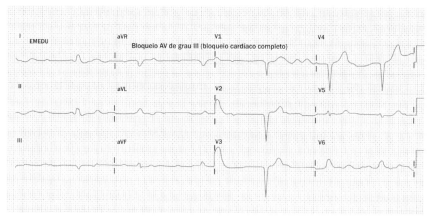

Figura 10.15 BAVT: os complexos QRS estão dissociados das ondas p.
Fonte: www.emedu.otg

Tratamento

Em geral, o principal critério a ser avaliado no tratamento das bradiarritmias é sua repercussão sintomática. Contudo, alguns casos potencialmente instáveis, como o BAV de grau II tipo II e BAVT com complexos QRS alargados, que representam situações nas quais a origem do bloqueio situa-se no interior ou distalmente ao feixe de His e, portanto, oferecem grande risco de deterioração hemodinâmica, são considerados casos de alto risco mesmo na ausência de sintomas importantes.

Outro fator que sempre deve ser considerado na abordagem de uma bradicardia é a identificação de possíveis causas desencadeantes que possam ser revertidas (p. ex., uso de medicações, distúrbios metabólicos e hidroeletrolíticos). As bradicardias com sintomas severos ou aquelas potencialmente instáveis, como citado anteriormente, devem ser tratadas com um marca-passo provisório, mesmo que tenham causa reversível.

O uso de medicações com o intuito de aumentar a FC ou manter as condições hemodinâmicas do paciente pode ser uma estratégia terapêutica válida, que também pode ser empregada nas situações em que será implantado emergencialmente o marca-passo temporário.

As medicações a seguir podem ser empregadas no manuseio das bradicardias sintomáticas:

- Atropina EV (0,5 a 1,0 mg em *bolus*, repetida a cada 3 a 5 minutos até a dose máxima de 3,0 mg ou 0,03 mg/kg): pode ser utilizada nos BAVs de origem intranodal (Mobitz I e BAVT com QRS estreito), devendo ser evitada em casos de bloqueio de origem intra ou infra-hissiano (BAV grau II tipo II e BAVT com QRS alargado).

- Dopamina (5 a 20 mcg/kg/min em infusão contínua): indicada na presença de hipotensão arterial.
- Adrenalina (2 a 10 mcg/kg/min em infusão contínua): deve ser utilizada somente em casos de hipotensão severa.

A decisão quanto ao implante do marca-passo definitivo deve ser tomada após o tratamento emergencial, levando-se em conta os aspectos clínicos e a avaliação complementar de cada paciente.

RESUMO

As arritmias cardíacas são frequentes durante a hospitalização do paciente em UTI. O reconhecimento clínico correto das diferentes arritmias é fundamental para o estabelecimento da melhor decisão terapêutica, sendo essencial o conhecimento de seus mecanismos fisiopatológicos e de suas características eletrocardiográficas.

REFERÊNCIAS BIBLIOGRÁFICAS

1. Fuster V, Rydén LA, Asinger RW, Cannom DS, Crijns HJ, Curtis AB et al. ACC/AHA/ESC 2006 Guidelines for the Management of Patients With Atrial Fibrillation. J Am Coll Cardiol 2006;48:149-246.
2. Blomström-Lundqvist C, Scheinman MM, Aliot EM, Alpert JS, Calkins H, Camm AJ et al. ACC/AHA/ESC Guidelines for the Management of Patients With Supraventricular Arrhythmias. J Am Coll Cardiol 2003;42:1493-531.
3. Libby P, Bonow RO, Mann DL, Zipes DP, Braunwald E. Braunwaldis Heart Disease. A textbook of Cardiovascular Medicine. 8. ed. Philadelphia: WB Saunders, 2008.
4. Martinelli Filho M. Sociedade Brasileira de Cardiologia. Diretriz de Fibrilação Atrial. Arq Bras Cardiol, 2003; 81(6).
5. Zimerman LI, Fenelon G, Martinelli Filho M, Grupi C, Atié J, Lorga Filho A 2009, et al. Sociedade Brasileira de Cardiologia. Diretrizes Brasileiras de Fibrilação Atrial. Arq Bras Cardiol 92(6 supl.1):1-39.

11

Monitorização hemodinâmica invasiva

Cândida Márcia de Brito
Cláudia Maia

PONTOS A APRENDER

1. Anatomia e fisiologia cardiovascular.
2. Tipos de monitorização hemodinâmica invasiva.
3. Assistência de enfermagem na inserção, manutenção e retirada dos cateteres.
4. Aplicação clínica dos dados hemodinâmicos.

PALAVRAS-CHAVE

Monitorização hemodinâmica, cateter de artéria pulmonar, cuidados de enfermagem.

ESTRUTURA DOS TÓPICOS

Introdução. Anatomia e fisiologia cardiovascular. Tipos de monitorização hemodinâmica invasiva. Assistência de enfermagem na inserção do cateter de artéria pulmonar, cateter arterial e cateter venoso central. Assistência de enfermagem na retirada do cateter de artéria pulmonar, cateter venoso central e cateter arterial. Resumo. Propostas para estudo. Referências bibliográficas.

INTRODUÇÃO

Até o século XIX, os pacientes críticos eram avaliados por um exame clínico. Embora forneça dados preciosos para o diagnóstico e tratamento, esse exame nem sempre reflete o que realmente ocorre na perfusão tecidual. No século XX, com os avanços na monitorização da pressão arterial, a introdução dos antibióticos na prática clínica, o surgimento de unidades de cuidados especializados ao paciente crítico e o aperfeiçoamento de técnicas de monitorização contínua de parâmetros clínicos (hemodinâmicos e ventilatórios), iniciou-se uma revolução tecnológica e avanços no diagnóstico, na monitorização e no tratamento do paciente crítico.

A monitorização hemodinâmica invasiva é um recurso tecnológico que auxilia no diagnóstico, direcionando o tratamento do paciente crítico. Porém, exige do profissional que a utiliza na prática clínica o conhecimento técnico dos princípios dos sistemas de monitorização, bem como o científico para a interpretação dos dados obtidos e sua utilização adequada no diagnóstico e tratamento do paciente.

O enfermeiro da unidade de terapia intensiva (UTI) tem uma participação fundamental no processo de monitorização hemodinâmica invasiva, sendo responsável por escolher o cateter e o local de punção em conjunto com o médico, preparar os materiais e o paciente para o procedimento, auxiliar na passagem do cateter, realizar todos os cuidados de sua manutenção, executar, registrar e interpretar as medidas hemodinâmicas e atuar na retirada do cateter. Por essa razão, faz-se necessário conhecer os princípios da monitorização hemodinâmica, os cuidados necessários com a manutenção para a obtenção de dados fidedignos e uma assistência sem complicações.

ANATOMIA E FISIOLOGIA CARDIOVASCULAR

Para que as variáveis hemodinâmicas sejam mais bem compreendidas, o coração pode ser dividido em coração direito e coração esquerdo. Essas duas bombas, apesar de funcionarem sincronicamente, possuem diferenças estruturais que estão descritas no Quadro 11.1.

Quadro 11.1 Diferenças entre o coração direito e o esquerdo.[1]

Coração direito	Coração esquerdo
Recebe sangue desoxigenado.	Recebe sangue oxigenado.
Caracteriza-se por baixas pressões.	Caracteriza-se por altas pressões.
Caracteriza-se por bomba de volume.	Caracteriza-se por bomba de pressão.
Perfusão coronária ocorre na sístole e na diástole.	Perfusão coronária ocorre na diástole.

O coração direito é responsável pelo bombeamento do sangue, por meio da artéria pulmonar, para a circulação pulmonar ou uma pequena circulação. Nesse local, o sangue é oxigenado e retorna pelas quatro veias pulmonares para o coração esquerdo, que deve vencer a resistência sistêmica para levar o sangue oxigenado e os demais nutrientes às células (Figura 11.1).

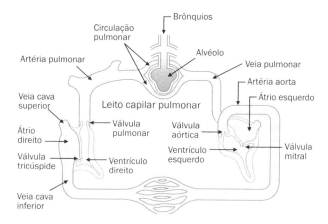

Figura 11.1 Anatomia sistêmica e pulmonar da circulação do coração.[1]

O ciclo cardíaco pode ser dividido em dois momentos: sístole (período de contração) e diástole (período de relaxamento).

A sístole (Figura 11.2) pode ser caracterizada por três fases:[1-3]

- 1ª fase: chamada de contração isovolumétrica, essa fase ocorre logo após o complexo QRS do eletrocardiograma (ECG), o qual é gerado com a despolarização ventricular. Ocorre um aumento gradativo da pressão intraventricular, que não é suficiente para abrir as valvas pulmonar e aórtica. Nessa fase, 80% do oxigênio miocárdico é consumido.
- 2ª fase: chamada de ejeção ventricular rápida, essa fase ocorre quando a pressão ventricular é grande o suficiente para abrir as valvas, proporcionando a rápida ejeção de até 85% do volume ventricular. Corresponde ao segmento ST no ECG.
- 3ª fase: conhecida como ejeção ventricular lenta, essa fase corresponde à onda T do ECG. Caracteriza-se por uma ejeção lenta do restante do sangue até que as válvulas se fechem, o que ocorre quando as pressões pulmonares e sistêmicas superam as pressões de ejeção ventricular.

Durante a transição entre a sístole e a diástole, existe uma mudança progressiva de volumes e pressões nas cavidades cardíacas. Após a repolarização, as fibras cardíacas originam a diástole (Figura 11.3), que também pode ser dividida em três fases:[1-3]

- 1ª fase: conhecida como período de relaxamento isovolumétrico, caracteriza-se pelo fechamento de todas as valvas, uma vez que o gradiente pressórico entre os átrios e os ventrículos não é grande o suficiente para abri-las. No ECG, segue a onda T.

- 2ª fase: conhecida como fase do enchimento ventricular rápido, ocorre assim que o átrio atinge seu enchimento máximo e as valvas atrioventriculares se abrem, permitindo o preenchimento de dois terços do volume ventricular de forma passiva e rápida. As pressões atriais e ventriculares se equalizam, caracterizando o enchimento ventricular lento.
- 3ª fase: chamada sístole atrial, determina o volume final dos ventrículos. Ocorre logo após o traçado da onda P no ECG, gerando a onda "a" na curva de pressão atrial. Ao fim da diástole, fecham-se as valvas atrioventriculares.

Sístole

Fase involumétrica
- Corresponde ao QRS do ECG
- Todas as válvulas estão fechadas
- Maior consumo de oxigênio

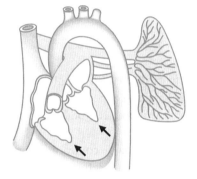

Ejeção ventricular rápida
- Ocorre durante segmento ST
- 80 a 85% do volume sanguíneo é ejetado

Redução da ejeção ventricular
- Ocorre durante a onda T
- Átrios estão em diástole
- Produção da onda "V" no traçado atrial

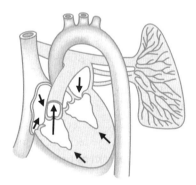

Figura 11.2 Fases da sístole ventricular.[1]

Diástole

1ª fase
Relaxamento isovolumétrico
- Corresponde à onda T
- Todas as válvulas estão fechadas
- Antecede a queda de pressão ventricular

2ª fase
Enchimento ventricular rápido
- Válvulas atrioventriculares abertas
- Ejeção de 2/3 para o ventrículo

3ª fase
Final da diástole
- Corresponde à onda T
- Ocorre sístole atrial
- Produz onda "a" no traçado atrial
- Volume remanescente vai para ventrículo

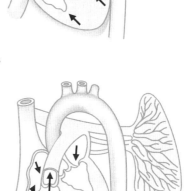

Figura 11.3 Fases da diástole ventricular.[1]

O desempenho cardíaco depende de quatro componentes: frequência cardíaca (FC), pré-carga, pós-carga e contratilidade. Em doenças cardíacas ou alterações no sistema circulatório, uma ou mais dessas variáveis podem estar afetadas ou alteradas na tentativa de manter um desempenho cardíaco adequado.[4]

O débito cardíaco (DC) é determinado pelo produto do volume sistólico com a frequência cardíaca durante um minuto, no qual o volume sistólico é produto de três fatores: pré-carga, pós-carga e contratilidade.

A FC pode produzir grandes variações no débito. Em um coração saudável, toleram-se variações de 40 a 170 bpm, sendo o mecanismo compensatório comum. Até certo limite, o aumento da FC determina um aumento proporcional do débito cardíaco. Por outro lado, na vigência de taquicardias extremas, o tempo de enchimento é menor, assim como o volume sistólico. Nas bradicardias, inicialmente, pode ocorrer um aumento do débito cardíaco, que tende a diminuir com o decorrer do evento.[3]

O volume sistólico é definido como o volume de sangue ejetado na sístole ventricular. Corresponde à diferença entre o volume diastólico final e o volume ventricular ao final da sístole. O volume sistólico normal varia de 60 a 100 mL/batimento e, quando expresso em porcentagem, é denominado fração de ejeção com valor normal de 65%. O volume sistólico é influenciado pela pré-carga, pós-carga e contratilidade.[4]

A lei de Frank-Starling estabelece uma correlação entre o estiramento miocárdico e o desempenho cardíaco até um limite fisiológico, que leva a uma deterioração ventricular quando ultrapassado.

A pré-carga refere-se ao grau de estiramento da fibra miocárdica ao final da diástole. A medida do volume diastólico final dos ventrículos é a melhor forma de aferir a pré-carga, embora seja de difícil prática à beira do leito. Na prática clínica, utiliza-se a medida da pressão diastólica final dos ventrículos como estimativa.[3]

A relação entre o volume diastólico e a pressão diastólica depende da complacência da parede muscular, que é representada por uma curva linear. Quando a complacência é normal, uma variação relativa de volume ocasiona pequenos aumentos de pressão. Quando há uma baixa complacência ventricular, uma grande pressão é gerada com uma pequena variação de volume. Na complacência alta, grandes variações de volume ocasionam pequenos aumentos de pressão (Figura 11.4).

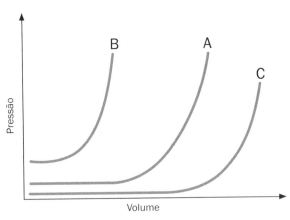

A - Complacência normal
B - Complacência diminuída
C - Complacência aumentada

Figura 11.4 Curva de complacência ventricular.[1]

A pós-carga refere-se à impedância ou resistência oferecida ao esvaziamento ventricular, ou seja, a força que o ventrículo precisa vencer para promover a ejeção do sangue do coração. Essa resistência é determinada por fatores como volume e massa do sangue ejetado, massa e espessura da parede ventricular e características anatômicas e funcionais da circulação. Na prática clínica, as variáveis que melhor representam a pós-carga são a resistência vascular sistêmica (RVS) para o ventrículo esquerdo e a resistência vascular pulmonar (RVP) para o ventrículo direito.[4]

A contratilidade descreve o estado inotrópico do miocárdio, que se refere à capacidade inerente de encurtamento das fibras miocárdicas independentemente das variações da pré-carga, e é influenciada por múltiplos fatores, como efeitos do sistema nervoso simpático no coração, mudanças metabólicas (principalmente as acidoses) e uso de drogas inotrópicas.

TIPOS DE MONITORIZAÇÃO HEMODINÂMICA INVASIVA

No paciente crítico, faz-se necessária a monitorização invasiva e contínua de parâmetros para a realização de um diagnóstico correto, otimização e norteamento do tratamento.

O Consenso Brasileiro de Monitorização e Suporte Hemodinâmico recomenda como componentes da monitorização hemodinâmica básica os seguintes parâmetros: FC, frequência respiratória, diurese, ECG contínuo, saturação arterial de O_2, pressão arterial não invasiva, temperatura, pressão venosa central (PVC) e pressão arterial invasiva (PAI). Dependendo da indicação, o uso do cateter de artéria pulmonar (CAP) permite a monitorização de pressões na circulação pulmonar, do fluxo sanguíneo e da saturação venosa mista, além de fornecer dados para estimar o desempenho cardíaco e avaliar a adequação do sistema cardiocirculatório.[5]

Atualmente, novos métodos têm sido utilizados para a obtenção de parâmetros hemodinâmicos, chamados de métodos minimamente invasivos. Eles permitem a obtenção de dados com a mesma exatidão que o CAP, mas de uma forma menos invasiva.[5-8]

Neste capítulo, o enfoque está voltado para a monitorização hemodinâmica invasiva, na qual os parâmetros são obtidos pela inserção de um cateter em determinado vaso. Os cateteres mais comuns são: CAP, cateter arterial e cateter venoso central. A seguir, serão apresentados a descrição, a indicação, as variáveis, os locais de inserção e as particularidades de cada cateter. Os cuidados referentes à introdução, à manutenção e à obtenção das variáveis hemodinâmicas, assim como à retirada, serão abordados posteriormente, visto que são comuns a todos os cateteres.

Cateter de artéria pulmonar

Descrição

O CAP foi introduzido na prática clínica em meados da década de 1970, por Swan e Ganz. Ao longo dessas décadas, foi aperfeiçoado, permitindo a mensuração de vários parâmetros de acordo com o tipo de cateter.

Existem cateteres nos seguintes tamanhos: neonatal (3 French), pediátrico (5 French) e adulto (7,5 French). Os cateteres para adultos são os que possuem 110 cm de comprimento, demarcado de 10 em 10 centímetros.[1,8,9]

São constituídos de poliuretano e/ou látex, podendo ser revestidos ou não com substância antitrombótica. O introdutor para o cateter de 7,5 F deve ser de 8,5 a 9 F. Todos os modelos de cateter possuem as quatro vias descritas a seguir (Figura 11.5):

- Via proximal (azul): seu orifício situa-se a 26 cm da extremidade distal. É utilizada para a injeção de líquidos, para a medida do débito cardíaco por termodiluição e para a medida da PVC. Também pode ser utilizada para a coleta de sangue e infusão de soluções.
- Via distal (amarela): seu orifício situa-se na ponta do cateter, permitindo a medida das pressões de artéria pulmonar (PAP) e pressão de oclusão da artéria pulmonar (POAP) quando o balonete está insuflado. Além da coleta de amostra do sangue venoso misto na artéria pulmonar, nunca deve ser utilizada para a infusão de soluções em razão de seu posicionamento na artéria pulmonar.
- Via do balão (vermelha): vem com uma seringa de 3 mL acoplada (com trava em 1,5 mL). É responsável pela insuflação de um balonete na ponta do cateter (1,5 mL), que auxilia na migração do cateter por fluxo dirigido para um ramo distal da artéria pulmonar, permitindo o encunhamento do cateter e a medida da pressão capilar pulmonar (PCP).
- Via do termistor: consiste em dois fios finos isolados. Estende-se pelo cateter e termina em um termistor embutido em sua parede, situado a 4 cm da extremidade distal, que mede a temperatura sanguínea na artéria pulmonar e permite o cálculo do débito cardíaco por meio de uma curva de variação térmica.

Existem outros cateteres com mais recursos e, consequentemente, mais vias, que permitem a medida contínua da oximetria venosa central, fração de ejeção ventricular direita, débito cardíaco e função marca-passo.[1,10,11]

O CAP de termodiluição com quatro vias e lúmen acessório tem sua abertura a 30 cm da parte distal. Está localizado próximo à via proximal e é utilizado para administrar soluções, podendo influenciar a mensuração da PVC.[1,2,6-8]

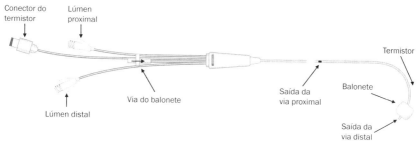

Figura 11.5 Cateter de artéria pulmonar – quatro vias.[1]

O CAP com fração de ejeção de ventrículo direito é um dos modelos mais novos, que permite obter os cálculos dos volumes diastólico e sistólico finais do ventrículo direito. Esse cateter possui:

- Dois eletrodos intracardíacos: um está localizado no ventrículo direito e o outro na artéria pulmonar, que são sensíveis à despolarização ventricular.
- Uma saída localizada no átrio: possui múltiplos orifícios. Quando injetada uma solução resfriada, forma-se um borrifo nesse local.
- Um sensor de temperatura (termistor): mede a variação da temperatura em cada batimento.

O CAP com medida de débito cardíaco contínuo (DCC) e saturação venosa de oxigênio (SvO_2) possui um filamento térmico que envolve o cateter. Conectado e controlado por um computador, está localizado no ventrículo direito. Conforme uma programação de tempo, esse filamento é aquecido, modificando a temperatura local sanguínea. A variação da temperatura é detectada pelo termistor localizado próximo à ponta do cateter, na qual será reproduzida a curva de termodiluição do débito cardíaco (Figura 11.6).

Indicações

O uso do CAP é indicado para avaliar a função cardiovascular e sua resposta às manobras terapêuticas em pacientes com: infarto agudo do miocárdio (IAM) complicado (insuficiência cardíaca congestiva [ICC], rotura do septo interventricular, disfunção do músculo papilar e infarto de ventrículo direito [VD]), ICC grave, disfunção valvar aguda, tamponamento cardíaco, monitorização intra e pós-operatória em cirurgia de revascularização do miocárdio, cirurgias de grande porte em pacientes com cardiopatia importante, distinção entre quadros de edema pulmonar cardiogênico e não cardiogênico, choques, traumas severos e queimaduras graves.[5,10-12]

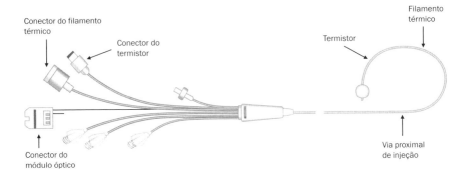

Figura 11.6 Cateter de artéria pulmonar com medida de débito cardíaco contínuo e de saturação venosa de oxigênio.[1]

Inserção

A inserção do cateter pode ser realizada à beira do leito com técnica asséptica, monitorização de ECG e curvas pressóricas. É inserido por técnica percutânea (técnica de Seldinger – cateter sobre fio-guia) em veia subclávia, jugular interna, jugular externa e femoral (Figura 11.7).

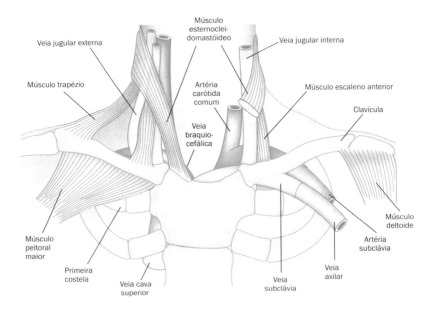

Figura 11.7 Locais anatômicos de inserção do CAP e cateter venoso central.[1]

Variáveis monitorizadas com o cateter de artéria pulmonar

As variáveis diretas obtidas com o CAP são (Tabela 11.1):[1,5,6,13]

- PVC: também chamada de pressão do átrio direito (PAD), pode ser obtida pela via proximal do CAP (medida contínua) ou por um acesso venoso central (medida intermitente), desde que a ponta esteja inserida na veia cava superior. Reflete a pressão nas grandes veias torácicas e a pressão de enchimento, ou seja, a pré-carga do ventrículo direito.
- A correlação com a volemia fica limitada na vigência de lesões de válvula tricúspide, infarto de ventrículo direito, vasoconstrição sistêmica, alterações estruturais da veia cava (tumores, hematomas), ventilação mecânica com pressão positiva e doenças pulmonares.
- PAP: é uma medida contínua obtida pela via distal do CAP com o balonete desinsuflado. Indica as pressões sistólica e diastólica na artéria pulmonar. Quando ocorre a insuflação do balonete, obtém-se a POAP.
- POAP: é uma medida intermitente obtida com a insuflação do balonete do CAP, que oclui um ramo da artéria pulmonar, refletindo a pressão do átrio esquerdo. Na ausência de obstrução entre o átrio esquerdo e o ventrículo esquerdo, correlaciona-se com a pressão diastólica final do ventrículo esquerdo.

A medida da POAP sofre influências da ventilação mecânica (VM) com pressão positiva, pressão intra-abdominal e posicionamento do CAP, que deve estar localizado na zona 3 de West, correspondente à base pulmonar, na qual as pressões arteriais e venosas pulmonares são maiores que a pressão alveolar; a vasculatura pulmonar permanece preenchida por fluidos, tornando a correlação mais fidedigna.

As variáveis indiretas ou calculadas são aquelas obtidas por cálculos que envolvem as pressões diretas e outros parâmetros como: FC, pressão arterial, débito cardíaco, volume sistólico, entre outros (Tabela 11.1).

Tabela 11.1 Variáveis diretas e indiretas obtidas com o cateter da artéria pulmonar.[1,6]

Parâmetros	Fórmula	Valores normais
Pressão venosa		
• Átrio direito (PAD ou PVC)		2 a 6 mmHg
• Sistólica do ventrículo direito (PSVD)		15 a 25 mmHg

(continua)

Tabela 11.1 Variáveis diretas e indiretas obtidas com o cateter da artéria pulmonar.[1,6] (*continuação*)

Parâmetros	Fórmula	Valores normais
Pressão da artéria pulmonar • Sistólica (PAPS) • Diastólica (PAPD) • Média (PAPM) = {PAPS + (2 x PAPD)}/3 • Oclusão (POAP)		15 a 25 mmHg 8 a 15 mmHg 10 a 20 mmHg 6 a 12 mmHg
Débito cardíaco (DC)	VS x FC/1.000	4 a 8 L/min
Índice cardíaco (IC)	DC/superfície corpórea	2,5 a 4 L/min/m^2
Volume sistólico (VS)	DC/FC x 1.000	50 a 100 mL/batimento
Índice de volume sistólico (IVS)	IC/FC x 1.000	33 a 47 mL/m^2/batimento
Resistência vascular sistêmica (RVS)	80 x (PAM-PAD)/DC	800 a 1.200 dynes/sec/cm^{-5}
Índice de resistência vascular sistêmica (IRVS)	80 x (PAM-PAD)/IC	1970 a 390 dynes/sec/m^2-cm^{-5}
Resistência vascular pulmonar (RVP)	80 x (PAPM-POAP)/DC	100 a 250 dynes/sec/cm^{-5}
Índice de resistência vascular pulmonar (IRVP)	80 x (PAPM-POAP)/IC	255 a 285 dynes/sec/m^2-cm^{-5}
Trabalho sistólico do ventrículo esquerdo (TSVE)	VS x (PAM-POAP) x 0,0136	58 a 104 gm-m/batimento
Índice de trabalho sistólico do ventrículo esquerdo (ITSVE)	IVS x (PAM-POAP) x 0,0136	50 a 62 gm-m/m^2/batimento
Trabalho sistólico do ventrículo direito (TSVD)	VS x (PAPM-PVC) x 0,0136	8 a 16 gm-m/batimento
Índice de trabalho sistólico do ventrículo direito (ITSVD)	IVS x (PAPM-PVC) x 0,0136	5 a 10 gm-m/m^2/batimento
Volume diastólico final do ventrículo direito (VDFVD)	VS/FE	100 a 160 mL
Volume sistólico final do ventrículo direito (VSFVD)	VDF-VS	50 a 100 mL
Fração de ejeção do ventrículo direito (FEVED)	VS/VDF	40 a 60%

Complicações

As complicações decorrentes do uso do CAP podem ser correlacionadas a quatro momentos do procedimento: inserção do introdutor (pneumotórax, hemotórax, hematoma, punção arterial, embolia gasosa e mau posicionamento); inserção e posicionamento do cateter (arritmias, lesões estruturais e mau posicionamento); permanência do cateter (arritmias, infecção, tromboses e embolias, endocardite, infarto pulmonar, ruptura do balão, ruptura da artéria pulmonar, pseudoaneurisma da artéria pulmonar, hemorragia, embolia gasosa, medidas ou interpretações errôneas e ruptura de ventrículo direito); e retirada do CAP e introdutor (arritmias, lesões estruturais, formação de nós, embolia gasosa e quebra do cateter).[2,5,14]

Cateter de pressão arterial invasiva

Descrição

O cateter arterial é geralmente menor que 10 cm e possui um único lúmen. Existem os modelos femoral e radial.[6,8,15]

Indicações

A medida da pressão arterial em indivíduos saudáveis é realizada de forma indireta por meio do esfigmomanômetro e estetoscópio (Tabela 11.2). No paciente crítico, essa medida não permite a obtenção de dados fidedignos, sendo mais indicada a medida da pressão arterial invasiva.[11] As principais indicações envolvem situações que causam alterações de complacência, fluxo e instabilidade hemodinâmica: hipotensão ou hipertensão arterial, instabilidade hemodinâmica ou colapso circulatório, hemorragias, pós-reanimação cardiopulmonar, choques diversos, infusão de medicamentos vasoativos, medidas frequentes dos gases sanguíneos arteriais, uso do balão intra-aórtico, lesões neurológicas, procedimentos com intervenção coronária, grandes cirurgias, politrauma, instabilidades respiratórias graves, sepse e emergências obstétricas.[6,8,15,16]

Locais de inserção[6,8,15]

As vias de escolha mais comuns incluem as artérias radial e femoral, sendo a primeira a mais frequente. A artéria braquial é pouco utilizada, por causa de sua localização na fossa antecubital e por não permitir outra alternativa de circulação colateral em casos de trombose. A artéria femoral é indicada em casos de pós-reanimação cardiorrespiratória e alterações de perfusão sistêmica.

Para a canulação da artéria radial, é imprescindível a realização do teste de Allen, que permite certificar-se de que o fluxo da artéria ulnar supre o fluxo da artéria radial para a região palmar em casos de isquemia da artéria radial. Deve-se proceder da seguinte forma:[5-8]

- Realizar a palpação do pulso da artéria radial e ulnar.
- Solicitar ao paciente que abra e feche a mão algumas vezes. Em pacientes inconscientes ou que não compreendem o procedimento, realizar o movimento de forma passiva.
- Quando o paciente fechar a mão, aplicar uma pressão direta sobre as artérias radial e ulnar; solicitar ao paciente que abra a mão lentamente.
- Observar a diminuição da perfusão e a palidez da região palmar.
- Liberar a pressão da artéria ulnar e observar:
  - retorno da coloração em 7 segundos: teste positivo (a punção pode ser realizada);
  - retorno da perfusão entre 8 e 14 segundos: teste inconclusivo (a perfusão está lentificada e a punção é contraindicada);
  - retorno da perfusão superior a 15 segundos: teste negativo (a punção é contraindicada).

Variáveis monitorizadas com o cateter arterial

Tabela 11.2 Parâmetros da pressão arterial.[1,5,6]

Parâmetros	Fórmula	Valores normais
Pressão arterial (PA)		
• Sistólica (PAS)	{PAS + (2 x PAD)}/3	90 a 140 mmHg
• Diastólica (PAD)		60 a 90 mmHg
• Média (PAM)		70 a 105 mmHg

Complicações

As principais complicações relacionadas à canulação arterial são: dor, vasoespasmo, hematomas, hemorragias, infecção, comprometimento neurovascular e isquemia.[8]

Cateter venoso central

Descrição

O cateter venoso central é um cateter de poliuretano com 20 cm, revestido ou não com antimicrobianos. A escolha do tipo de cateter venoso central (uma, duas, três ou quatro vias) depende da necessidade de monitorização e da complexidade terapêutica, devendo-se considerar que a escolha inadequada pode resultar em aumento de custos pela eventual necessidade de troca.[11,16-18]

Indicações

As principais indicações para a inserção de um cateter venoso central são: monitorização hemodinâmica, nutrição parenteral, administração de medicamentos, reposição hídrica, colocação de cabo de marca-passo, inacessibilidade de veias periféricas e hemodiálise.[16-18]

Locais de inserção

Os locais anatômicos de inserção de cateteres mais comuns são as veias jugulares ou subclávias. Com a técnica de Seldinger, é possível um acesso central com mais segurança (Figura 11.7).[11,16-18]

Variáveis monitorizadas com cateter venoso central

Por meio do cateter venoso central, é possível monitorizar a PVC (ver Tabela 11.1). O cateter Presep® permite mensurar a saturação venosa de oxigênio contínua conectado ao monitor Vigilance® ou Vigileo®.[16-18]

Complicações

Na maior parte das vezes, a ocorrência de complicações nos acessos venosos está relacionada a erros técnicos. Os erros mais comuns são: múltiplas tentativas de punção, posicionamento inadequado do paciente e realização de punções em situações de emergência. As complicações imediatas que podem ocorrer após as punções para o acesso venoso central são geralmente mecânicas e exigem diagnóstico precoce e intervenção rápida.[11,18]

São complicações do acesso venoso central pela punção: pneumotórax, hemotórax, hidrotórax, perfuração vascular ou cardíaca, arritmias cardíacas, infecção, lesão de nervos, lesão do ducto torácico, embolia gasosa, trombose venosa e oclusão do cateter. São complicações raras do acesso venoso central: osteomielite de clavícula, fístulas arteriovenosas, perfuração traqueal ou esofágica, lesão arterial com formação de pseudoaneurisma, punção aórtica, enfisema de subcutâneo e infarto pulmonar.[11,18]

ASSISTÊNCIA DE ENFERMAGEM NA INSERÇÃO DO CATETER DE ARTÉRIA PULMONAR, CATETER ARTERIAL E CATETER VENOSO CENTRAL

O enfermeiro intensivista está presente em todas as etapas do processo relacionadas ao cuidado com cateteres. No procedimento de inserção de um cateter, que deve ser realizado por um médico, o enfermeiro deve participar em conjunto com ele na escolha do cateter mais adequado para o paciente; no preparo do paciente, do material e do ambiente para o procedimento; e na assistência durante o procedimento. A seguir, serão descritos os principais passos a serem realizados na passagem de um cateter. Como a assistência de enfermagem para a técnica de passagem do cateter venoso central e do introdutor do CAP são semelhantes, elas serão discutidas simultaneamente.

Educação do paciente e da família

O paciente e sua família devem ser orientados sobre o procedimento, a indicação do uso do cateter e seus benefícios e riscos, com o objetivo de esclarecer o que será realizado e obter a colaboração do paciente para a realização do procedimento, diminuindo assim sua ansiedade. Atualmente, faz-se necessária a autorização por escrito do paciente ou responsável para a realização de alguns procedimentos invasivos (termo de consentimento esclarecido).[6,7,11]

Preparo do material, do paciente e do ambiente para o procedimento

Nesta etapa, o enfermeiro deve planejar todo o procedimento que será realizado à beira do leito, de acordo com a rotina da instituição, com o objetivo de prevenir complicações e garantir a segurança do paciente e da equipe.

A equipe deve buscar dados na história do paciente que possam propiciar complicações, como dificuldade anterior de obtenção de acesso vascular, doenças cardiovasculares ou pulmonares (pneumotórax ou enfisema), exames laboratoriais (coagulograma, eletrólitos, hemograma, gasometria arterial e venosa).[6,7]

Primeiramente, o enfermeiro deve informar-se com o médico sobre o local da punção, de modo que possa preparar o ambiente para a passagem do cateter. Por exemplo, caso a via de escolha para a passagem do CAP seja a veia jugular direita, o enfermeiro deve montar o sistema de monitorização de pressões do lado direito, ajustar o posicionamento de outros dispositivos, como VM para o lado oposto a fim de manter um espaço adequado para a movimentação dos profissionais que realizarão o procedimento, e posicionar o cateter e os cabos de monitorização de maneira adequada.

A seleção do tipo de CAP (saturação venosa de oxigênio, débito cardíaco contínuo, débito cardíaco intermitente ou fração de ejeção de ventrículo direito e introdutor – 1/3 vias) também é realizada nesse momento. O médico e o enfermeiro devem escolher o cateter mais indicado, uma vez que hoje existem vários tipos de cateteres que fornecem dados diversos. Outra escolha que depende das condições clínicas do paciente é o introdutor do CAP, de uma ou três vias. Quanto mais medicamentos o paciente estiver recebendo, mais vias de acesso vascular serão necessárias. Ter essa via garantida em um paciente grave possibilita prevenir diversas complicações.

Na monitorização do CAP com SvO_2 e DCC, o monitor Vigilance® deve ser ligado na rede elétrica 20 minutos antes da passagem; e o cabo de fibra óptica deve estar conectado para permitir o aquecimento.[11]

O preparo do material para o procedimento varia conforme a padronização e os recursos de cada instituição. Dessa forma, alguns pontos importantes devem ser levados em consideração. Por exemplo, como a passagem do cateter é um procedimento estéril, a montagem de sistemas de monitorização das pressões improvisados pode interferir na obtenção de um resultado fidedigno. O Quadro 11.2 relaciona alguns materiais recomendados para a passagem do CAP, cateter venoso central e cateter arterial.

Quadro 11.2 Material recomendado para a inserção de um cateter.[11,17,19]

Introdutor do CAP com protetor plástico e CAP selecionado ou cateter arterial ou cateter venoso central (*kit* com cateter e materiais auxiliares, como lâmina de bisturi).
Monitor Vigilance® quando selecionado cateter com SvO_2 e DCC.
Paramentação para o médico que realizará o procedimento: gorro descartável, luvas cirúrgicas, avental estéril e escova para antissepsia das mãos.
Máscaras descartáveis para toda a equipe que auxiliará e acompanhará o procedimento.
Campo estéril.
Material de curativo estéril, incluindo porta-agulha.
Campo fenestrado.
Pacotes de gaze.
Seringa de 20 mL.

(continua)

Quadro 11.2 Material recomendado para a inserção de um cateter.[11,17,19] *(continuação)*

Seringa de 10 mL.
Agulhas 40 x 12 e 30 x 7.
Xilocaína a 2% sem vasoconstritor.
Ampolas de soro fisiológico ou água destilada.
Fio mononylon 3.0.
Almotolia de chlorohex degermante e alcoólico (ou antisséptico recomendado pela instituição).
Curativo para oclusão.
Para o cateter venoso central, acrescentar: soro fisiológico a 0,9% (500 mL) e equipo macrogotas.

O material para a passagem deve ser organizado em uma mesa auxiliar e posicionado à beira do leito.

Para a inserção do CAP ou do cateter arterial, faz-se necessária a montagem de um sistema de monitorização para pressão. São necessários dois sistemas para o CAP (via proximal-azul e via distal-amarela), uma vez que essas vias mantêm o fluxo contínuo, evitando a obstrução e manutenção da monitorização contínua das pressões. O Quadro 11.3 apresenta o material necessário para a montagem do sistema de monitorização.

Quadro 11.3 Material para a montagem do sistema de monitorização das pressões.[11,17,19]

1 suporte de soro (preferencialmente, os transdutores de pressão devem ser acoplados nos suportes fixos à cama, o que diminui a chance de obtenção de valores falsos por desnivelamento do transdutor com a mudança de altura da cama).
1 frasco de 500 mL de SF a 0,9%.
1 frasco de heparina sódica (5.000 U/mL), conforme padronização institucional.
1 seringa de 3 mL.
1 agulha 40 x 12.
1 bolsa pressurizadora.
1 *kit* transdutor de pressão descartável.
1 módulo e 1 cabo de monitorização específico para cada uma das pressões.
1 suporte para o sistema transdutor de pressão.
1 régua niveladora.

Os sistemas de monitorização de pressão devem ser montados, posicionados e conectados adequadamente no monitor multiparamétrico à beira do leito, antes do início do procedimento de passagem do cateter. Nessa montagem, o enfermeiro deve realizar os seguintes passos:[5,6,11,17]

- Montar os sistemas de monitorização necessários para o procedimento (dois sistemas para CAP e um sistema para cateter arterial).
- Conectar SF a 0,9% (500 mL) ao sistema.
- Verificar se todas as conexões do sistema estão bem adaptadas.
- Retirar todo o ar da bolsa de SF a 0,9%. Para isso, deve-se inverter o frasco de soro e abrir o sistema de monitorização e realizar pressão sobre a bolsa para que todo o ar saia pelo sistema.
- Retirar o ar do sistema, certificando-se de que não haja bolhas de ar nas extensões.
- Pressurizar e manter a bolsa de soro a 300 mmHg. Isso permite um fluxo contínuo no sistema de 2 a 4 mL/h.
- Identificar a data da próxima troca no sistema (conforme padronização institucional).
- Montar os sistemas e os cabos de monitorização invasiva, preferencialmente em um suporte fixo à cama (Figura 11.8), para minimizar a chance de obtenção de valores falsos em função de alterações no nivelamento dos transdutores.
- Conectar os cabos ao monitor multiparamétrico.
- Nomear PVC, PAP e/ou PAI na tela do monitor. Identificar os sistemas que pertencem a cada pressão.
- Inserir escalas de PAP, PAI e PVC.
- Selecionar a pressão no monitor (escalas: PAP = 50, PVC = 20, PAI, de acordo com a pressão arterial sistólica base do paciente).
- Nivelar o sistema de monitorização no eixo flebostático do paciente na altura da torneira do transdutor. O ponto de referência para o nível zero é obtido por meio do cruzamento de duas linhas imaginárias (Figura 11.9):
  - linha 1: perpendicular à base do leito do paciente, passando pelo IV espaço intercostal (no nível de junção da costela com o esterno);
  - linha 2: paralela à base do leito, passando pela linha axilar média do paciente.
- Zerar o sistema: fechar a torneira do transdutor para o paciente e abrir para o meio externo. Apertar a tecla adequada para zerar o monitor mutiparamétrico (Figura 11.10).

Quando o CAP de escolha permitir a medida do DCC e SvO$_2$, deve-se utilizar o monitor Vigilance®, conectado 20 minutos antes do procedimento para que o cabo de fibra óptica aqueça; nesse momento, devem-se inserir os dados de peso e altura.[1]

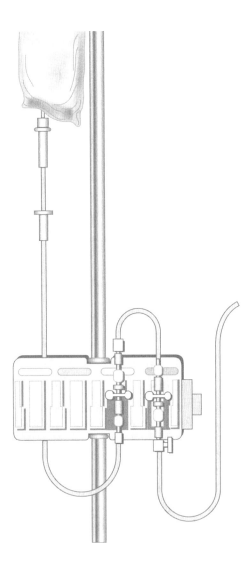

Figura 11.8 Sistema de monitorização para pressões invasivas.[18]

11 Monitorização hemodinâmica invasiva 243

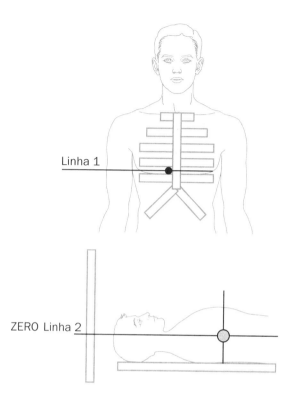

Figura 11.9 Localização do eixo flebostático.[11,13]

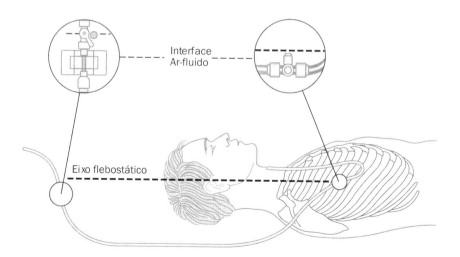

Figura 11.10 Como nivelar e zerar o eixo flebostático.[1]

Para iniciar o preparo do paciente, deve-se realizar, se necessário, a tricotomia da área na qual será introduzido o cateter com posterior degermação da pele.

- Posicionar eletrodos no tórax do paciente, assegurando uma monitorização cardíaca adequada e deixando a área torácica livre para eventual emergência.
- Posicionar o paciente em decúbito dorsal ou leve Trendelenburg (prevenção de embolia gasosa).
- Auxiliar o médico na paramentação adequada.
- Assegurar que o material de emergência esteja próximo e disponível para uso.

Inserção dos cateteres

A passagem do CAP, do cateter venoso central ou do cateter arterial é realizada pelo médico e acompanhada pelo enfermeiro e sua equipe, que fornece os materiais necessários ao procedimento, assegurando a realização da técnica asséptica e a segurança do paciente.

Na passagem de cateteres pelo sistema de monitorização contínua, o enfermeiro tem uma participação fundamental, devendo acompanhar todo o procedimento para auxiliar o médico na calibração *in vitro* do monitor Vigilance® e nas conexões dos sistemas de pressão às vias corretas do CAP.

Para realizar a calibração:[1]

- O enfermeiro solicita ao médico que não retire o CAP da caixa e a capa protetora da ponta do cateter.
- O enfermeiro conecta o cabo da SvO_2 ao CAP e procede com a calibração que se completa em 25 segundos.
- O médico retira o CAP da caixa e a capa protetora da ponta e faz o teste de integridade do balão.
- O enfermeiro conecta os sistemas de pressão às vias distal e proximal do CAP e retira o ar do CAP, lavando as vias por *flush*.
- O médico prossegue com a passagem do CAP, acompanhando sua progressão conforme as curvas de pressão no monitor multiparamétrico.
- Após a passagem do cateter, devem ser realizados curativo com técnica asséptica e raio X de tórax para confirmar o posicionamento do cateter.

O CAP deve estar posicionado na zona 3 de West (Figura 11.11), que é o melhor local para obtenção do capilar pulmonar. Nessa zona, todos os capilares estão abertos, e a pressão venosa pulmonar é maior que a pressão alveolar. No raio X, o cateter é visualizado abaixo do átrio esquerdo.[1,5]

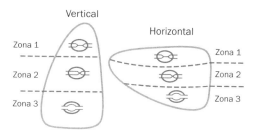

Figura 11.11 Descrição das zonas de West.[1]

Manutenção dos cateteres

Cuidados na obtenção dos dados hemodinâmicos

Para a obtenção de dados fidedignos, o enfermeiro intensivista deve conhecer os cateteres, dominar os conceitos de hemodinâmica, conhecer os cuidados para a realização das medidas, identificar os potenciais problemas ou artefatos que possam influenciar na obtenção de variáveis, prevenir iatrogenias e identificar as implicações clínicas dos valores mensurados para planejar uma assistência de enfermagem adequada.

São componentes básicos da monitorização hemodinâmica:

- Linhas de pressão: são sistemas que, preenchidos por solução salina, transferem a pressão intravascular para o transdutor. Geralmente, o *kit* do sistema de pressão já inclui as torneiras necessárias, que permitem zerar o transdutor e a coleta de exames sanguíneos, não sendo recomendada a introdução de novas torneiras e extensões ao sistema, que podem interferir no valor obtido. Recomenda-se que essa extensão não ultrapasse 120 cm e seja de um material firme.[6,8,11,17,19]
- Transdutor de pressão e monitor multiparamétrico: é um sensor eletrônico que permite a conversão da pressão mecânica em sinal elétrico, que é captado pelo monitor multiparamétrico e disponibilizado na tela em formato de onda de pressão.
- Bolsa pressurizadora e solução de manutenção (*flush*):[6,8] para manter as linhas de pressão pérvias e impedir o refluxo sanguíneo, deve-se colocar um frasco de 500 ou 1.000 mL de soro fisiológico a 0,9% em cada via. Os frascos devem ser submetidos a uma pressão de 300 mmHg por meio de uma bolsa pressurizadora, o que permite um fluxo contínuo de 2 a 4 mL/h.

- Alarmes:[6,8] os monitores multiparamétricos possuem um alarme para cada variável, que devem ser mantidos ativados com valores limites 10% maiores ou menores em relação ao valor obtido, permitindo que o enfermeiro evidencie alterações fora desses parâmetros.

A seguir, serão descritos os principais cuidados a serem observados na obtenção das variáveis hemodinâmicas.

- Como nivelar o transdutor: o nivelamento do transdutor deve ocorrer no eixo flebostático do paciente, que é determinado por sua posição em decúbito dorsal horizontal. O cruzamento de dois pontos é determinado pelo IV espaço intercostal e pela linha axilar média, chamado de ponto zero. O nivelamento deve ser considerado para a obtenção de variáveis do CAP e do cateter arterial. Muitas vezes, o paciente não tolera o decúbito de 0°. Estudos evidenciam que, quando as medidas são realizadas com a cabeceira até 30°, não há repercussões hemodinâmicas relevantes, devendo este dado ser levado em consideração somente na interpretação dos dados.[6,8,11,17,19]
- Como zerar o transdutor: o transdutor de pressão deve ser zerado em relação ao ponto zero obtido no nivelamento. É o momento em que o monitor e o transdutor são calibrados com esse ponto como zero para a leitura adequada das pressões. Deve-se utilizar uma régua niveladora para estabelecer o mesmo nível entre o eixo flebostático e a torneira do transdutor de pressão, que é fechada para o paciente e mantida aberta para a via do monitor multiparamétrico e para o ar. Em seguida, deve-se acionar a tecla responsável por zerar o transdutor no monitor multiparamétrico ou no próprio suporte em que o transdutor de pressão está fixado, esperando a indicação sonora e visual que demonstra que o transdutor foi zerado de modo adequado (todas as pressões devem estar zeradas no monitor). Recomenda-se nivelar e zerar o monitor a cada 6 h e a cada realização de medida hemodinâmica.[6,8,11,17,19]
- Teste de resposta da onda (*damping*): termo utilizado para descrever possíveis interferências na captação e registro das pressões. Para a realização do teste, verifica-se o aspecto da curva de pressão registrada e seu comportamento após o acionamento do *flush* do sistema. Em uma situação adequada, as curvas de maior e menor amplitude apresentam-se delineadas. Caso seja possível medir a pressão real por outro meio, ela se mostrará semelhante à registrada. Quando o *flush* é acionado rapidamente, ocorre a elevação súbita da curva em um quadrado e, em seguida, queda com poucas oscilações espiculadas até o restabelecimento do sinal (Figura 11.12).

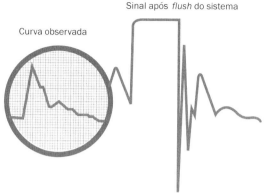

Figura 11.12 *Damping*.[1]

- *Overdamping*: as curvas encontram-se arredondadas, e os sinais de menor amplitude são perdidos. Caso seja possível medir a pressão real por outro meio, ela se mostrará maior que a registrada. Quando o *flush* é acionado rapidamente, ocorre a elevação da curva em um quadrado e, em seguida, queda com pouca oscilação no restabelecimento do sinal. Deve-se analisar o sistema para verificar a presença de bolhas de ar, sangue, conexões frouxas ou retorcidas (Figura 11.13).
- *Underdamping*: as curvas encontram-se pontiagudas e exacerbam-se os sinais de menor amplitude. Caso seja possível medir a pressão real por outro meio, ela se mostrará menor que a registrada. Quando o *flush* é acionado rapidamente, ocorre elevação súbita da curva em um quadrado e, em seguida, queda com várias oscilações espiculadas até o restabelecimento do sinal. É necessário remover extensões e torneiras desnecessárias (Figura 11.14).[6,8,11,17,19]

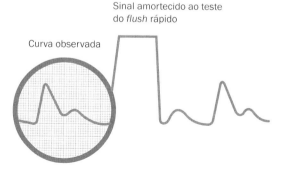

Figura 11.13 *Overdamping*

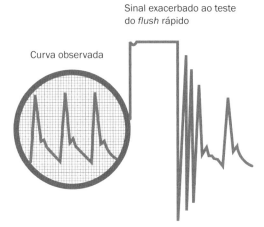

Figura 11.14 *Underdamping*.[1]

Curvas de pressão

O enfermeiro deve conhecer as características normais de cada curva de pressão para obter medidas fidedignas e identificar interferências e complicações potenciais como obstrução, amortecimento da onda, calibração inadequada e posicionamento inadequado (Figuras 11.15 a 11.18).

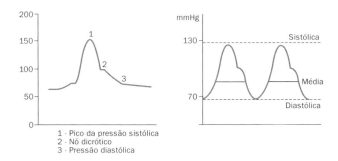

Figura 11.15 Curva arterial.[1]

Para a obtenção de dados hemodinâmicos confiáveis, o enfermeiro deve atentar-se para os seguintes itens a cada medida hemodinâmica:[20-25]

- O paciente deve ser posicionado em decúbito dorsal horizontal ou até 30°.
- Os sistemas de monitorização devem ser montados conforme recomendação quando não vierem montados. Devem ter no máximo 120 cm, ser de material de baixa complacência e não possuir torneiras em excesso.

- As extensões não devem permanecer em áreas de movimento como ombros, membros e tórax.
- Os transdutores de pressão devem ser nivelados e zerados a cada medida hemodinâmica e pelo menos uma vez a cada plantão.
- O posicionamento do cateter deve ser verificado diariamente pelo raio X e de forma contínua pelas curvas de pressão.
- As curvas de pressão devem ser monitorizadas continuamente em relação ao posicionamento e às curvas, com alarmes de limites esperados ativados.
- Os sistemas de pressão devem estar preenchidos com solução salina (o uso da heparina depende da padronização institucional).[26]

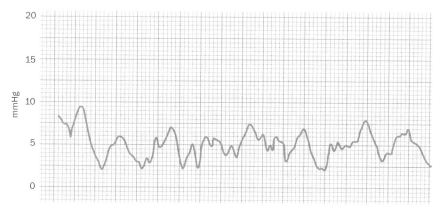

Figura 11.16 Curva da pressão venosa central (PVC).[1]

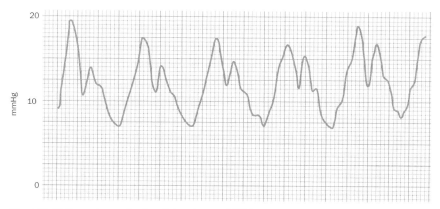

Figura 11.17 Curva da pressão da artéria pulmonar (PAP).[1]

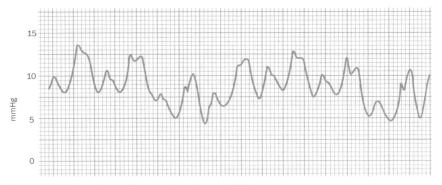

Figura 11.18 Curva da pressão do capilar pulmonar (PCP).[1]

Em relação à obtenção da PCP:

- O balonete deve ser insuflado com o mínimo possível de ar, para encunhamento do cateter (máximo de 1,5 mL).
- A insuflação do balonete não deve ultrapassar 30 segundos.
- A desinsuflação do balonete deve ser passiva.
- Travar a via da seringa ao final da medida.
- Sempre realizar a medida ao final da expiração respiratória, seja em VM ou espontânea.
- Lembrar que 1 mmHg = 1,36 cmH$_2$O.

Medida do débito cardíaco por termodiluição e contínuo[1,5-7,11,13,17,27-29]

Intermitente

O princípio da termodiluição é calculado pela fórmula de Stewart-Hamilton. São injetados 10 mL de soro fisiológico pela via proximal (átrio direito), que se mistura com o sangue no ventrículo direito. O fluxo sanguíneo resfriado pela solução é então transportado até o termistor localizado próximo à ponta do cateter na artéria pulmonar, que capta essa variação de temperatura e transmite-a para o computador, que por sua vez constrói uma curva da qual resultará o cálculo da integral correspondente ao DC.

O volume a ser injetado deve ser medido, de forma que sempre o mesmo valor seja inserido, uma vez que seu total afeta o valor obtido. A temperatura do soro deve ser inferior a 10°C em relação à temperatura corporal. O soro pode ser empregado desde que a temperatura seja 0°, atentando-se para o risco de arritmia. O tempo entre a aspiração do soro e a sua injeção deve ser a menor possível.

Para uma determinação fidedigna do DC, deve-se atentar rigorosamente para a técnica. Os passos a seguir são necessários para a obtenção de um DC preciso pela técnica de termodiluição.

Reunir o material:

- Solução salina (250 mL ou 500 mL).
- Equipo e torneira.
- Seringa de 10 mL.
- Sistema para resfriamento (serpentina). Se o ambiente for resfriado, a solução pode permanecer na temperatura do local, uma vez que não há modificações significativas no valor do débito e o risco de indução de arritmias pela solução gelada é menor.
- Cabo de conexão do débito cardíaco no monitor.
- Termômetro entre a solução e o monitor.

Realizar os seguintes passos:

- Selecionar a constante no monitor de acordo com o cateter e a temperatura utilizados (atualmente, a maioria dos monitores reconhece de forma automática essa constante).
- Inserir os dados de peso e altura no monitor.
- Abrir a torneira entre o injetável e a seringa.
- Encher a seringa com 10 mL, verificando se não há ar nela.
- Verificar a curva de pressão da artéria pulmonar na via distal do cateter.
- Verificar se o termômetro do CAP está em contato com o ar ambiente; (ao verificar a temperatura do ambiente e do paciente, a diferença deve ser de aproximadamente 10°C).
- Proceder à infusão de 10 mL de soro à temperatura ambiente ou resfriada; se necessário, realizado pela via proximal (azul), com velocidade constante em até 4 segundos.
- Realizar três medidas consecutivas com a mesma velocidade de infusão e volume de soro. Os valores devem oscilar no máximo 10% entre as três medidas. Selecionar o débito cardíaco médio das três medidas mais próximas;
- Observar o monitor após cada injeção.
- Observar a mudança de temperatura.
- Avaliar as curvas do débito cardíaco, pois estas informam as medidas com precisão (Figura 11.19).

Alguns fatores podem interferir na exatidão das medidas do débito cardíaco, como fatores fisiológicos (refluxo da válvula tricúspide e defeitos no septo)

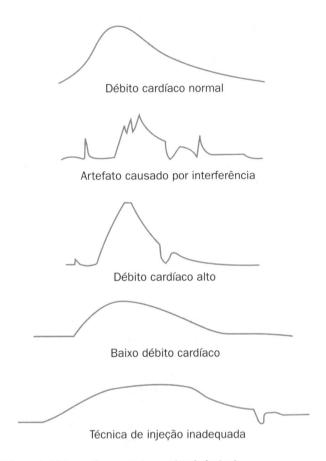

Figura 11.19 Curva do débito cardíaco normal e com interferências.[1]

e fatores técnicos (técnica de injeção incorreta, constante incorreta, mau funcionamento no sensor – termistor).

Débito cardíaco contínuo e saturação venosa de O_2 (SVO_2)[1,5,6-9,11,27-31]

A medida contínua é preferível às medições intermitentes, uma vez que propicia as seguintes vantagens: diminui o volume oferecido, agiliza o tratamento, alerta para as mudanças no estado hemodinâmico e elimina erros associados à técnica de injeção.

A aferição do DCC com base no princípio da termodiluição foi possível em função da incorporação de um filamento térmico de 10 cm de cobre envolvendo o cateter. Localizado no nível do ventrículo direito, emite pulsos térmicos de pequena energia (7,5 W) em vez de utilizar injeções de solução cristaloide. Os pulsos térmicos são enviados pelo computador, levando ao aquecimento do cateter e do sangue ao redor (a temperatura do cateter deve permanecer abaixo de 44°C a fim de evitar efeitos deletérios para o miocárdio ou para os componentes sanguíneos). As medidas do DCC são realizadas a cada 3 a 6 minutos, mas não são visualizadas em tempo real. Na realidade, uma média das medidas é apresentada no visor do monitor a cada 30 a 60 segundos após a sua realização.

O cateter é conectado ao monitor Vigilance® (Figuras 11.20 e 11.21), que registra uma medida de DCC a cada 60 segundos, resultante das variações de temperatura registradas por um termômetro situado na porção distal, realizando cálculos correspondentes para a obtenção do valor do débito cardíaco.

Ao conectar o cateter, é importante observar a calibração do monitor. Também é essencial realizar a calibração *in vivo* uma vez ao dia, após mudanças nas condições gerais e intervenções cirúrgicas e sempre que o System Quality Information (SQI) for maior que 2, indicando leitura inadequada, reposição volêmica, reposição de hemácias e sangramentos.

O monitor Vigilance® com o cateter também permite a medida do débito cardíaco intermitente, o cálculo de outras variáveis hemodinâmicas e dosagem de drogas, a sinalização dos procedimentos que interferem nas variáveis, a manutenção da calibração durante o transporte dos pacientes, entre outras funções.

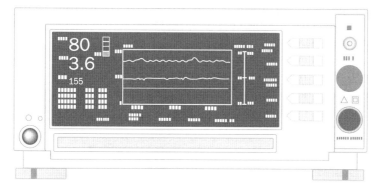

Figura 11.20 Monitor de DCC e saturação venosa de oxigênio – Vigilance®.
Fonte: Edwards Lifescience.

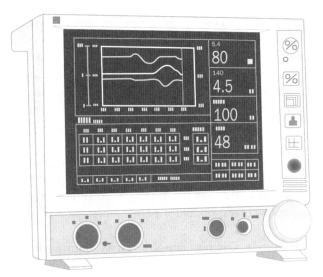

Figura 11.21 Monitor de DCC e saturação venosa de oxigênio – Vigilance II®.
Fonte: Edwards Lifescience.

Curativo dos cateteres

Uma das complicações relacionadas ao uso de vias invasivas é a infecção. Uma forma de prevenir esse problema é o uso racional dos cateteres, com avaliação diária da sua necessidade de uso e manutenção.[5]

Toda a manipulação dos cateteres deve ser precedida de higienização das mãos. A aplicação de curativo dos cateteres deve ser realizada com técnica asséptica e conforme técnica padronizada. A oclusão da inserção pode ser realizada com gaze e Micropore® ou película transparente com a troca padronizada conforme protocolo institucional ou quando necessário (p. ex., presença de sujidade e descolamento).

Para o CAP, deve-se utilizar uma fixação auxiliar na porção distal do cateter, com o objetivo de prevenir a tração em decorrência do peso gerado pelos cabos e sistemas de pressão aos quais o cateter está conectado. Deve-se atentar para a manutenção da integridade do plástico que envolve o cateter e garante sua manipulação posterior se necessário.

Coleta de gasometria venosa pelo CAP

A gasometria venosa pode ser coletada do cateter venoso central ou do CAP. Para realizar a coleta pelo CAP, alguns cuidados devem ser observados. É importante lembrar que a via de escolha é a via distal (amarela), e, para evitar a coleta de sangue já oxigenado, a aspiração da seringa de sangue, que será desprezada, e a amostra devem ser realizadas em até 1 minuto. A lavagem dos sistemas de monitorização das vias do cateter deve ser realizada com sistema *flush*, nunca com pressão positiva.

ASSISTÊNCIA DE ENFERMAGEM NA RETIRADA DO CATETER DE ARTÉRIA PULMONAR, CATETER VENOSO CENTRAL E CATETER ARTERIAL[1,5-7,11,13]

Os consensos sobre o uso do CAP indicam que sua permanência deve ser de 96 horas, ou seja, deve ser retirado o mais precocemente possível. Os cateteres arterial e venoso central também devem ser avaliados continuamente quanto a sua permanência e retirados quando não houver mais indicação de uso ou estabilização do quadro.[5] O enfermeiro e a equipe devem estar atentos aos dias de permanência do cateter e reavaliar diariamente sua necessidade de continuidade. Após a decisão em conjunto com o médico sobre a retirada do cateter, alguns cuidados devem ser tomados antes do procedimento, tais como:

- Verificar o coagulograma, avaliando fatores de coagulação e plaquetas e uso de terapias anticoagulantes antes da retirada; suspender anticoagulantes conforme meia-vida e prescrição médica.
- Verificar o raio X de tórax para o CAP, antes do procedimento de retirada, de modo a avaliar a posição do CAP e evitar complicações (p. ex., formação de nó).
- Reunir material para a retirada.
- Verificar a necessidade de encaminhamento da ponta para cultura.
- Orientar o paciente e sua família sobre o procedimento.
- Observar a presença de curva de artéria pulmonar.
- Desligar o monitor para a monitorização com o monitor Vigilance®.
- Fechar todas as vias e desconectar o CAP do sistema de monitorização, protegendo as vias.
- Colocar o paciente em decúbito dorsal horizontal, com leve Trendelenburg, para prevenir embolia gasosa nos cateteres venosos.
- Realizar antissepsia conforme estabelecido.
- Proceder à retirada do cateter, tracionando-o de forma lenta e progressiva, e observar a presença de arritmias. Em casos de resistência, não forçar e comunicar o médico.

- Proceder com a retirada do introdutor do CAP: retirar os pontos e pressionar a inserção ao mesmo tempo que traciona o introdutor. Manter a pressão manual no local por 5 minutos ou até que o sangramento cesse.
- Proceder com compressão por 5 a 10 minutos para o cateter arterial.
- Manter o curativo oclusivo com gaze e película transparente por 24 horas.
- Retornar o paciente ao decúbito elevado após o curativo.

Monitorização hemodinâmica minimamente invasiva

O conceito de monitorização hemodinâmica minimamente invasiva surgiu na última década com o desenvolvimento de métodos para obtenção dos dados hemodinâmicos de uma maneira menos invasiva do que a fornecida pelo cateter de artéria pulmonar. Dentre esses métodos, pode-se citar: o Doppler esofagiano, a análise de contorno de pulso, ecocardiograma transtorácico, bioimpedância, reinalação parcial de dióxido de carbono, dentre outros.

Os métodos mais utilizados na prática clínica atual incluem:

Análise de contorno de pulso

A análise do contorno do pulso arterial consiste em uma medida contínua do débito cardíaco baseada no princípio de que o fluxo sanguíneo pode ser estimado a partir da forma da onda de pulso arterial. Atualmente, existem três dispositivos que utilizam esse princípio: Flo-Trac/Vigileo®, débito cardíaco contínuo baseado na diluição de lítio (LiDCO®) e o pulse contour *cardiac output* (PiCCO®).[32]

- Flo-Trac/Vigileo®: permite a obtenção de variáveis como: débito cardíaco, volume sistólico e resistência vascular sistêmica sem o CAP. Para obter essa medida, é necessário um sensor (Figura 11.22) que deve estar conectado a uma artéria puncionada e ter um cateter venoso central, preferencialmente com o módulo de fibra óptica, que permitirá a mensuração da saturação venosa de O_2. Ambos conectados ao monitor específico (Figura 11.23) permitirão a obtenção dos dados.[33]

A medida do débito cardíaco de pressão arterial com esse sistema não necessita de calibração manual, pois o sensor se ajusta continuamente ao tônus vascular do paciente e também elimina a necessidade de uma linha venosa central ou periférica, que é necessária para os métodos de diluição de indicador utilizados na calibração manual.[33]

11 Monitorização hemodinâmica invasiva 257

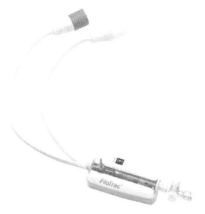

Figura 11.22. Sensor para conexão no cateter arterial (Flo Trac®).
Fonte: Edwards Lifescience.[33]

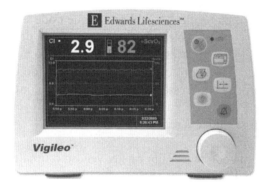

Figura 11.23. Monitor Vigileo®.
Fonte: Edwards Lifescience.[33]

Os cuidados devem ser focados na manutenção de um traçado de pressão de alta fidelidade. Assim, os cuidados com o acesso arterial são essenciais, tais como: manutenção da bolsa de pressão a 300 mmHg, manutenção do fluxo contínuo de irrigação da via arterial (3 mL/h), manter nivelamento e zeramento adequado do eixo flebostático e teste periódico de amortecimento ideal.[33]

- LiDCO®: utiliza um complexo algoritmo baseado na força do pulso para calcular o volume sistólico e, portanto, o débito cardíaco de forma contínua.

Outros dados obtidos incluem o cálculo da resistência vascular sistêmica, pressão arterial média, frequência cardíaca e o volume sanguíneo intratorácico que pode orientar a terapêutica hídrica em pacientes com síndrome de angústia respiratória aguda ou edema pulmonar cardiogênico. O estudo da morfologia da onda de pulso permite calcular dois importantes índices dinâmicos de monitorização: variação da pressão de pulso (VPP) e variação do volume ejetado (VVE). Esse sistema de monitorização requer uma calibração com cloreto de lítio injetado em veia periférica (ou central) a cada 8 horas, construindo, após sua captação no sensor arterial, uma curva de diluição do lítio semelhante à termodiluição.[34]

Quanto às limitações do método, deve-se destacar que não pode ser utilizado em pacientes que estejam recebendo lítio ou façam uso prévio dessa substância, assim como o uso de bloqueadores neuromusculares não despolarizantes (competem na captação de lítio), pois pode interferir com a análise da curva de concentração do lítio. A presença de *shunt* intracardíaco inviabiliza o uso da técnica. A calibração, que pode ser necessária mais de uma vez ao dia, exige a coleta de pequena amostra de sangue. Quando é feita a opção pelo uso de acesso venoso periférico, o método não fornece informações diretas da pré-carga. Entretanto, quando utilizado durante ventilação mecânica com pressão positiva, em modo controlado, os dados de Dinâmica da Pressão de Pulso (DPP) e VS podem ser utilizados para estimar a pré-carga e guiar a reposição volêmica.[35,36]

- PiCCO®: este método requer um cateter venoso central e um cateter arterial e analisa o débito cardíaco pela termodiluição transpulmonar. O débito cardíaco é calculado quando se injeta soro fisiológico através do cateter venoso central que tem um sensor de temperatura externo, e a variação de temperatura é capturada por um termistor na ponta distal do cateter arterial; a variação de temperatura gera a curva de termodiluição (curva de dissipação).[36]

A aferição do débito cardíaco contínuo é realizada utilizando a morfologia da curva de pulso arterial, portanto, o cateter arterial deve ser inserido preferencialmente na artéria femoral ou axilar, evitando-se assim alterações nessa morfologia. O sistema permite calcular a VPP e a VVE de forma muito similar ao LiDCO®, mas permite também o cálculo dos volumes de compartimento intravascular, como o volume diastólico global final (volume diastólico das quatro câmaras cardíacas) e índice do volume cardíaco intratorácico (volume sanguíneo nas quatro câmaras e nos vasos pulmonares), que são utilizados como medidas de pré-carga. O cálculo do líquido extravascular pulmonar permite quantificar o grau de edema pulmonar, assim como a permeabilidade vascular pulmonar (índice de permeabilidade vascular pulmonar).[36]

A calibração da medida do débito cardíaco deve ser feita por termodiluição transpulmonar com indicador frio (solução fisiológica a 0,9% ou solução glicosada a 5%, resfriada). Após a calibração do sistema, o volume sistólico e o débito cardíaco são calculados de forma contínua e a cada batimento cardíaco.[35]

Quanto às limitações do método, destaca-se a necessidade de cateter venoso central e linha arterial central. A presença de grandes aneurismas aórticos pode superestimar os volumes medidos. *Shunt* intracardíaco, embolia pulmonar, ressecções pulmonares e arritmias podem prejudicar a acurácia do método. A boa precisão do método após calibração com a termodiluição se perde quando ocorrem importantes alterações na complacência vascular (vasoplegia ou vasoconstrição, por exemplo), fazendo-se necessária nova calibração.[35] A utilização do cateter VolumeView® juntamente com o monitor EV 1000® também permite a termodiluição transpulmonar de forma semelhante ao PiCCO®.[37]

Ecocardiograma transtorácico e Doppler esofagiano

O ecocardiograma transtorácico e o Doppler esofagiano vêm sendo utilizados na UTI para avaliação dinâmica da volemia e da responsividade a volume por meio da obtenção dos dados de diâmetro, área aórtica (AA) e velocidade de tempo integral de fluxo aórtico (VTi), dados que permitem o cálculo do VS pela fórmula VS = VTi x AA. Outro método para avaliação de volemia no ecocardiograma é o de variação do diâmetro das veias cavas superior e inferior, porém, só está validado em pacientes sob ventilação mecânica.[38]

A simples observação visual da coluna de sangue na veia jugular interna direita é largamente utilizada na prática clínica para estimar a pressão no átrio direito. De forma análoga, a avaliação ecocardiográfica do calibre da veia cava pode ser utilizada para determinar as pressões de enchimento e a resposta a volume no paciente criticamente enfermo. As variações nas pressões pleurais induzidas pela ventilação mecânica com pressão positiva produzem alterações cíclicas no diâmetro da veia cava. A veia cava superior (VCS), por exemplo, atinge seu diâmetro mínimo na insuflação (por compressão em virtude do aumento da pressão pleural) e máximo na expiração; essas alterações são mais acentuadas em pacientes hipovolêmicos. A veia cava inferior (VCI) tem comportamento oposto ao da VCS, atingindo seu diâmetro máximo no final da insuflação mecânica (em virtude da resistência a seu fluxo causada pelo aumento da pressão intratorácica) e diâmetro mínimo no final da expiração.[39]

Outra forma de utilização da ecocardiografia é a manobra de elevação passiva das pernas (EPP) a 45°, técnica aplicada em associação com testes dinâmicos de avaliação de resposta a volume. Trata-se de manobra simples que, ao "autotransfundir" o sangue das veias de capacitância das pernas em direção ao compartimento intratorácico, mimetiza – de forma temporária e reversível – uma infusão rápida de volume. Mais recentemente, a manobra foi adaptada com sucesso à mensuração do fluxo sanguíneo nas válvulas aórtica ou pulmonar, que, se utilizada com aparelho de eco-Doppler transtorácico simplificado, torna o método totalmente não invasivo. No entanto, ainda são necessários novos estudos e maior experiência para determinar sua real utilidade na prática clínica.[39]

- Doppler esofagiano: é uma técnica que se baseia na mensuração do fluxo sanguíneo na aorta descendente por meio de um transdutor localizado na extremidade distal de uma sonda flexível que é posicionada por via oral no nível médio do tórax, monitorando o DCC. É um método menos invasivo que exige uma constante atenção com o posicionamento correto da sonda em virtude da mobilização do paciente.[39] Destacam-se ainda a inviabilidade de uso em pacientes conscientes pelo incômodo causado pelo calibre da sonda.[38]
- Ecocardiograma transtorácico: apresenta-se como um método não invasivo, isento de riscos ao paciente e com elevada especificidade e sensibilidade, que ultimamente vem sendo utilizado por médicos não ecocardiografistas, mas capacitados para realização do exame.[38]

Em 2009, o American College of Chest Physicians, em associação com a La Société de Réanimoation de Langue Française, definiu o conteúdo do exame de ecocardiograma realizado por médicos não ecocardiografistas em situações de emergência e o nomeou de Critical Care Echocardiography (CCE). Em 2010, o American Society of Echocardiografy e o America College of Emergency Physicians publicaram um consenso sobre ecocardiograma na emergência e definiram o conceito de Focused Cardiac Ultrasound (FOCUS), que se trata de um exame de ecocardiograma realizado de forma direcionada por médicos não ecocardiografistas com o objetivo de avaliar a função cardíaca, a volemia, entre outros.[40]

As desvantagens desse método incluem a falta de equipamento disponível na grande maioria das UTI em tempo integral, necessidade de treinamentos e capacitações de profissionais não ecocardiografistas e limitações relacionadas à presença de falhas na monitorização em pacientes obesos, com deformidades na parede torácica, presença de enfisema subcutâneo, drenos e feridas operatórias.[36,38]

Aplicação clínica dos dados hemodinâmicos

O enfermeiro da UTI participa da inserção e retirada dos cateteres de monitorização hemodinâmica e realiza cuidados para a manutenção adequada, prevenindo complicações ou obtenção de dados não fidedignos, sendo fundamental o conhecimento adequado para o planejamento e a realização desses cuidados. Entretanto, é de fundamental importância que o enfermeiro saiba aplicar os dados obtidos no planejamento da assistência para otimizar recursos, prevenir complicações e individualizar a assistência às necessidades de cada paciente.[41]

Os dados obtidos com a monitorização hemodinâmica invasiva permitem um melhor entendimento da evolução clínica do paciente, auxiliando no diagnóstico e no manejo do tratamento com o uso de medicamentos vasoativos, reposição volêmica e alteração de parâmetros ventilatórios ou cardiocirculatórios. Também podem ser utilizados em procedimentos realizados rotineiramente pela equipe de enfermagem, por exemplo, avaliação dos parâmetros em procedimentos como banho no leito, mudança de decúbito e aspiração traqueal, que, quando realizados sem uma avaliação prévia ou durante o procedimento, podem estabilizar ou agravar o quadro clínico.

RESUMO

A monitorização hemodinâmica invasiva é um recurso tecnológico que auxilia no diagnóstico e direciona o tratamento do paciente crítico. Porém, exige do profissional que a realiza e a utiliza na prática clínica o conhecimento técnico dos princípios dos sistemas de monitorização, bem como o conhecimento científico para a interpretação dos dados obtidos e sua utilização adequada no diagnóstico e no tratamento do paciente. O enfermeiro da UTI tem uma participação fundamental no processo de monitorização hemodinâmica invasiva: escolher o cateter e o local de punção em conjunto com o médico, preparar o material e o paciente para o procedimento, auxiliar na passagem do cateter e realizar todos os cuidados de manutenção do cateter, assim como executar, registrar e interpretar as medidas hemodinâmicas e atuar na retirada do cateter.

PROPOSTAS PARA ESTUDO

1. Conceituar pré-carga, pós-carga e força de contratilidade.
2. Diferenciar o coração direito do coração esquerdo.
3. Citar as indicações de uso da monitorização hemodinâmica invasiva.
4. Explicar as complicações que podem decorrer do uso do CAP.
5. Relacionar os cuidados que devem ser observados na realização das medidas hemodinâmicas (CAP, cateter arterial e cateter venoso central).
6. Relacionar os cuidados de enfermagem que devem ser realizados na retirada de um cateter arterial e do CAP.

REFERÊNCIAS BIBLIOGRÁFICAS

1. Headley JM. Invasive hemodynamic monitoring: physiological principles and clinical applications. Irvine: Edwards Lifesciences; 2002.
2. Knobel E. Terapia intensiva: hemodinâmica. São Paulo: Atheneu; 2005.
3. Darovic GO. Cardiovascular anatomy and physiology. In: Darovic GO. Hemodynamic monitoring: invasive and noninvasive clinical application. 3.ed. Philadelphia: WB Saunders Company; 2002. p. 57-68.
4. David CM, Dias FS. Monitoração hemodinâmica. Rio de Janeiro: Revinter; 2004.
5. Dias FS, Rezende E, Mendes CL, Réa-Neto A, David CM, Schettino G, et al. Parte II: Monitoração hemodinâmica básica e cateter de artéria pulmonar. Rev Bras Ter Int. 2006;18(1):63-77.
6. Miller LR. Hemodynamic monitoring. In: Chulay M, Burns SM. American Association of Critical-Care Nurses. Essentials of critical care nursing. Nova York: McGraw-Hill; 2006. p. 65-109.
7. Verger JT, Lebet RM (org.). American Association of Critical Care Nurses. Procedure manual for pediatric acute and critical care. Philadelphia: Saunders Elsevier; 2008.
8. Wiegand DJL-M, Carlson KK (org.). American Association of Critical Care Nurses. Procedure manual for critical care. 5.ed. Philadelphia: Elsevier; 2005. p. 445-601.
9. Taylor RW, et al. Pulmonary artery catheter consensus conference: consensus statement. Critical Care Med. 1997; 25(6):910-24.
10. Akamine N, Fernandes Jr CJ, Silva E, Daniel RCM. Padronização para utilização do cateter de Swan Ganz. In: Knobel E. Condutas no paciente grave. São Paulo: Atheneu; 2006.
11. Monachini M, Mitushima SM. Monitoração hemodinâmica. In: Quilici AP, Bento AM, Ferreira FG, Cardoso LF, Bagnatori RS, Moreira RSL, Silva SC. Enfermagem em cardiologia. São Paulo: Atheneu; 2009.
12. Harvey S, Young D, Brampton W, Cooper AB, Doig G, Sibbald W, Rowan K. Cateteres en la arteria pulmonar para pacientes adultos en unidades cuidados intensivos. Revisión Cochrane Traducida. In: La Biblioteca Cochrane Plus, 2007 Número 4. Oxford: Update Software Ltd. Disponível em: http://www.update-software.com.
13. Conishi RMI, Monachini M, Mitushima SM. Cuidados com cateteres. In: Schettino G, Cardoso LF, Mattar Jr J, Torgller Filho F. Paciente crítico: diagnóstico e tratamento. Barueri: Manole; 2006. p. 883-93.
14. Hadian M, Pinsky MC. Evidence-based review of the use of the pulmonary artery catheter: impact data of complications. Crit Care. 2006;10(S3):S8.
15. McGhee BH, Bridges MEJ. Monitoring arterial blood pressure: what you may not know? Crit Care Nurs 2002; 22(2):60-79.
16. Park M. Hemodinâmica e perfusão tecidual no choque. In: Schettino G, Cardoso LF, Mattar Jr J, Torgller Filho F. Paciente crítico: diagnóstico e tratamento. Barueri: Manole; 2006. p. 211-5.

17. Carmine DG, Nunes TCS, Bulgarelli VS. Monitoração hemodinâmica invasiva. In: Palomo JHS (ed.) Enfermagem em cardiologia: cuidados avançados. Barueri: Manole; 2007. p.57-86.
18. Halfman M, Reiner S. Quick guide to central venous access. Chicago: Edwards Lifesciences; 2002.
19. Costa AC, Guerra MRA, Gimenes MC. Monitoração hemodinâmica I – cateter de artéria pulmonar. In: Knobel E, Laselva CR, Moura Jr DF. Terapia intensiva: enfermagem. São Paulo: Atheneu; 2006. p. 241-250.
20. Vincent JL. A reappraisal for the use of pulmonary artery catheters. Crit Care. 2006;10(suppl 3):S1.
21. Adams KL. Hemodynamic assessment: the physiologic basis for turning data into clinical information. AACN clinical issues. 2004;15(4):534-46.
22. Robin E, Costecalde M, Lebuffe G, Vallet B. Clinical relevance of data from the pulmonary artery catheter. Crit Care. 2006;10(S3):S3.
23. Wiener RS, Welch HG. Trends in the use of the pulmonary artery catheter in the United States, 1993-2004. JAMA. 2007; 298(4):423-9.
24. Payen D, Gayat E. Wish general intensive care unit patients can benefit from placement of the pulmonary artery catheter? Crit Care. 2006; 10(S3):S7.
25. Keckeisen M. Monitoring pulmonary artery pressure. Crit Care Nurs. 2004; 24(3):67-70.
26. Leeper B. Ask the experts: what is the standard regarding isotonic sodium chloride solution versus heparine in pressure monitoring systems? Crit Care Nurs. 2006; 26(2):137-8.
27. Gawlinski A. Measuring cardiac output: intermittent bolus thermodilution method. Critical Care Nurs. 2004; 24(5):74-8.
28. Laselva CR, Souza MC, Pesavento M. Monitoração hemodinâmica II – medida de débito cardíaco. In: Knobel E, Laselva CR, Moura Jr DF. Terapia intensiva: enfermagem. São Paulo: Atheneu; 2006. p. 251-6.
29. Cintra EA. Monitoração hemodinâmica invasiva. In: Nishide VM, Nunes WA. Assistência de enfermagem ao paciente gravemente enfermo. 2.ed. São Paulo: Atheneu; 2008. p. 81-106.
30. Jesurum J. SVO$_2$ monitoring. Crit Care Nurs. 2004; 24(4):73-6.
31. Kremzar B, Spec-Marn A, Kompan L, Cerovic O. Normal values of SVO$_2$ as therapeutic goal in patients with multiple injuries. Int Care Med.1997; 23:65-70.
32. Nácul FE. Monitorização hemodinâmica. In: Azevedo LCP, Taniguchi LU, Ladeira JP. Medicina intensiva: abordagem prática. Barueri: Manole; 2013. p.100-10.
33. McGee WT, Headley JM, Fazler JA. Guia rápido para o tratamento cardiopulmonar. 2.ed.; Edwards Lifescience [local desconhecido]: 2009.
34. Wiles MD, Whiteley WJD, Moran CG, Moppett LK. The use of LIDCO based fluid management in patients undergoing hip fracture surgery under spinal anaesthesia: neck of femur optimization therapy – targeted stroke volume (NOTTS): study protocol for a randomized trial. Trials. 2011;12:213.
35. Schettino GPP, Rezende E, Mendes CL, Réa-Neto A, David CM, Lobo SMA, et al. Consenso Brasileiro de monitorização e suporte hemodinâmico – parte III: métodos alternativos de monitorização do débito cardíaco e da volemia. Revista Brasileira de Terapia Intensiva. 2006; 18(1):78-85.
36. Silva WO. Monitorização hemodinâmica no paciente crítico. Revista HUPE. 2013;12(3):57-65.
37. Kiefer N, Hofer CK, Marx G, Geisen M, Giraud R, Siegenthaler N, et al. Clinical validation of new thermodilition system for the assessment of cardiac output and volumetric parameters. Critical care. 2012;16:R98.
38. Ramos FJS, Azevedo LCP. Avaliação da responsividade a volume em pacientes sobe ventilação mecânica. Rev Bras Ter Intensiva. 2009;21(2):212-8.
39. Rocha PN. Avaliação hemodinâmica em paciente criticamente enfermo. J Bras Nefrol. 2010;32(2):201-12.
40. Gonçalves HAG. Ecocardiograma em terapia intensiva: avaliação do treinamento voltado para intensivistas e emergencistas pediátricos. [Tese]. São Paulo, 2014. Faculdade de Medicina da Universidade de São Paulo.
41. Ramos CCS, Dal Sasso GTM, Martins CR, Nascimento ER, Barbosa SFF, Martins JJ, et al. Monitoração hemodinâmica invasiva a beira leito: avaliação e protocolo de cuidados de enfermagem. Rev Esc Enferm USP. 2008;42(3):512-8.

Monitorização hemodinâmica não invasiva

Daniella Vianna Correa Krokoscz

PONTOS A APRENDER

1. Objetivo do suporte hemodinâmico ao paciente crítico.
2. Parâmetros não invasivos de monitorização hemodinâmica.
3. Vantagens e desvantagens da monitorização hemodinâmica não invasiva.
4. Técnica de monitorização cardíaca não invasiva e cuidados específicos de enfermagem.
5. Técnica de monitorização da pressão arterial não invasiva e cuidados específicos de enfermagem.
6. Técnica de monitorização respiratória não invasiva e cuidados específicos de enfermagem.
7. Técnica de monitorização da temperatura corporal não invasiva e cuidados específicos de enfermagem.
8. Fatores que podem influenciar/interferir na monitorização adequada dos parâmetros não invasivos de monitorização hemodinâmica.
9. Atuação da equipe de enfermagem na monitorização hemodinâmica não invasiva.

PALAVRAS-CHAVE

Monitorização hemodinâmica não invasiva, assistência de enfermagem ao paciente crítico.

ESTRUTURA DOS TÓPICOS

Introdução. Monitorização não invasiva da frequência cardíaca. Monitorização não invasiva da pressão arterial. Monitorização não invasiva respiratória. Monitorização não invasiva da temperatura corporal. Considerações finais. Resumo. Propostas para estudo. Referências bibliográficas. Para saber mais.

INTRODUÇÃO

A manutenção adequada da perfusão e da oxigenação tecidual tem sido o objetivo principal do suporte hemodinâmico no paciente crítico. A monitorização dos parâmetros de perfusão e oxigenação tecidual, preferencialmente por meio de métodos pouco invasivos, de forma contínua e em tempo real, é o paradigma a ser alcançado na assistência ao paciente crítico.[1]

A monitorização é a base da estruturação de uma unidade de tratamento intensivo,[2] e tem por objetivo avaliar as possíveis alterações hemodinâmicas em tempo hábil, permitindo o estabelecimento de uma terapia adequada imediata.[3]

O sistema de monitorização hemodinâmica não invasiva apresenta resultados de fácil reprodutibilidade e com boa relação custo-benefício.[3] Além de seu uso para o diagnóstico, a monitorização hemodinâmica não invasiva também permite a realização de um prognóstico com os dados obtidos. As variáveis fisiológicas comumente monitorizadas por esse método são: frequência cardíaca, pressão sanguínea arterial, frequência respiratória e temperatura.[3] Outros métodos utilizados para a investigação não invasiva são o eletrocardiograma e o ecocardiograma, o manejo terapêutico de alterações cardiovasculares, saturação parcial de O_2 e capnometria para a análise das alterações respiratórias.

A monitorização não invasiva de variáveis fisiológicas é essencial para a condução do tratamento de pacientes críticos, porém a validade da informação depende da técnica executada para adquiri-la, da exatidão dos dados fornecidos e da repercussão sobre o resultado da assistência prestada.[4] A seguir, apresenta-se uma descrição cuidadosa de cada item da monitorização hemodinâmica não invasiva proposta.

MONITORIZAÇÃO NÃO INVASIVA DA FREQUÊNCIA CARDÍACA

A combinação dos períodos de estimulação (despolarização) e recuperação elétrica (repolarização) constitui o ciclo cardíaco. Cada batimento cardíaco normal é o resultado de um impulso elétrico que se origina em uma área especializada dentro da parede do átrio direito, denominada nódulo sinoatrial. Essa área de tecido especializado controla a frequência cardíaca e, portanto, é designada como o marca-passo cardíaco.[5]

O impulso elétrico original é transmitido aos ventrículos por meio de um conjunto de fibras denominado sistema de condução (Figura 12.1). Quando o impulso alcança os músculos ventriculares, ocorre a contração.[5]

A sequência de estímulos necessária para que haja a contração ventricular é a seguinte:[5]

- O impulso se origina no nódulo sinoatrial.
- Espalha-se por meio dos músculos atriais ao longo de três feixes de tecido conhecidos como tratos internodais, produzindo a contração atrial.

- Alcança o nódulo atrioventricular, onde sofre um retardo momentâneo antes de passar para o feixe de His.
- Desce pelo feixe de His e alcança os ramos direito e esquerdo.
- Ao alcançar as fibras terminais de Purkinje, o impulso estimula as células miocárdicas ventriculares no nível da junção miocárdica-Purkinje.
- Ocorre a contração ventricular.

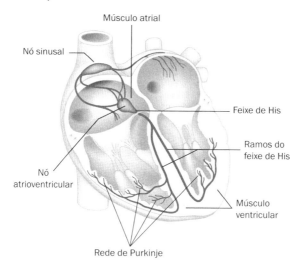

Figura 12.1 Sistema de condução do impulso elétrico.

O valor da frequência cardíaca considerado normal para o indivíduo adulto varia de 60 a 100 batimentos por minuto (bpm), ou seja, a normocardia. Valores abaixo de 60 ou acima de 100 bpm são considerados bradicardia e taquicardia, respectivamente.

A frequência cardíaca, em geral, é contada pela palpação manual da artéria radial, um pouco acima do punho, por um período de um minuto (Figura 12.2).[3] Ao verificar a frequência cardíaca, o examinador também deve analisar o ritmo dos batimentos cardíacos.[3]

No ambiente de terapia intensiva, é comum a utilização de aparelhos que permitem a monitorização de múltiplos parâmetros hemodinâmicos. Em relação à frequência cardíaca, o monitor permite a visualização de seu valor numérico, assim como a onda de traçado eletrocardiográfico na derivação precordial previamente selecionada. Disponibiliza também a opção de registro dos valores e o estabelecimento de limites de alarme determinados pelo profissional de saúde para facilitar a identificação de valores críticos e arritmias, potencializando a possibilidade de intervenção imediata.

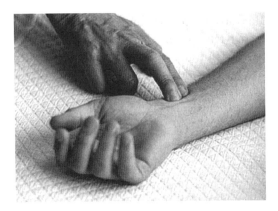

Figura 12.2 Palpação manual da artéria radial para avaliação da frequência cardíaca.

Monitorização eletrocardiográfica

O registro da atividade elétrica cardíaca na superfície do tórax é, indubitavelmente, o procedimento mais utilizado para auxiliar no diagnóstico das doenças cardíacas. Esse método é de realização simples, segura, reprodutível e de baixo custo. A metodologia foi favorecida pelo desenvolvimento de aparelhos mais sofisticados, computadorizados e menores, o que facilitou a sua utilização.[6]

O princípio básico da eletrocardiografia é simples. As forças elétricas dentro do coração são transmitidas para a superfície do corpo, onde podem ser detectadas por meio de eletrodos fixados nas extremidades. O caráter do fluxo dessas forças produz as deflexões para cima e para baixo, que são captadas no galvanômetro. As ondas resultantes são, então, ampliadas (para a maior visibilidade), antes de serem registradas em uma fita corrente de papel especial milimetrado. Dessa maneira, obtém-se uma "imagem" contínua da atividade elétrica de um ciclo cardíaco completo. Esse registro é denominado eletrocardiograma.[5]

Cada batimento cardíaco é o resultado de um estímulo elétrico. Esse impulso, que normalmente se origina em uma área especializada do átrio direito, é conduzido por meio de uma rede de fibras dentro do miocárdio (o sistema de condução), onde estimulam a contração desse músculo. Essa mesma força elétrica se espalha para fora do coração e alcança a superfície do corpo, onde pode ser detectada por meio de eletrodos fixados na pele.[7]

O propósito do monitor cardíaco consiste em captar os sinais elétricos gerados pelo coração e reproduzi-los em uma tela de osciloscópio sob a forma de um eletrocardiograma contínuo. A análise dos formatos das ondas eletrocardiográficas permite identificar qualquer distúrbio na frequência, no ritmo ou na condução cardíaca.[7]

Na prática clínica existem inúmeras formas de utilizar o eletrocardiograma de doze derivações, visto que o método é capaz de refletir alterações primárias ou secundárias aos processos do miocárdio, como nos casos de doenças de artérias coronárias, hipertensão arterial, cardiomiopatias, doenças metabólicas e alterações eletrolíticas, além dos efeitos tóxicos ou terapêuticos de fármacos e próteses.[6]

O eletrocardiograma é considerado padrão-ouro para o diagnóstico não invasivo das arritmias e dos distúrbios de condução, além de ser muito importante nos quadros isquêmicos coronários, constituindo-se em um marcador de doença do coração. Sua sensibilidade e especificidade são maiores para o diagnóstico das arritmias e dos distúrbios de condução do que para as alterações estruturais ou metabólicas.[6]

Eletrodos

Para uma monitorização adequada, com um sinal confiável e sem interferência, a pele deve ser devidamente preparada e os eletrodos devem ser instalados nas posições corretas. A pele deve estar limpa e seca para que os eletrodos tenham uma adesão máxima. Os pelos devem ser removidos para a melhor adesão e a remoção menos dolorosa dos eletrodos.[3]

Os eletrodos servem para captar, no nível da superfície cutânea, os sinais elétricos provenientes do coração. São necessários três eletrodos para a monitorização cardíaca, dos quais dois servem para captar a atividade elétrica cardíaca; o terceiro é o eletrodo "terra", o qual retira do circuito as correntes elétricas provenientes de outras fontes que não o coração.[7]

A ausência ou secura de gel do eletrodo pode causar traços instáveis. O acondicionamento dos eletrodos deve ser feito, evitando-se a exposição ao calor ou a remoção dos envoltórios que impedem a evaporação do gel.[3]

Se os eletrodos estiverem posicionados de forma adequada e todos os fios estiverem bem conectados, o padrão eletrocardiográfico observado na tela do osciloscópio será bem nítido. Contudo, é necessário realizar três ajustes no monitor: aumentar ou diminuir a luminosidade, centralizar as ondas obtidas e ajustar a amplitude das ondas eletrocardiográficas observadas na tela.[7]

Os eletrodos devem ser instalados acima de proeminências ósseas – esterno ou clavículas –, mas não sobre as áreas de pele frouxa, com o objetivo de reduzir artefatos musculares e de movimento.

Para as derivações periféricas, os eletrodos RA (braço direito – vermelho) e LA (braço esquerdo – amarelo) devem ser colocados em qualquer lugar entre o punho e o cotovelo. Os eletrodos RL (perna direita –preto) e LL (perna esquerda – verde) devem ser posicionados em qualquer lugar acima do tornozelo e abaixo do torso.

Para as derivações precordiais, os eletrodos devem ser posicionados da maneira apresentada a seguir:

- V1: quarto espaço intercostal, na margem direita do esterno.
- V2: quarto espaço intercostal, à esquerda do esterno.
- V3: entre V2 e V4.
- V4: quinto espaço intercostal, na linha hemiclavicular.
- V5: na linha axilar anterior, no mesmo nível que V4.
- V6: na linha axilar média, no mesmo nível que V4 e V5.

Outros fatores que podem provocar interferência são os músculos, o movimento da pele e a respiração.[3]

Os monitores cardíacos (equipamentos eletrônicos que permitem uma visão constante do eletrocardiograma do paciente, em uma tela de osciloscópio) tornaram possível a observação contínua da atividade elétrica do coração e a detecção instantânea de qualquer distúrbio de ritmo,[7] assim como a função de marca-passo e indicação de isquemia cardíaca.

Atualmente, existem diversos tipos de monitores cardíacos no mercado. Embora variem em tamanho, desenho, confiabilidade, elegância e preço, os mecanismos de funcionamento são os mesmos:

- Os eletrodos no tórax do paciente captam os impulsos elétricos provenientes do coração.
- As ondas originais são muito pequenas para serem visualizadas na tela do monitor. Por essa razão, elas passam por meio de um amplificador, em que suas amplitudes são aumentadas 1.000 vezes.
- Os impulsos amplificados passam por um campo magnético (galvanômetro), em que uma série de ondas é formada. Essas deflexões, que refletem cada fase da atividade elétrica do coração, formam um eletrocardiograma.
- O eletrocardiograma é demonstrado continuamente na tela do osciloscópio. O tamanho, a posição e o brilho do eletrocardiograma podem ser ajustados à vontade para que a imagem seja a mais nítida possível.
- O monitor conta cada batimento cardíaco, e apresenta a média da frequência cardíaca por minuto em um medidor de frequência (a máquina conta as ondas elétricas associadas à ativação ventricular, chamadas ondas R, e não as contrações ventriculares propriamente ditas). Com cada batimento cardíaco, uma luz (luz de pulso) pisca e um som ("bip") é emitido. O som pode ser desligado.

- Integrado ao medidor de frequência, existe um sistema de alarme que emite um sinal de áudio muito alto e faz uma luz piscar no painel do aparelho todas as vezes que a frequência cardíaca cai ou excede os níveis pré-fixados.[7]

Apesar da avançada tecnologia utilizada para a configuração dos monitores, não há como prescindir da atuação da equipe de enfermagem, mais especificamente do enfermeiro, na avaliação clínica do paciente e na configuração dos parâmetros do monitor, com ênfase para o estabelecimento de limites de alarme que devem ser avaliados e valorizados.

Monitorização não invasiva do débito cardíaco

O débito cardíaco é a quantidade de sangue bombeada pelo coração durante determinado intervalo. Essa medida de fluxo é um dos melhores parâmetros para aferir a atividade cardíaca global.[8]

Essa monitorização proporciona informações de pressões intravasculares, fluxo sanguíneo, volume intravascular, saturação de oxigênio, débito cardíaco e outros derivados de cálculos por meio de fórmulas aplicativas. O débito cardíaco pode ser verificado pela técnica de ecodopplercardiograma.[3]

A medição do débito cardíaco pelo método de ecodoppler ocorre pela medida da secção do vaso e da velocidade circulatória do sangue em seu interior.[3]

As vias de acesso para a medida do débito cardíaco pelo ecodoppler podem ser duas: supraesternal e transesofágica.[3]

A ecocardiografia é um método útil para avaliação não invasiva da função cardíaca à beira do leito. A sonda ecocardiográfica emite rapidamente um sinal ultrassônico pulsado em alta frequência (1-10 MHz) e recebe a sua reflexão acústica. Três técnicas de ecocardiografia foram introduzidas na prática médica: modo-M, a qual fornece uma visão unidimensional do coração; tempo real ou varredura por setor, na qual uma visão dinâmica e bidimensional do coração é produzida; e a ecocardiografia com Doppler, uma técnica que quantifica a velocidade do fluxo sanguíneo e estima as pressões intravasculares. A fração de ejeção do ventrículo esquerdo pode ser calculada de forma aproximada, mas a avaliação do desempenho ventricular direito é menos confiável por conta de sua geometria irregular.[9]

A ecocardiografia é um método não invasivo, barato e de rápida realização, que diagnostica uma ampla variedade de distúrbios valvulares, miocárdicos e pericárdicos. A ambiguidade e a resolução limitada são as entraves mais importantes. Como o sinal ultrassônico é atenuado pela gordura e refletido pelos limites ar-tecido, a ecocardiografia possui um valor limitado para pacientes obesos ou com doença pulmonar obstrutiva. As deformidades da parede torácica, vestimentas e curativos oclusivos com frequência impedem um posicionamento ideal do transdutor. Uma equipe técnica experiente e um profissional capacitado para a sua interpretação são essenciais para a obtenção de bons resultados.[9]

MONITORIZAÇÃO NÃO INVASIVA DA PRESSÃO ARTERIAL

A pressão arterial refere-se à pressão exercida pelo sangue dentro das artérias, refletindo a situação geral da circulação.[3,10] Também pode ser definida como a pressão resultante dos batimentos cardíacos e da resistência da parede do vaso ao fluxo sanguíneo.[10]

A pressão arterial (PA), produto do débito cardíaco e da resistência dos vasos periféricos, consiste em um elemento fundamental da dinâmica sanguínea. Para garantir a nutrição tecidual, é necessário que a tensão na parede arterial atinja níveis específicos. Assim, a PA é um dos parâmetros de avaliação do sistema cardiovascular mais importantes, razão pela qual a sua mensuração é uma das práticas mais comuns na avaliação clínica.[11]

Em geral, a pressão arterial é regulada independentemente do controle do fluxo sanguíneo local ou do controle do débito cardíaco. O sistema circulatório é provido de um mecanismo muito extenso para controlar a pressão arterial. Se, por exemplo, a qualquer momento, a pressão diminuir de modo significativo abaixo de seu nível médio normal de cerca de 100 mmHg, dentro de segundos uma barragem de reflexos nervosos provocará uma série de alterações circulatórias para elevar a pressão de volta ao normal, inclusive com força aumentada do bombeamento cardíaco, contração dos grandes reservatórios venosos para fornecer mais sangue ao coração e constrição generalizada da maioria das arteríolas por todo o corpo, de modo que mais sangue se acumule na árvore arterial.[12]

A pressão arterial depende da força de contração do ventrículo e da quantidade de sangue lançada pelo coração em cada contração. A força de contração depende da capacidade cardíaca de bombear o sangue. Quanto maior essa capacidade, maior a quantidade de sangue ejetada. O rendimento cardíaco também é afetado pelo volume de sangue circulante. Quando ocorre uma diminuição desse volume, como em casos de hemorragia, a pressão sanguínea arterial diminui. Alterações na elasticidade da camada muscular das paredes dos vasos sanguíneos também interferem na pressão arterial.[3]

A pressão sanguínea é quase sempre medida em milímetros de mercúrio (mmHg). O manômetro de mercúrio tem sido utilizado há muito tempo como referência padrão para a medida da pressão sanguínea. Na realidade, essa pressão significa a força exercida pelo sangue sobre qualquer unidade de área da parede do vaso. Quando se diz que a pressão em um vaso é de 50 mmHg, o significado é que a força exercida é suficiente para elevar uma coluna de mercúrio até um nível de 50 mm de altura. Se a pressão for de 100 mmHg, elevará a coluna de mercúrio até 100 milímetros.[12]

A pressão arterial sistólica corresponde à pressão ao final da sístole, que é determinada pelo volume sistólico ventricular esquerdo, pela velocidade de ejeção do sangue e pela elasticidade da parede aórtica.[3]

A pressão arterial diastólica corresponde ao relaxamento do ventrículo. É estabelecida pela resistência periférica e pela frequência cardíaca.[3]

A pressão sistêmica média é influenciada pelo volume intravascular e pela capacitância vascular, a qual, por sua vez, é uma função do tônus vascular. Por esse motivo, a pressão sistêmica média aumenta em condições de hipervolemia e insuficiência cardíaca congestiva direita, e diminui durante uma vasodilatação abrupta, septicemia, hemorragia e diurese.[13]

Normalmente, a pressão arterial média (PAM) é similar em todas as artérias grandes em um indivíduo em posição supina; existe apenas um discreto gradiente de pressão entre as artérias aorta e radiais. Aumentos hidrostáticos da pressão relacionados à postura são igualmente compartilhados entre as artérias e as veias, de modo que a pressão de perfusão é pouco afetada.[9]

A pressão arterial média é um parâmetro muito utilizado no cotidiano da terapia intensiva, sendo útil para o manejo da terapia medicamentosa com fármacos vasoativos e no controle da manutenção de perfusão dos órgãos e tecidos.

O cálculo da PAM pode ser realizado da seguinte maneira:

$$PAM = \frac{(Pressão\ Sistólica + 2 \times valor\ da\ Pressão\ Diastólica)}{3}$$

Em geral, na prática, os monitores eletrônicos fazem esse cálculo, demonstrando de forma direta as pressões sistólica, diastólica e média.

Vantagens e desvantagens da monitorização não invasiva da pressão arterial

A pressão arterial sistêmica medida pelos métodos não invasivos pode apresentar uma grande variação em relação à pressão real na raiz da aorta, visto que está sujeita aos fenômenos de vasoconstrição e vasodilatação periféricas presentes nesses pacientes.[1]

O método de ausculta para a determinação das pressões sistólica e diastólica não é totalmente exato, mas em geral fornece valores dentro de 10% dos determinados por medidas diretas a partir das artérias.[14]

A vantagem do método não invasivo auscultatório é que o equipamento é mínimo e de fácil manuseio.[10]

As desvantagens do método não invasivo auscultatório são: variação do examinador; necessidade de calibração frequente do aparelho; as medidas não são fidedignas em pacientes em choque e com severa vasoconstrição; o método é descontínuo.[10]

Obviamente, é impossível usar os vários registradores de pressão que requerem a inserção de uma agulha em uma artéria para verificar rotineiramente a pressão em pacientes humanos, embora esses métodos sejam utilizados de forma ocasional para a realização de estudos especiais. Por essa razão, determinam-se as pressões sistólica e diastólica por meios indiretos, usualmente pelo método da ausculta.[14]

Técnica de verificação da pressão arterial por meio do método auscultatório – Korotkoff[3,10,14]

Para a utilização da técnica da pressão arterial por meio do método auscultatório – Korotkoff –, deve-se colocar em prática os seguintes passos:

- Explicar o procedimento ao paciente e/ou responsável.
- Cumprir um período de repouso de, pelo menos, 5 minutos na posição e um relaxamento físico e mental.
- Verificar a posição do braço a ser utilizado, que deve estar no nível do quarto espaço intercostal para evitar a influência da pressão hidrostática (Figura 12.3).
- Posicionar o manguito com tamanho adequado ao braço do paciente, cerca de 2 a 3 cm acima da fossa antecubital, centralizando a bolsa de borracha sobre a artéria braquial.
- Manter o braço do paciente na altura do coração, livre de roupas, com a palma da mão voltada para cima e com o cotovelo ligeiramente flexionado.
- Posicionar a campânula do estetoscópio suavemente sobre a artéria braquial, na fossa antecubital, evitando compressão excessiva. Palpar o pulso radial e inflar o manguito até o desaparecimento do pulso.
- Inflar e ultrapassar 20 a 30 mmHg o nível estimado da pressão sistólica. Enquanto essa pressão estiver mais alta que a pressão sistólica, a artéria braquial permanecerá em colapso, e nenhum sangue jorrará para dentro do segmento inferior da artéria durante qualquer parte do ciclo da pressão. Portanto, nenhum som de Korotkoff é ouvido na artéria inferior.
- Desinsuflar o manguito.
- Determinar a pressão sistólica no momento do aparecimento do primeiro som, e a pressão diastólica no momento do desaparecimento do som.

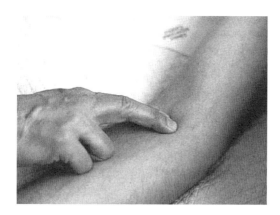

Figura 12.3 Palpação da artéria braquial.

A medida da pressão por esse método baseia-se na obstrução parcial do fluxo sanguíneo pelo manguito, que produz vibrações e sons de baixa frequência (sons de Korotkoff). Os sons são causados em especial pelo sangue que jorra do vaso parcialmente ocluso. O jato causa turbulência no vaso aberto além do manguito, o que provoca as vibrações ouvidas através do estetoscópio.[3,10,14]

A pressão arterial é medida pelo estetoscópio e pelo esfigmomanômetro. O esfigmomanômetro consiste em um manguito inflável e um manômetro. O manguito é enrolado em volta da parte superior do braço e inflado por uma pera.

Método oscilométrico para verificação da pressão arterial

Para verificar a pressão arterial, o manguito é inflado até que a pressão arterial sistólica seja ultrapassada. Em seguida, o manguito é desinsuflado de forma progressiva. Um microprocessador, que interpreta as oscilações dentro do manguito, fornece os valores pressóricos e estabelece os valores sistólico, médio e diastólico.[3,10]

A essência do método oscilométrico consiste na identificação, quantificação e análise dos pulsos oscilométricos detectados pelo sensor de pressão para determinar a PA (Figura 12.4).

O método oscilométrico elimina a variação do examinador, é um método não invasivo, possibilita a medição com mais frequência em comparação ao método auscultatório, porém apresenta algumas desvantagens, como o fato de a atividade muscular poder ser confundida pelo equipamento, fornecendo falsos valores de pressão arterial, ser incômodo para alguns pacientes, ser de difícil execução em pacientes com lesões cutâneas, além de os valores não serem fidedignos em pacientes com choque e vasoconstritos e haver descontinuidade do método.[10]

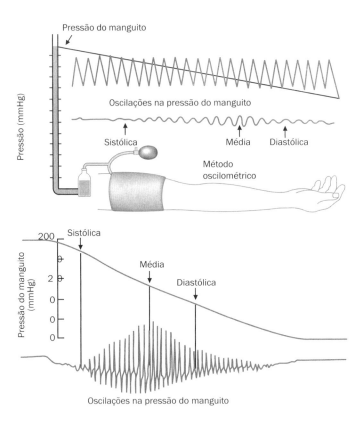

Figura 12.4 Método oscilométrico.

Fatores que podem influenciar o valor da pressão arterial

Como a PA retrata as condições funcionais do sistema circulatório, a precisão da sua medição vem se apresentando como um grande desafio, na tentativa de diminuir os erros introduzidos pelo observador e pelo próprio paciente, que pode apresentar aumento dos níveis pressóricos em decorrência do procedimento e da presença do profissional, e pelo instrumental utilizado, normalmente escolhido e mantido pelo enfermeiro.[11]

O tamanho do manguito e a sua posição no membro podem interferir na exatidão da medida da PA. Os manguitos muito largos tendem a subestimar os valores de pressão arterial, e os manguitos pequenos podem fornecer medidas superiores ao valor real. A largura adequada do manguito deve ser igual a dois terços da circunferência do membro no qual ele é posicionado,[3] ou corresponder a 40% da largura e a 80% do comprimento do braço do paciente.

Elevações artificiais da PA ocorrem quando as mensurações são realizadas com um manguito inadequadamente estreito e quando a arteriosclerose impede que a artéria braquial colapse sob pressão. É sensato comparar o valor monitorizado com a impressão clínica. Em muitos pacientes hipotensos com débito cardíaco baixo, a auscultação do "amortecimento" e dos pontos de desaparecimento da pressão diastólica é muito ruim. No choque, todos os sons de Korotkoff podem desaparecer.[9]

Alterações mais permanentes e profundas dos valores da PA são causadas por atividades físicas e estresse prolongados. A idade é outro fator que leva a variações nos valores da PA, sendo mais baixos em crianças e mais elevados em idosos.[11]

Dessa forma, é fundamental que a equipe de enfermagem detecte os dados hemodinâmicos precisamente e interprete-os com segurança, o que requer um sólido conhecimento teórico e prático a fim de garantir tomada de decisão e encaminhamento adequados.[11]

MONITORIZAÇÃO NÃO INVASIVA RESPIRATÓRIA

Os pacientes em estado crítico com frequência sofrem de distúrbios circulatórios que alteram a perfusão e a oxigenação tecidual. A monitorização respiratória pode ser avaliada por meio da frequência respiratória, da oximetria de pulso e da capnografia.[2]

Frequência respiratória

A frequência respiratória é adquirida pelos movimentos de inspiração e expiração, correspondentes ao processo metabólico de troca dos gases com o meio ambiente.[3]

A frequência respiratória é medida pela observação do tórax do paciente, considerando-se tanto os movimentos inspiratórios quanto expiratórios durante o período de um minuto. A avaliação da frequência respiratória é realizada da mesma forma que a contagem de pulso, levando-se em conta a frequência, a profundidade, o ritmo e a característica da respiração.[3]

A profundidade é determinada pela observação dos movimentos torácicos. Pode ser superficial, normal ou profunda. O ritmo e a característica da respiração são observados por meio dos movimentos do tórax e da ausculta pulmonar.[3]

Oximetria de pulso

A oximetria de pulso é um método seguro, de baixo custo e não invasivo muito utilizado em pacientes que necessitam de monitorização contínua da saturação de oxigênio.[15] A introdução da oximetria de pulso, no campo da monitorização respiratória, tem proporcionado um método seguro e simples para avaliar a oxigenação do paciente e otimizar os cuidados prestados, minimizando o potencial de episódios de hipóxia.[3]

A oximetria é recomendada para qualquer paciente que tenha risco de hipoxemia por ser um método que detecta precocemente a dessaturação, além de possuir boa precisão e ser de fácil utilização.[15]

Os princípios utilizados pelo método são a espectrofotometria, ou seja, a oxiemoglobina e a dioxiemoglobina diferem na absorção da luz vermelha e infravermelha, e na pletismografia o volume de sangue arterial nos tecidos e a absorção de luz por esse sangue se alteram durante a pulsação.

O oxímetro de pulso determina a saturação periférica de oxigênio pela hemoglobina, emitindo luz vermelha e infravermelha pelo leito arteriolar e medindo as mudanças na absorção de luz durante o ciclo pulsátil.[15]

O sensor do oxímetro de pulso é formado por uma fonte de luz e de um fotodetector. Ele recebe a luz proveniente dos sensores e detecta a diferença de luz transmitida e absorvida pelas moléculas de hemoglobina.[3,4,15]

O aparelho (Figura 12.5) possui um receptáculo para acomodar a porção distal do dedo, com um dos lados contendo a fonte de luz. A realização de rodízio do posicionamento do oxímetro de pulso é um cuidado de enfermagem que evita lesões de pele causadas por pressão ou excesso de contato com a sua superfície.

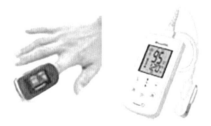

Figura 12.5 Oxímero de pulso.

A transmissão de luz por meio da pele, dos tecidos, das veias e dos capilares é constante. Com a pulsação arterial, o sangue oxigenado entra no tecido, alterando as suas características de reflexão e absorção de luz. A hemoglobina saturada por oxigênio absorve mais luz infravermelha, enquanto a hemoglobina dessaturada absorve mais luz vermelha. A diferença entre os dois componentes de luz absorvida pulsátil (arterial) e não pulsátil (venosa) é continuamente analisada por um microprocessador, que calcula a saturação da hemoglobina do sangue arterial, eliminando assim os efeitos de absorventes não pulsáteis como tecidos, ossos e sangue venoso.[15]

O transporte de oxigênio no sangue arterial tem duas formas diferentes: dissolvido no plasma e ligado à hemoglobina. A molécula de hemoglobina é capaz de carregar 98 a 99% do oxigênio presente no sangue. A molécula de hemoglobina é considerada saturada quando está ligada a quatro moléculas de oxigênio – oxiemoglobina (HbO_2).[3]

A saturação de oxigênio reflete a quantidade de hemoglobina ligada ao oxigênio.[3] O oxigênio captado nos pulmões é transportado no sangue em duas formas: dissolvido no plasma (2%) ou combinado à hemoglobina (98%).

Os valores normais da SpO_2 em ar ambiente, isto é, para uma fração inspirada de oxigênio (FiO_2) próxima a 21%, estão entre 96 e 100%, o que corresponde a uma PaO_2 em torno de 90 a 100 mmHg.[15]

As alterações nos valores da SpO_2 devem ser cuidadosamente avaliadas. Diversos fatores podem interferir na eficácia da leitura. Os principais são as limitações técnicas: luz do ambiente, posicionamento e localização do sensor (dedo da mão e do pé, e lóbulo da orelha) e movimentação do paciente. Entre as limitações fisiológicas, encontram-se a pigmentação da pele, onicomicose e baixa perfusão periférica.[15]

Calafrios, inquietação no leito, baixa perfusão, esmalte de unha e edema também podem interferir na leitura da oximetria.[3]

Capnometria e capnografia

A medida (capnometria) e o registro (capnografia) do gás carbônico no final da expiração constituem a essência da monitorização da função respiratória.[3]

A utilidade da capnometria está na possibilidade de monitorização, a cada ciclo respiratório, da concentração de CO_2 do ar expirado no final da expiração. A capnometria é a própria dinâmica do balanço de CO_2, sujeita à produção e ao transporte do gás, às variações regionais de ventilação, às modificações de ventilação alveolar e aos problemas do circuito do respirador artificial em pacientes intubados.[3]

A capnografia é a representação gráfica da curva de pressão parcial de CO_2 na mistura gasosa expirada e inspirada em relação ao tempo. O padrão normal da capnometria/capnografia depende do metabolismo, da circulação e da ventilação alveolar.

A capnografia é utilizada como um parâmetro indicativo de acidose respiratória incipiente e como uma ferramenta de auxílio ao desmame do respirador. Os capnógrafos analisam e registram a pressão parcial de CO_2 durante o ciclo respiratório, por um sensor aplicado nas vias aéreas do paciente.[3]

MONITORIZAÇÃO NÃO INVASIVA DA TEMPERATURA CORPORAL

O centro regulador da temperatura é o hipotálamo. A temperatura corporal começou a ser pesquisada por Sanctorius, no ano de 1638, quando começou a utilizar um instrumento para verificar o calor corporal, com o intuito de analisar a necessidade ou não de uma terapêutica.[16] A temperatura corporal passou a ser utilizada como um método de estimativa da temperatura central.

Em 1851, o pesquisador Wunderlich obteve um avanço importante para a medicina, introduzindo um instrumento de temperatura, do qual se originou o termômetro de mercúrio, com o uso da região axilar para a medição. Assim, definiu o estado da temperatura corporal no valor de 37°C, com uma faixa de variabilidade entre 36,2°C e 37,5°C. Um valor de temperatura acima de 37,5°C foi definido como estado febril; um valor maior ou igual a 38°C foi considerado febre.[16]

A temperatura corporal de um indivíduo pode sofrer variações durante as 24 horas do dia, em razão de diversos fatores como alterações emocionais, temperatura ambiente, atividade física, roupas inadequadas, processos patológicos e ritmo circadiano.[16]

A monitorização não invasiva da temperatura pode ser realizada via oral, via axilar e pelo método timpânico.

As vantagens da monitorização da temperatura por via oral mostram que sua aplicação é fácil. As desvantagens são a dificuldade de sua utilização em crianças pequenas, a contraindicação para crianças com traumas maxilofacial e incerta em pacientes com hipotermia.[16]

Já as vantagens da monitorização da temperatura por via axilar evidenciam que se trata de um método fácil de ser utilizado, além de ser não invasivo. As desvantagens são que esse método não reflete a temperatura central, sua exatidão é questionável em pacientes com hipotermia e seu deslocamento durante a medição é fácil e apresenta ampla variabilidade.[16]

Em relação à monitorização da temperatura por via timpânica, as vantagens consistem em ser um método não invasivo, rápido e de uso fácil, além de apresentar proximidade com o hipotálamo, indicar hipotermia e apresentar exatidão de medida com ou sem otite média. Já as desvantagens mostram que a técnica inadequada pode afetar a medida, é contraindicada em clientes com fratura maxilofacial, base de crânio e otorragia, pode sofrer influência da temperatura ambiente, o cerúmen pode apresentar uma medida falsa e a imobilização cervical dificulta a medida.[16]

Apesar dessas variações nas formas de se averiguar a temperatura corporal, a técnica mais utilizada é a verificação da temperatura axilar, conforme descrito a seguir.

Técnica utilizada para a verificação da temperatura axilar[13]

Para verificar a temperatura axilar, é necessária a realização dos seguintes passos:

- Explicar o procedimento ao paciente.
- Verificar se a coluna de Gálio do termômetro está abaixo de 35°C.
- Realizar uma leve abdução do braço direito.
- Afastar a roupa do paciente para expor totalmente a axila.
- Se necessário, secar a axila do paciente, realizando movimentos de absorção.
- Colocar o termômetro com o braço junto ao corpo por 5 minutos.
- Proceder à leitura.
- Higienizar o termômetro com álcool 70%.
- Anotar o resultado.

Atualmente, está proibida a utilização do termômetro de mercúrio em razão do risco de intoxicação decorrente da quebra do instrumento e de alguns casos de lacerações de tecidos, levando à utilização de termômetros de Gálio. Os termômetros eletrônicos digitais, mais rápidos, de fácil manuseio e mais seguros estão sendo gradualmente utilizados com maior frequência.[16]

CONSIDERAÇÕES FINAIS

A enfermagem participa na assistência ao paciente crítico, desenvolvendo desde atividades simples e rotineiras até atividades complexas e de auxílio à equipe multiprofissional. Esse cuidado deve ser embasado cientificamente para que a atividade assistencial seja realizada de maneira uniforme, atendendo às melhores práticas assistenciais da atualidade.

A monitorização hemodinâmica não invasiva é, na sua essência, atividade predominante da equipe de enfermagem. O enfermeiro, responsável pelo planejamento dos cuidados, ou seja, pela sistematização da assistência de enfermagem, deve conduzir esse cuidado de modo a produzir resultados confiáveis, que reflitam realmente a situação do paciente em foco.

Neste capítulo, foram apresentados conceitos relativos à monitorização hemodinâmica não invasiva, com ênfase na assistência da equipe de enfermagem ao paciente crítico, acreditando que é preciso conhecer mais para cuidar melhor!

RESUMO

A monitorização dos parâmetros de perfusão e oxigenação tecidual, preferencialmente por meio de métodos pouco invasivos, e de forma contínua e em tempo real, tem sido o paradigma de assistência ao paciente crítico a ser alcançado.

A monitorização é a base da estruturação de uma unidade de tratamento intensivo e tem por objetivo avaliar as possíveis alterações hemodinâmicas, em tempo hábil, permitindo o estabelecimento de uma terapia adequada de forma imediata.

O enfermeiro é a pessoa que se destaca na equipe de enfermagem pela sua função de líder e educador da equipe que coordena. Uma equipe de enfermagem capacitada torna-se apta a detectar precocemente alterações por meio da monitorização hemodinâmica não invasiva, contribuindo assim para uma terapêutica com mais qualidade.

Neste capítulo, foram apresentadas as variáveis fisiológicas usualmente monitorizadas por método não invasivo: frequência cardíaca; pressão arterial sanguínea; frequência respiratória; temperatura; além de possíveis fatores intervenientes à adequada monitorização do paciente crítico.

PROPOSTA PARA ESTUDO

1. Qual é o principal objetivo do suporte hemodinâmico ao paciente crítico?
2. Cite duas vantagens da monitorização hemodinâmica não invasiva em relação aos métodos invasivos.
3. Qual é o princípio básico da eletrocardiografia?
4. Como pode ser realizado o cálculo da PAM e qual sua aplicação clínica?
5. Cite duas vantagens e duas desvantagens da monitorização não invasiva da pressão arterial.
6. Descreva a técnica de verificação da PA por meio do método auscultatório Korotkoff.
7. Cite três fatores que podem influenciar o valor da PA.
8. Qual é a utilidade/indicação da capnografia?
9. Qual é o princípio científico de monitorização da oximetria? Explique.
10. Cite dois fatores que podem interferir na monitorização da oximetria.
11. Qual é o papel específico da equipe de enfermagem na monitorização hemodinâmica não invasiva?
12. Quais são os métodos não invasivos existentes para a verificação da temperatura corporal?

REFERÊNCIAS BIBLIOGRÁFICAS

1. Monachini M. Monitorização hemodinâmica. In: Paciente crítico: diagnóstico e tratamento. Barueri: Manole, 2006. p. 201-210.
2. Pinheiro CTS. Monitorização hemodinâmica. In: Barreto, SSM et al. Rotinas em terapia intensiva. Porto Alegre: Artes Médicas, 1993. p. 26-32.
3. Ribeiro SF. Monitorização hemodinâmica não invasiva. In: Cintra EA, Nishide VM, Nunes WA. Assistência de enfermagem ao paciente gravemente enfermo. São Paulo: Atheneu, 2003. p. 107-121.
4. Nunes WA, Terzi RGG. Oximetria de pulso na avaliação do transporte de oxigênio em pacientes críticos. Rev Lat-Am Enferm 1999;7(2):79-85.
5. Meltzer LE, Pinneo R, Kitchell JR. Os princípios eletrocardiográficos das arritmias. In: Enfermagem na unidade coronariana. São Paulo: Atheneu, 1997. p. 151-170.
6. Sociedade Brasileira de Cardiologia. Diretrizes de Interpretação de Eletrocardiograma de Repouso. Arq Bras Cardiol 2003;80(Suppl 2).
7. Meltzer LE, Pinneo R, Kitchell JR. A monitorização cardíaca. In: Enfermagem na unidade coronariana. São Paulo: Atheneu, 1997. p. 137-150.
8. Knobel E, Akamine N, Barreto AJ. Anatomia e fisiologia cardiovascular. In: Knobel E. Terapia intensiva: hemodinâmica. São Paulo: Atheneu, 2005. p. 1-14.
9. Marini JJ, Wheeler AP. Monitorização hemodinâmica. In: Terapia intensiva: o essencial. São Paulo: Manole, 1999. p. 19-43.
10. Machado FS, Moura Jr DF, Figueiredo LFP. Pressão arterial sistêmica, pressão venosa central, pressão da artéria pulmonar. In: Knobel E. Terapia intensiva: hemodinâmica. São Paulo: Atheneu, 2005. p. 67-93.
11. Araújo TL, Arcuri EAM. Influência de fatores anátomo-fisiológicos na medida indireta da pressão arterial: identificação do conhecimento dos enfermeiros. Rev Lat-Am Enferm 1998;6(4):21-9.
12. Guyton AC, Hall JE. Consideração geral sobre a circulação; física da pressão, do fluxo e da resistência. In: Fisiologia humana e mecanismo das doenças. Rio de Janeiro: Guanabara Koogan, 1998. p. 105-110
13. Marini JJ, Wheeler AP. Hemodinâmica. In: Terapia intensiva: o essencial. São Paulo: Manole, 1999. p. 1-18.
14. Guyton AC, Hall JE. Funções especiais da circulação sistêmica: artérias, veias e capilares. In: Fisiologia humana e mecanismo das doenças. Rio de Janeiro: Guanabara Koogan, 1998. p. 111-117.
15. Miyake MH, Diccini S, Bettencourt ARC. Interferência da coloração de esmaltes de unha e do tempo na oximetria de pulso em voluntários sadios. J Pneumol 2003;29(6):386-390.
16. Simões ALB, De Martino MMF. Variabilidade circadiana da temperatura oral, timpânica e axilar em adultos hospitalizados. Rev Esc Enferm USP 2007;41(3):485-491.

PARA SABER MAIS

www.educação.cardiol.br.
www.rbti.org.br.

13

Drogas vasoativas

Adriano Rogério Baldacin Rodrigues
Jeiel Carlos Lamonica Crespo
Vanessa Rossato Gomes
Milena Penteado Ferraro Miranda
Silvia Regina Secoli

PONTOS A APRENDER

1. O mecanismo de ação das drogas vasoativas.
2. As reações adversas às drogas vasoativas.
3. As interações medicamentosas das drogas vasoativas e os respectivos desfechos que podem afetar o resultado terapêutico.
4. As intervenções de enfermagem nos pacientes submetidos a terapia com drogas vasopressoras e vasoconstritoras.

PALAVRAS-CHAVE

Vasodilatadores, vasoconstritores, catecolaminas, enfermagem.

ESTRUTURA DOS TÓPICOS

Introdução. Vasopressores. Catecolaminas. Adrenalina ou epinefrina. Dopamina. Dobutamina. Noradrenalina. Vasopressina. Terlipressina. Vasodilatadores. Nitroprussiato de sódio. Nitroglicerina. Lactato de milrinona. Levosimendan. Farmacocinética das drogas vasoativas. Precauções e recomendações relacionadas à administração de drogas vasoativas. Resumo. Propostas para estudo. Referências bibliográficas.

INTRODUÇÃO

A unidade de terapia intensiva (UTI) representa um serviço especializado em atendimento ao paciente grave e de alta complexidade em uma organização de saúde. Desse modo, demanda uma estrutura de recursos tecnológicos sofisticados, materiais, equipamentos, profissionais altamente capacitados e arsenal farmacológico.

Nesse cenário, no qual a expectativa de morte iminente como resultado de falências orgânicas, desequilíbrio acidobásico ou choques circulatórios permeia o cotidiano dos profissionais, é essencial a utilização de medicamentos que acarretam impacto positivo em desfechos como a mortalidade. É nesse contexto que as drogas vasoativas estão inseridas.

Drogas vasoativas é a denominação dada aos medicamentos que têm a propriedade de atuar no endotélio vascular das veias ou artérias, podendo causar efeitos vasculares periféricos, cardíacos ou pulmonares, diretos ou indiretos. De modo geral, elas apresentam respostas dose-dependentes de efeito rápido e curto, atuando por meio de receptores situados no endotélio vascular.[1,2]

Em face da importância clínica dos efeitos das drogas vasoativas e da participação intensa dos enfermeiros na monitorização dos pacientes submetidos à terapia, é fundamental o conhecimento aprofundado e atualizado da farmacologia acerca desses agentes. O sucesso terapêutico e a segurança são, muitas vezes, decorrentes do controle adequado da infusão e da detecção precoce de alterações hemodinâmicas indicativas de adversidades.

Neste capítulo, serão abordados mecanismos de ação, indicações clínicas, doses utilizadas, reações adversas, interações medicamentosas, precauções e recomendações relacionadas à administração das drogas vasoativas.

VASOPRESSORES

Dentre os vasopressores, destaca-se o grupo de catecolaminas, vasopressina e terlipressina. As primeiras, representadas por adrenalina, dopamina, dobutamina e noradrenalina, são utilizadas na clínica há muito tempo. A vasopressina, de uso mais recente e restrito, tem sido empregada para tratar a instabilidade hemodinâmica consequente do choque séptico refratário ao tratamento convencional.[3]

CATECOLAMINAS

As catecolaminas, também denominadas aminas vasoativas ou simpatomiméticas, são classificadas segundo sua interação com receptores adrenérgicos — alfa (α), beta (β), dopaminérgicos tipo 1 (DA1) e tipo 2 (DA2).[1,2]

Essas drogas são utilizadas, principalmente, para o suporte cardiovascular, pela ação simpaticomimética mediada pela estimulação dos diferentes receptores, com ação inotrópica positiva predominante (ação β1) e vasoconstrição (ação α1). Compostos sintéticos, como dobutamina e isoproterenol, exercem ação inotrópica positiva e vasodilatadora mediada pela estimulação dos receptores β2 adrenérgicos.[2,4]

A ativação do receptor β1 adrenérgico no miocárdio estimula a adenilatociclase e aumenta a produção de AMP cíclico, com consequente aumento do influxo de cálcio (Ca) intracelular, promovendo o aumento da frequência cardíaca e da contratilidade, que aumenta o consumo de oxigênio pelo miocárdio. Isso aumenta a automaticidade do nó sinusal, diminui o período refratário do nó atrioventricular (AV) e aumenta a heterogenicidade do período refrátario de diferentes áreas do miocárdio. Essas ações explicam o aumento da arritmogênese supraventricular e ventricular.[2]

A estimulação do receptor α1 adrenérgico dos vasos (pele, rins, mesentério) desencadeia uma série de reações que promovem o aumento do Ca intracelular e a contração da musculatura vascular, levando ao aumento da resistência arteriolar e à redução da complacência venosa. A estimulação do receptor β2, presente nos vasos da musculatura esquelética, determina a vasodilatação e a taquicardia reflexa.[2,4]

As catecolaminas apresentam efeitos hemodinâmicos mediados por diferentes receptores, cuja predominância depende do tipo de catecolamina, da dose empregada, da densidade dos receptores e da afinidade pelo receptor.[2,4] A Tabela 13.1 apresenta um resumo desses aspectos relativos às catecolaminas.

Tabela 13.1 Catecolaminas, doses indicadas e receptores estimulados.[5]

Catecolaminas		Receptores			
Droga	Dose	α1	β1	β2	DA1
Adrenalina (epinefrina)	Infusão contínua: 0,01-0,10 µg/kg/min *Bolus*: 1 mg IV a cada 3-4 min (dose máxima: 0,2 mg/kg) IM: (solução: 1:1.000) 0,1-0,5 mg (máximo de 1 mg)	++++	++++	++	NA
Dopamina	2-20 µg/kg/min (máximo de 50 µg/kg/min)	+++	++++	++	++++
Dobutamina	2-20 µg/kg/min (máximo de 40 µg/kg/min)	+	++++	+++	NA
Noradrenalina	0,01-3 µg/kg/min	++++	+++	++	NA

DA1: receptor dopaminérgico tipo 1; NA: não se aplica; IV: intravenoso; IM: intramuscular; +: mínima afinidade com o receptor; ++++: máxima afinidade com o receptor.

As reações adversas a medicamentos (RAM) das catecolaminas estão, geralmente, relacionadas à posologia, desaparecendo com a redução ou a interrupção da terapia. De modo geral, pacientes com disfunção da tireoide, alteração de função hepática e doenças cardíacas apresentam maior sensibilidade a essa classe terapêutica. Adicionalmente, os diabéticos podem desenvolver episódios de hiperglicemia.

No que concerne a interações medicamentosas, as catecolaminas podem ter seus efeitos terapêuticos potencializados ou reduzidos na vigência de combinação com medicamentos administrados por via oral, como ocorre, por exemplo, na associação entre antidepressivos tricíclicos e catecolaminas, cujo resultado é a ocorrência de taquicardia, arritmias e alteração da pressão arterial (PA).

De acordo com as diretrizes internacionais do Surviving Sepsis Campaign, para o manuseio da sepse severa, a noradrenalina é o vasopressor de primeira escolha para manter pressão arterial média acima de 65 mmHg. A adrenalina deve ser adicionada caso não sejam mantidos os níveis pressóricos adequados. A vasopressina pode, também, ser acrescentada à noradrenalina para elevar a pressão arterial e para o desmame da noradrenalina. Todavia, não deve ser utilizada como vasopressor inicial. A dopamina não é recomendada, exceto em circunstâncias específicas, como bradicardia. A dobutamina deve ser utilizada em caso de baixo débito cardíaco.[6]

ADRENALINA OU EPINEFRINA

A L-adrenalina, ou epinefrina, é uma catecolamina endógena, formada pela metilação da noradrenalina. É o principal hormônio do estresse e produz efeitos metabólicos e hemodinâmicos, mesmo em pequenas concentrações, em razão da alta sensibilidade aos receptores $\beta 1$ adrenérgicos.[4]

A adrenalina é um potente estimulador dos receptores alfa e beta-adrenérgicos, apresentando efeitos complexos nos órgãos-alvo.[2] Quando administrada por via intravenosa, provoca efeito característico sobre a PA, que sofre rápida elevação até atingir um pico proporcional à dose.

O mecanismo de elevação da PA causado pela adrenalina é triplo: 1) estimulação direta do miocárdio, que aumenta a força de contração ventricular (ação inotrópica positiva); 2) aumento da frequência cardíaca (ação cronotrópica positiva); 3) vasoconstrição dos leitos vasculares, sobretudo nos vasos de resistência pré-capilar de pele, mucosa e rim, juntamente com acentuada constrição venosa.[2]

A adrenalina é um poderoso estimulante cardíaco, atuando diretamente sobre os receptores $\beta 1$ do miocárdio e das células do marca-passo e do tecido condutor. Seus efeitos fisiológicos diretos são aumento da automaticidade do nó sinusal e, portanto, aumento da frequência cardíaca e da contratilidade miocárdica (força contrátil), que elevam o débito, o trabalho cardíaco e o fluxo coronário.[1,2,5,7]

Essa catecolamina apresenta efeitos importantes na musculatura brônquica (broncodilatação), pela interação com receptores $\beta 2$ do músculo liso dos brônquios. Essa ação é determinada pela quantidade de adrenalina circulante, visto que a inervação simpática do músculo liso brônquico é escassa. Ademais, a adrenalina apresenta efeitos metabólicos decorrentes da sua ação nos receptores β2, aumentando a glicemia (glicogenólise), a lipólise e o lactato sérico, causando inibição da secreção de insulina.[1,2]

Na prática clínica, a adrenalina é empregada, principalmente, durante as manobras de ressuscitação cardiopulmonar. Ela atua como vasoconstritor, desviando o fluxo sanguíneo gerado pela compressão cardíaca para o coração, melhorando o aporte de oxigênio para o miocárdio e para o sistema nervoso central.[1,4,6] A dose recomendada é de 1 mg a cada 3 a 5 min em bolus IV/IO rápido, seguido de 10 a 20 mL de solução salina. Se for administrada em acesso venoso periférico, recomenda-se a elevação do membro por aproximadamente 10 a 20 segundos, para facilitar a circulação do fármaco.[8,9] A infusão intravenosa contínua é indicada nos pacientes com hipotensão arterial e pós-parada cardiorrespiratória. A dose de manutenção indicada é 0,1 a 0,5 mcg/kg/min.[10] A via endotraqueal pode ser utilizada durante uma ressuscitação cardiopulmonar (RCP); a dose recomendada para administração nessa via é de 2 a 2,5 mg diluídos em 5 a 10 mL de água destilada ou soro fisiológico (SF) 0,9% administrada diretamente na traqueia.[11]

Nos casos de bradicardia sintomática ou bloqueio cardíaco não responsivo à atropina ou marca-passo, utiliza-se a adrenalina, que também é indicada para estados de choque que não respondem aos agentes vasoativos tradicionais, em especial no choque cardiogênico e vasoplégico.[9] Também é recomendada para tratamento inicial de estados de mal asmático, crises de asma intensa e/ou reações anafiláticas com edema de glote e vias aéreas superiores.[1,3,4]

As principais RAM e algumas interações medicamentosas da adrenalina são apresentadas nas Tabelas 13.2 e 13.3, respectivamente.

Tabela 13.2 Reações adversas da adrenalina.[7,12,13]

Sistema orgânico-alvo da RAM	RAM
Cardiovascular	Arritmias ventriculares e supraventriculares, vasoconstrição periférica, isquemia de extremidades, crise hipertensiva, edema pulmonar, hemorragia cerebral, angina, vasoconstrição renal
Gastrintestinal	Náuseas e vômitos
Nervoso central	Excitação, ansiedade, cefaleia, tremores
Respiratório	Aumento da resistência vascular pulmonar, taquipneia, edema agudo pulmonar, dispneia

(continua)

Tabela 13.2 Reações adversas da adrenalina.[7,12,13] *(continuação)*

Sistema orgânico-alvo da RAM	RAM
Renal	Oligúria, insuficiência renal, retenção urinária
Metabólitos	Hipocalemia, cetose, hiperglicemia, glicogenólise, acidose, aumento de consumo de oxigênio sistêmico

Tabela 13.3 Interações medicamentosas da adrenalina e respectivos desfechos.[12,13]

Classe terapêutica/medicamento	Desfecho
Anestésicos	Arritmias
Antidepressivos tricíclicos	Aumento da resposta vasopressora
Betabloqueadores	Bloqueio do efeito terapêutico
Broncodilatadores aerossóis	Aumento da ação do broncodilatador
Carvedilol	Hipertensão, bradicardia e resistência à adrenalina na anafilaxia
Glicosídios cardíacos	Arritmias
Insulina	Aumento da necessidade de insulina em diabéticos
Lítio	Diminuição do efeito da adrenalina
Metildopa	Aumento da resposta vasopressora
Metoprolol	Hipertensão, bradicardia
Inibidores da monoamino-oxidase (IMAO)	Aumento da chance de crises de hipertensão
Outros simpaticomiméticos	Aumento dos efeitos adversos, potencializando os efeitos da adrenalina

DOPAMINA

É uma catecolamina endógena precursora imediata da norepinefrina, que atua como neurotransmissor, com amplo uso clínico na estimulação cardíaca. Promove significativa liberação endógena da noradrenalina. Possui inúmeros efeitos cardiovasculares, que são mediados por diversos tipos de receptores que possuem afinidade variável pela catecolamina.[14]

Em baixas doses (0,5 a 5 µg/kg/min), a dopamina interage seletivamente com os receptores vasculares dopaminérgicos (DA1), sobretudo na circulação renal, mesentérica, cerebral e coronária. Nessas doses, a dopamina ocasiona aumento da taxa de filtração glomerular, do fluxo renal e da excreção de sódio, com consequente aumento do débito urinário.[15]

Em estudo comparativo dos efeitos da dopamina e noradrenalina no fluxo sanguíneo regional, no tratamento do choque séptico, foram observados efeitos semelhantes, no que diz respeito ao aumento da diurese e não alteração na depuração de creatinina. Quanto aos efeitos esplâncnicos, os dois fármacos demonstraram aumentar o fluxo sanguíneo, porém com redistribuição do sangue nesse compartimento.[16]

Em doses intermediárias (5 a 10 μg/kg/min), a dopamina estimula os receptores β1 cardíacos com o aumento do efeito inotrópico positivo, aumentando a contratilidade miocárdica e o débito cardíaco, com pouca variação da frequência cardíaca e pequena ou nenhuma redução da resistência periférica.[4]

Nas doses superiores a 10 μg/kg/min, observam-se aumento da frequência cardíaca, PA, resistência periférica e diminuição do fluxo sanguíneo renal. Isso se deve à ação predominante sobre os receptores α adrenérgicos periféricos.[4] Na prática clínica, rotineiramente são utilizadas doses de 2 a 10 μg/kg/min, porém, podem ser utilizados até 50 μg/kg/min.[13]

O grande problema associado ao uso da dopamina é a sobreposição dos efeitos quando são consideradas distintas titulações.[17]

A dopamina é indicada para o tratamento de insuficiência cardíaca congestiva, choque cardiogênico, baixo débito cardíaco, insuficiência renal e em qualquer situação de choque circulatório associada a vasodilatação sistêmica, estados de hipotensão e bradicardia sintomática não responsiva a atropina ou marca-passo.[6]

O uso dessa catecolamina em baixas doses (dose-dopa) não causou mudança em desfechos como mortalidade, insuficiência renal e diálise em insuficiência renal aguda na sepse.[18,19] As principais reações adversas a medicamentos e algumas interações medicamentosas da dopamina são apresentadas nas Tabelas 13.4 e 13.5, respectivamente.

Tabela 13.4 Reações adversas da dopamina.[7,12,13]

Sistema orgânico-alvo da RAM	RAM
Cardiovascular	Palpitação, taquicardia, hipertensão, angina, arritmias, vasoconstrição periférica
Gastrintestinal	Náuseas, vômitos, diarreia, dor abdominal
Nervoso central	Cefaleia, calafrio, vertigem, ansiedade
Renal	Oligúria

(continua)

Tabela 13.4 Reações adversas da dopamina.[7,12,13] *(continuação)*

Sistema orgânico-alvo da RAM	RAM
Respiratório	Dispneia, fadiga
Pele e anexos	Necrose, gangrena, piloereção

Tabela 13.5 Interações medicamentosas da dopamina e respectivos desfechos.[12,13]

Classe terapêutica/medicamento	Desfecho
Fenitoína	Hipotensão, bradicardia
Anestésicos	Arritmias
Antidepressivos tricíclicos	Aumento da resposta vasopressora
Betabloqueadores	Diminuição da resposta cardíaca
Glicosídios cardíacos	Aumento do efeito inotrópico
Inibidores da monoamino-oxidase (IMAO)	Hipertensão
Linezolida	Aumento do efeito hipertensivo

DOBUTAMINA

Desenvolvida em 1978, a dobutamina é uma catecolamina sintética que exerce potente ação inotrópica positiva, com pouca ação sobre o tônus vascular periférico e com menor efeito arritmogênico. Possui baixa afinidade por receptores β2 e é quase desprovida de efeitos adrenérgicos. Todavia, há uma complexa interação com os receptores α1 (vasculatura periférica) e β1 adrenérgicos (miocárdio).[1,4] Tal fato se dá porque a dobutamina é uma mistura racêmica com isômeros (–), isômeros α agonistas (+) e β agonistas.

O principal mecanismo de ação da dobutamina deve-se à estimulação dos receptores β1.[20] Os efeitos cumulativos da dobutamina nos receptores β1 e α1, combinados com os efeitos opostos dos isômeros na vasculatura, podem explicar a preponderante ação inotrópica dessa droga.[4]

A dobutamina é indicada em situações nas quais o objetivo é aumentar a contratilidade miocárdica (e, consequentemente, o débito cardíaco), sem afetar a resistência vascular sistêmica e com pouca interferência na frequência cardíaca.[2] Sua indicação principal é no baixo débito cardíaco, tal como ocorre na falência cardíaca, no choque cardiogênico e na disfunção miocárdica induzida por sepse.[4,5,12] É considerada o inotrópico de escolha na terapia do choque séptico.[17] Habitualmente, são empregadas doses de 2 a 20 µg/kg/min, podendo chegar a 40 µg/kg/min.[4] A dobutamina promove o aumento do consumo de oxigênio pelo miocárdio (VO_2).[21] Assim, durante o seu uso, além dos parâmetros hemodinâmicos, os oximétricos também precisam ser monitorados.[4] As doses superiores a 30 µg/kg/min favorecem o aparecimento de arritmias cardíacas.

As principais reações adversas a medicamentos e algumas interações medicamentosas da dobutamina são apresentadas nas Tabelas 13.6 e 13.7, respectivamente.

Tabela 13.6 Reações adversas da dobutamina.[7,12,13]

Sistema orgânico-alvo da RAM	RAM
Cardiovascular	Arritmias ventriculares, taquicardia, angina, dor torácica inespecífica, palpitação, hipertensão, hipotensão, vasoconstrição renal, síncope
Gastrintestinal	Náuseas
Metabólico	Hipocalemia
Nervoso central	Cefaleia
Respiratório	Dispneia
Pele e anexos	Flebite

Tabela 13.7 Interações medicamentosas da dobutamina e respectivos desfechos.[12,13]

Classe terapêutica/medicamento	Desfecho
Bretílio	Aumento de arritmias
Ocitocina	Arritmias
Fenitoína	Hipotensão e bradicardia
Anestésicos	Arritmias
Antidepressivos tricíclicos	Aumento da resposta vasopressora
Anti-hipertensivos	Hipotensão
Betabloqueadores	Aumento da resposta vasopressora
Glicosídios cardíacos	Aumento do efeito inotrópico
Carvedilol	Diminuição da eficácia da dobutamina
Inibidores da monoamino-oxidase (IMAO)	Arritmias
Linezolida	Aumento do efeito hipertensivo

NORADRENALINA

A noradrenalina, ou norepinefrina, é o principal neurotransmissor do sistema nervoso simpático e o precursor endógeno da adrenalina. É formada pela hidroxilação da dopamina.[4] O esquema a seguir ilustra a síntese da noradrenalina no neurônio adrenérgico.

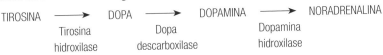

Essa catecolamina é um importante agonista α adrenérgico, com efeitos β menos pronunciados. Em razão da predominância da afinidade pelos receptores α adrenérgicos, promove vasoconstrição sistêmica e esplâncnica, com aumento da resistência vascular sistêmica e resistência vascular pulmonar, causando efeitos importantes em órgãos como rins, intestinos, pulmões, musculatura esquelética e pele.[4,20]

A noradrenalina deve ser empregada para elevar a PA nos pacientes com choque e baixa resistência vascular sistêmica, como no choque séptico refratário à reposição volêmica, sendo considerada a droga de eleição para a manutenção da PA e da perfusão tecidual nessa condição clínica.[1,4,20,22] É também muito utilizada no pós-operatório de cirurgia cardíaca na presença de choque vasoplégico e cardiogênico. Recomenda-se utilizar a menor dose possível, entre 0,01 a 3 µg/kg/min.[3] Não deve ser utilizada na vigência de hipovolemia em pacientes com arteriopatia periférica, mesentérica e cerebral.[4]

As RAMs e algumas interações medicamentosas da noradrenalina são apresentadas nas Tabelas 13.8 e 13.9, respectivamente.

Tabela 13.8 Reações adversas da noradrenalina.[1,7,12,13]

Sistema orgânico-alvo da RAM	RAM
Cardiovascular	Arritmias, espasmo coronário, bradicardia reflexa (altas doses), crise hipertensiva, isquemia de extremidades, isquemia visceral
Gastrintestinal	Náuseas, vômitos
Nervoso central	Ansiedade, hemorragia cerebral, tremores, confusão, inquietação
Respiratório	Aumento da resistência vascular pulmonar
Renal	Insuficiência renal
Pele e anexos	Necrose

Tabela 13.9 Interações medicamentosas da noradrenalina e respectivos desfechos.[12,13]

Classe terapêutica/medicamento	Desfecho
Bretílio	Aumento de arritmias
Fenitoína	Hipotensão e bradicardia
Anestésicos	Arritmias
Antidepressivos tricíclicos	Aumento da resposta vasopressora
Anti-histamínicos	Aumento da resposta vasopressora
Anfetaminas	Aumento da resposta vasopressora
Inibidores da monoamino-oxidase (IMAO)	Hipertensão
Antidiabéticos	Regulação da glicemia prejudicada
Linezolida	Aumento do efeito hipertensivo

VASOPRESSINA

A arginina vasopressina é um peptídeo liberado a partir dos neurônios magnocelulares do hipotálamo, em resposta à elevação da osmolaridade plasmática, hipovolemia grave e hipotensão. Assim, é um hormônio antidiurético e vasoconstritor, que apresenta ação hemostática e efeitos na termorregulação, sendo secretado do hormônio adrenocorticotrópico. Sua secreção é complexa, ocorrendo liberação em situações de choque, hemorragias, síncope vagal, entre outras.[23]

A vasopressina sintética (8-arginina vasopressina) é semelhante ao hormônio vasopressina da glândula pituitária posterior.[2]

Os efeitos da vasopressina são mediados pela interação do hormônio com os dois tipos de receptores principais V1 e V2. Os receptores V1a são encontrados no músculo liso. Os receptores V1b são encontrados apenas na adeno-hipófise. Os receptores V2 são predominantemente localizados nas células principais do sistema do ducto coletor renal.[2,5]

A vasoconstrição é mediada pelos receptores V1 presentes na musculatura lisa vascular da pele, na musculatura esquelética e na gordura. Órgãos como pâncreas, glândula tireoide e trato gastrintestinal são sensíveis a essa vasoconstrição.[2,23] Com a interação da vasopressina com os receptores V2 do ducto coletor renal ocorre a resposta mais proeminente do medicamento, que é a reabsorção de água pelo sistema renal.[2,5,12,23] Em baixas concentrações plasmáticas, ocorre vasodilatação coronária, pulmonar e cerebral.

A vasopressina é indicada para a prevenção e o tratamento de distensão abdominal pós-operatória, diabetes *insipidus*, hemorragia gastrintestinal e choque séptico.[2,5] Nas situações de choque, a vasopressina, em baixas doses (0,03 a 0,04 u/min), pode ser utilizada com o objetivo de aumentar a pressão arterial média (PAM) e reduzir a necessidade de catecolaminas. Doses superiores (até 0,1 UI/min) podem ser utilizadas, porém devem ser reservadas para a terapia de resgate no choque vasoplégico, devido ao risco de isquemia mesentérica.[6,24]

As diretrizes de 2010 da American Heart Association (AHA) preconizavam o uso combinado de vasopressina e epinefrina na RCP de adultos; uma dose de 40 unidades EV/IO poderia substituir a primeira ou a segunda dose de epinefrina. No entanto, segundo a atualização das diretrizes da AHA de 2015, a combinação da vasopressina com a epinefrina não oferece nenhuma vantagem como substituto da dose padrão de epinefrina na PCR. Em prol da simplicidade, a vasopressina foi removida do algoritmo de PCR em adultos.[25] Durante a infusão contínua, a dose pode variar de 0,01 a 0,1 UI/min, sendo comumente utilizada a dose de 0,04 UI/min. A administração de 0,01 UI/min de vasopressina é equivalente a 5 mcg/min de noradrenalina para aumentar a PAM. Estudos comparando a vasopressina e a noradrenalina demonstraram efeitos equivalentes na PAM.[26]

As principais RAM e algumas interações medicamentosas da vasopressina são apresentadas nas Tabelas 13.10 e 13.11, respectivamente.

Tabela 13.10 Reações adversas da vasopressina.[7,12,13]

Sistema orgânico-alvo da RAM	RAM
Cardiovascular	Parada cardíaca, palidez perioral, taquiarritmias, bradiarritmias, diminuição da função cardíaca, angina, isquemia do miocárdio, fibrilação atrial, choque hemorrágico
Hematológico	Hemorragia
Hepático	Aumento da bilirrubina
Imunológico	Anafilaxia
Musculoesquelético	Isquemia de membros
Nervoso central	Tremor, vertigem, sensação de "pulsação" na cabeça
Gastrintestinal	Cólicas abdominais, náusea, vômito, eliminação de gases, insuficiência vascular mesentérica
Respiração	Constrição brônquica, edema pulmonar
Pele e anexos	Sudorese, urticária, gangrena cutânea

Tabela 13.11 Interações medicamentosas da vasopressina e respectivos desfechos.[13]

Classe terapêutica/medicamento	Desfecho
Adrenalina (altas doses)	Diminuição da resposta
Agentes antiarrítmicos	Aumento do risco de cardiotoxicidade (prolongamento do QT, *torsades* de *pointes*, parada cardíaca)
Álcool	Diminuição da resposta
Carbamazepina	Aumento da resposta
Clorpropamida	Aumento da resposta
Clofibrato	Aumento da resposta
Furosemida	Aumento do *clearance* osmolar e fluxo urinário
Heparina	Diminuição da resposta
Lítio	Diminuição da resposta
Bloqueadores ganglionares	Aumento da resposta vasopressora

TERLIPRESSINA

A terlipressina é um derivado sintético da vasopressina, de ação prolongada, que atua como agonista seletivo do receptor V1. A estimulação dos receptores V1 resulta na elevação do cálcio intracelular, que, por sua vez, contrai as células da musculatura lisa, resultando em vasoconstrição independente dos receptores adrenérgicos, aumentando a resistência vascular sistêmica e a PAM.[27] A terlipressina apresenta meia-vida média de seis horas, diferentemente da vasopressina, cuja meia-vida é de 10 a 20 min. É indicada no tratamento de hipotensão arterial refratária, hipotensão ortostática, controle da hemorragia, síndrome hepatorrenal, hipertensão portal e choque séptico.[13,28] A dose inicial recomendada é de 2 a 4 mg por via intravenosa, a dose de manutenção é de 1 mg a cada 4 a 6 horas, por 2 a 3 dias. A dose máxima recomendada diariamente é de 120 mcg/kg. A função cardiovascular e o estado hipovolêmico do paciente devem ser rigorosamente monitorizados durante o uso da terlipressina.

As RAM e algumas interações medicamentosas da terlipressina são apresentadas nas Tabelas 13.12 e 13.13, respectivamente.

VASODILATADORES

Os vasodilatadores são classificados, genericamente, de acordo com o local de ação em venodilatadores (ação predominante da nitroglicerina), em ar-

Tabela 13.12 Reações adversas da terlipressina.

Sistema orgânico-alvo da RAM	RAM
Cardiovascular	Bradicardia, vasoconstrição periférica, hipertensão
Endócrino/metabólico	Acidose metabólica, hipocalemia
Gastrintestinal	Diminuição do peristaltismo, incontinência fecal
Musculoesquelético	Rabdomiólise
Nervoso central	Cefaleia
Respiratório	Broncoconstrição

Tabela 13.13 Interação medicamentosa da terlipressina e respectivo desfecho.[29]

Classe terapêutica/medicamento	Desfecho
Antidepressivos tricíclicos	Intoxicação

teriodilatadores (hidralazina) e de ação mista (nitroprussiato de sódio).[1] Nas UTI, os mais utilizados são nitroprussiato de sódio e nitroglicerina. O lactato de milrinona, que apresenta ação inotrópica e vasodilatadora (inodilatador), é indicado para o tratamento da insuficiência cardíaca descompensada e da hipertensão pulmonar.

A nitroglicerina e o nitroprussiato de sódio são vasodilatadores intravenosos que utilizam a via de ativação do monofosfato de guanosina cíclico (GMPc), considerados nitratos. Em baixas doses, os nitratos induzem à vasodilatação venosa e conforme a dose aumenta eles causam a vasodilatação arterial, incluindo as artérias coronárias. Eles causam, portanto, uma vasodilatação balanceada nos dois lados da circulação, reduzindo, assim, as elevadas pressões de enchimento ventricular e a resistência vascular sistêmica sem prejudicar a perfusão tecidual.[30]

Os nitratos são comumente empregados no tratamento das emergências hipertensivas, sendo auxiliares no tratamento de choque circulatório. São úteis, também, nos casos em que a reposição volêmica adequada e a otimização do débito cardíaco com medicamentos inotrópicos não reverteram à condição de baixo débito. Isso ocorre, principalmente, nos casos de choque cardiogênico pós-infarto agudo do miocárdio, nos quais ocorre aumento das pressões de enchimento ventricular associado a aumento da resistência vascular sistêmica. Dessa forma, com o aumento da pressão de enchimento ventricular esquerdo, da resistência vascular sistêmica e da impedância ao esvaziamento ventricular esquerdo, indica-se o uso de vasodilatadores, ocasionando melhor desempenho cardíaco, com incremento do débito cardíaco.[1]

NITROPRUSSIATO DE SÓDIO

O nitroprussiato de sódio é um potente vasodilatador de padrão balanceado arterial e venoso, sendo usado como anti-hipertensivo desde meados de 1950, por administração intravenosa lenta em pacientes com hipertensão grave.[31]

O mecanismo de ação do nitroprussiato consiste na sua metabolização pelas células da musculatura lisa no seu metabólito ativo, o óxido nítrico (NO).

O NO ativa a guanilatociclase, levando à formação do monofosfato de guanosina cíclica (GMPc) e à vasodilatação. Esse efeito vasodilatador ocorre tanto nas arteríolas quanto nas vênulas, resultando em diminuição da resistência vascular sistêmica (arteríolas), do retorno venoso, do débito cardíaco e da fração de ejeção do ventrículo esquerdo (vênulas).[2]

Esse fármaco é utilizado, principalmente, no tratamento das crises hipertensivas, podendo também ser utilizado em situações que necessitem de redução da pré-carga e/ou pós-carga cardíaca.[12] É o hipotensor ideal em situações clínicas que requeiram controle preciso da PA, visto que o seu início de ação é rápido e a meia-vida é extremamente curta. O nitroprussiato de sódio também é indicado para pacientes com insuficiência cardíaca congestiva refratária, ocasionando melhora da resposta hemodinâmica, diminuindo a pressão arterial média, a resistência vascular sistêmica e pulmonar e o consumo de oxigênio pelo miocárdio.[31]

A dose recomendada para infusão IV contínua varia de 0,3 a 10 µg/kg/min.[13] Nos tratamentos com doses superiores a 5 µg/kg/min, por períodos prolongados, podem ocorrer intoxicações em decorrência do acúmulo de cianeto, o metabólito final do nitroprussiato. Apesar de rara, pode ocorrer intoxicação, sendo manifestada pelos seguintes sinais e sintomas: fraqueza, hipóxia, náuseas, espasmos musculares, confusão, psicose, cefaleia, diarreia e taquicardia. Essas manifestações são, geralmente, minimizadas com a interrupção da infusão da droga ou sua velocidade de eliminação aumentada. O tratamento da intoxicação consiste na administração de hidroxicobalamina,[1,20] tiossulfato de sódio[7] e diálise.[1,7,20]

As principais RAM do nitroprussiato de sódio (Tabela 13.14) são secundárias à hipotensão excessiva e desaparecem se a velocidade de infusão for mais lenta ou interrompida temporariamente. As interações medicamentosas de maior relevância clínica ocorrem quando esse fármaco associa-se a anti--hipertensivos (de diferentes classes terapêuticas) e bloqueadores ganglionares, resultando em potencialização da hipotensão.[12]

Tabela 13.14 Reações adversas do nitroprussiato de sódio.[7,12,13]

Sistema orgânico-alvo da RAM	RAM
Cardiovascular	Palpitação, desconforto retroesternal, apreensão
Gastrintestinal	Vômitos, náuseas, dor abdominal
Nervoso central	Cefaleia, agitação, tontura, contração muscular, vertigem, tremores musculares
Pele e anexos	Sudorese

NITROGLICERINA

Os nitratos orgânicos constituem o grupo mais antigo de vasodilatadores, incluindo-se entre os medicamentos centenários em plena atualidade. Sua utilização em cardiologia data de 1867, quando Lauder Brunton relatou alívio imediato da angina de peito pelo nitrato de amilo, em inalação.[33]

A nitroglicerina (trinitrato de glicerina) é um composto peculiar, visto que é um agente explosivo e um medicamento de ação anti-isquêmica.

O efeito principal dos nitratos é a vasodilatação, que resulta da ação direta na musculatura lisa vascular. A nitroglicerina se liga à superfície das células endoteliais e provoca reações para formar o óxido nítrico, que, por sua vez, move-se para fora da célula endotelial e entra na célula lisa muscular, formando o GMPc, que promove desfosforilação da cadeia leve de miosina, levando ao relaxamento da musculatura lisa vascular.[2] Desse modo, diminui a demanda de oxigênio do miocárdio, em decorrência da redução da pré-carga e da pós-carga, e do aumento do fluxo coronário.

A nitroglicerina é indicada para pacientes com insuficiência cardíaca congestiva, que cursam com pressão capilar pulmonar elevada e sinais clínicos de congestão pulmonar associados a infarto agudo do miocárdio, profilaxia e alívio de angina de peito, controle da hipertensão durante o período perioperatório (especialmente em procedimentos cardiovasculares) e angina instável.[7,12,33]

A administração intravenosa contínua deve ser iniciada com dose de 5 a 10 µg/min, aumentada progressivamente em 10 µg/min a cada 5 a 10 minutos até obtenção da meta predeterminada, queda de 10% da PA sistólica ou PAM, porém não abaixo de 90 ou 80 mmHg em pacientes normotensos ou 25% em pacientes hipertensos, ou obtenção da resposta terapêutica desejada, como alívio da angina e redução da pressão do capilar pulmonar. Pode ser necessário aumentar a velocidade de administração até 200 µg/min.[33,34]

As RAM da nitroglicerina são apresentadas na Tabela 13.15. A nitroglicerina possui interação com álcool, haloperidol, anti-hipertensivos (de diferentes classes terapêuticas), betabloqueadores e bloqueadores de canais de cálcio, cujo desfecho comum é a hipotensão.[12,13]

Tabela 13.15 Reações adversas da nitroglicerina.[13]

Sistema orgânico-alvo da RAM	RAM
Cardiovascular	Hipotensão, angina, bradiarritmia, síncope
Gastrintestinal	Vômitos, náuseas, refluxo gastroesofágico
Nervoso central	Cefaleia, tontura, vertigem, tremores musculares
Pele e anexos	Rash cutâneo, rubor

LACTATO DE MILRINONA

O lactato de milrinona é um derivado bipiridínico frequentemente denominado inodilatador, por suas propriedades inotrópicas e vasodilatadoras. A milrinona inibe seletivamente a fosfodiesterase III, enzima que converte o monofosfato adenosina cíclica (AMPc) em sua forma metabólica inativa, o que leva ao aumento intracelular de AMPc. Esse mecanismo resulta no aumento do Ca intracelular, bem como acelera o relaxamento do miocárdio. O aumento de AMPc periférico produz vasodilatação na circulação venosa e arterial. O resultado final é a redução das resistências vasculares pulmonar e sistêmica, das pressões de enchimento dos ventrículos direito e esquerdo, e aumento da contratilidade cardíaca sem elevar o consumo de oxigênio.[35]

A sequência de ações se dá por quatro mecanismos: aumento do influxo intracelular de Ca pelos canais para as proteínas contráteis; inibição da captação de Ca pelo retículo sarcoplasmático; sensibilização das proteínas contráteis à ação do Ca; bloqueio dos receptores de adenosina, um mediador endógeno inotrópico negativo.

O tratamento deve ser iniciado com dose de ataque de 50 μg/kg/min seguida por infusão contínua de 0,25 a 1 mg/kg/min ou como infusão contínua, sem dose de ataque. A maioria dos pacientes apresenta melhora da função hemodinâmica entre 5 a 15 minutos após o início da terapia. A meia-vida de eliminação é de 30 a 60 minutos, variando de acordo com a gravidade do comprometimento cardíaco.[36]

É indicado para o tratamento de pacientes com insuficiência cardíaca descompensada, incluindo os estados de baixo débito subsequentes à cirurgia cardíaca.[4,5,7,12]

A reação adversa mais importante da milrinona é a hipotensão. Na clínica, frequentemente, o fármaco é administrado sem a dose de ataque na tentativa de minimizar essa RAM. Outras reações incluem ectopias atriais e ventriculares (p. ex., taquicardia ventricular não sustentada).[37]

A associação da milrinona com betabloqueadores parece atenuar os efeitos inotrópicos negativos proarrítmicos e de toxicidade direta do miócito. Essa toxicidade pode estar relacionada ao excesso de Ca intracelular mediado por AMPc.[38] Estudos compararam a resposta hemodinâmica da milrinona e da dobutamina na IC aguda. Ambas demonstraram causar aumento favorável do débito cardíaco por meio de mecanismos de ação diferentes: a milrinona em dose-padrão, e a dobutamina em doses mais elevadas.[39]

As principais RAM do lactato de milrinona são apresentadas na Tabela 13.16.

Tabela 13.16 Reações adversas do lactato de milrinona.[13]

Sistema orgânico-alvo da RAM	RAM
Cardiovascular	Arritmia ventricular, taquicardia, hipotensão, angina/dor no peito
Gastrintestinal	Cólicas abdominais, náuseas, vômito, anorexia, hepatoxicidade, icterícia
Metabólico	Trombocitopenia
Hematológico	Hipocalemia
Nervoso central	Cefaleia, tremor
Respiratório	Broncoespasmo
Pele e anexos	Reações cutâneas (rash)

Na administração de lactato de milrinona simultaneamente com outros medicamentos, incluindo glicosídios cardíacos, dobutamina, dopamina, procainamida, lidocaína, quinidina, hidralazina, prozosina, dinitrato de isossorbida, nitroglicerina, clortalidona, hidrocloratiazida, espironolactona, captopril, heparina, varfarina, diazepam, insulina e suplementos de potássio,[7] não houve evidências de manifestações clínicas desfavoráveis. Todavia, observa-se interação farmacêutica imediata evidenciada pela formação de um precipitado quando a furosemida e a bumetanida são administradas na mesma via IV do lactato de milrinona.

LEVOSIMENDAN

O levosimendan é um inotrópico/vasodilatador da classe dos agentes sensibilizadores de Ca indicado para o tratamento da insuficiência cardíaca avançada. Esse medicamento aumenta a sensibilidade das proteínas contráteis do miocárdio ao Ca, com isso aumentando a contratilidade miocárdica sem alterar em concentrações de Ca citoplasmático. Estudos demonstraram que o cálcio se liga de maneira dependente à troponina C, resultando em efeitos inotrópicos sem prejuízo de relaxamento cardíaco.[40,41] O levosimendan também possui efeito seletivo da atividade inibidora da fosfodiesterase (PDE) III, o que contribui para os efeitos inotrópicos e as propriedades vasodilatadoras.[41]

A dose do levosimendan deve ser iniciada com 6 a 24 mcg/kg em *bolus*, infundidos durante 10 minutos, seguindo-se infusão contínua de 0,05 a 0,2 mcg/kg/min.[42] A resposta do paciente deve ser avaliada após 30 a 60 minutos. Caso ocorra hipotensão ou taquicardia, o volume de infusão deverá ser diminuído para 0,05 mcg/kg/min ou, se necessário, interrompido.

Se a dose inicial for tolerada e maior efeito hemodinâmico for necessário, o índice de infusão pode ser aumentado para 0,2 mcg/kg/min. A duração da infusão em pacientes com descompensação aguda causada por insuficiência cardíaca crônica grave é de 24 horas.

O levosimendan apresenta meia-vida de eliminação de uma hora, no entanto, a meia-vida dos seus dois metabólitos circulantes, OR-1855 e sua forma acetilada OR-1896, varia entre 70 e 80 horas. Esses metabólitos atingem o pico máximo de concentração sérica em dois dias após o término da infusão contínua de 24 horas. O metabólito OR-1896 é hemodinamicamente ativo. Assim, os efeitos hemodinâmicos do levosimendan devem, teoricamente, persistir durante pelo menos 7 a 10 dias após o término da administração de uma terapia de 24 horas.[42]

As principais RAM e algumas interações medicamentosas do levosimendan são apresentadas nas Tabelas 13.17 e 13.18, respectivamente.

Tabela 13.17 Reações adversas do levosimendan.[13]

Sistema orgânico-alvo da RAM	RAM
Cardiovascular	Extrassístoles, fibrilação atrial, taquicardia ventricular, palpitações e isquemia miocárdica, hipotensão
Nervoso central	Dor de cabeça, tontura, vertigem, insônia
Gastrintestinal	Náuseas, vômito, diarreia, constipação
Hematológico	Redução da hemoglobina

Tabela 13.18 Interações medicamentosas do levosimendan e respectivos desfechos.[43]

Classe terapêutica/medicamento	Desfecho
Inibidores da enzima conversora da angiotensina	Aumento da hipotensão, taquicardia
Nitratos	Aumento da hipotensão, taquicardia

FARMACOCINÉTICA DAS DROGAS VASOATIVAS

A farmacocinética das drogas vasoativas, com exceção da terlipressina e do lactato de milrinona, é muito semelhante no que concerne ao início e ao término de ação rápidos. A meia-vida biológica (t½) é curta, variando de 1 a 60 minutos, de acordo com a droga, fato que pode ocasionar alterações cardíacas importantes, caso a administração não seja absolutamente controlada.

No início da terapia com drogas vasoativas, as doses são aumentadas até a obtenção do efeito desejado. Porém, quando ocorre interrupção da infusão, pode haver instabilidade cardiovascular, em razão da t½ curta.[45]

No que diz respeito ao metabolismo, todas são biotransformadas no fígado, formando metabólitos não tóxicos e inativos, com exceção do nitroprussiato de sódio e do levosimendan. A excreção dessas drogas é renal. A Tabela 13.19 ilustra um resumo da farmacocinética das drogas vasoativas.[2,12]

Tabela 13.19 Farmacocinética das drogas vasoativas.[2,12,43]

Droga vasoativa	Início da ação	Metabolismo	Meia-vida (t½)	Excreção
Adrenalina	Imediato	Hepático	3 min	Renal e leite materno
Dopamina	2-5 min	Hepático	2 min	Renal
Dobutamina	1-5 min	Hepático	2 min	Renal
Levosimendan	10-20 min	Hepático	1 h	Renal
Noradrenalina	Imediato	Hepático	2-2,5 min	Renal
Terlipressina	Imediato	Renal e hepático	4-6 h	Renal
Vasopressina	Imediato	Hepático	10-20 min	Renal
Milrinona	2-5 min	Hepático	3-6 h	Renal
Nitroglicerina	Imediato	Hepático	1-4 min	Renal
Nitroprussiato de sódio	1-2 min	Hepático	2 min	Renal

PRECAUÇÕES E RECOMENDAÇÕES RELACIONADAS À ADMINISTRAÇÃO DE DROGAS VASOATIVAS

A execução da prescrição médica pela equipe de enfermagem depende da interpretação da terapia farmacológica, o que se faz a partir de conhecimentos profissionais que vão além dos cinco "certos" clássicos (paciente, medicamento, dose, via e horário certos). A equipe de enfermagem, particularmente o enfermeiro, deve entender o objetivo da terapia para cada paciente, de modo que possa avaliar a necessidade da administração de medicamentos (p. ex., esquema, se necessário), monitorar os efeitos, conhecer as condições fisiopatológicas que afetam o uso desses agentes e propor intervenções que visem minimizar o risco de problemas relacionados aos medicamentos, como incompatibilidade, e garantir o máximo de segurança ao paciente.[46] Considerando que os medicamentos abordados neste capítulo são de administração IV, com início de ação rápido, efeitos fugazes, alguns inclusive com efeitos dose-dependente, que afetam parâmetros hemodinâmicos vitais e que muitas vezes demandam cuidados semelhantes, foram elaboradas as Tabelas 13.20 e 13.21, com proposições de intervenções de enfermagem relativas ao preparo, à administração das drogas e ao monitoramento dos pacientes.

Tabela 13.20 Intervenções de enfermagem relativas à administração de drogas vasopressoras.

Intervenção	Drogas vasopressoras				
	Adrenalina	Dopamina	Dobutamina	Noradrenalina	Vasopressina
Diluir em SF 0,9% ou SG 5%[12]	X	X	X	X	X
Administrar a solução em bomba de infusão[46]	X	X	X	X	X
Monitorizar a saturação venosa de oxigênio (SVO_2) > 65%		X*	X		
Monitorizar o índice cardíaco (2,8-4,2 L/min/m²)	X	X*	X		
Monitorizar PA invasiva, PA sistólica (PAS) 90 mmHg ou PAM mínima de 65 mmHg	X	X	X	X	X

Tabela 13.20 Intervenções de enfermagem relativas à administração de drogas vasopressoras. *(continuação)*

Intervenção	Drogas vasopressoras				
	Adrenalina	Dopamina	Dobutamina	Noradrenalina	Vasopressina
Monitorizar a pressão venosa central (PVC)		X	X	X	X
Realizar o controle glicêmico	X	X	X	X	X
Monitorizar o débito urinário e a função renal (creatinina sérica ou depuração)	X	X	X	X	X
Observar a perfusão periférica	X	X	X	X	X

*Dopamina em dose beta.

Tabela 13.21 Intervenções de enfermagem relativas à administração de drogas vasodilatadoras.

Intervenção	Drogas vasodilatadoras		
	Nitroprussiato de sódio	Nitroglicerina	Lactato de milrinona
Diluir em SF 0,9% ou SG 5%[13]	X	X	X
Proteger o frasco da solução com plástico opaco e utilizar equipo fotossensível durante a infusão	X		
Preparar a solução em frasco de vidro, de polietileno ou de polipropileno; utilizar equipo sem filtro		X	
Não usar frascos de PVC[12]		X	
Trocar a solução a cada 24 h	X	X	X

(continua)

Tabela 13.21 Intervenções de enfermagem relativas à administração de drogas vasodilatadoras. (continuação)

Intervenção	Drogas vasodilatadoras		
	Nitroprussiato de sódio	Nitroglicerina	Lactato de milrinona
Monitorizar a PA durante a infusão (PA sistólica > 90 mmHg) e após a suspensão da solução	X	X	X
Monitorizar a frequência e o ritmo cardíaco	X	X	
Manter o paciente em decúbito dorsal (deitado) durante a infusão	X	X	X
Monitorizar o padrão respiratório		X	
Avaliar a gasometria		X	
Verificar a perfusão periférica		X	
Monitorizar a concentração sérica de cianeto e tiocianato (quando possível) e verificar a presença de manifestações clínicas de intoxicação	X		

Em razão da natureza hostil das drogas vasopressoras (pH < 5,5), recomenda-se a administração por meio de cateter venoso central ou cateter central de inserção periférica (PICC). Nos casos de extravasamento, particularmente da noradrenalina, indica-se o uso de fentolamina em 5 a 10 mg diluídos em 10 a 15 mL de solução salina infiltrada na área. A troca de soluções deve ocorrer a cada 24 horas.

As incompatibilidades das drogas vasoativas são discutidas no capítulo "Incompatibilidades de medicamentos no âmbito da UTI".

De modo geral, infusões de drogas vasoativas não devem ser interrompidas de forma abrupta, para que não ocorra instabilidade hemodinâmica. As soluções devem ser realizadas por meio de bomba de infusão para o controle rigoroso da dose, tendo em vista a t½ curta, que favorece a finalização rápida das ações farmacológicas. Além disso, o controle da PA deve ser realizado por meio de cateter arterial, garantindo o registro contínuo e a fidedignidade dos valores aferidos.

Para infundir esses fármacos de forma controlada e contínua, são utilizadas bombas de infusão, e vários aspectos relativos à segurança devem ser considerados, sobretudo para manutenção da estabilidade do fluxo programado (mL/h). Alterações no fluxo, como aumento e diminuição não programados, *bolus* de medicamento e interrupção da infusão, são intercorrências que devem ser prontamente atendidas.

Para atender a essas exigências, as bombas de infusão devem ser precisas, possuir teclados e telas de fácil manuseio e leitura. Adicionalmente, devem ser calibradas periodicamente e apresentar sensores e alarmes que permitam o rigoroso monitoramento da infusão. Os alarmes mais comumente encontrados no cotidiano das UTI são: ar na linha, infusão completa, bateria baixa, baixa potência de rede, mau funcionamento, não infusão, posição incorreta do equipo, oclusão, proximidade do término da solução e KVO (*Keep Vein Open*).

Para garantir uma infusão segura os alarmes de oclusão devem ser adequados aos fluxos adminstrados. Velocidades de infusão mais baixas devem disparar alarmes de oclusão mais precocemente do que fluxos mais altos. Os dispositivos modernos permitem ajustes no alarme de oclusão ou ajustam esses alarmes automaticamente de acordo com o fluxo programado.

O recurso para manter o acesso pérvio ao término da infusão de determinado volume, o KVO, reduz o fluxo de um medicamento automaticamente. Essa redução, ao administrar medicamentos vasoativos, leva a alterações da hemodinâmica do paciente, podendo trazer graves consequências. Assim, são necessários: programação cuidadosa do volume de infusão total da solução, alarme contínuo e sonoro antes do término da solução, instalação antecipada de nova solução com medicamento vasoativo e nova programação, que evite o acionamento do recurso KVO.

A vazão livre, que consiste no fluxo não controlado de medicamento ao retirar o equipo da bomba de infusão, é causa de inúmeros danos e mortes.[47] Em pouco tempo, grande quantidade de medicamento pode ser infundida, com consequências graves. As bombas de infusão utilizadas para infusão de medicamentos vasoativos devem possuir equipos que interrompam automaticamente o fluxo ao serem retirados do dispositivo.[48] Em 2003, a instituição de acreditação Joint Committee on Accreditation for Healthcare Organizations estabeleceu como objetivo a eliminação de dispositivos desprovidos de proteção contra o fluxo livre. Essa especificação é, atualmente, norma em todos os dispositivos de infusão comercializados nos Estados Unidos.[49]

A troca do medicamento vasoativo com o equipo, uma prática comum em UTI, pode levar a alterações da PA e da frequência cardíaca, com consequências clínicas significativas. Os incidentes durante esse procedimento podem chegar a 35% de todas as trocas.[50] Dentre as técnicas utilizadas para trocar o medicamento com o equipo, a troca rápida e a infusão dupla são apontadas como adequadas e equivalentes. A técnica da infusão dupla consiste em infundir a nova solução em conjunto com a velha e desmamar lentamente a velha acompanhando a PA, que não deve ter aumento ou diminuição de 5 mmHg.

A técnica da troca rápida consiste em preparar a nova solução e interromper a velha solução ao introduzir a nova. Em estudo que comparou as duas técnicas, os autores encontraram equivalência. No entanto, na técnica da troca rápida foi ressaltada a importância de ter a nova solução preparada em outra bomba de infusão já programada e conectada ao cateter antes da interrupção da solução velha.[51] Adicionalmente, implementar um programa para padronizar e melhorar a técnica de troca do medicamento vasoativo pode reduzir em mais da metade a ocorrência de incidentes.[52]

Bombas de infusão devem ser prefencialmente posicionadas 80 a 100 cm acima do coração do paciente. A pressão venosa central ou a pressão da rede venosa é contrária à pressão do fluido administrado, podendo ocorrer refluxo da solução administrada. Uma bomba de infusão 1 m acima do coração provê 70 mmHg ao fluido administrado, prevenindo o retorno venoso.[45,53]

Bombas de seringa, por sua vez, não devem ter a altura alterada durante a infusão devido a mudanças significativas do fluxo administrado. Em experimento *in vitro*, ao levantar uma bomba de seringa por 30 cm, sete vezes ocorreu aumento em um fluxo pré-programado de 2 mL/h e duas vezes em um fluxo de 20 mL/h. Da mesma forma, ao abaixar a bomba de seringa por 30 cm, ocorreu importante diminuição do fluxo ofertado.[54]

O *start up delay*, ou atraso inicial, é um problema relacionado com bombas de seringa. Ao iniciar a infusão de um medicamento, ocorre demora para que o mesmo alcance a corrente sanguínea do paciente, podendo ser de 40 minutos a uma hora. Esse problema ocorre devido à folga mecânica entre a seringa e a bomba, e é maior quando os fluxos programados são menores. Duas soluções podem diminuir o problema: preencher o equipo com o recurso de preenchimento da bomba de infusão ou fazer um *bolus* de 2 mL antes de conectar o equipo ao paciente.[55] Novas bombas de seringa apresentam menor atraso inicial, porém devem ser conhecidas as recomendações do fabricante, como o uso de seringas específicas para o dispositivo utilizado.

Os melhores equipamentos para infusão contínua devem ser destinados à infusão de drogas vasoativas. Devem ser evitados dispositivos com folgas mecânicas ou suspeitos de avaria, e os equipamentos devem ter manutenção preventiva.

A dupla checagem dos medicamentos e o cálculo da dosagem em mcg/kg/min são práticas fundamentais que podem conferir, também, maior domínio e segurança ao administrar medicamentos vasoativos. Ademais, os profissionais devem receber treinamento adequado e conhecer as potencialidades das tecnologias e seus limites.

RESUMO

Drogas vasoativas são essenciais para reverter quadros dramáticos de morbidade e reduzir a mortalidade de pacientes gravemente enfermos. No entanto, para atingir essas finalidades, a administração deve ser cuidadosamente monitorada por profissionais altamente capacitados. Assim, neste capítulo foram discutidos aspectos farmacoclínicos dos vasopresssores e vasoconstritores comumente usados nas unidades de terapia intensiva e as recomendações relacionadas à administração segura desses agentes terapêuticos.

PROPOSTAS PARA ESTUDO

1. Quais são os mecanismos de ação das catecolaminas?
2. Quais são as principais reações adversas dos vasopressores e vasodilatadores?
3. Quais são as drogas vasoativas, cujos efeitos são dose-dependentes?
4. Quais são as interações medicamentosas dos vasodilatadores que aumentam o risco de hipotensão?
5. Quais são os medicamentos que, associados aos vasopressores, reduzem a eficácia da terapia pressora?
6. Como monitorizar o paciente submetido à terapia com vasopressores?
7. Como monitorizar o paciente submetido à terapia com vasodilatadores?
8. Quais são as precauções e as recomendações relacionadas à administração de drogas vasoativas?

REFERÊNCIAS BIBLIOGRÁFICAS

1. Ostini FM, Antoniazzi P, Pazin Filho A, Bestetti R, Cardoso MCM, Basile-Filho A. O uso de drogas vasoativas em terapia intensiva. Medicina (Ribeirão Preto). 1998; 31:400-411.
2. Goodman LS, Gilman AG. As bases farmacológicas da terapêutica. 11. ed. Rio de Janeiro: McGrall-Hill; 2007.
3. Russell JA, Walley KR, Singer J, Gordon AC, Hebert PC, Cooper DJ, et al. Vasopressin versus norepinephrine infusion in patients with septic shock. N Engl J Med. 2008; 358:877-87.
4. Gun C, Mady C. Inotrópicos não digitálicos. In: Batlouni M, Ramires JAF. Farmacologia e terapêutica cardiovascular. 2. ed. São Paulo: Atheneu; 2004. p. 99-112.
5. Overgaard CB, Dzavik V. Inotropes and vasopressors: review of physiology and clinical use in cardiovascular disease. Circulation. 2008; 118:1047-56.

6. Dellinger RP, Levy MM, Rhodes A, Annane D, Gerlach H, Opal SM et al. Surviving Sepsis Campaign Guidelines Committee including the Pediatric Subgroup. Surviving sepsis campaign: international guidelines for management of severe sepsis and septic shock: 2012. Crit Care Med. 2013;41(2):580-637.
7. Gahart BL, Nazareno AR. Intravenous medications. 21. ed. St. Louis: Elsevier Mosby; 2005.
8. Paiva EF, Bagnatori RS, Cardoso LF, Timerman S. Parada cardiorrespiratória no adulto. In: Schettino G, Cardoso LF, Mattar Jr J, Torggler Filho F. Paciente crítico — diagnóstico e tratamento: Hospital Sírio-Libanês. Barueri: Manole; 2006. p. 227-37.
9. Neumar RW, Otto CW, Link MS, Kronick SL, Shuster M, Callaway CW, et al. 2010 American Heart Association guidelines for cardiopulmonary resuscitation and emergency cardiovascular care. Adult advanced cardiovascular life support. Circulation. 2010; 122(18 Suppl.3):S729-S767.
10. Peberdy MA, Callaway CW, Neumar RW, Geocadin RG, Zimerman JL, Donnino M, et al. 2010 American Heart Association guidelines for cardiopulmonary resuscitation and emergency cardiovascular care science. Post-cardiac arrest care. Circulation. 2010; 122(18 Suppl 3):S768-S786.
11. Di Giantomasso D, Bellomo R, May CN. The haemodynamic and metabolic effects of epinephrine in experimental hyperdynamic septic shock. Int Care Med. 2005;31:454-62.
12. Skidmore-Roth L. Drug Guide for Nurses. St. Louis: Elsevier Mosby; 1996.
13. Micromedex® 2.0, (electronic version).Truven Health Analytics, Greenwood Village, Colorado, USA. Disponível em: http://www-micromedexsolutions-com.ez67.periodicos.capes.gov.br. Acesso em: 25 jan. 2015.
14. Goldberg LI. Dopamine — clinical uses of an endogenous catecholamine. N Engl J Med. 1974;291:707-10.
15. Oung CM, English M, Chiu RCJ, Hinchey J. Effects of hypothermia on hemodynamic responses to dopamine and dobutamina. J Trauma. 1992; 33:671-8.
16. Miranda MPF, Soriano FG, Secoli SR. Efeitos de dopamina e noradrenalina no fluxo sanguíneo regional no tratamento do choque séptico. Rev Bras Ter Int. 2008; 20(1):1-8.
17. Martins OS, Callas S. Reposição volêmica e uso de vasopressores no choque. In: Schettino G, Cardoso LF, Mattar Jr J, Torggler Filho F. Paciente crítico — diagnóstico e tratamento: Hospital Sírio-Libanês. Barueri: Manole; 2006. p. 222-6.
18. Holmes CL, Walley KR. Bad medicine low-dose dopamine in ICU. Chest. 2003; 123:1266-75.
19. Kellum JA, Decker JM. Use of dopamine in acute renal failure: a meta-analysis. Crit Care Med. 2001; 29:1526-31.
20. Knobel E. Condutas no paciente grave. 3. ed. São Paulo: Atheneu; 2006.
21. Unverferth DV et al. The hemodynamic and metabolic advantages gained by a three-day infusion of dobutamine in patients with congestive cardiomyopathy. Am Heart J. 1983;106:29-34.
22. Stanchina ML, Levy MM. Vasoactive drug use in septic shock. Semin Respir Crit Care Med. 2004; 25(6):673-81.
23. Holmes CL, Patel BM, Russell JA, Walley KR. Physiology of vasopressin relevant to management of septic shock. Chest. 2001; 120:989-1002.
24. Holmes CL, Walley KR, Chittock DR, Lehman T, Russell JA. The effects of vasopressin on hemodynamics and renal function in severe septic shock: a case series. Intensive Care Med. 2001; 27(8):1416-1421.
25. Newmar RW, Shuster M, Callaway CW, et al. Parte 1: sumário executivo: 2015 American Heart Association Guidelines Update for Cardiopulmonary Ressuscitation and Emergency Cardiovascular Care. Circulation. 2015; 132(18)(suppl 2). No prelo.
26. Lauzier F, Levy B, Lamarre P, Lesur O. Vasopressin or norepinephrine in early hyperdynamic septic shock: a randomized clinical trial. Intensive Care Medicine. 2006;32(11):1782-1789.
27. Kam PC, Williams S, Yoong FF. Vasopressin and terlipressin: pharmacology and its clinical relevance. Anaesthesia. 2004; 59(10):993-1001.
28. Felix VN. Terlipressina como novo recurso terapêutico no choque séptico. Rev Bras Ter Intensiva. 2006; 28(2):1-6.

29. Zuidema X, Jager CP. Terlipressin and tricyclic antidepressant intoxication. Neth J Med. 2007 Sep; 65(8):313-4.
30. Piper S, McDonagh T. The role of intravenous Vasodilators in Acute Heart Failure Management European Journal of Heart Failure. 2014; 16:827-834.
31. Schulz V. Clinical pharmacokinetics of nitroprusside, cyanide, thiosulphate and thiocyanate. Clin Pharmacokinet. 1984; 9:239-51.
32. Hottinger DG, Beebe DS, Kozhimannil T, Prielipp RC,Belani KG. Sodium nitroprusside in 2014: A clinical concepts review. J Anaesthesiol Clin Pharmacol. 2014; 30(4): 462-471.
33. Batlouni M. Nitratos. In: Batlouni M, Ramires JAF. Farmacologia e terapêutica cardiovascular. 2. ed. São Paulo: Atheneu; 2004. p. 135-56.
34. Pollacy CV, Gibler WB. ACC/AHA Guideline update for the management of patients with unstable angina and non-segment ST elevation myocardial infarction: a practical summary for emergency physicians. Annals of Emergency Med. 2001; 38:229-40.
35. Bayram M, De Luca L, Massie MB, Gheorghiade M. Reassessment of dobutamine, dopamine, and milrinone in the management of acute heart failure syndrome. Am J Cardiol. 2005;96[suppl]:47G-58G.
36. Hardman JG, Limbird LE, Gilman AG. Goodman & Gilman's The pharmacological basis of therapeutics. Columbus, OH: The McGraw-Hill Companies, Inc. 2001:1825.
37. Majure DT, Teerlink JR. Update on the management of acute decompensated heart failure. Curr Treat Options Cardiovasc Med. 2011; 13: 570-585.
38. Teerlink JR, Lowes BD, Tsvetkova T, Eichhorn EJ, Gilbert EM, Bristow MR.. Milrinone versus dobutamine in heart failure subjects treated chronically with carvedilol. Int J Cardiol. 2001; 81:141-149.
39. Gorodeski EZ, Chu EC, Reese JR, Shishehbor MH, Hsich E, Starling RC. Prognosis on chronic dobutamine or milrinone infusions for stage D heart failure. Circ Heart Fail. 2009;2:320-324.
40. Lilleberg J, Sundberg S, Häyhä M, Akkila J, Nieminen MS. Haemodynamic doseefficacyof levosimendan in healthy volunteers. Eur J Clin Pharmacol. 1994; 47(3): 267-7440.
41. Gruhn N, Nielsen-Kudsk JE, Theilgaard S, B Olesen SP, Aldershvile J. Coronary vasorelaxant effect of levosimendan, a new inodilator with calcium-sensitizing properties. J Cardiovasc Pharmacol. 1998;31:741-749.
42. Nieminen MS, Akkila J, Hasenfuss G, Kleber FX, Lehtonen LA, Mitrovic V, Nyquist O, Remme WJ. Hemodynamic and neurohumoral effects of continuous infusion of levosimendan in patients with congestive heart failure. J Am Coll Cardiol. 2000; 36(6):1903-1912.
43. Kivikko M, Antila S, Eha J, Lehtonen L, Pentikäinen PJ. Pharmacodynamics and safety of a new calcium sensitizer, levosimendan, and its metabolites during an extended infusion in patients with severe heart failure. J Clin Pharmacol. 2002; 42: 43-51.
44. Kasikcioglu HA, Cam N. A review of levosimendan in the teratment of heart failure. Vascular Health nad Risk Management. 2006; 2(4):389-400.
45. Trim JC, Roe J. Practical considerations in the administration of intravenous vasoactive drug in the critical care setting: the double pumping or piggyback technique — part one. Int Crit Care Nurs. 2004; 20:153-60.
46. Secoli SR. Terapia farmacológica e enfermagem: enfoque no paciente em estado crítico. Prática Hospitalar. 2001;3(17):20-6.
47. Otto SE. Infusion therapy. 50. ed. St. Louis: Elsevier Mosby; 2005.
48. Cohen MR, Davis NM. Free flow associated with electronic infusion devices: an underestimated danger. Hosp Pharm. 1992; 27:384-390.
49. Baumel M, Danilo J, Hart L, Brown S, Zeddies T, Clark K, et al. Partnering for quality and patient safety: a provider/payer collaborative. P&T. 2004; 29(9):563-80.
50. Morrice A, Jackson E, Farnell S. Practical considerations in the administration of intravenous vasoactive drugs in the critical care setting. Part II — How safe is our practice? Intensive Crit Care Nurs. 2004; 20(4):183-9.

51. De Barbieri I, Frigo AC, Zampieron A. Quick change versus double pump while changing the infusion of inotropes: an experimental study. Nurs Crit Care. 2009; 14(4):200-6.

52. Argaud L, Cour M, Martin O, Saint-Denis M, Ferry T, Goyatton A, Robert D. Changeovers of vasoactive drug infusion pumps: impact of a quality improve-ment program. Crit Care. 2007;11(6):R133.

53. Pickstone M. A pocketbook for safe IV therapy (drugs, giving sets and infusion pumps). Margate: Sci Tech Educational Ltd; 1999.

54. Donald AI, Chinthamuneedi MP, Spearritt D. Effect of changes in syringe driver height on flow: a small quantitative study. Crit Care Resusc. 2007; 9(2):143-7.

55. Neff T, Fischer J, Fehr S, Baenziger O, Weiss M. Start-up delays of infusion syringe pumps. Paediatr Anaesth. 2001; 11(5):561-5.

14

Cuidado de enfermagem ao paciente em uso de marca-passo

Renata Gonçalves de Oliveira

PONTOS A APRENDER

1. Definição de marca-passo cardíaco artificial, cardioversor desfibrilador implantável e ressincronizador cardíaco.
2. Os tipos de marca-passo cardíaco e as etapas pré, intra e pós-instalação.
3. As complicações no uso do marca-passo com a assistência de enfermagem.
4. Os cuidados de enfermagem para todos os tipos de marca-passo, cardioversor desfibrilador implantável e ressincronizador cardíaco.

PALAVRAS-CHAVE

Marca-passo cardíaco artificial, cardioversor desfibrilador implantável, ressincronizador cardíaco e assistência de enfermagem.

ESTRUTURA DOS TÓPICOS

Introdução. Tipos de marca-passo. Cardioversor desfibrilador implantável. Ressincronizador cardíaco. Complicações. Considerações finais. Resumo. Propostas para estudo. Referências bibliográficas.

INTRODUÇÃO

Impulso Elétrico Normal

O impulso elétrico normal (Figura 14.1) é iniciado por meio do estímulo de um conjunto de células específicas da parede do átrio direito, denominado nódulo sinoatrial. Esse impulso é transmitido por meio de fibras, denominadas sistema de condução, para os músculos atriais, que se contraem. Em seguida, alcança outro conjunto de células localizado no septo atrioventricular, chamado nódulo atrioventricular. Este se propaga para o feixe de His, que alcança os ramos direito e esquerdo e, posteriormente, as fibras de Purkinje, ocasionando o estímulo das células miocárdicas ventriculares e a contração ventricular.

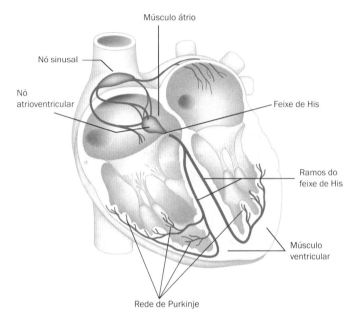

Figura 14.1 Impulso elétrico normal.

Distúrbios de formação ou condução do impulso elétrico cardíaco podem ocasionar episódios de bradicardia, bloqueio atrioventricular de 1º, 2º graus ou total, bloqueios intraventriculares e doença do nó sinusal. Podem estar associados a sintomas de baixo fluxo cerebral como síncopes, pré-síncopes ou tonturas, insuficiência cardíaca congestiva, hipotensão arterial, choque, congestão pulmonar, infarto agudo do miocárdio (IAM), dispneia, diminuição do nível de consciência, cansaço e intolerância ao exercício. Na presença dessas bradiarritmias sintomáticas, um dispositivo de estimulação cardíaca artificial, como o marca-passo, é indicado para tratar esses distúrbios ou para prevenir sintomas que podem causar danos ao paciente.[1-5]

A estimulação cardíaca artificial, desde o final dos anos 1950, é utilizada no tratamento de bradiarritmias, sobretudo bloqueios atrioventriculares (BAV). Com o desenvolvimento tecnológico da microeletrônica e da informática, atualmente esses dispositivos também auxiliam no tratamento de insuficiência cardíaca em pacientes com dissincronia ventricular esquerda, melhorando a sua qualidade de vida e sobrevida, e são chamados de ressincronizadores cardíacos (RC). Sensores de atividade física e ajustes fisiológicos da frequência cardíaca foram incorporados a esses aparelhos com o intuito de melhorar também a qualidade de vida desses pacientes.[6, 7]

A morte súbita é responsável por cerca de 20% das mortes naturais, além de ser a principal causa de óbito de pacientes com insuficiência cardíaca leve ou moderada em razão do risco de taquiarritmias, que reduzem o tempo de enchimento ventricular, aumentam o consumo de oxigênio e reduzem a contratilidade miocárdica; bradiarritmias, que diminuem o débito cardíaco; e dissociação entre contrações do átrio e do ventrículo, que ocasionam diminuição do enchimento atrial e ventricular e, como consequência, diminuição do débito cardíaco. Nesses casos, é indicado o cardioversor desfibrilador implantável (CDI), que vem sendo cada vez mais utilizado por conta de sua eficácia comprovada e segurança no tratamento de morte súbita.[4, 8]

Diante do exposto, é cada vez mais importante o uso correto desses artefatos, tanto em relação às indicações quanto aos cuidados, de forma que eles garantam uma maior sobrevida ao paciente. No Quadro 14.1, são apresentados os dispositivos de estimulação cardíaca artificiais com suas respectivas capacidades funcionais.

Quadro 14.1 Tipos de dispositivos para estimulação cardíaca artificial.[5]

Tipo de dispositivo	Capacidade principal	Função principal
Marca-passo (MCP)	Estimulação/sensibilidade no átrio e/ou ventrículo	Terapêutica de bradiarrimtia
Cardiodesfibrilador implantável (CDI)	Cardioversão/desfibrilação por choque ou estimulação rápida	Terapêutica de TV/FV
Ressincronizador cardíaco (RC)	Estimulação multissítio (biventricular)	Ressincronizador ventricular (terapêutico de ICC)
CDI + RC	Cardioversão/desfibrilação por choque ou estimulação rápida + estimulação multissítio (biventricular)	Terapêutica de TV/FV + Ressincronizador ventricular (terapêutico de ICC)

FV: fibrilações ventriculares; TV: taquicardias ventriculares; ICC: insuficiência cardíaca congestiva.

Marca-passo cardíaco artificial

O marca-passo cardíaco artificial é classificado como temporário ou definitivo. Os marca-passos de estimulação temporária são o marca-passo transcutâneo, transvenoso e epimiocárdio, enquanto os de estimulação definitiva são chamados de marca-passo definitivo. São compostos basicamente de um gerador de pulso elétrico, de cabos e de eletrodos.

Os geradores de pulso elétrico dos marca-passos definitivos (Figura 14.2) contêm um circuito elétrico, com capacidade de programação, e baterias, que geram o estímulo. As baterias do circuito elétrico podem ser de lítio (a mais utilizada), com duração média de 5 a 10 anos, de zinco-mercúrio, com duração de 3 a 4 anos, de zinco, com duração de até 10 anos, de energia nuclear (plutônio), com duração de 20 anos, e carregadas externamente. Esses componentes ficam em uma cápsula de titânio hermeticamente fechada, não havendo risco de liberação de gases ou líquidos, e podem pesar de 20 a 30 gramas.[4,9]

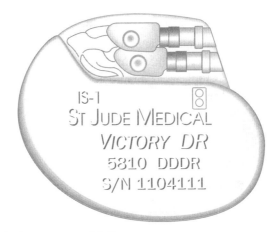

Figura 14.2 Gerador do marca-passo definitivo.

Nos geradores de pulso elétrico do marca-passo provisório (Figuras 14.3 e 14.4), alguns comandos são estipulados manualmente, dependendo da gravidade e da necessidade do paciente, como, por exemplo, sensibilidade, amplitude e frequência cardíaca.

- A sensibilidade determina o modo de estimulação, sendo que o modo assíncrono tem sensibilidade igual a zero, de forma que não é capaz de detectar o ritmo próprio do paciente; o modo síncrono ou de demanda, de 1 a 20 mV, deve ser capaz de sentir a atividade elétrica natural do paciente, ou seja, quanto maior a sensibilidade do marca-passo, mais ele sentirá a presença de atividade natural e menos estimulará o coração.
- A amplitude do estímulo, ou *output*, é a força dada pelo gerador para causar o estímulo, dado em miliampéres (mA). O limiar de estimulação é a quantidade mínima de energia capaz de despolarizar o miocárdio. É testado um limiar para cada paciente após o implante do marca-passo.

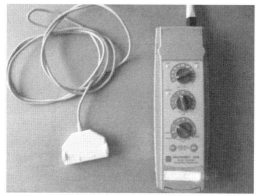

Figura 14.3 Gerador do marca-passo provisório (transvenoso e epicárdico).

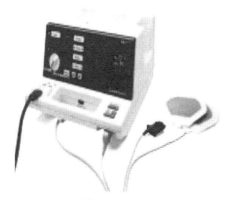

Figura 14.4 Gerador do marca-passo provisório (transcutâneo).

- A frequência cardíaca deve ser ajustada em valores que permitam o melhor rendimento hemodinâmico e sensação de bem-estar ao paciente, em geral 70 a 80 bpm.

Os cabos e eletrodos do marca-passo são meios de contato elétrico entre o gerador de pulso e o coração. Eles conduzem pulsos elétricos do gerador ao coração e captam potenciais intracardíacos do coração ao gerador. São divididos de acordo com o local de implantação no coração, ou seja, endocárdicos e epicárdicos (Figura 14.5). Podem ser de fixação ativa ou passiva (Figuras 14.6 e 14.7) e com ou sem liberação de esteroide, que diminui a reação inflamatória do coração durante a fase aguda (primeiros 3 meses) da recuperação do paciente.

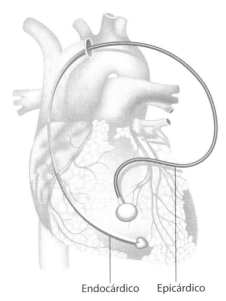

Endocárdico   Epicárdico

Figura 14.5 Cabos-eletrodos endocárdicos e epicárdicos.

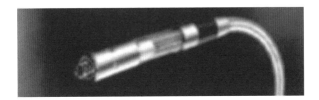

Figura 14.6 Cabo-eletrodo de estimulação ativa.

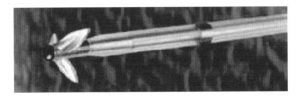

Figura 14.7 Cabo-eletrodo de estimulação passiva.

Os marca-passos recebem códigos de cinco letras que dizem respeito às características funcionais do aparelho (Quadro 14.2):[9,10]

Quadro 14.2 Modos de estimulação cardíaca.

Câmara estimulada	Câmara sentida	Modo de resposta	Parâmetro programado	Mecanismo antitaquicardia
A – átrio	A – átrio	I – inibido	R – frequência do estímulo	P – atividade antitaquicárdica
V – ventrículo	V – ventrículo	T – deflagrado	C – receber ou transmitir	S – cardioversão/ desfibrilação
D – ambos	D – ambos	D – ambos	M – + de 3 parâmetros	D – ambos
			P – frequência de estimulação e energia do estímulo	
			O – não programável	

- A primeira letra refere-se à câmara cardíaca estimulada pelo eletrodo, sendo A (átrio), V (ventrículo) e D (ambos).
- A segunda letra diz respeito à câmara da qual parte a atividade elétrica sentida pelo marca-passo, sendo A, V ou D.
- A terceira letra refere-se ao modo de resposta do aparelho após captar ou sentir a atividade elétrica, podendo ser I (inibido), T (ativado) ou D (ambos). A letra dessa posição está diretamente relacionada à segunda, uma vez que, sem captação de estímulo, não é possível obter resposta do dispositivo gerador.
- A quarta letra diz respeito aos parâmetros que podem ser programados: R refere-se à frequência de resposta; C indica que o marca-passo é capaz de receber ou transmitir dados; M significa que pode ser programado em mais de três parâmetros; P indica que é limitado a menos de três parâmetros; e O significa que não pode ser reprogramado.
- A quinta letra está relacionada às características antiarrítmicas, sendo que P caracteriza uma atividade antitaquicárdica, S aplica-se à função de cardioversão ou de desfibrilação do marca-passo e D refere-se às duas possibilidades.

TIPOS DE MARCA-PASSO

Marca-passo transcutâneo

O marca-passo transcutâneo é utilizado principalmente em situações de emergência, para o tratamento de bradiarritmias com má perfusão e sinais de baixo débito cardíaco.[11,12]

O coração é estimulado de uma maneira não invasiva, rápida e de fácil implantação, por meio de eletrodos diretamente colados na pele do paciente, um na região pré-esternal e outro na região dorsal (Figura 14.4). Visto que esse tipo de marca-passo necessita de uma corrente elétrica maior e também causa a contração do músculo esquelético do tórax, alguns pacientes necessitam de analgesia ou sedação, o que pode agravar ainda mais o caso se houver sinais de baixo débito cardíaco.[4]

Cuidados de enfermagem

- Orientar o paciente quanto ao procedimento.
- Monitorizar o paciente com eletrocardiograma, oximetria de pulso e pressão arterial.
- Obter acesso venoso calibroso, para a analgesia ou sedação.
- Limpar e secar o tórax. Realizar a tricotomia do local, se necessário.
- Posicionar os eletrodos no tórax do paciente, com o polo negativo na região pré-esternal, e o polo positivo na região dorsal entre a coluna vertebral e a escápula. Se o paciente estiver instável, deve-se colocar um dos eletrodos na região infraclavicular direita e o outro na região inframamária esquerda (Figura 14.8).[13]
- Ajustar os eletrodos aos cabos, e estes ao gerador do marca-passo.
- No gerador, ajustar a frequência cardíaca (FC) em geral 10 batimentos acima do ritmo do paciente. Programar a largura do pulso em 20 e 40 milissegundos e iniciar a estimulação com 80 a 100 mA, decrescendo a corrente elétrica de 10 em 10 mA até o estabelecimento do limiar de estimulação. Manter 5 a 10 mA acima do limiar.[13]
- Realizar a palpação do pulso carotídeo e femoral e observar sinais de melhora do débito cardíaco.
- Observar a eficácia da analgesia ou da sedação.
- Observar o ajuste correto dos eletrodos na pele do paciente.
- Manter o marca-passo transcutâneo no paciente até o alcance de estabilidade hemodinâmica ou até o implante de um marca-passo transvenoso ou definitivo.

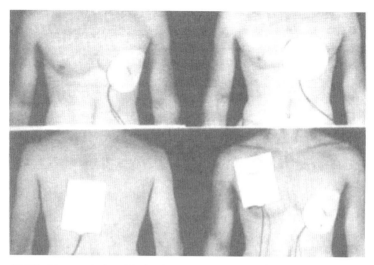

Figura 14.8 Posicionamento dos eletrodos do marca-passo transcutâneo.

Em caso de parada cardiorrespiratória (PCR), as pás do marca-passo transcutâneo podem ser utilizadas para a desfibrilação do paciente, pois já estão conectadas ao desfibrilador.[8]

Marca-passo transvenoso

Utilizado em casos de emergências reversíveis, como intoxicação medicamentosa, IAM ou distúrbios hidroeletrolíticos,[4] o marca-passo transvenoso consiste na colocação de um cabo-eletrodo bipolar (Figura 14.9), normalmente de 6 Frenchs de diâmetro (2 mm), até o átrio direito (raramente), ou até a ponta do ventrículo direito por meio de um acesso venoso central, puncionando em geral nas veias subclávias, jugulares ou, raramente, femorais e braquiais.

É necessário o auxílio de radioscopia para o implante e adequado posicionamento do eletrodo. Em seguida, ele é fixado na pele, como um cateter central, e conectado a um gerador de pulso externo, respeitando a ligação dos polos positivos e negativos. Sua posição é confirmada pelo raio X de tórax (Figura 14.10) e pela presença de espícula do marca-passo do eletrocardiograma.

Existem diversos tipos de geradores de pulso de marca-passo transvenoso, como os que estimulam somente o ventrículo ou apenas o átrio (unicameral; Figura 14.11), e os que estimulam ambos (bicameral; Figura 14.12).

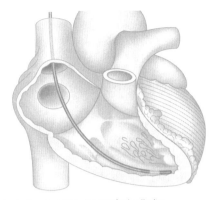

Figura 14.9 Eletrodo endocárdico na ponta do ventrículo direito.

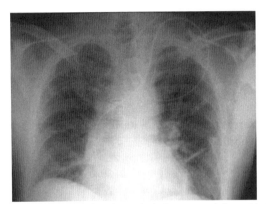

Figura 14.10 Radiografia de tórax com eletrodos endocárdicos em posição ventricular.

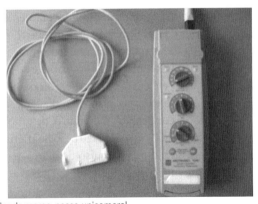

Figura 14.11 Gerador de marca-passo unicameral.

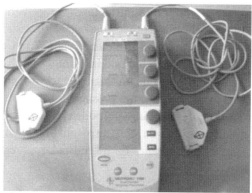

Figura 14.12 Gerador de marca-passo bicameral.

Cuidados de enfermagem

- Orientar o paciente quanto ao procedimento.
- Monitorizar o paciente com eletrocardiograma, oximetria de pulso e pressão arterial.
- Reunir o material necessário para a passagem do marca-passo, incluindo o material para assepsia e antissepsia do local. Auxiliar o médico na passagem do eletrodo, garantindo um ambiente estéril durante todo o implante.
- Durante a passagem, atentar-se para a presença de arritmias em decorrência do estímulo cardíaco gerado pela passagem do eletrodo nas câmaras internas cardíacas.
- Após a passagem do cabo-eletrodo, conectar a extremidade distal ao polo negativo do gerador e a extremidade proximal ao polo positivo do gerador.
- Fixar o cabo-eletrodo na pele do paciente e fazer um curativo com gaze na inserção do eletrodo. Fixar o gerador do marca-passo no paciente ou próximo a ele para evitar tracionamentos.
- Realizar o eletrocardiograma de doze derivações para confirmar a presença de espícula do marca-passo, e solicitar uma radiografia de tórax.
- Manter o paciente em repouso no leito.
- Desligar o gerador de pulso em caso de PCR.

Marca-passo epimiocárdico

O marca-passo epimiocárdico temporário é uma terapia utilizada comumente durante e após cirurgias cardíacas. Seu eletrodo é posicionado no epicárdio mediante a toracotomia. Após a toracotomia, o coração é exposto e os cabos-eletrodos são suturados diretamente na superfície epicárdica, em geral, um na face anterior e outro na face posterior do ventrículo esquerdo.[8] A outra extremidade do eletrodo é exposta na pele, normalmente na região infraesternal.

O marca-passo epimiocárdico permanente vem sendo cada vez menos utilizado em razão da maior facilidade de implantes endocavitários. No entanto, ainda é utilizado em casos de ausência de acesso venoso e existência de cardiopatia associada que permita a passagem de sangue venoso para as cavidades esquerdas do coração. Também pode ser introduzido por meio de toracotomia anterolateral esquerda ou acessosubxifoide, com o gerador de pulso implantado em loja subcutânea ou submuscular na região submamária homolateral.[4]

Cuidados de enfermagem

- Se for necessário o uso do marca-passo epimiocárdico temporário, conectar a extremidade distal ao polo negativo do gerador e a extremidade proximal ao polo positivo do gerador. Se não for utilizado, proteger a extremidade dos polos com gaze.
- Monitorizar o paciente com eletrocardiograma, oximetria de pulso e pressão arterial.
- Fazer um curativo na inserção do eletrodo na pele, com gaze e solução antisséptica diariamente.
- Fixar o gerador de pulso próximo ao paciente.
- Desligar o gerador de pulso em caso de PCR.

Marca-passo definitivo

O marca-passo definitivo é implantado mediante um procedimento cirúrgico, sob anestesia local, em que o cabo-eletrodo pode ser implantado no átrio, no ventrículo (Figura 14.13) ou em ambos (Figura 14.14). O gerador do marca-passo é implantado no subcutâneo, podendo ser no hemotórax direito ou esquerdo, na região abdominal ou infra-axilar. A posição do eletrodo é confirmada pela radiografia de tórax (Figura 14.15) e pela presença de espícula do marca-passo do eletrocardiograma.

Cuidados de enfermagem

- Orientar o paciente quanto ao procedimento. Realizar tricotomia na região do tórax anterior, se necessário, e realizar assepsia do local com cloro-hexidina degermante antes do procedimento. Encaminhar o paciente ao centro cirúrgico em jejum de pelo menos 8 horas.

14 Cuidado de enfermagem ao paciente em uso de marca-passo 327

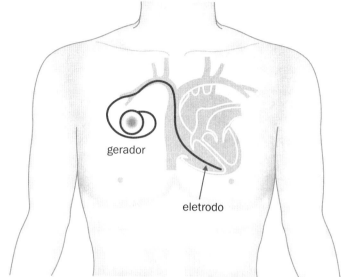

Figura 14.13 Marca-passo definitivo com eletrodo ventricular.

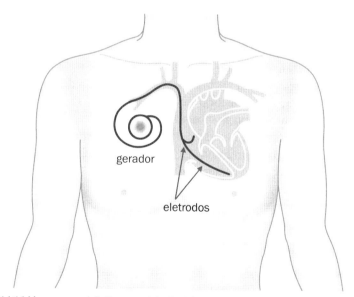

Figura 14.14 Marca-passo definitivo com eletrodo atrioventricular.

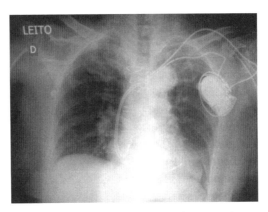

Figura 14.15 Radiografia de tórax com marca-passo no hemitórax esquerdo.

- Monitorizar o paciente com eletrocardiograma, oximetria de pulso e pressão arterial.
- Obter o acesso venoso calibroso, para a analgesia ou sedação.
- Após o procedimento, manter o paciente monitorado por, no mínimo, 48 horas e em repouso no leito por 24 horas. Observar a presença da espícula do marca-passo.
- Fazer um curativo no local do implante diariamente e observar sinais de infecção, hematoma, edema e extrusão do gerador.
- Realizar compressa fria nas primeiras 24 horas no local do implante com o intuito de realizar analgesia local e evitar sangramentos.
- Exames de ressonância magnética são contraindicados.
- Se for necessário fazer radioterapia, o gerador deve ser protegido.
- Em caso de cirurgias com bisturi elétrico, programadores devem ser utilizados para a proteção do gerador de pulso.
- Se forem necessárias cardioversão ou desfibrilação, não colocar as pás em cima do gerador de pulso. Deve-se manter uma distância de mais ou menos 10 cm do gerador.
- Após o implante do marca-passo definitivo, algumas orientações dever ser fornecidas ao paciente, como:
  - sempre permanecer com o cartão de identificação do marca-passo (com os dados do marca-passo definitivo);
  - não deitar em cima do membro em que foi implantado o gerador por 10 dias;
  - não realizar movimentos bruscos ou esforços físicos com esse membro, por, no mínimo, 1 mês;

- realizar atividade física somente depois de 90 dias;
- evitar colchão e travesseiros de imã;
- evitar aproximações de aparelhos com ondas magnéticas (micro-ondas, celulares, tablets), de aparelhos que causam vibração (barbeadores, escovas dentais elétricas) e detectores de metais.

A espícula do marca-passo (Figura 14.16) é um dos parâmetros de funcionamento adequado do marca-passo. Dependendo do posicionamento da espícula é possível identificar o local de estímulo no coração. Por exemplo, se a espícula está posicionada antes da onda P no eletrocardiograma, o MP está estimulando o átrio, pois após um estímulo é que acontece a contração atrial (Figura 14.17). Se ocorrer antes do complexo QRS, o marca-passo está estimulando o ventrículo. E se ocorrer antes da onda P e do QRS, trata-se de um marca-passo bicameral, estimulando o átrio e o ventrículo (Figura 14.18).

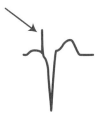

Figura 14.16 Espícula do marca-passo.

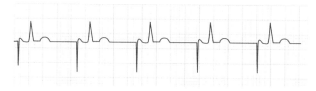

Figura 14.17 Espícula antes da onda P.

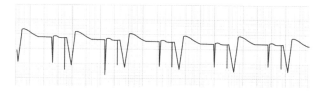

Figura 14.18 Espícula antes da onda P e do complexo QRS.

CARDIOVERSOR DESFIBRILADOR IMPLANTÁVEL

O CDI totalmente automático é uma alternativa terapêutica eficiente no tratamento de taquicardias ventriculares (TV) sustentadas e fibrilações ventriculares (FV), sendo responsável pela diminuição da incidência de morte súbita. É capaz de detectar essas arritmias e tratá-las imediatamente por meio de estímulo elétrico ou da liberação de um choque elétrico no coração. Nos casos de bradiarritmias, também funciona como um marca-passo convencional.[7,8]

O implante do CDI é semelhante ao do marca-passo, mas há necessidade de intubação orotraqueal e sedação geral, uma vez que são realizados diversos testes sobre o limiar de comando ventricular durante o implante, a medida da onda R e as impedâncias de estimulação cardíaca e choque, além do limiar de desfibrilação.[8]

Existem três tipos de terapia do CDI:[14]

- Marca-passo antitaquicardia: o aparelho envia impulsos elétricos rápidos ao coração (sobre a estimulação cardíaca) na tentativa de interromper a taquicardia. São imperceptíveis ao paciente.
- Cardioversão elétrica: o aparelho envia um choque de baixa energia por meio do eletrodo que pode ser sentido pelo paciente como um soco no peito.
- Desfibrilação: o aparelho envia um choque de alta energia ao coração quando há FV/TV (Figura 14.19), ou quando a cardioversão não funcionou, e é sentido pelo paciente como um forte soco no peito.

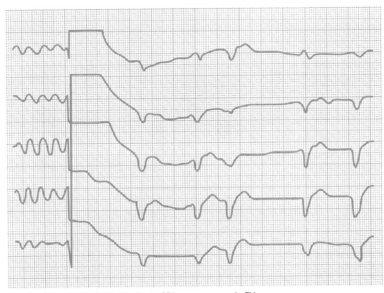

Figura 14.19 Exemplo de desfibrilação de CDI em um caso de FV.

Cuidados de enfermagem

- Orientar o paciente quanto ao procedimento. Realizar tricotomia na região do tórax anterior, se necessário, e realizar assepsia do local com cloro-hexidina degermante antes do procedimento. Encaminhar o paciente ao centro cirúrgico em jejum de pelo menos 8 horas.
- Monitorizar o paciente com eletrocardiograma, oximetria de pulso e pressão arterial.
- Obter o acesso venoso calibroso para a sedação.
- Após o procedimento, auxiliar na extubação do paciente à medida que a sedação é retirada. Manter o paciente monitorado por, no mínimo, 48 horas e em repouso no leito por 24 horas. Observar a presença da espícula do marca-passo.
- Realizar um curativo no local do implante diariamente, e observar sinais de infecção, hematoma, edema e extrusão do gerador.
- As orientações ao paciente no pós-operatório são as mesmas do implante de MP definitivo, com a inclusão da orientação dos prováveis sintomas referentes às desfibrilações causadas pelo aparelho.

RESSINCRONIZADOR CARDÍACO

Os ressincronizadores cardíacos (RC) são utilizados para o tratamento de pacientes com dissincronia ventricular causada pela insuficiência cardíaca avançada. A dissincronia pode ser identificada por meio do ecocardiograma Doppler tecidual. O RC estimula ambos os ventrículos de modo que haja uma sincronia na contração, permitindo uma melhora do débito cardíaco e dos sintomas da insuficiência cardíaca.

Os cuidados de enfermagem são os mesmos do implante de marca-passo definitivo.

COMPLICAÇÕES

O conhecimento e a identificação das causas de falhas dos geradores e injúrias teciduais, incluindo as reações inflamatórias associadas, são importantes para a prevenção e o manuseio das complicações.

Por ser um equipamento que exige um cuidado específico dos profissionais de saúde, em especial dos enfermeiros, é importante ter um conhecimento em grau elevado para evitar erros no cuidado desses pacientes.

As complicações que podem ocorrer em função do implante da terapia de estimulação artificial são:

- Deslocamento do eletrodo ou rompimento do cabo (Figura 14.20): observado quando os estímulos do marca-passo deixam de gerar um complexo QRS, indicando que o eletrodo não está bem implantado nas trabéculas do ventrículo (Figura 14.21).
- Competição entre os ritmos naturais e artificiais: ocorre pelo ajuste inadequado da modalidade do marca-passo com a necessidade do paciente, fazendo com que os ritmos naturais e artificiais passem a competir entre si.
Perda do artefato marca-passo: observado quando a bateria ou o gerador de pulso falha (Figura 14.22).
- Tamponamento cardíaco: ocorre em decorrência da perfuração da parede ventricular.
- Pneumotórax e hemotórax: observados após o implante do marca-passo transvenoso, definitivo, CDI ou RC.
- Pericardite, tromboflebite e infecção cutânea: ocorrem quando as técnicas assépticas não são seguidas ou quando o tempo de inserção do cateter é prolongado, provocando irritação mecânica da parede da veia (Figura 14.23) ou até mesmo a extrusão do cateter (Figura 14.24).

Estímulo frênico ou diafragmático: ocorre quando o estímulo cardíaco é maior que o necessário, estimulando também estruturas próximas, como o nervo frênico e o músculo do diafragma.

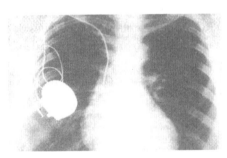

Figura 14.20 Radiografia de tórax, evidenciando o deslocamento do cabo-eletrodo para o átrio direito.

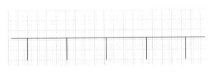

Figura 14.21 ECG evidenciando que a espícula do marca-passo não gera estímulo no coração (sem a presença de ondas cardíacas).

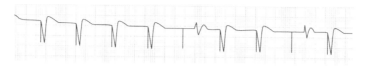

Figura 14.22 Espícula do MP por vezes gerando estímulo e outras sem a geração do estímulo cardíaco.

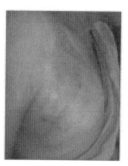

Figura 14.23 Infecção cutânea.

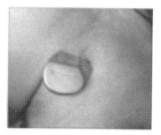

Figura 14.24 Extrusão do gerador

Queimadura cutânea: observada em decorrência da permanência prolongada do marca-passo transcutâneo, causando as queimaduras.

CONSIDERAÇÕES FINAIS

Os estimuladores cardíacos artificiais vêm sendo cada vez mais utilizados na prática clínica e no tratamento de pacientes críticos. Por essa razão, a equipe de enfermagem deve ser cada vez mais bem capacitada e atualizada, a fim de que seja estabelecida uma assistência de enfermagem com qualidade e segurança para esses pacientes.

RESUMO

A estimulação cardíaca artificial é utilizada no tratamento de bradiarritmias, sobretudo bloqueios atrioventriculares (BAV), na reversão de taquicardias ventriculares malignas e no tratamento de insuficiência cardíaca em pacientes com dissincronia ventricular esquerda, melhorando assim a qualidade de vida e sobrevida dos pacientes. O marca-passo cardíaco é classificado como temporário ou definitivo. Os marca-passos de estimulação temporária são o marca-passo transcutâneo, o transvenoso e o epimiocárdio, enquanto os de estimulação definitiva consistem no marca-passo definitivo, no cardioversor desfibrilador implantável e no ressincronizador cardíaco, e cada tipo de marca-passo tem uma indicação que depende da gravidade da enfermidade do paciente e dos sintomas relacionados. São compostos basicamente de um gerador de pulso elétrico, de cabos e de eletrodo s. Seus cuidados estão relacionados aos procedimentos de pré, intra e pós-passagem e às complicações decorrentes da implantação dos dispositivos neles utilizados (Figuras 14.25 a 14.27).

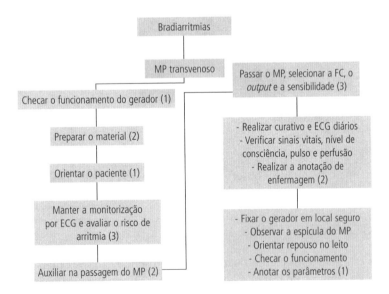

Figura 14.25 Resumo esquemático: marca-passo transvenoso. 1 = enfermeiro(a); 2 = técnico de enfermagem; 3 = médico(a).

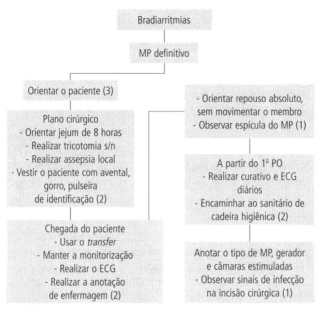

Figura 14.26 Resumo esquemático: marca-passo definitivo. 1 = enfermeiro(a); 2 = técnico de enfermagem; 3 = médico(a).

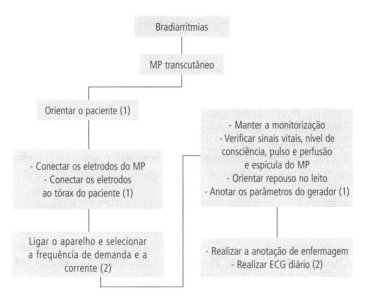

Figura 14.27 Resumo esquemático: marca-passo-transcutâneo. 1 = enfermeiro(a); 2 = técnico de enfermagem.

PROPOSTA PARA ESTUDO

1. O que são marca-passo cardíaco artificial, cardioversor desfibrilador implantável e ressincronizador cardíaco?
2. Identifique os tipos de marca-passo cardíaco e sua estrutura básica.
3. Descreva as etapas de pré, intra e pós-instalação do marca-passo cardíaco artificial e do CDI.
4. Quais são as complicações do uso do marca-passo cardíaco artificial?
5. Descreva os cuidados de enfermagem para todos os tipos de marca-passo, ressincronizadores e cardioversor desfibrilador implantável.

REFERÊNCIAS BIBLIOGRÁFICAS

1. Scanavacca MI, Brito FS, Maia et al. Diretrizes para avaliação e tratamento de pacientes com arritmias cardíacas – Resumo. Arq Bras Cardiol 2002;79(supl V).
2. Connoly SJ, Sheldon R, Roberts RS, Gent M. The north american vasovagal pacemaker study (VPS): a randomized trial of permanent cardiac pacing for the prevention of vasovagal syncope. J Am Coll Cardiol 1999;33(16).
3. Andrade JC, Neto VA, Braile DM et al. Diretrizes para o implante de marca-passo cardíaco permanente: Consenso DECA/SBCCV 1999. Rev Bras Cir Cardiovasc 1999;14(2).
4. Andrade JC, Neto VA, Braile DM et al. Diretrizes para o implante de cardioversor desfibrilador implantável. Arq Bras Cardiol 2000;74(5).
5. Sociedade Brasileira de Cardiologia. Diretrizes Brasileiras de Dispositivos Cardíacos Eletrônicos Implantáveis (DCEI). Arq Bras Cardiol 2007; 89(6), p.210-237.
6. Leme AM. Condutas nas bradiarritmias. Paciente Crítico: diagnóstico e tratamento: Hospital Sírio Libanês. Barueri: Manole, 2006. p. 302-311.
7. Ramos G, Filho JR, Junior AR, Pereira E, Neto SG, Chaves E. Marca-passo cardíaco artificial: considerações pré e pós-operatórias. Rev Bras Anestesiol 2003;53(6).
8. Dantas RC, Westphal GA, Filho MC. Arritmias cardíacas. Manual Prático de Medicina Intensiva. São Paulo: Segmento Farma, 2008. p. 51-56.
9. Manual de atendimento cardiovascular de emergência – para profissionais de saúde. American Heart Association. Prous Science, 2006.
10. Sant'Anna JRM. Marca-passo cardíaco e Cardioversor-desfibrilador implantável – Orientações para realização de procedimentos diagnósticos e terapêuticos. Revista da Sociedade de Cardiologia do Rio Grande do Sul, Ano XVI, nº 12, 2007.
11. Costa R. Marca-passo e desfibriladores implantáveis. Paciente crítico: diagnóstico e tratamento: Hospital Sírio Libanês. Barueri: Manole, 2006. p. 312-323.
12. Manual de Diretrizes e Procedimentos para o Suporte Avançado de Vida no Adulto. Colocação de marca-passo externo transcutâneo à beira leito. Disponível em: http://www.hospitalsiriolibanes.com.br.
13. Oliveira RG, Mendonça RC. Cuidados com Marca-passo e Desfibriladores Implantáveis. Paciente Crítico: diagnóstico e tratamento: Hospital Sírio Libanês. Barueri: Manole, 2006. p. 913-919.
14. Sociedade de Cardiologia do Estado de São Paulo (SOCESP) – Manual de cardiologia da Sociedade de Cardiologia do Estado de São Paulo. São Paulo: Atheneu, 2000.

15

Suporte circulatório mecânico: balão intra-aórtico

Adriano Rogério Baldacin Rodrigues

Eduesley Santana Santos

Larissa Bertacchini de Oliveira

PONTOS A APRENDER

1. As modalidades do suporte circulatório mecânico.
2. Os princípios fisiológicos do sistema cardiovascular para o cuidado de enfermagem.
3. As características, indicações, contraindicações e cuidados com o balão intra-aórtico nas diversas circunstâncias clínicas.

PALAVRAS-CHAVE

Balão intra-aórtico, choque cardiogênico, enfermagem.

ESTRUTURA DOS TÓPICOS

Introdução. Princípios fisiológicos do sistema cardiovascular. Balão intra-aórtico. Cateter-balão intra-aórtico e console. Inserção do cateter e vias de acesso. Mecanismo de funcionamento do balão intra-aórtico. Efeitos fisiológicos do balão intra-aórtico. Indicações de uso do balão intra-aórtico. Contraindicações para o uso do balão intra-aórtico. Complicações do balão intra-aórtico. Programação do balão intra-aórtico. Desmame e retirada do balão intra-aórtico. Assistência de enfermagem. Resumo. Propostas para estudo. Referências bibliográficas.

INTRODUÇÃO

O baixo débito cardíaco é frequente em pacientes cardiopatas críticos. Por essa razão, é essencial conhecer o curso natural da doença para nortear um diagnóstico precoce e preciso. Com base em evidências clínicas, é possível fundamentar o tratamento interdisciplinar de maneira adequada e segura.

O baixo débito cardíaco, mesmo que breve e transitório, pode resultar em complicações sistêmicas graves, de difícil tratamento e muitas vezes irreversíveis.[1]

O baixo débito cardíaco pode ser caracterizado pela incapacidade de o coração manter um fluxo sanguíneo adequado para a demanda metabólica tecidual. Em termos clínicos, pode ser caracterizado pela hipotensão arterial sistêmica sistólica menor que 90 mmHg ou menor que 30 mmHg em relação aos níveis basais por um período de 30 minutos, diminuição da temperatura dos membros, cianose, livedo reticular, oligúria, alteração do nível de consciência, agitação, confusão e coma. Na vigência de monitorização hemodinâmica, o diagnóstico pode ser realizado por meio da combinação de sinais clínicos e parâmetros hemodinâmicos, diminuição do índice cardíaco ($< 2,2$ L/min/m^2) elevada pressão de capilar pulmonar (> 15 mmHg) e diferença arteriovenosa de oxigênio ($> 5,5$ mL/dL).[1]

Portanto, o manejo do paciente clinicamente instável fundamenta-se no diagnóstico correto da causa e em seu tratamento. O diagnóstico e o tratamento confluem apoiados na monitorização hemodinâmica, no ajuste volêmico e no suporte farmacológico e mecânico da circulação.

Atualmente, têm-se buscado diversas alternativas para o tratamento do paciente que apresenta choque cardiogênico, com a finalidade de recuperar aqueles que faleceriam com a terapia estritamente farmacológica em consequência do baixo débito cardíaco.

Como estratégia inicial de tratamento, recomenda-se a otimização da volemia concomitante ao suporte farmacológico, em conjunto com agentes inotrópicos e vasopressores. Se essas medidas não forem suficientes, indica-se o suporte circulatório mecânico.[2]

O suporte circulatório mecânico é definido como qualquer dispositivo utilizado por um período temporário para auxiliar ou substituir o coração em sua função de bomba, proporcionando fluxo adequado para os tecidos.[3]

Já o suporte circulatório mecânico pode ser classificado da seguinte forma:[4]

- Modo de bombeamento:
  - não pulsáteis de fluxo radial: bombas centrífugas;
  - não pulsáteis de fluxo axial: Hemopump® e Berlin Heart – InCor®;
  - pulsáteis: Ventrículos artificiais, Berlin Heart –Excor®, Thoratec®, Heartmate®, Novacor® e Coração Artificial Total – Jarvik–7®.
- Localização dos dispositivos:
  - implantável: Berlin Heart – InCor®, Heartmate®, e Novacor®;
  - paracorpórea: Berlin Heart – ExCor® e Thoratec®.
- Tipo de acionamento:
  - pneumático: Berlin Heart – ExCor® e Thoratec®;
  - eletromecânico: Berlin Heart – InCor®, Heartmate® e Novacor®;
  - eletro-hidráulico;
  - biomecânico.

- Tipo de assistência:
  - assistência em série com contrapulsação – balão intra-aórtico (BIA);
  - assistência em paralelo – bomba centrífuga e ventrículo artificial;
  - substituição mecânica – coração artificial total;
  - compressão extrínseca – cardiomioplastia.
- Modalidades de aplicação:
  - ponte para transplante – assistência aguardando transplante;
  - ponte para recuperação – assistência aguardando recuperação e desmame do dispositivo;
  - ponte para decisão – assistência enquanto define-se a melhor conduta clínica;
  - suporte temporário em cirurgia cardíaca – membrana extracorpórea de oxigenação (ECMO);
  - assistência permanente – cardiomioplastia.

PRINCÍPIOS FISIOLÓGICOS DO SISTEMA CARDIOVASCULAR[5]

Débito cardíaco

O débito cardíaco (DC) refere-se à quantidade de sangue ejetada pelo ventrículo esquerdo para a aorta a cada minuto. O DC é determinado pelo produto da frequência cardíaca (FC) *versus* o volume sistólico (VS):

$$DC = FC \text{ (batimentos/minuto)} \times VS \text{ (litros)}$$

O valor normal do DC de adultos em repouso varia de 4 a 6 L/min, mas pode variar de acordo com o grau de atividade do indivíduo. Paralelamente ao DC, uma medida mais exata do estado da função cardíaca é o índice cardíaco, que é representado pela quantidade de sangue, em litros, ejetada a cada minuto pelo ventrículo esquerdo por metro quadrado de área de superfície corpórea:

$$IC = \frac{FC \text{ (batimentos/minuto)} \times VS \text{ (litros)}}{\text{Superfície corporal (m}^2\text{)}}$$

O valor do índice cardíaco varia de 2,8 a 4,2 L/min/m^2.

Volume sistólico

O volume sistólico é a quantidade de sangue ejetada pelo ventrículo esquerdo durante a sístole ventricular. Seu valor varia de 60 a 100 mL por batimento cardíaco e depende de três fatores: pré-carga, pós-carga e contratilidade miocárdica.

A pré-carga consiste na medida da tensão aplicada ao ventrículo esquerdo (quantidade de sangue presente na câmara ao final da diástole), a qual influencia a força de contração do ventrículo. A medida do volume de sangue se refere não apenas à pré-carga, mas também à distensão presente ao final da diástole.

A pós-carga caracteriza-se pela tensão a ser suportada pela parede ventricular durante a ejeção sistólica. A resistência vascular sistêmica e pulmonar são fatores que interferem na pós-carga, facilitando ou dificultando o esvaziamento ventricular.

A contratilidade ou inotropismo cardíaco refere-se à velocidade e à força de contração durante a sístole. Portanto, a contratilidade é fundamental para garantir um bombeamento sanguíneo eficaz e manter um débito cardíaco adequado. Os principais determinantes da contratilidade são: catecolaminas circulantes, sistema nervoso autônomo simpático, oxigenação miocárdica e alterações metabólicas, sobretudo os estados acidóticos.

BALÃO INTRA-AÓRTICO

Com base no princípio da contrapulsação, o BIA é o dispositivo de assistência circulatória temporária mais utilizado na atualidade.[4] Nos Estados Unidos, estima-se que seja utilizado em cerca de 70.000 pacientes por ano.[6]

Historicamente, o princípio da contrapulsação foi descrito por Harken em 1958. Tratava-se da remoção de determinada quantidade de sangue pela artéria femoral durante a sístole, para a ejeção rápida na diástole, com o objetivo de aumentar a pressão da perfusão coronária. Em 1962, Moulopoulos et al. desenvolveram e sugeriram o uso do BIA posicionado na aorta descendente, com o intuito de produzir o mesmo efeito da contrapulsação idealizada anteriormente.[7]

Em 1967, Kantrowitz et al. descreveram com sucesso a primeira aplicação clínica destinada a dois pacientes com insuficiência ventricular esquerda em decorrência de infarto agudo do miocárdio.[8] Desde então, o BIA tornou-se o dispositivo de assistência circulatória mais utilizado no tratamento do paciente com falência cardíaca e assistência ventricular esquerda.[9]

O sistema por contrapulsação é um método de assistência circulatória temporária que é utilizado como suporte hemodinâmico ao ventrículo esquerdo.

Na assistência ao paciente com BIA, é fundamental a existência de atividade cardíaca, uma vez que a pulsação do balão é sincronizada com a atividade cardíaca do paciente. O BIA é programado para inflar e desinflar em harmonia/sincronia com o ciclo mecânico cardíaco, de modo que aumente a oferta de oxigênio e reduza a demanda de oxigênio do miocárdio.

CATETER-BALÃO INTRA-AÓRTICO E CONSOLE

O cateter-balão é um dispositivo composto por um cateter flexível, de duplo lúmen, cuja extremidade distal está envolvida por um balão cilíndrico e inflável constituído de poliuretano, que é um polímero de biocompatibilidade elevada e baixa trombogenicidade. A outra extremidade do cateter conecta-se ao sistema de propulsão,[10] o qual gera a pressão positiva para inflar o balão e, posteriormente, a pressão negativa para a desinflar o balão (Figura 15.1). Os componentes do console do BIA são os seguintes (Figura 15.2):

- Monitor fisiológico: o console inclui um osciloscópio e transdutores para monitorizar o eletrocardiograma e a curva de pressão arterial. As curvas obtidas no osciloscópio sincronizam as fases de enchimento e esvaziamento do balão com o ciclo cardíaco do paciente.
- Seção pneumática: compreende um sistema de bombas pneumáticas e válvulas para gerar a pressão positiva e negativa que, respectivamente, insuflam e desinsuflam o balão. Esse sistema apresenta um disco de segurança que é responsável pelo preenchimento do sistema do cateter-balão e pela segurança do paciente. Caso ocorra a ruptura do balão no interior da aorta, apenas o volume de gás do sistema poderá ser distribuído para o interior da aorta. Em decorrência de sua solubilidade, dificilmente traz consequências ao paciente.
- Tanque de gás: constitui o reservatório de gás que insufla o balão. Normalmente, são utilizados o gás carbônico (CO_2) e o hélio. O gás hélio é a escolha mais frequente, uma vez que apresenta baixa viscosidade e baixo peso molecular, características que facilitam o deslocamento e, portanto, rápida insuflação e desinsuflação. Em caso de ruptura do balão, o CO_2 apresenta menor toxicidade.[11,12]
- Unidade de controle: consiste em dispositivos que servem como controlador de tempo, calibrador e sistema de alarme contra problemas no equipamento.
- Bateria: na ausência de energia ou durante o transporte do paciente em uso do BIA, um conjunto de baterias permite o funcionamento temporário do dispositivo por um período médio de 90 minutos.

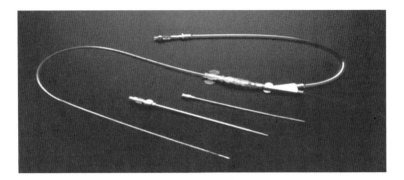

Figura 15.1 Cateter do balão intra-aórtico.

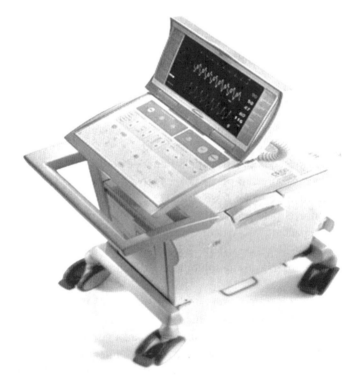

Figura 15.2 Console do balão intra-aórtico.

INSERÇÃO DO CATETER E VIAS DE ACESSO

O cateter-balão é inserido principalmente por via percutânea, com a técnica de Seldinger realizada com rigorosa assepsia. A via de acesso mais utilizada é a artéria femoral, na qual o cateter é introduzido no sentido retrógrado até o início da aorta descendente (Figura 15.3). Portanto, em pacientes com comprometimento aterosclerótico importante da aorta ou das artérias ilíacas, a inserção do BIA pode ser realizada de forma anterógrada (de cima para baixo), por meio da inserção cirúrgica na aorta ascendente, na artéria subclávia ou na artéria axilar.[13]

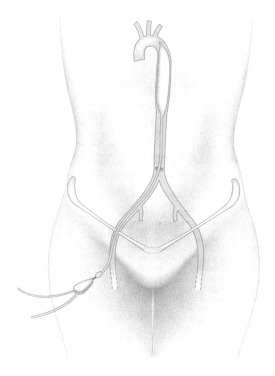

Figura 15.3 Inserção do cateter BIA pela artéria femoral.

Ao inserir o BIA, é necessário verificar a medida do balão, a sua trombogenicidade e a altura do paciente. Os balões variam de 25 cc a 50 cc, sendo fundamental a correlação do tamanho do balão com a estatura do paciente para a prevenção de danos ao endotélio vascular (Figura 15.4).

É muito importante observar esses critérios de forma rigorosa, uma vez que o diâmetro da aorta é de aproximadamente 24 mm e, durante a insuflação, o balão, cujo diâmetro insuflado mede 19 mm, reduz a área de secção da aorta em torno de 60%.[14]

O posicionamento correto do cateter na aorta pode ser verificado por fluoroscopia, ecocardiograma ou radiografia simples de tórax. A extremidade distal do cateter é radiopaca e deve estar posicionada na porção distal à artéria subclávia esquerda, cerca de 2 a 5 cm do ângulo de Louis (Figura 15.5).[13]

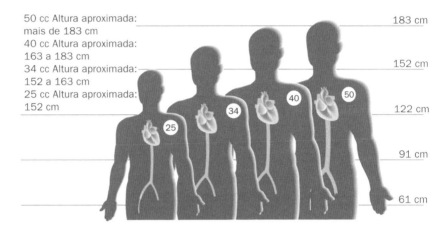

Figura 15.4 Tamanhos do cateter – balão para referência clínica.

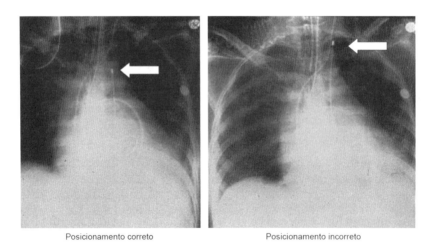

Figura 15.5 Posicionamento correto e incorreto do BIA.

MECANISMO DE FUNCIONAMENTO DO BALÃO INTRA-AÓRTICO

O princípio de funcionamento do BIA baseia-se na contrapulsação, na qual o objetivo é obter um aumento da pressão diastólica na aorta maior que a pressão sistólica.

A contrapulsação consiste na insuflação e na desinsuflação do balão em sincronismo com a mecânica cardíaca, respectivamente sístole e diástole (Figura 15.6). Quando o balão é insuflado na diástole ventricular imediatamente após o fechamento da valva aórtica, o sangue do arco aórtico é impulsionado para a raiz da aorta de forma retrógrada, o que melhora a perfusão do tronco cerebral e coronária e, como consequência, o aporte de oxigênio para o miocárdio, resultando na melhora da contratilidade.[15,16] Por outro lado, o sangue exposto na aorta descendente é impulsionado para a circulação sistêmica de forma anterógrada, melhorando a perfusão sistêmica.

A desinsuflação do balão deve ocorrer antes da sístole ventricular seguinte, ou seja, antes da abertura da valva aórtica. Essa rápida retirada do volume de gás dentro da aorta produz uma queda na pressão e, como consequência, queda da impedância no fluxo da aorta, provocando a abertura da valva em uma sistólica reduzida, bem como a diminuição do trabalho cardíaco e do consumo de oxigênio pelo miocárdio (Figura 15.6).[14-16]

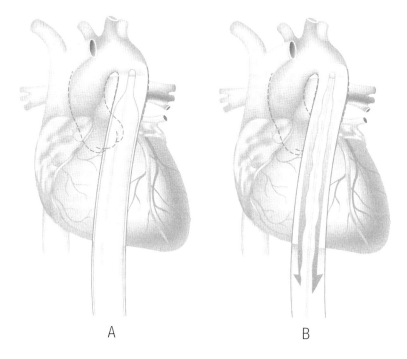

Figura 15.6 Balão intra-aórtico insuflado e desinsuflado. A: Diástole – BIA insuflado. B: Sístole – BIA.

EFEITOS FISIOLÓGICOS DO BALÃO INTRA-AÓRTICO

Os principais efeitos fisiológicos do BIA em pacientes com suporte mecânico são:[17]

- Queda da pressão sistólica e aumento da pressão diastólica.
- Diminuição da pressão ventricular esquerda sistólica e diastólica final, do capilar pulmonar e do átrio esquerdo.
- Aumento do débito cardíaco e da fração de ejeção.
- Queda da pré-carga e da pós-carga.
- Diminuição da parede ventricular esquerda e de seu volume.
- Diminuição do trabalho ventricular.
- Aumento do fluxo coronário, cerebral e renal com a melhora do débito cardíaco.
- Diminuição da incidência de arritmias relacionadas à isquemia miocárdica.

INDICAÇÕES DE USO DO BALÃO INTRA-AÓRTICO

A aplicação principal do BIA é uma medida de suporte no tratamento de pacientes com choque cardiogênico decorrente de inúmeras situações, como:[13-15,18]

- Angina instável refratária ao tratamento farmacológico.
- Síndrome do baixo débito cardíaco/disfunção miocárdica após a cirurgia cardíaca.
- Disfunção mecânica relacionada ao infarto agudo do miocárdio:
  - ruptura ou disfunção do músculo papilar;
  - aneurisma ventricular;
  - comunicação interventricular;
  - arritmias ventriculares refratárias relacionadas à isquemia.
- Disfunção ventricular esquerda decorrente de miocardites e cardiomiopatias.
- Desmame de *bypass*.
- Suporte cardíaco após a correção de defeitos anatômicos.
- Choque séptico e contusão cardíaca.

Além disso, com o objetivo de melhorar a condição cardíaca, o BIA tem sido utilizado profilaticamente em outras situações como, por exemplo, em pacientes idosos submetidos à cirurgia cardíaca; pacientes nos quais o ventrículo funciona de forma precária; e pacientes com outras enfermidades em que o uso profilático da contrapulsação no pré-operatório diminui a mortalidade hospitalar dessa população.[19]

Atualmente, a contrapulsação é também indicada para procedimentos cirúrgicos não cardíacos em pacientes de risco, com o intuito de minimizar os eventos cardíacos durante o procedimento, garantindo a estabilidade hemodinâmica.[20]

CONTRAINDICAÇÕES PARA O USO DO BALÃO INTRA-AÓRTICO

Poucas contraindicações estão associadas ao uso do tratamento com BIA. As principais são:[13,15]

- Insuficiência aórtica, visto que a valva incompetente aumenta a regurgitação aórtica e oferece pouco ou nenhum aumento da perfusão coronária, contribuindo para a falência cardíaca.
- Dissecção e presença de aneurisma de aorta abdominal e torácica, uma vez que aumenta o risco de ruptura/lesão do aneurisma.
- Insuficiência vascular periférica severa, visto que aumenta o risco de isquemia do membro cateterizado.

COMPLICAÇÕES DO BALÃO INTRA-AÓRTICO

A contrapulsação é um procedimento invasivo e, potencialmente, pode produzir complicações de gravidades variadas, algumas das quais de extrema gravidade. Destaca-se que a população de maior risco para as complicações vasculares são as mulheres com histórico de doença vascular periférica e diabetes.[13]

Entre as diversas complicações possíveis, destacam-se:[13-15]

- Isquemia do membro: é a complicação mais comum. A presença do cateter e sua movimentação no endotélio podem favorecer a ocorrência de trombose ou de lacerações da camada íntima. A perda de pulsos distais, extremidades frias e pulso periférico diferente do contralateral favorecem o diagnóstico e indicam a necessidade de remoção do balão para restaurar a circulação do membro afetado.

Outras complicações vasculares são isquemia renal, mesentérica ou da artéria subclávia; embolia de trombos, principalmente na retirada do BIA; pseudoaneurisma; embolia de placas de aterosclerose no momento da passagem do BIA; ruptura ou dissecção da aorta ou da artéria ilíaca e paraplegia.[21]

- Trombocitopenia: a contrapulsação e a presença do cateter no interior da aorta contribuem para a redução do número de plaquetas. Contudo, não costumam produzir sangramentos significativos. Outras complicações hematológicas frequentes são a hemólise e o sangramento no local da inserção.

A contagem plaquetária é um parâmetro clínico que deve ser acompanhado com rigorosidade durante a assistência com BIA. O número de plaquetas tende a diminuir de forma progressiva pelo consumo; entretanto, a anticoagulação do paciente é fundamental. Durante a anticoagulação, é importante que a equipe de enfermagem observe se há sangramento principalmente por drenos, cateteres e sondas.

- Infecção no local de inserção do BIA.

PROGRAMAÇÃO DO BALÃO INTRA-AÓRTICO

Os principais meios para ajustar o funcionamento do BIA são o eletrocardiograma ou a curva de pressão arterial por meio da captura do monitor do console do dispositivo.

Para alcançar os efeitos da contrapulsação, devem-se calcular alguns parâmetros básicos, como os tempos de insuflação e desinsuflação, que são perfeitamente sincronizados ao ciclo cardíaco. O esquema a seguir indica, no eletrocardiograma, os locais adequados para a insuflação do BIA, e o ponto de disparo próximo ao início da onda T e na curva de pressão na incisura dicrótica, que representa o fechamento da valva aórtica (Figura 15.7).

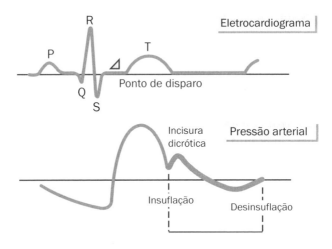

Figura 15.7 Ciclo cardíaco e ponto de disparo.

Por meio do eletrocardiograma, o balão inicia sua insuflação de forma abrupta no ponto que coincide com o ápice da onda T, a qual representa o fim da sístole ventricular e o fechamento da valva aórtica. Inicia-se então a diástole ventricular, que desinsufla antes ou no complexo QRS, representando o início da sístole ventricular esquerda.[13,15]

Na curva de pressão arterial, o balão deve insuflar imediatamente após o fechamento da valva aórtica, a qual, em termos de curva de pressão, corresponde à incisura dicrótica (fechamento da valva aórtica). A desinsuflação ocorre durante a contração isovolumétrica, imediatamente antes da abertura da valva aórtica no início da sístole ventricular.[13,15]

Conforme se observa na Figura 15.8, quando o BIA está corretamente sincronizado com o ciclo cardíaco, observam-se as seguintes variações nas curvas de pressão:

- Pressão aórtica diastólica final assistida (E) menor que a pressão aórtica diastólica basal (B).
- Pressão diastólica de pico (D) maior que a pressão sistólica sem assistência (C).
- Pressão sistólica sem assistência (C) maior que a pressão sistólica com assistência (F).

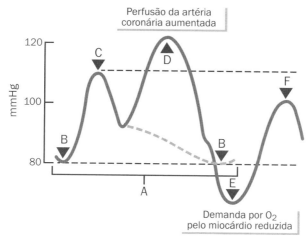

Figura 15.8 Avaliação de sincronização. A = ciclo cardíaco completo; B = pressão diastólica aórtica final sem assistência; C = pressão sistólica sem assistência; D = aumento diastólico; E = pressão aórtica diastólica final reduzida; F = pressão sistólica reduzida.

Para compreender essas variações de pressão, é necessário correlacioná-las ao mecanismo de funcionamento do BIA. Quando a valva aórtica se fecha imediatamente à insuflação do balão, ocorre a redução da luz da artéria aorta, causando um aumento da pressão na aorta que se traduz como a pressão distólica de pico. Após a desinsuflação rápida do balão, imediatamente antes da sístole ventricular, ocorre um "mecanismo de sucção", o que reduz o volume e a pressão da aorta proximal, acarretando a diminuição da pressão diastólica e da pressão sistólica na aorta.[14]

Na programação do BIA, deve-se considerar dois aspectos importantes: a programação dos tempos de insuflação/desinsuflação e a origem do disparo (*trigger*), evento que permite identificar a fase do ciclo cardíaco em que o balão deve desinsuflar, o qual pode ocorrer pelo eletrocardiograma, pela pressão arterial, por marca-passo e por interno.

Em geral, o estímulo de *trigger* mais utilizado é o eletrocardiograma (ECG), no qual a desinsuflação ocorre imediatamente antes da onda R (insuflação no final da onda T e desinsuflação logo antes do início do complexo QRS).

Outro estímulo que permite ao BIA assistir o paciente em sincronia adequada é a curva de pressão arterial, na qual a desinsuflação ocorre no ponto localizado na porção ascendente da curva da pressão sistólica do traçado de pressão arterial do paciente, em que o sinal de disparo por pressão utiliza como referência um aumento de 20 mmHg na curva de pressão para indicar o início de um novo ciclo cardíaco, ou seja, a sístole. Em situações de ritmos irregulares pelo risco do BIA, não se recomenda que o paciente fique insuflado durante a sístole.

No sinal de disparo por marca-passo, o equipamento utiliza a espícula ventricular como estímulo para desinsuflar o balão. Recomenda-se a utilização dessa modalidade somente nas situações em que não seja possível distinguir a diferença entre a onda R do ECG e a espícula do marca-passo. Nesse caso, o equipamento emite um alarme para indicar o ritmo irregular. Nessa modalidade, o marca-passo deve estar em frequência fixa e não em demanda.

Uma situação especial de *trigger* é quando se utiliza a modalidade interna, uma vez que esse estímulo funciona como um ritmo pré-programado, o qual é dependente da relação sístole/insuflação programada, em assistência assíncrona. Em condições normais de funcionamento, a frequência varia de 40 a 120 bpm, com incremento de 5 bpm. Essa modalidade deve ser utilizada apenas quando o paciente estiver em circulação extracorpórea ou em parada cardíaca (Figura 15.9).

No modo de sincronização manual, o operador deve fixar os pontos de inflação e desinflação como função de tempo em relação ao ponto de disparo. Se a frequência cardíaca variar em mais de 10 bpm, pode ser necessário reajustar a sincronização.

Atualmente, existem alguns equipamentos de controle automatizado de sincronia e origem do disparo que proporcionam um suporte contínuo e consistente ao paciente de forma automática, sem que seja necessária a in-

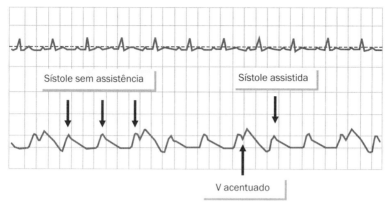

Figura 15.9 Relação sístole/insuflação 3:1.

tervenção da equipe médica. Esses novos mecanismos adaptam as mudanças do ritmo cardíaco, aumentando o tempo de suporte total de assistência que o paciente recebe.

Outro aspecto importante a ser observado após a sincronia dos tempos de insuflação e desinsuflação é a seleção dos ciclos mandatários de contrapulsação, ou seja, a relação sístole/insuflação.

Na aplicação da terapia de contrapulsação, é possível observar certos problemas relacionados ao sincronismo inadequado com o ciclo cardíaco, que podem interferir diretamente nos resultados planejados para o paciente. Os principais erros de sincronização da contrapulsação são:

- Insuflação precoce: a insuflação do balão intra-aórtico ocorre antes do fechamento da valva aórtica, o que interfere no esvaziamento ventricular (Figura 15.10).
    - Características do formato da onda:
        - insuflação do BIA antes da incisura dicrótica;
        - aumento diastólico na sístole (pode ser difícil distinguir).
    - Efeitos fisiológicos:
        - potencial fechamento prematuro da valva aórtica;
        - maior pressão na parede ventricular ou pós-carga;
        - regurgitação aórtica;
        - maior consumo de oxigênio pelo miocárdio.
- Insuflação tardia: a insuflação do BIA ocorre após o fechamento da valva aórtica, fazendo com que o ponto de insuflação ocorra após a incisura dicrótica (Figura 15.11).

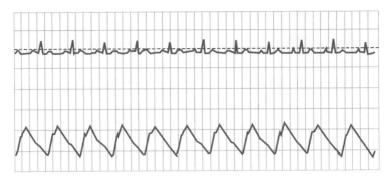

Figura 15.10 Insuflação precoce.

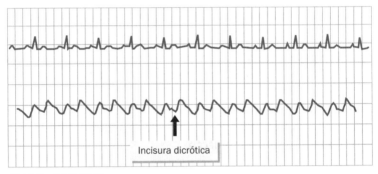

Figura 15.11 Insuflação tardia.

- Características do formato da onda:
    - insuflação do BIA após a incisura dicrótica;
    - ausência do V acentuado.
- Efeitos fisiológicos:
    - perfusão coronária insuficiente.
- Desinsuflação prematura: nessa situação, o BIA desinsufla durante a fase diastólica, antes da abertura da valva aórtica, o que faz com que a aorta seja novamente preenchida de sangue antes da sístole ventricular (Figura 15.12).
    - Características do formato da onda:
        - queda acentuada na deflação do BIA após o aumento diastólico;
        - aumento diastólico insuficiente;
        - a pressão sistólica pode aumentar;
        - a pressão diastólica aórtica final assistida pode ser igual ou inferior à pressão diastólica aórtica final não assistida.
    - Efeitos fisiológicos:
        - perfusão coronária insuficiente;

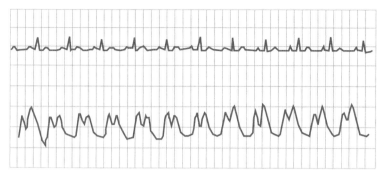

Figura 15.12 Desinsuflação precoce.

- redução insuficiente da pós-carga;
- maior consumo de oxigênio pelo miocárdio;
- potencial para fluxo sanguíneo reverso das carótidas e coronárias.
- Desinsuflação tardia: nessa situação, a insuflação prolonga-se até a sístole, o que atrasa a abertura da valva aórtica e impede a ejeção ventricular (Figura 15.13).
  - Características do formato da onda:
    - a pressão diastólica aórtica final assistida pode ser igual à pressão diastólica aórtica final não assistida;
    - a taxa de elevação da sístole assistida é prolongada;
    - o aumento diastólico pode parecer alargado.
  - Efeitos fisiológicos:
    - não há redução da pós-carga;
    - maior consumo de oxigênio pelo miocárdio em decorrência da ejeção do ventrículo esquerdo, contra uma maior resistência e uma fase de contração isovolumétrica prolongada;
    - o BIA pode impedir a ejeção ventricular esquerda e aumentar a pós-carga.

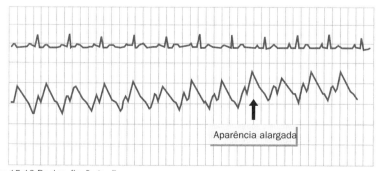

Figura 15.13 Desinsuflação tardia.

DESMAME E RETIRADA DO BALÃO INTRA-AÓRTICO

A retirada da assistência circulatória se faz com a melhora do quadro clínico e a estabilização hemodinâmica do paciente. Alguns centros optam pela diminuição progressiva e gradual dos fármacos a fim de observar o estado hemodinâmico do paciente. Uma vez que o estado hemodinâmico esteja estável, inicia-se a retirada do suporte oferecido pelo BIA.

Antes da retirada do BIA, a anticoagulação deve ser suspensa por algumas horas. Procede-se então a coleta de coagulograma e a contagem de plaquetas. Se os resultados estiverem dentro da normalidade, a retirada do cateter pode ser realizada de forma segura.

O desmame do BIA se inicia com a diminuição progressiva dos ciclos mandatórios da contrapulsação (1:1, 1:2, 1:3 até o maior intervalo de assistência permitido pelo BIA), observando-se de maneira rigorosa o *status* hemodinâmico.

Para retirar o cateter, deve-se interromper a contrapulsação, aspirar o conteúdo do balão com uma seringa, e realizar a compressão manual da artéria acima e abaixo do local de incisão. Com a retirada, deve haver um jato de sangue, com o objetivo de prevenir a embolização de trombos que tenham se formado no local de inserção do cateter.[14]

Procede-se então a compressão local, que pode ser manual, mecânica ou mista, por cerca de 20 a 30 minutos, com o intuito de prevenir hemorragias no local da punção. A pressão de compressão mecânica ideal deve ser superior a 20 mmHg em relação à pressão sistólica do paciente. Após a compressão, deve-se realizar um curativo compressivo.

ASSISTÊNCIA DE ENFERMAGEM

Prestar cuidados a pacientes em assistência circulatória mecânica como ECMO, BIA, entre outras exige estrutura física, recursos humanos habilitados e monitoramento das condições clínicas do paciente.[22] A familiaridade com o mecanismo de funcionamento, programação e complicações do balão intra-aórtico é fundamental para que o enfermeiro sistematize a assistência de enfermagem e ofereça um cuidado seguro e com qualidade durante a recuperação do paciente.

O conhecimento do material necessário para a implantação do cateter é muito importante para que o procedimento seja realizado com sucesso. Recomenda-se que o enfermeiro acompanhe e auxilie o médico durante todo o procedimento. Cabe ressaltar que a passagem, programação e retirada do cateter são ações exclusivamente médicas.

Após a passagem do cateter, deve-se realizar uma avaliação rigorosa do pulso distal do membro cateterizado a fim de se evitar a principal complicação decorrente da utilização do balão intra-aórtico, a isquemia do membro. A avaliação do pulso deve ser feita a cada 15 minutos na primeira hora após a passagem do cateter, a cada 30 minutos na segunda hora e a cada 4 horas até a retirada do cateter. Deve-se comparar o pulso, a temperatura e a coloração com o membro contralateral.[23]

É necessária vigilância rigorosa e constante nesses pacientes, conforme apresentado no Quadro 15.1.

Quadro 15.1 Cuidados de enfermagem em pacientes com suporte de contrapulsação.

Problemas	Cuidados de enfermagem
Risco de perfusão tissular ineficaz: periférica e cerebral	Monitorizar sinais vitais, débito cardíaco e resistências sistêmica e pulmonar. Monitorizar a função neurológica antes e depois da passagem do BIA. Avaliar a circulação periférica do membro cateterizado e comparar com o contralateral (pulsos, tempo de enchimento capilar, coloração e temperatura da pele) a cada 4 horas. OBS: comparar intensidade do pulso com Doppler. Verificar o diâmetro da panturrilha dos membros inferiores. Verificar a presença de rigidez muscular do membro cateterizado, sobretudo na panturrilha. Avaliar o tônus muscular e a dor no membro cateterizado. Não elevar a cabeceira do leito mais do que 30° e conservar o paciente em repouso absoluto. Manter o membro aquecido e, se necessário, enfaixado com algodão ortopédico.
Risco de infecção	Realizar curativo do local de inserção do cateter com a técnica asséptica, conforme o protocolo institucional. Observar e comunicar sinais flogísticos (dor, calor, edema, rubor).
Risco de integridade da pele prejudicada	Colocar colchão piramidal. Realizar uma ligeira lateralização de decúbito a cada 2 horas. Promover alívio de pressão em proeminências ósseas com coxins e protetores.
Conhecimento deficiente	Orientar o paciente a não flexionar o membro cateterizado; se necessário, imobilizar o membro. Orientar o paciente e a família sobre a restrição de atividade, o posicionamento no leito e a necessidade de imobilização do membro.
Risco para sangramento	Avaliar a presença de sangramento (local de inserção do cateter, hematúria, gengivorragias, sangramento pelo dreno). Manter o controle rigoroso de infusão de anticoagulantes.

RESUMO

As situações clínicas caracterizadas por redução de débito cardíaco com pressão arterial sistêmica abaixo de 90 mmHg ou menor que 30 mmHg em relação aos valores basais, ainda que breve ou transitório, reúnem a necessidade de monitorização hemodinâmica, ajuste volêmico e suporte farmacológico e mecânico da circulação. Nos casos em que as medidas de suporte volêmico e farmacológico não são suficientes, o suporte circulatório mecânico com balão intra-aórtico está indicado. A passagem, programação e retirada do cateter de BIA são ações médicas, porém o enfermeiro auxilia em todas as fases de introdução, manutenção e retirada do cateter. O papel do enfermeiro no funcionamento do dispositivo e suas repercussões na hemodinâmica do paciente é fundamental para a obtenção de bons resultados com a terapêutica.

PROPOSTA PARA ESTUDO

1. Conhecer os princípios fisiológicos do sistema cardiovascular e as repercussões de situações de baixo débito.
2. Discorrer sobre os tipos de suporte circulatório mecânico disponíveis e os mais usados em seu serviço.
3. Posicionar-se sobre os procedimentos de enfermagem na indicação de BIA.
4. Conhecer os cuidados com o paciente submetido à terapia de suporte circulatório mecânico e relacionar os sinais clínicos do paciente com a programação do BIA prescrita.
5. Orientar e discutir sobre os cuidados de enfermagem no desmame e retirada do cateter.

REFERÊNCIAS BIBLIOGRÁFICAS

1. Griffin MJ, Hines RL. Management of perioperative ventricular dysfunction. J Cardiothorac and Vasc Anesth 2001;15(1):90-106.
2. Dreyfus G. Mechanical methods of treating refractory cardiac failure. Ann Fr Anesth Reanim 1988;7:110-115.
3. Galla JD, Silvay G, Gripe RB, Koffsky RM. Circulatory Assist. Devices. In: Cardiac Anesthesia. 3.ed. Philadelphia: WB Saunders, 1993;1122-45.
4. Leiner AA, Moreira LFP, Stolf NAG. Assistência circulatória mecânica: aspectos atuais. Rev Soc Cardiol do Estado de São Paulo 1998;8(3):464-475.
5. Guyton AC, Hall JE. Tratado de fisiologia médica. 11.ed. Rio de Janeiro: Elsevier, 2006.
6. Marra C, De Santo LS, Amarelli C. et al. Coronary artery bypass grafting in patients with severe left ventricular dysfunction: a prospective randomized study on the timing of perioperative intra-aortic balloon pump support. Int J Artif Organs 2002;25:141-146.

7. Moulopoulos SD, Topaz SR, Kolff WJ. Extracorporeal assistance to the circulation and intra-aortic balloon pumping. Trans Am Soc Art Intern Organs 1962;8:86-88.
8. Kantrowitz A, Tjonneland S, Freed PS et al. Initial clinical experience with intra-aortic ballon pumping cardiogenic shock. JAMA 1968;203:135-140.
9. Ferguson JJ, Cohen M, Freman Jr RJ et al. The current practice of intra-aortic ballon counter pulsation: results from the benchmark registry. J Am Coll Cardiol 2001;38:1456-62.
10. Kantrowitz A. Percutaneous intra-aortic balloon counterpulsation. Crit Care Clin 1992;8(4):819-837.
11. Methlhorn U. 30 years clinical intra-aortic balloon pumping: facts and figures. J Thorac Cardiovasc Surg 1999;47(suppl 2):298-303.
12. Torchiana DF. Intra-aortic balloon pumping for cardiac support: trends in practice and outcome, 1968 to 1995. J Thorac Cardiovasc Surg 1997;113(4):758-764.
13. Stenz R. Intra-aortic ballon counterpulsation. Anaesth Int Care Med 2006;7(9):335-336.
14. Alves AA, Rocha AJS. Ferreira JDS. O balão intra-aórtico: da teoria aos cuidados de enfermagem. Nursing 1999;2(8):12-9.
15. Soon SY, Bridgewater B. The intra-aortic balloon pump. Surgery 2007;25(5):215-216.
16. Ferrari G, Górczynska K, Mimmo R et al. IABP assistance: a test bench for the analysis of its effects on ventricular energetics and hemodynamics. Int J Artif Organs 2001;24(5):274-280.
17. Auler Jr JOC, Monteiro ACM. Rotinas de utilização do balão intra-aórtico. In: Auler Jr JOC, Oliveira SA. Pós-operatório de cirurgia torácica e cardiovascular – Rotinas do InCor. Porto Alegre: Artmed, 2004.
18. Gowda RM, Fox JT, Khan IA. Cardiogenic shock: basics and clinical considerations. Int J Cardiol 2008;123:221-228.
19. Kang K, Edwards M, Larbalesteir R. Preoperative intra-aortic balloon pumps in high-risk patients undergoing open heart surgery. Ann thorac Surg 2001;72:54-56.
20. Siu SC, Kawalchuk GJ, Welty FK, Benotti PN et al. Intra-aortic balloon counterpulsation support in the high-risk cardiac patient undergoing urgent noncardiac surgery. Chest 1991;96:1342-5.
21. Benício A, Moreira LFP, Auler Jr JOC et al. Paraplegia: following intra-aortic balloon circulatory assistance. Arq Bras Cardio 1999;72(4):490-495.
22. Oliveira LB, Neves ALD, Jardim JM, Mendes PBN, Naves SC, Bruno TC et al. Uso de la membrane de oxigenación extracorpórea en una paciente con transplante pulmonar: Cuidados de Enfermaria. Enf Global 2015; 38: 17-32.
23. Reid MB, Cottrell D. Nursing care of patients receiving intra-aortic balloon counterpulsation. Critical Care Nurse 2005;25(5):40-49.

16

Assistência aos pacientes submetidos a cineangiocoronariografia/ angioplastia coronária

Patrícia Gonçalves Custódio Flávio

PONTOS A APRENDER

1. Definição de cateterismo e angioplastia.
2. Indicações para cateterismo cardíaco e angioplastia transluminal coronária.
3. Tipos de *stents* existentes e sua indicação.
4. Necessidades e cuidados clínicos com o paciente submetido ao cateterismo/angioplastia.
5. Possíveis complicações relacionadas ao cateterismo/angioplastia.
6. Assistência de enfermagem ao paciente submetido à angioplastia, desde a abordagem inicial, cuidados pré-cateterismo, preparo para o exame, cuidados pós-exame e orientações de alta.

PALAVRAS-CHAVE

Cateterismo cardíaco, angioplastia, assistência de enfermagem.

ESTRUTURA DOS TÓPICOS

Introdução. Indicações para angioplastia transluminal coronária. Técnica do procedimento. Cuidados clínicos com o pa-ciente. Complicações. Assistência de enfermagem. Considerações finais. Resumo. Propostas para estudo. Referências bibliográficas.

INTRODUÇÃO

Dentre as grandes descobertas e evoluções da medicina cardiovascular no século passado, sem dúvida está o advento, o desenvolvimento e o refinamento das modalidades de cateterização cardíaca, angioplastia e intervenções baseadas em cateteres. Essas técnicas percorreram um longo caminho no século XX. No início, apresentavam-se atreladas à ciência básica e ao estudo da fisiologia do sistema cardiovascular. Permitiram, após diversas pesquisas e estudos, o diagnóstico preciso de um grande número de doenças cardíacas, além do tratamento de doenças das artérias coronárias e outras condições cardíacas por via percutânea.[1]

Certamente, o desenvolvimento e a consolidação da cateterização cardíaca e da angioplastia revolucionaram o diagnóstico e o tratamento de doenças cardiovasculares, de diversas maneiras. Diante da crescente taxa de doenças coronárias em todo o mundo, o aparecimento dessa técnica e o tratamento cirúrgico das doenças coronárias estão entre os mais importantes desenvolvimentos da medicina.[1]

O cateterismo cardíaco proporciona uma avaliação única, abrangente e quantitativa da estrutura e da função do coração, sendo frequentemente utilizado para diagnosticar e tratar pacientes com doença cardíaca. Esse procedimento pode ser utilizado na monitorização cardíaca à beira do leito, em exames eletrofisiológicos intracardíacos, na biópsia endomiocárdica, na angioplastia transluminal percutânea e na valvulotomia percutânea por balão. Dessa forma, faz-se necessário compreender suas indicações, potencialidades e riscos.[2]

Indicações para cateterismo cardíaco e angiografia

Em contraste com os exames não invasivos, a angiografia coronária permite uma detalhada informação estrutural, o acesso ao prognóstico e a escolha do modo de tratamento mais adequado a cada indivíduo. Se combinada com a ventriculografia, permite também o acesso à função cardíaca global e regional do ventrículo esquerdo.[3]

A grande maioria dos pacientes submetidos a esse procedimento tem doença coronária ou doenças valvares, em menor quantidade. As principais indicações são:

- Angina, especialmente quando instável, refratária ao tratamento e de prova de esforço fortemente positiva, em pessoa jovem com histórico familiar positivo ou com suspeita de estenose aórtica, angina, síncope e insuficiência cardíaca congestiva (ICC).
- Após infarto agudo do miocárdio (IAM), inclusive em pacientes que receberam terapia trombolítica, angina ou regurgitação aórtica com ICC, angina e aumento cardíaco progressivo.
- Suspeita de isquemia silenciosa, forte histórico familiar de IAM e morte súbita ou com estenose mitral e ICC refratária a digitálicos e diuréticos, com êmbolos recidivantes ou fibrilação atrial.
- Miocardiopatia isquêmica, insuficiência cardíaca congestiva e aumento cardíaco progressivo.

- Pacientes de alto risco: idade, diabete, distúrbios lipídicos antes de cirurgia não cardíaca de grande porte e pacientes com risco de doença coronária com vistas à realização de cirurgia cardíaca (correção de cardiopatia congênita ou doença pericárdica, por exemplo).
- Outros: estudo eletrofisiológico, biópsia, monitorização hemodinâmica, valvotomia por balão, estudo das pressões intracardíacas e do débito cardíaco e angioplastia coronária transluminal percutânea.[9,4]

Durante o cateterismo cardíaco, comumente, realiza-se a angiografia. Na ventriculografia esquerda, injeta-se contraste na câmara ventricular esquerda e realiza-se a filmagem cineangiográfica com uma velocidade de 30 a 60 quadros/s. A fração de ejeção é determinada sob a forma de fração de volume ventricular diastólico final ejetada a cada ciclo. Em pacientes com insuficiência mitral, a regurgitação costuma ser graduada de 1+ a 4+. Na doença coronária, frequentemente são encontradas anormalidades segmentares de contração que podem ser quantificadas de acordo com os índices de desempenho ventricular esquerdo. Pode-se também realizar a angiografia da raiz da aorta, que permite uma avaliação do grau de insuficiência aórtica; a injeção de contraste no ventrículo direito, que permite a aferição da válvula tricúspide; e a angiografia pulmonar, que pode detectar êmbolos pulmonares.[2]

INDICAÇÕES PARA ANGIOPLASTIA TRANSLUMINAL CORONÁRIA

A angioplastia transluminal coronária (ATC) ganhou ampla aceitação em todo o mundo, em particular no Ocidente, onde são realizados, aproximadamente, 40 mil procedimentos, o que representa 40 a 50% dos procedimentos de revascularização do miocárdio. O crescimento desse tipo de procedimento se deve ao maior conhecimento da técnica, ao desenvolvimento amplo e progressivo da tecnologia, em especial dos cateteres-balão, e ao benefício clínico demonstrado em diversos subgrupos selecionados de pacientes coronários. Paralelamente, isso se deve ao aumento da população de idosos e ao aumento da expectativa de vida, com a presença cada vez mais expressiva das doenças cardiovasculares, em especial da doença coronária.[4]

O objetivo primário da dilatação com balão nas lesões arteriais oclusivas é, obviamente, aumentar o diâmetro do lúmen arterial, o suficiente para restabelecer a adequada perfusão tecidual (Figura 16.1). Paradoxalmente, é provável que a dilatação em si seja o mecanismo menos importante no efeito da angioplastia com balão. Atualmente, dois mecanismos intimamente relacionados têm sido aceitos para explicar o efeito da angioplastia na parede arterial, cuja importância depende, fundamentalmente, do tipo de lesão do paciente.[5-7]

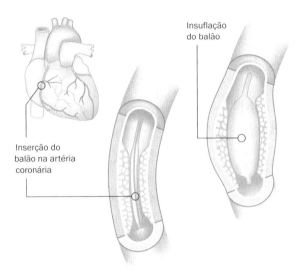

Figura 16.1 Angioplastia. Imagem cortesia de: National Institutes of Health (NIH), EUA.

Em lesões ateroscleróticas concêntricas, observa-se fratura da placa, cuja manifestação mais evidente é a dissecção arterial localizada. Além disso, ocorre um estiramento da túnica média e da adventícia, com afilamento dessas camadas.[5,8]

No caso de lesões ateroscleróticas excêntricas, não havendo uma placa circunferencial restritiva, pode não ocorrer a fratura da placa. Observa-se o aumento luminal dependente, sobretudo, do estiramento das túnicas média e da adventícia. Por essa razão, nessas lesões, há um risco maior de ruptura arterial durante o procedimento.[5-7]

Suas indicações principais são:

- Doença uniarterial: lesão de 70% em artérias que irrigam uma grande ou moderada área miocárdica, com alta probabilidade de sucesso e baixo risco de complicações, em indivíduos sintomáticos ou assintomáticos; lesões de 50 a 70%, com as demais características acima, quando não houver controle clínico da sintomalotogia; lesão de mais de 70% de obstrução em artérias que irrigam uma pequena área, com alta probabilidade de sucesso e baixo índice de complicação em indivíduos sintomáticos ou assintomáticos com isquemia evidenciada por provas diagnósticas.
- Doença multiarterial: lesões de 70% em duas ou mais artérias que irrigam uma grande ou moderada área miocárdica, com alta probabilidade de sucesso e baixo risco de complicações; em uma lesão de 70% com alta probabilidade de sucesso e baixos índices de complicações em uma artéria e de

50 a 70% em uma ou mais das demais artérias, a angioplastia está indicada na lesão mais grave e pode ser realizada em outras lesões, dependendo do resultado dos testes provocativos de isquemia; em uma lesão de menos de 50% no tronco da coronária esquerda e mais de 70% na coronária direita, a angioplastia pode ser realizada nessa última artéria, desde que os testes funcionais mostrem que a isquemia é provocada por ela; em pacientes multiarteriais com lesões favoráveis e má função ventricular, caso haja sinais de isquemia.

- Pacientes acometidos por doenças sistêmicas graves: pacientes multiarteriais, refratários ao tratamento clínico, porém com elevado risco cirúrgico (insuficiência renal crônica e doença pulmonar obstrutiva crônica), ou limitantes de sobrevida (neoplasias).
- Oclusão crônica: em pacientes com oclusão crônica de uma artéria, a angioplastia pode ser indicada, desde que haja miocárdio viável.
- Lesões em enxerto: lesões em pontes de safena/mamária com lesões focais e na anastomose distal, principalmente naquelas com até um ano de duração.
- Angina instável: nas lesões com importante comprometimento do fluxo coronário, a angioplastia deve ser considerada em caráter de emergência.
- IAM: considera-se a angioplastia primária quando ela for considerada a primeira opção terapêutica de reperfusão no paciente com IAM. As indicações da ATC primária são: IAM em ambos os sexos, sem limite de idade, que se apresentam com dor precordial típica, de duração de até 12 horas, com eletrocardiograma (ECG) evidenciando elevação do segmento ST de mais de 1,0 mm em pelo menos duas derivações, ou de mais de 12 horas, na dependência da identificação de um músculo viável perinfarto, choque cardiogênico, contraindicações para o uso de agentes trombolíticos e pacientes com infarto não Q. A angioplastia de salvamento é realizada quando o agente trombolítico falha na tentativa de reperfusão do músculo isquêmico. Nessas condições, após 90 minutos do início da infusão do fibrinolítico, deve ser praticada quando o ECG indicar uma grande área miocárdica em risco e nos casos de IAM restrito complicado com arritmias graves e/ou instabilidade hemodinâmica. A angioplastia pós-trombolítico pode ser urgente (imediata) ou eletiva (tardia), quando, após o tratamento trombolítico, aparecerem sinais de reoclusão caracterizada por reaparecimento ou mudança da característica ou localização da dor, reaparecimento, intensificação ou extensão do desnivelamento do segmento ST do ECG, ocorrência ou recorrência de arritmias, principalmente de bloqueio atrioventricular (AV) total, elevação enzimática e inesperada piora das condições hemodinâmicas.
- Pacientes com angina instável/IAM sem supra do segmento ST: sintomas ou isquemia recorrentes e com adequada terapia medicamentosa ou com

alto risco avaliado com os achados clínicos (falência cardíaca e arritmias ventriculares) ou testes não invasivos (disfunção ventricular: fração de ejeção menor que 35%).

- Pacientes com angina/IAM sem supra de ST: história prévia de angioplastia ou revascularização do miocárdio.[4,9]

TÉCNICA DO PROCEDIMENTO

O acesso vascular pode ser obtido mediante a incisão cutânea e o isolamento e incisão diretos da artéria e/ou veia. Contudo, a grande maioria dos cateterismos, atualmente, é realizada pela via percutânea.[2]

Na técnica percutânea, pode-se utilizar como acesso a artéria ou a veia femoral, a artéria braquial e radial ou as veias subclávia ou jugular interna. Atualmente, a abordagem percutânea femoral é a mais utilizada no cateterismo cardíaco e na angiografia coronária (Figura 16.2). Entretanto, a abordagem braquial é preferida em pacientes com doença aterosclerótica grave da aorta ou das artérias iliofemorais ou naqueles que necessitam de deambulação precoce.[2]

Estudos que compararam o acesso radial, braquial e femoral com o cateter 6F demonstraram que os resultados foram similares para os três grupos. Contudo, a canulação coronária foi a falha mais comum durante os procedimentos realizados nos braços. Isso se deve à dificuldade da punção, ao tamanho menor da artéria e à ocorrência de espasmo da artéria radial. Nessa análise, também ficou evidenciado que o tempo de fluoroscopia foi maior para a artéria radial e que um número maior de cateteres foi utilizado para os procedimentos nos braços.[9] No entanto, foram encontradas, com frequência, maiores complicações no local da punção após procedimentos transfemoral e transbraquial.[9]

A angioplastia transluminal percutânea com balão é de simples execução técnica. Após a definição do local de punção e a caracterização da artéria pela técnica de Seldinger, o paciente é anticoagulado com 5.000 a 7.000 UI de heparina intravenosa. Em seguida, o cateter-balão é introduzido sobre a guia. Dependendo da localização e da característica da lesão a ser dilatada, um cateter-guia pode ser selecionado para facilitar o procedimento. No local da estenose ou oclusão, o balão é inflado, mediante a injeção pelo cateter de solução de contraste iodado, e mantido por um período que varia de 30 segundos a 3 minutos. Após a desinflação do balão, realiza-se uma arteriografia de controle para avaliar o resultado do procedimento. Durante a angioplastia, podem ser colocadas endopróteses vasculares, denominadas *stents*, para suportar a parede vascular (Figura 16.2). O *stent* consiste em uma micromalha metálica que envolve o balão. Ele é liberado, de forma definitiva, com a insuflação do balão no local da obstrução coronária. A utilização do *stent* determinou uma drástica diminuição dos fenômenos oclusivos agudos e da restenose (reobstrução) tardia do vaso tratado, que diminuiu para 25 a 30%, após 6 meses do implante da prótese.[4,10]

O sucesso primário da ATC é considerado se o diâmetro luminal mínimo final for menor que 50%, na ausência de complicações maiores, como ocorrência de oclusão aguda, IAM, cirurgia de revacularização do miocárdio ou morte durante a internação. Teoricamente, o ideal seria a completa eliminação de qualquer grau de obstrução residual; contudo, na grande maioria dos casos, mesmo após múltiplas insuflações, na prática não é possível recuperar integralmente a luz original, persistindo, então, uma lesão residual que, usualmente, não é significativa (21%, em média), o que não provoca a redução do fluxo nem determina a expressão clínica. As contraindicações absolutas para a ATC são: dilatação de lesão com grau moderado de obstrução (menor que 50%), dilatação do tronco da coronária esquerda, sem proteção a pelo menos um de seus ramos principais, e lesão no vaso derradeiro, ou seja, o único vaso responsável por toda a irrigação de uma região.[4]

As contraindicações relativas incluem todas as situações que contraindicariam o cateterismo cardíaco, incluindo a presença de coagulopatias importantes que predispõem a sangramentos excessivos; doença difusa; acometimento difuso da rede nativa, com leitos apropriados para a cirurgia; oclusões crônicas, com dados anatômicos e clínicos que antecipem o sucesso baixo; e dilatação de vasos não culpados no mesmo procedimento em que se praticou a angioplastia primária para o tratamento do IAM.

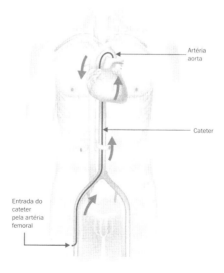

Figura 16.2 Acesso femoral. Imagem cortesia de: National Institutes of Health (NIH), EUA.

Stents

Os *stents* (Figura 16.3) são endopróteses intravasculares cuja função é suportar a parede vascular, mantendo a perviedade do vaso.[4]

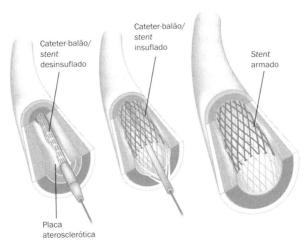

Figura 16.3 *Stent.* Imagem cortesia de: National Institutes of Health (NIH), EUA.

Uma das características necessárias a um *stent* é a biocompatibilidade. O aço, o tantalum e o nitinol parecem ter menor capacidade trombogênica que outros materiais. Contudo, após a implantação de um *stent*, é necessária a manutenção de um programa de medicações antitrombóticas. Outra característica é a flexibilidade necessária para o *stent* atingir segmentos e angulações coronárias.[4]

Basicamente, existem dois tipos de *stents*: convencionais e farmacológicos. É necessário reconhecer certas diferenças entre eles. Em geral, um *stent* farmacológico pode ser mais difícil de ser implantado, em decorrência da camada de polímero que recobre sua superfície, deixando-o menos maleável. Assim, os *stents* convencionais poderiam ser utilizados em pacientes em que um *stent* farmacológico não seria implantado com sucesso. Outra diferença é que os *stents* farmacológicos são substancialmente mais caros do que os convencionais. Sendo assim, quando os recursos financeiros são limitados, a implantação de *stents* farmacológicos ficaria restrita somente a pacientes com alto risco de restenose. A terceira diferença, e talvez a mais importante, se refere à inibição da cobertura endotelial e à necessidade de extensão da terapia antitrombótica. Após a implantação dos *stents* convencionais, observou-se alta incidência de trombose intra-*stent*.[9]

Os *stents* farmacológicos reduziram substancialmente a taxa de restenose e representam um importante avanço nas angioplastias. Por essa razão, os *stents* farmacológicos foram rapidamente aceitos e adotados na prática. No entanto, apesar de sua rápida aceitação, os *stents* farmacológicos não estão isentos de limitações. Os pacientes que receberam *stents* farmacológicos (assim como aqueles que receberam *stents* convencionais) apresentam um risco de 1 a 2% de trombose intra-*stent*.[11]

Em pacientes com alto risco de sangramento, reconhecidamente, o implante de *stents* convencionais pode ser mais apropriado. Nessas situações, as consequências do desenvolvimento de trombose intra-*stent* são consideradas menores em relação às consequências dos casos de sangramento significativo. Em pacientes com histórico de estenose intra-*stent*, oclusão total ou diabete melito ou naqueles com artérias de pequeno diâmetro, os *stents* farmacológicos têm se mostrado mais eficientes.[9]

Após o implante do *stent*, deve-se iniciar a terapêutica antitrombótica antiplaquetária com clopidrogel. Uma dose de 75 mg de clopidrogel deve ser realizada diariamente por, no mínimo, 1 mês após o implante de um *stent* convencional (se o paciente apresentar risco de sangramento, essa terapêutica deve ser utilizada por, no mínimo, 2 semanas), 3 meses após o implante de um *stent* farmacológico revestido de sirolinus e 6 meses após o implante de um *stent* farmacológico revestido de paclitaxel. De forma ideal, a terapêutica com clopidrogel é recomendada por um período de 1 ano, para todos os pacientes que receberam um *stent* farmacológico, a menos que haja risco de sangramento. Baixas doses de aspirina deverão ser tomadas indefinidamente.[9]

Embora a importância da terapêutica antitrombótica após o implante de *stents* farmacológicos esteja bem estabelecida, estudos identificaram que, aproximadamente, 14% dos pacientes pararam de tomar as medicações após período de 1 mês. O nível educacional foi o único fator independente associado a essa descontinuação prematura da medicação, embora o estado civil, o custo, a doença cardíaca preexistente e a anemia estejam associados. Por outro lado, a orientação da receita no momento da alta e o uso de serviços de reabilitação cardíaca tendem a diminuir a descontinuação prematura da terapia.[11]

A descontinuação prematura da terapêutica antitrombótica está associada ao aumento da mortalidade e ao aumento de hospitalizações de causa cardíaca.[11]

As desvantagens da colocação de *stents* intracoronários incluem as causas inerentes ao processo de colocação, como expansão incompleta, trombose e migração do *stent*, e ao processo de cicatrização da parede intimal, pela proliferação da íntima. Existe também a possibilidade de formações aneurismáticas na parede vascular, engrossamento da parede vascular e diminuição da complacência.[4]

CUIDADOS CLÍNICOS COM O PACIENTE

Durante a internação, o paciente deve ser orientado quanto aos riscos da angioplastia, da possibilidade de cirurgia de revascularização do miocárdio de urgência e da possível necessidade de repetição do procedimento, caso haja restenose. Há necessidade de, pelo menos, 6 horas de jejum.[4]

A administração de contraste, com frequência, resulta em diminuição da função renal. Essa diminuição pode acarretar aumento da mortalidade, da morbidade e do período de hospitalização. Os fatores de risco importantes na redução da função renal induzida pela administração de contraste são: disfunção renal preexistente, em particular aquelas causadas por nefropatia diabética; redução do volume arterial; administração concomitante de drogas que interferem na perfusão renal, como os inibidores da enzima conversora de angiotensina; e grandes quantidades de contraste. É possível prevenir a diminuição da função renal pela administração profilática de 600 mg de acetilcisteína, oral, duas vezes ao dia, iniciando 1 dia antes do procedimento e finalizando um dia após a administração do contraste, juntamente com hidratação salina.[12] Pacientes com insuficiência renal crônica estão associados à maior incidência aguda ou tardia de complicações, como sangramento, restenose e morte.[9]

Ao final do procedimento, deve-se verificar a presença de dor e realizar o ECG, o ecocardiograma e a dosagem enzimática – CPK, CKMB e troponina. Caso tenha ocorrido qualquer complicação nova, deve-se realizar a coleta desses marcadores cardíacos.[4]

Em casos de dúvida quanto à perviedade do vaso tratado, o paciente deve voltar à sala de hemodinâmica, para que seja avaliada a possibilidade de oclusão aguda e tratamento imediato.[4]

COMPLICAÇÕES

As complicações relacionadas à angioplastia com cateter-balão compreendem aquelas decorrentes da necessidade de utilização de agentes de contraste e aquelas inerentes à técnica do procedimento, como o acesso ao sistema vascular, a ultrapassagem da lesão pela guia, a manipulação de cateteres e a própria dilatação com balão.[10]

Em relação às reações ao contraste, a utilização de agentes de contraste é obrigatória nas arteriografias diagnósticas e nos procedimentos endovasculares, apesar de seus conhecidos efeitos em diversos órgãos e sistemas. Exceto o dióxido de carbono, os demais agentes de contraste utilizados são compostos que contêm iodo. A incidência global de reações adversas aos agentes de contraste convencionais é de 5%; as reações alérgicas ocorrem em cerca de 15%

dos pacientes com história de alergia ao contraste. Entretanto, não há uma correlação entre história de alergia e reações severas ou óbito. Muitas reações ocorrem dentro de 5 minutos após a administração do agente, e as reações tardias são observadas na minoria dos pacientes. As reações leves podem ser tratadas com anti-histamínicos (difenidramina 25-50 mg, IV ou IM). Quando a reação é mais severa, 0,1 a 0,2 mL de uma solução 1:1000 de adrenalina pode ser administrada IV, em intervalos de 1 a 3 minutos, até que a reação termine. Além disso, pode ser necessária a administração de corticosteroides ou até a reanimação cardiopulmonar. Os agentes de contraste incluem os iônicos (de alta ou baixa osmolalidade) e os não iônicos de baixa osmolalidade. Os agentes de baixa osmolalidade causam menos paraefeitos (como dor e desconforto durante a administração) e reações alérgicas, em comparação aos tradicionais agentes iônicos de alta osmolalidade; contudo, seu custo é mais elevado.[5,7,13]

Quanto às complicações da manipulação arterial, são encontradas, ao menos, catorze:

- Hematoma: o hematoma no local da punção é a complicação mais comum. Sua incidência está presente em, aproximadamente, 10% dos casos.[14] O uso de cateteres de menor calibre (3 a 5 Fr) diminui a incidência desse problema nos exames diagnósticos. Nos procedimentos endovasculares, o diâmetro dos cateteres ainda é um fator de risco significativo. Normalmente, ocorre após a remoção dos cateteres e bainhas. Quando pequenos e não expansíveis, resolvem espontaneamente em alguns dias. Pode ser prevenido mais adequadamente pela aplicação de pressão digital sobre o local de punção, por 15 a 20 minutos após a remoção da bainha introdutora.[10]
- Espasmo arterial: algumas vezes, observa-se espasmo arterial no local de acesso vascular no curso da artéria ou nas proximidades da ponta do cateter. As guias inseridas em ramos secundários também podem induzir espasmo. Os fármacos papaverina (50 mg) e verapamil são utilizados nessa situação.[10]
- Trombose: a instrumentação prolongada e o vasoespasmo arterial associado são os principais fatores de risco. A utilização de guias macias e cateteres de menor diâmetro, além do uso concomitante de heparina, limitam essa complicação. É mais comum quando se manipulam artérias de pequeno calibre (renais, tibiais e fibulares). A formação de trombos ao redor da bainha é uma situação comum em procedimentos prolongados, como nos casos de trombólise por cateter. Nesse caso, indica-se trombectomia cirúrgica, pelo risco de sangramento pelo orifício de punção.[10]
- Embolia: pode resultar quando o cateter ou a guia desloca o trombo mural ou a placa. A formação de trombo em torno do cateter também pode resultar na liberação de êmbolos, quando ele é retirado. A maioria dos episódios

são microembólicos e, nesse caso, não há um tratamento específico. A macroembolização deve ser tratada com trombólise ou embolectomia, com cateter de Fogarty. Uma eventualidade menos frequente é a embolia por fratura do cateter, que se torna mais comum quando o cateter é reutilizado diversas vezes.[10]

- Hemorragia: a punção arterial pode resultar em uma hemorragia significativa, e a compressão do local de punção pode ser dificultada pela obesidade do paciente. A técnica cuidadosa, em relação à remoção dos cateteres e da agulha, pode evitar essa complicação. Embora a compressão do sítio do acesso vascular, manual ou com auxílio de algum dispositivo mecânico, seja bem documentada e considerada segura e eficaz, obriga o paciente a permanecer em repouso absoluto, em uma mesma posição por um período de 4 a 6 horas, o que provoca insatisfação do paciente. Um método que diminuísse o tempo de repouso no leito e melhorasse a satisfação do paciente seria ideal.[15] Desse modo, para evitar a compressão manual e diminuir o tempo de repouso, foram desenvolvidos dispositivos de oclusão da punção, como plugues de colágeno com ou sem sistema de âncora colocados no interior da artéria. Com esses dispositivos, o tempo de repouso é reduzido para 1 a 3 horas.[15] Em uma metanálise, esses dispositivos se mostraram eficientes em termos de redução do tempo de repouso dos pacientes, resultando em economia, em razão do decréscimo do uso de equipamentos, alta mais rápida e melhor utilização do leito.[16] No entanto, complicações como hematoma e pseudoaneurisma foram mais frequentes no grupo de pacientes que utilizaram esses dispositivos.[17] Os sangramentos são complicações comuns após a angioplastia coronária, ocorrendo em aproximadamente 14% dos casos, e são mais frequentes do que se tem documentado. O maior risco de sangramento decorre dos seguintes fatores de risco: obesidade e tratamento com drogas anti-trombóticas.[18,19]

- Pseudoaneurisma: é uma das complicações mais relatadas com a punção da artéria femoral, ocorrendo em 0,1 a 2,2% dos casos, após os procedimentos intervencionistas. Ele se forma quando as punções são muito distais e o sítio da punção não é selado, o que permite que o sangue arterial seja injetado pelos tecidos vizinhos, formando um hematoma pulsátil.[20] Ocorre, normalmente, por compressão inadequada após a retirada dos cateteres. O reparo cirúrgico, a compressão guiada por ecografia ou a infusão de trombina diretamente no pseudoaneurisma pode ser necessária para corrigir o problema. As complicações dos pseudoaneurisma incluem ruptura, embolização distal, dor local, neuropatia e isquemia local da pele.[20]

- Fístula arteriovenosa: não existe uma maneira de evitar essa complicação. Quando identificada logo após o procedimento, pode-se tentar a compressão guiada por ecografia. A frequência dessa complicação está diretamente relacionada à experiência do profissional.[10]

- Dissecção pela guia: é tratada de forma mais adequada pela angioplastia da área dissecada, por meio de outro local de punção. A passagem subintimal da guia deve ser reconhecida antes que o balão de angioplastia seja introduzido e inflado. No tratamento das oclusões, a guia, naturalmente, passa por um plano subintimal, o que explica, parcialmente, as menores taxas de sucesso da angioplastia de lesões oclusivas completas.[10]
- Perfuração arterial: ocorre mais comumente quando se tenta cruzar, com a guia, as oclusões completas. Felizmente, o vazamento resultante é de pequena quantidade e resolve espontaneamente. Se o paciente foi anticoagulado, a heparina deve ser revertida e o procedimento, encerrado.[10]
- Ruptura arterial: trata-se de uma situação muito rara. O diagnóstico é firmado quando se observa extravasamento de contraste. O paciente apresenta dor persistente pelo efeito irritante do sangue. O tratamento é o reparo cirúrgico.[10]
- Dissecção arterial pelo balão: a repetição da dilatação com um balão maior e a insuflação por tempo mais prolongado pode selar o *flap*. Entretanto, o uso do *stent* oferece a melhor chance de sucesso nessa situação.[10]
- Dilatação subintimal: deve ser evitada pelo risco de trombose e formação de falsa luz. A correta posição da guia e a nova dilatação é a conduta mais aceita.[10]
- Trombose no local da angioplastia: quando detectada precocemente, pode ser tratada pelo uso de fibrinolíticos injetados por cateter no local da lesão.[10]
- Quebra do cateter: é uma situação muito rara. Pode ocorrer durante o procedimento, se o cateter estiver angulado e cortado pela guia.[10]

ASSISTÊNCIA DE ENFERMAGEM

A assistência de enfermagem do paciente que será submetido a um procedimento angiográfico deve ser realizada de forma sistematizada, holística e pautada nas necessidades individuais de cada paciente e nos consensos e diretrizes nacionais que norteiam o tratamento desses pacientes. A assistência se inicia na chegada do paciente e vai até a sua alta.

Abordagem inicial

Pacientes cardiopatas admitidos que necessitem de um estudo hemodinâmico devem ser inicialmente abordados pelo enfermeiro, que iniciará a coleta de dados e a elaboração do histórico de enfermagem. O diálogo deve ser o instrumento fundamental para essa relação de confiança. A diminuição da ansiedade do paciente é um ponto crucial para o sucesso da realização e da recuperação do procedimento. Vale lembrar que as orientações e os esclarecimentos quanto ao procedimento, os riscos envolvidos e a possibilidade de intervenção terapêutica (uso de *stents* ou indicação cirúrgica) devem partir, inicialmente, do médico. O enfermeiro deve reforçar as orientações dadas por esses profissionais e esclarecer as dúvidas que eventualmente possam aparecer.

Em seguida, o enfermeiro deve iniciar a coleta dos dados, verificando os seguintes itens:

- Fatores de risco para doença coronária (fumo, diabetes, sedentarismo, dislipidemia etc.).
- Presença de antecedentes cardiovasculares (histórico de saúde pregressa, cardiopatias, presença de hipertensão arterial, realização prévia de cateterismos e presença de *stents*).
- Uso de medicações de rotina, em especial hipoglicemiantes. Os hipoglicemiantes devem ser suspensos 48 horas antes do procedimento e administrados novamente após 48 horas, pelo risco de presença de acidose lática grave e fatal em 50% dos casos, quando ocorre.
- Presença de processos infectocontagiosos (HIV e hepatite C) e seus respectivos tratamentos.
- Presença de doença vascular periférica e história de aneurisma.
- Antecedentes de sangramento e uso de antiagregantes plaquetários e anticoagulantes.
- Presença de insuficiência renal aguda ou crônica.
- Uso de prótese dentária ou aparelho auditivo.
- Dificuldade em permanecer em decúbito dorsal horizontal.
- Alergia a medicamentos ou frutos do mar (iodo).

Na presença de alergias ao contraste iodado, a profilaxia deve ser instituída com corticosteroides e anti-histamínicos, por via oral, durante 2 ou 3 dias antes do exame, ou por via endovenosa, poucas horas antes do início do exame.

O enfermeiro também deve estar atento aos valores de ureia e creatinina, uma vez que o aumento contraindica a realização do exame, em razão do uso de contraste iodado. Esses dados devem ser relatados e transmitidos ao plantão, para o enfermeiro do serviço de hemodinâmica, assim como a idade, o peso e as necessidades especiais do paciente (traqueostomia, colostomia e incapacidade física).

O exame físico deve ser completo, mas com a atenção voltada aos fatores de risco que possam complicar ou contraindicar o procedimento. Deve-se avaliar a pele, com o objetivo de verificar as regiões anticubital e inguinal, a perfusão periférica, os pulsos e os sinais vitais.

Cuidados pré-cateterismo e preparo do paciente

- Manter o paciente em jejum de 6 horas.
- Administrar os medicamentos prescritos e rotineiros do paciente, obedecendo às orientações quanto aos anticoagulantes e antiagregantes plaquetários.
- Realizar a tricotomia da fossa anticubital e inguinal bilateral (no máximo até 2 horas antes do procedimento). Existem serviços que preferem realizar essa prática somente na sala de hemodinâmica.
- Estimular o paciente a urinar antes do procedimento.
- Retirar joias e adornos e entregar à família.
- Realizar um banho até 2 horas antes do exame.
- Realizar a punção venosa (preferencialmente no MSE), visto que o lado direito é o de uso preferencial para a intervenção coronária.
- Nos casos em que o paciente apresentar instabilidade hemodinâmica ou risco de arritmia, ele deve ser transportado até a sala de hemodinâmica, acompanhado pelo enfermeiro e um médico, juntamente com o material de urgência, inclusive para intubação orotraqueal, e o desfibrilador.

Cuidados pós-cateterismo/angioplastia transluminal percutânea (ATC)

Após a admissão ou readmissão do paciente, durante o período de recuperação pós-procedimento, em especial nas primeiras horas, condutas e cuidados especialmente voltados para a prevenção, detecção e tratamento precoce de complicações devem ser seguidos e aplicados a todos os pacientes submetidos ao cateterismo cardíaco:

- Monitorizar o paciente para detectar alterações secundárias à estimulação vagal, arritmia etc.
- Estar atento ao nível de consciência (em risco no desenvolvimento de AVC).
- Observar o local da inserção do introdutor, verificando a presença ou não do dispositivo.
- Anotar as características do membro em que foi efetuada a intervenção (coloração, presença ou ausência de pulsos periféricos e presença ou ausência de hematomas no local da inserção do introdutor).
- Manter o membro em repouso (decúbito dorsal em no máximo 30º). O tempo de repouso depende do tipo de procedimento e do tipo de hemostasia realizados, devendo ser de, no mínimo, 6 horas após a retirada do introdutor, quando for utilizada compressão local – manual ou dispositivo

mecânico. Quando a hemostasia for realizada por dispositivos, para o fechamento da punção, o tempo de repouso pode ser reduzido para 3 horas. O enfermeiro ou o técnico de enfermagem podem realizar a retirada do introdutor, desde que tenham recebido treinamento apropriado. No caso de hemostasia realizada por dispositivos, realizar a compressão local, em razão do risco de deslocamento do dispositivo.

- Se necessário, utilizar a restrição mecânica do membro com atadura e algodão ortopédico, o que evita a sua manipulação.
- Monitorizar o local do curativo, com o objetivo de detectar a presença ou formação de hematomas ou sangramento.
- Na ocorrência de sangramentos ou hematoma, deve-se realizar uma nova compressão local e comunicar imediatamente a equipe médica. Após a resolução do quadro, deve-se fazer um novo curativo compressivo.
- Estar atento a queixas de dor intensa no local da punção arterial (mesmo sem a presença de hematoma ou sangramento), acompanhada, muitas vezes, de hipotensão e palidez cutânea, visto que pode indicar hemorragia retroperitoneal.
- Deve-se estar atento aos sinais de hipoglicemia (sudorese, tremores, mal-estar geral e sonolência).
- Observar e informar a presença de dor ou desconforto torácico.
- Estimular a ingestão hídrica para excreção do contraste, salvo pacientes com restrição hídrica.
- Liberar a dieta.
- Realizar o controle de pulso e pressão arterial a cada 15 minutos, por, pelo menos, 2 horas seguidas.

Orientações de alta

O paciente deve ser orientado a:

- Manter a observação do local da punção, procurando por hematomas ou aumento do hematoma já formado.
- Procurar um médico ou uma unidade de emergência caso ocorra sangramento importante, dor ou abaulamento no local da punção ou diferença de temperatura entre os membros.
- Manter as medicações e não deixá-las de usar até a autorização do médico, em especial os antiagregantes plaquetários, no caso das angioplastias, advertindo quanto ao aumento do risco de restenose, caso as medicações sejam interrompidas.

- No caso da utilização de dispositivos hemostásticos no local da punção, não puncionar novamente o acesso por um período de três meses, tempo necessário à sua absorção.
- Mudar o estilo de vida, eliminando os possíveis fatores de risco relacionados à coronariopatia, como cessação da prática do tabagismo, manutenção de uma dieta adequada, controle da glicemia, realização de atividade física e controle do peso.

CONSIDERAÇÕES FINAIS

A angioplastia começou a ser aplicada no final de 1977. No Brasil, foi realizada pela primeira vez no fim do ano de 1979, por Andréas Gruentzig. A partir de então, a ATC ganhou uma ampla aceitação no Ocidente, como uma forma alternativa de revascularização do miocárdio. Estima-se que a ATC represente 40 a 50% dos procedimentos de revascularização miocárdica.

Assim como o procedimento de revascularização cirúrgica do miocárdio, a ATC também é empregada para alívio da isquemia, controle da angina, melhora da qualidade de vida e aumento da sobrevida. A maior vantagem da angioplastia diz respeito ao seu caráter menos invasivo e à rápida recuperação do paciente, evitando os inconvenientes da toracotomia, circulação extracorpórea e ventilação mecânica. Contudo, a revascularização cirúrgica é mais durável e seu emprego independe das características morfológicas das lesões, o que lhe confere maior espectro de indicações. De modo geral, para acometimentos mais extensos da rede coronária nativa, em particular aqueles associados à diminuição da função ventricular esquerda, indica-se a revascularização do miocárdio, enquanto, para acometimentos de um ou dois vasos com função relativamente preservada, indicam-se as intervenções percutâneas.

RESUMO

O desenvolvimento e a consolidação da cateterização cardíaca e da angioplastia revolucionaram o diagnóstico e o tratamento de doenças cardiovasculares, de diversas maneiras. Permitiram o diagnóstico preciso de um grande número de doenças cardíacas, além do tratamento de doenças das artérias coronárias e outras condições cardíacas por via percutânea. A grande maioria dos pacientes submetidos a esses procedimento tem doença coronária ou doenças valvares.

O cateterismo cardíaco pode ser utilizado na monitorização cardíaca à beira do leito, em exames eletrofisiológicos intracardíacos, na biópsia endomiocárdica, na ATC e na valvulotomia percutânea por balão. O objetivo primário da dilatação com balão nas lesões arteriais oclusivas é, obviamente, aumentar o diâmetro do lúmen arterial o suficiente para restabelecer a adequada perfusão tecidual.

O acesso vascular pode ser obtido mediante a incisão cutânea e o isolamento e incisão diretos da artéria e/ou veia, embora a grande maioria dos cateterismos, atualmente, seja realizada pela via percutânea. Na técnica percutânea, pode-se utilizar, como acesso, a artéria ou veia femoral, a artéria braquial e radial ou as veias subclávia ou jugular interna. No local da estenose ou oclusão, o balão é inflado, mediante a injeção pelo cateter de solução de contraste iodado, e mantido por um período que varia de 30 segundos a 3 minutos. Após a desinflação do balão, realiza-se uma arteriografia de controle, para avaliar o resultado do procedimento. Durante a angioplastia, podem ser colocadas endopróteses vasculares, denominadas *stents*, para suportar a parede vascular. O *stent* consiste em uma micromalha metálica que envolve o balão. Ele é liberado, definitivamente, pela insuflação do balão no local da obstrução coronária; seu objetivo é diminuir os fenômenos oclusivos agudos e a restenose tardia do vaso tratado.

Embora a ATC seja um procedimento relativamente simples, possui riscos de complicações ou insucesso. Necessita, assim, de uma estrutura hospitalar complexa e adequada que conte com profissionais capacitados e treinados, de uma estrutura de apoio (p. ex., UTI) e de uma rede de sistema de cuidados organizados e sistematizados, que permeiem desde os cuidados clínicos dos pacientes e a assistência pré, intra e pós-procedimento até o momento de sua alta devidamente orientada.

PROPOSTAS PARA ESTUDO

1. Defina angioplastia e seus tipos.
2. Quais as principais indicações para angioplastia?
3. Qual é o principal objetivo da angioplastia?
4. O que é uma angioplastia de resgate? E angioplastia primária?
5. Quais são os possíveis acessos a serem utilizados em uma angiografia?
6. Quais são os tipos de *stents*?
7. Quais são as principais complicações pós-angioplastia?
8. Quais são os principais cuidados de enfermagem a serem realizados imediatamente após a angioplastia?
9. De quanto tempo deverá ser o repouso de um paciente submetido a angioplastia com uso de dispositivo para o fechamento da punção? E sem o uso desse dispositivo?
10. Quais orientações de alta devem ser dadas ao paciente submetido a angioplastia com *stent* farmacológico?

REFERÊNCIAS BIBLIOGRÁFICAS

1. Muller RL, Sanborn T. The history of interventional cardiology: cardiac catheterization, angioplasty, and related interventions. Am Heart J. 1995;129(1):146-71.
2. Bennet JC, Plum F. Tratado de Medicina Interna. 20. ed. Rio de Janeiro: Guanabara Koogan; 1997.
3. King SB, Smith S et al. 2007 Focused update of the ACC/AHA/SCAI 2005. Guideline update for percuta-neous coro-nary intervention: a report of the American College of Cardiolo-gy/American Heart Association Task Force on Practice Guide-lines. Circulation. 2008; January 15;117:261-95.
4. Mangioni JA, Constantini C et al. Diretrizes da Sociedade Bra-sileira de Cardiologia sobre angioplastia transluminal coronária. Arq Bras Cardiol. 1995;64(5):491-500.
5. Bosch JL, Hunink MGM. Meta-analysis of the results of percuta-neous transluminal angioplasty and stent placement for aortoiliac occlusive disease. Radiology. 1997;204(1):87-96.
6. Elkouri S, Hudon G, Demers P, Lemarbre L et al. Early and long-term results of percutaneous transluminal angioplasty of the lower abdominal aorta. J Vasc Surg. 1999;30(4):679-92.
7. Kerstein MD, White JV. Alternatives to open vascular surgery. Philadelphia: Lippincott; 1995.
8. Brewster DC. Current controversies in the management of aor-toiliac occlusive disease. J Vasc Surg. 1997;25(2):365-79.
9. Kiemeneiji F, Laarman GJ. A randomized comparison of percuta-neous transluminal coronary angioplasty by the radial, brachial and femoral approach: the access study. JACC. 1997;29(6):1269-75.
10. Pereira AH, Grudtener. Angioplastia trasnsluminal percutânea e stents intracoronários. In Pitta GBB, Castro AA, Burihan E (eds.). Angiologia e cirurgia vascular: guia ilustrado. Maceió: UNICSAL/ECMAIL & LAVA; 2003. p. 1-16.
11. Spertus J, Kettelkamp R et al. Prevalence, predictors, and out-comes of premature discontinuation of thienopyridine therapy after drug-eluting stent placement. Circulation. 2006;113:2803-9.
12. Tepel M, Giet M et al. Prevention of radiographic contrast agent induced reductions in renal function by acetylcysteine. N Engl J Med. 2000;343:180-4.
13. Ouriel K. Lower extremity vascular disease. Philadelphia: Saunders; 1995.
14. Steffenino G, Dutto S, Conte L. Vascular access complications af-ter cardiac catheterition: a nurse led quality assurance program. Eur J Cardiovasc Nurs. 2006;5:31-6.
15. Palmer BL, Gantt SD. Effectiveness and safety of manual hemostasis facilitated by the syvekpatch with one hour of bedrest after coronary angiography using six French catheters. Am J Cardiol. 2004;93:96-7.
16. Benson LM, Wunderly D et al. Determining best practice: com-parison of three methods of femoral sheath after cardiac interven-tional procedures. Heart and Lung. 2005;34(2):115-21.
17. Koreny M, Riedmuller E et al. Arterial puncture closing device compared with standard compression after cardiac catheterization: systematic review and meta analysis. JAMA. 2004;291(3):350-7.
18. Berry C, Kelly J. Comparison of femoral bleeding complications after coronary angiography versus percu-taneous coronary inter-vention. Am J Cardiol. 2004;94:361-3.
19. Piper W, Malenka D et al. Predicting vascular complications in percutaneous coronary interventions. Am Heart J. 2003;145(6):1022-9.
20. Lenartova M, Tak T. Iatrogenic pseudoaneurysm of femoral ar-tery: case report and literature review. Clin Med Res. 2003;1(3):243-7.

17

Cateteres implantados e semi-implantados

Dirceu Carrara

PONTOS A APRENDER

1. Os diferentes tipos de cateteres implantados e semi-implantados utilizados para o tratamento do paciente grave.
2. As principais indicações, contraindicações e complicações decorrentes da instalação dos diferentes tipos de cateteres.
3. Os cuidados de enfermagem relacionados à instalação e à manutenção dos cateteres centrais de longa permanência e dos cateteres para procedimentos dialíticos.
4. As intervenções de enfermagem para a prevenção de riscos relacionados ao uso de cateteres implantados e semi-implantados na UTI.

PALAVRAS-CHAVE

Infusões intravenosas, enfermagem.

ESTRUTURA DOS TÓPICOS

Introdução. Cateteres centrais de longa permanência. Cateteres para procedimentos dialíticos. Cateter de Swan-Ganz. Resumo. Propostas para estudo. Referências bibliográficas. Para saber mais.

INTRODUÇÃO

Nas últimas décadas, os acessos vasculares centrais têm salvado e prolongado a vida de muitos pacientes. O cateterismo venoso central de longa permanência é indicado para casos de oncologia, distúrbios hidroeletrolíticos, desnutrição, insuficiência renal e síndrome de imunodeficiência adquirida, transplante de medula óssea, quimioterapia, nutrição parenteral total e hemodiálise.

A manutenção de um acesso vascular confiável pode se constituir em um sério desafio para a terapia parenteral prolongada em razão do desconforto das punções repetidas, tromboses, flebites e extravasamento de drogas durante o acesso venoso periférico.

Atualmente, existem duas grandes categorias de acesso venoso central de longa duração: cateteres transcutâneos, parcialmente implantáveis, exemplificados pelo modelo de Broviac-Hickman; e cateteres totalmente implantáveis.

Em 1973, Broviac et al. introduziram o cateter de silicone tunelizado, que se tratava de um cateter com um seguimento extravascular, que se exteriorizava pela pele, e um *cuff* de proteção. Esse cateter foi inicialmente utilizado para nutrição parenteral prolongada.

Em decorrência da dificuldade de se manter o acesso venoso adequado nos pacientes em programa de transplante de medula óssea, Hickman, em 1979, utilizou um cateter semelhante ao de Broviac nesses pacientes, mas com um diâmetro um pouco maior, uma parede mais grossa e com dois *cuffs*, um situado próximo à entrada do vaso e outro na extremidade da pele, com o objetivo de diminuir o deslocamento do cateter e formar uma barreira contra infecções.

CATETERES CENTRAIS DE LONGA PERMANÊNCIA

Cateter totalmente implantável

Denominação

Cateteres venosos totalmente implantáveis (1983): Mediport®, Infus-a-port®, Port-a-cath®, Implantofix® e Cathlink 20® (*Bard Acess Systems*), em três tamanhos (padrão, baixo e ultrabaixo). Tipos de Port-a-cath® nas diferentes vias utilizadas: venoso, arterial, peritonial, intraespinal.

Especificação técnica

Cateter siliconado, unido a um reservatório (septo, câmara) de aço inoxidável, titânico biologicamente inerte ou plástico e borracha de silicone, cuja parte superior possui uma membrana autosselante (recebe 1.000 a 2.000 punções de agulhas do tipo Huber simples). Disponível com um ou dois septos e reservatórios destinados ao acesso periférico atual.

Agulhas simples: pontas simples retas (indicadas para heparinização), curvas mais anatômicas (úteis para infusões prolongadas), e pequena extensão para facilitar a manipulação e fixação (comprimento padrão máximo de 25 cm).

Indicações

Os pacientes cujo tratamento envolve uma das condições a seguir são candidatos ao implante de cateteres de longa permanência:

- Acesso venoso frequente.
- Tratamento prolongado com infusão.
- Quimioterapia (hospitalar ou domiciliar).
- Dano tissular, trombose ou esclerose em razão de um tratamento prévio com medicação irritante.
- Previsão de uso prolongado de medicações irritantes endovenosas.

Contraindicações

Poucas são as contraindicações do uso desses cateteres:

- Pacientes com infecção conhecida ou suspeita.
- Pacientes sabidamente alérgicos ao material que constitui o cateter ou pacientes com história anterior de intolerância ao cateter.
- Pacientes em uso de medicações, produtos nutricionais e outras substâncias suspeitas com reações ao material que constitui o cateter.

Locais de implantação

Os reservatórios são implantados em uma loja subcutânea, geralmente na região peitoral, entre o esterno e o mamilo, utilizando as veias subclávia, jugular ou cefálica.

Pode ser implantado na veia cava superior, na artéria hepática e no espaço peritonial ou epidural, dependendo da indicação e do tratamento do paciente.

Complicações

O uso dos cateteres de longa permanência envolve os riscos normalmente associados à punção venosa central, além das complicações por falhas mecânicas e infecções:

- Fratura, obstrução e deslocamento do cateter.
- Extravasamento de drogas.
- Hematoma.
- Embolia gasosa.
- Pneumotórax, hemotórax ou hidrotórax.
- Perfuração ou laceração de vasos ou vísceras.
- Tamponamento cardíaco.
- Arritmia cardíaca.
- Lesão de plexo braquial.

- Intolerância ao cateter.
- Inflamação e necrose da pele sobre o *port* (pode ocorrer se o *port* for implantado muito superficialmente ou se houver deslocamento).
- Trombose venosa.
- Infecção.

As potenciais complicações relacionadas à inserção ou ao mau funcionamento do cateter têm se mostrado infrequentes, ocorrendo em 3% a 11% dos casos. Normalmente, podem ser evitadas com a realização de uma avaliação pré-anestésica, a utilização de radioscopia e uma equipe experiente para a inserção.

Por outro lado, as complicações infecciosas se apresentam como o fator limitante mais importante em relação ao uso desses cateteres. Existem dois tipos de infecções ligadas ao cateter, ambos podem estar associados à bacteremia:

- Infecção do sítio externo: eritema, edema, enduração ou secreção purulenta até 2 cm do sítio de inserção do cateter.
- Infecção do túnel: eritema, edema e enduração ao longo do trajeto subcutâneo, atingindo mais de 2 cm do sítio de inserção do cateter.

Quadro 17.1 Recomendações para o uso de cateteres totalmente implantados.

Vantagens	Menor risco de infecção quando utilizado de forma intermitente. Menor interferência nas atividades diárias do paciente. Fácil cuidado do local de inserção, dispensando curativos. Menor necessidade de infusões para manutenção, dispensando a heparinização frequente. Fácil acesso para a administração de fluidos, hemocomponentes ou medicamentos. Menor distúrbio da autoimagem corporal. Poucas limitações às atividades do paciente. Não requer treinamento do paciente e/ou familiares para seu manuseio. Menos sujeito a acidentes, como quebra e perfuração.
Desvantagens	Custo da inserção consideravelmente maior em relação aos outros CVCs. Cuidados pós-operatórios de 7 a 10 dias. Desconforto em razão das frequentes punções com agulhas. Necessidade de pequena cirurgia para remoção. Não recomendado para pacientes obesos, após radioterapia de tórax ou em sítios de membro homolateral à mastectomia (do mesmo lado).

Quadro 17.2 Cuidados de enfermagem – Port-a-Cath®.

Tipo	Manutenção intermitente	Troca de equipos	Troca de curativos
Cateteres implantáveis	Solução de heparina 1:10 a 1:100 em volume igual a duas vezes a capacidade interna do cateter (5 mL) mais a extensão.	Equipos primários e secundários a cada 48 h; NPT a cada 24 h; equipos para hemocomponentes a cada bolsa.	Não há necessidade de fazer curativos depois que a incisão estiver cicatrizada. Trocar agulhas pelo menos a cada semana; fixar com filme transparente.

Acesso ao reservatório

O cateter deve ser manipulado por um profissional treinado, preferencialmente enfermeiro, obedecendo aos rigores absolutos da assepsia:

- Utilizar luvas para palpar e identificar o septo de entrada.
- Calçar luvas estéreis.
- Utilizar gazes com solução de clorexidina degermante a 2% para limpar o local de saída, em um raio de 10 a 12 cm de maneira circular e de dentro para fora.
- Na sequência, utilizar solução de clorexidina alcoólica a 0,5%; repetir duas vezes e aguardar a secagem espontânea.
- Adaptar uma seringa com 5 mL de solução heparinizada a uma torneira conectada a um tubo extensor.
- Palpar o reservatório para identificar o centro do septo, utilizando luvas estéreis.
- Apoiar o reservatório com a mão não dominante e puncionar a área central do reservatório.
- Inserir a agulha de ângulo reto no centro até tocar o fundo do reservatório.
- Aspirar uma pequena quantidade de sangue para verificar o posicionamento e a permeabilidade.
- Utilizar uma pressão firme. Injetar aproximadamente 10 mL de soro fisiológico a 0,9% em uma taxa de infusão menor que 5 mL/min. Caso o paciente se queixe de dor ou sensação de queimação, é provável que a agulha não esteja posicionada de forma adequada.
- Desconectar a seringa e descartá-la em um reservatório adequado.

Administração em *bolus*

- Adaptar a seringa com a droga prescrita e administrá-la.
- Desconectar a seringa com cuidado para que a droga não respingue na pele do paciente.
- Adaptar outra seringa com 10 mL de solução de soro fisiológico e lavar o reservatório e o cateter.
- Desconectar e descartar a seringa.
- Adaptar uma seringa com 5 mL de solução heparinizada e injetá-la no paciente, mantendo a pressão positiva da solução para evitar a obstrução do cateter; retirar a agulha com cuidado para não tracionar.
- Observar o local da injeção quanto à presença de extravasamento.
- Utilizar gaze embebida em gluconato de clorexidina 0,5% para antissepsia do local de inserção.

Infusão contínua

- Preparar o local e a punção conforme descrito anteriormente.
- Aplicar um curativo transparente sobre todo o sistema.
- Ao fim da infusão, injetar 10 mL de solução salina para lavar e desconectar a seringa; injetar 5 mL de solução heparinizada.
- Colocar um pequeno curativo adesivo, se necessário.

Procedimento de manutenção intermitente

- Os procedimentos de manutenção variam de acordo com as normas da instituição.
- Lavar o sistema com 5 mL de solução salinizada e heparinizada em uma seringa de 10 mL.
- Caso não esteja sendo utilizado, lavar o cateter com solução heparinizada a cada 4 semanas.
- Lavar o reservatório após cada administração de medicamentos ou hemo-componentes.

Coleta de sangue para amostra

- Inserir a agulha não fragmentante adaptada a uma extensão, fixando a agulha com fita adesiva.
- Aspirar pelo menos 5 mL de sangue, fechar o sistema e descartar a seringa e o sangue.

- Adaptar outra seringa e abrir o sistema, aspirando a quantidade desejada de sangue.
- Fechar o sistema e conectar uma seringa com 10 mL de SF a 0,9%; abrir o sistema e lavar o cateter.
- Utilizar uma seringa de 10 mL de solução heparinizada para infundir 5 mL da solução, mantendo a pressão positiva.

Obstrução mecânica

A obstrução mecânica pode ocorrer em razão da dobra do cateter ou pinças fechadas, filtros obstruídos, bombas de infusão desligadas ou frascos de soluções vazios. A sutura realizada para fixar o cateter pode causar a sua constrição. Além disso, o cateter pode ser pinçado quando o paciente se movimenta, realizando a compressão da clavícula sobre a primeira costela ou quando o cateter se encontra encostado na parede do vaso. O mau posicionamento do cateter pode causar a sua dobra.

Obstrução trombótica

Pode ocorrer em pelos menos 25% dos cateteres nas primeiras 24 horas após a inserção.

Oclusão intralúmen

Pode ocorrer por trombos sanguíneos, fibrinas e/ou precipitação de medicamentos e soluções.

Manga e túnel de fibrina

A agregação de plaquetas e o acúmulo de fibrina podem criar uma rede de fibrina na ponta do cateter. Em geral, essa rede não interfere na infusão, mas muitas vezes impede a aspiração (efeito de válvula).

Trombose venosa

A lesão do endotélio de um vaso pode causar deposição de fibrina no local da lesão celular.

Obstrução do reservatório de cateteres implantados

A viscosidade do fluido ou a técnica incorreta de manutenção podem produzir fibrina ou promover o depósito de precipitados no interior do reservatório, levando à obstrução.

Cuidados ao desobstruir

A principal intervenção consiste em impedir a obstrução do cateter. Para tanto, recomenda-se a avaliação rotineira dos curativos, local de inserção, sistema de infusão, equipamentos para infusão, pinças, coletas de sangue, drogas e soluções potencialmente incompatíveis. Também aconselha-se a adoção das seguintes medidas:

- Verificar a possibilidade de obstrução mecânica (restituição do fluxo).
- Observar que a aspiração suave pode deslocar o material e causar a obstrução do lúmen.
- Utilizar agentes trombolíticos para a dissolução de coágulos (conforme prescrição médica).
- Não realizar nenhuma infusão forçada nos casos de suspeita de obstrução, a qual deve ser prevenida com a realização de *flushing*.

Técnica para restaurar a permeabilidade do cateter com obstrução do reservatório

A uroquinase converte o plasminogênico em enzimas proteolíticas e degrada os coágulos com fibrina, porém não dissolve precipitados de drogas.

- Confirmar a oclusão, promovendo a aspiração com uma seringa de 10 mL.
- Infundir a solução de uroquinase 5.000 UI (1 mL diluído em água estéril); a quantidade deve ser igual ao *priming* do cateter.
- Obter consentimento do paciente e verificar a prescrição médica.
- Aguardar 5 minutos.
- Aspirar gentilmente para remover o coágulo.
- Se não obtiver sucesso, fechar o cateter por 1 hora e repetir o procedimento (o tempo de permanência da uroquinase varia de 30 minutos a 3 horas).
- Evitar movimentos fortes ao tentar aspirar o cateter para não provocar o deslocamento do trombo para a circulação.

Possibilidade de precipitação de drogas e lipídios

O uso de ácido hidroclorídrico é indicado quando existem evidências de precipitação de drogas no interior do cateter. Age diminuindo o pH e aumentando a solubilidade do precipitado, o que resulta na dissolução e no retorno da permeabilidade do cateter.

Quando a permeabilidade estiver restaurada:

- Aspirar 4 a 5 mL de sangue.
- Lavar com 10 mL de SF a 0,9%.
- Interromper o uso do cateter.
- Considerar o uso de uroquinase caso a obstrução permaneça.

Cateter parcialmente implantável

Denominação

- Cateter venoso central tunelizado (CVCT) de Broviac: cateter central tunelizado de uma via (um lúmen).
- Cateter de Hickman: cateter central com duplo lúmen, Permicath® (extensão mais curta).
- Cateter Groshong: duas ou mais vias com válvulas para evitar o retorno venoso espontâneo.

Especificação técnica

O cateter venoso tunelizado é composto de polímeros de silicone e revestido de Teflon®, oferecendo maior resistência e durabilidade. Possui *cuff* de poliéster (Dacron®) que mantém o cateter no tecido subcutâneo (o *cuff* deve ser posicionado a 5 cm do local de saída do cateter). Disponível com um, dois ou três lúmens (pediátrico e adulto). O calibre interno dos lúmens varia de 0,7 a 2,1 mm, com comprimento de aproximadamente 50 cm.

Indicações

O acesso venoso de longa permanência é indicado para pacientes oncohematológicos, sobretudo para casos de transplante de medula óssea e insuficiência renal, permitindo a coleta de amostras de sangue e a administração de drogas, hemocomponentes, nutrição prolongada total (NPT) de longa duração, antimicrobianos e contraste. Pode permanecer no paciente por meses a anos.

Locais de implantação

Os cateteres são implantados na região jugular externa, cefálica, axilar, jugular interna, subclávia, safena e femoral.

Complicações

Entre as complicações associadas ao uso de cateteres, encontram-se falhas mecânicas e infecções (infecção no local de inserção), sepse, trombose, migração do cateter, formação de coágulos, danos ou deslocamento do cateter, embolia gasosa, pneumotórax, hemotórax, hidrotórax, tamponamento cardíaco, arritmia cardíaca, lesão de plexo braquial e intolerância ao cateter.

Tipo	Manutenção intermitente	Troca de equipos	Troca de curativos
Cateter tunelizado	Solução de heparina 1:10 a 1:100 em volume igual a duas vezes a capacidade interna do cateter (4 mL) mais a extensão diária ou quinzenal. Com cateter de Groshong, utilizar 5 mL de SF a 0,9% para a manutenção semanal.	Equipos primários e secundários a cada 48 h; NPT a cada 24 h; equipos para hemocomponentes a cada bolsa; injetores a cada 72 h.	Realizar a troca diária de curativos ocluídos com gaze e fita adesiva e sempre que estiver sujo ou úmido. Utilizar o curativo de filme transparente por 5 a 7 dias desde que não haja exsudato no local de inserção e que a pele esteja íntegra, sem sinais flogísticos.

Recomendações para o uso do cateter venoso tunelizado

O cateter deve ser manipulado por um profissional treinado, preferencialmente enfermeiro, obedecendo aos rigores absolutos de assepsia.

- Manter as extremidades das vias protegidas com *plug* macho (atenção maior após procedimentos de manutenção intermitente do cateter).
- Manter todos os instrumentos cortantes longe do cateter, como tesouras ou alfinetes.
- Proteger o cateter durante o banho, cobrindo-o com um plástico limpo.
- Lavar o cateter com 10 mL de SF a 0,9% após a coleta de sangue.
- Manter a permeabilidade do cateter com solução heparinizada conforme padronização.
- Realizar a desinfecção com solução alcoólica a 70% antes da manipulação do cateter e dos sistemas.

- Retirar o ponto de fixação no 14º dia e observar a completa epitelização do local.
- Após a infusão de medicamentos e hemocomponentes, lavar o cateter com 20 mL de SF a 0,9% e mantê-lo pérvio com 5 mL de solução de heparina antes do fechamento do cateter.
- Alternar as vias do cateter ao utilizar antimicrobianos.

Válvula de Groshong

- Evitar pinçar o cateter para não danificá-lo, provocando a sua quebra ou rachadura.
- Não utilizar solventes orgânicos (p. ex., acetona, éter ou benzina) como removedores de adesivos próximos ao cateter, pois esse procedimento pode provocar o ressecamento e a quebra do cateter, assim como a irritação cutânea.
- Proteger o cateter durante o banho, cobrindo-o totalmente com um plástico limpo.
- Lavar com 10 mL de SF a 0,9% após a coleta de sangue.
- Manter todos os instrumentos perfurocortantes longe do cateter.

Cuidados com o curativo

- Realizar a troca de curativo com rigor asséptico.
- Higienizar as mãos com solução de clorexidina degermante a 2%.
- Utilizar máscara se o paciente for neuropênico, assim como luvas ou pinças estéreis.
- Remover o curativo de maneira cuidadosa, evitando lesões da pele.
- Inspecionar quanto à presença de hiperemia, edema ou saída de secreção.
- Inicialmente, fazer a expressão do trajeto tunelizado e, em seguida, da área de inserção, com o auxílio de gazes estéreis.
- Utilizar gaze embebida em soro fisiológico para limpar o local de saída.
- Na sequência, utilizar gaze embebida em clorexidina alcoólica a 0,5%.
- Limpar o seguimento proximal do cateter com clorexidina alcoólica a 0,5% em uma extensão de 5 a 8 cm.
- Em casos de drenagem, manter o curativo com fita adesiva e gazes estéreis.
- Utilizar filme transparente quando o sítio de inserção estiver limpo e seco.

Oclusão do cateter

Todos os esforços devem ser realizados para desobstruir o cateter e evitar a sua troca.

Nunca utilize fios-guia para desobstruir o cateter em razão do risco de desalojamento da massa obstrutiva e criação de êmbolo. Em caso de trombose da veia subclávia, remova o cateter imediatamente, evitando a punção venosa central por algumas semanas.

Protocolo para restaurar a permeabilidade em cateteres parcialmente ocluídos

Utilizar o protocolo descrito anteriormente.

CATETERES PARA PROCEDIMENTOS DIALÍTICOS

A necessidade de acesso vascular em pacientes com insuficiência renal pode ser temporária ou permanente.

Alguns métodos, que envolvem a inserção de cateteres em uma grande veia, ajudam a estabelecer o acesso temporário por períodos que variam de horas a semanas.

Os métodos permanentes permitem o acesso vascular por meses a anos, e incluem fístulas arteriovenosas, enxerto arteriovenoso e implante do cateter de Permicath®.

Cateteres vasculares de curta permanência

Denominação

- Cateter para hemodiálise e cânula venosa percutânea.
- Cateter de triplo lúmen para hemodiálise.
- Cateter de um lúmen para hemodiálise.

Especificação técnica

- Cateteres de um lúmen, duplo lúmen e triplo lúmen.
- Material: poliuretano (material rígido e biocompatível) e silicone (material macio, flexível e biocompatível).
- Comprimento: 9, 12, 15 e 19,5 cm.
- Calibre: 8, 10 e 11,5 Fr.
- Os cateteres de curta permanência são destinados para terapias curtas (de dias ou semanas). Podem ser de lúmens simples ou múltiplos, confeccionados em diversos materiais.
- Como acesso temporário, tem-se o cateter de duplo lúmen para hemodiálise, que é o utilizado com maior frequência.

Indicação

É utilizado em pacientes com diagnóstico de insuficiência renal aguda ou crônica sem a presença de acesso permanente, pacientes em diálise peritoneal ou receptores de transplantes que necessitam de procedimentos dialíticos temporários.

Locais para inserção do cateter

Os locais mais indicados para a inserção dos cateteres que visam à hemodiálise são as veias jugulares interna e externa, subclávia e femoral.

Manutenção do cateter

- Os cateteres para hemodiálise devem ser heparinizados após a sua passagem e utilização para a realização das terapias contínuas de substituição renal.
- Segundo Daugirdas et al.[1], após a passagem do cateter, deve-se injetar solução de heparina 1:5.000 em cada lúmen por meio das portas de entrada do cateter.
- Para Shor et al.[2], os cateteres devem ser heparinizados em concentração de 100:1 no período interdialítico.

Indicações de troca do acesso

Não há indicação de troca rotineira pré-programada do cateter. No entanto, pode ser necessário trocá-lo em algumas das seguintes situações:

- Se houver saída de secreção purulenta no local da inserção.
- Na suspeita de febre associada ao cateter (a troca deve ser feita após o descarte de outros focos infecciosos).
- Na suspeita de febre associada ao cateter com repercussões clínicas graves.
- Em casos de mau funcionamento do cateter.

Troca de curativo

- Realizar a troca quando o curativo estiver úmido e/ou sujo.
- Realizar limpeza com solução salina a 0,9% e, em seguida, aplicar a solução antisséptica (clorexidina alcoólica a 0,5%).
- Realizar a troca após a realização de procedimentos dialíticos.

Complicações

Entre as complicações, encontram-se:

- Complicações relacionadas à inserção do cateter, como pneumotórax, hemotórax, lesão em nervos, arritmias cardíacas, mau posicionamento do cateter e embolias.
- Complicações tardias: infecção, coagulação na luz do cateter, trombose ou estenose das veias, embolia gasosa e deslocamento do cateter.

Cuidados de enfermagem

- Os cateteres de hemodiálise devem ser manipulados por enfermeiros treinados.
- Os cuidados de enfermagem se limitam ao tratamento do local de inserção, à preparação dos lúmens antes da instalação de um procedimento hemodialítico e ao término dos procedimentos.
- É fundamental que, durante a manipulação do cateter de hemodiálise, sejam utilizadas máscaras, luvas estéreis e técnicas assépticas rigorosas. A exposição do cateter deve ocorrer em um campo estéril.
- O enfermeiro deve proceder com a troca da heparinização do cateter a cada 48 horas em caso de não utilização deste para procedimentos dialíticos.
- Deve-se evitar a utilização do cateter de hemodiálise para a administração de drogas, coleta de sangue, entre outros.

Cateteres vasculares de longa permanência

Denominação

O cateter de Permicath® é um CVC de duplo lúmen tunelizado, confeccionado com silicone. Esse cateter pode medir 28, 36 ou 40 cm de comprimento e possui um *cuff* de Dacron.

Inserido por um túnel subcutâneo, é também denominado cateter de demora, venoso tunelizado e semi-implantado para hemodiálise.

Destina-se para terapias de meses a anos, fornecendo acesso venoso de longa permanência para hemodiálise.

É composto de polímeros de silicone e possui um *cuff* de poliéster (Dacron®) que mantém o cateter no tecido subcutâneo. Esse *cuff* localiza-se a aproximadamente 5 cm do local de saída do cateter, o qual é coberto por fibroblastos depois de uma semana a 10 dias da inserção, reduzindo os riscos de retirada acidental e de infecções bacterianas ascendentes.

Indicação

Em geral, é indicado para pacientes sem condições de confecção de fístula arteriovenosa e com necessidade de acesso para terapia hemodialítica por tempo indeterminado.

Locais de inserção

O local de escolha para a inserção é a veia subclávia.

CATETER DE SWAN-GANZ

Considerações gerais

É um cateter de acesso venoso central utilizado para a monitorização invasiva, que permite o diagnóstico diferencial entre o choque cardiogênico e outras situações de baixo débito, por meio das medidas das pressões da artéria pulmonar, do átrio direito, dos ventrículos direito e esquerdo, e da cunha capilar pulmonar, assim como da pressão venosa central. Também mede e calcula o débito cardíaco, a resistência vascular sistêmica e pulmonar, o trabalho ventricular, o consumo e o transporte de oxigênio venoso misto.

O débito cardíaco é calculado pelo método de termodiluição, que utiliza a diferença de temperatura entre o fluido injetado e a temperatura basal do paciente. Assim, o débito cardíaco é determinado com base na velocidade de injeção do fluido na via proximal e na temperatura do sangue.

Descrição do cateter

O cateter de Swan-Ganz é confeccionado com poliuretano, que é um material flexível. Contém três lúmens, com calibres de numeração 7 e 7,5 Fr, e apresenta um sensor (termistor com conector), uma via para insuflação do balão com seringa de 3 mL, balão de látex com capacidade de 1,5 cm de ar na ponta do cateter, uma via distal localizada na artéria pulmonar e uma via proximal no átrio direito.

Seu comprimento é de 110 cm e apresenta marcas numéricas a cada 10 cm.

Indicações

É indicado nas seguintes situações:

- Nas avaliações diagnósticas dos choques cardiogênico, misto, hipovolêmico e séptico.
- Na diferenciação do edema agudo do edema pulmonar (cardiogênico ou não cardiogênico).
- No controle rigoroso do manejo de drogas vasoativas e controle da reposição volêmica nos casos de infarto agudo do miocárdio (IAM), insuficiência cardíaca congestiva (ICC), pancreatite aguda, queimaduras extensas, traumas e politraumas, doença cardíaca das valvas e vascular, trans e pós-operatório de paciente de alto risco e situações complexas circulatórias.
- Nas síndromes de dificuldades respiratórias em pacientes adultos.

Recomendações

- Durante a técnica de inserção do cateter, manter o paciente monitorado e o desfibrilador preparado. Observar possíveis arritmias ventriculares.
- Solicitar radiografia torácica após o procedimento.
- Observar o traçado da pressão da artéria pulmonar no monitor após a inserção do cateter.
- Insuflar o balão com ar (1,5 mL) no período máximo de 30 segundos ao verificar as medidas de débito cardíaco.
- Atentar-se para o traçado irregular da curva AP. O cateter mal posicionado pode provocar infarto pulmonar, lesão, isquemia e ruptura da AP e irritação ventricular.
- Observar que o cateter deve permanecer por, no máximo, 5 dias.
- Trocar o cateter ao detectar foco infeccioso e presença de sangue no invólucro protetor ("camisinha").
- Seguir a conduta médica e retirar o cateter quando a avaliação diagnóstica for concluída.

Complicações

As possíveis complicações relacionadas ao cateter de Swan-Ganz são: infecção, trombose, embolia, deslocamento do acesso, pneumotórax, vasoespasmo, fístulas arteriovenosas, injeção inadvertida de drogas, necrose e gangrena de dígitos, nó no cateter, lesão endocárdica, lesões valvulares, lesões de cordas tendíneas, músculos papilares, ruptura de ramos da artéria pulmonar, sepse relacionada ao cateter, bloqueio de ramo direito e infarto pulmonar.

Curativo

O curativo convencional deve ser trocado diariamente, enquanto o curativo com filme transparente deve ser a cada 5 dias.

Cuidados de enfermagem

- Orientar o paciente sobre o procedimento e os possíveis incômodos causados pela imobilização prolongada.
- Estar atento a eventuais intercorrências durante e após a passagem do cateter de Swan-Ganz, como arritmias, extrassístoles atriais e ventriculares, taquicardias atriais e ventriculares, *flutter* atrial e ventricular, bloqueio de ramo, bloqueio AV completo, infarto pulmonar, ruptura de ramos da artéria pulmonar, lesão endocárdica, lesões valvulares, infecções etc.
- Manter o carrinho de parada cardiorrespiratória (PCR) próximo e o desfibrilador preparado.
- Posicionar o cliente em decúbito dorsal horizontal, utilizando a régua para o nível zero entre a linha axilar média e o *domus*.
- Manter a técnica asséptica para a manipulação do sistema.
- Controlar o balanço hídrico rigorosamente.
- Controlar a diurese rigorosamente quanto à quantidade e ao aspecto.
- Verificar sinais de sangramento ou hematoma local.
- Anotar o aspecto da perfusão periférica (coloração e temperatura).
- Verificar sinais vitais a cada pelo menos 2 horas.
- Comunicar a presença de sangue no invólucro protetor do Swan-Ganz.
- Trocar o soro e o sistema fechado a cada 96 horas, identificando cada troca.
- Observar sinais flogísticos ou de isquemia no local puncionado, como edema, formigamento, dor, cianose, diminuição ou aumento da temperatura local.
- Lembrar-se de que o cateter também pode ser utilizado para medicamentos parenterais pela via proximal.
- Caso o transporte seja necessário para eventuais exames diagnósticos, pode-se desconectar o cateter e manter técnica asséptica, ocluindo para evitar o refluxo e a contaminação.
- Colocar o paciente na posição de *Trendelenburg* para a retirada do cateter de Swan-Ganz. Oclua com curativo compressivo, preferencialmente com esparadrapo, por 24 horas.

Como observação, ressalta-se que o médico é o único que pode realizar a instalação desse tipo de cateter.

O paciente deve ser continuamente monitorado e o profissional treinado para manipular o cateter de maneira adequada, proceder com a mensuração do débito cardíaco e reconhecer as possíveis complicações.

RESUMO

Nas últimas décadas, os acessos vasculares centrais têm salvado e prolongado a vida de muitos pacientes. Nesse sentido, cateteres de diferentes tipos foram desenvolvidos, dentre eles os cateteres implantados e semi-implantados. Neste capítulo, foram apresentadas as principais indicações, contraindicações e complicações decorrentes da instalação desses dispositivos para o tratamento dos pacientes graves. Além disso, foram descritos os principais cuidados de enfermagem relacionados à instalação e à manutenção desses cateteres, bem como as intervenções voltadas à prevenção de riscos para os pacientes no manuseio desses dispositivos.

PROPOSTAS PARA ESTUDO

1. Descreva quais são os tipos de cateteres de longa permanência frequentemente utilizados pelos pacientes internados na UTI.
2. Quais são as indicações, contraindicações e complicações decorrentes do uso dos cateteres totalmente implantáveis?
3. Cite os cuidados de enfermagem na desobstrução dos cateteres implantados.
4. Descreva quais são as indicações, contraindicações e complicações decorrentes do uso do cateter venoso tunelizado.
5. Quais são as recomendações para o manuseio do cateter venoso tunelizado?
6. Cite quais são os tipos de cateteres utilizados para a realização de procedimentos dialíticos.
7. Descreva as indicações, contraindicações e complicações decorrentes do uso dos cateteres para procedimentos dialíticos.
8. Quais são os cuidados de enfermagem no manuseio dos cateteres para procedimentos dialíticos?
9. O que é cateter de Swan-Ganz e quais são suas indicações?
10. Descreva os cuidados de enfermagem relacionados ao paciente usuário do cateter de Swan-Ganz na UTI.

REFERÊNCIAS BIBLIOGRÁFICAS

1. Daugirdas JT, Blake PG, Ing TS. Manual de diálise. 3.ed. Rio de Janeiro: Guanabara-Koogan; 2003.
2. Schor N, Boim, MA, Santos OFP. Insuficiência renal aguda: fisiopatologia, clínica e tratamento. São Paulo: Sarvier; 1997.
3. Agee KR, Balk RA. Central venous catheterization in critically ill patient. Crit Care Clin. 1992;8(4):677-86.
4. Aloan, L. Procedimentos dialíticos. Hemodinâmica e angiografia. 2.ed. São Paulo: Atheneu; 1996. p. 38.
5. APECIH. Associação paulista de epidemiologia e controle de infecção relacionada à assistência à saúde. Infecção associada ao uso de cateteres vasculares. 3.ed. São Paulo: APECIH; 2005.
6. Becton Dickinson Indústrias Cirúrgicas LTDA. Catálogos de produtos. São Paulo; 2001.
7. Bonassa, EMA. Enfermagem em Quimioterapia. São Paulo: Atheneu; 1997.
8. Brunner LS, Suddarth S. Tratado de enfermagem médico-cirúrgica. 7.ed. Rio de Janeiro: Guanabara-Koogan; 1993. p. 590-1.
9. Buchbinder N, Ganz W. Hemodynamic monitoring: invasive techniques. Anesthesiol. 1976; 45(2):146-55.
10. Carpenito LJ. Planos de cuidados de enfermagem e documentação. 2.ed. Porto Alegre: Artes Médicas; 1999. p. 574-9, 594-606.
11. [CDC] Centers for disease control. Guideline for the prevention of intravascular, catheter related infections; 2011.
12. Groenwald, SL, et al. Cancer nursing: principles and practice. Jones and Bartlett Publishers Inc. 1993; 301-2.
13. Infusion Nurses Society Brasil. Diretrizes práticas para terapia infusional. São Paulo: INS Brasil; 2013.
14. Infusion Nurses Society. Infusion Nursing: Standarts of practice. Lippincott Williams & Wilkins; 2011.
15. J&J Gateway LLC. Sugestões para punção e curativo para os cateteres. São Paulo. Diponível em: http://www.Jnjgateway.com. Acesso em: 5 jul. 2002.
16. Knobel E. Condutas no paciente grave. São Paulo: Atheneu; 1994. p. 919.
17. Harada MJCS. Pedreira MLG. Terapia intravenosa e infusões. São Caetano do Sul: Yendis; 2011.
18. Lokich J, et al. Complications and management of implanted venous access catheters. J Clin. 1985; 3:710-7.
19. Marino PL. Compêndio de UTI. Tradução de Silva E. 2ª ed. Porto Alegre: Artmed; 2000. p. 59-89.
20. Martins FRP, Matsomoto T. Acessos Vasculares. In: Hirscheiner MR, et al. Terapia intensiva pediátrica. Rio de Janeiro: Atheneu; 1989. p. 762-7.
21. Phillips LD. Manual de terapia intravenosa. Tradução de Mavilde Pedreira, et al. 2.ed. Porto Alegre: Artmed; 2001.
22. Pinneo R, et al. Enfermagem na unidade coronariana. Rio de Janeiro: Atheneu; 1884. p. 118-22.
23. Pohl FF, Petroianu A. Tubos, sondas e drenos. Rio de Janeiro: Guanabara-Koogan; 2000. p. 395.
24. Rebeca I, Corine N. Venous access devices: catheter pinch-off and fracture. Bard Access Systems; 1993.
25. Rogante MM. Procedimentos especializados de enfermagem. São Paulo: Atheneu; 1994.
26. Yamaushi NI, Munhóz CHF, Ferreira AMTGB. Infecção hospitalar e suas interfaces na área da saúde. São Paulo: Atheneu; 2000. p. 957-97.

PARA SABER MAIS

http://www.ins1.org
http://www.insbrasil.org.br

18

Cateteres periféricos, centrais e centrais de inserção periférica

Dirceu Carrara

PONTOS A APRENDER

1. Os vários tipos de cateteres periféricos e centrais utilizados na terapia intravenosa do doente grave.
2. As principais indicações, contraindicações e complicações decorrentes da instalação dos diferentes tipos de cateteres.
3. As intervenções de enfermagem relacionadas à instalação, manutenção e remoção dos cateteres periféricos e centrais.
4. As intervenções de enfermagem para a prevenção de riscos relacionados ao uso de cateteres periféricos e centrais na UTI.

PALAVRAS-CHAVE

Infusões intravenosas, enfermagem.

ESTRUTURA DOS TÓPICOS

Introdução. Tipos de cateteres. Considerações finais. Resumo. Propostas para estudo. Referências bibliográficas.

INTRODUÇÃO

A utilização de cateteres para o acesso vascular ampliou a segurança dos pacientes submetidos a terapias intravenosas prolongadas e subsequentes manipulações da rede vascular periférica, inclusive para a obtenção frequente de amostras laboratoriais de controle. Essas mesmas vias servem, também, às ações de suporte, tais como a administração de soluções (isotônicas/hipertônicas), transfusões e antibioticoterapia.

Apesar dos cuidados técnicos de rotina, os acessos periféricos apresentam danos variáveis no decurso dos tratamentos, em decorrência da ação direta dos medicamentos no nível parietal, que, somados a estados de fragilidade vascular, carências nutricionais ou mesmo estresse, determinam risco potencial de complicações vasculares locais e sistêmicas.

Embora em uso na prática médica há mais de 20 anos, há ainda resistências para a indicação e uso de cateteres. Além disso, verificam-se algumas inobservâncias técnicas que incluem desde a escolha do equipamento a ser instalado até a falta de cuidados básicos para manter sua permeabilidade e eficácia.

Por questões básicas de segurança na prevenção de ocorrências como vasoespasmos, flebites recorrentes, dermatites ou necroses teciduais por extravasamento, os cateteres venosos centrais de curta ou longa permanência têm sido cada vez mais utilizados, integrando o planejamento terapêutico inicial, principalmente nos esquemas prolongados e de risco. Busca-se, assim, evitar possíveis interrupções no tratamento ou até questionamentos sobre a utilização ou não desse recurso.

Em resumo, a utilização de cateteres em pacientes que deles necessitam deve ser criteriosa, tendo como requisitos básicos fundamentais:

- Evitar danos ou riscos de acidentes no sistema vascular do paciente.
- Garantir um acesso seguro a vasos de grande calibre, de forma intermitente ou contínua, em períodos prolongados, para administração de drogas, coletas de amostras sanguíneas ou tratamento de suporte.

Os pacientes e seus familiares devem ser informados sobre as vantagens e os riscos do procedimento, e a sua autorização deve preceder o ato de implantação.

Obedecendo a tais princípios, os cateteres podem ser escolhidos de acordo com as necessidades ou as condições clínicas do paciente. Para esquemas sequenciais e intermitentes, por exemplo, em nível ambulatorial, o port subcutâneo é o mais indicado pela facilidade de manutenção ou mesmo pelo aspecto estético. Os parcialmente implantados, embora inseridos sem dificuldades, exigem mais cuidados – curativos e heparinizações constantes – e restringem certas atividades ou práticas esportivas (p. ex., natação). São adequados para terapias venosas contínuas e coleta de sangue e são de fácil remoção.

TIPOS DE CATETERES

Cateteres venosos periféricos de curta permanência

Cateter curto sobre agulha

Especificação técnica

Trata-se de um cateter composto de poliuretano em biomaterial termossensível, hemocompatível, tromborresistente, ultraflexível e inerte que possibilita a redução do índice de flebite mecânica.

Calibres: 14, 16, 18, 20, 22 e 24 Gauge.

Indicações para punção com cateter venoso periférico curto

- Reposição hidroeletrolítica.
- Restabelecimento da volemia.
- Transfusões.
- Infusão de contraste para diagnóstico.
- Administração de medicamentos.

Local para inserção

Quadro 18.1 Veias superficiais do dorso da mão e do braço.

Veia	Localização	Dispositivos de inserção	Considerações
Digital	Porções laterais e dorsais dos dedos	Cateter de 21 a 22 Gauge. Agulha de aço de 21 a 25 Gauge	Usar apenas soluções isotônicas, sem aditivos, em razão do risco de infiltração
Metacarpo dorsal	Dorso da mão formado pela união das veias entre as articulações	20 a 22 Gauge para 2 a 2,5 cm de comprimento, sobre a agulha do cateter. Agulha de aço de 21 a 25 Gauge	Normalmente de fácil visualização. Evitar o uso para infusão de antibióticos, cloreto de potássio ou agentes quimioterápicos
Cefálica	Porção radial da região inferior do braço, ao longo do osso radial	Cateteres de 18 a 22 Gauge, geralmente cateter sobre agulha	Grandes veias, de fácil acesso. Usar inicialmente na região mais distal e utilizar em terapia de longa duração. Útil para infusão de sangue e medicamentos irritantes
Basílica	Face ulnar da região inferior do braço, estendendo--se para cima do osso ulnar	Usualmente cateter sobre agulha de 18 a 22 Gauge	Área de difícil acesso. Grande veia, fácil de palpar, porém de fácil mobilização; estabiliza-se com a tração durante a punção venosa. Priorizar outros sítios

(continua)

Quadro 18.1 Veias superficiais do dorso da mão e do braço. *(continuação)*

Veia	Localização	Dispositivos de inserção	Considerações
Cefálica acessória	Ramos da veia cefálica ao longo do osso radial	Usualmente cateter sobre agulha de 18 a 22 Gauge	Tamanho médio a grande; fácil fixação. Pode ser difícil de palpar em pessoas com grande quantidade de tecido adiposo. Válvulas na junção cefálica podem impedir a progressão do cateter. Comprimento curto pode impossibilitar o uso de cateter.
Cefálica superior	Face radial da região superior do braço sobre o cotovelo	Usualmente cateter sobre agulha de 16 a 20 Gauge	Difícil visualização
Antebraquial mediana	Estende-se para cima e para a frente do antebraço, das veias antecubitais medianas	Usualmente cateter sobre agulha de 18 a 22 Gauge	A área apresenta muitas ramificações de nervos, por isso deve ser evitada. Infiltrações ocorrem facilmente
Basílica mediana	Porção ulnar do antebraço	Usualmente cateter sobre agulha de 18 a 22 Gauge	Bom local para terapia IV.
Antecubital	Dobra do cotovelo	Todos os tamanhos, especialmente de 16 a 18 Gauge; usado para cateteres de linha média e PICC	Deve ser reservado apenas para coleta de sangue, para análise laboratorial ou em casos de emergência. Local desconfortável, em decorrência da manutenção do braço estendido. Área de difícil fixação

Áreas a serem evitadas

- Veias necrosadas e/ou trombosadas.
- Veias endurecidas por quimioterapia.

- Cicatrizes.
- Pele com enfermidade evidente.
- Articulações e membros inferiores.

Vantagens do cateter periférico curto sobre agulha

- O mandril é retirado no ato da punção, permanecendo a cânula flexível (revestimento).
- Permite maior movimentação do membro puncionado.
- Possibilita menor risco de extravasamento.
- Proporciona infusão segura.
- Permanece por mais tempo, mesmo em pacientes agitados.
- Garante menos tentativas de punções (pela facilidade de punção).
- Facilita a penetração, utiliza menos força e causa menos dor ao paciente, pelo formato da ponta da agulha em V.
- Permite perfeita visualização ao raio X (RX), por ser radiopaco.

Abordagem para realização da punção venosa

Pré-punção:

- Verificar a prescrição médica, que deve conter: solução, medicamento, dosagem, volume, velocidade, frequência e via.
- Higienizar as mãos com clorexidina degermante a 2% ou antissepsia com álcool gel a 70%.
- Inspecionar a infusão no frasco ou bolsa, observando rachaduras, partículas de solução e data de validade.
- Selecionar o sistema de infusão adequado, avaliando o tipo da solução.
- Selecionar o local.
- Evitar as regiões próximas das articulações.
- Dar preferência para dispositivos com sistema de segurança.

Punção:

- Cateteres:
    - 18 a 20 Gauge: para infusões hipertônicas ou isotônicas com aditivo, sangue e hemocomponentes;
    - 22 a 24 Gauge: para pediátricos;
    - 22 Gauge: para veias frágeis em idosos;
    - inspecionar a integridade.

Observação: deve-se inspecionar a integridade da agulha. Antes da punção, recomendam-se duas tentativas por profissional para a punção venosa.

Múltiplas tentativas sem sucesso causam traumas e riscos desnecessários.

Pós-punção:

- Fixar o rótulo no frasco da solução, com horário, nome da solução e aditivos.
- Identificar a data da punção, horário e assinatura no adesivo de fixação do cateter ou na prescrição de enfermagem, conforme rotina da unidade.
- Descartar o dispositivo em recipiente próprio para perfurocortante e não reencapar, quebrar ou dobrar as agulhas e os estiletes.
- Trocar a fixação se estiver molhada.
- Calcular a velocidade da infusão.
- Fazer a documentação (data e horário da punção, localização, calibre do cateter e comprimento, nome do paciente).

Complicações:

- Quebra do cateter durante a punção.
- Infecção: falha na antissepsia e/ou doenças da pele evidentes e/ou contaminações da cânula antes da punção.
- Hematoma: infiltração de sangue no tecido subcutâneo. Recomenda-se aplicar calor úmido e pomadas para facilitar a reabsorção.
- Infiltração: extravasamento de líquido para fora do vaso; observa-se edema com baixa temperatura local. Deve-se ter cuidado com soluções irritantes para não ocorrer necrose.
- Oclusão: bloqueio da cânula, causado provavelmente por coágulos ou trombos. Recomenda-se retirar a cânula de imediato, sem tentar desobstruir, pois o êmbolo pode ganhar a corrente circulatória.
- Flebite: é a reação da túnica íntima a algum elemento estranho. Tem como resultado final sinais flogísticos, ou seja, calor, rubor e dor. Podem ocorrer três tipos distintos de flebite:
  - química: excesso de soluções irritantes ao vaso;
  - mecânica: cânula colocada em articulações;
  - séptica: por contaminação da cânula, falha na antissepsia e, principalmente, falta de higienização das mãos.

Em todos os casos, o cateter deve ser retirado imediatamente, promovendo nova punção e aplicando calor úmido na área afetada.

Cateteres agulhados (Scalp®)

Especificação técnica

São cateteres agulhados com asa, feitos com aço inoxidável, sendo sua apresentação em números ímpares nos tamanhos 17, 19, 21, 23 e 25, com comprimento de 1,25 a 3,0 cm.

Indicações

Terapia de curta duração (menos do que 12 horas), terapia de dose única e administração de medicamentos IV em *bolus* para coleta de amostra de sangue.

Locais para inserção

Veias da mão (veia cefálica, metacarpiana ou basílica).

Recomendações

- Lavar as mãos antes da inserção com solução de clorexidina degermante a 2%.
- Fazer a antissepsia com clorexidina degermante a 2% e, em seguida, com clorexidina alcoólica a 0,5%.
- Administrar o medicamento e retirar após o uso; se houver necessidade de permanência maior do que 12 horas, utilizar o cateter sobre agulha.
- Utilizar luvas de procedimento para a sua retirada, comprimindo o local com algodão ou gaze seca.

Vantagens

- Excelente para a administração de medicamentos de dose única IV.
- Coleta de sangue em pacientes alérgicos a *nylon* e/ou *teflon*.
- As asas permitem fácil troca do equipo.

Desvantagens

- Permanência da agulha no interior da veia.
- Restrição dos movimentos, portanto, desaconselhável em pacientes agitados.
- Aumento do risco de extravasamento e/ou transfecção.
- Existência de agulha não flexível.
- Possibilidade de maior número de punções.

Cateter Íntima®

Especificação técnica

É um cateter intravenoso periférico do tipo "por-fora-da-agulha" com asas. Trata-se de um cateter composto por biomaterial Vialon (um tipo de poliuretano melhorado). Os cateteres compostos por poliuretano são superiores àqueles compostos por *teflon*, pois apresentam baixa trombogenicidade, provocam menos irritação mecânica e permitem melhor adaptação às dobras.

Partes do cateter íntima

- Agulha siliconizada com bisel biangulado e trifacetado, conectada ao mandril guia e puxador.
- Protetor transparente do conjunto cateter/agulha.
- Asas de empunhação/fixação.
- Tubo vinílico transparente e apirogênico.
- Conector fêmea em Y, sendo uma conexão Luer Lock e outra tipo PRN intermitente.

Número do cateter/calibre

18 GA – verde	20 GA – rosa	22 GA – azul	24 GA – amarelo
1,3 x 25 mm	1,1 x 25 mm	0,8 x 19 mm	0,7 x 19 mm
82 mL/min	55 mL/min		

Indicações

- Terapia intravenosa periférica, contínua ou não.
- Infusões de média duração (permanência de até 96 horas).
- Manutenção de via de acesso em pacientes com rede venosa de difícil punção.

Locais de punção

- Veias das mãos: basílica, cefálica, metacarpiana.
- Antebraço: cubital mediano, basílica, antebraquial mediano e cefálica. *Observação*: Evitar fossa antecubital.

Recomendações de manutenção

- Lavar o acesso com 10 mL de SF a 0,9% após a administração de medicamentos, se a infusão medicamentosa não for contínua.
- Trocar o oclusor da via de conexão Luer Lock a cada 24 horas ou em casos de contaminação.
- Proteger o cateter quando o paciente for encaminhado ao banho.
- Manter por, no máximo, 96 horas.
- Realizar a troca do cateter na presença de sinais flogísticos e flebite.

Curativo

- Colocar adesivo transparente estéril diretamente sobre a pele.
- Inspecionar diariamente o curativo e trocar sempre que houver sujidade evidente ou descolamento (não devem ser trocados rotineiramente, para evitar a manipulação desnecessária).
- Não colocar adesivo ao longo do cateter, apenas o suficiente para fixação.

Cateteres venosos centrais

Cateter central de inserção periférica

Denominação

Cateter central de inserção periférica (CCIP) ou *peripherally inserted central venous catheter* (PICC) ou Midcath®.

Especificação técnica

Cateter flexível de silicone ou poliuretano, demarcado a cada 5 cm, radiopaco, biocompatível e termossensível. Pode permanecer implantado por até seis meses. É apresentado em duplo e único lúmen, estéril, descartável e de calibres variáveis, conforme especificações da Tabela 18.1.

Indicações

Antibioticoterapia, quimioterapia, transfusão sanguínea ou de hemoderivados, anticoagulação, terapia analgésica, nutrição parenteral e vasopressores (acesso venoso de longo termo para pacientes ambulatoriais ou *home care*, coleta sanguínea e monitorização de pressões venosas centrais [PVC]).

Tabela 18.1 Cateter introdutor.

Calibre (G)	Tamanho (Fr)	Comp.	Diâmetro interno (mm)	Diâmetro externo (mm)	Volume interno (mL)	Calibre (G)	Comp.
16	5,0	60	1,2	1,7	0,9	14	0,25
18	3,5	60	0,7	1,2	0,4	17	0,25
20	2,6	60	0,4	0,9	0,2	19	0,20
24	1,9	30	0,35	0,6	0,1	20	0,20
28	1,2	25	0,15	0,4	0,08	20	0,20

Vale observar que a indicação deve levar em consideração as doenças e as condições do paciente, além do tipo de terapia e duração de tratamento. Os diagnósticos mais comuns para utilização do CCIP são: câncer, infecções extensas de feridas, osteomielites, fibrose cística, hiperemese, pancreatite, AIDS, doença de Crown, sepse e dor em fase terminal de vida.

Outra indicação está relacionada ao tipo de droga utilizada, como irritantes ou vesicantes, extremos de osmolaridade, extremos de pH, agentes neoplásicos, terapias contínuas e intermitentes.

Contraindicações

Distúrbios de coagulação, trombose venosa, infiltração e extravasamento, queimaduras e necrose no local de punção, infecção de pele ou tecido subcutâneo no local proposto para inserção do cateter e alterações anatômicas (estruturais ou venosas) aparentes ou confirmadas que possam impossibilitar a realização do procedimento ou torná-lo perigoso. São também contraindicados em membros inferiores, flebotomia bilateral, mastectomia bilateral, lesões torácicas, fraturas dos membros, alergias e alterações neurológicas, além da preservação de fístulas e *shunts* arteriovenosos.

Limitações

- Doença cardíaca/edema: veias de difícil acesso, drogas irritantes e vesicantes, sobrecarga volêmica.
- Diabetes: neuropatia periférica e risco de infecção.
- Câncer: quimioterapia e imunocomprometimento.
- Imunossupressão: risco de infecção aumentado.
- Desidratação: volume intravascular reduzido.

- Mastectomia: circulação comprometida.
- Hemodiálise: fístula arteriovenosa.
- Obesidade: veias profundas.

Locais para inserção

As veias de primeira escolha são: cefálica, cefálica acessória, cubital mediana, veia basílica e antebraquial mediana.

Observam-se que todos esses locais são aceitáveis. Entretanto, a veia basílica e a mediana do cotovelo são os locais preferidos para inserção. Todos devem ser puncionados logo acima do espaço antecubital.

Recomendações

Realizar o primeiro curativo após a inserção do cateter, com gaze e micropore. Após 24 horas, sem sinais de sangramento, utilizar filme transparente depois de realizar a assepsia com SF e clorexidina alcoólica a 0,5%. Na retirada do CCIP, se houver a intenção de fazer cultura da ponta de cateter, o enfermeiro deverá realizar procedimento estéril observando os seguintes aspectos:

- Manter a posição supina.
- Remover o curativo.
- Posicionar o braço de 45° a 90° do corpo.
- Puxar o cateter cuidadosamente utilizando a técnica mão sobre mão.
- Agir com cautela; caso contrário, o cateter pode se quebrar.
- Fazer a compressão no local.
- Fazer curativo sobre o local.
- Observar se o cateter foi totalmente removido, comparando com a anotação inicial de enfermagem no momento da inserção.

No curativo: utilizar diariamente curativo convencional; se o curativo for transparente, trocar a cada sete dias.

No manuseio intermitente do cateter:

- Higienizar as mãos.
- Fazer antissepsia com gaze e álcool a 70% no "*plug* macho".
- Retirar anticoagulante.
- Lavar o CCIP com SF a 0,9%, com seringa de 10 ou 20 mL.
- Administrar o medicamento e, em seguida, lavar novamente com SF a 0,9%. Depois, administrar solução de anticoagulante (solução de heparina 100 U/mL, seringa de 10 ou 20 mL no volume do *priming* do cateter).

As orientações ao paciente após a inserção do cateter incluem:

- Trocar o curativo, conforme orientações anteriores.
- Utilizar filme plástico no banho.
- Manter o curativo seco.
- Retirar o filme plástico após o banho.
- Proteger o braço em que se encontra o CCIP.
- Evitar banho de sol no braço em que o cateter estiver instalado (proibir banho de mar, piscina, ofurô e banheira).
- Suspender esportes agressivos como futebol.
- Procurar o serviço onde foi instalado o cateter na presença de sinais e sintomas como febre, calafrio, náusea, inchaço no braço do CCIP e sangramento.

Complicações

As principais complicações do CCIP incluem:

- Tamponamento cardíaco.
- Embolia.
- Endocardite.
- Necrose tecidual.
- Alergia de contato.
- Síndrome de válvula.

Outras complicações importantes

Dificuldade de progressão

Resistência ao avanço do cateter, podendo enrolar externamente.

- Causas: posicionamento do paciente, mau posicionamento do cateter, calibre do cateter, venoespasmo, cicatriz ou esclerose de válvulas e bifurcação.
- Prevenção: posicione o paciente com o braço formando um ângulo de 45° a 90° com o corpo e avance com o cateter suavemente.
- Intervenção: nunca use força; pare, espere e reinicie; reposicione o braço; faça uma leve rotação do braço; oriente o paciente a abrir e fechar a mão; lave com SF a 0,9%; retraia o fio-guia; se necessário, retire-o; aplique calor local sem comprometer o campo estéril (compressa morna).

Mau posicionamento do cateter

Resistência ao avanço, desconforto do paciente, ângulos de dobra.

- Causas: anatomia venosa, cirurgia ou lesão prévia, posicionamento do paciente e medida incorreta do cateter.
- Prevenção: avalie cuidadosamente o paciente, oclua a jugular interna durante a inserção, meça o tamanho atentamente, apare com cuidado, visualize o retorno sanguíneo ao aspirar e nunca force a inserção.
- Intervenção: verifique o posicionamento com RX e medidas de reposicionamento durante a inserção.

Hemorragias e hematomas

- Causas: calibre da agulha, cânula introdutora, distúrbios de coagulação, terapêutica anticoagulante e inserção traumática.
- Prevenção: conheça a terapêutica prévia e os resultados laboratoriais.
- Intervenção: aplique pressão (leve), mas duradoura, faça curativo compressivo por meio de curativo com gazes nas primeiras 24 horas.

Arritmia cardíaca

Ritmo cardíaco irregular, dispneia, palpitações e hipotensão arterial.

- Causas: irritação do miocárdio, migração da terminação do cateter para o átrio direito e movimento do braço deslocando o cateter.
- Prevenção: avalie o pulso e a FC de base, meça cuidadosamente o tamanho do cateter, apare de forma adequada e verifique a localização da terminação, RX.
- Intervenção: realize a prevenção, retraia o cateter e/ou fio-guia de volta para a veia cava superior e notifique o médico.

Punção arterial

Cor do sangue, fluxo sanguíneo pulsátil, fluxo sanguíneo retrógrado, hipotensão e hipovolemia.

- Causas: não identificação da artéria, abordagem muito profunda, cateterização inadvertida.
- Prevenção: identifique a artéria braquial, punção mais superficial.

- Intervenção: realize a prevenção, remova a agulha ou o introdutor imediatamente, faça a compressão direta no local, faça o curativo compressivo, avalie o desenvolvimento do hematoma e nunca infunda nenhum material em uma artéria.

Dano ou estimulação de nervos

Dormência, formigamento e fraqueza regional.

- Causas: dano direto pela agulha, irritação de nervos durante a inserção, cateter fora da veia, posicionamento inadequado do braço.
- Prevenção: avalie de forma adequada, posicione de maneira correta, evite cateterizações desnecessárias, faça o avanço lenta e cuidadosamente e apoie o braço em posição confortável.
- Intervenção: realize a prevenção, pare a progressão, reinicie mais lentamente e, se as sensações persistirem, remova o cateter e realize uma nova inserção.

Embolia do cateter

Perda visível do cateter ou fragmento no interior da veia.

- Causas: dano ao cateter, retração do cateter pela agulha introdutora e retirada agressiva do fio-guia.
- Prevenção: tome cuidado ao retrair o cateter pela agulha, tenha em mente que introdutores não metálicos reduzem o risco, evite usar *clamps* ou tesouras e use adequadamente agulhas de sutura e fitas adesivas para fixação.
- Intervenção: retenha o fragmento para prevenir a migração, aplique pressão direta (mão ou garrote) acima do local de inserção, notifique o médico e faça RX intervencionista.

Encefalopatia anóxica (embolia aérea)

Hipóxia, confusão, dispneia, frequência cardíaca (FC) elevada, pressão arterial (PA) baixa, dor torácica, náuseas e rebaixamento súbito do nível de consciência.

- Causas: entrada grande de *bolus* de ar pelo cateter (pressão negativa), entrada acima do nível do coração e alterações na pressão intratorácica (inspiração profunda ou tosse).
- Prevenção: elimine qualquer causa e mantenha o local de inserção abaixo do nível do coração. O CCIP reduz significativamente o potencial.

- Intervenção: realize a prevenção, interrompa a entrada de ar, posicione o paciente em decúbito lateral esquerdo, eleve os MMII e proceda a aspiração de vias aéreas do paciente.

Flebite mecânica

Dor, eritema, edema, endurecimento da veia e drenagem no local da inserção.

- Causas: material e tamanho do cateter, técnica de inserção, características da veia, posicionamento da terminação do cateter, fatores inerentes ao paciente, veia dominante, veia não dominante e veia cefálica tortuosas.
- Prevenção: realize a técnica de inserção e evite o contato com o cateter. Escolha o cateter apropriado e evite esforços físicos excessivos.
- Intervenção: notifique ao médico, inicie tratamento com repouso e elevação e aplicação de calor local, realize exercícios de ordenha, continue o tratamento até a interrupção dos sintomas e, em último caso, remova o cateter.

Flebite química

- Causas: medicamentos irritantes, pH extremo ou osmolaridade, diluição inadequada, infusão rápida e localização da terminação do cateter.
- Intervenção: informe ao médico, remova o cateter e insira o cateter em outro local.

Flebite bacteriana

- Causas: lavagem das mãos, preparo da pele, técnica e manutenção inadequada e contaminação do cateter.
- Prevenção: adesão às técnicas de controle de infecção.
- Intervenção: notifique ao médico e utilize tratamento de acordo com o agente etiológico e o tipo de cateter.

Infecção do local de inserção

Área com eritema, inflamação, edema e exsudato.

- Causas: contaminação do local de inserção, preparo inadequado do local, condições clínicas do paciente, lavagem das mãos e técnicas inapropriadas.
- Prevenção: adesão às técnicas de controle de infecção e técnica asséptica.

Infecção sistêmica relacionada ao cateter

Febre, calafrios, leucocitose, culturas positivas e septicemia.

- Causas: colonização do cateter, múltiplos lúmens, bainha de fibrina, condições do paciente, local da inserção e quebra das técnicas assépticas.
- Prevenção: adesão às técnicas de controle de infecção.
- Intervenção: notifique ao médico; a troca de cateter nem sempre será indicada.

Quebra do cateter

- Causas: força excessiva na lavagem do cateter, fixação inadequada do cateter, dano ao corpo do cateter e injetores de pressão.
- Prevenção: utilize seringa de 10 mL para a realização do *flushing*, fixe o cateter seguramente, não use cortantes próximo ao cateter e não suture o corpo do cateter.
- Intervenção: atenção médica imediata, pressão direta na região alta e identificação dos fragmentos com RX.

Oclusão de cateter

Resistência ou dificuldade de infusão, impossibilidade de lavar o cateter, aspiração de sangue e lentificação ou interrupção de infusão.

- Causas: formação de bainha de fibrina (válvula) – infunde e não reflui; coágulo intraluminal.
- Prevenção: atividades relacionadas – coleta de sangue, transfusão, refluxo, *flushing* inadequado, medicamentos incompatíveis e baixa solubilidade.
- Tratamento: TPA, estreptoquinase (SK) e uroquinase (sob investigação para esse uso).

Trombose

Às vezes, assintomática, edema, drenagem, impossibilidade de aspiração, lentificação da infusão, edema periorbital, FC aumentada, dispneia e desconforto no ombro.

- Causas: resíduos no cateter, inserção traumática, estados de hipercoagulabilidade, mau posicionamento do cateter, tamanho, estase venosa e soluções hipertônicas.

- Prevenção: *flushing*, estabilização e anticoagulação.
- Intervenção: notifique ao médico, realize trombólise quando indicado e prescrito, avalie indicação de remoção do cateter, mantenha o carrinho de PCR próximo e monitorize os sinais vitais.

Migração do cateter

Dor durante a infusão, distúrbios neurológicos, dispneia e lentificação da infusão.

- Causas: movimentação rigorosa da extremidade e alteração de pressão intratorácica.
- Prevenção: posicionamento correto, fixação e estabilização.
- Intervenção: nunca reinsira o cateter que migrou externamente, reconsidere nova inserção e notifique ao médico.

Cateter venoso central de inserção percutânea

Denominação

Cateter venoso central (CVC) de único, duplo e triplo lúmen.

Especificações técnicas

- Cateter em poliuretano hidrofílico ou silicone, radiopaco e de dois ou três lúmens de alto fluxo com saídas situadas em diferentes pontos do cateter (distal, medial e proximal).
- Cateter infantil: calibre 4 e 5 Fr; apresenta 13, 20, 30, 40 cm.
- Cateter adulto: 7, 14, 18, 20 Fr; apresenta 10, 15, 20, 30 cm.

Indicações

As principais indicações para uso de CVC são:

- Acesso venoso em pacientes sem reais condições de venóclise periférica.
- Monitorização hemodinâmica (medida de pressão venosa central).
- Administração rápida de drogas, expansores de volume e hemoderivados em pacientes com instabilidade hemodinâmica instalada ou previsível.
- Administração de drogas que necessitem de infusão contínua.

- Administração de soluções hipertônicas ou irritativas para veias periféricas.
- Administração concomitante de drogas incompatíveis entre si (por meio de cateteres de múltiplos lúmens).
- Administração de nutrição parenteral.

Contraindicações

As seguintes situações constituem contraindicações absolutas à passagem de CVC por punção:

- Coagulopatia: presença clínica de sangramento e/ou plaquetopenia (plaquetas abaixo de 50.000/mm^3) e/ou alteração nos fatores de coagulação (atividade de protrombina < 50%).
- Tromboflebite ou trombose venosa local.
- Lesão cutânea no local da punção.
- Malformações, cirurgia ou irradiação prévia no local, pela possibilidade de deslocamento das estruturas anatômicas.

São consideradas contraindicações relativas:

- Insuficiência respiratória grave ou outros estados que levem à hiperinsuflação pulmonar, pelo risco de complicações relacionadas à punção ou piora ventilatória decorrente do posicionamento do paciente (para passagem de cateter em segmento superior).
- Recém-nascidos de peso muito baixo, uma vez que as estruturas anatômicas de neonatos são menos evidentes e o risco de complicações é maior.
- Evidência de estados de hipercoagulabilidade, o que favorece a trombose venosa.
- Diarreia, no caso de passagem de cateter em veia femoral.

Escolha do cateter

De um modo geral, os calibres recomendados são:

- Cateter de PVC: calibre G17 para recém-nascidos, lactentes e escolares, e calibre G14 para escolares. É importante lembrar que o uso desse tipo de cateter se justifica apenas quando, na necessidade de instalação de CVC, não se dispuser de cateter feito de material superior.

- Cateter de silicone ou teflon®: calibre 3 ou 4 Fr para recém-nascidos, 5 Fr para lactentes e pré-escolares, e 7 Fr para escolares.

Antissepsia

Em razão das complicações infecciosas, a passagem de CVC deve ser feita sob condições rigorosas de assepsia da indumentária e do material a ser utilizado e de antissepsia da área de inserção do cateter.

O médico deve realizar uma lavagem cuidadosa das mãos e antebraços; usar gorro, máscara, avental e luvas estéreis. Tais cuidados são necessários mesmo quando o procedimento é feito em centro cirúrgico.

Após o posicionamento do paciente, é feita ampla antissepsia local com clorexidina degermante a 2% e, em seguida, clorexidina alcoólica a 0,5%.

Completada a antissepsia, a área é recoberta com campo fenestrado amplo e estéril.

Vias de acesso

- Veias superficiais.
- Veia jugular externa.
- Veias profundas.
- Veia jugular interna.
- Veia femoral.
- Veia subclávia.

Complicações

As complicações da cateterização de veias centrais por punção podem ser classificadas em imediatas (ou relacionadas ao procedimento) ou tardias (relacionadas à permanência do cateter).

Complicações imediatas

Punção arterial

É a complicação mais frequente, facilmente reconhecida pelo refluxo de sangue sob pressão e de coloração característica. No entanto, em pacientes hipotensos e hipoxêmicos, seu reconhecimento pode ser mais difícil.

Na ocorrência de punção arterial, a agulha deve ser imediatamente removida. A compressão local é feita por 5 a 10 minutos (com alívio intermitente da pressão em caso de punção de carótida). A principal consequência da punção arterial é a formação de hematoma local com deslocamento das estruturas vasculares, dificultando uma nova punção venosa. Também pode ocorrer formação de hematoma no ápice pulmonar, hemomediastino e hemotórax (quando há lesão pleural concomitante).

Outras consequências menos frequentes são laceração arterial, formação de fístula arteriovenosa, aneurisma, compressão de estruturas contíguas e obstrução ao retorno venoso. A punção de artéria subclávia pode tornar-se um evento desastroso, uma vez que, por sua localização, a compressão local é difícil e o sangramento abundante.

Punção pleural

Ocorre após tentativa de punção em veia jugular interna e veia subclávia. São várias as consequências da punção pleural. O pneumotórax é a mais frequente, podendo adquirir grandes proporções em pacientes sob ventilação mecânica. Pode ainda ser acompanhada de pneumomediastino e enfisema subcutâneo extenso, por vezes levando à compressão de traqueia.

Outras complicações relacionadas à punção pleural são o hemotórax, quilotórax e hidrotórax (quando o cateter é inserido no espaço pleural). Tais complicações necessitam de rápido reconhecimento e tratamento. Recomenda-se, portanto, o exame cuidadoso do paciente após o procedimento, com palpação da região torácica e ausculta pulmonar, seguidas da realização de RX contrastado pelo cateter.

Embolismo gasoso

A entrada de ar para o sistema venoso pode ocorrer por meio da agulha ou do próprio cateter. É mais frequente em pacientes hipovolêmicos e taquidispneicos e pode ter consequências fatais. Tal complicação pode ser evitada observando-se estritamente a técnica, com oclusão da agulha durante o procedimento e posicionamento do paciente em Trendelenburg durante a cateterização das veias do pescoço.

Lesão nervosa

A punção de veias centrais pode causar lesões nervosas transitórias ou permanentes. As complicações decorrentes da punção da veia jugular interna incluem lesão de nervo vago, paralisia de nervo laríngeo recorrente e Síndrome de Horner (caracterizada por ptose palpebral, miose, exoftalmia e anidrose isolateral, por lesão de gânglio estrelado). Já a punção de veia subclávia pode complicar-se com lesão de plexo braquial e de nervo frênico.

Embolização pelo cateter

Uma complicação extremamente grave ocorre quando o cateter é tracionado pela agulha, causando sua secção, ou durante a troca do cateter com fio--guia. A remoção do segmento embolizado frequentemente requer intervenção cirúrgica.

Mau posicionamento do cateter

Após a inserção do cateter, este pode atingir posições anômalas tanto intra quanto extravasculares. A realização de RX anteroposterior (e, quando necessário, também em perfil) com injeção de contraste pelo cateter é usada para determinar seu posicionamento.

A introdução do cateter em trajeto extravascular apresenta riscos quando há dificuldade na progressão do cateter ou no refluxo de sangue pelo cateter. O refluxo de sangue é testado baixando-se o equipo de soro abaixo do nível do coração e não por aspiração com seringa.

As localizações extravasculares descritas incluem espaço pleural, mediastino, pericárdio e partes moles do pescoço. Existe relato de introdução do cateter em espaço peridural após cateterização de veia femoral. A infusão de líquidos pelo cateter nesses casos pode levar à rápida deterioração clínica do paciente.

A cateterização de artéria apresenta risco quando há refluxo de sangue pelo cateter com ondas de pulso. A análise gasométrica do sangue colhido pelo cateter confirma o diagnóstico, sendo obrigatória sua retirada imediata e compressão local.

Quando localizado dentro da veia, o cateter pode adquirir angulações ou formar nós, o que demanda sua troca. Pode ainda ser colocado em posição alta em relação à veia cava superior, com risco de tromboflebite local e medida errônea da pressão venosa central, ou em posição muito baixa, no átrio ou ventrículo, causando arritmias.

Complicações tardias

Embolia gasosa

Ocorre por desconexão acidental do equipo de soro, por defeitos na bomba de infusão, quando uma torneira de três vias é deixada aberta inadvertidamente ou mesmo após a retirada do cateter, se o local não for ocluí-do por curativo.

Trombose

A presença de um cateter dentro do vaso induz a alterações que favorecem a trombose – lesão da camada íntima do vaso, agregação plaquetária decorren-te de lesão vascular, turbilhonamento e redução do fluxo sanguíneo local. As características do cateter, tais como seu calibre e material de que é fabricado, podem favorecer a trombose.

É sabido que os cateteres feitos de PVC e polietileno são mais trombogêni-cos do que os de silicone ou revestidos de teflon®. Outros fatores que facilitam o desenvolvimento de trombose são presença de nós ou angulações no cateter, redução de fluxo pelo cateter, administração de soluções hipertônicas ou he-moderivados, longa permanência do cateter, presença de choque ou estados de hipercoagulabilidade.

A trombose pode ocorrer na luz do cateter ou na luz do vaso. A trom-bose do cateter, além de levar ao seu mau funcionamento, facilita a coloni-zação por micro-organismos. A trombose venosa profunda tem repercus-sões clínicas evidentes, não só pela obstrução ao retorno venoso em si, mas também pela possibilidade de infecção local e liberação de êmbolos para a circulação.

Os cateteres localizados em veia cava inferior mostram incidência de trom-bose nitidamente superior aos demais.

Perfuração vascular

O trauma constante da ponta do cateter sobre o endotélio pode causar per-furações locais no vaso, átrio, ventrículo, seios coronários ou artéria pulmonar, causando sangramentos e formação de fístulas.

Indicações de troca de cateteres

- Não há indicação de troca rotineira pré-programada, mas não se recomen-da o uso do mesmo cateter por tempo superior a 30 dias.
- Se houver saída de secreção purulenta no local da inserção, deve-se passar um outro cateter em outro sítio.
- Em caso de suspeita de febre associada ao cateter, deve-se fazer a troca com o fio-guia (após descartar outros focos de infecção).

- Quando houver suspeita de febre associada ao cateter com repercussões clínicas graves, como deterioração hemodinâmica, necessidade de ventilação mecânica ou bacteremia clínica, deve-se retirar o cateter e passar um novo em outro sítio.
- Se o cateter for passado na urgência, sem preparo adequado, recomenda-se a troca para outro local no máximo após 24 horas.
- Em caso de mau funcionamento do cateter, deve-se proceder à troca por outro, com fio-guia, exceto nos casos de obstrução, em que o cateter deve ser colocado em novo sítio.
- Cateter inserido por flebotomia durante uma urgência deve ser trocado por cateter de inserção percutânea em até 24 horas, se não houver contraindicação.

Retirada do cateter

O uso de cateteres deve ser restringido ao máximo, e eles devem ser retirados assim que possível em posição de Trendelenburg, evitando embolia gasosa.

Curativo

Realize a troca sempre que o cateter se apresentar úmido e/ou sujo.
- Troque a cada 24 horas, para curativo convencional.
- O curativo deve ser realizado com SF a 0,9% e solução de clorexidina alcoólica a 0,5%. Deve ser realizado com movimentos únicos de dentro para fora, ou seja, do orifício de entrada para os arredores, atingindo toda a área que circunda o sítio de inserção (raio de 10 a 12 cm). Em seguida, proceder a antissepsia do cateter, também com movimentos únicos, iniciando na porção proximal em direção distal (segmento de 5 a 8 cm). A gaze deverá ser trocada a cada movimento.
- Uso do curativo do tipo filme transparente: troca até 7 dias.
- 10 × 12 cm: curativo de cateteres centrais de duplo lúmen e cateter para hemodiálise.
- 7 × 6 cm: curativo de cateteres centrais de lúmen único.

Cuidados na manutenção do cateter e prevenção de complicações

Na tentativa de reduzir as complicações infecciosas, algumas medidas devem ser usadas rotineiramente:

- Escolha do tipo de cateter: dá-se preferência aos cateteres de silicone, poliuretano ou teflon®, com o menor número de vias necessárias. O uso de cateteres impregnados com antibióticos ou a administração contínua de antibióticos pelo cateter têm sido estudados como medida preventiva de colonização; porém, seu valor clínico ainda não está estabelecido.
- Escolha do local de inserção: os cateteres de veia subclávia colonizam-se menos frequentemente do que os de veias jugulares e os de veias femorais; porém, deve-se levar em conta a incidência das demais complicações nos diferentes locais de inserção.
- Assepsia rigorosa durante inserção e troca de cateteres e lavagem rigorosa das mãos antes de sua manipulação.
- Uso de curativos oclusivos de gaze ou material plástico semitransparente, que devem ser trocados sempre que estiverem sujos ou com secreção.
- Uso de uma via exclusiva para administração de nutrição parenteral.
- Trocas frequentes de equipos de infusão de medicamentos e hemoderivados.
- Treinamento das equipes médicas e de enfermagem nas estratégias de prevenção à infecção.

Cateter venoso central por dissecção

Indicações

- Insucesso de técnica percutânea.
- Coagulopatias.
- Recém-nascidos com peso menor que 3.000 g.
- Condições clínicas (grandes queimados, politraumatizado).
- Quimioterapia de longa duração.

Contraindicações

- Flebite ou trombose local.
- Lesão arterial homolateral.

Vias de acesso

- Veias superficiais.
- Veia jugular externa.
- Veia basílica.
- Veia cefálica.
- Veia safena interna no nível do tornozelo.

- Veias profundas.
- Veia jugular interna.
- Veia facial.
- Veia axilar.
- Veia safena interna.

Complicações

- Infiltração do subcutâneo e hematoma local.
- Cateter mal posicionado, obstruído ou perfurado.
- Tromboflebite.
- Celulite.
- Lesão de tendões e ligamentos, de nervos e de artéria.
- Sepse.
- Embolia gasosa.
- Arritmia cardíaca.

Os cuidados na manutenção do cateter central por meio de dissecção de veia são semelhantes aos descritos por punção percutânea.

CONSIDERAÇÕES FINAIS

A utilização de cateteres para o acesso vascular ampliou a segurança dos pacientes submetidos a terapias intravenosas prolongadas e subsequentes manipulações da rede vascular periférica, e é indicada tanto para a obtenção de amostras laboratoriais de controle quanto para a administração de soluções isotônicas, hipertônicas, transfusões e antibioticoterapia.

Apesar da contribuição desses dispositivos, a sua inserção, manutenção e manuseio não são isentos de riscos, pois a ação direta dos medicamentos na parede dos vasos, somada a estados de fragilidade vascular, carências nutricionais ou mesmo estresse, determina risco potencial de complicações vasculares locais e sistêmicas.

Diante disso, a participação dos enfermeiros no atendimento do paciente em uso de cateteres centrais e periféricos deve ser criteriosa quanto à escolha do cateter, ao local de inserção, ao tipo de fixação, ao uso de assepsia rigorosa durante manuseio e, sobretudo, ao treinamento das equipes médicas e de enfermagem no que se refere à prevenção de infecção, a fim de garantir conforto ao paciente, diminuir complicações e minimizar custos na UTI.

RESUMO

Cateteres de inserção central e periféricos, de diferentes tipos, são utilizados na prática clínica há vários anos e trouxeram grandes contribuições para o tratamento de pacientes que requerem monitorização e tratamento intensivo. Neste capítulo, foram apresentados os diferentes tipos de cateteres, as principais indicações, as contraindicações e as complicações decorrentes da instalação desses dispositivos. Além disso, foram descritas as intervenções de enfermagem voltadas à prevenção de riscos com o uso desses dispositivos na UTI.

PROPOSTAS PARA ESTUDO

1. Descreva quais são os tipos de cateteres venosos periféricos de curta permanência utilizados na UTI.
2. Quais são as indicações, contraindicações e complicações decorrentes do uso dos cateteres periféricos?
3. Quais são as vantagens dos cateteres periféricos curtos sobre a agulha?
4. Quais são os cuidados de enfermagem na pré-punção, punção e pós-punção venosa com o uso de cateteres venosos periféricos de curta duração?
5. Descreva as indicações e as contraindicações relacionadas ao cateter central de inserção periférica (CCIP).
6. Cite quais são os cuidados de enfermagem realizados antes, durante e após a colocação do CCIP.
7. Quais são as principais complicações decorrentes do uso do cateter venoso central (CVC) de inserção percutânea?
8. Enumere as indicações de uso do CVC por dissecção de veia.
9. Cite os cuidados de enfermagem para a manutenção dos CVCs de inserção percutânea e prevenção de complicações infecciosas.

REFERÊNCIAS BIBLIOGRÁFICAS

1. Agee KR, Balk RA. Central venous catheterization in critically ill patient. Crit Care Clin. 1992;8(4):677-86.
2. APECIH. Associação paulista de epidemiologia e controle de infecção relacionada à assistência à saúde. Infecção associada ao uso de cateteres vasculares. 3.ed. 2005.
3. Barreira ER, Stape A. Cateterismo venoso central por punção. In: Stape A, et al. Manual de Normas – Terapia Intensiva Pediátrica. São Paulo: Sarvier; 1998. p. 22-9.
4. Bonassa EMA. Enfermagem em quimioterapia. São Paulo: Atheneu; 1997.
5. Brunner LS, Suddarth S. Tratado de enfermagem médico-cirúrgica. 7.ed. Rio de Janeiro: Guanabara Koogan; 1993. p. 590-1.
6. Carpenito LJ. Planos de cuidados de enfermagem e documentação. 2.ed. Porto Alegre: Artes Médicas; 1999. p.574-79, 594-606.

7. CDC – Centers for disease control. Guideline for the prevention of intravascular, catheter related infections, 2011.
8. Forbes & Jackson. Atlas colorido e texto de clínica médica. 2.ed. São Paulo: Manole; 1997.
9. Groenwald SL, et al. Cancer Nursing: principles and practice. Jones and Bartlett Publishers Inc. 1993; 301-2.
10. Harada MJCS, Pedreira MLG. Terapia intravenosa e infusões. São Caetano do Sul: Yendis; 2011.
11. Infusion Nurses Society Brasil. Diretrizes práticas para terapia infusional. São Paulo: INS Brasil; 2013.
12. Infusion Nurses Society. Infusion Nursing: Standarts of practice. Lippincott: Williams&Wilkins; 2011.
13. J&J Gateway LLC. Sugestões para punção e curativo para os cateteres v(n): p. Disponível em: <http://www.jnjgateway.com. Acesso: 05 jul. 2002.
14. Knobel E, et al. Condutas no paciente grave. São Paulo: Atheneu; 1994. p. 919.
15. Tavares LME, et al. Terapia intravenosa utilizando cateter central de inserção periférica (CCIP). São Paulo: Iátria; 2009.
16. Lokich JJ, et al. Complications and management of implanted venous access catheters. J Clin Oncol. 1985;3:710-17.
17. Marino PL. Compêndio de UTI. 2.ed. Tradução Silva E. Porto Alegre: Artmed; 2000. p. 59-89.
18. Martins FRP, Matsomoto T. Acessos vasculares. In: Hirscheiner MR, et al. Terapia intensiva pediátrica. Rio de Janeiro: Atheneu; 1989. p.762-7.
19. Phillips LD. Manual de terapia intravenosa. 2.ed. Porto Alegre: Artmed; 2001.
20. Pinneo R, et al. Enfermagem na Unidade Coronariana. Rio de Janeiro: Atheneu; 1984. p. 118-22.
21. Rebeca I, Corine N. Venous access devices: catheter pinch-off and fracture. Bard Access Systems; 1993.
22. Seixas TN, Péres AK, Flores AP. Cateteres para realização de estudos eletrofisiológicos cardíacos. In: Pohl FF, Petroianu A. Tubos, Sondas e Drenos. Rio de Janeiro: Guanabara Koogan; 2000. p. 46.
23. Stanley MD, Meister E, Fushber K. Infiltração durante a terapia intravenosa em neonatais: comparação entre cateteres de Vialon e Teflon. South Med J. 1992;85(9):883-6.
24. Yamauchi NI, Munhóz CHF, Ferreira AMTGB. Infecção hospitalar e suas interfaces na área da saúde. São Paulo: Atheneu; 2000. p. 957-97.
25. Infusion Nurses Society Brasil. Diretrizes práticas para terapia intravenosa. São Paulo: INS Brasil; 2008.
26. Rogante MM. Procedimentos especializados de enfermagem. São Paulo: Atheneu; 1994.

19

Profilaxia do tromboembolismo venoso

Francine Jomara Lopes Guerrer

PONTOS A APRENDER

1. Definição de tromboembolismo venoso.
2. Patogenia de tromboembolismo venoso.
3. Fatores de risco e as manifestações clínicas.
4. Riscos para o desenvolvimento de tromboembolismo.
5. Cuidados de enfermagem para os pacientes com tromboembolismo venoso.

PALAVRAS-CHAVE

Tromboembolismo, fisiopatologia, prevenção, enfermagem, cuidados de enfermagem.

ESTRUTURA DOS TÓPICOS

Introdução. Patogenia e manifestações clínicas. Estratificação de risco e profilaxia. Cuidados de enfermagem na profilaxia da trombose. Considerações finais. Resumo. Propostas para estudo. Referências bibliográficas. Para saber mais.

INTRODUÇÃO

O tromboembolismo venoso (TEV) abrange tanto a embolia pulmonar (EP) quanto a trombose venosa profunda (TVP). Considerado uma condição relativamente comum na prática emergencial, ocorre com mais frequência no sexo feminino e pode apresentar-se de forma assintomática ou, se não for diagnosticado precocemente, como um quadro fatal. É uma complicação comum em pacientes com cirurgia ortopédica, neoplasias, doenças crônicas ou doenças associadas a distúrbios hereditários da coagulação – trombofilia primária (cerca de 40% dos casos).[1,2]

A trombose venosa profunda dos membros inferiores constitui uma afecção de grande expressão clínica no contexto das doenças vasculares, visto que está associada a uma morbidade significativa e a uma letalidade não desprezível. Em decorrência de sua grande potencialidade em desencadear processos de características embólicas, principalmente pulmonar, essa doença tem sido útil para averiguações, principalmente no que diz respeito aos meios profiláticos, diagnósticos e, principalmente, terapêuticos.[3] O conceito de tromboembolismo pulmonar implica necessariamente um elo que envolve causa e consequência. A causa estaria relacionada a uma fonte precursora ou desencadeante do processo trombótico, o qual, ao desprender-se, propiciaria as manifestações clínicas e hemodinâmicas consequentes na trama circulatória pulmonar. Dessa maneira, as importâncias encontram-se em equivalência no que se refere à estipulação de medidas que visem a esclarecer as duas faces desse fenômeno: caracterizar a fonte trombótica o mais precocemente possível e desenvolver procedimentos eficazes para bloquear ou minimizar seu potencial embólico. Diante da impossibilidade de seguir tais medidas, deve-se procurar abrandar ou anular as consequências clínicas e/ou hemodinâmicas decorrentes desse fenômeno.[4]

PATOGENIA E MANIFESTAÇÕES CLÍNICAS

Em 1860, Virchow formulou um conceito relacionado à patogenia da trombose venosa, estabelecendo três fatores preponderantes ou cardinais:[2,4,5]

- Presença de lesão(ões) endotelial(is).
- Alteração(ões) no fluir sanguíneo (estase).
- Modificação(ões) da composição sanguínea em um sentido trombofílico.

Desde então, as observações têm sido unânimes em demonstrar que a união de dois desses elementos postulados são importantes e suficientes para o início e o desenvolvimento do processo trombótico venoso.[4]

O fluir sanguíneo pode influenciar a formação trombótica de modo deletério, em decorrência do aumento da sua viscosidade, que sofre acréscimo em zonas nas quais se processa de modo lento ou não ocorre dentro dos limites fisiológicos. Um estado de viscosidade sanguínea pode ser observado em uma gama de condições clínicas e intercorrências cirúrgicas e comumente está relacionado ao aumento do hematócrito ou a estados disproteinêmicos. Pacientes com grandes processos inflamatórios/infecciosos ou mesmo após traumas de diferentes origens podem apresentar amplas variações quanto à quantidade de fibrinogênio no sangue circulante. Como é sabido, o aumento desse elemento sanguíneo representa potencialmente um elemento de risco à trombose venosa.[4]

A lesão endotelial como coparticipante do processo trombogênico venoso ainda não foi substancialmente esclarecida sob o prisma clínico, mas sabe-se que qualquer condição que distenda, torça ou traumatize a estrutura íntima da veia pode acarretar alguma forma de lesão endotelial e alterar, assim, o seu potencial bioquímico, principalmente a relação tromboxano/prostaciclina.[4]

Estudos levados a efeito por meio da microscopia têm sido úteis em demonstrar que, em pacientes submetidos à cirurgia, sobretudo a ortopédica, é possível visualizar lesões de diversos teores no endotélio venoso, o que pode explicar o elo ou a associação entre essa modalidade de cirurgia e a ocorrência de trombose venosa.[4]

As observações tornam-se mais sutis quando se direciona essa questão para os elementos sanguíneos que têm responsabilidade no reparo das lesões endoteliais, como as plaquetas. Sabe-se que, quando o endotélio sofre alguma forma de agressão, as plaquetas desenvolvem uma camada de proteção sobre essa lesão, cobrindo o endotélio exposto. Se a lesão for de grande dimensão, a exposição endotelial ativa severamente essas células, as quais, por sua vez, atuam no sistema de coagulação, culminando com a formação do trombo. A adesão plaquetária está diretamente relacionada à intensidade da lesão endotelial. Os receptores têm responsabilidade vital no processo de união das plaquetas em torno do local lesionado.[4]

O trauma cirúrgico ou alguma forma de lesão tissular de grande magnitude, em alguns casos, libera fatores que podem atuar ativamente no processo trombogênico venoso. Assim, a redução da atividade fibrinolítica sanguínea e da parede da veia, a imobilidade do paciente e a liberação de substâncias trombofílicas durante e após o ato cirúrgico têm primazia nesse contexto. A liberação de tromboplastia durante as manobras cirúrgicas tem sido sugerida como uma condição de importância relevante na geração de estados de hipercoagulabilidade, que seguem, de maneira invariável, as intervenções cirúrgicas.[4]

O trauma cirúrgico, em um sentido trombofílico, passa por quatro vertentes distintas:[2,6]

- O tempo que o paciente fica imobilizado, estando inserido nesse contexto tanto o tempo da cirurgia quanto o período pré e pós-operatório.
- A zona anatômica onde a cirurgia foi realizada.
- A extensão e a magnitude do procedimento.
- As consequências clínicas e metabólicas e os procedimentos acessórios.

A história clínica do paciente pode oferecer subsídios importantes na confecção/suspeita da trombose venosa profunda dos membros inferiores. Os pacientes mais suscetíveis ou que apresentam riscos para trombose venosa podem ser identificados no Quadro 19.1.[6]

A queixa principal do portador de trombose venosa profunda é o surgimento de edema e dor no membro doente, com início insidioso. A localização do edema depende, em geral, da extensão e da localização do trombo, assim como da sua capacidade em gerar alterações nas dinâmicas sanguíneas e linfática do membro; da mesma forma, a dor tem uma ligação estreita com a liberação de substâncias protanoides nos sítios trombóticos.[3]

O tromboembolismo pulmonar é uma doença insidiosa que, com frequência, apresenta-se de forma pouco precisa. Algumas vezes, é dificilmente suspeita ou demonstrada por meio dos métodos propedêuticos convencionais. A forma clássica do paciente, que, ao erguer-se do leito após 7 a 10 dias de pós-operatório, relata forte dor torácica seguida de dispneia e choque, é um evento que ocorre em uma porcentagem muito pequena de casos.[4]

Quadro 19.1 Fatores de risco para trombose venosa profunda.

Gerais

Idade
Sexo
Dias de internação

Clínicos

Insuficiência cardíaca
Doença pulmonar obstrutiva crônica
Insuficiência renal
Insuficiência hepática
Acidente vascular cerebral
Diabetes mellitus
Síndrome nefrótica
Infarto agudo do miocárdio
Arritmia
Doença inflamatória dos cólons
Imobilização
Obesidade
Doença autoimune
Desidratação
Varizes
Insuficiência arterial
Trombose venosa profunda prévia
Infecção
Neoplasia
Fumo

(*continua*)

Quadro 19.1 Fatores de risco para trombose venosa profunda. (*continuação*)

Medicamentosos

Anticoncepcional oral
Reposição hormonal
Corticosteroide

Cirúrgicos

Tipo de cirurgia
Tempo de cirurgia
Tipo de anestesia

ESTRATIFICAÇÃO DE RISCO E PROFILAXIA

No final da década de 1960, a história natural do tromboembolismo venoso foi mais bem elucidada com as contribuições de Kakkar et al.[7] Seus estudos demonstraram que o exame clínico da trombose venosa isoladamente é pouco confiável, visto que detectaram, por meio de métodos como o teste do fibrinogênio marcado e a flebografia, que 50% ou mais dos casos de trombose venosa confirmada não apresentavam sinais clínicos. Nesse mesmo estudo, que também foi realizado por meio do teste do fibrinogênio marcado, demonstrou-se que as veias musculares da panturrilha são a origem mais comum dos trombos, os quais podem se estender para o território iliofemoral, e que a trombose venosa que atinge as regiões poplítea, femoral e iliofemoral tende a provocar embolia pulmonar com mais frequência. A partir dessas descobertas, a profilaxia da TVP e do EP ganhou novos rumos, permitindo que se elaborassem consensos e recomendações para cada grupo de risco nessa entidade.

Durante as duas últimas décadas, a profilaxia da trombose venosa profunda foi administrada como uma estratégia bem estabelecida e eficaz. Estudos de grupos norte-americanos e europeus definiram algumas recomendações detalhadas que devem ser empregadas em todas as classes de pacientes hospitalizados.[8,9]

Para tanto, o risco de desenvolvimento de tromboembolismo deve ser avaliado desde o momento da internação, pela pesquisa de fatores clínicos, medicamentosos e cirúrgicos.

A correta utilização da profilaxia, segundo as recomendações da SBACV e da literatura, deve ser realizada de acordo com o risco apresentado pelo paciente. Diante disso, os Quadros 19.2 e 19.3 apresentam os riscos para pacientes clínicos e cirúrgicos.[10-13]

Quadro 19.2 Categorias de risco para doença tromboembólica em pacientes cirúrgicos.

Baixo risco	Operações em pacientes < 40 anos, sem fatores de risco adicionais. Operações menores (< 30 minutos e sem necessidade de repouso prolongado) em pacientes > 40 anos, sem fatores de risco adicionais além da idade.
Médio risco	Cirurgia maior (geral, urologia ou ginecológica) em pacientes de 40 a 60 anos, sem fatores de risco adicionais. Cirurgia em pacientes < 40 anos que tomam estrógeno.
Alto risco	Cirurgia geral em pacientes > 60 anos. Cirurgia geral em pacientes de 40 a 60 anos com fatores de risco adicionais. Cirurgia maior em pacientes com história de TVP ou EP pregressa ou trombofilia. Grandes amputações. Cirurgias ortopédicas maiores. Cirurgias maiores em pacientes com neoplasias malignas. Cirurgias maiores em pacientes com outros estados de hipercoagulabilidade. Traumas múltiplos com fraturas de pelve, quadril ou membros inferiores.

Quadro 19.3 Categorias de risco para doença tromboembólica em pacientes clínicos.

Baixo risco	Qualquer doente.
Médio risco	Pacientes > 65 anos, acamados por doenças clínicas, sem fatores de risco adicionais.
Alto risco	Qualquer doença associada a TVP ou EP prévia. Qualquer doença associada a trombofilia. Infarto agudo do miocárdio. Qualquer doença associada a outros fatores de risco para TVP. Acidente vascular encefálico. Lesão de medula. Pacientes em UTI.

Para pacientes de baixo risco, aconselha-se apenas a movimentação no leito e deambulação precoce. Nos pacientes de risco moderado, recomenda-se o uso de heparina subcutânea em baixa dose (5.000 UI a cada 12 horas) ou heparina de baixo peso molecular SC uma vez ao dia (menor dose profilática), combinadas ou não à compressão com meias graduadas. Para pacientes de alto risco, é recomendado o uso de heparina não fracionada SC em baixa dose (5.000 UI a cada 8 horas) ou heparina de baixo peso molecular SC uma vez ao dia (maior dose profilática), combinada à compressão pneumática intermitente.[11-13]

Na atualidade, as medidas utilizadas na profilaxia do tromboembolismo estão diretamente relacionadas aos seguintes elementos:

- Métodos mecânicos, nos quais estão inseridas as meias de compressão graduada e a compressão intermitente da musculatura dos membros inferiores – panturrilha.
- Métodos farmacológicos, que visam a interferir na coagulação do sangue, alteram a função plaquetária, modificam os fenômenos hemorreológicos e ativam o mecanismo fibrinolítico.

Métodos mecânicos

- Meias de compressão graduada: as meias elásticas de compressão graduada podem ser muito eficientes, uma vez que aumentam a velocidade de fluxo venoso medido no nível da veia femoral em até 35%. A preferência é para meias que cheguem até a coxa; contudo, meias de panturrilhas podem ser eficientes. A compressão vascular com meias é eficaz para os pacientes cirúrgicos, porque anula a dilatação venosa perioperatória, que não encontra oposição e parece ter uma relação causal com a trombose venosa pós-operatória. Mesmo os pacientes de cirurgia geral de baixo risco podem produzir, de modo significativo, a frequência de trombose venosa; portanto, as meias de compressão graduada devem ser consideradas uma profilaxia de primeira linha para todos os pacientes hospitalizados, exceto para aqueles com doença arterial oclusiva cujo estado possa ser agravado pela compressão vascular.[2,14] A Figura 19.1 apresenta um paciente em uso de meias de compressão graduada, no centro cirúrgico.

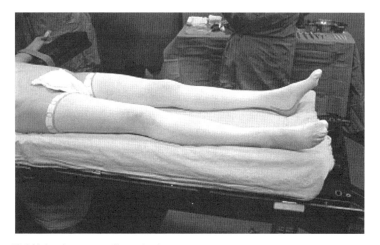

Figura 19.1 Meias de compressão graduada.

- Compressão externa intermitente da musculatura dos membros inferiores: como medida profilática antitrombótica venosa da compressão externa intermitente da musculatura dos membros inferiores, é possível que, se houver redução da estase sanguínea, um dos importantes elementos trombogênicos seja eficientemente combatido. De maneira explícita, a compressão externa intermitente da musculatura dos membros inferiores consiste na aplicação de um manguito pneumático que envolve toda a porção infrapatelar do membro, o qual é insuflado rapidamente durante um período de 10 segundos até atingir um nível pressórico de 40 mm Hg. Após esse período, o manguito pneumático é insuflado novamente e, assim, de forma sucessiva. Dessa forma, há uma ativação funcional da musculatura propulsora san-guínea da perna, que favorece sobretudo o retorno venoso. Eles podem aumentar a velocidade de fluxo venoso femoral em mais de 200%. Além do aumento do fluxo venoso, a compressão externa intermitente aumenta a fibrinólise endógena ao estimular o endotélio vascular.[2,4]

Estudos multicêntricos têm demonstrado que, de todos os métodos mecânicos profiláticos da trombose venosa/embolia pulmonar, a compressão externa intermitente da musculatura dos membros inferiores, demonstrada na Figura 19.2, apresenta o maior índice de eficácia.[15,16]

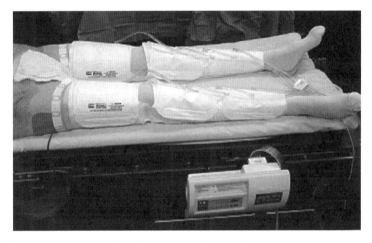

Figura 19.2 Compressor externo intermitente de membros inferiores.

Métodos farmacológicos

- Heparina não fracionada: a ideia inicial de promover um estado de hipo-coagulabilidade sanguínea por meio do emprego de uma pequena dose de heparina foi desenvolvida por Crafoord, em 1937, e posteriormente reva-lorizada por De Takats, em 1950, que demonstraram a efetividade dessa substância na promoção de um bloqueio coagulacional. Em 1966, Sharnoff observou que, durante e após grandes intervenções cirúrgicas, ocorria uma alteração na crase sanguínea em relação à hipercoagulabilidade, e que tal evento poderia ser bloqueado ou minimizado com a utilização de pequenas doses de heparina subcutânea no pré-operatório.[2,4]

A posologia padronizada é, em geral, de 5.000 UI subcutânea 2 horas antes da cirurgia de alto risco, devendo ser repetida a cada 8 horas até que o risco trombótico desapareça.[4]

- Heparina de baixo peso molecular: essa heparina tem muitas vantagens em comparação à heparina convencional, exceto pelo seu custo mais elevado. Em primeiro lugar, apresenta grande biodisponibilidade e pouca variabili-dade em relação à heparina comum, visto que sua capacidade de conjugar com proteínas plasmáticas e com células endoteliais é baixa. Nesse contex-to, a heparina de baixo peso molecular praticamente não é neutralizada pelo fator 4 plaquetário. Sua meia-vida é longa quando comparada com a convencional; portanto, não é dose-dependente.[2,4,14]

As condições de risco tromboembólico determinam a dosagem profilática dessa heparina.

CUIDADOS DE ENFERMAGEM NA PROFILAXIA DA TROMBOSE

Todo paciente de risco para trombose que esteja internado em Unidades de Terapia Intensiva (UTI) deve receber algum tipo de tratamento preventivo (farmacológico, mecânico ou associado). É importante que o enfermeiro co-nheça os fatores de risco para o desenvolvimento e atue diante dos reais fatores que o paciente possa apresentar. O método preventivo deve ser seguro e eficaz. Os principais cuidados para esses pacientes estão relacionados a seguir:

- Monitorizar sinais de tromboflebite, atentando-se para os seguintes aspec-tos: dor na região de dorsiflexão dos pés em decorrência da circulação in-suficiente.

- Monitorizar sensibilidade, hiperemia, elevação de temperatura na região da panturrilha e hipertermia.
- Estimular a hidratação adequada (respeitando a restrição hídrica do paciente).
- Orientar sobre a importância da deambulação precoce.
- Orientar sobre a movimentação passiva e ativa dos membros inferiores para aumentar o retorno venoso e prevenir a estase venosa.
- Estimular a utilização de meias de compressão graduada.
- Escolher a meia que melhor previna o paciente, realizando medidas nos membros inferiores.
- Realizar as medidas da panturrilha, em sua maior circunferência, e a medida da coxa, no seu terço médio, como demonstrado na Figura 19.3. Medir o comprimento do membro inferior desde o calcâneo até a prega glútea. Determinar o modelo (pequeno, médio, grande ou extragrande) e o tamanho (curto, regular ou longo).

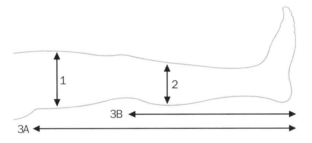

1 - Circunferência da coxa na parte mais alta.
2 - Circunferência da panturrilha.
3A - Comprimento do membro inferior, do calcanhar até a prega glútea.
3B - Comprimento do membro inferior, do calcanhar até a região posterior de flexão do joelho.

Figura 19.3 Técnica para a medida de escolha das meias elásticas.

- Orientar o paciente que, mesmo com o tamanho adequado, é possível que no início do uso ocorram alguns desconfortos em decorrência da compressão, mas que a tendência é que a meia ceda com a continuidade e a frequência do tratamento. Vale lembrar que as meias devem ser trocadas quando perderem a compressão, em média, com 6 meses de uso.
- Colocar as meias no paciente, de modo que não fiquem com dobras nos tornozelos e abaixo dos joelhos, o que pode provocar um bloqueio da circulação e, consequentemente, agravar o quadro clínico.

- As meias devem ser colocadas antes que o paciente deixe o leito pela manhã, principalmente naqueles pacientes que apresentam um comprometimento mais grave do sistema venoso.
- Utilizar compressão pneumática ou botas pneumáticas quando indicado.
- Realizar as medidas da circunferência da coxa e da panturrilha para escolher corretamente o tamanho do compressor, como demonstrado na Figura 19.4.

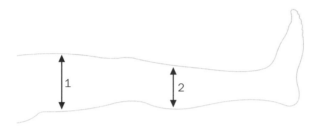

1 - Circunferência da coxa.
2 - Circunferência da panturrilha.

Figura 19.4 Técnica de escolha do compressor de membros inferiores.

- Administrar a injeção de heparina de baixo peso molecular subcutânea quando prescrito, fazendo rodízio do local de aplicação. A aplicação da heparina SC deve ser injetada no tecido subcutâneo da região abdominal subdiafragmática (à esquerda ou à direita da linha central, lateralmente), por meio da agulha mais fina possível. Para esse fim, convém levantar uma prega cutânea com os dois dedos (sem apertar) e colocar a agulha horizontalmente, com precaução. Ao final da injeção, deve-se retirar a agulha na posição horizontal, conforme demonstrado na Figura 19.5.
- Para evitar hematomas no local da aplicação, a agulha deve ser retirada com o mesmo ângulo utilizado para a inserção. O local da administração deve ser desinfetado apenas com um leve toque.
- Para pacientes em uso de heparina não fracionada, deve-se realizar o controle do TTPA 6 horas após a sua aplicação para o ajuste da dose.
- Para pacientes em uso de heparina de baixo peso molecular, deve-se colher o fator anti-Xa 4 horas após a sua aplicação para o ajuste da dose.

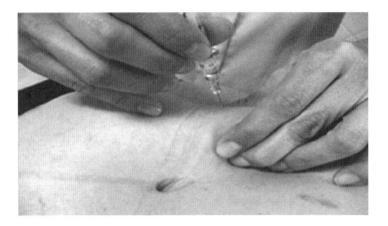

Figura 19.5 Técnica da aplicação de heparina no tecido subcutâneo.

CONSIDERAÇÕES FINAIS

O papel do enfermeiro no controle da trombose é relevante, uma vez que seu trabalho está diretamente relacionado ao paciente desde o momento da sua internação — ao realizar a consulta de enfermagem, momento em que sinais e sintomas da patologia podem ser identificados precocemente — até a prescrição de cuidados de enfermagem que visem à supervisão da equipe de enfermagem. Por isso, é importante esclarecer à categoria em todo o Brasil a importância da profilaxia da trombose, da identificação dos fatores de risco e de situações que podem desencadear o aparecimento da doença.

RESUMO

O tromboembolismo venoso é uma doença frequente e potencialmente fatal. É uma importante causa de morbidade e mortalidade tanto em pacientes clínicos quanto em pacientes cirúrgicos internados em hospitais gerais. Sabe-se que sua ocorrência pode levar a complicações, como a embolia pulmonar e a síndrome pós-trombótica. A embolia pulmonar é a principal causa de óbitos evitáveis em leitos hospitalares. O seu desenvolvimento encontra-se primariamente relacionado à estase do fluxo sanguíneo, dano na parede vascular, ativação do sistema de coagulação e um estado de hipercoagulabilidade. Atualmente, as medidas utilizadas na profilaxia do tromboembolismo estão relacionadas de forma direta aos métodos mecânicos (meias de compressão graduadas e compressão intermitente da musculatura dos membros inferiores) e métodos farmacológicos (heparina de baixo peso molecular e heparina não fracionada).

O enfermeiro tem um importante papel na profilaxia do tromboembolismo, visto que realiza os cuidados diretamente no paciente, podendo identificar os sinais e sintomas de maneira precoce. Dentre os cuidados de enfermagem, o mais importante é a orientação quanto aos riscos de desenvolvimento da doença, uma vez que a prevenção está diretamente ligada ao desempenho dos pacientes no autocuidado.

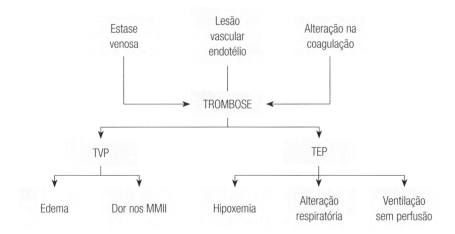

Figura 19.6 Resumo esquemático.

PROPOSTAS PARA ESTUDO
1. Defina tromboembolismo venoso.
2. Quais são os principais fatores desencadeantes do tromboembolismo venoso e como eles podem influenciar de modo deletério na formação do TEV?
3. Quais são os fatores de risco para o desenvolvimento do TEV?
4. Quais são os principais sinais clínicos apresentados pelo paciente portador de TVP e TEP?
5. Classifique os pacientes clínicos e cirúrgicos conforme o risco de desenvolvimento de eventos tromboembólicos.
6. Quais são as principais formas de profilaxia para os pacientes em risco de desenvolvimento de um processo tromboembólico?
7. Relacione a categoria de risco de desenvolvimento de tromboembolismo com os métodos profiláticos mais utilizados no momento.
8. Elabore um plano de cuidados de enfermagem para um paciente com risco de desenvolvimento de TVP ou TEP.

REFERÊNCIAS BIBLIOGRÁFICAS

1. Danc LA. Trombose venosa profunda. In: Emergências clínico-cardiológicas. Rio de Janeiro: Revinter; 2000. p. 547-51.
2. Goldhaber SZ. Doença pulmonar embólica. In: Crawford MH. Cardiologia: diagnóstico e tratamento (série Current). Rio de Janeiro: McGraw-Hill Interamericana do Brasil; 2004. p. 317-30.
3. Thomaz JB. Angiologia e cirurgia vascular: tópicos atuais. Rio de Janeiro: Revinter; 2000. p. 157-64.
4. Thomaz JB. Angiologia e cirurgia vascular: tópicos atuais. Rio de Janeiro: Revinter; 2000. p. 179-93.
5. Goldhaber SZ. Embolia pulmonar. In: Braunwald E. Tratado de Medicina Cardiovascular. 5ª ed. São Paulo: Roca; 1999. p. 1694-716.
6. Engelhorn ALV, et al. Profilaxia da trombose venosa profunda. J Vasc Br. 2002; 1(2).
7. Kakkar VV, Flanc C, Howe CT, Clark MB. Natural history of postoperative deep vein thrombosis. Lancet. 1969; 2:230-2.
8. Management of venous thromboembolism: a clinical practice guideline from the American College of Physicians and the American Academy of Family Physicians. Ann Intern Med. 2007; 146:204-10.
9. Nicolaides AN, Breddin HK, Fareed J, et al. Prevention of venous thromboembolism. International Consensus Statement. Guidelines compiled in accordance with the scientific evidence. Int Angiol. 2001; 20(1):1-37.
10. Diretrizes para prevenção, diagnóstico e tratamento da trombose venosa profunda. 2001; 1(6):14-5.
11. Geerts WH, Pineo GF, Heit JA, Bergqvist D, Lassen MR, Colwell CW, et al. Prevention of venous thromboembolism: the seventh accp conference on anti-thrombotic and thrombolytic therapy. Chest. 2004; 126:338S-400S.
12. Silva MC. Tromboembolismo venoso – epidemiologia e fatores de risco. In: Brito CJ, Duque A, Merlo I, Murilo R, Fonseca VL (Eds.). Cirurgia Vascular. Rio de Janeiro: Revinter; 2002. p. 1123-34.
13. Zurawska U, Parasuaaman S, Goldhaber SZ. Prevention of pulmonary embolism in general surgery patients. Circulation; 2007; 3(6).
14. Barreto SSM, Gazzana MB. Embolia pulmonar. In: Barreto SSM, Vieira SRR, Pinheiro CTS. Rotinas em terapia intensiva. 3. ed. Porto Alegre: Artmed; 2001. p.193-217.
15. Roderick P, Ferris G, Wilson K, Halls H, Jackson D, Collins R, et al. Towards evidence-based guidelines for the thromboembolism: systemic reviews of mechanic methods, oral anticoagulation, dextran and regional anaesthesia as thromboprophylaxis. Health Technol Assess. 2005; 9:1-78.
16. Urbankova J, Quiroz R, Kusher N, Goldhaber SZ. Intermittent pneumatic compression and deep vein thrombosis prevention. Thromb Haemost. 2005; 94:1181-5.

PARA SABER MAIS

Diretrizes assistenciais do Hospital Sírio Libanês sobre TVP e TEP. Disponível em: http://www.hospitalsiriolibanes.org.br/medicos_profissionais_saude/diretrizes_assistenciais/pdf/tep_tvp.pdf.

Diretrizes para Prevenção, Diagnóstico e Tratamento da Trombose Venosa Profunda. No 1. Mês 06. Ano 2001; p. 14-15.

Maffei FHA. Doenças vasculares periféricas. Trombose venosa profunda dos membros inferiores: incidência, patologia, fisiopatologia e diagnóstico. 2. ed. Botucatu: Médici; 1995. p. 842.

Prevention of venous thromboembolism: International Consensus Statement (guidelines according to scientific evidence). Int Angiol. 1997; 16:3-38.

Unidade

4

Distúrbio neurológico: cuidados de enfermagem

20

O paciente com hipertensão intracraniana na UTI

Edilene Curvelo Hora
Antonio Fernando Machado Aguiar
Regina Marcia Cardoso de Sousa
Lilia de Souza Nogueira

PONTOS A APRENDER

1. Pressão e hipertensão intracraniana.
2. Dinâmica cerebral normal.
3. A fisiopatologia da hipertensão intracraniana.
4. Os sinais e sintomas da hipertensão intracraniana.
5. Estratégias de tratamento para o paciente com hipertensão intracraniana.
6. Os diagnósticos de enfermagem para o paciente com hipertensão intracraniana e sua família na Unidade de Terapia Intensiva.
7. As intervenções de enfermagem com base nos diagnósticos de enfermagem.
8. As ações de enfermagem.

PALAVRAS-CHAVE

Pressão intracraniana, hipertensão intracraniana, cuidados de enfermagem, cuidados intensivos, diagnóstico de enfermagem, unidade de terapia intensiva.

ESTRUTURA DOS TÓPICOS

Introdução. Dinâmica cerebral normal. Fisiopatologia. Sinais e sintomas da hipertensão intracraniana. Tratamento da hipertensão intracraniana. Assistência de enfermagem ao paciente com hipertensão intracraniana e sua família na UTI. Resumo. Propostas para estudo. Referências bibliográficas. Para saber mais.

INTRODUÇÃO

A pressão intracraniana (PIC) é definida como a pressão exercida no interior da caixa craniana. O valor normal em adulto varia entre 5 e 15 mmHg.[1,2] Pressões maiores do que 20 mmHg refratárias ao tratamento são associadas a piores resultados clínicos.[3]

A PIC é pulsátil e oscila com os ciclos respiratório e cardíaco. Apesar de ser considerada única, a PIC não é igual em todos os pontos do cérebro. Assim, a pressão na área próxima a uma lesão encefálica expansiva pode estar elevada, enquanto que a pressão intraventricular permanece em valores normais.[2,4]

A ocupação total do espaço intracraniano e o contínuo fluxo sanguíneo (FSC) determinam a PIC normal, que se expressa na seguinte equação:

$$PIC = P_{cérebro} + P_{sangue} + P_{líquido\ cefalorraquidiano}$$

O crânio é uma caixa rígida e inelástica que contém em seu interior 80% de tecido cerebral, 10% de líquido cefalorraquidiano (LCR) e 10% de volume sanguíneo, valores que correspondem a percentuais aproximados do volume total.[3,5,6]

Hipertensão intracraniana (HIC) se refere ao aumento sustentado da PIC atingindo valores acima do normal, ou seja, quando a pressão exercida na caixa craniana atinge 15 mmHg ou mais.[2] Alguns autores consideram valores até 20 mmHg toleráveis e anormal somente acima desse valor;[7,8] além disso, classificam a HIC como leve (20 a 29 mmHg), moderada (30 a 40 mmHg) ou grave (> 40 mmHg).[8] HIC transitória pode ocorrer em consequência de atividades do paciente ou aumento abrupto de volume intracraniano compensado por mecanismos fisiológicos; por isso, na prática clínica, valores médios da PIC ou em um determinado tempo devem ser considerados.[2]

A elevação da PIC é resultado do aumento de qualquer um ou de todos os três componentes do crânio (tecido cerebral, sangue ou LCR) decorrente de graves condições, como trauma craniencefálico (TCE), hemorragia intracraniana, lesão embólica, infecções, tumores, distúrbios metabólicos e alterações na produção do LCR.[5,9]

No TCE, a lesão primária corresponde ao trauma direto no cérebro associado a lesões vasculares, enquanto a lesão secundária refere-se a processos fisiopatológicos contínuos desencadeados pela lesão primária por horas, dias ou semanas.[3,10] Hipotensão arterial, hipóxia, edema e HIC são exemplos comuns de lesões secundárias consideradas "inimigas" do cérebro.

A HIC é a lesão secundária intracraniana mais frequente na primeira semana de atendimento ao paciente internado no hospital com TCE grave e acidente vascular encefálico (AVE) hemorrágico.[4]

Um dos maiores desafios da equipe de saúde da unidade de terapia intensiva (UTI) é evitar a lesão secundária no cérebro, visto que pode ser mais devastadora do que a lesão original (primária).[5,8,10,11] O controle dessas lesões é o principal foco dos cuidados aos pacientes graves com comprometimento encefálico, pois evita consequências irreparáveis ou mesmo a morte.

DINÂMICA CEREBRAL NORMAL

Fluxo Sanguíneo Cerebral (FSC)

O FSC é a quantidade de sangue em mililitros que passa por 100 gramas de tecido cerebral a cada minuto[9] fornecendo, de maneira contínua, oxigênio e glicose aos neurônios do cérebro. Aproximadamente 15 a 20% do débito cardíaco é destinado a este órgão, sendo que a demanda varia de acordo com a sua taxa de metabolismo. O cérebro, apesar de representar 2% do peso total do corpo, é responsável por aproximadamente 20% de todo o oxigênio consumido.[5,6]

Para que o FSC se mantenha constante, é necessário que a pressão de perfusão cerebral (PPC) seja adequada e que o mecanismo regulador (autorregulação) da resistência vascular cerebral (RVC) modifique o fluxo sanguíneo, à medida que a PPC é alterada.[10] Essa autorregulação ajusta automaticamente o diâmetro dos vasos sanguíneos cerebrais com o objetivo de manter o FSC constante durante alterações da pressão arterial.[6,9] Deste modo, a elevação da PPC aumenta a RVC (vasoconstrição) e a diminuição, reduz a RVC causando vasodilatação encefálica.

O FSC é, portanto, dependente da PPC e RVC e se expressa na seguinte equação:

$$FSC = PPC/RVC$$

Vale ressaltar que o FSC também depende de alguns fatores, como os níveis sanguíneos da pressão parcial de dióxido de carbono ($PaCO_2$), pressão parcial de oxigênio (PaO_2) e íons de hidrogênio.[9,12] A $PaCO_2$ é um potente agente vasoativo e, quando elevada, dilata os vasos cerebrais aumentando o FSC. Já a combinação entre baixa PaO_2 e elevada concentração de íons hidrogênio (casos de acidose) causa perda da autorregulação do FSC.[9]

Pressão de Perfusão Cerebral (PPC)

A PPC é definida como o gradiente da pressão do sangue através do encéfalo. É calculada pela diferença entre a pressão arterial média (PAM) (a força que impulsiona) e a PIC (a força opositora do fluxo sanguíneo). É representada pela seguinte equação:

$$PPC = PAM - PIC$$

O nível ideal da PPC é maior que 70 mmHg. Uma PPC menor que 50 mmHg pode levar a hipoperfusão do cérebro, causando hipóxia, lesão isquêmica e morte neuronal. Em contrapartida, uma PPC maior que 150 mmHg pode conduzir a um estado de hiperemia com edema cerebral e encefalopatia hipertensiva.[5,6,8,9]

Para calcular a PPC, é necessária a instalação de duas monitorizações no paciente: PAM e PIC. Caso o paciente não se encontre com monitorização da PAM, seu valor pode ser calculado a partir da pressão arterial sistêmica utilizando-se a seguinte equação:[2]

$$PAM= (pressão sistólica - pressão diastólica)/3 + pressão diastólica$$

Exemplificando, para uma paciente com sistólica de 130 e diastólica de 82mmHg

$$PAM= (130 - 82)/3 + 82 = 98$$

Barreira Hematoencefálica (BHE)

Compreende as células das paredes dos capilares e os astrócitos (células da neuroglia). Os astrócitos preenchem os espaços entre os neurônios e os vasos sanguíneos, formando uma firme junção que serve como proteção. Essa barreira controla o transporte de substâncias entre o FSC e o tecido encefálico, sendo mais permeável a água, gases (oxigênio e dióxido de carbono) e glicose. Além disso, também inibe a entrada de substâncias tóxicas no sistema nervoso central. Algumas situações como o TCE, tumores, lesões infecciosas e alterações metabólicas alteram a permeabilidade dessa barreira.[5,6]

FISIOPATOLOGIA

A PIC pode ser aumentada por quatro mecanismos. O primeiro corresponde ao aumento do volume intracraniano, também designado efeito de massa (tumor, hemorragia ou edema cerebral); o segundo se refere à falência venosa (trombose, falência cardíaca ou obstrução da veia cava superior); o terceiro é decorrente da obstrução do fluxo ou absorção do LCR, resultando em hidrocefalia. Por fim, o quarto é causado por um pseudotumor cerebri, condição idiopática muito comum em mulheres jovens com sobrepeso.[1]

O edema cerebral é a causa mais comum de aumento da PIC e refere-se ao acúmulo anormal de líquido nos espaços intersticial e/ou intracelular.[6] É comumente classificado como vasogênico e citotóxico.

O edema vasogênico resulta da perda da integridade da BHE com aumento da permeabilidade do endotélio capilar e extravasamento de componentes do plasma (água e proteínas) para o espaço intersticial.[6,9]

O edema citotóxico compreende o acúmulo de fluidos e proteínas no espaço intracelular, devido ao influxo anormal, com redução do volume extracelular, sem alteração da BHE.[6,9]

Também há descrição[6,9] de edema intersticial resultante do aumento da pressão venosa no espaço intersticial, que ocorre em regiões periventriculares pela transudação de LCR, em pacientes com hidrocefalia obstrutiva e não controlada ou HIC.

Quando a pressão de um dos componentes intracranianos aumenta, a exemplo da $P_{cérebro}$ com o desenvolvimento de edema cerebral, ocorre diminuição de outro componente intracraniano para manter a PIC constante. Essa interação permite que o volume dos três componentes intracranianos permaneça aproximadamente constante devido a esse estado de equilíbrio dinâmico. Esta explicação da dinâmica intracraniana é conhecida como doutrina ou hipótese de Monro-Kellie e é considerada essencial para compreender as mudanças fisiopatológicas que ocorrem na PIC.[2,8]

Como o espaço dentro do crânio é ocupado pelo cérebro, sangue e LCR, alguma estrutura é forçada a ser expelida quando outra massa (p. ex., hematoma ou tumor) ocupa espaço dentro da cavidade craniana, para que a PIC se mantenha normal.[3,6,10]

A doutrina de Monro-Kellie é um mecanismo de compensação intracraniana para uma massa em expansão. Inicialmente, o volume de LCR que circunda o cérebro é reduzido por mudanças na sua absorção ou produção e pelo seu deslocamento para o espaço subaracnoide espinhal, assim como o volume sanguíneo e, em especial, o sangue venoso, mantendo a PIC normal. Vale ressaltar que o paciente pode permanecer assintomático quando a massa em crescimento é a única patologia.[3,6,9,10]

Entretanto, uma vez atingido o limite de deslocamento do LCR e do sangue, a PIC começa a se elevar rapidamente, mesmo com um pequeno aumento no volume. Nesse momento, o cérebro é forçado para regial infratentorial ou para fora da caixa craniana, por meio do forame magno, com formação de síndromes de herniação,[3,6,10,] sendo comuns as hérnias supratentoriais e infratentoriais.[13]

O tempo constitui um elemento importante para esse mecanismo de compensação, uma vez que o rápido aumento do conteúdo craniano impede a adequada utilização dos mecanismos compensatórios.[7]

A capacidade do crânio em tolerar um aumento de um ou mais dos três componentes (cérebro, LCR ou sangue), sem aumento correspondente da PIC, é denominada elastância ou complacência, sendo mais alta em crianças que têm ossos cranianos não fundidos e mais baixa em idosos, em função da atrofia cerebral.[8,13]

A Figura 20.1 apresenta a relação volume-pressão por meio de uma curva que mostra a elevação da PIC a partir de um determinado volume em que ocorre redução acentuada da complacência.

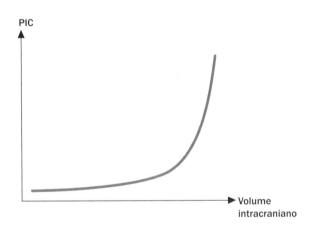

Figura 20.1 Curva da relação entre a PIC e o volume intracraniano.

As elevações da PIC são graves porque diminuem a PPC e o FSC e, como consequência, provocam isquemia focal e/ou global com lesão da BHE, acidose, vasodilatação e inflamação. A isquemia é um evento catastrófico, uma vez que o neurônio não tolera hipóxia.[4] O cérebro requer de 50 a 55 mL de sangue para 100 g de tecido cerebral, de forma que possa manter um estado de metabolismo normal.[13]

Há evidências de que, após o TCE, ocorra vasoespasmo, mudança da PPC e da autorregulação. Pacientes com hipotensão (PA sistólica < 90 mmHg) apresentam uma taxa de mortalidade duas vezes maior que pacientes com pressão normal.[5] Com frequência, pacientes com hemorragia intracerebral apresentam PIC elevada, fortemente relacionada à morbimortalidade.[14]

SINAIS E SINTOMAS DA HIPERTENSÃO INTRACRANIANA

O comprometimento neurológico ocasionado pelo aumento da PIC desencadeia um conjunto de sinais e sintomas, que caracteriza a síndrome de HIC.[15]

O aparecimento de sinais e sintomas depende da gravidade do acometimento, tendo como fatores determinantes a etiologia, a velocidade do seu desenvolvimento, a localização da lesão e o grau de complacência.[6,15] Comumente, os pacientes apresentam os seguintes sinais e sintomas:[1,4,7,9,15,16]

- Cefaleia: é severa, frequentemente contínua, e piora durante a manhã, uma vez que ocorre aumento da PIC durante a noite, como resultado da posição supina, e aumento da $PaCO_2$ causado pela depressão respiratória durante o sono.
- Vômitos: usualmente acompanham as cefaleias durante a manhã, podendo ou não ser precedidos por náuseas. Podem apresentar-se "em jato". São decorrentes da compressão hipotalâmica do centro do vômito.
- Distúrbios visuais: edema de papila óptica, sinal característico de gravidade, detectado pelo exame do fundo de olho que ocorre por propagação retrógrada da hipertensão pelo espaço subaracnoideo ao redor do nervo óptico. Sua persistência pode levar à atrofia óptica e consequente amaurose. Também pode se manifestar diplopia.
- Alteração do nível de consciência: sonolência até o coma, provocado pela diminuição da PPC e redução do FSC. Está associado à compressão do tálamo e do mesencéfalo, onde está situado o sistema reticular ativador ascendente, responsável pelo controle sono-vigília.
- Crises convulsivas: são mais precoces nos processos expansivos de rápida evolução e naqueles situados próximos ao córtex motor.
- Tontura: resultam do edema de labirinto e são mais frequentes quando o processo expansivo se localiza no compartimento infratentorial.
- Alterações de personalidade: são mais frequentes nas neoplasias cerebrais e se caracterizam por apatia, irritabilidade, desatenção, instabilidade emocional, entre outras.
- Sinais de herniação cerebral: hérnia subfacial (compromete a motricidade do lado da lesão expansiva), hérnia de uncus (midríase, desvio lateral do olho e ptose palpebral ipsilateral), hérnia transtentorial central (alteração do padrão respiratório do tipo Cheyne-Stokes, descerebração, apneia) e hérnia da amídala cerebelar (a mais grave, ocorrendo aumento da pressão cerebelar, apneia).
- Deterioração da função motora: inicialmente monoparesias e hemiparesias contralateral a lesão intracraniana, evoluindo mais tardiamente para hemiplegia, decorticação ou descerebração.

- Alterações cardiorrespiratórias: clássica tríade de Cushing (hipertensão arterial, bradicardia e alterações do padrão respiratório) – fenômeno que ocorre em fases avançadas de descompensação da PIC.

TRATAMENTO DA HIPERTENSÃO INTRACRANIANA

Nas recentes décadas, várias estratégias de tratamento têm sido utilizadas para reduzir a PIC, com o objetivo de manter a PPC adequada, melhorando a perfusão em áreas isquêmicas e, dessa forma, evitando a hipóxia e hipotensão e aumentando a sobrevida desses pacientes.

Sempre que possível, é fundamental que a lesão primária seja o alvo de tratamento antes da HIC (lesão secundária). Além disso, recomenda-se que, após a estabilização inicial do paciente com HIC, o tratamento seja feito exclusivamente na UTI.[4]

A seguir serão apresentadas medidas recomendadas na literatura para tratar a HIC.

Terapia Osmótica

Desde antes de 1960, o manitol é recomendado para tratar as elevações da PIC. No entanto, embora os seus benefícios estejam bem documentados, existem evidências insuficientes para suportar o uso rotineiro desse agente em pacientes que tiveram uma lesão aguda.[14]

O manitol é um diurético osmótico que deve ser infundido rapidamente, em bolus (10-15 minutos), e não em infusão contínua. O uso de equipo com filtro é recomendado na administração dessa droga porque há risco de cristalização. O efeito imediato do manitol se deve à expansão plasmática, com aumento do FSC e transporte de oxigênio ao cérebro, e ao efeito osmótico vascular, fazendo com que fluidos se movam dos tecidos cerebrais para os vasos sanguíneos. Entretanto, o uso repetido do manitol está associado a sérios efeitos adversos, como depleção do volume intravascular, elevação da PIC e falência renal.[3,4,6,8,9] Além disso, o manitol não deve ser administrado em pacientes hipotensos, uma vez que, por ser um diurético osmótico, pode exacerbar ainda mais a hipotensão e piorar a isquemia cerebral.[3]

O efeito osmótico do manitol é maior após 15 a 30 minutos e persiste de 90 minutos a 6 horas. Recomenda-se utilizá-lo em paciente cuja PIC está sendo monitorizada, não sendo indicado seu uso profilático.[4] Como terapêutica alternativa, tem-se administrado solução hipertônica salina. Recentemente, é a terapêutica mais comum em pacientes graves neurológicos que não respondem bem ao manitol.[6,17]

A solução hipertônica é uma solução salina com concentração de cloreto de sódio maior do que a salina fisiológica (0,9%). Pode ser usada como infusão contínua ou em bolus para prevenir e/ou tratar a HIC. A vantagem teórica é que o cloreto de sódio tem maior coeficiente de repercussão osmótica sobre a BHE (1,0 comparado com 0,9 de manitol), aumentando assim a osmolaridade do fluido extracelular no cérebro e, consequentemente, diminuindo o conteúdo de água cerebral.[6,17]

Na microcirculação do cérebro, a solução salina hipertônica deve melhorar a vasorregulação e reduzir a viscosidade do sangue, o edema endotelial, a resistência capilar e a desidratação de eritrócitos. Em adição, há uma melhora da perfusão tissular cerebral e da oxigenação. A ocorrência de expansão do volume intravascular deve melhorar a situação hemodinâmica e da PPC com consequente redução da PIC.[17]

Também foram observados efeitos adversos dessa solução: excessiva osmolaridade, aumento da PIC e exacerbação do dano cerebral; hipernatremia com confusão, letargia, delírio, dores de cabeça, complicações na circulação do cérebro, congestão vascular, trombose, infarto hemorrágico, coma e morte; hiponatremia crônica com declínio da consciência e déficit motor.[1]

Vale ressaltar que tanto o manitol quanto a solução salina hipertônica não reduzem adequadamente a PIC em pacientes hipovolêmicos.[3]

Monitorização da PIC/drenagem do LCR

A monitorização da PIC foi introduzida por Jenny e Guilleaume em 1951 e propagada como um instrumento clinicamente útil por Nils Lundberg em 1960. Teoricamente, a PIC pode ser medida em qualquer local do espaço intracraniano; no entanto, uma variedade de locais em que se realizavam medidas foram abandonados nas últimas décadas. O padrão ouro para monitorizar a PIC é a medida direta no ventrículo lateral (ventriculostomia), por meio de cateteres que, além de medir a PIC, permitem uma drenagem terapêutica do LCR.[8,9]

A drenagem do LCR, por meio do cateter intraventricular, reduz temporariamente a PIC aumentada. Entretanto, na hidrocefalia, essa medida pode ser definitiva quando se instala um cateter ventrículo-peritoneal.[16]

A monitorização é apropriada em pacientes com TCE grave que apresentem dois ou mais fatores: idade maior que 40 anos, postura motora bilateral anormal (decorticação ou descerebração) e pressão arterial (PA) sistólica menor que 90 mmHg.[13] Além desses fatores, a monitorização da PIC é indicada aos pacientes com escore da Escala de Coma de Glasgow menor ou igual a 8 após ressuscitação inicial e tomografia computadorizada de crânio anormal (hematomas, edema, contusões, herniação, apagamento das cisternas).[9]

A descrição pormenorizada sobre a monitorização da PIC encontra-se no próximo capítulo.

Hiperventilação

A hiperventilação causa a diminuição do edema cerebral, por meio da diminuição da PCO_2 (conforme citado anteriormente, o dióxido de carbono é um potente vasodilatador cerebral). Entretanto, resulta em vasoconstrição que, quando acentuada, pode diminuir a PIC e levar à isquemia. Portanto, o uso dessa medida deve ser cauteloso e nunca profilático, devendo ser empregado somente em casos de déficit neurológico agudo, como ocorre na herniação transtentorial incipiente ou HIC refratária, em virtude do risco de isquemia cerebral.[3,18]

Nesses casos, recomenda-se que o paciente seja hiperventilado o mínimo de tempo necessário, a fim de manter níveis moderados de $PaCO_2$ (entre 30 e 35 mmHg), enquanto outras medidas terapêuticas são iniciadas.[3,6,15]

Barbitúricos

Os barbitúricos de ação rápida (tionembutal, pentobarbital, tiopental) agem agudamente na redução da PIC, diminuindo a taxa de metabolismo cerebral e, como consequência, o consumo de oxigênio e o FSC. São utilizados no controle da HIC refratária em pacientes hemodinamicamente estáveis, uma vez que essa drogas frequentemente causam hipotensão.[3,6,9,18]

O coma barbitúrico profilático tem sido usado com sucesso para tratar a HIC. Porém, há controvérsias quando o procedimento é realizado sem a devida monitorização intracraniana.[12]

Craniectomia descompressiva

A craniectomia descompressiva tem sido recomendada cada vez mais precocemente em pacientes com risco para HIC refratária para evitar grandes áreas de tecido infartado. Permite a expansão do tecido edemaciado e, consequentemente, diminui a PIC e aumenta a PPC, mantendo o FSC nas áreas cerebrais ainda viáveis.[8]

Deveria ser o caminho mais efetivo para reduzir a PIC; no entanto, é um procedimento controverso, porque embora diminua a PIC, um efeito rebote de aumento do edema cerebral pode ocorrer.[2]

Hipotermia

A hipotermia reduz a PIC por meio de quatro mecanismos básicos: redução do consumo de oxigênio, redução do FSC, inibição parcial da cascata vasodilatadora e reperfusão com integridade da BHE. Para controlar a HIC, recomenda-se uma temperatura de 33°C.[4]

A hipotermia moderada mostrou reduzir a PIC em pacientes com TCE, com temperatura igual a 35°C-36°C, por 48 horas após o trauma. O maior objetivo desse protocolo não é necessariamente alcançar a hipotermia, mas evitar a hipertermia e tremores, que causam aumento da demanda metabólica cerebral e consequente aumento da PIC.[8,9]

Sedação/analgesia

O paciente deve ser mantido sem dor e agitação para que não haja elevação da PIC. A analgesia com ou sem sedação é útil para não exacerbar a HIC, porém potenciais efeitos adversos dessas drogas devem ser monitorados. Ademais, o nível de sedação deve ser continuamente avaliado tendo em vista o objetivo desse tratamento. Recomenda-se o uso de lidocaína 1 mg/kg EV antes da aspiração ou intubação para evitar o aumento da PIC durante esses procedimentos.[18]

Anticonvulsivante

A convulsão em um paciente com HIC eleva ainda mais a PIC, sendo indicado o uso de diazepan ou lorazepan IM durante a crise e de fenitoína na prevenção de sua ocorrência.[15] É essencial que a convulsão seja controlada tão logo que possível, uma vez que o estado de mal epiléptico (crises epilépticas prolongadas ou repetitivas durante 30 minutos ou mais) está relacionado à ocorrência de lesão cerebral secundária.[3]

Corticosteroides

Os glicocorticoides reduzem o edema cerebral associado a tumores e podem ser úteis no tratamento do edema originado da retração do cérebro no período pós-operatório de neurocirurgia.[4,6] Entretanto, não existem evidências científicas sobre os benefícios dos corticosteroides na redução da PIC ou melhora da sobrevida dos pacientes com TCE.[3,9,16]

ASSISTÊNCIA DE ENFERMAGEM AO PACIENTE COM HIC E SUA FAMÍLIA NA UTI

Para assistir o paciente com HIC e sua família, é necessário que o enfermeiro da UTI tenha conhecimentos específicos para implementar condutas dentro da Sistematização da Assistência de Enfermagem (SAE).

A SAE permite um cuidado individualizado com uma assistência pautada em evidências científicas. No primeiro contato com o paciente, o enfermeiro deve realizar o histórico de enfermagem que compreende a identificação dos sinais e sintomas por meio do exame físico e anamnese.

A partir dos dados desse histórico e com base nos fatores relacionados e nas características definidoras, são levantados os diagnósticos de enfermagem para a realização do planejamento da assistência, que conduz às intervenções de enfermagem e sua avaliação. Vale lembrar que em todas as etapas da SAE os registros de enfermagem são fundamentais.

O sucesso da assistência ao paciente grave depende de um trabalho interdisciplinar, que também inclui a sua família. As intervenções de enfermagem são numerosas e compreendem uma parte importante desse cuidado.

Para o indivíduo com HIC, o cuidado de enferamgem deve ter continuamente a premissa de que a equipe compreende o efeito das suas ações para o paciente, em especial daquelas que possam interferir na PIC, causando sua elevação.

Embora se observe um crescente número de pesquisas relativas à fisiopatologia e às novas condutas de monitorização e tratamento para o paciente com HIC no cenário mundial, ainda são escassos os estudos que abordam a assistência de enfermagem à família e ao paciente acometido por essa lesão secundária que pode culminar em morte.

A seguir serão descritos os diagnósticos de enfermagem recomendados da North American Nursing Diagnosis Association (NANDA)[19], que podem ser observados em pacientes com HIC na UTI e em sua família.

É importante ressaltar que, conforme preconiza a SAE, o cuidado deve ser individualizado. Portanto, as propostas de intervenções aqui apresentadas e devidamente fundamentadas serão norteadoras para a prática clínica do enfermeiro, porém não dispensam seu raciocínio clínico e confirmação dos diangósticos.

Paciente com HIC na UTI

DIAGNÓSTICO DE ENFERMAGEM
CAPACIDADE ADAPTATIVA INTRACRANIANA DIMINUÍDA
Relacionada à hipotensão sistêmica com HIC, lesões cerebrais e perfusão cerebral diminuída
Definição: os mecanismos da dinâmica dos fluidos intracranianos que normalmente compensam os aumentos de volumes intracranianos estão comprometidos, resultando em repetitivos aumentos desproporcionais na PIC em resposta a uma variedade de estímulos nocivos e não nocivos[19]
INTERVENÇÃO DE ENFERMAGEM
Avaliar o nível de consciência por meio da Escala de Coma de Glasgow

(continua)

(continuação)

INTERVENÇÃO DE ENFERMAGEM

Avaliar as pupilas (tamanho e reatividade)

Monitorizar a PIC e a PPC

Monitorizar sinais vitais e PAM

Avaliar a presença de arritmias cardíacas e frequência cardíaca (monitor)

Manter a cabeceira do leito a 15° ou 30° de inclinação, com a cabeça e o pescoço alinhados, em posição neutra (alinhamento mento-esternal)

Avaliar alterações da visão (diplopia, turvação, diminuição do campo visual)

Manter os cadarços da traqueostomia e/ou tubo endotraqueal fixos sem comprimir a região do pescoço

Observar os sinais de alerta de convulsão (atividade motora e ocular, perda de consciência, comprometimento respiratório)

Observar a posição do colar cervical, quando em uso (não comprimir região cervical)

Manter o sistema de drenagem urinária sem obstrução

Reduzir estímulos (ambiente calmo, voz tranquila, não comentar sobre o paciente /doença em sua presença e realizar abordagem delicada)

Reduzir as atividades de enfermagem associadas (dar espaço de tempo para realização)

FUNDAMENTAÇÃO

É de grande relevância monitorizar a condição neurológica. Recomendam-se valores de PIC < 20 mmHg e PPC > 70 mmHg; manter a pressão arterial sistólica acima de 90 mmHg, PVC de 5 a 8 mmHg e PAM de 80 a 115 mmHg[20]

A imobilização da coluna cervical com colar pode resultar em aumento da PIC pela compressão da veia jugular, assim como a compressão pelos cadarços de fixação do tubo endotraqueal e traqueostomia, que impedem a drenagem venosa cerebral pelas veias jugulares, com aumento da PIC[6]

A ativação do sistema nervoso simpático (estresse e estímulos nociceptivos) causa o aumento da pressão sanguínea, FSC e PIC[6]

O efeito cumulativo das atividades de enfermagem (banho, aspiração, mudança de decúbito) aumenta a pressão sanguínea, FSC e PIC[6]

A CO_2 elevada produz um aumento do FSC, com consequente aumento do volume sanguíneo cerebral e da PIC

PaO_2 < 50 mmHg ocasiona vasodilatação cerebral com aumento da PIC[6]

Um episódio de crise convulsiva em um paciente com HIC pode aumentar a PIC, agravando ainda mais o quadro clínico[15]

DIAGNÓSTICO DE ENFERMAGEM

DÉFICIT NO AUTOCUIDADO PARA ALIMENTAÇÃO

Relacionado ao prejuízo neuromuscular e perceptivo

Definição: capacidade prejudicada de desempenhar ou completar atividades de alimentação[19]

INTERVENÇÃO DE ENFERMAGEM

Realizar sondagem nasoenteral prescrita. Se houver contraindicação (fratura de base de crânio), realizar sondagem enteral via oral

Testar a sonda antes da administração da dieta

Avaliar resíduos gástricos

Lavar a sonda antes e após a administração da dieta

Controlar o gotejamento e temperatura da dieta

Auscultar sons intestinais

Realizar troca diária da fixação da sonda

FUNDAMENTAÇÃO

O coma e a sedação do paciente com HIC impossibilitam o autocuidado para a alimentação. A via enteral é recomendada para alimentar o paciente e fornecer o suporte nutricional adequado, sendo relevante manter a posição de 15° a 30° de elevação da cabeceira durante a administração da dieta

DIAGNÓSTICO DE ENFERMAGEM

DÉFICIT NO AUTOCUIDADO PARA BANHO/HIGIENE

Relacionado ao prejuízo neuromuscular e perceptivo

Definição: capacidade prejudicada de realizar ou completar as atividades de banho/higiene por si mesmo[19]

INTERVENÇÃO DE ENFERMAGEM

Realizar o banho no leito com pouca movimentação

Realizar a higiene oral

Realizar a higiene íntima, quando necessário

Manter a pele íntegra e hidratada

Monitorizar condições da pele e das mucosas

(continua)

(continuação)

FUNDAMENTAÇÃO

O coma e a sedação do paciente com HIC impossibilitam o autocuidado para as necessidades de higiene. No banho, deve-se ter o cuidado de não flexionar o pescoço do paciente e manter o alinhamento mento-esternal

DIAGNÓSTICO DE ENFERMAGEM

COMUNICAÇÃO VERBAL PREJUDICADA

Relacionada à alteração do sistema nervoso central

Definição: habilidade diminuída, retardada ou ausente para receber, processar, transmitir e/ou usar sistema de símbolos[19]

INTERVENÇÃO DE ENFERMAGEM

Comunicar-se com o paciente de forma não verbal quando consciente e impossibilitado de expressar-se verbalmente (tubo endotraqueal, traqueostomia)

Chamar o paciente pelo nome

Evitar comentários sobre a doença e seu prognóstico na presença do paciente.

Utilizar frases curtas e simples para comunicar-se

Ensinar o paciente a comunicar-se de forma não verbal quando consciente

FUNDAMENTAÇÃO

O coma e a sedação do paciente com HIC impossibilitam a comunicação verbal. Entretanto, a audição se mantém preservada, sendo necessário o respeito e o estímulo com o intuito de contribuir para a recuperação das funções cerebrais

DIAGNÓSTICO DE ENFERMAGEM

CONSTIPAÇÃO

Relacionada à lesão neurológica e tumores

Definição: diminuição na frequência normal de evacuação, acompanhada por passagem de fezes difícil ou incompleta e/ou passagem de fezes excessivamente duras e secas[19]

INTERVENÇÃO DE ENFERMAGEM

Oferecer dieta laxativa de acordo com orientação do nutricionista e/ou nutrólogo

Atentar para a presença de distensão abdominal

Auscultar sons intestinais

(continua)

(continuação)

Aumentar a ingestão hídrica, quando não houver contraindicação

Observar o aspecto e frequência das evacuações

Aplicar enemas, de acordo com prescrição médica

Realizar massagem na região abdominal (cólon-sigmoide)

FUNDAMENTAÇÃO

O esforço que ocorre durante a manobra de Valsalva gera aumento da PIC e pode descompensar os pacientes com HIC. É importante realizar medidas preventivas para a constipação intestinal. A manobra de Valsalva aumenta a pressão intratorácica, diminui a drenagem venosa cerebral e aumenta o volume sanguíneo cerebral, resultando em aumento da PIC[21]

DIAGNÓSTICO DE ENFERMAGEM

DESOBSTRUÇÃO INEFICAZ DE VIAS AÉREAS

Relacionada à presença de via aérea artificial e secreção retidas

Definição: incapacidade de eliminar secreções ou obstruções do trato respiratório para manter uma via aérea desobstruída[19]

INTERVENÇÃO DE ENFERMAGEM

Aspirar secreções e limitar a duração das etapas de aspiração (10 a 15 segundos por passagem da sonda de aspiração)

Realizar aerossolterapia com SF a 0,9%

Auscultar sons respiratórios antes e após as aspirações

Administrar oxigênio a 100% antes e após a aspiração

Administrar lidocaína, se prescrita antes e após a aspiração

Manter os alarmes dos ventiladores ligados

Mensurar a pressão do cuff

FUNDAMENTAÇÃO

A aspiração aumenta a PIC. A lidocaína suprime o reflexo da tosse e, dessa forma, previne o aumento da PIC. É recomendada a dose de 1 mg/kg IV aproximadamente 3 minutos antes da aspiração.[8] O aerossol com soro fisiológico fluidifica as secreções brônquicas

DIAGNÓSTICO DE ENFERMAGEM

TROCA DE GASES PREJUDICADA

Relacionada ao desequilíbrio na ventilação-perfusão

Definição: excesso ou déficit na oxigenação e/ou na eliminação de dióxido de carbono na membrana alveolocapilar[19]

INTERVENÇÃO DE ENFERMAGEM

Manter vias aéreas e/ou circuito do ventilador pérvios

Avaliar o padrão respiratório

Monitorizar a gasometria arterial - PaO_2 e $PaCO_2$

Manter o monitor multiparâmetro (FC, FR, $SatO_2$, PAM, T)

Avaliar os parâmetros do ventilador mecânico

Trocar o filtro e o circuito do ventilador de acordo com a rotina do serviço

Realizar a troca da traqueostomia de acordo com a rotina do serviço

FUNDAMENTAÇÃO

Manter PaO_2 maior que 70 mmHg, $PaCO_2 = 30$ a 35 mmHg, $SatO_2 > 95\%$[20]

O suporte ventilatório adequado consiste em fazer com que o paciente "não brigue com o ventilador". A medicina baseada em evidências ainda não identificou "uma ventilação perfeita", e sim a adaptação às necessidades individuais de cada paciente[8]

A hiperventilação profilática para pacientes com TCE deve ser evitada, por diminuir o FSC e conduzir à isquemia[4]

DIAGNÓSTICO DE ENFERMAGEM

DOR AGUDA

Relacionada a agentes lesivos

Definição: experiência sensorial e emocional desagradável que surge de lesão tissular real ou potencial ou em termos de tal lesão; início súbito ou lento, de intensidade leve a intensa, com término antecipado ou previsível e duração menor que seis meses[19]

INTERVENÇÃO DE ENFERMAGEM

Avaliar os sintomas físicos que requerem analgésicos

Administrar analgésicos conforme prescrição

Avaliar o efeito dos analgésicos após 30 minutos

Atentar para expressões de dor

FUNDAMENTAÇÃO

O controle inadequado da dor pode aumentar o metabolismo cerebral e o FSC, com consequente aumento da PIC, sendo necessário o uso de analgésicos[20]

A cefaleia é um sintoma constante no paciente com HIC[15]

DIAGNÓSTICO DE ENFERMAGEM

RISCO DE GLICEMIA INSTÁVEL

Relacionado ao estado de saúde

Definição: risco de variação dos níveis de glicose no sangue em relação aos parâmetros normais[19]

INTERVENÇÃO DE ENFERMAGEM

Medir glicemia capilar

Atentar para sinais e sintomas de hiperglicemia

Administrar insulina conforme prescrição

FUNDAMENTAÇÃO

A hiperglicemia em pacientes com aumento da PIC e TCE tem sido associada a um pior prognóstico. Recomenda-se não diluir medicamentos em glicose a 5%; manter glicemia entre 80 e 120 mg/dL, com doses de insulina quando necessário[5]

DIAGNÓSTICO DE ENFERMAGEM

RISCO DE INFECÇÃO

Relacionado a procedimentos invasivos e exposição ambiental aumentada a patógenos

Definição: risco de ser invadido por organismos patogênicos[19]

INTERVENÇÃO DE ENFERMAGEM

Lavar as mãos antes e após cada procedimento com o paciente

Manter o sistema de monitorização da PIC íntegro e estéril

Realizar troca de curativo (inserção do cateter da PIC) de forma asséptica

Realizar técnicas assépticas para os procedimentos invasivos

Seguir as normas do Serviço de Controle de Infecção Hospitalar

FUNDAMENTAÇÃO

O curativo deve ser trocado diariamente, utilizando SF a 0,9% e solução antisséptica, sendo importante observar sinais de infecção ou drenagem de LCR na inserção do cateter[20]

A colonização do sistema aumenta de maneira significativa após 5 dias de implantação do cateter. Quando detectada a infecção, recomenda-se a retirada do sistema[18]

DIAGNÓSTICO DE ENFERMAGEM

INTEGRIDADE DA PELE PREJUDICADA

Relacionada a imobilização física, medicamentos e estado metabólico prejudicado

Definição: epiderme e/ou derme alteradas[19]

INTERVENÇÃO DE ENFERMAGEM

Avaliar as condições da pele do paciente

Proteger proeminências ósseas com solução hidratante

Mudar de decúbito, mantendo o alinhamento mento-esternal

Manter as roupas de cama secas, limpas e sem pregas

Realizar a troca imediata de roupas e/ou absorventes descartáveis após as eliminações

Acolchoar partes do corpo propensas a ruptura

FUNDAMENTAÇÃO

A mudança de decúbito previne a úlcera por pressão; entretanto, deve-se ter o cuidado de evitar a flexão da cabeça e a elevação superior a 90° do quadril no decúbito lateral. É necessário manter uma flexão mínima dos membros inferiores[20]

DIAGNÓSTICO DE ENFERMAGEM

MOBILIDADE NO LEITO PREJUDICADA

Relacionada ao prejuízo neuromuscular e cognitivo

Definição: limitação para movimentar-se de forma independente de uma posição para outra no leito[19]

INTERVENÇÃO DE ENFERMAGEM

Manter o paciente em decúbito dorsal com elevação da cabeceira de 15° a 30°; cabeça e pescoço alinhados com auxílio de coxins

Proporcionar conforto

Mudar de decúbito com cautela

Usar meias de compressão elásticas, caso não haja contraindicação

Avaliar sinais de trombose

FUNDAMENTAÇÃO

O decúbito ventral e Trendelenburg são contraindicados, porque ambos aumentam a PIC. O decúbito lateral com cabeceira elevada e membros flexionados, além da flexão extrema do quadril, também aumentam a pressão intra-abdominal com consequente aumento da PIC[6]

Com a elevação da cabeceira acima de 30°, pode haver redução da PPC e piora do controle da PIC; abaixo de 15°, pode não haver aumento da PIC, mas aumento da incidência de pneumonia associado a ventilação mecânica[4]

O melhor ângulo é de 15°. O mais importante é o alinhamento mento-esternal, sem rotação e flexão do pescoço[8]

A elevação do decúbito é contraindicada para pacientes hipotensos, com trauma raquimedular, fratura de coluna vertebral e membros, associados a TCE[20]

DIAGNÓSTICO DE ENFERMAGEM

RISCO DE DESEQUILÍBRIO NA TEMPERATURA CORPORAL

Relacionado à taxa metabólica alterada e trauma

Definição: risco de não conseguir manter a temperatura corporal dentro dos parâmetros normais[19]

INTERVENÇÃO DE ENFERMAGEM

Monitorizar a temperatura corporal

Avaliar a presença de tremores

Controlar a temperatura ambiental

Administrar antitérmico quando prescrito

Limitar o uso de cobertores

Realizar compressas frias

Monitorizar o balanço hídrico

FUNDAMENTAÇÃO

A hipertermia aumenta o metabolismo encefálico, com consequente aumento do FSC e aumento da PIC.[6] Recomenda-se a hipotermia moderada (T = 33°C) para o controle da HIC refratária, TCE grave e AVE extenso[4]

A presença de tremores aumenta o metabolismo e, como consequência, a PIC[20]

DIAGNÓSTICO DE ENFERMAGEM

RISCO DE VOLUME DE LÍQUIDOS DEFICIENTE

Relacionado ao uso de diuréticos

Definição: risco de diminuição do líquido intravascular, intersticial e/ou intracelular[19]

INTERVENÇÃO DE ENFERMAGEM

Realizar o balanço hídrico (ingestão de líquidos, débito urinário, drenagem de sondas)

Atentar para sinais de desidratação (turgor cutâneo diminuído, mucosas secas)

Controlar o gotejamento das infusões

Monitorizar os sinais vitais e a PVC

Monitorizar os níveis de eletrólitos séricos

FUNDAMENTAÇÃO

A terapia osmótica tem efeito diurético significante, merecendo cuidados para a hipovolemia (reposição volêmica)[15]

Família

DIAGNÓSTICO DE ENFERMAGEM

PROCESSOS FAMILIARES INTERROMPIDOS

Relacionados à mudança do estado de saúde de um membro da família

Definição: mudança nos relacionamentos e/ou no funcionamento da família[19]

INTERVENÇÃO DE ENFERMAGEM

Conhecer a dinâmica familiar (genograma e ecomapa da família)

Avaliar as necessidades e sentimentos dos familiares

Oferecer apoio emocional em relação à mudança do papel do familiar

Informar sobre o estado de saúde do paciente

FUNDAMENTAÇÃO

A doença em um membro da família afeta todo o sistema familiar, provocando um desequilíbrio no seu funcionamento. Quando não restaurado, desencadeia uma situação de crise

A enfermagem tem como compromisso e obrigação incluir as famílias nos cuidados de saúde, cabendo ao enfermeiro considerar o cuidado centrado na família como parte integrante da sua prática. O genograma e o ecomapa auxiliam no entendimento da estrutura e funcionamento da família, fornecendo subsídios para intervir de maneira mais eficaz[22]

É importante ajudar a família no entendimento do processo da doença e suas consequências[1]

DIAGNÓSTICO DE ENFERMAGEM

TENSÃO DO PAPEL DO CUIDADOR

Relacionada à gravidade da doença do familiar e compromisso com vários papéis concomitantes de cuidador

Definição: dificuldade para desempenhar o papel de cuidador da família[19]

INTERVENÇÃO DE ENFERMAGEM

Ajudar os familiares a identificar os estressores que estão causando a tensão

Orientar os familiares quanto à forma de enfrentamento do estresse (ajudar na redefinição dos papéis, suporte da comunidade, igreja, recreação, entre outros)

Informar sobre o estado de saúde, uso de aparelhos, entre outras dúvidas dos familiares

Dar atenção aos familiares durante as visitas na UTI (disponibilizar tempo para a escuta)

Flexibilizar os horários de visitas da UTI quando houver impedimento do familiar (trabalho, entre outros)

Oferecer informações que achar relevantes pelo telefone, quando houver a identificação do familiar

FUNDAMENTAÇÃO

Os cuidadores apresentam estresse e mudanças nos papéis sociais em virtude da internação de um membro da família na UTI, podendo desencadear muitos problemas

As famílias têm a capacidade de solucionar os próprios problemas e é essencial que trabalhem de modo colaborativo com o enfermeiro para solucionar seus problemas com produção de forças. É importante ajudar as famílias a tirar o enfoque daquilo que não pode ser mudado[1,22]

RESUMO

A PIC é definida como a pressão exercida no interior da caixa craniana pelo tecido cerebral (80%), LCR (10%) e volume sanguíneo (10%). O aumento da PIC ocorre quando a pressão exercida na caixa craniana atinge 15 mmHg ou mais, sendo resultado de graves condições, entre as quais: TCE, hemorragia intracraniana, lesão embólica, infecções, tumores e alterações na produção do LCR. A

HIC é uma lesão secundária intracraniana frequente na primeira semana de atendimento ao paciente internado no hospital com TCE grave e AVE hemorrágico, sendo comumente causada por edema cerebral. Seu controle compreende um dos maiores desafios da equipe de saúde da UTI. É compreendida como uma síndrome com sinais e sintomas iniciais de cefaleia, vômitos e distúrbios visuais, cujo aparecimento depende da gravidade do acometimento e tem como fatores determinantes a etiologia, velocidade do seu desenvolvimento, localização da lesão e o grau de complacência intracraniana. O tratamento da HIC (monitorização da PIC, craniectomia descompressiva, drenagem do LCR, terapia osmótica, hiperventilação, barbitúricos, entre outros) tem como objetivo manter a PPC adequada. A SAE ao paciente com HIC e sua família é fundamental para o sucesso de seu tratamento e requer o conhecimento científico para a implementação de suas etapas. Neste capítulo, foram propostos, de acordo com a NANDA, 14 diagnósticos de enfermagem para o paciente com HIC e dois para a sua família, além das intervenções de enfermagem devidamente fundamentadas para nortear a prática clínica do enfermeiro.

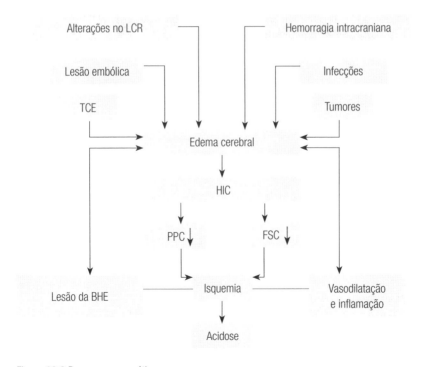

Figura 20.2 Resumo esquemático.

PROPOSTA PARA ESTUDO

1. Definir HIC.
2. Quais as lesões secundárias mais comuns e consideradas "inimigas" do cérebro?
3. O que é importante para a dinâmica cerebral normal?
4. O que significa elastância ou complacência cerebral?
5. Citar três sinais ou sintomas mais comuns na HIC.
6. Quais os sinais caracterizam a tríade de Cushing?
7. Qual o objetivo do tratamento da HIC?
8. Há controvérsias na terapia osmótica? Justifique.
9. No controle da temperatura do paciente com HIC, qual o principal objetivo?
10. Qual a importância da SAE no cuidado ao paciente com HIC e sua família?
11. Cite cinco diagnósticos de enfermagem com fatores relacionados comumente observados no paciente com HIC.
12. Planejar cinco intervenções de enfermagem devidamente fundamentadas para o paciente com o diagnóstico de enfermagem intitulado: "capacidade adaptativa craniana diminuída relacionada à hipotensão sistêmica com HIC, lesões cerebrais e perfusão cerebral diminuída".
13. O "conhecimento familiar deficiente relacionado à falta de recursos de informação" é um diagnóstico de enfermagem relevante na UTI? Justificar e planejar três intervenções.

REFERÊNCIAS BIBLIOGRÁFICAS

1. Lee ET, Armstrong TS. Increased intracranial pressure. Clin J Oncol Nurs 2008;12(1):37-41.
2. Hickey JV. The Clinical practice of neurological and neurosurgical nursing. 6. ed. Philadelphia: Lippincott Williams and Wilkins, 2009. p. 270-307.
3. Advanced trauma life support course for doctors (student course manual). 9. ed. Chicago: American College of Surgeons; 2014.
4. Machado FS, Joaquim MAS, Capone Neto A. Monitorização e manuseio da hipertensão intracraniana. In: Hospital Sírio Libanês. Paciente crítico: diagnóstico e tratamento. Barueri: Manole; 2006: 626-40.
5. Josephson L. Management of increased intracranial pressure. Dimens crit care nurs 2004;23(5):194-207.
6. Diccini S, Koizumi MS, Resque AP. Hipertensão intracraniana – bases teóricas para o cuidado. In: Koizumi MS, Diccini S. Enfermagem em neurociência: fundamentos para a prática clínica. São Paulo: Atheneu; 2006. p. 113-33.
7. Luzio J. Hipertensão intracraniana. In: Nitrini R, Bacheschi. A neurologia que todo médico deve saber. 2. ed. São Paulo: Atheneu; 2008. p. 135-42.
8. Jantzen JPAH. Prevention and treatment of intracranial hypertension. Best Pract Res Clin Anaesthesiol 2007;21(4):517-38.
9. Zomorodi M. Distúrbios intracranianos agudos. In: Lewis SL, Dirksen SR, Heitkemper MM, Bucher L, Camera IM. Tratado de Enfermagem Médico-Cirúrgica: avaliação e assistência dos problemas clínicos. 8. ed. Rio de Janeiro: Elsevier; 2013:1425-58.

10. National Association of Emergency Medical Technicians (NAEMT). PHTLS-Atendimento pré-hospitalar ao traumatizado: primeira resposta no trauma. Rio de Janeiro: Elsevier; 2013
11. Czosnyka M, Schmidt B, Schmidt E. Non-invasive assessment of cerebral perfusion pressure and intracranial pressure. Brain 2006;175-81.
12. Amorim RLO, Paiva W, Andrade AF, Marino Jr R. Hipertensão intracraniana. J Bras Med 2006;90(4):30-6.
13. Arbour R. Intracranial hypertension: monitoring and nursing assessment. Crit Care Nurse 2004;24(5):19-32.
14. Tan G, Zhow J, Yuan D, Sun S. Formula for use of manitol in patients with intracerebral haemorrhage and high intracranial pressure. Clin Drug Investig 2008;23(2):81-7.
15. Wainberg RC, Barea BM, Valentim Neto JG. Hipertensão intracraniana e monitorização da PIC. Acta Med 2006;118-37.
16. Carlottti Jr CG, Colii B, Dias LAA. Hipertensão intracraniana. Medicina Ribeirão Preto 2003;31(4):552-62.
17. Himmelseher S. Hypertonic saline solutions for treatment of intracranial hypertension. Curr Opin Anaesthesial 2007;20(5):414-26.
18. Giugno KM, Maia TR, Kunrath CL, Bizzi JJ. Tratamento da hipertensão intracraniana. J Pediatr 2003;79(4):287-96.
19. North American Nursing Diagnosis Association. Diagnósticos de enfermagem da NANDA: definições e classificação 2012-2014. Porto Alegre: Artmed; 2013.
20. Diccini S, Koizumi MS, Resque AP. Intervenções de enfermagem na hipertensão intracraniana e na monitorização neurológica. In: Koizumi MS, Diccini S. Enfermagem em neurociência: fundamentos para a prática clínica. São Paulo: Atheneu; 2006:163-79.
21. Torres C, Diccini S. Constipação intestinal em pacientes com tumores intracranianos. Rev Latino-am Enferm 2006;14(3):397-404.
22. Wright LM, Leahey M. Enfermeiras e famílias: um guia para avaliação e intervenção na família. 5. ed. Tradução de Silvia M. Spada. São Paulo: Roca; 2012.

PARA SABER MAIS

Diccini S. Paciente neurológico e suas peculiaridades. In: Viana RAPP, Whitaker IY et al. Enfermagem em terapia intensiva: práticas e vivências: Artmed; 2011. p. 466-79.

Baird MS, Bethel S. Manual de enfermagem no cuidado crítico. 6. ed. Rio de Janeiro: Elsevier; 2012. p.619-67.

21

Acidente vascular cerebral

Silvia Cristina Fürbringer e Silva

PONTOS A APRENDER

1. Diferença entre AVC hemorrágico e isquêmico.
2. Complicações neurológicas que levam à hipertensão intracraniana (HIC).
3. Como evitar e reconhecer a HIC.
4. Assistência de enfermagem ao paciente com AVC.

PALAVRAS-CHAVE

Acidente vascular cerebral (AVC), assistência de enfermagem, isquemia cerebral, hemorragia cerebral, terapia trombolítica.

ESTRUTURA DOS TÓPICOS

Introdução. Considerações fisiológicas e hipertensão intracraniana. Cuidado inicial à vítima de AVC. Assistência de enfermagem no AVC. Novas terapias. Considerações finais. Resumo. Propostas para estudo. Referências bibliográficas.

INTRODUÇÃO

O acidente vascular cerebral (AVC) pode ser definido como uma disfunção neurológica aguda de origem vascular, com sinais e sintomas correspondentes às áreas cerebrais envolvidas, que podem iniciar-se em questão de segundos a horas.[1]

Os dois tipos de AVC são o isquêmico (70% a 85% dos casos) e o hemorrágico (15% a 30% dos casos).[1,2] O acidente vascular isquêmico (AVCI) é causado pelo bloqueio do suprimento de sangue no encéfalo, em razão de trombose ou presença de êmbolos. A redução do fluxo de sangue leva à diminuição de oxigênio e nutrientes ao tecido cerebral irrigado pela artéria, causando isquemia e morte tissular (infarto). O acidente vascular cerebral hemorrágico (AVCH) é causado pelo rompimento de um vaso cerebral, que pode causar um hematoma, aumentando a pressão no tecido adjacente e, como consequência, diminuindo a circulação no local, o que pode levar à morte tissular. No AVCH, pode haver invasão de sangue no sistema liquórico, denominada hemorragia subaracnóidea, que é comum quando ocorre ruptura de um aneurisma cerebral.[2]

No Brasil, embora as taxas de mortalidade apresentem declínio, o AVC representa a primeira causa de morte e incapacidade, gerando grande impacto econômico e social. Estudo prospectivo mostrou incidência anual de 108 casos por 100 mil habitantes, com taxa de mortalidade aos 30 dias de 18,5% e aos 12 meses de 30,9%.[3] Nos países desenvolvidos, são a segunda causa de morte e a maior causa de sequelas em adultos.[2]

Esses dados só serão melhorados com campanhas para a prevenção do AVC. O conhecimento dos fatores de risco é fundamental para sua prevenção. Os fatores de risco podem ser classificados como não modificáveis, modificáveis e grupo de risco potencial. São fatores de risco não modificáveis para o AVC: idade avançada, sexo masculino, indivíduos da raça negra, fatores hereditários e genéticos, histórico de acidentes isquêmicos transitórios (AIT). São fatores de risco modificáveis: hipertensão arterial sistêmica, tabagismo, diabetes *mellitus*, dislipidemia e fibrilação atrial. Já o grupo de risco potencial inclui: sedentarismo, obesidade, uso de contraceptivo oral, terapia de reposição hormonal pós-menopausa, alcoolismo, aumento da homocisteína plasmática, síndrome metabólica por aumento da gordura abdominal, uso de drogas ilícitas (cocaína, heroína e anfetaminas). Os indivíduos que apresentam fatores de risco modificáveis ou que estão no grupo de risco potencial necessitam de apoio e incentivo para mudar seu estilo de vida, de forma a diminuir ou até mesmo eliminar esses fatores de risco.[3-5]

O AVC é uma emergência médica cujo quadro clínico varia conforme a região comprometida. Deve-se suspeitar de AVC quando ocorre déficit neurológico, de início súbito ou de rápida progressão. O rápido reconhecimento do quadro tende a reduzir a mortalidade das vítimas, tendo o enfermeiro um papel vital no reconhecimento e cuidado inicial dos pacientes. O treinamento das equipes multiprofissionais, desde o atendimento pré-hospitalar até a chegada do paciente ao hospital no menor tempo possível e o rápido atendimento intra-hospitalar visam melhorar o prognóstico das vítimas.[2,6]

O diagnóstico diferencial entre AVCH e AVCI na fase aguda é feito por tomografia computadorizada de crânio, que deve ser realizada o mais rapidamente possível, uma vez que é fundamental para a determinação da terapêutica a ser adotada.[2-3, 7-10]

CONSIDERAÇÕES FISIOLÓGICAS E HIPERTENSÃO INTRACRANIANA

A compreensão de alguns mecanismos fisiológicos relacionados à hipertensão intracraniana (HIC) é extremamente importante no cuidado ao paciente com AVC, uma vez que a HIC é uma das principais complicações apresentadas por essas vítimas.

O encéfalo está localizado dentro de uma caixa fechada, o crânio. Qualquer alteração de volume nesse sistema (p. ex., sangramento, trauma, edema) pode ocasionar um aumento da pressão intracraniana (PIC), com compressão e lesão de estruturas se o aumento de pressão não for identificado e resolvido a tempo.

O sangue que irriga o cérebro corresponde a quase 20% do volume-minuto cardíaco. O encéfalo corresponde a apenas 2% do peso corporal e consome aproximadamente 20% a 22% do oxigênio do organismo.[11]

O volume do conteúdo intracraniano (V ic) é a soma dos valores do cérebro (aproximadamente 80%), do liquor (LCR) (cerca de 10%) e do volume vascular (aproximadamente 10%). Portanto, o volume intracraniano pode ser representado pela seguinte fórmula: V ic = V cér. + V sangue + V LCR.[11]

Pequenos aumentos em um dos componentes do volume cerebral são compensados por uma diminuição em outro componente, mantendo o volume intracraniano total constante e a PIC normal. Esse aumento transitório da PIC pode ocorrer em indivíduos saudáveis durante atividades diárias normais (p. ex., ao tossir, assoar o nariz e fazer um esforço físico), retornando ao valor normal logo em seguida.[11]

Essa compensação confere um certo relaxamento ao sistema (complacência), que reflete o grau de compensação volumétrica disponível.[12]

Há dois mecanismos de compensação para a PIC elevada:

- Redução do volume do LCR.
- Redução do volume sanguíneo cerebral (autorregulação).

Na autorregulação, ocorre vasodilatação com a diminuição da pressão de perfusão cerebral (PPC) e vasoconstrição com o aumento da PPC.

O aumento da PIC pode ocorrer em decorrência de dois tipos de lesão cerebral: primária ou secundária.

A lesão cerebral primária é resultante de um insulto, que pode ser traumático ou não traumático. O traumático pode ser consequência de lesões causadas por agressões ao encéfalo, como ocorre em acidentes automobilísticos, por exemplo. A lesão não traumática pode ser resultante de acidentes vasculares hemorrágicos ou isquêmicos, tumores ou infecções do sistema nervoso central (SNC). Na lesão cerebral primária, ocorre um aumento da PIC por edema ou compressão e deslocamento de estruturas encefálicas.[11]

A lesão cerebral secundária é consequência da lesão primária e pode ser mais devastadora que a lesão primária. Está relacionada a distúrbios metabólicos, hemodinâmicos ou ventilatórios. Uma vez que o aumento da PIC interfere no suprimento de sangue para o encéfalo, o objetivo da assistência de enfermagem é controlar a PIC e, portanto, reduzir o risco de lesão secundária.[11]

A redução do risco de lesão secundária consiste em basicamente manter a pressão de perfusão cerebral (PPC) em níveis aceitáveis. O valor numérico da PPC é obtido por meio da seguinte fórmula:

$$PPC = PAM - PIC$$

em que:

- PPC = pressão de perfusão cerebral.
- PAM = pressão arterial média.
- PIC = pressão intracraniana.[11]

Com o aumento da PIC, ocorre uma redução da PPC, que pode levar ao comprometimento do fluxo sanguíneo cerebral.[11]

Quando os mecanismos de compensação estão saturados, a velocidade de aumento da PIC é alta, como demonstrado no gráfico de pressão e volume a seguir:

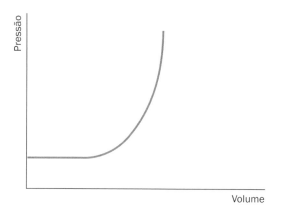

É possível obter o valor numérico da PPC somente se a PIC do paciente estiver sendo monitorizada. Preconiza-se um valor normal de PIC entre 0 a 15 mmHg e de PPC normal entre 70 e 110 mm Hg. Caso o paciente não esteja sendo monitorado, compete ao enfermeiro identificar sinais clínicos de HIC (rebaixamento do nível de consciência seguido de tríade de Cushing: hipertensão, bradicardia e alteração da frequência respiratória) e os procedimentos que podem causar aumento da PIC: aspiração traqueal, mudanças de decúbito, desalinhamento corporal no leito etc. Esses cuidados de enfermagem que podem causar o aumento da PIC devem ser conhecidos pelo enfermeiro e por sua equipe para considerar que, mesmo que a PIC do paciente não esteja sendo monitorada, ele pode apresentar algum grau de hipertensão intracraniana. Assim, os cuidados a ele prestados devem seguir os mesmos critérios utilizados para o paciente monitorado, até que seja descartada a hipótese de HIC (p. ex., manutenção do alinhamento corporal no leito, fracionamento dos cuidados que sabidamente aumentam a PIC etc.). Nesse caso, a observação, o conhecimento dos procedimentos que aumentam a PIC e a manutenção de avaliações neurológicas frequentes ao paciente são fundamentais.[13,14]

Outra forma de monitorar a resposta cerebral à lesão é a monitorização da saturação de oxigênio venoso de bulbo jugular (SjO_2), a qual permite acessar as mudanças no metabolismo e fluxo sanguíneo cerebrais, por meio do valor da oferta de oxigênio e consumo pelo tecido cerebral, inserindo-se o cateter no bulbo jugular. Os valores da PPC e SjO_2, em conjunto, possibilitam a detecção de isquemia cerebral.[15]

Segundo Dicini, Koizumi e Lima[15], os valores da oximetria de bulbo jugular (SjO_2) podem ser interpretados da seguinte forma:

Quadro 21.1 Interpretação dos valores de oximetria de bulbo jugular (SjO_2)

Valor da SjO_2	Interpretação da SjO_2
90 a 100	Atividade metabólica muito baixa: morte encefálica, hipotermia grave, coma barbitúrico *Shunt* arteriovenoso: malformação arteriovenosa (MAV), fístula carótida-cavernosa
75 a 90	Hiperemia cerebral: hipercapnia, fase tardia da lesão traumática *Shunt* arteriovenoso
60 a 75	Faixa de normalidade. Não afasta isquemia ou infartos focais
50 a 60	Aumento da extração de O_2 compatível com isquemia leve Extração aumentada por hipertermia, convulsões
45 a 50	Isquemia moderada, podendo estar associada ao aumento da produção de lactato cerebral Extração aumentada por hipertermia, convulsões
< 45	Isquemia grave, compatível com metabolismo anaeróbico Necessidade de intervenção urgente

Fonte: Adaptada de Verdeal e Saddy 2002 apud Diccini e Koizumi MS, Lima[15]

De uma forma geral, os valores considerados normais e limiares de isquemia e hiperemia são:[16]

	AVjDO$_2$ (µmoL/mL)	ECO$_2$ (%)	SjO$_2$ (%)
Isquemia	> 3	> 40	< 55
Normal	1 a 3	24 a 40	55 a 75
Hiperemia	< 3	< 24	> 75

Fonte: Adaptado de Poca et al.[16]

CUIDADO INICIAL À VÍTIMA DE AVC

A assistência de enfermagem imediata a uma vítima de AVC está focada na manutenção da vida. Para tanto, alguns cuidados primordiais são necessários. O atendimento prioritário a esse paciente deve seguir o ABCD do atendimento de emergência, com a avaliação das vias aéreas, da ventilação, da circulação e dos déficits neurológicos.[17,18]

O levantamento do histórico de enfermagem, a descrição do estado do paciente na chegada ao hospital, as informações dos familiares quando o paciente não consegue se comunicar e os sinais e sintomas apresentados (como cefaleia, rebaixamento do nível de consciência, coma) devem ser observados e investigados com cuidado, uma vez que muitas alterações eletrolíticas e metabólicas podem levar a estados de rebaixamento do nível de consciência, entre eles as convulsões, enxaqueca, síncope, hipoglicemia, hiponatremia, encefalopatia metabólica, overdose de drogas, tumores no SNC, entre outros.[17,18]

Monitorização respiratória

É muito importante a observação da mecânica e do padrão respiratórios e saturação de O$_2$, sobretudo nos pacientes que apresentam rebaixamento do nível de consciência. Recomenda-se a administração de O$_2$ para pacientes com SatO$_2$ inferior a 92%. O suporte ventilatório mecânico pode ser necessário caso o paciente apresente insuficiência respiratória aguda.[19]

Verificação dos sinais vitais

A verificação dos sinais vitais, preferencialmente com monitorização cardíaca, é necessária para observar a presença de arritmias que possam alterar o débito cardíaco e, como consequência, diminuir a perfusão encefálica. A pressão arterial é um dado importante, devendo ser mantida no basal do paciente, a fim de manter a pressão de perfusão cerebral em limites aceitáveis.[4] A presença da tríade de Cushing (hipertensão, bradicardia e alteração da frequência respiratória) é um sinal clínico de hipertensão intracraniana. Portanto, sua detecção pelo enfermeiro é fundamental para a evolução do paciente.[20]

Manutenção do acesso venoso

A punção de um acesso venoso periférico calibroso para a administração de medicações e volume é fundamental no paciente agudo. Caso o paciente tenha um AVCI e seja candidato à terapia trombolítica, é essencial a punção de dois acessos venosos que garantam a administração de drogas e medicações.[4]

Uma vez que as medidas de urgência necessárias sejam realizadas e o paciente esteja estável do ponto de vista hemodinâmico, descartando-se possíveis causas metabólicas ou eletrolíticas para a alteração do estado mental, é de suma importância a investigação neurológica desse paciente. A avaliação neurológica e a tomografia computadorizada de crânio são fundamentais para a identificação de hemorragia ou isquemia, visto que os tratamentos são diferentes. Os tratamentos definitivos devem ser iniciados o mais rapidamente possível, sobretudo em casos de acidente vascular isquêmico.[18]

Avaliação neurológica

Avaliação do nível de consciência

A escala de coma de Glasgow (ECGl) é a mais utilizada para a avaliação sequencial do paciente. A avaliação é realizada por meio de três parâmetros: abertura ocular, melhor resposta verbal e melhor resposta motora, sendo o seu escore total a soma dos escores em cada um desses parâmetros. Dessa forma, o menor escore é 3 e o maior é 15. É uma escala muito utilizada por ser de fácil e rápida aplicação, que classifica os traumas em trauma leve (pontuação entre 13 e 15), trauma moderado (pontuação entre 9 e 12) e trauma grave (pontuação menor que 8). Por definição, considera-se que o paciente está em estado de coma quando a ECGl é menor ou igual a 8.[13-15] Essa escala é demonstrada no quadro a seguir.

Quadro 21.2 Escala de Coma de Glasgow

Abertura ocular	Melhor resposta verbal	Melhor resposta motora
Espontânea (4)	Orientado (5)	Obedece a comandos verbais (6)
Estímulos verbais (3)	Confuso (4)	Localiza estímulos (5)
Estímulos dolorosos (2)	Palavras inapropriadas (3)	Retirada inespecífica (4)

Quadro 21.2 Escala de Coma de Glasgow. *(continuação)*

Abertura ocular	Melhor resposta verbal	Melhor resposta motora
Ausente (1)	Sons ininteligíveis (2)	Padrão flexor (3)
	Ausente (1)	Padrão extensor (2)
		Ausente (1)

Avaliação do déficit neurológico do paciente com AVC isquêmico

A escala mais utilizada é a do National Institute of Health, denominada NIH Stroke Scale (NIHSS). É um instrumento de uso sistemático que permite a avaliação quantitativa dos déficits neurológicos relacionados ao AVC. Essa escala foi, a princípio, desenvolvida como instrumento de investigação para medir o estado neurológico inicial nos ensaios clínicos da fase aguda do AVC. Atualmente, a escala é utilizada para avaliar o AVC agudo, prevendo seu tamanho e sua gravidade, com o objetivo de determinar o tratamento mais apropriado e prever o prognóstico em pacientes com AVC tanto a curto quanto a longo prazo. Ademais, a escala é útil para monitorar o estado do paciente, planejar os cuidados e permitir uma linguagem comum para a troca de informações entre os profissionais de saúde.[21]

A NIHSS possui 15 itens de exame neurológico para avaliar o efeito do AVC agudo no nível de consciência, linguagem, motricidade, atendimento a comandos, perda de campo visual, movimentos oculares, força muscular, ataxia, disartria e perda sensitiva. Um observador treinado classifica a capacidade do paciente para responder a questões e obedecer a comandos. A avaliação completa leva cerca de 10 minutos.[21]

Os pacientes com déficits neurológicos importantes apresentam NIHSS > 22 e pior prognóstico associado ao maior risco de sangramento.[7, 19] A NIHSS é demonstrada a seguir.[22]

Quadro 21.3 Escala de AVC do NIHSS

Avaliação	Pontuação
1a. Nível de consciência	0 = Alerta 1 = Não alerta, mas acorda aos pequenos estímulos com resposta adequada 2 = Não alerta, responde somente com estímulos repetidos ou dolorosos e realiza movimentos não estereotipados 3 = Responde somente com reflexo motor ou autonômico, ou totalmente irresponsivo, flácido ou arreflexo

(continua)

Quadro 21.3 Escala de AVC do NIHSS *(continuação)*

Avaliação	Pontuação
1b. Nível de consciência – orientação	0 = Responde a duas perguntas corretamente 1 = Responde a uma questão corretamente 2 = Não responde a nenhuma questão corretamente
1c. Nível de consciência – resposta a comandos	0 = Realiza dois comandos 1 = Realiza um comando 2 = Não realiza nenhum comando
2. Olhar conjugado	0 = Normal 1 = Paralisia parcial 2 = Desvio do olhar conjugado ou paralisia total, não modificada com manobra oculocefálica
3. Campo visual	0 = Normal 1 = Hemianopsia parcial 2 = Hemianopsia completa 3 = Hemianopsia bilateral (cegueira cortical ou por outra causa)
4. Paralisia facial	0 = Normal 1 = Leve (assimetria no sorrir, apagamento do sulco nasolabial) 2 = Parcial (paralisia total ou quase total da porção inferior da face) 3 = Completa (de um ou dos dois lados)
5. Resposta motora (MMSS)	0 = Sem queda a 45° (90°) por 10 segundos 1 = Queda (não total) antes de completar 10 segundos 2 = Queda (até a cama) antes de 10 segundos, com dificuldade de vencer a gravidade 3 = Discreto movimento, mas sem vencer a gravidade 4 = Sem movimento 9 = Amputação/fusão articular, descrever: 5a. MSE 5b. MSD
6. Resposta motora (MMII)	0 = Sem queda a 30° por cinco segundos 1 = Queda (não total) antes de completar cinco segundos 2 = Queda (até a cama) antes de completar cinco segundos, com dificuldade de vencer a gravidade 3 = Discreto movimento, mas sem vencer a gravidade 4 = Sem movimento 9 = Amputação/fusão articular, descrever: 6a. MIE 6b. MID

(continuação)

Quadro 21.3 Escala de AVC do NIHSS *(continuação)*

Avaliação	Pontuação
7. Ataxia apendicular	0 = Ausente 1 = Presente em um membro 2 = Presente em dois membros
8. Sensibilidade	0 = Normal 1 = Leve a moderado déficit de sensibilidade do lado afetado, mas o paciente tem consciência de que está sendo tocado 2 = Grave ou total déficit da sensibilidade (face/MMSS/MMII)
9. Linguagem	0 = Normal 1 = Afasia leve a moderada, perda da fluência ou facilidade da compreensão, sem limitação significativa das palavras expressadas. Redução na fala ou compreensão 2 = Afasia severa, comunicação por meio de expressões fragmentadas. Grande necessidade de inferir, adivinhar e questionar por parte do examinador 3 = Mutismo, afasia global
10. Disartria	0 = Ausente 1 = Leve a moderada (paciente pode ser compreendido com certa dificuldade) 2 = Grave/mutismo/anartria 9 = Intubado ou outra barreira (explicar)
11. Extinção/inatenção	0 = Normal 1 = Visual, tátil, auditiva, espacial ou extinção aos estímulos simultâneos sensoriais, em uma das modalidades sensoriais 2 = Hemi-inatenção severa ou em mais de uma modalidade

Fonte: Adaptado de Secretaria de Estado de Saúde.[22]

ASSISTÊNCIA DE ENFERMAGEM NO AVC

A assistência de enfermagem às vítimas de AVCI ou AVCH deve estar focada na manutenção da perfusão e oxigenação cerebrais adequadas, estabilidade hemodinâmica e detecção precoce de descompensação da pressão intracraniana. Isso significa que é necessário identificar os sinais e sintomas da hipertensão intracraniana para evitar as lesões secundárias, que são comuns às vítimas de AVC.

Após o atendimento inicial de emergência, o diagnóstico de AVCH ou AVCI pode ser confirmado pela tomografia computadorizada (TC) de crânio.

A confirmação de AVCH pode exigir uma conduta cirúrgica, dependendo do local, do volume e do tipo de hemorragia. Quando o sangramento não exige conduta cirúrgica imediata, o paciente pode ser encaminhado à UTI para monitorização e observação da evolução neurológica.

Terapia trombolítica

Uma vez confirmado o AVCI, inicia-se uma batalha contra o tempo, visto que "tempo é cérebro". Considerando que isso representa uma "janela terapêutica" para o tratamento do AVCI (ou seja, é um ótimo momento para a intervenção), é fundamental o levantamento de um histórico de enfermagem criterioso, com o horário do início dos sintomas. Essa medida pode minimizar os danos ao SNC. A realização de trombólise nas primeiras 3 horas do início dos sintomas demonstrou diminuição da incapacidade funcional dos pacientes. O uso do ativador do plasminogênio tissular (rt-PA) endovenoso tem sido o principal tratamento específico recomendado para o tratamento do AVCI na fase aguda (nível de evidência IA). A efetividade do rt-PA entre 3 e 4,5 horas não está bem estabelecida, necessitando ser mais bem estudada.[23] A estreptoquinase endovenosa também foi testada, mas sua utilização foi proscrita porque muitos estudos demonstraram altos índices de hemorragia e mortalidade decorrente de sua incidência.[7, 18] O Guidelines de 2013 da American Health Association/American Stroke Association (*Guidelines for the early management of patients with acute isquemic stroke*) não recomenda o uso de estreptoquinase para o tratamento do AVC isquêmico.[23]

O conhecimento dessa janela terapêutica de 3 a 4,5 horas do início dos sintomas pelas equipes de saúde dos serviços de emergência e do atendimento pré-hospitalar (APH), assim como o pronto reconhecimento de um possível AVC por essas equipes por meio de protocolos, tem sido motivo de exaustivos estudos, treinamentos e reciclagens, em decorrência da importância do melhor prognóstico do paciente.[1, 17, 23-27] Ao utilizar o ativador do plasminogênio tissular ou alteplase (rt-PA), alguns critérios devem ser seguidos.[7,18, 23]

São critérios de inclusão:

- Idade acima de 18 anos.
- Diagnóstico clínico de acidente vascular encefálico isquêmico como causa de um déficit neurológico mensurável.
- Determinação inequívoca do início dos sintomas há menos de 3 horas.

São contraindicações absolutas:

- Déficits neurológicos mínimos ou em rápida melhora.
- História de hemorragia intracraniana.
- Sintomas sugestivos de hemorragia subaracnóidea.
- Evidência de sangramento na TC realizada antes do tratamento.

- Neoplasia intracraniana, malformação arteriovenosa (MAV) ou aneurisma não tratado.
- Alterações isquêmicas precoces identificadas pela TC realizada antes do tratamento.
- Acidente vascular encefálico, cirurgia intracraniana ou traumatismo craniano grave nos últimos 3 meses.
- Cirurgia de grande porte nos últimos 14 dias.
- Pressão arterial sistólica maior que 185 mm Hg.
- Pressão arterial diastólica maior que 110 mm Hg.
- Necessidade de tratamento anti-hipertensivo agressivo para manter a pressão arterial abaixo desses níveis.
- Hemorragia gastrintestinal ou do trato urinário nos 21 dias anteriores ao evento isquêmico.
- Punção arterial em sítio não compressível ou punção lombar.
- Uso de heparina nas últimas 48 horas e TTPA elevado.
- Contagem de plaquetas inferior a 100.000.
- Uso de anticoagulantes com INR maior que 1,7 ou TP > 15 segundos, ou diástase hemorrágica conhecida.

São contraindicações relativas:

- Convulsões no início da isquemia.
- Glicemia menor que 50 mg/dL ou maior que 400 mg/dL.
- Doença ocular hemorrágica e outras condições que possam causar comprometimento visual diante de um eventual sangramento.
- Infarto do miocárdio nos últimos 6 meses.
- Suspeita de embolia séptica ou diagnóstico estabelecido de endocardite infecciosa.

Uma vez que alguns fatores podem aumentar o risco de sangramento no SNC, a indicação de rt-PA deve constituir uma decisão individualizada. Entre os fatores de risco, encontram-se:
- NIHSS > 22 (por estar associado a maior risco de hemorragia).
- Mais de 80 anos de idade.
- Abuso de álcool ou de drogas.
- Hiperglicemia.

São cuidados que o enfermeiro deve ter com o paciente que recebeu rt-PA:[7]

- Obter dois acessos venosos periféricos calibrosos.

- Monitorar o paciente em uma unidade de AVC ou UTI pelo período mínimo de 24 horas, a fim de detectar mudanças no quadro neurológico, sinais vitais ou evidências de sangramento.
- Controlar rigorosamente a pressão arterial (PA), visto que a hipertensão pode levar a sangramento e a hipotensão, a redução de perfusão cerebral. Recomenda-se:
  - medir a PA a cada 15 minutos nas primeiras 2 horas;
  - medir a PA a cada 30 minutos nas próximas 6 horas;
  - medir a PA a cada 60 minutos até completar 24 horas.
- Realizar a avaliação neurológica rigorosa por meio da NIHSS a cada 6 horas e quando necessário. O aumento de até 4 pontos do escore é sinal de alerta e sugere uma reavaliação tomográfica.
- Não utilizar antitrombóticos (antiagregantes plaquetários, heparina ou anticoagulante oral) nas 24 horas seguintes ao uso do trombolítico.
- Não realizar procedimentos invasivos:
  - cateterização venosa central ou punção arterial nas 24 horas seguintes;
  - sondagem vesical até pelo menos 30 minutos depois da infusão do rt-PA;
  - sondagem nasoenteral nas primeiras 24 horas após a infusão do rt-PA.
- Lembrar que as complicações hemorrágicas pelo uso de trombolítico normalmente ocorrem nas primeiras 24 horas de terapia. O enfermeiro deve se atentar para a deterioração neurológica, náuseas, vômitos, cefaleia e hipertensão aguda, devendo reportar imediatamente quaisquer alterações à equipe médica para que as medidas necessárias sejam realizadas o quanto antes.

São causas prováveis de deterioração neurológica na fase aguda do AVC isquêmico:[18]

- Aumento da área de infarto, com piora da perfusão.
- Queda da pressão de perfusão.
- Infarto recorrente, principalmente nos pacientes com fibrilação atrial.
- Edema cerebral e efeito de massa.
- Transformação hemorrágica.
- Distúrbio metabólico (diminuição da saturação de O_2, redução do débito cardíaco, aumento da glicemia, hiponatremia, febre, drogas sedativas etc.).
- Convulsão ou estado pós-comicial.
- Deterioração clínica sem causa definida.
- Paciente não cooperativo (agitado, agressivo).

Avaliação neurológica

A avaliação do estado neurológico do paciente com AVC isquêmico ou hemorrágico deve ser realizada e registrada pelo enfermeiro, assim como as alterações pupilares (tamanho das pupilas e reação fotomotora). A escala mais utilizada na clínica é a escala de coma de Glasgow. Podem ocorrer oscilações na pontuação; porém uma diminuição de três pontos é sinal de alerta, uma vez que o paciente muda de faixa de gravidade.[15]

As pupilas devem ter o mesmo diâmetro e serem reagentes à luz. As alterações pupilares do paciente sedado ou sob efeito anestésico no pós-operatório, principalmente quando ocorrem em apenas um lado, podem indicar um aumento da pressão intracraniana, com herniação subsequente, tratando-se de uma urgência cirúrgica para descompressão.[28]

Pode ocorrer vasoespasmo no paciente com hemorragia subaracnóidea. Sua ocorrência pode ser identificada inicialmente com o rebaixamento do nível de consciência.[29]

Controle da glicemia

Há um relativo consenso de que a glicemia > 120 mg/dL é deletéria na fase aguda do AVC, independentemente da idade do paciente ou da extensão e tipo do AVC (isquêmico ou hemorrágico). A monitorização da glicemia a cada 6 horas nos pacientes com AVC agudo nas primeiras 48 a 72 horas pode melhorar o prognóstico deles.[2,10]

Controle dos sinais vitais

A monitorização dos sinais vitais é de suma importância para a manutenção da perfusão cerebral e detecção de sua descompensação.[30]

- Monitorização cardíaca: é fundamental verificar arritmias que possam afetar o débito cardíaco e, como consequência, diminuir a perfusão cerebral.
- Manutenção da pressão arterial nos limites normais do paciente: é um cuidado fundamental, uma vez que a pressão da perfusão cerebral (PPC) está diretamente relacionada à pressão arterial e aos valores da PIC (PPC = PAM – PIC). A manutenção da PAM nos valores normais para o paciente assegura uma perfusão cerebral adequada. Esse cuidado é especialmente importante quando a PIC do paciente não está sendo monitorada, evitando-se uma diminuição na PPC.[4,20,31]

- Temperatura: a manutenção da normotermia do paciente neurológico é essencial, visto que há evidências de que o aumento da temperatura exacerba a lesão neurológica na vigência de isquemia cerebral. A hipotermia moderada tem sido empregada como abordagem terapêutica para diminuir o edema cerebral e o efeito de massa causado pelo infarto cerebral, porém é uma conduta que deve ser tomada apenas em serviços especializados e com pessoal treinado.[6,31,32]
- Hipertensão, bradicardia e alterações da frequência respiratória: são sinais clássicos de hipertensão intracraniana, devendo ser identificados o mais rapidamente possível para que as condutas adequadas possam ser instituídas.[31]
- Saturação de oxigênio: a oximetria de pulso é importante para a verificação de hipoxemia. O ideal é manter a $SatO_2$ acima de 95%.[2]
- Aspiração traqueal: deve ser realizada sempre que necessário após a avaliação do paciente. A técnica deve ser rápida, de modo que cada aspiração não leve mais que 10 a 15 segundos para ser realizada, considerando-se que pode aumentar a PIC. Ao aspirar o paciente, não se aspira apenas secreção, mas também O_2, aumentando assim o nível de CO_2 nos tecidos, potente vasodilatador que pode causar o aumento do afluxo de sangue para o encéfalo, com aumento da PIC.[14,31]
- Posicionamento e alinhamento no leito: manter o decúbito elevado entre 15° e 30° facilita a drenagem venosa, reduzindo a hipertensão intracraniana. O alinhamento mentoesternal no leito é importante para evitar a compressão de grandes vasos, que pode levar ao aumento da pressão intracraniana. A mudança de decúbito, desde que seja mantido o alinhamento corporal, é benéfica para evitar lesões de pele por pressão. Do mesmo modo, a utilização de colchões especiais que promovam uma proteção extra à pele do paciente, de acordo com a disponibilidade da instituição, também é importante. A mudança de decúbito em si, se o estado do paciente permitir, já é um fator benéfico.[31]
- Higiene oral e corporal: é comum a vítima de AVC ficar acamada por longos períodos. A higiene corporal deve ser realizada de acordo com o estado do paciente, tentando tirá-lo do leito quando possível, uma vez que mostrar ao paciente que ele é capaz de mais do que imagina é extremamente positivo para sua recuperação.[33] A higiene oral é muitas vezes subestimada pela equipe de enfermagem, sobretudo no paciente com intubação orotraqueal. No entanto, estudos demonstram a grande incidência de pneumonia associada à falta ou inadequação da higiene oral.[2,34]
- Cuidados gerais: via de regra, o paciente crítico internado em UTI após um AVCI ou AVCH é um paciente de longa permanência, que fica acamado por um grande período, com muitos acessos invasivos. Assim, os cuidados

de enfermagem devem atender esse tipo de paciente, envolvendo o controle de infecções e outros cuidados com:[31,35]

- curativos de acessos venosos centrais ou periféricos;
- acessos arteriais para monitorização da pressão;
- curativos de craniotomia e drenos;
- sonda vesical de demora;
- manutenção e curativos de drenos liquóricos ou cateteres de PIC;
- procedimentos que aumentam a PIC: mudanças de decúbito, aspiração traqueal, manobras de Valsalva, entre outros;
- cuidados com a integridade da pele para evitar úlceras de decúbito;
- monitorização das eliminações intestinais, mantendo-as o mais próximo do fisiológico do paciente;
- controle de crises convulsivas;
- retirada do paciente da cama tão logo seja possível;
- monitorização e valorização das queixas de dor do paciente;
- cuidado com o que falar próximo ao paciente inconsciente ou sedado, uma vez que nunca se pode ter certeza de quão perceptivo ele está. A manutenção de um ambiente harmonioso e seguro para o paciente contribui para a sua recuperação.

- Para o paciente submetido à terapia endovascular, o enfermeiro deve avaliar o sítio de punção arterial, verificando presença de sangramentos ou hematoma, bem como aquecimento e perfusão do membro puncionado.

NOVAS TERAPIAS

A expansão do hematoma ou o ressangramento nas vítimas de AVCI são fatores que determinam o prognóstico desses pacientes. Estudos têm sido realizados em relação à administração do fator VIIa em pacientes com AVCH, a fim de promover a coagulação no sítio da hemorragia e prevenir a expansão do coágulo sem a ativação sistêmica da cascata de coagulação. Contudo, a utilização do fator VIIa ainda está em fase de estudo.[4]

As terapias endovasculares para o tratamento do AVC isquêmico estão aumentando substancialmente nos últimos anos. Para o paciente que não é mais elegível para a terapia trombolítica endovenosa, por ter ultrapassado as 4 horas e 30 minutos do início dos sintomas, a terapia fibrinolítica intra-arterial é uma opção. Da mesma forma, a trombectomia mecânica (aspiração mecânica do coágulo) e as angioplastias com colocação de *stent*, ambas utilizadas para restaurar o fluxo de sangue, já são realidade nos grandes centros especializados. As terapias endovasculares são um grande passo para o tratamento das isquemias, porém requerem, além do treinamento e agilidade das equipes de assistência pré e intra-hospitalar de urgência, centros de hemodinâmica montados de maneira adequada e com pessoal treinado para a realização desses procedimentos, o que acontece em poucos centros hospitalares.[23]

A angioplastia e a colocação de *stent* em artérias extracranianas (carótidas e vertebrais) têm sido realizadas predominantemente para a prevenção do AVC isquêmico.[23]

Essas terapias parecem ser o futuro da prevenção e da terapêutica das isquemias cerebrais, mas muitos estudos têm sido feitos de forma a consolidar essas terapêuticas, sempre visando à segurança do paciente, aos melhores resultados funcionais e ao menor tempo de internação hospitalar.

CONSIDERAÇÕES FINAIS

É possível analisar o cuidado de enfermagem ao paciente com AVC sob duas perspectivas. A primeira se refere ao paciente identificado no início dos sintomas, quando ainda é possível reverter ou minimizar prováveis déficits, como no caso do AVC isquêmico. Para tanto, é necessário o treinamento exaustivo das equipes de atendimento pré-hospitalar e das unidades de emergência. Embora muito esteja sendo feito, ainda não é o suficiente. A segunda perspectiva se refere ao cuidado com o paciente que já possui algum déficit, com o intuito de viabilizar a melhor qualidade de vida possível. Para isso, os profissionais devem envolver os familiares ou cuidadores na fase de internação a fim de treiná-los quanto aos cuidados necessários,[36,37] uma vez que grande parte da nossa população não pode manter o custo de um *home care*. Os cuidados são importantes para que o paciente possa sair do hospital com segurança, evitando as internações subsequentes para tratamentos de complicações que poderiam ser evitadas e que, muitas vezes, são fatais.

RESUMO

No Brasil, as doenças cerebrovasculares são a principal causa de morte da população, sendo superadas apenas pelas doenças isquêmicas do coração nas grandes capitais. Nos países desenvolvidos, são a segunda causa de morte e a maior causa de sequelas em adultos. O AVC é uma emergência médica, o quadro clínico depende da região comprometida, e o seu rápido reconhecimento e tratamento tendem a reduzir a mortalidade das vítimas. O enfermeiro tem um papel vital no reconhecimento e no cuidado inicial dos pacientes, bem como nos cuidados de enfermagem intra-hospitalar, já que muitas de suas condutas podem melhorar, mas muitas vezes, até mesmo agravar o estado do paciente. O conhecimento da fisiopatologia do AVC, e o treinamento das equipes multiprofissionais, desde o atendimento pré-hospitalar até a chegada do paciente ao hospital no menor tempo possível, e o rápido atendimento intra-hospitalar contribuem muito para um melhor prognóstico dessas vítimas.

PROPOSTAS PARA ESTUDO

1. Qual é a diferença entre AVCI e AVCH?
2. Visto que tanto o AVCI quanto o AVCH têm início súbito e podem ter sinais e sintomas parecidos, qual a importância do diagnóstico precoce? Existe diferenciação no tratamento e consequentemente nos cuidados de enfermagem?
3. Quais são as principais escalas utilizadas para a avaliação do paciente com AVC?
4. Quais são os principais cuidados de enfermagem com o paciente quando este recebe trombolítico?
5. Quais são os cuidados de enfermagem iniciais prioritários às vítimas de AVC?
6. Por que se diz que "tempo é cérebro"?
7. Por que a monitorização dos sinais vitais é tão importante para as vítimas de AVC, principalmente da pressão arterial, da frequência cardíaca e da frequência respiratória?
8. Quais ações de enfermagem podem influenciar no aumento da pressão intracraniana nas vítimas de AVC?

REFERÊNCIAS BIBLIOGRÁFICAS

1. Hinkle JL, Guanci MM. Acute ischemic stroke review. J Neurosci Nurs. 2007;39(5):285-93.
2. Cross S Stroke. Care: a nursing perspective. Nursing Standard. 2008;22(23):47-56.
3. Brasil. Ministério da Saúde. Secretaria de Atenção à Saúde. Departamento de Ações Programáticas Estratégicas. Diretrizes de atenção à reabilitação da pessoa com acidente vascular cerebral / Ministério da Saúde, Secretaria de Atenção à Saúde, Departamento de Ações Programáticas Estratégicas. – Brasília: Ministério da Saúde, 2013.
4. Presciutti M. Nursing priorities in caring for patients with intracerebral hemorrhage. J Neurosci Nurs. 2006; 38(4):296-9.
5. Pires SL, Gagliardi RJ, Gorzoni ML. Estudo das frequências dos principais fatores de risco para acidente vascular cerebral em idosos. Arq Neuropsiquiatr. 2004; 62(3-B):844-51.
6. Jones SP, Leathley MJ, McAdam JJ, Watkins CL. Physiological monitoring in acute stroke: a literature review. J Adv Nurs. 2007; 60(6):577-94.
7. Raffin CN, Fernandes JG, Evaristo EF, Siqueira Neto JI, Friedrich M, Puglia P, et al. Revascularização clínica e intervencionista no acidente vascular cerebral isquêmico agudo. Arq Neuropsiquiatr. 2006; 64(2-A):324-48.
8. Hinkle JL, Guanci MM. Acute ischemic stroke review. J Neurosci Nurs. 2007; 39(5):285-93.

9. Raffin CN, Gagliardi RJ, Massaro AR, Fernandes JG, Bacellar AL, Fábio SRC, et al. Primeiro Consenso Brasileiro para Trombólise no Acidente Vascular Cerebral Isquêmico Agudo. Arq Neuropsiquiatr. 2002; 60(3-A):675-80.

10. Gagliardi RJ, Raffin CN, Fábio SRC, Bacellar A, Longo AL, Massaro AR, et al. Primeiro Consenso Brasileiro de Tratamento da Fase Aguda do Acidente Vascular Cerebral. Arq Neuropsiquiatr. 2001; 59(4):972-80.

11. Diccini S, Koizumi MS, Resque AP. Hipertensão intracraniana – bases teóricas para o cuidado. In: Diccini S, Koizumi MS (ed.). Enfermagem em neurociência – fundamentos para prática clínica. São Paulo: Atheneu; 2006. p. 114-33.

12. Matamoros MR, Manreza LA. Noções sobre a monitorização da pressão intracraniana. In: Stávale MA (ed.). Bases da terapia intensiva neurológica. São Paulo: Santos; 2011. p. 321-32.

13. Capone NA, Silva E. Monitorização neurológica intensiva. In: Knobel E (ed.) Terapia intensiva – neurologia. São Paulo: Atheneu; 2002. p.39-57.

14. Hickey, JV; Olson, DM. Intracranial hypertension: theory and management of increased intracranial pressure. In: Hickey, JV (ed.). The clinical practice of neurological and neurosurgical nursing. 6. ed. Philadelphia: J.B. Lippincott Company; 2009. p. 270-307.

15. Diccini S, Koizumi MS, Lima APRSX. Monitorização neurológica. In: Diccini S, Koizumi MS (ed.). Enfermagem em neurociência – fundamentos para prática clínica. São Paulo: Atheneu; 2006. p. 135-62.

16. Poca MA, et al. Métodos globales de monitorización de la hemodinâmica cerebral en el paciente neurocrítico: fundamentos, controvérsias y actualizaciones en las técnicas de oximetría yugular. Neurocirurgia. 2005; 16:301-22.

17. Somes J, Bergman DL. ABCDs of acute stroke intervention. J Emerg Nurs. 2007; 33:228-34.

18. Uchino K, Pary J, Grotta J. Acidente vascular encefálico. Rio de Janeiro: Revinter; 2008.

19. Massaro RM. Acidente vascular cerebral isquêmico In: Diccini S, Koizumi MS (eds.). Enfermagem em neurociência – fundamentos para prática clínica. São Paulo: Atheneu; 2006. p. 330-48.

20. Vilabor RA, Paranhos WY. Emergências neurológicas: coma, convulsão e hipertensão intracraniana. In: Calil AM, Paranhos WY (eds.). O enfermeiro e as situações de emergência. 2. ed. São Paulo: Atheneu; 2010. p. 431-62.

21. National Institute of Health Stroke Scale. Disponível em: <http://www.nihstrokescale.org/portuguese.shtml>. Acesso em: 20 maio 2008.

22. Secretaria de Estado de Saúde. Acidente vascular cerebral. Disponível em: <http://www.saude.df.gov.br/sites/100/163/00004801.doc>. Acesso em: 20 maio 2008.

23. Jauch EC, Saver JL, Adams HP Jr, Bruno A, Connors JJ, Demaerschalk BM, et al; on behalf of the American Heart Association Stroke Council, Council on Cardiovascular Nursing, Council on Peripheral Vascular Disease, and Council on Clinical Cardiology. Guidelines for the early management of patients with acute ischemic stroke: a guideline for healthcare professionals from the American Heart Association/American Stroke Association. Stroke. 2013; 44:870-947.

24. Bisaillon S, Kelloway L, LeBlanc K, Pageau N, Woloshyn N. Best practices in stroke care. The Canadian Nurse. 2005; 101(8):25-9.

25. Mehdiratta M, Woolfenden AR, Chapman KM, Johnston DC, Schulzer M, Beckman J, et al. Reduction in IV t-PA door to needle times using an acute stroke triage pathway. Can J Neurol Sci. 2006;33:214-6.

26. Richardson J, Murray D, House CK, Lowenkopf T. Successful implementation of The National Institute of Health Stroke Scale on a Stroke/Neurovascular Unit. J Neurosci Nurs. 2006; 38(4):309-14.

27. Harper JP. Emergency nurses' knowledge of evidence-based ischemic stroke care: a pilot study. J Emerg Nurs. 2007; 33:202-7.

28. Diccini S. Exame neurológico. In: Sallum AMC, Paranhos WY (eds.). O enfermeiro e as situações de emergência. 2. ed. São Paulo: Atheneu; 2010. p. 390-415.

29. Herrmann LL, Zabramski JM. Nonaneurismal subarachnoid hemorrhage: a review of clinical course and outcome in two hemorrhage patterns. J Neurosci Nurs. 2007;39(3):135-42.

30. Diccini S, Silveira DAP. Acidente vascular cerebral isquêmico e hemorrágico. In: Sallum AMC, Paranhos WY (eds.). O enfermeiro e as situações de emergência. 2.ed. São Paulo: Atheneu; 2010. p. 417-30.

31. Diccini S, Silva SCF, Koizumi MS. Intervenções de enfermagem na hipertensão intracraniana e na monitorização neurológica. In: Diccini S, Koizumi MS (eds.). Enfermagem em neurociência – fundamentos para prática clínica. São Paulo: Atheneu; 2006. p.163-79.

32. Thompson HJ, Kirkness CJ, Mitchell PA, Webb DJ. Fever management practices of neuroscience nurses: national and regional perspectives. J Neurosci Nurs. 2007; 39(3):151-62.

33. Hafsteinsdóttir TB, Grypdonck MHF. NDT Competence of Nurses caring for patients with stroke. J Neurosci Nurs. 2004; 36(5):289-94.

34. Katzan IL, Dawson NV, Thomas CL, Votruba ME, Cebul RD. The cost of pneumonia after acute stroke. Neurology. 2007; 68:1938-43.

35. Silva, SCF. Intervenções de enfermagem no acidente vascular cerebral isquêmico. In: Diccini S, Koizumi MS (ed.). Enfermagem em neurociência – fundamentos para prática clínica. São Paulo: Atheneu; 2006. p. 350-8.

36. Ski C, O'Connell B. Stroke: the increasing complexity of care needs. J Neurosci Nurs. 2007; 39(3):172-9.

37. Hedberg B, Cederborg AC, Johanson M. Care-planning meetings with stroke survivors: nurses as moderators of the communication. J Nurs Manag. 2007; 15:214-21.

22

Avaliação do nível de consciência

Cristina Helena Costanti Settervall
Regina Marcia Cardoso de Sousa

PONTOS A APRENDER

1. Conceito de consciência e estruturas relacionadas.
2. As causas das alterações do nível de consciência.
3. O uso de instrumentos padronizados na avaliação do nível de consciência.
4. A aplicação e as limitações do uso da escala de coma de Glasgow.
5. A indicação de gravidade de lesões encefálicas pela pontuação da ECGl.
6. A importância da avaliação complementar e de seus componentes.
7. A aplicação da avaliação complementar.
8. Outros instrumentos utilizados para a avaliação do nível de consciência.
9. O potencial e a fragilidade dos instrumentos apresentados.

PALAVRAS-CHAVE

Estado de consciência de nível alterado, transtornos da consciência, manifestações neurológicas, escala de coma de Glasgow, avaliação em enfermagem.

ESTRUTURA DOS TÓPICOS

Conceito de consciência e estruturas relacionadas. Causas das alterações do nível de consciência. Avaliação do nível de consciência. Considerações finais. Resumo. Propostas para estudo. Referências bibliográficas. Para saber mais. Agradecimentos.

CONCEITO DE CONSCIÊNCIA E ESTRUTURAS RELACIONADAS

A consciência é a percepção do indivíduo sobre si mesmo e o ambiente[1,2] e, para a prática clínica neurológica, possui dois componentes básicos, o conteúdo da consciência e o nível de consciência.[2-3]

O conteúdo da consciência, conhecido como intelecto, é a essência das funções mentais, as quais se referem aos pensamentos e sentimentos produzidos pelo indivíduo por meio de sua interação com o ambiente. É a somatória das funções cognitivas, emocionais e psíquicas (memória, crítica, linguagem, humor, entre outros), que refletem a atividade do córtex cerebral.[4]

O nível de consciência é o comportamento contínuo do indivíduo entre o sono e o despertar, o que expressa seu estado de alerta, sua reação de despertar e o seu ciclo de sono/vigília. Depende da interação entre uma estrutura situada na região pontomesencefálica do tronco encefálico, o sistema reticular ativador ascendente (SRAA) e do córtex cerebral como um todo.[1,4-6]

A estrutura responsável pelo despertar faz parte da formação reticular, uma complexa rede de núcleos e fibras nervosas que ocupa a parte central do tronco encefálico, a qual se estende dos níveis mais altos da medula até o diencéfalo. É uma rede de inúmeros dendritos e axônios com muitas interconexões e entradas, que fazem projeções a diferentes áreas do córtex cerebral por meio das diversas fontes sensórias e motoras ascendentes. Dentre suas funções, encontram-se o controle da sensibilidade, da motricidade somática, do sistema nervoso autônomo, do neuroendócrino, da atividade elétrica cortical (sono/vigília) e da integração de reflexos (centro respiratório e vasomotor).[1,5-6]

O controle da atividade elétrica cortical, que é realizado pelo SRAA e está diretamente relacionado ao sono/vigília, ocorre pelos estímulos das vias ascendentes desse sistema, os quais recebem entradas sinápticas de múltiplas vias sensórias e enviam esses impulsos sensórios ao tálamo e, posteriormente, para todo o córtex cerebral. Os impulsos enviados às diferentes partes do córtex cerebral são responsáveis por fazer a pessoa que está adormecida acordar ou se manter acordada (Figura 22.1).[1]

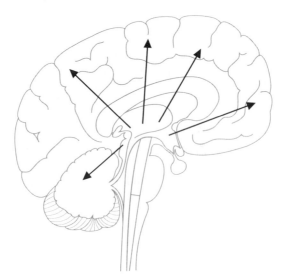

Figura 22.1 Atividade do SRAA. Ilustração de Cristofer George Elias, 2009.

CAUSAS DAS ALTERAÇÕES DO NÍVEL DE CONSCIÊNCIA

Para o funcionamento perfeito da consciência, faz-se necessária uma interação contínua e eficiente entre hemisférios cerebrais relativamente intactos e certos mecanismos fisiológicos ativadores da porção alta do tronco encefálico. As alterações de consciência ocorrem quando alguma dessas estruturas tem sua ação interrompida ou deprimida por alguma alteração metabólica ou quando estruturas anatômicas encefálicas apresentam alguma lesão direta ou indireta.[7]

Alterações metabólicas

São alterações difusas atribuídas a doenças metabólicas ou sistêmicas. Incluem anóxia ou isquemia difusa, hipoglicemia ou hiperglicemia, desequilíbrio eletrolítico e acidobásico, hipotermia ou hipertermia, deficiência de tiamina, doenças pulmonares, hepáticas ou renais e ação de agentes farmacológicos, como barbitúricos, etanol, anfetaminas, lítio, salicilatos, antidepressivos e anticonvulsivantes.[1,7]

Alterações estruturais do sistema nervoso central

Dois processos patológicos de causa estrutural podem debilitar o nível de consciência. Um deprime de forma geral o funcionamento dos hemisférios cerebrais, enquanto o outro destrói ou deprime de forma específica áreas críticas do tronco cerebral. Dessa forma, tendo como ponto de referência o tentório ou tenda do cerebelo, é possível definir dois diferentes tipos de lesão, as lesões supratentoriais e as infratentoriais.[7-8]

As lesões supratentoriais que causam as alterações de consciência afetam direta e extensamente os hemisférios cerebrais. As lesões que mais causam disfunção hemisférica bilateral e coma são aquelas associadas ao edema cerebral, como lesão do tálamo, hematomas intracerebrais, epidurais e subdurais, áreas infartadas, tumores, abscessos e lesões resultantes de trauma cranioencefálico (TCE).[1]

As lesões hemisféricas focais isoladas não desencadeiam o coma, mas causam déficits neurológicos específicos, como hemiparesia, afasia, déficit de atenção, entre outros.

As lesões infratentoriais são aquelas que causam dano a estruturas do tronco cerebral, incluindo os neurônios do SRAA.[7] Entre as lesões infratentorias mais comuns relacionadas à compressão secundária e ao edema encefálico estão o aneurisma de artéria basilar, as hemorragias do tronco encefálico ou cerebelo, os abscessos, tumores ou infartos, assim como as lesões diretas e destrutivas do tronco encefálico, que incluem hemorragia da ponte e infarto do tronco.[1]

AVALIAÇÃO DO NÍVEL DE CONSCIÊNCIA

A alteração ou o rebaixamento do nível de consciência é o parâmetro mais sensível da insuficiência encefálica. Uma vez que não pode ser medido diretamente, seu diagnóstico é estimado apenas por meio da observação de respostas espontâneas ou induzidas por estímulos.[6]

Entre o estado de alerta normal e o coma existe uma série de estados intermediários de consciência que representam distúrbios e lesões menores ou maiores de estruturas responsáveis pela manutenção da consciência (Figura 22.2).[2,8]

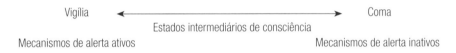

Figura 22.2 Estados de consciência. Adaptada de: Nitrini R, Bacheschi LA, 2008.[8]

Esses estados intermediários possuem terminologias que apresentam conceitos vagos, por exemplo, obnubilação de consciência ou confusão, *delirium*, estupor, hipersonia ou sonolência e estado minimamente consciente.[1,7-8] Com frequência, essas terminologias causam dúvida para os avaliadores ou mesmo divergência entre eles em relação à terminologia que melhor descreve a condição clínica do doente.

Diante dessas dificuldades, a forma mais precisa de se comunicar o resultado da avaliação é descrever a reação do paciente em relação a estímulos auditivos, táteis e dolorosos.[2]

Diversas escalas de nível de consciência foram criadas para uniformizar a técnica e a linguagem tanto da observação quanto da indução de estímulos, algumas das quais serão apresentadas a seguir.

Escala de coma de Glasgow

Na prática clínica, a escala mais utilizada mundialmente para estimar a gravidade da lesão no TCE e avaliar as alterações do nível de consciência é a escala de coma de Glasgow (ECGI). Ela foi desenvolvida em 1974 por Teasdale e Jennet, na Universidade de Glasgow, na Escócia, e consiste na análise de três parâmetros (Quadro 22.1): abertura ocular (AO), melhor resposta verbal (MRV) e melhor resposta motora (MRM).[9-10]

Quadro 22.1 Escala de coma de Glasgow.[10]

Parâmetros avaliados	AO	MRV	MRM
Categorias de respostas (pontuação)	Espontânea (4) Estímulos verbais (3) Estímulos dolorosos (2) Resposta ausente (1)	Orientado (5) Confuso (4) Emite palavras inapropriadas (3) Emite sons incompreensíveis (2) Resposta ausente (1)	Obedece a comandos (6) Localiza estímulo (5) Apresenta retirada inespecífica (4) Responde com padrão flexor (3) Responde com padrão extensor (2) Resposta ausente (1)

Aplicação da ECGI

Ao avaliar os três parâmetros da ECGI, as respostas observadas no paciente podem ser de perceptividade ou reatividade. Se forem de perceptividade, incluem a ativação de mecanismos nervosos adquiridos pela aprendizagem e exigem a comunicação do SRAA com o tálamo e o córtex. A perceptividade envolve palavras, gestos e obediência do paciente a ordens simples, como solicitar que levante o braço. Se a resposta for de reatividade, ela independe da integração cortical e está relacionada à ativação de estruturas subcorticais e a reflexos presentes desde o nascimento, como o reflexo de piscar e as reações focais e gerais à dor.[2]

Ao utilizar a ECGI, o estímulo visual é o primeiro a ser aplicado pela simples presença do avaliador próximo ao paciente. Se não houver nenhuma reação, um estímulo auditivo ou verbal deve ser utilizado, como o estímulo de chamar o paciente pelo nome, aumentando o volume da voz, se necessário. No entanto, se não houver resposta a nenhum estímulo auditivo, é necessário adicionar um estímulo tátil, por exemplo, sacudir levemente o braço ou o ombro do paciente ao chamar seu nome.

Se o paciente apresentar respostas de reatividade ou perceptividade com esse estímulo, outros estímulos verbais serão necessários para discriminar a condição clínica do paciente (p. ex., obedece a comandos, responde questões de forma confusa, orientada). Para diferenciar respostas de perceptividade das de reatividade, deve-se solicitar um movimento simples, como levantar a mão, piscar os olhos, colocar a língua para fora. Se o paciente estiver se comunicando verbalmente, a atenção do paciente é requerida, e perguntas sobre a sua orientação no tempo, lugar e pessoa são realizadas.[10] O Quadro 22.2 apresenta exemplos de questões que podem ser realizadas para o paciente.

Quadro 22.2 Exemplo de questões para avaliar a orientação do paciente.

Tipo de orientação	Questões	Observações
Pessoa	Qual é o seu nome? Qual a data de seu nascimento? Onde você vive?	Se o paciente não conseguir responder qualquer questão (pessoa, lugar e tempo), deve-se informar a resposta correta.
Lugar	Onde você está agora (cidade/hospital)? Como você chegou aqui?	Informações sobre a admissão do paciente no hospital são necessárias para avaliar se as respostas são coerentes.
Tempo	Qual a data em que você foi admitido no hospital? Que horas são? Que dia da semana e do mês é hoje? Em que mês e ano estamos?	Relógios, janelas e calendários no ambiente podem auxiliar na resposta. Se o paciente apenas buscar a referência desses, considera-se que esteja orientado quanto ao tempo.

Se o paciente não apresentar reatividade após a indução de estímulos auditivos e táteis, deve-se aplicar um estímulo doloroso.[10]

A técnica de aplicação mais indicada de início é a pressão em leito ungueal, com auxílio de um instrumento (p. ex., uma caneta) na base das unhas das mãos ou dos pés. É importante certificar-se de que a sensibilidade do paciente está preservada no local estimulado; caso contrário, o estímulo deve ser aplicado em outro local (Figura 22.3).[1-2, 5]

Caso o examinador encontre dificuldade em interpretar as respostas do paciente, é possível utilizar as técnicas de pressão supraorbital, compressão do músculo trapézio e massagem esternal.[2,5]

Teasdale e Jennett, autores da ECGI, sugerem o uso da compressão do leito ungueal primeiramente, seguido pela pressão supraorbital.[10] A pressão na

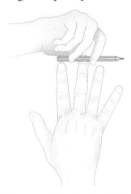

Figura 22.3 Técnica de pressão em leito ungueal. Ilustração de Cristofer George Elias, 2009.

região supraorbital é realizada com o polegar do avaliador para gerar dor e abertura ocular; porém, em alguns casos, essa pressão pode resultar na expressão facial de dor e no fechamento dos olhos. Vale lembrar que essa técnica é contraindicada em casos de suspeita de fratura de face (Figura 22.4).[5]

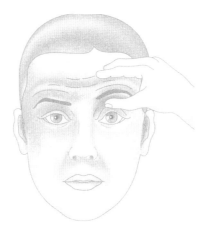

Figura 22.4 Técnica de pressão supraorbital. Ilustração de Cristofer George Elias, 2009.

Em alguns casos, ocorre a flexão ou a extensão do membro superior do paciente durante realização da compressão de leito ungueal. Isso dificulta diferenciar se o paciente localizou o estímulo e afastou o membro ou se foi uma resposta inespecífica ao estímulo doloroso. Nesses casos, deve-se aplicar o estímulo doloroso na região supraorbital, no trapézio ou no esterno para se obter uma resposta mais fidedigna.

O estímulo doloroso do músculo trapézio é realizado com os dedos indicador e polegar do avaliador que comprime esse músculo (Figura 22.5). Para obter o estímulo doloroso no esterno, o examinador realiza a massagem com a mão fechada na região esternal, as articulações das falanges proximais e médias são friccionadas sobre o esterno do paciente.

É muito importante considerar a condição clínica do paciente ao aplicar essas técnicas, de modo que o paciente seja preservado tanto física quanto psicologicamente para não causar traumas.[1-2,5]

Não existe uma indicação clara na literatura sobre os casos em que se deve utilizar a ECGI. Contudo, recomenda-se aplicar somente em pacientes não sedados, com padrão respiratório e hemodinâmico estáveis.[2,5,8]

A frequência da aplicação deve ser adequada à causa e à estabilidade das alterações do nível de consciência. Por exemplo, um paciente com diagnóstico de hemorragia extradural apresenta maior risco de aumento abrupto do con-

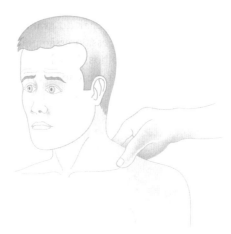

Figura 22.5 Técnica de compressão de trapézio. Ilustração de Cristofer George Elias, 2009.

teúdo intracraniano e, portanto, necessita de avaliações com maior frequência em comparação a um paciente com tumor cerebral, que tende a apresentar um quadro clínico mais estável.

Pontuação da ECGI

Após a indução e a observação das respostas aos estímulos, é possível pontuar cada parâmetro da ECGI com base nos critérios a seguir.

O indicador AO está diretamente relacionado à aparência da vigília e permite incluir a resposta do paciente em quatro itens, os quais variam de 1 a 4 pontos: resposta ausente (1); abertura com estímulos dolorosos (2); abertura com estímulos verbais (3); abertura espontânea (4).[10-11]

Na pontuação da MRV, os pacientes recebem um escore que pode variar de 1 a 5. Nesse indicador, a comunicação verbal do paciente é categorizada em: orientado (5), para indivíduos orientados no tempo, espaço e pessoa; confuso (4), que inclui indivíduos capazes de manter a conversação, porém de forma imprópria e desorientada; palavras inapropriadas (3); sons incompreensíveis (2); resposta ausente (1), a qual é atribuída quando não se obtém nenhuma resposta depois de repetidas estimulações dolorosas.[10-11]

A desorientação em qualquer uma das esferas (tempo, espaço ou pessoa) indica pontuação 4. É importante diferenciar as pontuações 2, 3 e 4. Na pontuação 4, o indivíduo pode elaborar frases, mesmo que esteja desorientado; o valor 3 é atribuído ao indivíduo que emite palavras em voz alta, sem nexo, muitas vezes injúrias e em casos de pontuação 2, não é possível identificar os gemidos ou outros sons como palavras.

O indicador MRM apresenta pontuação com intervalo de 1 a 6: o indivíduo obedece a comandos verbais (6), é capaz de obedecer a ordens simples; localiza estímulos (5), localiza e procura remover a fonte de estímulo doloroso; retirada inespecífica (4), retira o estímulo doloroso mediante a flexão do membro estimulado, em uma resposta reflexa; padrão flexor (3), responde em flexão anormal conhecida como rigidez de decorticação, ou seja, apresenta resposta ao estímulo doloroso caracterizada por adução do ombro e flexão do antebraço sobre o braço acompanhada de flexão de punho e dedos e extensão do membro inferior ipsolateral; padrão extensor (2), ocorre extensão anormal ou rigidez descerebrada, caracteriza-se por presença de hiperextensão dos membros, rotação de membro superior e flexão de punhos; resposta ausente (1), não apresenta resposta, mesmo mediante o estímulo doloroso.[10-11]

É importante salientar a diferença entre as pontuações 5 e 4 do parâmetro MRM. Indivíduos que recebem pontuação 5 realizam movimentos que denotam a tentativa de afastar o estímulo doloroso, realizando movimentos na sua direção, enquanto aqueles que recebem pontuação 4 realizam gesto de fuga ou no sentido oposto ao estímulo.

Nos casos em que o paciente apresenta padrão flexor do lado direito (pontuação 3) e padrão extensor do lado esquerdo (pontuação 2), deve-se considerar a melhor resposta, ou seja, pontuação 3. Essa regra de pontuação da escala deve ser aplicada em todas as situações em que o examinador observar respostas diferentes na mesma avaliação de um paciente, portanto, prevalece a melhor resposta para a pontuação. De forma similar, atribui-se a maior pontuação quando o avaliador apresenta dúvida entre duas categorias que descrevem a resposta do doente.

Caso seja inviável aplicar um dos indicadores da ECGI, atribui-se a pontuação 1 no indicador e descreve-se o motivo pelo qual o item não é testável (p. ex., paciente intubado, afásico ou com edema palpebral acentuado).

Na ECGI, cada parâmetro deve ser avaliado e registrado de forma independente. O paciente recebe uma pontuação total que se refere à soma dos pontos dos três indicadores. O escore mínimo da escala é 3 e o máximo é 15.[10]

A queda de um ou mais pontos no escore total da escala indica que o nível de consciência do paciente está rebaixado e que seu quadro clínico apresenta piora.[9]

Classificação de gravidade pela ECGI

Além da padronização das observações clínicas dos pacientes, a ECGI oferece a possibilidade de classificá-los conforme a gravidade das alterações dos níveis de consciência e das lesões encefálicas, utilizando os valores fornecidos pela somatória de seus três indicadores.

Um indivíduo com o total de 15 pontos é normal do ponto de vista neurofisiológico no que se refere ao nível de consciência. No entanto, em se tratando de vítimas de TCE, escores de 13 a 15 são classificados como traumas leves, de 9 a 12 são considerados de gravidade moderada e de 3 a 8 indicam TCE grave (Quadro 22.3).[1]

Quadro 22.3 Classificação de gravidade pela ECGI em vítimas de TCE.

Grave	Moderado	Leve
3 a 8	9 a 12	13 a 15

A padronização da gravidade pela ECGI auxilia a sumarizar e a caracterizar pacientes de trauma, porém os pontos de corte estabelecidos para categorização da gravidade do TCE em leve, moderado e grave ainda são questionados.[12]

Pacientes com TCE leve, categorizados com pontuação de 13 a 15 pela ECGI, ainda apresentam risco de complicações e progressão de lesões, podendo apresentar prognósticos e lesões semelhantes àqueles categorizados com TCE moderado (9 a 12 pontos).[12]

Por outro lado, pesquisadores que reavaliaram vítimas de TCE com tomografias computadorizada verificaram que os pacientes classificados como leves e moderados pela ECGI apresentaram, em sua maioria, patologias semelhantes àqueles classificados como traumas graves; porém os pacientes com ECGI menor ou igual a 8 tiveram em maior frequência alterações múltiplas em tomografias ou hemorragias subdurais e intraparenquimatosas. Além disso, frequentemente apresentaram progressão das lesões e necessitaram de intervenções neurocirúrgicas.[3,13]

Para retratar a complexidade e a gravidade de lesões encefálicas, estudos têm indicado, além do uso dos resultados da ECGI, a análise concomitante de outros indicadores de lesão encefálica, tais como achados de tomografia computadorizada e ressonância magnética, valores da pressão intracraniana e marcadores sanguíneos de lesão, entre outros.[12,14-15]

Limitações da ECGI

A ECGI é um método útil na monitorização de pacientes com alterações de consciência, mas, apesar de seu sucesso e ampla difusão na prática clínica, a escala possui algumas limitações quanto à aplicabilidade.

Criada para adultos, a ECGI não deve ser utilizada para avaliar crianças, especialmente as menores de 5 anos, para as quais é indicada a versão pediátrica do instrumento.[2,5,11]

A aplicação da escala feita sob condições de hipóxia/hipotensão aguda, uso de álcool ou drogas e sedação sofre interferência e, portanto, não reflete a gravidade da lesão encefálica de forma fidedigna. A ECGI é um ótimo parâmetro para avaliar a função encefálica e o rebaixamento do nível de consciência, mas não deve ser utilizada como uma escala de sedação.[2,5]

As respostas e a pontuação da ECGI pode ser interpretada de forma diferente por avaliadores distintos, portanto, a ECGI deve ser utilizada somente por pessoal treinado e competente para a avaliação, de acordo com as normas e os protocolos da unidade hospitalar em que é aplicada.[2,5,11]

A ECGI limita-se em avaliar o rebaixamento global do nível de consciência e, por essa razão, não permite identificar a localização e a causa da lesão (disfunção hemisférica cerebral e/ou de tronco encefálico por causa estrutural ou metabólica), sendo assim necessário utilizar outros recursos de avaliação mais específicos para identificar e correlacionar os sinais e os sintomas encontrados.[5]

Embora existam possibilidades matemáticas de a ECGI apresentar 120 agrupamentos diferentes de seus parâmetros, muitas dessas combinações são clinicamente inviáveis. Um estudo brasileiro identificou os agrupamentos da ECGI presentes na prática clínica e detectou 31 possibilidades de combinação dos três parâmetros, e todos os escores iguais ou menores que 8 apresentaram alguma situação impeditiva.[16]

Além disso, é possível que pacientes apresentem o mesmo escore total na ECGI e diferenças na gravidade da lesão. As situações impeditivas, com pontuação 1, como a intubação em relação ao parâmetro MRV e edema palpebral acentuado na AO, podem levar indivíduos que apresentam essas situações a escores semelhantes ao de pacientes com quadros clínicos mais graves que receberam essa pontuação sem nenhuma situação impeditiva. Em razão dessa inconsistência, especialistas têm proposto apenas a utilização do indicador MRM para a avaliação das alterações de consciência.[14]

Ao interpretar o escore total na ECGI, deve-se levar em consideração a pontuação de cada parâmetro e as observações de situações impeditivas de cada paciente.

Avaliação complementar

Como descrito anteriormente, o tronco encefálico consiste em uma estrutura relativamente pequena, localizada entre o diencéfalo e a medula. Composto pelo mesencéfalo, ponte e bulbo, o tronco encefálico atua como a principal via sensorial e motora para impulsos que chegam e saem do córtex, tendo funções consideradas vitais em razão da presença de formação reticular.[7]

Além de conter o SRAA, a formação reticular contém importantes centros autonômicos responsáveis por funções gastrintestinais, vasomotoras e respiratórias. Assim, qualquer lesão no tronco encefálico e formação reticular representa uma grande ameaça à vida do paciente.[7]

O tronco encefálico inclui núcleos de nervos cranianos que apresentam uma organização estrutural muito bem definida. Uma pequena lesão nesses núcleos induz a sintomas clínicos específicos no paciente, que são importantes na identificação de lesão do tronco encefálico.[7]

Dessa forma, a avaliação neurológica complementar inclui a avaliação de reflexos relacionados a esses núcleos e auxilia na identificação de lesão no tronco encefálico. Parâmetros como a avaliação de pupilas, movimentos oculares, resposta motora e padrão respiratório, que não estão inclusos na ECGI, têm como objetivo complementar a escala e auxiliar na localização da lesão.[1-2,5,8]

Exame pupilar

A análise das pupilas e dos reflexos pupilares é fundamental na avaliação de pacientes em coma. No exame, é necessário observar o diâmetro, a simetria e o reflexo fotomotor, de forma que uma pupila sempre seja comparada com a outra.[1-2,5,8] É possível medir pupilas com o auxílio de um pupilômetro, como a espátula pupilômetro (Figura 22.6).

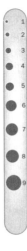

Figura 22.6 Espátula pupilômetro.[5]

- Diâmetro pupilar: é mantido pelo sistema nervoso autônomo, o diâmetro da pupila é o resultado da ação dilatadora do sistema nervoso simpático e da ação constritora do sistema nervoso parassimpático.[8]

Essas vias simpáticas e parassimpáticas têm um longo trajeto pelo sistema nervoso central e periférico. Sendo assim, os diversos formatos de pupilas podem indicar e localizar lesões estruturais.

O diâmetro normal pupilar varia de 2 a 6 mm. Pupilas menores de 2 mm são consideradas mióticas ou "em miose", enquanto pupilas maiores de 6 mm são denominadas midriátricas ou "em midríase".[1,5]

Além dessas duas alterações do tamanho de pupilas, é possível observar a anisocoria, condição categorizada pelo tamanho desigual da pupila, e também as alterações de forma pupilar, como a forma ovoide, que é sinal precoce de herniação transtentorial por hipertensão intracraniana.[1,5]

Também é possível identificar outras alterações de forma das pupilas, como a forma de buraco de fechadura, em casos de cirurgia de catarata, e as formas irregulares em decorrência de trauma de órbita.[1,5]

- Reflexo fotomotor: a fotorreação, por sua vez, depende de uma via aferente (o nervo óptico – II par de nervos cranianos), de uma via de integração mesencefálica e de uma via eferente (o nervo oculomotor – III par de nervos cranianos).[1-2,8]

Para avaliar esse reflexo, é necessário utilizar um foco de luz de uma lanterna. Antes de incidir o foco de luz, os olhos do paciente devem estar fechados há alguns segundos para que a dilatação aconteça. Rapidamente, levanta-se a pálpebra e aplica-se o foco de luz sobre a pupila para observar a constrição.

O procedimento deve ser realizado nos dois olhos, no entanto, após o estímulo luminoso em um dos olhos, espera-se uma resposta bilateral e simétrica, chamada reação ipsilateral, no olho em que a luz incide, e contralateral, no olho que não recebe luz direta (Figura 22.7).[2-3,8]

Isso ocorre porque a reação pupilar é um fenômeno que reside na atuação conjugada do nervo óptico (II par de nervos cranianos) e do nervo oculomotor (III par). O nervo óptico é, na verdade, a via aferente responsável pela transmissão do estímulo luminoso. Esse nervo cruza parcialmente suas fibras com o seu par proveniente do olho oposto no quiasma óptico. A partir daí, seus impulsos seguem até o núcleo de Edinger-Westphal, de onde partem as fibras parassimpáticas do nervo oculomotor. Dessa forma, a informação da luz em um olho é compartilhada com a do outro antes de alcançar o nervo oculomotor, o que torna a avaliação contralateral de grande valia para diferenciar uma

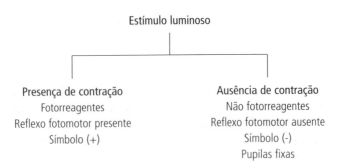

Figura 22.7 Nomenclatura utilizada na fotorreação pupilar.

alteração pupilar decorrente de nervo oculomotor de outra decorrente de um dano do nervo óptico.

As mais frequentes alterações pupilares presentes em pacientes comatosos são (Figura 22.8):

- Pupila diencefálica e pupila metabólica. Causadas pela disfunção diencefálica bilateral e pela encefalopatia metabólica, ambas as pupilas tendem a apresentar miose com reflexo fotomotor positivo.[2,5]
- Pupila uncal ou do III nervo craniano. As pupilas são anisocóricas, e uma das pupilas é midriática e apresenta reflexo fotomotor negativo. Como possíveis causas, encontram-se a herniação do úncus do lobo temporal e o aneurisma de artéria comunicante posterior.[2,5]
- Pupila mesencefálica. São pupilas médias e fixas com reflexo fotomotor negativo bilateralmente, que refletem lesão da porção ventral do mesencéfalo.[2,5]
- Pupila pontina. Pupilas extremamente mióticas, com reflexo fotomotor presente bilateralmente, causada pela lesão da ponte.[2,5]
- Pupila tectal. Ambas as pupilas estão dilatadas discretamente e apresentam reflexo fotomotor negativo. A pupila tectal sofre alterações de diâmetro ao estímulo doloroso (*hippus*) e é causada por lesão na região do teto do mesencéfalo.[2,5]

Outras alterações pupilares podem ser observadas na presença de intoxicação por opiáceos (pupilas mióticas com reflexo fotomotor), intoxicação grave por barbitúricos ou hipotermia (pupilas fixas) e intoxicação por atropina (pupilas dilatadas sem reflexo fotomotor).[2,5,8]

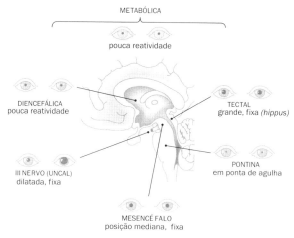

Figura 22.8 Alterações pupilares e localização de lesões estruturais.

Movimentação ocular extrínseca

Essa avaliação é realizada apenas em pacientes em coma e está relacionada à ação do VIII, III, IV, V, VI e VII nervos cranianos que dependem de centros de integração localizados no tronco encefálico. A análise da movimentação ocular extrínseca é realizada em cinco etapas:

- Movimentação ocular espontânea: observa-se a posição do olhar, a presença de paralisias e a conjugação nos movimentos. As alterações observadas nessa etapa de avaliação sugerem lesões dos nervos oculomotor, troclear e abducente (pares III, IV, VI, respectivamente).[2,5,8]
- Manobra de olhos de boneca: o teste desse reflexo tem a finalidade de avaliar a fixação do olhar quando esta tende a ser modificada por movimentos da cabeça. Além da atividade do par de nervos vestibulococleares (par VIII), reflete a atividade dos nervos cranianos abducente (par VI) e oculomotor (par III).[2,5,8]

Desde que o paciente não apresente nenhuma lesão cervical, o reflexo pode ser testado. Movimentos bruscos com a cabeça para o lado direito e esquerdo devem ser realizados, e o desvio conjugado dos olhos para o lado oposto é a resposta reflexa normal. A ausência dessa resposta é um resultado anormal e sugere lesões do tronco cerebral (Figura 22.9).[2,5,8]

- Reflexo oculovestibular: instilar água fria nos meatos acústicos desencadeia uma resposta reflexa que envolve a atividade do III, IV, VI e VIII pares de

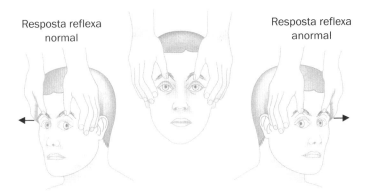

Figura 22.9 Manobra de olhos de boneca. Ilustração de Cristofer George Elias, 2009.

nervos cranianos. Inicialmente, o examinador deve certificar-se de que os tímpanos do paciente estão íntegros e que os canais auditivos estão limpos. O paciente é posicionado com a cabeça elevada a 30°; com o auxílio de um cateter ou de uma sonda, o examinador injeta lentamente 50 a 100 mL de água fria em um dos condutos auditivos. O procedimento é repetido no outro meato acústico após 5 minutos.[2,5,8]

Essa é uma forma de desencadear o nistagmo (movimento rápido e involuntário dos olhos) em pacientes conscientes; em pacientes em coma, o olhar deve se desviar para o lado em que a água foi injetada.[1,8] Ao injetar a água fria bilateralmente, os olhos devem se desviar para baixo (Figura 22.10).[8]

As alterações encontradas ao aplicar a manobra oculovestibular são:

- Resposta desconjugada com abdução e adução ausentes, indicando lesão do fascículo longitudinal medial ou do nervo oculomotor.
- Resposta desconjugada com presença de adução e ausência de abdução; presente em lesões do nervo abducente.
- Resposta horizontal normal e vertical patológica, sugerindo lesão mesodiencefálica.
- Resposta horizontal patológica e vertical normal, indicando lesão da ponte e integridade do mesencéfalo.

A ausência de resposta à manobra oculovestibular é indicativa de uma lesão importante das vias internas do tronco cerebral.

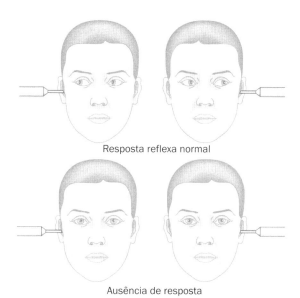

Figura 22.10 Reflexo oculovestibular. Ilustração de Cristofer George Elias, 2009.

- Reflexo corneopalpebral: para avaliar esse reflexo, o examinador toca ligeiramente a córnea do paciente com uma mecha de algodão ou gaze na região entre a córnea e a esclera, determinando o fechamento dos olhos por contração bilateral das pálpebras e o desvio do olhar para cima. Assim, é possível avaliar o nervo trigêmeo (V par), via aferente reflexa e o nervo facial (VII par) via eferente, além da área tectal que controla os movimentos verticais do olhar. Outra forma de avaliar esse reflexo, evitando lesões na córnea decorrentes de repetidas avaliações, é aplicar 2 a 3 gotas de solução salina estéril nos olhos do paciente, de modo que o frasco esteja a uma distância de aproximadamente 10 cm do olho.[2,5,8]
- Observação das pálpebras: nos pacientes em coma, as pálpebras normalmente ficam fechadas. Se estiverem abertas, sugerem lesão aguda da ponte ou lesão do VII nervo craniano (facial).[2,5,8]

A semiptose palpebral indica lesão simpática, enquanto a ptose completa, a lesão do III par craniano (oculomotor).[2,5,8]

Padrão de resposta motora

As alterações de resposta motora dependem do nível da lesão na via motora, que se inicia no giro pré-central do córtex até a porção baixa do bulbo no tronco encefálico. Para avaliar as alterações motoras, é necessário seguir uma avaliação sistemática:

Observação de movimentos espontâneos

Avaliação de sinais patológicos: são reflexos primitivos observados em recém-nascidos, que independem do controle cortical. O sinal de Babinski é caracterizado por uma dorsiflexão do hálux, abdução e tendência de dorsiflexão dos demais artelhos, refletindo lesão do trato piramidal. Por sua vez, o reflexo de preensão é uma resposta flexora dos dedos da região palmar e plantar induzida pelo contato de um objeto.

- Avaliação do tônus muscular: a partir da movimentação e do balanço passivo, verifica-se a presença de hipertonia ou hipotonia.
- Avaliação de respostas após a indução por estímulo doloroso:
- Resposta extensora anormal em um membro superior com flacidez; ou resposta flexora fraca em um membro inferior, sugerindo lesão em um tegumento pontino.
- Flacidez e ausência de resposta motora, sugerindo lesões periféricas, lesão da ponte e bulbo.[2,5,8]
- Padrão flexor ou decorticação: flexão anormal em resposta ao estímulo doloroso caracterizada por adução do ombro e flexão do antebraço sobre o braço, acompanhada de flexão de punho e dedos, e extensão do membro inferior ipsilateral. Esse padrão de resposta motora indica uma lesão no nível supratentorial (Figura 22.11).
- Padrão extensor ou decerebração: ocorre extensão anormal, implican-do a presença de hiperextensão dos membros, rotação do membro superior e flexão dos punhos. Esse padrão pode ocorrer em casos de lesões no nível do tronco alto, acima do núcleo rubro, até o diencéfalo (Figura 22.11).

Vale salientar que os padrões flexor e extensor de resposta são categorias da MRM, parâmetro da ECGI; porém, na avaliação complementar, analisa-se a resposta motora global do paciente em busca de indicadores que ajudem a localizar a lesão encefálica.

Padrão respiratório

Certos padrões respiratórios podem indicar o nível anatômico das disfunções encefálicas. No entanto, são parâmetros relativos para indicar essas disfunções, uma vez que o paciente em coma pode apresentar distúrbios pulmonares decorrentes de patologias prévias ou associadas ao estado de coma

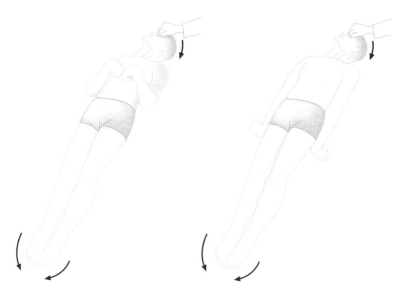

Figura 22.11 Postura em decorticação (A) e decerebração (B). Adaptada de Diccini.[5]

e é muito vulnerável a desequilíbrios hidroeletrolítico e acidobásico.[5,8] A seguir, estão descritos os padrões respiratórios que podem auxiliar a localizar lesões encefálicas (Figura 22.12).

- Ritmo de Cheyne-Stokes: consiste na respiração em que períodos de apneia se alternam com períodos de hiperventilação de amplitude a princípio crescente e posteriormente decrescente. De modo geral, indica disfunção diencefálica.
- Hiperpneia/hiperventilação neurogênica central: ocorre quando o paciente apresenta uma lesão acima do mesencéfalo. É uma hiperventilação sustentada, regular e rápida, levando a pH alcalino, pCO_2 baixa e pO_2 alta.
- Respiração apnêustica: caracterizada por períodos de inspiração rápida com parada respiratória na inspiração profunda, seguida de expiração e pausa prolongada expiratória, indicando lesão na região pontina baixa.
- Respiração atáxica (Biot): respiração com ritmo completamente irregular que indica lesão do bulbo, alternando períodos de apneia com respirações profundas e superficiais.
- Apneia: a ausência de movimentos respiratórios indica lesão estrutural grave do bulbo, intoxicação por drogas sedativas ou lesão de vias motoras associadas.[5,8]

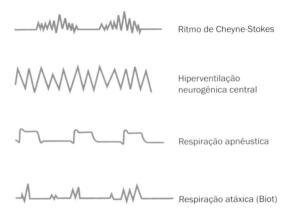

Figura 22.12 Padrões respiratórios. Adaptada de Rabello.[8]

Outros instrumentos para avaliar o nível de consciência

Nos últimos trinta anos, diversas escalas foram desenvolvidas com o objetivo de criar um instrumento mais completo para avaliar o nível de consciência. A Reaction Level Scale (RLS, escala de nível de reação), Coma Recovery Scale (CRS) e Full Outline of Unresponsiveness (FOUR) são exemplos de instrumentos que, de forma simples ou mais complexa, utilizam diferentes parâmetros de avaliação para tentar preencher as lacunas deixadas pela ECGI na avaliação do nível de consciência.[17-20]

A RLS, desenvolvida por uma equipe sueca da Universidade de Goteborg, foi revisada no ano de 1985. Ela consiste apenas na classificação das respostas do paciente em uma escala ordinal de oito categorias ou níveis de reação. A pontuação é atribuída de forma direta, segundo a resposta clínica do paciente; contudo, a instrução de sua aplicação não especifica claramente como o estímulo deve ser aplicado na avaliação (Quadro 22.4).[19]

De acordo com um estudo que comparou a ECGI e a RLS para avaliar o nível de consciência, a RLS ofereceu escores menos ambíguos e com maior confiabilidade que a ECGI quando utilizada em pacientes críticos de unidade de terapia intensiva. No entanto, há necessidade de mais estudos para avaliar a RLS.[19]

A CRS, criada em 1991, contém 30 itens organizados de forma hierárquica em seis subescalas que contemplam processos auditivos, visuais, motores, de comunicação e de despertar. Ao contrário da RLS, a CRS apresenta uma forma mais detalhada de avaliação e pontuação, e seu escore é baseado na presença ou ausência de respostas comportamentais quando um estímulo padrão é administrado.[18,21]

Quadro 22.4 Escala de nível de reação (RLS).

1	Alerta, responsivo.
2	Sonolento ou confuso. Responsivo a estímulos luminosos, verbais e táteis.
3	Muito sonolento ou confuso. Responsivo a estímulos aumentados (falar alto, sacudir o ombro, estímulo doloroso).
4	Inconsciente. Localiza e afasta o membro ao estímulo doloroso.
5	Inconsciente. Movimento aos estímulos dolorosos.
6	Inconsciente. Resposta de padrão flexor ao estímulo doloroso.
7	Inconsciente. Resposta de padrão extensor ao estímulo doloroso.
8	Inconsciente. Sem resposta aos estímulos dolorosos.

Traduzida de Walther et al.[19]

Essa escala foi desenvolvida com o intuito de avaliar pacientes com distúrbios crônicos de consciência, como estado minimamente consciente e estado vegetativo persistente. Por esse motivo, sua avaliação é mais complexa.[18,21]

No ano de 2004, a CRS foi revisada em relação às suas características psicométricas em razão das recentes mudanças de parâmetros utilizados para diagnosticar esses tipos de distúrbios de consciência, recebendo a denominação de Coma Recovery Scale-Revised (CRS-R) (Quadro 22.5).[18]

A CRS-R avalia a função auditiva do paciente, seguida pelas funções visual, motora, oromotora/verbal, de comunicação e de despertar. Os estímulos visuais, auditivos, táteis e dolorosos utilizados para avaliar os parâmetros devem ser repetidos duas a quatro vezes para confirmar a resposta.[21]

Entre esses estímulos, encontram-se a apresentação de objetos diferentes ao paciente, para verificar se este os reconhece. Nessa avaliação, solicita-se ao paciente que siga um objeto em movimento com os olhos, como uma régua ou um lápis, colocando-os em movimento diante do paciente. Com um estímulo auditivo, é avaliado se o paciente localiza um determinado ruído ou se assusta; para tanto, devem-se produzir ruídos próximo ao paciente, com a voz ou objetos.[21]

Estímulos dolorosos também são aplicados no leito ungueal para verificar a reação à dor. O examinador faz perguntas ao paciente para identificar se ele está orientado em relação a tempo, espaço e pessoa ou se possui algum movimento que simula uma tentativa de comunicação. Como na ECGI, a avaliação complementar na CRS-R é necessária para avaliar reflexos do tronco encefálico.[18,21]

A escala FOUR, como indica sua sigla em inglês, utiliza quatro parâmetros da avaliação (resposta ocular, resposta motora, reflexos do tronco encefálico e

Quadro 22.5 Coma Recovery Scale-Revised (CRS-R).

	Auditiva	Visual	Motora	Oromotora/verbal	Comunicação	Despertar
0	Nenhuma resposta	Nenhuma resposta	Nenhuma resposta	Nenhuma resposta	Nenhuma resposta	Nenhuma resposta
1	Assusta-se com um estímulo	Assusta-se com um estímulo	Postura anormal	Reflexo oral	Não funcional: intencional	Abertura ocular com um estímulo
2	Localiza ruídos	Olhar fixo	Retirada em flexão	Movimento oral/ vocalização	Funcional: correta	Abertura ocular sem estímulo
3	Movimento inconsistente a comandos	Olhar segue estímulos	Localiza estímulos	Verbalização inteligível	Orientado	Atento
4	Movimento consistente a comandos	Localiza estímulo: tenta alcançá-lo	Manipula objetos			
5		Reconhece objetos	Resposta automática			
6			Uso funcional objetivo			

Traduzida de: Giacino JT, Kalmar K, Wyte J, 2004.[25]

padrão respiratório), e cada um dos parâmetros tem um escore máximo de 4 (Quadro 22.6).[17]

Essa escala foi desenvolvida e validada no ano de 2005 por residentes, neurointensivistas e enfermeiros da Mayo Clinic de Rochester, Minnesota, Estados Unidos, apresentando-se mais completa por utilizar indicadores tanto da ECGI quanto da avaliação neurológica complementar.[17]

A aplicação da escala FOUR exige estímulos padronizados. No parâmetro resposta ocular, se o doente apresentar abertura ocular espontânea, o avaliador deve solicitar que siga seu dedo com o olho, que será movimentado de um lado para o outro. Se a abertura não for espontânea, é necessário produzir um ruído, como chamar o paciente com o volume de voz aumentado. Indivíduos sem resposta ao estímulo verbal devem receber um estímulo doloroso na região supraorbital ou na articulação temporomandibular, na qual a compressão é realizada com o polegar.[17]

Na resposta motora, solicita-se ao paciente que realize um gesto com a mão, como fazer sinal de positivo com o polegar ou acenar. Se não houver reação, as respostas são avaliadas por meio da aplicação de estímulos dolorosos.[17]

Quadro 22.6 Full Outline of Unresponsiveness (FOUR).

	Resposta ocular	Resposta motora	Reflexos troncoencefálicos	Padrão respiratório
4	Abertura ocular espontânea. Persegue objetos com o olho ou pisca os olhos	Sinaliza ao solicitar	Reflexo pupilar e corneal presente	Padrão regular, não intubado
3	Abertura ocular espontânea. Não persegue objetos com o olho	Localiza um estímulo doloroso	Pupila dilatada e fixa	Padrão Cheyne--Stokes, não intubado
2	Abertura ocular a um estímulo verbal com volume aumentado	Padrão flexor	Reflexo pupilar ou corneal ausente	Padrão irregular, não intubado
1	Abertura ocular a um estímulo doloroso	Padrão extensor	Reflexo pupilar e corneal ausente	Respiração acima da velocidade de ventilador
0	Ausência de abertura ocular	Ausência de resposta motora	Ausência de reflexos pupilar, corneal e de tosse	Respiração na velocidade do ventilador ou apneia

Traduzida de Wolf, Wudicks, Bamlet, McClelland.[17]

No parâmetro reflexos troncoencefálicos, avaliam-se as pupilas e o reflexo corneopalpebral. No entanto, se os reflexos fotomotor e corneopalpebral estiverem ausentes, avalia-se a função do nervo vago (X par) por meio do reflexo da tosse provocado pela sucção traqueal. A avaliação do padrão respiratório é realizada por meio da observação da respiração espontânea ou assistida do paciente (Quadro 22.6).[17]

Comparações da aplicação da ECGI e FOUR mostraram que esta última, além de oferecer mais detalhes do estado neurológico do paciente do que a ECGI, pode ser administrada por profissionais com conhecimento básico em neurologia.[19,22-23] Estudos também identificaram que a escala FOUR possui desempenho similar ou superior que a ECGI na avaliação de pacientes críticos com lesões encefálicas, com a possibilidade de sua aplicação em pacientes com intubação orotraqueal.[22-23]

CONSIDERAÇÕES FINAIS

Apesar de suas contradições e simplicidade, a ECGI ainda é recomendada e utilizada de forma universal para avaliar o nível de consciência de pacientes com sinais de insuficiência neurológica. Diante de suas limitações, novos instrumentos foram desenvolvidos com o objetivo de preencher suas lacunas e substituí-la na prática clínica; contudo, até hoje nenhum obteve pleno sucesso.

A ECGI é validada atualmente pela sua ampla aceitação e utilização em estudos desde sua criação em 1974. Entretanto, sabe-se que o instrumento não deve ser utilizado isoladamente como indicador de gravidade de lesão encefálica, e que uma tendência global é buscar a interação da ECGI com outros parâmetros, criando assim classificações multidimensionais, combinando itens clínicos, patológicos, anatômicos e moleculares.[12]

Em uma revisão de literatura sobre escalas que avaliam a consciência, os autores concluíram que a escolha ou a elaboração de um instrumento para avaliar o nível de consciência depende da proposta do avaliador: depende de quem aplica a escala, de onde e por que é aplicada. Dessa forma, não existe uma escala ideal para avaliar o nível de consciência, mas um instrumento ideal ao propósito de quem o utiliza.[24]

Sendo assim, diferentes escalas de avaliação do nível de consciência podem ser utilizadas para o diagnóstico clínico, avaliação de alterações neurológicas, para estimativa de prognóstico, tomada de decisões ou realização de pesquisas científicas, mas sua escolha implica o julgamento de sua coerência em relação ao que se pretende realizar.

RESUMO

O funcionamento da consciência requer a interação contínua e eficiente entre hemisférios cerebrais e mecanismos fisiológicos da porção alta do tronco encefálico. As alterações de consciência ocorrem quando alguma dessas estruturas tem sua função interrompida ou deprimida, sendo o sintoma mais sensível da insuficiência encefálica. Uma vez que essas alterações não podem ser medidas diretamente, seu diagnóstico é estimado por meio de instrumentos de avaliação que padronizam a observação e o registro de respostas espontâneas ou induzidas. Entre esses instrumentos, destaca-se a ECGI, uma escala mundialmente utilizada para estimar a gravidade da lesão no TCE e avaliar as alterações do nível de consciência. Não obstante, a ECGI possui algumas limitações, entre elas não permitir identificar a localização e a causa de lesões nas alterações de consciência, tornando-se necessário realizar uma avaliação complementar que inclui: avaliação pupilar, movimentos oculares, respostas motoras e padrão respiratório. Além da ECGI, outros instrumentos também foram desenvolvidos com o objetivo de avaliar o nível de consciência, porém nenhum desses instrumentos teve a mesma propagação da ECGI ou foi considerado ideal para todas as aplicações clínicas.

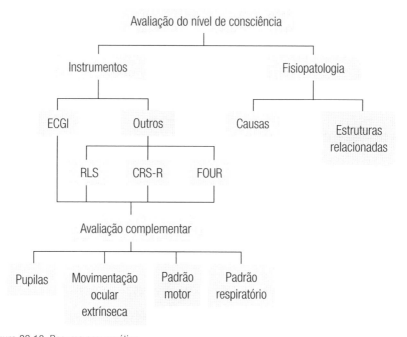

Figura 22.13 Resumo esquemático.

PROPOSTAS PARA ESTUDO

1. Que estruturas anatômicas são responsáveis pela manutenção do nível de consciência?
2. Diferencie as causas metabólicas das estruturais nas alterações do nível de consciência.
3. Quando é necessário aplicar a ECGI? Com que frequência deve ser aplicada?
4. A ECGI é composta por três parâmetros que avaliam a reatividade e a perceptividade. Quais são esses parâmetros e suas possíveis pontuações?
5. Quais são os estímulos dolorosos recomendados para a aplicação da ECGI?
6. Qual é a diferença entre a pontuação 4 e 5 do parâmetro MRM?
7. Um paciente com TCE contuso apresenta edema palpebral e intubação orotraqueal, mas obedece a comandos. Qual é a sua pontuação na ECGI?
8. Por que é necessário realizar a avaliação complementar em conjunto com a ECGI?
9. O que deve ser avaliado no exame pupilar?
10. Por que ocorre a reação fotomotora contralateral?
11. Como são denominadas as pupilas médias e fixas, isto é, com reflexo fotomotor negativo bilateral? Esse sinal indica uma lesão em qual região?
12. Cite uma técnica de avaliação da movimentação ocular extrínseca. Discorra sobre ela.
13. Diferencie movimento de decorticação e decerebração.
14. Por que se deve avaliar o padrão respiratório na avaliação complementar?
15. Compare a RLS, CRS-R e FOUR e descreva as vantagens e desvantagens na aplicação dos três instrumentos.

REFERÊNCIAS BIBLIOGRÁFICAS

1. Hickey JV. The Clinical practice of neurological and neurosurgical nursing. 6ª ed. Philadel-phia: Lippincott Williams and Wilkins; 2009. p. 39-180.
2. Koizumi MS, Diccini S, Prado C. Exame neurológico do paciente com alteração do nível de consciência. In: Koizumi MS, Diccini S. Enfermagem em neurociência: fundamentos para prática clínica. São Paulo: Atheneu; 2006.
3. Brown CVR, Zada G, Salim A, Inaba K, Kasotakis G, Hadjizacharia P, et al. Indications for routine repeat head computed tomography (CT) stratified by severity of traumatic brain injury. J Trauma. 2007; 62(6):1339-45.
4. Gerber CS. Understanding and managing coma stimulation: are we doing everything we can? Crit Care Nurs. 2005; 28(2):94-108.
5. Diccini, S. Exame neurológico. In: Calil AM, Paranhos WY. O enfermeiro em situações de emergência. São Paulo: Atheneu; 2007.
6. Laureys S, Perrin F, Brédart S. Self-consciousness in non-communicative patients. Consciousness and cognition. 2007; 16:722-41.

7. Kandel ER, Schwartz JH, Jessel TM, Siegelbaum SA, Hudspeth AJ. Principles of neural science. 5th ed. New York: MacGraw-Hill Medical; 2013.

8. Rabello GD. Coma e estados alterados de consciência. In: Nitrini R, Bacheschi LA. A neurologia que todo médico deve saber. 2ª ed. São Paulo: Atheneu; 2008. p.143-69.

9. Heim C, Schoettker P, Spahn DR. Glasgow coma scale in traumatic brain injury. Anaesthe-sist. 2004; 53(12):1245-55.

10. Teasdale G, Jennett B. Assessment of coma and impaired consciousness: a practical scale. Lancet. 1974; 2:81-4.

11. Itabashi HH, Andrews JM, Tomiyasu U, Erlich SS, Sathyavagiswaran L. Appendix B – The Glasglow Coma Scale In: Forensic neuropathology: a practical review of fundamentals. New York: Elsevier; 2007.

12. Teasdale G, Maas A, Lecky F, Mantey G, Stochetti N, Murray G. The Glasgow Coma Scale at 40 years: standing the test of tim. Lancet Neurol. 2014; 13:844-54.

13. Wang MC, Linnau KF, Tirschwell DL, Hollingsworth W. Utility of repeat head computed tomography after blunt head trauma: a systematic review. J Trauma. 2006; 61:226-33.

14. Kung WM, Tsai SH, Chiu WT et al. Correlation between Glasgow coma score compo-nents and survival in patients with traumatic brain injury. Inury. 2011; 42-940-44.

15. Hoffman M, Lefering R, Rueger JM, et al. Pupil evaluation in addition to Glasgow Coma Scale component in prediction of traumatic brain injury and mortality. British Journal of Surgery. 2012; 99(S1): 122-30.

16. Koizumi MS, Araújo GL, França LVR, Silva SCF. Possibilidades clínicas de pontuação do paciente com traumatismo cranioencefálico, na fase aguda, pela Escala de Coma de Glasgow: resultados preliminares. Rev Paul Enferm. 2002; 21(1):12-22.

17. Wolf CA, Wudicks EFM, Bamlet WR, McClelland RL. Further validation of the Four Score Coma Scale by Intensive Care Nurses. Mayo Clin Proc. 2007; 82(4):435-8.

18. Giacino JT, Kalmar K, Wyte J. The JFK Coma Recovery Scale – Revised: measurement characteristics and diagnostic utility. Arch Phys Med Rehabil. 2004; 85:2020-9.

19. Walther SM, Jonasson U, Gill H. Comparison of the Glasgow Coma Scale and the Reaction Level Scale for assessment of cerebral responsiveness in the critically ill. Int Care Med. 2003; 29:933-8.

20. Bordini AL, Luiz TF, Fernandes MF, Arruda WO, Teive HAG. Coma Scales: a historical review. Arq Neurop-siquiatr. 2010; 68(6):930-937.

21. Giacino JT, Kalmar K, Wyte J. Coma Recovery Scale – Revised (CRS-R): administration and scoring guidelines. New Jersey: Center for Head Injuries – Johnson Rehabilitation Institution, 2004.

22. Kramer AA, Widjiks EFM, Snavely VL, et al. A multiprospective study of interobserver agreement using the Full Outline Unresponsiveness Score coma scale in the intensive care unit. Crit Care Med. 2012; 40(9): 2671-6.

23. Widjiks EFM, Rabenstein AA, Bamlet WR, Mandrahker JN. Four Score and Glasgow Coma Scale in pre-dicting outcome of comatose patients: A pooled analysis. Neurology. 2011; 77:84-85.

24. Laureys S, Piret S, Ledoux D. Quantifying consciousness. Lancet Neurol. 2005; 4(12):789-90.

PARA SABER MAIS

Guyton AC, Hall JE. Tratado de Fisiologia Médica. 12ª ed. Rio de Janeiro: Elsevier; 2011.
Baird MS, Bethel S. Manual de enfermagem no cuidado crítico. 6ª ed. Rio de Janeiro: Elsevier; 2012. p .619-67.

AGRADECIMENTOS

A Cristofer George Elias, que desenvolveu diversas figuras especialmente para este capítulo.

23

Crises convulsivas em pacientes internados em UTI

Carla Maria Maluf Ferrari
Regina Marcia Cardoso de Sousa

PONTOS A APRENDER

1. A definição de convulsão.
2. A etiologia das crises convulsivas em UTI.
3. Os métodos diagnósticos utilizados.
4. O tratamento para os pacientes com crises convulsivas em UTI.
5. O estado de mal epiléptico (EME) convulsivo e sua repercussão sistêmica.
6. O tratamento para os pacientes em EME.

PALAVRAS-CHAVE

Convulsão, unidade de terapia intensiva, epilepsia, eletroencefalografia.

ESTRUTURA DOS TÓPICOS

Definição. Etiologia. Diagnóstico. Tratamento. Considerações gerais sobre o EME. Resumo. Propostas para estudo. Referências bibliográficas. Para saber mais.

DEFINIÇÃO

A crise convulsiva é resultante de uma descarga neuronal paroxística. Suas repercussões generalizadas ou focais se caracterizam predominantemente por manifestações motoras do tipo tônico, clônico ou mioclônico. As convulsões generalizadas se iniciam com manifestações clínicas que refletem o envolvimento de ambos os hemisférios cerebrais, evoluindo com perda da consciência acompanhada de espasmos musculares. As parciais envolvem uma área do cérebro, podendo ou não ocorrer perda da consciência, assim como generalização secundária. Em geral, as crises convulsivas ocorrem com o envolvimento muscular do tipo tônico-clônico localizado ou generalizado, sendo diversas as suas manifestações clínicas, dependendo da região do córtex cerebral envolvida. Também podem ocorrer descargas neurais que desencadeiam crises não convulsivas, como crises de ausência, somatossensitivas e neurovegetativas. Na unidade de terapia intensiva (UTI), essas crises são muitas vezes interpretadas como coma inexplicado, distúrbios sensoriais ou estados confusionais de origem psiquiátrica. A duração das crises é variável, e as crises prolongadas podem acarretar lesões irreversíveis ao tecido cerebral, como ocorre no estado de mal epiléptico (EME).[1-3]

ETIOLOGIA

As crises convulsivas são mais comuns em pacientes que estão nos extremos da idade (crianças e idosos). Em crianças, as causas mais frequentes são consequência de febre, infecção ou alteração na terapia anticonvulsivante. Nos adultos, a etiologia geralmente é decorrente de um acidente vascular encefálico, traumas ou uso de drogas ou álcool.[1]

As crises convulsivas podem relacionar-se ao diagnóstico de epilepsia, porém são manifestações clínicas que também podem ocorrer nas alterações metabólicas sistêmicas ou nos distúrbios primários do sistema nervoso central (SNC). Dessa forma, as convulsões podem ser resultantes de instabilidade elétrica intrínseca (epilepsia); distúrbios tóxicos ou metabólicos (distúrbios eletrolíticos, álcool ou drogas); lesões estruturais (traumatismo ou tumor); causas infecciosas (meningite, encefalite, abscesso cerebral); anormalidades da perfusão encefálica (hipóxia).[1,3]

As convulsões em pacientes internados em UTI também podem estar associadas com a vulnerabilidade dos pacientes à toxicidade medicamentosa, assim como são observadas em idosos e em pacientes com falência orgânica, comorbidades e doença neurológica preexistente.[1,3,4]

Alguns medicamentos em doses terapêuticas causam convulsão, seja pela acentuada suscetibilidade do paciente ou pela retirada abrupta (abstinência). A insuficiência renal é um fator predisponente para a toxicidade de muitos antibióticos em decorrência das dosagens desajustadas à condição do paciente. São exemplos de medicamentos que podem induzir crises convulsivas: metilxantinas, tricíclicos e meperidina; neurolépticos em doses elevadas e os sedativos, principalmente a clorpromazina; benzodiazepínicos após retirada abrupta (abstinência); contraste radiológico imediatamente após a injeção (frequente em pacientes com doenças neurológicas); ciclosporina, que, além de provocar crise convulsiva, pode desencadear encefalopatia de grau variável; e antibióticos, como isoniazida, penicilina (12 a 72 horas após o início do tratamento), quinolonas (após o 7º dia de tratamento), imipenem (entre o 3º e o 7º dia de tratamento), cefepime e ceftazidime.[4]

Entre os distúrbios metabólicos que podem desencadear convulsões, destacam-se a hipoglicemia, hiperglicemia, síndrome do desequilíbrio pós-diálise e hiponatremia. A hipoglicemia pode causar dano cerebral grave e irreversível, sendo necessária a administração de glicose em todos os pacientes que apresentarem convulsão em decorrência da baixa concentração de glicose sanguínea. A hiperglicemia pode desencadear crises focais com fenômenos motores isolados, sendo importante a correção da glicose sérica para reverter o quadro. A síndrome do desequilíbrio pós-diálise, além das convulsões, tem como sintomas os tremores, náuseas, vômitos, contrações musculares, desorientação, hipertensão ou hipotensão, que podem ser prevenidos com diálise lenta e adição de substâncias osmoticamente ativas ao líquido de diálise. Nos casos de hiponatremia, ou seja, concentrações séricas de sódio abaixo de 120 mEq/L, as convulsões são decorrentes do edema cerebral.[3-5]

Infecções como meningite, encefalite viral, abscesso cerebral, sífilis, tétano, malária e toxoplasmose também podem provocar convulsões. O tratamento adequado para essas infecções pode controlar as crises. No entanto, elas podem trazer consequências irreparáveis ao tecido cerebral.[1-5]

Outras causas que podem induzir as convulsões são: interrupção abrupta de anticonvulsivantes; exposição a drogas ou substâncias tóxicas como álcool, cocaína, anfetaminas, chumbo, cloroquina e medicamentos para dormir; toxemia eclamptogênica; e lúpus eritematoso.[6,7]

Pacientes atendidos com crises convulsivas em UTI frequentemente apresentam essa manifestação clínica em decorrência de um insulto agudo ao SNC e não possuem em sua história pregressa o diagnóstico de epilepsia.

No entanto, vale lembrar que a epilepsia é um distúrbio neurológico frequente na população brasileira, estimando-se uma prevalência de 1%. Do ponto de vista conceitual, a epilepsia é caracterizada por crises recorrentes que não são desencadeadas por fatores tóxicos, metabólicos ou infecciosos agudos. Além disso, as crises epilépticas nem sempre são fenômenos de natureza motora, constituindo crises epilépticas não convulsivas, tais como as crises de ausência e as crises sensoriais.[6]

As crises convulsivas ou não convulsivas podem se prolongar por 30 minutos ou mais ou ocorrer de forma repetitiva, sem recuperação completa do estado neurológico basal entre as crises. Essa forma de manifestação das crises caracterizam o EME, que é uma emergência neurológica que necessita de intervenção imediata e acompanhamento na UTI.[8,9]

DIAGNÓSTICO

Em geral, o diagnóstico de convulsão é realizado a partir da história e observação da crise convulsiva. No entanto, muitas manifestações são atípicas, havendo a necessidade de confirmação diagnóstica por meio do eletroencefalograma (EEG).[1]

O EEG também é importante para avaliar pacientes com crises convulsivas recorrentes, sendo fundamental para a exclusão do diagnóstico de EME, o qual requer tratamento imediato.[4-6]

Pessoas que apresentam crises devem ser submetidas à tomografia computadorizada (TC) ou ressonância magnética (RM) para identificar eventuais lesões estruturais, principalmente nos casos de indivíduos idosos e em estado grave. Nos idosos, o acidente vascular encefálico é a causa mais frequente de crises convulsivas de início recente. A infecção do SNC e a encefalopatia séptica são causas comuns de crises em pacientes com infecção sistêmica grave. Em geral, a neuroimagem é indicada para pessoas que começam a manifestar episódios de convulsões, para pacientes que apresentam déficit neurológico persistente e indivíduos com crises refratárias à terapia medicamentosa simples. Os exames desses pacientes comumente evidenciam malformação vascular, hemorragia subdural ou subaracnoide, tumor primário ou metastático ou sangramento hemisférico.[1,6]

Nos pacientes de UTI, também pode ocorrer descarga epileptiforme lateralizada e periódica, que pode ser diagnosticada com o EEG. Essa síndrome está presente em pacientes torporosos e comatosos, os quais apresentam movimentos epileptiformes rápidos em um lado da face e demonstram descargas periódicas lateralizadas no ECG. Em geral, essas descargas estão associadas aos pacientes que apresentam uma doença cerebral estrutural de base, como infarto ou encefalopatia metabólica. Nesses casos, o prognóstico é normalmente favorável com a correção do distúrbio metabólico e a introdução de medicamentos anticonvulsivantes.[5]

TRATAMENTO

Inicialmente, o tratamento em pacientes críticos envolve a correção ou a remoção da causa precipitante das convulsões, e a utilização de medicamentos anticonvulsivantes em doses basais, com controle sérico da terapêutica, até que a causa seja solucionada. A medicação pode ser administrada por via oral ou intravenosa, conforme as condições do paciente. Contudo, os medicamentos mais indicados são a fenitoína, o fenobarbital, a carbamazepina e o valproato. O diazepam é mais eficaz se for administrado por via endovenosa.[5,6]

A atuação inicial para qualquer tipo de crise deve ser sempre proteger o paciente contra traumas. Garantir a desobstrução das vias aéreas e realizar aspiração e oxigenação são condutas essenciais durante as crises convulsivas generalizadas. Nas crises focais, raramente são necessárias a aspiração e a oxigenoterapia, a não ser que sejam utilizadas para manter a ventilação mecânica aos pacientes que já estiverem sob esse cuidado. Não obstante, manter a observação do paciente após a crise e documentar o evento detalhadamente são cuidados importantes para todos os casos.[8,10]

No ambiente hospitalar, algumas medidas preventivas podem ser instituídas aos pacientes que apresentarem fatores de risco para crises convulsivas, como manter o nível do leito o mais baixo possível e as grades das camas elevadas e com proteção lateral para evitar quedas e traumatismos. Nesses casos, podem ser utilizados travesseiros e coxins a fim de proteger o paciente. Deve ser disponibilizado circuito de oxigênio e de aspiração orotraqueal com extensão flexível. Também é necessário manter o acesso venoso permeável para a administração de medicamentos, conforme prescrição médica.[8,10]

Durante a crise convulsiva, o manejo do paciente é direcionado para a prevenção de traumas e complicações. Nesse sentido, ressaltam-se as intervenções a seguir:[10]

- Durante a crise convulsiva: a aspiração oral deve ser realizada nos casos em que o paciente apresentar sialorreia, com a finalidade de desobstruir as vias respiratórias e prevenir a broncoaspiração da saliva, se for possível manter o paciente com a cabeça lateralizada. O oxigênio deve ser aplicado diretamente na narina do paciente por meio do extensor, com uma vazão de 10 L de O_2/min, possibilitando a oferta de oxigênio mesmo nos períodos de apneia, se houver necessidade manter cateter nasal. Na maior parte dos casos, utiliza-se o diazepam injetável sem diluição, uma vez que ele precipita em soluções. Recomenda-se não forçar a mandíbula para introduzir qualquer objeto, inclusive cânulas de Guedel, evitando possíveis lesões no profissional e no paciente. Durante a fase tônica ou clônica da crise convulsiva, deve-se evitar restringir o paciente, visto que esse procedimento pode causar contraturas e fraturas. No entanto, é necessário permanecer ao seu lado e observar os movimentos motores para prevenir traumas até a crise cessar completamente.[8,10]
- Após a crise convulsiva: deve-se manter o paciente em decúbito lateral para evitar broncoaspiração; realizar uma nova aspiração oral se necessário; controlar os sinais vitais; avaliar a necessidade da oxigenoterapia por meio da análise da saturação de oxigênio; permitir que o paciente

durma após a crise e, quando despertar, orientá-lo sobre o ocorrido, uma vez que geralmente ocorre a amnésia pós-ictal.[8,10]

CONSIDERAÇÕES GERAIS SOBRE O EME

O EME, também conhecido como *status epilepticus* – estado epiléptico –, é uma condição clínica grave que requer imediata intervenção para evitar morbidade e mortalidade. É definido como uma crise epiléptica com duração maior ou igual a 30 minutos ou repetidas crises de duração menor, porém sem recuperação da consciência entre as crises, o que é capaz de provocar uma condição duradoura e invariável.[9,11-14] No entanto, a maioria dos estudos recomenda iniciar o tratamento imediato de crises que persistem por mais de 5 minutos, visto que elas indicam falha nos mecanismos inibitórios que normalmente evitam a manutenção e a propagação das crises. Além disso, muitos especialistas acreditam que é improvável que as crises cessem espontaneamente após 5 minutos e que 30 minutos é um período longo para o sucesso terapêutico e prevenção de danos cerebrais.[9,12-14]

A incidência anual do EME nos estudos europeus e americanos varia de 6,2 a 41/100.000 habitantes, e pesquisadores argentinos descrevem uma incidência de 24,3/100.000 habitantes em seu país.[12] Estimativas para a população brasileira apontam para cerca de 90.000 casos de EME por ano. A mortalidade relacionada a esse quadro é variável e pode alcançar até 58%, dependendo da etiologia e faixa etária. Idosos e crianças apresentam maior risco de ter suas crises evoluindo para EME.[11,14]

Existem várias propostas de classificação do EME, contudo, em geral, as classificações consideram se a manifestação é convulsiva ou não convulsiva, generalizada ou parcial; se generalizada, convulsão ou ausência, e se parcial, simples ou complexa.[9,12]

Quando o EME é convulsivo, as manifestações clínicas são evidentes e o diagnóstico clínico é facilmente realizado, porém, nos casos de EME não convulsivo, sem elementos clínicos evidentes, há necessidade de uma investigação diagnóstica mais cuidadosa que, com frequência, requer a realização do EEG.[9,12]

Os efeitos sistêmicos do EME convulsivo estão relacionados com a liberação maciça de catecolaminas concomitantemente com uma atividade muscular excessiva. Inicialmente ocorre hipertensão, taquicardia e taquipneia. O nível sanguíneo de glicose aumenta durante esse estágio. A contínua atividade muscular resulta em acidose metabólica como consequência da produção de ácido lático e dos níveis elevados de dióxido de carbono. Dissociação eletromecânica, instabilidade cardiorrespiratória, arritmias, hipotensão, edema pulmonar e apneias ocorrem com a progressão do EME.[9]

A lesão cerebral pode ser exacerbada pelo aumento da temperatura (pyrexia) e alteração da glicose. Em 80% dos casos, ocorre a pyrexia em virtude da liberação das catecolaminas e atividade muscular intensa. A redução da temperatura tem demonstrado minimizar os danos cerebrais e encurtar a duração do EME. A hipoglicemia pode ocorrer em função do esgotamento dos estoques de glicogênio e secreção de insulina.[9] Outras complicações sistêmicas incluem rabdomiólise, falência renal, pancreatite, falência de múltiplos órgãos, coagulação vascular disseminada, fraturas e necrose hepática aguda.[9]

A maioria dos casos de EME apresenta uma causa aguda sistêmica, porém, entre 3% a 15% deles, a identificação da etiologia do estado epiléptico não é possível. Dentre as causas agudas sistêmicas, a maior parte dos casos não está relacionada à epilepsia crônica, e a etiologia mais comum de EME entre pessoas com epilepsia é a interrupção abrupta das drogas antiepilépticas.[9,11] Em geral, as etiologias frequentes do EME assemelham-se às das crises convulsivas: lesões estruturais (acidente vascular cerebral, traumatismo craniano e tumores), distúrbios metabólicos (hipoglicemia ou hiperglicemia, alterações nos níveis de cálcio, sódio, magnésio, fósforo, ureia e creatinina), hipóxia/anóxia cerebral, infecções no SNC, intoxicações (teofilina, imipenem, isoniazida, clozapina, ciclofosfamida, fentanil, meperidine, propoxifeno, antibióticos endovenosos betalactâmicos) e suspensão abrupta de drogas como benzodiazepínicos e barbitúricos.[9,11,13]

O estabelecimento do diagnóstico e a investigação etiológica do EME devem ocorrer o mais precocemente possível, ao mesmo tempo que são realizadas as intervenções terapêuticas. O cuidado inicial do paciente em EME convulsivo envolve o ABC primário de suporte à vida – manutenção da ventilação, da pressão arterial e da circulação; a administração da droga antiepiléptica prescrita; e a prevenção e tratamento das complicações.[10]

O paciente deve permanecer no leito com proteção lateral e grades elevadas para evitar quedas e traumas. Assim que a rigidez do paciente diminuir, deve-se inserir cuidadosamente uma cânula de Guedel a fim de evitar mordeduras e lacerações na língua; lateralizar o paciente para evitar a aspiração de vômito e secreções; realizar a aspiração de vias aéreas, mantendo-as desobstruídas; garantir a ventilação adequada e a oxigenação para prevenir hipóxia; devem ser mantidos dois acessos venosos calibrosos ou um cateter venoso de grande calibre para facilitar a terapêutica endovenosa e a coleta de exames de sangue para dosagem de eletrólitos, enzimas hepáticas, marcadores de função renal, bem como realizar testes toxicológicos. Além disso, os sinais vitais, inclusive a temperatura, devem ser monitorados; o paciente deve ser monitorizado preferencialmente com eletrocardiograma, oxímetro e EEG o mais rápido possível.[11,13,14]

No EME, o EEG contínuo é essencial, especialmente nos casos refratários ao tratamento anticonvulsivante inicial e naqueles com EME não convulsivo, que, na maioria das vezes, são diagnosticados apenas por meio dessa monitorização. Nesse sentido, vale ressaltar que, na UTI, local em que todos os parâmetros vitais são controlados, é contraditória a ausência de monitorização eletroencefalográfica para o acompanhamento dos pacientes, os quais, em razão da gravidade do seu quadro clínico, estão suscetíveis a crises não diagnosticadas que pioram a lesão inicial e o prognóstico.

O tratamento farmacológico no estado epiléptico tem como objetivo interromper de imediato a manifestação clínica e eletroencefalográfica da crise. O tratamento com drogas antiepilépticas deve ser iniciado ainda na fase pré-hospitalar por via intravenosa, e quando o acesso venoso não for possível de se obter, as vias bucal, retal e nasal podem ser utilizadas. A manutenção dos níveis glicêmicos deve ser uma preocupação constante nos casos de EME. Na impossibilidade de se obter glicemia capilar, a infusão endovenosa com glicose a 50% é iniciada, mesmo quando há história de diabetes, com a finalidade de impedir lesões neuronais decorrentes de hipoglicemia e abortar o EME, se essa for a etiologia. Caso ocorra hiperglicemia, ela pode ser corrigida após a dosagem sérica de glicose. A tiamina é utilizada para pacientes com história de etilismo, enquanto a piridoxina é utilizada em indivíduos com menos de 18 anos.[7,9,13,14]

A complicação mais frequente associada ao tratamento do EME é a depressão respiratória, apresentada por pacientes que recebem benzodiazepínicos (diazepam, lorazepam). No entanto, as reações adversas respiratórias e cardíacas incidem de forma similar nos indivíduos tratados com diazepam, lorazepam, fenitoína ou fenobarbital. Por conseguinte, a equipe responsável pelo paciente deve estar atenta à presença dessas complicações do tratamento.[12]

Se não for possível obter o controle clínico do EME com a administração das drogas antiepilépticas em doses adequadas, considera-se o EME refratário. Nesses casos, se não houve resposta terapêutica com uma ou duas drogas, o paciente deverá receber uma terceira droga ou ser submetido à anestesia geral intravenosa, com dose de ataque e manutenção.[14] Para esses pacientes, o tratamento é certamente bastante complexo e exigirá um grande suporte da enfermagem na monitorização contínua das suas condições clínicas e manutenção das funções vitais.

RESUMO

A crise convulsiva é resultante de uma descarga neuronal paroxística. Suas repercussões generalizadas ou focais se caracterizam predominantemente por manifestações motoras do tipo tônico, clônico ou mioclônico. As crises convulsivas podem estar relacionadas ao diagnóstico de epilepsia, porém são manifestações clínicas que também podem ocorrer nas alterações metabólicas sistêmicas ou nos distúrbios primários do SNC. O diagnóstico é realizado por meio da observação das características e duração das crises e confirmado mediante exames complementares específicos. O tratamento medicamentoso é essencial para o controle das crises; entretanto, os cuidados e as manobras específicas são fundamentais para minimizar danos ao paciente. O EME é uma manifestação clínica que caracteriza uma situação de emergência que por si só requer internação em UTI.

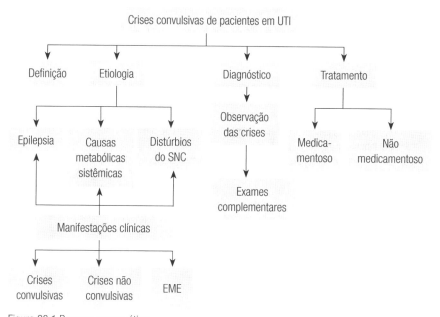

Figura 23.1 Resumo esquemático.

PROPOSTAS PARA ESTUDO

1. O que é crise convulsiva e quais são suas características?
2. Qual a etiologia das crises convulsivas?
3. Como são diagnosticadas as crises convulsivas?
4. Qual é o tratamento medicamentoso para pacientes com crises convulsivas?
5. Qual é a conduta a ser tomada diante de um paciente em crise convulsiva?
6. O que é EME e quais são suas características e consequências?
7. Que manejo não farmacológico deve ser realizado diante de um paciente em EME?

REFERÊNCIAS BIBLIOGRÁFICAS

1. Marini JJ, Wheeler AP. Terapia intensiva: o essencial. 2ª ed. São Paulo: Manole; 1999. p. 525-43.
2. Yacubian EMT. Epilepsias. In: Nitrini R, Bacheschi LA. A neurologia que todo médico deve saber. 2ª ed. São Paulo: Atheneu; 2008. p. 235-56.
3. Vilabor RA, Paranhos WY. Emergências neurológicas: coma, convulsões e hipertensão intracraniana. In: Calil AM, Paranhos WY. O enfermeiro e as situações de emergência. São Paulo: Atheneu; 2007. p. 401-32.
4. Ferraz AC, Camargo LFA. Convulsões induzidas por drogas e distúrbios metabólicos. In: Knobel E, Capone Neto A, et al. Terapia intensiva – neurologia. 1.ed. São Paulo: Atheneu; 2002. p. 147-54.
5. Bongard F, Sue DY. Current critical care diagnosis & treatment. 2.ed. California: McGraw-Hill; 2003. p. 609-11.
6. Stone CK, Humphries RL. Neurologic emergencies. In: Current diagnosis & Treatment 6ª ed. Califórnia: McGraw-Hill; 2008.
7. McPhee SJ. Papadadakis MA. Current medical diagnosis & treatment. 46.ed. Califórnia: McGraw-Hill; 2007. p. 3119-29.
8. Moraes AL, Sakamoto AC. Epilepsia e intervenções de enfermagem. In: Koizumi MS, Diccini S. Enfermagem em neurociências. São Paulo: Atheneu; 2006. p. 389-411.
9. Finney SJ, Hirsch NP. Status epilepticus. Curr Anesth Crit Care. 2005; 16:123-31.
10. Hickey JV. Seizure and epilepsy. In: The clinical practice of neurological and neurosusrgical nursing. 6th ed. Philadelphia: Lippincot; 2009. p. 646-64.
11. Garzon E. Estado de mal epiléptico. J Epilepsy Clin Neurophysiol. 2008; 14 (Suppl 2):7-11.
12. Bernarter R, Calle A, Campanille V, Martínez O, Paoli N, Perassolo M, et al. Status epiléptico: actualización en consideraciones clínicas y guías terapéuticas. Neurol Arg. 2013; 5(2):117-28.
13. Godoy FJ, Uribe SR. Estado Epiléptico del Adulto. Rev Med Clin Condes. 2013; 24(6): 947- 52.
14. Albuquerque M, Cendes F. Estado de mal epiléptico em adultos: revisão e proposta de protocolo. J Epilepsy Clin Neurophysiol. 2011; 17(4):164-75.

PARA SABER MAIS

Baird MS, Bethel S. Manual de enfermagem no cuidado crítico. 6.ed. Rio de Janeiro: Elsevier; 2012. p.668-74.
Takada RP, Marino AM, Neves ALD, Melo SRC. Cuidados de enfermagem ao paciente com epilepsia. In: Souza ABG, Chaves LD, Silva MCM. Enfermagem em clínica médica e cirúrgica: teoria e prática. São Paulo: Martinari; 2014. p. 472-82.
International League Against Epilepsy. Disponível em: www.ilae.org.

24

Monitorização da pressão intracraniana

Giane Leandro de Araújo

PONTOS A APRENDER

1. Métodos e tipos de monitorização da pressão intracraniana.
2. Valores da pressão intracraniana e da pressão de perfusão cerebral e a relação com o estado clínico e os procedimentos de enfermagem.

PALAVRAS-CHAVE

Hipertensão intracraniana, cuidados intensivos, assistência de enfermagem, monitorização.

ESTRUTURA DOS TÓPICOS

Introdução. Fisiopatologia da hipertensão intracraniana. Interpretação dos dados obtidos. Assistência de enfermagem. Complicações. Considerações finais. Resumo. Propostas para estudo. Referências bibliográficas. Para saber mais.

INTRODUÇÃO

A hipertensão intracraniana (HIC) é a lesão secundária cerebral de maior importância em pacientes neurológicos internados na Unidade de Terapia Intensiva (UTI).[1] Seu tratamento exige medidas terapêuticas específicas e, para isso, o enfermeiro deve estar preparado para realizar procedimentos de alta complexidade, monitorizar a atividade elétrica cerebral, monitorizar os valores da pressão intracraniana, identificar os principais sinais e sintomas que caracterizam a hipertensão intracraniana, otimizar o fluxo sanguíneo cerebral e a pressão de perfusão cerebral, prevenir os desequilíbrios que exacerbam a lesão secundária e evitar as complicações associadas ao tratamento empregado, antecipando e planejando as intervenções de enfermagem.

O aumento da pressão intracraniana pode resultar de várias condições clínicas, como o aumento do volume cerebral, o aumento do volume sanguíneo e o aumento do volume liquórico.[2] Isso ocorre porque o aumento da PIC invariavelmente desencadeia uma diminuição da pressão de perfusão encefálica

(PPE) e de fluxo sanguíneo cerebral (FSE). Como consequência, ocorre isquemia cerebral, um evento catastrófico, uma vez que o neurônio não tolera a hipóxia. Esse processo desencadeia uma lesão na barreira hematoencefálica, acidose, vasodilatação e inflamação.[3] Essa combinação perpetua o edema cerebral, a lesão isquêmica e o aumento da PIC em um círculo vicioso que, muitas vezes, pode ser agravado por procedimentos e/ou intervenções adicionais realizadas na UTI.

As intervenções de enfermagem, com frequência, geram elevações rápidas e de curta duração na pressão intracraniana. Essas elevações devem ser sempre avaliadas pelo enfermeiro. Ao final do procedimento, o valor da PIC deve retornar ao valor obtido antes do cuidado. Sabe-se que as intervenções com duração superior a 15 minutos causam aumento da PIC e, portanto, devem ser realizadas de modo fracionado, em intervalos de tempo curtos, para evitar o aumento contínuo e gradativo da PIC.[4]

Assim, o reconhecimento precoce e o tratamento imediato da hipertensão intracraniana são cuidados prioritários no manuseio desses pacientes, com o objetivo de reduzir os efeitos deletérios. A observação contínua viabilizada pela monitorização da PIC tornou-se um meio importante para detectar a HIC e possibilitar o pronto atendimento.

Vale ressaltar que o enfermeiro deve estar apto para identificar as informações adquiridas na monitorização e reconhecer o seu significado, a fim de atuar de forma adequada e avaliar de modo objetivo a eficácia das medidas terapêuticas adotadas.[5]

FISIOPATOLOGIA DA HIPERTENSÃO INTRACRANIANA

A PIC normal é pulsátil e oscila com os ciclos respiratório e cardíaco. Normalmente, a PIC é igual à pressão venosa encefálica, que é menor do que 10 mmHg. A PPE é a diferença entre a pressão carotídea e a PIC, e a intensidade de sua queda é diretamente proporcional à velocidade do aumento do conteúdo encefálico.

Assim, a elevação da PIC pode ser causada pelo aumento de qualquer um dos componentes que forma os conteúdos intracranianos. Portanto, a HIC ocorrerá devido a tumores, hematomas ou edema encefálico propriamente dito, pelo aumento do compartimento liquórico ou vascular. Como já foi definido, o valor da PIC está diretamente relacionado ao volume intracraniano, e a relação entre o volume (V) e a pressão (P) intracraniana pode ser definida como complacência (DV/ DP) ou como elastância (DP/ DV) do espaço intracraniano. Essa variação de volumes e o comportamento dos fenômenos fisiopatológicos podem ser observados na Figura 24.1.

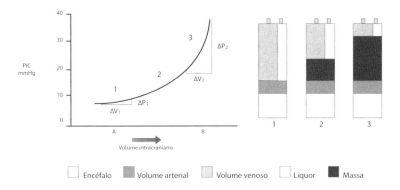

Figura 24.1. Curva de volume-pressão de Langfitt.
Fonte: adaptada de Diccini et al.[6]

A HIC aguda evolui em quatro fases: a primeira fase corresponde ao segmento horizontal (momento A ou ponto 1) da curva de Langfitt, onde o volume extruído compensa o aumento do volume intracraniano e, por essa razão, não há aumento da PIC; na segunda fase, esgotam-se os mecanismos compensatórios e surgem surtos intermitentes e transitórios de HIC que aparecem nos traçados contínuos de monitorização de PIC como ondas pressóricas patológicas (ponto 2); a terceira fase corresponde ao segmento mais ascendente da curva de Langfitt, na qual mínimos aumentos do volume intracraniano associam-se a grandes aumentos da PIC (momento B ou ponto 3); na quarta fase, há uma paralisia vasomotora completa e, no seu ápice, a PIC se iguala à pressão arterial média (PAM).

Com isso, a monitorização da PIC permite verificar o equilíbrio no compartimento intracraniano para garantir a oferta de oxigênio (otimização do fluxo sanguíneo cerebral), conforme a demanda cerebral (diminuição do consumo), de modo que não haja isquemia encefálica global ou regional.[3] Permite também detectar a elevação da pressão de forma precoce; fornecer informações que auxiliam na indicação de intervenções com a finalidade de prevenir lesões secundárias e herniação cerebral; limitar o uso indiscriminado de terapêuticas para reduzir a PIC, que, sem o seu controle, aumentaria o potencial iatrogênico; quando em posição ventricular, permite a drenagem de líquor e o controle da PIC; permite avaliar a resposta de tratamentos específicos; e auxilia na determinação do prognóstico.[4,5]

O valor comprovado da monitorização da PIC e a necessidade de um método preciso, seguro e simples de mensuração resultaram no desenvolvimento de inúmeros modelos. Existem três tipos de monitorização da PIC:[7]

- Cateter intraventricular: consiste na inserção de um cateter no ventrículo lateral. O cateter é conectado por meio de um sistema de preenchimento com soro fisiológico a um transdutor, o qual registra a pressão sob a forma de impulsos elétricos. O sistema pode ser calibrado quando necessário e permite a retirada de líquor de forma adequada e confiável. A principal dificuldade desse sistema é alocar o cateter dentro do ventrículo de pacientes com desvio do sistema ventricular ou de ventrículos dilatados e/ou colabados (Figura 24.2).

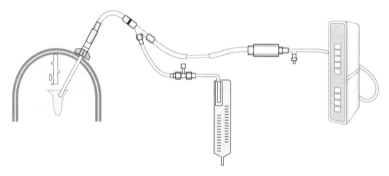

Figura 24.2 Cateter intraventricular com drenagem por ventriculostomia.

- Parafuso subaracnóideo: é realizada uma trepanação no crânio e na dura-máter para alcançar o espaço subaracnoide. A principal vantagem desse sistema é que ele não requer punção ventricular. A desvantagem é que pode ocorrer obliteração do lúmen do parafuso e consequente obstrução, que pode gerar um valor de PIC erroneamente baixo (Figura 24.3).

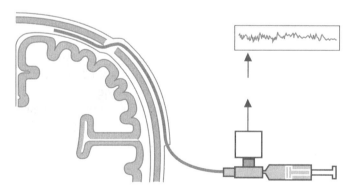

Figura 24.3 Parafuso subaracnóideo.

- Sistema de fibra óptica: são sistemas de transdutores acoplados a um sistema de fibra óptica que têm sido desenvolvidos para a colocação intraventricular, intraparenquimatosa e subaracnóidea. A vantagem é que, por ser de fibra óptica (Figura 24.4), não há presença de artefatos produzidos por bolhas de ar e líquidos. A desvantagem é a impossibilidade de recalibração após a instalação.

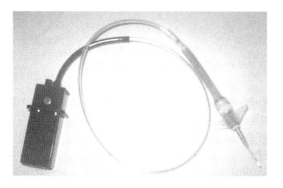

Figura 24.4. Cateter de fibra óptica.

INTERPRETAÇÃO DOS DADOS OBTIDOS

Ao realizar a monitorização da PIC, obtêm-se os dados a seguir:

- Valor da PIC: a pressão intracraniana normal, em um adulto, varia de 0 a 10 mmHg, com um limite superior de 15 mmHg. Elevações fisiológicas podem ocorrer durante tosses, espirros, esforços para evacuar, aspirações de secreções etc.[2,4,6,7] Para efeito de classificação dos valores de PIC, foi realizada a seguinte definição:
  - PIC < 10 mmHg: normal;
  - PIC entre 11 e 20 mmHg: levemente elevada;
  - PIC entre 21 e 40 mmHg: moderadamente elevada;
  - PIC > 41 mmHg: hipertensão intracraniana grave e quase sempre fatal quando os valores alcançam PIC ≥ 60 mmHg.
- Ondas de pressão intracraniana: a curva típica de pressão intracraniana possui componentes gerados pela pulsação arterial do círculo de Willis e do parênquima cerebral, que fornecem um indicador da dinâmica da PIC (Figura 24.5).[4,7]

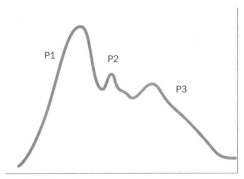

Figura 24.5 Ondas de pressão intracraniana e seus componentes.

As ondas de pressão patológica são alterações do registro gráfico contínuo da PIC, caracterizadas pelo aumento transitório, que se mantém por períodos curtos ou longos, seguidas geralmente pelo retorno aos níveis pressóricos prévios. Têm como significado patológico a sinalização do esgotamento dos mecanismos de compensação ao aumento da PIC e baseiam-se em alterações hemodinâmicas que aumentam de maneira transitória o volume sanguíneo encefálico (Figura 24.6).

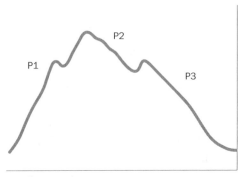

Figura 24.6 Ondas de pressão anormais.

O registro contínuo da PIC possibilitou a realização de uma série de observações originais, assim como a demonstração da relação entre as variações observadas na PIC e os sinais e sintomas neurológicos, estabelecendo, portanto, a utilidade desse método na prática clínica.[4,7]

O desequilíbrio progressivo dos mecanismos de compensação hemodinâmica encefálica é sinalizado por três tipos básicos de ondas, que são descritas a seguir.

Ondas A ou em platô

As ondas A ou em platô são ondas patológicas caracterizadas pela elevação súbita da PIC, que podem atingir 50 a 100 mmHg, persistindo por 5 a 20 minutos; em seguida, diminui de forma aguda, o que sinaliza a exaustão dos mecanismos de complacência cerebral.[2-9] O aparecimento dessas ondas não denota um distúrbio irreversível, mas alerta para a instituição imediata de terapia. O volume sanguíneo encefálico eleva-se de maneira mais rápida no início da onda e de forma mais lenta no seu transcurso, atingindo o máximo no momento imediatamente precedente à queda espontânea da PIC. Essa queda ocorre por um aumento reflexo da PAM e, como consequência, da PPC, o que reverte a isquemia e a vasodilatação anóxico-isquêmica. Aumentos periódicos e sucessivos (ondas em platô) podem levar à falência vasomotora (Figura 24.7).

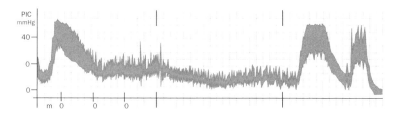

Figura 24.7 Ondas A.

Ondas B

As ondas B representam as oscilações da PIC como fenômenos fisiológicos, acentuando-se em estados patológicos. Apresentam frequência de 0,5 a 2 minutos e amplitude de 10 a 20 mmHg, podendo chegar a 50 mmHg. Seu significado não está claro, mas está relacionado à diminuição da complacência intracraniana, aos ciclos de respiração periódica ou à retenção de CO_2. Podem preceder as ondas A e aumentam com a diminuição da complacência (Figura 24.8).[2-9]

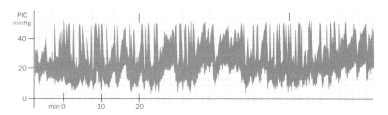

Figura 24.8 Ondas B.

Ondas C

As ondas C se referem a pequenas oscilações rítmicas com frequência de 4 a 8 por minuto. São clinicamente insignificantes e podem flutuar com as respirações ou alterações da pressão arterial sistêmica. São conhecidas como ondas de Traube-Hering-Meyer ou ondas vasomotoras e, quando presentes persistentemente no traçado, indicam o comprometimento do tronco encefálico.[2-9]

ASSISTÊNCIA DE ENFERMAGEM

A assistência de enfermagem em pacientes com monitorização da pressão intracraniana tem como finalidade a manutenção da circulação encefálica efetiva com a preservação da pressão de perfusão cerebral.[2,4-5,7-10] Portanto, cabe ao enfermeiro:

- Mensurar a PIC e acompanhar os valores de forma contínua, preferencialmente a cada 1 hora e quando houver alguma elevação súbita do valor.
- Comunicar a equipe médica quando a PIC estiver maior ou igual a 15 mmHg.
- Analisar o valor da PPC (PPC = PAM – PIC).
- Comunicar a equipe médica quando a PPC estiver menor que 70 mmHg e a PAM estiver menor que 90 mmHg.
- Analisar o traçado das ondas da PIC e avisar a equipe médica sobre a presença de ondas de pressão patológica.
- Registrar os valores da PIC quando houver uma intervenção médica (sedação, diurético, bloqueador neuromuscular, anticonvulsivante etc.).

Os registros dos valores da PIC e PPC devem fazer parte dos sinais vitais. Isso facilita a análise da variação dos valores com os demais parâmetros, uma vez que flutuações nos sinais vitais indicam mudanças na homeostase intracraniana. Um exemplo são os pacientes hipertérmicos que apresentam aumento do fluxo sanguíneo cerebral e, consequentemente, da PIC, em razão do aumento do metabolismo cerebral. Portanto, um aumento significativo do valor da PIC pode estar associado primeiramente às alterações hemodinâmicas. A seguir, será apresentado um exemplo de anotação dos sinais vitais e, em seguida, as medidas a serem tomadas.

PRESSÃO ARTERIAL									PPC = PAM-PIC		PUPILAS: DIÂMETRO FOTORREAÇÃO	
T	P	R	PS	PD	PAM	PVC	$SatO_2$	$EtCO_2$	PIC	PPC	Direita	Esquerda
36,5°	78	18	145	75	98	+ 16	99%	35°%	16	82	+ 3	+ 3

T: temperatura corporal; P: pulso; R: respiração; PS: pressão sistólica; PD: pressão diastólica; PVC: pressão venosa central; $SatO_2$: saturação arterial de oxigênio; $EtCO_2$: extração total de gás carbônico.

- Registrar os sinais vitais a cada 2 horas e aumentar a frequência do registro se o paciente evoluir com instabilidade.
- Avaliar as pupilas quanto ao tamanho, à simetria e à fotorreação.
- Avaliar o nível de consciência pela escala de coma de Glasgow e, se o paciente se mantiver sedado, utilizar a escala de RASS.
- Manter o decúbito elevado em 30° a 45° para favorecer o retorno venoso.
- Manter o alinhamento mentoesternal, evitando as rotações laterais da cabeça e a flexão do pescoço para que não ocorram compressão e distorção das veias jugulares, prejudicando o retorno venoso.
- Realizar a mudança de decúbito apenas em pacientes estáveis, observando o valor da PIC antes e depois do procedimento.
- Avaliar a dor e medicar conforme a prescrição médica.
- Controlar o ambiente para reduzir estímulos e limitar o contato com o paciente durante os procedimentos necessários.
- Avaliar as intervenções de enfermagem que elevam a PIC e realizá-las de modo fracionado, observando se o valor da PIC retorna ao valor anterior à intervenção.
- Anotar os momentos em que foram realizadas as intervenções, para que fique claro que o aumento da PIC foi decorrente da manipulação do paciente e não de um aumento espontâneo.

O enfermeiro também deve estar alerta aos cuidados com o cateter PIC. Muitas vezes, a alteração da pressão intracraniana pode ser errônea em decorrência de problemas nas linhas de monitorização.[2,4-5,7-10]

- Ausência da curva de PIC. Deve-se verificar se:
  - O monitor está ligado e conectado de forma adequada;
  - O cateter de fibra não está quebrado ou curvo; nesse caso, deve-se substituir o cateter;
  - Há presença de resíduos ou sangue em toda a extensão do sistema de monitorização; em caso afirmativo, esses resíduos devem ser retirados com solução salina após a autorização médica;

- há presença de ar entre o diafragma do transdutor e a fonte de pressão; em caso afirmativo, deve ser retirado com solução salina;
- o ajuste de ganho da pressão no monitor está correto, aumentando o ganho para a maior faixa de pressão;
- o paciente apresenta ondas em platô e, nesse caso, comunicar a equipe médica imediatamente.
- Falsa leitura de pressão elevada da PIC. Deve-se verificar se:
  - o transdutor de pressão está nivelado abaixo do meato acústico externo e calibrar quando houver uma alteração na posição da cabeceira da cama ou manipulação do paciente;
  - há presença de ar ou bolhas no sistema de monitorização e retirá-las com uma solução salina, quando necessário.
- Falsa leitura de pressão baixa da PIC. Deve-se verificar se:
  - o transdutor de pressão está nivelado acima do meato acústico externo e calibrar quando houver uma alteração na posição da cabeceira da cama ou manipulação do paciente;
  - as conexões do sistema estão adequadas, se não há extravasamento de líquor pelas conexões e pela inserção do cateter;
  - há presença de ar ou bolhas no sistema de monitorização e retirá-las com uma solução salina, quando necessário;
  - o paciente apresenta rinorreia e otorreia e, nesse caso, comunicar a equipe médica e quantificar o débito e o aspecto do líquor;
  - a fixação do cateter está adequada e se há pontos frouxos, com possível deslocamento do cateter do ventrículo para o encéfalo.

Um dos maiores problemas de leitura de baixa pressão da PIC ocorre em pacientes com cateter em posição ventricular com drenagem ventricular externa. Esse tipo de dispositivo permite, além da monitorização da PIC, a drenagem liquórica. A câmara de gotejamento da bolsa de drenagem está zerada no nível do meato acústico externo e, por prescrição médica, deve estar posicionada a 10 a 15 cm do meato acústico externo (Figura 24.9). Ao manipular os pacientes ou observar uma mudança na sua posição, deve-se calibrar novamente o sistema, visto que a bolsa nunca deve ficar abaixo do meato acústico externo, o que pode causar drenagem excessiva de líquor com consequente hipotensão liquórica. É de responsabilidade do enfermeiro, no início do plantão, abaixar lentamente a bolsa de drenagem, para avaliar se há obstrução à saída de liquor pela câmara de gotejamento, comunicando a equipe médica.[5]

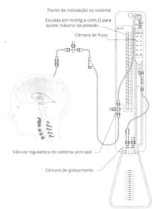

Figura 24.9 Cateter de monitorização de PIC acoplado ao sistema de drenagem externa.
Fonte: adaptada de Hudak e Gallo.[5]

COMPLICAÇÕES

A monitorização e o controle da PIC não são isentos de riscos. As importantes complicações estão associadas a hemorragia intracerebral, infecção, mau funcionamento e obstrução.[3]

A incidência de hemorragia intracerebral é baixa, cerca de 1% a 2%, e está associada às ventriculostomias e coagulopatias.[6,11-13]

A obstrução e o mau funcionamento são complicações frequentes, sendo que sua incidência varia de 10 a 30%, apresentando aumento quando a PIC é maior ou igual a 50 mmHg. Trata-se de uma complicação grave, uma vez que pode induzir tratamentos equivocados, resultando em aumento de custos e tempo de internação.[3]

Embora o método mantenha uma comunicação entre o compartimento intracraniano e o meio externo, as complicações infecciosas são raras. A colonização bacteriana varia conforme a posição do cateter (subdural = 4%; ventricular e subaracnoide = 5%; intraparenquimatosa = 14%). A taxa de infecção é extremamente baixa em pacientes monitorizados por menos de 3 dias, e aumenta progressivamente após o quinto dia.[3,8-9,12-13]

Os pontos importantes e de responsabilidade do enfermeiro relacionados à ocorrência de infecção são:[2,4]

- Utilizar a técnica asséptica durante o auxílio na inserção do cateter e para a manutenção.

- Monitorizar atentamente o local de inserção do cateter e a presença de extravasamento de liquor pela inserção e suas conexões.
- Realizar um curativo diário e, quando necessário, com SFO 0,9% ou solução antisséptica (conforme padronizado na instituição), mantendo-o limpo e seco.

CONSIDERAÇÕES FINAIS

A monitorização da pressão intracraniana é muito útil para acessar a dinâmica intracraniana, mas de forma isolada não fornece informações adequadas para a assistência ideal ao paciente gravemente enfermo, ou seja, não muda o prognóstico do paciente. A interpretação dos valores da PIC deve ser cautelosa e subsidiada por outros dados clínicos e tomográficos.

Muitos procedimentos de enfermagem não reduzem ativamente a PIC, porém, a maneira como esses cuidados devem ser realizados pode prevenir alterações excessivas na PIC e na PPC.

Por fim, devemos destacar a importância do enfermeiro no acompanhamento dos pacientes com HIC, visto que essa manifestação costuma ser agressiva e o objetivo do tratamento é manter a qualidade de vida do paciente.

RESUMO

A monitorização da pressão intracraniana é muito útil para acessar a dinâmica intracraniana. Contudo, de forma isolada, não fornece informações para a assistência ideal ao paciente gravemente enfermo, ou seja, não altera o prognóstico do paciente. A interpretação dos valores da PIC deve ser cautelosa e subsidiada por outros dados clínicos e tomográficos. Existem três tipos de cateteres intracranianos para mensurar e monitorizar continuamente a PIC: ventriculares, parafuso subaracnoide e de fibra óptica. A assistência de enfermagem tem como objetivos identificar precocemente os sinais e sintomas que evidenciam a HIC e prevenir as possíveis complicações decorrentes da monitorização intracraniana. Muitos procedimentos de enfermagem não reduzem ativamente a PIC, mas a maneira como esses cuidados devem ser realizados pode prevenir alterações excessivas na PIC e na PPC (Figura 24.10).

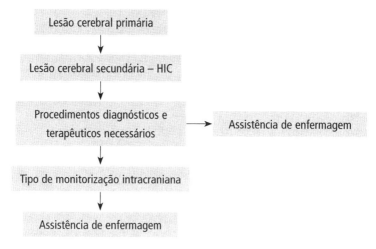

Figura 24.10 Resumo esquemático.

PROPOSTAS PARA ESTUDO

1. Qual é a finalidade da monitorização da PIC?
2. Quais são as indicações para a monitorização da PIC?
3. Quais são as contraindicações para a monitorização da PIC?
4. Quais são os tipos de monitorização da PIC?
5. Desenhe e cite os componentes da onda de pressão intracraniana.
6. Quais são os tipos de ondas cranianas patológicas?
7. Quais são os objetivos da assistência de enfermagem na monitorização da PIC?
8. Quais condutas de enfermagem podem evitar/reduzir o aumento da PIC?
9. Quais são as principais complicações na monitorização da PIC?
10. Quais condutas de enfermagem devem ser realizadas quando se observa ausência de curva, pressão erroneamente elevada e pressão erroneamente baixa no monitor?

REFERÊNCIAS BIBLIOGRÁFICAS

1. Ribas GC, Fernandes Jr CJ, Stávale MA. Hipertensão intracraniana: edema cerebral. In: Knobel E (ed.). Condutas no paciente grave. São Paulo: Atheneu; 1998. p. 631-43.
2. Machado FS, Stávale MA, Neto AC. Monitoração e manuseio da hipertensão intracraniana. In: Schettino G, Cardoso LF, Mattar Jr J, Torgller Filho F (eds.). Paciente crítico: diagnóstico e tratamento. Barueri: Manole; 2006. p. 626-40.
3. Bulger EM, May S; Brasel KJ, et al. Controlled Trial Severe Traumatic Brain Injury: A Randomized JAMA. 2010; 304(13):1455-1464.

4. Smith M. Monitoring Intracranial Pressure in Traumatic Brain Injury. Anesth Analg. 2008; 106:240-8.
5. Hudak CM, Gallo BM. Modalidade de tratamento: sistema nervoso central. In: Cuidados intensivos em enfermagem: uma abordagem holística. 6ª ed. Philadelphia: J.B. Lippincott Company; 1994. p. 614-33.
6. Diccini S, Silva SCF, Koizumi MS. Intervenções de enfermagem na hipertensão intracraniana e na monitorização neurológica. In: Koizumi MS, Diccini S (eds.). Enfermagem em Neurociência. Fundamentos para a prática clínica. São Paulo: Atheneu; 2006. p. 163-79.
7. White H, Venkatesh B. Cerebral Perfusion Pressure in Neurotrauma: A Review. Anesth Analg. 2008;107: 979-88.
8. Matamoros MR, Manreza AL. Noções sobre monitorização da pressão intracraniana. In: Stávale MA (ed.). Bases da Terapia Intensiva Neurológica. São Paulo: Santos; 1996. p. 359-74.
9. Hickey JV. Intracranial hypertension: theory and management of increased intracranial pressure. In: Hickey JV (ed.). The clinical practice of neurological and neurosurgical nursing. 5ª ed. Philadelphia: J.B. Lippincott Company; 2003. p. 285-318.
10. Arbour R. Intracranial hypertension: monitoring and nursing assessment. Crit Care Nurse. 2004; 24(5):19-32.
11. Stewart-Amidei C. Neurologic Monitoring in the ICU. Crit Care Nurse Q. 1998; 21(3):47-60.
12. Carlotti Jr CG, Colli BO, Dias LAA. Hipertensão intracraniana. Medicina, Ribeirão Preto. 1998: 552-62.
13. Giuno KM, Maia TR, Kunrath CL, Bizzi JJ. Tratamento da hipertensão intracraniana. J Pediatr. 2003;79(4): 287-96.

PARA SABER MAIS

American Association of Neuroscience Nurses. Care of the Patient Undergoing Intracranial Pressure Monitoring/ External Ventricular Drainage or Lumbar Drainage. Disponível em: http://www.aann.org/uploads/AANN11_IC-PEVDnew.pdf.

McNair ND. Intracranial pressure monitoring. 2ª ed. Philadelphia: WB Saunders; 1996. p. 289-307.

Andrade AF. Estudo da medida contínua da pressão intracraniana no traumatismo cranioencefálico. In: Stávale MA (ed.). Bases da Terapia Intensiva Neurológica. São Paulo: Santos; 1996. p. 375-94.

25

Hipertermia maligna no paciente em UTI

Aparecida de Cássia Giani Peniche
Ana Lucia Siqueira Costa
Vanessa de Brito Poveda
Isabel Yovana Quispe Mendoza

PONTOS A APRENDER

1. Definição de hipertermia maligna.
2. Os processos desencadeadores de hipertermia maligna.
3. Os riscos preexistentes e as manifestações clínicas.
4. As etapas do tratamento de hipertermia maligna.
5. As intervenções do enfermeiro nas várias etapas do tratamento de hipertermia maligna.
6. A legislação vigente para hipertermia maligna no Estado de São Paulo.

PALAVRAS-CHAVE

Hipertermia maligna, Assistência de Enfermagem, complicações pós--operatórias, cuidados pós-operatórios.

ESTRUTURA DOS TÓPICOS

Introdução. Manifestações clínicas. Tratamento. Intervenções de enfermagem. Legislação no Estado de São Paulo. Resumo. Propostas para estudo. Referências bibliográficas.

INTRODUÇÃO

No século IX, o clorofórmio e o éter eram comumente utilizados em procedimentos anestésicos cirúrgicos. Os cuidados despendidos aos pacientes eram mínimos. Raramente avaliava-se o pulso, a respiração, as alterações na coloração da pele e a temperatura corporal. Foi a partir do século XX que começaram a aparecer dados relacionados a casos de febre fulminante e taquicardia durante ou após a indução de agentes anestésicos em pacientes submetidos a procedimentos cirúrgicos.[1]

Atualmente, sabe-se que a hipertermia maligna (HM) ocorre com maior frequência em indivíduos com idade entre 2 e 40 anos, porém, também há relatos dessa síndrome em pacientes idosos, sendo os homens os mais afetados. A incidência varia entre 1:50.000 e 1:100.000 em adultos, e 1:300.000 e 1:500.000 em crianças. Os caucasianos do norte da Europa, assim como os indivíduos de etnias branca e amarela, são os mais afetados pela HM.[1,2]

Os índices de mortalidade nos primeiros casos de HM eram próximos de 80%. Hoje, com o desenvolvimento dos fármacos (p. ex., dantrolene), a identificação dos agentes desencadeadores e as recomendações de assistência criadas pela Associação de Hipertermia Maligna dos Estados Unidos, os índices de mortalidade diminuíram para 10%.[2]

A HM é uma doença hereditária e latente caracterizada por uma resposta hipermetabólica aos anestésicos voláteis halogenados (halotano, enflurano, isoflurano e desflurano) e relaxantes musculares despolarizantes (succinilcolina).[2]

Para outros autores,[1-3] a HM pode ser causada por dois processos: pela mutação genética, possivelmente localizada no cromossomo 19, embora o nível celular exato e o agente desencadeador não sejam claros; e em resposta a alguns agentes anestésicos desencadeadores, como a succinilcolina, e agentes halogenados voláteis, o que ocorre na maioria dos casos. Vale ressaltar que a HM também pode ser decorrente de eventos como miopatias, estresse emocional, ataque cardíaco, síndrome maligna neuroléptica e trauma.

Para entender o significado de uma atividade muscular anormal associada à HM, deve-se primeiro compreender o termo "contração muscular esquelética normal". A contração do músculo esquelético é mediada pela liberação de cálcio (Ca^{++}), o qual, em condições normais, não está presente no citoplasma da célula, uma vez que ele é armazenado no retículo sarcoplasmático (SR). A contração muscular ocorre quando o músculo esquelético é estimulado por um impulso elétrico que provoca a liberação do neurotransmissor acetilcolina (ACh). Este, por sua vez, liga-se aos receptores encontrados no músculo esquelético, gerando uma despolarização. Esta provoca a liberação do Ca^{++} armazenado no SR, levando à contração muscular. A contração muscular voluntária ocorre pelo deslizamento de filamentos de actina sobre os de miosina, os quais se dispõem lado a lado quando eles interagem. Esse processo requer um componente importante, a adenosina trifosfato (ATP), fonte de energia utilizada como combustível para o trabalho celular, que é consumido duas vezes durante a contração muscular esquelética.[1,4]

Quando há um aumento súbito na demanda de ATP, como acontece quando o trabalho muscular é intenso, ocorre aumento do estado hipermetabólico, incremento significativo da produção de dióxido de carbono (CO_2) e perda de energia decorrente da utilização do ATP. Esse processo gera hipoxemia sistêmica, acidose lática, destruição das células do músculo esquelético e liberação de potássio (K). Por outro lado, o vazamento excessivo de potássio para o interior da corrente sanguínea causa hipercalemia e pode, com isso, danificar as células dos rins e ocasionar uma insuficiência renal.[1,3]

MANIFESTAÇÕES CLÍNICAS

Não existe um consenso em relação à manifestação da doença.[5] Há relatos de manifestação dos sintomas em qualquer fase do procedimento anestésico até 3 horas após a interrupção do agente desencadeador.

Muitos autores acreditam que o sinal imediato da HM é a temperatura corporal elevada. Embora seja um sinal característico, ocorre como um sintoma secundário em 30% dos pacientes. Inúmeros sinais podem indicar a presença de HM:

- Taquiarritmia inexplicável (taquicardia ventricular, extrassístole ventricular), presente em 96% dos pacientes.
- Taquipneia, presente em 85% dos pacientes.
- Acidose, presente em 80% dos pacientes em resposta ao aumento da glicogênese, produzindo uma quantidade anormal de CO_2, ácido lático e calor.
- Aumento repentino dos níveis de CO_2, presente em 80% dos pacientes.
- Rigidez muscular generalizada, em especial do músculo masseter, que é um dos sinais precoces de HM, manifestando-se em aproximadamente 80% dos pacientes.
- Cor azulada da pele, presente em 70% dos pacientes com manifestação inicial de eritema generalizado.

TRATAMENTO

Uma vez que a HM pode se manifestar tanto no período intraoperatório como no pós-operatório imediato, faz-se necessário reconhecer o tratamento a ser utilizado:

Fase aguda (intraoperatório):

- Interrupção imediata da inalação de anestésicos voláteis e/ou succinilcolina.
- Hiperventilação com oxigênio puro.
- Dantrolene sódico: injeções intravenosas de 2,5 mg/kg até o controle das manifestações da HM.
- Bicarbonato de sódio intravenoso, da mesma forma que o bicarbonato sérico.
- Resfriamento ativo: lavagem gástrica, vesical, retal e de cavidades, se expostas a NaCl a 0,9% gelado, colchão para indução de hipotermia e aplicação de gelo.
- Tratamento de arritmias cardíacas. Não devem ser utilizados bloqueadores de canais de cálcio associados à hiperpotassemia e colapso circulatório.
- Tratamento da hiperpotassemia: hiperventilação, bicarbonato de sódio, solução "polarizante" (0,15 U de insulina simples/kg em 1 mL/kg de glicose a 50%) e cloreto de cálcio intravenoso (2 a 5 mg/kg) para arritmias graves.

Manter diurese acima de 2 mL/kg/hora.

Fase tardia (pós-operatório):

- Observação durante pelo menos 24 horas em UTI.
- Dantrolene intravenoso: 1 mg/kg a cada 6 horas, durante 48 horas.
- Controle de temperatura, gasometria arterial, níveis sanguíneos de creatinofosfoquinase (CPK), potássio e cálcio, coagulograma, mioglobina sérica e urinária.

INTERVENÇÕES DE ENFERMAGEM

Os documentos e os registros já existentes para a anestesia são muito importantes na avaliação pré-operatória de enfermagem, uma vez que fornecem informações para toda a equipe de cuidado.

Padrão 1 – Avaliação

Avaliação perioperatória, ou seja, identificação do estado fisiológico do paciente.

- Análise dos fatores de risco, entre os quais:
  - histórico familiar;
  - episódios clínicos previstos (sinais e sintomas de HM durante a anestesia);
  - portador de possíveis doenças relacionadas à HM;
  - distrofia muscular, síndrome KMG-Denborough, síndrome Schwartzjampel, distrofia muscular congênita tipo Fukiyama e distrofia muscular de Becker;
  - paralisia periódica;
  - síndrome neuroléptica da temperatura maligna;
  - miotonia congênita:
    - trifosfato adenosina reticulosarcoplasmática;
    - síndrome da deficiência mitocondrial.

Padrão 2 – Diagnóstico

- Risco de alteração da temperatura corporal relatado por:
  - hipertermia em razão de uma crise hipermetabólica e contração muscular;
  - hipotermia em razão de um tratamento rigoroso utilizado para reverter a hipertermia.
- Resultado: o paciente mantém a regulação térmica.

- Risco real de diminuição da troca de gases em função da dificuldade de ventilação causada pela rigidez muscular.
- Resultado: o paciente mantém a função pulmonar.
- Risco real de alteração da perfusão tecidual provocado por:
  - intensa contração muscular;
  - aumento da demanda secundária de oxigênio pelo estado metabólico;
  - elevação da produção de dióxido de carbono;
  - alteração do metabolismo anaeróbio do músculo esquelético, com acúmulo de ácido lático;
  - alteração da perfusão renal em decorrência de mioglobulinúria.
- Resultado: o paciente apresenta perfusão tecidual apropriada.
  - Risco real de decréscimo da atividade cardíaca ou presença de arritmias causadas por: taquicardia;
  - acidose;
  - febre;
  - vasoconstrição periférica;
  - hipercalcemia.
- Resultado: o paciente apresenta estado cardíaco adequado.
- Risco de excesso de fluido relacionado à redução na taxa de filtração.
- Resultado: o paciente mantém um balanço hidroeletrolítico apropriado.
- Risco de dor relacionada à contratura muscular.
- Resultado: o paciente demonstra controle da dor adequado.

Padrão 3 – Identificação dos resultados

- O paciente está livre de sinais e sintomas físicos.
- O paciente está livre de sinais e sintomas de lesões causadas por objetos externos.
- O paciente está livre de sinais e sintomas relacionados ao posicionamento.
- O paciente está seguro para a administração de medicamentos durante o intraoperatório.
- O paciente demonstra conhecimento a respeito das respostas fisiológicas para a anestesia, para a cirurgia e para outros procedimentos invasivos.
- O paciente demonstra conhecimento sobre as medicações.
- O paciente participa das decisões que afetarão seu perioperatório no plano de cuidados para a HM.

Essa fase abrange o desenvolvimento de um plano de cuidados de enfermagem no perioperatório que prescreva a intervenção para atingir os resultados desejados.

Padrão 4 – Planejamento

Nesta etapa, deve-se estabelecer um guia para o acompanhamento das intervenções de enfermagem, com o intuito de atingir com êxito os objetivos desejados. Um plano individualizado de assistência resulta em maior contribuição dos profissionais envolvidos e em sequência lógica de cuidados. A prioridade das ações de enfermagem é estabelecida pela equipe no pré-operatório, em colaboração com o paciente, enquanto outros cuidados de saúde são mantidos. O fluxograma pode ser utilizado na elaboração de um plano individual de cuidado para o indivíduo suscetível à HM (Figura 25.1).

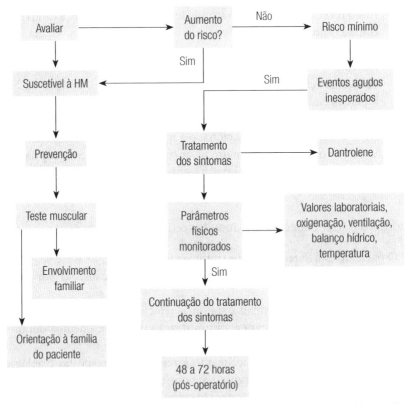

Figura 25.1 Protocolo proposto pela AORN para atendimento ao paciente de risco para hipertermia maligna. Fonte: Standards, Recommended Practices and Guidelines, 2008.

- Medicamentos:
    - 36 ampolas de 20 mg de dantrolene sódico intravenoso;
    - 4 frascos de 500 mL de água estéril;

- – 6 ampolas de 50 mL de bicarbonato de sódio;
- – 2 ampolas de 50 mL de dextrose a 50%;
- – 2 ampolas de 4 mL de 10 mg/mL de furosemida;
- – 2 frascos de 500 mL de manitol a 20%;
- – 2 ampolas de lidocaína a 2%;
- – 6 ampolas de procainamida de 20 mL (1 g);
- – 3 ampolas de 10 mL de heparina de 1.000 unidades;
- – 1 frasco de insulina regular;
- – 2 dispensadores de seringas;
- – 2 torneirinhas;
- – 4 seringas de 60 mL.
- Materiais:
  - – 6 seringas de 10 mL;
  - – 6 agulhas de calibre 18;
  - – chumaços de algodão alcoolizados;
  - – 1 frasco de Povidona-iodo (PVPI);
  - – gazes estéreis;
  - – 2 cateteres arteriais periféricos;
  - – 2 *kits* de monitorização arterial;
  - – 1 *kit* de PVC;
  - – 2 conjuntos de punção endovenosa para 4 bombas;
  - – 2 conjuntos de punção (tamanho adulto e pediátrico);
  - – 10 rótulos para identificação de medicamentos;
  - – 2 suportes de punho (adulto e pediátrico).
- Materiais para exames laboratoriais:
  - – 6 seringas de 5 mL heparinizadas para a coleta de sangue arterial;
  - – 2 recipientes para a coleta de urina;
  - – 1 frasco para o teste de urina e mioglobulina;
  - – 32 tubos azul-claros (pediátrico e adulto);
  - – 10 tubos com rolha.
- Equipamentos refrigerados:
  - – 2 sondas nasogástricas (uso pediátrico e adulto);
  - – 2 sondas *foley* de 3 vias com balão de 30 mL (pediátrico e adulto);
  - – 2 sistemas urinários fechados;
  - – 2 sistemas de lavagem peritoneal;
  - – 2 conjuntos de sondas para cistoscopia;
  - – 2 seringas de 60 mL;
  - – 2 conectores;
  - – 2 conectores em Y;
  - – 2 baldes plásticos para gelo;

- 10 sacos plásticos (tamanho médio e grande).
- Equipamentos para anestesia:
  - 2 circuitos respiratórios (pediátrico e adulto);
  - 2 circuitos respiratórios para adaptação;
  - 2 bolsas a vácuo;
  - 2 filtros de cal sodada.
- Outros:
  - 1 recipiente para perfurocortantes;
  - 2 âmbus (pediátrico e adulto);
  - 1 cartão para *checklist* dos suprimentos para HM;
  - 1 identificação de telefones para emergência.
- Importante:
  - refrigerar a solução salina, a solução normal para irrigação e a insulina;
  - disponibilizar gelo para uso imediato.

Essa etapa envolve o acompanhamento da identificação do diagnóstico de enfermagem e os resultados desejados para assistir o paciente com potencial ou com diagnóstico confirmado dessa síndrome. Para esses indivíduos, deve--se aplicar um plano individual de cuidados.

Padrão 5 – Implementação

O plano de cuidados no perioperatório deve incluir os seguintes procedimentos relacionados à intervenção de enfermagem:

- Coletar exames e documentar os resultados de análise dos laboratórios.
- Determinar o procedimento a ser seguido para o primeiro episódio de HM.
- Tentar extrair informações do paciente, uma vez que ele pode fornecer indícios para a investigação do potencial de suscetibilidade à HM.
- Orientar o paciente no pré-operatório com base na sua idade e nas necessidades identificadas.
- Utilizar suprimentos e equipamentos de segurança:
  - para um indivíduo suscetível à HM, é necessário determinar na preparação os equipamentos de anestesia a serem utilizados, de modo que não sejam contaminados, removendo o vaporizador e o fluxômetro, entre outras providências;
  - aos indivíduos suscetíveis à HM, podem ser administrados no pré-operatório 2,5 mg de dantrolene/kg antes da indução da anestesia;

- durante a identificação do estado fisiológico, detectar pacientes que apresentem variações fora da normalidade, com base no eletrocardiograma (ECG), sinais vitais, oximetria e exames laboratoriais.
- Envolver a família e pessoas de apoio na orientação durante o pré-operatório. Para indivíduos que possuem risco de desenvolver HM, deve-se incluir nesse grupo profissionais que deem suporte à família e forneçam informações antes da cirurgia, por exemplo, informações sobre o dantrolene, a pulseira de alerta e o teste de potência muscular. Quando houver predisposição genética e familiar, é necessário observar o paciente constantemente no pós-operatório.
- Avaliar as condições da pele, temperatura e diaforese.
- Observar as características das eliminações:
  - sonda foley de três vias;
  - monitorização da cor, quantidade e consistência da urina;
  - monitorização da quantidade da irrigação da solução infundida;
  - administração de cuidados no local da incisão.
- Fechar a incisão assim que a HM for detectada. Caso não seja possível fechar a incisão, a ferida deve ser coberta com solução salina em compressas ou esponjas para laparotomia. Pode ser necessário irrigar a região com solução salina fria. Não se deve irrigar com Ringer lactato.
- Prestar cuidados ao paciente com artigos invasivos, como tubos endotraqueais, tubos de drenagem, cateter percutâneo e acessos vasculares. Manter a pele limpa e os materiais seguros.
- Manter técnica asséptica durante a sondagem, mantendo os materiais de anestesia preparados.
- Observar demais cuidados com qualquer sistema de drenagem, mantendo o local limpo, coberto, livre e seguro.
- Implementar medidas protetoras para prevenir lesões na pele da fonte térmica:
  - administração de soro normal refrigerado – não utilizar Ringer lactato, uma vez que essa substância pode contribuir para a acidose do paciente;
  - irrigação com solução salina normal refrigerada diretamente no peritônio e/ou na cavidade torácica;
  - lavagem estomacal indireta (sonda nasogástrica com solução salina e não Ringer lactato);
  - lavagem retal, que consiste em conectar a sonda foley de três vias com balão e irrigar com solução;
  - resfriamento da superfície com gelo em sacos plásticos, colocados na região cervical, axilar e da virilha;
  - descontinuação do resfriamento quando a temperatura alcançar 38ºC, de modo que o processo não venha a resultar em uma hipotermia inadvertida.

- Administrar medicamentos e soluções prescritas:
  - 2 a 3 mg de dantrolene sódico/kg em um bolus inicial. O produto pode ser diluído em água estéril para injeção. Repetir a dose, quando necessário, para taquicardia, hipertermia, hipercapnia e rigidez;
  - bicarbonato de sódio para corrigir acidose metabólica, que é uma conduta orientada pela análise dos gases sanguíneos. Se a gasometria inicial não estiver disponível e houver arritmias ou parada cardíaca, considerar como causa provável a acidose e/ou hipercalcemia. A dose inicial não deve passar de 1 a 2 mEq de bicarbonato/kg, e pode ser repetida como indicado. Contudo, as demais precisam se basear nos resultados da gasometria;
  - glicose intravenosa e insulina, com 10 unidades de insulina regular em 50 mL de glicose a 50% para o nível de potássio ou com 0,15 unidade de insulina regular/kg em 1 cc de glicose a 50%/kg para tratar a hipercalcemia em adulto;
  - 2 a 5 mg de cloreto de cálcio para tratar a ameaça desencadeada pela hipercalcemia;
  - agente antiarrítmico padrão se a arritmia persistir. De qualquer forma, é necessário acompanhar o tratamento da acidose e da hipercalcemia, evitando o uso de soluções que contenham potássio.
- Implementar medidas termorreguladoras.
- Obter a avaliação de outros profissionais de saúde, verificando a manutenção ou a mudança de tratamento. Na suspeita e/ou diagnóstico de crise de HM, o paciente deve ser acompanhado de:
  - anestesiologista;
  - cirurgião;
  - enfermeiro de centro cirúrgico;
  - técnico em anestesia.
- Providenciar unidade de cuidados intensivos pós-anestésicos.
- Reconhecer e comunicar desvios de estudos de diagnóstico.
- Colaborar na manutenção e/ou terapia corretiva, solicitando pessoal adicional para ajudar na prevenção de complicação.
- Assistir o paciente no procedimento anestésico e fornecer itens necessários para a equipe.
- Monitorizar os seguintes parâmetros fisiológicos:
  - ECG;
  - sinais vitais;
  - oximetria;
  - capnometria;
  - gases arteriais e venosos para uma taquicardia inexplicável;
  - temperatura interna (esôfago, tímpano ou reto);

- sódio e potássio;
- características da urina;
- diaforese;
- aspecto da pele;
- pressão venosa central e pressão arterial.
- Administrar terapia intravenosa de fluidos com soro fisiológico refrigerado.
- Orientar o paciente a respeito da conduta a ser seguida no período pós--operatório.
- Comunicar o paciente sobre sintomas que podem ocorrer após a administração de dantrolene (náusea, diarreia, dor muscular, visão dupla e fotofobia).
- Avaliar o potencial de suscetibilidade a outros parentes consanguíneos.
- Informar outros profissionais da equipe sobre a suspeita de suscetibilidade para a HM, se o paciente souber.
- Desenvolver um plano de cuidados baseado nas necessidades identificadas, que refletem as escolhas individuais.

Padrão 6 – Avaliação dos resultados

Para verificar os resultados, deve-se identificar o estado fisiológico do paciente, acompanhando especialmente os sinais primários de HM, embora nem todos estejam presentes em um episódio agudo.

Avaliar:

- Rigidez do músculo masseter:
  - grave contratura do músculo do maxilar, mantida por alguns minutos depois da administração do succinilcolina, causando dificuldade na intubação;
  - sintoma não aliviado pelas doses de succinilcolina ou por um relaxante muscular despolarizante;
  - a HM pode ocorrer imediatamente ou depois de um período de 20 minutos ou mais após o início da anestesia.
- Febre:
  - verificar aumento de 1°C em poucos minutos, uma vez que há registros de temperaturas muito altas (p. ex., 46°C);
  - verificar vísceras quentes quando palpáveis;
  - verificar coloração azulada nas sondas e tubos utilizados na anestesia e cal sodada.
- Sintomas renais:
  - mioglobulinúria;
  - alteração da diurese.

- Sinais cardiovasculares:
  - a taquicardia ocorre frequentemente no início de um episódio agudo de HM; contudo, pode ser indicativo de "anestesia leve", exigindo uma avaliação do anestesiologista;
  - a progressão da síndrome pode conduzir para arritmia, fibrilação ventricular e parada cardíaca;
  - pressão sanguínea instável;
  - testes laboratoriais anormais;
  - aumento de creatinina, fosfoquinase, lactose desidrogenase, mioglobulina e pressão de dióxido de carbono;
  - pH baixo;
  - resultados anormais de testes de coagulação;
  - níveis de magnésio, cálcio, fosfato e potássio alterados.
- Rigidez muscular:
  - alguns pacientes apresentam rigidez corporal generalizada;
  - a inexistência desse sintoma não pode caracterizar ausência de HM.
- Sinais respiratórios:
  - taquipneia secundária;
  - aumento da produção de dióxido de carbono;
  - acidose respiratória causada pela elevação do dióxido de carbono arterial.
- Pele:
  - eritema generalizado;
  - manchas;
  - cianose secundária pela vasoconstrição e aceleração do consumo de oxigênio pelos músculos;
  - diaforese.
- Observações gerais:
  - acidose metabólica.

No pós-operatório, recomenda-se observar o paciente de forma contínua, de acordo com os resultados do intraoperatório e com a avaliação dos parâmetros vitais.

Descobriu-se que outros fármacos (p. ex., fenotrazina e haldol) e outras condições fisiológicas (p. ex., síndrome neuroléptica maligna) desencadeiam reações semelhantes às provocadas pela HM. Tais condições podem se manifestar com rigidez muscular, temperatura corporal aumentada, fosfoquinase e creatinina elevadas. Estressores externos e fraturas também dão origem a esses sinais, podendo confirmar o diagnóstico de HM. Vale salientar que o dantrolene sódico também é eficaz nesses casos, sendo indicado para o tratamento de síndromes similares à HM.

LEGISLAÇÃO NO ESTADO DE SÃO PAULO

Em 2001, um movimento levou à promulgação da Lei n. 10.781, de 9 de março de 2001, que se originou na Sempre Viva e contou com o apoio da Associação Paulista de Medicina, do dr. José Luiz Gomes do Amaral e de familiares de portadores de HM.

O desconhecimento da síndrome, a falta de diagnóstico correto e o consequente tratamento inadequado podem levar os indivíduos ao óbito. Diante desse quadro, elaborou-se o projeto de Lei n. 867/99, que tinha como objetivo instituir uma política de prevenção, diagnóstico e tratamento da HM.

O fundamento foi a determinação constitucional à assistência universal e integral à saúde, de competência do estado, assim como a Lei n. 8.080/90 e a lei estadual 10.083, de 23 de setembro de 1998 (Código Sanitário).

A Lei n. 10.781, de 9 de março de 2001, dispõe sobre a Política Estadual de Prevenção, Diagnóstico e Tratamento da Hipertermia Maligna (HM) no estado de São Paulo e dá providências correlatas.

O governador do estado de São Paulo:

Faço saber que a Assembleia Legislativa decreta e eu promulgo a seguinte lei:

Art. 1º Fica instituída no estado a Política para Prevenção, Diagnóstico e Trata-mento da Hipertermia Maligna – HM, que será desenvolvida nos termos desta lei pelo Poder Executivo em parceria com a sociedade civil.

Art. 2º A Política para Prevenção, Diagnóstico e Tratamento da Hipertermia Maligna – HM tem como objetivos:

I — prevenir, diagnosticar, tratar e orientar adequadamente os pacientes suscetíveis de hipertermia maligna e seus familiares;

II — garantir que todos os hospitais públicos e particulares, as empresas de medicina de grupo, cooperativas de trabalho médico, ou outras que atuem sob a forma de prestação direta ou intermediação dos serviços médico-hospitalares e operem no estado possuam medicamentos apropriados para o combate da doença, em especial o dantrolene sódico;

III — erradicar o número de mortes decorrentes dessa síndrome no estado;

IV — produzir materiais de divulgação para os profissionais do setor da saúde no estado contendo as principais informações sobre a hipertermia maligna e as formas de se evitar os seus efeitos mortais nos pacientes;

V — realizar palestras informativas sobre a hipertermia maligna para médicos e paramédicos em hospitais de referências no estado;

VI — implantar um sistema de coleta de dados sobre os portadores da síndrome visando:

a) manter um Cadastro Estadual com informações sobre a incidência da doença na população paulista e o número de mortes dela decorrentes;

b) obter elementos informadores sobre a população atingida pela moléstia;

c) contribuir para o aprimoramento das pesquisas científicas sobre a hipertermia maligna;

d) firmar convênios com os serviços funerários existentes no estado para que informem toda vez que houver vítimas da síndrome.

Art. 3º Vetado.

Art. 4º A inobservância dos preceitos desta lei sujeitará os infratores a sanções penais e civis cabíveis em espécie.

Art. 5º O Poder Executivo regulamentará esta lei no prazo de 30 (trinta) dias, a contar da data de sua publicação.

Art. 6º As despesas decorrentes da execução desta lei correrão à conta de dotações orçamentárias próprias, suplementadas se necessárias.

Art. 7º Esta lei entra em vigor na data de sua publicação, revogadas as disposições em contrário. Portanto, a diferença central entre a lei e o projeto original está no art. 3º, que estabelecia que "os Hospitais e Postos de Saúde, públicos e particulares, as empresas de Medicina de Grupo, cooperativas de trabalho médico, ou outras que atuem sob a forma de prestação direta ou intermediação dos serviços médico-hospitalares e operem no estado de São Paulo estão obrigadas a dispor, em seus estoques, dos medicamentos necessários para o tratamento da Hipertermia Maligna".

Posteriormente, essa lei serviu como modelo para a apresentação de projetos em outros locais e em âmbito federal, como o Decreto n. 46.601, de 12 de março de 2002, que regulamentou a lei, estabelecendo que o Programa Estadual de Prevenção, Diagnóstico e Tratamento da Hipertermia Maligna (PROPREV – HM) insere-se na Política de Prevenção, Diagnóstico e Tratamento da Hipertermia Maligna (HM) do estado de São Paulo, sob a Coordenação da Secretaria da Saúde, e abrange, além da Administração Direta, as Autarquias, as Fundações instituídas ou mantidas pelo Poder Público, assim como as demais instituições direta ou indiretamente vinculadas ao estado ou com ele conveniadas ou contratadas para execução de ações e atividades de saúde no âmbito do Sistema Único de Saúde – SUS/SP.

Dessa forma, a Secretaria da Saúde, na Resolução SS nº 43, de 08 de abril de 2002,[6] institui o Grupo Técnico Permanente do Programa Estadual de Prevenção, Diagnóstico e Tratamento da Hipertermia Maligna do estado de São Paulo, com as seguintes atribuições: instituir, organizar e inserir informações/dados no Cadastro Estadual de Informações sobre a incidência, prevalência e óbitos decorrentes da HM.

A Resolução SS-23, de 27 de fevereiro 2004,[7] aprova a Norma Técnica Relativa às Diretrizes para o Diagnóstico, Tratamento, Prevenção, Notificação e Investigação Epidemiológica dos Casos de Hipertermia Maligna, cuja finalidade é obter informações relacionadas à incidência e prevalência de HM, assim como divulgar periodicamente informações atualizadas sobre a síndrome da HM e formas para evitar seus efeitos, visando a subsidiar as ações de profissionais e entidades ligadas à saúde.

Nesse decreto, é estabelecido também que as entidades de assistência à saúde do estado, integrantes ou não do SUS/SP, que realizam procedimentos médico-cirúrgicos deverão notificar o diagnóstico de quadros clínicos de HM ao Centro de Vigilância Sanitária da Secretaria da Saúde imediatamente após a adoção das condutas terapêuticas indicadas. Isso também se aplica aos Serviços de Verificação de Óbito (SVO) e Instituto Médico Legal (IML) relativamente aos casos suspeitos de HM verificados nos respectivos âmbitos de atuação. Por fim, as entidades de assistência à saúde, integradas ou não ao SUS/SP, que realizam procedimentos com o uso de medicamentos que possam desencadear HM deverão garantir o tratamento específico imediato dos pacientes que vierem a apresentar quadro clínico de HM, responsabilizando-se civil e criminalmente pela eventual omissão.

RESUMO

A hipertermia maligna (HM) é uma doença hereditária caracterizada por resposta hipermetabólica aos anestésicos voláteis halogenados e relaxantes musculares despolarizantes. O paciente pode apresentar sintomas de HM em qualquer fase da anestesia até 3 horas após a interrupção do agente desencadeador. O tratamento da HM, entre outros, envolve o resfriamento do paciente até 38ºC e a utilização de dantrolene sódico, além de controle de sinais vitais e laboratoriais relacionados. A Lei n. 10.781, de 2001, dispõe sobre a Política Estadual de Prevenção, Diagnóstico e Tratamento da Hipertermia Maligna no estado de São Paulo.

PROPOSTAS PARA ESTUDO

1. Descrever os processos que desencadeiam HM.
2. Identificar os riscos preexistentes e as manifestações clínicas da HM.
3. Descrever as etapas de tratamento relacionadas à HM.
4. Descrever as intervenções do enfermeiro nas várias etapas de tratamento da HM.
5. Identificar a legislação vigente para HM no estado de São Paulo.

REFERÊNCIAS BIBLIOGRÁFICAS

1. Hommertzheim S. Malignant hyperthermia. The perioperative nurse's role. AORN J. 2006; 83(1):149-71.
2. Noble AK. Malignant hyperthermia: hot stuff. J Perianesth Nurs. 2007; 22(5):341-5.
3. Amaral JLG. Hipertermia maligna anestésica. Revista Neurocienc. 2005; 13(3):39-45.
4. McNeil B. Malignant hyperthermia. BJPN. 2005; 15(9):376-382.
5. Prevenção, diagnóstico e tratamento da hipertermia maligna – HM. 2001, Pub. L. n. 10.781, de 09 de março, 2001.
6. Secretaria do Estado da Saúde de São Paulo. Resolução SS n. 43, de 08 de abril de 2002. Institui Grupo Técnico Permanente do Programa Estadual de Prevenção, Diagnóstico e Tratamento da Hipertermia Maligna do Estado de São Paulo. Disponível em: http://portal.saude.sp.com.br/legislação. Acesso em: 05 jan. 2009.
7. Secretaria do Estado da Saúde de São Paulo. Resolução SS nº 23, de 27 de fevereiro de 2004. Aprova Norma Técnica Relativa às Diretrizes para o Diagnóstico, Tratamento, Prevenção, Notificação e Investigação Epidemiológica dos Casos de Hipertermia Maligna. Disponível em: http://portal.saude.sp.com.br/legislação. Acesso em: 05 jan. 2009.

26

Hipotermia no paciente em UTI

Ana Lucia Siqueira Costa
Isabel Yovana Quispe Mendoza
Vanessa de Brito Poveda
Aparecida de Cássia Giani Peniche

PONTOS A APRENDER

1. A fisiologia da temperatura corporal.
2. Hipotermia como um sintoma preditivo de complicação do paciente em UTI.
3. Os métodos de aferição e aquecimento do paciente.
4. Ações de enfermagem relacionadas à hipotermia.

PALAVRAS-CHAVE

Assistência de enfermagem, hipotermia, cuidados críticos, reaquecimento.

ESTRUTURA DOS TÓPICOS

Introdução. Conceito. Histórico. Fisiologia. Mecanismos de perda de calor. Métodos de avaliação da temperatura corporal. Hipotermia no paciente crítico. Preditores de hipotermia no paciente grave. Ações de enfermagem. Resumo. Propostas para estudo. Referências bibliográficas.

INTRODUÇÃO

A temperatura corporal central é um dos parâmetros fisiológicos mais controlados do organismo. O sistema termorregulador humano permite variações de 0,2°C a 0,4°C em relação à temperatura ideal de 37°C, para a manutenção das funções metabólicas do organismo.[1] A morbimortalidade em UTI varia de 12% a 80% e está associada ao estado físico do paciente e sua condição de gravidade.

CONCEITO

O valor da temperatura corporal ideal é de 37°C, com intervalo de variabilidade entre 36,2°C e 37,5°C. Ganen[2] definiu como hipotermia uma temperatura corporal menor que 36°C, classificando-a em hipotermia leve (34°C a 36°C), moderada (30°C a 34°C) e grave (menor que 30°C).

HISTÓRICO

Entre as referências históricas da temperatura corporal, destacam-se alguns personagens. Em 1946, ao observar variações de temperatura, Sanctorius desenvolveu o conceito de "graus" da temperatura, sendo o primeiro a utilizar a palavra "termômetro". Florence Nightingale, preocupada com a hipotermia, recomendava aos enfermeiros que monitorizassem a temperatura corporal do paciente para evitar a perda de calor. Em 1846, Carl Wunderlich obteve um avanço importante para a medicina ao descrever o termômetro clínico e introduzir os gráficos de temperatura nos hospitais, argumentando que febre não era doença, e sim um sintoma.[3]

FISIOLOGIA

O processo de regulação da temperatura corporal ocorre em três fases distintas: percepção térmica (via aferente), regulação central (centro termorregulador) e respostas (via eferente).[4,5]

Na via aferente, diferentes atividades celulares são ativadas ou inibidas por perturbações térmicas. Essas células se comportam como sensores da temperatura, referindo a sensação de frio ou calor para a porção anterior do hipotálamo (área pré-óptica). Como a pele é um órgão extremamente sensível às mudanças de temperatura, um leve aumento de 0,003°C pode ser detectado pelas células sensitivas. Outro aspecto importante é que as respostas de termorregulação não são uniformes em toda a superfície cutânea; a face, por exemplo, é aproximadamente cinco vezes mais sensível do que outras áreas do corpo.[5]

Na regulação central, os receptores periféricos distribuídos por todos os tecidos do organismo são regulados principalmente pelo hipotálamo. Na sua porção posterior, o hipotálamo exerce o controle autonômico dos mecanismos de termorregulação; na porção anterior, influencia no controle comportamental. No indivíduo acordado, o principal mecanismo de manutenção da temperatura, tanto contra o frio quanto contra o calor, é a resposta comportamental.[6]

A temperatura corporal de um indivíduo pode sofrer variações durante as 24 horas. Os fatores envolvidos são: alterações emocionais, temperatura ambiente, atividade física, roupas inadequadas, processos patológicos e ritmo circadiano.[6]

Na via eferente, a resposta comportamental é o mecanismo que mais influencia na termorregulação. Essa resposta permite ao homem se adaptar a climas variados de temperatura. Assim, a resposta ao frio é a vasoconstrição cutânea e os calafrios. É necessário ressaltar que está diminuída a resposta a calafrios em pacientes com doenças neuromusculares ou com massa muscular reduzida.[5]

Na exposição ao frio, o organismo reage ao ativar o sistema nervoso simpático e atua por meio de substâncias, como a norepinefrina, o que aumenta o tônus muscular e gera tremores. Nesse processo, os vasos sanguíneos periféricos sofrem constrição e atuam na conservação do calor na parte central do organismo. Contudo, se a temperatura permanecer em queda, os mecanismos adaptativos podem falhar e causar vasodilatação e perda de calor do centro para a periferia corporal.[7]

MECANISMOS DE PERDA DE CALOR

Os mecanismos de perda de calor para o meio ambiente são:

- Radiação: é a energia que se dissipa na forma de ondas eletromagnéticas, em uma proporção de aproximadamente 50 kcal/h no organismo. A fração de perda de calor por radiação depende da diferença de temperatura entre a pele do paciente e o meio ambiente. De modo inverso, se o paciente for exposto a uma fonte de calor radiante que origine uma temperatura superior à da pele, a energia calórica será absorvida (p. ex., cobertor térmico, aquecedor radiante, temperatura elevada).[8]
- Condução: é a transferência de energia calórica entre dois corpos em contato. Isso depende da diferença de temperatura existente entre os dois corpos, isto é, entre a pele do paciente e os objetos em contato. Em geral, os materiais de maior densidade têm maior capacidade calórica, absorvem grande quantidade de calor e o fazem a uma frequência mais rápida.

A resistência de condução do calor dos órgãos internos para a pele é fisiologicamente importante, uma vez que a gordura se comporta como isolante. A relação de perda de calor condutivo pelos líquidos intravenosos (IV) à temperatura ambiente da sala de UTI ou de duas unidades de glóbulos vermelhos a 4°C é de 16 kcal/L, enquanto a do sangue total a 4°C é de 30 kcal/L. Isso quer dizer que a infusão de duas unidades de glóbulos vermelhos a 4°C diminuirá a temperatura central em 0,5°C, equivalente à perda de 16 kcal/L. Ao administrar duas unidades de sangue total a 4°C, a diminuição será de 1°C, que é equivalente a 30 kcal/L. De modo semelhante, a infusão de um litro de cristaloides à temperatura ambiente também produz uma perda de 16 kcal. Dependendo dos líquidos que serão infundidos na circulação sanguínea, poderá ocorrer uma importante alteração da temperatura corporal. Portanto, é de vital importância aquecer os líquidos de forma racional e efetiva.[8]

- Convecção: é o transporte de calor por correntes de ar que entram em contato com a pele do paciente. A perda depende da diferença da temperatura e da velocidade do ar. Em salas com temperaturas relativamente frias, ocorre perda por convecção. No transporte de calor por convecção, a pele é de essencial importância fisiológica, visto que o sangue flui por ela a uma temperatura de 37°C e volta ao centro térmico a 36°C, perdendo aproximadamente 1 kcal/L de sangue. Cerca de 25% a 35% das perdas de calor se devem a esse mecanismo, com perdas que alcançam 10 kcal.[8]
- Evaporação: este mecanismo de perda de calor requer energia para converter água em vapor. O calor latente da evaporação da água é de aproximadamente 10,44 kcal.[8]

MÉTODOS DE AVALIAÇÃO DA TEMPERATURA CORPORAL

A temperatura corporal não é homogênea em todas as partes do organismo, podendo ser dividida em temperatura central, ou seja, aquela que representa a temperatura mais próxima à do hipotálamo, ou seja, o centro regulador da temperatura do organismo, composto pelas cavidades torácica, abdominal e pelo sistema nervoso central (SNC), no qual as temperaturas geralmente são cerca de 2°C a 4°C mais quentes do que as extremidades e superfície corporal; e o compartimento periférico, composto pelos membros superiores e inferiores, no qual a aferição da temperatura cutânea varia em função da exposição ao meio ambiente.[5]

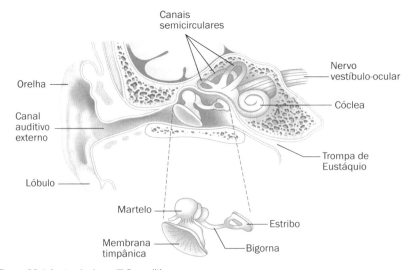

Figura 26.1 Anatomia do pavilhão auditivo.

É importante ressaltar que a temperatura central é o melhor indicador do estado térmico do paciente, uma vez que o compartimento central constitui-se de tecidos perfundidos, cuja temperatura é uniforme e elevada quando comparada às demais regiões orgânicas; assim, a aferição da temperatura pela membrana timpânica, a artéria pulmonar, o esôfago distal e a nasofaringe proporcionam a leitura da temperatura central do paciente.[5,8]

Em sua prática cotidiana, a enfermagem verifica com frequência a temperatura corporal ou periférica do paciente. A aferição da temperatura periférica pode ser realizada pela boca, axila, bexiga e pele.[5,8]

Cabe ressaltar que todos os sítios de aferição da temperatura apresentam vantagens e desvantagens, cabendo à enfermagem não só a escolha do sítio ideal de aferição da temperatura, segundo as necessidades do paciente, como também a adequada execução do procedimento e a minimização da ocorrência de falhas de medida.

Dispositivos para avaliação da temperatura timpânica

Vários são os equipamentos para a aferição da temperatura, como os termômetros eletrônicos e digitais, termômetros para a membrana timpânica, de vidro, descartáveis e outros. Os termômetros eletrônicos e digitais funcionam com pilhas e são utilizados para medir as temperaturas oral, retal ou axilar. Já o termômetro timpânico tem como princípio de funcionamento a medida da quantidade de energia infravermelha emitida pela membrana timpânica e tecidos vizinhos, que converte o fluxo de calor em corrente elétrica. A corrente de voltagem converte-se em uma voltagem de produção dentro de um multiplexer e depois realiza a conversão analógico-digital, demonstrando o valor da temperatura corporal em seu visor (Figura 26.2).[9]

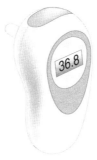

Figura 26.2 Termômetro digital timpânico infravermelho. Omron Gentle Temp GT-510.
Fonte: Adaptada de http://www.quirumed.com/data/images.

Locais de monitorização da temperatura corporal

Temperatura da membrana timpânica

A temperatura timpânica é considerada uma temperatura corporal central pela proximidade que seus termistores têm da temperatura hipotalâmica.

Vantagens e desvantagens da temperatura timpânica

As vantagens da temperatura timpânica são:

- Método não invasivo.
- Rapidez do resultado de medição.
- Facilidade de uso.
- Proximidade com o hipotálamo.
- Exatidão de medida com ou sem otite média.

Entre as desvantagens, encontram-se:

- A técnica inadequada pode afetar a medida.
- É contraindicada em pacientes com fratura maxilofacial, base de crânio e otorragia.
- Pode sofrer influência da temperatura ambiente, da presença de cerume e da mobilidade cervical.[1,5]

Temperatura oral

A temperatura oral não é considerada uma boa indicadora da temperatura corporal, pois, de modo geral, os resultados obtidos com a sua verificação são de 2 a 3 graus abaixo dos valores retais. Além disso, esse sítio de aferição pode sofrer interferências de outros fatores, gerando resultados pouco confiáveis, por exemplo, em pacientes que respiram apenas pela boca ou aqueles que tenham ingerido líquidos frios recentemente.[5,8]

Vantagens e desvantagens da temperatura oral

Vantagens:

- Facilidade de aplicação.
- Método não invasivo.

Desvantagens:

- Dificuldade na utilização em crianças e jovens, em pacientes com uso de máscara de oxigênio ou tubo orotraqueal.
- Contraindicada em crianças com trauma maxilofacial, exatidão questionável em pacientes.[1,5]

Temperatura axilar

Apesar de ser a mais frequentemente realizada pela equipe de enfermagem, a temperatura axilar não é uma medida precisa, pois, assim como a oral e a retal, serve apenas para monitorizar as tendências da temperatura corporal.

Vantagens e desvantagens da temperatura axilar

Vantagens:

- Facilidade de uso.
- Método não invasivo.

Desvantagens:

- Não reflete a temperatura central. Sua exatidão também é questionável em pacientes com hipotermia.
- Facilidade do deslocamento durante a medida e ampla variabilidade.[1,5]

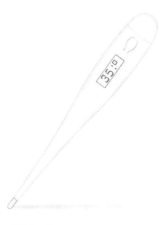

Figura 26.3 Termômetro clínico digital axilar.

Temperatura retal

A temperatura retal, embora seja outro local de medida que reflita a temperatura central, apresenta desvantagens que interferem nos resultados.

Vantagens e desvantagens da temperatura retal

Vantagem:

- Facilidade na introdução e na medida da temperatura visceral, podendo-se considerar um índice favorável de temperatura central.

Desvantagens:

- Causa desconforto físico e emocional.
- A presença de fezes no reto afeta a exatidão da medida.
- Possibilidade de hemorragia.
- Contraindicada em pacientes com trauma retal ou alguma doença local.[1,5]

Temperatura vesical

A temperatura vesical se altera lentamente quando comparada a outros locais de monitorização e representa também valores próximos ao da temperatura central, embora não tão precisos quanto os obtidos pela membrana timpânica.

Vantagens e desvantagens da temperatura vesical

Vantagem:

- Pode ser utilizada em cirurgias cardíacas, com resultado semelhante à temperatura retal.

Desvantagem:

- Sofre influência do fluxo urinário.[5]

No estudo relacionado à variabilidade circadiana da temperatura timpânica, oral e axilar, os resultados demonstraram que as medidas apresentaram quase as mesmas variações. Observou-se uma diferença significativa em relação à medida da temperatura timpânica. Os resultados das médias dos termômetros foram: termômetro timpânico anterior (TTA) > termômetro oral (TO) > termômetro axilar (TAX). Concluiu-se que as medidas realizadas com o termômetro timpânico apresentaram-se mais elevadas quando comparadas às medidas realizadas com outros tipos de termômetros (oral e axilar).[6]

HIPOTERMIA NO PACIENTE CRÍTICO

Na chegada do paciente à unidade de terapia intensiva (UTI), medidas baixas de temperatura após procedimentos cirúrgicos geralmente representam risco para o paciente.[10] Os efeitos fisiológicos e fisiopatológicos dependem do grau de hipotermia e das adaptações fisiológicas, assim como de fatores relacionados à idade, às doenças prévias e ao índice de massa corpórea (IMC).

O paciente em hipotermia está sujeito a alterações orgânicas de diferentes formas, e algumas delas são descritas a seguir:

- Alteração do sistema imunitário: a hipotermia pode aumentar a suscetibilidade dos pacientes à infecção do sítio cirúrgico por vasoconstrição periférica e alteração imune, com vasoconstrição e redução da pressão parcial de oxigênio nos tecidos. A hipotermia inibe a liberação de citocinas e suprime a liberação de leucócitos, alterando dessa forma os mecanismos da resposta imune, como a quimiotaxia, fagocitose, mobilidade dos macrófagos e produção de anticorpos.[11]
- Alterações de coagulação: a hipotermia exerce um efeito negativo sobre a função plaquetária, em razão da diminuição do tromboxano A3, que é um componente importante para a formação inicial de coágulo após o dano tecidual, e altera as enzimas da cascata de coagulação. A hipotermia está relacionada ao aumento da perda sanguínea, o que, por sua vez, aumenta a possibilidade de transfusão sanguínea em aproximadamente 22%.[12,13]
- Efeitos metabólicos: a hipotermia diminui o metabolismo em aproximadamente 5% por grau centígrado. Acarreta diminuição da secreção de insulina e, como consequência, hiperglicemia. Está associada ao aumento dos índices de infecção e da incidência de disfunção renal de doenças neuropáticas. Além disso, induz à acidose como consequência do aumento da síntese de glicerol, ácidos gordurosos livres, citocina e lactato.[14]
- Efeitos sobre o SNC: o efeito primário é a depressão do SNC em temperaturas próximas a 30°C. Nessa temperatura, há perda da consciência e diminuição do metabolismo cerebral com consequente diminuição do consumo de oxigênio e fluxo sanguíneo. Embora ocorram essas alterações, a sensibilidade da vasculatura cerebral ao dióxido de carbono é mantida.[8]

- Efeitos cardiovasculares e hemodinâmicos: o sistema de condução cardíaca é deprimido com temperaturas menores que 35°C. Inicialmente, a hipotermia está associada à taquicardia e, posteriormente, à bradicardia. Isso se deve, em parte, à diminuição do metabolismo e aos efeitos diretos sobre o coração. O risco de arritmias durante a hipotermia leve a moderada é baixo, mas o aumento é significativo quando a temperatura se encontra abaixo de 30°C. Nessa situação, a arritmia inicial se manifesta com a fibrilação atrial, a qual pode ser seguida de fibrilação ventricular. O tratamento para esses casos torna-se difícil em decorrência da diminuição da sensibilidade do miocárdio aos fármacos antiarrítmicos e à desfibrilação.[14]
- Efeitos respiratórios: a frequência respiratória pode estar inicialmente aumentada, incrementando a demanda de oxigênio. Com a manutenção da hipotermia, ocorre redução do índice cardíaco com posterior redução do metabolismo e volume inadequado de ejeção ventricular. A hipotermia leva à diminuição do volume cardíaco em 25%, o que provoca a elevação da resistência vascular e da pressão venosa central. Nos casos de hipotermia severa ($\leq$ 30°C), a contractilidade ventricular esquerda pode induzir à disfunção sistólica e diastólica.[14]
- Efeitos sobre o metabolismo e farmacocinética: as enzimas que metabolizam a maioria dos fármacos são altamente sensíveis à baixa temperatura. Portanto, o *clearance* de diversos fármacos será afetado, fato que deve ser considerado na dosagem dos fármacos.[12,14]
- Tremores: a complicação mais frequente da hipotermia consiste nos tremores ou calafrios. Nessa situação, o corpo emprega diferentes mecanismos para gerar calor, os quais estão associados à vasodilatação e provocam aumento do consumo de oxigênio de 400% a 500%, assim como o desconforto do paciente. Esse aumento dramático do consumo de oxigênio é compensado pelo aumento da ventilação/minuto. Nos pacientes ventilados, isso pode ser neutralizado pela administração de sedativos e analgésicos. Além do aumento do consumo de oxigênio, os tremores provocam dor em pós-operatórios, em razão da tração da ferida operatória.[11,15]

PREDITORES DE HIPOTERMIA NO PACIENTE GRAVE

Estudos relatam que a incidência de hipotermia na chegada do paciente em pós-operatório à UTI é alta (cerca de 57,1%, com temperatura < 36°C). Os resultados também demonstram que os preditores clínicos estatisticamente significativos na admissão do paciente se referem aos critérios estabelecidos pela Associação Americana de Anestesiologia (ASA).[16]

Segundo o escore ASA, o estado físico do paciente influencia na instalação da hipotermia. Verifica-se que, à medida que o escore do estado físico do paciente se eleva, podem ocorrer complicações posteriores na UTI.[10]

Embora seja considerado subjetivo por alguns autores, o escore ASA vem sendo utilizado ao longo do tempo por diversos pesquisadores. Isso demonstra que ele reflete verdadeiramente o conceito a ser medido, ou seja, o estado físico do paciente submetido a uma cirurgia. Dessa forma, conclui-se que ele é em um escore confiável.[8]

Por outro lado, a demanda crescente pelos serviços de saúde por parte dos indivíduos com mais de 60 anos é um desafio atual diante da escassez de recursos para atender às necessidades da população idosa, uma vez que a demanda de serviços hospitalares e internações são mais frequentes. Sendo assim, o tempo de ocupação desses pacientes no leito em unidades especializadas (p. ex., UTI) é maior quando comparado a outras faixas etárias.[17]

Nessas unidades, a manutenção da temperatura corporal no paciente idoso se torna um desafio, visto que os mecanismos de regulação estão afetados pelo próprio processo de envelhecimento. Assim, a resposta de vasoconstrição está abolida, sendo necessário a obtenção de temperaturas extremas para ativá-la. Essa resposta se complica em função da presença de comorbidades e da temperatura ambiente. Sendo assim, há probabilidade de exacerbar a queda da temperatura nesse grupo de pacientes.[16]

A extensão do procedimento cirúrgico afeta os mecanismos de termorregulação. Embora existam novos recursos tecnológicos de aquecimento, devem-se instituir medidas preventivas para evitar a perda do calor do paciente nos procedimentos cirúrgicos a céu aberto.[15]

O aquecimento da sala durante o procedimento cirúrgico é uma medida fundamental para evitar a perda de calor. O aumento de temperatura da sala varia entre 20°C e 26°C. Contudo, nem sempre a temperatura ambiente é confortável para a equipe multiprofissional.[10]

É importante ressaltar que o ato anestésico cirúrgico desencadeia sentimentos subjetivos de tensão, apreensão, nervosismo e preocupação, intensificando, dessa forma, a atividade do sistema nervoso autônomo. Com o intuito de diminuir a resposta ao estresse, as técnicas de anestesia epidural e anestesia geral têm sido introduzidas na prática clínica. Entretanto, esse procedimento pode aumentar o risco de hipotermia. A técnica de anestesia combinada pode influenciar tanto na temperatura periférica quanto na temperatura central, causando a diminuição dos mecanismos de defesa do paciente.[9,17]

As cirurgias com duração superior a 2 horas incorrem com a alta incidência de hipotermia. Portanto, a equipe cirúrgica deve considerar esse elemento com a finalidade de realizar o ato operatório da melhor forma e no menor tempo possível.[8]

Entre os diferentes tipos de procedimentos cirúrgicos, o videolaparoscópico tornou-se a via de acesso de primeira escolha para a realização dos procedimentos, uma vez que proporciona maior segurança ao paciente, menor risco de infecção, alta hospitalar precoce, reabilitação e restabelecimento rápido das atividades habituais. Porém, faz-se necessária a irrigação contínua de líquidos, assim como a insuflação de gases como o CO_2, elementos que contribuem para a instalação da hipotermia.[16]

Considerando-se inúmeros fatores, constatou-se que os pacientes que chegam hipotérmicos à UTI permanecem por mais tempo nessa unidade quando comparados a pacientes normotérmicos. Esse fato influencia nos gastos despendidos para os pacientes e para a instituição.[10,16]

Diante da importância e da repercussão sistêmico-orgânica da hipotermia, a monitorização do paciente em intervalos regulares permite detectar precocemente esse agravo, podendo minimizar a incidência de eventos adversos no período de permanência na unidade.

AÇÕES DE ENFERMAGEM

- Aumentar a FiO_2 para facilitar o transporte de oxigênio, corrigir a hipovolemia e tratar as atelectasias.
- O controle cardiovascular é essencial na hipotermia. Em geral, os pacientes hipotérmicos apresentam elevação da frequência cardíaca, da resistência vascular sistêmica e pulmonar, da pressão arterial e venosa central e do trabalho cardíaco.
- Em casos extremos, quando os calafrios e a vasoconstrição ameaçam provocar colapso cardiovascular, pode ser necessário sedar o paciente, administrar relaxantes musculares, permitir uma via respiratória adequada com intubação endotraqueal e promover o aquecimento. É necessário ter cuidado com arritmias à intubação, sobretudo na presença de acidose respiratória.[4]
- Abaixo de 30°C, ocorre bradicardia, irritabilidade ventricular e diminuição do débito cardíaco. O reaquecimento deve ser cauteloso, uma vez que o aquecimento muito rápido pode causar vasodilatação brusca em tecidos que estavam em metabolismo anaeróbico, levar ácido lático para a circulação central e provocar uma acidemia aparentemente paradoxal. Com essa acidemia e vasodilatação, o paciente hipovolêmico pode ter hipotensão arterial grave. Se não houver reposição volêmica, o reaquecimento cutâneo pode ser catastrófico.
- Diminuir a ação do centro termorregulador com aquecimento cutâneo ou com depressores do SNC. O aquecimento da pele, principalmente do tó-

rax, do rosto e das mãos, inibe os calafrios, mesmo quando a temperatura central não atinge níveis normais. Para colaborar na recuperação da temperatura do paciente, o enfermeiro deverá instalar, preferencialmente, métodos ativos de aquecimento cutâneo, como o colchão de água aquecido e o sistema de ar forçado aquecido ou manta térmica, que são os dispositivos mais comumente encontrados nas instituições hospitalares.[18] Os métodos passivos de aquecimento, como os lençóis de algodão ou cobertores, são menos eficientes para recuperação da temperatura do que os métodos ativos. Ao fazer o aquecimento cutâneo ativo, é importante o enfermeiro estar atento à temperatura dos dispositivos, prevenindo queimaduras na pele do paciente.[4]

Além dessas medidas, a infusão de líquido aquecido consiste em medida adjuvante na prevenção ou tratamento de hipotermia.[18] A infusão de líquido aquecido é geralmente indicada quando há necessidade de reposição de grandes volumes, ou seja, mais de 2 litros por hora em pacientes adultos. Essa medida não pode substituir a utilização de um sistema ativo de aquecimento cutâneo e, de forma isolada, não mantém o paciente normotérmico.[19,20]

RESUMO

O sistema termorregulador humano tolera variações de 0,2°C a 0,4°C. O corpo pode perder calor por radiação, condução, convecção ou evaporação. A temperatura corporal pode ser verificada no tímpano e nas cavidades oral, vesical e retal. A hipotermia consiste em temperatura corporal menor que 36°C e pode resultar em alterações sistêmicas imunes, de coagulação, do sistema nervoso central, efeitos cardiovasculares, hemodinâmicas, respiratórias e farmacocinéticas. As ações de enfermagem para o paciente com hipotermia devem ser individualizadas segundo a situação e a manifestação clínica envolvida.

PROPOSTAS PARA ESTUDO

1. Conceituar e descrever a fisiologia da temperatura corporal.
2. Descrever os sintomas preditivos de complicação dos pacientes de UTI em relação à hipotermia.
3. Relacionar os métodos de aferição e aquecimento do paciente.
4. Descrever as ações de enfermagem relacionadas à hipotermia.

REFERÊNCIAS BIBLIOGRÁFICAS

1. Biazzoto CB, Brudniewski M, Scmidt AP, Auler Junior JOC. Hipotermia no período perioperatório. Rev Bras Anestesiol. 2006; 56(1): 89-106.
2. Ganen F. Assistência à parada cardíaca. In: Auler Jr JOC, Oliveira AS. Pós-operatório de cirurgia torácica e cardiovascular. Porto Alegre: Artmed; 2004. p. 121-215.
3. Wagner D. Hipotermia perioperatoria: estrategias para la gestión. Jornada internacional de enfermería quirúrgica; 2007. Disponível em: http://www.medwave. Acesso em: 15 maio 2008.
4. Couto ES, De Faria MD, Andrade LO. Anestesia no paciente idoso. In: Petroniau A, Pimenta LG. Cirurgia Geriátrica. Rio de Janeiro: Medsi; 1998.
5. Sessler DI. Temperature monitoring and perioperative thermorregulation. Anesthesiology. 2008; 109(2):318-36.
6. Simões ABS, Martinho MMF. Variabilidade circadiana da temperatura oral, timpânica e axilar em adultos hospitalizados. Rev Esc Enferm USP. 2007; 41(3):485-91.
7. Snyder ML. Learn the chilling facts about hypothermia. Nursing. 2005; 25(2):32hnn1-32hn4.
8. Gonzales SEO. Frecuencia e grado de hipotermia intraoperatoria en el servicio de anestesiología. [tese] Nicaragua (NI): Universidad Nacional Autónoma de Nicaragua; 2006.
9. Spielberger CD. Tensão e ansiedade. São Paulo: Harper & Row do Brasil; 1981.
10. El-Rahmany H , Frank SM, Vannier CA, Schneider G, Okasha AS, Bulcão CF. Determinants of core temperature at the time of admission to intensive care following cardiac surgery. J Clin Anesth. 2000; 12(3):177-83.
11. Good KK, Verble A, Secrest J, Norwood BR. Postoperative hypothermia- – the chilling consequences. AORN Journal. 2006; 83(5):1054-67.
12. Sessler DI, Akça O. Nonpharmacological prevention of surgical wound infections. Healthcare Epidemiology. 2002; 35(1):1397-404.
13. Rajagopalan S. Mascha E, Sessler DI. The effects of mild hypothermia perioperative on blood loss and transfusion requirement. Anesthesiology. 2008; 108:71-7.
14. Poldermam KH. Application of therapeutic hypothermia in the intensive care unit. Int Care Med. 2004; 30:757-69.
15. Barone CP, Pablo CS, Barone G. Postanesthetic care. Crit Care Nurse. 2004; 24(1):39-45.
16. Kongsayreepong S. Chaibundit C, Chadpaivool J, Komoltri C, Suwannee S, Suwannanonda P, et al. Predictor of core hypothermia and the surgical intensive care unit. Anesth Analg. 2003; (96):826-33.
17. Lima Costa MF. Saúde pública e envelhecimento. Editorial Cad. Saúde Pública. 2003; 19(3):700-03.
18. Kumar S et al. Effects of perioperative hypothermia and warming in surgical practice. International Wound Journal. 2005; 2(3):193-204.
19. Association of Perioperative Registered Nurses (AORN). Guideline for prevention of unplanned perioperative hypothermia. In: Guidelines for Perioperative Practice. Denver: Association of Perioperative Registered Nurses; 2015. p. 479-491.
20. Campbell G, Alderson P, Smith AF, Warttig S. Warming of intravenous and irrigation fluids for preventing inadvertent perioperative hypothermia. Cochrane Database Syst Rev. 2015; Apr 13;4:CD009891.

Unidade

5

Distúrbio digestório: cuidados de enfermagem

27

Sangramento digestivo:
hemorragias digestivas alta e baixa

Neide Marcela Lucinio
Priscilla Mendes Cordeiro
Mirian Watanabe
Maria de Fátima Fernandes Vattimo

PONTOS A APRENDER

1. Conceitos fisiopatológicos que auxiliam a compreensão do sangramento digestivo agudo.
2. As possíveis etiologias da hemorragia digestiva, diferenciando sangramento digestivo alto de sangramento digestivo baixo.
3. As fases de avaliação do paciente com hemorragia digestiva: avaliação clínica, histórico, exame físico, exames laboratoriais, exames complementares e tratamento.
4. As diferenças nas apresentações clínicas e tratamentos da hemorragia digestiva alta (HDA) e baixa (HDB).
5. O papel do enfermeiro no manejo dos cuidados ao paciente com hemorragia digestiva aguda.

PALAVRAS-CHAVE

Sangramento digestivo, trato digestório, hemorragia digestiva alta, hemorragia digestiva baixa, assistência de enfermagem.

ESTRUTURA DOS TÓPICOS

Introdução. Hemorragia digestiva alta. Hemorragia digestiva baixa. Resumo. Propostas para estudo. Referências bibliográficas.

INTRODUÇÃO

O sangramento digestivo é uma emergência médica comum na unidade de terapia intensiva, com grande potencial de mortalidade, sobretudo quando associado com instabilidade hemodinâmica. Caracteriza-se por perda de sangue pelo trato digestório. São várias as patologias que podem causar hemorragia digestiva, com especificidades em sua apresentação clínica, intervenção e tratamento. Outro fator importante que caracteriza a abordagem e o tratamento é a intensidade do sangramento. Hemorragias maciças podem levar a quadros de choque, enquanto sangramentos pequenos e intermitentes podem incorrer em anemia crônica sem instabilidade hemodinâmica.

O reconhecimento e o tratamento imediatos do paciente com hemorragia digestiva aguda exigem uma abordagem de equipe, o que determina, portanto, o papel do enfermeiro no levantamento do histórico, na implementação do cuidado e na avaliação do plano de assistência.[1]

A hemorragia digestiva é diferenciada em alta e baixa, de acordo com o local de acometimento. O ligamento de Treitz, na junção entre o duodeno e o jejuno, constitui a divisão anatômica entre os tratos gastrintestinais superior e inferior.

As intervenções fundamentais no sangramento digestivo se caracterizam por reposição volêmica, controle do sangramento com tratamento farmacológico e endoscópico, e controle de infecções.[2] Neste capítulo, que aborda a hemorragia digestiva em dois subcapítulos, são tratados definições, epidemiologias, etiologias, apresentações clínicas, históricos, exames físicos e laboratoriais, tratamentos e assistência de enfermagem.

HEMORRAGIA DIGESTIVA ALTA

Definição

A hemorragia digestiva alta (HDA) caracteriza-se por sangramento proveniente do esôfago, estômago ou duodeno. Pode ser classificada em dois grupos: HDA varicosa (relacionada à hipertensão portal) e HDA não varicosa (não relacionada à hipertensão portal), dependendo da presença de varizes esofágicas ou gástricas.[3]

Epidemiologia

A taxa de mortalidade da HDA varia de 10 a 14% quando associada ao primeiro evento, chegando a 28% em casos de ressangramento.[4] É uma das emergências médicas mais frequentes, com 300 mil internações/ano nos Estados Unidos.[5]

A literatura se mostra bastante diversa em relação à incidência de HDA não varicosa. Estudos realizados no Reino Unido relatam incidência de 103 a 172 por 100 mil habitantes,[6] enquanto dois outros trabalhos da Holanda demonstram incidências menores, entre 45 a 47 por 100 mil habitantes.[7,8] Registros canadenses de HDA não varicosa demonstram predomínio de homens sobre mulheres de 2:1 e idade média de 66 anos.[9]

De acordo com o banco de dados do Clinical Outcomes Research Initiative (CORI), entre 1999 e 2001, uma análise com cerca de 7 mil pacientes demonstrou que a doença ulcerosa péptica foi responsável pelo sangramento em 20,6% dos casos, enquanto anormalidades da mucosa foram responsáveis pelo sangramento em 40% dos casos, passando a ser a principal causa de HDA.[10]

Etiologia

Em 80% dos casos de HDA, não é possível definir a causa do sangramento com precisão. Como consenso literário, as causas mais habituais são as úlceras gastroduodenais.[3] As etiologias mais comuns relacionadas à HDA são descritas no Quadro 27.1, de acordo com o sítio de sangramento.

Quadro 27.1 Causas de HDA associadas à sua origem

Erosiva ou ulcerativa
Doença ulcerosa péptica Esofagite, gastrite Retite actínica
Hipertensão portal
Varizes esofágicas Varizes gástricas Varizes duodenais Gastropatia hipertensiva
Traumática
Mallory-Weiss Intoxicação exógena Ingestão de corpo estranho Anastomose cirúrgica Fístula aortoentérica
Malformações vasculares
Lesão de Dieulafoy Síndrome de Osler-Weber-Rendu
Tumores
Benigno (lipoma, polipoide) Maligno (adenocarcinoma, linfoma)

Doença ulcerosa péptica

A doença ulcerosa péptica pode acometer esôfago, estômago ou duodeno, por erosão da mucosa, quando os fatores de proteção das células epiteliais são superados pelos fatores de agressão (p. ex., medicamentos, álcool e bactérias), sendo responsáveis por aproximadamente 50% das HDA agudas. É comum ocorrerem isoladamente, porém podem evoluir e causar inúmeras lesões com o decorrer do tempo. O sangramento proveniente da doença ulcerosa péptica surge quando a lesão está localizada dentro da parede vascular. Ocorre com maior frequência entre 40 e 60 anos, sendo mais comum em homens.

A principal causa relacionada à úlcera péptica é a infecção por *Helicobacter pylori* (*H. pylori*), bactéria que pode levar à fragilidade da mucosa protetora, permitindo que ácidos e bactérias ulcerem seu revestimento interno. Cerca de dois terços da população mundial está infectada por essa bactéria, porém a maioria não apresenta sintomas relacionados à infecção.

A utilização crônica de ácido acetilsalicílico (AAS) e anti-inflamatório não esteroidal (AINE) também é um fator importante para o aparecimento de úlceras, uma vez que afeta diretamente a mucosa, altera sua permeabilidade e permite a difusão retrógrada do ácido.

Em um estudo realizado com 500 pacientes, a HDA foi associada ao uso de AINE ou AAS em 139 casos (27,8%), determinada por infecção por *H. pylori* em 122 casos (24,4%) e por ambos os fatores de risco em 144 pacientes (28,8%).[11]

Outros fatores de risco para a doença ulcerosa incluem o tabagismo, com elevadas taxas de recidivas e tempo prolongado de cicatrização, antecedentes familiares e grupo sanguíneo tipo O.

Síndrome erosiva relacionada ao estresse

O fator mais comum de HDA em doentes críticos é a síndrome erosiva relacionada ao estresse, a qual está associada ao aumento da morbidade e mortalidade desses pacientes. As úlceras de estresse, como são chamadas, diferenciam-se das úlceras pépticas por serem mais superficiais e difusas. A principal causa da ulceração da mucosa é a diminuição da perfusão local, mas são vários os fatores de risco para o surgimento das lesões, como demonstrado no Quadro 27.2.

Varizes esofágicas

As varizes ou veias varicosas são dilatações de veias colaterais secundárias à hipertensão portal, que se desenvolvem na tentativa de se desviar do aumento da resistência e promover o retorno do fluxo para a circulação sistêmica. Tornam-se mais distendidas à medida que se eleva a pressão nessas veias (Figura 27.1). O local mais significativo para complicações clínicas é a junção gastroesofágica, em decorrência da maior propensão de rompimento. O risco de sangramento está presente e associa-se a 20% da mortalidade intra-hospitalar, porém está relacionado somente a um terço das mortes em pacientes cirróticos.[12]

Quadro 27.2 Fatores de risco para úlcera de estresse

Ventilação mecânica por mais de 48 h
Coagulopatia
Choque
Sepse
Grandes queimaduras
Insuficiências hepática e renal
Trauma grave
Lesão craniana
Permanência prolongada em UTI

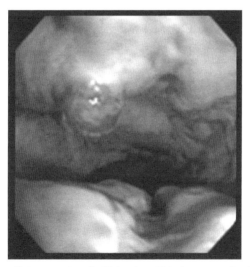

Figura 27.1 Varizes esofágicas com tampão fibrinoplaquetário. Imagem endoscópica cedida pelo Dr. Ricardo L. Ganc (médico do setor de endoscopia do HIAE).

Síndrome de Mallory-Weiss

A síndrome de Mallory-Weiss se refere a lacerações da mucosa na porção distal do esôfago, na junção gastroesofágica, envolvendo o leito venoso ou arterial subjacente. Está associada a excesso de bebidas alcoólicas, a vômitos e náuseas vigorosas ou tosse violenta. É responsável por aproximadamente 10 a 15% dos sangramentos gastrintestinais agudos altos, apesar de sua prevalência variar em estudos nacionais e anglo-saxões.[3,5]

Classificação

De modo geral, as HDA podem ser classificadas em varicosas e não varicosas, conforme a presença de varizes. Essa classificação ajuda não somente no direcionamento da etiologia, mas também do prognóstico e tratamento.[13] Também podem ser classificadas pela magnitude da perda sanguínea por meio da pressão arterial e frequência de pulso para estimar a redução volêmica, mostrada no Quadro 27.3.

Com o objetivo de tratar e avaliar o prognóstico, Forrest et al. descreveram, em 1974, uma classificação para úlceras pépticas hemorrágicas por meio da imagem endoscópica do paciente com HDA (Quadro 27.4).

Quadro 27.3 Classificação segundo a estimativa de perda sanguínea

Magnitude da perda	Pressão arterial	Pulso	Perda
Pequena (20% volemia)	Deitado: normal Em pé: queda < 14 mmHg	Deitado: normal Em pé: aumento < 20 bpm	< 1.000 mL
Moderada (20-40% volemia)	PAS: 90-100 mmHg Queda > 14 mmHg	100-120 bpm	1.500 mL
Maciça (40% volemia)	PAS < 90 mmHg	> 120 bpm	> 2.000 mL

Quadro 27.4. Classificação de Forrest

Forrest I Sangramento ativo	Ia — sangramento pulsátil ou em jato (Figura 27.2) Ib — sangramento em babação (Figura 27.3)
Forrest II Sangramento recente	IIa — vaso visível IIb — coágulo aderido IIc — manchas de hematina na úlcera
Forrest III Sem sangramento ativo	Lesão com base limpa

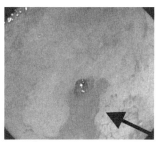

Figura 27.2 Forrest Ia: varizes justacárdicas – sangramento em babação. Imagem gentilmente cedida pelo Dr. Ricardo L. Ganc (médico do setor de endoscopia do HIAE).

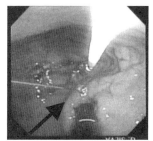

Figura 27.3 Forrest Ib: úlcera gástrica – sangramento em jato. Imagem gentilmente cedida pelo Dr. Ricardo L. Ganc (médico do setor de endoscopia do HIAE).

Manifestações clínicas

A HDA, independentemente de sua etiologia, tem apresentação clínica compatível com a quantidade de sangue perdida, variando de anemia a sinais de choque. As manifestações clássicas do sangramento gastrintestinal são hematêmese (vômito de sangue fresco ou em "borra de café") e melena (evacuação de fezes com sangue digerido, com aspecto de "borra de café"), indicando sangramento alto em 90% dos casos.[1] A hematoquezia (saída de sangue pelo ânus, com ou sem fezes), em geral, está associada à HDB; no entanto, pode ser observada em situações com sangramento intenso ou trânsito acelerado.

É importante lembrar que esses sinais indicativos reportados pelos pacientes podem ser falíveis quando avaliados de modo isolado, sendo necessária uma avaliação adequada do local de sangramento.[14]

Histórico

A avaliação diagnóstica deve incluir um histórico direcionado e minucioso, o qual pode ser fornecido pelo paciente ou pelo acompanhante. Deve-se investigar o histórico pregresso de: sangramento e sintomas dispépticos altos; antecedentes patológicos; uso abusivo de bebidas alcoólicas; tabagismo; uso crônico de AINE, AAS, anticoagulantes e corticosteroides; cirurgias prévias; vômito, tosse ou náusea antes do sangramento.

A anamnese tem como objetivo sugerir o diagnóstico diferencial, os fatores de risco e a predição da gravidade, assim como determinar condutas e definir o prognóstico.

Exame físico

O objetivo inicial do exame físico em pacientes com HDA é avaliar a instabilidade hemodinâmica e os sinais de má perfusão tissular decorrente da perda volêmica. Deve-se avaliar o nível de consciência, incluindo sinais de agitação, confusão ou torpor, o que pode sugerir hipoperfusão cerebral por baixo débito. Hipotensão ortostática e taquicardia sugerem perdas sanguíneas de mais de 15% do volume circulante, podendo auxiliar na ressuscitação volêmica. A avaliação clínica da perfusão tecidual é muito importante, visto que indica sinais de choque, como palidez cutânea, enchimento capilar demorado e oligúria. Icterícia, telangiectasias, eritema palmar, circulação venosa colateral, hepatoesplenomegalia, ginecomastia e ascite podem sugerir doença hepática crônica e sangramento relacionado à hipertensão portal. Na avaliação abdominal, é essencial analisar ruídos hidroaéreos, distensão, dor à palpação, rigidez e tumorações. O toque retal é indicado para examinar a presença de melena ou hematoquezia, a despeito das dúvidas diagnósticas relacionadas à hemorragia.

Exames laboratoriais e de imagem

Os exames laboratoriais são importantes porque fornecem informações sobre o estado clínico do paciente, além de indicarem a etiologia. Os níveis de hemoglobina, principalmente do hematócrito, podem não refletir o estado volêmico inicial em decorrência da hemoconcentração, levando geralmente algumas horas para traduzir o verdadeiro nível de sangue circulante. A leucocitose e a hiperglicemia podem refletir o grau de estresse como resposta do organismo. O aumento da ureia pode ser decorrente tanto da digestão do conteúdo proteico do sangue no trato digestório, sugerindo HDA, quanto da insuficiência renal pré-renal induzida pela hipovolemia.[15,16] A coagulopatia (tempo de protrombina ativada [TP]/tempo de protrombina parcialmente ativada [TTPa] prolongados) pode demonstrar doença hepática ou uso prolongado de anticoagulante como fonte do sangramento. Outras alterações incluem acidose metabólica, hipernatremia, hipocalemia e trombocitopenia. Métodos de imagem incluem angiografia e endoscopias, que podem diagnosticar e direcionar a terapia.

Intervenções

Ressuscitação

O tratamento inicial de pacientes com sangramento digestivo visa a melhorar as condições hemodinâmicas, perfusionais e volêmicas. O Quadro 27.5 demonstra as atitudes terapêuticas em relação ao tratamento de ressuscitação.

Quadro 27.5 Terapia de ressuscitação inicial

Ação	Considerações
Vigilância hemodinâmica e respiratória	Internação em unidade de terapia intensiva, monitorização hemodinâmica e respiratória contínua
Restauração volêmica	Punções venosas calibrosas em veias periféricas para a infusão rápida de fluidos
Proteção de vias aéreas	Decúbito elevado e avaliação para possível necessidade de intubação traqueal nos pacientes com rebaixamento do nível de consciência, com o objetivo de reduzir o risco de broncoaspiração e a insuficiência respiratória
Oxigenoterapia suplementar	Promoção de melhor saturação e transporte de oxigênio
Suspensão de ingestão via oral	Possível intervenção endoscópica ou cirúrgica
Sondagem vesical	Monitorização do débito urinário para melhor acompanhamento da perfusão tecidual e avaliação da reposição volêmica
Aquecimento corporal	Manta térmica e fluidos aquecidos para melhor oferta de oxigênio em pacientes com hipotermia
Tipagem sanguínea	Garantia de possíveis hemotransfusões para melhor transporte de oxigênio

Reposição volêmica

A reposição volêmica deve ser vigorosa e realizada com cristaloides (SF a 0,9% ou Ringer lactato). Em geral, são necessários 1 a 2 litros dessa solução para obter estabilidade hemodinâmica.[3] A transfusão de hemácias tem como objetivo manter o hematócrito aproximado de 30%. Nos casos de coagulopatia, pode-

-se utilizar plasma fresco ou plaquetas. O uso de expansores plasmáticos (coloides) está indicado em perdas maciças, enquanto se aguarda a hemotransfusão.[17]

Drogas vasoativas são indicadas em casos de choque refratário à expansão volêmica para manutenção da pressão arterial e da perfusão orgânica até que o tratamento definitivo possa ser estabelecido.

Sondagem nasogástrica

A sondagem nasogástrica mostra-se muito controversa na presença de sangramento digestivo. Contudo, pode ser muito útil na avaliação do paciente que apresenta dificuldades operacionais para a realização da endoscopia ou em casos de dúvida diagnóstica.[18] Pode-se avaliar a presença e a frequência do sangramento por meio do aspirado gástrico. A aspiração de sangue vivo correlaciona-se com lesões mais graves, com sangramento ativo, que predizem maiores riscos (taxa de mortalidade equivalente a 30%).[19,20] Situações em que o refluxo do conteúdo gástrico apresenta características de "borra de café" indicam sangramento lento, com taxa de mortalidade equivalente a 9%.[5] O resultado negativo para aspirado sanguinolento não afasta a possibilidade de HDA, podendo tratar-se de sangramento duodenal com a manutenção do piloro fechado.

Outra função da sondagem gástrica se refere à descompressão e à lavagem, que diminuem o risco de broncoaspiração e garantem melhor visualização no exame endoscópico.[21] A lavagem deve ser realizada com 250 a 500 mL de SF a 0,9% ou água filtrada em temperatura ambiente, para não causar desconforto e/ou diminuição da temperatura corporal, que pode levar a complicações, como arritmias. Após a lavagem, o conteúdo deve ser aspirado de forma ativa ou passiva. A manutenção da sonda depende da tolerância do paciente e do risco de complicações.

Farmacoterapia

O tratamento farmacológico na HDA visa a diminuir o risco de novos episódios de sangramento, levando em consideração a sua etiologia.

A terapia antissecretora é considerada importante no tratamento de pacientes com úlceras sangrantes, como prevenção de ressangramento, assim como na profilaxia primária para aqueles com risco de ulceração por estresse. O uso de inibidores da bomba de prótons (IBP) em altas doses, com o intuito de melhorar o pH gástrico, tem se mostrado eficaz, tanto para a prevenção de ressangramento após a endoscopia quanto nos pacientes que aguardam por terapia endoscópica.[20] A terapia supressora de ácido com medicamentos antagonistas do receptor H2 da histamina não é recomendada para evitar a recorrência de sangramento, uma vez que não é mais eficaz o IBP após a hemostasia endoscópica.[22] A diminuição da pressão portal em HDA varicosas, mesmo antes da identificação do foco de sangramento, é a meta do tratamento medicamentoso para esses pacientes. A vasopressina promove a vasoconstrição das artérias esplâncnicas, reduzindo o fluxo sanguíneo. O seu uso é limitado, por reduzir o fluxo coronário e aumentar a pressão arterial sistêmica, com o aumento do consumo de oxigênio. O uso da somatostatina também diminui a hipertensão portal, porém com vasoconstrição seletiva esplâncnica, o que diminui os efeitos colaterais sistêmicos causados pela vasopressina. Outro fármaco utilizado com o mesmo objetivo é a octreotida, análogo sintético de longa duração da somatostatina, que diminui o fluxo sanguíneo esplâncnico em 25% e a pressão intravaricosa em 30 a 35%, porém apresenta efeitos colaterais similares aos da vasopressina.[23]

Endoscopia digestiva alta

A endoscopia digestiva alta (EDA) é considerada o melhor instrumento para a manutenção do paciente com HDA. Seu uso tem como objetivos: definição diagnóstica (reconhecimento do ponto de sangramento e classificação de Forrest), ação terapêutica (realização da hemostasia), estratificação de risco para ressangramento e mortalidade (escore de Rockall).[24]

Estudos demonstram que a realização precoce da EDA está associada à redução do tempo de internação, do número de hemotransfusões e dos custos.[20,25]

Vários métodos de hemostasia podem ser utilizados, como mostra o Quadro 27.6, incluindo injeção por escleroterapia (álcool absoluto, adrenalina, solução de glicose hipertônica), coagulação térmica (*heater probe*, coagulação por plasma de argônio), método mecânico (hemoclipe, laqueadura elástica) e outros, como o *laser*.[26]

Shunt portossistêmico intra-hepático transjugular (TIPS)

Trata-se da introdução de prótese metálica autoexpansiva, por meio de procedimento radiológico pela veia jugular, que cria uma comunicação entre a veia supra-hepática e a veia porta, na tentativa de diminuir a pressão portal. Essa terapia é uma boa alternativa quando os tratamentos endoscópico e farmacológico de varizes esofágicas falham.[27]

Tamponamento esofágico por balão

O balão esofágico é considerado uma terapia temporária, na tentativa de controlar o sangramento de hemorragias varicosas que não respondem ao tra-

Quadro 27.6 Imagens endoscópicas de técnicas hemostáticas

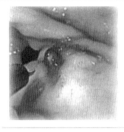

Escleroterapia com adrenalina em coto vascular sangrante

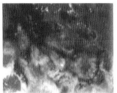

Coagulação por plasma de argônio em retite actínica colônica

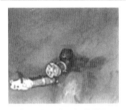

Aplicação de hemoclipe em coto arterial gástrico

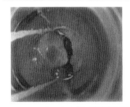

Laqueadura elástica em varizes esofágicas

Imagens gentilmente cedidas pelo Dr. Ricardo L. Ganc (médico do setor de endoscopia do HIAE).

tamento endoscópico e/ou farmacológico, ou até a decisão final do tratamento definitivo. A sonda mais utilizada é a do tipo Sengstaken-Blakemore. Um dispositivo possui três lumens, que são representados pelas vias do balão gástrico, do balão esofágico e da que permite drenagem e aspiração do conteúdo gástrico (Figura 27.4).[3,5]

A passagem do balão esofágico do tipo Sengstaken-Blakemore consiste na seguinte rotina: o balão gástrico é inicialmente introduzido pela narina até a posição gástrica, insuflado até um volume de aproximadamente 300 mL, a sonda é tracionada de modo a ajustar o balão gástrico junto ao fundo do estômago

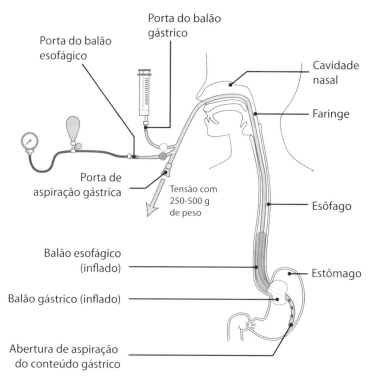

Figura 27.4 Balão esofágico do tipo Sengstaken-Blakemore.

e cárdia, que deve ser insuflado com pressão de aproximadamente 40 mmHg, e, finalmente, fixado com firmeza. O método de fixação do balão esofágico é de extrema importância para a efetividade do tratamento. A fixação mais comum utiliza uma saliência confeccionada com esparadrapo e gazes ao redor da sonda, que se apoiam na asa nasal.[3,5]

O balão corretamente posicionado exerce pressão sobre a cárdia e contra as varizes sangrantes; seu efeito é limitado ao tempo em que permanece insuflado, e as complicações são frequentes, como esofagite, ulcerações ou perfurações do esôfago, pneumonia aspirativa, necrose por compressão local em região da asa nasal e obstrução de vias aéreas pelo tracionamento da sonda. Um dos cuidados importantes é o de descompressão do balão a cada 12 horas, para evitar as complicações e possibilitar a avaliação da persistência do sangramento.[3] É importante ressaltar que esse tipo de terapia deve ser utilizado em situações extremas de sangramentos incontroláveis, com permanência máxima de 24 horas até que o tratamento definitivo seja instituído.

Cirurgia

Nas situações em que o sangramento é refratário às medidas de ressuscitação e tratamentos hemostáticos que conduzam a riscos de morte imediatos, indica-se a intervenção cirúrgica.[27,28] A intervenção precoce pode ser necessária em casos de hemorragias persistentes com instabilidade hemodinâmica, em casos de falha no retratamento endoscópico, na necessidade de hemotransfusão da metade ou mais da volemia estimada nas primeiras 24 horas e em pacientes com mais de 60 anos e/ou com comorbidades graves que apresentem sinais de choque.[20]

Assistência de enfermagem

A assistência de enfermagem ao paciente com HDA é fundamental para o processo de avaliação, tratamento, controle e segurança em uma unidade de terapia intensiva. Em razão do potencial risco de instabilidade do paciente, é importante que toda a equipe tenha conhecimento técnico-científico aplicado aos cuidados e vigilância contínuos. O Quadro 27.7 apresenta as intervenções de enfermagem ao paciente com HDA.[29,30]

Quadro 27.7 Intervenções de enfermagem no cuidado de pacientes com HDA

Ações	Considerações
Manter as vias aéreas permeáveis	A obstrução das vias aéreas pode ser causa de má evolução na terapia. Portanto, é necessário manter a sua permeabilidade com o posicionamento adequado do paciente, para maximizar a ventilação, avaliar o nível de consciência e o padrão respiratório, aspirar secreções orofaríngeas e identificar precocemente a necessidade de via aérea artificial
Prevenir a broncoaspiração	Trata-se de medida para prevenir a aspiração do conteúdo gástrico para os pulmões. É indicada em pacientes que possuam potenciais riscos, como rebaixamento do nível de consciência e hematêmese franca. Seus cuidados incluem: manutenção do decúbito elevado a 30°, identificação do paciente como de potencial risco, monitorização do nível de consciência, avaliação da possibilidade de sondagem nasogástrica e manutenção dos materiais para aspiração traqueal à beira do leito
Administrar terapia com oxigênio e monitorizar a oximetria	Os níveis diminuídos de hemoglobina podem causar hipoxemia, sendo necessário realizar oxigenoterapia suplementar para melhorar a oferta prejudicada aos tecidos. Considera-se hipoxemia a saturação arterial de oxigênio (SaO_2) menor que 92%

(continua)

Quadro 27.7 Intervenções de enfermagem no cuidado de pacientes com HDA. *(continuação)*

Ações	Considerações
Observar o nível de consciência	O cérebro é um grande consumidor de oxigênio, portanto quedas no fluxo cerebral são sinalizadas rapidamente com a alteração no nível de consciência, podendo ser um sinal precoce de perdas sanguíneas. A avaliação clínica tem o objetivo de controlar a estabilidade do paciente e conduzir o tratamento
Observar sinais de hipovolemia	A hipovolemia advém do sangramento digestivo e pode resultar em anemia até choque hipovolêmico. Sinais clínicos podem estimar perdas volêmicas nos diversos graus de choque: taquicardia (FC > 100 bpm), hipotensão arterial (PAM < 65 mmHg e/ou PAS < 90 mmHg), pressão de pulso diminuída, taquipneia (FR > 20 rpm), oligúria (diurese < 0,5 mL/kg/h por mais de 2 h), palidez cutânea e enchimento capilar demorado (> 3 s). É importante garantir a monitorização eletrocardiográfica contínua e pressórica rigorosa como complemento da avaliação clínica
Realizar anamnese minuciosa	A história do paciente é importante na caracterização de indicativos para a doença relacionada ao sangramento, como uso de aspirina e AINH cronicamente, anticoagulantes, tabagismo, alcoolismo e comorbidades
Manter acessos venosos viáveis	A ressuscitação volêmica se refere ao tratamento inicial e à manutenção do paciente com HDA. Para terapia adequada, são indicados dois acessos periféricos calibrosos para reposição rápida e agressiva, até que seja instalado um acesso venoso central para melhor controle e manutenção do paciente
Monitorizar o hemograma e garantir a coleta seriada	O hematócrito e a hemoglobina são marcadores importantes de perdas sanguíneas, de modo que guiam a terapia e possibilitam avaliar a deterioração do quadro. Níveis de hemoglobina próximos de 10 g/dL podem otimizar o transporte de oxigênio em pacientes com choque
Realizar cuidados com sondagem nasogástrica	A sondagem nasogástrica pode ser indicada na terapia da HDA, sendo necessários cuidados específicos em sua manutenção: certificação de indicação médica, técnica adequada para evitar maiores traumas, fixação segura para garantir imobilização e prevenção de ulcerações de narinas, controle e avaliação do débito, controle da permeabilidade (pode obstruir pela presença de coágulos) e realização de lavagem gástrica conforme orientação médica
Garantir a coleta de tipagem sanguínea e fator Rh	O quadro de hemorragia pode indicar a necessidade de hemotransfusões, sendo necessária a tipagem de grupo ABO e fator Rh. A garantia desse controle pode resultar em menor tempo de espera para a transfusão

(continua)

Quadro 27.7 Intervenções de enfermagem no cuidado de pacientes com HDA. *(continuação)*

Ações	Considerações
Monitorizar o balanço hídrico	A estimativa de perdas e ganhos mensuráveis demonstra o estado volêmico do paciente, fundamental para pacientes que apresentam hemorragias e recebam grande volume de líquido. Para melhor controle, faz-se necessário monitorar líquidos administrados e eliminados. A introdução de sonda vesical de demora é importante para o controle da diurese, sendo este um marcador perfusional precoce. O controle da diurese deve ser realizado a cada 2 h, com fechamento parcial a cada 6 h, e total a cada 24 h
Administrar medicações prescritas e observar possíveis efeitos colaterais	A farmacoterapia tem objetivos terapêutico e profilático. É importante o conhecimento da posologia, das formas de administração e dos possíveis efeitos colaterais, como orientação de bula na administração do IBP em *bolus*, hipertensão arterial em pacientes que recebem somatostatina, entre outros
Observar sinais de ressangramento após a endoscopia	Não é incomum a evolução de ressangramento em pacientes que realizam qualquer tipo de hemostasia endoscópica. É importante que o enfermeiro reconheça essa possibilidade e mantenha a avaliação e a vigilância após o procedimento, levando em consideração os sinais de sangramento
Manter cuidados com o balão esofágico	A sondagem segue a técnica de sondagem gástrica. Assim, o balão gástrico deve ser insuflado lentamente com 300 mL de ar e levemente tracionado para que se adapte contra a cárdia. É importante confirmar o posicionamento com a imagem radiológica. Após certificar-se da fixação da sonda, deve-se insuflar o balão esofágico a uma pressão de até 40 mmHg. O balão deve ser desinsuflado a cada 12 h com registro em prontuário. É importante observar sinais de complicações
Monitorizar o paciente quanto às complicações da endoscopia	Complicações potenciais incluem perfuração, sepse, broncoaspiração, piora respiratória e hemodinâmica pós-sedação, sangramento induzido
Avaliar o aporte calórico adequado	Em pacientes com hemorragia digestiva, indica-se a suspensão da ingestão pela via oral, sendo importante instituir o aporte calórico parenteral (soroterapia com glicose ou nutrição parenteral total), para manter um estado nutricional adequado
Orientar o paciente e/ou familiares quanto aos procedimentos	É muito importante diminuir a ansiedade e o estresse de pacientes e/ou familiares, favorecendo o conforto, a melhor percepção dos acontecimentos e a maior segurança no tratamento

(continua)

Quadro 27.7 Intervenções de enfermagem no cuidado de pacientes com HDA. *(continuação)*

Ações	Considerações
Garantir a instituição de profilaxia para úlcera de estresse	Pacientes internados em unidades de terapias intensivas são mais expostos a fatores de risco para a formação de úlceras de estresse. Para a garantia de segurança, é necessário instituir medidas profiláticas mesmo naqueles que não tenham como motivo de internação o diagnóstico de hemorragia digestiva. É de responsabilidade do enfermeiro garantir que essas medidas sejam tomadas, assim como ter propriedade para identificar esses fatores nos pacientes

HEMORRAGIA DIGESTIVA BAIXA

Definição

A hemorragia digestiva baixa (HDB) define-se pelo sangramento oriundo da porção distal do ligamento de Treitz, com exteriorização do sangue por via retal, sendo responsável por 20 a 30% das hemorragias digestivas.[31]

Epidemiologia

Em hospitais norte-americanos, a incidência anual é de aproximadamente dois casos por 100 mil adultos.[32] A incidência de HDB é maior em homens e aumenta com a idade, sendo a faixa de 63 a 77 anos a de maior risco,[31] provavelmente em razão da alta frequência de doença diverticular e vascular em homens mais velhos. A taxa de hospitalização dos pacientes com HDB é de aproximadamente um terço em relação à daqueles com HDA.[28]

Etiologia

Em pacientes com idade inferior a 50 anos, a principal etiologia é de origem anorretal, enquanto naqueles com idade acima de 70 anos é a doença diverticular.[33,34]

As causas mais comuns de HDB são doença diverticular e angiodisplasia. As outras causas são descritas no Quadro 27.8.

Doença diverticular do cólon

Divertículos são invaginações com aspecto sacular na parede do cólon, sendo mais comuns no cólon sigmoide. O sangramento diverticular é responsável

Quadro 27.8 Outras causas de HDB

Colite isquêmica
Anorretal (hemorroidas, fissuras anais, úlceras retais)
Neoplasia de cólon
Pólipos intestinais
Pós-polipectomia
Doença inflamatória (Crohn, retocolite ulcerativa)
Colite infecciosa
Vasculites
Divertículo de Meckel
Hipertensão portal com varizes retais
Colopatia induzida por radiação
Colite induzida por AINH
Fístula aortoentérica

por cerca de 30 a 50% dos casos de hemorragia digestiva aguda baixa; em idosos, essa porcentagem aumenta para 42 a 55%.[35] O sangramento diverticular advém da ruptura dos divertículos em decorrência da alteração na parede dos vasos, podendo ser maciço e resultar em grandes hemorragias. Após o primeiro sangramento, a probabilidade de ressangramento é de 25%; após o segundo sangramento, a probabilidade de novos sangramentos é de 50%.

Angiodisplasia

A angiodisplasia é considerada a segunda maior causa de HDB, contribuindo com 20 a 30% dos casos. Sua incidência aumenta na subpopulação com idade acima de 65 anos.[35] Também é chamada de malformação arteriovenosa ou angioma. Trata-se de dilatações vasculares da submucosa, em geral do cólon direito (Figura 27.5). O sangramento por essa etiologia pode ser menos grave, uma vez que pode ser de etiologia venosa, em comparação ao de doença diverticular, que é arterial.

Classificação

Em termos didáticos, a HDB pode ser classificada em grupos de acordo com a etiologia ou a velocidade de perda sanguínea (Quadro 27.9).

Manifestações clínicas

A manifestação clínica mais comum da HDB é a hematoquezia ou a enterorragia, caracterizada pela saída de sangue vermelho vivo ou coágulos pela via

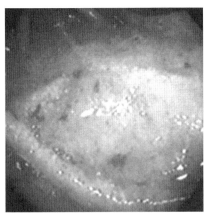

Figura 27.5 Angiodisplasia de cólon. Imagem gentilmente cedida pelo Dr. Ricardo L. Ganc (médico do setor de endoscopia do HIAE).

Quadro 27.9 Classificação da HDB

Quanto à etiologia	
Anatômica	Doença diverticular
Inflamatória	Doença de Crohn
Vascular	Angiodisplasia
Oncológica	Neoplasia de cólon
Quanto à velocidade da perda sanguínea	
Sangramento agudo	Perdas rápidas com volumes variados, podendo levar à hipovolemia (hematoquezia)
Sangramento subagudo	Velocidade e volumes moderados (hematoquezia ou sangue misturado às fezes)
Sangramento crônico	Sem manifestações clínicas importantes, com adaptação gradual do organismo (sangue oculto)

retal. A presença de sangue coagulado tem alta prevalência de sangramento de cólon esquerdo e retossigmoide. Para descartar a possibilidade de sangramento digestivo alto com eliminação retal de coágulos pelo aumento do trânsito intestinal, é importante considerar a possibilidade de sondagem nasogástrica e observar a presença de sangue no aspirado gástrico.

Em geral, a apresentação de dor abdominal não está associada à hemorragia secundária à doença diverticular e angiodisplasia; em isquemias mesentéricas e colites inflamatórias ou infecciosas, a dor intensa está associada a sinais de irritação peritoneal.

Em sangramentos maciços, os pacientes apresentam instabilidade hemodinâmica com sinais de hipoperfusão, como citado na HDA. Na presença de sangramentos crônicos, podem apresentar sintomas de anemia, como fraqueza, fadiga ou dispneia aos esforços.

Histórico

Achados do histórico do paciente podem sugerir algumas etiologias e direcionar cuidados. Alguns aspectos devem ser investigados durante a coleta do histórico: episódios hemorrágicos prévios; hábito intestinal e dor associada; idade; uso de AAS e AINH, indicando quadros de colites inflamatórias; história clínica pregressa; HIV/Aids, podendo dar indícios de colite por CMV; ingestão de corpos estranhos; irradiação do abdome ou pelve (doenças actínicas); colonoscopia com polipectomia; cirurgias de aorta, podendo sinalizar fístula aortoentérica; perda de peso inexplicada; coloração e consistência das fezes.[31]

Exame físico

A prioridade na avaliação dos pacientes com HDA ou baixa é a caracterização de sinais de choque, como discutido anteriormente. Em geral, os exames específicos não direcionam o foco de sangramento. A avaliação abdominal com inspeção, palpação e ausculta é importante para detectar telangiectasias, massas palpáveis que indicam neoplasia e ruídos hidroaéreos aumentados que sugerem sangramentos mais altos. A presença de sangramentos simultâneos de outras áreas pode determinar distúrbios de coagulação. O toque retal deve ser realizado para revelar alterações anorretais.

Exames laboratoriais e de imagem

Os exames laboratoriais iniciais devem incluir valores de hematócrito e hemoglobina, os quais não devem ser avaliados de forma isolada, sobretudo quando iniciada a terapia de restituição volêmica. É necessário instituir o controle seriado a cada 4 a 6 horas para melhor análise evolutiva. A identificação de coagulopatia (TP/TTP), distúrbios eletrolíticos e metabólicos pode ajudar a orientar a terapia.

Exames de imagem associados ao quadro de HDB incluem colonoscopia, angiografia, cintilografia e cápsula endoscópica, que serão descritas nas intervenções.

Intervenções

Ressuscitação

A ressuscitação hemodinâmica deve ser prioritária em pacientes que apresentam instabilidade, conforme descrito na HDA.

Colonoscopia

Trata-se de exame endoscópico que permite visualizar o cólon, de escolha na HDB. Com acurácia de até 90%, possibilita a identificação do local do sangramento, intervenção terapêutica e coleta de material para anatomopatológico, quando necessário.[36] Antes do exame, o cólon deve ser preparado para promover a otimização da visualização, o que pode ser uma desvantagem nesse método, visto que requer a infusão de soluções por via oral ou por sonda nasogástrica, podendo levar à aspiração do conteúdo gástrico por sobrecarga de volume. A intensidade do sangramento e o preparo inadequado do cólon são fatores limitantes para o procedimento. Uma vez identificado o foco de sangramento, é possível realizar as seguintes medidas terapêuticas: infiltração de adrenalina, coagulação por contato (bipolar) ou sem contato (*laser* ou argônio), uso de clipes e polipectomia (Figura 27.6).

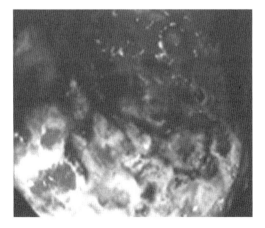

Figura 27.6 Hemostasia de retite actínica com argônio. Imagem gentilmente cedida pelo Dr. Ricardo L. Ganc (médico do setor de endoscopia do HIAE).

Enteroscopia

Caso não seja possível visualizar o sangramento pela colonoscopia e pela esofagogastroduodenoscopia, indica-se a enteroscopia, pela qual um fibroscópio mais longo é introduzido até atingir o jejuno, sendo limitada pela anatomia intestinal.

Angiografia

A angiografia é indicada em casos de sangramento intenso, nos quais a visualização pela colonoscopia não é adequada. A qualidade do resultado está diretamente relacionada ao fluxo do sangramento, sendo necessário pelo menos 1 a 1,5 mL/min para melhor visualização do sítio.[37] Sua especificidade é de 100%. Apresenta como vantagem o fato de não necessitar de preparo do cólon, com ótima precisão e interrupção do sangramento com medidas terapêuticas por infusão de agentes vasopressores (vasopressina ou adrenalina) ou embolização.

Cintilografia

A cintilografia, ou imagem com radionucleotídeo, pode identificar fluxos com velocidade de 0 a 0,5 mL/min, sendo mais sensível que a angiografia, porém menos específica que a colonoscopia. É um método não invasivo; no entanto, não consegue precisar o foco do sangramento.

Cápsula endoscópica

A cápsula endoscópica (CE) tem sido empregada para auxiliar no diagnóstico de doenças do intestino delgado, possibilitando a visualização de regiões do intestino que dificilmente são visíveis por meio de outras técnicas diagnósticas. A CE apresenta algumas vantagens sobre as técnicas convencionais, como a comodidade para o paciente e o fato de ser um método pouco invasivo. Utilizada na detecção de anormalidades do revestimento interno do intestino delgado, entre elas as hemorragias gastrintestinais, está contraindicada em pacientes portadores de obstrução intestinal ou naqueles que apresentam impossibilidade de deglutir a cápsula. A CE é descartável, contendo uma minicâmera, uma fonte luminosa e um transmissor. Ela transmite imagens (via *wireless*) para um computador enquanto transita no tubo digestivo. Para a ingestão da CE, é necessário jejum prévio de 8 a 10 horas. O uso de laxante prévio melhora a visibilidade e o rendimento diagnóstico. A administração da CE é ambulatorial e não requer sedação, permitindo que o paciente realize suas atividades diárias normalmente, retornando 10 horas depois ou no dia seguinte para entregar as imagens. Após 1 a 2 horas da ingestão, o paciente pode ingerir líquidos e, após 4 horas, fazer uma refeição leve. A CE é excretada juntamente com as fezes do paciente.[38]

Tratamento cirúrgico

A indicação cirúrgica faz-se necessária quando outros métodos terapêuticos não são suficientes para interromper o sangramento ou quando não é possível identificar o local hemorrágico. Tem como objetivo localizar o foco com ressecção do segmento acometido; em casos de sangramento difuso, indica-se a colectomia total.

Assistência de enfermagem

As metas para os cuidados de enfermagem incluem as intervenções citadas na HDA, como cuidados relacionados à hemorragia propriamente dita (controles hemodinâmicos, respiratórios, laboratoriais, nutricionais e educacionais), além de outros cuidados específicos, descritos no Quadro 27.10.

Quadro 27.10 Intervenções específicas para HDB

Observar e registrar a velocidade e o volume de sangramento	A gravidade do quadro na HDB está associada ao volume e à velocidade do sangramento, sendo necessária sua identificação como guia diagnóstico e terapêutico, importante na observação rigorosa
Avaliar as características do sangramento	O sangramento vivo misturado ou não às fezes pode sugerir sangramentos baixos
Realizar anamnese direcionada	A avaliação direcionada, que inclui o histórico, o exame físico e a observação clínica, pode traduzir-se no melhor guia de condutas e em melhores respostas, com menores índices de deterioração do quadro
Realizar o preparo adequado do cólon	O preparo do cólon é de fundamental importância para a realização da colonoscopia, sendo um dos maiores fatores limitantes do procedimento. É responsabilidade da enfermagem garantir um preparo adequado, seguindo a orientação médica em relação aos diversos tipos de soluções. É necessário orientar o paciente sobre sua importância, avaliar e instituir cuidados para o risco de aspiração do conteúdo gástrico, avaliar a distensão e o desconforto abdominal, que são sinais de sobrecarga de volume, controlar os sinais vitais e avaliar a resposta do cólon à terapia com registro de características das evacuações

(continua)

Quadro 27.10 Intervenções específicas para HDB. *(continuação)*

Vigiar o padrão respiratório e hemodinâmico durante o procedimento de colonoscopia ou enteroscopia	Outra limitação para esses procedimentos endoscópicos se refere à necessidade de sedação do paciente. Em pacientes graves com repercussão hemodinâmica importante, pode levar à piora respiratória, sendo necessária desde a suplementação de oxigênio até a instituição de uma via aérea artificial. O controle rigoroso da pressão arterial e contínuo da FC faz-se necessário
Garantir a instituição de terapia de proteção renal	Exames de imagem necessitam de marcadores que podem levar a lesões renais secundárias, como administração de contraste iodado, sendo necessário dar início a terapias de proteção renal, assim como hidratação, quando não contraindicada. O enfermeiro deve saber identificar os pacientes de risco para lesão renal agudo (idoso, com doença renal prévia, em uso de droga nefrológica) e garantir que essas precauções sejam tomadas, além de realizar o tratamento prescrito pelo médico
Observar sinais de complicações após o procedimento de imagem	Todo procedimento invasivo tem como limitações suas possíveis complicações. O enfermeiro de unidade de terapia intensiva deve estar atento a essas complicações: rebaixamento do nível de consciência e hipotensão pós-sedação, sinais de ressangramento após terapias hemostáticas, reação alérgica aos contrastes, lesão renal aguda, tromboembolia, hematoma no sítio de punção e trombose arterial, com avaliação de perfusão distal

RESUMO

A hemorragia digestiva aguda é uma emergência comum em terapias intensivas, em razão do quadro de instabilidade hemodinâmica proveniente de grandes perdas sanguíneas, com graves repercussões perfusionais. Pode ser classificada em alta ou baixa, de acordo com o local hemorrágico. As taxas de morbidade e de mortalidade variam de acordo com a gravidade do quadro, em relação ao volume de perdas, etiologia, condições de ressangramento, idade e comorbidades. Sabe-se que o número de hospitalizações de pacientes com HDA é três vezes maior que os de HDB. A principal metodologia de classificação das hemorragias está associada à magnitude das perdas sanguíneas, podendo apresentar-se com anemia e até choque hipovolêmico. As manifestações clínicas são importantes na diferenciação etiológica, assim como a história prévia. O tratamento inicial visa a restabelecer as condições hemodinâmicas e perfusionais, sendo posteriormente direcionado à terapia específica e definitiva da causa. A determinação do resultado está associada a uma implementação de avaliação adequada, tratamento precoce e, acima de tudo, integração na assistência, com conhecimento e medidas multidisciplinares. Nesse contexto, as intervenções de enfermagem são primordiais desde a avaliação inicial até as condutas de cuidados contínuos e especializados.

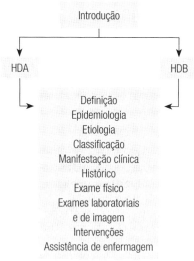

Figura 27.7 Resumo esquemático.

PROPOSTAS PARA ESTUDO

1. O que diferencia a HDA da HDB?
2. Quais são as etiologias mais comuns apresentadas na HDA?
3. Em paciente internado em terapia intensiva, quais são os fatores de risco para úlcera de estresse? Qual o papel do enfermeiro diante dessa profilaxia?
4. Quais são as manifestações clínicas apresentadas na HDA?
5. A instabilidade hemodinâmica é a principal repercussão do choque hipovolêmico. Cite alguns dos sinais clínicos de má perfusão tecidual no paciente com hemorragia digestiva aguda.
6. De que se trata a classificação de Forrest e como pode ser definida?
7. O tratamento inicial da hemorragia digestiva visa à estabilização hemodinâmica e perfusional. Comente as ações esperadas e associe as intervenções de enfermagem relacionadas a essas condutas.
8. Quais são os objetivos da endoscopia digestiva alta?
9. O tamponamento esofágico é uma das condutas possíveis no tratamento da HDA. Descreva alguns cuidados e observações na manutenção do balão.
10. Em caso de hemorragia digestiva, quando a sondagem gástrica é indicada?
11. Em geral, quais são as etiologias responsáveis pelo sangramento digestivo baixo?
12. Cite as manifestações clínicas mais comuns da HDB.
13. Descreva algumas das intervenções de enfermagem específicas no cuidado do paciente com HDB.
14. Qual é a importância do enfermeiro no manejo do paciente com hemorragia digestiva aguda internado em unidade de terapia intensiva?

REFERÊNCIAS BIBLIOGRÁFICAS

1. Steele AG, Sabol V. In: Morton PG, et al. Cuidados críticos de enfermagem: uma abordagem holística. Rio de Janeiro: Guanabara Koogan; 2007. p. 965-74.
2. Coelho FF et al. Tratamento da hemorragia digestiva alta por varizes esofágicas: conceitos atuais. ABCD, Arq Bras Cir.Dig [on-line]. 2014;27(2):138-44.
3. Del Grande JC, Linhares MM, Strassman V, Ganc AJ. Hemorragia digestiva alta. In: Knobel E. Condutas no paciente grave. 3. ed. São Paulo: Atheneu; 2006, p. 697-710.
4. Cohen M, Sapoznikov B, Niv Y. Primary and secondary nonvariceal upper gastrointestinal bleeding. J Clin Gastroenterol. 2007;41(9):810-3.
5. Kupfer Y, Cappell MS, Tessler S. Acute gastrointestinal bleeding in the intensive care unit: the intensivist's perspective. Gastroenterol Clin North Am. 2000;29(2):275-307.
6. Blatchford O, Davidson LA, Murray WR, et al. Acute upper gastrointestinal haemorrhage in west of Scotland: case ascertainment study. BMJ. 1997;315:510-4.
7. Van Leerdam ME, Vreeburg EM, Rauws EA, et al. Acute upper GI bleeding: did anything change? Time trend analysis of incidence and outcome of acute upper GI bleeding between 1993/1994 and 2000. Am J Gastroenterol. 2003;98:1494-9.
8. Vreeburg EM, Snel P, de Bruijne JW et al. Acute upper gastrointestinal bleeding in the Amsterdam area: incidence, diagnosis, and clinical outcome. Am J Gastroenterol. 1997;92:236-43.
9. Barkun A, Sabbah S, Enns R, et al. The Canadian Registry on Nonvariceal Upper Gastrointestinal Bleeding and Endoscopy (RUGBE): endoscopic hemostasis and proton pump inhibition are associated with improved outcomes in a real-life setting. Am J Gastroentero. 2004;I(99):1238-46.
10. Boonpongmanee S, Fleischer DE, Pezzullo JC et al. The frequency of peptic ulcer as a cause of upper-GI bleeding is exaggerated. Gastrointest Endosc. 2004;59:788-94.
11. Soki-Milutinovi A, Krsti M, Popovi D, Mijalkovi N, Djuranovi S, Culafi Dj. Role of Helicobacter pylori infection and use of NSAIDs in the etiopathogenesis of upper gastrointestinal bleeding. Acta Chir Iugosl. 2007; 54(1):51-62.
12. Thuluvath PJ, Krishnan A. Primary prophylaxis of variceal bleeding. Gastrointestinal Endoscopy. 2003; 58(4):558-67.
13. De Franchis R. Evolving consensus in portal hypertension. Report of the Baveno IV consensus workshop on methodology of diagnosis and therapy in portal hypertension. J Hepatol. 2005;43:167-76.
14. Zuckerman GR, Trellis DR,Sherman TM et al. An objective measure of stool color for differentiating upper from lower gastrointestinal bleeding. Dig Dis Sci. 1995;40:1614-21.
15. Chalasani N, Clark WS, Wilcox CM. Blood urea nitrogen to creatinine concentration in gastrointestinal bleeding: a reappraisal. Am J Gastroenterol. 1997;92:1796-9.
16. Ernst AA, Haynes ML, Nick TG et al. Usefulness of the blood urea nitrogen/creatinine ratio in gastrointestinal bleeding. Am J Emerg Med. 1999;17:70-2.
17. Rockey DC. Gastrointestinal bleeding. In: Feldman M, Friedman LS, Sleisenger MH, eds. Gastrointestinal and liver disease. 7. ed. Philadelphia: WB Saunders; 2002.
18. Leung FW. The venerable nasogastric tube. Gastrointest Endosc. 2004;59:255-60.
19. Aljebreen AM, Fallone CA, Barkun AN. Nasogastric aspirate predicts high-risk endoscopic lesions in patients with acute upper-GI bleeding. Gastrointest Endosc. 2004;59:172-8.
20. Barkun A, Bardou M, Marshall K. Consensus recommendations for managing patients with nonvariceal upper gastrointestinal bleeding. Ann Intern Med. 2003;139:843-57.
21. Lee SD, Kearney DJ. A randomized controlled trial of gastric lavage prior to endoscopy for acute upper gastrointestinal bleeding. J Clin Gastroenterol. 2004; 8:861-5.

22. Cash BD. Evidence-based medicine as it applies to acid suppression in the hospitalized patient. Crit Care Med. 2002;30(6):S373-S378.
23. Cello JP. Octreotide. Clin Perspect Gastroenterol. 2000;3(6):349-52.
24. Rockall TA, Logan RFA, Devlin HB. Risk assessment after acute upper gastrointestinal hemorrhage. Gut. 1996;38:316-21.
25. Spiegel BM, Vakil NB, Ofman JJ. Endoscopy for acute nonvariceal upper gastrointestinal tract hemorrhage: is sooner better? A systematic review. Arch Intern Med. 2001;161:1393-404.
26. Moura EG, Sakai P, Maluf Filho F. Hemorragia digestiva alta não varicosa. In: Sakai P, Ishioka S, Fauze Filho M. Tratado de endoscopia digestiva diagnóstica e terapêutica. São Paulo: Atheneu; 2001. p. 195-208.
27. Luketic VA, Sanyal AJ. Esophageal varices: II. TIPS and surgical therapy. Gastroenterol Clin North Am. 2000; 29(2):337-86.
28. Kollef MH, O'Brien JD, Zuckerman GR, et al. Bleed: a classification tool to predict outcomes in patients with acute upper and lower gastrointestinal hemorrhage. Crit Care Med. 1997;25:1125.
29. Bulechek GM, Butcher HK, Dochterman JM. In: Nursing Interventions Classification (NIC). 5. ed. United Kingdom: Elsevier; 2008.
30. Yamashita MAA, DÁrco C, Silva CV, Guastelli LR. In: Elias Knobel. Condutas no paciente grave. 3. ed. São Paulo: Atheneu; 2006. p. 2391-406.
31. Deutsch CR, Bernini CO, Yagi OK, Barone B. Hemorragia digestiva baixa. In: Knobel E. Condutas no paciente grave. 3. ed. São Paulo: Atheneu; 2006. p. 711-22.
32. Longstreth GF. Epidemiology and outcome of patients hospitalized with acute lower gastrointestinal hemorrhage: a population-based study. Am J Gastroenterol. 1997;92:419.
33. Bass BL, Turner DJ. Acute gastrintestinal. In: Sabiston. Textbook of surgery. 17. ed. Philadelphia: WB Saunders; 2004. p. 1241-64.
34. Fontes PRO, Matos AA, Zamin Jr I. Hemorragia digestiva baixa. In: Coelho JCU. Aparelho digestivo: clínica e cirurgia. 3. ed. São Paulo: 2004. p. 145-60.
35. Farrell JJ, Friedman LS. Gastrointestinal bleeding in older people. Gastroenterol Clin North Am. 2000; 29(1):1-36.
36. Zuccaro G. Management of the adult patient with acute lower gastrointestinal bleeding. Am J Gastroenterol. 1998; 93(8):1202-8.
37. Stabile BE, Stamos MJ. Surgical management of gastrointestinal bleeding. Gastroenterol Clin North Am. 2000;29(1):189-222.
38. Anvisa. Cápsula endoscópica para o diagnóstico de sangramento gastrointestinal obscuro e doença de crohn. Boletim Brasileiro de Avaliação de Tecnologias em Saúde. Ano VI n. 14, março de 2011.

28

Transplante hepático

Claudia Regina Laselva
Maria Luiza Monteiro Costa

PONTOS A APRENDER

1. Legislação nacional para transplantes.
2. Perfil do candidato ao transplante hepático.
3. Fatores que devem nortear a indicação do transplante hepático.
4. Avaliação e cuidados de enfermagem no perioperatório de transplante hepático.
5. Técnicas cirúrgicas mais usadas.
6. Assistência de enfermagem ao receptor no pré e no pós-operatório.
7. Complicações do transplante hepático.

PALAVRAS-CHAVE

Transplante hepático, terapia intensiva, doador falecido, *Piggy-back*, suporte hepático.

ESTRUTURA DOS TÓPICOS

Introdução. Paciente submetido a transplante de fígado. Avaliação do potencial doador. Cuidados e manutenção do doador falecido. Procedimentos para o transplante. Diagnósticos de enfermagem para o estabelecimento de intervenções no pré e no pós-operatório do transplante hepático. Assistência de enfermagem no pré-operatório. Assistência de enfermagem no pós-operatório. Imunossupressão. Complicações precoces. Transplante de fígado e sobrevida. Perspectivas. Resumo. Referências bibliográficas. Para saber mais.

INTRODUÇÃO

O transplante (Tx) de fígado é um procedimento único e muito complexo. A assistência de enfermagem especializada é determinante para o seu sucesso. O objetivo deste capítulo é descrever a prática da enfermagem no transplante de fígado durante o pós-operatório na unidade de terapia intensiva (UTI).

O primeiro transplante de fígado foi realizado em 1963 por Starzl. Desde então, o aprimoramento das técnicas cirúrgicas, o desenvolvimento de novos medicamentos imunossupressores e o surgimento de métodos de conservação de órgãos para o melhor entendimento e controle dos fenômenos imunológicos têm sido fundamentais para o seu progresso. Com o aparecimento da ciclosporina, no início da década de 1980, o transplante de fígado teve grande avanço. No Brasil, o primeiro transplante ortóptico de fígado foi realizado por Monteiro da Cunha, em 1968, e, com doador vivo, em 1989, por Raia.[1]

Desde então, o crescente progresso do transplante de fígado tem promovido melhores resultados. No sentido de aprimorar o programa de transplantes no Brasil, várias atitudes foram discutidas e viabilizadas pelos órgãos de saúde competentes e por toda a sociedade transplantadora e civil. O Estado de São Paulo saltou de 63 transplantes de fígado em 1998 para 341 em 2008.

Foram desenvolvidas regulamentações sobre a retirada e o transplante de tecidos, órgãos e partes de cadáver para fins terapêuticos e científicos, entre elas a Lei n. 5.479, de 10 de agosto de 1968, revogada pela Lei n. 8.489, de 18 de novembro de 1992.

O Brasil lidera o *ranking* mundial de transplantes de órgãos financiados pelo Sistema Único de Saúde (SUS), de onde partiu a criação de coordenação nacional para um sistema de transplantes e a definição de critérios técnicos e de destinação de órgãos claros e transparentes. Um marco na legislação brasileira de transplantes foi a criação da Lei dos Transplantes (Lei n. 9.434, de 4 de fevereiro de 1997), que dispõe sobre a remoção de órgãos, tecidos e partes do corpo humano para fins de transplante, juntamente com a Lei n. 10.211, de 2001, além do Decreto n. 2.268, de 30 de junho de 1997, que regulamenta a destinação dos órgãos.

Com essas definições legais, o Ministério da Saúde implementou medidas para a organização do Sistema Nacional de Transplantes (SNT, 1997) criando as listas únicas de receptores, centrais estaduais de transplantes que normatizam a atividade, cadastram e autorizam serviços e equipes especializadas, estabelecem critérios de financiamento e impulsionam a realização dos procedimentos.

A distribuição de fígado é realizada pelas Centrais de Notificação, Captação e Distribuição de Órgãos (CNCDO), utilizando o programa informatizado de gerenciamento da lista de espera indicado pelo Sistema Nacional de Transplantes (Datasus SNT 5.0 ou superior), instituído pela Portaria n. 783/GM, de 12 de abril de 2006. No Estado de São Paulo, com o intuito de descentralizar e agilizar a entrada de dados, racionalizar o fluxo de informações e consolidar a credibilidade e transparência do sistema de transplantes, a Secretaria de Saúde do Estado de São Paulo (SES) desenvolveu um novo sistema via internet em conjunto com o Instituto de Pesquisa Tecnológica (IPT), implantando, em maio de 2006, os módulos da Central de Transplantes, laboratórios de histocompatibilidade e equipes de transplantes.

O primeiro contato com o paciente ocorre no ambulatório, com ênfase no diagnóstico das doenças hepáticas e extra-hepáticas, avaliação do prognóstico e planejamento de alternativas relacionadas ao tratamento médico. Uma vez confirmada a indicação para o transplante, o paciente é avaliado quanto às possíveis contraindicações do transplante e dos problemas clínicos e/ou cirúrgicos. Em seguida, inicia-se a avaliação da equipe multidisciplinar para discussão e aprovação da inclusão em lista de espera.

Por fim, realiza-se a inscrição na lista de espera para transplante de fígado da SES, com leitura e assinatura do termo de consentimento, da ficha de inscrição em lista e da ficha complementar de inscrição.

PACIENTE SUBMETIDO A TRANSPLANTE DE FÍGADO

Candidatos ao transplante

O transplante de fígado é uma excelente modalidade terapêutica para pacientes com doença hepática aguda ou crônica em fase terminal, atingindo níveis de sobrevivência ao redor de 90% no primeiro ano e 85% após 5 anos. O SNT criou critérios para a inclusão de pacientes em lista de transplante — critérios mínimos (Portaria n. 541/GM, março de 2002).

Assim como todo procedimento complexo que envolve risco, com taxas de mortalidade e morbidade não desprezíveis, o transplante de fígado deve ser indicado com base em muitos critérios.[2] Em outra análise, só é possível realizar o transplante na dependência de um enxerto, muitas vezes escasso, em comparação à necessidade de transplante. Em outras palavras, existe desproporção entre o número de órgãos e a necessidade de transplantes, uma realidade existente não apenas no Brasil, mas em todo o mundo. Muito se tem discutido o estabelecimento de critérios para a alocação dos enxertos, com base em premissas da bioética e princípios de justiça, não maleficência, beneficência e respeito à autonomia.

Algumas perguntas devem ser feitas antes de se indicar um transplante de fígado: os sintomas do paciente decorrem de doença do fígado? Existe tratamento menos agressivo? O transplante vai curar o paciente? Existe problema técnico impeditivo? O paciente quer ser transplantado? Qual o melhor momento para o transplante?

O momento ideal para a realização do transplante de fígado é uma decisão difícil, devendo ser discutido diariamente com o paciente.

No Brasil, criou-se a lista única em 1997, um avanço no programa da transplantação nacional, pela qual o critério de alocação dos enxertos era único e baseava-se exclusivamente na ordem cronológica, ou seja, na data de entrada do paciente em lista.

Em 2006, após ampla discussão com a sociedade, o Ministério da Saúde determinou o critério para a alocação de fígado de doadores falecidos: o *Model for End-stage Liver Disease/Pediatric for End-stage Liver Disease* (MELD/PELD).[3] O MELD é um escore matemático que avalia a mortalidade dos pacientes submetidos ao *Transjugular Intrahepatic Portosistemic Shunt* (TIPS). Esse escore demonstrou-se excelente preditor de mortalidade, em 3 meses, para pacientes cirróticos em espera para transplante. O PELD é utilizado para crianças.[4]

O sistema MELD/PELD foi introduzido nos Estados Unidos em 2002, na tentativa de diminuir a mortalidade em lista de espera, uma vez que os pacientes mais graves seriam transplantados primeiro. Após a utilização desse escore, observou-se aumento do número de pacientes graves transplantados, com redução da mortalidade na lista de espera e sem impacto na sobrevivência de 1 ano de paciente e enxerto após o transplante.

O MELD baseia-se na seguinte fórmula: $0,957 \times \log e$ (creatinina mg/dL) $+ 0,378 \times \log e$ (bilirrubina mg/dL) $+ 1,120 \times \log e$ (INR) $+ 0,643 \times 10$, arredondado para valor inteiro. Caso os valores de laboratório sejam menores que 1, devem ser arredondados. O máximo do nível sérico de creatinina dentro da fórmula de MELD é 4,0 mg/dL.[1] Caso a resposta seja positiva para a questão da diálise (realiza-se diálise mais de duas vezes por semana), o valor da creatinina automaticamente se torna 4,0.[5] A fórmula do PELD é $0,480 \times \log e$ (bilirrubina mg/dL) $+ 1,857 \times \log e$ (INR) $- 0,687 \times \log e$ (albumina mg/dL) $+ 0,436$ (se o paciente tiver até 24 meses de vida) $+ 0,667$ (se o paciente apresentar déficit de crescimento menor que 2) $\times 10$. Caso os valores de laboratório sejam menores que 1, eles devem ser arredondados. O cálculo do valor do déficit de crescimento baseia-se no gênero, no peso e na altura. No Brasil, há um ajustamento do PELD para a harmonização com o MELD (multiplicar por 3 e arredondar para valor inteiro).

AVALIAÇÃO DO POTENCIAL DOADOR

A avaliação do potencial doador deve considerar a inexistência de contraindicações clínicas e laboratoriais à doação. Assim, podem *não* ser considerados doadores: portadores de HIV, pacientes em sepse não controlada, portadores de neoplasias malignas, excetuando-se tumor restrito ao sistema nervoso central (SNC), e carcinoma basocelular.

Dentre as causas de perda do doador, destacam-se: não detecção e não notificação do potencial doador, e contraindicações médicas, destacando-se recusas familiares e falta ou manutenção inadequada do potencial doador.

CUIDADOS E MANUTENÇÃO DO DOADOR FALECIDO

Assim que for diagnosticada a morte encefálica, ela deve ser notificada às Centrais de Notificação, Captação e Distribuição de Órgãos (CNCDO). Para isso, o médico deve comunicar à central do seu estado. O atestado de óbito é emitido no momento do diagnóstico de morte encefálica. Óbitos decorrentes de morte violenta são obrigatoriamente atestados por médicos legistas do Instituto Médico Legal.

O tratamento adequado do doador falecido visa fundamentalmente a viabilizar os órgãos destinados a transplante. Não existem cuidados especiais. A atenção e a conduta são as mesmas destinadas à manutenção das condições hemodinâmicas e ventilatórias, e à manutenção da temperatura padronizada em terapia intensiva. Também se faz necessária a atenção aos acessos vasculares, a manutenção e o controle do volume urinário e da umidade ocular, o controle de distúrbios hidroeletrolíticos e acidobásicos, e a prevenção ou tratamento de hiperglicemia, alteração de fatores de coagulação e infecções.

Em caso de parada cardíaca, devem-se realizar as manobras de reanimação habituais, visto que, quando a parada cardíaca é revertida, os órgãos podem ser retirados.

Deve-se ainda manter o respeito, a dignidade e a privacidade durante a prestação dos cuidados do potencial doador de múltiplos órgãos, assim como promover a participação da família em todo o processo, explicando-o de forma clara e transparente. Esses procedimentos são de fundamental importância para o sucesso da doação.

PROCEDIMENTOS PARA O TRANSPLANTE

Normalmente, a equipe transplantadora é notificada pela SES sobre um doador para receptor específico, pré-selecionado pela própria SES, que detém uma lista dos receptores cadastrados com base nos critérios de compatibilidade. Nesse momento, desencadeia-se uma série de logísticas peculiares de cada serviço, para que seja efetivada a captação do órgão e a internação do receptor. Entre a retirada do enxerto do doador e a colocação no receptor, existe um tempo denominado tempo de isquemia fria, que, no caso do fígado, não deve ultrapassar 12 horas, cada órgão sólido tem sua particularidade em relação ao tempo de isquemia fria.[7] O aumento desse tempo pode ter impacto nos resultados do transplante. Dentre as melhorias do procedimento cirúrgico, destacam-se as soluções de preservação, que são líquidos que tornam viável a utilização de um órgão após a sua retirada no doador. Na tentativa de otimizar cada vez mais enxertos em locais distantes, essa ferramenta tem se mostrado uma grande aliada.

Vítima de seu próprio sucesso, um dos maiores desafios na área da transplantação é fazer com que se diminua a desproporção entre a escassez de doadores de órgãos e o aumento da demanda para o transplante de fígado. Com o objetivo de ampliar a taxa de doadores, várias alternativas têm sido desenvolvidas: redução do volume do enxerto, fígado bipartido (*split-liver*), intervivos, dominó ou repique e doadores "com critério expandido".

Os requisitos para que seja considerado um doador vivo em transplante hepático são: relacionado — parente até 4° grau e esposa; não relacionado — ordem judicial: idade de 18 a 50 anos; doador familiar ou não aparentado com autorização judicial; avaliação psicossocial adequada; história clínica (ausência de hepatopatias) e exame físico favorável; funções hepática e renal normais; sorologia negativa para hepatites e HIV; biópsia hepática (quando da suspeita de esteatose); volume hepático de ao menos 1% do peso do receptor, avaliado pela tomografia; e anatomias arterial, portal e biliar favoráveis. Cada instituição possui seu protocolo conforme a orientação específica da equipe cirúrgica.

Técnicas cirúrgicas convencionais

Envolvem a ressecção da veia cava inferior retro-hepática como parte da hepatectomia do receptor e consequente clampeamento da veia acima e abaixo do fígado. Nesse tipo de procedimento, podem ocorrer alterações hemodinâmicas mais importantes, visto que impede o retorno venoso sistêmico e esplâncnico para o coração, ocasionando disfunção renal no pós-operatório. Para evitar esses distúrbios, principalmente em idosos ou pacientes com disfunção renal ou mesmo naqueles pacientes com pouca hipertensão portal, pode-se utilizar um *bypass* venovenoso, permitindo que o sangue da veia porta e da veia cava inferior retorne à circulação sistêmica pela veia axilar. Alguns centros empregam *bypass* venovenoso de rotina, enquanto outros centros o empregam apenas quando o clampeamento da veia cava inferior determina grave alteração hemodinâmica, buscando redução do custo, tempo de operação e complicações em função do uso de *bypass* (hipotermia, coagulopatia e fenômenos tromboembólicos).[8]

Piggy-back

Refere-se à técnica de preservação da veia cava inferior retro-hepática na hepatectomia. Nessa técnica, a reconstrução venosa pode ser feita pelas anastomoses das veias hepáticas do enxerto com as veias hepáticas do receptor de forma terminoterminal ou pela anastomose laterolateral entre as veias cava inferiores, do enxerto e do receptor, como idealizado por Belghiti. Algumas de suas vantagens incluem a diminuição do tempo de isquemia quente, por eliminar a anastomose da veia cava infra-hepática, a redução da necessidade de utilização de derivações venovenosas e a simplificação da cirurgia do retransplante hepático. O estudo detalhado da anatomia das estruturas do fígado, tanto intra quanto extra-hepáticas, permitiu o desenvolvimento com sucesso de técnicas alternativas de transplante hepático nos últimos anos, como o transplante de fígado reduzido, o *split-liver* ou a bipartição hepática, assim como o transplante intervivos. Na técnica de bipartição do fígado, em particular, é possível obter dois enxertos (lobos direito e esquerdo hepáticos), beneficiando dois receptores. Essa técnica foi desenvolvida por Pilchlmayr.

DIAGNÓSTICOS DE ENFERMAGEM PARA O ESTABELECIMENTO DE INTERVENÇÕES NO PRÉ E NO PÓS-OPERATÓRIO DO TRANSPLANTE HEPÁTICO

Cabe ao enfermeiro planejar a assistência integral a esses pacientes de forma ordenada e científica, com base no processo de enfermagem, para que as necessidades individualizadas do paciente/família possam ser satisfeitas na prática e documentadas. Para a continuidade da assistência nos diversos turnos, a utilização dos diagnósticos de enfermagem pode ser uma estratégia de grande valia, à medida que descreve problemas de saúde reais ou potenciais. Para tanto, os enfermeiros devem ser capacitados e autorizados a dar tratamento. A identificação dos diagnósticos de um grupo de clientes possibilita o conhecimento das respostas humanas alteradas, contribuindo para o desenvolvimento de intervenções direcionadas e individualizadas.

Estudos recentes apontam os principais diagnósticos nessa população e as intervenções de enfermagem a serem aplicadas. Conforme a classificação North American Nursing Diagnosis Association (NANDA), os principais diagnósticos são: baixas autoimagem e autoestima, déficit de autocuidado, integridade tissular, mobilidade no leito, aspiração, infecção, integridade da pele, quedas, constipação, nutrição, volume de líquidos excessivo e desequilibrado, comunicação verbal, dor aguda, disfunção neurovascular periférica, desobstrução ineficaz de vias aéreas, náusea, ventilação espontânea, débito cardíaco diminuído, confusão aguda, fadiga, perfusão tissular ineficaz, temperatura corporal desequilibrada, membrana mucosa oral, troca de gases e termorregulação.[9,10]

ASSISTÊNCIA DE ENFERMAGEM NO PRÉ-OPERATÓRIO

Os objetivos da assistência de enfermagem no pré-operatório imediato são realizar a avaliação física e preparar o paciente emocionalmente para enfrentar o trauma anestésico-cirúrgico ao qual será submetido.

Receptor

Intervenções gerais de enfermagem:

- Realizar exame físico e anamnese, buscando identificar complicações ou risco de instalação.
- Verificar e supervisionar a realização do jejum.
- Realizar os exames prescritos pelo médico o mais rápido possível. Dentre os exames mais solicitados pela equipe, encontram-se:
  - Laboratoriais (glicemia, ureia e creatinina, sódio e potássio, hemograma, cálcio iônico, TP, fosfatase alcalina, TGO e TGP, bilirrubina total e frações e albumina).
  - Raios X de tórax PA.
  - Eletrocardiograma (ECG).
- Comunicar ao banco de sangue a chegada do paciente para confirmação da reserva de hemocomponentes ou hemoderivados (concentrado de hemácias, plaquetas e plasma fresco congelado).[1]
- Reservar *cell saver** (contraindicação: hepatocarcinoma).

Diagnósticos e intervenções de enfermagem

Risco para infecção: risco aumentado para a invasão de organismos patogênicos. Intervenções de enfermagem:

- Realizar banho com antisséptico (clorexidina degermante 2%).
- Realizar tricotomia imediatamente antes da cirurgia, se necessário.

Ansiedade: vago e incômodo sentimento de desconforto ou temor, acompanhado por resposta autonômica (a fonte é frequentemente inespecífica ou

---

* O procedimento de reaproveitamento de sangue autólogo no intraoperatório é definido como a aspiração de sangue do campo cirúrgico ou de circuitos sanguíneos extracorpóreos com subsequente retorno desse sangue para o paciente. Para esse procedimento são utilizadas máquinas automatizadas chamadas *cell saver*, que lavam e concentram hemácias, com recuperação de unidades de aproximadamente 225 mL suspensas em solução fisiológica com hematócrito de 50 a 60%.

desconhecida para o indivíduo); sentimento de apreensão causado pela antecipação de perigo. É um sinal de alerta que chama a atenção para um perigo iminente e permite ao indivíduo tomar medidas para lidar com a ameaça.
Intervenções de enfermagem:

- Criar condições para que o paciente expresse suas angústias, ansiedades, medos e dúvidas.
- Orientar o paciente sobre as etapas do preparo pré-operatório.
- Orientar o paciente a colocar a roupa do centro cirúrgico.
- Orientar o paciente a retirar joias, prótese dentária, roupas.

ASSISTÊNCIA DE ENFERMAGEM NO PÓS-OPERATÓRIO

Após o transplante hepático, o receptor é encaminhado para a UTI, onde permanece por 24 a 48 horas, dependendo da sua evolução. Demanda os mesmos cuidados necessários a qualquer paciente gravemente enfermo e submetido a cirurgia abdominal extensa. Porém, devem-se considerar as alterações multissistêmicas resultantes das hepatopatias e o período de ausência da função hepática no intraoperatório. Em virtude das possíveis complicações, esses pacientes requerem abordagem diferenciada.

Diagnósticos e intervenções de enfermagem

Déficit no autocuidado para banho/higiene: capacidade prejudicada de realizar ou completar as atividades de banho/higiene por si mesmo.
Intervenções de enfermagem:

- Realizar a higiene corporal do paciente quando ele não estiver apto a fazê-lo.
- Monitorizar a ocorrência de eliminações intestinais e realizar pronta higiene.
- Realizar higiene oral a cada turno.

Integridade tissular prejudicada: dano às membranas mucosas, córneas, pele ou tecidos subcutâneos associado à lesão mecânica causada pelo procedimento cirúrgico, à presença de drenos e à mobilidade física prejudicada.
Intervenções de enfermagem:

- Adotar cuidados com drenos e sondas, evitando sua tração, para promover a fixação adequada.

- Inspecionar a cavidade oral para avaliar condições da mucosa e sinais de sangramento.
- Mobilidade no leito prejudicada: limitação ao movimento, independentemente da posição no leito, em decorrência da extensão da incisão cirúrgica e da sedação de muitos pacientes no POI.

Intervenções de enfermagem:

- Promover conforto e controle adequado da dor, favorecendo a mobilidade do paciente.
- Avaliar a ocorrência de dor de maneira proativa, com o uso de escalas padronizadas.
- Utilizar medidas alternativas para o controle da dor.
- Promover o posicionamento adequado do paciente no leito para a prevenção de contraturas e deformidades.

Risco para aspiração: risco de entrada de secreções gastrintestinais, secreções orofaríngeas, sólidos ou fluidos nas vias traqueobrônquicas, especialmente por conta do rebaixamento do nível de consciência e da mobilidade gastrintestinal diminuída ou ausente.

Intervenções de enfermagem:

- Prevenir pneumonia associada à ventilação (PAV).
- Manter o paciente em decúbito elevado superior a 30°.
- Interromper a sedação diariamente para avaliar a possibilidade de extubação precoce.
- Utilizar cânula de intubação orotraqueal com aspiração subglótica.
- Realizar descontaminação oral com clorexidina.
- Realizar auditoria dos processos de trabalho.
- Realizar a coleta de secreções para cultura e monitorizar os resultados conforme protocolos.
- Aplicar a terapia antimicrobiana conforme indicado.
- Higienizar as mãos antes e depois de manipular o paciente.

Risco para infecção: risco aumentado de invasão de organismos patogênicos. As características mais comuns relacionam-se à imunossupressão e às defesas secundárias inadequadas, não somente em função do próprio ato cirúrgico. Muitos pacientes apresentam anemia no POI, em razão do sangramento no intraoperatório agravado por coagulopatias. A infecção é a complicação mais comum no pós-operatório precoce, que se localiza principalmente no sítio cirúrgico, incluindo o fígado, o trato biliar, a cavidade peritoneal e a ferida cirúrgica.

Intervenções de enfermagem:

- Higienizar as mãos antes e depois de manipular o paciente.
- Adotar técnica asséptica no manuseio com sondas, drenos, cateteres e tubos.
- Realizar a troca dos sistemas/linhas venosas e arteriais a cada 72 horas.
- Utilizar sistema fechado de infusão intravenosa.
- Controlar data de permanência e débito de sondas, tubos e cateteres, a fim de promover sua retirada precoce tão logo seja possível.
- Controlar o aspecto da ferida cirúrgica e da inserção do cateter, trocando diariamente os curativos com técnica asséptica.
- Educar e envolver a equipe interdisciplinar para a prevenção de infecções.
- Realizar auditoria dos processos de trabalho.
- Realizar a coleta de secreções para cultura e monitorizar os resultados conforme protocolos.
- Aplicar a terapia antimicrobiana conforme indicado.

Risco para integridade da pele prejudicada: risco de alteração da pele de forma adversa, relacionada aos fatores mecânicos, principalmente aos adesivos utilizados nos cateteres e na incisão, fragilidade e alteração no turgor cutâneo, propiciando alterações na integridade da pele, além dos fatores imunológicos, pigmentação e metabolismo alterados.

Intervenções de enfermagem:

- Avaliar os riscos para o desenvolvimento de úlcera de pressão (escalas de Norton, Braden etc.).
- Adotar os protocolos de cuidados para a prevenção de úlceras de pressão.
- Manter a pele limpa e seca, porém hidratada.
- Aplicar hidrante na pele.
- Manter o paciente sobre colchão ou superfície de redução de pressão.
- Mudar o decúbito do paciente a cada 2 horas.
- Avaliar criteriosamente a condição da pele, uma ou duas vezes a cada 24 horas, conforme o risco.

Risco para quedas: suscetibilidade aumentada para quedas, que podem causar dano físico em decorrência de condições pós-operatórias, mobilidade física prejudicada e presença de anemia. Outro fator pode ser a presença de confusão decorrente de encefalopatia hepática, a qual não é comum no pós-operatório de transplante, a não ser que ocorra disfunção do enxerto.

Intervenções de enfermagem:

- Avaliar os riscos de queda.
- Aplicar o protocolo de prevenção de quedas, mantendo a cama baixa, as grades elevadas e a campainha ao alcance do paciente, incluindo medidas de controle ambiental (apoio de estrutura física, como barras e piso antiderrapante no banheiro), orientação ao paciente e família, supervisão e suporte constante.
- Atender prontamente ao chamado do paciente, no risco de urgência vesical ou intestinal.
- Reduzir os danos decorrentes da queda.

Proteção ineficaz: diminuição da capacidade de proteger-se contra ameaças internas ou externas, como doenças ou lesões, relacionadas à imunidade deficiente causada pela imunossupressão, à cicatrização prejudicada e à coagulopatia.
Intervenções de enfermagem:
- Controlar exames laboratoriais relacionados à imunossupressão e coagulação. Manter controle de sítios de possíveis sangramentos.
- Adotar medidas para evitar sangramentos quando for indicado o uso de *swabs* para higiene dos dentes, entre outros.

Risco para constipação: risco de diminuição da frequência normal de evacuação, acompanhada por dificuldade ou passagem incompleta de fezes. É frequente, uma vez que os pacientes permanecem em jejum durante esse período, agravado pela atividade física deficiente e pela motilidade gastrintestinal diminuída.
Intervenções de enfermagem:

- Controlar a frequência das eliminações intestinais.
- Adaptar a dieta conforme o funcionamento intestinal.

Nutrição desequilibrada: ingestão insuficiente para satisfazer as necessidades metabólicas, menor que as necessidades corporais. As características mais frequentes relacionam-se ao estado prévio do paciente, ao jejum prolongado no POI e à dor abdominal na região da ferida operatória.
Intervenções de enfermagem:

- Promover a avaliação da nutricionista.
- Observar aceitação e tolerância alimentar.
- Administrar a dieta por sonda enteral, se indicado.
- Administrar nutrição parenteral, se indicado, com atenção ao controle metabólico e prevenção de infecção.

Volume de líquidos excessivos: ocorre quando há retenção aumentada de líquidos isotônicos, evidenciada por ganho de peso em curto período, ingestão maior que o débito, anasarca, hemoglobina e hematócrito diminuídos. Na maior parte dos pacientes, ocorre como resultado da ingestão excessiva de líquidos, principalmente hemocomponentes, estando associado ao comprometimento do mecanismo regulador.

Intervenções de enfermagem:

- Realizar o controle diário de peso.
- Realizar o balanço hídrico.
- Utilizar os dispositivos controladores de fluxo para infusão intravenosa.

Padrão respiratório ineficaz: é muitas vezes precipitado pela dor, dificultando a expansão pulmonar adequada. Pode haver ocorrência de derrames pleurais e atelectasias, mais frequentes no lado direito.

Intervenções de enfermagem:

- Avaliar padrão respiratório: expansibilidade, simetria e ausculta quanto à presença de ruídos adventícios e anormalidades dos sons respiratórios decorrentes de atelectasia e derrame pleural.
- Avaliar queixas álgicas (localização, intensidade, duração), anotar conduta e resposta.

Suporte hepático artificial

O *Molecular Abdsorbent Recirculating System* (MARS) deve ser adotado conforme os critérios de inclusão do protocolo da instituição: paciente < 60 anos e > 30 kg de peso. O tratamento permite a remoção de toxinas hepáticas ligadas à albumina. Dentre essas substâncias estão os ácidos biliares, que têm importante papel no prurido nas síndromes colestáticas.

Outras intervenções de enfermagem nessa população consistem em:

- Observar o nível de consciência.
- Avaliar o estado neurológico conforme a escala de Glasgow e o diâmetro pupilar.
- Controlar os parâmetros vitais a cada hora nas primeiras 24 horas.
- Realizar o monitoramento hemodinâmico a cada hora nas primeiras 24 horas.
- Controlar rigorosamente a infusão venosa de drogas vasoativas por meio de bombas de infusão.

- Estar atento para os efeitos adversos dos imunossupressores, principalmente nefrotoxicidade, hipertensão arterial, distúrbios de comportamento, distúrbios metabólicos, plaquetopenia e leucopenia.
- Acompanhar o controle laboratorial das funções hepática e renal, e da coagulação.
- Propiciar apoio psicológico ao paciente e à família, a fim de minimizar a ansiedade causada pelo trauma cirúrgico e pela internação.

IMUNOSSUPRESSÃO

Os avanços da terapêutica imunossupressora têm sido muito importantes para a evolução do transplante de fígado. Nas últimas décadas, houve aumento significativo do número e dos tipos de agentes imunossupressores disponíveis para a prática clínica.

Um dos avanços mais recentes é a tentativa de não utilização de corticosteroides, especialmente em pacientes portadores de hepatite C, embora os resultados ainda sejam discutíveis. Novos agentes imunossupressores estão em estudo ou prestes a ser introduzidos na prática clínica, como sirolimo, leflunamida, FKY720, FKY778 e agentes microbiológicos.

O objetivo da imunossupressão, ao longo do tempo, é aumentar a sobrevida do enxerto e do paciente, evitando a rejeição e, ao mesmo tempo, reduzindo os efeitos colaterais nefrotóxicos, cardiovasculares, infecciosos e neoplásicos. Os novos desafios estão relacionados à busca de um esquema ideal, que apresente menor toxicidade com melhor eficácia para cada situação e baixo custo.

O fígado tem pouca atividade imunológica, e a rejeição não representa grave problema pós-operatório. Existem tendências em particularizar a imunossupressão conforme a etiologia da doença de base, com o objetivo de diminuir sua recidiva. Os imunossupressores habitualmente utilizados são os corticosteroides, os inibidores de calcineurina, a azatioprina e o micofenolato.

Corticosteroides

Os corticosteroides são potentes agentes anti-inflamatórios, não específicos, que inibem o recrutamento de todas as células inflamatórias e a transcrição dos genes de citocinas, prevenindo o recrutamento de linfócitos T. Além disso, reduzem o número de linfócitos circulantes. Seu uso é muito eficaz na prevenção e no tratamento da rejeição aguda, porém apresenta vários efeitos adversos, como hipertensão, Cushing, diabete, catarata, obesidade, hirsutismo, alterações de personalidade, dislipidemias, osteoporose e complicações cardiovasculares.

Alguns estudos demonstram que o uso de corticosteroides nos pacientes transplantados por hepatites virais promove resultados piores em razão da maior possibilidade de replicação viral, levando alguns grupos a realizar regimes de imunossupressão sem essa droga ou com a sua retirada precoce.

Um protocolo muito comum consiste na administração de 200 mg de hidrocortisona intravenosa no pós-operatório imediato, dividida em duas tomadas. Após o início das medicações por via oral, deve-se administrar 20 mg de prednisona, divididos em duas tomadas, com redução gradativa da dosagem a partir do 45° dia do pós-operatório, até a suspensão total ao final do terceiro mês.

Inibidores de calcineurina (ciclosporina e tacrolimo)

A calcineurina é uma enzima fundamental para a produção de interleucina 2 (IL2) pelos linfócitos T, sendo crucial para o recrutamento e ativação das células CD4. Os dois inibidores de calcineurina são fundamentais no transplante de órgãos sólidos. O controle da dosagem é realizado com o monitoramento do nível sanguíneo da droga. Seus efeitos colaterais principais são nefrotoxicidade, hipertensão, tremor, cefaleia, hipercalemia e hiperplasia gengival.

O nível sanguíneo de ciclosporina ideal é de 150 a 250 ng/mL e, após 12 meses, ao redor de 100 ng/mL. Para o tacrolimo, o nível preconizado é de 8 a 10 ng/mL no pós-operatório precoce, e, após 12 meses, entre 5 a 10 ng/mL.

Azatioprina

A azatioprina inibe a síntese de DNA e, consequentemente, a proliferação e a diferenciação dos linfócitos T e B. Sua ação é eficaz na prevenção de rejeição, com pouco efeito na resposta imune estabelecida. Como principal toxicidade, apresenta seu efeito supressor medular, causando principalmente leucopenia e plaquetopenia. Podem também ocorrer pancreatite, hepatite, neoplasias e intolerância gastrintestinal. A azatioprina tem sido substituída pelo micofenolato.

Micofenolato

O micofenolato é um inibidor seletivo da síntese "de novo" das purinas e da replicação do DNA. Tem demonstrado efeito superior ao da azatioprina na prevenção de rejeição aguda celular. Estudos experimentais mostram sua utilidade na diminuição da rejeição crônica. Entre seus efeitos colaterais mais comuns estão a supressão da medula óssea (anemia, leucopenia e trombocitopenia), a intolerância gastrintestinal (dor, vômito e diarreia) e a teratogenicidade.

Estratégias atuais de imunossupressão

Nos últimos anos, têm ocorrido mudanças significativas no manejo dos esquemas de imunossupressão, sem dados consistentes de melhora nos resultados ou menor toxicidade. Há preferência pelo tacrolimo no lugar da ciclosporina, e pelo micofenolato, em vez de azatioprina. Também se recomenda diminuir a utilização de corticosteroide e não utilizar OKT3. A maioria dos centros transplantadores adota como estratégia, nos dias atuais, o esquema duplo ou tríplice com inibidor de calcineurina, micofenolato e/ou corticosteroide. Dados recentes sugerem que o uso de micofenolato mostra-se útil em pacientes com toxicidade renal pelos inibidores da calcineurina, possibilitando a retirada completa na maioria dos pacientes com insuficiência renal.

COMPLICAÇÕES PRECOCES

Mesmo com a padronização cirúrgica e anestésica do procedimento, a seleção adequada dos pacientes, o desenvolvimento de soluções de preservação eficazes e o surgimento de novas terapias imunossupressoras, o controle pós--operatório do paciente submetido a transplante hepático se mantém complexo, necessitando de equipe multidisciplinar experiente. O diagnóstico precoce das possíveis complicações do transplante hepático permite, na maioria das vezes, a sua abordagem adequada e o sucesso terapêutico. As complicações são divididas em precoces (primeiros 30 dias de pós-operatório) e tardias (após o primeiro mês). Estas últimas não serão abordadas neste capítulo.

Disfunção primária do enxerto

A disfunção primária do enxerto se caracteriza por função ausente ou ruim do fígado transplantado, de forma inesperada e não muito bem conhecida, que se conceitua como falência primária do enxerto (FPE) ou disfunção inicial do enxerto, respectivamente.

Falência primária do enxerto

Caracteriza-se por complicação após o transplante hepático, que incide em cerca de 5% dos transplantes. Caso o retransplante não seja realizado, pode ocasionar a morte do paciente, na grande maioria das vezes. Essa variação de incidência se justifica pelas diferentes definições da síndrome e se caracteriza por instabilidade, acidose metabólica progressiva, coagulopatia, insuficiência renal, hipoglicemia e hipercalemia, assim como as demais consequências da insuficiência hepática aguda grave. A causa dessa síndrome é multifatorial e decorre de problemas com o doador (esteatose hepática, hipotensão grave, altas doses de drogas vasoativas, idade avançada e tempo prolongado de isquemia), dano isquêmico do enxerto durante o processo de captação e preservação dos órgãos, e lesão causada na reperfusão do órgão (síndrome pós-reperfusão). No entanto, o mecanismo exato de FPE ainda não está bem caracterizado. Parece ser de etiologia multifatorial, que envolve os seguintes fatores: doador, enxerto, ato cirúrgico e fatores relacionados à gravidade do receptor. A FPE é definida como a necessidade de retransplante ou óbito do receptor até o final da primeira semana pós-operatória.

Disfunção inicial do enxerto

Esse nome caracteriza os enxertos que apresentam função inicial inadequada, com a melhora evidente da função após alguns dias. As causas mais frequentes da disfunção do enxerto são as lesões de preservação e de reperfusão. É comum algum grau de lesão após o transplante hepático; no entanto, a lesão grave resulta em disfunção ou até mesmo não funcionamento primário do enxerto, como já mencionado. Clinicamente, a disfunção do enxerto é caracterizada por elevação acentuada das transaminases nas primeiras 24 a 48 horas, coagulopatia e acidose transitória. Após os primeiros dias de transplante, ocorre diminuição das transaminases, com elevação dos níveis de bilirrubinemia e de fosfatase alcalina, que, gradativamente, melhoram até completar o primeiro mês de pós-operatório.

O diagnóstico diferencial com trombose de artéria hepática e falência primária do enxerto deve ser realizado por ultrassonografia (USG) com Doppler de vasos hepáticos e acompanhamento da evolução dos exames laboratoriais, especificamente gasometria arterial, tempo de protrombina, potássio, glicemia e, eventualmente, AST e ALT.

Hemorragia

Rotineiramente, o transplante hepático necessita de pouca ou nenhuma reposição de sangue e hemoderivados. No entanto, pacientes com hipertensão portal grave ou submetidos a complexas operações abdominais anteriores podem representar grande desafio ao transplantador em razão do risco de hemorragia grave durante a operação. A técnica cirúrgica rigorosa para a obtenção de hemostasia intraoperatória, associada a medidas que evitem a hipotermia e a utilização de antifibrinolíticos (aprotinina) e de fatores de coagulação, é geralmente eficaz no controle da hemorragia. A reperfusão do enxerto pode estar associada a sangramento pelas anastomoses vasculares, além da piora da coagulação em função da possibilidade de síndrome pós--reperfusão.

Ao final da cirurgia, imediatamente antes do fechamento da parede abdominal, um dreno tubular deve ser colocado na cavidade abdominal e na região sub-hepática, com o objetivo de verificar eventuais hemorragias pós-operatórias. Quando houver sangramento, além da reposição volêmica deve-se também corrigir a coagulação antes de optar por nova operação. Na ausência de hemorragia, o dreno deve ser removido em 24 a 48 horas.

Insuficiência renal

Muitos pacientes em lista de espera para transplante de fígado apresentam algum grau de disfunção renal, que tende a se agravar quando associada a fatores como hipotensão intraoperatória, hemorragia e clampeamento da veia cava inferior. Alguns pacientes podem apresentar anúria e necessitar de terapia renal substitutiva, sobretudo se a função do enxerto hepático for inicialmente inadequada, caracterizada por transaminases elevadas e coagulopatia no pós--operatório precoce. A terapia renal substitutiva de escolha é a hemofiltração ou a hemodiálise venovenosa contínua, em função da menor possibilidade de hipotensão arterial, que representa risco de trombose da artéria hepática na fase precoce do pós-operatório. Embora a maioria dos pacientes recupere a função renal 2 a 3 semanas após a cirurgia, alguns pacientes a recuperam somente após 3 meses. Insuficiência renal aguda é mais comum em pacientes com insuficiência hepática aguda grave, os quais, muitas vezes, necessitam de diálise durante o período em que aguardam por um doador compatível, porém com recuperação da função renal no mesmo período. Medicações nefrotóxicas devem ser evitadas, não havendo necessidade de utilizar ciclosporina ou tacrolimo imediatamente em pacientes com instabilidade hemodinâmica ou disfunção renal. Com a sobrevivência cada vez maior dos transplantados de fígado, a insuficiência renal tem se tornado muito frequente após vários anos de transplante, em decorrência do uso crônico de inibidores de calcineurina, indicando às vezes o transplante renal.

Trombose da artéria hepática

A trombose da artéria hepática é uma complicação devastadora relacionada ao transplante hepático, ocorrendo preferencialmente na primeira semana de pós-operatório. No entanto, pode ser verificada a qualquer momento, principalmente dentro do primeiro mês, com incidência de aproximadamente

5% em adultos e 10% em crianças, estando associada a problemas técnicos na anastomose arterial. Na tentativa de minimizar essa complicação, alguns grupos optam por manter a hemoglobina entre 8 a 10 g/dL no período pós-operatório e evitar a reposição excessiva de fatores de coagulação. Trombose hepática tardia, após 30 dias, é menos frequente.

A trombose de artéria até o 30° dia de pós-operatório se manifesta com o aumento de transaminases, acompanhado de sinais clínicos e laboratoriais de disfunção do enxerto. O diagnóstico é confirmado pela ultrassonografia (USG) com Doppler de vasos hepáticos e arteriografia hepática. A trombectomia e a reanastomose arterial, assim como a radiologia intervencionista, podem obter algum grau de sucesso no tratamento da complicação, principalmente se o diagnóstico for feito de forma precoce. Todavia, o retransplante costuma ser a alternativa de escolha para o tratamento dessa complicação.

A trombose hepática tardia pode causar abscessos hepáticos, estenoses intra-hepáticas não anastomóticas e fístulas biliares decorrentes de necrose isquêmica da via biliar, sendo tratada com o controle da infecção e a drenagem de abscessos e vias biliares. Porém, o único tratamento definitivo é o retransplante.

Rejeição hiperaguda

A rejeição hiperaguda é um evento raro, associado à necrose hemorrágica e à falência do fígado, com elevação das transaminases e coagulopatia alguns dias após o transplante. Anticorpos pré-formados no receptor podem causar lesão do endotélio do enxerto, precipitando uma cascata de insultos imunológicos que resulta em necrose hemorrágica e falência hepática. Diferencia-se pela presença de infiltrado inflamatório portal na biópsia hepática, outra causa da perda precoce do enxerto, e de trombose de artéria hepática pela presença de Doppler normal.

Rejeição celular aguda

A rejeição celular aguda é a complicação mais frequente no pós-operatório do transplante hepático, ocorrendo em aproximadamente dois terços dos pacientes. Os episódios de rejeição podem ser assintomáticos ou estar associados a febre e mal-estar. Laboratorialmente, as alterações são inespecíficas, com pouca elevação de transaminases, bilirrubinas e fosfatase alcalina, em geral identificadas 7 a 10 dias após a cirurgia, podendo, no entanto, manifestar-se a qualquer momento. A biópsia hepática confirma o diagnóstico com presença de infiltrado inflamatório portal. Necrose centrotubular e colangite não supurativa também podem ser identificadas. Endotelite dos ramos das veias porta e hepática são menos frequentes. A rejeição aguda é classificada em discreta, moderada ou grave, sendo que apenas as duas últimas têm indicação de tratamento.

O tratamento se baseia na manutenção de níveis sanguíneos ideais de tacrolimo (8 a 10 ng/mL) ou de ciclosporina (150 a 250 ng/mL), assim como pulsoterapia com prednisona 200 mg/dia, via oral, dividida em duas doses, por 3 dias consecutivos ou hidrocortisona, 1 g/dia, endovenosa, dividida em duas aplicações. Atualmente, é incomum a ocorrência de rejeição aguda recorrente, e não se indica o uso de OKT3.

Complicações biliares

Com a padronização da técnica cirúrgica e a realização de anastomose biliar sem drenagem externa com tubo em T, as complicações biliares ocorrem em aproximadamente 10% dos transplantes hepáticos. As mais comuns são as fístulas biliares, as estenoses da anastomose biliar e as estenoses biliares não anastomóticas, estas mais temidas e geralmente relacionadas à isquemia, em decorrência da provável lesão arterial ou tempo de isquemia fria prolongado.

A fístula biliar ocorre, com mais frequência, no período precoce do transplante hepático, entre o 5º e o 10º dia de pós-operatório. A utilização de drenagem biliar com dreno T não previne a ocorrência dessa complicação. A fístula biliar é mais comum em pacientes nos quais a via biliar foi drenada e nos pacientes que evoluíram com fístula pelo orifício do dreno no momento da retirada do dreno T. Clinicamente, o paciente evolui com dor abdominal no quadrante superior direito, febre e sinais de peritonite. O diagnóstico é realizado com USG ou tomografia computadorizada (TC), sugerindo coleção biliar intracavitária. O tratamento baseia-se na antibioticoterapia e drenagem percutânea da coleção biliar intracavitária. Posteriormente, realiza-se a colangiografia endoscópica retrógrada com identificação do local da fístula e tratamento endoscópico com drenagem (*stent*) biliar transpapilar, preferencialmente sem papilotomia, uma vez que esse procedimento apresenta risco de sangramento. Na vigência de peritonite difusa e septicemia, realiza-se laparotomia exploradora com lavagem exaustiva da cavidade abdominal, anastomose biliodigestiva em Y de Roux e drenagem da cavidade abdominal.

A estenose biliar no local da anastomose ocorre em 4 a 10% dos transplantes e geralmente é assintomática ou apresenta icterícia, identificada pela alteração das provas de função hepática. O diagnóstico é realizado por meio de USG, que identifica a dilatação das vias biliares intra-hepáticas. A colangiografia endoscópica retrógrada confirma o diagnóstico e possibilita seu tratamento por meio da dilatação com balões e colocação de próteses biliares temporárias, que serão retiradas após 2 a 3 meses. Não havendo sucesso com o tratamento endoscópico, é indicada a derivação biliodigestiva em Y de Roux (hepatojejunostomia).

As estenoses biliares não anastomóticas ocorrem geralmente na confluência dos dutos hepáticos direito e esquerdo, e nos dutos intra-hepáticos. Em geral, estão associadas à trombose da artéria hepática, aos tempos prolongados de isquemia fria e quente ou aos pacientes nos quais a colangite esclerosante primária foi a causa do transplante. Essa enfermidade ocorre habitualmente 1 a 4 meses após o transplante, sendo o retransplante o tratamento de escolha. Alguns pacientes podem responder à dilatação e à drenagem endoscópica ou percutânea das vias biliares.

Infecção por citomegalovírus

É uma infecção viral frequente após o transplante hepático, com incidência de 25 a 85%. Os pacientes com maior risco de desenvolver essa complicação são casos de citomegalovírus (CMV) imunoglobulina G (IGg) negativos que receberam enxertos CMV IGg positivos, utilização de terapia antilinfocítica, retransplantes e complicações biliares. A infecção assintomática não deve ser tratada. Classicamente, a infecção sintomática manifesta-se 4 a 8 semanas após o transplante, com febre, leucopenia e alteração das provas de função hepática. O diagnóstico é realizado com antigenemia para CMV, proteína C reativa (PCR) e biópsia hepática, pela qual os corpos de inclusão do CMV são identificados. Em pacientes com sintomas gastrintestinais pode-se realizar biópsia retal ou gástrica.

O tratamento deve ser considerado quando houver alto índice de suspeita, não havendo necessidade de confirmação laboratorial ou biológica. Redução da imunossupressão e ganciclovir endovenoso (10 mg/kg/dia, por 7 a 21 dias) são as bases do tratamento. A imunoglobulina endovenosa pode ser usada nos casos que não respondem ao tratamento convencional.

A terapia antiviral preemptiva ou profilática com ganciclovir ou valganciclovir tem sido preconizada por alguns grupos com a utilização de ganciclovir, na tentativa de minimizar a incidência e a gravidade da doença pelo CMV. No entanto, esse procedimento não é necessário em pacientes que utilizam baixas doses de imunossupressão. Mesmo com a profilaxia, pode ocorrer infecção.

Complicações pulmonares

O derrame pleural é muito comum após o transplante hepático, sobretudo no lado direito, porém raramente traz repercussões clínicas significativas e, em 1 a 2 semanas, ocorre a resolução espontânea. As atelectasias também são frequentes no lado direito, em função da maior manipulação do diafragma durante a cirurgia e da limitação da inspiração profunda em decorrência de dor na incisão. Controle adequado da dor, fisioterapia respiratória intensiva e extubação precoce tratam ou previnem essas complicações. Com a técnica do *piggy-back*, na qual não se clampeia a veia cava com o diafragma, a frequência dessas complicações diminuiu.

Infecção pulmonar pós-operatória é causada geralmente por bactérias, com predominância de Gram-negativos. Infecções oportunistas são mais comuns no período tardio, causadas por *Pneumocystis carinii* (atualmente denominado *Pneumocystis jiroveci*), *Cryptococcus* spp., *Aspergillus* spp. e *Candida* spp. De maneira profilática, utiliza-se sulfametoxazol-trimetoprim contra o *Pneumocystis carinii*, durante os 3 primeiros meses após o transplante, período de maior imunossupressão. A terapia profilática de infecção fúngica também deve ser utilizada, até o terceiro mês, com dose de 50 mg/dia de fluconazol nos pacientes portadores de insuficiência hepática aguda fulminante e naqueles em regime de terapia renal substitutiva, em razão da maior incidência dessa infecção, com dose de 200 mg/dia.

Complicações neurológicas

Podem ocorrer complicações neurológicas em até um terço dos pacientes transplantados. São mais comuns após o retransplante e estão relacionadas a alterações eletrolíticas, encefalopatia hepática na disfunção do enxerto, eventos psiquiátricos ou decorrentes da utilização de medicações como corticosteroides, os inibidores da calcineurina. A ciclosporina pode causar tremor, confusão e convulsões, sendo mais comum em pacientes com nível sanguíneo reduzido de colesterol e magnésio. O tratamento deve ser específico para cada situação. Nos pacientes cuja causa foi a imunossupressão, a dose deve ser reduzida ou até mesmo suspensa, utilizando-se outro esquema de imunossupressão.

TRANSPLANTE DE FÍGADO E SOBREVIDA

Atualmente, o transplante de fígado é um tratamento eficaz nas hepatopatias crônicas ou agudas terminais, apresentando índice de sobrevivência global ao redor de 80% aos 3 anos. É, portanto, uma alternativa de tratamento para casos terminais, nos quais a mortalidade com tratamentos conservadores pode atingir até 70% ao final de 12 meses.

O principal fator que influencia a sobrevida do transplante é o caráter eletivo ou de urgência da operação. Certamente, a escolha do paciente a ser transplantado e a experiência da equipe cirúrgica influenciam nos resultados.

A avaliação pré-operatória das funções fisiológicas do receptor constitui fator preponderante quanto à sobrevida do paciente. A gravidade das condições clínicas do pré-operatório apresenta enorme relação com a insuficiência múltipla de órgãos no pós-operatório. Desse modo, é discutível identificar os candidatos a transplante que apresentam melhor reserva fisiológica, aos quais se dá prioridade na alocação de órgãos, com o propósito de melhorar a sobrevida. Todavia, pacientes graves com reserva fisiológica comprometida também devem ser encaminhados ao transplante como tentativa válida de tratamento, que é, sem sombra de dúvida, superior a outras modalidades de terapêutica, senão a única em casos de disfunção hepática extrema.

PERSPECTIVAS

O transplante de fígado foi um dos procedimentos de maior evolução na última metade do século, transformando-se hoje em tratamento rotineiro e de escolha nas hepatopatias crônicas e agudas em fase terminal.

Um dos maiores desafios atualmente é controlar a desproporção entre o número de pacientes com indicação do procedimento e o número de enxertos disponíveis. Para minimizar o problema, alternativas como a ampliação dos limites de aceitação de doadores falecidos (doador limítrofe), a técnica do *split-liver* ou fígado dividido e os transplantes intervivos com doadores aparentados ou não vêm sendo utilizados. Cabe à comunidade transplantadora médica encontrar opções que não envolvam um indivíduo são, como um doador vivo, a um risco que é do receptor.

O advento das pesquisas de células-tronco ou xenotransplante pode fornecer alternativas adequadas.

Quanto às doenças que levam ao transplante, a hepatite C é a mais frequente, além de apresentar os resultados mais comprometedores. A recidiva da doença tem se mostrado cada vez mais evidente. Assim, é possível que uma nova forma de imunossupressão melhore os resultados.

Em nosso cenário, a alocação dos poucos enxertos hepáticos existentes é um tema que merece constante avaliação, uma vez que não existem enxertos para todos os indivíduos que aguardam por um transplante de fígado.

RESUMO

O transplante de fígado é um procedimento complexo que requer assistência de enfermagem especializada. O paciente com doença hepática aguda ou crônica terminal é potencial candidato ao transplante. HIV, sepse, neoplasias malignas e carcinoma basocelular são fatores de exclusão do receptor. As técnicas cirúrgicas mais utilizadas para o transplante são a convencional e a *piggy-back*. A assistência de enfermagem ao paciente em pós-operatório de transplante hepático exige capacitação específica, porém não foge ao modelo de cuidados destinado ao paciente crítico. O paciente transplantado segue com terapia imunossupressora com o objetivo de aumentar ao máximo sua vida e a do enxerto, contudo o fígado tem baixa atividade imunológica, sendo que a rejeição não consiste em problema grave. A principal complicação pós-operatória e que pode exigir retransplante é a trombose de artéria hepática.

REFERÊNCIAS BIBLIOGRÁFICAS

1. Pereira WA, Galizzi Filho J, Chap P, Carone F, Furtado AJL. Transplante de fígado. In: Manual de transplantes de órgãos e tecidos. 3. ed. Rio de Janeiro: Guanabara Koogan; 2004. p. 299-357.
2. Mies S. Transplante de fígado. Rev Ass Med Brasil. 1998; 44(2):127-34.
3. Sistema Estadual de Transplantes, Secretaria da Saúde de São Paulo. Disponível em: <http://www.saude.sp.gov.br/portal/6a4f5365c89b06a7005976c293ab8667.htm.>. Acesso em: 26 abr. 2006.
4. Brasil. Ministério da Saúde. Critério para distribuição de fígado doador cadáver para transplante. Portaria n. 1.160 de 29 de maio de 2006, publicada no Diário Oficial da União, n. 103, de 31 de maio de 2006.
5. Teixeira AC, Souza FF, Mota GA, Martinelli C, Sankarankuttys AK, Silva OC. Liver transplantion. Expectation with score for liver allocation in Brazil. Acta Cir Bras. 2006; 21(Supl 1):12-14.
6. Kamath OS, Wiensner RH, Malinchoc M, Kremers W, Therneau TM, Kosberg CL, D'Amico G, Dickson ER, Kim WR. A model to predict survival in patients with end-stage liver disease. Hepatology. 2001; 33:464-470.
7. Ferraz Neto BH, Meira Filho SP, Rezende MB, Afonso RC. Transplante de fígado. In: Conduta de paciente grave. 3. ed. Vol. 2. São Paulo: Atheneu; 2006. p. 1729-46.
8. Rezende MB. Transplante hepático com preservação da veia cava inferior e anastomose porto-cava temporária ou com ressecção da veia cava inferior e *bypass* venovenoso: estudo comparativo. Disponível em: <http://www.teses.usp.br/teses/disponiveis/5/5154/tde-31102006-154425.>.
9. Canero TR, Carvalho R, Galdeano LE. Diagnósticos de enfermagem para o pós-operatório imediato de pacientes submetidos a transplante hepático. Einstein. 2004; 2(2):100-104.
10. Castro-e-Silva Jr O et al. Transplante de fígado: indicação e sobrevida. Acta Cir Bras. 2002; 17 (Supl 3):83-91.

PARA SABER MAIS

Raia S, Nery JR, Mies S. Liver transplantation from live donors. Lancet. 1989;2:497.

Bertevello PL, Chaib E. Variações do sistema arterial hepático e sua aplicabilidade na bipartição do fígado. Estudo anatômico em cadáveres. Arq Gastroenterol. 2002;39(2).

North American Nursing Diagnosis Association. Diagnósticos de enfermagem da Nanda: definições e classificação 2007-2008. Trad. Regina Machado Garcez. Porto Alegre: Artmed; 2008.

29

Terapia nutricional enteral

Mairy Jussara de Almeida Poltronieri

PONTOS A APRENDER

1. Definição de terapia nutricional enteral, suas indicações e suas contraindicações.
2. Tipos, vantagens e desvantagens dos diferentes acessos enterais.
3. Formas para a infusão da dieta enteral e velocidade adequada para a sua administração.
4. Principais cuidados de enfermagem na assistência ao paciente, na manipulação dos acessos enterais e na administração da dieta.
5. Complicações inerentes ao uso da dieta enteral e a intervenção de enfermagem diante delas.
6. Indicadores de qualidade de enfermagem

PALAVRAS-CHAVE

Terapia nutricional enteral, unidade de terapia intensiva, assistência de enfermagem.

ESTRUTURA DOS TÓPICOS

Introdução. Terapia nutricional no paciente grave. Administração de dieta enteral: formas e velocidade de infusão. Bombas de infusão. Assistência de enfermagem – cuidados com o paciente, sondas nasoenterais e dieta enteral. Complicações. Estomias – cuidados específicos. Monitorização e registro. Indicadores de qualidade de enfermagem. Considerações finais. Resumo. Propostas para estudo. Referências bibliográficas. Para saber mais.

INTRODUÇÃO

Nos últimos anos, várias publicações científicas em todo o mundo apontam a desnutrição como responsável direta pelos maiores índices de mortalidade, cicatrização mais lenta de feridas, elevação da taxa de infecção, prolongamento de internação hospitalar, aumento de complicações, menor rotatividade dos leitos e, consequentemente, maior custo para tratamento de doentes internados, bem como para o sistema de saúde.[1-3]

Pacientes críticos internados em UTI enquadram-se em um contexto de estresse, sobretudo por politraumas, sepses, insuficiências orgânicas ou cirurgias, situações que estão intimamente ligadas à desnutrição.

No Brasil, o reconhecimento dos índices elevados de desnutrição hospitalar, com níveis alarmantes de 60% para pacientes internados em UTI, torna evidente a importância da instituição de uma terapia nutricional precoce e efetiva.[1]

Entende-se por terapia nutricional enteral (TNE) o conjunto de procedimentos terapêuticos para manutenção ou recuperação do estado nutricional do paciente por meio da nutrição enteral. A TNE apresenta várias vantagens fisiológicas, metabólicas, de segurança e de custo/benefício em relação à terapia nutricional parenteral, no entanto, ambas as formas devem ser contempladas para melhor atender as necessidades nutricionais dos pacientes, de acordo com as especificidades clínicas.[4]

A equipe de enfermagem desempenha papel importante no controle da nutrição enteral (NE), o que engloba prover e manter a via de acesso escolhida, instalar e administrar em doses plenas a dieta prescrita, determinar a forma e o controle da infusão, assim como detectar e atuar frente às intercorrências que o paciente possa apresentar durante essa terapêutica.

Estudos apontam os benefícios da introdução de nutrição enteral precoce, nas primeiras 12 a 48 horas após admissão na unidade de terapia intensiva (UTI), com o objetivo de atenuar complicações relacionadas à degeneração do trato gastrintestinal e à possibilidade de translocação bacteriana, diminuir os riscos de infecção e resposta inflamatória da fase aguda mediada por citocinas, além de poder reduzir o risco de desenvolvimento de falência múltipla dos órgãos.[5,6]

Para tanto, a partir de um esforço multidisciplinar, deve-se buscar a prescrição médica adequada, a avaliação nutricional nas primeiras 24 horas após a admissão hospitalar e, sobretudo, a infusão da nutrição enteral em doses plenas, visando a alcançar os benefícios que a mesma pode proporcionar.

Nesse sentido, a participação da equipe de enfermagem, assegurando que os volumes prescritos sejam efetivamente administrados, é um dos pré-requisitos para uma terapêutica nutricional bem-sucedida.[7]

As contraindicações do uso de TNE estão associadas às condições de íleo adinâmico, obstrução e suboclusão intestinal, fístulas digestivas de alto débito (> 500 mL/dia), diarreia grave (> 1.500 mL/dia), sangramentos, necessidade de repouso intestinal (processos inflamatórios graves do trato gastrintestinal), vômitos incoercíveis, desnutrição severa e mucosite grave, nesses casos sendo indicada terapia parenteral.

TERAPIA NUTRICIONAL NO PACIENTE GRAVE

O suporte nutricional no paciente grave é um dos maiores desafios clínicos dentro da UTI. O primeiro e mais desafiador é a conscientização do profissional de saúde envolvido no seu tratamento.[8] Existem fortes evidências de que a desnutrição é causa e efeito de doenças graves, e que subestimá-la ou ignorá-la pode trazer sérias consequências para o paciente.[8]

A doença grave tem como ponto em comum a inflamação sistêmica, que promove alterações metabólicas previsíveis que interferem em todo o suporte nutricional; as doenças têm características próprias que podem acentuar esse fenômeno.[8]

A via preferencial de oferta nutricional para o paciente grave é a enteral, com o auxílio de bombas infusoras. Esgotadas as tentativas de utilização do tubo digestório, sem a obtenção da meta desejada, a via parenteral deve ser utilizada. Se, após 7 a 10 dias com terapia enteral, não se obtiver 100% das necessidades, deve-se considerar a associação do suporte parenteral.[8]

Não há evidência clara da superioridade do resultado da oferta de dieta com sonda de localização gástrica sobre a pós-pilórica no paciente grave, mas quando há risco de aspiração ou intolerância gástrica (distensão, refluxo, gastroparesia) esta última pode ser utilizada.[8]

O suporte nutricional enteral não deve ser iniciado em vigência de hipofluxo sistêmico e uso de drogas vasopressoras em doses elevadas (isto é, noradrenalina > 50 a 100 µg/min, com sinais de baixa perfusão tecidual), sob o risco de desenvolvimento da síndrome isquêmica intestinal, que ocorre em menos de 1% dos casos, mas pode ter evolução clínica fatal.[8]

A oferta de calorias ao paciente grave na fase aguda parece estar adequada em 20-25 kcal/kg/dia, respeitando a tolerância.[8] Já o aporte proteico é de 1,2 a 1,5 g/kg/dia, dependendo do estado metabólico.[8]

Vias de acesso

Para a escolha do acesso enteral, deve-se levar em conta uma série de variáveis:

- Duração prevista da NE. Em geral, quando a terapia nutricional tem duração ≥ 3 semanas, indica-se a realização de estomias (gastro/jejunostomia), de acordo com a condição clínica do paciente.[9]
- Avaliação do risco de broncoaspiração, em decorrência de gastroparesia, nível de consciência, refluxo gastroesofágico grave, diabetes e antecedentes clínicos.
- Limitações estruturais do trato digestivo (doença do trato gastrintestinal).
- Disponibilidade de acesso cirúrgico ou endoscópico para a sonda em questão.
- Estado nutricional.
- Diagnóstico do paciente.
- Tipo de dieta a ser utilizada (viscosidade).
- Comodidade do paciente.

Cada via de acesso requer cuidado específico, como fixação, volume, forma e velocidade de infusão, curativos, movimentação, manutenção e estética. A equipe de enfermagem deve estar preparada para assistir o paciente que recebe TNE, independentemente do tipo de acesso enteral utilizado.

Sondas nasogástricas e sondas nasoenterais

O avanço tecnológico proporcionou uma série de melhorias no que diz respeito ao tipo de material, tamanho e formato das sondas enterais, principalmente naquelas utilizadas para alimentação enteral, resultando em maior conforto e segurança ao paciente e em comodidade para a equipe de enfermagem que manipula a sonda. As diferenças entre elas podem ser visualizadas nos Quadros 29.1 e 29.2, considerando que as sondas nasoenterais são indicadas para a TNE, especificando-se sempre seu posicionamento, seja gástrico (pré-pilórico), seja entérico (pós-pilórico), e as nasogástricas para drenagem do estômago.

Quadro 29.1 Diferenças entre as sondas nasogástricas e nasoenterais.

Nasogástricas	Nasoenterais
Indicação: descompressão gástrica Material: polietileno (PVC) ou polivinil Características: endurecem com o calor e com a presença de secreções; favorecem o refluxo gastroesofágico e a incompetência da cárdia; podem promover, como complicação mecânica, a perfuração do estômago Prazo de troca (duração): a cada 7 dias	Material: poliuretano ou silicone Características: são biocompatíveis, flexíveis e maleáveis, proporcionando maior conforto ao paciente e menor reação inflamatória local; diminuem o risco de broncoaspiração; apresentam maior durabilidade e menor índice de complicações Calibres: 6 (infantil), 8, 10, 12 e 15 French Prazo de troca (duração): a cada 3 meses

Quadro 29.2 Tipos de acessos enterais, indicações, vantagens, desvantagens e contraindicações.

Tipo	Indicações	Vantagens	Desvantagens	Contraindicações
Sonda nasoenteral (posicionamento gástrico)	Neuropatias, câncer de boca e hipofaringe Quando o paciente não tem condição de deglutir e não apresenta refluxo	Fácil acesso, técnica menos invasiva, via mais fisiológica, baixo custo, melhor tolerância e manutenção da proteção da mucosa gástrica	Maior risco de broncoaspiração Ocorrência de náuseas/vômitos ou tosse que favorece o deslocamento da sonda Menor durabilidade da sonda em comparação às gastrostomias Baixa autoestima	Coagulopatia, agitação psicomotora, obstrução nasal, obstrução esofágica grave e CA de esôfago Recusa do paciente

(continua)

Quadro 29.2 Tipos de acessos enterais, indicações, vantagens, desvantagens e contraindicações. *(continuação)*

Tipo	Indicações	Vantagens	Desvantagens	Contraindicações
Sonda nasoenteral (posicionamento duodenal ou jejunal)	Refluxo gastroesofágico Gastroparesia ou esvaziamento lento Idade avançada Alto risco de aspiração	Menor risco de aspiração Menor estímulo pancreático	Dificuldade de acesso Procedimento mais invasivo Maior sensibilidade às dietas hiperosmolares Indicação do uso de bomba de infusão para o controle rigoroso do gotejamento Maior custo	Idem às sondas nasoenterais (posicionamento gástrico)
Gastrostomia	Dificuldade de acesso da via nasoentérica (obstrução mecânica, trauma ou inflamação) Necessidade de nutrição enteral prolongada Esvaziamento gástrico preservado Ausência de refluxo gastroesofágico	Uso prolongado Maior conforto ao paciente Menor índice de complicações quando comparada às sondas nasoenterais Melhora da autoestima Maior durabilidade da sonda (mais calibrosas) Melhor custo--benefício	Risco de broncoaspiração Procedimento invasivo	Ascite, coagulopatia, hepatomegalia importante, metástase peritoneal e diálise peritoneal Obesidade mórbida Doença inflamatória intestinal Impossibilidade de transiluminação Cirurgia abdominal prévia
Jejunostomia	Refluxo gastroesofágico Gastroparesia ou esvaziamento lento Disfunção gástrica por traumatismo ou cirurgia Incapacidade do trato gastrintestinal superior (obstrução, fístulas, úlceras etc.)	Uso prolongado Menor risco de aspiração Menor risco de deslocamento da sonda	Maior sensibilidade às dietas hiperosmolares Necessidade do uso de bomba de infusão para o controle rigoroso do gotejamento Procedimento invasivo	Idem às gastrostomias

Características relevantes para a escolha da sonda nasoenteral

Alguns aspectos importantes devem ser considerados durante a seleção de uma sonda nasoenteral:

- Apresentar guia, permitindo facilidade de sua introdução.
- Deve ser radiopaca, para facilitar a visualização radiológica.
- Ter dupla entrada (conexão em Y, para propiciar adaptação correta do equipo e da seringa utilizados na administração de dieta e irrigação da sonda).
- Presença de marcação numérica ao longo da sonda para controle do posicionamento adequado.
- Possuir tampas reforçadas para evitar vazamentos de dieta e/ou medicamento.
- Ter lúmen interno revestido por substâncias lubrificantes — do tipo *hydromer* — que facilitam a remoção do fio-guia após a passagem da sonda.

Não há evidência da necessidade do peso na ponta distal das sondas para manter posicionamento pós-pilórico.[10]

Procedimentos para a passagem de sondas

Sondas nasoenterais (posicionamento gástrico)

Para a colocação da sonda gástrica, utiliza-se a técnica manual à beira do leito, mantendo o paciente em decúbito elevado ou sentado, com o pescoço levemente flexionado em direção ao peito. Medir a sonda da ponta do nariz ao lóbulo da orelha correspondente à narina escolhida e daí ao apêndice xifoide do esterno. Marcar o ponto delimitado com fita adesiva (caso a sonda não apresente demarcação); lubrificar a narina e a ponta da sonda com xilocaína em gel. Introduzir a sonda inicialmente no sentido cranial e, posteriormente, para trás e para baixo. Se o paciente conseguir ajudar, solicitar que degluta alguns goles de água, para facilitar a passagem da sonda. Caso apresente tosse ou resistência, tracionar a sonda até a nasofaringe e tentar novamente. Introduzir a sonda até o segmento marcado. Confirmar a localização por meio da ausculta de ar, utilizando uma seringa de 20 mL e ar, e retirar o fio-guia. Solicitar radiografia abdominal antes da introdução da NE ou administração de medicamentos.[11]

O procedimento de passagem de sonda nasoenteral é de competência exclusiva do enfermeiro, não podendo ser delegada a técnicos ou auxiliares de enfermagem.[11]

Nos casos de estreitamento da luz esofágica, deve-se utilizar a técnica de endoscopia.

Algumas sondas apresentam, internamente, um componente chamado de *hydromer*, que, em contato com água ou soro fisiológico, torna-se gel e facilita a retirada do fio-guia, dispensando a utilização de medicamentos (Luftal®).

Sondas nasoenterais (posicionamento entérico)

O posicionamento pós-pilórico da sonda é mais facilmente alcançado por via endoscópica. Embora mais invasivo e oneroso, a taxa de sucesso é elevada. A radiografia abdominal deve ser realizada logo após o procedimento para comprovação do posicionamento enteral porque, durante a remoção do fibroscópio, pode haver deslocamento da sonda do intestino para o estômago.

Outra forma utilizada para introduzir a sonda pós-pilórica à beira do leito, com sucesso em aproximadamente 60% dos casos, é administrar procinético 30 minutos antes do procedimento, para aumentar a contratilidade gástrica. Posicionar o paciente em decúbito lateral direito. Medir a sonda como se fosse introduzi-la na posição gástrica, acrescentando 20 cm; ao término do procedimento, injetar 100 mL de ar, com o objetivo de promover a abertura do piloro.

Solicitar radiografia abdominal somente 1 hora após a passagem da sonda e, caso não tenha migrado, repetir após 6 hora.

Sondas nasogastrojejunais

Dispositivo recomendado para pacientes com gastroparesia e/ou distensão gástrica que necessitam de TNE, porque reúne em uma única sonda duas vias separadas de calibres diferentes, permitindo, ao mesmo tempo, a drenagem do estômago, pela via mais calibrosa de 16 Fr, e a alimentação no jejuno, pela via mais fina de 8 Fr.

O procedimento de passagem é realizado por via endoscópica.

Sondas de gastrostomia

Utilizam-se sondas de silicone ou poliuretano, com diâmetros que variam de 14-24 Fr, com âncora de silicone, chapéu ou balão, para a fixação interna, e anel flexível, para a fixação externa.

As técnicas de passagem são a gastrostomia endoscópica percutânea (GEP), a gastrostomia radiológica percutânea, a cirúrgica aberta (Stamm, Witzel e Janewal) e a laparoscópica. A GEP é uma boa opção, por ser procedimento fácil, rápido e que pode ser realizado sob anestesia local, com baixas taxas de morbidade, além de permitir o início rápido da NE.

A gastrostomia de botão (*button*) é um dispositivo de material mais biocompatível, em calibres de 14-24 Fr, que facilitam o manuseio da NE nos pacientes com vida social ativa, preservando a sua autoestima.

Sonda de jejunostomia

Também podem ser de silicone ou poliuretano, em geral, de menor calibre.

As técnicas de passagem são a jejunostomia endoscópica percutânea (JEP) e a cirúrgica aberta (Witzel), em Y de Roux, por meio do cateter de silicone com balão ou por meio da introdução de uma sonda de fino calibre, pela gastrostomia.

ADMINISTRAÇÃO DE DIETA ENTERAL: FORMAS E VELOCIDADE DE INFUSÃO

Intermitente ou fracionada

A administração da dieta enteral intermitente ou fracionada consiste na administração de frascos de até 300 mL de dieta enteral a cada 3-4 horas, por método gravitacional, em que o controle do fluxo de gotejamento é manual. O tempo de administração de cada frasco varia conforme o posicionamento da sonda. Para aquelas localizadas no estômago e quando o paciente está com boa tolerância, o frasco deve ser administrado de 40 minutos a 1 hora, enquanto para as posicionadas no intestino a infusão deverá ser mais lenta, de 1,5 a 2 horas, dependendo do paciente.

Para calcular o gotejamento adequado, deve-se utilizar a fórmula:

$$\frac{Volume}{3 \times tempo}$$

Em que volume é a quantidade de dieta de cada frasco.

Indicação

É a forma de infusão mais fisiológica, que simula o padrão habitual de alimentação, favorece o melhor aproveitamento dos nutrientes, em especial do nitrogênio, facilita a evolução dos pacientes em desmame de NE para dieta VO e proporciona maior liberdade para deambulação.

A administração intermitente não é recomendada para pacientes de UTI, muitas vezes em uso de sedativos, opioides e outros medicamentos, que diminuem a motilidade gástrica, entre outras condições que limitam a tolerância de maior volume administrado em intervalo curto de tempo.

Desvantagens

As desvantagens da administração intermitente são que ela é menos precisa, requer maior atenção e tempo da enfermagem para manter o fluxo, eleva o risco de aspiração e aumenta a manipulação da NE, por se tratar de sistema aberto.

Se disponível, a infusão intermitente pode ser realizada por meio de bombas infusoras (BI), respeitando fracionamento/pausas ao longo do dia, o que permite a utilização de frascos de NE de sistema fechado, que promovem maior segurança na terapia pela menor manipulação. Por outro lado, eleva os custos da terapia.

Cíclica

Na administração cíclica, a dieta é administrada por gotejamento lento, preferencialmente por intermédio da bomba de infusão, mantendo uma pausa noturna, em geral, de 6 a 8 horas, com os objetivos de:

- Mimetizar a pausa noturna habitual.
- Reduzir a população bacteriana intragástrica.

Durante a pausa noturna, o pH do estômago, que não é bloqueado pela dieta, diminui para níveis bactericidas, auxiliando no controle da população bacteriana do estômago e do trato gastrintestinal. Essa medida pode trazer implicações na redução dos índices de pneumonia nosocomial, pela ascensão bacteriana. A pausa noturna utilizada para evitar o crescimento bacteriano no estômago pode perder o valor em pacientes que recebem medicamentos que bloqueiam o pH gástrico.

A velocidade de infusão com o uso de bombas infusoras deve ser calculada dividindo o volume prescrito de dieta no dia por 14 a 16 horas.

Indicação

Esse método é o mais indicado para pacientes gravemente enfermos, independentemente do posicionamento da sonda, uma vez que confere maior precisão, controle e segurança, além de prevenir intolerâncias gastrintestinais, diminuir o risco de refluxo gastroesofágico e otimizar o tempo da equipe de enfermagem. A administração de NE deve ser realizada por sistema fechado.

Desvantagens

As desvantagens desse método são a elevação do custo da TNE e a restrição ao leito do paciente que não apresenta limitação de movimentos, além da necessidade de bomba de infusão.

Pode ser infundida, temporariamente, no período noturno, quando o paciente está na fase de transição da dieta enteral para a oral.

Contínua

Na administração contínua, a dieta é administrada por bomba de infusão sem pausa noturna, durante 24 horas. Para calcular a velocidade de infusão deve-se dividir o volume prescrito da NE por 22 a 23 horas, prevendo 1 a 2 horas de pausa ao longo do dia, em razão de procedimentos gerais, como banho, aspiração endotraqueal, medidas hemodinâmicas, medicamentos e outros que requerem pausa da dieta.

Indicação

É indicada para pacientes que estejam em tratamento com insulinoterapia contínua, para reduzir as complicações metabólicas provenientes da pausa da NE, como hipoglicemia. Também é indicada para testar a tolerância dos pacientes críticos na fase inicial da terapia ou controlar a diarreia osmótica.

Desvantagens

As desvantagens desse método são requerer bomba de infusão, apresentar alto custo e não possibilitar a pausa noturna fisiológica.

Bombas de infusão

Os diferentes dispositivos utilizados na administração da TNE conferem segurança e eficácia ao processo. Os avanços tecnológicos têm oferecido aparelhos de manuseio mais simples, de fácil aprendizagem, mais leves e compactos. Recomendam-se bombas de infusão específicas para a administração de NE com equipos *que não conectem em acessos endovenosos*, se possível com cor diferenciada.[12]

Deve-se evitar infusão de NE em bombas de medicamentos endovenosos porque elas:

- Possuem alarmes específicos, sendo que alguns são desnecessários no procedimento de administração da TNE.
- São aparelhos de infusão com custo mais elevado.
- Dependendo do tipo de equipo utilizado, poderá favorecer a conexão acidental da NE no cateter central. Para assegurar a TNE, recomenda-se a utilização de equipos com cor diferenciada e, principalmente, conexão (ponto distal) que não adapte em nenhum tipo de acesso endovenoso.

A limpeza das bombas de infusão deve ser realizada diariamente com produtos conforme recomendação do fabricante.

ASSISTÊNCIA DE ENFERMAGEM – CUIDADOS COM O PACIENTE, SONDAS NASOENTERAIS E DIETA ENTERAL

A equipe de enfermagem deve seguir as seguintes condutas no cuidado ao paciente:

- Orientar o paciente e sua família sobre todas as etapas da terapêutica escolhida, como o tipo de procedimento de passagem de sonda, o tipo de dieta, a forma de infusão e os principais cuidados e complicações.
- A passagem da sonda deve ser realizada somente por enfermeiros ou médicos treinados, sendo vedada a auxiliares ou técnicos de enfermagem.
- Verificar o posicionamento das sondas nasoenterais após a sua introdução, por meio da ausculta abdominal, da aspiração do conteúdo gástrico, do teste da água, para detectar borbulhas que indicariam a presença da sonda nas vias respiratórias e, principalmente, pela radiografia abdominal.
- Solicitar radiografia simples de abdome para confirmação da real posição da sonda, antes de iniciar a infusão da nutrição enteral, mesmo que a sonda tenha sido colocada por procedimento endoscópico.[11]
- Fixar a sonda sem tracionar a asa do nariz, com fita antialergênica, e trocá-la após o banho e quando estiver úmida, frouxa ou solta. No mercado, existem fixadores de sonda que imitam a cor da pele e possuem porosidade, que permitem a transpiração do paciente, podendo ser trocados a cada 5 dias ou antes, se necessário.
- Receber a NE e conferir no frasco o nome do paciente, o número do leito, a composição e o volume total, a data e a hora do preparo da instalação, a presença de precipitação e a separação de fases. Se houver alguma alteração, a NE não deve ser instalada, mas encaminhada ao setor de origem, para a análise das possíveis causas.[13]

- Manusear as fórmulas enterais apenas após a lavagem rigorosa das mãos.
- Utilizar equipos apropriados, de preferência com cor e com ponta distal diferenciada dos equipos de infusão endovenosos, ou seja, que não conectem em acesso endovenoso. Eles devem ser trocados a cada 24 horas ou a cada novo frasco de sistema fechado.
- A posição do paciente no leito durante todo o período de administração da dieta deve ser elevada, a partir de 45°, para evitar broncoaspiração, independentemente do tipo de acesso (sondas nasoenterais ou estomias) e do posicionamento da sonda (gástrica ou entérica).[14,15]
- Administrar a dieta em temperatura ambiente.
- Ao exame físico, avaliar o posicionamento da sonda, sobretudo na presença de vômitos, procedimentos como eco transesofágico e extubação, uma vez que podem causar o deslocamento da sonda.
- A diferenciação da posição da sonda somente pela ausculta abdominal exige muito treino e habilidade do profissional, e pode ser influenciada por fatores como ascite, obesidade e outras condições clínicas. O ideal para a constatação do posicionamento da SNE é a radiografia abdominal.[10]

COMPLICAÇÕES

Obstrução do acesso enteral

A obstrução do acesso enteral é uma complicação mecânica que impede a infusão normal da NE, a hidratação e a administração de medicamentos. Pode ser causada pelo déficit de irrigação da sonda e/ou lavagem incorreta após a administração de medicamentos e NE ou acotovelamento/dobramento (nó) da sonda.[16,17] A obstrução das sondas nasoenterais é uma das complicações mais frequentes do uso de TNE, podendo ocorrer em 4-35% dos casos, o que influencia, de forma negativa, o atendimento prestado e o tratamento nutricional instituído.[18]

Para manter a permeabilidade da sonda, preconiza-se a irrigação permanente, com o uso de água filtrada, seringa de 20 mL e pressão manual, nas seguintes situações:

- Término da infusão da dieta ou pausa da bomba de infusão para a realização de procedimentos.
- Troca dos frascos da dieta.
- Após a infusão de medicamento.
- Após verificar resíduo gástrico.

Deve-se utilizar seringa de 20 mL com bico, para melhor adaptação da sonda, sem danificá-la, e infundir 20 mL de água filtrada por vez, repetindo a operação se a sonda apresentar resistência.

A administração de água em frascos durante o dia para hidratar o paciente deve ser infundida por gavagem. Assim, não há pressão e, portanto, não substitui a lavagem manual com seringa. Quando a sonda estiver fechada em função da pausa alimentar, deve-se proceder à lavagem manual a cada 8 horas.

Na UTI, as pausas da dieta são muito frequentes, em razão da quantidade de procedimentos realizados. Nesses casos, a lavagem é fundamental para evitar a obstrução da sonda. Dessa forma, a equipe multiprofissional deve ser bem orientada, incluindo os fisioterapeutas, os quais podem cessar a infusão da dieta para a realização da aspiração endotraqueal. Esses profissionais deverão acionar a enfermagem para a lavagem do acesso enteral antes de pausar a bomba de infusão.

A elaboração de protocolos, uniformizando as condutas e os treinamentos frequentes com a equipe de enfermagem, é de extrema importância para aumentar o tempo de permanência do acesso enteral no paciente, diminuindo os custos, a exposição do paciente a procedimentos invasivos e o estresse decorrente dela, além de otimizar o tempo do enfermeiro.

Os registros no plano de enfermagem dos volumes de água e dieta infundidos são cuidados importantes para controle hídrico e comprovação de que foram adequados tanto o volume prescrito de dieta administrada como a atenção voltada ao manuseio do acesso enteral em cada plantão.

Os pacientes críticos podem necessitar de restrição hídrica. Nesses casos, orienta-se suspender as águas intermitentes de hidratação dos frascos e manter a irrigação da sonda com seringa.

Condutas na obstrução da sonda nasoenteral

As seguintes condutas devem ser tomadas em relação à sonda nasoenteral:

- Preconiza-se que cada sonda permaneça no paciente por 30 dias, pelo menos, com prazo de validade de 3 meses. As principais medidas para evitar a obstrução são a irrigação permanente da sonda e a diluição efetiva dos medicamentos.[19]
- A obstrução pode ser causada por acotovelamento da sonda no trato gastrintestinal ou por resíduos de medicamentos e viscosidade da NE, associados à má irrigação da sonda.[20]
- Não se deve realizar a introdução do fio-guia com a sonda dentro do paciente.[11]
- Não se deve desobstruir as sondas com refrigerantes ou outras soluções cuja utilização não tenha embasamento científico.

Em caso de obstrução, realizar os seguintes procedimentos:

- Na obstrução por acotovelamento, exteriorizar 5 cm da sonda.
- Na obstrução por resíduo, injetar água morna com seringa de menor calibre. Não se deve insistir nesse procedimento, para que não haja ruptura da sonda dentro do paciente, pelo excesso de pressão exercida. Na ausência de sucesso, pode-se utilizar uma solução de enzima pancreática.[21] Se as tentativas falharem, deve-se retirar a sonda e substituí-la.

Interação medicamento-nutriente

A terapia medicamentosa por sonda enteral pode acarretar problemas de grande relevância na prática clínica, pois fármacos e nutrientes estão sujeitos a interagir entre si. Essas interações possibilitam alterações dos efeitos das drogas, podem afetar o estado nutricional do indivíduo e, administrados concomitantemente à dieta, diminuem a eficácia da droga ou aumentam a sua toxicidade.[22]

Recomendações gerais para boas práticas de enfermagem

- Utilizar trituradores de medicamentos de uso exclusivo do paciente, higienizar com água e sabão após triturar cada medicamento.
- Interromper a infusão da NE, se possível, 15 minutos antes da administração do medicamento.
- Lavar os acessos enterais, sejam SNE, sejam gastrostomias ou jejunostomias, com seringa de bico e 20 mL de água sob pressão manual, antes e depois de administrar os medicamentos. Nas sondas nasogastrojejunais ou gastrojejunostomias, o volume de água a ser utilizado é de 40 mL, em decorrência da maior extensão desses dispositivos.
- Se houver duas ou mais drogas a serem administradas no mesmo horário, triturar, diluir e administrar cada uma separadamente, lavando a sonda entre uma droga e outra com 10 mL de água ou 20 mL nos casos das gastrojejunotomias.
- Os frascos de NE não devem ser manipulados, portanto nunca se adiciona medicamento no frasco de dieta, tanto os de sistema aberto como fechado.
- As características da sonda (diâmetro, tamanho, posicionamento da extremidade distal) ou das drogas (tamanho das partículas, viscosidade, pH e osmolaridade) podem afetar o fluxo físico ou promover aderência do produto na sonda, com consequente obstrução e perda do acesso.[21]

Recomenda-se a utilização de SNE de maior calibre (12 Fr) e, sempre que indicado, gastrostomias.

- Utilização preferencial de medicamentos na forma farmacêutica líquida.
- Medicamentos com características de liberação controlada não devem ser macerados, com risco de toxicidade, manutenção inadequada do nível sérico e risco de obstrução da sonda. Por exemplo: oxicodona (Oxycontin®), venlafaxina (Efexor XR®).[23]
- Grânulos duros liberados após a abertura de cápsulas e as drágeas não devem ser administrados por sonda, pois a dificuldade de macerar leva ao risco de obstrução.[23] Por exemplo: cloreto de potássio (Slow K®).
- A perda do revestimento gastrorresistente de alguns fármacos, quando macerados/triturados, propicia inativação do princípio ativo. Por exemplo: pantoprazol (Pantozol®), bizacodil (Dulcolax®). Portanto, recomenda-se que seja substituído o comprimido de pantoprazol por omeprazol Mups (Losec Mups®), sendo este disperso em água e depois administrado, sem necessitar de trituração.[23]
- Medicamentos que possuem risco carcinogênico não devem ser macerados. Aconselha-se trituração em fluxo laminar. Por exemplo: mofetila (Cell cept®), azatioprina (Imuran®), micofenolato (Myfortic®) – revestimento de difícil trituração com risco de obstrução da sonda –, ciclosporina (Sandimmun®).
- Para a administração de fármacos hiperosmolares na forma farmacêutica líquida, principalmente os oleosos, eles devem ser bem diluídos em cerca de 30 mL de água filtrada, em razão do risco de diarreia, danos ao TGI e obstrução da sonda, principalmente os xaropes, por conterem sorbitol.[24]
- As cápsulas de gelatina branda que contêm líquidos devem ser esvaziadas com ajuda de agulha e seringa de insulina.
- Sempre que possível, elevar a velocidade de infusão da dieta enteral em função das pausas realizadas para evitar interação fármaco-nutriente, a fim de que o paciente receba toda dieta prescrita alcançando suas necessidades calórico-proteicas, evitando a desnutrição hospitalar.

Recomendações especiais

Realizar a pausa alimentar para a administração de medicamentos que exijam ausência de alimento no estômago, de forma que sejam completamente absorvidos, como fenitoína, aspirina, ciprofloxacina, levotiroxina, varfarina e levodopa. As condutas a seguir devem ser adotadas:

- Na administração de NE cíclica ou contínua, suspender a dieta 60 minutos antes e depois da administração do medicamento.

- Compensar o tempo de suspensão da dieta e ajustar a velocidade de infusão da bomba de infusão, para respeitar a pausa noturna, sem restrição do volume prescrito no dia.
- Na administração de NE intermitente, administrar os medicamentos no horário de pausa da dieta.

Refluxo

O refluxo se refere ao retorno de conteúdo gástrico igual ou superior a 50% do último volume infundido. A saída de conteúdo gástrico pela boca do paciente também é considerada refluxo, independentemente da quantidade.[25]

As condutas de enfermagem no controle de refluxo são:

- *Dieta intermitente*: o refluxo deve ser verificado antes da administração de cada frasco de dieta. Se o refluxo for:
  - Menor que a metade do último volume do frasco infundido, desprezar o conteúdo aspirado, administrar o próximo frasco, reduzindo o gotejamento e checar decúbito elevado a 45°, durante a infusão e 30 minutos após.
  - Maior ou igual à metade do último volume infundido, reinfundir e descontar esse valor no próximo frasco de dieta. Modificar a infusão intermitente para a infusão cíclica iniciando o gotejamento com 50 mL/h; conforme a tolerância do paciente, aumentar progressiva e diariamente, até atingir a velocidade-padrão do volume prescrito em 14 horas. Avaliar se há distensão abdominal e verificar, com o médico, a utilização de procinéticos e medicamentos prescritos que podem propiciar paresia gástrica (sedativos opioides, antidepressivos etc.), além da possibilidade de modificação da fórmula enteral e da posição da sonda para pós-pilórica.
  - Maior ou igual ao total do último volume infundido, desprezar, pausar a dieta, comunicar ao médico e sugerir mudança no posicionamento da sonda para pós-pilórica.

- *Dieta cíclica ou contínua*: o refluxo deve ser verificado a cada 4 horas, nas primeiras 48 horas. Havendo boa tolerância, espaçar a verificação a cada 6 horas (pacientes de UTI) e 8 horas (demais pacientes). Condutas com o refluxo:
  - Menor que a metade do volume (mL/h) programado na bomba de infusão, nas últimas 2 horas, desprezar o conteúdo aspirado, manter a infusão e checar decúbito elevado a 45°.

- Maior ou igual à metade do volume (mL/h) programado na bomba de infusão, nas últimas 2 horas, reinfundir e diminuir o gotejamento da bomba de infusão em 50%. O gotejamento deverá ser aumentado gradativamente conforme a tolerância. Os demais cuidados são iguais aos citados no controle da dieta intermitente.
- Maior ou igual ao total do volume (mL/h) programado na bomba de infusão, pausar a dieta, comunicar ao médico e sugerir mudança no posicionamento da sonda para pós-pilórica.
- Pausar a bomba de dieta somente no ato da verificação do refluxo. Observar o aspecto do conteúdo aspirado. Se o refluxo apresentar aspecto sanguinolento ou fecaloide, não reinfundir, suspender a dieta e comunicar ao médico.

Diarreia

A diarreia corresponde ao número de evacuações líquidas ou semilíquidas superior a três episódios ao dia. Os cuidados de enfermagem no controle da diarreia para pacientes que estão recebendo dieta são:

- Dieta intermitente: modificar a administração para a infusão cíclica, iniciando com gotejamento de 50 mL/h e, conforme a tolerância do paciente, aumentar progressiva e diariamente até atingir a velocidade-padrão do volume prescrito em 14 horas.
- Dieta cíclica ou contínua: reduzir o gotejamento para a metade do que estava sendo administrado e aumentar progressivamente, conforme a tolerância do paciente, até atingir de novo a velocidade-padrão em 14 horas.

Em ambos os casos, deve-se verificar com o médico se as medicações prescritas estão relacionadas à diarreia (quimioterápicos, laxativos e antibióticos, sobretudo cefalosporinas de terceira geração, como clindamicina e ampicilina).

Deve-se verificar a possibilidade de diarreia infecciosa, pelo exame de fezes, além do posicionamento do acesso enteral e da fórmula utilizada. Dos casos de diarreia em pacientes em TNE, somente 20% estão diretamente relacionados ao uso propriamente dito da dieta enteral. Na ocorrência de diarreia, é fundamental a coleta de fezes para a sequência diagnóstica. O intervalo de tempo entre a coleta e o envio ao laboratório deve ser o menor possível.

Existem outras complicações relacionadas à TNE e ao uso prolongado de sondas nasoenterais, como sinusite, esofagite, necrose de asa de nariz, distensão abdominal, cólicas, distúrbio hidroeletrolítico, hiperglicemia, bronco-pneumonia, ansiedade, inatividade e falta de estímulo ao paladar.

ESTOMIAS — CUIDADOS ESPECÍFICOS

Em relação às estomias, os seguintes cuidados devem ser tomados:

- A irrigação das sondas de gastrostomia ou jejunostomia deve ser realizada manualmente, com seringa de 20 mL, utilizando 20 mL de água, nas mesmas situações e cuidados descritos para as SNE.
- Manter o paciente em decúbito elevado, a 45°, durante todo o período de infusão da NE até 30 minutos após a sua interrupção.
- Limpar diariamente a pele do paciente, na hora do banho e na presença de secreções, com água e sabonete suave, mantendo-a sempre seca.
- Nas primeiras 48 horas do procedimento de gastrostomia ou jejunostomia, pode ocorrer maior drenagem de secreção serossanguinolenta, havendo necessidade de limpeza na inserção da estomia e troca de curativo com maior frequência. Após esse período, colocar apenas uma lâmina de gaze entre a pele e o anel da sonda (anteparo), para evitar a escoriação da pele, e trocá-la uma vez ao dia após o banho ou sempre que estiver úmida ou com sujidade.
- Estudos apontam que a utilização de curativos impregnados com PHMB (hidrocloreto de poli-hexametileno guanidina), com ação bactericida superior à do iodo, sem o efeito citotóxico do mesmo, favorece a prevenção de infecção no ponto de inserção da sonda e minimiza o aparecimento de granulomas.[26] A frequência de troca segue a recomendada para a gaze, com técnica limpa.
- O vazamento do suco gástrico para a pele, a tensão da sonda sobre ela ou o descuido com a higiene ao redor da sonda podem causar irritação ou infecção. Dessa forma, a pele deve ser avaliada diversas vezes ao dia, atentando para sinais de vazamento ou infecção (vermelhidão, inchaço e drenagem com pus).
- Durante os procedimentos, manipular o paciente visualizando a sonda de gastrostomia, para evitar a tração acidental.
- Quando a sonda de gastrostomia apresentar *cuff* (balão) especificado na própria via (geralmente com cor diferenciada e sem tampa), ele não deve ser manipulado.
- Se houver perda da sonda (saída de sua posição original), por tração ou rompimento do balão, imediatamente inserir uma sonda de Foley do mesmo calibre da anterior, para manter o pertuito e otimizar a troca, comunicando ao médico responsável ou ao serviço de endoscopia, evitando jejum prolongado.
- Substituição das sondas: as sondas devem ser substituídas quando apresentarem aspecto deteriorado, com placas de resíduo alimentar ou de medicamentos aderidos ao lúmen interno, ou quando o corpo da sonda estiver

enrugado, com sinal de desgaste do material e/ou vazamento de dieta e sucos digestivos.

- Vazamento da dieta e/ou suco gástrico: pausar a dieta e avaliar o tipo de sonda. Se a sonda for com balão (geralmente com três vias, sendo a do balão sem tampa e com cor diferenciada), conectar a seringa de 20 mL e esvaziar o balão, verificando se houve rompimento do mesmo ou se murchou.
- Se murchou, haverá retorno de água, porém em menor quantidade que a especificada no próprio conector do balão. Nesse caso, completar com o volume de água designado.
- Se o balão estiver estourado, não haverá retorno de água, podendo haver aspiração do suco gástrico, resíduo da dieta ou nenhum conteúdo. Nessa situação, suspender a dieta, fixar a sonda no abdome para manter o pertuito e providenciar a troca.

Para as sondas que não forem do tipo com balão, solicitar a avaliação do serviço de endoscopia ou, se houver, solicitar um enfermeiro da equipe multiprofissional de terapia nutricional (EMTN) para certificação da real necessidade de troca por uma mais calibrosa.

MONITORIZAÇÃO E REGISTRO

No decorrer da administração da dieta enteral, faz-se necessário seguir medidas de monitorização e registro:

- Monitorizar e anotar as condições gerais do paciente, como o aspecto da pele e mucosas (turgor, ressecamento e cor), débito urinário, hidratação e alteração de peso.
- Monitorizar e registrar a ingestão e eliminação, realizando o balanço hídrico.
- Monitorizar e registrar o peso, a cada 24 ou 48 horas. A frequência da medida do peso pode ser ajustada às necessidades do paciente para, no mínimo, uma vez por semana. Pacientes crônicos inalterados poderão ser pesados uma vez por mês, exceto em situações de instabilidade clínica.
- Monitorizar e anotar os sinais e sintomas de intolerância à dieta (náuseas, vômitos, distensão abdominal e diarreia). Avaliar a sensação de plenitude.
- Restringir os MMSS dos pacientes confusos e/ou agitados solicitando a colaboração dos acompanhantes.
- Anotar diariamente, no planejamento da assistência de enfermagem, a data da passagem do acesso enteral e o seu calibre, para o controle de permanência (tempo de uso).

- Utilizar adaptadores PEG (em caso de estomias) para a administração de dieta e medicamentos somente quando as tampas originais das sondas estiverem danificadas.

INDICADORES DE QUALIDADE DE ENFERMAGEM

A manutenção dos acessos enterais é um dos pré-requisitos para uma terapêutica nutricional bem-sucedida, além de resultar em maior conforto e segurança aos pacientes.

A monitorização dessas ações deve ser realizado por meio dos indicadores de qualidade que mensuram a taxa de obstrução de acessos enterais ou de eventos adversos relacionados ao uso de acessos enterais (o que pode incluir o acompanhamento de SNE, gastrostomias/jejunostomias e gastrojejunostomias ou, isoladamente, SNE e estomias).

Outro importante indicador é o que mensura o volume de dieta prescrita com a efetivamente administrada.

Os resultados dos indicadores devem ser analisados pelas áreas operacionais ou da EMTN, conforme a periodicidade estabelecida por cada instituição.

Benchmarking devem ser realizados, e metas traçadas para cada indicador.

Na evidência de oscilações dos resultados e desvio da meta proposta, deve-se gerar um plano de ação de melhoria ou corretiva.

Alguns exemplos de indicadores que devem ser estabelecidos e gerenciados:

1. Taxa de obstrução de SNE (ou gastrostomias):
   N. de obstruções de SNE   × 100.
   N. de SNE passadas.

2. Média de permanência da SNE até a sua troca por obstrução (ou gastrostomia):
   N. de dias de utilização da SNE até sua obstrução.
   N. de SNE obstruídas.

3. Taxa de eventos adversos relacionados às SNE (ou gastrostomias):
   N. de eventos adversos relacionados às SNE   × 100.
   N. de SNE passadas.

4. Taxa de volume de dieta prescrita não administrada:
   Volume de dieta não administrada por dia   × 100.
   Volume de dieta prescrita por dia.

CONSIDERAÇÕES FINAIS

O reconhecimento da importância da terapia nutricional enteral no tratamento e na recuperação dos pacientes e a constatação de que o início tardio da TNE e a desatenção aos cuidados nutricionais por parte da equipe multiprofissional pode levar a consequências deletérias ao paciente torna necessário que os profissionais da saúde busquem conhecimento para o aperfeiçoamento das práticas e da assistência nutricional enteral. Nesse sentido, o Ministério da Saúde, por meio do Regulamento Técnico para Terapia Nutricional Enteral, além de preconizar os cuidados mínimos para a aplicação de TNE em todas as suas etapas, exige a formalização da EMTN.[13]

A EMTN deve ser constituída por, pelo menos, um profissional médico, enfermeiro, nutricionista e farmacêutico, habilitados e com treinamento específico para a prática da TNE. Algumas instituições de saúde possuem enfermeiros especialistas em terapia nutricional que trabalham exclusivamente para essa prática. Dentre as suas atribuições, estão a elaboração de protocolos de assistências de enfermagem, o desenvolvimento e o controle de indicadores de qualidade, a capacitação dos profissionais por meio de treinamentos periódicos e a supervisão da assistência prestada. Com os demais membros da equipe, têm como objetivo final prover o melhor custo/benefício da TNE, com o máximo de benefícios e o mínimo de risco ao paciente.

RESUMO

A enfermagem desempenha papel fundamental para o sucesso da terapia nutricional enteral, desde a seleção de materiais e equipamentos necessários e adequados para essa terapia, manutenção do acesso enteral, controle da administração de NE em doses plenas, até as mais variadas intercorrências e complicações que o paciente pode apresentar durante essa terapêutica.

Toda a equipe de enfermagem deve estar habilitada, atualizada e treinada para atuar de forma integrada com a equipe multiprofissional, para qualificar a assistência ao paciente (Figura 29.1).

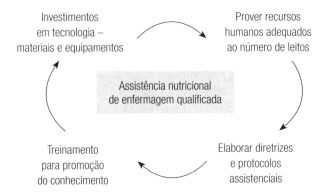

Figura 29.1 Resumo esquemático.

PROPOSTAS PARA ESTUDO

1. Defina terapia nutricional enteral e cite suas vantagens quando comparada à terapia nutricional parenteral.
2. Considerando um paciente recém-admitido na UTI, qual o melhor momento para introduzir a TNE precoce e quais os seus benefícios?
3. Especifique as contraindicações do uso de TNE.
4. Que características são consideradas importantes para a escolha de uma sonda nasoenteral e por quê?
5. Descreva a técnica de passagem de SNE em posição gástrica.
6. Cite as indicações, vantagens e desvantagens do uso de gastrostomias.
7. N.B., 80 anos, internado em unidade de internação por infecção urinária. Devido ao rebaixamento do nível de consciência foi passada uma SNE à beira do leito e prescrito NE, 1 L/dia. Determine a forma de administração mais adequada e a velocidade de infusão.
8. Em relação à assistência de enfermagem ao paciente submetido à TNE, explique quais cuidados devem ser tomados com o paciente e com a SNE.
9. Que condutas não são permitidas na tentativa de desobstrução da SNE?
10. M.A.S., 69 anos, internado na UTI por acidente vascular cerebral isquêmico, recebe 1,5 L/dia de NE por SNE (pós-pilórica), 107 mL/h na bomba de infusão, com boa tolerância. Hoje, foi modificada a via de administração de fenitoína, de endovenosa para sonda, 2 ×/dia (às 8 horas e às 20 horas). Que cuidados de enfermagem devem ser realizados?
11. J.S., 22 anos, vítima de traumatismo craniano, em TNE recebendo NE por SNE (pré-pilórica), de forma intermitente, 250 mL a cada 3 horas. Ao verificar o resíduo gástrico, observou-se a saída de 150 mL de líquido amarelado. Qual deve ser a conduta de enfermagem? Explique.
12. Quais as principais complicações do uso de TNE?

REFERÊNCIAS BIBLIOGRÁFICAS

1. Waitzberg DL, Waleska TC, Correia MITD. Hospital malnutrition: the Brazilian National Survey (Ibranutri): a study of 4000 patients. Nutrition. 2001;17: 573-80.
2. Mullen JL. Consequences of malnutrition in the surgical patient. Surg Clin North Am. 1981; 61(3):465-87.
3. Reilly JJ, Hull SF, Albert N. Economic impact of malnutrition: a model system for hospitalized patients. J Parenteral Enteral Nutr. 1988;12(4):371-6.
4. Kudsk KA, Croce MA, Fabian TC. Enteral versus parenteral feedings: effects on septic morbity following blunt and penetrating abdominal trauma. Ann Surg. 1992; 215:503-13.
5. Berger MM, Revelly JP, Cayeux MC, Chiolero RL. Enteral nutrition in critically ill patients with severe hemodynamic failure after cardiopulmonary bypass. Clin Nutri. 2005; 24(1):124-32.
6. Rokyta Jr R, Matejovic M, Krouzecky A, Senft V, Trefil L, Novak I. Post-pyloric enteral nutrition in septic patients: effects on hepato-splanchnic hemodynamics and energy status. Intensive Care Med. 2004; 30(4):714-7.
7. Poltronieri MJA. Eventos adversos na administração de dieta enteral em unidade de terapia intensiva: análise comparativa entre o volume prescrito e o administrado. [Dissertação.] São Paulo: Escola de Enfermagem da USP; 2006.
8. Jatene BF, Bernardo WM. Projeto Diretrizes, volume IX. 2011.
9. Loser Chr, Aschl G, Hébuterne X, Mathus-Vliegen EMH, Musacaritoli M, Niv Y, Rollins H, Singer P. Skelly RH. ESPEN guidelines on artificial enteral nutrition – Percutaneous endoscopic gastrostomy (PEG). Clinical Nutrition. 2005;24:848-6.
10. Stroud M, Duncan H, Nightingale J. Guidelines for enteral feeding in adult hospital patients. Gut. 2003; 52 suppl 7: vii1-vii12.
11. Conselho Federal de Enfermagem, Cofen. Dispõe sobre a ministração de nutrição parenteral e enteral. Resolução 277, 2003. Disponível em: <http://www.corensp.org.br/resoluções/resolucao277.htm>.
12. Diten, Projeto Diretrizes em Terapia Nutricional. Associação Médica Brasileira e Conselho Federal de Medicina Volume IX. São Paulo: Câmara Brasileira do Livro; 2011.
13. Brasil, Ministério da Saúde. Secretaria de Vigilância Sanitária. Resolução da Diretoria Colegiada, RCD n. 63, de 6/7/2000. Regulamento técnico para a terapia de nutrição enteral. Brasília: Diário Oficial da União; 7/6/2000.
14. Hynes DM. Research as key to promoting and sustaining innovative practice. Nurs Clin North Am. 2000; 35(2):453-9.
15. ESPEN Guidelines on adult enteral nutrition. Clinical Nutrition. 2006;25:177-360.
16. Kirb DF, DeLegge MH. Enteral nutrition: the challenge of access. In: Kirb DF, Dudrick SJ (eds.). Pratical handbook of nutrition in clinical practice. Boca Raton, FL: CRC Press; 1994. p. 87-104.
17. Lord LM. Enteral access devices. Nurs Clin North Am. 1997;32(4):685-704.
18. Matsuba CST. Obstruções de sondas nasoenterais em pacientes cardiopatas. [Dissertação.] São Paulo: Universidade Federal de São Paulo/Unifesp, 2003.
19. ASPEN, Board of Directors: The 1995 standards for nutrition support of hospitalized patients. NPC. 1995; 10:206-7.
20. Lord LM. Restoring and maintaining patency of enteral feeding tubes. Nutr Clin Pract. 2003;18:422-6.
21. Marcuard SP, Stegall KS. Unclogging feeding tubes with pancreatic enzyme. J Parenteral and Enteral Nutrition. 1990;14(2):198-200.
22. Ribeiro PC, Silva TAF, Ruotolo F, Barbosa LMG, Poltronieri M, Borges JLA. Manual para administração de medicamentos por acessos enterais. São Paulo: Hospital Sírio-Libanês. Atheneu; 2013.
23. Lima GL, Negrini NMM. Assistência farmacêutica na administração de medicamentos via sonda: escolha da forma farmacêutica adequada. Einstein. 2009;7:9-17.

24. Takemura CS, Magnoni D. Enfermagem em terapia nutricional. São Paulo: Sarvier; 2009. p. 145-55.
25. Heyland DK. Effect of postpyloric feeding on gastroesophageal regurgitation and pulmonary microaspiration. Crit Care Med. 2001;29(8):1495-501.
26. Spruce P, Warriner L, Keast D, Kennedy A. Heridas en el punto de inserción Made Easy. Wouds International 2012; 3(2). Disponível em: <http// www. woundsinternational.com>.

PARA SABER MAIS

Canadian Clinical Practice Guidelines. Critical care nutrition. Summary of revisions to the recommendations. 2013 February 5.

ASPEN, Board of Directors and the Clinical Guidelines. Parenteral nutrition safety consensus recommendations. JPEN. 2013 November; XX, X:1-38.

Boog MCF, Silva JB. Percepções de enfermeiras sobre o processo de cuidado nutricional. Rev Bras Nutr Clin. 2001; 16:17-22.

Gariballa SE. Nutrition older people: special consideration for nutrition and ageing. Clin Med. 2004;4:411-13.

Souza DM, Santos VL. Risk factors for pressure ulcer development in institutionalized elderly. Rev Lat Am Enferm. 2007;15(5): 958-64.

Terapia nutricional parenteral

Mairy Jussara de Almeida Poltronieri

PONTOS A APRENDER

1. Definição de terapia nutricional parenteral, suas indicações e suas contraindicações.
2. Tipos e vantagens das apresentações de nutrição parenteral.
3. Vias de administração da terapia nutricional parenteral.
4. Principais cuidados de enfermagem no recebimento, na conservação e na administração de nutrição parenteral e emulsão lipídica.
5. Intercorrências inerentes ao uso de dieta parenteral e à atuação do enfermeiro.
6. Cuidados com o acesso venoso central e sua manutenção.
7. Tipos de bomba de infusão e seus mecanismos.
8. Interação da nutrição parenteral com medicamentos

PALAVRAS-CHAVE

Terapia nutricional parenteral, unidade de terapia intensiva, assistência de enfermagem.

ESTRUTURA DOS TÓPICOS

Introdução. Tipos de nutrição parenteral. Recebimento e conservação da nutrição parenteral. Instalação da nutrição parenteral. Administração da nutrição parenteral: condutas para evitar a contaminação e manter a segurança. Cuidados gerais. Emulsão lipídica. Manutenção e cuidados com o acesso venoso central. Bombas de infusão. Interações da NP com medicamentos. Considerações finais. Resumo. Propostas para estudo. Referências bibliográficas. Para saber mais.

INTRODUÇÃO

A complexidade da terapia nutricional parenteral (TNP) exige o comprometimento e a capacitação de uma equipe multiprofissional, para garantir a sua eficácia e segurança e, dessa forma, atingir o sucesso terapêutico.

De acordo com a Portaria n. 272/1998 do Ministério da Saúde, que dispõe sobre os requisitos mínimos exigidos para a TNP, o enfermeiro é responsável pela administração da nutrição parenteral (NP), pelo controle dos sinais e sintomas e pela prevenção de complicações, assim como pelo processo de seleção, padronização e compra de dispositivos e equipamentos empregados na administração dessa terapia.[1]

Para tanto, é necessário que o enfermeiro esteja habilitado e treinado em todos os aspectos que envolvem a TNP, buscando, por meio do embasamento científico atualizado e da elaboração de protocolos, a uniformização da assistência de enfermagem, de forma que garanta o controle do processo de administração, evitando a contaminação das soluções e possibilitando o atendimento às intercorrências que possam ocorrer.

A NP é uma solução ou emulsão estéril e apirogênica composta basicamente de carboidratos, aminoácidos, lipídios, vitaminas, minerais e água destilada. É acondicionada em recipiente de vidro ou plástico e destina-se à administração intravenosa em pacientes desnutridos ou não, em regime hospitalar, ambulatorial ou domiciliar, visando à síntese ou à manutenção dos tecidos, órgãos ou sistemas.

Quando o trato gastrintestinal não está disponível de forma total ou parcial, a terapia parenteral é indicada em condições associadas a íleo adinâmico, obstrução e suboclusão intestinal, fístulas digestivas de alto débito (> 500 mL/dia), diarreia grave (> 1.500 mL/dia), sangramentos, necessidade de repouso intestinal (processos inflamatórios graves do trato gastrintestinal), vômitos incoercíveis, mucosite grave ou desnutrição severa, mesmo com a permeabilidade do trato gastrintestinal.[2]

As contraindicações estão associadas a instabilidade hemodinâmica importante e a alterações metabólicas e hidroeletrolíticas, como hiperglicemia grave, distúrbios acidobásicos graves, ausência de perspectiva de tratamento e impossibilidade permanente ou temporária de acesso venoso.

TIPOS DE NUTRIÇÃO PARENTERAL

A NP pode ser manipulada ou industrializada. As manipuladas são preparadas manualmente por profissionais farmacêuticos, conforme a prescrição individualizada, com as necessidades nutricionais específicas de cada paciente, no ambiente hospitalar ou por empresas terceirizadas, seguindo a rigor os critérios de boas práticas de preparo definidos pela Portaria n. 272/1998.[1]

As NP industrializadas são bolsas bicompartimentadas ou tricompartimentadas, preparadas por indústrias farmacêuticas habilitadas, de acordo com as boas práticas de fabricação de medicação descritas pela Portaria n. 210/2003, em que os macronutrientes e eletrólitos separados nos compartimentos são misturados imediatamente antes da infusão no paciente. As vitaminas e os oligoelementos, quando prescritos, necessitam ser administrados em via paralela, fora da bolsa de NP.

As vantagens da utilização de cada tipo de NP são apresentadas no Quadro 30.1.

Quadro 30.1. Tipos de NP e suas vantagens.

Manipulada	Industrializada
Atende às nuanças das necessidades individuais	É pronta para o uso, com disponibilidade imediata
É especialmente indicada para pacientes em estado muito grave, neonatologia e pediatria	Apresenta validade de 2 anos desde que a solução não seja reconstituída, ou seja, os
Todos os macro e micronutrientes são armazenados em um mesmo frasco, em uma mesma infusão	compartimentos misturados da glicose, com aminoácidos e lipídios
Permite a flexibilidade e a individualização da prescrição	Propicia terapia nutricional precoce
Não exige área de estocagem	Dispensa refrigeração de geladeira
	Apresenta possibilidade imediata de substituição em caso de emergência
	Otimiza o tempo do enfermeiro na conferência dos itens da bolsa. Não precisa degelar
	Apresenta maior segurança (laudos de fungos e bactérias aprovados, no ato da aquisição)

A NP pode ser administrada:

- Via cateter, com a extremidade localizada em uma veia central, geralmente na junção da veia cava superior com o átrio direito – NP central.
- Via dispositivo inserido na veia periférica, na maioria das vezes no antebraço – NP periférica.
- Por *shunt* arteriovenoso utilizado para hemodiálise ou exclusivo para nutrição parenteral, em paciente cuja cateterização central não foi possível.

Os pacientes candidatos à NP periférica são aqueles com veia periférica acessível, que necessitam de terapia de curto prazo (< 7 dias), com solução de baixa osmolaridade (< 1.200 mOsm × 1 H_2O). Os pacientes contraindicados são aqueles que requerem grande ingestão energética e/ou proteica ou eletrolítica (sobretudo potássio), por uso prolongado ou com dificuldade de acesso venoso periférico.

RECEBIMENTO E CONSERVAÇÃO DA NUTRIÇÃO PARENTERAL

É responsabilidade do enfermeiro receber e conferir os itens do rótulo da bolsa com a prescrição médica. A elaboração de impresso exclusivo para a prescrição de NP com um campo em sua parte inferior para o registro de conferência da enfermagem otimiza e qualifica o processo. Os itens a serem verificados são: identificação do paciente, composição e volume da solução, integridade da bolsa, presença de precipitados e alteração de cor, data e hora do preparo ou prazo de validade, caso a NP seja industrializada.

As soluções manipuladas recebidas pelo enfermeiro e que não serão instaladas de imediato devem ser conservadas em refrigerador específico para medicamentos, sob 2 a 8°C, com prazo de validade de até 48 horas.

As soluções industrializadas apresentam prazo de validade de dois anos e não necessitam de refrigeração, exceto quando são reconstituídas (mistura dos insumos) e não administradas prontamente, devendo ser armazenadas na geladeira, com prazo de validade de sete dias para uso.

Recomenda-se a utilização de termômetros para a aferição da temperatura da geladeira e o registro desse controle, o que deve ser realizado ao menos uma vez por dia.

INSTALAÇÃO DA NUTRIÇÃO PARENTERAL

A instalação da NP é responsabilidade do enfermeiro e não deve ser delegada a outro membro da equipe de enfermagem.

Recomenda-se que a NP seja instalada em temperatura ambiente. As soluções armazenadas na geladeira devem ser retiradas para degelo, em média, 1 hora antes de sua instalação (o que varia conforme o período de armazenamento e o clima).

Não é aconselhável aquecer a bolsa para elevar a temperatura da solução, a fim de que seus componentes não sejam degradados.

Troca-se o equipo a cada utilização de uma nova bolsa, e sua conexão deve ser realizada conforme o rigor asséptico. Nesse momento, a bolsa fica apoiada em cima de uma superfície plana, para evitar que, acidentalmente, a ponta do equipo a perfure.

Preconiza-se a utilização de bolsa única, com o volume total da NP prescrito no dia, reduzindo os custos, a manipulação e o risco de contaminação do cateter, além de agilizar as atividades dos enfermeiros.

Aconselha-se que a reconstituição da bolsa de NP industrializada siga a técnica específica de cada fabricante.

ADMINISTRAÇÃO DA NUTRIÇÃO PARENTERAL: CONDUTAS PARA EVITAR A CONTAMINAÇÃO E MANTER A SEGURANÇA

Com o objetivo de evitar a contaminação e manter a segurança, as seguintes condutas devem ser tomadas em relação à nutrição parenteral:

- Não se deve acrescentar nenhum tipo de medicamento na bolsa após a sua manipulação. As vitaminas e os oligoelementos ausentes nas bolsas industrializadas devem ser administrados separadamente.
- É vedada a transferência da NP para outros recipientes.
- Ao instalar a solução, deve-se realizar a antissepsia da extremidade do cateter com solução de álcool a 70% ou similar.
- A partir do momento em que houver conexão do equipo na bolsa ou frasco de NP (abrir o sistema), seja ela manipulada, seja industrializada, há um prazo de validade de 24 horas para ser infundida. Caso esse período seja ultrapassado, a bolsa deve ser desprezada e substituída por uma nova, e o cálculo do gotejamento deve ser revisto.[3]
- Caso a solução seja descontinuada, não deve ser reinstalada.
- A via de acesso utilizada para a administração deve ser *exclusiva*. Deve-se evitar a adição de cânulas, Polifix e outras conexões nessa via, para que, acidentalmente, outros medicamentos não sejam infundidos simultaneamente ou, ainda, realizada a coleta de sangue ou a medição da pressão venosa central.

A administração de medicamentos concomitante à NP, por meio da conexão em Y, por um curto intervalo de tempo, pode ser uma alternativa. Contudo, requer o conhecimento da estabilidade, compatibilidade e interações do medicamento com a solução parenteral. Além disso, está documentado que a administração de medicamentos em Y aumenta o risco de contaminação microbiológica. Portanto, a administração de NP concomitantemente com outro medicamento deve ser evitada ou respaldada pela EMTN (equipe multiprofissional de terapia nutricional).

CUIDADOS GERAIS

Especialmente em pacientes desnutridos ou em jejum prolongado, a fim de evitar a síndrome da realimentação, a infusão de NP deve ser iniciada lentamente, com cerca de 50% do volume prescrito, aumentando gradativamente, a cada 20 minutos, até atingir o volume ideal.

- Reservar a ponta distal para a infusão de NP quando estiver sendo utilizado cateter multilúmen.
- Instalar soro glicosado a 10% na mesma velocidade de infusão que estava sendo administrada a NP quando houver interrupção não programada da infusão (choque pirogênico) ou atraso no recebimento da próxima solução, para evitar alterações metabólicas, como hipoglicemia.

- Manter a bolsa de NP afastada da incidência direta de luz (foco de luz) e de fontes geradoras de calor (mantendo distância de aproximadamente 50 cm das bombas de infusão), o que pode induzir alterações nas propriedades físico-químicas e interações indesejáveis nas misturas e fórmulas.
- Controlar rigorosamente a infusão do volume, utilizando tanto bomba de infusão (BI) quanto equipos específicos (ver o Quadro 30.2).
- A enfermagem não deve compensar a velocidade mL/h na BI, durante a administração, no caso de atraso ou adiantamento da infusão.
- Realizar e registrar a monitorização clínica:
- Peso: a cada 24 ou 48 horas.
- Balanço hídrico: a cada 6 ou 12 horas (plantão noturno).
- Controle glicêmico (dextro).
- Sinais vitais e sintomas apresentados.

Na presença de choque pirogênico, a administração de NP deve ser interrompida. Embora seja rara, a sua manifestação deve ser controlada e investigada; portanto, a solução e o equipo devem ser encaminhados para a análise microbiológica. As possíveis causas podem estar relacionadas à contaminação da solução, à instalação e ao preparo inadequados, à infusão de outros medicamentos e à patologia de base do paciente.[4]

EMULSÃO LIPÍDICA

Na emulsão lipídica, devem ser seguidos os mesmos cuidados de recebimento e conservação realizados para a NP manipulada, também devendo ser administrada em temperatura ambiente. Por ser de baixa osmolaridade, a emulsão lipídica pode ser administrada por via periférica ou central, concomitantemente ou não à solução de aminoácidos e glicose, quer em mistura prévia 3:1, quer por meio de adaptadores em forma de Y. São apresentadas nas concentrações de 10% (1,1 kcal/mL) ou 20% (2,0 kcal/mL); o controle da infusão deve ser rigoroso. Em adultos, a oferta de 500 mL, independentemente da concentração, deve ser administrada, no mínimo, em 6 horas e não deve ultrapassar 12 horas. A infusão rápida pode causar sobrecarga hídrica e do sistema reticuloendotelial, piorando a função pulmonar e reduzindo a imunidade. Por outro lado, pode tornar-se instável e propiciar a contaminação, caso seja administrada em período maior que 12 horas.

Os efeitos colaterais podem estar ligados à velocidade de infusão, como efeitos coloidais relacionados a embolismo e microembolismo gorduroso, infecção, alteração metabólica e doença de base.

Vale ressaltar que, desde que as técnicas de preparo sejam rigorosamente respeitadas, a NP 3:1 (lipídios, carboidratos e proteínas em uma única bolsa) manipulada ou industrializada é estável, e seu uso traz vantagens, como:

- Menor risco de infecção, em decorrência da diminuição da manipulação do cateter.
- Os lipídios na solução 3:1 não promovem o crescimento microbiano, como ocorre na emulsão lipídica administrada isoladamente, conferindo, portanto, maior segurança.
- É menos onerosa, uma vez que o uso de equipos e de BI é menor.
- Diminui o tempo de enfermagem despendido para a administração.
- A administração dos lipídios continuamente ao longo das 24 horas favorece a sua oxidação, diminuindo o potencial risco de imunossupressão causada pelos TCM.[5]

MANUTENÇÃO E CUIDADOS COM O ACESSO VENOSO CENTRAL

As portas de entrada de microrganismos na corrente sanguínea são o local de inserção do cateter, a contaminação das conexões e equipos, a infusão simultânea de medicamentos, a contaminação das soluções e as mãos dos manipuladores.[6,7]

A lavagem das mãos, antes e depois da manipulação do cateter e de suas conexões, assim como a obediência às técnicas assépticas nas trocas de equipos, conectores e curativos, é essencial para diminuir o risco de infecção. Tanto álcool a 70% quanto clorexidina alcoólica a 0,5% podem ser utilizados antes das trocas. Após a aplicação, deve-se esperar que a solução de limpeza seque, de forma que realize a desinfecção.

O curativo ideal para o acesso venoso, além de ser esterilizado, deve proporcionar uma barreira efetiva contra as bactérias, permitir fixação firme do cateter, ser fácil de aplicar e retirar, e resultar em comodidade e conforto ao paciente.

Os tipos de curativos e sua indicação e frequência de troca são:

- Gaze e adesivo: deve ser utilizado nas primeiras 24 horas após a inserção do cateter e quando houver presença de exsudato ou sangramento no local da inserção. A troca pode ser realizada a cada 48 horas ou sempre que úmido, sujo ou mal aderido à pele.
- Película transparente: é indicada quando o local da inserção está seco ou próximo à traqueostomia ou feridas. É um curativo semipermeável à umidade, permite a passagem do vapor de água e pode ser trocado uma vez por semana ou antes, se necessário.

De acordo com estudos, não há diferenças significativas nas taxas de infecção quando comparado o curativo de película transparente com o de gaze e adesivo.[4,8] Não se deve utilizar antibiótico tópico na inserção do cateter, pelo risco de infecção fúngica ou resistência antimicrobiana.

Durante o banho, o local de inserção e conexões deve ser protegido com plástico impermeável. Deve-se observar e anotar o local de inserção: fixação do cateter, presença de edema, dor, rubor, hiperemia cutânea e secreção. O aparecimento de sinais locais ou sistêmicos define o momento de troca do cateter.

O cateter utilizado na TNP pode obstruir de forma progressiva ou súbita, tendo como causa provável a trombose venosa ou a precipitação de NP. Em nenhuma das situações se deve tentar desobstruir com irrigação ou inserção de fio-guia. Uma boa medida é a utilização de enzimas trombolíticas. A obstrução pode ser prevenida por irrigação de rotina do cateter, utilizando SF 0,9% sob pressão e terapia anticoagulante com baixas doses de heparina, além do uso de filtros.

BOMBAS DE INFUSÃO

Por meio de estudos que acompanharam o volume de NP administrado em comparação ao volume prescrito, observou-se que 40,3% dos motivos relacionados ao desperdício da solução parenteral estavam ligados ao vencimento do prazo de validade, em decorrência da imprecisão das BI.[9,10] Assim, a escolha do equipamento para o controle do gotejamento é fundamental para garantir administração eficaz e segura, principalmente no que se refere ao cuidado de pacientes gravemente enfermos.

Atualmente, existem diversas BI, com os mais diversos controles, recursos e alarmes. Elas são classificadas, de acordo com o tipo, em bombas de infusão de seringa, volumétricas e fluxométricas; e conforme o mecanismo de funcionamento: mecanismo de cassete, peristáltico rotatório, peristáltico linear e de seringa (Quadros 30.2 e 30.3).[11,12]

Quadro 30.2 Classificação dos tipos de bomba de infusão.

BI de seringa	BI volumétrica	BI fluxométrica
Vazão determinada pelo usuário, em volume por unidade de tempo (mL/h), reservatório de líquido a ser infundido é uma seringa	Vazão determinada pelo usuário, em volume por unidade de tempo (mL/h), reservatório de líquido a ser infundido não é uma seringa	Vazão determinada pelo usuário, em número de gotas por unidade de tempo (ou também pelo volume/ unidade de tempo), a partir da contagem de gotas que caem na câmara de gotejamento

(continua)

Quadro 30.2 Classificação dos tipos de bomba de infusão. *(continuação)*

BI de seringa	BI volumétrica	BI fluxométrica
O êmbolo da seringa é controlado pela bomba	Contém um dispositivo no acessório que permite medir o volume de forma muito precisa. É considerada muito exata (mede o volume de líquido a ser infundido) Não necessita de sensor de gotas para controlar a infusão	Esse tipo de bomba de infusão necessita de sensor eletrônico, para a contagem de gotas, havendo influência, para a sua exatidão, no tamanho da gota formada que, por sua vez, depende da viscosidade, densidade, tensão superficial e temperatura da solução
Empregada para administração de antibióticos, anestésicos, drogas antiarrítmicas e quimioterápicos. Na pediatria, geralmente é utilizada em velocidade de infusão baixa de até 0,1 mL/h	Em razão de sua maior precisão, é recomendada para uso em pediatria, neonatologia, anestesiologia e terapia intensiva A velocidade varia de 0,1 a 99 mL/h ou 1,0 a 999 mL/h	Recomendada para a infusão de soluções simples, como antibióticos, soros e sedação. A velocidade varia de 1,0 a 999 mL/h

Adaptada de Associação Brasileira de Normas Técnicas.[11]

Quadro 30.3 Classificação dos mecanismos de funcionamento das bombas de infusão

Cassete	Utiliza dispositivos denominados cassetes, inseridos no meio dos equipos. Quando o cassete é acionado por pistão, um motor move-se para dentro e para fora de cada cilindro. O movimento interno da bomba passa o líquido do cassete para o paciente, enquanto o movimento externo drena o fluido do frasco reservatório até o cassete para repreenchê-lo. Por ser um mecanismo mais preciso, a bomba de infusão é considerada mais avançada quanto à acurácia e à segurança da infusão. Indicado para infusão de TNP, drogas de risco, analgesia, entre outros.
Peristáltico rotatório	Utiliza uma pequena extensão do tubo, que é comprimida contra um rotor. Quando o rotor gira, roletes ocluem o tubo e passam o fluido do frasco reservatório para o paciente, segundo o fluxo controlado por um sensor eletrônico de gotejamento. Apresenta dificuldade de manutenção de fluxo constante, necessidade de pressão elevada para a infusão e erros relacionados à instalação dos equipos nas bombas, contribuindo para o menor emprego desse tipo de BI na terapia intravenosa.

(continua)

Quadro 30.3 Classificação dos mecanismos de funcionamento das bombas de infusão. *(continuação)*

Peristáltico linear	É o mecanismo mais comum, no qual o equipo é colocado em um canal da bomba, em que dispositivos similares a dedos comprimem e soltam o equipo sucessivamente em movimentos ondulatórios e direcionados, passando o líquido infusor para o paciente. Quando o processo ocorre por meio do registro do volume da solução, a BI é classificada como volumétrica peristáltica linear; quando ocorre por meio da contagem de gotas por intermédio de sensores, é classificada como fluxométrica peristáltica linear. Essas BI são consideradas de "equipo universal", o que diminui o custo da infusão, por não necessitar de equipos próprios. Contudo, cada equipo é produzido com diferentes materiais, o que altera a sua resistência e complacência. Desse modo, a calibração do equipamento deve ser realizada segundo a marca de cada equipo, evitando adiantamentos ou atrasos na infusão, por diferenças na resistência.
Seringa	É o mecanismo mais simples de infusão, que utiliza um pistão que empurra o êmbolo da seringa, realizando a infusão segundo o fluxo programado. Nesse tipo de BI, faz-se necessário programar a seringa conforme a marca, para evitar variações na quantidade de volume administrado pela bomba (da mesma maneira que ocorre com as de peristaltismo linear). Como não apresentam alarmes de oclusão de baixas pressões, essas bombas infusoras podem, em baixa velocidade, levar longo período de tempo para disparar o alarme, gerando problemas na terapêutica empregada. Um estudo comparativo entre cinco BI de seringa demonstrou que todas apresentam problemas significativos em relação à sua exatidão nas primeiras duas horas de funcionamento quando utilizada a velocidade de infusão de 1 mL/h. Em velocidade superior a 3 mL/h, há melhora de seu desempenho.

Adaptada de Pedreira MLG. 2002.[12]

INTERAÇÕES DA NP COM MEDICAMENTOS

Pacientes de unidade de terapia intensiva necessitam, na sua maioria, de acessos venosos com várias vias para a administração da terapia intravenosa, o que pode incluir drogas vasoativas, antibióticos, reposições volêmicas, hemo-derivados e medicamentos em geral. Muitas vezes, quando há prescrição de nutrição parenteral, o enfermeiro se depara com a dificuldade de um acesso venoso exclusivo para essa terapia.

A infusão concomitante de um medicamento com a NP não é recomendada, devido aos riscos de infecção da corrente sanguínea e complicações por incompatibilidade droga-nutriente, que podem colocar a vida do paciente em risco. Na vigência dessa situação específica, a EMTN ou o farmacêutico deve ser acionado para uma análise calcada em evidência científica do que poderá ser administrado em conjunto. A autorização formal deve ser documentada em prontuário e, o quanto antes, estabelecida a via exclusiva para NP.

Tabela 30.1 Compatibilidade drogas/nutrição parenteral[13,14]

Medicamento	NP glicose+ AA (2 em 1)	NP glicose+ AA+ lip (3 em 1)
Aciclovir	I	I
Acido fólico	C	–
Amicacina	C	C
Aminofilina	C	C
Anfoterecina B	I	I
Ampicilina sódica	C	C
Ampicilina sódica-sulbactam	C	C
Bicarbonato de sódio	I	I
Cálcio, gliconato	C	C
Carbenicilina	C	C
Carboplatina sódica	C	C
Cefazolina sódica	I	C
Ceftazidima sódica	C	C
Ceftriaxona sódica	C	C
Cimetidina	C	C
Ciclofosfamida	C	–
Cloranfenicol	C	–
Cisplatina	C	C
Clindamicina fosfato	C	C
Ciclosporina	I	I
Catimbaria	I	I
Dexametazona, fosfato de sódio	C	C
Digoxina	C	C
Difenidramina	C	C
Dobutamina	C	C
Dopamina	C	I
Doxirrubina	I	I
Doxiciclina	C	I
Droperidol	C	I
Enalapril	C	C
Eritromicina	C	C
Fenobarbital sódico	C	I
Fenitoína sódica	I	I
Fentanil citrato	C	C
Fluconazol	C	C
Fluoracil	I	I
Furosemida	I	C
Ganciclovir sódico	I	I
Gentamicina sulfato	C	C
Haloperidol sulfato	C	I
Heparina sódica	C	C*

(continua)

Tabela 30.1 Compatibilidade drogas/nutrição parenteral[13,14]. *(continuação)*

Medicamento	NP glicose+ AA (2 em 1)	NP glicose+ AA+ lip (3 em 1)
Hidralazina	C	–
Hidrocortisona, fosfato sódico	C	C
Hidroxizina	C	I
Ifosfamida	C	C
Imipinem cislatina	C	C
Insulina regular	C	C
Isoproterenol	C	C
Leucovorin cálcico	C	C
Lidocaína	C	C
Lorazepam	C	I
Magnésio, sulfato	C	I
Manitol	I	C
Meperidina	C	C
Metildopa	C	I
Metilprednisolona, succinato de sódio	C	C
Metoclopramida	I	C
Metronidazol	C	C
Metrotexato sódico	I	C
Mezlocilina sódica	C	C
Miconazol	C	–
Midazolam	I	I
Mitoxantrona	I	C
Morfina, sulfato**	C	C/I
Nalbufina	C	I
Neostigmina, sulfato	C	–
Netilmicina, sulfato	C	C
Nitroglicerina	C	C
Nitroprussiato de sódio	C	C
Norepinefrina sódica	C	C
Netilmicim, sulfato	C	C
Octreotídeo, acetato	C	C
Ofloxacim	C	C
Ondasetrom	C	C
Oxitocina	C	–
Placlitaxel	C	C
Penicilina G potássica	C	C
Piperacilina sódica	C	C
Piperacilina sódica-tazobactam sódico	C	C
Potássio cloreto	C	C
Prometazina	I	C

(continua)

Tabela 30.1 Compatibilidade drogas/nutrição parenteral[13,14]. *(continuação)*

Medicamento	NP glicose+ AA (2 em 1)	NP glicose+ AA+ lip (3 em 1)
Propofol	C	–
Ranitidina	C	C
Sulfametoxazol + trimetoprim	C	C
Tetraciclina	C	I
Ticarcilina sódica	C	C
Tobramicina, sulfato	C	C
Vancomicina***	C	I
Vitamina A	C	C
Vitamina C	C	C
Zidovudina	C	C

C: compatível; I: incompatível; AA: aminoácidos; Lip: lipídios.
* Incompatível se a solução de heparina for maior que 1 UI/mL.
** Incompatível em concentração de 15 mg/mL; compatível em concentração de 1 mg/mL.
*** Incompatível se a heparina estiver presente.

CONSIDERAÇÕES FINAIS

Diante da complexidade da prática de terapia nutricional parenteral, que contempla as etapas de indicação, prescrição, recebimento, armazenamento, administração, avaliação e controle de complicações, faz-se necessária a capacitação de uma equipe multiprofissional apta a garantir eficácia e segurança aos pacientes que necessitam de TNP. Nesse sentido, o Ministério da Saúde, por meio da Portaria n. 272/1998, fixa requisitos mínimos para a terapia nutricional parenteral e exige a formalização da EMTN.

Ao enfermeiro cabe buscar o conhecimento para o desenvolvimento de protocolos de atendimentos e treinamentos para a uniformização das ações de enfermagem, otimizando a administração das soluções parenterais, o manuseio rigoroso dos dispositivos e equipos, e o atendimento adequado às intercorrências, de forma que reduza a incidência de complicações, tanto mecânicas quanto infecciosas e metabólicas, com o objetivo de nutrir o paciente com segurança e o máximo de eficácia da TNP (Figura 30.1).

RESUMO

A complexidade da TNP exige o comprometimento e a capacitação de uma equipe multiprofissional para garantir a sua eficácia e segurança, e, dessa forma, atingir o objetivo terapêutico.

Cabe ao enfermeiro o desenvolvimento de protocolos de enfermagem, a capacitação de sua equipe e a supervisão do cuidado prestado para garantir a excelência do atendimento nutricional.

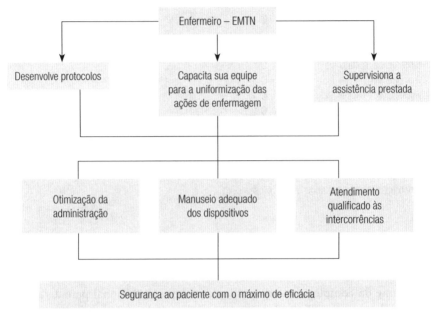

Figura 30.1 Resumo esquemático.

PROPOSTAS PARA ESTUDO

1. Defina nutrição parenteral e suas indicações.
2. Quais são as contraindicações do uso de TNP?
3. Cite os tipos de NP e suas vantagens.
4. Discorra sobre os cuidados com o recebimento, a conservação e a instalação de NP.
5. R.L., enfermeiro da UTI, verifica que o prazo de validade da NP de um de seus pacientes venceu naquele momento. No mesmo instante, observa que há o equivalente a 150 mL de solução no frasco, o que levaria menos de duas horas para ser infundido. Qual a conduta correta, considerando o alto custo dessa terapia?
6. Uma paciente de 42 anos, internada na UTI com quadro de choque séptico e oclusão intestinal, está com cateter venoso central de três lúmens, sendo que, na via distal, estão conectados os medicamentos vasoativos, na via medial os antibióticos, e, na proximal, o soro de manutenção. Será introduzida a NP e retirado o soro de manutenção. Qual a melhor via para a infusão da NP e como remanejar os demais medicamentos, considerando a via para a verificação de PVC e a coleta de sangue?

7. Como o enfermeiro deve proceder diante dos sintomas de choque pirogênico (tremor, sudorese e febre)?
8. O enfermeiro foi avisado de que a NP do paciente A.P. terminou e que a nova bolsa ainda não chegou na unidade. O que ele deve fazer?
9. Descreva os tipos de curativos para o acesso venoso, suas indicações e a frequência de troca.
10. Quais as vantagens da utilização de NP 3:1 em comparação à administração de emulsão lipídica?

REFERÊNCIAS BIBLIOGRÁFICAS

1. Brasil, Ministério da Saúde. Secretaria de Vigilância Sanitária. Portaria n. 272, de 8 de abril de 1998. Regulamento técnico para fixar os requisitos mínimos exigidos para a terapia nutricional parenteral. Brasília: Diário Oficial da União; 15/4/1998. p. 78.
2. Waitsberg DL. Nutrição oral, enteral e parenteral na prática clínica. 3. ed. São Paulo: Atheneu; 2001. p. 841-53.
3. Viall CD. Your complete guide to central venous catheteres. Nurs. 1990:34-42.
4. Gómez JM, Pimiento S, Cuervo M.P. Guía para la prevención de infecciones intravasculares relacionados com cateteres venosos centrales. Actual Enferm. 2000:34-41.
5. Seidner DL, Mascioli EA, Istfan NW et al. Effects of long chain triglyceride emulsions on reticuloendothelial system function in humans. J Par Ent Nutr. 1989;13:614-9.
6. Centers for Disease Control and Prevention. Guidelines for the prevention of intravascular catheter-related infections. MMWR. 2002:1-29.
7. Jensen GL, Bistrian BR. Techniques for preventing and managing complications of parenteral nutrition. Crit Illness. 1989;4:79-87.
8. Vickham RS. Advances in venous access devices and nursing management strategies. Nur Clin North Am. 1990;2:345-64.
9. Emergency Care Research Institute – ECRI. General purpose infusion pumps. Health Devices. 1998; 27(4-5):123-70.
10. Williams C, Lefever J. Reducing the risk of user error with infusion pumps. Prof Nurse. 2000;15(6):358.
11. Associação Brasileira de Normas Técnicas, ABNT. Prescrições particulares para a segurança de bombas e controladores de infusão. Rio de Janeiro: ABNT; 1995.
12. Pedreira MLG. Bombas de infusão na terapia intravenosa. [Doutorado.] São Paulo: Escola Paulista de Medicina, 2001.
13. Dreyer E, Ferraz RC. Terapia nutricional em pediatria: cuidados de enfermagem. 2004. Disponível em: <http://www.hc.unicamp.br/servicos/emtn/protocolo_enf_pediatria_2004.pdf>. Acesso em: 26 dez. 2011.
14. Kfouri Filho M, Akamine D. Terapia nutricional parenteral. 2. ed. São Paulo: Atheneu; 2005. p. 111.

PARA SABER MAIS

Patricia A. Worthington and American Society for Parenteral and Enteral Nutrition (ASPEN). Board of Directors. Clinical guidelines for the use of parenteral and enteral nutrition in adult and pediatric patients. J Parenter Enteral Nutr. 2012;36:77 (originally published online 16 December 2011).

Singer P, Berger MM, Van den Berghe G, Biolo G, Calder P, Forbes A et al. ESPEN guidelines on parenteral nutrition: intensive care. Clin Nutr. 2009;28:387-400.

Pichard C, Schwarz G, Frei A, Kyle U, Jolliet P, Morel P et al. Economic investigation of the use of three-compartiment total parenteral nutrition bag: prospective randomized, unblended controlled study. Clin Nutr. 2000;19(4):245-51.

Franca CRN, Silva APM. Evitando a síndrome de realimentação: Rev Bras Nut Clin. 2006;21(2):138-43.

Mermel LA. Prevention of intravascular catheter-related infections. Ann Int Med. 2000;132:391.

Guidelines for the use of parenteral and enteral nutrition in adult and pediatric patients. Drug-nutrients interactions. JPEN. 2002;26:42.

Unidade

6

Distúrbio geniturinário: cuidados de enfermagem

Lesão renal aguda

Luciana Barros de Moura Neiva
Elisabete Cristina de Oliveira Martim
Márcia Cristina da Silva Magro
Maria de Fátima Fernandes Vattimo

PONTOS A APRENDER

1. Definição de lesão renal aguda (LRA).
2. As diferenças causais da mudança da terminologia da lesão renal aguda.
3. As classificações RIFLE e AKIN.
4. A etiologia dos diferentes tipos de LRA.
5. O tratamento da LRA.
6. O papel do enfermeiro na prevenção da LRA.
7. Pesquisa em nefrologia: avanços nas áreas básica e clínica.

PALAVRAS-CHAVE

Lesão renal aguda, AKIN, RIFLE, KDIGO, pós-renal, renal, pré-renal.

ESTRUTURA DOS TÓPICOS

Introdução. Atualização da terminologia e classificação da LRA. Retardo diagnóstico da creatinina. Princípios fisiopatológicos. Tratamento da LRA. Prevenção da LRA. Enfermeiro inserido nas pesquisas básica e clínica da LRA. Considerações finais. Resumo. Propostas para estudo. Referências bibliográficas.

INTRODUÇÃO

Descoberta durante a Segunda Guerra Mundial, com mortalidade impactante de 100%, a insuficiência renal aguda – recentemente denominada lesão renal aguda – consiste na redução abrupta da função renal caracterizada por aumento nos valores de creatinina sérica para 1,5-1,9 vez o valor basal ou elevação de pelo menos 0,3 mg/dL do valor absoluto da creatinina ou, ainda, a redução do fluxo urinário de 0,5 mL/kg/h por um período de 6 horas.[1,2]

Após 6 décadas, o ambiente, o índice de mortalidade e o tratamento mudaram. Apesar do avanço da tecnologia nesse meio século, com a introdução de terapia de reposição renal, reposição de fluidos e cateteres venosos centrais, a mortalidade ainda permanece elevada (50-60%), principalmente em unidades de terapia intensiva (UTI) e entre grupos específicos, como idosos e pacientes com doenças crônicas ou múltiplas disfunções orgânicas.[3] Um estudo multicêntrico revelou que o Brasil apresentou resultados semelhantes a outros países. A prevalência, o índice de mortalidade e a mortalidade hospitalar foram, respectivamente, 4,8, 43,6 e 76,8%, valores consideravelmente preocupantes.[4]

ATUALIZAÇÃO DA TERMINOLOGIA E CLASSIFICAÇÃO DA LRA

Nos últimos 10 anos, diversos grupos (American Society Nephrology, International Society Nephrology, National Kidney Nephrology, ADQI e European Society of Intensive Care Medicine) se empenharam em propor um conceito e uma classificação universal para a lesão renal aguda.[1,2] O consenso mostrou que "lesão renal aguda" (LRA) é o nome que melhor define essa condição, na qual o declínio agudo da função renal é quase sempre secundário a uma lesão determinante de alterações estruturais e funcionais nos rins. O termo "insuficiência" foi substituído em função de sua conotação de irreversibilidade, sendo mais apropriado para casos crônicos.[1]

A existência de mais de 35 definições para essa síndrome foi o fator determinante da proposta da classificação RIFLE, estabelecida em 2002 por um grupo de estudiosos denominado ADQI (Acute Dialysis Quality Initiative). Essa classificação estratifica a LRA em estágios de comprometimento da função renal, sendo o fluxo urinário e a taxa de filtração glomerular os critérios de avaliação da função renal, e pela qual o pior valor em relação a esses critérios é adotado para determinar o estadiamento da disfunção renal.

A classificação RIFLE, por considerar em LRA também os pacientes em risco, estabelece uma nova nomenclatura para a LRA que, por sua vez, é dividida em estágios de gravidade que incluem, além do risco, lesão e falência renal até perda da função renal e doença renal em estágio terminal.

Em 2005, ao acreditar que refinamentos nessa classificação tornariam o diagnóstico da LRA mais precoce, um grupo de estudiosos denominado AKIN (Acute Kidney Injury Network) propôs nova classificação, a qual incorporou o nome do próprio grupo (AKIN).

A classificação AKIN trouxe uma proposta de maior sensibilidade para o diagnóstico da lesão renal aguda, partindo dos mesmos princípios adotados pelo RIFLE (fluxo urinário e taxa de filtração glomerular) como principais critérios de avaliação, na qual o pior valor em relação a esses critérios também é utilizado para identificar a disfunção.

O maior diferencial dessa classificação é que ela inclui pacientes com menor variação no valor da creatinina sérica basal e introduz um período (48 horas) para o diagnóstico da LRA. Além disso, estratifica a LRA em apenas três estágios de gravidade.

Quadro 31.1 Classificações RIFLE e AKIN para lesão renal aguda

Estágio	Taxa de filtração glomerular	Fluxo urinário
Risco (*Risk*)	Aumento de 1,5 × na creatinina sérica ou redução na taxa de filtração glomerular > 25%	< 0,5 mL/kg/h por 6 h
Lesão (*Injury*)	Aumento na creatinina sérica de 2 × ou redução na taxa de filtração glomerular > 50%	< 0,5 mL/kg/h por 12 h
Falência (*Failure*)	Aumento na creatinina sérica de 3 × ou redução na taxa de filtração glomerular ≥ 75% ou creatinina sérica ≥ 4 mg/dL (com aumento agudo ≥ 0,5 mg/dL)	< 0,3 mL/kg/h por 24 h ou anúria por 12 h
Perda (*Loss*)	Persistência da LRA: perda completa da função renal ≥ 4 semanas	
IRC (*End Stage Kidney Disease*)	IRC: perda completa da função renal ≥ 3 meses	
AKIN 1	Aumento na creatinina sérica de ≥ 1,5-2 × no valor basal ou aumento de pelo menos 0,3 mg/dL	< 0,5 mL/kg/h por 6 h
AKIN 2	Aumento na creatinina sérica ≥ 2-3 × no valor basal	< 0,5 mL/kg/h por 12 h
AKIN 3	Aumento na creatinina sérica ≥ 3 × no valor basal ou creatinina sérica ≥ 4 mg/dL (com aumento agudo ≥ 0,5 mg/dL)	< 0,3 mL/kg/h por 24 h ou anúria por 12 h

Adaptado de Clin Chest Med. 2009;30:29-43.[18]

Desde 2001, uma nova perspectiva de classificação da LRA vem sendo elaborada pelo grupo Kidney Disease: Improving Global Outcomes (KDIGO). Essa proposta compreende os critérios utilizados pelo RIFLE e pelo AKIN, dando valor adicional à variável tempo, critério que pode contribuir diferencialmente na clínica. O KDIGO abrange variações de creatinina no período de 48 horas ou redução do ritmo de filtração glomerular em 7 dias. Outros acréscimos são observados, associando indivíduos menores de 18 anos com taxa de filtração glomerular < 35 mL/min no estágio 3 do AKIN, bem como aqueles com creatinina sérica > 4,0 mg/dL (valor absoluto).[19,21,22]

Quadro 31.2 Classificação KDIGO

Estágio	Taxa de filtração glomerular	Fluxo urinário
1	Aumento de 1,5-1,9 × do valor basal da creatinina sérica ou ≥ 0,3 mg/dL (≥ 26,5 μmol/L)	< 0,5 mL/kg/h por 6-12 h
2	Aumento de 2-2,9 × do valor basal	< 0,5 mL/kg/h por ≥ 12 h
3	Aumento de 3 × do valor basal ou aumento na creatinina sérica ≥ 4 mg/dL (≥ 353,6 μmol/L) ou início de terapia renal substitutiva ou em redução da taxa de filtração glomerular estimada para valor < 35 mL/min por 1,73 m² em pacientes < 18 anos	< 0,3 mL/kg/h por ≥ 24 h ou anúria ≥ 12 h

Adaptado de Critical Care. 2013;17(204):1-15.[21]

Quadro 31.3 Estadiamento da lesão renal aguda pelo KDIGO

Estágio	Critério: creatinina sérica	Critério: fluxo urinário
1	Aumento da creatinina sérica de ≥ 1,5-1,9 vez no valor basal ou aumento de pelo menos 0,3 mg/dL	< 0,5 mL/kg/h por 6-12 h
2	Aumento da creatinina sérica de ≥ 2,0-2,9 vezes no valor basal	< 0,5 mL/kg/h por ≥ 12 h
3	Aumento da creatinina sérica de ≥ 3 vezes no valor basal ou creatinina sérica ≥ 4 mg/dL ou início de terapia de substituição renal ou, nos pacientes menores de 18 anos, redução da taxa de filtração glomerular para < 5 mL/min/1,73 m²	< 0,3 mL/kg/h por ≥ 24 h ou anúria por ≥ 12 h

Adaptado de Kidney Int Suppl. 2012;2:19-36.

Dessa forma, essas classificações têm aumentado progressivamente seu emprego no ambiente de terapia intensiva, promovendo precocidade diagnóstica de forma não invasiva na terapêutica da LRA. O uso de ferramentas mais precisas e precoces para a identificação e estadiamento da LRA pode representar avanço significativo no controle da prevalência e da mortalidade relacionada a essa síndrome, uma vez que, como comentado anteriormente, o progresso instrumental constatado, principalmente nas terapias de substituição da função renal, não intimidou esses indicadores.

RETARDO DIAGNÓSTICO DA CREATININA

Um biomarcador ideal para LRA deve ser não invasivo, específico e sensível para a detecção de LRA dentro de 24 horas e ser detectado e medido de maneira rápida e reprodutível.

Além disso, deve estratificar o risco e identificar subtipos de LRA. Um único biomarcador que atenda a todos esses critérios ainda está para surgir.[5]

Seguramente, a creatinina sérica ainda é o biomarcador mais utilizado na clínica. Esse fato se deve à sua alta especificidade e baixo custo laboratorial. Por outro lado, a sua sensibilidade é baixa e sua resposta ao insulto renal é lenta e tardia.

O nível sérico da creatinina não só constitui a principal medida para avaliação da função renal, em razão da simplicidade e da disponibilidade de mensuração, como também é a pedra angular das definições consensuais de lesão renal aguda.[6]

A creatinina se eleva de forma inequívoca quando o ritmo de filtração glomerular é inferior a 50% do valor basal. Sendo assim, fatores não relacionados diretamente com a função renal, como idade, sexo, raça e massa muscular, podem alterá-la e limitar sua especificidade.

Um parâmetro prontamente disponível empregado para avaliação da função renal na prática clínica é a urina. Ela é muito mais sensível a alterações hemodinâmicas em comparação com a creatinina. No entanto, suas variações não são específicas e se modificam de acordo com o emprego de alguns medicamentos, como diuréticos, manitol e outros fluidos.[7]

O uso de um biomarcador mais sensível e específico para LRA será a solução para a estimativa ideal da taxa de filtração glomerular e diagnóstico rápido de insulto renal. Essa lacuna tem estimulado várias tentativas para identificar novos biomarcadores que possam predizer o desenvolvimento da LRA em estágio precoce.[8] Dentre os biomarcadores que estão sendo estudados, atualmente destacam-se a lipocalina associada à gelatinase neutrofílica (NGAL), a interleucina 18 (IL-18), a cistatina C, a proteína de ligação de ácidos graxos (L-FABP), a molécula de injúria renal 1 (KIM 1), o inibidor de tecido inibidor de metaloproteinases 2 (TIMP-2) e o fator de crescimento semelhante à insulina, como o fator de ligação 7 (IGFBP-7).[8]

PRINCÍPIOS FISIOPATOLÓGICOS

A lesão renal aguda é uma síndrome multifatorial com elevada incidência em ambientes críticos (p. ex., UTI). Ocorre em aproximadamente 1-5% dos indivíduos e tem como causa mais comum a necrose tubular aguda (NTA) desencadeada por eventos isquêmicos ou nefrotóxicos. A combinação de ambos corresponde a 70% dos casos de LRA. Alguns fatores, como oligúria, falência de múltiplos órgãos e choque séptico, têm sido associados à piora do prognóstico de LRA. O elevado índice de mortalidade reforça a necessidade de prevenção da LRA como opção terapêutica eficaz.

É substancial a importância da habilidade do enfermeiro em compreender e diferenciar a instalação das três categorias de LRA, para melhor planejamento de sua assistência nas diferentes situações clínicas.

A despeito dos avanços conquistados na terapêutica medicamentosa, na tecnologia hospitalar e nos tratamentos que envolvem terapia de reposição renal, a etiologia da LRA permanece tradicionalmente subdividida em três categorias: intrarrenal (também conhecida como necrose tubular aguda — NTA), muito presente na prática clínica, diretamente relacionada ao dano estrutural do parênquima renal por hipoperfusão renal prolongada ou por nefrotoxicidade de drogas; LRA pré-renal, caracterizada pela hipoperfusão renal sem dano estrutural; e LRA pós-renal, desencadeada por obstrução do trato urinário.[3] A seguir, cada etiologia da LRA é apresentada com mais detalhes.

A lesão renal aguda pré-renal representa 60 a 70% dos casos de LRA. Constitui uma resposta fisiológica diante da redução da perfusão renal, que pode ser decorrente de diminuição da volemia ou de isquemia renal. Essa situação provoca diminuição do fluxo sanguíneo renal, o qual aciona mecanismos fisiológicos, com aumento da reabsorção tubular de sódio e liberação de catecolaminas e angiotensina II, com o objetivo de manter a homeostase.[9]

A lesão renal pré-renal é caracterizada por volume urinário reduzido (aproximadamente 400 mL/dia), aumento da densidade urinária e redução da concentração de sódio urinário.

A lesão renal aguda intrarrenal representa 25 a 40% dos casos de LRA e é determinada por fatores intrínsecos ao rim. As causas mais comuns são as lesões isquêmicas e nefrotóxicas.[9]

A lesão isquêmica pode se iniciar de forma pré-renal com a redução do fluxo sanguíneo causada por desequilíbrio entre os fatores de vasodilatação e vasoconstrição renal, resultante da ação tanto sistêmica quanto local dos agentes vasoativos. Esse desequilíbrio resulta na vasoconstrição das arteríolas aferentes e eferentes, e na diminuição do coeficiente de ultrafiltração glomerular (Kf). Dessa forma, as alterações hemodinâmicas são, na maioria das vezes, mediadas pela ação de hormônios vasoconstritores.[9]

A lesão nefrotóxica é também uma das causas frequentes de LRA. Diversas toxinas alteram o ritmo de filtração glomerular ao induzir alterações em diversos determinantes da filtração glomerular (Quadro 31.4).[9]

O túbulo proximal e a alça ascendente espessa de Henle são as porções do néfron mais suscetíveis à isquemia, em função de sua reabsorção tubular com alto gasto de energia. Na vigência de evento isquêmico ou nefrotóxico, a redução dos níveis intracelulares de ATP resultam em diminuição da atividade ATPase da membrana citoplasmática, desequilíbrio nas concentrações intracelulares de eletrólitos (sódio, potássio e cálcio) e edema celular.[9,10]

Os danos às células tubulares representam uma das características principais da LRA isquêmica e nefrotóxica, tendo como consequência a necrose tubular aguda no epitélio tubular. A reversibilidade do dano celular depende da intensidade, do tempo, da duração e do tipo de evento desencadeador.[9,10]

O curso da lesão intrarrenal apresenta quatro fases: inicial, oligúrica, poliúrica (diurética) e de recuperação funcional.[9]

A fase inicial refere-se à primeira exposição a medicamentos nefrotóxicos ou à presença de um evento isquêmico. O período é muito variável e caracteriza-se por perda gradativa da função renal, acúmulo de produtos nitrogenados e fluxo urinário preservado ou diminuído.[9]

A fase oligúrica caracteriza-se por volume urinário inferior a 500 mL/dia, mas também é variável em grau e duração. Em termos clínicos, a maioria dos pacientes recupera-se e apresenta aumento do volume urinário após 10-14 dias. Uma das características dessa fase é a presença de hemácias, leucócitos e células epiteliais ou cilindros na urina, assim como pequena perda de proteínas.[9]

A fase poliúrica ou diurética é caracterizada pela elevação do volume urinário. Está relacionada à incapacidade dos túbulos regenerados em reabsorver sódio e água, independentemente do estado de volemia do paciente. As concentrações plasmáticas de ureia e creatinina continuam elevadas. Contudo, a terapia dialítica é mantida em muitos pacientes com esse quadro clínico.[9]

Na última fase de recuperação funcional, o paciente mantém o volume urinário dentro da normalidade por vários dias, com redução da concentração plasmática de ureia e creatinina. Cerca de 30% dos pacientes apresentam discreta redução da filtração glomerular, que pode persistir por meses ou anos.[9,10]

A lesão renal aguda pós-renal ocorre em 5 a 10% dos casos de LRA. Caracteriza-se pela obstrução do fluxo urinário desde os canais coletores do rim até o orifício ureteral externo. Podem ocorrer obstruções das vias urinárias (por hipertrofia prostática, câncer de próstata ou bexiga neurogênica) e obstrução ureteral (por cálculos, coágulos ou infiltrações metastáticas de câncer de próstata ou de bexiga).[9]

O Quadro 31.4 apresenta as três categorias correlacionadas às suas causas principais.

Quadro 31.4 Classificação da lesão renal aguda segundo a etiologia

Pré-renal	Intrarrenal	Pós-renal
Desidratação Hipovolemia (queimaduras graves, hemorragias, cirurgias de grande porte, diarreias, vômitos)	Nefrotoxicidade por agentes exógenos (antibióticos: anfotericina B, cisplatina, penicilina, cefalosporina; antivirais: aciclovir, radiocontraste, anti-inflamatórios não hormonais; imunossupressor: tacrolimo, lovastatina etanol, cocaína, inibidor da enzima conversora)	Litíase renal Coágulos Anomalias estruturais Tumores Obstrução uretral Ruptura da bexiga Prostatismo
Estados de choque Insuficiência cardíaca Vasodilatação sistêmica (uso de medicamentos anti-hipertensivos)	Nefrotoxicidade por agentes endógenos (mioglobulina, ácido úrico, proteína da cadeia leve em pacientes com mieloma múltiplo) Glomerulonefrites Infecções (bacteriana, viral, fúngica) Rejeição do enxerto pós-transplante renal Hipertensão maligna Nefrite instersticial aguda (reação alérgica a antibióticos ou AINH) Trombose da artéria renal	

TRATAMENTO DA LRA

O tratamento da LRA consiste na prevenção, na limitação da extensão da lesão renal e na otimização do tempo de recuperação, com o intuito de evitar complicações decorrentes da disfunção orgânica. As terapias de substituição de função renal têm por objetivo manter a homeostase do paciente até que os fatores clínicos que precipitaram a LRA sejam eliminados. Diversos agentes farmacológicos já foram propostos visando a otimizar a recuperação do epitélio renal danificado, com destaque especial para os fatores de crescimento, contudo sem evidências clínicas relevantes até o momento.

As principais complicações da LRA são complicações hidroeletrolíticas, acidose metabólica, hipercalemia e uremia.

Controle hidroeletrolítico

A manutenção da volemia e a correção dos níveis de eletrólitos nas quatro fases da LRA têm como objetivo evitar a sobrecarga hídrica determinante de edema, HAS, ICC, insuficiência cardíaca e hiponatremia. Portanto, a reposição de volume deve ser mediada com base na avaliação das perdas renais e extrarrenais de sódio e água, a fim de evitar hipervolemia ou hipovolemia na fase diurética.[11]

Controle da acidose

A acidose metabólica está presente em pacientes com LRA, em decorrência da incapacidade renal de excretar ácidos produzidos durante o metabolismo. Uma vez que a taxa de produção de ácidos está relacionada ao catabolismo, a redução de HCO_3- varia de 1-2 mEq/L/dia, em pacientes não catabólicos, a 2-3 mEq/L/dia, em pacientes hipercatabólicos (politrauma, pós-operatório, sepse, queimaduras, rabdomiólise, uso de corticosteroides). Em pacientes com LRA e catabolismo normal, a acidose é lenta e gradativa, com níveis de bicarbonato em torno de 12-20 mEq/L/dia. Outras situações associadas à LRA também podem agravar a acidose, como cetoacidose diabética, acidose lática, drenagem biliar, perda de bicarbonato por diarreia, entre outras.[11]

A acidose pode ser controlada pela administração diária de 30-60 mEq de bicarbonato de sódio.

Controle da hipercalemia

A hipercalemia é uma manifestação comum na LRA. Os rins são responsáveis pela excreção de 90% da carga ingerida de potássio. A elevação do potássio sérico na LRA ocorre em razão do aumento do catabolismo endógeno de proteínas, dano tissular, sangramento gastrintestinal e movimentação do potássio do ambiente intracelular para o extracelular, pelo mecanismo tampão dos estados acidóticos. O grau de toxicidade do potássio está relacionado ao seu nível sérico. Hipercalemia leve, < 6 mEq/L, pode ser tratada com restrição dietética e/ou resina de troca (sulfonato de poliestireno sódico). Nos casos de hipercalemia moderada ou de grandes concentrações de potássio e/ou associação a alterações eletrocardiográficas, deve-se iniciar imediatamente o uso endovenoso de gluconato de cálcio, soluções polarizantes, beta-2-agonista e a correção da acidose. Em casos refratários, o tratamento indicado é a hemodiálise.[11]

Síndrome urêmica

A síndrome urêmica ou uremia caracteriza-se pelo excesso de ureia e produtos nitrogenados do metabolismo proteico. Inicialmente, manifesta-se com náuseas, anorexia e vômito. Em formas mais graves, o paciente prossegue para torpor, convulsão, coma e sangramentos. A terapia dialítica é indicada antes dos sintomas clínicos de uremia.[11]

PREVENÇÃO DA LRA

O enfermeiro tem importante papel no impacto da LRA, tanto em sua prevenção quanto na redução de sua incidência, por meio de ações embasadas no planejamento de assistência de enfermagem especializada e individualizada, quanto ao risco e curso clínico.

As principais ações são:

1. Realizar a estratificação de risco referente aos fatores de risco, critério de diagnóstico de LRA, principalmente na admissão do paciente e no decorrer de sua internação.[3]
2. Identificar pacientes com potencial de risco maior de desenvolver LRA, por exemplo: sepse, sangramentos, hipotensão/choque, uso recente ou atual de drogas nefrotóxicas, reações de hipersensibilidade, lesões musculares/trauma/rabdomiolise, pós-operatório de cirurgia cardíaca, fratura de quadril, grande queimado e uso de radiocontraste.[3,12]
3. Atentar para os pacientes portadores de doenças crônicas, pois são mais suscetíveis à LRA (diabéticos, portadores de doença renal, pacientes desidratados, com insuficiência cardíaca e idosos), sobretudo aqueles que serão submetidos a procedimentos invasivos, como estudos hemodinâmicos com uso de contrastes radiológicos que induzem à LRA. A estratégia de proteção renal é amplamente utilizada em ambientes de UTI. Diversos protocolos de prevenção de nefropatia induzida por uso de radioconstraste são descritos na literatura, porém os protocolos mais utilizados atualmente são pré-medicação com N-acetilcisteína, hidratação (solução isotônica) e solução bicarbonatada (alcalinização isotônica). É imprescindível a atenção do enfermeiro aos pacientes de risco, com a utilização dos protocolos antes e após o uso de contraste, e o acompanhamento dos valores de creatinina plasmática e do volume urinário.[3,12]
4. Controlar rigorosamente os parâmetros hemodinâmicos, avaliação neurológica, controle do balanço hidroeletrolítico, com atenção especial à reposição volêmica e ao volume urinário.[3]
5. Monitorizar a evolução da creatinina sérica desde a admissão, diariamente e em especial durante o uso de drogas potencialmente nefrotóxicas.[3]
6. A administração de medicamentos nefrotóxicos em pacientes de risco requer atenção e cuidados específicos do enfermeiro, por meio do acompanhamento de exames laboratoriais diários, identificação da disfunção renal

precoce e atenção para a coleta e o resultado da dosagem sérica de alguns medicamentos (p. ex., aminoglicosídeos). Certos medicamentos devem ser contraindicados, enquanto outros devem ser administrados em doses menores ou até em dose única diária para evitar o aumento do seu nível sérico, principalmente em pacientes com comprometimento da função renal prévia. Associações de medicamentos são comuns na prática clínica, por exemplo, antibióticos e anti-inflamatórios não hormonais, porém requerem atenção especial, pois podem potencializar a nefrotoxicidade individual desses agentes. O enfermeiro deve estar atento à resposta do paciente, com o objetivo de realizar os ajustes necessários, sobretudo dos antibióticos.[3,12]

7. Monitorizar e prevenir risco de infecção, sepse e fator de risco para LRA.[12]

ENFERMEIRO INSERIDO NAS PESQUISAS BÁSICA E CLÍNICA DA LRA

O avanço da pesquisa na saúde depende da associação da pesquisa básica com a pesquisa clínica. As pesquisas básicas e clínicas se complementam, mas ambas têm suas limitações. O mais promissor seria que a investigação científica se iniciasse em laboratórios de cultura de células, tecidos e animais para então submeter os pacientes às questões científicas. Nesse ambiente, o enfermeiro também tem seu papel de destaque. Nos próximos parágrafos serão destacados trabalhos realizados por enfermeiros em grupos de pesquisa relacionados à LRA.

Em modelos *in vivo,* Dezoti revelou a ação renoprotetora antioxidante pela indução da enzima hemeoxigenase na nefrotoxicidade induzida pela polimixina B.[13]

Watanabe verificou que o pré-tratamento com isoflavona (fitoquímico encontrado no grão de soja) associado ao hemin (agente químico indutor da enzima HO-1) demonstrou melhora significativa da função renal de ratos nesse modelo isquêmico.[14]

Pinto confirmou lesão renal aguda não oligúrica em ratos submetidos a contrates iodados. Os dados sugeriram que o uso de N-acetilcisteína isolada teve efeito protetor sobre o rim, atenuando a toxicidade do contraste.[15]

Magro verificou a frequência de LRA em pacientes no pós-operatório de revascularização do miocárdio, com e sem circulação extracorpórea. Dentre os resultados, o *clearance* de creatinina e a ureia foram fatores preditivos para LRA, enquanto a fração de excreção de sódio (FeNa) e a creatinina urinária foram fatores diagnósticos.[16]

CONSIDERAÇÕES FINAIS

O enfermeiro da UTI se confronta diariamente com pacientes de diagnósticos diversos, graves e com uma síndrome em comum, a LRA. No entanto, a relevância dessa doença é subestimada. Muitas vezes, o enfermeiro expõe o paciente a uma série de tratamentos a fim de melhorar sua condição clínica e coloca a função renal em segundo plano. Embora o profissional da área de saúde tenha conhecimento do volume sanguíneo que esse órgão recebe diariamente, sabe-se que medidas de prevenção não são protocolos incorporados no ambiente hospitalar e que ainda não existe tratamento específico para a LRA. No entanto, a intensidade da doença pode ser atenuada com ações de prevenção, que parecem ser as únicas intervenções com provável impacto na morbimortalidade da LRA. O enfermeiro está diretamente relacionado a esse processo. O compromisso profissional está vinculado à assistência, que compreende também a prevenção da ocorrência e das complicações e a cura.

RESUMO

A LRA caracteriza-se pela súbita redução da taxa de filtração glomerular com retenção de compostos nitrogenados e redução significativa do fluxo urinário. Em razão da variabilidade clínica, a LRA atualmente conta com mecanismos classificatórios que propõem a discriminação dos seus diferentes estágios, orientando-se pela gravidade da condição clínica demonstrada pelo paciente, que inclui variações de creatinina plasmática, fluxo urinário e clearance de creatinina (AKIN). A LRA pode ser classificada em pré-renal, renal e pós-renal. Contudo, na clínica do paciente grave, a sua composição é frequentemente multifatorial. Até o momento, existem poucas evidências concretas sobre o tratamento da LRA que não sejam aquelas relacionadas às terapias de substituição de função. Considerando-se a constrangedora taxa de mortalidade (acima de 50%), reforça-se a necessidade de investimentos em medidas de prevenção do enfermeiro para a identificação precoce de LRA.

PROPOSTAS PARA ESTUDO

1. Definir lesão renal aguda.
2. Justificar a mudança de nomenclatura da lesão renal aguda.
3. Descrever o significado de AKIN, os determinantes e os graus de disfunção.
4. Descrever as vantagens de se adotar um mecanismo de classificação de LRA.
5. Descrever os eventos fisiopatológicos envolvidos na LRA pré-renal, renal e pós-renal.
6. Discorrer sobre o tratamento da LRA.
7. Descrever como o enfermeiro pode contribuir para a prevenção da LRA.
8. Descrever como o enfermeiro pode contribuir para a pesquisa básica e clínica sobre a LRA.

REFERÊNCIAS BIBLIOGRÁFICAS

1. Mehta RL, Kellum JA, Sudhir VS, Molitoris BA, Ronco C, Warnock DG, et al. Acute kidney injury network: report of an initiative to improve outcomes in acute kidney injury. Crit Care. 2007;11:R31.
2. KDIGO. Clinical practice guideline for acute kidney injury, section 2: AKI definition. Kidney Int Suppl. 2012; 2:19-36.
3. Yu L, Burdmann E, Seguro AC, Helou CMB, Zatz R. Insuficiência renal aguda. In: Zatz R (ed). Fisiopatologia renal. São Paulo: Atheneu; 2000. p. 261-97.
4. Uchino S, Kellum JA, Bellomo R, Doig GS, Morimatsu H, Morgera S et al. Acute renal failure in critically ill patients: A multinational, multicenter study. JAMA. 2005;294(7):813-8.
5. Hall IE, Coca SG, Perazella MA, Eko UU, Luciano RL, Peter PR, et al. Risk of poor outcomes with novel and traditional biomarkers at clinical AKI diagnosis. Clin J Am Soc Nephrol. 2011; 6:2740-2749.
6. Mao H, Katz N, Ariyanon W, Blanca-Martos L, Adýbelli Z, Giuliani A, et al. Cardiac surgery-associated acute kidney injury. Cardiorenal Med. 2013;3:178-199.
7. Bonventre JV, Zuk A. Ischemic acute renal failure: an inflammatory disease? Kidney Int. 2004; 66: 480-5.
8. Kashani K, Al-Khafaji A, Ardiles T et al. Discovery and validation of cell cycle arrest biomarkers in human acute kidney injury. Critical Care. 2013;17, article R25 doi: 10.1186/cc12503.
9. Brady HR, Brenner BM, Clarkson MR, Lieberthal W. Acute renal failure. In: Brenner BM, Rector FC Jr (eds.). The kidney. 6. ed. Philadelphia: WB Saunders; 2000. p. 1201-62.
10. Devarajan P. Update on mechanisms of ischemic acute kidney injury. J Am Soc Nephrol. 2006;17(6):1503-20.
11. Costa JAC, Vieira NOM, Moysés NM. Insuficiência renal aguda. Medicina (Ribeirão Preto). 2003; 36:307-24.
12. Vrtis MC. Preventing and responding to acute kidney injury: how to recognize the incremental changes in kidney function that adversely affect patient outcomes. ANJ Nurs. 2013:113(4): 38-47.
13. Dezoti CF, Watanabe M, Vattimo MFF. Heme oxygenase-1 role in the Polymyxin B induced nephrotoxicity in rats. Antimicrob Agents Chemother. 2012;56(10):5082-7.
14. Watanabe M, Neiva LBM, Santos CC, Laurindo FM, Vattimo MFF. Isoflavone and the heme oxygenase system in ischemic kidney injury in rats. Food and Chemical Toxicology. 2007;(45):2366-71.
15. Pinto CF, Watanabe M, Vattimo MFF. Hydration and N-acetylcysteine in acute renal failure caused by iodinated contrast medium: an experiment with rats. J Nephrol. 2008;21:783-8.
16. Magro MCS, Vattimo MFF. Does urinalysis predict acute renal failure after heart surgery? Ren Fail. 2004; 26:385-92.
17. Bellomo R, Ronco C, Kellum JA, et al. Acute renal failure: definition, outcomes measures, animal models, fluid therapy and information technology needs. The Second International Consensus Conference of the Acute Dialysis Quality Initiative (ADQI) Group. Crit Care. 2004;8:R204-R212.
18. Kelllum JA. Acute kidney injury. Crit Care Med. 2008;36(4):S141-S145.
19. Chertow GM, Burdick E, Honour M, Bonventre JV, Bates DW. Acute kidney injury, mortality, length of stay, and costs in hospitalized patients. J Am Soc Nephrol. 2005;16:3365-70.
20. Levi TM, Souza SP, Magalhães JG, Carvalho MS, Cunha AL, Dantas JG et al. Comparação dos critérios RIFLE, AKIN e KDIGO quanto à capacidade de predição de mortalidade em pacientes graves. Rev Bras Ter Intensiva. 2013;25(4):290-296.
21. Bagshaw SM, George C, Bellomo R. A comparison of the RIFLE and AKIN crite-ria for acute kidney injury in critically ill patients. Nephrol Dial Transplant. 2008;23:1569-74.
22. Kellum JA, Lameire N. Diagnosis, evaluation, and management of acute kidney injury: a KDIGO summary (Part 1). Crit Care. 2013;17(204): 1-15.
23. Wang HE, Jain G, Glassock RJ, Warnock DG. Comparison of absolute serum creatinine changes versus kidney disease: improving global outcomes consensus definitions for characterizing stages of acute kidney injury. Nephrol Dial Transplant. 2013;28:1447-54

32

Distúrbios no equilíbrio acidobásico

Milena Penteado Ferraro Miranda
Mirian Watanabe
Maria de Fátima Fernandes Vattimo

PONTOS A APRENDER

1. Os mecanismos de manutenção do equilíbrio de ácido e base no organismo.
2. Os conceitos de acidose e alcalose.
3. As evidências de distúrbios no equilíbrio acidobásico nos pacientes.
4. Avaliação da gasometria arterial para identificação de distúrbios no equilíbrio acidobásico.

PALAVRAS-CHAVE

Acidose, alcalose, equilíbrio acidobásico, desequilíbrio acidobásico.

ESTRUTURA DOS TÓPICOS

Introdução. Conceitos: ácido, base e pH. Fisiologia do equilíbrio acidobásico. Desequilíbrio acidobásico. Mecanismo de compensação. Distúrbios mistos. Avaliação da gasometria arterial para a identificação dos distúrbios acidobásico. Resumo. Propostas para estudo. Referências bibliográficas.

INTRODUÇÃO

O equilíbrio entre os ácidos e bases corporais é fundamental para a manutenção dos processos vitais. O nosso organismo mantém a homeostase acidobásica por meio de um complexo sistema tampão, que envolve os pulmões e os rins.[1,2]

Os pacientes críticos apresentam frequentes desordens do equilíbrio acidobásico associadas a disfunções do sistema respiratório, renal ou endócrino, assim como à administração de alguns medicamentos, como sedativos, opioides, antiácidos, diuréticos, ou relacionados a procedimentos de suporte terapêutico, como a ventilação mecânica.[3]

CONCEITOS: ÁCIDO, BASE E PH

Os pares comuns de ácido e base em nosso organismo incluem ácido carbônico/bicarbonato, monobásico/fosfato dibásico e ácido láctico/lactato. O equilíbrio acidobásico é fundamental para a manutenção das funções orgânicas, e um pequeno desvio na escala normal pode afetar gravemente muitos órgãos.

- Ácidos:
  Os ácidos são substâncias que podem doar o próton H^+.
  Exemplo: HCl (ácido clorídrico) $\rightarrow H^+ + HCl^-$

- Base:
  As bases são substâncias que podem receber o próton H^+.
  Exemplo: $NH_3 + H^+ \rightarrow NH_4$ (base)
  $$HCO_3^- + H^+ \rightarrow H_2CO_3$$

- pH:
  O equilíbrio acidobásico do organismo é expresso em termos de concentração de íons de hidrogênio (H^+), que é conhecida como pH. O pH apresenta variações inversamente proporcionais à concentração de H^+, portanto, o aumento na concentração de H^+ reduz o pH, e a redução de H^+ eleva o pH.[1,2]
  O valor de pH no intervalo de 7,35 a 7,45 é considerado um parâmetro de normalidade para o organismo. O pH em valores extremos, $< 6,7$ ou $> 7,7$, é considerado parâmetro incompatível com a vida.[3]

FISIOLOGIA DO EQUILÍBRIO ACIDOBÁSICO

O nosso organismo utiliza uma série de mecanismos bioquímicos para a manutenção do pH fisiológico. Destacam-se três mecanismos principais responsáveis pela manutenção do equilíbrio acidobásico:

- O sistema tampão extracelular e intracelular.
- A frequência respiratória que controla a pressão parcial de dióxido de carbono (pCO_2).
- A excreção renal de H^+ para controle da concentração sérica de bicarbonato (HCO_3^-).[1-3]

Sistema tampão

Os tampões do organismo são responsáveis por minimizar as alterações do pH decorrentes de entrada ou saída de íons H^+. O principal sistema tampão do organismo é o sistema ácido carbônico/bicarbonato. O ácido carbônico

$(H_2CO_3^-)$ é proveniente da cota fixa de ácidos ingeridos na dieta diária e do dióxido de carbono (CO_2) gerado como produto final do metabolismo celular, enquanto os rins regulam o nível sérico de HCO_3^- por meio da reabsorção tubular e excreção de íons H^+ ou do HCO_3^-.[2,3]

O $H_2CO_3^-$, um ácido, e sua base conjugada, o HCO_3^-, mantêm o equilíbrio dos íons H^+.

$$HCO_3^- + H^+ \leftrightarrow H_2CO_3^-$$

Os componentes dessa equação atuam para manter o pH fisiológico e apresentam capacidade de receber ou doar os íons H^+, ou seja, a redução do pH resulta na doação de H^+ e no equilíbrio da reação. A doação de H^+ em situações de elevação dos valores do pH de forma rápida e eficiente controla as modificações abruptas da reação.[2,3]

A equação de Henderson-Hasselbalch para o sistema tampão ácido carbônico/bicarbonato é descrita pela relação matemática entre pH, concentração de HCO_3^- em mEq/L e pCO_2 em mmHg.[2,3]

$$pH = 6,1 + \log (HCO_3^-/0,03 \times pCO_2)$$

Sistema respiratório

Os pulmões são responsáveis pelo controle dos níveis de pCO_2. Os pulmões são capazes de excretar somente substâncias voláteis, isto é, aquelas que podem ser convertidas em gases, por exemplo, o CO_2 (ácido volátil), produto do metabolismo celular, que, na presença de água, transforma-se em $H_2CO_3^-$. Assim, a elevação de CO_2 está diretamente relacionada ao aumento de $H_2CO_3^-$ no líquido extracelular.[2,3]

$$H_2CO_3^- \leftrightarrow H_2O + CO_2$$

Os pulmões controlam o equilíbrio acidobásico por meio da quantidade de CO_2 expirado. Existe relação direta entre frequência respiratória, $H_2CO_3^-$ e concentração de H^+. A ventilação em resposta aos níveis de CO_2 no sangue arterial pode ser alterada rapidamente com o aumento da frequência e da profundidade respiratória (hiperventilação), que permite maior taxa de CO_2 expirado com redução na formação de $H_2CO_3^-$ ou redução da frequência e superficialidade respiratória (hipoventilação) que retém o CO_2, poupa os níveis de H^+ e aumenta os níveis de ácido no sangue.[2,3]

Sistema renal

Os rins controlam o pH por meio da excreção de HCO_3^- e H^+ do organismo. Os ácidos não voláteis ou fixos (p. ex., ácido clorídrico, ácido fosfórico, ácido sulfúrico, ácido lático) são produzidos diariamente pelo metabolismo celular. Em condições fisiológicas, os rins excretam aproximadamente 50-100 mEq/L de ácidos não voláteis do organismo, enquanto o HCO_3^- é reabsorvido pelas células renais e retorna para a circulação pelos capilares peritubulares. O aumento do pH sanguíneo resulta em maior excreção de HCO_3^- e retenção de H^+, porém esse mecanismo acontece de forma lenta e gradativa.[2,3]

DESEQUILÍBRIO ACIDOBÁSICO

O desequilíbrio acidobásico é definido como uma alteração significativa na razão entre o $H_2CO_3^-$ e o HCO_3^- (20 partes de base/uma parte de ácido), na qual os mecanismos regulatórios são incapazes de compensar e manter o pH dentro dos limites fisiológicos.[2,3]

O diagnóstico das alterações do equilíbrio acidobásico é realizado por meio da análise de valores obtidos pela gasometria sanguínea (arterial).[1,3]

Os valores dos parâmetros normais da gasometria arterial são apresentados no Quadro 32.1.

Pontos de atenção:[3]

- A punção arterial poderá causar hiperventilação induzida pelo temor ao procedimento em pacientes conscientes.

Quadro 32.1 Valores normais da gasometria arterial

	Valores normais
pH	7,35-7,45
pO_2	80-100 mmHg
pCO_2	35-45 mmHg
CO_2	23-26 mmol/L
HCO_3^-	22-26 mEq/L
BE	-3,5 ± 3,5 mEq/L
Saturação de O_2	96-100%

- A heparina é constituída por uma formação ácida e poderá influenciar os valores de pH, pCO_2 e pressão parcial de oxigênio (pO_2) em amostras muito pequenas.
- Leucocitose e grande número de plaquetas podem reduzir os valores da pO_2, caracterizando uma falsa hipoxemia.
- Amostras que permanecem em gelo por mais de uma hora podem apresentar valores alterados da pO_2 devido ao metabolismo celular dos elementos figurados do sangue e, consequentemente, consomem o oxigênio e aumentam o pH.
- A amostra venosa não permite a análise da função respiratória. O distúrbio ácido-base envolve mecanismos respiratórios e renais que tornam obrigatória a avaliação por meio da gasometria arterial.

A análise da gasometria arterial permite:[3]

- Identificar as alterações do pH sanguíneo em acidose (acúmulo de íons H^+ e redução do pH) e alcalose (redução de íons H^+ e elevação do pH).
- Diagnosticar os desvios dos componentes em respiratório (O_2, oxigenação; pCO_2, ventilação) e metabólico (HCO_3^- e BE).

As causas mais comuns de alteração do equilíbrio acidobásico podem ser divididas da seguinte forma:[1-3]

- Acidose respiratória.
- Alcalose respiratória.
- Acidose metabólica.
- Alcalose metabólica.

Acidose respiratória

A acidose respiratória está presente em condição de hipoventilação secundária a disfunção do sistema respiratório. A hipoventilação promove a retenção de CO_2 e, subsequentemente, maior formação de $H_2CO_3^-$, que pode estar presente de forma aguda ou crônica.[1,3]

As causas de acidose respiratória aguda incluem depressão do sistema nervoso central (uso de opioides ou barbitúricos), exacerbação da doença obstru-tiva pulmonar crônica e desordens neuromusculares. Por outro lado, a acidose respiratória crônica está associada à presença de outras patologias, como doença pulmonar obstrutiva crônica, síndrome da hipoventilação do obeso e doença pulmonar intersticial.[1,3]

Os pacientes em acidose respiratória apresentam sinais como cefaleia, letargia, sonolência, coma, taquicardia, hipertensão arterial, sudorese, tremor, dispneia (que pode ou não estar presente), seguidos da avaliação da gasometria arterial com redução do pH e elevação da pCO_2.[3]

Em pacientes com acidose respiratória crônica, o sistema renal, após 24 horas de hipoventilação ou disfunção respiratória, induz mecanismo compensatório para normalizar o pH. Os rins aumentam a reabsorção de HCO_3^- e excreção de H^+, que refletem na gasometria arterial com pequenas alterações nos valores de pH.[1]

Os principais efeitos deletérios da acidose respiratória aguda em vários sistemas orgânicos estão listados no Quadro 32.2.[3]

Quadro 32.2 Efeitos deletérios da acidose respiratória aguda

Sobrecarga respiratória
Anorexia, náuseas, vômitos e alterações neurológicas
Hipercalemia
Redução da capacidade responsiva das catecolaminas e depressão da contratilidade miocárdica
Vasoconstrição renal e oligúria
Resistência à ação da insulina

O tratamento da acidose respiratória consiste em corrigir o distúrbio que originou a alteração ventilatória por meio das seguintes intervenções:

- Promover a oxigenação para prevenir a hipoxemia, que facilitará a expiração de CO_2. Muitas vezes, é indicada a utilização de suporte ventilatório: ventilação não invasiva ou ventilação mecânica.[1,3]
- Considerar uso de antagonista em caso de intoxicação por opioides e benzodiazepínicos ou uso de broncodilatadores e corticoides, em caso de broncoespasmo.[1,3]
- A administração da solução de bicarbonato de sódio deve ser bastante cautelosa, reservada apenas a pacientes com acidose respiratória severa (pH 7,15).[4]

Alcalose respiratória

A hiperventilação causa maior expiração de CO_2, que reduz os níveis de $H_2CO_3^-$, e desequilíbrio de ácidos em relação à base. A alcalose respiratória é uma condição aguda frequentemente associada a quadros clínicos de ansiedade, doenças do sistema nervoso central, hipoxemia, febre, pneumopatias agudas ou hiperventilação na ventilação mecânica.[1,3]

Os pacientes com alcalose respiratória apresentam os seguintes sinais e sintomas: tontura, dormência, parestesias nos membros, cãibras musculares, tetania, convulsões, arritmias, hiperventilação e aumento dos reflexos tendinosos profundos. A gasometria arterial é caracterizada por aumento do pH sanguíneo e redução dos níveis de pCO_2. Em situações de alcalose respiratória prolongada, os rins iniciam o processo de excreção de HCO_3^- em uma tentativa de normalizar o pH sanguíneo.[1,3]

Os principais efeitos deletérios da alcalose respiratória no organismo estão listados no Quadro 32.3.[3]

O objetivo do tratamento para alcalose respiratória é combater a causa da hiperventilação, como a sedação de pacientes ansiosos. É um distúrbio frequente em pacientes submetidos a assistência ventilatória associada à hiperventilação.[3]

Quadro 32.3 Efeitos deletérios da alcalose respiratória

Hipocalcemia e redução de cálcio ionizável sérico

Hipocalemia pela excreção renal de potássio na urina

Alteração da relação dos níveis de potássio intracelular e extracelular, que aumenta a suscetibilidade a arritmias cardíacas

Acidose paradoxal do liquor, que altera as funções neurológicas

Acidose metabólica

A acidose metabólica é definida como uma redução do pH (pH < 7,35), seguida da redução da concentração sérica de HCO_3^-. As causas clínicas mais frequentes da acidose metabólica acontecem pelo acúmulo de ácidos não voláteis resultante da perda de HCO_3^- pelo sistema gastrintestinal (diarreia, fístula pancreática, fístula entérica) ou geniturinário (ureterossigmoidostomia).[1]

Os principais sinais e sintomas apresentados pelos pacientes em acidose metabólica são redução do débito cardíaco (DC), arritmias, hipotensão, resistência a medicamentos vasopressores, diminuição do metabolismo cerebral, atonia gástrica, redução do fluxo hepático, resistência à insulina, hipercalemia ou hipocalemia.[1,3]

A gasometria arterial apresenta pH < 7,35, HCO_3^- < 22 mEq/L e BE < -3,5 mEq/L. Em algumas situações clínicas, o organismo, em uma tentativa de compensação, induz a hiperventilação, que promove maior expiração de CO_2, evidenciado pela redução de pCO_2 na gasometria arterial.[1,3]

Acidose metabólica com hiato iônico (*anion gap*)

Após a realização do diagnóstico de acidose metabólica, a próxima etapa a ser considerada é a determinação e o cálculo do hiato iônico, rotineiramente referenciada na prática clínica como *anion gap*.[3,5]

O *anion gap* representa as concentrações anormais de cátions e ânions que não são mensurados de forma rotineira nos pacientes críticos, como fosfatos, sulfatos, ácidos orgânicos e proteínas de cargas negativas.[3,6]

Pode ser calculado com valores provenientes da gasometria arterial e valores de determinados eletrólitos especificados por uma equação.[1,3] A equação mais utilizada para cálculo do *anion gap* é:

$$Anion\ gap = Na^+ - (Cl^- + HCO_3^-)$$

Os valores de normalidade do *anion gap* na acidose metabólica encontram-se no intervalo de 3 a 11 mEq/L. Na prática clínica, o *anion gap* pode ser considerado de duas formas:

- Acidose metabólica com *anion gap* normal.
- Acidose metabólica com *anion gap* elevado.

A avaliação do intervalo de normalidade do *anion gap* pode ter significado diagnóstico importante nos distúrbios ácido-base (Quadro 32.4). A elevação do intervalo aniônico está associada ao aumento nos níveis de lactato, corpos cetônicos ou sulfatos e fosfatos orgânicos, que são ânions liberados, respectivamente, na acidose lática, na cetoacidose e na uremia (Quadro 32.5).[1,4]

O tratamento da acidose metabólica consiste, primeiramente, em corrigir o distúrbio que originou o desequilíbrio acidobásico. A administração da solução de bicarbonato deve ser considerada apenas para a acidose grave (pH < 7,2 ou HCO_3^- < 12 e BE 14 mEq/L). A infusão excessiva da solução de bicarbonato de sódio aumenta a osmolaridade do sangue e induz a alcalose metabólica, o que dificulta ou impossibilita o metabolismo celular. A acidose metabólica refratária ao tratamento é uma das indicações para a realização de terapias de substituição renal com o objetivo de remover o excesso de íon H^+ e promover maior oferta de HCO_3^- por meio da solução de diálise, que restabelece o equilíbrio acidobásico.[4]

Quadro 32.4 Causas de acidose metabólica com *anion gap* normal

Perda de HCO_3^- gastrintestinal	Medicamentos que induzem a hipercalemia em paciente com disfunção renal
Diarreia	Diuréticos poupadores de potássio
Fístula pancreática	Inibidor da enzima conversora de angiotensina
Fístula entérica	Bloqueadores do receptor de angiotensina
Ureterossigmoidostomia	Anti-inflamatórios não hormonais
	Trimetoprim
	Pentamidina

Quadro 32.5 Causas de acidose metabólica com *anion gap* elevado

Disfunção renal	Cetoacidose	Acidose lática	Medicamentos
Falência na excreção de ácidos	Diabetes	Sepse	Linezolida
	Ingestão de álcool	Choque séptico	Lorazepam (endovenoso)
		Choque cardiogênico	Metilformina
		Doença hepática	Nitroprussiato de sódio

Alcalose metabólica

A alcalose metabólica é caracterizada pela elevação do pH (> 7,45), com o aumento do nível sérico de HCO_3^- (> 26 mEq/L) e BE com valores > 3,5 mEq/L. As causas mais frequentes de alcalose respiratória são a perda de líquidos ácidos do trato digestivo (sonda nasogástrica aberta com alto débito, vômitos), o uso de diuréticos sem suplementação de potássio, o tratamento com corticosteroides, a hipocloremia e a hipovolemia.[1,3]

Os sinais e sintomas apresentados pelos pacientes em acidose metabólica são inespecíficos e podem incluir reflexos hiperativos, tetania, hipertensão, cãibras musculares e relato de fraqueza.[3]

O tratamento da alcalose metabólica consiste em corrigir o distúrbio que originou o desequilíbrio acidobásico. A reposição hídrica e de eletrólitos é fundamental para o restabelecimento do equilíbrio acidobásico.[1,3]

MECANISMO DE COMPENSAÇÃO

O organismo, em condições fisiológicas, apresenta formas simples para corrigir as pequenas alterações relacionadas ao desequilíbrio acidobásico por meio da ativação de mecanismo de compensação via sistemas respiratório e renal.[1,3]

Uma resposta compensatória induzida pelo sistema respiratório acontece minutos após a instalação do evento e se perpetua por horas para correção do desequilíbrio acidobásico. Dessa forma, na acidose metabólica, os pulmões iniciam a hiperventilação para expelir o CO_2 que se reflete na redução da pCO_2 na gasometria arterial. Em raciocínio inverso, a hipoventilação resulta em maiores níveis da pCO_2 como resposta do organismo à alcalose metabólica.[1,3]

O sistema renal é o mecanismo de compensação principal na correção do distúrbio ácido-base de origem respiratória. No entanto, esse mecanismo de compensação realizado pelos rins acontece de forma mais lenta, e a correção total do equilíbrio acidobásico é concluída após vários dias. Os rins aumentam a secreção de íons H^+ e a reabsorção de HCO_3^- no túbulo proximal na acidose respiratória. Após um período de 3-5 dias, os rins novamente restabelecem o equilíbrio em resposta ao aumento da secreção renal de H^+ por meio da restauração dos tampões celulares e extracelulares consumidos durante a fase aguda ("nova" geração de HCO_3^-). A versão oposta desse mecanismo ocorre na alcalose respiratória.[1,3]

A eficiência do mecanismo de compensação está diretamente associada ao grau de variação do pH, à natureza aguda ou crônica de uma doença, também devendo ser considerada a integridade da capacidade pulmonar e da função renal.[1,3]

DISTÚRBIOS MISTOS

As alterações do desequilíbrio acidobásico e os mecanismos de compensação estão pontuados separadamente neste capítulo. No entanto, no cenário clínico, o paciente crítico pode apresentar uma combinação de várias alterações em um mesmo período e o envolvimento de diferentes mecanismos de compensação decorrentes do desequilíbrio acidobásico. As diferenças individuais na magnitude dessas respostas podem originar um distúrbio secundário que caracteriza os distúrbios mistos. Por exemplo: acidose metabólica ou alcalose metabólica podem acontecer em conjunto a uma acidose ou alcalose respiratória, porém, a acidose respiratória e a alcalose respiratória não acontecem em combinação no mesmo paciente.[1,3]

A identificação de distúrbios mistos no desequilíbrio acidobásico segue alguns princípios básicos:

- A alteração primária de pCO_2 promove resposta renal e alteração na concentração de HCO_3^-.
- O mecanismo de compensação acontece sempre na mesma direção, ou seja, durante a acidose metabólica ocorre a diminuição da concentração de HCO_3^- sérico, que induz a hiperventilação e a redução de pCO_2 pelo sistema respiratório.
- Os distúrbios simples acontecem com respostas de compensação conhecidas e previstas.[4]
- Os valores de pH no mecanismo de compensação raramente alcançam a normalidade.
- O objetivo desses mecanismos de compensação é a manutenção da homeostase do meio interno (sistema tampão).[1,4]

Portanto, os distúrbios mistos podem ser caracterizados da seguinte forma:

- O mecanismo de compensação acontece em direção oposta ao distúrbio ácido-base.
- Os valores de pCO_2 e HCO_3^- observados apresentam-se menores ou maiores em relação ao esperado.
- O valor do pH em parâmetros de normalidade é seguido de alterações nos valores de pCO_2 e HCO_3^- na gasometria arterial.

AVALIAÇÃO DA GASOMETRIA ARTERIAL PARA A IDENTIFICAÇÃO DOS DISTÚRBIOS ACIDOBÁSICOS

O reconhecimento de alterações nos valores da gasometria arterial é fundamental para a identificação dos distúrbios ácido-base. Alguns exemplos facilitam o aprendizado.

Exemplo 1[7]

Parâmetros de análise da gasometria arterial: pH = 7,25; pCO_2 = 63 mmHg; HCO_3^- = 25 mEq/L; pO_2 = 60 mmHg; saturação de O_2 = 81%.

$1^{\underline{o}}$ passo: analisar o pH.
Um pH < 7,35 configura uma acidose.

$2^{\underline{o}}$ passo: verificar CO_2 e HCO_3^-.

Uma vez que o pH indica acidose, verificar a causa de origem: respiratória ou metabólica. A elevação de pCO_2 demonstra envolvimento do sistema respiratório. O HCO_3^- está no limite da normalidade. Esses parâmetros confirmam um quadro de acidose respiratória.

3º passo: analisar a pO_2.

A redução nos níveis de pO_2 de 60 mmHg (normal: 80 a 100 mmHg) indica hipoxemia. A redução da disponibilidade de O_2 para os tecidos pode ser evidenciada pela saturação de O_2 de 81%. Esses dados complementam o diagnóstico de disfunção do sistema respiratório.

A manutenção do quadro clínico com hipercapnia induz os mecanismos compensatórios para a manutenção do pH sanguíneo, na qual os rins aumentam a reabsorção de HCO_3^- com elevação do pH para valores próximos da normalidade (pH > 7,35). Nesse caso, o desequilíbrio acidobásico se caracteriza como acidose respiratória compensada.

Exemplo 2[7]

Parâmetros de análise da gasometria arterial: pH = 7,31; pCO_2 = 35 mmHg; HCO_3^- = 18 mEq/L; pO_2 = 88 mmHg; saturação de O_2 = 95%.

1º passo: analisar o pH.

Um pH < 7,35 configura uma acidose.

2º passo: verificar CO_2 e HCO_3^-.

Novamente é necessária a determinação da causa de origem: respiratória ou metabólica. O valor de pCO_2 está dentro dos parâmetros de normalidade. A redução do valor de HCO_3^- pode ser observada e indica o consumo de base, portanto uma acidose metabólica.

3º passo: analisar a pO_2

A pO_2 e a saturação de O_2 estão dentro dos parâmetros de normalidade.

Após curto período de tempo, os pulmões em um mecanismo compensatório aumentam a quantidade de CO_2 expirado com o objetivo de normalização do pH.

Exemplo 3[3]

Parâmetros de análise da gasometria arterial: pH = 7,61; pCO_2 = 42 mmHg; HCO_3^- = 39,81 mEq/L; BE = +18 mEq/L; pO_2 = 90 mmHg; saturação de O_2 = 95%.

1º passo: analisar o pH.

Um pH > 7,45 configura uma alcalose.

2º passo: verificar CO_2 e HCO_3^-.

A pCO_2 de 42 mmHg indica valores de normalidade. Aumento significativo nos valores de HCO_3^- e BE indica distúrbio de origem metabólica e, portanto, uma alcalose metabólica.

3º passo: analisar a pO_2

Os valores dentro do parâmetro de normalidade de pO_2 e a saturação de O_2 reforçam a ausência de alterações respiratórias.

RESUMO

O equilíbrio entre os ácidos e bases corporais é fundamental para a manutenção dos processos vitais. O organismo utiliza uma série de mecanismos bioquímicos para a manutenção do pH fisiológico, destacando-se três mecanismos principais responsáveis para a manutenção do equilíbrio acidobásico:

1. O sistema tampão extracelular e intracelular.
2. A alteração da frequência respiratória que controla a pressão parcial de dióxido de carbono (CO_2).
3. A excreção renal de H^+ para controle da concentração sérica de bicarbonato (HCO_3^-).

As causas mais comuns de alteração do equilíbrio acidobásico podem ser divididas da seguinte forma:

- Acidose respiratória está presente em condição de hipoventilação secundária à disfunção do sistema respiratório. A hipoventilação promove a retenção de CO_2 e, subsequentemente, maior formação de $H_2CO_3^-$, que pode estar presente de forma aguda ou crônica.
- Alcalose respiratória é um desequilíbrio em nível de ácidos em relação à base.
- Acidose metabólica é uma redução do pH (pH < 7,35) e/ou seguida da redução da concentração sérica de HCO_3^-.
- Alcalose metabólica é caracterizada pela elevação do pH > 7,45 com o aumento do nível sérico de HCO_3^- > 26 mEq/L e BE com valores acima de +3,5.

O organismo, em condições fisiológicas, apresenta formas simples para corrigir as pequenas alterações relacionadas ao desequilíbrio acidobásico por meio da ativação de mecanismo de compensação via sistemas respiratório e renal.

O paciente crítico pode apresentar uma combinação de várias alterações em um mesmo período e o envolvimento de diferentes mecanismos de compensação decorrente do desequilíbrio acidobásico. As diferenças individuais na magnitude dessas respostas podem originar um distúrbio secundário que caracteriza os distúrbios mistos.

PROPOSTAS PARA ESTUDO

1. Descreva os mecanismos bioquímicos responsáveis pela manutenção do pH fisiológico.
2. Descreva as seguintes alterações do equilíbrio acidobásico:
   - acidose respiratória;
   - acidose metabólica;
   - alcalose respiratória;
   - alcalose metabólica.

REFERÊNCIAS BIBLIOGRÁFICAS

1. Ayers P, Dixon C, Mays A. Acid-base disorders: learning the basics. Nutr Clin Pract. 2015;30(1):14-20.
2. Rose B, Post T. Metabolic acidosis. In: Clinical physiology of acid-base and electrolyte disorders. New York: McGraw-Hill; 2001. p .578-646.
3. Évora PRB, Garcia LV. Equilíbrio acidobásico. Medicina (Ribeirão Preto). 2008;41(3):301-11.
4. Holcombre D, Feeley NK. Insuficiência renal. In: Cuidados críticos de enfermagem: uma abordagem holística. Rio de Janeiro: Guanabra-Koogan; 2007. p. 698-724.
5. Rocco JR. Diagnóstico dos distúrbios do metabolismo ácido-base. Rev Bras Ter Intensiva. 2003;15(4):184-92.
6. Junior CJF, Monte JCM, Batista MC. Acidose metabólica. In: Terapia intensiva: nefrologia e distúrbios do equilíbrio acidobásico. São Paulo: Atheneu; 2005. p. 47-53.
7. Rogers JH, Osborn HH, Pousada L. Desequilíbrio acidobásico. In: Enfermagem de emergência. Porto Alegre: Artes Médicas; 1992. p. 197-205.

33

Distúrbios hidroeletrolíticos no paciente crítico

Gabriela Fulan e Silva
Cassiane Dezoti da Fonseca
Daniel Martins Malisani
Maria de Fátima Fernandes Vattimo

PONTOS A APRENDER

1. Distribuição da água no corpo humano.
2. Mecanismos de manutenção do balanço da água.
3. Principais distúrbios do sódio e suas relações com distúrbios de água.
4. Causas e repercussões dos distúrbios de sódio e potássio.
5. Distúrbios de cálcio, fósforo e magnésio.

PALAVRAS-CHAVE

Hipervolemia, desidratação, hiponatremia, hipernatremia, hipocalemia, hipercalcemia, distúrbios eletrolíticos.

ESTRUTURA DOS TÓPICOS

Introdução. Equilíbrio hidroeletrolítico. Balanço de água. Distúrbios do metabolismo do sódio. Distúrbios do metabolismo do potássio. Distúrbios do metabolismo do magnésio. Distúrbios do metabolismo do cálcio e do fósforo. Resumo. Referências bibliográficas.

INTRODUÇÃO

O volume de fluido extracelular é mantido em limites bastante estreitos no ser humano normal, apesar dos grandes desafios dietéticos de ingestão de água e sal durante o dia. O volume plasmático, por sua vez, é determinado pelo volume de fluido extracelular total e sua distribuição entre os compartimentos extracelular e intracelular e, de acordo com os preceitos da lei de Starling, se mantém curiosamente constante, mesmo quando exposto às variações dietéticas a que o corpo humano é arbitrariamente submetido.

Na clínica, o balanço de água e eletrólitos é pouco entendido, sendo que erros de prescrição e condutas, tanto para excesso quanto para depleção, acabam por contribuir para elevar a morbidade e a mortalidade.

A terapia de reposição de fluidos tem sido adotada por, pelo menos, 200 anos e se mantém como intervenção fundamental no cuidado do paciente grave, porém maior rigor e critério na indicação de medidas de ressuscitação volêmica devem ser incorporados na rotina de paciente crítico.[1]

Mesmo contando com defesas rigorosas para o controle de água e eletrólitos, visando sempre a salvaguardar o volume do fluido extracelular, sendo os rins os responsáveis primários pela regulação de fluidos e eletrólitos, mudanças agudas ou crônicas podem resultar em distúrbios eletrolíticos múltiplos.

Neste capítulo, serão abordados os distúrbios de sódio, potássio, magnésio, fósforo e cálcio.

EQUILÍBRIO HIDROELETROLÍTICO

A água representa aproximadamente 60% do peso corpóreo de um adulto, sendo distribuída em dois grandes compartimentos líquidos: o compartimento intracelular, que corresponde a aproximadamente dois terços do total de água, representado pelo líquido no interior das células, denominado líquido intracelular (LIC) e o compartimento extracelular, que equivale a aproximadamente um terço da água corporal total e é formado pelos líquidos fora das células, chamado líquido extracelular (LEC). O LEC compreende os compartimentos intersticial e intravascular e é representado pela soma do volume plasmático e do volume de hemácias (parte integrante do compartimento intracelular), que corresponde ao volume sanguíneo. Pequena parte do LEC se distribui pelas cavidades pericárdica, pleural, peritoneal e sinovial. O conjunto desses fluidos é denominado terceiro espaço.[2-5]

A composição eletrolítica dos líquidos extracelular e intracelular é representada na Tabela 33.1.

A seguir, serão abordados os balanços de água e eletrólitos em seus respectivos compartimentos.

Tabela 33.1 Composição iônica do plasma, do líquido extracelular e do líquido intracelular

Íons	Plasma		Líquido extracelular	Líquido intracelular
	mEq/L	mEq/kg/H_2O	mEq/L	mEq/kg/H_2O
Cátions				
Sódio (Na^+)	142,0	151,0	144,0	± 10,0
Potássio (K^+)	4,0	4,3	4,0	156,0
Cálcio (Ca^{++})	5,0	5,4	2,5	± 3,3

(continua)

Tabela 33.1 Composição iônica do plasma, do líquido extracelular e do líquido intracelular *(continuação)*

Íons	Plasma		Líquido extracelular	Líquido intracelular
	mEq/L	mEq/kg/H$_2$O	mEq/L	mEq/kg/H$_2$O
Total	154,0	163,9	152,0	195,3
Ânions				
Cloro (Cl$^-$)	103,0	109,7	114,0	± 2,0
Bicarbonato (HCO$_3^-$)	27,0	28,7	30,0	± 8,0
Fosfato (HPO$_4^-$)	2,0	2,1	2,0	95,0
Sulfato (SO$_4^-$)	1,0	1,1	1,0	20,0
Ácidos orgânicos	5,0	5,3	5,0	–
Proteínas	16,0	17,0	0,0	55,0
Total	154,0	163,9	152,0	180,0

BALANÇO DE ÁGUA

Uma das maiores dificuldades encontradas em pacientes criticamente enfermos é a manutenção adequada do balanço entre os volumes dos líquidos extracelular e intracelular.[6]

O balanço de água ocorre em condições normais por meio da regulação entre perdas e ganhos, devendo esses valores ser correspondentes.[2,4,7]

Um adulto perde água para o meio externo por meio da diurese (aproximadamente 1,5 L/dia), das fezes (cerca de 100 mL/dia) e da chamada perda de água imperceptível representada pela evaporação da pele e do ar umidificado que é exalado (cerca de 900 mL/dia). Dessa forma, para repor as perdas diárias, um adulto deve ingerir aproximadamente 2,5 L de água proveniente de líquidos e alimentos, que é acrescentada à geração endógena de água (cerca de 300 mL/dia) por meio do metabolismo. Assim, ocorre o equilíbrio entre os 2,5 L ganhos e os 2,5 L perdidos, sendo esses considerados valores médios, uma vez que ocorre enorme variação de indivíduo para indivíduo, dependendo principalmente da ingestão.[4,7,8]

Normalmente, a urina é a principal via de perda de água. Porém, algumas situações patológicas, como suor em excesso, febre, aumento de perdas gastrintestinais (diarreia, vômitos ou drenagem nasogástrica), perdas eficazes do compartimento intravascular para o terceiro espaço (derrames pleurais ou peritoneais), doença hepática e queimaduras, podem ser grandes fontes dessas perdas.[4]

A monitorização cuidadosa de sintomas, peso, sinais vitais e resultados de exames laboratoriais fornece pistas precoces para o diagnóstico de distúrbios hidroeletrolíticos.

A seguir, serão abordados os distúrbios eletrolíticos mais comuns no paciente crítico.

DISTÚRBIOS DO METABOLISMO DO SÓDIO

A concentração plasmática normal de sódio varia de 135-145 mEq/L.[7] O sódio é o íon mais abundante do compartimento extracelular e o principal determinante da osmolalidade desse compartimento.[9,10] Os distúrbios de sódio frequentemente acompanham os distúrbios de água, sendo as hiponatremias associadas a quadros de hipervolemia, e as hipernatremias ligadas à depleção de água.

A osmolalidade plasmática, que é definida pela homeostase de água total do corpo, é determinada pelo número de partículas presentes em um quilograma de plasma. Ela é calculada em nmol por litro pela seguinte fórmula:[11]

Fórmula 1
$$P = [(Na + 10) \times 2)] + (Ur \times 0,16651) + (Gli \times 0,055) \, Osm$$

Posm: osmolalidade plasmática em mOsm/kg H_2O; Na: sódio em mEq/L ou mmol/L; Ur: ureia em mg/dL; Gli: glicose em mg/dL.

É possível notar, pela própria fórmula que organiza a estrutura química da osmolalidade, que o sódio é o íon mais prevalente do fluido extracelular.[12]

A concentração total de sódio corporal é primariamente extracelular e depende de qualquer aumento na tonicidade que estimule o centro da sede e a secreção de hormônio antidiurético. O hormônio antidiurético (ADH) age nos receptores V2 e nos túbulos renais, estimulando a reabsorção de água.[12]

O oposto é verdadeiro: situações de inibição do centro da sede e secreção do ADH resultam em aumento da diurese.

Hiponatremia

A hiponatremia é caracterizada por valores de sódio plasmático < 135 mEq/L. A causa mais frequente é o excesso de água no plasma, porém pode ocorrer também por redução de solutos (Na ou K) ou, ainda, pela combinação de ambos. O sódio e os ânions que o acompanham são responsáveis por praticamente toda a atividade osmolar do plasma. Por esse motivo, a hiponatremia pode estar associada à hiposmolalidade.[2,9,10] Dessa forma, a hiponatremia hiposmolar pode se desenvolver na presença de hipovolemia, euvolemia ou hipervolemia.[13] As principais causas de hiponatremia são classificadas de acordo com o distúrbio básico (Quadro 33.1).[14,15]

Quadro 33.1 Causas de hiponatremia

Déficit de sódio
– Queimaduras
– Sudorese excessiva
– Vômitos, diarreia, uso excessivo de laxantes, sonda nasogástrica aberta
– Hipoaldosteronismo

Excesso de água
– Administração excessiva de soluções endovenosas hipotônicas
– Ingestão excessiva de água, como em alguns distúrbios psiquiátricos
– Secreção inapropriada de hormônio antidiurético (ADH)
– Insuficiência cardíaca
– Cirrose hepática
– Insuficiência renal

A principal complicação da hiponatremia é a disfunção neurológica. A perda de água do LEC para o LIC na hiponatremia leva ao intumescimento celular e pode desencadear manifestações neurológicas.[15]

As manifestações clínicas incluem cefaleia, náuseas, anorexia, desorientação, letargia, fraqueza, cãibras, convulsão, pupilas fixas, anisocoria, diminuição de reflexos tendíneos profundos e coma.[4,10,15]

Pacientes com hiponatremia, cuja volemia não está nem expandida nem reduzida e que são, pelo menos do ponto de vista clínico, pacientes euvolêmicos podem apresentar deficiência de glicocorticoide, hipotireoidismo, psicose e hiponatremia pós-operatória.[13]

A maioria dos pacientes com hiponatremia é assintomática. As manifestações variáveis ocorrem apenas com concentração de Na abaixo de 125 mEq/L e dependem do sexo, da idade, da magnitude e da rapidez do processo. Pacientes idosos e crianças com hiponatremia desenvolvem sintomas mais exacerbados.

A mortalidade descrita para casos de hiponatremia aguda assintomática chega a 55%. A mortalidade hospitalar registrada é de 8%.[16-19]

Tratamento de hiponatremia

O tratamento inicial de pacientes com hiponatremia que são assintomáticos e possuem concentração plasmática de sódio acima de 120 mEq/L consiste na correção gradual do sódio com restrição de água ou na administração de solução salina isotônica.

A restrição de água é terapia primária em estados edematosos (insuficiência cardíaca, cirrose), polidipsia primária, síndrome de secreção inapropriada do hormônio antidiurético (SIHAD) e lesão renal. A restrição de 50 a 60% de fluidos pode ser requerida para induzir balanço negativo. A administração de cloreto de sódio utilizando solução salina isotônica ou aumento de sal na dieta é dada para pacientes com depleção de volume, insuficiência adrenal e alguns casos de SIHAD. Em estados de depleção de volume, a infusão de solução fisiológica a 0,9% (concentração de sódio de 154 mEq/L) aumenta a concentração de sódio plasmático em 1 mEq/L para cada litro ou fluido infundido, causa eventual aumento de volume e remove o estímulo do ADH, permitindo que o excesso de água seja excretado.[20,21]

Em pacientes com insuficiência cardíaca, a associação do uso de furosemida com a infusão de solução salina hipertônica favorece a correção do sódio com aumento da taxa de filtração glomerular e melhora da hipervolemia.[22]

Em pacientes sintomáticos ou com hiponatremia grave (concentração plasmática de sódio abaixo de 110 a 115 mEq/L), a infusão de solução salina hipertônica pode ser indicada com cuidadosa elevação da concentração plasmática de sódio a fim de evitar a síndrome de desmielinização osmótica decorrente da rápida correção da hiponatremia. Para realizar a correção segura do sódio sérico, deve-se utilizar soro hipertônico a 3% com 513 mEq/L de sódio e seguir o cálculo da Fórmula 2 adiante. A abordagem adequada para a terapia da hiponatremia é aumentar a concentração plasmática de sódio de 6 a 8 mEq/L nas primeiras 24 horas e menos que 18 mEq/L nas primeiras 48 horas.[9,20,22,23]

Fórmula 2
$$\Delta\ Na^+\ \text{estimada} = \frac{(Na^+ + K^+)\ \text{infusão} - Na^+\ \text{paciente}}{ACT + 1}$$
(1 litro da solução)

A estimativa da ACT (litros) é calculada com uma fração do peso corporal. Essa fração é 0,6 em crianças, 0,55 em homens e 0,5 em mulheres. ACT: água corporal total.

A indicação para terapia inicial mais agressiva pode ser requerida em pacientes com hiponatremia aguda com graves anormalidades neurológicas ou hiponatremia sintomática em razão de causas que tenham sido associadas com herniação cerebral, na qual o risco de atraso na terapia é maior que o risco da rápida correção. Nessas situações, a correção de 1,5 a 2 mEq/L é indicada nas primeiras 3 a 4 horas ou até a resolução dos sintomas.[24-26]

Hipernatremia

A hipernatremia se caracteriza por valores de sódio plasmático superiores a 145 mEq/L e está associada a aumento da osmolalidade.[14] Geralmente, associa-se ao manejo inapropriado de volume, uso excessivo de diuréticos, *diabetes mellitus* e doenças febris.[10] As causas da hipernatremia são classificadas de acordo com o distúrbio básico (Quadro 33.2).[10,14,27]

Quadro 33.2 Causas de hipernatremia

Déficit de sódio
– Ingestão dietética excessiva de sódio
– Administração de soluções parenterais hipertônicas
– Excesso de bicarbonato de sódio em ressuscitação cardiopulmonar

Déficit de água
– Diarreia intensa
– Queimaduras
– Perda imperceptível e intensa de água
– Diurese osmótica
– *Diabetes insipidus* (central ou nefrogênico)
– Lesão tubular renal

A sede está sempre presente na hipernatremia. Em geral, esse distúrbio não se desenvolve, a menos que os osmorreceptores que regulam a sede estejam danificados ou que o paciente não tenha livre acesso à água ou apresente alteração no nível de consciência.[2,9,10,27]

As manifestações clínicas que podem estar associadas à desidratação são sede (quando o paciente está consciente), taquicardia, pele e mucosas secas e hipotensão arterial.[4,15] Quando associadas ao sistema nervoso central (SNC), podem causar confusão, letargia, espasmo muscular, hiper-reflexia, espasticidade e convulsões.[4,10,15]

Tratamento da hipernatremia

O tratamento adequado depende da caracterização da hipernatremia (hipovolêmica, euvolêmica ou hipervolêmica), do tempo de desenvolvimento e da gravidade dos sintomas.[13]

A hipernatremia é mais frequente pelo déficit de água ocasionado por perdas gastrintestinais, na urina ou através do trato respiratório sem reposição adequada. O tratamento inclui a correção do déficit de água livre, de forma cautelosa, pois a correção muito rápida da concentração plasmática de sódio pode ser tão perigosa quanto o persistente estado de hipernatremia.[9,28]

O déficit de água livre no paciente hipernatrêmico deve ser calculado e reposto com fluido hipotônico (glicose a 5% ou solução fisiológica a 0,45%), fornecendo balanço positivo de água livre, por isso a utilização de fluidos pobres em eletrólitos.[9]

Fórmula 3
Déficit de água (litro) = (Na+ medido − 140) × 0,6 × peso/140

A reposição deve ocorrer em 48 horas, e a taxa máxima segura pela qual a concentração plasmática de sódio pode ser corrigida é ≤ 0,5 mEq/L por hora e não mais de 12 mEq/L por dia.[9,28]

Os eletrólitos plasmáticos devem ser dosados a cada 4 horas, e a reposição deve ser contínua para determinação do balanço hídrico positivo.[9]

A hipernatremia isovolêmica ocorre frequentemente no *diabetes insipidus* (nefrogênico ou central), e o tratamento tem por objetivo, além da normalização da concentração plasmática de sódio, a redução da poliúria. Nos casos de *diabetes insipidus* central, recomenda-se a reposição hormonal com acetato de desmopressina (DDAVP), que deve iniciar-se com a administração intranasal de 0,05 a 0,1 mL de DDAVP ou, alternativamente, com vasopressina aquosa por via subcutânea na dose de 0,05 a 0,1 unidade/kg, com repetição da dose a cada 4 ou 8 horas, se necessário. Nos pacientes com *diabetes insipidus* nefrogênico utilizam-se, com cautela, diuréticos tiazídicos e indometacina visando à redução da agressão renal.[9,13]

Pacientes com hipernatremia hipervolêmica devem ser tratados com restrição de sódio e uso de diuréticos de alça ou tiazídicos para restaurar a normonatremia e a euvolemia.[13]

O controle da concentração plasmática de sódio e da osmolalidade deve ser realizado a cada 4 horas até a estabilização do quadro.[9]

DISTÚRBIOS DO METABOLISMO DO POTÁSSIO

O potássio é o cátion mais importante do LIC e o principal responsável pela manutenção do volume intracelular.[26] Embora sua concentração esteja reduzida no LEC, o nível sérico de potássio nesse compartimento é mantido em limites estreitos (3,5 a 5,0 mEq/L). Também é importante observar que variações modestas na concentração extracelular podem ter graves consequências, como as arritmias cardíacas.[4,10,29,30]

Para manter o balanço de potássio, é necessário eliminar praticamente a mesma quantidade ingerida desse íon. A excreção renal é a principal via de eliminação (aproximadamente 90%) e depende prioritariamente do fluxo intraluminal do túbulo distal. Dessa forma, a simples elevação de volume urinário por meio de diuréticos pode aumentar a excreção de potássio. O restante (10%) é eliminado pelo trato gastrintestinal, podendo ser superado em situações como a diarreia.[10,29]

Diversos mecanismos controlam a excreção renal de potássio:

- Oferta de sódio ao néfron distal: a entrada de sódio para dentro da célula estimula a secreção de potássio. Ao mesmo tempo, estimula a Na^+/K^+ ATP-ase por causa do aumento do sódio intracelular, o que aumenta o conteúdo de potássio intracelular.[31,32]
- Fluxo intraluminal de potássio: a secreção de K^+ pelas células principais é um processo passivo, dependente da diferença de potencial elétrico e também das diferenças das concentrações de potássio entre o interior da célula e a luz tubular. Por essa razão, tudo o que fizer diminuir a concentração intraluminal de potássio na porção final do túbulo distal e no túbulo coletor cortical estimulará a sua secreção.[31,32]
- Equilíbrio acidobásico: na alcalose, a secreção de potássio aumenta, caracterizando um quadro de hipocalemia. Na acidose, a secreção de potássio diminui, caracterizando hipercalemia. No entanto, nas acidoses tubulares renais ocorre hipocalemia com perda renal de potássio.[31,32]

Hipocalemia

A hipocalemia é definida pela concentração plasmática inferior a 3,5 mEq/L e é um dos distúrbios mais observados em adultos.[33]

Algumas drogas, como anfotericina B e diuréticos usados de forma abusiva, promovem grandes perdas de potássio pelo aumento da secreção desse cátion. Ao se corrigir a deficiência insulínica de pacientes diabéticos em cetoacidose, pode ocorrer hipocalemia grave em razão do movimento do íon para o LIC caso não haja reposição de potássio. Baixos níveis de magnésio também têm sido apontados como causa de perda renal.[29] Outros fatores desencadeantes da hipocalemia são descritos no Quadro 33.3.[10,14,33]

As manifestações clínicas incluem fraqueza muscular, parestesias, cãibras, diminuição da motilidade intestinal, letargia, coma, paralisia da musculatura respiratória, arritmias e alterações eletrocardiográficas típicas com depressão do segmento ST, achatamento da onda T e aumento da onda U.[4,10,14,30]

É importante ressaltar que a hipocalemia também induz distúrbios no sistema renal, como a redução do fluxo plasmático e da filtração glomerular. Isso pressupõe que a hipocalemia predispõe à isquemia renal e à nefrotoxicidade de drogas.[34]

Quadro 33.3 Causas de hipocalemia

Perdas gastrintestinais
– Diarreia, uso excessivo de enemas e laxantes
– Vômitos prolongados, sonda nasogástrica aberta

Ingestão ou absorção inadequada
– Anorexia
– Alcoolismo agudo

Perdas urinárias
– Terapia diurética prolongada
– Poliúria
– Nefropatias perdedoras de sal
– Acidose tubular renal
– Pielonefrite
– Hiperaldosteronismo
– Hipomagnesemia

Desvios hidroeletrolíticos
– Maior disponibilidade de insulina (endógena ou exógena)
– Alcalose metabólica
– Atividade beta-adrenérgica aumentada

Outros
– Diálise
– Plasmaférese

Tratamento da hipocalemia

Após diagnosticada a hipocalemia, além da correção do distúrbio primário (tratamento de perdas gastrintestinais excessivas, suspensão do diurético etc.), pode ser necessária a reposição do potássio.[9,29]

A forma mais segura e adequada de repor potássio é em múltiplas e pequenas doses, com dosagem de potássio sérico a cada 3 ou 6 horas. A reposição, feita com cloreto de potássio, pode ser via oral, e cada dose não deve ultrapassar 20-40 mEq de potássio. Pode ser também por administração endovenosa, quando o paciente exige reposições mais rápidas, como em cirurgia de emergência ou em pacientes graves, com alto risco de desenvolvimento de arritmias cardíacas (infarto agudo do miocárdio, intoxicação digitálica, hipóxia etc.).[5,17,21]

A velocidade de infusão máxima recomendada para reposição de potássio intravenoso (IV) varia de 10 a 20 mEq/h. A reposição deve ser acompanhada de monitorização eletrocardiográfica e realizada em cateter central; quando por veia periférica, o fluido de reposição deve ser mantido em concentração de 40 mEq/L ou menos. O potássio deve ser preferencialmente administrado em solução fisiológica, pois a solução glicosilada estimula a liberação endógena de insulina, transportando o potássio para o meio intracelular.[9,35]

Em situações de hipocalemia refratária à administração de potássio, o nível sérico de magnésio deve ser mensurado, pois a hipomagnesemia dificulta a correção da hipocalemia. O uso de diuréticos poupadores de potássio pode ser considerado para prevenir perdas de potássio, principalmente em pacientes que recebem simultaneamente digitálicos e diuréticos para tratamento da insuficiência cardíaca.[9,29]

Hipercalemia

A hipercalemia é caracterizada por concentração de potássio sérico superior a 5,0 mEq/L.[24] Como a principal via de excreção de potássio é renal, as causas mais comuns de hipercalemia ocorrem quando o rim perde essa capacidade, o que acontece na vigência de doença renal ou lesão renal aguda (Quadro 33.4).[14,27]

Quadro 33.4 Causas de hipercalemia

Aporte excessivo de potássio
– Ingestão dietética excessiva
– Reposição intravenosa de potássio

Aumento da liberação de potássio pelas células
– Acidose metabólica
– Pseudo-hipercalemia
– Destruição celular maciça (trauma, queimaduras)
– Deficiência de insulina
– Hiponatremia

Excreção deficiente de potássio
– Doença renal crônica
– Lesão renal aguda
– Hipoaldosteronismo
– Obstrução intestinal

Drogas
– Diuréticos poupadores de potássio
– Succinilcolina
– Intoxicação digitálica

As manifestações clínicas são semelhantes àquelas descritas para a hipocalemia, e caracterizam-se por parestesias e paralisia muscular; repercussões cardíacas, como hipotensão, bradicardia, fibrilação ventricular e parada cardíaca; alterações eletrocardiográficas com onda T apiculada; prolongamento do intervalo P-R; alargamento do complexo QRS e ondas P diminuídas ou ausentes; e diminuição da amplitude da onda R. Os achados eletrocardiográficos antecedem a fibrilação ventricular e a morte. A Figura 33.1 apresenta um esquema representativo das alterações eletrocardiográficas de acordo com o nível sérico de potássio.[4,10,14,27,30]

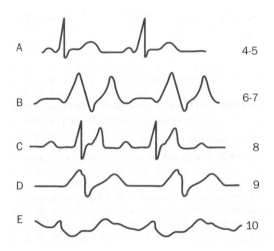

Figura 33.1 Traçado eletrocardiográfico.

Tratamento da hipercalemia

O grau de elevação do potássio e a gravidade das alterações eletrocardiográficas determinam a conduta adequada para o tratamento da hipercalemia. Os efeitos eletrofisiológicos dela devem ser combatidos ao mesmo tempo em que podem ser utilizadas medidas temporárias que promovam o transporte de potássio para o espaço intracelular até que a causa seja resolvida ou até que se utilizem medidas efetivas para a remoção do potássio.[9,29] A Tabela 33.2 apresenta os principais tratamentos da hipercalemia.[13]

Tabela 33.2 Tratamento para hipercalemia[13,29]

Tratamento	Dose	Via de administração	Início da ação	Duração do efeito	Mecanismo de ação
Gluconato de cálcio[a,b]	1-2 g de cálcio	IV, 5-10 min	1-2 min	10-30 min	Antagoniza anormalidades na condução cardíaca/ evita arritmias cardíacas

(continua)

Tabela 33.2 Tratamento para hipercalemia[13,29] *(continuação)*

Tratamento	Dose	Via de administração	Início da ação	Duração do efeito	Mecanismo de ação
Bicarbonato de sódio[a]	50-100 mEq	IV, 2-5 min	30 min	2-6 h	Aumenta o pH sérico e redistribui o potássio para dentro da célula
Insulina (regular)[a] com glicose a 50%	5-10 unidades	IV, com 50 mL de glicose 50%	15-45 min	2-6 h	Redistribui o potássio para dentro da célula
Glicose a 50%	50 mL (25 g)	IV, 5 min	30 min	2-6 h	Aumenta a liberação de insulina, redistribui o potássio para dentro da célula e previne hipoglicemia quando há administração de insulina
Glicose a 10%	1.000 mL (100 g)	IV, 1-2 h	30 min	2-6 h	Aumenta a liberação de insulina, redistribui o potássio para dentro da célula e previne hipoglicemia quando há administração de insulina
Furosemida	20-40 mg	IV	5-15 min	4-6 h	Aumenta a excreção renal de potássio
Resina poliestirenos sulfona de cálcio[c]	16-60 g	Oral ou retal	1 h	4-6 h	Estabelece a troca do sódio pelo potássio e aumenta a eliminação fecal de potássio
Albuterol	10-20 mg	Nebulização por 10 min	30 min	1-2 h	Estimula a bomba sódio-potássio e redistribui o potássio para dentro da célula
Hemodiálise	2-4 h	NA[d]	Imediato	Variável	Remove o potássio do plasma

IV = intravenoso.

a Primeira opção de terapia nas emergências hipercalcêmicas.

b Repetir a dose em 5 min, se persistirem anormalidades no eletrocardiograma.

c Pode ser usado no tratamento da hipercalemia aguda.

d Não se aplica.

DISTÚRBIOS DO METABOLISMO DO MAGNÉSIO

O magnésio (Mg^{2+}) é o segundo cátion mais abundante no corpo humano. Apenas 1% do Mg^{2+} total se encontra no fluido extracelular. Os níveis plasmáticos normais de Mg^{2+} variam de 1,5 a 2,4 mg/dL.[13,14] Os valores do Mg^{2+} também podem ser apresentados em unidades como mEq/L ou mmol/L, com valores da normalidade de 1,4 a 1,7 mEq/L e 0,70 a 0,85 mmol/L.

Hipomagnesemia

A hipomagnesemia é definida como a concentração plasmática inferior a 1,5 mg/dL. A incidência desse distúrbio em UTI chega a 60% e está associada com aumento da mortalidade. Pacientes de terapia intensiva devem manter a concentração de magnésio acima de 1,5 mg/dL, e, naqueles com infarto do miocárdio recente, concentração maior ou igual a 1,7 mg/dL é recomendada para a prevenção das arritmias cardíacas.[13] A nutrição, a hipoalbuminemia e o uso de aminoglicosídeos são os fatores que mais contribuem para essa alta incidência. As causas mais comuns são descritas no Quadro 33.5.[14,36]

As perdas de Mg^{2+} podem ser causadas por redução na ingestão ou na absorção intestinal ou, ainda, por perdas pelo trato gastrintestinal, rins, pele etc.[37]

As manifestações clínicas são caracterizadas por convulsões, tremores, arritmias ventriculares, hipocalemia, hipocalcemia e alterações eletrocardiográficas, como alargamento do QRS, prolongamento do intervalo PR e inversão da onda T.[4,14,36]

Quadro 33.5 Causas de hipomagnesemia.

Perdas gastrintestinais
– Baixa ingestão (o magnésio está presente em nozes, cereais, vegetais verdes e carnes)
– Aspiração gástrica
– Vômitos
– Quadros de má absorção intestinal

Perdas renais
– Diuréticos
– Disfunção da alça de Henle
– Cetoacidose diabética
– Drogas (anfotericina B, ciclosporina, cisplatina)
– Hipercalemia
– Hiperaldosteronismo
– Alcoolismo
– Sepse

Tratamento da hipomagnesemia

O tratamento deve incluir a correção da causa subjacente e a reposição conforme a gravidade da depleção. Em casos graves, como em pacientes apresentando convulsões ou arritmias cardíacas, recomenda-se infusão de 200 mg de sulfato de magnésio em 100 mL de solução salina isotônica em 10 min. Nova dosagem dos níveis de magnésio deve ser realizada em 30 min, podendo-se repetir a dose caso haja necessidade.[9,36]

Para prevenir a hipomagnesemia em pacientes com nutrição parenteral, podem ser adicionados 100 mg de sulfato de magnésio à solução. Na reposição oral, deve-se dar preferência ao óxido ou aos sais de gluconato ou cloreto, em razão do fato de o hidróxido e o sulfato serem laxantes.[9,36] No entanto, intolerância gastrintestinal, mecanismo de ação retardado e problemas na via de administração limitam a suplementação via oral de magnésio em pacientes de terapia intensiva.[13]

Hipermagnesemia

A hipermagnesemia é definida pela concentração plasmática superior a 2,4 mg/dL. Uma vez que o rim é o principal responsável por sua excreção, a hipermagnesemia se desenvolve em casos de insuficiência renal ou uso abusivo de magnésio sob a forma de antiácidos, laxativos e enemas. Outras causas são descritas no Quadro 33.6.[14,36]

As hipermagnesemias leves com concentrações de 2,4 a 4,0 mg/dL geralmente são assintomáticas. Já nas moderadas (4,0 a 12,5 mg/dL), as principais manifestações clínicas incluem diminuição de reflexos tendíneos profundos, quadriplegia flácida, paralisia respiratória, arritmias, hipotensão e bradicardia.[4,14,36]

Quadro 33.6 Causas de hipermagnesemia

Administração excessiva de magnésio
– Medicamentos (antiácidos e laxantes)
– Hiperalimentação

Redução da excreção
– Insuficiência renal

Outros
– Cetoacidose diabética
– Insuficiência suprarrenal
– Estados hipercatabólicos
– Hipercalcemia

A hipotensão, uma das primeiras manifestações da hipermagnesemia, é acompanhada de rubor cutâneo e se refere à vasodilatação da musculatura lisa do vaso e à inibição da liberação de noradrenalina pelos nervos pós-ganglionares simpáticos. Alterações eletrocardiográficas são comuns porém inespecíficas, e incluem prolongamento dos intervalos PR, QRS e QT, e mudanças na onda T.[37] Os casos de hipermagnesemia severa (concentrações maiores que 12 mg/dL) podem resultar em parada respiratória, hipotensão refratária, bloqueio atrioventricular, parada cardíaca e morte.[13]

Tratamento da hipermagnesemia

Pacientes com níveis de magnésio sérico superior a 4,0 mg/dL devem ser tratados com base no controle renal de cátion, incluindo expansão volêmica e diuréticos de alça. Em caso de risco de morte, recomenda-se a infusão de 100 a 200 mg de gluconato de cálcio (age como antagonista do magnésio) em 5 a 10 min. A diálise também pode ser indicada.[9,36]

A entrada do magnésio para dentro da célula pode ainda ser promovida pela associação de insulina e glicose.[36] A monitorização do magnésio deve ser realizado diariamente durante o tratamento e de acordo com as manifestações clínicas.

DISTÚRBIOS DO METABOLISMO DO CÁLCIO E DO FÓSFORO

A maior parte do fosfato e do cálcio corporal se encontra como hidroxiapatita, o principal mineral que constitui os ossos. No plasma, 40% do cálcio está ligado às proteínas plasmáticas, 15% estão complexados com citrato, sulfato ou fosfato e 45% encontram-se sob a forma ionizada, que representa a fração fisiologicamente ativa importante no transporte e na transmissão de sinais celulares. Cerca de 85% do fósforo encontra-se no esqueleto, enquanto o restante (15%) encontra-se no fluido extracelular. Apesar da existência dessa pequena fração de cálcio e fósforo no plasma, é a concentração de cálcio iônico e fósforo inorgânico que apresenta importante atividade fisiológica e encontra-se sob controle hormonal mediado pelo paratormônio (PTH) e pela vitamina D, que afetam a absorção intestinal, a formação e reabsorção óssea e a excreção urinária.[9,10,36]

A concentração de cálcio iônico normal é de 1,1 a 1,3 mmol/L ou 4,4 a 5,6 mg/dL.[5] A concentração de fósforo é de aproximadamente 2,5 a 4,5 mg/dL.[13,14]

Hipocalcemia

A hipocalcemia se caracteriza pela concentração de cálcio iônico inferior a 1,1 mmol/L. As causas são descritas no Quadro 33.7 e podem estar associadas a alterações da vitamina D e PTH, sepse ou distúrbios que levam à diminuição do cálcio iônico por sua ligação dentro do espaço vascular ou sua deposição em tecidos.[10,14,36]

Quadro 33.7 Causas de hipocalcemia

Ingestão ou absorção inadequada de cálcio
– Deficiência de vitamina D
– Anorexia
– Doença renal crônica (não há produção de calcitriol)
– Má absorção intestinal (etilistas)
– Doença hepática crônica

Redução na reabsorção óssea
– Hipoparatireoidismo

Eliminação excessiva de cálcio
– Diuréticos de alça na presença de hipoparatireoidismo

Hiperfosfatemia

Rabdomiólise

Drogas anticonvulsivantes

Quelação no sangue
– Uso de citrato de sódio para anticoagulação (plasmaférese e hemodiálise)
– Produção de lactato na sepse e isquemia tecidual

As manifestações clínicas mais frequentes são tetania, espasmos musculares, sinais de Chvostek ou Trousseau, convulsão e alterações cardiovasculares, como bradicardia e prolongamento do intervalo Q-T ao eletrocardiograma (ECG).[4,10,14,36]

Tratamento da hipocalcemia

A reposição deve acompanhar os níveis de cálcio iônico a fim de evitar hipercalciúria e risco de nefrolitíase.[9] Deve-se ter cautela com relação à infusão de cálcio em pacientes em uso de digitálicos (predisposição à toxicidade), evitar a infusão de cálcio juntamente com bicarbonato (risco de precipitação e de apresentar irritação endovenosa em solução muito concentrada).[9,36]

A abordagem inicial pode ser feita com infusão de 100 a 200 mg de cálcio elementar (eleva o cálcio iônico em cerca de 0,5 a 1 mmol) por tempo não inferior a 10 min, seguida de infusão de 0,3 a 2 mg/kg/h na forma de gluconato de cálcio (1 g em 10 mL corresponde a 90 mg de cálcio elementar) ou na forma de cloreto de cálcio (1 g em 10 mL corresponde a 272 mg de cálcio elementar).[9]

Podem ser observados efeitos colaterais resultantes de sua administração, como hipertensão, náusea, vômito, rubor cutâneo e bradicardia.[9]

Hipercalcemia

A hipercalcemia se caracteriza por níveis de cálcio iônico superiores a 1,3 mmol/L. Embora muitas doenças possam levar à hipercalcemia, 80 a 90% dos casos estão relacionados a hiperparatireoidismo primário e doenças neoplásicas.[10] Outras causas são descritas no Quadro 33.8.[10,14,36]

Quadro 33.8 Causas de hipercalcemia

Ingestão ou absorção excessiva de cálcio
– Aumento da ingestão de vitamina D
– Uso em excesso de suplementos de cálcio
– Produção aumentada de calcitriol

Aumento da reabsorção óssea
– Imobilização prolongada
– Doenças malignas (carcinoma de mama, mieloma múltiplo)
– Redução da excreção renal
– Lesão renal após rabdomiólise
– Diuréticos
– Insuficiência adrenal

Hiperparatireoidismo

Hipofosfatemia

Suas manifestações clínicas incluem constipação intestinal, náuseas e vômitos, cálculos urinários, calcificação de tecidos moles, confusão, coma e alterações cardiovasculares, como aumento da contratilidade miocárdica, hipertensão arterial e encurtamento do intervalo Q-T ao ECG.[4,14,36]

Tratamento da hipercalcemia

O tratamento inclui identificação da causa subjacente, expansão de volume plasmático e inibição da reabsorção óssea com o uso de drogas.[9]

Pacientes com hiperparatireoidismo podem ser curados pela cirurgia com remoção de tecido anormal da paratireoide.[9,36]

A expansão de volume plasmático com solução salina isotônica dilui o cálcio e leva à natriurese, favorecendo a excreção de cálcio pela urina.[9,36]

O uso de diuréticos de alça, como a furosemida, reduz a reabsorção de cálcio na porção ascendente da alça de Henle. A administração de solução salina é essencial antes do uso da furosemida, pois esses pacientes podem se apresentar depletados de volume pelas condições subjacentes às quais estão expostos, além de a hipercalcemia gerar efeito natriurético.[9,36]

A mitramicina é um agente quimioterápico, inibidor da síntese do RNA e tem sido utilizada no tratamento da hipercalcemia associada a neoplasias, pois reduz a atividade osteoclástica. É infundida na dose de 25 μm/kg, IV, em 6 horas, e seu efeito sobre a hipercalcemia dura poucos dias quando ela é recorrente, a não ser que haja controle efetivo sobre a causa.[9,36]

Os bifosfonatos, juntamente com a infusão salina, são utilizados para tratar a hipercalcemia associada a malignidade. São compostos com afinidade aos cristais de hidroxiapatita óssea e agem inibindo a reabsorção e a formação óssea. O etidronato (EDHP) é um bifosfonato de primeira geração que deve ser administrado IV, na dose de 7,5 mg/kg/dia, em 4 horas por 3 a 7 dias. Como efeitos colaterais, incluem-se a osteomalácia e as fraturas patológicas.[9,36]

Em situações em que os bifosfonatos são contraindicados, pode-se utilizar a calcitonina via intramuscular ou subcutânea na dose de 4 UI/kg. A calcitonina inibe a atividade osteoclástica e aumenta a excreção urinária de cálcio, normalizando o cálcio em 2 a 3 horas.[9,36]

Em pacientes nos quais a causa da hipercalcemia é a maior absorção de cálcio no intestino, o uso de corticosteroide pode ser indicado. Sua ação é diretamente no epitélio intestinal, inibindo a absorção de cálcio. Inicia-se com 1 mg/kg/dia de prednisona.[9,36]

A diálise está indicada para pacientes com doença renal, utilizando-se soluções dialíticas pobres em cálcio.[9,36]

Hipofosfatemia

A hipofosfatemia se define por níveis plasmáticos de fósforo inferiores a 2,5 mg/dL. As causas mais comuns estão relacionadas no Quadro 33.9.[14,36]

Entre as manifestações clínicas, destacam-se fraqueza muscular, parestesias, disfunção neurológica, paralisia, anemia hemolítica e trombocitopenia, raquitismo na infância e osteomalácia no adulto, comprometimento da contratilidade do diafragma, insuficiência respiratória e alterações cardiovasculares, diminuindo a contratilidade miocárdica.[4,13,14,36]

Quadro 33.9 Causas de hipofosfatemia

Ingestão ou absorção inadequada
– Anorexia
– Esteatorreia e diarreia crônica
– Antiácidos com alumínio e magnésio

Aumento da excreção urinária
– Uso de diuréticos
– Hiperparatireoidismo
– Raquitismo (defeitos tubulares na reabsorção de fósforo)

Desvios eletrolíticos (os cátions são trocados)
– Hipomagnesemia
– Alcalose respiratória
– Acidose metabólica

Tratamento da hipofosfatemia

A reposição de fósforo pode ser de forma oral, em dose de 2,5 a 3,5 g (80 a 110 mmol) diários em doses divididas, ou de forma IV, não devendo ultrapassar 2,5 mg (0,08 mmol/L)/kg a cada 6 horas. A infusão deve ser interrompida quando os níveis de fósforo atingirem 2 mg/dL e os de cálcio estiverem menores que 8,0 mg/dL.[36]

As formas de apresentação IV incluem o fosfato de potássio, que contém 3 mmol/mL de fosfato (93 mg de fósforo) e 4,4 mEq de potássio, em ampolas de 5 e 15 mL, e o fosfato de sódio, que contém 3 mmol de fosfato (93 mg de fósforo) e 4 mEq de sódio, em ampolas de 15 a 30 mL.[36]

Os níveis de fósforo, juntamente com os de cálcio, potássio e magnésio, devem ser dosados a cada 6 horas.[36]

A infusão IV pode levar à ocorrência de arritmias cardíacas e ao risco de precipitação com o cálcio.[36]

Hiperfosfatemia

A hiperfosfatemia normalmente ocorre em razão da inabilidade de os rins excretarem o fosfato do organismo. Os níveis de fósforo encontram-se superiores a 4,5 mg/dL. As principais causas são descritas no Quadro 33.10.[14,36]

A hiperfosfatemia grave causa hipocalcemia em decorrência do acúmulo de cálcio e fósforo nos tecidos moles (vasos sanguíneos, pulmão, córnea, rins, pele e mucosas) e da inibição do calcitriol. Os sintomas geralmente estão associados à hipocalcemia.[4]

Quadro 33.10 Causas de hiperfosfatemia

Diminuição da excreção urinária
– Lesão renal aguda e doença renal crônica
– Hipoparatireoidismo

Desvio intracelular
– Estados hipercatabólicos
– Acidose respiratória e metabólica
– Lise celular (rabdomiólise, traumatismo, quimioterapia)

Uso de medicamentos que contêm fósforo (laxantes e enemas)

Tratamento da hiperfosfatemia

O tratamento inclui a diminuição da absorção e o aumento da excreção renal desse íon. O tratamento farmacológico é descrito na Tabela 33.3.[13]

Em situações de lise tumoral e quimioterapia, o aumento da diurese por meio da infusão de solução salina e uso de acetazolamida (diurético) 500 mg, a cada 6 horas promove natriurese, aumentando a excreção de fósforo, e alcaliniza a urina, impedindo a precipitação de cristais de ácido úrico.[36]

Tabela 33.3 Tratamento farmacológico da hiperfosfatemia[13,36]

Medicação	Dosagem	Dosagem inicial recomendada	Dosagem máxima recomendada
Acetato de cálcio	Tablete: 667 mg	2 tabletes, 3 vezes ao dia com carne	4 tabletes ingeridos com carne: evitar hipercalcemia
Carbonato de cálcio	Tablete: 600 mg	1-2 g, 3 vezes por dia com carne	7 g/dia: evitar hipercalcemia
Hidróxido de alumínio	Tabletes: 300--600 mg Suspensão: 320 mg/5 mL	1-2 tabletes ou 15-30 mL, 3-4 vezes por dia com carne e ao deitar	1.800 mg (3-6 tabletes) ou 30 mL a cada 4 h
Hidróxido de magnésio	Tabletes 300 e 600 mg Líquido: 400 e 800 mg/5 mL	1-2 tabletes ou 5-15 mL, 3 vezes por dia com carne	2-4 tabletes por dia com carne ou 15 mL/dia e ao deitar
Sevelamer (quelante de fósforo)	Tabletes: 400 e 800 mg Cápsula: 403 mg	800-1.600 mg, 3 vezes por dia com carne	4.000 mg, 3 vezes por dia com carne

Nos pacientes portadores de doença renal crônica, a restrição de ingestão de fósforo em torno de 600 a 900 mg/dia e a diálise são métodos normalmente utilizados para tratamento desse distúrbio.[36]

RESUMO

Os distúrbios hidroeletrolíticos são comuns em pacientes graves e, em sua maior parte, estão relacionados a patologias diversas. Os distúrbios de sódio estão frequentemente associados aos distúrbios de água. Dessa forma, uma vez que o sódio é o íon mais importante do corpo humano, não se deve interpretar o distúrbio apenas do eletrólito, mas realizar a avaliação em conjunto com a interpretação do estado volêmico do paciente. Por outro lado, distúrbios do potássio estão frequentemente associados a alterações dietéticas; contudo, em pacientes graves, o manuseio desse eletrólito pode ser de origem iatrogênica. As síndromes renais com redução da taxa de filtração glomerular alteram a excreção do potássio e contribuem para a sua retenção. Sendo assim, os cuidados a esses pacientes devem considerar, em particular, essas variações que podem representar risco de morte.

REFERÊNCIAS BIBLIOGRÁFICAS

1. Patel GP, Balk RA. Recognition and treatment of hyponatremia in acutely ill hospitalised patients. Clinical Therapeutics. 2007;29(2):211-9.
2. Brown RG. Disorders of water and sodium balance. Post Graduate Medicine. 1993;4(1); 93:227-40.
3. Riella MC, Pachaly MA, Riella LV. Compartimentos líquidos do organismo. In: Riella MC, et al. Princípios de nefrologia e distúrbios hidroeletrolíticos. 4. ed. Rio de Janeiro: Guanabara Koogan; 2003. p. 90-9.
4. Silva GF, Couto LA. Exame clínico do sistema renal. In: Palomo JSH. Enfermagem em cardiologia: cuidados avançados. Barueri: Manole; 2007. p. 297-318.
5. Zatz R, Sztajnbok J, Seguro AC. Contração do volume extracelular: desidratações. In: Zatz R. Fisiologia renal. 2. ed. São Paulo: Atheneu; 2002. p. 109-21.
6. Guyton AC, Hall JE. Os líquidos corporais e os rins. In: Fisiologia humana e mecanismos das doenças. Trad. Charles Alfred Esbérard. 6. ed. Rio de Janeiro: Guanabara Koogan; 1998.
7. Silverthon DU. Fisiologia integrada II: equilíbrio hidroeletrolítico. In: Fisiologia humana – uma abordagem integrada. Trad. Ivana Beatrice Mânica da Cruz. 2. ed. Barueri: Manole; 2003. p. 569-601.
8. Seguro AC, Zatz R. Distúrbios da tonicidade do meio interno: regulação do balanço de água. In: Zatz R. Fisiologia renal. 2. ed. São Paulo: Atheneu; 2002. p. 189-208.
9. Knobel E. Condutas no paciente grave. São Paulo: Atheneu; 1994.
10. Knobel E, Santos OFP, Batista MC. Terapia intensiva – nefrologia e distúrbios do equilíbrio ácido-base. São Paulo: Atheneu; 2003.
11. Rasouli M, Kalantari KR. Comparison of methods for calculating serum osmolality: multivariate linear regression analysis. Clin Chem Lab Med. 2005;43(6):635-40.
12. Goh KP. Management of hyponatremia. Amer Farm Physician. 2004; 69(10):2388-94.
13. Kraft MD, Btaiche IF, Sacks GS, Kudsk KA. Treatment of electrolyte disorders in adult patient in the intensive care unit. Am J Health-Syst Pharm. 2005;62(16):1663-82.

14. Paradiso C. Série de estudos de enfermagem: líquidos e eletrólitos. Trad. Patrícia Josephine Voeux. Rio de Janeiro: Guanabara Koogan; 1998.
15. Riella MC, Pachaly MA. Metabolismo da água. In: Riella MC et al. Princípios de nefrologia e distúrbios hidroeletrolíticos. 4. ed. Rio de Janeiro: Guanabara Koogan; 2003. p. 100-31.
16. Hilton AK, Pellegrino VA, Scheinkestel CD. Avoiding common problems associated with intravenous fluid therapy. MJA. 2008;189(9):509-13.
17. Ghali JK. Mechanisms, risks and new treatments options for hyponatremia. Cardiology. 2008;111:147-57.
18. Patel GP, Balk RA. Recognition and treatment of hyponatremia in acutely ill hospitalized patients. Clin Ther. 2007;29(2):211-29.
19. Berl Thomas, Robertson GL. Pathophysiology of water metabolism. In: Brenner BM. The kidney. 6. ed., 2000. p. 866-924.
20. Rose BD, Post TW. Clinical physiology of acid-base and electrolyte disorders. 5. ed. New York: McGraw-Hill; 2001. p. 716-9.
21. Adrogue HJ, Madias NE. Hyponatremia. N Engl J Med. 2000;342:1581.
22. Okuhara Y, Hirotani S, Naito Y, Nakabo A, Iwasaku T, Eguchi A, et al. Intravenous salt supplementation with low-dose furosemide for treatment of acute decompensated heart failure. J Card Fail. 2014; 20(5):295-301.
23. Adrogué HJ, Madias NE. The challenge of hyponatremia. J Am Soc Nephrol. 2012;23(7):1140-8.
24. Verbalis JG, Goldsmith SR, Greenberg A, et al. Hyponatremia treatment guidelines 2007: Expert panel recommendations. Am J Med. 2007;120:S1-21.
25. Moritz ML, Ayus JC. The pathophysiology and treatment of hyponatremic encephalopathy: an update. Nephrol Dial Transplant. 2003;18:2486-91.
26. Berl T. Treating hyponatremia: Damned if we do and damned if we don't. Kidney Int. 1990;37:1006-18.
27. Prough DS. Physiologic acid-base and electrolyte changes in acute and chronic renal failure patients. Anesthesiol Clin North Am. 2000;18(4):809-33.
28. Rose BD, Post TW. Clinical physiology of acid-base and electrolyte disorders. 5.ed. New York: McGraw-Hill; 2001. p. 774-85.
29. Seguro AC, Malnic G, Zatz R. Distúrbios do metabolismo de potássio. In: Zatz R. Fisiologia renal. 2. ed. São Paulo: Atheneu; 2002. p. 123-50.
30. Riella MC, Pachaly MA. Metabolismo do potássio. In: Riella MC et al. Princípios de nefrologia e distúrbios hidroeletrolíticos. 4. ed. Rio de Janeiro: Guanabara Koogan; 2003. p. 189-212.
31. Wingo CS, Weiner D. Disorders of potassium balance. In: Brenner BM. The kidney. 6. ed. 2000. p. 998-1034.
32. Zatz R, Sztajnbok J, Seguro AC. Distúrbios do metabolismo do potássio. In: Zatz R. Fisiologia renal. 2. ed. São Paulo: Atheneu; 2002. p. 148-86.
33. Eiam-ong S, Sabatini S. Effects of aging and potassium depletion on renal collecting tubule K+ controlling ATPases. Nephrology. 2002;7:87-91.
34. Seguro AC, Magaldi AJB, Helou CM. Distúrbios eletrolíticos no paciente crítico. In: Cruz J, Barros RT. Atualidades em nefrologia. 4. ed. 1996. p. 28-42.
35. Barros E, Manfro R, Thome F, Gonçalves LF. Potássio. In: Nefrologia: rotina, diagnóstico e tratamento. 2. ed. Porto Alegre: Artes Médicas; 1999.
36. Nascimento MM, Riella MC, Vieira MA. Metabolismo do cálcio, fósforo e magnésio. In: Riella MC, et al. Princípios de nefrologia e distúrbios hidroeletrolíticos. 4. ed. Rio de Janeiro: Guanabara Koogan; 2003. p. 213-37.
37. Yu ASL. Disturbances of magnesium. In: Brenner BM. The kidney. 6. ed. 2000. p. 1055-70.

34

Métodos dialíticos

Gabriela Fulan e Silva
Mirian Watanabe
Maria de Fátima Fernandes Vattimo

PONTOS A APRENDER

1. Definição de diálise.
2. Os princípios físico-químicos envolvidos nos processos dialíticos.
3. As principais indicações de diálise no paciente grave.
4. Os métodos dialíticos com e sem circulação extracorpórea.
5. Os cuidados de enfermagem para os pacientes submetidos a métodos dialíticos.
6. Os componentes básicos envolvidos no procedimento dialítico.

PALAVRAS-CHAVE

Terapias de substituição renal, diálise, hemodiálise, paciente grave.

ESTRUTURA DOS TÓPICOS

Introdução. Diálise com circulação extracorpórea. Métodos hemodialíticos. Diálise sem circulação extracorpórea: diálise peritoneal. Atuação do enfermeiro. Resumo. Propostas para estudo. Referências bibliográficas.

INTRODUÇÃO

O primeiro rim artificial foi idealizado durante a Segunda Guerra Mundial pelo médico holandês Willem Kolff para tratar casos de lesão renal aguda (LRA). O rim de Kolff era composto por um tubo de 20 metros de comprimento de papel celofane, usado como a membrana dialisadora. O tubo envolvia um cilindro de madeira que rodava, por meio de um dispositivo elétrico, num tanque cheio de solução dialisante. O sangue do paciente saía através do tubo de celofane por meio da gravidade, enquanto o cilindro rodava, depurando as moléculas tóxicas no sangue, quando em contato com a solução. A diálise completa demorava cerca de 6 horas. No entanto, muitas restrições eram impostas ao sucesso do procedimento, destacando-se a ausência de agente anticoagulante.[1] As máquinas de diálise e os recursos terapêuticos evoluíram de forma significativa e, na atualidade, são usualmente incorporadas à prática clínica para a substituição da função renal temporária, em casos de LRA ou prolongada, no caso da insuficiência renal crônica.

A diálise tornou-se uma terapêutica recorrente em pacientes críticos. Um estudo clássico, multicêntrico e multinacional, que agrupou 54 centros em 23 países, reunindo 29.269 pacientes graves, com acompanhamento de aproximadamente 183 dias, mostrou que, desse contingente, 1.738 pacientes tiveram LRA em algum momento durante a permanência hospitalar e, entre esses, 1.260 foram tratados com algum tipo de diálise.[2]

Diálise é definida como um método físico-químico, de condições básicas, descritas a seguir nesse capítulo, cujos objetivos são remover os subprodutos do metabolismo proteico (ureia, creatinina, ácido úrico); remover o excesso de água; restabelecer o equilíbrio ácido-base; e restabelecer o equilíbrio de eletrólitos.

Mais recentemente, o termo "terapia de substituição renal" tem sido mais bem empregado para se referir à diálise.

A diálise envolve três princípios físicos para o transporte de solutos: a difusão, a ultrafiltração e a adsorção, conforme descrito a seguir.[3]

- Difusão é o transporte de solutos de um compartimento líquido para outro, através de uma membrana semipermeável, do local de maior concentração para o de menor concentração.
- Ultrafiltração é o processo de remoção de líquido por um gradiente de pressão hidrostática ou osmótica (diálise peritoneal) por meio de uma membrana semipermeável. Durante a ultrafiltração, também ocorre o transporte de solutos acompanhado do fluxo de líquido filtrado (convecção).
- Adsorção é o mecanismo pelo qual os solutos aderem à superfície da membrana semipermeável através de sítios de ligação presentes na membrana.[1]

O tratamento dialítico de pacientes em unidades de terapia intensiva (UTI) é muito diferenciado em comparação ao tratamento de pacientes com doença renal crônica. Os pacientes com LRA em UTI necessitam de suporte cardiovascular, respiratório e nutricional, que impõem um tratamento com grandes volumes para o uso de medicamentos vasoativos, administração de antibióticos e nutrição parenteral.[4,5] As principais indicações clínicas para a realização de um tratamento dialítico são:

- Pacientes oligúricos (volume urinário inferior a 400 mL em 24 horas).
- Pacientes anúricos (volume urinário inferior a 100 mL em 24 horas).
- Hipercalemia (valores plasmáticos superiores a 6,5 mEq/L).

- Acidemias graves (pH menor que 7,1).
- Azotemia (ureia em valores plasmáticos acima de 150 mg/dL).
- Hipervolemia (sinais de congestão pulmonar, edema agudo de pulmão, anasarca).
- Encefalopatia, pericardite e neuropatia urêmica.
- Disnatremias graves (valor plasmático de sódio superior a 160 mEq/L ou inferior a 115 mEq/L).

As indicações clínicas menos frequentes para o tratamento dialítico são:

- Hipertermia.
- Intoxicações exógenas (lítio, fenobarbital, fenitoína).

O tratamento dialítico em UTI pode ser indicado como uma técnica adjunta de suporte para a função renal que facilitará o tratamento do paciente crítico com disfunção renal. Essa abordagem permite melhor controle volêmico na LRA, principalmente nos pacientes cirúrgicos, aumenta as opções terapêuticas relacionadas à administração de medicamentos, possibilita uma suplementação nutricional adequada e a manutenção do equilíbrio de eletrólitos.[6]

Os processos dialíticos podem ser divididos em duas categorias:

- Diálise com circulação extracorpórea.
- Diálise sem circulação extracorpórea: diálise peritoneal.

DIÁLISE COM CIRCULAÇÃO EXTRACORPÓREA

A realização de processos dialíticos com circulação extracorpórea exige algumas condições básicas:

- Acesso vascular: o acesso vascular em pacientes com LRA é temporário. Geralmente, são implantados cateteres venosos de duplo lúmen de maior calibre em um grande vaso sanguíneo (veias jugular interna, subclávia ou femoral) por via percutânea. Esse acesso é denominado venovenoso (VV). Outra opção é a punção percutânea da artéria e veia femoral, formando um acesso arteriovenoso (AV). Contudo, é importante destacar que esse acesso é pouco utilizado na clínica em razão da possibilidade de complicações como tromboembolismo arterial e sangramentos.[7,8]

É importante ressaltar que um acesso vascular adequado deve fornecer um bom fluxo sanguíneo e recirculação reduzida, ou seja, deve-se evitar que parte do sangue que acabou de ser dialisado passe novamente pelo dialisador.

Outros componentes básicos para a realização da diálise com circulação extracorpórea são:

- Força motriz: ao utilizar cateteres venosos, é necessário o uso de bombas roletes existentes no próprio equipamento para impulsionar o sangue ao longo do circuito de hemodiálise. Em acessos arteriovenosos, a própria pressão arterial do paciente também contribui para impulsionar o sangue arterial para o dialisador e o circuito extracorpóreo.[8]
- Dialisador: o dialisador pode variar quanto tamanho, a estrutura física e ao tipo de membrana. Esses são fatores determinantes da eficiência dialítica e da capacidade de remoção de água (ultrafiltração) e de produtos residuais do metabolismo proteico (depuração).[8]
- Anticoagulação: o objetivo da anticoagulação é manter o sistema livre da formação de coágulos, prolongar a vida do dialisador e, paralelamente, impedir a exacerbação de fenômenos hemorrágicos, bem como evitar o risco de sangramento ou comprometimento do equilíbrio metabólico do paciente. Existem três métodos: anticoagulação regional, anticoagulação sistêmica e sem anticoagulação.[8,9]
  - regional: tem como objetivo a anticoagulação somente do circuito de hemodiálise e é indicado para pacientes com risco de sangramento. Segundo as diretrizes do Kidney Disease Improving Global Outcomes (KDIGO), a anticoagulação regional com citrato trissódico a 4% é a primeira indicação para métodos dialíticos contínuos.[10] A infusão dessa substância na linha pré-filtro do sistema de hemodiálise atua como um quelante do cálcio iônico. O cálcio iônico é um cofator importante para diversas enzimas na cascata de coagulação. Como sua disponibilidade estará reduzida pela ação do citrato, resultará na anticoagulação do circuito de hemodiálise e do dialisador (anticoagulação regional). Nessa situação, a reposição de cloreto de cálcio por via central é obrigatória, uma vez que sua reintrodução por via sistêmica reativa a cascata de coagulação, reduzindo o risco de anticoagulação e desenvolvimento da hipocalcemia. A adequação da anticoagulação pelo citrato trissódico a 4% e a manutenção do nível sérico do cálcio iônico devem ser determinadas pela dosagem de cálcio iônico pré-filtro (cálcio iônico colhido do paciente) e cálcio iônico pós-filtro (amostras coletadas do circuito de hemodiálise após o dialisador), que devem ser realizadas a cada 6 horas.[8] O valor sérico de cálcio iônico pós-filtro deve ser mantido no intervalo de 0,25

a 0,35 mmol/L, enquanto o cálcio iônico do paciente deve ser mantido em valores de normalidade (1,1 a 1,29 mmol/L). A infusão de cálcio 10% no paciente deve ocorrer por acesso venoso central de forma contínua. É importante salientar que o uso contínuo de citrato trissódico 4% pode induzir desordens metabólicas como hipernatremia ou alcalose metabólica, que podem ser minimizadas com o ajuste da concentração de sódio e de bicarbonato de sódio na solução de diálise. Pacientes com insuficiência hepática grave podem sofrer intoxicação pela infusão de citrato trissódico, apresentando um quadro de acidose metabólica e hipocalcemia graves, uma vez que a metabolização de citrato em bicarbonato acontece no fígado.[10,11] Outra opção de anticoagulação regional consiste na administração de heparina pré-filtro e infusão de protamina pós-filtro para antagonizar os efeitos da heparina (1.000 U de heparina para 10 mg de protamina). Esse método é pouco utilizado em razão dos riscos de complicações como hipotensão e plaquetopenia;[12]

- sistêmica: a anticoagulação é realizada com a administração de heparina no paciente. Recomenda-se a realização do *priming*, ou seja, o preenchimento do circuito de hemodiálise para a retirada de ar e óxido de etileno (presente no processo de esterilização do circuito) com soro heparinizado (5.000 U de heparina para 1.000 mL de SF a 0,9%). A heparinização inicia-se com a realização de uma dose de ataque em bólus (5 a 10 UI de heparina/kg), seguida de infusão contínua de heparina (3 a 12 UI heparina/kg/hora) na linha pré-filtro para manter o tempo de tromboplastina parcial ativado (TTPA) de uma e meia a duas vezes do valor normal. A anticoagulação extracorpórea com heparina é de fácil controle e ajustada pelos valores de TTPA coletados a cada 6 horas, com a adequação no fluxo de infusão da solução de heparina, quando necessário. A anticoagulação sistêmica em pacientes críticos aumenta a vulnerabilidade para sangramentos, portanto, o seu uso sistêmico deve ser avaliado criteriosamente;[12]

- sem anticoagulação: os pacientes com risco evidente para sangramento ou que possuem contraindicação para o uso do citrato trissódico a 4% devem realizar terapia dialítica sem anticoagulantes. Recomenda-se a lavagem do sistema extracorpóreo com 100 a 200 mL de SF a 0,9% em intervalos de 20 a 30 minutos.[7,8]

MÉTODOS HEMODIALÍTICOS

Os métodos hemodialíticos podem ser prescritos de forma intermitente ou contínua, conforme descrito no Quadro 34.1.

Quadro 34.1 Métodos hemodialíticos intermitentes e contínuos com as respectivas nomenclaturas.

Métodos intermitentes	Nomenclatura	Nomenclatura em inglês
Hemodiálise clássica	HD	HD
Ultrafiltração	UF	UF
Diálise diária estendida	EDD	SLED
Métodos contínuos		
Ultrafiltração contínua lenta	UF	SCUF
Hemofiltração arteriovenosa contínua	HAVC	CAVH
Hemofiltração venovenosa contínua	HVVC	CVVH
Hemodiálise arteriovenosa contínua	HDAVC	CAVHD
Hemodiálise venovenosa contínua	HDVVC	CVVHD
Hemodiafiltração arteriovenosa contínua	HDFAVC	CAVHDF
Hemodiafiltração venovenosa contínua	HDFVVC	CVVHDF

Geralmente, as prescrições de diálises e os equipamentos necessários seguem a nomenclatura em inglês dos métodos dialíticos. A utilização dessa linguagem é muito comum na UTI, portanto, este capítulo utilizará as nomenclaturas na língua inglesa para descrever os métodos.

Métodos intermitentes

- Hemodiálise (HD): a HD clássica ou convencional é realizada por meio de máquinas de proporção, sendo uma modalidade muito utilizada em pacientes com LRA em UTI. Os mecanismos de remoção de solutos e líquidos são a difusão e a ultrafiltração, respectivamente. Esse método apresenta capacidade de depuração elevada e permite a retirada de grandes volumes em um curto período de tempo. Utilizam-se fluxos de sangue e dialisato elevados (300 a 350 ml/min e 500 a 800 mL/min, respectivamente), porém, em pacientes graves, a tolerância hemodinâmica é muito baixa.
- Ultrafiltração (UF): durante a UF seca, são retirados grandes volumes de forma intermitente. Nessa modalidade, a solução de diálise não é utilizada.
- Diálise de fluxo lento (SLED): conhecida no Brasil como hemodiálise diária estendida, é um método híbrido que combina as vantagens das terapias intermitentes e contínuas, proporcionando maior estabilidade. Assim como na hemodiálise clássica, esse método remove solutos e líquidos por meio

da difusão e da ultrafiltração e utiliza máquinas de proporção, porém com redução do fluxo de sangue e do dialisato (fluxo de sangue de 200 mL/min e dialisato de 100 a 300 mL/min) quando comparados à HD clássica, e a duração pode variar de 6 a 12 horas. Esse método tem sido cada vez mais utilizado em pacientes críticos.[13,14]

Métodos contínuos

Os métodos contínuos com acesso venovenoso (VV) são mais frequentes na UTI, em razão da possibilidade de melhor manejo de pacientes instáveis do ponto de vista hemodinâmico, uma vez que existem equipamentos para terapia dialítica lenta contínua com bombas propulsoras para acesso VV, que permitem a aplicação de diversas modalidades com fácil manuseio pela equipe de enfermagem. Os circuitos arteriovenosos são raramente utilizados na UTI, visto que a remoção de solutos é baixa e apresenta risco de complicações relacionadas à canulação arterial.[15,16]

- Ultrafiltração lenta contínua (SCUF): o objetivo desta modalidade dialítica é remover somente volumes de forma lenta e contínua. Portanto, não são utilizadas soluções de diálise ou de reposição, somente a convecção como mecanismo básico. A remoção de volume é determinada pelo gradiente de pressão hidrostática sobre a membrana semipermeável do dialisador. A principal indicação são os pacientes com insuficiência cardíaca congestiva refratária ao uso de diuréticos.[15,17]
- Hemofiltração veno/artério venosa contínua (CVVH/CAVH): a solução de diálise não é utilizada na hemofiltração. É necessário a utilização de uma solução de reposição (solução balanceada de eletrólitos), que pode ser infundida antes ou após o dialisador (modo pré ou pós-dilucional, respectivamente),[8] permitindo assim a reposição total do ultrafiltrado ou grande parte, dependendo da necessidade do paciente. A água ultrapassa facilmente as membranas de alta permeabilidade, com isso, pequenas moléculas (como ureia e eletrólitos) e grandes moléculas de solutos (como as citocinas inflamatórias) atravessam a membrana e são eliminadas por convecção. Os solutos nessa modalidade também podem ser removidos por adsorção. A habilidade de retirada de moléculas de alto peso molecular pode ser benéfica para pacientes sépticos e com falência de múltiplos órgãos. Dessa forma, as indicações de hemofiltração incluem sepse, síndrome do desconforto respiratório agudo (SARA) e grande queimado.[9,17]
- Hemodiálise veno/artério venosa contínua (CVVHD/CAVHD): na hemodiálise contínua, a solução de diálise atravessa contínua e lentamente

os compartimentos do dialisador. A depuração plasmática adequada ocorre em um período de pelo menos 24 horas de terapia, e a ultrafiltração é pequena, em torno de 3 a 6 L. A difusão é o método principal de remoção de solutos, portanto, recomenda-se que a concentração da solução de diálise aproxime-se da concentração plasmática desejada. As soluções de diálise são customizadas de acordo com a padronização de cada instituição e são preparadas com bicarbonato de sódio como tampão, acrescidas de eletrólitos (sódio, potássio, magnésio e fósforo) conforme necessidade individual de cada paciente. Também podem ser utilizadas como solução de reposição. São frequentemente utilizadas em pacientes instáveis do ponto de vista hemodinâmico e com distúrbios acidobásico e hidroeletrolítico refratários ao tratamento clínico.[15]

- Hemodiafiltração veno/artério venosa contínua (CVVHDF/CAVHDF): a hemodiafiltração contínua é uma combinação simples de hemodiálise contínua e hemofiltração contínua. Nessa modalidade, as soluções de diálise são utilizadas no compartimento externo do filtro. A infusão de soluções de reposição pré ou pós-dialisador é realizada no circuito sanguíneo. Os métodos de remoção são a convecção e a difusão, que proporcionam maiores *clearences*, aumentando a eficácia do procedimento. É indicado para pacientes com instabilidade hemodinâmica, hipervolêmicos, urêmicos, sépticos e hipercatabólicos.[15,17]

Alguns critérios devem ser considerados na seleção de uma modalidade hemodialítica:

- As características clínicas de cada paciente.
- A gravidade da LRA.
- As condições dos equipamentos e materiais.
- Os recursos humanos disponíveis.

Os métodos dialíticos intermitentes ou contínuos apresentam vantagens e desvantagens para o tratamento de pacientes com LRA em UTI (Quadro 34.2).

Quadro 34.2 Vantagens e desvantagens dos métodos dialíticos em pacientes com LRA em UTI.[9,10]

Métodos	Vantagens	Desvantagens
Intermitentes - HD clássica	- Depuração elevada - Eficácia em curto tempo - Imobilização temporária - Diminuição da necessidade de anticoagulação	- Baixa tolerância hemodinâmica - Grandes variações da homeostase - Necessidade de uma equipe de enfermagem especializada

(continua)

Quadro 34.2 Vantagens e desvantagens dos métodos dialíticos em pacientes com LRA em UTI.[9,10] *(continuação)*

Métodos	Vantagens	Desvantagens
- SLED	- Boa tolerância hemodinâmica - Menor custo de soluções em comparação aos métodos contínuos - Imobilização temporária - Remoção gradual de solutos e volume	- Remoção de solutos semelhante aos métodos contínuos, podendo ser compensada pela frequência diária
- Contínuos	- Melhor tolerância hemodinâmica - Melhor controle da azotemia, balanço de eletrólitos e balanço ácido-base - Eficácia preditível - Facilidade para administrar volume (nutrição parenteral, medicamentos vasoativos, antibioticoterapia) - Procedimento realizado pela própria equipe de enfermagem da UTI	- Imobilização prolongada do paciente - Hipotermia frequente - Depuração limitada - Mobilização de recursos humanos - Aumento do custo das soluções - Maior necessidade de anticoagulação

DIÁLISE SEM CIRCULAÇÃO EXTRACORPÓREA: DIÁLISE PERITONEAL

A diálise peritoneal (DP) consiste no transporte de solutos e água por meio do peritônio (membrana semipermeável) entre dois compartimentos: o sistema sanguíneo dos capilares peritoneais e a solução de diálise na cavidade abdominal. Ocorrem três processos de transporte simultaneamente durante a realização da DP:

1. Difusão: os solutos são transportados por meio dos capilares sanguíneos peritoneais, pelo gradiente de concentração da solução de diálise na cavidade abdominal.
2. Ultrafiltração: a infusão de solução hiperosmolar (com alta concentração de glicose) resulta em ultrafiltração de água associada à passagem de soluto por meio da membrana.
3. Absorção: ocorre a absorção de água e solutos por meio do sistema linfático.

A DP é uma escolha não vascular para a realização de terapias de substituição renal utilizadas em UTI, descrita como uma técnica de fácil implantação comparada à diálise com circulação extracorpórea. Não necessita de anticoagulação e apresenta menor eficiência dialítica quando comparada à diálise com circulação extracorpórea.[17,18]

O acesso peritoneal é realizado por meio do implante de um cateter de silicone flexível (Tenckhoff®) com um ou dois *cuffs* implantados cirurgicamente.[18]

As soluções utilizadas para diálise peritoneal apresentam três tipos de concentrações de glicose: 1,5%, 2,5% e 4,25%.

A realização de DP consiste em infusões da solução de diálise na cavidade abdominal por gravidade, em um período de 5 a 10 minutos, seguida do clampeamento da via de infusão. Após um período de permanência da solução peritoneal de 30 a 240 minutos, o líquido é drenado por gravidade, com a bolsa posicionada abaixo da cavidade abdominal. Esse processo é repetido continuamente pelo número de horas prescritas.

Também são utilizados os sistemas automatizados de diálise peritoneal, nos quais sistemas de dispositivos automatizados realizam a infusão de soluções de diálise e removem o líquido peritoneal.

As complicações mais frequentes durante a realização da DP são:

- Distensão abdominal em decorrência da drenagem incompleta e do acúmulo gradativo do líquido de diálise que resulta em desconforto, distensão abdominal e complicações respiratórias.
- Peritonites, uma das complicações frequentes em DP, podendo aparecer nas primeiras 48 horas.
- Hipotensão pela remoção rápida de volume e arritmias cardíacas.
- Hiperglicemia em pacientes diabéticos ou pré-diabéticos, em razão da infusão de soluções glicolisadas em grandes volumes que resultam em hiperglicemia.

A DP é pouco utilizada na UTI, em decorrência do *clearance* insuficiente de solutos em pacientes críticos hipercatabólicos e pela dificuldade em realizar o controle exato da ultrafiltração. A DP aumenta o risco de peritonites, compromete a função respiratória pelo impedimento da excursão diafragmática e é contraindicada em pacientes com cirurgia abdominal recente ou sepse com foco abdominal.[17,18]

ATUAÇÃO DO ENFERMEIRO

Vários aspectos técnicos da hemodiálise parecem complexos à primeira vista, uma vez que os equipamentos são altamente complexos. Portanto, faz-se necessário um treinamento teórico e prático para que os enfermeiros atuem com segurança. Na assistência ao paciente grave em diálise, é fundamental que o enfermeiro reconheça as alterações fisiológicas, os sinais e os sintomas apresentados pelo paciente a fim de implementar ações adequadas para um tratamento dialítico com problemas mínimos.

No Brasil, discussões entre a Sociedade Brasileira de Enfermagem em Nefrologia e o Ministério da Saúde estão acontecendo no sentido de regulamentar a atuação do enfermeiro nos métodos dialíticos em UTI.

RESUMO

Os métodos dialíticos são terapias de substituição de função renal. A incidência elevada de LRA em pacientes críticos tornou fundamental o aprimoramento de enfermeiros para a assistência ao paciente submetido a essa terapia.

Há diversas categorias de diálise, que podem ser classificadas em diálise com e sem circulação extracorpórea. Naquelas em que se utiliza a circulação extracorpórea, é importante ressaltar a necessidade de princípios básicos: força motriz, dialisador e anticoagulação do sistema (com ou sem agente anticoagulante). Entre os métodos com circulação extracorpórea, existem os contínuos e os intermitentes. Entre a modalidade sem circulação extracorpórea, destaca-se a diálise peritoneal, que é pouco utilizada em pacientes graves em razão da baixa taxa de ultrafiltração e menor capacidade dialítica.

PROPOSTAS PARA ESTUDO

1. Definir diálise.
2. Descrever as principais indicações para diálise no paciente grave.
3. Citar as classificações da diálise.
4. Descrever em quais princípios físicos e químicos se baseiam as diálises.
5. Citar e justificar quais métodos dialíticos são mais utilizados em pacientes graves.
6. Comentar a respeito dos componentes básicos para a realização de uma diálise com circulação extracorpórea.

REFERÊNCIAS BIBLIOGRÁFICAS

1. Murphy WP Jr., Swan RC Jr., Walter CW, Weller JM, Merrill JP. Use of an artificial kidney. III. Current procedures in clinical hemodialysis. J Lab Clin Med. 1952;40(3):436-44.
2. Uchino S, Kellum JA, Bellomo R, Doig GS, Morimatsu H, Morgera S, et al. Beginning and Ending Supportive Therapy for the Kidney (BESTKidney) Investigators. Acute renal failure in critically ill patients: a multinational, multicenter study. JAMA. 2005;294(7):813-8.
3. Daurgirdas JT, Stone JCV. Physiologic principles and urea kinetic modeling. In: Handbook of dialysis, 3.ed. Philadelphia: Lippincott Williams & Wilkins; 2001. p. 15-45.
4. Smeltzer SC, Bare BG (eds.). Tratamento de pacientes com disfunção urinária e renal. In: Tratado de enfermagem médico-cirúrgica. 9.ed. Rio de Janeiro: Guanabara Koogan; 2002. p.1054-108.

5. Ianhez LE. Insuficiência renal aguda. Diagnóstico e terapêutica das urgências médicas. São Paulo: Roca; 2003. p. 108-16.
6. Acute Kidney Injury Work Group. Kidney Disease: Improving Global Outcomes. KDIGO clinical practice guideline for acute kidney injury. Kidney International Supplements. 2012;2:1-138.
7. Ikeda S, Canziani MEF. Acesso vascular para hemodiálise. In: Guia de nefrologia. São Paulo: Manole; 2002. p. 51-62.
8. Daurgirdas JT, Stone JCV, Boag JT. Hemodialysis apparatus. In: Handbook of dialysis, 3.ed. Philadelphia: Lippincott Williams & Wilkins; 2001. p. 46-66.
9. O' Reilly P, Tolwani A. Renal Replacement Therapy ILL: IHD, CRRT, SLED. Crit Care Clin. 2005; 21:367-8.
10. Stucker F, Ponte B, Tataw J, Martin PY, Wozniak H, Pugin J, et al. Efficacy and safety of citrate-based anticoagulation compared to heparin in patients with acute kidney injury requiring continuous renal replacement therapy: a randomized controlled trial. Critical Care. 2015;19(1):91.
11. Schilder L, Nurmohamed SA, Bosch FH, Purmer IM, den Boer SS, Kleppe CG, et al. CASH study group. Citrate anticoagulation versus systemic heparinisation in continuous venovenous hemofiltration in critically ill patients with acute kidney injury: a multi-center randomized clinical trial. Critical Care. 2014;18(4):472.
12. Durão Junior MSD, Monte JCM, Santos OFP. Anticoagulação e soluções na terapia dialítica contínua. In: Guias de medicina ambulatorial e hospitalar: UNIFESP/Escola Paulista de Medicina, 2.ed. Barueri: Manole; 2005. p. 269-73.
13. Berbece AN, Richardson RMA. Sustained low-efficiency dialysis in the ICU: cost, anticoagulation and solute removal. KidneyInternational. 2006; 70:963-8.
14. Knobel E, Santos OFP, Batista MC. Terapia intensiva – nefrologia e distúrbios do equilíbrio ácido-base. São Paulo: Atheneu; 2003.
15. Palomo JSH. Enfermagem em Cardiologia: Cuidados Avançados. Barueri: Manole; 2007.
16. Costa MC, Cuvello Neto AL, YU L. Métodos hemodialíticos contínuos para tratamento da insuficiência renal aguda. In: Riella MC. Princípios de nefrologia e distúrbios hidroeletrolíticos. 4ª ed. Rio de Janeiro: Guanabara Koogan; 1996. p. 908-18.
17. Durão Junior MSD, Pereira Junior VG, Batista MC, Carvalho COM. Terapias dialíticas contínuas. In: Nefrologia e distúrbios do equilíbrio ácido-base. São Paulo: Atheneu; 2004. p. 195-200.
18. Sorkin MI, Blake PG. Apparatus for peritoneal dialysis. In: Handbook of dialysis, 3.ed. Philadelphia: Lippincott Williams & Wilkins; 2001. p. 297-308.

Unidade

7

Controle de infecção

Controle de infecção relacionada à assistência à saúde em UTI

Kazuko Uchikawa Graziano
Eliane Molina Psaltikidis

PONTOS A APRENDER

1. Os fatores de risco e dispositivos invasivos associados às infecções relacionadas à assistência à saúde no paciente crítico.
2. As medidas preventivas gerais e específicas em cada tipo de infecção relacionada à assistência à saúde.
3. O impacto dos microrganismos multirresistentes e as principais medidas para o seu controle.

PALAVRAS-CHAVE

Unidade de terapia intensiva, infecção relacionada à assistência à saúde, pneumonia, infecção da corrente sanguínea, infecção do trato urinário, enfermagem.

ESTRUTURA DOS TÓPICOS

Introdução. Infecções relacionadas à assistência à saúde no paciente crítico. Epidemiologia das infecções relacionadas à assistência à saúde na UTI de diferentes países. Agentes etiológicos das infecções hospitalares em UTI. Medidas gerais de prevenção e controle das infecções relacionadas à assistência à saúde em UTI. Processamento de materiais utilizados em UTI. Prevenção e controle das principais infecções relacionadas à assistência à saúde em UTI. Considerações finais. Resumo. Propostas para estudo. Referências bibliográficas.

INTRODUÇÃO

As infecções hospitalares são classicamente conceituadas como aquelas adquiridas no hospital e que se manifestam durante a internação ou após a alta, desde que possam ser relacionadas a procedimentos realizados na instituição. Porém, esse conceito tem sido ampliado para infecções relacionadas à assistência à saúde (IRAS), que permite abordagem mais ampla, visto que essas infecções podem resultar de procedimentos realizados em clínicas, *homecare*, ambulatórios e unidades básicas.

Para determinar a presença de IRAS, é necessário utilizar critérios diagnósticos específicos e padronizados para evitar inconsistência nos dados obtidos devido à inferência de cada profissional. Nesse sentido, muitas Comissões de Controle de Infecção Hospitalar (CCIH) adotam os critérios propostos pelos Centers for Disease Control and Prevention (CDC).[1] Esses critérios estabelecem os parâmetros exigidos para afirmar que determinado quadro consiste em IRAS, por meio de achados clínicos e microbiológicos. A infecção relacionada à assistência à saúde é definida por uma condição localizada ou sistêmica, que resulta da reação à presença de um agente infeccioso ou suas toxinas que não estavam presentes ou em incubação no momento da admissão no hospital. A determinação do tempo de incubação pode variar de um agente infeccioso para outro, mas, em geral, as infecções relacionadas à assistência à saúde manifestam-se após 72 horas de internação. São consideradas IRAS as que se manifestarem mesmo antes desse período se as infecções forem relacionadas a determinado procedimento invasivo realizado em função da assistência prestada.[1]

Dentre os pacientes hospitalizados, cerca de 7 a 10% adquirem IRAS.[2] Os pacientes atendidos em unidade de terapia intensiva (UTI) são, em particular, suscetíveis a várias IRAS, uma vez que essa unidade representa o ponto de encontro entre pacientes gravemente doentes, que recebem terapia agressiva e invasiva, e os mais resistentes patógenos, selecionados pela exposição aos antimicrobianos.[3] Na UTI, são identificadas cerca de 20% de todas as IRAS da instituição, embora representem apenas 5 a 10% do total de leitos hospitalares.[2]

INFECÇÕES RELACIONADAS À ASSISTÊNCIA À SAÚDE NO PACIENTE CRÍTICO

Os pacientes críticos atendidos em UTI apresentam diversos fatores de risco para IRAS. Os principais relacionam-se aos procedimentos invasivos que interferem nas barreiras naturais de defesa e favorecem a introdução de patógenos. Os procedimentos de maior risco são: intubação traqueal, ventilação mecânica (VM), cateter venoso central (CVC), cateter vesical de demora (CVD), tubos gástricos e enterais, e drenos diversos. O uso de inúmeras infusões endovenosas, hemoterapia e nutrição parenteral aumenta o risco de inoculação de microrganismos na corrente sanguínea.

Os antimicrobianos agem sobre a colonização natural do paciente, selecionando cepas resistentes. Medicamentos que previnem o desenvolvimento de úlcera gástrica por estresse, como antiácidos e bloqueadores de H_2, elevam o pH gástrico e favorecem a proliferação dos colonizantes do trato digestivo.

Doenças de base, imunossupressão, desnutrição, rebaixamento do nível de consciência, cirurgias e trauma também contribuem de forma considerável para o desenvolvimento de IRAS na UTI (Quadro 35.1).

As IRAS mais frequentes em UTI são: pneumonia (PN), infecção na corrente sanguínea (ICS) e infecção no trato urinário (ITU). Estão relacionadas a alta morbidade e mortalidade, aumento da permanência hospitalar e elevação de custos.[2] Uma vez que essas infecções estão diretamente associadas a procedimentos invasivos de risco, os índices são calculados com base no total de dias de utilização desses dispositivos. Por exemplo, a taxa de PN se refere ao total de pneumonias identificadas em pacientes sob VM (numerador) em relação ao número total de dias de VM realizada nos pacientes da unidade em determinado período (denominador). Essa mesma sistemática é aplicada para a ICS, em relação aos dias de utilização de CVC, e à ITU, em relação aos dias de utilização de CVD.[9]

Este capítulo não abordará a epidemiologia das IRAS em UTI neonatal, visto que os recém-nascidos que necessitam de cuidados intensivos apresentam fatores de risco para infecção muito singulares em relação aos observados em pacientes adultos, como peso ao nascer, Apgar, idade gestacional, histórico de bolsa rota, tipo de parto, doenças maternas, entre outros.[10,11]

Quadro 35.1 Condições do paciente e mecanismos que aumentam o risco de desenvolvimento de IRAS[4-8]

Condição do paciente crítico	Mecanismo para aumento do risco de IRAS
Cânulas endotraqueais e ventilação mecânica	Dificultam os mecanismos normais de eliminação das secreções respiratórias e deterioram os mecanismos de defesa local, predispondo o paciente a sinusites, bronquiolites, traqueobronquites e pneumonias
Cateteres vasculares	Rompem a barreira epitelial e suas conexões, favorecendo a entrada de patógenos diretamente na corrente sanguínea
Tubos nasogástricos e nasoentéricos	Facilitam a colonização retrógrada das vias aéreas superiores, aumentando o risco de infecções do trato respiratório. Aumentam o risco de refluxo e aspiração do conteúdo gástrico
Cateter vesical de demora	Prejudica o sistema de defesa local da uretra e é o principal veículo para colonização e infecção do trato urinário
Cateteres e drenos em cavidades estéreis	Aumentam o risco de infecções por facilitarem a contaminação exógena, por exemplo, dreno pleural, dreno mediastinal e cateter de pressão intracraniana

(continua)

Quadro 35.1 Condições do paciente e mecanismos que aumentam o risco de desenvolvimento de IRAS[4-8] *(continuação)*

Condição do paciente crítico	Mecanismo para aumento do risco de IRAS
Nutrição parenteral	Favorece a contaminação da solução e do sistema de infusão, aumentando o risco de infecção na corrente sanguínea
Nutrição enteral	Pode causar distensão gástrica, refluxo e vômitos, aumentando o risco de broncoaspiração
Uso de bloqueadores H_2 e outros antiácidos	Predispõe à pneumonia, por reduzir a acidez gástrica e favorecer o crescimento de microbiota entérica no estômago
Antimicrobianos	Selecionam microbiota e favorecem a proliferação de microrganismos multirresistentes
Rebaixamento do nível de consciência	Leva à redução da mobilidade corporal, acúmulo de secreção respiratória, inibição do reflexo de tosse e risco de aspiração de secreções orais, que favorecem a instalação de pneumonia
Desnutrição progressiva	Jejum prolongado, suspensão de dieta sólida, baixa aceitação alimentar e aumento de demandas metabólicas (por lesões teciduais, déficit de perfusão, febre e taquicardia) levam à redução da massa muscular e predisposição a infecções
Trauma grave	Aumenta o risco de infecções em decorrência da diminuição da função celular e humoral do sistema reticuloendotelial
Cirurgias toracoabdominais extensas	Aumentam o risco de pneumonia em decorrência do uso de anestesia inalatória, acúmulo de secreção respiratória e lesão do diafragma, com prejuízo à expansão pulmonar

EPIDEMIOLOGIA DAS INFECÇÕES RELACIONADAS À ASSISTÊNCIA À SAÚDE NA UTI DE DIFERENTES PAÍSES

O perfil dos pacientes admitidos na UTI, a frequência de procedimentos invasivos, as condições de trabalho e o preparo da equipe assistencial têm impacto importante sobre as taxas de IRAS em UTI. Conhecer os dados de IRAS em diferentes realidades permite refletir sobre possibilidades de melhoria nos processos de trabalho, com o intuito de reduzir os índices observados (Quadro 35.2).

Dados do sistema de vigilância de IRAS proposto pelo CDC e pelo National Healthcare Safety Network (NHSN),[9] com dados norte-americanos referentes ao ano de 2013, demonstram diferença dos índices em diferentes tipos de UTI. Nessa publicação, as UTI pediátricas cardiotorácicas apresentaram taxa de infecção urinária equivalente a 1,2/1.000 CVD/dia, enquanto as UTI de neu-

Quadro 35.2 Estudos realizados em diferentes países sobre a incidência de IH na UTI.

País	Tipo de estudo	Tipo de UTI	Nº de UTIs	Pneumonia hospitalar/1.000 VM/dia	Infecção na corrente sanguínea/1.000 CVC/dia	Infecção no trato urinário/1.000 CVD/dia
Estados Unidos da América[9]	Prospectivo	Cardiotorácica	48	7,2	2,7	3,0
		Neurocirúrgica	29	11,2	4,6	6,7
		Traumática	22	15,2	7,4	6,0
		Pediátrica	52	2,9	6,6	4,0
México[12]	Prospectivo	Geral	5	21,8	23,1	13,4
Espanha[13]	Prospectivo	Cirúrgica	1	21	30	8,4
Turquia[14]	Prospectivo multicêntrico	Geral	13	26,5	17,6	8,3
Japão[15]	Prospectivo multicêntrico	Geral	28	6,5	NA	NA
Colômbia[17]	Prospectivo	Geral	10	10	11,3	4,3
Argentina[16]	Prospectivo	Médico-cirúrgica	3	46,3	30,3	18,5
		Coronária	3	45,5	14,2	12,1
Brasil[18]	Prospectivo multicêntrico	Geral	276	15,5	4,7	6,4
		Pediátrica	101	5,9	8,1	4,5
		Coronária	33	22,8	3,9	3,8
Brasil[19]	Prospectivo	Pediátrica	1	18,7	10,2	1,8

NA = dado não analisado

rocirurgia apresentaram taxa de 5,3 ITU/1.000 CVD/dia. A taxa de infecção na corrente sanguínea foi de 1,0/1.000 CVC/dia nas UTI cardiológicas e de 2,9/1.000 CVC/dia em UTI de queimados.[9]

Um estudo prospectivo em cinco UTI de adultos no México observou taxa geral de IRAS equivalente a 24,4% e 39 IRAS/1.000 pacientes/dia. A IRAS mais frequente foi em corrente sanguínea, com 23,1 ICS/1.000 CVC/dia.[12]

Na Espanha, estudo realizado em UTI de hospital universitário, no período de 1996 a 2000, identificou taxa elevada de infecção na corrente sanguínea equivalente a 30 ICS/1.000 CVC/dia.[13] Outro estudo espanhol, realizado por Valles, em 2012, com mais de 20 UTI da região da Catalunha, ao longo de três anos, demonstrou incidência de pneumonia relacionada à ventilação mecânica de 7,2 (±3,7) a 10,7 (±9,6) episódios por 1.000 VM/dia e incidência de infecção de corrente sanguínea relacionada a CVC de 1,9 (±1,6) a 2,7 (±2,0) casos por 1.000 CVC/dia.[14]

Um estudo multicêntrico em 13 UTI, da Turquia, realizado durante três anos em 3.288 pacientes, identificou as taxas de infecção associadas a dispositivos utilizados na assistência e verificou que, em 89,2% das IRAS, o agente etiológico foi o *S. aureus* resistente à meticilina.[15]

Jaggi et al.[16] publicaram, em 2013, os resultados de um estudo de coorte que analisou a incidência de ICS em 35.650 pacientes hospitalizados em 16 UTI de 11 hospitais, em oito cidades da Índia. No período inicial do estudo, foi identificada a taxa basal da incidência em 6,4 ICS por 1.000 CVC/dia. Na segunda etapa do estudo, foi implantado pacote de medidas preventivas que possibilitaram a redução das taxas para 3,9 ICS por 1.000 CVC/dia no segundo ano do estudo. Durante 36 meses de acompanhamento, houve redução de 53% na taxa de incidência.[16]

No Japão, um estudo multicêntrico em 28 UTI, com 21.909 pacientes acima de 16 anos, analisou especificamente a ocorrência de pneumonia hospitalar, obtendo taxas de 6,5 PN/1.000 pacientes/dia e 12,5 PN/1.000 VM/dia.[17]

Na Argentina, realizou-se um estudo prospectivo em seis UTI durante um ano. A principal diferença observada entre as IRAS em relação ao tipo de UTI foi a infecção na corrente sanguínea, na qual se observou taxa de 30,3 ICS/1.000 CVC/dia em UTI médico-cirúrgica e 14,2 ICS/1.000 CVC/dia em UTI coronária. Outro achado desse estudo foi a alta incidência de pneumonia, com taxas superiores a 45 PN/1.000 VM/dia.[18]

Um estudo prospectivo colombiano, realizado em 10 UTI durante três anos, verificou que a principal IRAS em sua realidade era a de corrente sanguínea, com taxa de 11,3 ICS/1.000 CVC/dia.[19]

Em 2015, um estudo investigou a prevalência de infecção junto a uma população de 16.598 pacientes de 50 hospitais de cuidados agudos e fatores de risco associados, na Polônia.[20] Evidenciou maior prevalência de infecção em grandes hospitais (6,7%) e em hospitais universitários (7,4%), em crianças com idade inferior a um ano de vida (13,3%) e entre os homens (7,2%). No que diz respeito a procedimentos invasivos, a associação mais forte foi observada para cateterização venosa central (30,2%), intubação (41,6%) e cateterização urinária (17,5%). A maior prevalência de infecção relacionada à assistência foi observada entre os pacientes em unidades de terapia intensiva (adulto: 39,8%; pediátrico: 30,8%). A menor prevalência de infecção foi observada em hospitais com uma enfermeira exclusiva para controle de infecção a cada 200 leitos (4,1%).[20]

Um estudo que merece destaque é o desenvolvido por Rosenthal et al., que avaliou dados de ICS de 86 UTI de 15 países em desenvolvimento, dentre eles o Brasil, ao longo de oito anos, envolvendo mais de 45 mil pacientes.[21] Foi medida a prevalência basal de ICS e, depois, implementadas medidas básicas de prevenção de ICS, como higienização das mãos, paramentação e antissepsia para a inserção do cateter central, cuidados com o local de inserção, retirada precoce e *feedback* dos dados de infecção à equipe assistencial. Os dados demonstraram que, nos primeiros 24 meses da intervenção, houve redução cumulativa de 54% na prevalência de ICS (de 16,0 para 7,4 ICS por 1.000 CVC/dia; RR 0,46 [IC 95%, 0,33-0,63]; p = 0,001) e de mortalidade em 58%.[21]

Quanto à realidade brasileira, em 2012, a Secretaria de Estado de Saúde de São Paulo divulgou dados consolidados do Sistema de Vigilância de Infecções Hospitalares do Centro de Vigilância Epidemiológica estadual, com 752 hospitais participantes do programa. Para obter os dados de IRAS, foram consideradas UTI com mais de 500 pacientes/dia no ano. A estratificação foi realizada de acordo com o tipo de UTI: adulto (geral), pediátrica e coronária. Nas UTI de pacientes adultos, a taxa de PN foi de 13,33 por 1.000 VM/dia, ITU de 5,06 por 1.000 CV/dia e ICS de 4,42 por 1.000 CVC/dia.[22]

Estudo prospectivo em UTI pediátrica de um hospital universitário de São Paulo identificou a incidência de 18,3% de IRAS e 46,1 IRAS/1.000 pacientes/dia. A principal IRAS foi a pneumonia, com 18,7 PN/1.000 VM/dia. Bactérias Gram-negativas foram os agentes mais frequentes (54,8%).[23]

Os dados institucionais de IRAS devem ser interpretados de forma cuidadosa, analisados diante de dados disponíveis na literatura e divulgados à comunidade hospitalar para a cooperação multidisciplinar na prevenção e controle desses agravos.

AGENTES ETIOLÓGICOS DAS INFECÇÕES HOSPITALARES EM UTI

As infecções relacionadas à assistência à saúde são, em sua maioria, causadas por microrganismos encontrados na microbiota endógena do paciente. No entanto, também podem ser causadas pela microbiota do ambiente hospitalar.

Uma vez que microrganismos isolados de pacientes em UTI tendem a ser resistentes a múltiplos antimicrobianos, a UTI age como epicentro desses agentes para as demais unidades hospitalares. Cepas resistentes não são mais infectantes do que as sensíveis; porém, estão associadas à hospitalização prolongada, à necessidade de tratamento mais tóxico e/ou mais caro e à maior mortalidade, visto que a resistência dos microrganismos restringe as opções terapêuticas e, portanto, tem impacto no prognóstico de pacientes por eles infectados.[2,7]

Ao longo dos anos, é possível verificar o aumento da resistência dos microrganismos a diversos antimicrobianos. A literatura destaca a relevância dos *Staphylococcus aureus* resistentes à meticilina (MRSA), *Enterococcus* resistentes à vancomicina (VRE), *Klebsiella pneumoniae* e *Pseudomonas aeruginosa* resistentes a cefalosporinas de terceira geração, e bactérias Gram-negativas que apresentam beta-lactamase de espectro ampliado (ESBL). Atualmente, há identificação de *S. aureus* com suscetibilidade intermediária e resistência à *vancomicina*.[2]

Essa situação requer abordagem multidisciplinar, que inclui:

- Empenho máximo na prevenção de infecções relacionadas à assistência à saúde.
- Diagnóstico e tratamento precisos das infecções.
- Uso racional de antimicrobianos.
- Precauções para reduzir a disseminação de microrganismos multirresistentes.[24]

A prevenção adequada das infecções na UTI reduz de maneira significativa a necessidade de antimicrobianos, aliviando a pressão seletiva que ocasiona o desenvolvimento de microrganismos multirresistentes.[2,24]

Medidas de descolonização de pacientes com bactérias multirresistentes têm sido abordadas na literatura, principalmente para *S. aureus* resistente à meticilina. O uso de banho com solução degermante de clorexidina e aplicação de mupirocina nasal pode ser um recurso para combater a colonização e, como consequência, reduzir a transmissão cruzada desse agente.[25]

Recomenda-se o leito individual com separação física para as precauções de contato a pacientes colonizados ou infectados por bactérias multirresistentes, uma vez que contribui para a redução da incidência desses microrganismos. Ressalte-se a importância de as divisórias serem de material passível de limpeza e desinfecção concorrente e terminal; indubitavelmente, há riscos aumentados de contaminação cruzada quando são utilizadas cortinas para separação de leitos. Aspectos arquitetônicos que viabilizem essas precauções e a estrutura adequada para higienização das mãos — associada a protocolos de descontaminação localizada das superfícies tocadas pelos profissionais da saúde durante os procedimentos assistenciais, assim que a contaminação acontece, mais o acondicionamento de resíduos e materiais contaminados — devem ser planejados para minimizar a possibilidade de transmissão de microrganismos.[26,27]

Em contrapartida, alguns estudos demonstram que pacientes em precauções especiais são mais vulneráveis a eventos adversos e erros de assistência. Um desses estudos evidenciou que, em uma UTI, o tempo de contato desses pacientes com os médicos apresentava-se reduzido pela metade em relação ao grupo controle.[28] Outro estudo demonstrou que os pacientes em precauções apresentaram 20 eventos adversos preveníveis/1.000 pacientes/dia *versus* três eventos adversos preveníveis/1.000 pacientes/dia do grupo controle (p < 0,001), o que significa oito vezes mais chances de sofrer quedas, úlceras de pressão e desordens hidroeletrolíticas. Outros erros observados foram: sinais vitais não verificados conforme o planejado (51 *versus* 31%; p < 0,001) e falta de evolução médica (26 *versus* 13%; p < 0,001).[29] Esses estudos alertam que, apesar de indicado e eficaz, o isolamento recomendado pelas precauções especiais deve ser realizado com cautela para evitar outros prejuízos aos pacientes, sobretudo na UTI, na qual os pacientes dependem de suporte vital e observação constante.

MEDIDAS GERAIS DE PREVENÇÃO E CONTROLE DAS INFECÇÕES RELACIONADAS À ASSISTÊNCIA À SAÚDE EM UTI

A higienização das mãos é fundamental para evitar as IRAS. As mãos dos profissionais são o principal mecanismo de transmissão de patógenos de um paciente a outro ou da microbiota microbiana hospitalar ao paciente. Diversos estudos relatam a importância da higienização das mãos e da dificuldade em se obter a adesão dos profissionais a essa elementar e mais eficaz medida preventiva de IRAS. A falta de conscientização da equipe assistencial sobre a importância da higienização das mãos deve ser combatida com estratégias educativas criativas e motivacionais que gerem mudança de atitude.[30,31]

A higienização das mãos pode ser realizada por lavagem com água e sabão neutro (com ou sem antisséptico) ou por fricção com solução alcoólica na apresentação em gel, espuma e líquido. Um estudo analisou a eficácia de três formulações de solução alcoólica para higienizar as mãos. Mesmo na presença de matéria orgânica sangue, houve redução da microbiota transitória em mais de 3 $\log_{10}$ (99,9% de redução na contagem microbiana) em todas as formulações testadas, resultado superior à lavagem das mãos com sabão neutro e similar à lavagem com antisséptico degermante.[31]

Independentemente do método, a higienização deve ser realizada antes e depois de qualquer procedimento. O fácil acesso a pias e dispensadores de álcool, além do fornecimento de produtos de boa qualidade (degermantes com emolientes e levemente perfumados, papel-toalha absorvente e macio e solução alcoólica que não resseque a pele ou a deixe pegajosa), favorece a adesão ao procedimento.[30]

As luvas de procedimento são equipamentos de proteção obrigatórios em todos os procedimentos em que haja risco de contato das mãos com sangue e fluidos corporais. Imediatamente após o procedimento, deve-se remover as luvas e higienizar as mãos. Caso contrário, podem ser fontes de contaminação de superfícies ambientais e pacientes. Roupas privativas são úteis para proteger os profissionais, não apresentando eficácia na prevenção de IRAS.[32]

A restrição de visitantes ou acompanhantes não se justifica para a prevenção de IRAS. O empenho para a humanização do ambiente hospitalar tem como premissa o favorecimento da presença do familiar. Os cuidados referentes aos visitantes e acompanhantes em UTI incluem a ausência de infecção ativa, a higienização das mãos e a não manipulação de equipamentos e acessórios conectados ao paciente. Objetos trazidos pelos familiares (por exemplo, símbolos religiosos, porta-retratos, objetos de estimação e brinquedos) devem ser de uso individual, laváveis ou passíveis de higienizar, para que sejam submetidos a esse processo periodicamente.[33]

Em parceria com a CCIH e a área de recursos humanos, a UTI deve desenvolver um programa de educação permanente relacionado às medidas preventivas de IRAS a todos os profissionais envolvidos direta e indiretamente na assistência do paciente.[2,4-7] A utilização de indicadores de qualidade que avaliem o processo assistencial na UTI pode auxiliar no monitoramento da adesão dos profissionais às medidas preventivas preconizadas na instituição, além de permitir verificar a necessidade de intervenção educativa.

Considerando que os microrganismos eventualmente presentes no ambiente hospitalar precisam ser carreados até um local de entrada no paciente em quantidade suficiente para garantir a sua sobrevivência, é incorreto afirmar que o ambiente é alto fator de risco para infecção. Assim sendo, ao garantir as boas práticas de controle de infecção na UTI, o uso de desinfetantes em superfícies fixas do ambiente, como piso, parede e teto (superfícies que não são tocadas pelas mãos durante os procedimentos assistenciais), pode ser dispensável, porém, é imprescindível a limpeza com água, detergente e ação mecânica, garantindo a remoção da sujidade.[34] Vale reforçar que os microrganismos não vivem sozinhos e soltos no ambiente, mas aderidos a substratos constituídos de matéria orgânica e outras sujidades. Desse modo, ao remover o substrato, a redução do contingente microbiano é expressiva.

Quanto à desinfecção das bancadas de trabalho e outras superfícies tocadas pelas mãos dos profissionais da saúde durante os procedimentos assistenciais, o álcool etílico a 70% p/v é o desinfetante mais utilizado. Deve-se friccionar a superfície, deixar que seque naturalmente e repetir o procedimento três vezes, de forma que o contato da superfície com o álcool seja, no mínimo, de 30 segundos.

A recomendação clássica para desinfecção das superfícies de trabalho utilizando o álcool etílico 70% p/v inclui a limpeza prévia do local. No entanto, na prática assistencial, justificada pela falta de tempo, é frequente a aplicação direta do álcool, o que contraria, *a priori*, as boas práticas de descontaminação das superfícies. Pela preocupação com o problema, foi desenvolvida uma investigação para avaliar a eficácia dessa prática por meio de um estudo experimental laboratorial, randomizado e unicegado.[35] As amostras foram constituídas de culturas microbiológicas de superfície esmaltadas (21 × 47,5 cm) submetidas a procedimentos de desinfecção sem limpeza prévia, e os seus resultados foram comparados com a desinfecção precedida de limpeza. O contaminante desafio das superfícies foi o microrganismo *Serratia marcescens* ATCC 14756 10^6 UFC/mL acrescido de 10% de saliva humana. Os resultados comprovaram redução de seis logaritmos da população microbiana inicial, igualmente nos grupos com e sem limpeza prévia (p = 0,440), demonstrando ausência de risco da desinfecção de superfícies com álcool 70% p/v sem limpeza prévia. A explicação provável para esse resultado é a ação limpante do álcool hidratado de proteínas e gorduras, diferentemente do álcool absoluto, que tem propriedades fixadoras da matéria orgânica sobre as superfícies inanimadas.[35]

Atualmente, estão disponíveis no mercado formulações de desinfetantes químicos para superfícies com ação tensoativa, que limpam e desinfetam ao mesmo tempo, como aquelas à base de quaternário de amônio, biguanidas, monopersulfato de potássio e glicoprotamina.[34] Indubitavelmente, esses produtos auxiliam sobremaneira na praticidade da descontaminação imediata das superfícies contaminadas que entram em contato com as mãos dos profissionais da saúde durante os procedimentos assistenciais.

A padronização dos processos de limpeza e desinfecção de superfícies fixas, mobiliários e equipamentos deve ser elaborada em conjunto com a CCIH, a enfermagem e o serviço de higiene e limpeza, considerando-se as técnicas, os produtos e a periodicidade[32,34,36-38] Não se recomenda a coleta de material para cultura, seja do ambiente, seja dos pacientes, como rotina para vigilância epidemiológica de IRAS. Deve ser realizada apenas em situações epidemiologicamente especiais (por exemplo, surtos de infecção relacionada à assistência à saúde ou microrganismos multirresistentes), com objetivos bem determinados.[4,7]

PROCESSAMENTO DE MATERIAIS UTILIZADOS EM UTI

A qualidade do processamento dos materiais utilizados na assistência à saúde representa um dos pilares do controle e da prevenção das IRAS. Ressalte-se que o processamento adequado depende de estrutura física e de recursos tecnológicos e humanos que permitam executar ações seguras com base em conhecimentos científicos atualizados.[36,37,39] Nesse sentido, recomenda-se que o processamento de materiais utilizados na assistência em UTI seja preferencialmente centralizado sob a responsabilidade do centro de material e esterilização (CME) da instituição. Segundo a RDC Anvisa n. 15/2012, que dispõe sobre boas práticas de processamento de materiais utilizados na assistência, quando as unidades dos serviços de saúde realizarem uma ou mais etapas do processamento fora da estrutura física do CME, os procedimentos operacionais-padrão deverão ser subordinados ao CME.[40]

Ao abordar o assunto relacionado ao processo adequado dos materiais utilizados na assistência à saúde que não são proibidos de reusar, a clássica divisão de Spaulding[41] em críticos, semicríticos e não críticos, segundo o seu potencial de infecção, é lembrada com simplificações e adaptações. Os críticos se referem àqueles que entram em contato com tecidos não colonizados do corpo humano e que, portanto, são estéreis, sendo a esterilização o requisito necessário após a limpeza cuidadosa. Por exemplo, instrumental cirúrgico para flebotomia, traqueostomia de urgência, passagem de cateter arterial, entre outros. O processamento desses instrumentais deve ser da responsabilidade do CME do serviço de saúde, cabendo à UTI zelar pela integridade das embalagens para manter a esterilidade do material durante o armazenamento na unidade. Em maior quantidade na UTI, os semicríticos são aqueles que entram em contato com mucosas íntegras colonizadas e exigem, minimamente, desinfecção de nível intermediário após a limpeza rigorosa (p. ex., lâminas e cabos dos laringoscópios). Os materiais não críticos são aqueles que não entram em contato direto com o paciente ou entram em contato somente com a pele íntegra. Como processamento mínimo, exige-se a limpeza entre um uso e outro, entendendo-se por limpeza a remoção total da sujidade visível. Não há evidências de aquisição de infecções pela pele íntegra. Como exemplo dessa categoria de materiais, tem-se a comadre, o papagaio, o termômetro axilar, o manguito do esfigmomanômetro, o sensor do oxímetro de pulso, o garrote para punção venosa de uso coletivo, entre outros.

Essa consagrada classificação subsidia uma diretriz que, entretanto, não é única. Por exemplo, Ambu, circuitos de respiradores, umidificadores do respirador, inaladores, nebulizadores, espirômetros e sensores de oxigênio que não entram em contato direto com o paciente e que, portanto, seriam considerados não críticos pela classificação de Spaulding, não são assim considerados na prática, uma vez que são desinfetados, no mínimo, com desinfetante de nível intermediário, de um uso ao outro após a limpeza. Esse procedimento está fundamentado na gravidade das pneumonias, que, quando instaladas, especialmente em pacientes internados na UTI, trazem graves repercussões, assim como no ressurgimento do bacilo da tuberculose, resistente ao tratamento convencional, que pode ser transmitido pelos materiais de assistência respiratória.[36,37,39]

Uma publicação de 2012[42] voltou a chamar a atenção para a disseminação de microrganismos em UTI por meio das bacias utilizadas para banho de leito em pacientes. Um estudo multicêntrico anteriormente publicado, envolvendo três hospitais de pacientes críticos, já havia alertado para esse risco ao publicar que as bacias utilizadas para banho de leito (utilizando água e sabonete) eram reservatórios para bactérias potencialmente associadas com o desenvolvimento de infecções adquiridas em hospitais. Houve, na época, recomendações para mudança de método de higiene corporal de pacientes acamados em UTI utilizando lenços umedecidos com solução à base de clorexidina. No entanto, a recente publicação comprovou a significativa diminuição da contaminação das bacias ao substituir água e sabonete no procedimento do banho por solução de clorexidina a 4% (60 mL) diluída em 2,85 mL de água, além da possibilidade de a solução de clorexidina eliminar microrganismos multirresistentes presentes na pele do paciente.[42] Mesmo utilizando essa solução antisséptica, deve-se respeitar as boas práticas de processamento de produtos para saúde, que recomendam a limpeza com água e sabão dos materiais não críticos, como bacias, antes do reúso em outro paciente.

A limpeza é fundamental para o processamento de materiais que são passíveis de processamento. Consiste na remoção física das sujidades por ação mecânica, realizada com água, sabão ou detergente, de forma manual ou automatizada. Trata-se da primeira e mais importante etapa para a eficácia dos procedimentos de desinfecção ou esterilização dos materiais utilizados na assistência à saúde.[36,37,39]

Recomenda-se o uso de equipamentos adequados de proteção do trabalhador que minimizem o risco do contato direto da pele e das mucosas com qualquer material contaminado e com os produtos químicos utilizados nesse processo.[36,37,39]

A desinfecção é definida como o processo de destruição de microrganismos na forma vegetativa, presentes em superfícies inertes, mediante a aplicação de agentes químicos e físicos. Alguns princípios químicos ativos desinfetantes têm ação esporocida, porém, o tempo de contato preconizado para a desinfecção não garante a eliminação de todos os esporos, sendo classificados como desinfetantes de alto nível.[36,37,39]

Ao contrário dos agentes antibióticos, que exibem grau de seletividade para determinadas espécies bacterianas, os desinfetantes são altamente tóxicos para todos os tipos de células. A efetividade de um agente químico em particular é determinada pela concentração do produto, tempo de exposição, pH, temperatura, natureza do microrganismo e presença de matéria orgânica.[36,37,39]

Prioritariamente, a desinfecção deve ser garantida por agentes físicos, por meio das termodesinfetadoras ou equipamentos denominados pasteurizadores, para não deixar resíduos químicos tóxicos no material, diminuir os danos à saúde ocupacional e não poluir o planeta com o seu descarte. Essa escolha tem por princípio a resistência do material à temperatura e à umidade. Há ciclos eficazes à temperatura de 70 ºC por 30 minutos. Esse processo é letal para a maioria das bactérias na forma vegetativa, alguns esporos e vírus. Porém, em nosso meio, quando se fala em processo de desinfecção, o uso de agentes químicos é o mais lembrado. Eles devem ser registrados na Anvisa, atendendo às exigências da RDC Anvisa n. 35/2010, que dispõe sobre o regulamento técnico para produtos com ação antimicrobiana utilizado em artigos críticos e semicríticos.[43] Spaulding,[41] embasado no nível de ação germicida, definiu três categorias de desinfetantes: alto, médio e baixo níveis.

No seu espectro de ação, a desinfecção de alto nível deve incluir a eliminação de alguns esporos, o bacilo da tuberculose, todas as bactérias vegetativas, fungos e todos os vírus. A desinfecção de alto nível é indicada para itens semicríticos. Os agentes químicos atualmente disponíveis para desinfecção de alto nível em nosso meio são o glutaraldeído,[44] o ácido peracético, ortoftaldeído e associações, como quaternário de amônio com amina terciária e peróxido de hidrogênio com ácido peracético, entre outros.[43] A resolução estadual de São Paulo, SS n. 27 de 2007,[45] e a RDC Anvisa n. 15/2012[40] proíbem o uso do glutaraldeído para desinfecção de materiais utilizados na assistência respiratória devido a resíduos tóxicos do produto, que são liberados em forma de vapor tóxico ao ser utilizado pelo paciente.

Na desinfecção de nível intermediário não é esperada ação alguma sobre os esporos bacterianos, mas ação tuberculicida, fungicida, virucida e que atue sobre todas as células vegetativas bacterianas. Cloro, fenólicos e álcoois pertencem a esse grupo.

Na desinfecção de baixo nível, não há ação sobre os esporos ou sobre o bacilo da tuberculose, mas ela é capaz de eliminar a maioria das bactérias em forma vegetativa e vírus de tamanho intermediário, entre os quais se incluem os vírus das hepatites B e C, e o HIV. Compostos à base de quaternários de amônia e o hipoclorito diluído a 0,02% são exemplos de desinfetantes de baixo nível.[36,37,39]

Apesar da grande oferta de produtos químicos desinfetantes no mercado, a escolha do mais adequado não é tarefa fácil. Várias características devem ser consideradas nessa seleção:

- Possuir amplo espectro de ação antimicrobiana.
- Inativar os microrganismos rapidamente.
- Não ser corrosivo para metais.
- Não danificar os materiais ou os acessórios de borracha, plástico ou equipamentos ópticos.
- Sofrer pouca interferência de matéria orgânica na sua atividade.
- Não ser irritante para pele e mucosas.
- Possuir baixa toxicidade.
- Tolerar pequenas variações de temperatura e de pH.
- Possuir ação residual sobre as superfícies quando aplicado no ambiente.
- Manter a atividade mesmo que ela esteja sujeita a pequenas diluições.
- Ser um bom agente umectante.
- Ser de fácil uso.
- Ser inodoro ou ter odor agradável.
- Ter baixo custo.
- Ser compatível com os sabões e com os detergentes.
- Ser estável quando concentrado e diluído.

Após a seleção do agente químico, deve-se observar os seguintes aspectos na sua utilização:

- Contato efetivo entre agente químico e microrganismo: o contato exigido ocorre com a submersão total do material limpo no agente químico, preenchendo o lúmen de tubulações e espaços internos do material. Muitas vezes, se a densidade do material for menor que a da solução química, serão necessários cuidados especiais para garantir a imersão total do material.
- Tempo ou período de exposição: é o período em que o material necessita permanecer em contato efetivo com o agente químico para que ocorra a destruição microbiana. Após a imersão do material no produto químico escolhido, não é permitido acrescentar outros materiais até que seja completado o tempo de exposição, evitando a perda do controle e o uso inadvertido de um material sem a devida exposição ao agente químico durante o período recomendado pelo fabricante.
- Enxágue, secagem e armazenamento do material: após o tempo de exposição, o material deve ser abundantemente enxaguado em água corrente potável. A garantia da completa remoção do agente químico é de extrema importância. Na literatura, há registros de iatrogenias atribuídas à irritação causada por resíduos de agentes químicos nos materiais.[36,37,39]

Os materiais semicríticos e não críticos desinfetados podem ser armazenados em embalagens protetoras para evitar deposição de poeira e manuseios indevidos recontaminando-os. Deve-se atentar para a secagem rigorosa, uma vez que fungos e algumas bactérias vegetativas proliferam rapidamente em ambientes abafados e úmidos.[36,37,39]

Verifica-se que a utilização dos agentes químicos é trabalhosa ao observar todas as etapas do processo. É importante lembrar que os agentes químicos exigem concentração predeterminada para a sua ação efetiva. Esse alerta é essencial, uma vez que a maioria dos agentes químicos desinfetantes pode ser reutilizada em função da sua estabilidade química. É necessário certificar-se de que a concentração recomendada está garantida na solução, a cada reúso, por meio de recursos, geralmente fitas reagentes colorimétricas, fornecidos pelos fabricantes do produto.[36,37,39]

Pela legislação brasileira,[43] qualquer germicida a ser lançado no mercado nacional necessita de autorização para a sua comercialização. Para o consumidor, os dados constantes no rótulo, o número de registro do produto na Divisão de Saneantes da Agência Nacional de Vigilância Sanitária do Ministério da Saúde, a finalidade do uso, o modo de utilização, o número do lote, o período de validade e as informações adicionais, como perigos potenciais e limitações de uso, devem nortear a escolha, a aquisição e a utilização dos produtos desinfetantes.

PREVENÇÃO E CONTROLE DAS PRINCIPAIS INFECÇÕES RELACIONADAS À ASSISTÊNCIA À SAÚDE EM UTI

Pneumonia

A pneumonia (PN) é a infecção de maior incidência em UTI, com mortalidade entre 20 a 50%. Os sinais habituais de PN são febre, leucocitose, secreção traqueal purulenta e infiltrado pulmonar. O principal fator de risco para PN é a ventilação mecânica (VM), seguida de doenças pulmonares de base, trauma, idade avançada, uso prévio de antimicrobianos, cirurgia de grande porte, desnutrição, diabetes mellitus, queda do nível de consciência, uso de antiácidos e tubo gástrico ou enteral.[2,4,8,46]

Os patógenos prevalentes de PN consistem em bacilos Gram-negativos (25 a 75%), S. aureus (15 a 30%), S. pneumoniae, H. influenzae e Streptococcus sp. Agentes menos comuns, como Candida sp., Legionella sp. e Aspergilus sp., devem ser considerados em pacientes imunossuprimidos. De forma ideal, é necessário identificar o agente para direcionar com precisão a antibioticoterapia, porém não há um método rápido, fácil e de baixo custo para esse fim. A cultura de aspirado traqueal não tem valor diagnóstico em razão da alta probabilidade de crescimento de microrganismos colonizantes das vias aéreas. A melhor opção é a coleta de secreção respiratória por meio broncoscópico com cultura quantitativa, como o lavado broncoalveolar.[4,46]

Entre as medidas de prevenção de PN, destacam-se:[4]

- Evitar a intubação traqueal e optar, quando possível, pela ventilação não invasiva.
- Manter os pacientes em decúbito elevado de 30° a 45° para evitar o refluxo e a aspiração do conteúdo gástrico.
- Evitar a distensão gástrica por meio do controle rigoroso da infusão de dieta enteral e checagem da localização e do resíduo gástrico.
- Utilizar medicamentos antiácidos de modo criterioso para a prevenção de úlcera gástrica por estresse.
- Esterilizar ou, no mínimo, desinfetar em nível intermediário[40] os artigos reprocessáveis de assistência respiratória que entram em contato direto ou indireto com a membrana mucosa do trato respiratório.
- Não compartilhar artigos de assistência respiratória entre pacientes.
- Respeitar a indicação de troca periódica dos artigos de assistência respiratória:
  - circuitos ventilatórios e umidificadores: estudos demonstram que o circuito se coloniza em poucas horas de uso e que esse fato não tem impacto na ocorrência de PN. Diversos estudos compararam a ocorrência de PN em relação a diferentes períodos de troca dos circuitos. Concluiu-se que não há necessidade de realizar a troca rotineira ou realizá-la antes de 48 horas. Deve-se trocar o circuito se houver falha de funcionamento ou quando estiver visivelmente sujo;[4]
  - inaladores: a recomendação oficial é de troca a cada uso. Contudo, vários hospitais brasileiros questionam esse rigor e estabelecem rotina de troca periódica dos inaladores, quando em uso no mesmo paciente, atentando para que sejam mantidos secos e embalados entre os usos.
  - nebulizadores: troca a cada 24 horas;
  - ressuscitadores manuais (Ambu): troca quando visivelmente sujo;
  - espirômetros e sensores de oxigênio: desinfecção a cada uso;
  - soro fisiológico para umidificação: troca completa a cada 24 horas.
- Drenar periodicamente o condensado que se forma no circuito de ventilação, com o uso de luvas. Ao fim da drenagem, é importante higienizar as mãos, em decorrência do alto nível de contaminação nesse fluido.
- Utilizar preferencialmente cânulas traqueais com o sistema de aspiração contínua do espaço subglótico.

- Realizar aspiração rigorosa imediatamente antes da remoção ou mobilização da cânula traqueal, evitando que a secreção acumulada sobre o *cuff* seja aspirada no momento em que é desinsuflado.
- Realizar a fisioterapia respiratória, que favorece a higiene brônquica.
- Realizar higiene oral rigorosa, preferencialmente com solução antisséptica, para controlar a proliferação microbiana na cavidade oral.

O uso de filtros trocadores de temperatura e umidade (HMEF) não tem impacto comprovado na prevenção de PN,[4] mas eles apresentam muitos benefícios: conservam o calor das vias aéreas do paciente, não geram condensado, reduzem a colonização do circuito e o mantêm limpo por mais tempo.

Não há diferença na ocorrência de PN quando se utiliza o sistema aberto de aspiração de secreções em relação ao sistema fechado.[4] No entanto, o sistema fechado traz benefícios à redução da contaminação ambiental e das mãos dos profissionais, em decorrência do procedimento de aspiração, e não interfere na ventilação do paciente, sendo indicado para pacientes com total dependência do ventilador mecânico e que apresentam queda na oximetria durante a aspiração. As desvantagens do sistema fechado são a maior colonização traqueal e a menor eficiência na remoção da secreção.

Para a descontaminação seletiva do trato digestivo, utilizam-se antimicrobianos não absorvíveis, administrados por via oral ou entérica. Pode ser associada à administração de curta duração de antibióticos endovenosos. O objetivo é reduzir a colonização do trato digestivo que, sabidamente, é a prin-cipal fonte de agentes etiológicos da pneumonia nos pacientes em UTI. As diretrizes do CDC[4] citam a descontaminação seletiva como medida preventiva, apesar de resultados controversos. Não há consenso para a sua recomendação, principalmente em decorrência da preocupação sobre o impacto dessa conduta, utilizada de forma ampla, no surgimento de cepas multirresistentes.[2,4,46]

Infecção da corrente sanguínea

Os cateteres intravasculares são indispensáveis para a prática médica moderna, sobretudo na UTI. Por meio do acesso vascular, realiza-se a administração de fluidos, drogas, eletrólitos, hemoderivados, suporte nutricional e monitorização hemodinâmica. Oferecem, porém, risco de complicação local e sistêmica, como infecção da corrente sanguínea (ICS), infecção no local da inserção, tromboflebite, endocardite, entre outras. Isso ocorre porque a administração intravenosa de fluidos estabelece uma conexão do meio externo com a corrente sanguínea, que ultrapassa o principal mecanismo de defesa corporal, a pele. As infecções sistêmicas (ICS) são as mais graves e estão associadas a alta morbidade e mortalidade.[2,5,7]

Há diversos tipos de cateteres vasculares, com diferentes indicações e formas de inserção. Entretanto, a maioria das ICS está associada à utilização de cateteres venosos centrais (CVC), especialmente os usados na UTI, que são necessários por longo período de tempo e manipulados muitas vezes ao dia.[5]

Os patógenos habituais de ICS são: *Staphylococcus* coagulase-negativo, *S. aureus*, *Enterococcus* sp., *Escherichia coli*, *Enterobacter* sp., *Pseudomonas aeruginosa*, *Klebsiella pneumoniae* e *Candida* sp.[5]

Os principais fatores relacionados a esse tipo de infecção são: matéria-prima dos dispositivos, tipo e tamanho do cateter, local de inserção, experiência do profissional que realiza o procedimento, duração da cateterização, curativo, preparo da pele para a inserção e técnica asséptica, além de condições de risco relacionadas ao próprio paciente.[5]

As conexões são um dos pontos críticos do sistema de infusão, uma vez que permitem a comunicação do sistema vascular com o meio ambiente, tanto pela junção do equipo ao frasco de solução quanto pela junção do equipo ao dispositivo intravenoso. Os sistemas de infusão podem ser abertos ou fechados. O sistema aberto de infusão, que entrou em desuso na Europa e nos Estados Unidos na década de 1970, consiste em:

- Frascos plásticos semirrígidos ou vidros: permitem o contato da solução estéril com o ambiente externo, na abertura do frasco, na adição de medicamentos, na instalação do equipo ou na necessidade de respiro.
- Equipos com respiro: os frascos rígidos ou semirrígidos necessitam de um sistema de respiro para que ocorra a infusão contínua da solução.
- Conectores que necessitem ser abertos para instalação de equipos e seringas.

O sistema fechado é aquele que, durante todo o preparo e administração, não permite o contato da solução estéril com o meio ambiente. Consideram-se sistemas fechados:

- Frascos de solução colapsáveis: dispensam o uso de respiro; apresentam um sistema para adição de drogas por dispositivo de borracha autovedante e conexão do equipo sem necessidade de abertura prévia do frasco.
- Conectores com borracha autovedante que dispensam a desconexão do sistema.[47]

A RDC n. 45 de 12/3/2003 da Anvisa determina a proibição da fabricação de soluções parenterais de grande porte (acima de 100 mL) em sistema aberto.[48]

Um estudo prospectivo com 1.012 pacientes de UTI em um hospital de São Paulo comparou a ocorrência de ICS com sistema de infusão aberto *versus* sistema fechado. Verificou redução de 54% na incidência dessa infecção (de 7,1/1.000 CVC/dia para 3,2/1.000 CVC/dia; p = 0,02), demonstrando que essa melhoria técnica se traduz em maior segurança ao paciente.[49]

A etapa fundamental da prevenção das ICS é a educação da equipe assistencial e a interface da UTI com a CCIH no *feedback* dos dados de infecção. Essa é uma medida simples que requer pouco investimento e tecnologia.[2]

Estudo realizado em uma UTI pediátrica americana, no período de abril de 2004 a dezembro de 2006, comparou as taxas de ICS relacionadas ao CVC, após o processo educativo, retorno dos dados de infecção à equipe assistencial, padronização de cuidados, visitas diárias aos pacientes com discussão de metas e possibilidade de remoção do cateter. Verificou-se redução de 7,8 ICS/1.000 CVC/dia para 2,3 ICS/1.000 CVC/dia.[50]

Trabalho semelhante foi desenvolvido em uma UTI de adultos na Argentina, com processo educativo e retorno de dados de infecção à equipe assistencial. No início do estudo, as taxas de ICS eram cerca de 10 vezes maiores que as citadas pelo NNIS (National Nosocomial Infections Surveillance, dos Estados Unidos). Após a fase de educação da equipe, o risco relativo para infecção foi de 0,37 (intervalo de confiança de 95%, 0,19-0,73; p < 0,001) e, após a implantação de retorno à equipe assistencial dos dados de IRAS, foi de 0,25 (intervalo de confiança de 95%, 0,17-0,36; p < 0,001). A redução das taxas de infecção foi muito significativa: de 46,6 para 11,1 ICS/1.000 CVC/dia.[51]

Sobre o tema, Smith[2] cita, em seu artigo, um estudo realizado no Brasil em que, após processo educativo e retorno dos dados de IRAS à equipe assistencial da UTI, houve queda de 20 para 12 ICS/100 CVC/dia (p = 0,07) e redução significativa das infecções causadas por *S. aureus* (6,5 para 2,4 infecções/1.000 CVC/dia; p = 0,02).[2]

Um trabalho com resultados impressionantes foi desenvolvido por Berenholtz et al.[52] O estudo foi dividido em cinco fases de intervenção: 1ª fase — processo educativo sobre as medidas de prevenção padronizadas para inserção e manutenção do CVC; 2ª fase — montagem de carro-padrão para a inserção de CVC com todos os materiais necessários para o procedimento; 3ª fase — questionamento diário à equipe assistencial sobre a possibilidade de remoção do CVC; 4ª e 5ª fases — fortalecimento da equipe de enfermagem para a supervisão do cumprimento das recomendações de inserção de CVC. Após a implementação das cinco fases ao longo do último trimestre, verificou-se completa eliminação da ocorrência de ICS relacionada ao CVC, de 11,3/1.000 CVC/dia para 0/1.000 CVC/dia.[52]

As medidas preventivas básicas de ICS para CVC são:[5]

- Indicar o CVC de modo criterioso. Se indispensável, optar pelo cateter com menor número de lumens possível e melhor matéria-prima. Remover o cateter o quanto antes.
- Instalar o CVC com técnica asséptica rigorosa, paramentação cirúrgica completa, antissepsia da pele com clorexidina alcoólica e proteção da área com campo esterilizado.
- Proteger o local de inserção com curativo de gaze estéril (troca diária) ou película transparente semipermeável (troca a cada 5 a 7 dias). Além da troca periódica, trocar o curativo quando estiver sujo, molhado ou descolado. No momento da troca, efetuar a limpeza do local e antissepsia com solução alcoólica de clorexidina.
- Monitorizar diariamente o local de inserção, por meio da palpação e inspeção visual.
- Não molhar o cateter e as conexões com água do banho.
- Não trocar o CVC rotineiramente, seja por repunção, seja por fio-guia. Realizar nova inserção de cateter caso haja suspeita de infecção relacionada ao cateter ou falha de funcionamento.
- Trocar equipos e conexões, em geral, a cada 72 horas, exceto para infusão de lipídeos, nutrição parenteral e hemoderivados, em que a troca deve ser realizada a cada 24 horas.
- Evitar a flebotomia na instalação do cateter, em razão do maior risco de infecção e dano tecidual. Caso ela seja inevitável, devem ser utilizados cateteres próprios para esse fim, sendo condenado o uso improvisado de cateteres uretrais e tubos gástricos em decorrência da lesão causada na parede do vaso e adesão microbiana.
- Utilizar cateteres impregnados com antimicrobianos ou antissépticos em pacientes especialmente vulneráveis a ICS e quando todas as medidas preventivas básicas já forem cumpridas.
- Cateteres de artéria pulmonar (Swan-Ganz®) para monitorizar a pressão podem aumentar o risco de infecção. Portanto, não devem ser utilizados por mais de cinco dias. Todos os acessórios devem ser trocados a cada 96 horas (p. ex., equipos, conectores, soluções e extensor); preferivelmente, devem ser utilizados transdutores descartáveis.
- Os cateteres de longa permanência, como os semi-implantados tunelados (Hickman®, Broviac®) e os totalmente implantados (Port-a-cath®), apresentam menor risco de infecção em relação aos CVC de curta permanência. Cateteres centrais de inserção periférica (PICC) apresentam menor risco de infecção e complicações mecânicas (trombose, pneumotórax) e baixo custo.
- Utilizar álcool a 70% para desinfetar as tampas autovedantes de frascos e conectores antes da inserção da agulha para aspirar ou injetar medicamentos.

754 Enfermagem em UTI: cuidando do paciente crítico

- Evitar medicações em frasco multidose, quando possível.
- Utilizar capela de fluxo laminar para o preparo de medicações parenterais.

O risco de ICS com o uso de cateteres periféricos curtos é baixo. A flebite é a complicação mais comum. As medidas preventivas incluem a escolha criteriosa do cateter quanto ao calibre e matéria-prima que apresente menor risco para colonização por aderência de microrganismos e quanto ao local de punção (preferir membros superiores), antissepsia com álcool a 70%, inserção asséptica e troca da punção a cada 72 a 96 horas em adultos.[5,7]

Infecção do trato urinário

As infecções relacionadas à assistência à saúde do trato urinário (ITU) são importantes fontes de patógenos multirresistentes, sobretudo *Escherichia coli*, *Klebsiella, Enterobacter, Proteus, Citrobacter, Pseudomonas aeruginosa, Enterococcus, Staphylococcus* e *Candida* sp.[6,53]

Os principais fatores de risco associados à ITU são: cateterização acima de seis dias, sexo feminino, pacientes com outros focos infecciosos, diabetes e desnutrição. Destes, o CVD é o principal fator de risco. A ITU equivale a 80 a 90% dos casos associados ao CVD e 10 a 15% em relação a outros procedimentos urológicos.[6,53] Os CVD podem levar à ITU porque mantêm um canal aberto para migração bacteriana, causam distensão da uretra e bloqueio de glândulas epiteliais, favorecem a permanência de resíduo vesical, prejudicam os mecanismos de defesa naturais do trato urinário e levam à formação de biofilme.[6]

Em geral, os microrganismos acessam o sistema urinário de pacientes com CVD por duas vias:

- Contaminação extraluminal: ocorre pela inoculação direta quando o cateter é inserido ou por microrganismos que ascendem do períneo para o espaço entre a superfície do cateter e a mucosa uretral.
- Contaminação intraluminal: ocorre pelo refluxo de microrganismos existentes na bolsa coletora e extensão, em decorrência de violação do sistema fechado e da contaminação do sistema coletor.[6,7,53]

Em nosso meio, os CVD mais utilizados são os de látex, em razão de sua flexibilidade e menor custo. Os cateteres de silicone causam menor dano epitelial, aderência e obstrução; porém, em razão do alto custo, são mais utilizados em pediatria e neonatologia.

Uma vez que o manuseio adequado do sistema coletor se faz muito importante, é necessário mantê-lo fechado, de modo que o fluxo contínuo de urina e o esvaziamento periódico da bolsa sejam realizados com cuidado para não contaminar a válvula de drenagem. Estudos demonstram que, após 24 a 48 horas, é possível detectar, na bexiga, bactérias que entram na bolsa de drenagem. Mesmo que pequeno número de microrganismos alcance a bexiga, eles atingem número significativo após 24 horas (> 10^5/mL).[6,7]

Uma alternativa ao CVD é o cateter suprapúbico, que, em decorrência da menor densidade microbiana no local de inserção, causa menos ITU, além de permitir testar a permeabilidade uretral. No entanto, trata-se de um procedimento cruento, com risco de vazamentos, prolapso do cateter e hematoma no local. Outra possibilidade é a utilização de cateterização intermitente, a qual apresenta risco significativamente menor de ITU em relação ao CVD. Os condons também podem ser utilizados, com bons resultados, em pacientes com incontinência.[6]

A educação permanente da equipe assistencial no que se refere às medidas preventivas de ITU é fundamental para reduzir os índices de infecção. Estudo prospectivo argentino realizado em uma UTI de adultos comparou a taxa de ITU relacionada ao CVD após processo educativo sobre cuidados com o cateter e lavagem das mãos, além do retorno sistemático dos dados de IRAS à equipe multidisciplinar. Verificou-se importante redução das taxas: de 21,3 para 12,3 ITU/1.000 CVD/dia.[54]

Entre as medidas básicas de prevenção de ITU, encontram-se:[6,7]

- Evitar a cateterização desnecessária. Deve ser indicada para pacientes com obstrução anatômica ou fisiológica, cirurgias geniturinárias e pacientes críticos que necessitam de controle rigoroso do volume urinário. Nunca deve ser utilizada em pacientes incontinentes.
- Quando possível, optar por alternativas, como uso de fraldas, cateterização intermitente, cateter suprapúbico ou condom.
- Realizar treinamento para inserção asséptica, com antissepsia efetiva, lubrificante estéril, campo fenestrado, cateter de menor calibre e pré-conexão do cateter com o coletor de sistema fechado.
- Utilizar a fixação externa do CVD com fita adesiva na região inguinal ou suprapúbica em pacientes do sexo masculino e na face interna da coxa em pacientes do sexo feminino.
- Manter o sistema de drenagem fechado. Não desconectar para coleta de amostra de urina. Para obter a amostra de urina para cultura, utilizar o local próprio de punção. Amostras de urina para outros exames, como pH, densidade e celularidade urinária, podem ser obtidas pela bolsa coletora.[7] Caso a lavagem vesical seja necessária, realizá-la com rigorosa técnica asséptica.

- Realizar a higiene da região genital uma vez ao dia e quando necessário, com água e sabonete neutro. Não há indicação de higiene rotineira com aplicação de solução ou pomada antisséptica.
- Remover o CVD o mais rapidamente possível.
- Não utilizar a coleta de urocultura de rotina, exceto se houver suspeita ou confirmação de infecção urinária.
- Não efetuar a troca periódica do CVD ou do coletor como medida de prevenção da ITU. É indicada apenas quando a matéria-prima do cateter está danificada, o CVD e o coletor apresentam falhas mecânicas ou há evidência de infecção urinária.

Estudos sobre a eficácia dos CVD impregnados com produtos antimicrobianos (p. ex., nitrofurazona, minociclina, rifampicina e prata) são controversos. Não são indicados como rotina.[53]

CONSIDERAÇÕES FINAIS

Para o êxito do controle das infecções relacionadas à assistência à saúde em UTI, é fundamental o envolvimento e a conscientização de toda a equipe multidisciplinar e dos gestores atualizados nas boas práticas assistenciais para o controle de IRAS, em consonância com as diretrizes de CCIH atuante.

A educação permanente dos profissionais e o acompanhamento da adesão às medidas preventivas preconizadas devem ser preocupações constantes da CCIH e dos gestores da unidade. Para tanto, é necessário garantir infraestrutura adequada da UTI, quadro profissional ajustado às necessidades assistenciais, insumos e recursos tecnológicos suficientes para que a equipe tenha condições de cumprir os requisitos recomendados. Dessa forma, é possível oferecer processos de trabalho eficazes e eficientes.

RESUMO

Os pacientes que necessitam de terapia intensiva possuem importantes fatores de risco às infecções relacionadas à assistência à saúde em decorrência do seu grave quadro clínico, doenças de base, antibioticoterapia de amplo espectro e uso de dispositivos invasivos, como cateteres venosos centrais e ventilação mecânica. O capítulo aborda a epidemiologia das infecções relacionadas à assistência à saúde em pacientes críticos e os principais agentes etiológicos envolvidos. Destaca as infecções mais frequentes, os dispositivos invasivos relacionados e as medidas preventivas que devem ser adotadas pela equipe de saúde. Aborda também as diretrizes básicas para processamento de materiais semicríticos utilizados na assistência em UTI quando não realizado pelo centro de material e esterilização. A enfermagem tem papel fundamental na prevenção e controle desses agravos à saúde, sendo, portanto, imprescindível a ampla compreensão das bases científicas referentes às infecções relacionadas à assistência à saúde em UTI, garantindo prática segura e livre de danos ao paciente crítico.

PROPOSTAS PARA ESTUDO

1. Por quais motivos o paciente crítico é mais suscetível às infecções relacionadas à assistência à saúde?
2. Quais as infecções relacionadas à assistência à saúde mais frequentes em UTI? Identifique os fatores de risco específicos.
3. Por que se calcula a taxa de pneumonia hospitalar em relação aos dias de uso de VM?
4. Reflita sobre os motivos da elevação da resistência dos microrganismos aos antimicrobianos. Quais as consequências desse fato?
5. Disserte sobre o papel da enfermagem na prevenção das infecções relacionadas à assistência à saúde.

REFERÊNCIAS BIBLIOGRÁFICAS

1. Garner JS, Jarvis WR, Emori TG, Horan TC, Hughes JM. CDC definitions for nosocomial infections. In: Olmsted RN. APIC Infection Control and Applied Epidemiology: principles and practices. St. Louis: Mosby; 1996. p. A1-A20.
2. Smith RL. Prevention of infection in the intensive care unit. Curr Opin Infect Dis. 2006;19(4):323-6.
3. Leone M, Albanèse J, Garnier F, Sapin C, Barrau K, et al. Risk factors of nosocomial catheter-associated urinary tract infection in a polyvalent intensive care unit. Int Care Med. 2003;29(7):1077-80.
4. Tablan OC, Anderson LJ, Besser R, Bridges C, Hajjeh R. Guidelines for preventing health-care-associated pneumonia - recommendations of CDC and Healthcare Infection Control Practices Advisory Committee. MMWR. 2004;53(RR-3):1-23.
5. O'Grady NP, et al. Guidelines for the prevention of intravascular catheter-related infections. MMWR. 2002;51(RR-10):1-29.
6. Wong ES. Guideline for prevention of catheter-associated urinary tract infections - February/1981. Disponível em: <http://www.cdc.gov/ncidod/dhqp/gl_catheter_assoc.html>. Acesso em: 31 out. 2008.
7. Padoveze MC, Dantas SRPE, Almeida VA. Infecções hospitalares em unidade de terapia intensiva (UTI). In: Cintra EA, Nishide VM, Nunes WA. Assistência de enfermagem ao paciente crítico. São Paulo: Atheneu; 2000. p. 613-21.
8. Carrilho CMDM, Grion CMC, Bonametti AM, Medeiros EAS, Matsuo T. Multivariate analysis of the factors associated with the risk of pneumonia in intensive care units. BJID. 2007;11(3):330-44.
9. Dudeck MA, Edwards JR, Allen-Bridson K, Gross C, Malpiedi PJ, et al. National Healthcare Safety Network report, data summary for 2013, Device-associated Module. Am J Infect Control. 2015; 43:206-21.
10. Couto RC, Pedrosa TM, Tofani Cde P, Pedroso ER. Risk factors for nosocomial infection in a neonatal intensive care unit. Infect Control Hosp Epidemiol. 2006; 27(6):571-5.

11. Távora ACVCF, Castro AB, Militão MAM, Girão JE, Ribeiro CBR, Távora GF. Risk factors for nosocomial infection in a brazilian neonatal intensive care unit. BJID. 2008; 12(1):75-9.

12. Ramirez Barba EJ, Rosenthal VD, Higuera F, Oropeza MS, Hernández HT, et al. Device-associated nosocomial infection rates in intensive care units in four Mexican public hospitals. Am J Infect Control. 2006; 34(4):244-7.

13. Lizan-Garcia M, Peyro R, Cortina M, Crespo MD, Tobias A. Nosocomial infection surveillance in a surgical intensive care unit in Spain, 1996-2000: a time-trend analysis. Infect Control Hosp Epidemiol. 2006; 27(1):54-9.

14. Vallés J, Limón E, Díaz E, Fernández I, Palomar M, et al. Device-associated infection rates in Adult Intensive Care Units in Catalonia: VINCat Program findings. Enferm Infecc Microbiol Clin. 2012; 30(Supl 3):33-38.

15. Leblebicioglu H, Rosenthal VD, Arikan OA, Ozgultekin A, Yalcin AN et al. Device-associated hospital--acquired infection rates in Turkish intensive care units. Findings of the International Nosocomial Infection Control Consortium (INICC). J Hosp Infect. 2007; 65(3):251-7.

16. Jaggi N, Rodrigues C, Rosenthal VD, Todi SK, Shah S, et al. Impact of an International Nosocomial Infection Control Consortium multidimensional approach on central line-associated bloodstream infection rates in adult intensive care units in eight cities in India. International Journal of Infectious Diseases. 2013; 17:e1218-e1224.

17. Suka M, Yoshida K, Uno H, Takezawa J. Incidence and outcomes of ventilator-associated pneumonia in Japanese intensive care units: the Japanese nosocomial infection surveillance system. Infect Control Hosp Epidemiol. 2007; 28(3):307-13.

18. Rosenthal VD, Guzmán S, Crnich C. Device-associated nosocomial infection rates in intensive care units of Argentina. Infect Control Hosp Epidemiol. 2004; 25(3):251-5.

19. Moreno CA, Rosenthal VD, Olarte N, Gomez WV, Sussmann O, et al. Device-associated infection rate and mortality in intensive care units of 9 Colombian hospitals: findings of the International Nosocomial Infection Control Consortium. Infect Control Hosp Epidemiol. 2006; 27(4):349-56.

20. Deptula A, Trejnowska E, Ozorowski T, Hryniewicz W. Risk factors for healthcare-associated infection in light of two years of experience with the ECDC point prevalence survey of healthcare-associated infection and antimicrobial use in Poland. Journal of Hospital Infection. 2015 (in press). http:// dx.doi. org/10.1016/j.jhin. 2015.03.005.

21. Rosenthal VD, Maki DG, Rodrigues C, Alvarez-Moreno C, Leblebicioglu H et al. Impact of International Nosocomial Infection Control Consortium (INICC) strategy on central line - associated bloodstream infection rates in the intensive care units of 15 developing countries. Infect Control Hosp Epidemiol. 2010; 31(12):1264-1272.

22. São Paulo. Secretaria de Estado da Saúde. Centro de Vigilância Sanitária. Análise dos dados do Sistema de Vigilância Epidemiológica das Infecções Hospitalares do Estado de São Paulo. Hospitais Gerais. 2012. Divisão de Infecção Hospitalar, CVE/CCD/SES. Disponível em: <http://www.cve.saude.sp.gov.br/htm/ih/pdf/Dados_IH_2012_GERAL.pdf>.

23. Abramczyk ML, Carvalho WB, Carvalho ES, Medeiros EA. Nosocomial infection in a pediatric intensive care in a developing country. Braz J Infect Dis. 2003;7(6):375-80.

24. Centers for Disease Control and Prevention. CDC Campaign to Prevent Antimicrobial Resistance in Healthcare Settings. 2003 Nov. Disponível em: <http://www.cdc.gov/drugresistance/healthcare/ha/12steps_ha.pdf>. Acesso em 30 nov. 2008.

25. Ridenour G, Lampen R, Federspiel J, Kritchevsky S, Wong E, Climo M. Selective use of intranasal mupirocin and chlorhexidine bathing and the incidence of methicillin-resistant Staphylococcus aureus colonization and infection among intensive care unit patients. Infect Control Hosp Epidemiol. 2007; 28(10):1155-61.

26. Gastmeier P, Schwab F, Geffers C, Ruden H. To isolate or not to isolate? Analysis of data from the German Nosocomial Infection Surveillance System regarding the placement of patients with methi-cillin-resistant Staphylococcus aureus in private rooms in intensive care units. Infect Control Hosp Epidemiol. 2004; 25(2):109-13.
27. Bracco D, Dubois MJ, Bouali R, Eggimann P. Single rooms may help to prevent nosocomial bloodstream infection and cross-transmission of methicillin-resistant Staphylococcus aureus in intensive care units. Int Care Med. 2007;33(5):836-40.
28. Kirkland K, Weinstein J. Adverse effects of contact isolation. Lancet. 1999; 354:1177-78.
29. Stelfox HT, Bates DW, Redelmeier DA. Safety of patients isolated for infection control. JAMA. 2003;290(14):1899-905.
30. Molina E. Anti-sepsia. In: Basso M, Abreu ES. Limpeza, desinfecção de artigos e áreas hospitalares e antissepsia. São Paulo: APECIH; 2004. p. 34-55.
31. Kawagoe JY. Higiene das mãos: comparação da eficácia antimicrobiana do álcool - formulação gel e líquida - nas mãos com matéria orgânica [tese]. São Paulo: Escola de Enfermagem da USP; 2004.
32. Silva AMC, Abreu ES. Limpeza e desinfecção de áreas hospitalares. In: Basso M, Abreu ES. Limpeza, desinfecção de artigos e áreas hospitalares e antissepsia. São Paulo: APECIH; 2004. p. 18-33.
33. Randle J, Fleming K. The risk of infection from toys in the intensive care setting. Nurs Stand. 2006; 20(40):50-4.
34. Psaltikidis EM, Ricarte M, Fagnani R, Leichsering ML. Desinfecção de superfícies ambientais em serviços de saúde. In: Torres S, Lisboa TC. Gestão dos serviços: limpeza e desinfeção de superfícies e processamento de roupas em serviços de saúde. São Paulo: Sarvier; 2014. p. 109-127.
35. Graziano UM, Graziano KU, Pinto FMG, Bruna CQM, Souza RQ, Lascala CA. Eficácia da desinfecção com álcool 70% (p/v) de superfícies contaminadas sem limpeza prévia. Rev. Lat-Am. Enf. 2013; 21:1-14.
36. Graziano KU, et al. Limpeza, desinfecção, esterilização e antissepsia. In: Fernandes AT. Infecção hospitalar e suas interfaces na área da saúde. São Paulo: Atheneu; 2000. p. 266-305.
37. Graziano KU. Processo de limpeza, desinfecção e esterilização de artigos odontomédico-hospitalares e cuidados com ambiente em centro cirúrgico. In: Lacerda RA (coord.). Controle de infecção em centro cirúrgico. Fatos, mitos e controvérsias. São Paulo: Atheneu; 2003. p. 163-95.
38. Brasil. Ministério da Saúde. Agência Nacional de Vigilância Sanitária. Segurança do paciente em serviços de saúde: limpeza e desinfecção de superfícies. Brasília; 2010.
39. Rutala WA. Draft APIC guideline for selection and use of disinfectants. Amer J Infect Control. 1995; 23(3):35A-67A.
40. Brasil. Ministério da Saúde. Agência Nacional de Vigilância Sanitária. Resolução da Diretoria Colegiada n. 15, de 15 de março de 2012. Dispõe sobre requisitos de boas práticas para o processamento de produtos para saúde. Brasília, 2012.
41. Spaulding EH. Chemical disinfection of medical and surgical materials. In: Lawrence CA, Block SS. Disinfection, sterilization and preservation. Philadelphia: Lea & Febiger; 1968. p. 517-31.
42. Powers J, Peed J, Burns L, Ziemba-Davis M. Chlorhexidine bathing and microbial contamination in patients' bath basins. American Journal of Critical Care. 2012; 21(5):338-343.
43. Brasil. Ministério da Saúde. Agência Nacional de Vigilância Sanitária. Resolução da Diretoria Colegiada n. 35, de 16 de agosto de 2010. Dispõe sobre o regulamento técnico para produtos com ação antimicrobiana utilizado em artigos críticos e semicríticos.
44. Brasil. Ministério da Saúde. Agência Nacional de Vigilância Sanitária. Informe técnico n. 4/2007. Dispõe sobre fundamentos para a utilização do glutaraldeído em estabelecimento de assistência à saúde. Brasília; março de 2007.
45. São Paulo (estado). Secretaria da Saúde do Estado. Resolução SS-27. Norma técnica que institui medidas de controle sobre o uso do glutaraldeído. São Paulo, fevereiro de 2007.

46. Amarante JMB. Pneumonias hospitalares. Prática. 2008; 58(jul-ago):18-21.
47. Guimarães T. Considerações sobre sistema de infusão de terapia intravenosa: aberto fechado. Prática Hospitalar. 2008; 58(jul-ago):61-3.
48. Brasil. Ministério da Saúde. Agência Nacional de Vigilância Sanitária. Resolução da Diretoria Colegiada n. 45, de 12 de março de 2003. Dispõe sobre o regulamento técnico de boas práticas de utilização das soluções parenterais (SP) em serviços de saúde.
49. Salomão R, Silva MAM, Vilins M, Silva EH, Blecher S, Rosenthal VD. Prospective study of the impact of switching from an open IV infusion system to a closed system on rates of central venous catheter-associates bloodstream infection in a Brazilian hospital. Abstract on Interscience Conference on Antimicrobial Agents and Chemotherapy. Washington DC, 2005.
50. Costello JM, Morrow DF, Graham DA, Potter-Bynoe G, Sandora TJ, Laussen PC. Systematic intervention to reduce central line-associated bloodstream infection rates in a pediatric cardiac intensive care unit. Pediatrics. 2008 ;121(5):915-23.
51. Rosenthal VD, Guzman S, Pezzotto SM, Crnich CJ. Effects of an infection controle program using education and performance feedback on rates of intravascular device-associated bloodstream infections in intensive care units in Argentina. Am J Infect Control. 2003; 31(7):405-9.
52. Berenholtz SM, Pronovost PJ, Lipsett PA, et al. Eliminating catheter-related bloodstream infections in the intensive care unit. Crit Care Med. 2004; 32:2014-20.
53. Maki DG, Tambyah PA. Engineering out the risk for infection with urinary catheters. Emerg Infect Dis. 2001; 7(2):342-7.
54. Rosenthal VD, Guzman S, Safdar N. Effect of education and performance feedback on rates of catheter-associated urinary tract infection in intensive care units in Argentina. Infect Control Hosp Epidemiol. 2004; 25(1):47-50.

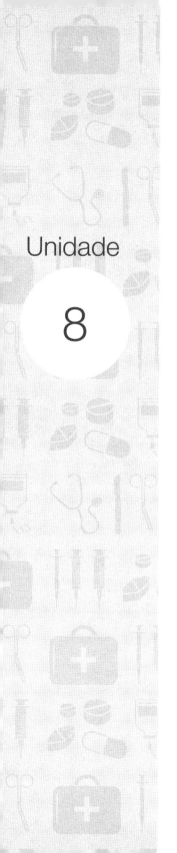

Unidade 8

Controles específicos

36

Controle glicêmico em UTI

Karina Thalita da Silva
Sonia Aurora Alves Grossi
Elaine Buchhorn Cintra Damião

PONTOS A APRENDER

1. As alterações glicêmicas no paciente crítico.
2. A etiologia e a fisiopatologia das principais alterações glicêmicas em UTI.
3. Os efeitos deletérios da hiperglicemia e da hipoglicemia.
4. As estratégias utilizadas para controlar as alterações glicêmicas na UTI.
5. Os principais benefícios do controle glicêmico em UTI.
6. As intervenções de enfermagem aos pacientes em terapia intensiva de insulina.

PALAVRAS-CHAVE

Hiperglicemia, unidade de terapia intensiva, insulinoterapia, enfermagem.

ESTRUTURA DOS TÓPICOS

Introdução. Fisiopatologia da hiperglicemia em UTI. Hiperglicemia induzida por drogas. Hiperglicemia do estresse. Efeitos deletérios da hiperglicemia na doença crítica. Terapia intensiva de insulina em UTI. Hipoglicemia em UTI. Intervenções de enfermagem nas alterações glicêmicas em terapia intensiva. Resumo. Propostas para estudo. Referências bibliográficas. Para saber mais.

INTRODUÇÃO

Hiperglicemia é uma situação clínica caracterizada por valores de glicose plasmática iguais ou superiores a 100 mg/dL, após jejum de 8 horas, ou por valores pós-prandiais superiores a 140 mg/dL.[1]

A presença de quadros hiperglicêmicos durante internações hospitalares, mesmo quando não existe o diagnóstico de diabete melito, é muito comum em unidades de terapia intensiva (UTI) e está associada ao maior risco de morbidade e mortalidade hospitalares.[2-4]

Um estudo realizado por van den Berghe et al. demonstrou que a média de glicose nos pacientes internados em UTI foi de 147,6 mg/dL. Nesse estudo, cerca de 14% dos pacientes apresentaram hiperglicemia superior a 200 mg/dL.[4]

FISIOPATOLOGIA DA HIPERGLICEMIA EM UTI

Em geral, a hiperglicemia em pacientes de UTI é decorrente do estresse físico e psíquico em resposta às injúrias agudas e/ou doenças graves. Nessas situações, a ativação adaptativa de respostas endócrinas ao estresse inclui o aumento da liberação de catecolaminas, hormônio do crescimento, cortisol e glucagon.[5,6] Esses hormônios estimulam a glicogenólise e a neoglicogênese e reduzem a capacidade de absorção da glicose em nível celular, aumentando a glicose sanguínea – substrato energético necessário ao combate do estresse.[3,7,8] Além disso, fatores exógenos, como dietas parenterais, dextrose em soluções de manutenção e as drogas hiperglicemiantes contribuem para o aumento da glicemia. Em estados críticos prolongados, o sistema neuroendócrino intensifica essas respostas metabólicas, aumentando o risco de desenvolvimento de complicações e de mau prognóstico.[3,8,9]

HIPERGLICEMIA INDUZIDA POR DROGAS

Os glicocorticoides estão entre os mais potentes hormônios contrarreguladores à ação da insulina. O uso de esteroides (prednisona, dexametasona) foi associado com mau controle glicêmico, indução da resistência à insulina e necessidade de doses altas de insulina.[10]

Entre as drogas mais frequentemente usadas em UTI está a fenitoína, também considerada uma droga hiperglicemiante por inibir a secreção de insulina.[11,12]

Certos medicamentos cardiovasculares têm efeitos adversos sobre a homeostase da glicose, o que pode levar a significantes implicações a longo prazo e aumento do risco de resultados adversos. Diuréticos tiazídicos, niacina, e bloqueadores beta-adrenérgicos prejudicam a homeostase da glicose.[11]

A dopamina, outra droga amplamente utilizada em UTI, causa vasodilatação e gliconeogênese por meio de estímulo dos receptores beta-2, localizados nos vasos e no fígado, respectivamente.[12,13] A estimulação dos receptores alfa-1-adrenérgicos ocasiona diminuição da secreção de insulina pelo pâncreas, o que poderá levar a aumento da glicose plasmática.[11-13]

HIPERGLICEMIA DO ESTRESSE

O meio pelo qual a hiperglicemia induzida pelo estresse se desenvolve em uma doença crítica, na ausência de diabete melito preexistente, é complexo.

O controle da glicemia se dá por meio de um balanço hormonal estreito realizado principalmente por dois grupos de hormônios metabólicos que exercem funções antagônicas entre si; são eles: os hormônios reguladores, por exemplo, a insulina, que diminui a glicemia; e os contrarreguladores, como o glucagon, as catecolaminas, o hormônio do crescimento, o cortisol e as citocinas, tais como IL-1 (interleucina 1), IL-6 (interleucina 6) e TNF-alfa (fator de necrose tumoral alfa), que aumentam a glicemia.[14-16]

Na presença de estresse, o sistema nervoso central (SNC) recebe estímulos endógenos ou exógenos que estimulam o hipotálamo, que, por sua vez, secreta dois tipos de hormônios: fator de liberação hipofisário e fator de inibição hipofisário, responsáveis por estimular ou inibir, respectivamente, a glândula hipófise. Nesse momento, existe uma ativação do eixo hipotalâmico-pituitário--adrenal (HPA). Esse eixo desenvolve um papel fundamental na resposta aos estímulos externos e internos. A ativação do eixo HPA é um componente essencial de adaptação geral ao insulto, estresse e doença, contribuindo para a homeostase orgânica e celular.[8,14,17]

A hipófise anterior tem particular importância no desenvolvimento de hiperglicemia, visto que é responsável por secretar a adenocorticotropina (ACTH), a qual estimula a glândula adrenal em seu córtex para produzir os hormônios adrenocorticais ou corticoesteroides como androgênios, mineralocorticoides e glicocorticoides. Um tipo de glicocorticoide é o cortisol, muito importante para o metabolismo glicêmico, proteico e lipídico. Os efeitos do cortisol estão diretamente relacionados ao provimento agudo de energia por meio do estímulo à neoglicogênese, aumento da resistência à ação da insulina, imunomodulação, proteção contra a inflamação excessiva e melhora do estado hemodinâmico.[8,14,17-19]

Além do aumento da secreção de cortisol, a resposta ao estresse caracteriza-se por um aumento significativo de liberação de norepinefrina e epinefrina, assim como de glucagon e hormônio do crescimento.[9,17] O aumento da epinefrina em doenças críticas estimula receptores dos tecidos hepáticos, musculares, pancreáticos e adiposos que, em uma cascata de reações, aumentam a glicogenólise e a neoglicogênese e diminuem a utilização de glicose em relação à célula, com consequente aumento da glicose plasmática.[18] Níveis de insulina são normais ou decrescentes, apesar da resistência insulínica periférica. Sugere-se que a liberação de insulina possa ser suprimida como resultado do aumento da ativação dos receptores alfapancreáticos.[3,18]

Basicamente, a hiperglicemia em pacientes críticos ocorre por meio de diversos fatores endocrinológicos, entre eles, a diminuição dos níveis normais de insulina, a resistência à ação da insulina e a presença de hormônios contrarregulatórios, os quais resultam em hiperglicemia de estresse.[8] A Figura 36.1 resume as alterações que ocorrem durante o estresse.

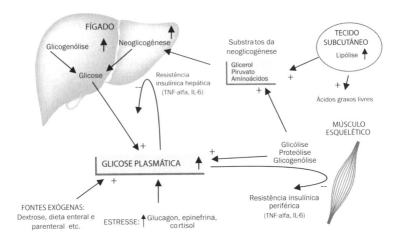

Figura 36.1 Mecanismo de hiperglicemia do estresse. Fonte: Adaptada de Turina et al.[16]

EFEITOS DELETÉRIOS DA HIPERGLICEMIA NA DOENÇA CRÍTICA

O sistema nervoso central e periférico, as células epiteliais e as células imunes podem transportar glicose para o seu interior independentemente da insulina, sendo que três transportadores de glicose (GLUT-1, GLUT-2 e GLUT-3) facilitam esse transporte para os tecidos; os tecidos musculares, por sua vez, transportam glicose com a ajuda de insulina por meio dos receptores GLUT-4.[14,16]

Como resposta ao estresse, pode haver uma falta de proteção das células normais contra a hiperglicemia, permitindo assim a sobrecarga de glicose celular,[20] especialmente em doenças graves. Assim, os tecidos que transportam glicose de forma passiva podem, em teoria, estar em alto risco de toxicidade direta pela glicose.

Em pacientes críticos, o tecido adiposo e o músculo esquelético permanecem relativamente responsivos à insulina, enquanto o fígado é muito mais resistente. As células pancreáticas parecem não conseguir produzir insulina suficiente para compensar a hiperglicemia de modo integral.[20]

A glicose tem se mostrado um poderoso mediador pró-inflamatório. Além disso, apresenta efeitos pró-trombóticos que aumentam o risco de estresse oxidativo, em razão do aumento de perioxidação de lipídio. A glicose também aumenta a concentração de metaloproteinase matriz-2 (MMP-2) e MMP-9 no plasma, enzimas que auxiliam na propagação da inflamação.[19] A hiperglicemia aguda reduz os níveis de óxido nítrico endotelial causando atividade vascular anormal e, como consequência, má perfusão orgânica.[14,21] A hiperglicemia por si só pode não ser um fator de risco independente para morbidade, mas pode ser um marcador de resistência à insulina que, associada a condições prejudicadas da função plaquetária e fibrinólise, podem conduzir ao aumento de eventos trombóticos.[22]

A resposta *in vitro* de leucócitos estimulados por mediadores inflamatórios é inversamente relacionada ao controle de glicemia.[14] A hiperglicemia está associada à alteração da função imunitária e suscetibilidade a infecções.[19] Além disso, o paciente hiperglicêmico é comumente acometido por desidratação, perda de eletrólitos, má perfusão e acidose. A desidratação e os distúrbios eletrolíticos ocorrem em consequência da diurese osmótica nos pacientes com cetoacidose diabética.[23]

De forma genérica, podem-se elucidar os efeitos da hiperglicemia em complicações basicamente micro e macrovasculares que predispõem às nefropatias, alterações no sistema imunológico por vias de ativação de processos inflamatórios, neuropatias/polineuropatias, distúrbios hidroeletrolíticos e disfunções endoteliais que predispõem à trombogênese.[21]

TERAPIA INTENSIVA DE INSULINA EM UTI

Os primeiros estudos sobre o uso de insulina em pacientes críticos não diabéticos foram feitos na década de 1960, conforme estudo de meta-análise publicado em 2004.[22] Essa problemática da hiperglicemia perdura até os dias de hoje. Um estudo realizado em unidades cirúrgicas de terapia intensiva demonstrou que 75% dos pacientes apresentaram, na admissão, níveis de glicose plasmática acima de 110 mg/dL, enquanto 12% dos pacientes apresentaram valores superiores a 200 mg/dL. Em algum período de sua estadia na UTI, 97,5% desses pacientes apresentaram níveis de glicose sanguínea superiores a 110 mg/dL, o que foi confirmado em outro estudo.[24,25]

Os trabalhos pioneiros nessa questão apresentaram grande variabilidade na maneira proposta para controlar a glicemia,[22] o que dificultou comparações e impediu a identificação de um método comum e adequado. No ano de 2001 um protocolo específico e desenvolvido para hospitais, denominado terapia intensiva de insulina, começou a ser introduzido na prática clínica. Esse protocolo consiste na administração intravenosa contínua de uma solução com 1 UI de insulina regular para cada 1 mL de solução fisiológica a 0,9%; e requer suporte calórico por meio de nutrição enteral ou parenteral ou suporte com solução contínua de glicose a 10 ou 5%. O ajuste do fluxo de infusão da insulina depende da glicemia do paciente, a qual é controlada a cada 1 ou 2 horas, dependendo da necessidade.[24]

A Tabela 36.1 apresenta o protocolo de van den Berghe[24] para o controle intensivo de glicemia.

Com base nas evidências das altas morbidade e mortalidade dos pacientes hiperglicêmicos críticos, tem-se utilizado cada vez mais a terapia de insulina em infusão contínua para o controle intensivo da glicemia.[26,27]

Um dos estudos mais impactantes sobre controle glicêmico na UTI foi realizado em 2001, envolvendo 1.548 pacientes cirúrgicos sob ventilação mecânica randomizados em dois grupos: o convencional, cuja terapia intravenosa de insulina era iniciada quando a glicemia capilar atingia 215 mg/dL, com manutenção dos níveis séricos de glicose entre 180-200 mg/dL; e o intensivo, cuja terapia intravenosa de insulina iniciava-se com a glicemia sanguínea acima de 110 mg/dL e tinha como meta a manutenção dos níveis séricos entre 80 a 110 mg/dL. A terapia intensiva de insulina reduziu a mortalidade de 8% para 4,6%, sendo que esse efeito foi mais evidente em pacientes tratados por mais dias. A mortalidade caiu de 20,2% para 10,6% (p = 0,005) em pacientes tratados por mais de cinco dias.[24]

A partir desse estudo inicial, diversos ensaios foram realizados. Entre eles, encontra-se o ensaio realizado por van den Berghe em 2006, com 1.200 pacientes clínicos em UTI, que foram randomizados no grupo convencional, cuja terapia intravenosa de insulina era iniciada quando a glicemia capilar atingia 215 mg/dL, com manutenção dos níveis séricos de glicose entre 180 a 200 mg/dL, e o intensivo, no qual a terapia intravenosa de insulina iniciava-se com a glicemia sanguínea acima de 110 mg/dL e tinha como meta a manutenção dos níveis séricos entre 80 a 110 mg/dL. Os resultados não demonstraram uma redução significativa de mortalidade hospitalar (40% grupo convencional × 37,3% grupo tratamento intensivo/p = 0,33); porém, entre os pacientes com estadia hospitalar maior que três dias, a mortalidade caiu de 52,5% para 43% no grupo intensivo (p = 0,009).[28] Também demonstrou melhor reabilitação em longo prazo entre pacientes com lesões cerebrais, redução nos dias em ventilação mecânica e diminuição da ocorrência de falência renal.[28]

Em outro estudo realizado em 2006 que envolveu 2.748 pacientes clínicos e cirúrgicos em UTI mista, nas quais as metas glicêmicas nas randomizações foram as mesmas do estudo original, a terapia intensiva de insulina reduziu a mortalidade de 23,6% para 20,4% (p = 0,04); nos pacientes com longa per-

Tabela 36.1 Sumário do protocolo de insulina de van den Berghe.

Início do protocolo de insulina	
Quando a glicose sanguínea (mg/dL):	Início de insulina em mL/h
>220	4,0
111 a 220	2,0
81 a 110	0
Controle da glicemia de 1 a 2 h até intervalo glicêmico normal	
Quando a glicose sanguínea (mg/dL):	Aumento da insulina em mL/h
>140	1,0 a 2,0
121 a 140	0,5 a 1,0
111 a 120	0,1 a 0,5
81 a 110	sem alteração
Controle da glicemia a cada 4 h quando a glicemia estiver normal	
Se glicemia entre 81 a 110 mg/dL	Não alterar infusão de insulina
Se queda de insulina maior que 50%	Reduzir infusão de insulina em 50%
Verificar a glicemia na próxima hora	–
Se glicemia entre 61 a 80 mg/dL	Reduzir a infusão de insulina de acordo com a glicemia prévia
Se glicemia entre 41 a 60 mg/dL	Interromper a infusão de insulina e garantir uma fonte de glicose
Verificar a glicemia na próxima hora	
Se glicemia ≤ 40 mg/dL	Interromper a infusão de insulina e garantir uma fonte de glicose
Administrar 10 g de glicose em bolus EV	
Verificar a glicemia na próxima hora	

*Fonte: Van den Berghe et al.[24]

manência a mortalidade diminui de 37,9% para 30,1% (p = 0,002). Contudo, nos pacientes com história prévia de diabete, a redução da mortalidade não foi significativa. Foram observados os seguintes resultados de mortalidade nos pacientes diabéticos: 21,2% em pacientes com níveis de glicose entre 110 a 150 mg/dL, 21,6% naqueles com glicose sanguínea >150 mg/dL e de 26,2% nos pacientes com glicemia capilar <110 mg/dL.[4] Esses resultados se contrapõem aos achados do grupo de pacientes mistos e não diabéticos, nos quais a mortalidade foi menor conforme o estreito controle de glicemia.[29] A prevenção de morbidades (p. ex., lesões renais e polineuropatia) foi melhor nos grupos de tratamento intensivo. No entanto, requer níveis estreitos de glicose sanguínea <110 mg/dL, que aumentou o risco de hipoglicemia.[4]

Em um estudo prospectivo e randomizado que avaliou os efeitos do tratamento intensivo de insulina *versus* o tratamento convencional na morbidade e mortalidade de pacientes críticos em uso de ventilação mecânica, foi observada uma redução de doenças graves (p. ex., polineuropatia/miopatia) e ventilação mecânica prolongada em pacientes que utilizam terapia intensiva de insulina.[30] Nesse estudo, todos os pacientes que precisaram de cuidados intensivos por pelo menos 7 dias foram acompanhados semanalmente pelo exame de eletroneuromiografia. Os resultados demonstraram que o diagnóstico de polineuropatia e miopatia foi significativamente maior no grupo de tratamento convencional com insulina (50,5%) em comparação ao grupo de tratamento intensivo (38,9%). A média de dias em ventilação mecânica também foi reduzida de 14 para 12 dias nos pacientes que receberam terapia intensiva de insulina. A terapia intensiva de insulina reduziu significativamente para 46,7% a incidência de ventilação mecânica prolongada; na terapia convencional, essa incidência foi de 35,6%.[30]

Uma meta-análise realizada em 2004, que incluiu 35 estudos controlados e randomizados, demonstrou que a terapia de insulina intensiva em pacientes criticamente enfermos diminuiu a mortalidade em pacientes cirúrgicos não diabéticos e em pacientes com infarto agudo do miocárdio sem terapia de reperfusão.[22] A administração de insulina e glicose pode fornecer proteção durante a isquemia miocárdica por meio da supressão de ácidos graxos essenciais e aumento da disponibilidade da glicose para o miocárdio como um substrato energético.[22]

A prevenção e a diminuição de insuficiência renal aguda foi contemplada por uma revisão sistemática com cinco estudos randomizados e controlados em pacientes adultos clínicos e cirúrgicos em UTI. Os autores concluíram que a terapia intensiva de insulina reduziu a incidência de insuficiência renal aguda em 38% (p = 0, 001) e a necessidade de diálise em 35%. Porém, esses achados não foram estatisticamente significativos (p = 0,08). A terapia intensiva de insulina também foi associada ao aumento do risco de hipoglicemia (p < 0,00001).[31]

Um estudo recente, realizado em uma unidade cirúrgica de terapia intensiva por van den Berghe et al., sugere que a hiperglicemia pode potencializar a resposta pró-inflamatória, enquanto a insulina tem o efeito oposto. Além disso, evidências sugerem que o controle glicêmico estrito melhora o desempenho de pacientes criticamente doentes.[29]

Alguns estudos sugerem que o controle glicêmico estrito para pacientes em uso de insulina pode restaurar o equilíbrio entre os mediadores pró e anti-inflamatórios, exercendo um papel imunomodulatório da insulina na sepse e melhorando o prognóstico dos pacientes criticamente enfermos.[8,15,32] Um estudo prospectivo e randomizado que envolveu 1.548 pacientes criticamente enfermos, com estadia em UTI de pelo menos 5 dias, mensurou os níveis de proteína C reativa (PCR) em dois grupos. Um grupo recebeu tratamento intensivo de insulina e outro grupo recebeu tratamento convencional. Os níveis foram mensurados em 24 horas de admissão, no 5º e no 15º dia ou no último dia de internação, respectivamente. Observou-se um decréscimo dos níveis de PCR em todos os intervalos de tempo nos quais as amostras foram estudadas. Essa queda foi substancialmente maior no grupo de tratamento intensivo de insulina.[19]

A manutenção da normoglicemia com terapia intensiva de insulina durante doenças críticas protege o endotélio, contribuindo para a prevenção de falência orgânica e morte.[21] Isso foi evidenciado em um estudo realizado por Langouche em 2005, por meio de um ensaio clínico e randomizado que estudou a expressão dos níveis séricos de óxido nítrico (NO), ICAM-I molécula de adesão intercelular – I(ICAM-I), PCR e diversas citocinas, entre elas IL-1, IL-6, IL-8, TNF-alfa e outras, no qual os pacientes em terapia intensiva obtiveram, por pelo menos sete dias, resultados melhores que os de terapia convencional. Nos pacientes tratados com terapia intensiva de insulina, houve um aumento da expressão da enzima óxido nítrico sintetase (NOS) com consequente liberação de óxido nítrico, um vasodilatador que diminui a adesão de moléculas como ICAM, assim como de citocinas pró-inflamatórias.[21]

Os ensaios de van den Berghe não sugerem associação entre o aumento de mortalidade com altas doses de insulina.[4,9,20,24,28,29] Porém, em um estudo prospectivo e randomizado realizado por Finney em 2003, que envolveu 531 pacientes adultos em UTI cujo os níveis de glicose sanguínea foram mantidos entre 90 a 145 mg/dL, os pacientes foram classificados em seis faixas diferentes de controle glicêmico: hipoglicêmicos (glicemia < 80 mg/dL), estreitos (glicemia entre 80 e 110 mg/dL), normais (111 a 144 mg/dL), intermediários (145 a 180 mg/dL), liberais (181 a 200 mg/dL) e hiperglicêmicos (glicemia > 201 mg/dL). Concluiu-se que, nos pacientes com glicemia controlada entre 111 e 144 mg/dL, o aumento da administração de insulina foi associado positiva e significativamente com a mortalidade na UTI (OR 1,02; IC 95%; intervalo de confiança 1,01 a 1,04). Além disso, em todas as faixas de controle glicêmico, o aumento da administração de insulina foi associado significativamente ao risco de morte (OR > 1,0), levando a crer que o controle absoluto dos níveis de glicose sanguínea, mais do que níveis excessivos de insulina, exerce um papel na redução de mortalidade.[32] Em pacientes que ficaram internados por menos de três dias, o aumento da dose diária de insulina para manter os níveis de glicose sanguínea foi associado ao aumento de mortalidade.[33]

Diversos estudos evidenciaram que a hiperglicemia é associada com resultados adversos, incluindo aumento de mortalidade. Entre esses estudos, foi mencionado anteriormente o ensaio de van den Berghe, que mostrou redução de 43% na mortalidade entre pacientes internados em unidades de terapia intensiva cirúrgica com manutenção estrita da glicemia entre 80 e 110 mg/dL.[24] Estudos subsequentes, com terapia intensiva de insulina em grupos diferentes de pacientes, têm focalizado outros aspectos dessa terapêutica como redução nos dias em ventilação mecânica, redução nos dias de internação hospitalar e menores índices de infecção e apontam para maior risco de eventos hipoglicêmicos.[34]

Um ensaio multicêntrico internacional, publicado em 2009, que envolveu 6.104 pacientes de diferentes tipos de UTI que foram randomizados em dois grupos de estudo (intensivo – glicemia entre 81-108 mg/dL – e convencional – glicemia menor que 180 mg/dL), ocorreram 1.580 mortes, dentre essas 27,5% eram do grupo intensivo e 24,9% do grupo convencional (p = 0,02). Eventos hipoglicêmicos incidiram em 6,8% dos pacientes do grupo intensivo e em 0,5% dos pacientes do grupo convencional (p < 0,001).[35]

Griesdale et al. publicaram uma meta-análise de 26 estudos randomizados envolvendo 13.567 pacientes, na qual concluíram que a terapia intensiva de insulina não fornece benefício global na redução da mortalidade, mas que pode diminuí-la entre o grupo de pacientes cirúrgicos em UTI.[36]

As diferenças apresentadas nos estudos analisados são provavelmente decorrentes de diversos fatores, entre os quais os diferentes tipo de doentes, de unidades de terapia intensiva, de protocolos de insulinização e de monitorização da glicose sanguínea.[24,36]

Apesar das achados discordantes, a terapia intensiva de insulina tem sido recomendada como padrão para o tratamento de pacientes críticos pela Associação Americana de Diabete e usado na prática clínica frequentemente. Entretanto, muitas questões ainda permanecem sem respostas. Vale salientar que a glicemia ideal é aquela controlada o mais precocemente possível, com o uso da menor dose de insulina para evitar possíveis efeitos deletérios do excesso de insulina e manter apenas os efeitos benéficos elucidados anteriormente.[37]

HIPOGLICEMIA EM UTI

A contrarregulação normoglicêmica depende principalmente dos níveis de insulina e glucagon. A insulina secretada nos períodos pós-prandiais inibe a glicogenólise e gliconeogênese, promove o armazenamento da glicose pelo fígado, estimula a formação de glicogênio e aumenta a síntese de lipídios. Além disso, disponibiliza a glicose para uso tecidual.[38]

Nos períodos de jejum, os níveis glicêmicos são mantidos pelo estímulo à glicogenólise e gliconeogênese, mediados principalmente pela produção dos hormônios contrarreguladores (adrenalina, noradrenalina, cortisol, glucagon e hormônio do crescimento). A produção hepática de glicose ocorre inicialmente a partir do glicogênio pré-formado, entretanto, a capacidade do glicogênio hepático em manter os níveis plasmáticos de glicose limita-se em 8 a 12 horas ou até menos tempo depois de um período de exercício ou doença.[38] Após esse período, os níveis glicêmicos são mantidos por mais tempo à custa do estímulo à gliconeogênese, que é ativada vagarosamente.

Nos pacientes em uso de insulina exógena, assim como em situações normais, a resposta fisiológica para a manutenção dos níveis glicêmicos também se dá pelo aumento da produção dos hormônios contrarreguladores.

Em situações desfavoráveis à manutenção da normoglicemia, os níveis glicêmicos ficam descontrolados. A hipoglicemia é considerada uma ocorrência relativamente comum na prática clínica e caracteriza-se por níveis glicêmicos inferiores a 70 mg/dL. Diversos fatores têm sido associados à hipoglicemia em pacientes hospitalizados, entre eles: alteração do estado nutricional, insuficiência cardíaca, doenças hepáticas e renais, câncer, sepse e choque.[39,40] Ocasionalmente, a hipoglicemia também pode estar presente na insuficiência adrenal.[41,42] Eventos iatrogênicos podem levar à hipoglicemia, incluindo redução súbita nas doses de corticosteroide, excessos na terapêutica insulínica, administração inadvertida de medicamentos antidiabéticos orais e diminuição na infusão de glicose intravenosa. Também pode ocorrer hipoglicemia em pacientes com alteração na capacidade de relatar sintomas, redução de ingestão oral, vômito, diminuição ou interrupção da dieta enteral ou parenteral.[42] Sepse, falência orgânica e hemodiálise foram consideradas fatores de risco para hipoglicemia em pacientes em uso de terapia intensiva de insulina.[42,43]

Embora seja difícil definir a partir de quais níveis glicêmicos os pacientes manifestam sinais e sintomas, sabe-se que os sinais autonômicos (p. ex., tremores, sudorese, palpitação, ansiedade, nervosismo, palidez, fraqueza e fome) surgem quando a glicemia apresenta-se inferior a 70 mg/dL. Quando o nível glicêmico encontra-se maior que 50 mg/dL, surgem sinais neuroglicopênicos (p. ex., cefaleia, mudanças do humor, irritabilidade, confusão, desorientação, esquecimento, perda da concentração e coordenação motora, tontura, visão dupla e fala confusa). Reações hipoglicêmicas severas como letargia, convulsões e inconsciência surgem quando os níveis glicêmicos encontram-se menores que 40 mg/dL, o que compromete a vida do paciente, podendo levar ao óbito ou provocar danos neurológicos cumulativos e permanentes.

A hipoglicemia por si é considerada um fator de risco independente para morte nos pacientes em terapia intensiva.[39-42,44] O encéfalo é quase totalmente dependente da glicose para obter seus suprimentos de energia, ao contrário da maioria dos órgãos, que podem recorrer aos ácidos graxos livres de cadeia longa mesmo na presença de glicose.[38] Como esse órgão praticamente não armazena glicose (na forma de glicogênio), a função encefálica normal depende continuamente do suprimento de glicose, conforme evidenciado pelo rápido surgimento de disfunção cerebral quando a glicemia diminui para níveis séricos abaixo do normal.[38] O cérebro necessita da mesma taxa de energia (derivada da glicose) tanto de dia quanto de noite, em vigília e durante o sono, em uma velocidade de aproximadamente 5 g por hora.[45]

A hipoglicemia é considerada a principal complicação associada à terapia intensiva de insulina, ocorrendo em torno de 2 a 11% dos pacientes.[4,23,43,44,46] Em um estudo realizado em 2006, em UTI mista, que envolveu 2.748 pacientes clínicos e cirúrgicos, a hipoglicemia ocorreu em 1,8% dos pacientes do grupo de tratamento convencional e 11,3% dos pacientes do grupo de tratamento intensivo com insulina (p < 0,0001). O aumento do risco de hipoglicemia foi inversamente proporcional à queda da média dos níveis de glicose sanguínea (2,9% com glicose > 150, 4,3% entre 110-150 e 10,7% quando menor ou igual a 110 mg/dL/dia – p < 0,0001). Também se observou hipoglicemia em pacientes que recebiam mais calorias. O risco de hipoglicemia em ambos os grupos coincidiu com alto risco de morte. Sepse, falência orgânica e hemodiálise foram considerados fatores de risco para hipoglicemia no grupo de tratamento intensivo.[4]

Assim, o risco aumentado para hipoglicemia a que estão expostos os pacientes, quando submetidos a um tratamento mais intensivo para obtenção de um controle glicêmico adequado, representa um motivo de preocupação entre os profissionais, especialmente em UTI. O diagnóstico oportuno de hipoglicemia é fundamental, uma vez que a hipoglicemia é usualmente reversível com a administração de glicose hipertônica e interrupção do fator causal. Outro motivo importante é que o grau da injúria depende da rapidez com que o tratamento é iniciado.[42]

INTERVENÇÕES DE ENFERMAGEM NAS ALTERAÇÕES GLICÊMICAS EM TERAPIA INTENSIVA

As alterações glicêmicas em pacientes críticos são definidas de forma genérica na hiperglicemia e hipoglicemia, oriundas de diversas causas, em grupos de pacientes críticos diabéticos e não diabéticos.

Estudos atuais defendem que o paciente crítico hiperglicêmico deve ser tratado de maneira intensiva, para manter os níveis glicêmicos entre 80 a 110 mg/dL, com infusão contínua de solução de insulina. O tratamento suplementar da hiperglicemia também inclui a reposição hídrica nos casos de cetoacidose diabética, síndrome hiperglicêmica hiperosmolar e distúrbios eletrolíticos.

A hipoglicemia é prontamente revertida com tratamento adequado e interrupção do fator causal. Para pacientes conscientes que estejam se alimentando, é recomendada a administração de 15 a 20 g de carboidrato de rápida absorção, com repetição a cada 15 minutos, se necessário. Para pacientes letárgicos ou inconscientes, a administração de solução hipertônica de glicose intravenosa (50 mL de glicose a 50%) ou de 1 mg de glucagon por via subcutânea ou intramuscular pode reverter o quadro.[23] A manutenção de uma fonte calórica contínua impede episódios de repetição.

A enfermagem é essencial no manejo de distúrbios glicêmicos com cuidados que incluem vigilância do paciente quanto aos sinais de hiper e hipoglicemia, monitoração hídrica, laboratorial e nutricional, controle da glicemia, preparo e administração da solução de insulina, suplementação de glicose e insulina em esquema de administração em bolus e infusão intravenosa contínua de insulina.

Um plano assistencial de enfermagem específico para os descontroles glicêmicos deve contemplar os cuidados descritos a seguir.

Controle dos sinais de hiperglicemia e hipoglicemia

- Observar sinais de hiperglicemia: poliúria, polidipsia, polifagia, perda de peso, fraqueza, pele e mucosas secas, diminuição do turgor cutâneo, olhos encovados, rubor facial, visão turva, náuseas, vômitos, dor abdominal, sonolência, desorientação, letargia, hálito cetônico, hipotensão, taquicardia hiperventilação de Kussmaul (respiração ampla e acelerada), alterações do nível de consciência e crises convulsivas.[23,38,44,46]
- Observar sinais de hipoglicemia. Adrenérgicos: taquicardia, sudorese, palidez, extremidades frias e tremor. Neurológicos: rebaixamento do nível de consciência, confusão, irritabilidade, cefaleia, vertigem, fala empastada e síncope.[23,38,44,46]

Monitorização hídrica, laboratorial e nutricional

- Avaliar continuamente as condições da pele para hidratação (turgor, perfusão periférica e ressecamento de mucosas) e mensurar pressão venosa central (PVC), pressão de capilar pulmonar (PCP) e diurese.[31]
- Instalar e controlar rigorosamente a hidratação, uma vez que a reposição adequada de líquidos é fundamental para reduzir as concentrações da gli-

cose sanguínea e a hiperglicemia pode persistir mesmo com insulinoterapia adequada quando a reposição não é eficaz.[45]

- Verificar exames laboratoriais (sódio, potássio) e monitorar contraturas musculares e alterações eletrocardiográficas que denotem sinais precoces de desequilíbrio dos níveis de potássio.[23,46]
- Controlar o peso e estado nutricional do paciente e verificar a adequação da oferta de glicose (necessidade de dieta enteral, parenteral ou glicose contínua),[1,44-46] visto que o controle glicêmico é afetado diretamente pelo descontrole ou mau controle nutricional, podendo acarretar episódios de hiperglicemia ou hipoglicemia.

Controle de glicemia

Na grande maioria dos estudos abordados, o controle glicêmico dos pacientes críticos em terapia intensiva de insulina foi realizado por meio da coleta de sangue de uma via arterial, visto que pacientes críticos normalmente apresentam instabilidade hemodinâmica, fazendo-se necessário o controle de pressão arterial invasiva.[4,9,24,25,27,28] Nesses pacientes, o controle da glicemia capilar pode ser prejudicada pelas condições de perfusão e permeabilidade vascular dos pacientes, que frequentemente apresentam edema, má perfusão periférica e abundante transudato de membros superiores e inferiores.[46]

- A enfermagem deve controlar rigorosamente os sinais de formação de equimoses, dor nas extremidades dos membros em decorrência das punções frequentes e condição da extremidade para punção, atentando para edema, má perfusão periférica e sinais infecciosos.[23]
- Deve-se seguir esquema de rodízio em locais de punção, ou seja, ao escolher o local de coleta de amostra sanguínea para glicemia ou outros exames, seguir a ordem preferencial recomendada: arterial, periférica e venosa central.[38,42,45]

Suplementação em *bolus*

Em algumas situações de hiperglicemia em pacientes críticos, a tentativa de correção da glicemia se dá pela administração de insulina em *bolus* por via venosa, seguida de infusão intravenosa contínua. Nesses casos, os pacientes precisam ser observados principalmente em relação aos sinais de rebaixamento do nível de consciência e déficit de potássio, visto que a queda abrupta da glicemia decorrente de grandes doses de insulina pode reduzir muito a osmolalidade plasmática, com desvio de líquido e potássio para o espaço intracelular. Os benefícios da insulinoterapia em baixas doses incluem a redução do risco de hipoglicemia, hipocalemia e edema cerebral.[23]

A hipoglicemia é revertida facilmente por meio da administração de glicose hipertônica em bolus por via intravenosa. Para essa medida, a enfermagem deve ter cuidados essenciais, por exemplo, lavar a via venosa com solução salina isotônica após a administração de glicose, com a finalidade de prevenir flebite e precipitação da solução na parede interna do cateter venoso e controlar a glicemia após 15 minutos da correção com glicose.[23,45]

Se a opção médica for utilizar insulina por via subcutânea, a enfermagem deve observar as condições do tecido subcutâneo do paciente para otimizar a absorção da insulina. Presença de edema importante, enfisema subcutâneo, nódulos e hematomas nos locais propostos para a administração de insulina devem ser comunicados ao médico.[23,45] Uma vez que é comum a utilização da via subcutânea para outros fins nos centros de terapia intensiva, a enfermagem deve estar treinada e capacitada para observar e comunicar as reais condições de utilização dessa via para insulinização dos pacientes e realizar rodízio nos locais de punção.

Preparo e administração da solução de insulina contínua intravenosa

Uma revisão bibliográfica realizada em 2008, que teve como objetivo identificar os agentes causais da adsorção de insulina em soluções intravenosas e verificar as estratégias utilizadas para reduzir tal ação, concluiu que a adsorção de insulina variou de 3 a 80%, sendo relacionada com diversos fatores, como tipo de material utilizado, área de superfície dos frascos, velocidade de infusão da solução insulínica, concentração da insulina e diluente. Entre os achados, evidenciou-se que os frascos de polipropileno apresentaram menor adsorção, enquanto os de vidro apresentaram maior perda de insulina. Concluiu-se também que os frascos de superfície interna menor e os equipos curtos apresentaram menor perda insulínica. De acordo com os estudos, as soluções com insulina podem ser trocadas a cada 24 horas, uma vez que os estudos analisados não demonstraram maior adsorção de insulina em soluções em contato com os materiais de infusão por maior período.[47] Como a adsorção ocorreu de forma máxima nos primeiros 100 mL do efluente, os locais de saturação e aderência na extensão do equipo permanecem livres por mais tempo para infusões de pequeno volume e baixa velocidade, até que um volume suficiente da infusão flua pelo sistema e preencha todos os sítios de saturação. As estratégias utilizadas para minimizar a adsorção de insulina foram o acréscimo de albumina a 25% na solução insulínica e a pré-exposição do equipo por um período de pelo menos 30 minutos, com lavagem prévia do equipo com solução de insulina de pelo menos 50 mL de forma lenta.[47]

A seguir apresenta-se um resumo dos cuidados de enfermagem no preparo e na administração de terapia intensiva de insulina em pacientes críticos (Quadro 36.1).

Quadro 36.1 Cuidados de enfermagem no preparo e na administração de insulina em infusão contínua.

Preparar a solução de insulina com técnicas que minimizem a adsorção: utilizar frasco de polipropileno com menor superfície interna, utilizar equipos curtos, lavar o equipo com pelo menos 50 mL da solução de forma lenta, preparar a solução 30 a 60 minutos antes do início da infusão.[44]

Instalar e controlar rigorosamente a infusão contínua de insulina regular endovenosa em bomba de infusão. As infusões devem ser trocadas a cada 24 horas.[44]

Verificar a adequação da oferta de glicose (necessidade de dieta enteral, parenteral ou glicose contínua).[41-43]

Verificar a glicemia e, se necessário, reduzir a infusão ou interromper a infusão de insulina para garantir uma fonte de glicose e monitorização glicêmica mais frequente.

Pausar a infusão na falta de aporte calórico (descontinuidade da dieta enteral/parenteral ou glicose para exames/transportes).

Realizar controle glicêmico a cada 1 ou 2 horas.

RESUMO

Diversos estudos de referência têm demonstrado a importância do controle glicêmico para a diminuição da morbidade e mortalidade em pacientes críticos. Os efeitos deletérios da hiperglicemia foram constatados tanto em pacientes críticos com diagnóstico prévio de diabetes quanto naqueles com hiperglicemia desencadeada pelo estresse. Evidências apontam que o controle da hiperglicemia em níveis normais reduz as comorbidades em pacientes clínicos e cirúrgicos em UTI. Para atingir essa meta, cada vez mais são adotados os protocolos de infusão contínua de insulina por via endovenosa na prática clínica. A enfermagem está diretamente relacionada ao controle e manutenção da normoglicemia, sendo de fundamental importância para o alcance das taxas normais de glicose sanguínea por meio do conhecimento, monitoração, cuidado e controle metabólico do paciente e do procedimento.

PROPOSTAS PARA ESTUDO

1. Descrever a fisiopatologia da hiperglicemia em pacientes críticos.
2. Quais são as principais catecolaminas que atuam no estresse e como elas desencadeiam a hiperglicemia?
3. Quais são os efeitos da hiperglicemia na doença crítica?
4. Como controlar a hiperglicemia na doença crítica?
5. Quais são os principais benefícios do controle glicêmico para pacientes criticamente enfermos?
6. Qual é o principal impacto da terapia intensiva de insulina em UTI?
7. Como monitorar o paciente em uso de insulina contínua por via endovenosa?
8. Qual é o principal risco do controle da glicemia com terapia intensiva de insulina?
9. Como minimizar esse risco?
10. Cite os fatores associados à hipoglicemia em UTI.
11. Cite as vantagens e desvantagens do controle glicêmico intensivo em pacientes críticos.
12. Quais são os cuidados de enfermagem em pacientes em terapia intensiva de insulina?

REFERÊNCIAS BIBLIOGRÁFICAS

1. Sociedade Brasileira de Diabetes. Métodos e critérios para o diagnóstico de diabete melito. In: Diretrizes da Sociedade Brasileira de Diabetes. São Paulo: AC Farmacêutica, 2015. p. 9-11.
2. Branco RG, Tasker RC, Garcia PCR, Piva JP, Xavier LD. Glicemic control and insulin therapy in sepsis and critical illness. J Pediatr 2007;83(Suppl):S128-136.
3. Robinson LE, Van Soeren MH. Insulin resistance and hyperglycemia in critical illness: role of insulin in glycemic control. Advanc Crit Care 2004;15(1):45-62.
4. Van Den Berghe G, Wilmer A, Hermans G, Meersseman W, Wouters PJ, Bouckaert B et al. Intensive insulin therapy in mixed medical/surgical intensive care units. Am Diab Assoc 2006;55:3151-9.
5. Clowes GH, Martin H, Walji S, Hirschi E, Gazitua R, Goodfelow R. Blood insulin responses to blood glucose levels in high output sepsis and septic shock. AM J Surg 1985;135:577-83..
6. Dahn MS, Jacobs LA, Smith S, Hans B, Lange MP, Mitchell RA, et al. The relationship of insulin production to glucose metabolism in severe sepsis. Arch Surg 1985;120:166-72.
7. Cryer, PE. Cathecolamines, pheocromocytoma and diabetes. Diab Rev 1993;1:309-17.
8. MariK PE, Zaloga GP. Adrenal insufficiency in the critically ill: a new look at an old problem. Chest 2002;122:1784-96.
9. Van Den Berghe G. Neuroendocrine pathobiology of cronic illness. Crit Care Clin 2002;18:509-28..
10. Gonçalves FC, Bersani-Amado FA, Baroni S, Souza J, Fernandes CAM, Elias RGM et al. Influência do tratamento com metformina sobre a tolerância à glicose induzida por corticosteroides em ratos. Wistar. Acta Sci. Health Sci 2006;28(2):147-52.
11. Rhonda M, Pacanowski MA, Pepine CJ. Cardiovascular therapies and associated glucose homeostasis: implications across the dysglycemia continuum. J Am Coll Cardiol 2009;3;53(5 Suppl):S28-34.

12. Silva E, Knobel E, Figueiredo LFP. Drogas vasoativas. In: Knobel E et al. Terapia Intensiva - Hemodinâmica. São Paulo: Atheneu; 2005. p. 199-213.
13. Goodman LS. As bases farmacológicas da terapêutica. 6.ed. Rio de Janeiro: Guanabara-Koogan; 1983. p. 50-76.
14. Marik PE, Raghavan, M. Stress-hiperglycemia, insulin and immunomodulation in sepsis. Intensive Care Med 2004;30:748-56.
15. McCowen, KC, Malhotra A, Bristian BR. Stress induced hyperglycemia. Crit Care Clin 2001;17:107-24.
16. Minneci PC, Deans KJ, Banks SM, Eichacker PQ, Natanson C. Meta-analysis: the effect of steroids on survival and shock during sepsis depends on the dose. Ann Intern Med 2204;141:47-56.
17. Juruena MFJ, Cleare AJ, Pariante C. The hypothalamic pituitary adrenal axis, glucocorticoid receptor function and relevance to depression. Rev Bras Psquiatr 2004;26(3):189-201.
18. Mizock BA. Alterations in fuel metabolism in critical illness hyperglycemia. Best Pract Res Clin Endocrinol Metab 2001;15:533-51.
19. Hansen TK, Thiel S, Wouters PJ, Christiansen, JS, Van den Berghe G. Intensive insulin therapy exerts antiin-flammatory effects in critically ill patients and counteracts the adverse effects of low mannose-binding lectin levels. J Clin Endocrinol Metab 2003;88(3):1082-8.
20. Van den Berghe G. How does glucose control with insulin save lives in intensive care? J Clin Invest 2004;114(9):1187-95.
21. Langouche L, Vanhorebeek I, Vlasselaers D, Perre SV, Wouters PJ, Skogstrand K et al. Intensive insulin therapy protects the endothelium of critically ill patients. J Clin Invest 2005;115(8):2277-86.
22. Pittas AG, Siegel RD, Lau J. Insulin therapy for critically ill hospitalized patients. A meta-analysis of randomi-zed controlled trials. Arch Intern Med 2004;164:2005-11.
23. Funnel MM, et al. A core curriculum for diabetes education . 3.ed. American Association of Diabetes Edu-cators. Chicago: Illinois, 1998.
24. Van den Berghe G, Wouters P, Weekers F, Verwaest C, Bruyninckx F, Schetz M et al. Intensive insulin therapy in critically ill patients. N Engl J Med 2001;345:1359-67.
25. Vanhorebeek I, Peeters RP, Perre SV, Jans I, Wounters PJ, Skogstrand K et al. Cortisol response to critical illness: effect of intensive insulin. J Clin Endoc Med 2006;91:3803-13.
26. Clement S, Brainthwaite SS, Magee MF, Ahannn A, Smith EP, Schafer RG, Hirsch IB. Management of diabe-tes and hyperglycemia in hospitals. Diab Care 2004;553-91.
27. Trence DL, Kelly JL, Hirsch IB. The rationale and management of hyperglycemia for in-patients with cardio-vascular disease: time for change. J Clin Endocrinol Metab 2003; 88(6):2430-37.
28. Van Den Berghe G, Wilmer A, Hermans G, Meersseman W, Wouters PJ, Milants I et al. Intensive insulin therapy in the medical ICU. N Engl J Med 2006;354:449-61.
29. Van Den Berghe G, Wouters PJ, Bouillon R, Weekers F, Verwaest C, Schetz M et al. Outcome bene-fit of intensive insulin therapy in the critically ill: insulin dose versus glycemic control. Crit Care Med 2003;31:359-66.
30. Hermans G et al. Impact of intensive insulin therapy on neuromuscular complications and ventilator depen-dency in the medical intensive care unit. Am J Resp Crit Care Med 2006;175:480-9.
31. Thomas G, Rojas MC, Epstein SK, Balk EM, Liangos O, Jaber BL. Insulin therapy and acute kidney injury in critically ill patients. A sistematic review. Nephrol Dial Transplant 2007;22:2849-55.
32. Umpierrez GE, Isaacs SD, Bazargan N, You X, Thaler LM, Kitabchi AE. Hyperglycemia: an indepen-dent marker of in-hospital – mortality in patients with undiagnosed diabetes. J Clin Endocrinol Metab 2002;87(3):978-82.
33. Finney SJ, Zekveld C, Elia A, Evans TW. Glucose control and mortality in critically ill patients. JAMA 2003;290:2041-7.

34. Wiener RS, Wiener DC, Larson RJ. Benefits and risks of tight glucose control in critically ill adults: A meta-analysis. JAMA 2008;300(8):933-44.
35. NICE-SUGAR Study Investigators. Intensive versus conventional glucose control in critically ill patients. N Engl J Med 2009;360:1283-97.
36. Griesdale DEG, Souza RJ, Dam RMD, Heyland DK, Cook DJ, Malhotra A et al. Intensive insulin therapy and mortality among critically ill patients: a meta-analysis incluind NICE SUGAR study data. CMAJ 2009;180(8):821-7.
37. American Diabetes Association. Diabetes care in the hospital, nursing home, and skilled nursing facility. Diabetes Care 2015;38(Suppl 1):S80-5.
38. Knobel E. Condutas no paciente grave. 2.ed. São Paulo: Atheneu, 1999.
39. Service FJ. Hypoglycemic disorders. N Engl J Med 1995;332:1144-52.
40. Vriesendorp TM, Santen SV, DeVries JH, Jonge E, Rosendal FR, Schults MJ et al. Predisposing factors for hipoglycemia in the intensive care unit. Crit Care Med 2006;34(1):96-1.
41. NICE-SUGAR Study Investigators. Hypoglycemia and risk of death in critically ill patients. New Engl J Med 2012;367(12):1108-18.
42. Bates, DW. Unexpected hypoglycemia in a critically ill patient. Ann Intern Med 2002;137(2):110-6.
43. Polderman K, Girbes ARJ. Intensive insulin therapy: of harm and health, of hypes and hipoglycemia. Crit Care Med 2006;34(1):246-428.
44. Fisher JE, Lees JA, Newman JH. Hypoglycemia in hospitalized patients. Causes and outcomes. N Engl J Med 1986;315:1245-50.
45. Hudak CM, Gallo BM. Cuidados intensivos de enfermagem: uma abordagem holística. 6.ed. Rio de Janeiro: Guanabara Koogan, 1997.
46. Diener JRC, Prazeres CEE, Rosa CM, Alberton UC, Ramos CCS. Avaliação da efetividade e segurança do protocolo de infusão de insulina de Yale para o controle glicêmico intensivo. Rev Bras Ter Int 2006; 18(3):268-75.
47. Lima SA, Andreoli RLF, Grossi SAA, Secoli SR. Insulina intravenosa: controvérsias sobre o processo de adsorção nos dispositivos de infusão. Rev Gaúcha Enferm 2008;29(2):292-300.

PARA SABER MAIS

https://www.studies.thegeorgeinstitute.org/nice.
http://www.diabetes.org.br.
http://www.diabetes.org.

37

Avaliação e controle da dor aguda no paciente adulto crítico

Magda Aparecida dos Santos Silva
Dayse Maioli Garcia
Cibele Andrucioli de Mattos Pimenta

PONTOS A APRENDER

1. Mecanismos da dor aguda.
2. Repercussões da dor aguda.
3. Fatores que influenciam no controle da dor.
4. Avaliação da dor.
5. Tratamento da dor.
6. Papel da equipe de enfermagem no controle da dor aguda.

PALAVRAS-CHAVE

Dor aguda, cronificação da dor aguda, dor em UTI, tratamento da dor, controle da dor, analgésicos, avaliação da dor, mensuração da dor, analgésicos, opioides efeitos adversos dos grupos analgésicos, enfermagem, programa educativo, meios físicos, relaxamento, imaginação dirigida.

ESTRUTURA DOS TÓPICOS

Introdução. Avaliação da dor. Tratamento farmacológico da dor. Ação do enfermeiro no tratamento farmacológico da dor. Tratamento não farmacológico da dor. Considerações finais. Resumo. Propostas para estudo. Referências bibliográficas.

INTRODUÇÃO

Dor é uma experiência individual e multidimensional que compreende os processos de nocicepção, transdução e percepção dolorosa. Nocicepção é a detecção do dano tecidual (mecânico ou químico) por transdutores especializados do sistema nervoso periférico (nociceptores). Transdução é a condução do estímulo doloroso da periferia às diversas estruturas do sistema nervoso central (SNC). O estímulo doloroso evoca respostas neuroendócrinas e comportamentais que visam a adaptação à dor, uma vez que ela representa uma ameaça à integridade do indivíduo.

Percepção é a interpretação desse estímulo, que evoca respostas físicas, emocionais e sociais denominadas comportamento doloroso. A percepção compreende o "conhecimento" da dor (ter consciência de onde dói, como dói, quanto dói, por que dói, o que fazer etc.) e está sempre acompanhada por algum grau de sofrimento (desconforto emocional), que é manifestado pelo comportamento doloroso (fazer algo ou não, dizer algo ou não) com a intenção de comunicar a dor e o sofrimento, buscar ajuda e diminuir a sensação de desconforto.[1] O comportamento doloroso envolve o choro, a solicitação de analgésico, o gemido, a imobilidade, a contração da musculatura, a massagem na área dolorosa, entre outros.

As respostas à dor aguda são complexas. A dor aguda é de caráter transitório, está associada ao dano tecidual, evoca respostas neuroendocrinas vívidas do tipo "fuga e ataque" e apresenta duração relacionada à cura da doença ou da lesão.[2] A dor aguda tem função protetora, visto que sinaliza a existência de um agente nocivo ao organismo e favorece a liberação de fatores que auxiliam na restauração dele. No entanto, quando intensa, persistente e inadequadamente tratada, pode ser deletéria, em razão das respostas exacerbadas e prolongadas.[3,4] A dor aumenta a secreção de catecolaminas, cortisol, glucagon, vasopressina e aldosterona, ativa o sistema renina-angiotensina, responsáveis pelo catabolismo e reduz a síntese de insulina e testosterona, hormônios anabólicos importantes para a restauração.

A dor é frequente em pacientes críticos e pode estar relacionada a traumas mecânicos (cirurgias, fraturas, lesão de tecidos moles ou nervosos, punções, cateteres, curativos, etc), isquêmicos (úlceras por pressão e quadros isquêmicos) e a disfunções preexistentes (lombalgias, neuropatias, cefaleias crônicas, etc.).[5-8] Tais situações dolorosas são passíveis de prevenção e controle.

Repercussões orgânicas da dor

As repercussões orgânicas provenientes de controle inadequado da dor moderada a intensa são taquicardia, hipertensão arterial sistêmica e aumento do trabalho do miocárdio, do consumo de oxigênio e do risco de arritmias.[3,9] Além disso, há privação do sono, exaustão e desorientação, que podem levar a maior risco de *delirium* e agitação,[5-8] que elevam a morbidade e mortalidade em pacientes críticos.[5-8] Há relatos de que a dor está associada a maior incidência de estresse pós-traumático em sobreviventes de UTI.[10-14]

Outro aspecto importante da dor aguda, como a do pós-operatório, é a diminuição da expansibilidade pulmonar, que pode levar a pneumonia, considerada a principal causa de morbidade e mortalidade nesse período[15]. A dor torácica e abdominal alta, de moderada a intensa, enrijece a musculatura do diafragma e da parede torácica, dificulta a tosse e a respiração profunda, resultando em diminuição da capacidade pulmonar vital e residual funcional, atelectasia, pneumonia, entre outras.[4,16-19] Podem produzir alterações nos sistemas gastrintestinal, imunológico e hemostático e do estado emocional.[3,15]

Nessa miríade de impactos negativos da dor aguda de moderada a intensa, há o risco de cronificação da dor, cuja compreensão da fisiopatologia é ainda incompleta. No entanto, pela significativa prevalência de cronificação da dor aguda, esse tema tem se tornado uma preocupação. Sabe-se que há participação de fatores biológicos incluindo sensibilização central, mudanças da neuroplasticidade, alteração da modulação da dor e alterações da "neuromatriz". Dor persistente, dor preexistente, tipo de personalidade (estresse, ansiedade, depressão), extensão, duração e sítio cirúrgico, idade e procedimentos que envolvem lesão nervosa, parecem ser fatores para a cronificação da dor aguda.[20,21] Tem-se como possibilidade de prevenir o risco de cronificação da dor a redução da resposta nociceptiva ao estímulo doloroso, por meio da analgesia preventiva (aquela feita antes da lesão que originará dor) e analgesia adequada durante o período álgico, a educação pré-operatória, visando controlar estresse e ansiedade, e a minimização da duração e trauma cirúrgico.[22]

Relatos sobre prevalência de cronificação da dor aguda variam entre 5 a 80%,[23-26] o que demonstra o pouco conhecimento sobre o tema. O Quadro 37.1 apresenta exemplos que relacionam o sítio cirúrgico e a manifestação de dor crônica.

Quadro 37.1 Sítio cirúrgico e a manifestação de dor crônica.

Amputação de membro	Dor de coto, dor de membro fantasma, síndrome miofascial
Toracotomia	Neurite intercostal, síndrome miofascial, costocondrite
Mastectomia	Neurite traumática, síndrome miofascial, ombro congelado, linfedema
Coluna	Aracnoidite, síndrome miofascial
Revascularização do miocárdio	Neurite traumática, costocondrite, síndrome miofascial
Membros	Síndrome complexa de dor regional, síndrome miofascial, ombro congelado
Hernioplastia	Neurite traumática

Fonte: Sadatsune et al.[21]

Prevalência de dor

É muito frequente a dor no paciente crítico, considerada significativa, (33 a 90%)[6,27] e apresenta episódios prolongados (33 a 50%)[27,28] e magnitude moderada ou intensa (63 a 87%).[28] No pós-operatório de cirurgias torácicas, a dor está presente ao repouso, à inspiração profunda, à tosse e à movimentação.[29-31] A incidência e a magnitude da dor dependem da extensão da lesão e do protocolo analgésico (tipo e dose de medicamentos, regime de administração e vias de infusão).[32]

Estudo de prevalência que avaliou 1.490 pacientes cirúrgicos hospitalizados recebendo analgesia, segundo um protocolo analgésico, verificou que dor moderada a intensa estava presente em 41% dos doentes no dia da cirurgia, 30% no primeiro dia após a cirurgia e 19%, 16% e 14% no segundo, terceiro e quarto dias, respectivamente. Os autores verificaram que, segundo o tipo de cirurgia, houve alta prevalência de dor moderada a intensa em cirurgia abdominal (30 a 55%), em cirurgia de membros inferiores (20 a 71%) e cirurgia de coluna (30 a 64%).[33]

Fatores dificultadores e facilitadores para o controle da dor

Embora a terapêutica analgésica da dor aguda seja considerada simples e bem estabelecida, persistem relatos de dor moderada e intensa.

Os avanços dos medicamentos e dos métodos de administração de analgésicos não foram suficientes para garantir o alívio adequado da dor, como demonstram diversos estudos há mais de três décadas. Falhas relacionadas à avaliação, ao desconhecimento e aos medos infundados sobre o tratamento da dor e uso de opioides e a não priorização do controle da dor são apontados como causas. Uma parcela significativa de pacientes relata dificuldade em expressar dor verbalmente e solicitar analgésicos, demora no recebimento dos analgésicos e dor pior que a esperada.[28]

Fatores que contribuem negativamente para o controle da dor são considerados dificultadores. Estão relacionados a atitudes negativas do indivíduo, do profissional ou do paciente em relação ao uso de analgesia e tratamento da dor. Esses conceitos podem ser desencadeados por fatores ambientais, como local de trabalho, hierarquia e normas da instituição.

Fatores Dificultadores

Disfunções neurológicas, alteração do nível de consciência, efeito anestésico residual ou presença de cânula orotraqueal dificultam a comunicação do paciente com a equipe.[34-37] Pacientes críticos, intubados e com comunicação prejudicada, por vezes, expressam dor pela agitação psicomotora. Se essa agitação não for interpretada de forma adequada, pode haver exagero na sedação, o que expõe o paciente a riscos desnecessários[38].

A dor pode ser aliviada não apenas em pacientes com barreiras de comunicação. Alguns estudos apontam que, mesmo quando os pacientes não apresentam restrição à verbalização, algumas vezes não comunicam a presença de dor, em razão de sua personalidade passiva[39] e da crença de que os enfermeiros farão a melhor escolha para o tratamento.[40] O profissional, por acreditar que o paciente pode suportar a dor em decorrência do medo dos analgésicos e por não ter o alívio da dor como prioridade, estimula o paciente a suportá-la.[36,40-43] A falta de um método de investigação e registro de dor padronizado é apontada como causa para o inadequado alívio da dor.[44] No entanto, a avaliação da dor parece estar incorporada à rotina de trabalho dos enfermeiros,[45] em especial quando há políticas institucionais.

O enfermeiro é muitas vezes um obstáculo para o controle da dor, uma vez que pode considerar-se mais capaz do que o paciente para julgar a dor ou temer o uso de analgésicos opioides. Estudos que investigaram o conhecimento do enfermeiro sobre a dor dos pacientes observaram a subestimação da dor e a administração insuficiente de analgésicos[36,46-54] apontando como fator agravante o fato de os enfermeiros não terem ciência de que estavam desprezando a frequência e a intensidade da dor.[36,48,50,52] Além disso, em decorrência do temor em decidir sobre o uso de analgésico, os enfermeiros subadministram os analgésicos quando acham necessário[39] e perdem a chance de atuar de modo adequado para o controle da dor.[30,36,39,48,55] Ideias errôneas sobre o risco de vício e depressão respiratória (superestimação dos riscos) são a causa do medo do uso de opioides entre profissionais[39,56] e pacientes.[32,46,56]

A falta de priorização do alívio da dor pelo enfermeiro é também uma barreira importante. Pesquisadores observaram que, mesmo quando o paciente manifestava sinais de dor, os profissionais mantinham suas atividades de rotina, como fazer os registros dos sinais vitais, trocar curativos e administrar medicações.[43] Atrasos na administração de analgésicos são frequentemente relatados na literatura.[30,37,48,57] Por outro lado, profissionais com atitudes mais positivas em relação à dor e seu controle foram mais propensos a administrar opioides.[58] A sobrecarga de trabalho pode ser uma barreira para o tratamento da dor.[30,53,57]

Outros fatores, como educação dos pacientes e dos enfermeiros, podem comprometer o controle do sintoma.[30,34,36-48,57,59] Barreiras organizacionais como prescrição médica não flexível, prescrição apenas quando o enfermeiro considera necessário, médicos não propensos a aceitar a opinião dos enfermeiros sobre a melhor opção para o paciente[30] e falta de médico na unidade para ajustes rápidos da terapia[43] reforçam o problema.

Fatores facilitadores

As organizações de saúde podem favorecer o alívio da dor por meio do reconhecimento da importância de seu tratamento, organização de cursos de treinamento e estabelecimento de padrões de avaliação e protocolos de tratamento.

Associações educacionais e processos de certificação

A partir de 1990, fortaleceu-se o reconhecimento da necessidade de um melhor controle da dor aguda, com o objetivo de proporcionar maior conforto ao paciente e melhorar os resultados cirúrgicos. As recomendações para melhorar o controle da dor e minimizar suas complicações no pós-operatório envolveram a centralização dos cuidados para a terapia analgésica (organização de grupos de dor), a educação dos profissionais e pacientes e a padronização de modelos de avaliação de dor e de protocolos analgésicos.

Em 1990, o Royal Colleges of Surgeons and Anaesthetists publicou recomendações sobre o controle da dor pós-operatória; a maior contribuição foi o estabelecimento de serviços de dor. Em 1991, a Joint Commission on Acreditation of Healthcare Organization (JCAHO) recomendou a inclusão de estratégias de avaliação e documentação sobre dor para pacientes terminais. Em 1992, a Agency for Health Care Policy and Research (AHCPR), do Departamento de Serviços Humanos e Saúde dos Estados Unidos, publicou um manual denominado Acute pain management: operative or medical procedures and trauma: clinical practice guideline. Nesse mesmo ano, a International Association for the Study of Pain – Task Force on Acute Pain, publicou o Management of acute pain: a practical guide. A American Society of Anesthesiologists, em 1995, divulgou o Practice guidelines of acute pain management in the perioperative setting. Em 1995, *a American Pain Society* criou a expressão "dor como o quinto sinal vital" para estimular os profissionais de saúde a avaliar a dor de forma sistemática. Posteriormente, em 1999, a National Health and Medical Research Council da Austrália divulgou o *Acute pain management: the scientific evidence*. Em 2001, a Joint Commission on Acreditation of Healthcare Organization (JCAHO) recomendou a inclusão de estratégias de avaliação e documentação sobre dor aguda.[60,61]

Protocolos de avaliação e registro de dor

A literatura dispõe de uma série de escalas de avaliação da dor recomendadas para uso clínico.[62-64] Os objetivos da escala de mensuração de dor são as seguintes: padronizar o método de avaliação, registrar a evolução do sintoma, tornar a dor mais visível e desencadear comportamentos mais ativos para o tratamento.

Estudos demonstram que a avaliação, o registro sistematizado,[38,65,66] o programa educativo para pacientes e enfermeiros[46,66] e os protocolos analgésicos ajudam no controle da dor.[66]

Programas de educação

Uma medida importante é educar o profissional e o paciente de forma que eles possam reconhecer a importância da identificação da dor, adequar o tratamento e estimular os pacientes a relatarem as queixas.

Os fundamentos dos programas educativos são o fornecimento de informação ao paciente, familiar e profissional, o estímulo ao diálogo entre as partes e a modificação de atitudes e crenças preexistentes que repercutam negativamente no alívio da dor.[67] O objetivo é estimular o controle da dor entre os profissionais e fornecer informações para que atuem de forma adequada. Os programas de educação devem incluir os pacientes e familiares, para que eles não sejam passivos no processo do cuidado.

A adoção de ações educativas para pacientes no pré-operatório pode resultar em melhor controle da dor,[68,69] diminuição do medo do uso de opioide[56], melhora da documentação sobre dor,[39,70] melhora da avaliação da dor[70] e redução da intensidade da dor, náusea e vômito.[66,71] Uma vez que são esperados efeitos adversos no tratamento farmacológico, é necessário preparar a equipe para a sua prevenção ou tratamento, de modo que seja possível diminuir ou abolir sua existência.

É preciso eliminar a falsa ideia de que não é possível, necessário ou prioritário tratar a dor de pacientes com alto risco de morte que estão frequentemente na UTI.[6]

AVALIAÇÃO DA DOR

A ideia de que a avaliação sistematizada influi no controle da dor pauta-se na lógica de que a avaliação auxiliaria a identificar o sintoma doloroso, aumentando a chance de um tratamento analgésico adequado.

Muitas vezes, a avaliação da dor é realizada no momento da avaliação dos sinais vitais; daí a expressão "dor como quinto sinal vital" que, no entanto, não corresponde à realidade. A ausência de sinal vital (pulso, pressão arterial ou temperatura) indica morte. Além disso, a frequência de avaliação dos sinais vitais pode não ser adequada para a avaliação da dor. Os sinais vitais podem ser avaliados a cada dez minutos, a cada hora, a cada seis horas etc.; essa frequência depende das variações hemodinâmicas, da presença de infecções e do uso de medicamentos vasoativos, entre outros. A frequência de avaliação da dor deve ser determinada conforme a instabilidade do quadro álgico, a duração do efeito dos analgésicos prescritos e a submissão do paciente a procedimentos dolorosos e invasivos (punções, fisioterapia, curativos etc.). Nota-se que os parâmetros que determinam a periodicidade da avaliação dos sinais vitais não são os mesmos utilizados para definir a frequência de avaliação da dor. Assim, o correto é que o enfermeiro programe a frequência de avaliação da dor e dos sinais vitais de modo individual.

Os registros de dor possibilitam observar a evolução do sintoma e viabilizam ajustes terapêuticos, sobretudo no pós-operatório, em que as oscilações de intensidade de dor são frequentes, o que demanda ajustes rápidos.[72] Ademais, possibilitam comparar um paciente com grupos de pacientes ao longo do tempo. Avaliações sistematizadas e escalas de mensuração, além de permitir que o profissional não julgue a dor com base apenas em sua experiência e habilidade, facilitam a comunicação entre a equipe, permitem a realização de pesquisas[66,73] e aproximam o profissional do paciente.

A avaliação da dor norteia o diagnóstico etiológico, sendo a base para a prescrição terapêutica e para a avaliação do resultado obtido. As avaliações devem ser sequenciais, em intervalos regulares e bem documentadas; os protocolos de avaliação devem conter informações sobre a característica da dor (intensidade, localização, padrão sensitivo, etc.), em relação às possíveis repercussões da dor sobre os sistemas respiratório, cardiocirculatório, gastrintestinal, locomotor e psíquico e sobre a efetividade da analgesia. Os pacientes devem ser investigados ao repouso, à movimentação no leito, à respiração profunda e à tosse.[73]

Procedimentos dolorosos exigem a atenção especial do enfermeiro, uma vez que são rotineiramente executados na UTI e desencadeiam dor que é muitas vezes ignorada. Se existir a possibilidade de um procedimento causar dor, o profissional de saúde deve assumir que a dor estará presente e efetuar medidas analgésicas. Estabelecer protocolos para procedimentos dolorosos é um dos primeiros passos a serem adotados em relação ao controle da dor.[74,75]

Os procedimentos dolorosos mais relatados na literatura são: inserção de cateter venoso central, punção venosa e arterial, remoção e retirada de dreno torácico, remoção de drenos de feridas cirúrgicas, troca de curativo, drenagem de abscesso, aspiração traqueal, exercícios inspiratórios, paracentese, punção lombar, redução e imobilização de fraturas, suturas de lacerações, toracocentese, biópsias de medula e de tecido, dentre outros. Embora esses procedimentos sejam sabidamente dolorosos, a literatura descreve que os doentes são subtratados nessas situações.[74,75] O Quadro 37.2 descreve alguns conceitos errôneos sobre a dor em alguns procedimentos.[74]

A escala mais apropriada para avaliar a dor e a resposta à terapêutica instituída depende do paciente envolvido, da sua capacidade de comunicação e das habilidades dos profissionais e cuidadores em interpretar comportamentos ou indicadores fisiológicos de dor. Para utilizar instrumentos de mensuração, é fundamental conhecer os seus índices de validade e confiabilidade e a facilidade de aplicação. A validade é a extensão com a qual o instrumento mede aquilo que se

Quadro 37.2 Dor em procedimentos dolorosos.

Conceitos errôneos	Correção
Analgésicos/anestésicos são tão ruins quanto o procedimento.	Técnicas simples podem ser utilizadas para reduzir o desconforto associado a medicamentos que são dolorosos (p. ex., adicionar lidocaína ao propofol)
Se o procedimento for breve, a dor será breve e tolerável.	A dor não tem propósito útil e traz muitas consequências danosas. Pesquisadores demonstram que muitos efeitos adversos ocorrem no aspecto psicológico, fisiológico e emocional quando a dor não é aliviada, mesmo sendo breve e temporária.
Quando são administradas doses adequadas de sedativos, os doentes não sentem dor ou não se lembram dela.	Benzodiazepínicos não possuem propriedade analgésica, exceto em casos de espasmo muscular. A sedação não reduz a dor e nem elimina a lembrança dela.
Os cuidadores reconhecem que o procedimento é doloroso e farão o que for necessário para aliviar a dor durante o procedimento.	Por anos, os pacientes têm tolerado procedimentos dolorosos sem analgesia e anestesia, por acreditar que os cuidadores estão fazendo o necessário para aliviar a dor. A dor nesses casos não é justificável, considerando-se as várias drogas e métodos disponíveis. Os doentes têm direito ao controle adequado da dor, incluindo a dor dos procedimentos.

Fonte: McCaffery e Pasero.[74]

propõe a medir. Confiabilidade se refere à reprodutibilidade das medidas, estabilidade e consistência.[73] Sem esses requisitos, não é possível conseguir exatidão.

O uso sistematizado de escala para avaliar dor, associado ao treinamento do profissional de enfermagem sobre como proceder quando da presença de dor, influem positivamente no controle da dor. Estudo em UTI com 182 doentes do pós-operatório de cirurgia cardíaca que testou se a associação de avaliação sistematizada e treinamento do profissional de enfermagem influía na tomada de decisão do enfermeiro sobre o manejo dos analgésicos e resultava em melhor controle da dor encontrou resultados positivos. Os doentes cuidados por enfermeiros treinados para a tomada de decisão sobre uso de analgésico, "se necessário", e sobre uso de fármacos, "se necessário", para o controle de efeitos indesejáveis e que utilizavam regularmente escala de avaliação de dor e de efeitos adversos tiveram melhor alívio da dor e melhor controle de náuseas.[66] Apenas o uso de escala padronizada sem adequado treinamento para o manejo de analgésicos não melhorou o controle da dor.[66] Portanto, preocupar-se apenas em perguntar e registrar a intensidade de dor do doente não acompanhada de atitude adequada no ajuste analgésico não impacta positivamente no manejo da dor.

O autorrelato é o padrão-ouro para a avaliação da dor.[5,62] Pacientes conscientes que conseguem se comunicar devem descrever ou apontar o local da dor, suas características, duração e intensidade. Pacientes em coma ou com alteração do nível de consciência devem ter os sinais de dor observados pelos profissionais.

Escalas de autorrelato

A intensidade da dor pode ser mensurada pedindo aos pacientes que a descreva por meio de escala numérica de 0 a 10, em que 0 significa ausência de dor e 10 dor insuportável. Essa escala é recomendada para a prática clínica diária, uma vez que possibilita transformar em número a queixa álgica e comparar os dados. Adultos que não conseguem compreender a escala numérica podem utilizar a escala de descritores verbais (nenhuma dor, dor leve, dor moderada e dor intensa) ou escalas de representação gráfica não numérica (de faces, proposta por Wong-Backer, copos, cores, entre outras).[73] A escala visual analógica (EVA) – linha de 10 cm com duas âncoras nas extremidades que correspondem a ausência de dor e dor insuportável – é muito citada na literatura, mas pode representar dificuldade para a escala de números, sobretudo em pacientes críticos.[5]

O Quadro 37.3 apresenta exemplos de escalas que avaliam a intensidade da dor.

Quadro 37.3 Escalas de intensidade da dor.

Tipo de escala	Representação		Idade
Escala visual analógica (EVA)			A partir de 7 anos
Escala numérica de dor	1 2 3 4 5 6 7 8 Ausência de dor Dor insuportável		A partir de 7 anos
Escala de descritores verbais	Ausência de dor (zero); dor leve (1 a 3); dor moderada (4 a 6); dor intensa (7 a 10)		A partir de 7 anos
Tipo de escala	Representação		Idade
Escala de faces (Wong & Baker)	0 2 4 6 8 10 0 = ausência de dor 10 = dor insuportável		A partir de 3 anos

Escalas observacionais – avaliação da dor em pacientes com alteração na capacidade de verbalização e com alteração do nível de consciência

Embora o melhor indicador de dor seja o autorrelato,[62] os pacientes criticamente doentes, que apresentam alteração do nível de consciência, que estão sedados, anestesiados, com cânulas orotraqueais e ventilação mecânica ou que recebem medicamentos de bloqueio neuromuscular não conseguem comunicar sua dor. Há poucos relatos sobre indicadores de dor válidos para essa população; entretanto, certos comportamentos podem indicar ao profissional que esses pacientes estão sentindo dor.[76]

Em primeiro lugar, considera-se que, quando há lesão (p. ex., cirurgias, traumas, procedimentos invasivos e dolorosos, etc.), há dor. Por essa razão, o paciente deve receber tratamento. Em seguida, observa-se a presença de comportamentos de dor e de respostas fisiológicos à dor para tentar distinguir se esses sinais podem estar associados a outras alterações, como hipoxemia, medicamentos vasoativos, febre etc. Em alguns casos, um teste, como o uso de analgésico simples em dose adequada, pode ser decisivo para distinguir alterações relacionadas à dor das relacionadas a outros sistemas. O teste com analgesia deve reduzir as respostas autonômicas e comportamentais.

Comportamentos de dor incluem expressão facial de sofrimento, gemidos, choro, agitação (mesmo após medidas de conforto), movimentação dos membros, inquietude, não adaptação ao ventilador, imobilidade, postura de proteção (resistência a certos movimentos durante os cuidados), diminuição do apetite ou da ingestão alimentar e alteração do padrão do sono. Entre os sinais fisiológicos, taquicardia, hipertensão, taquipneia, queda na saturação de oxigênio, arritmias cardíacas e outros sugerem a presença de dor. Nesses casos, deve-se observar e avaliar rigorosamente o paciente e considerar a administração de analgésicos ou o aumento da dose.[5,77]

Entre as escalas desenvolvidas para a avaliação de dor nesta população pode-se citar a Escala Comportamental de Dor (BPS),[78] a Critical-Care Pain Observation Tool (CPOT)[78] e a Non-Verbal Pain Scale (NVPS). Sinais vitais não devem ser utilizados isoladamente para a avaliação da dor, pela multiplicidade de fatores que interferem na modulação dos sinais vitais.[79,80]

Escala comportamental de dor (Behavioural Pain Scale-BPS)

Foi a primeira escala desenvolvida e a mais estudada em pacientes sedados. É indicada na avaliação de pacientes que estão em ventilação mecânica. Foi desenvolvida por Payen et al., em 2001[81] e construída a partir dos resultados do estudo de Puntillo.[82] A BPS possui três domínios: expressão facial, movimento de membros superiores e sincronia com o ventilador mecânico (Quadro 37.4). Cada domínio tem subdivisões que correspondem a quatro subitens, que são pontuados de 1 a 4. Após a observação do paciente por um minuto, considera-se a expressão facial, a movimentação dos membros superiores e a aceitação da ventilação mecânica, anotando valores para cada item individualmente e graduando as respostas em escores a partir de 1 (sem resposta) até 4 (resposta máxima). O escore final resulta da soma dos três itens e a pontuação total varia de 3 (sem dor) até 12 (dor máxima), considera-se a presença de dor se pontuação igual ou maior a 6.[82] Essa escala demonstrou validade e confiabilidade em três estudos internacionais,[81] porém, não foi validada no Brasil.[81,82] Estudo feito com 80 pacientes de UTI que aplicou a avaliação de dor com a escala BPS no paciente em repouso, durante procedimento não doloroso, durante e após procedimento doloroso, mostrou boa correlação escala BPS com a escala numérica de dor (r = 0,67, P < 0,01).[83]

Quadro 37.4 Escala comportamental de dor (BPS).

Item	Descrição	Escore
Expressão facial	Relaxada	1
	Totalmente tensa (p. ex., fecha os olhos)	2
	Parcialmente tensa (p. ex., abaixa a sobrancelha)	3
	Faz careta: presença de sulco perilabial, testa franzida e pálpebras ocluídas	4
Membros superiores	Sem movimento	1
	Com flexão parcial	2
	Com flexão total e flexão de dedos	3
	Com retração permanente: totalmente contraído	4
Adaptação à ventilação mecânica	Tolera movimentos	1
	Tosse com movimentos	2
	Briga com o ventilador	3
	Incapaz de controlar a ventilação mecânica	4

Fonte: Morete MC, Mofatto SC, Pereira CA, Silva AP, Odierna MT. Tradução e adaptação cultural da versão portuguesa (Brasil) da escala de dor Behavioural Pain Scale. Rev Bras Ter Intensiva. 2014;26(4):373-378.

Critical Care Pain Observation Tool (CPOT)

Escala desenvolvida por Gélinas,[84] que utilizou elementos de estudos prévios, incluindo a escala BPS. É indicada para pacientes conscientes, inconscientes e com barreiras de comunicação. Possui quatro domínios: expressão facial, movimentos corporais, tensão dos músculos e sincronia com o ventilador, em pacientes intubados, ou vocalização, em pacientes extubados. Cada um desses domínios é graduado de 0 a 2. Os escores de cada um dos quatro domínios são somados e o escore total varia de 0 (sem dor) até 8 (dor máxima). Nos estudos de Gélinas,[84,85] o instrumento demonstrou boa validade de construto, porém são necessários estudos que comprovem a validade e a confiabilidade. Essa escala não está traduzida e validada no Brasil (Quadro 37.5).

Quadro 37.5 Critical Care Pain Observation Tool (CPOT)*.

Item	Descrição	Escore
Expressão facial	Nenhuma contração muscular observada	Relaxado, indiferente: 0
	Presença de supercílios corrugados, sobrancelhas rebaixadas, estreitamento da órbita e contração do músculo frontal	Tenso: 1
	Todos os movimentos faciais acima acrescidos de pálpebras firmemente cerradas	Fazendo careta: 2
Movimentos corporais	Não se move (não necessariamente significa ausência de dor)	Ausência de movimentos: 0
	Movimentos lentos e cautelosos, tocando ou massageando o sítio da dor, buscando atenção através de movimentos	Proteção: 1
	Puxando o tubo	Inquietação: 2
Tensão muscular	Sem resistência à movimentação passiva	Relaxado: 0
	Resistência à movimentação passiva	Tenso, rígido: 1
	Forte resistência à movimentação passiva, impedindo sua conclusão	Muito tenso ou muito rígido: 2
Interação com o ventilador	Alarmes não são ativados, ventilação fácil	Tolerando o ventilador ou os movimentos: 0
	Alarmes param espontaneamente	Tossindo mas tolerando: 1
	Assincronia: impede a ventilação, alarmes frequentemente ativados	Brigando com o ventilador: 2
Vocalização (pacientes extubados)	Falando em um tom normal ou em silêncio	Falando em um tom normal ou em silêncio: 0
	Suspirando ou gemendo	Suspirando ou gemendo: 1
	Chorando, soluçando	Chorando, soluçando: 2

*Os escores de cada um dos quatro domínios são somados, com um escore total de 0 a 8

Non-Verbal Pain Scale (NVPS)

Foi desenvolvida por Odhner et al,[86] em 2003, a partir de um instrumento feito para crianças: *Face, Legs, Activity, Cry, Consolability pain assessment tool* (FLACC). Incorpora três domínios comportamentais e dois fisiológicos. Os comportamentais incluem expressão facial (face), atividade e postura de proteção. O primeiro domínio fisiológico considera os sinais vitais e o segundo, outros indicadores fisiológicos, como temperatura e coloração da pele, e transpiração, entre outros. Cada domínio pode receber a pontuação de 0 a 2, conforme os descritores e a pontuação total pode ser de 0 (sem dor) até 10 (dor máxima).[86]

É importante salientar que, apesar de intubados, alguns pacientes podem se beneficiar da autoavaliação de dor se estiverem alerta e em condições de responder às solicitações. Nesses casos, podem ser utilizadas as escalas visuais analógicas ou numéricas.

Limitações para avaliação da dor em pacientes não comunicativos

As escalas possuem limitações como o uso em pacientes com lesões medulares ou que recebem bloqueadores neuromusculares porque a sua capacidade de expressar dor pode estar comprometida; subjetividade da avaliação da dor, o que depende muito da experiência e conhecimento do profissional, e a existência de poucos estudos que avaliam o impacto na prática das avaliações sistematizadas da dor em UTI.[5] Porém, as escalas de dor têm sido a melhor estratégia para acessar o grau de sofrimento de dor do doente.

Avaliação da dor em idosos

Doenças crônicas são comuns em idosos e frequentemente acompanhadas de dor crônica.[87,88] Assim, é possível que um idoso em situação crítica, além do quadro de dor aguda, tenha quadros de dor crônica. O profissional deve estar alerta para identificar e tratar também desses quadros.

Barreiras de comunicação como surdez, dificuldades na articulação das palavras, fragilidade extrema e demência, entre outros, podem ser fatores dificultadores para o controle da dor. Cabe aos profissionais identificar e contornar tais barreiras.

Estudo realizado com idosos na cidade de São Paulo evidenciou 29,7% de dor crônica na população estudada.[89] Os locais de dor crônica mais frequentes que mais incomodavam foram região lombar, membros inferiores e superiores.[89]

Pacientes com alterações cognitivas e demenciados exigem atenção especial durante a avaliação da dor. As informações dadas pelos familiares e cuidadores devem ser consideradas. Quando o déficit cognitivo é de leve a moderado, as escalas de autorrelato são úteis e confiáveis.[87]

Pessoas incapazes de comunicar a dor e outras necessidades de forma verbal, clara e consistente, podem manifestá-las por meio de agitação, vocalizações, tensão muscular ou retirada e afastamento do membro.[87,88] Nesse caso, observação direta do comportamento ou entrevistas com os cuidadores ou informantes devem ser utilizados.[88] Alterações nos parâmetros fisiológicos como frequência cardíaca ou pressão arterial são marcadores típicos de dor aguda e, em combinação com outros indicadores comportamentais são úteis para o diagnóstico de dor aguda.[87]

Entre os instrumentos para a avaliação de dor em idosos com demência avançada destacam-se o Instrumento de Avaliação da Dor em Pacientes não Comunicativos (NONPAIN-Br)[87] e a Escala de Avaliação de Dor em Demência Avançada (Pain Assessment in Advanced Dementia)-PAINAD.[90]

Considerações Sobre a Avaliação da Dor

Uma síntese das recomendações para a avaliação da dor está apresentada no Quadro 37.6.

Quadro 37.6 Síntese das recomendações para a avaliação da dor.

O controle da dor é uma responsabilidade do profissional.

Ao realizar a avaliação, é importante saber interpretar o que foi observado, isto é, atribuir significado ao dado e tratar. Uma escala pode indicar a intensidade da dor, mas é o raciocínio clínico do profissional que permite fazer hipóteses, como determinada manifestação está ou não relacionada à dor ou a um trauma, a resposta ao analgésico está ou não de acordo com o esperado, há aspectos emocionais fortemente envolvidos na expressão da queixa, a dor oscila, é oportuno aplicar o analgésico quando achar necessário, há necessidade de aumentar a dose, diminuir o intervalo, introduzir um novo analgésico etc.

A avaliação da dor deve ser sistemática e regular, com o uso de instrumentos apropriados.

Devem-se utilizar escalas de mensuração da intensidade do sintoma.

Em pacientes sem contato verbal ou gestual e com alteração da consciência, é necessário avaliar com estratégias apropriadas, como as escalas comportamentais associadas ou não aos parâmetros vitais (pressão arterial, frequência cardíaca e respiratória, saturação de oxigênio, arritmias).

Sinais vitais isoladamente não são indicadores adequados para confirmar a presença de dor.

É essencial realizar o diagnóstico da dor (etiologia e fatores físicos, emocionais e culturais envolvidos).

Deve-se informar o plano analgésico a todos os envolvidos.

Reavaliar a dor.

Recomenda-se que a avaliação da dor seja realizada rotineiramente em todos os pacientes, principalmente em UTI, na frequência de quatro vezes por plantão ou mais conforme a necessidade do paciente.[5,91,92] A dor deve ser considerada não adequadamente controlada quando: > 4 pela escala numérica, > 5 pela BPS ou > 3 pela CPOT.[38,91,92] Portanto, deve-se tratá-la e reavaliar dentro de 30 minutos.[38,91,92] Figura 37.1 sintetiza o fluxo de avaliação da dor.

TRATAMENTO FARMACOLÓGICO DA DOR

As propostas terapêuticas para o controle da dor compreendem o uso de fármacos analgésicos e ações educativas, cognitivas, comportamentais e de meios físicos.

Atualmente, o tratamento farmacológico da dor aguda é considerado seguro e de fácil aplicação na prática clínica, existindo protocolos para uso.[92-94] Evoluiu da concepção de analgesia esporádica, relacionada aos episódios de dor, para analgesia contínua e preventiva. Introduziu-se o conceito de uso combinado de diferentes grupos analgésicos,[95,96] aperfeiçoaram-se os métodos de infusão, como o uso da via endovenosa contínua e via peridural,[97] e introduziu-se o sistema de analgesia controlada pelo paciente (ACP).[98,99]

Com o objetivo de auxiliar os profissionais a controlar a dor de maneira eficaz com o uso de fármacos, a Organização Mundial da Saúde (OMS)[100] preconizou o tratamento analgésico em três degraus (Figura 37.2), de acordo com a intensidade da dor. O primeiro degrau corresponde à dor leve; o segundo, à dor moderada; e o terceiro, à dor intensa. Utilizam-se analgésicos opioides (morfínicos), anti-inflamatórios não hormonais (AINH), anestésicos e adjuvantes para controlar os efeitos colaterais. No primeiro degrau, prevê-se o uso de AINH associado a drogas adjuvantes, caso haja indicação; no segundo, os analgésicos opioides de potência analgésica fraca devem ser associados ao AINH e adjuvantes, caso haja indicação; e no terceiro, os opioides fortes devem ser associados ao AINH e aos adjuvantes, se houver indicação. Essa recomendação da OMS foi inicialmente criada para controlar a dor do câncer, mas encontrou ampla aplicabilidade na dor aguda de diversas origens, com a inversão da ordem de uso.

Para controlar a dor aguda, o tratamento inicia-se pelo terceiro degrau da escada, visto que a dor do pós-operatório tende a decrescer com o tempo.[100-103] O uso de analgesia balanceada ou multimodal[95,96] (associação de grupos analgésicos diferentes) tem o objetivo de potencializar a analgesia e diminuir os efeitos indesejados. Recomenda-se que os analgésicos sejam prescritos em regime de horário fixo e sob demanda (se necessário), para uso nas situações de "escape" de dor e em que a intensidade da dor seja o guia para o ajuste dos

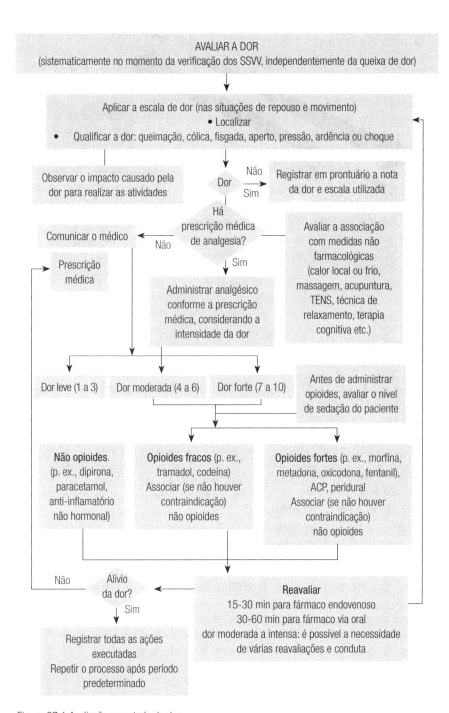

Figura 37.1 Avaliação e controle da dor.

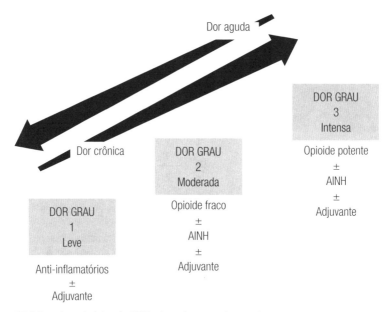

Figura 37.2 Escada analgésica da OMS adaptada para a dor aguda.

analgésicos. A prescrição analgésica é recomendada para todos os casos que apresentam dor persistente.

Há demanda para o aperfeiçoamento da escada analgésica, elaborada para dor no câncer há 30 anos.[104-106] Novas vias de administração, novos procedimentos para condições dolorosas específicas, por exemplo, dor neuropática, tornaram o passo a passo de a escada analgésica parecer insuficiente e os opioides, o segundo plano de tratamento, cedendo lugar aos anticonvulsivantes, neurolépticos e antidepressivos.[104-106]

Dentre os medicamentos utilizados para o controle da dor aguda, cabe destacar os anti-inflamatórios, os opioides, os anestésicos locais e os adjuvantes.

Anti-inflamatórios não esteroidais (AINE) ou não hormonais (AINH)

Os AINE representam um grande grupo de analgésicos que diferem quanto à estrutura química, magnitude dos efeitos terapêuticos e efeitos indesejados e valor monetário. Apresentam atividade analgésica, antipirética, uricosúrica e anti-inflamatória. Eficazes em dores de pequena a média intensidade e de origem visceral, tegumentar, muscular e articular, inibem a ciclo-oxigenase (COX), enzima responsável pela conversão do ácido aracdônico em prostaglandinas e prostaciclinas, as quais são responsáveis pela sensibilização das vias dolorosas centrais e periféricas. Apresentam potência analgésica moderada, caracterizada pelo efeito teto, ou seja, a partir de uma determinada dosagem, a elevação da dose não produz efeito adicional na redução do sintoma doloroso, somente toxicidade.[92,94,103,107,108] Na Tabela 37.1 seguem alguns exemplos de anti-inflamatórios não estereoidais.

De forma geral, os AINH variam sua potência conforme a dose, a via de administração e o mecanismo de dor; reduzem os efeitos adversos dos opioides diminuindo suas necessidades em quase 25 a 50% no período pós-operatório; apresentam "efeito teto" para analgesia, atuam inibindo a COX e são agrupados conforme a seletividade de atividade sobre a COX-1 ou COX-2. Esta segunda isoforma da COX, a COX-2, foi isolada em 1990. Uma das vantagens apontadas para seu uso foi a de causar lesão menor à mucosa gástrica, porém, descobriu-se que esta isoforma elevou potencialmente os eventos cardiovasculares, o que culminou com a retirada do mercado de vários AINH inibidores seletivos da COX-2.[110,111]

Tabela 37.1 Exemplos de anti-inflamatórios não esteroidais.

Agente	Dose	Dose máxima diária**
Cetoprofeno	100-300 mg	300 mg
Cetorolaco*	60-90 mg	60-90 mg
Dipirona	20-30 mg/kg/dose	8 g
Meloxicam	7,5-15 mg	15 mg
Paracetamol	60-90 mg/kg/dia	4 g
Tenoxicam	20-40 mg	40 mg

* Uso recomendado para um período máximo de 5 dias.[109]
** Adultos.

Opioides

Os opiáceos, opioides ou morfínicos compreendem um grupo de fármacos naturais e sintéticos com estrutura química e efeitos semelhantes aos dos alcaloides do ópio, cuja ação analgésica, euforizante e ansiolítica é conhecida há séculos. Na prática clínica, é frequente a classificação dos opioides quanto à potência analgésica, em fracos (p. ex., codeína, tramadol, d-propoxifeno, etc.) e fortes (p. ex., fentanila, morfina, meperidina, etc.), e quanto à afinidade pelos receptores opioides, em agonista puro (p. ex., morfina, codeína, etc.), agonista parcial (p. ex., tramadol, buprenorfina etc.), agonista-antagonista (p. ex., nalbufina, nalorfina etc.) e antagonista (p. ex., naloxona). Os opioides reduzem a dor pela ligação com receptores morfínicos (p. ex., µ, delta, Kappa etc.), principalmente no encéfalo e na medula espinal, embora também existam receptores no sistema nervoso periférico. Dentre os grupos analgésicos, o dos opioides possui ampla aplicação, em decorrência de suas propriedades farmacocinéticas e farmacodinâmicas e potência analgésica. O opioide exógeno age em receptores específicos do SNC e mimetiza a ação dos opioides endógenos para produzir analgesia.[103,112-116]

Entre os opioides, a morfina é considerada o padrão-ouro, com a qual os outros medicamentos são comparados e em conjunto com o fentanil é o opioide de escolha em pacientes em UTI.[92,94] Pode ser administrada por diversas vias (Tabela 37.2). No pós-operatório, sobretudo em cirurgia de médio e grande porte, recomenda-se o uso pela via intravenosa e peridural, entre outras. Esse medicamento não possui "efeito teto" (dose máxima diária), ou seja, a ação é curta e sua dose pode ser facilmente titulada até a obtenção do efeito desejado. A limitação da dose deve-se ao surgimento de efeitos colaterais importantes.

A titulação de morfina (Figura 37.3) é um conceito utilizado na prática que permite, com as menores doses possíveis, aliviar a dor e eliminar ou diminuir os efeitos colaterais. Em decorrência de sua ação rápida, é um medicamento de escolha para escapes dolorosos, sendo que seus efeitos colaterais são de fácil reversão.[114-116] Utilizada também para alcançar a dose ideal na manutenção do opioide, previamente a procedimentos dolorosos e dor incidental.[118-120]

A morfina é o analgésico de primeira escolha na síndrome coronária aguda, uma vez que produz vasodilatação, diminui a pré-carga e ameniza a ansiedade.[121] Deve ser evitada em condições de pressão arterial sistólica menor ou igual a 90 mmHg. Quando utilizada com cautela na disfunção renal e extremos de idade, a dose deve ser 50% menor. É a medicação de escolha em situações de trauma, quando não há preocupação com o nível de consciência, assim como no pós-operatório de cirurgia de médio e grande porte.[121]

Considerações sobre o uso de opioide transdérmico, mucosa nasal e oral

Nas últimas décadas ocorreu uma evolução em relação a via de administração dos opioides. Exemplo disso são os opioides pela via transdérmica, pela via mucosa oral e *spray* nasal.

Opioides transdérmicos

Têm sido utilizados quando o paciente está impossibilitado de receber ingesta oral, por controle de dor refratária a morfina ou pelos efeitos adversos

Tabela 37.2 Formas farmacêuticas de alguns exemplos de opioides.[117]

Fármacos	VO	VO líq.	SL	RE	TD	SC	IM	IV	SNC
Morfina	x	x				x	x	x	x
Morfina LL	x								
Codeína	x	x					x		
Metadona	x					x	x	x	x
Propoxifeno	x								
Fentanila			x		x		x	x	x
Meperidina						x	x	x	x
Nalbufina						x	x	x	x
Tramadol	x	x		x		x	x	x	x

VO = via oral; VO líq. = via oral líquido; SL= sublingual; RE= retal; TD = transdérmico; SC = subcutânea; IM = intramuscular; IV = intravenosa; SNC = sistema nervoso central.

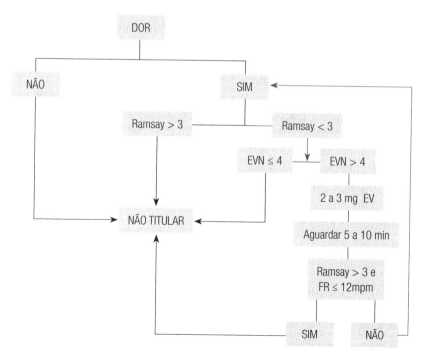

Figura 37.3 Diagrama da titulação da morfina.[114-116]

decorrentes da morfina refratários ao tratamento. Há aumento no uso desta via para pacientes oncológicos e as razões relatadas estão relacionadas a maior adesão ao tratamento, preferência do paciente e segurança. Porém, ainda não há evidência suficiente que demonstre a superioridade analgésica deste medicamento em relação a morfina e sobre a ocorrência de menor efeito adversos.[122] No Brasil é comercializado o adesivo de fentanil transdérmico (Durogesic®) e mais recentemente os adesivos de buprenorfina transdérmico (Restiva®).

Opioides orais e mucosa oral

Os opioides orais como a morfina, oxicodona, hidromorfona são tradicionalmente usados na prática para o controle da dor em geral, dor incidental de longa duração (maior que 60 minutos) e como analgésico preventivo em procedimento. Esses opioides possuem pico de ação de 30 minutos, e em geral longa duração de ação (em torno de 4 horas).[123] Entretanto, existem condições dolorosas em que esses medicamentos são insuficientes, como a dor incidental de curta duração. Dor incidental é definida como uma dor intensa, de início súbito, incapacitante, com duração de minutos ou horas, que aparece espontaneamente ou precipitada por algum tipo de estímulo nocivo, que requer estratégia eficaz para seu controle, com o mínimo de efeitos adversos.[124-127] Exemplos de medicamentos com essa característica são fentanil *spray* intranasal, fentanil sublingual, fentanil em película adesiva oral, fentanil transmucosa oral.

Há diretrizes internacionais que apoiam o uso dessas alternativas de tratamento, mas as preocupações com uso inadequado e vício justificam uso cuidadoso. Esses medicamentos devem ser utilizados por aqueles que já utilizam opioide, em dor incidental, entre outras.[124-127] Há evidência de que principalmente o fentanil *spray* nasal possui alta eficácia no controle da dor incidental de curta duração.[124-127] No Brasil, essas formulações ainda não estão disponíveis.

Anestésicos locais e adjuvantes

O grupo dos anestésicos locais (lidocaína, cloridrato de bupivacaína, ropivacaína e levobupivacaína) pode ser utilizado para infiltrações, bloqueios periféricos e analgesia peridural contínua (cloridrato de bupivacaína, ropivacaína e levobupivacaína).[92-94]

Os adjuvantes são auxiliares no tratamento da dor. Os benzodiazepínicos (diazepam, clonazepam, lorazepam, midazolam, alprazolam, etc.) são utilizados no tratamento da dor aguda e para controlar a ansiedade. Outros exemplos são: anticonvulsivantes (carbamazepina e gabapentina), antidepressivos (amitriptilina), que são mais utilizados em dores neuropáticas, e alfa-2-agonistas (clonidina e dexmedetomidina), que adicionalmente potencializam a ação dos opioides.[92,94,109,111]

Métodos avançados para o controle da dor

O controle da dor aguda pode envolver o uso de tecnologia sofisticada, analgesia regional e sistemas para a analgesia controlada pelo paciente (ACP).

Analgesia regional

Nesta modalidade destacam-se bloqueios de nervos periféricos, raquianal-gesia e analgesia peridural.

Bloqueio de nervos periféricos

Bloqueios de nervos periféricos consistem no bloqueio de nervos ou plexos nervosos induzidos por meio de medicamentos específicos, como os anestésicos locais (p. ex.: cloridrato de bupivacaína, ropivacaína). Essa estratégia, quando bem aplicada, reduz ou evita o uso do opioide em pacientes cirúrgicos, em particular pelo uso de cateteres perineural e epidural. Há redução dos efeitos adversos, melhor analgesia, menor período de ventilação mecânica e menores complicações cardíacas, gástricas e renais.[127]

Analgesia espinhal

Esta modalidade de analgesia perioperatória consiste na administração de opioide no espaço subaracnóideo, ou seja, o medicamento é injetado diretamente no líquido cerebrospinal (LCS). Em geral, são utilizadas injeções de opioide, como morfina, fentanila ou sufentanila.

Uma revisão sistemática que analisou o emprego de analgesia espinhal com opioides em pacientes com câncer verificou que o uso desta estratégia ainda necessita de maiores evidências que comprovem seus benefícios analgésicos.[127,128]

Analgesia peridural ou epidural

A analgesia peridural consiste na infusão de opioides associados ou não a anestésico local no espaço peridural, situado entre a dura máter e o periósteo do canal vertebral, por meio de um cateter. Uma das extremidades do cateter localiza-se no espaço peridural enquanto a outra é exteriorizada. Em geral, a punção é realizada entre as vértebras torácicas ou lombares, de acordo com a faixa analgésica desejada. O opioide do espaço peridural difunde-se pela dura-máter para o espaço subaracnóideo e líquido cerebrospinal, ligando-se a receptores opioides existentes na medula espinal.[129]

A escolha do opioide depende do tipo de analgesia desejada (regional ou disseminada). O fentanil e sufentanil tem alta lipossolubilidade, produzem analgesia regional e apresentam grande absorção vascular no espaço epidural. Na prática, o opioide lipofílico mais utilizado é o fentanil. A morfina, menos lipossolúvel, alcança o nível sérico em 10 a 15 minutos, sendo utilizada para uma analgesia mais disseminada (Tabela 37.3).[129]

Os anestésicos locais também são utilizados para produzir analgesia regional, segmentar ou metamérica. Os mais utilizados para analgesia peridural contínua, por apresentarem menor toxicidade, são a ropivacaína, a levobupivacaína, o cloridrato de bupivacaína e, em alguns casos, a lidocaína.[130] Podem inibir a geração e a condução dos potenciais de ação nociceptivos e bloquear os canais de sódio, produzindo bloqueio sensoriomotor e autonômico reversíveis, dose-dependente.[130,131] É importante lembrar que a analgesia peridural não tem como objetivo a anestesia (apresentação de bloqueio sensoriomotor), mas somente o alívio da dor.

A analgesia peridural bem indicada e tecnicamente adequada é de alta qualidade analgésica.[98] É importante que os pacientes que a recebem sejam cuidados por uma equipe treinada.

Tabela 37.3 Opioide via neuroeixo.

Opioide	Início de ação	Pico de ação	Duração da ação
Morfina	15-60 min	90 min	6 a 24 h
Fentanil	4-10 min	< 30 min	1 a 2 h

Analgesia controlada pelo doente (ACP)

A ACP é um sistema que permite ao doente receber uma dose adicional de analgésico quando sente dor.[99,100] Pode ser utilizada pelas vias oral, subcutânea, endovenosa, peridural, entre outras. A ACP tem sido associada ao uso de bombas de infusão eletrônica que possibilitam a infusão contínua; nas situações de exacerbação da dor, o doente aciona o dispositivo do sistema que libera uma dose de analgésico suplementar, denominadas bombas de ACP. A infusão pode ser via intravenosa ou peridural, contínua ou em bolos. Esse método possibilita a adequação da dose dos analgésicos às necessidades dos pacientes (bolo) e a manutenção da concentração plasmática (infusão contínua); a autoadministração pode melhorar o senso de controle sobre a dor.

Nas situações em que se prevê o uso de recursos de alta tecnologia, como (ACP, cateter peridural e outros, é necessário explicar o método ao paciente, ressaltar seu direito de escolha, apresentar-lhe os equipamentos e treiná-lo para o uso na situação pré-operatória. Se o paciente for internado no dia da cirurgia, prática frequente na atualidade, deve receber as orientações sobre a analgesia em ambulatório antes da operação. O enfermeiro também deve participar da decisão sobre a indicação de ACP para os pacientes, visto que a equipe de enfermagem é responsável pelo manejo desse sistema no pós-operatório.

Outra questão a ser abordada sobre o uso de bomba de ACP na prática clínica é que ambos, pacientes e profissionais, devem estar habilitados para o seu uso, já que a presença desse dispositivo não dispensa avaliação constante da dor e ajustes na programação da bomba de ACP ou de outros analgésicos, bem como da avaliação e tratamento dos efeitos adversos.

Efeitos indesejados dos opioides

Em algumas situações, o efeito analgésico pode vir acompanhado por efeitos indesejáveis. Por essa razão, é importante adotar alguns cuidados para evitar a descontinuidade da analgesia.

Efeitos adversos do opioide

Os efeitos indesejáveis mais observados na situação aguda são náuseas e vômitos, que estão relacionados à ação direta em zona gatilho quimiorreceptora; prurido, relacionado à liberação de histamina; constipação intestinal, relacionada à diminuição das ondas intestinais propulsivas; euforia e alucinação, relacionadas à ação central de excitação.[109,111,114]

Náusea e vômito pós-operatório (NVPO)

Náusea e vômito pós-operatório são as complicações mais comuns e merecem destaque.[132,133] A frequência de ocorrência é de 30% para o vômito, em torno de 50% para a náusea, de 60 a 80% em pacientes de alto risco, mesmo com antieméticos.[134] Há grupos de doentes mais suscetíveis a NVPO e estão apresentados no Quadro 37.7.

Vômitos podem predispor à aspiração do conteúdo gástrico, deiscência de ferida e sofrimento psicológico,[132,133] mas são passíveis de prevenção e tratamento com antieméticos e corticoides.

Quadro 37.7 Fatores de risco para NVPO segundo o grau de evidência.

Grau de evidência	Fatores de risco
A1	Anestesia geral, anestésicos voláteis e óxido nítrico, opioides.
B1	Mulheres, história prévia de NVPO ou cinetose, tempo anestésico, tipos de cirurgia (colecistectomia, laparoscópica e ginecológica).

Fonte: Tong et al.[134]

Recomenda-se avaliar o risco de NVPO e em pacientes com risco modera-do a alto, sugere-se realizar profilaxia. Existem escalas disponíveis para avaliar NVPO e até o momento uma delas está validada para a língua portuguesa.[135] Os antieméticos disponíveis e seus grupos são: antagonistas de receptores 5-HT3, antagonistas de receptores NK-1, corticosteroides, butirofenone, anti-histaminicos, anticolinérgicos, fenotiazidas, entre outros (propofol, gabapen-tina, midazolam, mirtazapina, alfa 2 agonista). Antieméticos devem ser utili-zados conforme consenso de NVPO.[134]

Depressão respiratória e sedação

A depressão respiratória e a sedação são os efeitos adversos mais temi-dos, porém não são os mais comuns. Os opioides têm ação sobre os centros respiratórios do tronco cerebral, reduzindo a responsividade ao CO_2, o que pode levar à diminuição ou irregularidade da frequência respiratória, dimi-nuição do volume por minuto, alteração do volume corrente, sonolência e sedação.[92,94]

Esses efeitos adversos graves podem ser prevenidos pela avaliação frequen-te da dor, frequência respiratória, sedação, pela titulação da dose e pelo ajus-te do opioide; nos casos graves de depressão respiratória e sedação, os sinais vitais, a oximetria de pulso, a oxigenoterapia e outras manobras ventilatórias devem ser avaliadas com frequência. Em algumas situações, indica-se o uso do antagonista do opioide (naloxona) para reverter os sintomas.[92,94]

É importante salientar que, em geral, esse efeito grave está relacionado a er-ros de dose e, na prática clínica, muitas vezes decorre da piora do estado clínico do paciente. A detecção precoce desses efeitos depende da observação do grau de sonolência, que pode ser realizada por meio de uma das diversas escalas de sedação existentes,[92,94] como por exemplo a escala de sedação de Ramsay,[136] a proposta por Pasero[137] entre outras.[111]

Na presença de sedação, a frequência respiratória é avaliada. Qualquer al-teração do padrão respiratório, da frequência por minuto ou da saturação de oxigênio é comunicada e medidas são tomadas para evitar que o paciente sofra uma parada respiratória.

Outros efeitos adversos, prurido e obstipação intestinal, podem ser tratados com antipruriginosos, laxativos (emolientes ou irritantes), entre outros.[92,94,109]

Efeitos adversos dos AINE ou AINH

O uso dos anti-inflamatórios é limitado em decorrência de seus efeitos indesejáveis relacionados ao bloqueio das prostaglandinas, como toxicidade renal; alteração na mucosa gástrica, podendo evoluir para gastrites erosivas; inibição da agregação plaquetária com subsequente alteração do tempo de sangramento; hepatotoxicidade; broncoespasmo e reação anafilactoide. O uso é contraindicado ou deve ser muito cuidadoso quando há história de úlcera péptica, intolerância a anti-inflamatórios, hemorragias, tratamento com anticoagulantes, insuficiência renal, disfunção renal e fatores de risco para disfunção renal (hipovolemia, ICC, cirrose hepática, uso de drogas nefrotóxicas, aminoglicosídeos), entre outras.[104,108-110]

O acetominofem pode produzir meta-hemoglobinemia, acidose metabólica e disfunção hepática. Embora o metamizol (dipirona) seja um excelente analgésico, pode produzir agranulocitopenia ou aplasia de medula óssea.[104,108,109]

Os efeitos indesejados relacionados aos AINE mais significativos para os pacientes de UTI são o sangramento digestivo (relacionado à inibição da secreção de muco protetor), sangramento secundário à inibição plaquetária e desenvolvimento de insuficiência renal. A disfunção renal é muito importante, sobretudo em idosos, portadores de arteriosclerose e insuficiência cardíaca congestiva e hipovolêmicos. Broncoespasmo é outro efeito adverso observado de 8 a 20% dos asmáticos.[108,109,138]

Dor e efeitos adversos precisam ser controlados adequadamente, e o enfermeiro possui papel fundamental na investigação e no seu controle.

AÇÃO DO ENFERMEIRO NO TRATAMENTO FARMACOLÓGICO DA DOR

A prescrição de fármacos é de responsabilidade médica, mas a equipe de enfermagem tem um papel fundamental nessa terapia, uma vez que seu desempenho adequado resulta no melhor controle da dor. O enfermeiro é o responsável pela decisão de administrar ou não o analgésico que foi prescrito para uso somente em ocorrência de dor. Na presença de protocolos farmacológicos, desde que, de acordo com preceitos legais preconizados pelo Conselho Regional de Enfermagem, os enfermeiros julgam a necessidade de administrar os fármacos prescritos. Os enfermeiros avaliam a eficácia dos analgésicos prescritos a intervalos regulares e atuam para identificar e, se possível, controlar a ocorrência de efeitos colaterais, relatando todas as observações aos médicos. Ademais, educam e orientam os pacientes em relação ao uso dos analgésicos. O enfermeiro adequadamente treinado quanto à ação esperada e efeitos adversos dos fármacos utilizados propicia maior segurança na utilização desses medicamentos e de técnicas mais avançadas, visto que é o profissional mais apto para realizar a detecção precoce.

Recomendações gerais para o controle da dor

A American Pain Society aponta alguns elementos fundamentais para o tratamento da dor com qualidade:[139,140]

- Atentar para a dor não aliviada.
- Disponibilizar informações aos profissionais da saúde sobre a prescrição analgésica conveniente.
- Informar aos pacientes sobre a analgesia e solicitar que comuniquem sua dor.
- Implementar protocolos para a realização segura de analgesia.
- Coordenar e avaliar a eficácia dessas medidas.
- Considerar o registro da dor como o quinto sinal vital, ou seja, avaliar em conjunto com a verificação dos sinais vitais.
- Pedir à equipe que sejam compreensivos com a dor do paciente e que não se coloquem em posição de quem está fazendo um favor em atendê-lo.
- Informar aos pacientes que sua dor deve ser avaliada e tratada.

Grau de evidência

Conhecer o grau de evidência de recomendações de ações de enfermagem para o controle de dor pode ser útil para nortear decisões clínicas. Sendo assim, segue abaixo o grau de evidência relacionado a algumas recomendações (Quadro 37.8).

CONSIDERAÇÕES

Ações que devem ser consideradas pelos enfermeiros para o controle da dor:

- Planejar o cuidado respeitando as ações de avaliação, as intervenções farmacológicas e não farmacológicas e a reavaliação contínua.

Quadro 37.8 Grau de evidência segundo o controle de dor.

Grau de evidência	Dor
B	Avaliar a dor rotineiramente em todos os pacientes da UTI Autorrelato preferencial a escalas comportamentais de dor em pacientes capazes de se comunicar verbalmente BPS e CPOT são as escalas mais confiáveis para avaliar a dor em pacientes incapazes de se comunicar verbalmente em UTI Dor em cirurgia é pobremente tratada, especialmente em mulheres
1C	Tratamento analgésico preventivo (farmacológico ou não) para remoção de drenos
2C	Sinais vitais não devem ser utilizados isoladamente para avaliar a dor, mas podem ser associados em conjunto com outras escalas de avaliação de dor

Fonte: Barr et al.[92]

- Conversar com o paciente, visto que a boa comunicação é fundamental para o planejamento do cuidado e alívio dos sofrimentos provenientes de ansiedade.
- Conversar com a equipe de saúde sobre as condições do paciente e do controle da dor, para que seja possível alcançar conforto e bem-estar.
- Valorizar e respeitar o paciente tratando-o conforme sua dor. Estabelecer a frequência de avaliação de modo individual. Os parâmetros para tal aprazamento devem levar em conta o tempo de ação dos fármacos (vida média, início e pico de ação), as condições clínicas do paciente (sinais vitais) e as características da dor (intensidade e flutuação). Assim, até que seja alcançada a analgesia e a concentração sanguínea adequada, pode ser necessário avaliar a dor a cada 20 ou 30 minutos, a cada 1, 4 ou 5 horas ou uma vez a cada plantão. Reavaliar após a intervenção analgésica, principalmente nas situações de emergência (dor intensa). Proceder a cuidadosa verificação dos efeitos indesejáveis, que podem advir de analgésicos anti-inflamatórios e opioides.
- Verificar as implicações de enfermagem na analgesia epidural (Quadro 37.9) e de APC. É importante verificar o protocolo institucional sobre a atuação do enfermeiro na troca de curativo e na administração de medicamento via cateter peridural. O Coren-SP fundamenta-se na Lei do Exercício Profissional e na Lei dos Direitos do Paciente (10.210/06), além dos princípios do Código de Ética dos Profissionais de Enfermagem. A Lei 7.498/86 dá respaldo ao enfermeiro para assumir cuidados a pacientes graves ou com risco de vida, além de procedimentos complexos que exijam o conhecimento científico pertinente.
- Na analgesia venosa contínua, os cuidados de enfermagem assemelham-se aos descritos para a analgesia peridural, com exceção dos cuidados com cateteres.

Quadro 37.9 Implicações de enfermagem na analgesia peridural e ACP.

À equipe de enfermagem compete:

Avaliar a dor de forma rigorosa. O uso de tecnologia avançada não significa necessariamente que a dor será aliviada.

Avaliar a respiração, o nível de consciência e o grau de sedação do paciente, em acordo com as escalas preconizadas na instituição.

Instruir os pacientes sobre o uso de ACP e cateter peridural.

Verificar a compreensão e aceitação do paciente em relação ao uso de ACP e cateter peridural.

Avaliar sinais vitais com rigor, de acordo com o protocolo analgésico instituído (tipo e intervalo de administração de medicamentos) e as rotinas da instituição.

Tecnologia mais avançada para o alívio da dor (infusão contínua de opioides intravenosa ou peridural) exige a monitorização mais cuidadosa das condições clínicas do paciente e dos efeitos adversos. A hipotensão postural pode ocorrer em pacientes que recebem analgesia peridural com solução analgésica composta por um opioide associado a um anestésico local. Assim, sugere-se a medida da pressão arterial a cada 30 minutos no início da analgesia, altera-se para a cada hora, até que se estabilize, para evitar que o paciente apresente lipotimia e outros desconfortos desnecessários.[84]

Realizar o exame físico do paciente em busca de alteração da sensibilidade e motricidade dos membros superiores/inferiores e da região toracoabdominal. Dar encaminhamento quando houver alterações.

Administrar solução analgésica conforme prescrição e protocolo institucional.

Realizar a troca do curativo de acordo com o protocolo da instituição (intervalo de troca e solução antisséptica).

Manter a observação quanto aos sinais de inflamação, condições de fixação, fraturas e deslocamentos do cateter.

Fixar o cateter peridural conforme protocolo institucional.

Quando possível, fixar a extensão do cateter peridural do lado contrário do acesso venoso, com o intuito de evitar acidentes de administração.

Investigar a presença de efeitos adversos do opioide, como náusea/vômito, prurido, obstipação intestinal, sonolência, etc. Dar encaminhamento às alterações.

Possuir medicamentos e equipamentos para a reversão de efeitos indesejáveis dos analgésicos, especialmente parada respiratória e sonolência excessiva.

Saber atuar, de acordo com o protocolo institucional, nos casos de efeitos adversos graves, como parada respiratória e sonolência excessiva.

Restringir a manipulação dos cateteres aos profissionais habilitados. No entanto, toda a equipe deve receber orientação sobre cuidados.

Certificar-se de que os protocolos de atendimento estão de acordo com as recomendações internacionais, garantindo a prática segura com base em evidências.

TRATAMENTO NÃO FARMACOLÓGICO DA DOR[72,117]

O tratamento não farmacológico da dor pode ser realizado por meios físicos, educativos, técnicas de relaxamento, distração e imaginação dirigida, acupuntura, *laser* de baixa potência, entre outros. A seguir, estão descritos alguns métodos de fácil aplicabilidade para a prática do enfermeiro.

Meios físicos

Para o controle da dor no pós-operatório, pode-se fazer uso do calor e frio superficiais, massagens de conforto e alongamentos suaves. Esses meios aliviam a dor, uma vez que ativam o sistema supressor de dor (todos), diminuem a isquemia pela melhora da irrigação local (calor e massagem), diminuem o edema e elevam o limiar à dor (frio) e resultam em relaxamento muscular (todos). Vale lembrar que, quando há dor, ocorre contração muscular reflexa. A massagem de conforto geralmente aplicada no dorso traz a sensação de relaxamento e bem-estar, o que pode influir favoravelmente na apreciação do quadro doloroso. O uso desses métodos é muito difundido, visto que são antigos, baratos, versáteis e fáceis de aplicar e ensinar. Podem ser utilizados em situações hospitalares e no domicílio. Além dos efeitos biológicos descritos, os meios citados contribuem para o alívio da dor e melhora da tolerância ao quadro álgico, em razão do aumento do senso de controle dos pacientes.

Considera-se que a ação analgésica do frio esteja relacionada ao espasmo vascular, à diminuição do fluxo sanguíneo local e à resultante diminuição do edema. O frio reduz a velocidade de condução nervosa e diminui a chegada de estímulos nociceptivos à medula espinal, elevando o limiar à dor. O frio alivia o espasmo muscular ao reduzir a atividade do fuso muscular e da velocidade de condução dos nervos periféricos. Frio superficial, em torno de 15°C durante aproximadamente 10 a 15 minutos, 2 a 3 vezes ao dia, pode ser aplicado por meio de bolsas de água fria, bolsas de hidrocoloides, sacos com mistura de água e gelo picado, imersão em água fria, compressas frias e gelo "mole" (mistura congelada de 3 partes de água e 1 parte de álcool). Algumas contraindicações para o uso do frio são doença vascular periférica, insuficiência arterial, hipersensibilidade ao frio, Fenômeno de Raynaud, crioglobulinemia (presença de proteínas anormais que se cristalizam sob a ação do frio) e hemoglobinúria decorrente do frio. Há que se atentar para situações de alteração de sensibilidade e nível de consciência.

Acredita-se que o calor alivie a dor pela diminuição da isquemia tecidual, aumento do fluxo sanguíneo e do metabolismo da região e diminuição do tono vasomotor. O calor também melhora as propriedades viscoelásticas do tecido conjuntivo (aumentando a elasticidade do tecido), produz alívio da rigidez articular, alivia o espasmo muscular e auxilia na resolução de inflamação superficial localizada. Calor superficial pode ser aplicado sobre o local da dor, por meio de bolsas de água quente ou compressas e por meio da imersão da área em água quente, com temperatura entre 40 e 45ºC, durante 20 a 30 minutos algumas vezes ao dia (geralmente 3 a 4 vezes). Algumas contraindicações para o uso do calor são infecção, sangramento ativo, insuficiência vascular, neoplasias (não pode ser aplicado sobre o local do tumor) e traumatismos agudos. Há de se atentar para situações de alteração da sensibilidade e nível de consciência.

Meios educativos, técnicas de relaxamento, distração e imaginação dirigida

Sabe-se que a dor não resulta apenas da quantidade de tecido lesado. O que se pensa sobre a dor e seu manejo influi na vivência dolorosa, o que justifica o preparo dos pacientes e familiares para o uso de qualquer método analgésico de modo sistemático. A intervenção educativa na situação cirúrgica deve ser realizada no pré-operatório; compreende o esclarecimento da origem e dos mecanismos da dor cirúrgica e das possíveis repercussões quando não adequadamente controlada. Enfatiza-se o direito do paciente de ter a dor aliviada e a descrição dos meios farmacológicos e não farmacológicos utilizados para o controle da dor e o preparo do paciente para o uso desses métodos. O paciente deve ser orientado sobre a disponibilidade de analgésicos em horário fixo e nas situações de "escape" de dor e de seu direito em solicitá-los.

Pode-se também habilitar o paciente para o uso de estratégias de relaxamento, distração e imaginação dirigida, com a finalidade de aliviar os estados de tensão, ansiedade e dor frequentes no pós-operatório. São relativamente fáceis de aprender, devendo ser ensinadas aos pacientes, de preferência, no pré-operatório, mas algumas técnicas simples podem ser ensinadas mesmo na situação de pós-operatório, por exemplo, respiração calma e profunda inspirando por uma narina e expirando pela outra. O relaxamento pode ser definido como o estado de relativa ausência de ansiedade e tensão muscular, ou seja, serenidade da mente e dos músculos. As respostas advindas do relaxamento são o oposto das presentes na situação de ansiedade. Há diminuição do consumo de oxigênio, do tônus muscular, da pressão arterial e da frequência respiratória e cardíaca.

As técnicas de distração para o controle da dor podem ser compreendidas como a focalização da atenção em outro estímulo que não a dor. A atenção à dor é diminuída pela atenção a outro estímulo, isto é, pela ativação de canais sensoriais, como audição, visão e tato, ou pelo aumento da atividade cognitiva. O estímulo pode ser externo (p. ex., ouvir música por fone de ouvido, assistir a um filme) ou interno (p. ex., cantar ou fazer contas mentalmente). A distração pode aumentar a tolerância à dor e a sensação de controle. Ouvir música, jogar, utilizar técnicas de respiração, assistir a filmes, ler, fazer contas, cantar mentalmente e marcar o compasso de uma música com os pés ou com as mãos são exemplos de técnicas de distração.

A imaginação dirigida envolve o uso de imagens mentais e, com frequência, é referida como criar e visualizar cenas agradáveis ou fantasiar. Fazer uma viagem imaginária à praia ou ao campo é um recurso muito utilizado. O objetivo é produzir relaxamento, experimentar a sensação de bem-estar, retirar o foco da dor e diminuir a percepção desta. Pode ser utilizada no pós-operatório, em situações em que são feitos grandes curativos, etc.

Síntese sobre as recomendações das estratégias não farmacológicas em UTI

Intervenções não farmacológicas devem ser utilizadas de maneira complementar às estratégias farmacológicas no controle da dor aguda de moderada a alta intensidade. Nas dores leves, podem ser utilizadas exclusivamente.

As estratégias não farmacológicas mais comumente aplicadas por enfermeiras de UTI foram exercício, técnicas de relaxamento e oração.[141] A maioria dos estudos que avaliaram as intervenções não farmacológicas em UTI adotaram as intervenções relacionadas à musicoterapia, respiração profunda e terapia com gelo. Musicoterapia, distração, massagem e presença da família foram consideradas intervenções mais úteis, relevantes e confiáveis para a maioria dos pacientes em UTI.[142-145]

Há conflitos quanto à efetividade das intervenções musicoterapia (situações diversas) e respiração profunda (para retirada de dreno torácico) no controle da dor em pacientes em UTI.[147-148] A musicoterapia parece produzir melhores resultados na redução da ansiedade em pacientes sob ventilação mecânica, pois uma revisão mostrou diminuição da frequência cardíaca e da respiração, indicando uma resposta fisiológica de relaxamento e melhor sincronia com o ventilador mecânico.[149]

Em estudos iniciais a aplicação prévia de gelo para remoção de drenos torácicos pareceu ser inconsistente para o alívio da dor. Porém, estudos mais recentes que aplicaram o gelo na região da inserção de dreno torácico por um tempo maior (15 a 20 minutos antes da retirada do dreno) observaram diminuição significativa da dor.[150-151] É possível que o tempo de aplicação de gelo influencie nos resultados encontrados. Contudo, há necessidade de mais estudos para formar evidências mais consistentes sobre o tema.

Termos e definições utilizados no controle da dor

- Analgesia multimodal: é uma estratégia analgésica que emprega a associação de fármacos de grupos analgésicos diversos que possuem mecanismos de ações diferentes, o que permite o uso de doses menores para a obtenção de melhor controle de dor com mínimo efeito adverso.
- Analgesia preventiva: definida como a analgesia pela administração de fármaco, preferencialmente prévio ao estímulo da dor, com o objetivo de proteger o sistema nervoso periférico e central de sinais nociceptivos aferentes na tentativa de prevenir modulações patológicas relacionadas com a transmissão da dor.[153]
- Analgésico resgate (se necessário): é aquele medicamento que pode ser utilizado a qualquer momento quando há aumento da intensidade da dor, ou seja, para buscar controlar uma dor que estava controlada com analgésicos de horário, mas, por algum motivo, apresentou escape. Objetiva o alívio rápido da dor.
- Escape de dor: episódios de dor com maior intensidade que geram desconforto para o paciente; episódios que escaparam da cobertura analgésica estabelecida.
- Efeito placebo: o placebo é um tratamento que se acredita ser inerte, não ter ação específica para dada situação. No entanto, respostas ao uso de um placebo são esperadas em qualquer intervenção, em todo contexto de tratamento, até mesmo em cirurgias. O efeito placebo pode ser bastante alto, especialmente no controle de sintomas, como a dor, ocorrendo, em média em 30% das pessoas. Contudo, os profissionais na prática clínica diária devem ser cautelosos, porque o efeito placebo refere-se à resposta a uma intervenção inócua, que pode variar, ocorrer ou não. Não se utiliza placebo para confirmar se o paciente possui comportamento doloroso exagerado ou que não sente dor.[152]
- Nocicepção: é a detecção do dano tecidual (mecânico ou químico) por transdutores especializados do sistema nervoso periférico (nociceptores).

CONSIDERAÇÕES FINAIS

É importante e ético avaliar e tratar a dor e os efeitos adversos provenientes de maneira adequada, uma vez que o conforto auxilia na reabilitação do paciente e não o expõe a sofrimentos desnecessários. Sistematizar a avaliação da dor e estabelecer protocolos analgésicos e esquemas de comunicação entre os profissionais permite criar ações coordenadas e ambientes de compromisso dos profissionais com os resultados de suas ações.

RESUMO

O controle da dor permanece inadequado e há vários estudos que demonstram este fato. A equipe de enfermagem pode ter importante papel na adequação da analgesia e para isso é necessário conhecer os fatores facilitadores assim como as barreiras que limitam ou impedem o bom controle da dor. Conhecer o doente, conscientizar-se da importância de aliviar a dor, saber como avaliá-la e tratá-la é o inicio do longo percurso do adequado controle desta condição. O enfermeiro deve reconhecer seu papel na prevenção e no tratamento da dor e inserir o controle dela em sua prática diária. Para isso, avaliar a dor, adquirir conhecimentos sobre as bases farmacológicas das modalidades analgésicas, dominar técnicas avançadas para o alívio da dor, saber como prevenir e tratar efeitos adversos e conhecer a aplicação de técnicas não farmacológicas é a essência nesse longo percurso. Segurança profissional em defesa do paciente assegurará o bom controle da dor.

PROPOSTA PARA ESTUDO

1. O que é avaliação sistematizada da dor?
2. A avaliação da dor é importante? Por quê?
3. Qual o papel do enfermeiro no controle da dor?
4. Defina a escada analgésica da OMS.
5. O que é analgesia balanceada ou multimodal?
6. Quais os efeitos adversos provenientes do opioide? Como preveni-los e tratá-los?
7. Em que casos administrar a morfina se ela fosse indicada apenas quando necessário?
8. Quais os parâmetros mínimos necessários para a administração do opioide?
9. O que se deve observar antes de administrar um opioide mesmo que esteja no horário?
10. O que é escala de sedação? Como e para quê deve-se utilizá-la?
11. Como você orientaria a sua equipe em relação aos cuidados preconizados sobre dor?
12. Que meios físicos podem ser utilizados para auxiliar no controle da dor?
13. Por que a educação influi na vivência de dor?
14. Como atuam as estratégias de relaxamento e distração no manejo da dor?

REFERÊNCIAS BIBLIOGRÁFICAS

1. Loeser JD. Multiciplinary multimodal pain management programs. In: Loeser JD. Bonica's management of pain. 2. ed. Filadélfia: Lippincott, 1990. p. 755-71.
2. Bonica JJ, Procacci P. General consideration of acute pain. In: Loeser JD. Bonica's management of pain. 2. ed. Filadélfia: Lippincott, 1990. p. 159-79.
3. Bonica JJ. Postoperative pain. In: Loeser JD. Bonica's management of pain. 2. ed. Filadélfia: Lippincott, 1990. p. 461-80.
4. Cousins M. Acute and postoperative pain. In: Wall PD, Melzack R. Textbook of pain. 3. ed. Edinburgh: Churchill Livingstone, 1994. p. 357-86.
5. Jacobi J, Frase GL, Coursin DB, Riker RR, Fontaine D, Wittbrodt ET, et al. Clinical practice guidelines for the sustained use of sedatives and analgesics in the critically ill adult. Crit Care Med 2002;30(1):119-41.
6. Puntillo KA. Pain experiences of intensive care units patients. Heart Lung 1990;19(5):526-32.
7. Jones J, Hoggart B, Withey J, et al. What the patients say: A study of reactions to an intensive care unit. Intensive Care Med. 1979; 5: 89-92.
8. Gélinas C. Management of pain in cardiac surgery ICU patients: have we improved over time? Intensive Crit Care Nurs. 2007; 23: 298-303.
9. Weissman C. The metabolic response to stress: an overview and update. Anesthesiol 1990;73(2):308-27.
10. Epstein J, Breslow MJ. The stress response of critical illness. Crit Care Cli. 1999;15:17-33.
11. Kong KL, Willatts SM, Prys-Roberts C. Plasma catecholamine concentration during sedation in ventilated patients requiring intensive therapy. Intensive Care Med. 1990;16: 171-174.
12. Ma P, Liu J, Xi X, Du B, Yuan X, Lin H, et al. Practice of sedation and the perception of discomfort during mechanical ventilation in Chinese intensive care units. J Crit Care. 2010;25(3):451-7.
13. Granja C, Gomes E, Amaro A, Ribeiro O, Jones C, Carneiro A, et al. Understanding posttraumatic stress disorder-related symptoms after critical care: the early illness amnesia hypothesis. Crit Care Med. 2008;36(10):2801-9.
14. Puntillo KA, White C, Morris AB, Perdue ST, Stanik-Hutt J, Thompson CL, et al. Patients' perceptions and responses to procedural pain: results from Thunder Project II. Am J Crit Care. 2001;10(4):238-51.
15. Weismann C. Pulmonary complications after cardiac surgery. Semin Cardiothorac Vasc Anesth 2004;8(3):185-211.
16. Wu CL, Rowlingson AJ, Partin AW, Kalish MA, Courpas GE, Walsh PC, et al. Correlation of postoperative pain to quality of recovery in the immediate postoperative period. Pain Med 2005;30(6):516-22.
17. Weismann C. Pulmonary function after cardiac and thoracic surgery. Anesth Analg 1999;88(6):1272-79.
18. Kehlet H. Acute pain control and accelerated postoperative surgical recovery. Surg Clin North Am 1999;79(2):431-42.
19. Milgrom, BL. Pain levels experienced with activities after cardiac surgery. Am J Crit Care 2004;13(1):116-25.
20. Yung PS, Hung LK, Tong CW, Ho PC. Carpal tunnel release with a limited palmar incision: clinical results and pillar pain at 18 months follow-up. Hand Surg 2005;10(1):29-35.
21. Sadatsune EJ, Leal PC, Clivatti JPC, RK. Dor crônica pós-operatória: fisiopatologia, fatores de risco e prevenção. Rev Dor. 2011;12(1):58-63.
22. Pergolizzi JV Jr, Raffa RB, Taylor R Jr. Treating acute pain in light of the chronification of pain. Pain Manag Nurs. 2014 Mar;15(1):380-90.
23. Perkins FM, Kehlet H. Chronic pain as an outcome of surgery. A review of predictive factors. Anesthesiology 2000;93(4):1123-33.
24. Fecho K, Miller NR, Merritt SA, Klauber-Demore N, Hultman CS, Blau WS. Acute and persistent postoperative pain after breast surgery. Pain Med 2009;10(4):708-15.

25. Leslie TA, Illing RO, Cranston DW, Guillebaud J. The incidence of chronic scrotal pain after vasectomy: a prospective audit. BJU Int 2007;100(6):1330-3.
26. Vermelis JM, Wassen MM, Fiddelers AA, Nijhuis JG, Marcus MA. Prevalence and predictors of chronic pain after labor and delivery. Curr Opin Anaesthesiol 2010;23(3):295-9.
27. Pimenta CAM, Koizumi MS, Ferreira MTC, Pimentel ILC. Dor: ocorrência e evolução no pós-operatório de cirurgia cardíaca e abdominal. Rev Paul Enferm 1992;11(1):3-10.
28. Bruster S. National survey of hospital patients. BMJ, 1994 [serial on the internet]. In: Acute Pain. Bandolier: Evidence-based health care. Disponível em: www.ebandolier.com. Acesso em 10/12/2005.
29. Lahtinen P, Kokki, Hannu MD, Hynynen M. Pain after cardiac surgery: a prospective cohort study of 1-year incidence and intensity. Anesthesiol 2006;105(3):794-800.
30. Schafheutle EI, Cantrill JA, Noyce PR. Why is pain management suboptimal on surgical wards? J Adv Nurs 2001;33(6):728-37.
31. Silva MAS. Efeitos da intervenção, treinamento, avaliação e registro sistematizado no controle da dor no pós-operatório de cirurgia cardíaca. [Dissertação]. São Paulo: Escola de Enfermagem da Universidade de São Paulo, 2007.
32. Dolin SJ, Cashman JN, Bland JM. Effectiveness of acute postoperative pain management: I. Evidence from published data. B J Anaesth 2002;89(3):409-23.
33. Sommer M, de Rijke JM, van Kleef M, Kessels AG, Peters ML, Geurts JW, et al. The prevalence of postoperative pain in a sample of 1490 surgical inpatients. .Eur J Anaesthesiol. 2008;25(4):267-74.
34. Clarke EB, French B, Bilodeau ML, Capasso VC, Edwards A, Empoliti J. Pain management knowledge, attitudes and clinical practice: the impact of nurses' characteristics and education. J Pain Symptom Manage 1996;11(1):18-31.
35. Desbiens NA, Wu AW, Broste SK, Wenger NS, Connors AF, Lynn J et al. Pain and satisfaction with pain control in seriously ill hospitalized adults: findings from the support research investigations. Crit Care Med 1996;24(12):1953-61.
36. Wilson H. Factors affecting the administration of analgesia to patients following repair of fractured hip. J Adv Nurs 2000;31(5):1145-54.
37. Shannon K, Bucknall T. Pain assessment in critical care: what have we learnt from research. Int Crit Care Nurs 2003;19(2):154-62.
38. Chanques G, Jaber S, Barbotte E, Violet S, Sebbane M, Perrigault PF et al. Impact of systematic evaluation of pain and agitation in an intensive care unit. Crit Care Med 2006;34(6):1691-9.
39. Rond MEJ, Wit R, van Dam FSAM, Mueller MJ. A pain monitoring program for nurses: effects on communication, assessment and documentation of patients' pain. J Pain Symptom Manage 2000;20(6):424-39.
40. Manias E, Botti M, Bucknall T. Patients' decision-making strategies for managing postoperative pain. J Pain 2006;7(6):428-37.
41. Salmon P, Manyande A. Good patients cope with their pain: postoperative analgesia and nurses' perceptions of their patients' pain. Pain 1996;68(3):63-8.
42. Kim SH, Schwartz-Barcott D, Tracy SM, Fortin JD, Sjöström B. Strategies of pain assessment used by nurses on surgical units. Pain Manage Nurs 2005;6(1):3-9.
43. Manias E, Botti M, Bucknall T. Nurses' strategies for managing pain in the postoperative setting. Pain Manage Nurs 2005;6(1):18-29.
44. Idwall E, Ehrenberg A. Nursing documentation of postoperative pain management. J Crit Nurs 2002;11(1):734-42.
45. De Rond M, de Wit R, van Dam F, van Campen B, den Hartog Y, Klievink R et al. Daily pain assessment: value for nurses and patients. J Adv Nurs 1999;29(2):426-44.

46. Gordon DB, Pellino TA, Miakoswiski C, Adams J, Paice JA, Laferriere D et al. A 10-year review of quality improvement monitoring in pain management: recommendation for standardized outcome measures. Pain Manage Nurs 2002;3(4):116-30.
47. Klopfeinstein CE, Hermann FR, Marnie C, Gessel EV, Forster A. Pain intensity and pain relief after surgery. Acta Anesthesiol Scand 2000;44(3):58-62.
48. Ferguson J, Gilroy D, Puntillo K. Decisions of pain and analgesic administration associated with coronary artery bypass grafting in an Australian intensive care unit. J Adv Nurs 1997;26(2):1065-72.
49. Hancock H. The complexity of pain in the first 24 hours after cardiac surgery: implications for nurses. Part 2. Int Crit Care Nurs 1996;12(6):346-51.
50. Puntillo KA, Stannard D, Miaskowiski C, Kehrle K, Gleeson S, Nye P. Use of a pain assessment and intervention notation (P.A.I.N.) tool in critical care nursing practice: nurses' evaluations. Heart Lung 2002;31(4):303-14.
51. Idwall E, Hamrin E, Sjöström B, Unössöm M. Patient and nurse assessment of quality of care in postoperative pain management. Qual Saf Health Care 2002;11(2):327-34.
52. Dihle A, Björseth G, Helseth S. The gap between saying and doing in postoperative pain management. J Clinic Nurs 2006;15(1):469-79.
53. Coulling S. Doctors' and nurses' knowledge of pain after surgery. Nursing Standard 2004;4(19):41-9.
54. Cohen F. Postsurgical pain relief: patients' status and nurses' medication choices. Pain 1980;9:265-74.
55. Voelker R. Inadequate pain knowledge. JAMA 1997;278(8):620-5.
56. Greer SM, Dalton JA, Carlson J, Youngblood R. Surgical patients' fear of addiction to pain medication: the effect of an educational program for clinicians. Clinic J Pain 2001;17:157-64.
57. Manias E, Botti M, Bucknall T. Observation of pain assessment and management – the complexities of practice. J Clinic Nurs 2002;11(1):724-33.
58. Edwards HE, Nash RE, Najman JM, Yates PM, Fentiman BJ, Dewar A et al. Determinants of nurses' intention to administer opioids for pain relief. Nurs Health Scienc 2001;3(1):149-59.
59. Lander J. Clinical judgment in pain management. Pain 1990;42(3):15-22.
60. Macintyre PE, Ready LB. Acute pain management. A pratical guide. 2. ed. London: WB Saunders, 2001. p. 1-14.
61. Frasco PE, Sprung J, Trentman TL. The impact of the joint comission for acreditation of healthcare organizations pain initiative on perioperative opiate consumption and recovery room length of stay. Anesth Analg 2005;100:162-8.
62. Jensen MP, Karoly P. Self-report scales and procedures for assessing pain in adults. In: Turk DC, Melzack R (eds.). Handbook of pain assessment. 1.ed. New York: Guilford, 1992. p.135-50.
63. Jensen MP, Karoly P, Braver S. The measurement of clinical pain intensity: a comparison of six methods. Pain 1986;27(1):117-26.
64. Jensen MP, Chen C, Brugger AM. Postsurgical pain outcome assessment. Pain 2002;99:101-9.
65. Faries JE, Mills DS, Goldsmith KW, Phillips KD, Orr J. Systematic pain records and their impact on pain control. Cancer Nurs 1991;14(6):306-13.
66. Silva MAS, Pimenta CAM, Cruz DALM. Treinamento e avaliação sistematizada da dor: impacto no controle da dor do pós-operatório de cirurgia cardíaca. Rev Esc Enferm USP 2013; 47(1):84-92.
67. Middleton C. Barriers to the provision on the effective pain management. J Nurs Times 2004;100(3):42-5.
68. Watt-Watson J, Stevens B, Garfinkel P, Streiner D, Gallop R. Relationship between nurses' pain knowledge and pain management outcomes for their postoperative cardiac patients. J Adv Nurs 2001;36(4):535-45.
69. Martins LMM. Ações educativas no pré-operatório: impacto sobre a dor e a analgesia no pós-operatório. [Dissertação]. São Paulo: Escola de Enfermagem da USP, 2002.
70. Ravaud P, Keïta H, Porcher R, Durand-Stocco C, Desmonts JM, Mntz J. Randomized clinical trial to assess the effect of an educational programme designed to improve nurses' assessment and recording of postoperative pain. Br J Surg 2004;91:692-8.

71. Harmer M, Davies KA. The effect of education, assessment and a standardized prescription on postoperative pain management: the value of clinical audit in the establishment of acute pain service. Anaesth 1998;53(5):424-30.
72. Pimenta CAM. Controle da dor no pós-operatório. São Paulo: Lemos, 2001.
73. Pimenta CAM, Teixeira MJ. Avaliação da dor. Rev Med São Paulo 1997;76(1).
74. McCaffery M, Pasero C. Procedural pain management. In: McCaffery M, Pasero C. Pain: clinical manual. 2. ed. St. Louis: Mosby, 1999. p.364.
75. Puntillo KA, Wild LR, Morris AB, Stanik-Hutt J, Thompson CL, White C. Practices and predictors of analgesic interventions for adults undergoing painful procedures. Am J Crit Care 2002;11(5):415-29.
76. Li D, Puntillo KA. What is the current evidence on pain and sedation assessment in nonresponsive patients in intensive care unit? Crit Care Nurse 2004;24(5):68,70,72-73.
77. Cade CH. Clinical tools for the assessment of pain in sedated critically ill adults. Nurs Crit Care. 2008;13(6):288-97.
78. Gélinas C, Puntillo K, Joffe A, Barr J. A Validated Approach to Evaluating Psychometric Properties of Pain Assessment Tools for Use in Nonverbal Critically Ill Adults. Semin Respir Crit Care Med. 2013;34: 153-168.
79. Arbour C, Gélinas C. Are vital signs valid indicators for the assessment of pain in postoperative cardiac surgery ICU adults? Intensive Crit Care Nurs. 2010;26:83-90.
80. Gélinas C, Arbour C. Behavioral and physiologic indicators during a nociceptive procedure in conscious and unconscious mechanically ventilated adults: similar or different? J Crit Care. 2009; 24: 628.e7-17.
81. Payen J, Bru O, Bosson J, Lagrasta A, Novel E, Deschaux I, et al. Assessing pain in critically ill sedated patients by using a behavioural pain scale. Crit Care Med. 2001;29:2258-63.
82. Puntillo K, Miaskowski C, Kehrle K, Stannard D, Gleeson S, Nye P. Relationship between behavioral and physiological indicators of pain, critical care patients' self-reports of pain, and opioid administration. Crit Care Med. 1997;25:1159-66.
83. Ahlers S, van der Veen A, van Dijk M, Tibboel D, Knibbe C. The use of the Behavioral Pain Scale to assess pain in conscious sedated patients. Anesth Analg. 2010;110(1):127-133.
84. Gélinas C. Nurses' evaluations of the feasibility and the clinical utility of the critical care pain observation tool. Pain Manag Nurs. 2010;11(2):115-25.
85. Gélinas C, Arbour C, Michaud C, Vaillant F, Desjardins S. Implementation of the critical care pain observation tool on pain assessment/management nursing practices in an intensive care unit with nonverbal critically ill adults: a before and after study. Int J Nurs Stud. 2011;48:1495-504.
86. Odhner M, Wegman D, Freeland N, Steinmetz A, Ingersoll GL. Assessing pain control in nonverbal critically ill adults. Dimens Crit Care Nurs. 2003;22:260-7.
87. de Araujo RS, Pereira LV. Versão brasileira do Instrumento de Avaliação da Dor em Paciente Não Comunicativo (NOPPAIN): equivalência conceitual, de itens e semântica. Cad Saúde Pública. 2012;28:1985--92.
88. Andrade DC, Faria JW, Caramelli P, Alvarenga L, Galhardoni R, Siqueira SR, et al. The assessment and management of pain in the demented and non-demented elderly patient. Arq Neuropsiquiatr. 2011;69(2B):387-94.
89. Dellaroza MSG, Pimenta CAM, Duarte YA, Lebrão ML. Dor crônica em idosos residentes em São Paulo, Brasil: prevalência, características e associação com capacidade funcional e mobilidade (Estudo SABE). Cad Saúde Pública. 2013;29:325-34.
90. Valera GG, Carezzato NL, Vale FA, Hortese P. Cultural adaptation of the scale Pain Assessment in Advanced Dementia – PAINAD to Brazil. Rev Esc Enferm USP 2014; 48(3):462-8.
91. Pandharipande PP, Patel MB, Barr J. Management of pain, agitation, and delirium in critically ill patients. Pol Arch Med Wewn. 2014; 124(3):114-123

92. Barr J, Fraser GL, Puntillo K, Ely EW, Gélinas C, Dasta JF et al. Clinical practice guidelines for the management of pain, agitation, and delirium in adult patients in the intensive care unit. Crit Care Med. 2013 41(1):263-306.
93. Power I. Recent advances in postoperative pain therapy. Br J Anaesth 2005;95(1):43-51.
94. Joffe A, Hallman M, Gélinas C, Herr DL, Puntillo K. Evaluation and treatment of ain in critically ill adults. Semin Respir Crit Care Med. 2013;34(2):189-200.
95. Kehlet H, Dahl JB. The value of "multimodal" or "balanced analgesia" in postoperative treatment. Anesth Analg 1993;77(6):1048-56.
96. Fletcher D. Analgésie balancée. Conférences d'actualisation. Paris: Elsevier, 1996. p. 171-8.
97. Chavey MA. Intratecal and epidural anesthesia and analgesia for cardiac surgery. Anesth Analg 2006;102(7):45-64.
98. Romanek RM, Posso IP. Analgesia controlada pelo paciente. Revista Dor: Pesquisa, Clínica e Terapêutica 2000;2(1):15-23.
99. Ferrante FM, Ostheimer GW, Covino BG. Patient-controlled analgesia. USA. Blackell Scientific Publication 1990;1:3-9.
100. Kehlet H, Holte K. Effect of postoperative analgesia on surgical outcome. Br J Anaesth 2001;87(4):62-72. World Health Organization. Cancer pain relief. Disponível em http://www.whocancerpain.wisc.edu. Acesso em 05/10/2005.
101. Schecter WP, Bongard FS, Gainor BJ, Weltz DL, Horn JK. Pain control in outpatient surgery. J Am Coll Cardiol 2002;195(1):95-104.
102. Bibuick JF. Pain control after thoracic surgery: a review of current techniques. Anesthesiol 1994;81(3):737-59.
103. Loeser JD. Postoperative pain in adults, pharmacologic therapies. In: Loeser JD. Bonica's management of pain. 2. ed. Philadelphia: Lippincott, 1990. p. 461-80.
104. Eisenberg E, Marinangeli F, Birkhahm J, Paladín A, Varrassi G. Time to modify the WHO analgesic leader? Pain Clin Update 2005;13(5):1-4.
105. Vargas-Schaffer G. Is the WHO analgesic ladder still valid? Twenty-four years of experience- Commentary. Can Fam Physician 2010;56:514-7.
106. Dworkin RH[1], O'Connor AB, Kent J, Mackey SC, Raja SN, Stacey BR, et al. Interventional management of neuropathic pain: NeuPSIG recommendations. Pain. 2013;154(11):2249-61.
107. Chahade WH, Giorgi RDN, Szajubok. Antiinflamatórios não hormonais. Einstein 2008;6(1):S166-S174.
108. Ballantyne J, Fishman SM, Abdi S. Massachusetts General Hospital – Manual de controle da dor. 2. ed. Rio de Janeiro: Guanabara-Koogan, 2004.
109. Grass JA, Sakima NT, Valley M. Assessment of ketorolac as an adjuvant to fentanyl patient-controlled epidural analgesia after retro-pubic prostatectomy. Anesthesiol 1993;78:642-58.
110. Ready LB, Edwards WT. Tratamento da dor aguda. Rio de Janeiro: Revinter, 1997.
111. Munir MA, Enany N, Zhang JM. Nonopioid Analgesics. Anesth Clin 2007;25:761-774.
112. Clark RF, Wei EM, Anderson PO. Meperidine: therapeutic use and toxicity. J Emerg Med 1995;13(6):797-802.
113. Macintyre PE, Ready LB. Pharmacology of opioids. In: Acute pain management. A Practical Guide. 2. ed., WB Saunders; 2001.
114. Aubrun F, Monsel S, Langeron O, Coriat P, Riou B. Postoperative titration of intravenous morphine in the elderly patient. Anesthesiol 2002;96(1):17-23.
115. Paqueron X, Lumbroso A, Mergoni P, Aubrun F, Lanqeron O, Coriat P et al. Is morphine-induced sedation synonymous with analgesia during intravenous morphine-titration? Br J Anaesth 2002;89(5):697-701.
116. Pimenta, CAM. Dor: Manual clínico de enfermagem. São Paulo: s/d, 2000.
117. Davis MP, Weissman DE, Arnold RM. Opioid dose titration for severe cancer pain: A systematic evidence based review. J Pall Med 2004; 7: 462-468.

118. Atkins D, Best D, Briss PA, Eccles M, Falck-Ytter Y, Flottorp S et al. Grading quality of evidence and strength of recommendations. Br Med J 2004;328(7454):1490.
119. Harris JT, Kumar KS and Rajagopal MR. Intravenous morphine for rapid control of severe cancer pain. Palliat Med 2003; 17: 248-256.
120. Diretrizes da Sociedade Brasileira de Cardiologia, 2009-2014. Disponível online em: http://publicacoes. cardiol.br/2014/img/pockets/Pocket_Book_2014_Interativa.pdf. Acessado em maio de 2015.
121. Tassinari D, Drudi F, Rosati M, Maltoni M. Transdermal opioids as front line treatment of moderate to severe cancer pain: a systemic review. Palliative Medicine 2011; 25(5) 478-487.
122. Caraceni A, Hanks G, Kaasa S, Bennet MI, Bruneli C, Cherny N et al. European Palliative Care Research Collaboration (EPCRC) on behalf of the European Association for Palliative Care (EAPC). Use of opioid analgesics in the treatment of cancer pain: evidence-based recommendations from the EAPC. Lancet Oncol 2012;13.
123. Zeppetella G, Davies A, Eijgelshoven I, Jansen JP. A network meta-analysis of the efficacy of opioid analgesics for the management of breakthrough cancer pain episodes. J Pain Symptom Manage. 2014;47(4):772-785.
124. Mystakidou K, Panagiotou I, Gouliamos A. Fentanyl nasal spray for the treatment of cancer pain. Expert Opin Pharmacother 2011;12: 1653e1659.
125. 126.Mercadante S, Radbruch L, Caraceni A, Cherny N, Kaasa S, Nauck F et al. Episodic (breakthrough) pain: consensus conference of an expert working group of the European Association for Palliative Care. Cancer 2002;94(3):832-9.
126. Bennett D, Burton AW, Fishman S, Fortner B, McCarberg B, Miaskowski C et al. Consensus panel recommendations for the assessment and management of breakthrough pain. Part 2. Manage Pharm Ther 2005;30:354-61.
127. Kettner SC, Willschke H, Marhofer P. Does regional anaesthesia really improve outcome? British Journal of Anaesthesia 2011;107(S1): i90-i95.
128. Kurita GP, Benthien KS, Nordly M, Mercadante S, Klepstad P, Sjøgren P, and on behalf of The European Palliative Care Research Collaborative (EPCRC). The evidence of neuraxial administration of analgesics for cancer-related pain: a systematic review. Acta Scand Anesthesiol 2015. Article first published online: 13 Feb 2015. DOI: 10.1111/aas.12485
129. Tebaldi TC, Suyama MJ, Hamaji A. Opioides em bloqueio. Prática Hospitalar, 2005.
130. Torres MA. Toxicidade dos anestésicos locais: o debate continua. Rev Bras Anestesiol 2006;56:4.
131. Pasin S, Schnath F. Cuidados de enfermagem na analgesia por cateter peridural. Rev HCPA 2007;27(2).
132. Watcha MF, White PF. Postoperative nausea and vomiting: its etiology, treatment, and prevention. Anesthesiol 1992;77:162-184.
133. Kovac AL: Prevention and treatment of postoperative nausea and vomiting. Drugs 2000, 59:213-243.
134. Tong JG, Diemunsch P, Habib AS, Anthony Kovac A, Kranke P, Meyer TA, et al. Consensus Guidelines for the Management of Postoperative Nausea and Vomiting. Anesth Analg 2014;118:85-113.
135. Veiga D, Pereira H, Moreno C, Martinho C, Santos C, Fernando J A. Náusea e Vômito no Pós-Operatório: Validação da Versão em Português da Escala de Intensidade de Náuseas e Vômitos Pós-Operatórios. Rev Bras Anestesiol 2013;63(4):340-346
136. Ramsay M, Savege T, Simpson B, Goodwin R. Controlled sedation with alphaxalone-alphadolone. Br Med J 1974;22;2(5920):656-9.
137. Pasero C, Manworren RC, McCaffery M. Pain Control: IV opioid range orders for acute pain management. Am J Nurs 2007;107(2):52-9.
138. Tauben D. Nonopioid Medications for Pain. Phys Med Rehabil Clin N Am. 2015;26(2):219-248.
139. American Pain Society. Strategies to improve pain management. [cited out 2005.] Disponível em http://www.ampainsoc.org/ce/enduring.htm.

140. Celis-Rodriguez E, Besso J, Birchenall C, De La Cal MA, Carrillo R, Castorena G et AL. Guía de práctica clínica basada en la evidencia para el manejo de la sedo-analgesia en el paciente adulto críticamente enfermo. Documento de Consenso. Med Intensiva 2007;31(8):428-71.

141. Tracy MF, Lindquist R, Savik K, Watanuki S, Sendelback S, Kreitzer MJ et al. Use of complementary and alternative therapies: a national survey of critical care nurses. Am J Crit Care 2005;14(5):404-14.

142. Gélinas C, Arbour C, Michaud C, Robar L, Cote J. Patients, families, and ICU nurses' perspectives of non-pharmacological interventions for pain management. Nurs Crit Care 2012: doi: 10.1111/j.1478--5153.2012.00531.x.

143. Chan MF, Wong OC, Chan HL, Fonq MC, Lai SY, Lo CW et al. Effects of music on patients undergoing a C-clamp procedure after percutaneous coronary interventions. J Adv Nurs 2006;53(6):669-79.144. Voss JA, Good M, Yates B, Baun MM, Thompson A, Hertzog M. Sedative music reduces anxiety and pain during chair rest after open-heart surgery. Pain 2004;112(1-2):197-203.

144. Cooke M, Chaboyer W, Schluter P, Foster M, Harris D, Teakle R. The effect of music on discomfort experienced by intensive care unit patients during turning: a randomized cross-over study. Int J Nurs Pract 2010;16(2):125-131.

145. Iblher P, Heinze H, Huppe M, Klotz KF, Eichler W. Does music harm patients after cardiac surgery? A randomized, controlled study. Appl CardiopulmPathophysiol 2011;15:14–23. Disponível em: http://www.applied-cardiopulmonary-pathophysiology.com/fileadmin/downloads/acp-2011-1_20110329/02_iblher.pdf

146. Houston S, Jesurum J. The quick relaxation technique: effect on pain associated with chest tube removal. Appl Nurs Res 1999;12(4):196–205.

147. Friesner SA, Curry DM, Moddeman GR. Comparison of two pain-management strategies during chest tube removal: relaxation exercise with opioids and opioids alone. Heart Lung 2006;35(4):269-276.

148. Bradt J, Dileo C, Grocke D. Music interventions for mechanically ventilated patients. Cochrane Database Syst Rev 2010;(12):CD006902.

149. Sauls J. The use of ice for pain associatedwith chest tube removal. Pain Manag Nurs 2002;3(2):44-52.

150. Demir Y, Khorshid L. The effect of cold application in combination with standard analgesic administration on pain and anxiety during chest tube removal: a single-blinded, randomized, double-controlled study. Pain Manag Nurs 2010;11(3):186-196.

151. Goffaux F, Leonard G, Marchand S, Rainville P. Placebo analgesia. In: Beaulieu P, Lussier D, Porreca F, Dickenson AH. Pharmcaology of Pain. IASP Press. Seattle-USA, 2010;p.451-474. Disponível: http://www.iasp-pain.org.

152. Woolf CJ. Evidence for a central component of post-injury pain hypersensitivity. Nature 1983; 306: 686-8.

38

Feridas em unidade de terapia intensiva

Giovana Ribau Picolo Peres
Kelly Cristina Strazzieri Pulido
Moelisa Queiroz dos Santos
Ticiane Carolina Gonçalves Faustino Campanili
Maria Gabriela Secco Cavicchioli
Carol Viviana Serna
Vera Lúcia Conceição de Gouveia Santos

PONTOS A APRENDER

1. Relembrar os princípios da cicatrização, avaliação e tratamento de feridas agudas e crônicas.
2. Identificar as feridas prevalentes na prática clínica em tratamento intensivo.
3. Reconhecer as principais complicações da ferida operatória.
4. Avaliar os sinais de infecção na ferida operatória.
5. Identificar os principais fatores de risco para o desenvolvimento de úlceras por pressão e relacioná-los às principais medidas preventivas.
6. Avaliar e classificar as úlceras por pressão e conhecer os princípios de seu tratamento tópico e sistêmico.
7. Identificar os principais fatores de risco para lesões por fricção e relacioná-los às principais medidas preventivas.
8. Reconhecer os princípios do tratamento tópico de lesões por fricção.

PALAVRAS-CHAVE

Ferida operatória complicada, ferida complexa, úlcera por pressão, lesão por fricção.

ESTRUTURA DOS TÓPICOS

Introdução. Processo de cicatrização. Avaliação e tratamento. Feridas operatórias complicadas. Úlceras por pressão. Lesões por fricção. Resumo. Propostas para estudo. Referências. Anexo.

INTRODUÇÃO

A avaliação de feridas na unidade de terapia intensiva (UTI) é uma prática diária de alguns profissionais de saúde. De acordo com a especialidade e o perfil de gravidade dos pacientes, são encontrados os diversos tipos de feridas, agudas e crônicas. Cabe ao enfermeiro envolver-se com a prevenção e o manejo dessas lesões, auxiliando na sua cicatrização, identificando, tratando e prevenindo possíveis complicações.

Vários são os fatores que podem levar ao aparecimento e complicação de uma ferida no paciente crítico, considerando, em especial, o déficit de perfusão por comprometimento cardiopulmonar, múltiplas reabordagens cirúrgicas, sepse, uso de drogas vasoativas e o comprometimento nutricional. Queimaduras, doenças graves e infecções são responsáveis por alterações neuroendócrinas que levam ao hipermetabolismo, hipercatabolismo, resistência à insulina, hiperglicemia e depleção da massa corporal magra são alterações que podem ser associadas não só ao retardo do processo cicatricial, com aumento da morbimortalidade,[1] como também à maior vulnerabilidade do paciente crítico ao desenvolvimento de novas lesões, como as úlceras por pressão e lesões por fricção.

Alterações intrínsecas ou extrínsecas, que implicam no aparecimento de complicações tanto locais quanto sistêmicas, podem retardar a evolução natural da cicatrização da ferida operatória, colocando em risco não só o procedimento como a própria vida do paciente. Infecção, hemorragia e deiscência são algumas dessas complicações que aumentam sobremaneira a morbidade e mortalidade do paciente crítico.[1]

Neste capítulo, serão abordadas as feridas operatórias complicadas e fístulas, bem como as úlceras por pressão e lesões por fricção, quanto à etiologia, prevenção e tratamento. Antes, porém, far-se-á uma breve revisão acerca do processo de cicatrização, avaliação e principais aspectos da terapia tópica de feridas.

PROCESSO DE CICATRIZAÇÃO

Nos últimos dez anos de pesquisa básica e aplicada, segundo vários autores[2-5] a cicatrização é um processo complexo e coordenado que tem início logo após o dano tecidual, ocasionando uma série de reações e interações entre as células, as moléculas da matriz extracelular (MEC) e inúmeros mediadores bioquímicos. Pode ser dividida didaticamente em três fases distintas, porém, superpostas (alguns autores incluem uma quarta fase ao separarem o evento da hemostasia da fase inflamatória):

- Fase hemostática e inflamatória: trata-se de um conjunto de reações locais do organismo, que têm como principais objetivos a hemostasia e a limpeza do local afetado. Os eventos celulares locais são formação do tampão hemostático (plaquetas em rede de fribonectina, vitronectina e trompospondina) em áreas de lesão vascular visando a estancar o sangramento e a disponibilizar uma matriz proteica de proteção; liberação de fatores de crescimento (derivados de plaquetas PDGF e TGF-B); recrutamento de células imunológicas (macrófagos, neutrófilos, basófilos e linfócitos) e liberação de citocinas inflamatórias quimioatraentes (IL-1, IL-6, TNF-α). Clinicamente, essa fase se caracteriza pela presença de dor, calor, edema e rubor, durando aproximadamente de 4 a 6 dias. Pode ser prolongada nos casos de desnutrição, desidratação, infecção sistêmica ou presença de irritação local causada por terapia tópica inadequada, já que o pH no leito da lesão deve ser ácido e estável para o correto funcionamento dos processos bioquímicos.[2]
- Fase proliferativa ou de reconstrução: caracteriza-se pelo crescimento do tecido de granulação, entendido como a união entre a proliferação de fibroblastos (células do tecido conjuntivo da derme) e a angiogênese (neovascularização), estimulado pelos fatores de crescimento disponíveis desde a fase anterior. Outro evento definidor dessa fase é a diferenciação de alguns fibroblastos em miofibroblastos, células com propriedades contráteis similares às das células musculares que, por meio da secreção de moléculas de MEC e sua migração, geram aproximação forçada das bordas da ferida. Com relação à epiderme, as células epiteliais da borda da ferida começam a migrar coletivamente a fim de restabelecer a barreira protetora contra a perda de fluidos e a invasão bacteriana, processo chamado epitelização que acompanha o processo físico de contração. O tempo necessário para a reconstrução do tecido depende do tamanho e local da ferida além das defesas imunológicas da fase anterior; pode durar de 4 a 14 dias.[2,6,7]
- Fase reparadora ou de remodelagem: a maturação do tecido cicatricial pode se estender por até um ano nas feridas fechadas e período ainda maior nas abertas. O fato mais importante refere-se à deposição de colágeno e à sua reorganização. A lise do colágeno tipo III, depositado previamente pelos fibroblastos, é feita pelas metaloproteinases (MMPs) e a síntese, depósito e hidroxilação do colágeno tipo I em novo equilíbrio, junto a outras proteinas da MEC, determinam o aspecto final da cicatriz. A síntese excessiva do colágeno favorece a formação da cicatriz hipertrófica e pode resultar na formação de queloides em condições genéticas favoráveis. Os miofibroblastos morrem por apoptose, a vascularização diminui e o componente predominante da área cicatricial restante é a MEC que, atualmente, é considerada como um conjunto de proteínas capazes de modificar o comportamento

celular[8]. Ainda nesse momento, a ferida adquire força tênsil em torno de 60% daquela prévia à lesão e que determinará a sua capacidade de resistir à ruptura ou à deiscência.[2,9]

AVALIAÇÃO E TRATAMENTO

A adequação do cuidado tópico está relacionada à correta avaliação do paciente e da ferida, possível somente quando as observações e os resultados das intervenções são documentados. Fatores sistêmicos como idade, estado nutricional, doenças preexistentes (diabetes, hipertensão arterial, distúrbios de coagulação dentre outras), drogas (imunossupressoras, antiinflamatórias, vasoativas e outras), condições e duração do ato operatório devem ser considerados. Quanto aos fatores locais, exsudato (características quantitativas e qualitativas), tipo de tecido no leito da lesão (granulação, esfacelos, necrose), área lesionada, grau de perda tissular (perdas superficial, parcial ou total), edema, bordas e pele perilesão devem compor a avaliação local da ferida.

Para a avaliação da ferida existem inúmeros instrumentos padronizados, dentre os quais se encontram o Pressure Ulcer Scale for Healing (PUSH), já adaptado e validado em nosso meio, podendo ser usado tanto em úlceras por pressão como em úlceras crônicas de perna. Desenvolvido para a avaliação do processo de cicatrização de UP e resultados de intervenção, em 1996, pelo PUSH Task Force do NPUAP, o PUSH considera três parâmetros: área da ferida, relacionada ao maior comprimento versus a maior largura (valores que variam de 0 a > 24 cm^2 e escores que variam de 0 a 10); quantidade de exsudato presente na ferida (ausente, pequena, moderada e grande, que correspondem a escores de 0 a 3) e aparência do leito da ferida (tecido necrótico, esfacelo, tecido de granulação e ferida fechada ou recoberta, com escores de 0 a 4). Os subescores para esses parâmetros ou subescalas, ao serem somados, geram um escore total, cuja variação possível é de 0 a 17. Escores maiores indicam piores condições da úlcera; e escores que diminuem indicam melhora no processo de cicatrização da UP. Além dos três parâmetros, o instrumento contém definições operacionais para cada um deles, uma tabela onde são registrados os escores de cada parâmetro e o escore total de acordo com a data, um gráfico para visualização da evolução dos escores totais e uma folha de instruções para o avaliador.[10,11]

Embora não adaptado e validado em nosso meio, pode-se citar também o MEASURE, proposto por Keast et al.,[12] em que M (*measure*) refere-se à medida da lesão (largura, comprimento e profundidade, gerando a área e volume); E (*exudate*) ao exsudato (seroso, sero-sanguinolento, sanguinolento, sero-purulento e purulento); A (*appearance*) à aparência (necrose, infecção, esfacelo, granulação e epitelização); S (*suffering*) à dor (tipo e intensidade); U (*undermining*) ao descolamento, túneis ou fístulas; R (*re-evaluation*) à reavaliação ou evolução semanal ou a cada duas semanas; e E (*edge*) referindo-se às bordas e pele peri-lesão (infecção, alergia, maceração).

Terapia tópica de feridas

A cicatrização depende da preparação correta do leito da lesão dependendo da necessidade dos tecidos expostos. Este preparo caracteriza-se pela remoção das barreiras locais que interferem no processo cicatricial,[13-15] devendo-se considerar:

- Presença de tecido desvitalizado, morto ou com presença de infecção que dificulta o processo de cicatrização e necessita ser removido por meio de desbridamento,[16] cujos tipos são descritos a seguir:
  - instrumental: em que se utilizam objetos cortantes como tesoura, lâmina de bisturi e outros. Pode ser conservador ou cirúrgico. É um método seletivo à medida da experiência do profissional (enfermeiro especialista em estomaterapia ou dermatologia e cirurgião);
  - mecânico: em que se utiliza a força mecânica. As técnicas mais comuns são a fricção, úmido-seco e irrigação (a mais indicada);
  - autolítico: em que se promove a autólise, ou seja, a lise natural da necrose pelos leucócitos e enzimas que entram no leito da ferida durante a fase inflamatória. É um método seletivo, não invasivo, indolor, porém mais lento que os citados anteriormente e com algumas limitações, como o crescimento bacteriano, odor, maceração da pele adjacente e maceração das bordas. Os hidrogéis e hidrocoloides favorecem o desbridamento autolítico;
  - enzimático: em que se empregam enzimas, é similar ao desbridamento autolítico, porém mais potente. É um método seletivo, não invasivo, porém pode acarretar dor na presença de tecido viável no leito da lesão. Colagenase, papaína e fibrinolisina são alguns dos agentes desbridantes disponíveis;[9,13-15]
  - biológico: em que se empregam larvas estéreis da espécie *Lucilia sericata* da mosca *greenbottle,* as quais são capazes de produzir poderosas enzimas proteolíticas que destroem o tecido morto por liquefacção e o ingerem.[17]

A revisão Cochrane sobre desbridamento[16] cita ensaio controlado aleatorizado em feridas cirúrgicas que comparou desbridamento enzimático *versus* curativos embebidos em solução salina, destacando o tratamento enzimático por ter os melhores resultados quanto ao tempo de limpeza e remoção. A revisão conclui, no entanto, que não existem suficientes estudos com métodos adequados para o estabelecimento da técnica de desbridamento mais adequada.

- Inflamação e infecção: provoca aumento das citocinas inflamatórias e da atividade das proteases bem como a diminuição dos fatores de crescimento.[9,13-15] Este quadro retarda o processo cicatricial e deve ser avaliado criteriosamente pela equipe interdisciplinar envolvida no tratamento. Alguns pontos importantes devem ser considerados como necessidade de coleta de cultura da ferida (por meio de *swab*, no centro da lesão, ou de biópsia), repercussão hemodinâmica, introdução de antibioticoterapia sistêmica e uso de coberturas antimicrobianas. Deve-se também diferenciar a presença de contaminação, infecção e de colonização crítica.[18,19] Curativos com carvão ativado e/ou prata e os antissépticos não alcoólicos (polivinilpirrolidona-iodo, cloro-hexidine, poli-hexamida biguanida) são produtos disponíveis.[9] Os antissépticos tópicos têm mostrado benefícios para o controle da infecção, conforme recomendação internacional, porém devem ser usados, no máximo, durante até duas semanas, somente nas condições mencionadas (colonização crítica e infecção).[20,21]
- Umidade: pode ser escassa ou excessiva. Em presença de leito ressecado, a migração das células epiteliais fica lentificada, retardando o processo cicatricial. Em contrapartida, o aumento do exsudato indica prolongamento da fase inflamatória, com desequilíbrio entre inibidores de metaloproteases e aumento dessas enzimas, provocando ainda a maceração das bordas e da pele adjacente. Sendo assim, o equilíbrio na umidade é essencial para a "agudização" da ferida e consequente evolução de sua cicatrização.[9,13-15] Produtos disponíveis no mercado são os polímeros e alginatos.[9]
- Bordas da ferida: a estagnação das bordas é comum em lesões crônicas que permanecem na fase inflamatória por um período prolongado. Não há migração de queratinócitos, há anormalidades na MEC e atividade anormal das proteases. Quando a cicatrização da ferida encontra-se estagnada, deve-se reavaliar a lesão e considerar o uso de terapias alternativas.[9,13-15]

Outros tipos de tratamento

- Oxigenoterapia hiperbárica: o paciente é submetido a uma pressão maior que a atmosférica, no interior de uma câmara hiperbárica, respirando oxigênio a 100%. A câmara hiperbárica consiste em um compartimento selado, resistente à pressão, que pode ser pressurizado com ar comprimido ou oxigênio puro; pode ser de grande porte, acomodando vários pacientes simultaneamente (*multiplaces*), ou de tamanho menor, acomodando apenas o próprio paciente (*monoplaces*).[9,22]

A revisão Cochrane sobre esse tipo de terapia em feridas crônicas[23] conclui que acarreta grande benefício na aceleração da cicatrização em lesões de pé diabético a curto prazo, sendo que não há evidências dos seus benefícios a longo prazo. Uma segunda revisão Cochrane sobre terapia hiperbárica em feridas agudas e traumáticas[24] reporta que o uso dessa terapia pode melhorar os resultados de enxertia de pele em feridas traumáticas.

- Laserterapia: estimula estruturas cromóforas, afetando a célula de dentro para fora. É realizada com laser de baixa intensidade (6 J) que estimula a microcirculação e a proliferação de fibroblastos, favorecendo a granulação e a neovascularização. A absorção do laser provoca efeitos primários (efeitos bioquímicos, bioelétricos e bioenergéticos) e secundários (estimulação da microcirculação, aumento da produção de ATP e da velocidade mitótica), tornando assim a cicatrização extremamente favorável. A irradiação deve ser aplicada em dois estágios: o primeiro consiste na aplicação de contato em torno das bordas da ferida; e o segundo na aplicação sem contato com o leito da lesão.[25,26]
- Terapia a vácuo: a pressão negativa localizada e controlada estimula o fluxo sanguíneo, a granulação e a cicatrização. Promove a vasodilatação arterial e consequentemente o aumento do fluxo sanguíneo nos tecidos, estimulando a formação de tecido de granulação. A remoção dos fluidos diminui o edema, a pressão intersticial e a colonização bacteriana, criando um ambiente úmido benéfico para a migração epitelial e a cicatrização. Remove ainda as metaloproteínas que comprometem a cicatrização e favorecem a colonização bacteriana. A pressão negativa contínua ou intermitente estimula a diminuição da ferida das bordas para o centro, sendo considerada ideal uma pressão de 125 mmHg, porém pode variar de 50 a 200 mmHg.[27,28]

A revisão Cochrane[29] sobre o uso da TPN em queimaduras mostra a falta de estudos com rigor metodológico; no entanto, descreve o estudo de Molnar,[30] que afirma que a TPN apresentou melhores resultados comparativamente ao emprego de sulfadiazina de prata quanto à taxa de cicatrização.

Cuidado local: como fazer?

A terapia tópica envolve dois procedimentos principais: limpeza/desbridamento e cobertura. O processo objetiva o desenvolvimento e manutenção de um microambiente ótimo para a reparação tissular da ferida, em substituição às funções da pele (principalmente a proteção mecânica e microbiana e o isolamento térmico).

A limpeza da lesão inicia-se com a remoção cuidadosa da cobertura anterior, para que o tecido não seja lesionado mecanicamente, especialmente quando está aderido ao leito. O uso de soro fisiológico 0,9% morno para umedecer a cobertura, muitas vezes, se faz necessário. Após a remoção, tanto o material como a ferida, devem ser avaliados, conforme descrito anteriormente.[9]

O leito deve ser limpo por meio da irrigação com soro fisiológico 0,9%. Após a irrigação do leito deve-se secar a pele adjacente com gaze.[9]

A escolha da cobertura ideal deve sempre levar em consideração a quantidade e a característica do exsudato, tecido no leito da lesão, odor, presença de inflamação/infecção e dor. Deve ainda proporcionar isolamento térmico, não ser aderente, ser atóxica, estar livre de contaminantes, ser de fácil aplicação, oferecer proteção mecânica, ser confortável, ter custo acessível e melhorar a qualidade de vida do portador da ferida.[9]

FERIDAS OPERATÓRIAS COMPLICADAS

As feridas podem ser classificadas como agudas e crônicas. Entre as agudas, estão as feridas cirúrgicas, traumáticas, por queimaduras e radiação, sendo, geralmente, de rápida cicatrização. As feridas crônicas são lesões de longa duração ou recorrentes, cuja cicatrização é prejudicada por diversos fatores sistêmicos.[9]

As feridas cirúrgicas ou operatórias são causadas pela descontinuidade dos tecidos que cobrem a superfície do corpo, órgãos e tecidos profundos. São intencionalmente projetadas com a finalidade de tratar o corpo. Podem cicatrizar por primeira intenção, quando as bordas são reaproximadas por sutura, grampos ou fitas cirúrgicas; ou por segunda intenção, quando são deixadas abertas. Em alguns casos, as bordas podem ser reaproximadas em um segundo momento, caracterizando a cicatrização por terceira intenção ou primeira intenção retardada.[9]

Considerando-se o grau de contaminação, as feridas cirúrgicas podem ser classificadas em três categorias distintas:

- Ferida cirúrgica limpa: realizada com técnica asséptica em procedimento eletivo, com fechamento por primeira intenção. Essas feridas não podem penetrar nos tratos respiratório, gastrintestinal, geniturinário ou orofaríngeo, em decorrência de colonização dos tecidos que os recobre.[31]
- Ferida cirúrgica potencialmente contaminada: realizada com técnica asséptica em tecidos que formam os tratos respiratório, gastrintestinal, genituri-

nário ou orofaríngeo. Essa classificação também pode ser aplicada a procedimentos em que, durante a execução, tenham ocorrido pequenas infrações técnicas.[31]

- Ferida cirúrgica contaminada: são decorrentes da abertura de vísceras ocas com extravasamento do seu conteúdo.[31]

Infecção

A infecção do sítio cirúrgico é uma complicação que ainda preocupa os profissionais de saúde. Segundo o Center for Diseases Control (CDC), mesmo diante de todo avanço tecnológico que envolve os métodos de esterilização, ventilação da sala operatória, técnicas cirúrgicas e terapias antimicrobianas, as infecções continuam contribuindo para a maior morbi-mortalidade dos pacientes operados.[31]

Corroborando com as especificações do CDC, a Agência Nacional de Vigilância Sanitária (Anvisa) escreveu um manual contemplando os critérios nacionais de infecções relacionadas à assistência à saúde para o Sítio Cirúrgico, e mais recentemente como parte do programa nacional de segurança do paciente (PNPS) publicou os critérios diagnósticos de infecção relacionada à assistência à saúde que contempla os indicadores de processo e estrutura para a prevenção de infecção do sítio cirúrgico.

Esses documentos utilizam como critério de classificação o local afetado, o envolvimento da pele, órgãos e tecidos internos. Classificam como infecção incisional superficial (IS) quando há o acometimento da pele e do tecido subcutâneo; infecção incisional profunda (IP) quando estão comprometidas a fáscia e a camada muscular; e infecção de órgão ou cavidade (OC) quando acomete órgãos e espaços internos, estando relacionada ao procedimento cirúrgico ou envolvendo qualquer parte da anatomia, aberta ou manipulada durante a cirurgia, mas não necessariamente à incisão cirúrgica.[32,33]

Os critérios para a classificação de cada tipo de infecção cirúrgica estão agrupados no esquema da Figura 38.1.[32]

Os agentes causadores do processo infeccioso podem ser hospedeiros da própria microbiota do paciente, da equipe cirúrgica ou estar presente em instrumentais cirúrgicos indevidamente limpos. Os sinais infecciosos, frequentemente encontrados em paciente com infecção na ferida cirúrgica, são: calor, rubor, dor e edema local, febre sem causa definida e exsudação purulenta local, com presença ou não de abscesso.[31]

Fatores intrínsecos como obesidade, doenças preexistentes, desnutrição, alteração dos níveis pressóricos; e extrínsecos como uso de esteroides, período longo de hospitalização pré-operatória e tabagismo, contribuem significativamente para o desenvolvimento do processo infeccioso. Esse problema torna-se ainda mais sério na UTI, devido à maior exposição ao risco e considerando-se ainda a gravidade da doença, o estado nutricional, o tempo de internação e os procedimentos diagnósticos e terapêuticos invasivos.[32,33]

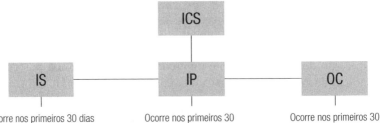

IS	IP	OC
Ocorre nos primeiros 30 dias após a cirurgia COM PELO MENOS UM: • Drenagem purulenta da incisão superficial • Cultura positiva de secreção ou tecido da incisão, obtido assepticamente • A incisão superficial é deliberadamente aberta pelo cirurgião na vigência de pelo menos um dos seguintes sinais e sintomas: dor, aumento da sensibilidade, edema local, hiperemia e calor, EXCETO se a cultura for negativa • Diagnóstico de infecção superficial pelo médico assistente	Ocorre nos primeiros 30 dias após a cirurgia ou até 1 ano, se houver colocação de prótese, e envolve tecidos moles profundos à incisão. COM PELO MENOS UM: • Drenagem purulenta da incisão profunda, mas não órgão e cavidade • Deiscência parcial ou total da parede abdominal ou abertura da ferida pelo cirurgião quando o paciente apresentar pelo menos um dos seguintes sinais ou sintomas: temperatura axilar ≥ 37,8°, dor ou aumento da sensibilidade local, exceto se a cultura for negativa • Presença de abcesso ou outra evidência de que a infecção envolva os planos profundos da ferida, identificada em reoperação, exame clínico, histocitopatológico ou exame de imagem • Diagnóstico de infecção incisional profunda pelo médico assistente.	Ocorre nos primeiros 30 dias após a cirurgia ou até 1 ano, se houver colocação de prótese, e envolve qualquer órgão ou cavidade que tenha sido aberta ou manipulada durante a cirurgia. COM PELO MENOS UM: • Cultura positiva de secreção ou tecido do órgão/cavidade obtido assepticamente • Presença de abcesso ou outra evidência de que a infecção envolva os planos profundos da ferida, identificada em reoperação, exame clínico, histoimunológico ou exame de imagem • Diagnóstico de infecção de órgão/cavidade pelo médico assistente.

Figura 38.1. Classificação dos tipos de infecção de sítio cirúrgico.

Os agentes causadores do processo infeccioso podem ser hospedeiros da própria microbiota do paciente, da equipe cirúrgica ou estar presente em instrumentais cirúrgicos indevidamente limpos. Os sinais infecciosos, frequentemente encontrados em paciente com infecção na ferida cirúrgica, são: calor, rubor, dor e edema local, febre sem causa definida e exsudação purulenta local, com presença ou não de abscesso.[31]

Fatores intrínsecos como obesidade, doenças preexistentes, desnutrição, alteração dos níveis pressóricos; e extrínsecos como uso de esteroides, período longo de hospitalização pré-operatória e tabagismo, contribuem significativamente para o desenvolvimento do processo infeccioso. Esse problema torna-se ainda mais sério na UTI, devido à maior exposição ao risco e considerando-se ainda a gravidade da doença, o estado nutricional, o tempo de internação e os procedimentos diagnósticos e terapêuticos invasivos.[32,33]

Entre as medidas de controle para a prevenção da ISC preconizadas pela Anvisa destacam-se como as recomendações que podem ser aplicadas aos pacientes durante a internação na UTI:[32,33]

- Avaliação de colonização nasal ou microbiota endógena, com tratamento para S.Aureus se indicado.
- Banho com clorexidina 2% para cirurgias eletivas imediatamente antes do encaminhamento ao centro cirúrgico e 2 horas antes para cirurgia com implantes/próteses e cirurgia de grande porte.
- Tricotomia pré-operatória realizada fora do centro cirúrgico, com tricotomizador ou tesoura até duas horas antes da cirurgia e seguindo o diagrama de tricotomia conforme cirurgia a ser realizada.
- Controle glicêmico pós operatório, principalmente em cirurgias cardíacas, mantendo níveis $\leq$ 200 mg/dL.
- Avaliação e tratamento de focos infecciosos no pré-operatório (infecções no trato respiratório superior e inferior, infecções dentárias, infecções no trato urinário/geniturinário, infecções gastrintestinais, erisipela, celulites, ferimentos perfuro-cortantes/úlceras infectados, UP infectadas, micoses interdigitais com solução de continuidade.[32,33]

Uma atenção especial deve ser atribuída à hiperglicemia, muito comum em pacientes críticos. A hiperglicemia é definida como o nível de glicose sanguínea acima de 200 mg/dL, e pode ser associada ao aumento de risco para infecção, inclusive no pós-operatório. Muitos estudos têm mostrado que o controle glicêmico, através do uso de protocolos de insulina venosa contínua em pacientes críticos, resulta em maior sobrevida, menor mortalidade e menor risco para infecção da ferida operatória.[34,35]

Enfermagem em UTI: cuidando do paciente crítico

O cuidado pós-operatório com a ferida cirúrgica deve seguir as rotinas preconizadas pela CCIH de cada instituição, contudo, estudos preliminares têm demonstrado que feridas cirúrgicas limpas ou limpas-contaminadas quando deixadas descobertas no pós-operatório não têm maior infecção ou deiscência, quando comparadas com outras feridas que permaneceram cobertas.[36]

Tratamento

O tratamento da infecção deve ser direcionado ao patógeno isolado em cultura, com antibioticoterapia sistêmica associada às medidas terapêuticas locais. Em muitos casos, a retirada de alguns pontos da ferida operatória facilita a drenagem e limpeza local sendo, portanto, uma prática a ser adotada quando em concordância com a equipe de cirurgia e terapia intensiva.

A remoção do tecido desvitalizado deve sempre ocorrer. A avaliação do aspecto e volume do exsudato associado ao tipo de tecido presente na ferida subsidiará a escolha da cobertura. Podem ser utilizadas coberturas impregnadas com prata, poli-hexametileno biguanida (PHMB) ou terapia a vácuo, entre outras.

Compreendendo a cicatrização como processo sistêmico, devem-se monitorizar a resposta ao antibiótico, os valores do leucograma, hemoglobina, albumina, lactato, glicemia, entre outros.

Alguns estudos como o de Medeiros et al.[37] mostraram índices de infecção cirúrgica de acordo com o potencial de contaminação. Entre as 1.479 feridas cirúrgicas limpas, 2,9% desenvolveram processo infeccioso comparativamente a 15,1% entre 270 contaminadas. Cirurgias de grande complexidade como a cardíaca, são realizadas em pacientes que apresentam fatores intrínsecos favoráveis para a ocorrência de alterações significativas na reparação tissular. Segundo Ferraz et al.,[38] o custo do tratamento da infecção da ferida cirúrgica no Hospital das Clínicas da UFPE foi de US$ 1.400 para uma cirurgia de colecistectomia, US$ 500 para cesariana e US$ 1.100 para gastrectomia total, elevando ainda a permanência hospitalar em até 14 dias.

Mediastinite

A mediastinite é a maior e mais séria complicação da esternotomia, definida como a infecção dos tecidos profundos da ferida operatória associada à osteomielite do esterno, podendo comprometer também o espaço retroesternal.[39,40]

A etiopatogênese permanece pouco compreendida, acreditando-se que a contaminação da ferida operatória por bactérias gram-positivas (*Staphylococcus aureus* e *Staphylococcus epidermidis,* correspondendo a 40 e 50% respectivamente) ou gram-negativas (*E. coli, Klebsiela sp, Enterobacter sp, Proteus sp e Pseu-*

domonas sp), em 10% dos casos, durante o ato cirúrgico, seja o principal fator associado.[40,41] A incidência de mediastinite varia de acordo com a instituição, sendo estimada entre 0,4 a 5%;[41] mortalidade de 10 a 47% e elevada morbidade.[40]

Estudos clínicos têm demonstrado que fatores como obesidade, diabetes, história de cirurgia cardíaca prévia e o uso de ambas as artérias mamárias internas, nos procedimentos de revascularização miocárdica, aumentam a probabilidade do paciente desenvolver mediastinite.[40,41]

Dor torácica à palpação, instabilidade esternal, sinais flogísticos no local da ferida operatória e exsudação purulenta, associados a alterações radiológicas como alargamento do mediastino, ajudam na investigação, destacando-se a utilidade da tomografia computadorizada de tórax para confirmação do diagnóstico.

A infecção da incisão esternal pode ser dividida em dois subgrupos: infecção superficial e infecção profunda. A infecção superficial envolve somente a pele ou tecido subcutâneo e o diagnóstico está baseado no aparecimento de, pelo menos, um dos seguintes sinais ou sintomas: drenagem purulenta, cultura positiva ou evidência clínica de infecção. A infecção profunda envolve o esterno e estruturas profundas e o diagnóstico está baseado no aparecimento de, pelo menos, um dos sinais ou sintomas: drenagem purulenta, deiscência espontânea, presença de febre, dor local ou pouca estabilidade esternal e abscesso ou outra evidência de infecção envolvendo incisão profunda.[39]

Tratamento

O tratamento consiste em antibioticoterapia, limpeza cirúrgica e cobertura ideal, de acordo com avaliação da equipe médica e enfermeira estomaterapeuta.

A profundidade da ferida operatória é variável com exposição frequente do miocárdio. Caso a ferida seja superficial, o curativo deve ser feito por qualquer membro da equipe de enfermagem, dando ênfase à anotação do aspecto da ferida e material utilizado. Quando há necessidade de manter a cavidade aberta, cabe ao médico e/ou à enfermeira a realização do curativo, com técnica asséptica, uso de avental e campos estéreis. A colocação de coberturas especiais deve ser avaliada com critério, pois o meio exige material estéril, de fácil visualização e que não se fragmente ou mude de forma e tamanho. Podem ser utilizados materiais ou terapias especiais como carvão ativado, alginato de cálcio ou terapia de pressão negativa, visando ao controle da exsudação local. A avaliação de um cirurgião cardíaco é imprescindível para o fechamento cirúrgico da ferida, o quanto antes, pois sabe-se que, nos casos de mediastinite, a terapia intensiva é necessária, facilitando a reabordagem precoce e o acompanhamento do processo cicatricial.[42]

Deiscência

A deiscência consiste no afastamento total ou parcial de um ou mais planos suturados. É uma complicação grave cujo o mecanismo de cicatrização tem sua função anulada, podendo expor vísceras e espaços internos. Denomina-se evisceração à visualização ou exposição do conteúdo abdominal. Hérnia incisional ou eventração ocorrem quando a integridade da pele é mantida, com afastamento posterior da parede abdominal.[43] Maiores incidências de deiscência da ferida operatória estão associadas a determinadas cirurgias, destacando-se as laparotomias de emergência, úlceras pépticas e doenças do cólon.[43,44]

A deiscência resulta do desequilíbrio entre a resistência da sutura e a força a que ela é submetida. Nas laparotomias deve-se considerar que, do 1º ao 6º dias pós-operatórios, os pontos estão aproximando a aponeurose sem o auxílio do processo da cicatrização, cuja força tênsil, nesse momento, é quase nula. Portanto, a ação da sutura é contrabalancear toda a tensão local e, para isso, sofre influência do tipo de ponto, do material utilizado, da técnica cirúrgica e da solidez dos tecidos onde os fios se prendem. De acordo com Jones et al.,[45] aproximadamente 20% da força tênsil está presente depois da terceira semana de cirurgia e, após um ano, esse valor chega a 70-80%.

O aparecimento da deiscência sofre influência de fatores metabólicos, bioquímicos, farmacológicos, endócrinos, mecânicos e técnicos, ou seja, pode estar associada a obesidade, desnutrição, hipoproteinemia, aumento da pressão intra-abdominal, uso de material inadequado para sutura ou falha técnica; pode ser desencadeada como complicação de processos infecciosos e hemorragia. A obesidade não só está associada ao maior risco de infecção como também à dificuldade para o fechamento da incisão, ainda durante o procedimento cirúrgico, podendo interferir no processo de cicatrização. O uso de esteroides em doses moderadas, por um longo período, diminui a força tênsil e também interfere na cicatrização da ferida operatória. Pacientes diabéticos possuem maior risco de desenvolver infecção, além de apresentarem menor síntese e deposição de colágeno, comprometendo a força tênsil e a função dos leucócitos. O uso de insulina e de fatores de crescimento exógenos podem aumentar a deposição de colágeno e com isso aumentar a força tênsil das feridas.[46-48]

Durante o tratamento intensivo muitas situações podem favorecer o aumento da pressão intra-abdominal e com isso favorecer a ruptura da ferida operatória com evisceração ou apenas a deiscência. A pressão intra-abdominal é definida como a pressão gerada dentro da cavidade e é influenciada pelo peso corporal, pela posição do corpo e pela atividade da musculatura abdominal.[49-51] Segundo Dougthy,[52] o aumento da pressão intra-abdominal está relacionado com complicações abdominais, tosse, náusea, vômito, íleo paralítico, obstrução intestinal e complicações pulmonares. Malbrain et al.[53] realizaram um estudo epidemiológico com 265 pacientes críticos, identificando a ressuscitação volêmica, o íleo paralítico, a cirurgia abdominal e a disfunção hepática como preditores independentes para a hipertensão intra-abdominal.

Em pacientes críticos, são comuns as situações onde o difícil desmame da ventilação mecânica ocorre em consequência de um comprometimento pulmonar, seja por atelectasia, pneumonia ou até mesmo por síndrome do desconforto respiratório no adulto. Nesse contexto, muitas vezes, o paciente precisa de suporte elevado de pressão expiratória positiva, interferindo também na relação entre a pressão intratorácica e intra-abdominal. Mais tardiamente, na fase final do desmame, a tosse frequente, por hipersensibilidade, por acúmulo de secreção traqueal ou mesmo durante a aspiração de secreções, provoca o esforço da musculatura abdominal alterando esse equilíbrio, favorecendo a ocorrência da deiscência da ferida operatória.

Alguns fatores podem minimizar o risco para essa complicação. Por recomendação do CDC[31], o uso do cigarro deve ser abolido ou reduzido nos 30 dias que antecedem ao procedimento, em revisão sistemática da literatura. Cavichio et al[54] concluíram que a interrupção pré-operatória do tabagismo é de no mínimo quatro semanas para que ocorra a restauração dos níveis de oxigênio nos tecidos, diminuição do estresse oxidativo, redução do impacto negativo sobre a função dos macrófagos e aumento dos níveis de vitamina C e de colágeno.

Algumas medicações anticoagulantes ou anti-inflamatórios não esteroides também não devem ser utilizados, exigindo reavaliação pelo médico para que sejam devidamente suspensas antes da cirurgia. Esses cuidados ajudam a garantir a hemostasia e melhorar a oxigenação e perfusão dos tecidos.[52,55]

O estado nutricional deve ser previamente avaliado e o suporte nutricional deve ser otimizado de acordo com as necessidades de cada paciente. Um adequado aporte proteico facilita a cicatrização, já que a proteína é responsável pelo reparo e síntese de enzimas envolvidas nesse processo, na replicação celular e na síntese de colágeno.[51,54]

Durante o período peri-operatório devem ser mantidas as medidas que diminuem o risco de infecção; importante fator para a deiscência. No pós-operatório, a vasoconstricção deve ser evitada, pela perfusão tecidual adequada obtida através da restauração da volemia, da oferta de oxigênio quando necessário, do controle da temperatura corporal e da dor. A adequada perfusão reduz o risco de infecção e favorece o processo de cicatrização.[52,55]

Os cuidados com a ferida operatória devem durar até o seu fechamento completo. O CDC,[31] recomenda que a incisão cirúrgica permaneça coberta com material estéril por 24 a 48 horas, durante o pós-operatório. Nesse momento, em que a incisão já deve estar epitelizada, a barreira da pele contra bactérias está restabelecida, ficando a sua cobertura opcional. Recomenda-se a limpeza da ferida com soro fisiológico 0,9%, sendo desnecessária a limpeza com soluções antissépticas. Podem ainda ser utilizadas outras coberturas como filmes adesivos transparentes com permeabilidade seletiva ou hidrocoloides finos, entre outros.[52]

Para identificar os sinais de deiscência deve-se realizar a inspeção da ferida operatória, observando-se a epitelização ou separação das bordas. Os sinais de infecção devem também ser observados, como o aumento do calor local, hiperemia e edema ao redor da incisão. Na palpação da incisão, a partir do quinto dia pós-operatório, deve estar evidente a linha de cicatrização e a ausência desse sinal é um risco significativo para deiscência.[52,55,56]

Tratamento

O manejo da evisceração aguda inclui avaliação imediata do médico para reabordagem cirúrgica. Enquanto aguarda avaliação, a limpeza da ferida deve ser realizada com soro fisiológico morno e coberta com compressa úmida estéril. O mais importante é manter o meio úmido e garantir que compressas não fiquem aderidas às alças intestinais. O paciente deve ser posicionado no leito de forma a reduzir a pressão intra-abdominal.[55]

O tratamento da deiscência deve ter como base os mesmos princípios de tratamento para as feridas abertas e deve compreender suporte nutricional e circulatório adequados, o controle de comorbidades, que venham a interferir no processo de cicatrização, e ainda o uso de terapia tópica adequada. Atenção especial deve ser dada às laparotomias para que a deiscência da aponeurose e exposição das alças intestinais sejam identificadas e tratadas precocemente.

O enfaixamento abdominal deve ser utilizado com muito cuidado, pois pode provocar desconforto, imobilizar a base do tórax e dificultar as incursões do diafragma, comprometendo a ventilação pulmonar.[53]

Peritoneostomia

A peritoneostomia é uma técnica cirúrgica adotada quando os planos da parede abdominal não podem ser completamente reaproximados. Permite a visualização direta da cavidade abdominal, estando o seu uso indicado para descompressão abdominal por síndrome compartimental, em cirurgias de controle de dano, fasciíte necrotizante e no controle da infecção abdominal.[57,58]

Na maioria dos pacientes, utiliza-se o procedimento intitulado bolsa de Bogotá, embora diversos materiais e técnicas estejam descritos na literatura. O fechamento definitivo da parede abdominal depende da resolução do problema que levou à sua confecção e da condição clínica do paciente para submeter-se ao tratamento cirúrgico definitivo.[57]

Tratamento

A bolsa se mantém fixa à pele com sutura convencional e deve-se monitorizá-la rigorosamente, identificando a exposição de alças pela sua ruptura e ainda vazamento do conteúdo abdominal para a pele. A limpeza local dever ser realizada com soro fisiológico e curativos especiais ajudam a manter a viabilidade das bordas da ferida quando estas são mantidas expostas. Muitas vezes, é conveniente proteger a pele ao redor da peritoneostomia, utilizando métodos de barreira sintética como hidrocoloides ou filmes transparentes.

Uma opção de tratamento que vem sendo bastante discutida para a peritoneostomia é a utilização de um sistema a vácuo, que permite fechamento primário sem tensão da cavidade abdominal, promovendo um fechamento mais rápido da ferida abdominal, reduzindo o número de reoperações e promovendo proteção das alças contra a contaminação bacteriana.[59]

Fístulas

A fístula é definida como trajeto anormal, cujas paredes estão formadas por tecido de granulação, comunicando duas superfícies revestidas de epitélio. Podem ocorrer entre duas ou mais vísceras ocas, ou entre uma víscera e a cavidade corpórea ou ainda entre uma víscera ou a cavidade corpórea e a pele. Podem ser classificadas segundo critérios anatômicos, fisiológicos e etiológicos.[60]

A classificação etiológica inclui as fístulas congênitas e adquiridas, sendo estas últimas frequentemente relacionadas ao estágio pós-operatório, trauma, radiação e tumores.[60]

As fístulas podem ser denominadas de acordo com os órgãos envolvidos, sendo o primeiro órgão aquele que dá origem ao seu trajeto, caracterizando a sua classificação anatômica como: fístula colovesical, traqueoesofágica, retovesicocutânea, entre outras. As fístulas internas ligam vísceras ocas e/ou espaços internos, enquanto a ligação entre a víscera interna e a pele é denominada fístula enterocutânea. Ainda quanto aos critérios anatômicos, podem ser classificadas em simples ou complexas, segundo o número de trajetos fistulosos que apresentam; podendo ainda ser lateral, quando se origina em uma solução de continuidade lateral da parede de uma víscera, ou terminal quando tem início a partir de um ponto onde não existe continuidade visceral.[60]

A classificação fisiológica é baseada no volume de drenagem em 24 horas e está relacionada ao tamanho do orifício da fístula e à presença de obstrução distal. São consideradas fístulas de baixo débito quando apresentam volume de efluente inferior a 200 mL/24h; débito moderado, com 200 a 500 mL/24h, e alto débito, com volume superior a 500 mL/24h.[61]

As fístulas gastrintestinais enterocutâneas são um desafio para a enfermagem e para toda a equipe multidisciplinar, estando os cuidados com a pele e com a contenção do efluente entre os aspectos prioritários do tratamento. A mortalidade relacionada às fístulas entero-cutâneas de alto débito varia entre 6 a 48%, sendo esses pacientes candidatos frequentes ao tratamento intensivo.[62]

O efluente das fístulas gastrointestinais possui uma constituição complexa, que depende da localização e número de fístulas, do tamanho do orifício interno e da ação de estímulos secretórios. Sua composição contém água, eletrólitos, enzimas digestivas e outras substâncias orgânicas. Nas fístulas com baixo débito essas perdas podem ser compensadas com mais facilidade, o que se torna mais difícil quando possuem alto débito, podendo gerar hipovolemia, transtornos ácido-básicos e eletrolíticos que, quando somados ao déficit de absorção dos nutrientes, provocam graves problemas nutricionais.[62]

O tratamento do paciente com fístula entérica envolve a avaliação das condições gerais e do estado nutricional, a reposição venosa para controle dos desequilíbrios hidro-eletrolíticos e ácido-básicos, a suspensão da dieta oral e adequado suporte nutricional, o estudo do abdômen e da fístula por métodos de imagem, o controle e redução do débito da fístula, a prevenção e tratamento das lesões da pele e a prevenção e tratamento das complicações metabólicas e sépticas.[61,62]

Pode-se observar uma importante relação entre a sepse e a mortalidade nos pacientes com fístulas gastrintestinais, identificadas como peritonite, abscesso, infecção de parede, entre outras. A perda de bicarbonato nas fístulas jejunoileais, quando somadas à má perfusão tecidual comum no paciente crítico, pode ocasionar acidose metabólica grave e, muitas vezes, esses distúrbios precisam ser corrigidos por meio de reposição venosa do bicarbonato e de medidas específicas sobre o aparelho respiratório, em especial a ventilação mecânica. Os distúrbios hidro-eletrolíticos estão também relacionados com o comportamento adinâmico do íleo, impedindo o uso da dieta enteral e consequente necessidade de suporte parenteral.[61,62]

O objetivo principal do tratamento conservador é o fechamento espontâneo da fístula que ocorre no período de quatro a seis semanas; sendo necessário considerar a possibilidade do fechamento cirúrgico após esse período.[62]

Cabe ao enfermeiro monitorar as características quantitativas do efluente por meio de bolsas coletoras, quando o débito for superior a 50 mL/24 h, além do odor, cor e consistência. O efluente das fístulas duodenais, do íleo e pâncreas é rico em enzimas proteolíticas; quando de origem gástrica tem pH ácido e, quando de origem pancreática e colônica, pH alcalino.

As intervenções de enfermagem devem ter como objetivos a proteção da pele ao redor da fístula, controle da dor, conforto, contenção do efluente e mensuração acurada do débito.[61,62]

Para contenção do efluente são utilizadas bolsas coletoras, sistema de aspiração e cobertura adequada. Na escolha do equipamento coletor ideal, deve-se considerar a utilização de bolsas pré-cortadas ou recortáveis, principalmente transparentes, drenáveis, com uma ou duas vias, à prova de odor, de uma ou duas peças. Para facilitar a drenagem do efluente, é importante deixar o paciente em posição adequada; deve-se confeccionar um molde para recorte da barreira e colocá-la com adaptação à abertura da fístula. Nos casos em que há mais de um trajeto fistuloso, deve-se tentar um único dispositivo ou dois.[61]

Pode-se utilizar ainda sistema coletor próprio para tratamento de fístulas que possui uma base adesiva composta de hidrocoloide, servindo como barreira protetora da pele perifistular e como cobertura para ferida. O sistema possui uma válvula unidirecional e antirrefluxo, janela para limpeza, um anel inflável que atua como barreira de contenção do efluente e saída de drenagem para um coletor específico. Diversos tamanhos são disponibilizados para melhor adaptação à fístula.

O cuidado com a pele perifistular envolve a limpeza e proteção com uso de adjuvantes. A proteção da pele deve ser mais rigorosa na presença de efluente com pH extremamente ácido ou alcalino ou quando contém enzimas ativas.[61,62]

A pele íntegra deve ser limpa com água morna e sabão neutro, secando-a sem fricção; em caso de lesões e dermatites utiliza-se soro fisiológico 0,9%. É muito importante manter a pele o mais limpa e seca possível, para assegurar uma boa aderência do equipamento coletor e/ou barreiras de proteção. Para a prevenção ou na presença de lesão perifistular, pode-se aplicar barreira protetora em placa, pasta ou pó. Enquanto a pasta é utilizada para o preenchimento de irregularidades da superfície da pele, os pós são utilizados para a cobertura de regiões úmidas e proteção de áreas irregulares, favorecendo a fixação de outras barreiras ou do próprio equipamento coletor; em excesso pode interferir na aderência das bolsas coletoras. Os selantes sem álcool a base de membrana polimérica funcionam como protetores da pele frágil, melhorando a aderência quando a pele é oleosa. Podem ser ainda usados os diversos produtos e coberturas existentes para o tratamento de feridas em geral.

A utilização de coberturas simples está indicada em presença de fístulas com débito menor que 100 mL/24 h; de troca do curativo, no máximo, a cada 4 horas; efluente sem odor e quando a localização da fístula dificulta o uso da bolsa coletora.

Para o controle do efluente líquido, pode-se empregar ainda o método de aspiração de baixa pressão, utilizando-se um cateter flexível no leito da ferida, sem posicionamento direto no trajeto fistular. A terapia a vácuo também tem sido utilizada (fístula VAC), associada a um equipamento coletor. Da maneira proposta, ocorre uma barreira entre o leito da ferida abdominal aberta e a via entérica, resultando no isolamento completo da fístula entérica e desvio do conteúdo para a bolsa coletora. As controvérsias quanto ao uso da terapia a vácuo em fístulas indicam que mais estudos devem ser desenvolvidos para o aprimoramento dessa técnica.[63]

ÚLCERAS POR PRESSÃO

A úlcera por pressão (UP) é uma lesão frequentemente encontrada em UTI. Sua ocorrência acarreta inúmeros prejuízos físicos, psicológicos e sociais, que incluem maior morbidade e mortalidade, maiores tempos de internação, necessidade de cuidados especializados e maiores custos.

Tendo em vista que as instituições de saúde buscam melhorar a qualidade assistencial e a segurança do paciente, desde a década de 1980, inclusive no Brasil, a ocorrência de casos novos de UP tem sido utilizada como indicador da qualidade da assistência dos serviços de saúde, especialmente de enfermagem, exigindo avaliação de resultados dos processos de implantação de protocolos de prevenção. Mais recentemente, em abril de 2013, o Ministério da Saúde instituiu o Programa Nacional de Segurança do Paciente (PNSP), por meio da Portaria MS/GM n. 529/2013, na qual um dos objetivos é o monitoramento da incidência de UP, objetivando minimizá-la em pacientes hospitalizados.[64]

A UP é definida pela National Pressure Ulcer Advisory Panel (NPUAP), pelo European Pressure Ulcer Advisory Panel (EPUAP) e pelo Pan Pacific Pressure Injutry Alliance (PPPIA) como uma lesão localizada na pele e/ou no tecido ou estrutura subjacente, geralmente sobre uma proeminência óssea, resultante de pressão isolada ou de pressão combinada com cisalhamento. Inúmeros fatores contribuintes ou fatores de confusão podem também estar associados às úlceras por pressão; o significado desses fatores, no entanto, ainda deve ser elucidado. A classificação varia de acordo com o comprometimento tecidual, subdividindo as lesões em categorias I, II, III, IV. Nos Estados Unidos, o NPUAP adota classificação adicional a essa, incluindo duas outras categorias: suspeita de lesão tissular profunda e lesões que não podem ser classificadas.[65]

A seguir, descrevem-se as categorias de acordo com o NPUAP e o EPUAP:[65]

- Categoria I: pele intacta com hiperemia de uma área localizada que não esbranquece, geralmente sobre proeminência óssea. A pele de cor escura pode não apresentar esbranquecimento visível: sua cor pode diferir da pele ao redor. A área pode apresentar-se dolorosa, endurecida, amolecida, mais quente ou mais fria comparativamente ao tecido adjacente. Feridas em estágio I podem ser difíceis de detectar em pessoas de pele com tonalidades escuras. Pode indicar pessoas "em risco" (um sinal precursor de risco).

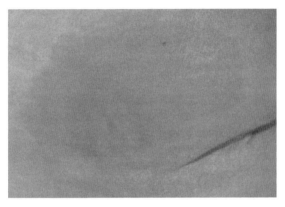

Figura 38.2. Úlcera por pressão em estágio I.
Fonte: arquivo pessoal de Giovana Ribau Picolo Peres.

- Categoria II: perda parcial da espessura dérmica. Apresenta-se como úlcera superficial com o leito de coloração vermelho pálida, sem esfacelo. Pode apresentar-se ainda como uma bolha (preenchida com exsudato seroso), intacta ou aberta/ rompida. Apresenta-se como uma úlcera superficial brilhante ou seca sem esfacelo ou arroxeamento (aspecto de equimose)*. Esse estágio não deve ser usado para descrever lesões por fricção, abrasões por adesivos, dermatite perineal, maceração ou escoriação.

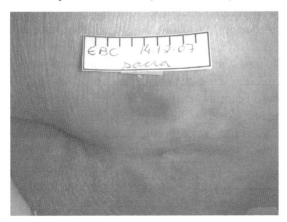

Figura 38.3. Úlcera por pressão em estágio II.
Fonte: arquivo pessoal de Kelly Cristina Strazzieri-Pulido.

- Categoria III: perda de tecido em sua espessura total. A gordura subcutânea pode estar visível, sem exposição de osso, tendão ou músculo. Esfacelo pode estar presente sem prejudicar a identificação da profundidade da perda tissular. Pode incluir descolamento e túneis. A profundidade varia conforme a localização anatômica: asa do nariz, orelha, as regiões occipital e maleolar não possuem tecido subcutâneo e, portanto, as úlceras podem ser rasas. Em contraste, áreas com adiposidade significativa podem gerar UP profundas nesse estágio. Ossos e tendões não são visíveis nem diretamente palpáveis.

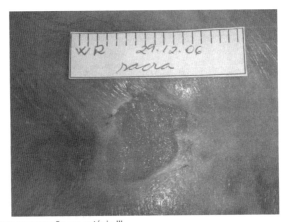

Figura 38.4. Úlcera por pressão em estágio III.
Fonte: arquivo pessoal de Kelly Cristina Strazzieri Pulido

- Categoria IV: perda total de tecido com exposição óssea, de músculo ou tendão. Pode haver presença de esfacelo ou escara em algumas partes do leito da ferida. Inclui descolamento e túneis. A profundidade varia conforme a localização anatômica: asa do nariz, orelha, as regiões occipital e maleolar não possuem tecido subcutâneo e, portanto, as úlceras podem ser rasas. Podem estender-se aos músculos e/ou estruturas de suporte (como fáscia, tendão ou cápsula articular) acarretando a osteomielite. A exposição de osso/tendão é visível ou diretamente palpável.
- Suspeita de lesão tissular profunda: área localizada de pele intacta de coloração púrpura ou castanha ou bolha sanguinolenta devidas a dano no tecido mole, decorrente de pressão e/ou cisalhamento. A área pode ser precedida por um tecido que se apresenta dolorido, endurecido, amolecido, esponjoso e mais quente ou frio comparativamente ao tecido adjacente.
- Lesões que não podem ser classificadas: lesão com perda total de tecido, na qual a base da úlcera está coberta por esfacelo (amarelo, marrom, cinza,

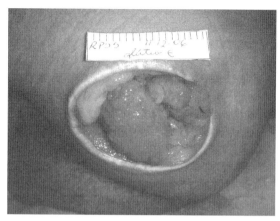

Figura 38.5. Úlcera por pressão em estágio IV.
Fonte: arquivo pessoal de Kelly Cristina Strazzieri Pulido

esverdeado ou castanho) e/ou há escara (marrom, castanha ou negra) no leito da lesão. A verdadeira profundidade e, portanto, o estágio da úlcera não pode ser determinado até que suficiente esfacelo e/ou escara sejam removidos para expor a base da úlcera. Escara estável (seca, aderente, intacta, sem eritema ou flutuação) nos calcâneos serve como "cobertura natural (biológica) corporal" e não deve ser removida.

A patogênese da úlcera por pressão é complexa e envolve três fatores principais: a pressão – nos seus aspectos de intensidade, duração e tolerância tissular, a força de cisalhamento e a fricção.[65]

A pressão direta ocorre quando o tecido mole é comprimido por uma proeminência óssea e uma superfície rígida e está intimamente relacionada com a intensidade e duração. Teoricamente, a pressão de oclusão capilar nas vênulas é de 12 mmHg e nas arteríolas é de 32 mmHg, aferida nas pontas dos dedos de homens jovens e sadios.[65,66] Acredita-se que a pressão sob as proeminências ósseas chega a ser três a cinco vezes maior do que na superfície da pele, e que idosos apresentam pressões capilares abaixo desse valor simbólico. Contudo, devido à falta de parâmetro mais adequado, esses valores continuam sendo empregados como referência.[67] Quando a pressão externa é maior do que esses valores pode haver diminuição do fluxo sanguíneo local. A duração e a intensidade da pressão são inversamente proporcionais, ou seja, baixa intensidade de pressão durante longo tempo pode causar o mesmo dano que elevada intensidade em curta duração.[68]

Associada a esses fatores, a tolerância tissular define os efeitos da pressão em determinado tecido. A Figura 38.6 ilustra as respostas celulares à pressão e, consequentemente, à formação da UP. Ressalta-se que os tecidos do corpo

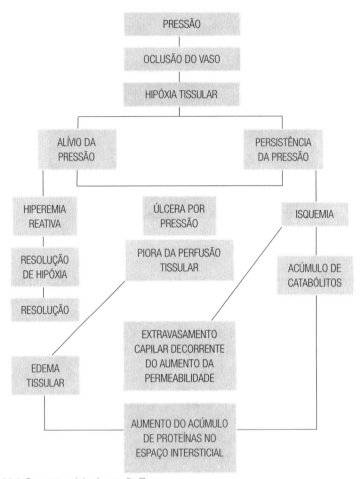

Figura 38.6: Resposta celular à pressão.[33]
Fonte: Bryant RA; 2000

diferem quanto à sua tolerância à pressão, ou seja, alguns são mais sensíveis à pressão do que outros.[68]

A fricção é uma força mecânica decorrente do deslizamento de duas superfícies e causa a remoção das camadas superficiais do epitélio. Isto ocorre em pacientes com dificuldade de reposicionamento no leito e pode ser evitado suspendendo-o, ao invés de arrastá-lo, durante as movimentações.[68]

A fricção associada à gravidade resulta em cisalhamento. A gravidade faz com que o esqueleto e os tecidos mais próximos se movimentem, porém a pele permanece imóvel devido à fricção. Esta movimentação causa cisalhamento nos vasos sanguíneos e na fáscia dos tecidos que recobrem as proeminências ósseas.[68]

Além desses, existem outros fatores intrínsecos e extrínsecos que predispõem ao desenvolvimento da UP. São fatores intrínsecos: mobilidade, estado nutricional, idade avançada, incontinência, infecção e outras condições clínicas como doenças neurológicas e anemia. Já os extrínsecos são umidade, fricção e cisalhamento, citados anteriormente.[68] Estudo realizado por Nijs et al.[69] demonstrou que história de doença vascular, tratamento com dopamina ou dobutamina, hemodiálise (intermitente ou contínua), e ventilação mecânica são fatores relacionados a formação de UP categorias II e IV em um grupo de pacientes internados em uma UTI. O mesmo estudo ainda sugere que o uso de sedativos, temperatura corpórea menor ou igual a 38,5°C e sentar em cadeira estão negativamente relacionados com a formação de UP nesses pacientes.

A Figura 38.7 mostra os principais locais em que as UP se desenvolvem, dependendo do posicionamento no leito ou em cadeira (regiões sacra, coccígea, trocanteriana, escapular, occipital, tuberosidade isquiática e maléolos laterais).

A revisão bibliográfica de Shahin et al.[70] revelou variação na prevalência de úlcera por pressão em UTI entre 4% na Dinamarca e 49% na Alemanha, enquanto a incidência varia de 38 a 124%. No Brasil, Rogenski et al.[71] encontraram incidência de 42,64% em UTI; 39,47% em unidade cirúrgica e 29,63%

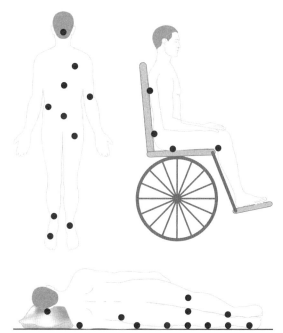

Figura 38.7 Localizações das úlceras por pressão de acordo com o decúbito.
Fonte: www.eerp.usp.br/projetos/ulcera

na unidade semi-intensiva. Outro estudo brasileiro mais recente, também em UTI, encontrou incidência de 11,0%; sendo 8,0% para os homens e 3,0% para as mulheres.[72]

Prevenção e tratamento

Considerando-se o alto custo do tratamento das UP e que a sua incidência é, atualmente, considerada como um dos indicadores de qualidade da assistência institucional e, particularmente, de enfermagem, medidas para a prevenção de seu desenvolvimento são de extrema importância na prática clínica. Por essa razão, escalas de avaliação de risco para UP têm sido elaboradas por diversos autores, em todo o mundo.

Escalas de avaliação de risco vêm sendo desenvolvidas desde 1962 e adaptadas de acordo com as populações a que elas foram aplicadas. A escala de Waterlow, proposta pela autora inglesa de mesmo nome, foi publicada em 1985 e tem sido amplamente usada no Reino Unido e em outros países europeus. No Brasil, foi adaptada culturalmente e validada por Rocha e Barros. Consiste em oito sub escalas – peso e relação à altura, tipo de pele/áreas de risco visíveis, sexo, continência, mobilidade, apetite, medicação e fatores de risco – e inclui, também, medidas de prevenção. Sua classificação varia em: risco, para escores ≥ 10; alto risco, para escores ≥ 15 e altíssimo risco, para escores ≥ 20.[73]

Desenvolvida nos Estados Unidos por Bergstrom et al., a escala de Braden é composta de seis sub-escalas: percepção sensorial, atividade, mobilidade, umidade, nutrição, fricção e cisalhamento. As sub-escalas recebem uma pontuação conforme o comprometimento apresentado. Essa pontuação varia de 1 a 4, exceto para fricção e cisalhamento, que varia de 1 a 3 pontos, sendo a soma dos escores de 6 a 23. Quanto menor o valor, maior será a exposição ao risco.[66] No Brasil, foi adaptada e validada por Paranhos e Santos.[74]

A escala de Braden foi adaptada para o uso em pediatria, sendo denominada Braden Q. Além das sub escalas incluídas na escala de Braden para adultos e idosos, a escala Braden Q inclui fatores de risco específicos para crianças, quais sejam perfusão tissular e oxigenação. O escore varia de 7 a 28.[66]

Dada a importância das UP em saúde, vários organismos internacionais vêm desenvolvendo e aprimorando diretrizes para sua prevenção, como o National Pressure Ulcer Advisory Panel (NPUAP), o European Pressure Ulcer Advisory Panel (EPUAP) e o National Institute for Clinical Excellence (NICE).[65,75]

Segundo o NICE,[75] as diretrizes estão divididas em seções: avaliação do risco, prevenção de UP, educação e treinamento.

A avaliação de risco deve ser realizada nas primeiras seis horas após a admissão do paciente e refeita sempre que houver uma alteração no quadro clínico, indicativa de risco. Essa avaliação deve ser feita por um profissional qualificado e documentada adequadamente. Cabe ao avaliador analisar os fatores extrínsecos e intrínsecos relacionados à formação de UP, bem como aplicar uma escala de avaliação de risco padronizada e validada.[75]

A inspeção da pele deve ser realizada diariamente nos pacientes classificados como em risco, focada nas áreas mais vulneráveis, o que permite verificar a eficácia do plano de prevenção estabelecido. Destaca-se, porém, que pacientes edemaciados podem desenvolver úlceras em locais não habituais.[75] As características da pele devem ser analisadas e a presença de ressecamento, eritema, fragilidade, áreas de maceração, entre outras, devem ser sinais de alerta. Atenção especial deve ser dada à pele de cor escura, em que se torna mais difícil avaliar a presença de ressecamento, rachadura ou endurecimento.[9,75]

O plano de prevenção engloba inúmeras ações que devem ser adequadas às necessidades individuais de cada paciente.

A redistribuição da carga mecânica é uma das estratégias mais utilizadas e consiste, principalmente, no reposicionamento do paciente. A mudança de decúbito a cada 2 horas é classicamente recomendada, porém as diretrizes para prevenção de UP não especificam um tempo para esse cuidado.[9,75] Pacientes em risco não devem permanecer sentados por mais de 2 horas consecutivas.[75] A utilização da técnica correta de transferência, mudança de decúbito e posicionamento reduzem a fricção e o cisalhamento e, consequentemente, o risco de formação de UP.[9]

No que se refere à redistribuição da carga mecânica, destacam-se as superfícies de suporte (SS) para prevenção de UP. Com nomenclaturas padronizadas pelo NPUAP, as SS são redistribuidores especializados de pressão/carga mecânica que, entre outras funções, possibilitam o controle da carga tecidual (pressão, fricção e cisalhamento) e do microclima (temperatura e umidade).[76]

Para entender seu funcionamento, deve-se ter em mente que pressão (P) é uma grandeza física que representa a relação de uma força (F) aplicada sobre uma determinada área (A) ou, matematicamente, $P=F/A$, medida em Pascal (Pa). Por essa equação, sabe-se que a pressão é tanto maior quanto menor for a área em que a força é aplicada. Como as proeminências ósseas de nossos corpos apóiam-se tão somente sobre pequenas áreas das superfícies em que estão em contato, resulta daí que a pressão exercida por elas é maior do que nas regiões corporais adjacentes.

Apropriando-se dessa lei da física, muitas SS são capazes de redistribuir a pressão concentrada sob as proeminências ósseas, por aumentar sua área de contato com o corpo. Nesses casos, o aumento da área de contato e, por conseguinte, a redistribuição da pressão se dá por imersão e envelopamento.[77] Entende-se por imersão, a capacidade da SS em permitir que o corpo literalmente afunde nela. O envelopamento consiste em sua capacidade de conformar-se ou ajustar-se às irregularidades do corpo.[76]

Outra forma de redistribuir a pressão consiste na transferência alternada do peso corporal.[76] Nesse tipo de SS, ao mesmo tempo em que algumas células inflam e assumem a tarefa de suportar o peso do corpo, outras murcham e com a perda do contato, a pressão exercida naquela região fica temporariamente suspensa.[78]

Quando a redistribuição de pressão é suficiente para manter a pressão de interface tecidual abaixo dos 32 mmHg, a SS é considerada terapêutica; ela é preventiva, quando a pressão de interface permanece acima desse valor, porém ainda inferior àquela apresentada por meio do uso de um colchão hospitalar convencional.[77]

As SS preventivas estão indicadas para os pacientes suscetíveis ao desenvolvimento de UP e para aqueles com feridas de espessura parcial. Pessoas com UP em estágios III e IV devem usufruir, preferencialmente, de uma SS terapêutica.[77] Pacientes com presença de escara ou com suspeita de lesão tissular profunda também podem se beneficiar desse tipo de equipamento.

A literatura especializada ainda não contempla evidências suficientes para embasar a utilização dos diversos tipos de SS, tanto para a prevenção como para o tratamento das UP. Os pesquisadores deparam-se com importantes limitações relacionadas ao pequeno tamanho das amostras estudadas, a inexpressividade do tempo de seguimento dos estudos, a gravidade dos pacientes com risco para UP, além da complexidade que envolve esse fenômeno.[67,79] Entretanto, existe um consenso quanto aos seguintes aspectos:

- Indivíduos suscetíveis ao desenvolvimento de UP devem permanecer sobre SS, independentemente do ambiente em que eles se encontram (enfermaria, centro cirúrgico, terapia intensiva, pronto-atendimento, domicílio etc...).
- Indivíduos com UP em catgorias III ou IV ou com múltiplas úlceras necessitam de uma SS terapêutica.
- Usuários de cadeira de rodas, com UP nas regiões sacral ou glútea, devem limitar o tempo na posição sentada e utilizar almofadas de gel ou ar especializadas em redistribuir pressão.
- As SS não eliminam a necessidade de mudança de decúbito, já que apenas auxiliam na prevenção e no tratamento das UP.[80,81]

Ao escolher uma SS, é essencial conhecer as funções do produto, suas indicações, contra-indicações, vantagens e desvantagens. Selecionar a SS mais indicada para cada caso implica numa análise crítica das condições da UP ou do risco para o seu desenvolvimento, da condição clínica do paciente e de suas reais necessidades, do plano de cuidados, da manutenção do equipamento e do treinamento das pessoas para o seu correto manuseio.

Os cuidados com a pele também constituem estratégias complementares para a prevenção de UP.[9] A massagem nas áreas de proeminências ósseas já foi excluída dos protocolos de prevenção após a revisão de literatura. Porém, o uso de cremes em locais nos quais a pele está ressecada ainda é recomendado. Destaca-se também a importância do tratamento da pele quando ela estiver demasiadamente úmida por meio de uso de cremes do tipo barreira.[65,75]

A prevenção de UP deve fazer parte do empenho institucional, como também da orientação e educação continuada dos cuidadores dos pacientes em risco para o desenvolvimento de UP. Segundo as recomendações da NICE,[75] todos os profissionais de saúde devem receber educação e treinamento na avaliação de risco e prevenção de UP.

LESÕES POR FRICÇÃO

Lesão por fricção (LF) é uma ferida traumática que ocorre principalmente nas extremidades de idosos, resultante de fricção ou de uma combinação de fricção e cisalhamento, levando à separação da epiderme e derme (feridas de espessura parcial) ou separando a epiderme e a derme das estruturas subjacentes (ferida de espessura total).[82-86] Segundo alguns autores,[83,87-90] esse tipo de lesão é mais frequente do que as UP e queimaduras.

Associada à pele frágil e delgada, é comum entre os idosos, em especial os debilitados e dependentes, com mobilidade e nutrição comprometidas, localizando-se frequentemente nos membros superiores e inferiores.[86,91,92] Considerando-se esses fatores de risco é fácil associar as lesões por fricção com os pacientes comumente internados em UTI. Diagnóstico diferencial deve ser realizado com as UP.

Estima-se que, a cada ano, 1,5 milhão de lesões por fricção acometam idosos institucionalizados[91] e que, até 2030, o número de indivíduos em alto risco para essas lesões será de 8,1 milhões de pessoas, somente nos Estados Unidos.[92]

A prevalência e a incidência das LF ainda não estão bem determinadas na literatura, pois existem poucos estudos epidemiológicos sobre elas. Entretanto a experiência clínica dá fortes indícios de que elas são uma condição relevante e prevalente, especialmente entre os idosos, bebês e adultos com doenças crônicas ou em estado crítico.[91-96]

Segundo recente revisão sistemática da literatura, a incidência de LF varia de 0,92% a 2,23% nas Instituições de Longa Permanência para Idosos (ILPI),[82,93] sendo de 2,1% para homens e de 4,6% para mulheres na comunidade. Na comunidade, aumentou com a idade em 1,1% entre os homens e em 6,1% para as mulheres de 70 a 74 anos, e em 4% para os homens e em 30% para as mulheres com 85 anos ou mais.[97] Quanto à prevalência, estudos internacionais apontam variação de 5,5% a 19,5%,[87,90,98,99] sendo os maiores coeficientes (18,5%[98] e 19,5%[87]) encontrados entre os idosos.

No Brasil, estudo publicado por Amaral, Strazzieri-Pulido e Santos[100] mostra prevalência de 3,3% de LF em pacientes oncológicos hospitalizados (5/157); desses pacientes, 60% tinham idade maior que 60 anos. Em recente estudo nacional desenvolvido por Peres e Santos[101] com idosos institucionalizados, as autoras encontraram prevalência de 11,6%.

Fatores de risco

As LF têm etiologia multifatorial. Em idosos, um dos aspectos mais importantes refere-se às condições da pele que, em função de seu envelhecimento, torna-se altamente vulnerável ao desenvolvimento de lesões em geral e, particularmente, das LF.[82,91,92,102-108]

Com o passar dos anos, a espessura da pele diminui progressivamente, chegando a uma perda de 20% de espessura na pele senil. O sistema de ancoragem entre as camadas de epiderme e derme já não resiste tão bem à fricção e ao cisalhamento, e a diminuição do número de fibras elásticas compromete sua capacidade de suportar a tensão. A produção das glândulas sudoríparas e sebáceas reduz com a idade, tornando a pele desidratada, ressecada e sem elasticidade. A camada subcutânea também se torna mais delgada e o coxim adiposo menos eficiente na absorção de impacto.[86,91,92] Todas essas alterações predispõem os idosos às lesões por fricção, dentro ou fora da UTI.

Além das mudanças na pele, as condições dos idosos como o aumento de comorbidades e de doenças crônicas, as demências, a imobilidade e os problemas de locomoção, as quedas, a acuidade visual diminuída, a desnutrição e a desidratação, a diminuição da capacidade cognitiva e a diminuição da sensibilidade sensorial, dentre outras, contribuem para a ocorrência das LF,[84,85,89,91,92,102,109-112] condições essas comuns no ambiente de terapia intensiva.

Embora a idade seja um fator fundamental na epidemiologia das LF, a literatura indica que outros fatores contribuem para a sua ocorrência: sexo feminino, imobilidade, ingestão nutricional inadequada, história prévia de LF, comprometimento cognitivo, presença de equimoses, deficiência visual, uso prolongado de corticoide, dependência para as atividades de vida diária, incontinência, utilização de órteses, transferências e quedas, também comuns nas UTI.

Em 2011, um painel denominado Skin Tear Advisory Painel,[96] com 12 líderes de opinião reconhecidos internacionalmente, estabeleceu um consenso sobre prevenção, fatores de risco, avaliação e tratamento das LF. Nesse consenso, os especialistas determinaram vários fatores intrínsecos e extrínsecos que contribuem para a ocorrência de LF, alguns dos quais já descritos anteriormente. Os fatores do consenso são apresentados no Quadro 38.1, que inclui ainda os demais autores levantados neste capítulo.

Embora essas lesões não causem sérios problemas de saúde, elas são doloridas e infeccionam mais facilmente em idosos, aumentando o desconforto, o tempo de cicatrização e os custos do tratamento.[86]

Quadro 38.1 - Fatores intrínsecos e extrínsecos associados ao aumento do risco para LF.

Fatores intrínsecos[82,83,91,112-114]	Fatores extrínsecos[82,83,91,112-114]
Muito jovem (recém-nascido) e muito idoso (>75 anos)	Uso prolongado de corticosteroides
Sexo (feminino)	Coleta de sangue
Raça (caucasiana)	Polifarmácia
Imobilidade (cadeirante ou acamado)	Dependência para as atividades de vida diárias
Ingestão nutricional inadequada	Utilização de órteses
História prévia de lesão por fricção	Ato de vestir e retirar meias
Percepção sensorial alterada	Remover fitas e curativos adesivos
Comprometimento cognitivo	Transferências e quedas
Rigidez dos membros (rigidez/contraturas articulares) e espasticidade	Próteses
Neuropatia	Produtos destinados à limpeza da pele
Presença de equimoses	Uso inadequado de barreiras protetoras de pele
Problemas vasculares	
Problemas cardíacos	
Problemas pulmonares	
Deficiência visual	
Continência/incontinência	

Classificação

Existem alguns sistemas de classificação para as LF, destacando-se a *Payne--Martin Classification System for Skin Tears*

Categoria I: lesões por fricção sem perda de tecido.

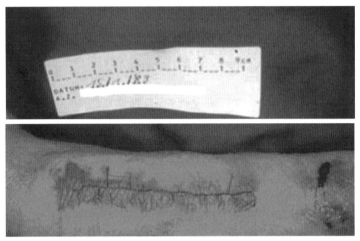

Figura 38.8 Linear: epiderme e derme separadas como camada única, das estruturas de suporte, resultando em uma lesão em linha reta.

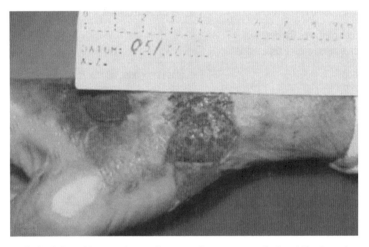

Figura 38.9 Pediculado: epiderme e derme são separadas mas um pedículo epidérmico cobre a derme até 1 mm da margem da ferida.

Categoria II

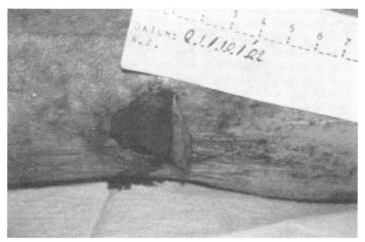

Figura 38.10 Perda limitada de tecido: não superior a 25% do pedículo.

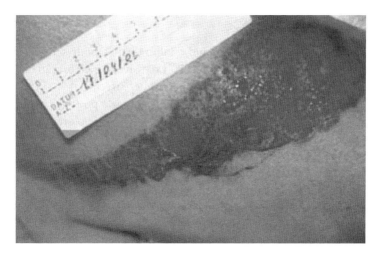

Figura 38.11 Perda moderada a grande de tecido: superior a 25% do pedículo.

Categoria III

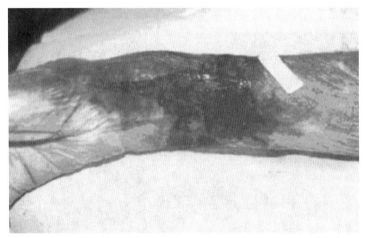

Figura 38.12 Perda total de tecido no momento do trauma ou após a necrose do pedículo.

Em 2007, Carville et al.[83] revisaram a classificação de Payne e Martin e publicaram o *STAR* Skin Tear Classification System.[115] Essa nova proposta inclui cinco categorias de lesões por fricção (1a, 1b, 2a, 2b e 3) é muito simples e de fácil aplicação:

- Categoria 1a: lesão por fricção cujo retalho de pele pode ser realinhado à posição anatômica normal (sem tensão excessiva) e a coloração da pele ou do retalho não se apresenta pálida, opaca ou escurecida.
- Categoria 1b: lesão por fricção cujo retalho de pele pode ser realinhado à posição anatômica normal (sem tensão excessiva) e a coloração da pele ou do retalho apresenta-se pálida, opaca ou escurecida.
- Categoria 2a: lesão por fricção cujo retalho de pele não pode ser realinhado à posição anatômica normal (sem tensão excessiva) e a coloração da pele ou do retalho não se apresenta pálida, opaca ou escurecida.
- Categoria 2b: lesão por fricção cujo retalho de pele não pode ser realinhado à posição anatômica normal (sem tensão excessiva) e a coloração da pele ou do retalho apresenta-se pálida, opaca ou escurecida.
- Categoria 3: lesão por fricção cujo retalho de pele está completamente ausente.

Esse instrumento também já se encontra adaptado e validado para o Brasil (conforme anexo).[85,86]

Prevenção

As estratégias e as intervenções para prevenção de lesão por fricção são baseadas em consensos e opiniões de especialistas, visto que os estudos sobre essa temática ainda são escassos. Essas recomendações podem ser agrupadas em cinco subgrupos: [103,106,116-128]

- Identificação dos fatores associados ao risco: deve-se verificar os pacientes que apresentam os fatores associados as LF;[103,106,116-128] todos os pacientes em risco devem ser submetidos à inspeção da pele regularmente.[103,106,116-128]
- Cuidados com a pele: proteger áreas frágeis e delgadas;[103,106,116-128] dar preferência para as gazes, faixas, camisas, meias, calças compridas ou outros materiais suaves para maior proteção; utilizar técnicas de posicionamento, transferências e de mudança de decúbito corretas para manipular o paciente evitando forças de fricção e cisalhamento.[103,106,116] Devem-se utilizar coxins adequados para o suporte do corpo e evitar agarrar ou puxar os indivíduos durante as mobilizações. Isso pode ajudar a reduzir a incidência, a gravidade e a recorrência das lesões por fricção; evitar o uso de fitas e curativos adesivos,[103,106,116-128] realizar fixação com gazes, faixas e malhas tubulares; caso a utilização de adesivos seja insubstituível, aplicar barreiras protetoras de pele antes da fixação do adesivo a fim de minimizar possíveis danos. A remoção dos adesivos deve ser cautelosa;[122,123] evitar o uso de sabão, detergente e perfumes;[128] dar preferência a produtos suaves, não irritantes e que não prejudicam o manto ácido da pele; utilizar sabonete com pH balanceado; evitar banho quente e prolongado;[106,117,119,120] hidratar a pele;[117,119,122,128] não massagear a pele de indivíduos em risco para lesão por fricção;[106,117,119,120] manter as unhas aparadas e lixadas.[103,106,117,127].
- Promoção de nutrição e hidratação adequadas: garantir uma nutrição adequada.[103,106,116,117,119,120,122-128]
- Promoção de ambiente seguro: garantir iluminação adequada[103,106,116,117,119,120,122-128]; manter passagens livres de obstáculos;[103,106,116,117,119,120,122-128] utilizar calçados antiderrapantes.[106,120]

Uma vez que esse tipo de lesão pode ser prevenido, é imprescindível educar e orientar pacientes, cuidadores, familiares e equipe de saúde quanto aos riscos para o seu desenvolvimento, assim como para as medidas preventivas.[122,123]

Tratamento

Primeiramente, deve-se controlar o sangramento e limpar a ferida de acordo com o protocolo de cada instituição. Quando possível, deve-se realinhar o retalho de pele antes de ocluir a ferida com a cobertura primária de escolha. É muito importante avaliar o grau de perda tissular, a coloração desse retalho e a pele adjacente quanto a fragilidade, edema, descoloração ou hematoma. Caso o retalho de pele apresente-se pálido ou escurecido, reavaliá-lo em 24-48 horas, ou durante a primeira troca de curativo. A avaliação do paciente, da ferida e da cicatrização deve respeitar o protocolo de cada instituição.[115]

Para o tratamento das lesões por fricção cuja margem pode ser realinhada a posição anatômica normal, sem tensão excessiva, pode-se lançar mão de fitas adesivas (suturas cirúrgicas não invasivas) a fim de manter o realinhamento do retalho de pele no decorrer de todo o processo cicatricial. Os demais tipos de curativos adesivos estão contraindicados, uma vez que podem arrancar o retalho de pele ou provocar nova lesão por fricção.[129,130]

A escolha da cobertura para qualquer uma das categorias das lesões por fricção fundamenta-se na quantidade de exsudato resultante da ferida, a fim de manter adequada umidade, promover menos trocas de curativo e evitar sua adesão na ferida. É importante lembrar que a fixação desses curativos deve ser realizada com o auxílio de gazes tubulares e faixas macias e suaves.[129,130]

RESUMO

A avaliação de feridas na UTI é uma prática diária de alguns profissionais de saúde. As feridas mais comumente encontradas nesse ambiente são as feridas operatórias complicadas, as úlceras por pressão e as *skin tears*. A principal complicação que envolve a ferida cirúrgica é a infecção. Os sinais infecciosos são: calor, rubor, dor e edema local, febre sem causa definida e exsudação purulenta local, com presença ou não de abscesso. O tratamento deve ser direcionado ao patógeno com antibioticoterapia sistêmica associada às medidas terapêuticas locais. O paciente crítico é altamente vulverável ao desenvolvimento de úlceras por pressão, acarretando um maior tempo de internação além da necessidade de cuidados especializados. Considerando o alto custo do seu tratamento e que suas taxas de desenvolvimento são indicadores da qualidade da assistência, medidas preventivas são de extrema importância na prática de enfermagem. Associada à pele frágil e delgada, as lesões por fricção são comuns entre os idosos, em especial os debilitados e dependentes, com mobilidade e nutrição comprometidas, sendo, portanto, bastante frequentes em UTI. Como as úlceras por pressão, também são preveníveis e, para tanto, é imprescindível educar e orientar pacientes, cuidadores, familiares e equipe de saúde quanto aos riscos relacionados a esses tipos de feridas.

PROPOSTAS PARA ESTUDO

1. Descreva os principais passos a serem seguidos para a avaliação de uma ferida.
2. Quais as principais complicações de uma ferida operatória?
3. Correlacione as complicações da ferida operatória com as peculiaridades do paciente crítico.
4. Quais as medidas preventivas para a infecção da ferida operatória?
5. Descreva os fatores de risco para a deiscência da ferida operatória em pacientes críticos.
6. Quais são as principais medidas para a prevenção de úlcera por pressão?
7. Quais as principais medidas para a prevenção de lesão por fricção?
8. Quais são os estágios das úlceras por pressão?
9. Defina e desreva as propriedades de uma superfície de suporte.
10. O que são lesões por fricção?

REFERÊNCIAS BIBLIOGRÁFICAS

1. Swearingen et al. Manual de enfermagem no cuidado crítico. 4.ed. São Paulo: Artmed. 2007. 944p.
2. Broughton G, Janis J, Attinger C. The basic science of wound healing. Plas Reconst Sur 2006; 117(75):12S-33S.
3. Falanga V. Wound healing and its impairment in the diabetic foot. Lancet 2005;366:1736-43.
4. Bielefeld KA, Amini-Nik S, Alman BA. Cutaneous wound healing: recruiting developmental pathways for regeneration. Cell Mol Life Sci 2013;70:2059-2081. DOI 10.1007/s00018-012-1152-9.
5. Reinke JM, Sorg H. Wound Repair and Regeneration. Eur Surg Res 2012;49:35-43. DOI: 10.1159/000339613
6. Jimenez P, Rampy M. Keratinocyte growth factor-2 accelerates wound healing in incisional wounds. J Surg Res 1991;50:442.
7. 7. Desmouliere A, Geinoz A, Gabbiani F. Transforming growth factor-beta 1 induces alpha-smooth muscle actin expression in granulation tissue myofibroblasts and in quiescent and growing cultured fibroblasts. J Cell Physiol 1993;122:103.
8. Maquart FX, Monboisse JE. Extracellular matrix and wound healing. Pathologie Biologie 2014;62(2014) 91-95.
9. Dealey C. Cuidando de feridas: um guia para as enfermeiras. 3. ed. São Paulo: Atheneu; 2008.
10. Santos VLCG, Azevedo MAJ, Silva TS, Carvalho VMJ, Carvalho VF. Adaptação transcultural do Pressure Ulcer Scale for Healing (PUSH) para a língua portuguesa. Revista Latino-Americana de Enfermagem 2005;13(3):305-313.
11. Santos VLCG, Sellmer D, Massulo MME. Confiabilidade interobservadores do Pressure Ulcer Scale for Healing (PUSH) em pacientes com úlceras crônicas de perna. Rev Latino-Am Enferm 2007;15:391-396.
12. Keast DH, Bowering CK, Evans AW, Machean CL, Burrouws C, D'Souza L. MEASURE: a proposed framework for developing best practice recommendations for wound assessment. Wound Repair and Regeneration. 2004;12(Suppl 3):S1-S17.
13. Schultz GS, Barillo DJ, Mozingo DW, Chin GA. Wound bed preparation and a brief history of TIME. International Wound Journal. 2004;1(1). Disponível em www.blackwellpublishing.com/iwj. Acessado: 10 novembro de 2008.

14. Schultz GS, Sibbald RG, Falanga V, Ayello EA, Dowsett C, Harding K et al. Wound bed preparation: a systematic approach to wound management. Wound Repair and Regeneration. 2003;11(Suppl 2):S1-S28.
15. Falanga V. Wound bed preparation: science applied to practice. In: European Wound Management Association. European Wound Management Association Position Document. London: MEP Ltd; 2000.
16. Smith F, Dryburgh N, Donaldson J. Debridement for surgical wounds (Review). Cochrane Database of Systematic Reviews 2013, Issue 9. Art. No.: CD006214. DOI: 10.1002/14651858.CD006214.pub4.
17. O'Brien M. Exploring methods of wound debridement. In: White RJ editor(s). Trends in wound care. Vol. II. Dinton, Salisbury: Quay Books Division, MA Healthcare, 2003:95-107
18. White R, Cutting K. Critical colonization of chronic wounds: microbial mechanisms. Wounds. 2008;4(1).
19. Sibbald RG. What is the bacterial burden of the wound bed and does it matter? In: Cherry GW, Harding KG, Ryan TJ. Wound Bed Preparation. London: Royal Society of Medicine Press; 2001.
20. Edmonds M, Foster AVM, Vowden P. Wound bed preparation for diabetic foot ulcers. In: European Wound Management Association. European Wound Management Association Position Document. London: MEP Ltd; 2004.
21. Moffat C, Morison MJ, Pina E. Wound bed preparation for venous leg ulcers. In: European Wound Management Association. European Wound Management Association Position Document. London: MEP Ltd; 2004.
22. British Medical Association Board of Science and Education. Clinical Hyperbaric Medicine Facilities in the UK. London: British Medical Association; 1993.
23. Kranke P, Bennett MH, Martyn-St James M, Schnabel A, Debus SE, Weibel S. Hyperbaric oxygen therapy for chronic wounds. Cochrane Database of Systematic Reviews 2015, Issue 6. Art. No.: CD004123. DOI: 10.1002/14651858.CD004123.pub4
24. Eskes A, Vermeulen H, Lucas C, Ubbink DT. Hyperbaric oxygen therapy for treating acute surgical and traumatic wounds. Cochrane Database of Systematic Reviews 2013, Issue 12. Art. No.: CD008059. DOI: 10.1002/14651858.CD008059.pub3.
25. Neto ADP, Santos GL, Santos JVF. Protocolo de tratamento fisioterapêutico por laserterapia em pacientes portadores de úlcera de pressão. Ciência e Consciência. 2008; 1.
26. Braz AG, Sussai DA, Neto LFM, Brito MAP, Costa ACS, Sauro EE et al. Os efeitos da laserterapia em úlceras diversas. Disponível em: http://www.inicepg.univap.br/INIC_07/trabalhos/saude/epg/EPG00412_03O.pdf
27. Ferraz EM, Lira CHA, Martins JPC, Maricevich JP, Pradines SMS, Filho LGG. Uso do sistema VAC no tratamento da fasceíte necrosante da parede abdominal. Rev Col Bras Cir 2007;34(4).
28. Donnalee J. Advances in negative pressure wound therapy: the VAC instill. JWOCN 2007;34(2):191-4.
29. Dumville JC, Munson C, Christie J. Negative pressure wound therapy for partial-thickness burns. Cochrane Database of Systematic Reviews 2014, Issue 12. Art. No.: CD006215. DOI: 10.1002/14651858.CD006215.pub4.
30. Molnar JA, Heimbach DM, Tredget EE, Hickerson WL, Still JM, Luterman A, et al. Prospective randomized controlled mulitcenter trial applying subatmospheric pressure to acute hand burns: an interim report. 2nd World Union of Wound Healing Societies' Meeting July 18-23; Paris, France. 2004.
31. Centers for Disease Control and Prevention (CDC). Guideline for prevention of surgical site infection 1999;20(4):247-278.
32. Brasil. Ministério da Saúde. Agência Nacional de Vigilância Sanitária. Critérios Diagnósticos de Infecção Relacionada à Assistência a Saúde. Série Segurança do Paciente e Qualidade em Serviços de Saúde. 2013;2:11-23.
33. Brasil. Ministério da Saúde. Agência Nacional de Vigilância Sanitária. Medidas de Prevenção de Infecção Relacionada à Assistência à saúde. Série Segurança do Paciente e Qualidade em Serviços de Saúde.
34. Golden SH, Peart-Vigilance C, Kao WH, Brancati FL. Perioperative glycemic control and the risk of infectious complications in a cohort of adults with diabetes. Diabetes Care 1999;22(9):1408-14.
35. Patel K. Impact of tight glucose control on postoperative infection rates and wound healing in cardiac surgery patients. JWOCN 2008;35(4):397–404.

36. Borkar, N.B, Khulbalkar, M.V. Are pos operative dressings necessary? (woundcare), 20(6),301-303.
37. Medeiros AC, Aires Neto T, Dantas filho AM, Pinto Jr FEL, Uchôa RAC, Carvalho MR. Infecção hospitalar em pacientes cirúrgicos de hospital universitário. Acta cirbras 2003;18(suppl1).
38. Ferraz EM, Lira CHA, Martins JPC, Maricevich JP, Pradines SMS, Filho LGG. Uso do sistema VAC no tratamento da fasceíte necrosante da parede abdominal. Rev Col Bras Cir 2007;34(4).
39. Guaragna JC, Facchi LM, Baião CG, Cruz IBM, Bodanese LC, Albuquerque L, et al. Preditores de mediastinite em cirurgia cardíaca. Rev Bras Cir Cardiovasc 2004;19(2):165-170.
40. American College of Cardiology. Disponível em http://www.acc.org. Acesso em 9 de março de 2009.
41. American Heart Association. Disponível em http://www.americanheart.org. Acesso em 9 de março de 2009.
42. Hruska LA, Smith JM, Hendy MP, Fritz VL, McAdams S. Continuous insulin infusion reduces infectious complications in diabetics following coronary surgery. J Card Surg 2005;20(5):403-7.
43. Goffi FS. Técnica cirúrgica. 4. ed. São Paulo: Atheneu, 2007.
44. Waqar S, Malik Z, Razzaq A, Abdullah M, Shaima A, Zahid M. Frequency and risk factors for wound dehiscence/ burst abdomen in midline laparotomies. J Ayub Med Coll Abott 2005;17(4):70-3.
45. Jones V, Bale S, Harding K. Acute and chronic wounds. In: Baranoski S, Ayello EA, editors. Wound care essentials: practice principles. Philadelphia: Lippincott, Williams & Wilkins; 2004. p. 61-78.
46. Meeks G, Trenhaile T. Surgical incisions: prevention and treatment of complications. Retrieved 2005. Disponível em: http://www.uptodateonline.com [Context Link]. Acesso em 29 de maio de 2006.
47. Waldrop J, Doughty D. Wound healing physiology. In Bryant R (ed.). Acute and chronic wounds: nursing management. Missouri: Mosbi; 1992.
48. Kiovukangas V, Oikarinen A, Risteli J, Haukipuro K. Effect of jaundice and its resolution on wound epithelization, skin collagen synthesis, and serum collagen propeptide levels in patients with neoplastic pancreaticobiliary obstruction. J Surg Res 2005;124(2):237-43.
49. Pelosi P, Croci M, Ravagnan I, Cerisara M, Vicardi P, Lissoni A et al. Respiratory system mechanics in sedated, paralyzed, morbidly obese patients. J Appl Physiol 1997;82:811-8.
50. Hering R, Wrigge H, Vorwerk R, Vorwerk R, Brensing K, SchröderS et al. The effects of prone positioning on intraabdominal pressure and cardiovascular and renal function in patients with acute lung injury. Anesth Analg 2001;92:1226-31.
51. Duggan JE, Drummond GB. Abdominal muscle activity and intraabdominal pressure after upper abdominal surgery. Anesth Analg 1989;69:598-603.
52. Doughty D. Preventing and managing surgical wound dehiscence. Advances in Skin and Wound Care 2005;18(6):319-22.
53. Malbrain MLN, Chiumello D, Pelosi P, Bihari D, Innes R, Rannieri VM. Incidence and prognosis of intra--abdominal hypertension in a mixed population of critically ill patients: a multiple-center epidemiological study. Critical Care Medicine 2005;33(2):315-22.
54. Cavichio, B. V, Pompeu, D.A, Oller, G.A.S.O, Rossi, L.A. tempo de cessação do tabagismo para a prevenção de complicações na cicatrização de feridas cirúrgicas. Rev Esc Enf USP, 2014;48(1):174-80.
55. Hahler B. Surgical wound dehiscence. Med Surg Nursing 2006;15(5):296-300.
56. Posthauer M, Thomas D. Nutrition and wound care. In: Baranoski S, Ayello E (Eds.). Wound care essentials. 2004;157-186.
57. Jimenez B, Luque VR, ArcosT, Membrives P, Gomez D, Bujedo G.Experience with the Bogota bag technique for temporary abdominal closure. Cir Esp 2007;82(3):150-4.
58. Rocha TNJa, Barreto AP, Prudente ACL, Santos AM, Santiago RR. Uso da peritoneostomia na sepse abdominal. Rev bras colo-proctol 2007;27(3):278-283.
59. Simão TS, Rocha FS, Moscon FB, Pinheiro RR, Barbosa FEAS, Fawichow, L. Curativo à vácuo para cobertura temporária de peritoneostomia. ABCD arqbrascirdig; 2013;26(2):147-150.

60. Cesaretti IUR, Filippin MJ, Leite MG. Fístula gastrintestinal enterocutânea:como cuidar. In: Cesaretti IUR, Paula MAB, Paula PR.Estomaterapia: temas básicos em estomas. Taubaté. Cabral Editora e Livraria Universitária; 2006.p.225-239.

61. Santos VLCG. Cuidado com a pele em fístulas digestivas. Rev Esc Enf USP 1993;27(1):87-93.

62. Jorge Filho I. O papel da UTI no tratamento das fístulas entéricas. Medicina Ribeirão Preto 1998;31:568-576.

63. Goverman J, Yelon, J, Platz JJ, Singson RC, Turcinovic M. The "Fistula VAC," a technique for management of enterocutaneousfistulae arising within the open abdomen: report of 5 cases. Trauma 2006;60(2):428-31.

64. 64. BRASIL. Ministério da Saúde. Portaria MS/GM nº 529, de 1 de abril de 2013. Institui o Programa Nacional de Segurança do Paciente (PNSP). Diário Oficial [da] República Federativa do Brasil, Poder Executivo. Brasília, DF, 2 abr. 2013. Seção 1, p.43-4.

65. National Pressure Ulcer Advisory Panel, European Pressure Ulcer Advisory Panel and Pan Pacific Pressure Injury Alliance. Prevention and Treatment of Pressure Ulcers: Quick Reference Guide. Emily Haesler (Ed.). Cambridge Media: Perth, Australia; 2014. Wound Ostomy and Continence Nurses Society (WOCN). Guideline for prevention and management of pressure ulcers. Mount Laurel: [editor unkown]; 2010. p.95.

66. Cullum N, McInnes E, Bell-Syer SEM, Legood R. Support surfaces for pressure ulcer prevention (Cochrane Review). In: The Cochrane Library, Issue 1, 2007. Oxford: Update Software.

67. Bryant RA, Shannon ML, Pieper B, Braden BJ, Morris DJ. Pressure ulcers. In: Bryant RA. Acute and chronic wounds: nursing management. Missouri: Mosbi; 1992.

68. Nijs N, Toppets A, Defloor T, Bernaerts K, Milisen K, Berghe GVD. Incidence and risk factors for pressure ulcers in the intensive care unit. Journal of Clinical Nursing 2008;18:1258-66.

69. Shahin ES, Dassen T, Halfens RJ. Pressure ulcer prevalence and incidence in intensive care patients: a literature review. Nurs Crit Care 2008;13(2):71-9.

70. Rogenski NMB, Santos VLCG. Estudo sobre a incidência de úlceras por pressão em um hospital universitário. Rev Lat Am Enf 2005;13(4):474-80.

71. Campanili TCGF, Nogueira PC, Santos VLCG. Incidência de Úlceras por Pressão em pacientes de Unidade de Terapia Intensiva Cardiopneumológica. Rev Esc Enferm USP 2015;49 (no prelo).

72. Waterlow J. A risk assessment card. Nursing Times 1985;81(8):49-55.

73. Paranhos WY, Santos VLCG. Avaliação de risco para úlceras de pressão por meio da escala de Braden, na língua portuguesa. Rev Esc Enferm da USP 1999; 33: 191-206.

74. National Institute for Clinical Excellence. Clinical guideline 7: pressure ulcer prevention. London: National Institute for Clinical Excellence; 2003.

75. National Panel Ulcer Advisory Panel. Terms and definitions related to support surfaces. Disponível em http://www.npuap.org. Acesso em 23 de junho de 2015.

76. Nix DP. Support surfaces. In: Bryant RA, Nix DP, editors. Acute and chronic wounds: current management concepts. 3. ed. Missouri: Mosby Elsevier; 2007. p.235-48.

77. Whittemore R. Pressure-reduction support surfaces: a review of the literature. JWOCN. 1998; 25(1):6-25.

78. StrazzieriPulido KC, Santos VLCG. Superfícies de Suporte: Parte I. Rev Estima. 2010;8(1):40-42.

79. Coleman C, Gorecki C, Nelson E, Closs SJ, Defloor T, Halfens R et al. Patient risk factors for pressure ulcer development: systematic review. Int J Nurs Stud. 2013 Jul;50(7):974-1003.

80. Cox J. Predictors of pressure ulcers in adult critical care patients. Am J Crit Care. 201120(5):364-75.

81. Payne R, Martin M. The epidemiology and management of skin tears in the older adult.Ostomy/wound Management 1990; 26:26-37.

82. Carville K, Lewin G, Newall N, Haslehurst P, Michael R, Santamaria N et al. STAR: A consensus for skin tear classification. Primary Intention. 2007; 15(1):8-25.

83. Strazzieri-Pulido KC. Adaptação cultural e validação do instrumento STAR Skin Tear Classification System, para a língua portuguesa no Brasil [dissertação]. São Paulo (SP): Escola de Enfermagem, Universidade de São Paulo; 2010.

84. Strazzieri-Pulido KC, Santos VLCG. Cultural adaptation and validation of STAR Skin Tear Classification System for Brazilians. Wound Ostomy Continence Nursing Journal 2011;38(3S):S92.
85. Payne RL, Martin M. Defining and classifying skin tears: need for a common language. Ostomy Wound Manage. 1993;39(5):16-20.
86. Carville K, Smith JA. Report on the effectiveness of comprehensive wound assessment and documentation in the community. Primary Intent 2004;(12):41-8.
87. Edwards H, Gaskill D, Nash R. Treating skin tears in nursing home residents: a pilot study comparing four types of dressing. Int J NursPrac 1998;(4):25-32.
88. Morey P. Skin tears: a literature review. Primary Intention 2007;15(3):122-9.
89. Morey P, Young J, Nikoletti S. The prevalence of skin tears within a Western Australian acute care setting. In AWMA 2004. 5th National Conference: Celebreting 10 years, reflection and evolution. Hobart, Tasmania 2004.
90. Malone ML, Rozario N, Gavinski M, Goodwin J. The epidemiology of skin tears in the institutionalized elderly. J Am Geriatric Soc 1991;39(6):591-5.
91. McGough-Csarny J, Kopac CA. Skin tears in institutionalized elderly: an epidemiological study. Ostomy Wound Manage. 1998;44(Suppl 3A):14S-25S
92. Everett S, Powell T. Skin tears – the underestimated wound. Primary Intent 1994;(2):8-30.
93. White W. Skin Tears: a descriptive study of the opinions, clinical practice and knowledge base of RNs caring for the aged in high care residential facilities. Prim Intention 2001:9(8):138-49.
94. Advisory, Patient Safety. Skin tears: the clinical challenge. Pennsylvania Patient Advisory Authority. 2006;3:5-10.
95. LeBlanc K, Baranoski S. Skin tears: state of the science: consensus statements for the prevention, prediction, assessment, and treatment of skin tears. Adv Skin Wound Care. 2011;24:2-15.
96. Loney PL, Chambers LW, Bennett KJ, Roberts JG, Stratford PW. Critical appraisal of the health research literature: prevalence or incidence of a health problem. Chronic Dis Can. 1998;19:170-176.
97. McErlean B, Sandison S, Muir D, Hutchinson B, Humphreys W. Skin tear prevalence and management at one hospital. Primary Intent 2004;(12):83-8.
98. WoundsWest. Wounds in WA – the facts. Government of Western Australia, Department of Health. 2009. Disponível em: http://www.health.wa.gov.au/woundswest/facts/index.cfm
99. Amaral, AF; Pulido KCS, Santos VLCG. Prevalência de lesões por fricção em pacientes hospitalizados com câncer. Rev. Esc. Enferm. USP. [online]. 2012;(46) 44-50.
100. Peres, GRP, Santos VLCG. Prevalência e fatores associados às lewsões por fricção em idosos de instituições de longa permanência. Dissertação (Mestrado). Escola de Enfermagem da Universidade de São Paulo, 2014.
101. Meuleneire F. Using a soft silicone-coated net dressing to manage skin tears. J Wound Care. 2002;11(10):365-9.
102. BaranoskiS. Skin tears: Staying on guard against the enemy of frail skin.Nursing 2000;30(9):41-46.
103. Bryant RA, Bonnie SR. Examining Threats to skin integrity. Ostomy/wound management 2001;47(6):18-27.
104. Wysocki A. Anatomy and physiology go skin and soft tissue. In: Bryant RA (ed) : Acute and Chronic Wounds; Nursing Management, 2. ed. St. Louis, Mo.: Mosby, 2000:1-15.
105. Baranoski S. Skin tear: the enemy of frail skin. Adv. Skin Wound care. 2000;:123-126.
106. Thomas DR, Goode PS, LaMaster K, Tennyson T, Parnell LK. A comparison of an opaque foam dressing versus a transparent film dressing in the management of skin tears in institutionalized subjects. Ostomy Wound Manage. 1999;45(6):22–8.
107. Bank D, Nix D. Preventing skin tears in a nursing and rehabilitation center: an interdisciplinary effort. Ostomy Wound Manage. 2006;52(9):38-46
108. Madhuri R. Skin and wound care: Important considerations in the older. Adv Skin Woundcare 2008; (21):424-36;quis 437-8.

109. Fenske NA, Loer CW. Skin changes of aging: pathological implications. Geriatric. 1990;45(3):27-35.
110. Selden S, Cowell B, fenno J. Skin tears: recoginizing and treating this growing problem. Skin Aging 2002;(10):55-60.
111. LeBlanc K, Christensen D, Orsted HL, Keast DH. Prevention and treatment of skin tears. Wound Care Canada 2008;6(1):14-32.
112. Irving V, Bethell E, Burtin F. Neonatal wound care: minimizing trauma and pain. Wounds 2006:2(1):33-41
113. Baranoski S,. How to prevent and manage skin tears. Adv Skin Wound Care 2003;16(5):268-70
114. Skin Tear Audit Research (STAR). Silver Chain Nursing Association and School of Nursing and Midwifery, Curtin University of Technology. STAR: skin tear tool. 2007. Disponível em: http://www.silverchain.org.au/Documents/Research/Articles/STAR%20Skin%20Tear%20Tool.pdf. Accesso em 10 dezembro 2008
115. LeBlanc K, Baranoski S. Prevention and management of pretibial lacerations. J Commun Nurs. 2000;14(11):33-8.
116. Ecri, ISMP. Skin tears: the clinical challenge. Patient Safety Advisory. 2006; 3(3):2,5-10.
117. Ecri ISMP. Sample police on skin tear management. Patient Safety Adivisory; 2006.
118. Roberts MJ. Preventing and managing skin tears: a review. J Wound Ostomy and Continence Nursing 2007;34(3):256-9.
119. Reddy M. Skin and wound care: important consideration in the older adult. Adv Skin Wound Care 2008;21(9):424-36.
120. Sibbald RG, Krasner DL, Lutz J. SCALE: skin changes at life's end: final consensus statement: October 1, 2009. Adv Skin Wound Care 2010;23:225-36; quiz 237-8.
121. Xiaoti Xu BS, Kwan Lau MD, Breena R, Taira MD, Adam JS. The current management of skin tears. Am J Emerg Med. 2009;27(6):729-33.
122. Cleveland clinic. How to care for a skin tear. (online) 2003. Disponível em http://www.clevelandclinic.org/health/health-info/docs/3800/3885.asp?index=4277&src=news. Acesso em 12 de setembro de 2009.
123. Kirkpatrick M. Skin tears: the enemy of the aged. Australian Resource Centre for Healthcare Innovations 2005. Disponível em http://www.archi.net.au/elibrary/health_administration/baxter_nsw_health_awards/education_and_training/skin_tears. Acesso em 12 de setembro de 2009.
124. Koepsel K. Blisters, abrasions, skin tears. PodiatryNetwork.com 2002. Disponível em: http://www.podiatrynetwork.com/r_blisters.efm. Acesso em 12 de setembro de 2009.
125. Fleck CA. Preventing and managing skin tears: a review. J Wound Ostomy Continence Nurs 2007;34(3):256-9.
126. Birch S, Coggins T. No-rinse, one-step bed bath: the effects on the occurence of skin tears in long-term care setting. Ostomy Wound Manage 2003;49(1):64-7.
127. Joanna Briggs Institute Best Practice. Topical skin care in aged care facilities. Best Practice 2007;11(3):1-4.
128. Ratliff CR, Fletcher KR. Skin tears: a review of the evidence to support prevention and treatment. Ostomy Wound Manage. 2007;53(3):32-4,36,38-40.
129. Pennsylvania Safety Reporting System (PAPSRS). Skin tears; the clinical challenge. 2006. Disponível em: www.psa.state.pa.us/psa/lib/psa/advisories/v3_n3_advisory_9-28-06.pdf. Acesso em 10 dezembro 2008.
130. Bryant RA. Acute and chronic wound management. 2 ed. Missouri: Mosby; 2000. p. 236.

ANEXO

Sistema de Classificação STAR – Lesão por Fricção

Diretrizes do Sistema de Classificação STAR – Lesão por Fricção

1. Controlar o sangramento e limpar a ferida de acordo com o protocolo institucional.
2. Realinhar (se possível) qualquer segmento de pele ou retalho.
3. Avaliar o grau de perda tissular e a cor da pele ou do retalho utilizando o Sistema de Classificação STAR - Lesões por Fricção.
4. Avaliar as condições da pele adjacente à ferida quanto a fragilidade, edema, descoloração e arroxeamento (aspecto de equimose).
5. Avaliar a pessoa, a(s) ferida(s) e a cicartização de acordo com o protocolo institucional.
6. Se a pele ou o retalho estiver pálido, opaco ou escurecido, reavaliar em 24-48 horas ou na primeira troca de curativo.

Glossário

- Hematoma: coleção de sangue ou coágulos sob um retalho ou pele realinhada.
- Isquemia: perfusão tissular inadaqueda evidenciada pela palidez, opacidade ou escurecimento do tecido.
- Lesão por fricção: "ferida traumática que ocorre principalmente nas extremidades de idosos, resultante de fricção ou de uma combinação de fricção e cisalhamento, levando à separação da epiderme da derme (ferida de espessura parcial) ou separando totalmente a epiderme e a derme das estruturas subjacentes (ferida de espessura total)."
- Lesão por fricção linear: fissura ou rompimento da pele em linha reta.
- Pele ou retalho de pele pálido, opaco ou escurecido: quando comparadaa pele "normal" do indivíduo ao redor da ferida pode indicar isquemia ou presença de hematoma, o que pode afetar a viabilidade da pele ou retalho.
- Realinhar: recolocar a pele ou retalho na sua posição anatômica normal sem tensão excessiva.
- Retalho de pele: segmento de pele ou de pele e tecido subjacente separado das demais estruturas

Quadro 38.2 Sistema de Classificação STAR - Lesão por fricção

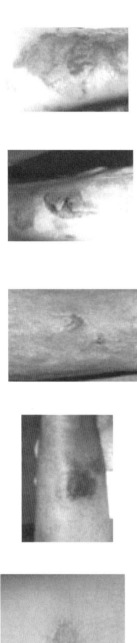

Categoria 1A
Lesão por fricção cujo retalho de pele pode ser realinhado à posição anatômica normal (sem tensão excessiva) e a coloração da pele ou do retalho não se apresenta pálida, opaca ou escurecida.

Categoria 1B
Lesão por fricção cujo retalho de pele pode ser realinhado à posição anatômica normal (sem tensão excessiva) e a coloração da pele ou do retalho apresenta-se pálida, opaca ou escurecida.

Categoria 2A
Lesão por fricção cujo retalho de pele não pode ser realinhado à posição anatômica normal (sem tensão excessiva) e a coloração da pele ou do retalho não se apresenta pálida, opaca ou escurecida.

Categoria 2B
Lesão por fricção cujo retalho de pele não pode ser realinhado à posição anatômica normal (sem tensão excessiva) e a coloração da pele ou do retalho apresenta-se pálida, opaca ou escurecida.

Categoria 3
Lesão por fricção cujo retalho de pele está completamente ausente.

REFERÊNCIAS:

1. Payne R, Martin M. Defining and classifying skin tears: Need for a common language ... a critique and revision of the Payne-Martin Classification system for skin tears. Ostomy Wound Management, 39(5):16-20.
2. Photographs courtesy of the Skin Tear Audit Research (STAR) photographic library, Silver Chain Nursing Association and School of Nursing and Midwifery, Curtin University of Technology.
3. Carville K, Lewin G, Newall N, Haslehurst P, Michael R, Santamaria N, Roberts P. STAR: A consensus for skin tear classification. Primary Intention, 15(1), 18-28.
4. Copyright of original version: Skin Tear Audit Research (STAR). Silver Chain Nursing Association and School of Nursing and Midwifery, Curtin University of Technology. Revised 4/2/2010.
5. Copyright of Brazilian's adapted and validated version of STAR: Strazzieri-Pulido e Santos 2010.

39

Transporte de pacientes críticos

Patricia da Silva Pires
Rosana Chami Gentil

PONTOS A APRENDER

1. Indicações de transporte de pacientes críticos.
2. Recursos materiais e humanos envolvidos no transporte de pacientes críticos.
3. Avaliação dos riscos e prevenção de complicações no transporte de pacientes críticos.

PALAVRAS-CHAVE

Transporte de pacientes críticos, transporte intra-hospitalar, transporte inter--hospitalar, planejamento.

ESTRUTURA DOS TÓPICOS

Introdução. Transporte intra-hospitalar. Fase de planejamento. Fase de execução. Fase de avaliação. Transporte inter-hospitalar. Transporte terrestre. Transporte aeromédico. Considerações finais. Resumo. Propostas para estudo. Referências bibliográficas.

INTRODUÇÃO

Com o avanço dos recursos tecnológicos, os pacientes críticos contam atualmente com muitos recursos diagnósticos e terapêuticos à beira do leito, porém, existem situações em que se faz necessária a remoção desses paciente para outros locais.

Esse transporte pode ser necessário por diversas razões, sendo as mais comuns: necessidade de realização de exames diagnósticos e terapêuticos, transferência para outras unidades dentro da mesma instituição e transferência para outra instituição de saúde.

O encaminhamento temporário ou definitivo de pacientes por profissionais de saúde dentro do ambiente hospitalar é denominado transporte intra--hospitalar.[1]

Em muitas ocasiões, faz-se necessária a transferência do paciente, temporariamente, para a realização de exames diagnósticos e terapêuticos em outra instituição, ou o encaminhamento para uma instituição com maior complexidade no atendimento. Esse tipo de transporte é denominado transporte inter--hospitalar.

Os enfermeiros que atuam em unidades que prestam assistência a pacientes críticos devem estar preparados para tomar a decisão, com a equipe multidisciplinar, de transportar o paciente crítico.

O transporte dos pacientes críticos, seja intra ou inter-hospitalar, deve ser realizado por uma equipe treinada. Na maioria das vezes, as instituições não possuem uma equipe própria para o transporte intra-hospitalar, mas, na instituição, deve haver uma padronização de condutas a serem adotadas durante o transporte de pacientes críticos.[2]

O sucesso do transporte dos pacientes críticos depende muito do aperfeiçoamento e treinamento dos profissionais envolvidos nesse processo, assim como das perfeitas condições de uso dos equipamentos necessários.[1]

As ações devem ser padronizadas e os equipamentos para monitoração clínica do paciente devem estar disponíveis para a prevenção, garantindo excelência no atendimento e a segurança do paciente.[3]

Cada instituição de saúde deve mensurar e avaliar a necessidade de ter uma equipe especializada em transporte, mas há evidências de que a ocorrência de eventos adversos durante o transporte diminui quando essa estratégia é utilizada.[4]

O transporte de pacientes críticos envolve riscos, e estes devem ser inferiores aos benefícios advindos do transporte.

Crosara[5] argumenta que antes de se indicar um transporte de pacientes os profissionais devem fazer as seguintes perguntas: o transporte do paciente é realmente necessário? O transporte do paciente é realmente seguro?

No transporte de pacientes, há de se considerar os aspectos ergonômicos e os riscos de lesões para a equipe que realiza o transporte. Célia e Alexandre[6] encontraram uma ocorrência elevada de sintomas osteomusculares na equipe de enfermagem, relacionados ao transporte de pacientes, afetando, em particular, a coluna lombar. Nesse mesmo estudo, os trabalhadores relataram que todas as atividades relacionadas ao transporte de pacientes exigem esforços para o sistema musculoesquelético.

Outro estudo observou que 64% dos pacientes de uma unidade de terapia intensiva (UTI) oferecem muito risco ergonômico para a equipe de enfermagem durante os procedimentos de movimentação e transporte.[7]

A fim de evitar esses riscos para os profissionais, a instituição deve disponibilizar recursos que facilitem o transporte e a movimentação dos pacientes, porém, os profissionais devem estar conscientes da importância da sua utilização e serem treinados para manipulá-los de maneira adequada. Silva e Alexandre,[8] em um estudo com enfermeiros de uma unidade com pacientes com alto grau de dependência física, relataram que a quantidade de equipamentos para movimentar e transportar os pacientes é escassa e, muitas vezes, não são utilizados, em decorrência da falta de treinamento e das péssimas condições de conservação; além disso, foi observado que os enfermeiros desconhecem a variedade de materiais existentes e a importância de seu uso na assistência.

A realização do transporte dos pacientes deve ser preferencialmente eletiva, sendo necessário avaliar de forma cuidadosa os riscos envolvidos nesse transporte e, sobretudo, analisar de modo minucioso a condição clínica do paciente.

A utilização de sistemas que classificam o paciente em relação à gravidade de seu quadro pode ter aplicabilidade na prática clínica, porém, a predição de risco relacionado ao transporte não é bem determinada e alguns riscos são inerentes ao transporte e independem da distância e do tempo decorrido.[9]

As complicações relacionadas ao transporte podem ser divididas em eventos adversos, que incluem a deterioração das condições clínicas do paciente, ou os problemas relacionados aos equipamentos e incidentes críticos, nos quais os eventos, potencialmente, levam ao comprometimento do prognóstico esperado para o paciente.[10]

Em um estudo que analisou 452 transportes intra-hospitalares em 226 pacientes, observou-se uma taxa de incidentes críticos em 4,2% dos transportes, os quais não apresentaram uma relação direta com a mortalidade desses pacientes. Observou-se também que a necessidade de transporte em situações não planejadas, ou seja, de maneira não eletiva, aumentou a incidência de complicações. Outros fatores considerados potenciais causadores de complicações no transporte de pacientes críticos foram o uso de medicamentos vasoativos e ventilação mecânica com pressão expiratória final positiva (PEEP) maior que 5 mmHg.[10]

Meneguin et al.[11] encontraram em seu estudo eventos adversos relacionados ao paciente, a problemas institucionais e falhas técnicas com equipamentos de transporte.

Os riscos podem ser minimizados e os resultados, otimizados, se houver um planejamento adequado, uma seleção e disponibilidade de equipamentos e materiais adequados e um pessoal treinado.[2]

O transporte de pacientes críticos pode ser dividido em três etapas: planejamento, execução e avaliação.

Na etapa de planejamento, devem ser avaliados os riscos e benefícios decorrentes do transporte e as condições clínicas do paciente e assegurados os recursos materiais, físicos e humanos para que o transporte ocorra de maneira segura.

A etapa de execução corresponde ao transporte propriamente dito. Os recursos devem ser adequados, de forma que a segurança do paciente e do profissional seja garantida.

A avaliação deve ocorrer imediatamente após o transporte, com o registro dos dados de modo claro e preciso, assinalando-se todas as ocorrências durante o processo de transporte do paciente. Esses dados devem permitir o constante aprimoramento do processo de transporte, a implementação de avaliação de qualidade e, sobretudo, o investimento nos recursos humanos e materiais envolvidos no processo de transporte.

Neste capítulo, são abordados o transporte intra-hospitalar e inter-hospitalar dos pacientes críticos, considerando-se as particularidades envolvidas em cada caso.

TRANSPORTE INTRA-HOSPITALAR

Com o objetivo de garantir que o transporte dos pacientes críticos, para a realização de exames diagnósticos e outras terapias, seja realizado de maneira segura e com menos risco para os pacientes, o transporte deve ser organizado e eficiente.

O transporte intra-hospitalar de pacientes críticos é complexo, requer ponderação de riscos e benefícios, sobretudo planejamento.[11]

A Resolução n. 376/2011 do Conselho Federal de Enfermagem (Cofen) estabelece que os profissionais de Enfermagem participem do processo de transporte de pacientes, ocorrido em ambiente interno aos serviços de saúde.[12]

As unidades com pacientes críticos devem contar com manuais ou outros recursos que detalhem as normas e os procedimentos a serem adotados no transporte do paciente.

Almeida et al.[3] enfatizam a importância da adoção de protocolos e o conhecimento, por parte da equipe envolvida, das informações relevantes sobre o quadro clínico do paciente.

FASE DE PLANEJAMENTO

Na fase de planejamento, o enfermeiro da unidade em que se encontra o paciente crítico deve se comunicar com o enfermeiro da unidade de destino do paciente, garantindo que haja a continuidade do tratamento e que o enfermeiro e a equipe médica da unidade de destino tenham conhecimento das condições do paciente a ser transportado.[2,12] Outro aspecto importante nesse contato entre os enfermeiros é a previsão do horário em que acontecerá o transporte, garantindo que o enfermeiro da unidade de origem possa, antecipadamente, reunir os recursos materiais e humanos necessários e que o enfermeiro da unidade de destino esteja preparado para a chegada do paciente crítico.

Recomenda-se que esses dados sejam registrados de modo que contenham as seguintes informações: diagnóstico do paciente, peso, idade, unidade de destino do paciente, procedimento a ser realizado, estabilidade hemodinâmica, condições respiratórias, acessos intravenosos, curativos e drenos e problemas potenciais que podem advir do transporte.[4]

Quando a instituição utiliza uma equipe própria para a realização do transporte, a equipe responsável precisa ser informada sobre as condições gerais do paciente e seu tratamento, o tempo estimado para a realização do transporte e o retorno à unidade e as necessidades do paciente no pré e no pós-transporte.[9]

A necessidade de monitoramento e manutenção das condições hemodinâmicas justificam a adoção de equipes especializadas em transportes intra--hospitalares. Outros problemas encontrados com frequência que corroboram a necessidade dessa equipe são a falta de comunicação efetiva entre os médicos e os enfermeiros de unidades críticas com o pessoal da área de diagnóstico e o tempo gasto entre a saída e o retorno da unidade e o número de eventos adversos que ocorrem durante o transporte.[4]

Nessa fase, o enfermeiro também deve alocar recursos humanos necessários para o transporte, sendo que o número de pessoas envolvidas depende da gravidade do paciente e dos recursos necessários, sendo a designação do número de profissionais de enfermagem que assistirão o paciente durante o transporte atribuição desse profissional.[12]

A equipe mínima para o transporte deve contar com dois profissionais, mas, para pacientes instáveis, são necessários um enfermeiro, um médico, um técnico de enfermagem e um fisioterapeuta. A presença do médico é necessária para o transporte de pacientes com via aérea artificial, instabilidade hemodinâmica, em uso de medicamentos vasoativos, monitorização invasiva, como cateter de artéria pulmonar, pressão intracraniana, pressão arterial invasiva, entre outros.[2,9]

A equipe envolvida no transporte, seja ela especializada ou composta por profissionais da unidade crítica, deve receber treinamento para realizar o transporte de pacientes críticos.

É importante também que, além do número de profissionais adequados para a condição clínica do paciente, a organização e a divisão de trabalho, na fase de planejamento e execução, seja clara para cada componente da equipe.

Os equipamentos a serem providenciados na fase de planejamento do transporte inter-hospitalar variam de acordo com a complexidade do paciente, mas aconselha-se que o recurso esteja disponível no momento necessário para a sua utilização, de forma que evite estresse e deslocamentos desnecessários da equipe.

Os equipamentos mínimos recomendados são:

- Monitor de múltiplos parâmetros (pressão arterial sistêmica, pressão arterial média, frequência cardíaca e saturação de oxigênio), com desfibrilador/cardioversor.
- Dispositivos para a manutenção da via aérea (laringoscópio e lâminas, tubos endotraqueais de tamanho adequado para o paciente, fixadores e bolsa valva-máscara).
- Fonte de oxigênio adequada para suprir as necessidades de oxigênio do paciente quando ele estiver fora da unidade crítica, estimando uma reserva necessária para 30 minutos a mais do tempo estimado para o total do transporte.
- Bolsa com medicação de horário do paciente, medicação para sedação, medicamentos de reanimação, soluções para infusão e material de consumo, como seringas e agulhas, equipos e extensões.
- Bombas de infusão com bateria carregada.
- Ventilador de transporte que consiga manter a mesma ventilação por minuto, pressão e fração inspirada de oxigênio (FiO_2). Por razões práticas, durante o transporte, a FiO_2 de 1,0 é aceitável em adultos, porém, as condições clínicas do paciente devem ser avaliadas.
- Aspirador portátil, mas, na prática, pode ser de difícil operacionalização. Recomenda-se que, caso seja necessária a aspiração de vias aéreas, utilize-se o aspirador portátil ou de rede da unidade de destino.[2,4,9]

Nessa fase de planejamento, o enfermeiro da unidade crítica deve certificar-se de que os pacientes ou os responsáveis estejam cientes da realização do exame ou da terapia. A família precisa ser avisada com antecedência caso o horário previsto para o deslocamento do paciente coincida com o de visita. Nessas situações, quando possível, deve haver flexibilidade para que a família possa visitar o paciente antes ou após a realização do procedimento.

FASE DE EXECUÇÃO

Na fase de execução, ocorre o transporte propriamente dito. Por essa razão, devem ser garantidas todas as condições necessárias para que o transporte ocorra de maneira segura para o paciente e para a equipe. O objetivo dessa fase é manter a estabilidade do paciente e evitar iatrogenias.[9]

Antes do início do transporte propriamente dito, o enfermeiro da unidade crítica deve se comunicar com o enfermeiro da unidade de destino para verificar se a unidade está pronta para receber o paciente e evitar esperas desnecessárias.

Deve haver disponibilidade de elevador, caso seja necessário, para que a equipe possa rapidamente acomodar o paciente e encaminhá-lo para a unidade de destino.

Para o transporte do paciente, dispõe-se de maca de transporte ou do próprio leito do paciente. Quando o transporte ocorre no leito do paciente, há diminuição no tempo gasto para as transferências entre o leito e a maca e diminuição da incidência de alterações hemodinâmicas e perdas acidentais de cateteres, drenos e tubo orotraqueal, além da diminuição do desconforto e agitação do paciente.[4]

O enfermeiro da unidade crítica deve realizar uma rápida inspeção no paciente, para garantir que os acessos venosos, drenos, sondas, bombas de infusão, ventilador e monitor estejam fixos.

Recomenda-se que, durante o transporte, sejam monitorizadas as medidas hemodinâmicas, como pressão venosa central, pressão arterial média e pressão arterial sistêmica, assim como a saturação de oxigênio e a frequência respiratória.[13]

No transporte, os pacientes críticos devem receber o mesmo nível de monitorização recebido na unidade de origem.[2]

Os alarmes de bombas, ventiladores e monitores devem estar ligados e funcionando perfeitamente.[9]

A Resolução n. 376/2011[12] do Cofen recomenda que a vigilância seja redobrada nos transportes de pacientes obesos, idosos, prematuros, politraumatizados e sob sedação.

O paciente deve ser encaminhado para a unidade de destino acompanhado de seu prontuário e exames laboratoriais e radiológicos necessários para o procedimento a que será submetido.

É na fase de execução do transporte que ocorre a maioria dos eventos adversos, relacionados principalmente aos equipamentos, como deslocamento de cânula endotraqueal, perda do suprimento de oxigênio, mau funcionamento dos equipamentos e perda de cateter endovenoso. Isso pode ser evitado na fase de planejamento do transporte, com a seleção e manutenção prévia dos equipamentos e com o treinamento da equipe.[9]

Incidentes críticos observados nessa fase foram relatados em um estudo de Lahner et al.,[10] que observaram extubação acidental, perda de dreno torácico, problemas no ventilador e alterações fisiológicas, que resultaram em hipertensão intracraniana, broncoespasmo, hipotensão severa, crise hipertensiva e necessidade de reanimação.

Meneguin, Alegre e Luppi[11] também encontraram prevalência de eventos adversos relacionados ao paciente, entre eles, alterações no estado hemodinâmico, alterações respiratórias, alterações neurológicas e alterações gastrintestinais.

Ong e Coiera,[14] ao avaliarem 101 pacientes transportados para o serviço de radiologia, por um período de seis meses, encontraram 420 erros, uma média de quatro erros por transporte.

Na fase de execução, é importante garantir que a equipe de transporte permaneça no local de destino até que o procedimento termine, uma vez que, em caso de intercorrências, essa equipe pode atuar em conjunto com a equipe local.

Antes do encaminhamento à unidade de origem, a equipe de transporte deve certificar-se de que o paciente está estável e que os equipamentos e materiais necessários para o transporte estão presentes e em perfeito funcionamento.

Essa fase termina com a acomodação do paciente na unidade de origem, garantindo as condições de monitoramento e tratamento a que estava submetido antes do transporte.

FASE DE AVALIAÇÃO

Na fase de avaliação, devem ser registrados todos os procedimentos relacionados ao transporte, as condições clínicas do paciente durante o transporte e durante a permanência na unidade de destino e as condições em que foi recebido na unidade de origem.

A anotação dessas informações varia de acordo com a instituição; algumas preferem registrar o transporte intra-hospitalar no prontuário do paciente, em geral, no espaço para a anotação de enfermagem.

O registro desses dados também fornece dados estatísticos que apresentam o tempo envolvido no transporte de pacientes e o número de profissionais nele envolvido, o que pode fundamentar a necessidade de equipes especializadas.

O levantamento dos dados relativos ao transporte pode servir como parâmetro para a elaboração de um protocolo de condutas.[2]

Outro aspecto importante dos registros é o monitoramento da qualidade do transporte e, sobretudo, a identificação de eventos adversos, permitindo ações corretivas que levem à diminuição desses eventos e garanta um transporte inter-hospitalar com qualidade e com baixo risco para os pacientes e profissionais.

TRANSPORTE INTER-HOSPITALAR

A história do transporte de enfermos remonta aos tempos bíblicos. O aprimoramento das técnicas utilizadas foi desenvolvido ao longo dos séculos, acompanhando-se os avanços tecnológicos. O primeiro relato de um serviço de ambulâncias data de 1865, na cidade de Cincinnati.[15] O transporte inter--hospitalar, segundo a Portaria n. 2.048/2002, refere-se à transferência de pacientes entre unidades não hospitalares ou hospitalares de atendimento às urgências e emergências, unidades de diagnóstico, terapêutica ou outras unidades de saúde que funcionem como bases de estabilização para pacientes graves, de caráter público ou privado.[16]

De acordo com essa portaria, o transporte inter-hospitalar pode ser

aéreo, aquaviário ou terrestre, de acordo com as condições geográficas de cada região, observando-se as distâncias e vias de acesso, como a existência de estradas, aeroportos, helipontos, portos e condições de navegação marítima ou fluvial, bem como a condição clínica de cada paciente, não esquecendo a observação do custo e disponibilidade de cada um desses meios.[16]

Em relação aos aspectos legais que envolvem o transporte inter-hospitalar, vale ressaltar que, no atendimento inter-hospitalar, todos os procedimentos de enfermagem devem ser desenvolvidos por um profissional de enfermagem, de acordo com a complexidade das ações e a sua avaliação. Em unidades móveis de UTI e suporte avançado de vida, a assistência deve ser prestada pelo enfermeiro.[17] Neste capítulo, são abordados o transporte terrestre e o transporte aeromédico. A necessidade de transporte inter-hospitalar pode ocorrer quando o hospital de origem do paciente não possuir os recursos diagnósticos ou terapêuticos necessários para atender o paciente.

A decisão do transporte inter-hospitalar é, em geral, do médico que está atendendo o paciente.[2,8,15] Para que o transporte inter-hospitalar ocorra, é necessário comunicar a regulação médica ou a instituição de saúde que receberá o paciente.[9]

Para um transporte eficaz, os benefícios para o paciente devem superar os riscos.[9,15] Antes da solicitação do transporte inter-hospitalar, deve-se avaliar, criteriosamente, as condições clínicas do paciente e

não se deve remover paciente em risco iminente de vida, sem prévia e obrigatória avaliação e atendimento respiratório, hemodinâmico e outras medidas urgentes específicas para cada caso, estabilizando-o e preparando-o para o transporte.[16]

O prognóstico do paciente não pode ser comprometido pelo transporte inter-hospitalar. Medidas de estabilização do quadro devem começar no hospital de origem e, quando necessário, a equipe de transporte deve permanecer no hospital de destino até a estabilização do paciente.[9]

O transporte inter-hospitalar deve ser autorizado pelo paciente e/ou representante legal, orientando-os sobre os riscos e benefícios e, em casos em que essa autorização não seja possível, as razões que justificam a transferência e a não obtenção da autorização devem estar documentadas no prontuário do paciente. É importante registrar também o nome do médico que solicitou a transferência, assim como os dados daquele que aceitou a transferência.[2,9]

TRANSPORTE TERRESTRE

O transporte terrestre é o recurso mais utilizado no transporte inter-hospitalar. Esse tipo de transporte é indicado para áreas urbanas, cidades de pequeno, médio e grande porte ou para as transferências intermunicipais, nas quais as estradas permitam que essas unidades de transporte se desloquem com segurança e no tempo desejável ao atendimento de cada caso.[9,16]

As vantagens do transporte terrestre são: economia, não requer área especial para estacionar, o treinamento do pessoal é mais fácil, em casos de emergência, pode-se estacionar a ambulância para efetuar as manobras de reanimação; em casos de agravamento do quadro do paciente, pode-se parar no hospital mais próximo; pode-se garantir segurança para o paciente em caso de atraso, as limitações metereológicas são menores do que no transporte aéreo.[15]

Entre as desvantagens pode-se citar: pouca comodidade para os profissionais e paciente em razão do confinamento, suspensão do veículo, manobras de aceleração e desaceleração, dificuldade de acesso ao paciente e realização de intervenções complexas, temperatura inadequada, inalação de resíduos combustíveis, dificuldade de manobrar o veículo em locais estreitos, reserva limitada de oxigênio e energia elétrica, ruídos, ocorrência de náuseas.[15,18]

Os autores também citam como possíveis problemas em relação ao transporte terrestre: recusa do familiar e do paciente ao transporte, estresse do paciente e família que gera problemas de comunicação, falta de empatia entre a família, paciente e equipe de transporte, negativa em pagar os custos envolvidos no transporte, agravamento do estado clínico durante o transporte, acidentes com o veículo e dificuldade de localização do serviço de destino.[15]

Nesse tipo de transporte é necessário pensar na segurança do paciente e do profissional. Os profissionais e os pacientes devem utilizar cintos de segurança, e os equipamentos devem estar seguros, preferencialmente, em suportes.[19]

Os profissionais que apresentam náuseas, em razão da movimentação do transporte, devem evitar alimentos líquidos e podem, de acordo com a distância a ser percorrida, levar suprimentos, como barra de cereais ou outros alimentos secos.[19]

Embora o transporte inter-hospitalar realizado por empresas particulares tenha crescido muito nos últimos anos, ainda falta uma legislação específica para o serviço privado. A Portaria n. 2.048/2002 classifica as ambulâncias terrestes em quatro tipos, de acordo com os recursos disponíveis e a gravidade do paciente. Considerando o paciente crítico, o tipo de ambulância a ser utilizada é do tipo D, que é um "veículo destinado ao atendimento e transporte de pacientes de alto risco em emergências pré-hospitalares e/ou de transporte inter-hospitalar que necessitam de cuidados médicos intensivos".[16]

Para esse tipo de ambulância, a referida Portaria padroniza os seguintes equipamentos:

> sinalizador óptico e acústico; equipamento de rádio-comunicação fixo e móvel; maca com rodas e articulada; dois suportes de soro; cadeira de rodas dobrável; instalação de rede portátil de oxigênio como descrito no item anterior (é obrigatório que a quantidade de oxigênio permita ventilação mecânica por no mínimo duas horas); respirador mecânico de transporte; oxímetro não invasivo portátil; monitor cardioversor com bateria e instalação elétrica disponível; bomba de infusão com bateria e equipo; maleta de vias aéreas contendo: máscaras laríngeas e cânulas endotraqueais de vários tamanhos; cateteres de aspiração; adaptadores para cânulas; cateteres nasais; seringa de 20 mL; ressuscitador manual adulto/infantil com reservatório; sondas para aspiração traqueal de vários tamanhos; luvas de procedimentos; máscara para ressuscitador adulto/infantil; lidocaína geleia e *spray*; cadarços para fixação de cânula; laringoscópio infantil/adulto com conjunto de lâminas; estetoscópio; esfigmomanômetro adulto/infantil; cânulas orofaríngeas adulto/infantil; fios-guia para intubação; pinça de Magyll; bisturi descartável; cânulas para traqueostomia; material para cricotiroidostomia; conjunto de drenagem torácica; maleta de acesso venoso contendo tala para fixação de braço, luvas estéreis, recipiente de algodão com antisséptico, pacotes de gaze estéril, esparadrapo, material para punção de vários tamanhos incluindo agulhas metálicas, plásticas e agulhas especiais para punção óssea; garrote; equipos de macro e microgotas; cateteres específicos para dissecção de veias, tamanho adulto/infantil; tesoura, pinça de Kocher; cortadores de soro; lâminas de bisturi; seringas de vários tamanhos; torneiras de 3 vias; equipo de infusão de 3 vias; frascos de soro fisiológico, Ringer lactato e soro glicosado; caixa completa de pequena cirurgia; maleta de parto como descrito nos itens anteriores; sondas vesicais; coletores de urina; protetores para eviscerados ou queimados; espátulas de madeira; sondas nasogástricas; eletrodos descartáveis; equipos para drogas fotossensíveis; equipo para bombas de infusão; circuito de respirador estéril de reserva; equipamentos de proteção à equipe de atendimento: óculos, máscaras e aventais; cobertor ou filme metálico para conservação do calor do corpo; campo cirúrgico fenestrado; almotolias com antisséptico; conjunto de colares cervicais; prancha longa para imobilização da coluna. Para o atendimento a neonatos deverá haver pelo menos uma incubadora de transporte de recém-nascido com bateria e ligação à tomada

do veículo (12 volts). A incubadora deve estar apoiada sobre carros com rodas devidamente fixadas quando dentro da ambulância e conter respirador e equipamentos adequados para recém-nascidos".[16]

Os medicamentos obrigatórios nesse tipo de ambulância são: lidocaína sem vasoconstritor, adrenalina, epinefrina, atropina, dopamina, aminofilina, dobutamina, hidrocortisona, glicose 50%, soros (glicosado 5%, fisiológico 0,9%, Ringer lactato), hidantoína, meperidina, diazepam, midazolam, fentanil, quelicin, água destilada, metoclopramida, dipirona, hioscina, dinitrato de isossorbitol, furosemida, amiodarona, lanatosídeo C.[16]

A tripulação mínima para esse tipo de transporte, segundo a referida Portaria, é um motorista, um enfermeiro e um médico. Vale lembrar que a legislação específica para os profissionais de enfermagem também determina que, em casos de pacientes críticos, o enfermeiro deve estar presente no transporte inter-hospitalar.[16,17] A capacitação mínima exigida para cada profissional também é estabelecida pela Portaria n. 2.048.[16] Deve-se lembrar que o motorista, além do curso de suporte básico de vida, deve ter conhecimento de direção defensiva, para evitar que seu modo de dirigir coloque em risco o paciente e os ocupantes do veículo.[9]

É interessante relatar a experiência dos Estados Unidos, onde, de maneira geral, o serviço de suporte avançado é realizado por paramédicos (profissionais com treinamento específico) e o serviço de transporte de pacientes críticos é realizado por enfermeiros. Os enfermeiros têm conhecimento maior para o manejo de medicamentos, e a maioria dos serviços trabalha com protocolos específicos que permitem, inclusive, a sedação do paciente.[18]

A seguir, são abordadas as fases do transporte inter-hospitalar, seguindo o mesmo padrão adotado para o transporte intra-hospitalar.

Fase de planejamento

A fase de planejamento se inicia com a decisão de transportar o paciente de um serviço a outro.

"O médico responsável pelo paciente, seja ele plantonista, diarista ou médico-assistente, deve realizar as solicitações de transferências à Central de Regulação e realizar contato prévio com o serviço potencialmente receptor", segundo a Portaria n. 2.048/2002.[16]

Em hospitais privados, em geral, a decisão sobre o destino é obtida em conjunto com a seguradora e a família ou paciente. Nesses serviços, também devem ser considerados os custos envolvidos no transporte, uma vez que poucas seguradoras dão cobertura a esse tipo de assistência.

O médico solicitante deve relatar ao médico do serviço de destino as condições do paciente e as informações sobre o diagnóstico e tratamento; indicar a complexidade de cuidados do paciente, ou seja, tratando-se de paciente crítico, o ideal é que o paciente seja transferido para uma UTI. Os casos em que o hospital de destino não receberá o paciente de imediato em uma UTI devem ser analisados criteriosamente.[2]

Em geral, a decisão a respeito do tipo de ambulância a ser utilizada determina os recursos humanos necessários. O transporte do paciente crítico por veículos terrestres deve garantir o mesmo tipo de cuidado que o paciente receberia em uma UTI, sendo assim, o tipo de ambulância mais recomendado é o que fornece recursos de uma UTI móvel.

Na maioria dos serviços privados, por razões de custo, a equipe de transporte é diferente da equipe de unidade crítica. Deve-se lembrar que o médico da equipe de transporte é responsável pelo paciente durante o tempo decorrido da saída da unidade de origem até a chegada na unidade de destino. Nesses casos, após o aceite do médico da unidade de destino, o médico solicitante também deve passar as informações sobre o paciente ao médico responsável pelo transporte inter-hospitalar.

Uma vez que a transferência tenha sido aceita, o enfermeiro da unidade de origem também deve transmitir informações para o enfermeiro da unidade de destino, de modo que ele possa planejar os recursos materiais, físicos e humanos para receber o paciente.

A equipe de transporte deve ser comunicada pelo enfermeiro da unidade de origem do paciente, para que, após o recebimento das informações sobre as condições clínicas do paciente, prepare os recursos materiais e humanos necessários e coordene o tempo necessário para o transporte.

O enfermeiro da unidade terrestre móvel deve garantir que todos os materiais e equipamentos estejam na unidade. Os equipamentos mínimos necessários foram elucidados anteriormente neste capítulo e seguem o preconizado pela Portaria n. 2.048/2002.[16] O enfermeiro dessa unidade deve verificar a necessidade de medicação adicional, de acordo com a necessidade do paciente, garantir que todos os equipamentos estejam carregados e em perfeito funcionamento e verificar a reserva de oxigênio disponível.

As unidades terrestres móveis devem possuir suporte para a geração de energia e sistema de carregamento, para garantir o funcionamento dos diversos aparelhos, além dos cilindros de oxigênio e ar comprimido.[9]

A unidade de origem do paciente deve fornecer uma cópia do prontuário, assim como as informações sobre os exames laboratoriais e radiológicos, que devem ser entregues na unidade de destino pela equipe de transporte.

Fase de execução

Antes da transferência do paciente para a ambulância que realizará o transporte inter-hospitalar terrestre, o enfermeiro da unidade de origem deve realizar uma rápida inspeção, verificando a permeabilidade e a fixação dos acessos venosos, as vias áreas pérvias, a fixação dos tubos, a inserção e a fixação de sondas e drenos e as condições hemodinâmicas. A anotação das condições do paciente antes da sua entrada na unidade móvel é importante, por razões legais e para garantir a continuidade do tratamento.

Durante o transporte, o enfermeiro da unidade móvel deve garantir o monitoramento contínuo dos parâmetros hemodinâmicos, como pressão arterial, frequência e ritmo cardíaco, pressão arterial e oximetria. Para os pacientes em ventilação mecânica, a posição do tubo endotraqueal deve ser confirmada e mantida sob ventilação, preferencialmente, com os mesmos parâmetros utilizados na UTI. Quando não for possível manter a mesma modalidade ventilatória utilizada na UTI, os pacientes devem ser submetidos à modalidade disponível no veículo de transporte na própria UTI, para que a equipe possa verificar a resposta do paciente.[2]

Outro aspecto importante a ser observado nas unidades de transporte móveis é a adoção de medidas de biossegurança para o profissional, garantindo as condições de higienização das mãos, o uso de equipamentos de proteção individual e o descarte correto de perfurocortantes.

Durante o transporte, se o paciente estiver agitado ou não estiver cooperativo, deve-se avaliar a indicação de sedação e bloqueio neuromuscular, lembrando que este não pode ser utilizado sem sedação e analgesia prévia.[18]

Vale lembrar que, em muitos serviços particulares, é permitida a presença de um familiar na unidade móvel, o qual, preferencialmente, por razões de segurança e para facilitar o acesso da equipe ao paciente em situação de emergência, deve permanecer no compartimento da frente, ao lado do motorista. Durante o transporte, o enfermeiro pode informar periodicamente o acompanhante sobre o estado do paciente.

Na fase em que é realizado o transporte propriamente dito, deve-se registrar os parâmetros hemodinâmicos do paciente, os procedimentos realizados e as intercorrências. Para facilitar o registro, o serviço pode adotar instrumentos padronizados, do tipo *checklist*, e utilizar protocolos devidamente registrados nos órgãos competentes.

Ao chegar à unidade de destino, a equipe de transporte é responsável pelo encaminhamento do paciente até a unidade designada e pela acomodação adequada. Em seguida, o enfermeiro deve transmitir as informações sobre as condições clínicas do paciente durante o transporte, as intercorrências e os procedimentos realizados e entregar ao enfermeiro da unidade de destino a documentação do paciente.

Fase de avaliação

Após o transporte inter-hospitalar, o enfermeiro da unidade móvel deve anotar os equipamentos e materiais utilizados e repô-los, quando possível. Os equipamentos devem permanecer conectados à rede de energia, para que as baterias sejam recarregadas.

Deve-se realizar a desinfecção da maca e de outros equipamentos, uma vez que, durante o retorno à base, a unidade pode ser acionada ou solicitada a realizar atendimentos em situações de calamidade pública.

Os dados referentes ao transporte podem ser utilizados para fins estatísticos e para a implementação de medidas de controle de qualidade do serviço.

Seria ideal que o enfermeiro da unidade móvel, após a execução do transporte, estabelecesse um contato com o enfermeiro da unidade de origem do paciente, para transmitir as informações referentes ao transporte e à transferência de cuidados do paciente para a equipe do hospital de destino.

TRANSPORTE AEROMÉDICO

A primeira evacuação aeromédica ocorreu em 1870, na Guerra Franco--prussiana, quando balões de ar quente removeram soldados franceses feridos. A remoção aeromédica ganhou credibilidade nas Primeira e Segunda Guerras Mundiais, na Guerra da Coreia e nos conflitos do Vietnã. Os pacientes feridos se beneficiaram da remoção direta da cena de acidente para o hospital, com facilidades necessárias para o tratamento de maiores lesões, melhor do que no hospital mais próximo.[20-23]

Gomes et al.[24] destacam que a evolução no modelo de remoção de pacientes correu durante as guerras do Vietnã e da Coreia, e que a estrutura adotada serviu de molde para os sistemas de atendimento ao trauma da atualidade.

A história da remoção aérea de pacientes no Brasil iniciou-se em dezembro de 1950, com a criação do Serviço de Busca e Salvamento (SAR), na 1ª Zona Aérea, com sede em Belém do Pará, com a missão de realizar, entre outros, buscas e salvamentos.[22]

Em 1988, o Serviço de Atendimento Médico de Urgências do Estado de São Paulo (SAMU-SP) foi criado, sendo chefiado por um capitão militar médico. Em 1990, houve uma resolução, entre a Secretaria Estadual da Saúde e a Secretaria de Segurança Pública, para que o Corpo de Bombeiros, o Grupo de Radiopatrulha Aérea (GRAer) e o Serviço de Saúde trabalhassem em conjunto, utilizando um helicóptero do tipo Esquilo, cuja base operacional é no Campo de Marte, em São Paulo, o qual é acionado em situação de difícil acesso das viaturas terrestres, sendo de grande eficiência na remoção de pacientes graves. A tripulação é composta por dois pilotos treinados, um médico e um enfermeiro.[23]

A Portaria n. 2.048/2002 define como aeronave de transporte médico: "aeronave de asa fixa ou rotativa utilizada para transporte inter-hospitalar de pacientes e aeronave de asa rotativa para ações de resgate, dotada de equipamentos médicos homologados pelo Departamento de Aviação Civil – DAC".[16]

Essa mesma portaria recomenda os seguintes materiais para as aeronaves que realizam transportes inter-hospitalares: conjunto aeromédico (homologado pelo DAC): maca ou incubadora; cilindro de ar comprimido e oxigênio com autonomia de pelo menos 4 horas; régua tripla para transporte; suporte para fixação de equipamentos médicos; equipamentos médicos fixos: respirador mecânico; monitor cardioversor com bateria com marca-passo externo não invasivo; oxímetro portátil; monitor de pressão não invasivo; bomba de infusão; prancha longa para imobilização de coluna; capnógrafo; equipamentos médicos móveis: maleta de vias aéreas com cânulas endotraqueais de vários tamanhos; cateteres de aspiração; adaptadores para cânulas; cateteres nasais; seringa de 20 mL; ressuscitador manual adulto/infantil completo; sondas para aspiração traqueal de vários tamanhos; luvas de procedimentos; lidocaína geleia e *spray*; cadarços para fixação de cânula; laringoscópio infantil/adulto com um conjunto de lâminas curvas e retas; estetoscópio; esfigmomanômetro adulto/infantil; cânulas orofaríngeas adulto/infantil; fios; fios-guia para intubação; pinça de Magyl; bisturi descartável; cânulas para traqueostomia; material para cricotiroidostomia; conjunto de drenagem de tórax; maleta de acesso venoso com tala para fixação de braço, luvas estéreis e recipiente de algodão com antisséptico; pacotes de gaze estéril; esparadrapo; material para punção de vários tamanhos, incluindo agulhas metálicas, agulhas plásticas e agulhas especiais para punção óssea; garrote; equipos de macro e microgotas; cateteres específicos para dissecção de veias tamanhos adulto/infantil; tesoura, pinça de Kocher; cortadores de soro; lâminas de bisturi; seringas de vários tamanhos; torneiras de 3 vias; equipo de infusão polivias; frascos de solução salina, Ringer lactato e glicosada para infusão venosa; caixa completa de pequena cirurgia; maleta de parto com luvas cirúrgicas; *clamps* umbilicais; estilete estéril para corte do cordão; saco plástico para placenta, absorvente higiênico grande; cobertor ou similar para envolver o recém-nascido; compressas cirúrgicas estéreis; pacotes de gases estéreis e braceletes de identificação; sondas vesicais; coletores de urina; protetores para eviscerados ou queimados; espátulas de madeira; sondas nasogástricas; eletrodos descartáveis; equipos para medicamentos fotossensíveis; equipos para bombas de infusão; circuito de respirador estéril de reserva; cobertor ou filme metálico para conservação do calor do corpo; campo cirúrgico fenestrado; almotolias com antisséptico; conjunto de colares cervicais; equipamentos de proteção à equipe de atendimento: óculos, máscaras e luvas.[16]

Os benefícios da remoção do helicóptero em comparação à remoção terrestre, embora a remoção do helicóptero seja de maior custo, tem a vantagem de ser mais hábil para resgatar pacientes nas estradas e transferir os pacientes diretamente dos hospitais de origem para os hospitais de destino. Entretanto, pacientes que estão a menos de 30 minutos do hospital, em geral, não se beneficiam da remoção por meio de helicópteros. Da mesma forma, quando estão localizados a mais de 300 km do hospital ou quando o tempo de voo de helicóptero excede 1 hora, as questões se tornam favoráveis quando a velocidade aérea dos aviões pode ser superada pela demora na transferência dos pacientes entre o hospital e o aeroporto.[20,25]

A American Association of Critical Care Nurses e a American College of Critical Care Medicine propõem algumas diretrizes para a remoção inter-hospitalar do paciente crítico:[26]

- Os benefícios da transferência do paciente devem ser maiores que os riscos.
- O médico deve estar atento às implicações legais em relação à transferência do paciente.
- A coordenação do serviço de remoção aeromédica deve incluir: contato médico para médico, decisão sobre o tipo de aeronave, contato e comunicação de enfermeiro para enfermeiro e cópia de informações relevantes do prontuário do paciente.
- A remoção deve ser realizada por dois profissionais, e um deles deve ser enfermeiro.
- Os equipamentos para manuseio das vias aéreas do paciente, respiração e circulação, incluindo a monitorização de sinais vitais e medicação, devem estar disponíveis.
- Os equipamentos de comunicação devem estar disponíveis durante a remoção.
- Deve haver a possibilidade de monitorização com capnografia e monitorização invasiva.

Com o desenvolvimento dos serviços de transporte aeromédico, houve a necessidade de buscar profissionais qualificados e especializados para a remoção de pacientes críticos. Uma assistência de enfermagem qualificada é possível apenas com o conhecimento sobre fisiologia aérea, fundamentada na "lei dos gases", que determinam como o paciente responde às alterações de pressão atmosférica, altitude, hipóxia e estresses de voo (variação de temperatura, aumento do ruído, luminosidade, diminuição da umidade, vibração, forças acelerativas e gravitacionais, sobrecargas musculoesqueléticas e fusos horários).[27,28]

Scuissiato et al.[29] ressaltam que o enfermeiro, como membro da equipe multiprofissional do transporte aeromédico, defronta-se com demandas e desafios que exigem deste profissional competências e habilidades que o respaldem em situações adversas e exigem alto grau de conhecimento e independência na tomada de decisão.

Radjl[30] relata que o transporte aeromédico é uma atividade cada vez mais frequente, e que os médicos que atuam nessa área devem conhecer as bases da fisiologia e da fisiopatologia da medicina de aviação, permitindo intervenção rápida em situações que podem ocorrer durante o voo.

Os riscos inerentes ao transporte aeromédico incluem a possibilidade de acidente da aeronave durante o transporte, o potencial para morte ou agravamento das condições clínicas do paciente, em decorrência de equipamentos inadequados e inexperiência da equipe de transporte, e demora em chegar ao cuidado definitivo por problemas na aeronave ou ambientais.[20]

A seguir, são apresentadas as fases de planejamento, execução e avaliação do transporte aeromédico.

Fase de planejamento

A fase de planejamento começa com a indicação do transporte aeromédico. Após considerar todos os riscos e benefícios do transporte aéreo, obter autorização do paciente e/ou responsável e certificar-se dos custos envolvidos na operação, o médico da unidade de origem deve entrar em contato com o médico da unidade de destino para fornecer informações sobre o caso, tratamento e prognóstico e verificar a disponibilidade de leito de terapia intensiva e a possibilidade de transferência. A transferência, sendo aceita pela unidade de destino, ocorrerá pelo contato do médico da unidade de origem com o médico do serviço aeromédico, para que tomem decisões em conjunto, com base nas condições clínicas do paciente e nas peculiaridades do transporte da aeronave mais adequada para o transporte inter-hospitalar.

Uma vez estabelecido o tipo de aeronave a ser utilizado, o médico da unidade de origem deve informar ao médico da unidade de destino a aeronave que será utilizada, uma vez que, em casos de uso de helicópteros, se faz necessária a liberação do heliporto da instituição e, em casos em que o pouso é feito no aeroporto, é necessária a presença de uma unidade terrestre móvel para transportar o paciente até o hospital de destino.

O enfermeiro da unidade de origem deve também entrar em contato com o enfermeiro da unidade de destino para que possa planejar os recursos materiais necessários para acomodar o paciente e estimar o tempo que demorará em receber o paciente.

O enfermeiro da unidade aérea também deve ser acionado para receber as informações acerca das condições do paciente e suas necessidades terapêuticas. A partir disso, pode planejar a sua assistência e dispor a sua aeronave de recursos para garantir a assistência do paciente até a chegada à unidade de destino.

Fase de execução

Antes do transporte aeromédico, deve-se realizar uma avaliação do paciente, em relação à permeabilidade das vias aéreas, monitorização, acesso venoso, estabilização hemodinâmica, exames complementares, medicações em uso e prescrição do paciente, além de alterações ocorridas durante o período que precede a remoção. Uma boa assistência inicia-se no hospital de origem, a qual é direcionada ao reconhecimento, prevenção e correção de instabilidades hemodinâmicas. Durante o percurso da ambulância até a aeronave, o paciente também deve receber um tratamento intensivo, seguindo o protocolo de procedimentos aeromédicos.

Os equipamentos, como monitores cardíacos, desfibriladores, oxímetros, respiradores artificiais, bombas de infusão e incubadores, devem estar fixados a trilhos e suportes conectados diretamente na estrutura das aeronaves, de acordo com a homologação das autoridades competentes. Todos os equipamentos devem ter alta precisão e ser compactos e portáteis, com baterias internas, recursos imprescindíveis no traslado do paciente em situação crítica. Qualquer equipamento está sujeito a alteração, em virtude da pressão atmosférica. O ar no frasco de soro se expande com o aumento da altitude, acelerando o fluxo intravenoso. Com a diminuição da altitude, o fluxo diminui, uma vez que ocorre redução do volume de ar no frasco de soro; portanto, deve ser utilizada uma bomba de infusão, para evitar alterações no gotejamento do soro.[26]

Durante o transporte propriamente dito, o enfermeiro de bordo deve assegurar ao paciente a estabilidade necessária para o voo. Os cuidados de enfermagem em voo devem estar voltados para corrigir e/ou diminuir os efeitos da altitude no organismo, assim como os efeitos das forças gravitacionais e os provocados pelos estresses de voo. Uma pressão ambiental decrescente pode causar o vazamento do líquido, do espaço intravascular para os tecidos; pacientes cardiopatas ou com doença renal são mais suscetíveis, em razão do aumento da altitude e da diminuição da pressão barométrica. Os sinais e sintomas podem se agravar em razão de longas distâncias, altitudes elevadas, temperaturas extremas, vibração e forças G.[20]

Uma cabine pressurizada pode ser considerada a primeira defesa contra a hipóxia e as alterações da pressão barométrica. Conforme a solicitação da equipe de transporte, a pressão pode ser ajustada pelo piloto, criando uma atmosfera artificial ou altitude de cabine.

Na descompressão ou disbarismo, o tratamento de emergência para todas as formas se inicia com oxigênio a 100%, incluindo a rápida descida da aeronave. O oxigênio suplementar permanece como a chave do tratamento da hipóxia, se ela for secundária à altitude ou a outras causas.[26]

O passo final do tratamento deve ser a monitorização da saturação de oxigênio, para um melhor controle e redução da altitude artificial da cabine, por meio da elevação de sua pressurização (pelo piloto).

Os drenos de tórax devem estar desobstruídos. Deve-se observar a formação de pneumotórax tensional nos pacientes ventilados artificialmente e aspirar tubos endotraqueais para a manutenção de uma ventilação adequada.

A assistência de enfermagem, nas alterações térmicas, consiste em prevenir a desidratação, cobrir os pacientes com cobertores ou mantas térmicas, quando necessário, e solicitar ao piloto a correção da temperatura da cabine e a monitorização da temperatura do paciente.

O posicionamento do paciente pode potencializar ou minimizar os efeitos das forças gravitacionais (G). Em pacientes cardiopatas, pode ser possível melhorar a perfusão miocárdica durante a decolagem, posicionando o paciente de maneira que a sua cabeça fique voltada para a parte posterior da aeronave. Isso potencializa o G-, acumulando sangue na parte superior do organismo.[20]

Para os pacientes com sobrecarga de líquidos ou com traumatismo craniano, pode ser vantajoso posicioná-los com a cabeça voltada para a frente da aeronave, a fim de potencializar o G+ e acumular sangue nas extremidades inferiores, podendo reduzir o risco e o aumento transitório da pressão intracraniana durante a decolagem.[20]

Nas cânulas endotraqueais, pode-se colocar água no balonete durante o voo, para prevenir a sua ruptura, em decorrência da expansão gasosa nas grandes altitudes.

No caso de tração ortopédica, deve-se utilizar as confeccionadas para remoções, nas quais não há necessidade de pesos, uma vez que, durante a aceleração e desaceleração, os pesos tendem a balançar, alternando a tensão da tração.

É necessário utilizar macas apropriadas ou colchão imobilizador para remover os pacientes de forma confortável e segura.

Para diminuir o efeito da vibração, é importante que não haja contato direto com a fuselagem da aeronave. A maca utilizada deve ser devidamente fixada. A segurança, tanto do paciente quanto da tripulação, por meio de cintos de segurança, se faz necessária.

Durante a fase de execução, todos os parâmetros do paciente devem ser anotados, assim como os procedimentos e as intercorrências.

A fase de execução termina com a transferência do paciente para a equipe móvel, a qual realizará o transporte até o hospital de destino, ou, em caso de uso de helicópteros, a transferência do paciente à unidade de destino. A equipe transmite as informações sobre as condições clínicas do paciente e entrega os documentos do paciente, sendo desejável a disponibilização de uma cópia do impresso do registro dos procedimentos realizados durante o voo.

Fase de avaliação

Ao final da missão, os dados referentes ao transporte aeromédico devem ser registrados no centro de processamento de dados e arquivados para efeitos legais e levantamento estatístico. Esses dados também permitem a detecção de erros, o aprimoramento de protocolos e a avaliação da qualidade do serviço.

Para finalizar o tema sobre transporte inter-hospitalar, a seguir, é apresentado um algoritmo que resume as fases detalhadas (Figura 39.1).

CONSIDERAÇÕES FINAIS

O transporte de pacientes críticos deve ser realizado com base na avaliação criteriosa dos riscos e benefícios. O enfermeiro, como membro da equipe interdisciplinar, deve avaliar o paciente e posicionar-se sobre a sua transferência.

Qualquer que seja a modalidade de transporte, o planejamento é inerente às atividades do enfermeiro, que deve conciliar atividades gerenciais e assistenciais, garantindo uma assistência de qualidade, segurança ao paciente e menor ocorrência de eventos adversos.

A qualidade do transporte de pacientes críticos envolve a liderança do enfermeiro, conhecimentos técnicos e científicos e implementação de protocolos baseados nas melhores evidências.

RESUMO

O transporte de pacientes críticos pode ser classificado em intra-hospitalar ou inter-hospitalar. Em qualquer uma das modalidades, a decisão de transportar o paciente deve ser baseada em critérios objetivos, de forma que os benefícios superem os riscos. O enfermeiro tem um papel fundamental no planejamento de recursos materiais e humanos necessários ao transporte do paciente crítico.

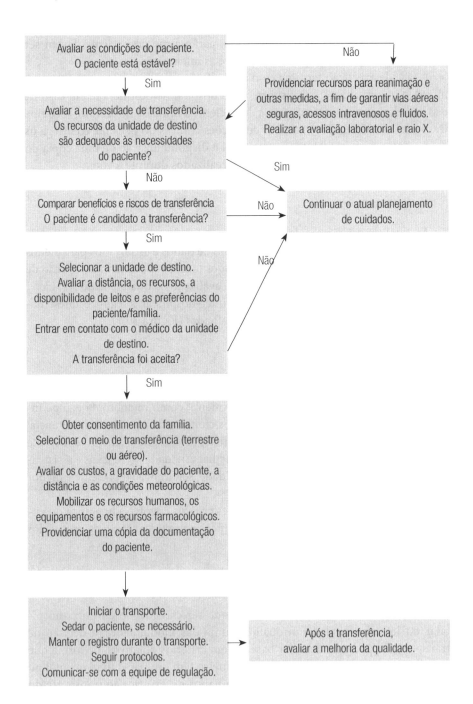

Figura 39.1 Transferência inter-hospitalar. Adaptado de Warren J et al.[2]

PROPOSTAS PARA ESTUDO

1. Elabore um fluxograma que demonstre, esquematicamente, as fases do transporte inter-hospitalar.
2. Qual a importância da Portaria n. 2.048/2002?
3. Explique, de forma resumida, as fases de planejamento, execução e avaliação do transporte inter-hospitalar terrestre.
4. Enumere as particularidades do transporte aeromédico.
5. Explique, de forma resumida, as fases de planejamento, execução e avaliação do transporte aeromédico.

REFERÊNCIAS BIBLIOGRÁFICAS

1. Nogueira VO, Marin HF, Cunha ICKO. Informações on-line sobre transporte intra-hospitalar de pacientes críticos adultos. Acta Paul Enferm 2005;18(4):390-6.
2. Warren J, Jr Fromm RE, Orr RA, Rotello LC, Horst M, Amercan College of Critical Care Medicine. Guidelines for the inter- and intrahospital transport of critically ill patientes. Crit Care Med 2004;32(1):256-62.
3. Almeida ACG, Neves ALD, Souza, CLB, Garcia JH, Lopes JL, Barros ALBL. Transporte intra-hospitalar de pacientes adultos em estado crítico: complicações relacionadas à equipe, equipamentos e fatores fisiológicos. Acta Paul Enferm 2012;25(3):471-6.
4. McLenon M. Use of a specialized transport team for intrahospital transport of critically ill patients. Dimens Crit Care Nurs 2004;23(5):225-9.
5. Crossara D. Traslado intrahospitalario del paciente crítico. RAA 2012;70 (1):125-130.
6. Célia RCRS, Alexandre NMC. Aspectos ergonômicos e sintomas osteomusculares em um setor de transporte de pacientes. Rev Gaúcha Enferm 2004;25(1):33-43.
7. Gallasch CH, Alexandre NMC. Avaliação dos riscos ergonômicos durante a movimentação e transporte de pacientes em diferentes unidades hospitalares. Rev Enfer UERJ 2003;11:252-60.
8. Silva FB, Alexandre NMC. Presença e utilização de equipamentos para movimentação de pacientes em um hospital universitário. Rev Paul Enf 2002;21(3):255-61.
9. Pereira Júnior GA, Nunes TL, Basile-Filho A. Transporte do paciente crítico. Medicina, Ribeirão Preto 2001;34:143-53.
10. Lahner D, Nikoloc A, Marhofer P, Koiniq H, Germann P, Weinstabl C et al. Incidence of complications in intrahospital transport of critically ill patientes-experience in an Austrian university hospital. Wien Klin Wochenschr 2007;119(13-14):412-6.
11. Meneguin S, Alegre PHC, Luppi CHB. Caracterização do transporte de pacientes críticos na modalidade intra-hospitalar. Acta Paul Enferm 2014;27(2):115-9.
12. Conselho Federal de Enfermagem. Resoluão COFEN n. 376/2011. Disponível em: www.cofen.gov.br. Acessado em: 23/05/2015.
13. Recomendações para o transporte intra-hospitalar de pacientes críticos adultos. Disponível em http://www.unifesp.br/denf. Acessado em: 10/05/2008.
14. Ong MS, Coiera E. Safety through redundancy: a case study of in-hospital patient transfers. Qual Saf Health Care 2010:19(32):1-7.
15. Martinez EC, Terán BB, García JAG, Casarrublas HL, Martínez MM, Jarero FS et al. Transporte del paciente crítico en unidades móviles terrestres. Rev Assoc Mex Med Crit y Ter Int 2001;15(4):130-7.

16. Ministério da Saúde. Portaria n. 2.048/GM de 5 de Novembro de 2002. Regulamento técnico dos sistemas estaduais de urgência e emergência. Disponível em http://e-legis.bvs.br/leisref/public/search.php?&lang=pt&words=a. Acessado em: 10/05/2008.
17. Conselho Regional de Enfermagem. Resolução COFEN n. 300/2005. Disponível em: corensp.org.br. Acesso em 14/05/2008.
18. Sheldon P, Day MW. Sedation issues in transportation of acutely and critically ill patients. Crit Care Nurs Clin N Am 2005;17:205-10.
19. Hohenhaus SMcDaniel. Emergency Nurse on Board: tips on preparing for ambulance transport. J Emerg Nurs 2003;29:147-9.
20. Gentil RC, Thomaz RR, Cunha ICKO. Remoção aeromédica: experiência de enfermeiras no serviço privado na cidade de São Paulo. Rev Emergência 2006;1(2):45-50.
21. Lee G. Flight nursing: principles and practice. Sant Louis: Mosby, 1991.
22. Gentil RC. Remoção aeromédica: a implantação de um serviço privado em São Paulo. Dissertação (Mestrado). São Paulo (SP): Faculdade São Camilo de Administração Hospitalar, 1992.
23. Gentil RC. Estudos dos conteúdos e habilidades para a capacitação de enfermeiros da área de atendimento pré-hospitalar. Dissertação (Mestrado). São Paulo (SP): Escola Paulista de Medicina, Universidade Federal de São Paulo, 2005.
24. Gomes MAV, Alberti LR, Ferreira FL, Gomes VM. Aspectos históricos do transporte aeromédico e da medicina aeroespacial-revisão. Rev Med Minas Gerais 2013;23(1):116-123.
25. Tintinalli JE et al. Emergências Médicas. 4.ed. São Paulo: Mc Graw Hill, 1996.
26. Holleran RS. Role of nursing in prehospital care. In: Prehospital nursing: a collaborative approach. Sant Louis: Mosby, 1994. p. 3-21.
27. Gentil RC , Reis MCF , Vasconcellos DRL, Saiki J. Os efeitos da fisiologia aérea na assistência de enfermagem ao paciente aerorremovido e na tripulação aeromédica. Acta Paul Enf 2000;13(2):16-25.
28. Mannarino L, Timerman S, Alves PM. Transporte médico terrestre e aéreo. Rev Soc Cardiol Estado de São Paulo 2001;11(2):482-98.
29. Scuissiat DR, Boffi LV, Rocha RR, Montezeli JH, Bordin MT, Peres AM. Compreensão de enfermeiros de bordo sobre seu papel na equipe multiprofissional de transporte aeromédico. Rev Bras Enferm 2012; 65(4):614-20.
30. Rajdl E. Aerotransporte: aspectos básicos y clínicos. Rev Med Clin Condes 2011;22(3):389-96.

40

Incompatibilidades de medicamentos no âmbito da UTI

Silvia Regina Secoli
Julia Helena Garcia

PONTOS A APRENDER

1. Como e quando podem ocorrer incompatibilidades de medicamentos.
2. Os fatores relacionados a incompatibilidades dos medicamentos.
3. As consequências das incompatibilidades na segurança do paciente.
4. As compatibilidades de diluentes, materiais e outros medicamentos em relação aos bloqueadores neuromusculares, sedativos e vasoativos.
5. As estratégias utilizadas para prevenir a ocorrência de incompatibilidade nos grupos dos bloqueadores neuromusculares, sedativos e vasoativos.

PALAVRAS-CHAVE

Incompatibilidade de medicamentos, soluções farmacêuticas, sedativos e hipnóticos, drogas vasoativas, enfermagem.

ESTRUTURA DOS TÓPICOS

Introdução. Fatores relacionados à incompatibilidade. (In)compatibilidade de medicamentos. Estratégias de prevenção de incompatibilidade. Considerações finais. Resumo. Propostas para estudo. Referências bibliográficas.

INTRODUÇÃO

A unidade de terapia intensiva (UTI) constitui um centro de atendimento a pacientes graves, cujas demandas necessitam de suporte tecnológico sofisticado e de assistência especializada. A possibilidade de morte iminente, em conjunto com a complexidade dos agravos à saúde vivenciados pelos pacientes impõe a necessidade de grandes investimentos em recursos científicos, humanos, tecnológicos e, em especial, farmacológicos.

A administração de substâncias químicas munidas de propriedades terapêuticas na veia – terapia intravenosa (TIV) – representa um recurso terapêutico indispensável para a redução de morbimortalidade. Todavia, a TIV pode ser influenciada pela incompatibilidade, a qual pode afetar a eficácia terapêutica dos medicamentos e a segurança dos pacientes. Assim, faz-se necessário discuti-la como variável que pode repercutir de modo negativo no estado clínico do paciente.

Incompatibilidade é o termo utilizado para se referir à reação físico-química causada pela combinação de dois ou mais medicamentos que pode afetar a segurança da terapia.[1] Segundo Newton (1978),[2] um dos primeiros estudiosos do tema, a incompatibilidade "é resultado de um fenômeno físico-químico indesejável, o qual se manifesta por efeitos do próprio solvente do medicamento e por reações do tipo acidobásico". A incompatibilidade provoca alterações físicas (por exemplo, precipitação, turvação, mudança de cor e viscosidade ou liberação de gases da solução) ou químicas (por exemplo, degradação maior de 10% de um ou mais componentes do preparado).[2,3]

O termo incompatibilidade engloba também a estabilidade do medicamento, que é definida como a capacidade de o produto farmacêutico manter suas propriedades físico-químicas dentro dos limites especificados, durante o período de validade.[2,4-9] Fatores intrínsecos ao medicamento, como princípio ativo e excipientes, ou extrínsecos, por exemplo, condições ambientais, podem ocasionar a perda da estabilidade, e a formação de produtos tóxicos ou inativos.[2,5,7-9]

Dentre as alterações decorrentes da incompatibilidade, algumas (que podem ser observadas a olho nu ou não apresentar evidências visíveis) podem acarretar inativação significativa de um medicamento ou ambos.[3,10]

A incompatibilidade pode ocorrer entre dois medicamentos, entre um medicamento e um diluente, entre um medicamento e um adjuvante (por exemplo, preservativo, solução-tampão, cossolvente) e entre um medicamento e o material utilizado no preparo e infusão. Desse modo, o evento indesejado surge durante o preparo e a administração da solução.[1,3,11]

Do ponto de vista prático, a incompatibilidade pode interferir em um dos princípios básicos da administração de medicamentos: a dose. A combinação de medicamentos incompatíveis é considerada um erro de medicação, muitas vezes desconhecido pela equipe de profissionais.[12,13]

A frequência de ocorrência deste evento indesejado pode variar de 0,2 a 25%, dependendo do delineamento e cenário do estudo.[14-19] Em UTI adulta, no Canadá, verificou-se que a frequência de incompatibilidade foi de 8,5%. Nos casos em que dois medicamentos foram administrados simultaneamente, o percentual aumentou para 18,7%.[20,21]

Tendo em vista que a possibilidade de combinações entre medicamentos é extensa na UTI e que os estudos *in vivo* são incipientes, especialmente ao se considerar as diferentes combinações e concentrações utilizadas na clínica, o propósito deste capítulo é apontar os fatores relacionados à incompatibilidade, descrever as (in)compatibilidades de alguns medicamentos utilizados em infusão contínua e abordar estratégias de prevenção.

FATORES RELACIONADOS À INCOMPATIBILIDADE

Os fatores relacionados à incompatibilidade são potencial hidrogeniônico (pH) do medicamento, características dos cossolventes, antioxidantes e tampões listados na formulação farmacêutica do agente, concentração e tempo de contato entre as substâncias combinadas, exposição do medicamento a uma temperatura elevada e luminosidade e sorção em materiais.[2,3,8,11]

pH

Para medicamentos ácidos ou de bases fracas, a solubilidade é pH dependente. Desse modo, ao se formular esses agentes, muitas vezes são adicionadas substâncias ácidas, básicas e soluções-tampões para ajustar o pH e manter a eficácia e a estabilidade do medicamento. Do ponto de vista prático, o potencial de incompatibilidade pode ser predito ao se observar o pH isolado de cada medicamento.

A precipitação pode ocorrer quando um medicamento estável em determinada faixa de pH (p. ex., meperidina, pH 3,5 a 6,0) é associado a outro de pH básico (p. ex., fenitoína, pH 12,0). Entretanto, quando dois ou mais medicamentos ou soluções são combinados, é muito difícil prever o pH final, sobretudo porque muitos contêm adjuvantes que podem afetar o pH.[3,8,11,22] A precipitação mediada pelo pH pode ocorrer após certo tempo de contato entre as substâncias ou em determinadas concentrações.[2,3,8]

A Tabela 40.1 apresenta o pH de alguns medicamentos e soluções utilizados na UTI.

Adjuvantes

Os adjuvantes, incluindo soluções-tampão, cossolventes e antioxidantes, são adicionados aos medicamentos para garantir a estabilidade, prolongar o tempo de validade e manter a esterilidade da solução. Todavia, essas substâncias podem causar precipitação de soluções, dependendo da concentração e do tempo de contato.

Quando a estabilidade de determinado medicamento requer uma solução-tampão, esta se encontra em quantidade suficiente para ser efetiva. Portanto, se o medicamento for diluído além do ponto crítico, pode ocorrer uma degradação química.[3,8]

Tabela 40.1 Medicamentos e soluções utilizados em UTI e seus respectivos pH.[23]

Medicamento/solução	Variação do pH
Amiodarona	3,0 a 4,0
Bicarbonato de sódio	7,0 a 8,5
Ceftazidima	3,0 a 4,0
Ceftriaxona	6,7
Diazepam	6,2 a 6,9
Dobutamina	2,5 a 5,5
Dopamina	2,5 a 5,0
Fenitoína	12,0
Fentanila	4,0 a 7,5
Furosemida	8,0 a 9,3
Haloperidol	3,0 a 3,6
Heparina	5,0 a 7,0
Imipenem+ cislatina	6,5 a 8,5
Insulina	7,4
Midazolam	3,0
Nitroglicerina	3,0 a 6,5
Nitroprussiato de sódio	3,5 a 6,0
Noradrenalina	3,0 a 4,5
Propofol	7,0 a 8,5

Diversos medicamentos utilizados em UTI são pobremente solúveis em água e, por essa razão, necessitam de cossolventes, como o álcool. A fenitoína, a sulfametoxazol-trimetoprima e o diazepam, em razão da formulação em agentes como etanol, propileno glicol e polietileno glicol, frequentemente envolvem-se em precipitação.[2,3,8,22]

A precipitação pode ocorrer quando a solubilidade do medicamento é alterada pela diluição. Desse modo, as reações podem ocorrer em determinadas diluições, mas não em outras, dependendo do medicamento envolvido. O diazepam, formulado na concentração de 5 mg/mL, resulta em precipitado visível quando diluído na proporção 1:1 e 1:20, visto que a proporção cossolvente: diluente é alterada.[3,8] Esse fenômeno é atribuído à propriedade de solubilidade de certos medicamentos. Portanto, a solubilidade existe dentro de certas variações de diluição. Desse modo, padronizar a diluição de maneira semelhante para todos os medicamentos pode acarretar problemas, em especial quando há adjuvantes na formulação farmacêutica.

Sais insolúveis

A precipitação pode ser causada pela formação de sais insolúveis, como ocorre na reação entre cálcio e fosfato e entre cátions e ânions, por exemplo, heparina e aminoglicosídeos.[22]

Adsorção

No processo de adsorção, ocorre fixação das moléculas de uma substância (adsorvado) na superfície de outra (adsorvente), ou seja, as moléculas do medicamento interagem com as moléculas existentes na superfície do material, sobretudo cloridrato de polivinil (PVC),[3,11,22,23], que se trata de um plástico flexível, produto da resina de PVC (57% de cloro e 43% de etileno) plasticizado com dietil-hexilftalato (DEHP). A amiodarona, o diazepam, a nitroglicerina, a insulina e o propofol são medicamentos cujo processo de adsorção no PVC causa a redução da dose final, especialmente nos casos de infusão prolongada.

A amiodarona apresentou redução de 10 e 25% da dose após uma infusão de 2 e 24 horas, respectivamente. Fenômeno semelhante foi observado com o diazepam, que apresentou redução da dose em 29 e 89% após uma infusão de 30 minutos e 24 horas, respectivamente. A nitroglicerina apresentou diminuição da dose de 40 a 80%, quando administrada por envases de PVC. Fabricantes do propofol descreveram que a potência farmacológica foi de 95% após o contato de 2 horas em plástico, o qual não foi especificado.[24] A insulina pode apresentar variação na redução da dose, dependendo da área de superfície do frasco e do equipo.[25]

A adsorção assume relevância clínica quando determinados medicamentos, como os citados anteriormente, são administrados em baixas concentrações, uma vez que pode haver redução da concentração final. Medicamentos administrados em grandes quantidades perdem uma pequena porcentagem da dose total. Em altas concentrações, os sítios são saturados, porém somente uma pequena porcentagem do medicamento é utilizada nesse processo, não havendo alteração substancial da concentração final.[23]

Temperatura e luminosidade

O efeito da temperatura e da luz na estabilidade e na compatibilidade dos medicamentos é complexo. Algumas reações químicas podem ser iniciadas ou catalisadas pela exposição do medicamento a esses elementos. As temperaturas elevadas são mais deletérias, visto que podem causar a evaporação de cossolventes, tornando o medicamento quimicamente instável (em decorrência da variação da faixa de pH). A elevação da temperatura (a cada 10°C) aumenta a degradação do medicamento em duas a cinco vezes. Algumas reações de degradação não são afetadas pela elevação da temperatura em 10°C, enquanto outras sofrem mudanças extremamente rápidas. Além disso, alguns medicamentos podem ser compatíveis quando refrigerados e tornar-se incompatíveis em altas temperaturas.[2,3,11,22]

A luz pode causar reação química, cujo tipo depende da origem da fonte luminosa (natural ou artificial). Quanto mais próxima e intensa a luz, maior a degradação, sendo a luz ultravioleta mais deletéria que a fluorescente.[2,3,11,22] O nitroprussiato de sódio é o principal protótipo de agente que sofre fotólise, processo que resulta na modificação da cor e na degradação da solução.

(IN)COMPATIBILIDADE DE MEDICAMENTOS

Na UTI, a combinação de medicamentos de diferentes classes é uma estratégia muito útil para potencializar os efeitos terapêuticos, amenizar as reações adversas e proporcionar maior conforto aos pacientes. Além disso, as combinações apresentam vantagens terapêuticas em relação aos medicamentos isolados. Sabendo-se que a infusão contínua é uma das práticas que mais contribui para o surgimento da incompatibilidade e que os agentes mais utilizados nessa modalidade são os que atuam no sistema cardiovascular, os sedativos e os bloqueadores neuromusculares são destacadas as (in)compatibilidades e recomendações especiais acerca da administração intravenosa de alguns agentes pertencentes a estas classes.

Para facilitar o acesso à informação, a apresentação é feita em quadros. Embora muitos medicamentos sejam compatíveis com os medicamentos destacados no texto, o intuito é apontar aqueles frequentemente coadministrados no âmbito da UTI.

Sedativos, bloqueadores neuromusculares

A prescrição de sedativos e bloqueadores neuromusculares (BNM) é frequente porque os pacientes são expostos a diferentes rotinas na UTI, como privação do sono, decúbito horizontal prolongado, ruído de aparelhos, aspiração de secreções das vias aéreas e outros procedimentos invasivos que podem causar desconforto, dor, medo e ansiedade.

Os medicamentos com propriedades sedativas são utilizados para induzir o sono, aliviar a dor, causar amnésia durante procedimentos traumáticos, facilitar a ventilação pulmonar e controlar a ansiedade e a agitação.[26] Nesse grupo, privilegiou-se a abordagem dos seguintes medicamentos: fentanila, midazolam, propofol, tiopental e a dexmedetomidina.

A fentanila é formulada em solução aquosa sem conservantes e contém ácido hidroclorídrico e/ou hidróxido de sódio para ajustar o pH. É um analgésico opioide que possui potência analgésica 10 vezes maior que a meperidina e 80 a 100 vezes maior que a morfina, com propriedade sedativa. Seu efeito máximo ocorre em 10 a 20 minutos, por via intravenosa, com rápida distribuição e duração de ação de aproximadamente 30 minutos. Em doses baixas, tem efeito analgésico e, em doses altas, ação sedativa. É útil na manutenção da sedação em pacientes críticos e no controle da dor por meio de analgesia contínua em bomba de infusão.[27,28]

O midazolam é um benzodiazepínico formulado em álcool benzílico (1%), ácido etilenodiamino tetra-acético (EDTA) (0,01%) e cloreto de sódio (0,8%).[27] Possui ação sedativo-hipnótica, amnésica e ansiolítica. Além de ser hidrossolúvel e possuir curta duração, torna-se um componente lipofílico no sangue e penetra rapidamente no sistema nervoso central (SNC), produzindo seu efeito em 2 a 2,5 minutos. Possui um efeito clínico breve em razão da rápida distribuição – fator que favorece a infusão contínua para a manutenção da sedação no paciente crítico, inclusive em associação com outros medicamentos.[27,28].

O propofol é um fenol formulado que serve para emulsão, cuja formulação inclui lecitina de ovo purificada, glicerol e óleo de semente de soja. Trata-se de um anestésico dissociativo com início de ação rápido, acarretando depressão respiratória e cardiovascular e dor no local da infusão.[28]

O tiopental é um barbitúrico de início rápido (1 minuto) com duração de 10 a 30 minutos. Apesar de causar depressão respiratória e cardíaca, é muito utilizado nas situações de coma induzido. Na neurologia é utilizado para reduzir a pressão intracraniana e controlar estados convulsivos[27].

A dexmedotimidina é um sedativo agonista de receptores alfa-2-adrenérgico com propriedades analgésicas e sedativas e, pelo fato de não causar depressão respiratória, é largamente prescrito em pacientes críticos em quadros de agitação psicomotora. As principais reações adversas são bradicardia e hipotensão arterial.[26,28,29]

O uso de BNM pode facilitar a intubação endotraqueal e servir como adjuvante da sedação, uma vez que causa paralisia da musculatura esquelética, auxiliando a ventilação mecânica. Apesar de existirem diversos representantes no mercado, este capítulo trata do atracúrio e do pancurônio – BNM não despolarizantes mais encontrados na UTI.

O atracúrio apresenta formulação em solução (clara) aquosa com preservativo álcool benzil e é dose-dependente.[23] Nas doses utilizadas na intubação, seu efeito surge em 2 a 3 minutos e dura 20 a 35 minutos.[27]

Na formulação do pancurônio, são encontrados acetato de sódio, álcool benzil e cloreto de sódio.[24] Para ajustar o pH são adicionados acido acético e hidróxido de sódio. O início da paralisia produzida por esse BNM é rápido, apresentando efeito em 3 minutos.[27]

O Quadro 40.1 apresenta os medicamentos compatíveis com os sedativos e os BNM. No Quadro 40.2 é possível observar os medicamentos incompatíveis e algumas recomendações acerca da administração dos medicamentos pertencentes a esses grupos.

Quadro 40.1 Compatibilidade dos sedativos, bloqueadores neuromusculares.[24]

Medicamento (pH)	Diluentes compatíveis	Medicamentos compatíveis
Atracúrio (3,25 a 3,65)	SF 0,9% SG 5%	Amiodarona, cefuroxima, cimetidina, claritromicina, dobutamina, dopamina, esmolol, etomidato, fentanila, heparina, hidrocortisona, midazolam, milrinona, morfina, nitroglicerina, ranitidina, nitroprussiato de sódio e vancomicina
Dexmedotimidina (4,5 a 7,0)	SF 0,9% SG 5% Ringer lactato Ringer simples	Amiodarona, ampicilina, bicarbonato de sódio, cefepima, ceftriaxona, heparina, midazolam, metilpredinisolona, nitroprussiato de sódio
Fentanila (4,0 a 7,5)	SF 0,9% SG 5%	Abciximabe, amiodarona, atracúrio, dexametasona, diazepam, diltiazem, dobutamina, dopamina, esmolol, furosemida, haloperidol, heparina, hidrocortisona, lorazepam, metoclopramida, milrinona, morfina, nitroglicerina, noradrenalina, propofol, ranitidina e tiopental[11]
Midazolam (3,0)	SF 0,9% SG 5% Ringer	Amicacina, amiodarona, atracúrio, cefotaxima, cimetidina, clindamicina, cloreto de potássio, diltiazem, dobutamina, dopamina, adrenalina, esmolol, etomidato, fentanila, fluconazol, gluconato de cálcio, haloperidol, heparina, insulina regular, metronidazol, nitroglicerina, nitroprussiato de sódio, noradrenalina, ranitidina, sufentanil, tirofibam e vancomicina

(continua)

Quadro 40.1 Compatibilidade dos sedativos, bloqueadores neuromusculares.[24] *(continuação)*

Medicamento (pH)	Diluentes compatíveis	Medicamentos compatíveis
Pancurônio (3,8 a 4,2)	SF 0,9%	Aminofilina, cimetidina, dobutamina, dopamina, esmolol, fentanila, fluconazol, midazolam, milrinona, morfina, nitroglicerina, nitroprussiato de sódio, propofol, ranitidina e vancomicina
Propofol (7,0 a 8,5)	SG 5% Ringer lactato	Aminofilina, bicarbonato de sódio, gluconato de cálcio, cefepima, cefoperazona, ceftriaxona, clorpromazina, cimetidina, clindamicina, dexametasona, dobutamina, dopamina, esmolol, fentanila, fluconazol, furosemida, granisetrona, haloperidol, heparina, insulina, lidocaína, sulfato de magnésio, manitol, meperidina, milrinona, nitroglicerina, noradrenalina, pancurônio, ranitidina, sufentanil e tiopental
Tiopental (10,2 a 11,2)	SF 0,9% SG 5%	Fentanil, heparina, milrinona, nitroglicerina, propofol, ranitidina e remifentanil

SF: Solução fisiológica; SG: Solução glicosada.

Quadro 40.2 Incompatibilidades, recomendações e considerações acerca dos sedativos e bloqueadores neuromusculares.[24,28]

Medicamento	Medicamentos incompatíveis	Recomendações e considerações
Atracúrio	Aminofilina, barbitúricos, diazepam, propofol, tiopental	Manter sob refrigeração Não misturar com soluções alcalinas
Dexmedotimidina	Anfotericina B, pantoprazol, diazepam, fenitoína	Diluído em SF 0,9% na concentração de 4 mcg/mL é estável sob refrigeração em bolsa plástica de PVC
Fentanila	Azitromicina, fenitoína	No preparo, podem ser utilizados frascos de plástico (polietileno e PVC)
Midazolam	Albumina, ampicilina, bicarbonato de sódio, ceftazidima, cefuroxima, dexametasona, dimenidrato, furosemida, hidrocortisona, omeprazol, pentobarbital, tiopental	No preparo, podem ser utilizados frascos de plástico (polietileno e PVC) A solução é estável por 24 h em temperatura ambiente ou por 3 dias a 5ºC A combinação com soluções compatíveis não requer proteção da luz por curto período de infusão. Todavia, deve-se ter cautela, visto que a taxa de fotodecomposição aumenta com a elevação do pH da solução

(continua)

Enfermagem em UTI: cuidando do paciente crítico

Quadro 40.2 Incompatibilidades, recomendações e considerações acerca dos sedativos e bloqueadores neuromusculares.[24,28] *(continuação)*

Medicamento	Medicamentos incompatíveis	Recomendações e considerações
Pancurônio	Diazepam, pentobarbital, tiopental	Manter sob refrigeração Não estocar em seringas de plástico Não apresenta adsorção nos frascos de vidro ou plástico pelo período de 48 h em temperatura ambiente Descartar a solução em caso de alteração de cor
Propofol	Diazepam, fenitoína, gluconato de cálcio, metoclopramida, verapamil	Manter sob refrigeração Proteger da luz Descartar a infusão a cada 12 ou 6 h, no caso da transferência do medicamento do frasco original
Tiopental	Ácido ascórbico, alfentanil, atracúrio, dobutamina, dopamina, diltiazem, insulina, lidocaína, meperidina, midazolam, morfina, noradrenalina, pancurônio	É mais estável quando reconstituído em água estéril ou SF 0,9% e estocado sob refrigeração Quando diluído em SF 0,9% em frascos de PVC, há perda de 23% nas 24 h

IM: intramuscular; IV: intravenosa

Medicamentos vasoativos

O Quadro 40.3 aponta a compatibilidade dos medicamentos vasoativos. O Quadro 40.4 apresenta as incompatibilidades e recomendações, quando necessárias. Para informações sobre os aspectos farmacológicos desses medicamentos, consultar o Capítulo 13, Drogas vasoativas.

Quadro 40.3 Compatibilidade dos medicamentos vasoativos e vasopressores[23,30].

Medicamento (pH)	Diluentes compatíveis	Medicamentos
Dobutamina (2,5 a 5,5)	SG 5%	Amiodarona, atracúrio, gluconato de cálcio, diltiazem, dopamina, fentanila, fluconazol, granisetrona, haloperidol, lidocaína, sulfato de magnésio, meperidina, milrinona, morfina, nitroglicerina, nitroprussiato de sódio, noradrenalina, pancurônio, propofol, ranitidina e verapamil

(continua)

Quadro 40.3 Compatibilidade dos medicamentos vasoativos e vasopressores[23,30]. *(continuação)*

Medicamento (pH)	Diluentes compatíveis	Medicamentos
Dopamina (2,5 a 5,0)	SF 0,9%	Amiodarona, atracúrio, diltiazem, dobutamina, esmolol, fentanila, fluconazol, granisetrona, haloperidol, hidrocortisona, lidocaína, meperidina, metilprednisona, midazolam, milrinona, morfina, nitroglicerina, nitroprussiato de sódio, noradrenalina, pancurônio, propofol, ranitidina, tirofibam e verapamil
Epinefrina	SF 0,9% SG 5% SG 10% Ringer lactato	Amiodarona, ceftriaxona, dopamina, dobutamina, fentanila, furosemida, heparina, ondansetrona
Levosimendan (7,4)	SG 5%	Digoxina, furosemida, nitroglicerina
Milrinona (3,2 a 4,0)	SG 5% SF 0,9% Ringer Lactato	Aciclovir, ampicilina, amiodarona, ceftriaxona, fentanila, fluconazol, heparina, midazolam, vasopressina, tiopental
Nitroglicerina (3,0 a 6,5)	SG 5% SF 0,9%	Amiodarona, atracúrio, diltiazem, dobutamina, dopamina, esmolol, fentanila, fluconazol, furosemida, haloperidol, heparina, insulina, lidocaína, midazolam, milrinona, morfina, nitroprussiato de sódio, noradrenalina, pancurônio, propofol, ranitidina e tiopental
Nitroprussiato de sódio (3,5 a 6,0)	SG 5% Ringer	Diltiazem, dobutamina, dopamina, esmolol, heparina, insulina, lidocaína, midazolam, milrinona, morfina, nitroglicerina, pancurônio e propofol
Noradrenalina (3,0 a 4,5)	Ringer lactato	Amiodarona, dobutamina, dopamina, esmolol, fentanila, furosemida, haloperidol, heparina, hidrocortisona, midazolam, milrinona, morfina, nitroglicerina, propofol, ranitidina, nitroprussiato de sódio e vasopressina
Vasopressina (3,4 a 3,6)	SF 0,9% SG 5%	Amiodarona, bicarbonato de sódio, ceftriaxona, clindamicina, dobutamina, dopamina, fentanila, heparina, midazolam, ondansetrona, pantoprazol

SF: Solução fisiológica; SG: Solução glicosada.

Quadro 40.4 Incompatibilidades, recomendações e considerações acerca dos medicamentos vasoativos e vasopressores.[24,28]

Medicamento (adjuvantes)	Medicamentos incompatíveis	Recomendações e considerações
Dobutamina	Alteplase, aminofilina, bicarbonato de sódio, gluconato de cálcio, diazepam, furosemida, insulina, sulfato de magnésio, fenitoína, tiopental	Descartar solução após 24 h Não misturar com soluções alcalinas ou outros medicamentos/diluentes que contenham bissulfito e etanol Não apresenta adsorção nos frascos de vidro ou plástico
Dopamina	Alteplase, bicarbonato de sódio, insulina, tiopental	Descartar solução após 24 h Não misturar com soluções alcalinas, visto que a dopamina é inativada A furosemida pode ser compatível ou incompatível, dependendo da formulação da dopamina. Em caso de dúvida, evitar a mistura Não apresenta adsorção nos frascos de vidro ou plástico
Epinefrina	Aciclovir, aminofilina, bicarbonato de sódio, diazepam, fenobarbital, fenitoína, micafungim, tiopental	Estocar em temperatura ambiente, não congelar e proteger da luz Em caso de extravasamento, medicamento irritante
Levosimendan	—	Grande parte dos medicamentos e soluções não foi testada Inspecionar o conteúdo do frasco--ampola antes do uso. Não utilizar o produto se houver partículas presentes na solução. A cor da solução pode se tornar laranja durante o armazenamento, mas não há perda de potência e o produto pode ser usado até final do prazo de validade se estocado nas condições adequadas
Milrinona	Diazepam esmolol, furosemida, lidocaína, ondansetrona, pantoprazol, fenitoína, procainamida	Pode ser feito por via intravenosa direta. Após diluída em SF 0,9% ou SG 5% na concentração de 200 mcg/mL, é estável por 14 dias em temperatura ambiente e sob refrigeração em bolsa plástica de PVC

Quadro 40.4 Incompatibilidades, recomendações e considerações acerca dos medicamentos vasoativos e vasopressores.[24,28] *(continuação)*

Medicamento (adjuvantes)	Medicamentos incompatíveis	Recomendações e considerações
Nitroglicerina	Alteplase, diazepam, fenitoína, levofloxacino, sulfametoxazol + trimetoprima	Preparar o nitrato em frascos de vidro ou de plásticos rígidos (polietileno e polipropileno) As doses podem variar quando se usa equipo de PVC
Nitroprussiato de sódio	Aciclovir, anfotericina, atracúrio, ceftazidime, diazepam, eritromicina, hidralazina, levofloxacino, fenitoína, prometazina	A mistura com amiodarona pode ser compatível ou incompatível, dependendo do fabricante do produto Proteger da luz durante a infusão Descartar a solução no caso de mudança de coloração
Noradrenalina	Bicarbonato de sódio, fenitoína, insulina, pentobarbital, tiopental	Estocar com proteção de luz. Pode ser inativada quando misturada a soluções com pH acima de 6,0 A alteração da cor clara para acastanhada indica perda de potência farmacológica
Vasopressina	Anfotericina, diazepam, fenitoína	Estocar em temperatura ambiente, não congelar e proteger da luz

ESTRATÉGIAS DE PREVENÇÃO DE INCOMPATIBILIDADE

O número limitado de acesso venoso do paciente em conjunto com hábitos tradicionais da equipe de enfermagem, como a administração de diversos medicamentos no mesmo horário, associação de agentes na mesma solução e adaptação de dispositivos de múltiplas vias, amplia a possibilidade de ocorrência de incompatibilidade. Desse modo, a prevenção de incompatibilidade está relacionada a cuidados básicos que devem integrar o planejamento da assistência ao paciente submetido à TIV. [1,11,19-21] Os cuidados incluem:

- Evitar, sempre que possível, aprazar dois ou mais medicamentos no mesmo horário.
- Evitar misturar medicamentos de compatibilidade desconhecida na mesma solução ou seringa.
- Verificar o pH de medicamentos e soluções, quando possível. Evitar a associação de agentes com pH alcalino e ácido.

- Observar os medicamentos quanto à compatibilidade com materiais (p. ex., vidro, plásticos).
- Verificar se o medicamento é termo ou fotossensível e em quais pH.
- Evitar, se possível, infusões simultâneas de diversos medicamentos (equipos em "Y").
- Realizar *flushing* com solução salina entre a administração de medicamentos.
- Utilizar, preferencialmente, soluções glicosadas a 5% para medicamentos ácidos. A estabilidade do produto costuma ser maior quando a variação é pequena na faixa do pH.
- Utilizar, preferencialmente, soluções fisiológicas a 0,9% para medicamentos de caráter básico.
- Descartar as soluções e os medicamentos de infusão contínua após 24 horas. Muitos medicamentos são estáveis por 24 horas quando utilizados de acordo com as recomendações do fabricante. Quando em condições adversas ou quando é utilizado um diluente não indicado, pode haver perda da estabilidade do medicamento.
- Manter, preferencialmente, os BNM armazenados em geladeira.
- Consultar o farmacêutico quando houver dúvidas em relação aos medicamentos.
- Consultar o fabricante e solicitar monografia do produto.
- Consultar fontes confiáveis de informações sobre medicamentos.
- Adotar protocolos de infusão de medicamentos, nas quais, são separados os medicamentos de acordo com a indicação terapêutica e o pH.

As principais fontes são *Handbook on Injectable Drugs,*[24] Micromedex/United States Pharmacopeia,[28] American Hospital Formulary Service – Drug Information,[30] Drug Information Handbook International[31] e Intravenous Medications.[32] No Brasil, há um compêndio de bulas que pode ajudar, mas não é completo.[33]

Na leitura acerca da (in)compatibilidade do medicamento, não se deve ignorar detalhes dos registros, os quais podem fazer a diferença. Em alguns estudos, as informações em sistemas tipo "Y" em relação à dopamina e furosemida apontam compatibilidade entre esses medicamentos, enquanto outros, que utilizaram produtos de fabricantes diferentes, demonstraram incompatibilidade.[24,25] Assim, é fundamental verificar com atenção as informações referentes ao medicamento, sobretudo as do fabricante.

CONSIDERAÇÕES FINAIS

Uma parte expressiva das informações acerca da (in)compatibilidade dos medicamentos foi proveniente de estudos, cuja análise das misturas foi realizada por meio da cromatografia líquida de alto desempenho (HPLC) e por meio da combinação dos medicamentos nas diferentes situações: na seringa, na proporção 1:1 e adicionadas na solução. Esses estudos foram realizados em condições ambientais previamente estabelecidas pelo investigador para analisar as combinações de produtos de determinadas marcas (geralmente líderes de mercado) em concentrações específicas, nem sempre usadas na terapia. Desse modo, a incompatibilidade representa um terreno fértil para investigações, uma vez que a busca de respostas, sobretudo de combinações de medicamentos em condições reais de trabalho e em concentrações utilizadas na prática, pode ajudar a garantir maior segurança na TIV, especialmente aos pacientes gravemente enfermos, cujo estado clínico pode sofrer alteração com a variação da dose de medicamento.

RESUMO

Neste capítulo, foram abordados os fatores relacionados à ocorrência de incompatibilidades de medicamentos administrados por via intravenosa, discorrendo sobre as situações da prática da equipe de enfermagem, que predispõe ao surgimento desse fenômeno indesejado. São focadas as in(compatibilidades) dos medicamentos comumente utilizados no âmbito da terapia intensiva e as estratégias de prevenção. No cotidiano, a ocorrência de incompatibilidade pode causar impacto negativo na terapia, especialmente aos pacientes gravemente enfermos. Assim, o conhecimento acerca do tema, bem como das situações de risco, ajudam a equipe de enfermagem a dar mais atenção para a prática, modificar atividades que podem precipitar o evento e buscar garantir maior segurança na terapia intravenosa.

PROPOSTAS PARA ESTUDO

1. O que é incompatibilidade de medicamento?
2. Quais são os aspectos que podem predispor a ocorrência de incompatibilidade?
3. Qual é a repercussão da incompatibilidade na terapia intravenosa?
4. Quais são as ações de enfermagem gerais que podem ajudar a reduzir o risco de incompatibilidades?
5. Cite quais são os cuidados relativos aos medicamentos que sofrem o processo de adsorção no PVC.

REFERÊNCIAS BIBLIOGRÁFICAS

1. Secoli SR. Interações medicamentosas: fundamentos para a prática da enfermagem. Rev Esc Enferm USP 2001;35(1):28-34.
2. Newton DW. Physicochemical determinants of incompatibility and instability injectable drug solutions and admixtures. Am J Hosp Pharm,1978;35(10):1213-22.
3. Trissel LA. Drug stability and compatibility issues in drug delivery. Handbook on Injetable Drugs. 11. ed. Bethesda: American Society of Health System Pharmacists, 2001. p. 17-22.
4. Trissel LA. Drug stability and compatibility issues in drug delivery. Cancer Bull.1990;42:393-8.
5. Garabedian-Ruffalo SM, Ruffalo RL. Compatibilities and stabilities of IV preparations. Crit Care Nurse.1989; 9:81-85.
6. Wedekind CA, Fidler BD. Compatibility of commonly used intravenous infusions in a pediatric intensive care unit. Crit Care Nurse. 2001;21(4):45-51.
7. Agência Nacional de Vigilância Sanitária. Resolução RE n.1, de 29 de julho de 2005. Publica o guia para realização de estudos de estabilidade [Internet]. Brasília, 2005, [citado 2015 maio. 26]. Disponível em: http://www.jusbrasil.com.br/diarios/713629/pg-119-secao-1-diario-oficial-da-uniao-dou--de-01-08-2005/pdfView.
8. Stella VJ. Chemical and physical bases determining the instability and incompatibility of formulated injectable drugs. J Parenteral Sci Technol.1986;40(4):142-63.
9. Newton, DW. Drug incompatibility chemistry. Am J Health Syst Pharm. 2009;66(4):348-56.
10. Ev LS. Estabilidade de medicamentos. In: Gomes MJVM, Reis AMM. Ciências farmacêuticas: uma abordagem em farmácia hospitalar. São Paulo: Atheneu, 2000. p. 235-50.
11. Secoli SR. Natureza dos medicamentos utilizados na terapia intravenosa. In: Harada MJCS, Rego RC. Manual de terapia intravenosa em pediatria. São Paulo: Maria Harada, 2005. p. 49-61.
12. Taxis K, Barber N. Incidence and severity of intravenous drug errors in a German hospital. Eur J Clin Pharmacol 2004;59:815-7.
13. Tissot E, Cornette C, Demoly P, Jacquet M, Barale F, Capellier G. Medication errors at the administration stage in an intensive care. Int Care Med 1999;25(4):353-9.
14. Fahimi F, Ariapanah P, Faizi M, Shafaghi B, Namdar R, Ardakani MT. Errors in preparation and administration of intravenous medications in the intensive care unit of a teaching hospital: an observational study. Aust Crit Care. 2008;21(2):110-6.
15. Al-Jeraisy MI, Alanazi MQ, Abolfotouh MA. Medication prescribing errors in a pediatric inpatient tertiary care setting in Saudi Arabia. BMC Res Notes. 2011;4:294-300.
16. Taxis K, Barber N. Incidence and severity of intravenous drug errors in a German hospital. Eur J Clin Pharmacol. 2004;59(11):815-7.
17. Fahimi, F, Forougha AS, Taghikhanib S, Saliminejad L. The rate of physicochemical incompatibilities, administration errors. Factors correlating with nurses errors. Iran J Pharm Res. 2015;14(Supplement):87-93. Disponível em: http://ijpr.sbmu.ac.ir/article_1716_75.html.
18. Gikic M, Di Paolo ER, Pannatier A, Cotting J. Evaluation of physicochemical incompatibilities during parenteral drug administration in a paediatric intensive care unit. Pharm World Sci. 2000;22(3):88-91.
19. Machotka O, Manak J, Kubena A, Vlcek J. Incidence of intravenous drug incompatibilities in intensive care units. Biomed Pap Med Fac Univ Palacky Olomouc Czech Repub [Internet].[cited 2015. May.26]. Disponível em: http://biomed.papers.upol.cz/getrevsrc.php?identification=public&mag=bio&raid=879&type=fin&ver=3.
20. Kanji S, Lam J, Goddard R, Johanson C, Singh A, Petrin L, et al. Inappropriate medication administration practices in Canadian Adult ICUs: a multicenter, cross-sectional observational study. Ann Pharmacother. 2013; 47:637-43.

21. Kanj S, Goddard R, Donnely R, McIntyre L, Turgeon A, Coons P, et al. Physical compatibility of drug infusions used in Canadian Intensive Care Units: a program of research [Internet]. Edmonton, Alta.: Canadian Patient Safety Institute; 2010 [cited 2015 May. 26]. Disponível em: http://www.patientsafetyinstitute.ca/English/research/cpsiResearchCompetitions/2007/Documents/Kanji/Report/Kanji%20 Full%20Report.pdf.

22. Eisenberg S. Intravenous drug compatibility: a challenge for the oncology nurse. Oncol Nurs Forum 1997;24(5):859-69.

23. Lima SA, Andreoli RLF, Grossi SAA, Secoli SR. Insulina intravenosa: controvérsias sobre o processo de adsorção nos dispositivos de infusão. Rev Gaúcha Enferm. 2008;29(2):292-300.

24. Trissel LA. Handbook on injectable drugs. 13.ed. Bethesda: American Society of Health System Pharmacists, 2005.

25. Hall AG. Nurses: taking precautionary action on a pediatric environmental exposure: DEHP. Pediatr Nurs 2006;32(1):91-3.

26. Bagatini A, Gomes CR, Masella MZ, Rezer G. Dexmedetomidina: Farmacologia e Uso Clínico. Rev Bras Anestesiol. 2002;52:(5):606-17.

27. Martin J, Parsch A, Frank M, Wernecke KD, Fisher M, Spies C. Practice of sedation and analgesia in German intensive care units: results of a national survey. Crit Care 2005;9(2):R117-23.

28. MICROMEDEX Healthcare Series [Internet]. [atualizado 2015; citado 2015 Maio]. Disponível em: http://www.periodicos.capes.gov.br

29. Pitrowsky MT, Shinotsuka CR, Soares M, Lima MASD, Salluh JIF. Importância da monitorização do delirium na unidade de terapia intensiva. Rev Bras Ter Intensiva. 2010; 22(3):274-279.

30. American Hospital Formulary Service. AHFS: Drug information. Bethesda: American Society of Health System, 2006.

31. Lacy CF, Armstrong LL, Goldman MP, Lance LL. Lexi-Comp's Drug information handbook international. Ohio: Lexi-Comp, 2005.

32. Gahart BL, Nazareno AR. Intravenous medications. St Louis: Mosby, 2013.

33. Agência Nacional de Vigilância Sanitária. Bulário eletrônico [Internet]. Brasília; 2009 [citado 2015, maio 29]. Disponível em: http://www.anvisa.gov.br/datavisa/fila_bula/index.asp.

34. Toller WG, Stranz C. Levosimendan, a new inotropic and vasodilator agent. Anesthesiology. 2006; 104:556-69.

35. Kohut JIII, Trissel LA, Leissing NC. Don't ignore details of drug-compatibility reports. Am Soc Health-Syst Pharm 1996;53(1):2339.

41

Exames laboratoriais no paciente crítico

Adriana Marques da Silva
Juliana Amêndola
Andrea Braz Vendramini e Silva

PONTOS A APRENDER

1. Principais indicações dos testes laboratoriais mais utilizados na avaliação clínica do paciente crítico.
2. Principais cuidados de enfermagem relacionados aos exames laboratoriais em unidade de terapia intensiva.
3. Atuação do enfermeiro nas diferentes fases dos testes laboratoriais.

PALAVRAS-CHAVE

Exames laboratoriais, cuidados de enfermagem.

ESTRUTURA DOS TÓPICOS

Introdução. Avaliação hematológica. Gasometria arterial e venosa. Avaliação da coagulação e hemostasia. Avaliação bioquímica sérica. Urinálise. Microalbuminúria. Avaliação microbiológica. Cultura de urina. Hemocultura. Secreção orotraqueal. Considerações finais. Resumo. Propostas para estudo. Referências bibliográficas. Para saber mais.

INTRODUÇÃO

Os exames laboratoriais fornecem dados importantes sobre o estado clínico dos pacientes e auxiliam na identificação do diagnóstico clínico, no monitoramento da terapêutica instituída e no prognóstico da doença, constituindo-se em um importante instrumento para o planejamento da assistência multiprofissional, uma vez que auxilia na condução e abordagem dos agravos à saúde dos pacientes.

Os resultados das análises clínicas têm uma relevância especial na assistência aos pacientes críticos que se encontram sob cuidados semi-intensivos ou intensivos, em razão do agravamento e instabilidade do seu quadro clínico. Sabendo-se que a clínica é soberana, os exames laboratoriais, associados aos sinais e sintomas, fornecem subsídios para a escolha terapêutica.

Nesse contexto, a coleta de exames laboratoriais é uma atividade desenvolvida pela enfermagem no seu cotidiano de trabalho que contribui para a promoção, manutenção e recuperação da saúde dos indivíduos internados sob seus cuidados.[1]

A coleta do material biológico pode ser considerada uma das fases mais importantes do processo de análise clínica, uma vez que, se não for bem realizada, pode comprometer o processo como um todo. Mesmo que o equipamento utilizado para a análise seja de última geração, a tecnologia não consegue minimizar os interferentes ocasionados por uma coleta inadequada ao tipo de exame solicitado.[2]

Convém destacar como principais interferentes nas análises clínicas em geral, além da técnica incorreta de obtenção da amostra, o material insuficiente, os tubos inadequados e o não manuseio correto da amostra, como a demora na homogeneização ou a agitação do tubo durante a homogeneização, a contaminação da amostra, o acondicionamento e o tempo de transporte inadequados, erros na identificação do paciente ou da amostra e as mudanças das condições clínicas do paciente.[3,4]

Assim, a obtenção de uma amostra biológica de boa qualidade exige do profissional um conhecimento específico sobre os tipos de análises, as indicações clínicas e as diferentes etapas que compõem o processo de análise laboratorial. Nesse contexto, o enfermeiro e sua equipe participam ativamente nas etapas antes, durante e após a coleta das diferentes amostras biológicas.[3,5]

Nesse momento cabe um destaque para a Sociedade Brasileira de Patologia Clínica (SBPC) que considera todas as ações antes do início da análise propriamente dita (incluindo desde o preparo do paciente e dos materiais, a coleta da amostra até o encaminhamento da amostra ao setor de análise) como a fase pré-analítica e aponta que a sistematização dessa fase, especialmente do processo de coleta, evita erros, retrabalhos, desperdícios de amostras, de reagentes e também previne danos aos pacientes, à imagem da instituição e prejuízos financeiros.[3]

A fim de detalhar melhor as ações de enfermagem na coleta dos exames, didaticamente foi feita uma divisão da fase pré-analítica, como pré-coleta, durante e pós-coleta.

Na fase pré-coleta, as ações de enfermagem consistem em conhecer os aspectos técnicos dos exames laboratoriais a serem realizados; selecionar os materiais específicos a cada exame; verificar a data de validade dos materiais, em especial dos meios de culturas, dos anticoagulantes e da esterilidade dos tubos; avaliar o local da coleta da amostra; preparar e informar o paciente quanto à coleta.[4,5]

Durante a coleta propriamente dita, a enfermagem deve coletar os materiais biológicos com a técnica adequada a cada teste laboratorial; utilizar os equipamentos de proteção individual (EPI), assim como as precauções padrão e estar apta ao atendimento de intercorrências durante o procedimento.[4,6]

Por fim, na fase pós-coleta, os cuidados de enfermagem baseiam-se em garantir a identificação correta e completa do pedido médico e da amostra coletada; acondicionar a amostra em um recipiente próprio para o transporte até o laboratório, observando o tempo compreendido entre a coleta e o início da análise; fornecer informações importantes à análise no pedido de solicitação de exame, como dados sobre o diagnóstico, o tipo de ventilação, as medicações em uso, a idade e o sexo do paciente, as intercorrências durante a coleta, o profissional que procedeu à coleta e a data e hora da coleta; e realizar anotações de enfermagem relacionadas ao procedimento no prontuário do paciente.[4,6]

No procedimento de coleta sanguínea, uma atenção especial deve ser dada à punção venosa periférica, visto que são recomendados alguns cuidados específicos: não prolongar o garroteamento porque provoca hemoconcentração local, que fornece resultados hiperestimados; evitar a coleta sanguínea no mesmo membro em que está sendo administrado o soro, a fim de prevenir a hemodiluição da amostra e valores falsamente diminuídos; observar sinais de sangramento local e formação de hematoma e fazer curativo compressivo.[3-5]

A distribuição da amostra nos tubos deve iniciar-se pelo frasco para hemocultura, seguido do tubo com tampa azul (de citrato de sódio), tubo amarelo e/ou vermelho – seco (com ativador de coágulo, com ou sem gel para obtenção de soro), o tubo verde (de heparina), o tubo roxo (de ácido etilenodiamino tetra-acético – EDTA) e, por fim, o tubo cinza (com fluoreto/EDTA). Essa ordem segue a recomendação para tubos plásticos a vácuo estabelecida pela CLSI H3-A6, *Procedures for the Collection of Diagnostic Blood Specimens by Venipuncture; Approved Standard*.[3]

Caso a coleta de sangue seja realizada por meio de um cateter periférico ou central, é importante desprezar a quantidade de sangue preconizada pelo laboratório que realizará a análise, a fim de eliminar os interferentes medicamentosos preexistentes no laboratório.[4] Nesses casos, quando as coletas de sangue não são feitas por meio de um sistema fechado, mas sim com seringa, o sangue não deve ser colocado no tubo por meio da perfuração da tampa de borracha do tubo a vácuo com agulha comum, pois, além do risco de acidente biológico do profissional, há uma alta chance de hemólise da amostra.

Diante disso, a SBPC indica o uso de um dispositivo (adaptador transferidor de amostra) específico de transferência para a realização da distribuição do sangue nos tubos a vácuo mantendo a qualidade e a integridade da amostra biológica.[3] Se a instituição não dispor desse dispositivo, recomenda-se retirar a agulha da seringa e a tampa do tubo e depositar o sangue por deslizamento na parede do tubo.

Após a realização da coleta da amostra e a observação dos cuidados citados, em geral, o enfermeiro é o profissional que primeiro recebe o resultado dos exames realizados no paciente crítico. Ele analisa os valores obtidos, a intensidade das alterações apresentadas e o quanto revelam uma ameaça iminente à saúde do paciente. Com base no raciocínio clínico, correlacionando esses resultados à clínica do paciente, o enfermeiro tem condições de identificar a quais principais agravos à saúde o paciente crítico pode estar exposto e, com a equipe multidisciplinar, considerando a prescrição médica, inicia o mais precocemente possível a terapêutica necessária para a recuperação do paciente.

Em seguida, serão apresentados os exames laboratoriais e suas repercussões clínicas mais frequentes na UTI, sob o referencial de Fischbach e Dunning,[4] cuja publicação é voltada especificamente à enfermagem e contém aspectos relevantes ao planejamento do cuidado relacionado aos testes laboratoriais. Sabe-se que esse tema é extenso e não se pretende esgotar o assunto dos testes laboratoriais neste capítulo, mas sim fornecer os principais subsídios para a atuação do enfermeiro no planejamento da assistência ao paciente crítico.

AVALIAÇÃO HEMATOLÓGICA

Indicação clínica

A avaliação hematológica é realizada por meio do exame de hemograma completo. Trata-se de um dos exames laboratoriais mais solicitados na prática assistencial, utilizado para obter informações diagnósticas importantes sobre o sistema hematológico e outros sistemas do organismo, assim como dados relativos ao prognóstico, resposta terapêutica e recuperação da saúde. Além disso, o conjunto das informações fornecidas é útil para avaliar anemias, infecções, leucemias e alguns distúrbios de coagulação.

O hemograma completo compreende eritrograma, leucograma e a contagem das plaquetas. A seguir são demonstrados os valores de referência (Tabelas 41.1, 41.2 e 41.3).

Tabela 41.1 Valores de referência do eritrograma.

Série vermelha	Valores de referência		
	Mulher	Homem	Criança de 1 a 6 anos
Eritrócitos (milhões/mm³)	3,6 a 5,0	4,2 a 5,4	3,9 a 5,3
Hemoglobina (Hb) (g/dL)	12 a 16	14 a 17,4	9,5 a 14,1
Hematócrito (Ht) (%)	36 a 48	42 a 52	30 a 40

(continua)

Tabela 41.1 Valores de referência do eritrograma. *(continuação)*

Índices hematológicos	Adultos e crianças
VCM: volume corpuscular médio (Fl – fentolitros)	82 a 98
HCM: hemoglobina corpuscular média (Pg – picogramas)	26 a 34
CHCM: concentração da hemoglobina corpuscular média (g/dL)	32 a 36
ADH: amplitude de distribuição das hemácias (%)	11,5 a 14,5

Tabela 41.2 Valores de referência do leucograma.

	Valores de referência	
Série branca	Adultos	Criança de 1 a 6 anos
Leucócitos (mil/mm^3)	4,5 a 10,5	5,0 a 19,0
Neutrófilos totais (%)	45,5 a 73,5	13 a 33
- Mielócitos	0	0
- Metamielócitos	0 a 1	0
- Bastonetes (%)	3 a 6	6 a 12
- Segmentados (%)	50 a 62	13 a 33
Eosinófilos (%)	0 a 3	0 a 3
Basófilos (%)	0 a 1	0
Linfócitos típicos (%)	25 a 40	46 a 76
Monócitos (%)	3 a 7	0 a 5

Tabela 41.3 Valores de referência e de alarme das plaquetas.

	Valores de referência		Valores de alarme
Série plaquetária (mil/mm^3)	Adultos	Crianças	Adultos e crianças
	140 a 400	150 a 450	< 40 e > 10.000

Valores de referência e de alarme

O valor de alarme da Hb é menor que 7 g/dL e maior que 20 g/dL. O do Ht é menor que 20% e maior que 60%.

Os valores de alarme da série branca são dados basicamente pelos valores dos leucócitos: menor que 2 mil/mm^3 e maior que 30 mil/mm^3.

Repercussões clínicas

A eritrocitose pode ser observada secundariamente a doenças renal, pulmonar e cardiovascular, nos quadros de hipoventilação alveolar e relativa à desidratação (por vômito ou diarreia). A eritropenia, a diminuição da Hb e/ou o volume das hemácias estão presentes na anemia, seja pela destruição celular das hemácias, falta de produção medular, hemorragias agudas e crônicas, endocardite subaguda, infecção crônica ou outras patologias. Os índices de volume corpuscular médio (VCM), hemoglobina corpuscular média (HCM) e concentração de hemoglobina corpuscular média (CHCM) auxiliam na caracterização desses quadros anêmicos.

Nas infecções bacterianas agudas, observa-se leucocitose com neutrofilia, desvio à esquerda, eosinopenia e linfopenia. Nas infecções virais, há um quadro de linfocitose e, nos processos alérgicos e nas infestações parasitárias, encontra-se eosinofilia acompanhada de basofilia.

A trombocitose ocorre nos quadros de trombocitemia essencial, esplenectomia, anemia ferropriva, asfixia, infecções agudas, doenças inflamatórias, pancreatite crônica, insuficiência renal, entre outras. A trombocitopenia está presente na insuficiência cardíaca congestiva, cardiopatia congênita, infecções virais, bacterianas ou pelo vírus da imunodeficiência adquirida, assim como após transfusões sanguíneas maciças, insuficiência renal, anticorpos antiplaquetários, coagulação intravascular disseminada, dentre outras.

Fatores interferentes

A desidratação pode ocultar uma anemia por conta da hemoconcentração em adultos. O eritrograma varia de acordo com a idade. No estresse, observa-se um aumento dos eritrócitos, e o contrário é observado na vigência de determinadas drogas.

Cuidados de enfermagem específicos

Na coleta do hemograma no paciente crítico, é importante evitar a hiper-hidratação (que pode diluir o sangue e revelar valores diminuídos) ou a desidratação (que pode levar à hemoconcentração e a resultados hiperestimados), assim como a coleta de sangue logo após exercícios de fisioterapia motora, visto que há uma tendência ao aumento das plaquetas.

GASOMETRIA ARTERIAL E VENOSA

Indicação clínica

A gasometria arterial é utilizada para avaliar a adequação da ventilação, da oxigenação e do equilíbrio acidobásico para o seguimento de pacientes críticos.

O sangue arterial é mais utilizado que o venoso para essas avaliações, visto que é a melhor forma de obter a amostra de uma mistura de sangue de várias partes do corpo. Ele revela como está a eficácia da oxigenação do sangue pelos pulmões e permite avaliar a capacidade pulmonar de regulação do equilíbrio acidobásico por meio da retenção ou liberação de CO_2. As dosagens de oxigênio do sangue venoso coletado por cateter central revelam oxigenação do tecido, mas não separam as contribuições do coração e dos pulmões (Tabela 41.4).

Tabela 41.4 Valores de referência e de alarme da gasometria arterial.

Análises	Valores de referência		Valores de alarme
	Adultos	Crianças	
pH	7,35 a 7,45	7,32 a 7,42	$< 7,2$ e $> 7,6$
$PaCO_2$: pressão parcial arterial de CO_2	35 a 45 mmHg	30 a 40 mmHg	< 20 e > 77 mmHg
PaO_2: pressão parcial arterial de O_2	> 80 mm Hg	80 a 100 mmHg	< 40 mmHg
SaO_2: saturação O_2	$> 95\%$	$> 95\%$	$< 75\%$
Conteúdo de CO_2	45 a 51 vol%	45 a 51 vol%	–
Conteúdo de O_2	15 a 22 vol%	15 a 22 vol%	$< 9,0$ vol%
Excesso de base	> 2 mEq/L	> 2 mEq/L	–
Déficit de base	< 2 mEq/L	< 2 mEq/L	–
HCO_3^-: bicarbonato	22 a 26 mEq/L	22 a 26 mEq/L	< 10 e > 40 mEq/L

Os valores de referência da gasometria venosa são diferentes nos valores de:
pHv = 7,31 a 7,41
$PvCO_2$ = 41 a 51 mmHg
SvO_2 = 70 a 75%
CvO_2 = 11 a 16% de vol
PvO_2 = 30 a 40 mmHg

Repercussões clínicas

Mudanças no pH, HCO_3^- e PaO_2 podem desencadear distúrbios ventilatórios e desequilíbrios acidobásicos. São eles:

- Acidose respiratória: decorrente da ventilação alveolar diminuída e da retenção de CO_2. É comum quando ocorre depressão dos centros respiratórios, interferência na função mecânica da caixa torácica e obstrução das vias aéreas.
- Alcalose respiratória: decorrente da ventilação alveolar elevada e da eliminação excessiva de CO_2 e água. É comum em casos de hiperventilação: histeria, falta de oxigênio e estimulação tóxica dos centros respiratórios (febre alta, hemorragia cerebral, respiração artificial excessiva e salicilatos).
- Acidose metabólica: decorrente de um acúmulo de ácidos corporais fixos ou da perda de bicarbonato do líquido extracelular. É comum na insuficiência renal, cetoacidose diabética, acidose lática, metabolismo anaeróbio e hipóxia.
- Alcalose metabólica: decorrente da perda de ácidos corporais fixos ou do ganho de bicarbonato do líquido extracelular. É comum na perda de suco gástrico, vômito, depleção de potássio ou cloreto e administração excessiva de bicarbonato ou lactato.

Fatores interferentes

Determinadas drogas interferem nos componentes do equilíbrio ácidobásico, assim como patologias respiratórias e renais. Por outro lado, a idade, o tipo de oxigenoterapia e a temperatura no momento da coleta alteram o resultado da concentração de oxigênio. Por essa razão, são dados importantes a serem informados ao laboratório, por meio do registro no pedido do exame. Além disso, a demora no encaminhamento da amostra ao laboratório compromete a confiabilidade dos resultados obtidos.

Cuidados de enfermagem específicos

Os cuidados de enfermagem são de natureza complexa, cuja execução dentro da equipe de enfermagem é privativa do enfermeiro, como aponta o Parecer Técnico n. 09/99 do Conselho Regional de Enfermagem do Distrito Federal,[7] também adotado por outros conselhos regionais.

O enfermeiro deve observar a qualidade do pulso, o tempo de enchimento capilar, a coloração, o movimento, a sensibilidade e a temperatura do membro a ser puncionado, assim como punções anteriores locais. Qualquer comprometimento nessa avaliação pode contraindicar o procedimento. Além disso, não se recomenda a punção arterial em regiões com celulite, micose, infecção, fístula ou *shunt* arteriovenoso e se o paciente apresentar trombocitopenia grave.

É importante observar sinais de tontura, náusea ou síncope vasovagal durante a punção arterial, promover uma hemostasia eficaz após a punção e realizar um curativo compressivo local, assim como monitorizar a região e o curativo, para observar a presença de sangramento.

Recomenda-se esperar o tempo mínimo de 15 minutos para a realização da coleta de sangue arterial após o início da ventilação mecânica, da aspiração e da fisioterapia respiratória, para que os níveis circulantes retornem aos valores basais.

AVALIAÇÃO DA COAGULAÇÃO E HEMOSTASIA

Indicação clínica

A avaliação da coagulação e da hemostasia, normalmente, é realizada em pacientes com distúrbios hemorrágicos, lesão ou trauma vascular ou coagulopatias.

Os exames que auxiliam na avaliação da coagulação e da hemostasia mais solicitados em UTI encontram-se no Tabela 41.5.

Tabela 41.5 Valores de referência e de alarme dos exames de coagulação e hemostasia.

Exames de coagulação e hemostasia	Valores de referência	Valor de alerta
TTPA: tempo de tromboplastina parcial ativada TTP: tempo de tromboplastina parcial	21 a 35 seg	> 78 s
TP: tempo de protrombina	11 a 13 seg	> 20 s
RNI: razão normalizada internacional	2,0 a 3,0	> 3,6
Fibrinogênio	200 a 400 mg/dL	< 50 e > 700 mg/dL

Repercussões clínicas

O TTPA é mais sensível que o TTP no monitoramento do tratamento com heparina. Valores aumentados do TTPA e do TTP estão presentes nas deficiências congênitas de fatores da via intrínseca da coagulação, no tratamento com heparina, estreptoquinase, uroquinase e varfarina, nas hepatopatias, na coagulação intravascular disseminada, entre outras. Ao contrário, a diminuição no TTPA e TTP aparece em estágios inicias da coagulação intravascular disseminada (CID), imediatamente após hemorragia aguda e em quadros de câncer avançado, exceto quando há o envolvimento hepático.

O aumento do TP é identificado nas deficiências de vitamina K e dos fatores II, V, VII ou X, nas hepatopatias, no tratamento com heparina ou varfarina, entre outros. O RNI relaciona o TP do paciente com o TP normal[8] e permite um controle mais sensível da terapia anticoagulante oral.

O aumento no valor de fibrinogênio pode ocorrer na inflamação, pneumonia, infarto agudo do miocárdio (IAM), síndrome nefrótica, câncer, CID compensada, acidentes e doenças cerebrais, entre outras. A diminuição está relacionada à hepatopatia, CID, câncer, fibrinólise, hipofibrinogenemia congênita e hereditária e desfibrinogenemia.

Fatores interferentes

Medicamentos como antibióticos, aspirina, heparina, antifibrinolíticos, estreptoquinase, cimetidina, isoniazida, fenotiazidas, cefalosporinas, colestiraminas, fenilbutazona, metronidazol, hipoglicemiantes orais e fenitoínas também interferem nos resultados dos testes de coagulação, assim como na qualidade da punção e na temperatura do paciente no momento da coleta.

Cuidados de enfermagem específicos

É importante relatar ao laboratório se o paciente estiver em vigência de terapia anticoagulante, por conta das alterações que serão detectadas.

Uma atenção especial deve ser dada ao volume sanguíneo coletado, uma vez que a proporção citrato-volume sanguíneo afeta diretamente o resultado analítico. Assim, deve-se coletar o volume indicado no tubo.

Além desses exames, há testes mais específicos que permitem a avaliação mais profunda da hemostasia e da coagulação, como teste, fibrinopeptídeo, fibrolisina, dímero-D, fatores de coagulação II, V, VIII e X, antitrombina II, agregação plaquetária, tempo de coagulação, entre outros.

AVALIAÇÃO BIOQUÍMICA SÉRICA

Indicação clínica

Os exames bioquímicos permitem que o enfermeiro e a equipe multiprofissional avaliem as diferentes condições clínicas apresentadas pelo paciente crítico. Nesse sentido, há perfis e painéis de exames que facilitam essa avaliação, caracterizando, assim, a sua indicação clínica, conforme descrito no Quadro 41.1.

41 Exames laboratoriais no paciente crítico 923

Quadro 41.1 Avaliação clínica segundo os perfis e painéis dos exames bioquímicos.

Avaliação clínica	Exames que compõem o perfil ou painel
Marcadores cardíacos	Painéis bioquímicos, troponina cardíaca, CK (creatina cinase), CK-MB, mioglobina, LDH-lactato desidrogenase e creatinina
Painel eletrolítico	Sódio, potássio, cloreto, CO_2 (dióxido de carbono) e pH
Rastreamento metabólico básico	Sódio, potássio, cloreto, CO_2, glicose, creatinina, ureia sanguínea e cálcio
Painel metabólico amplo	Sódio, potássio, cloreto, CO_2, glicose, creatinina, ureia sanguínea, cálcio, proteína total, albumina, fosfatase alcalina, alanina aminotransferase (ALT), aspartato aminotransferase (AST) e bilirrubina total
Síndrome metabólica	Lipídios e glicose sanguíneos
Função renal	Ureia sanguínea, fósforo, LDH, clearance de creatinina, proteína total, razão albumina/globulina, albumina, cálcio, glicose e CO_2.
Lipídios (risco coronário)	Colesterol, triglicérides e eletroforese de lipoproteínas (lipoproteína de baixa densidade [LDL], lipoproteína de muito baixa densidade [VLDL] e lipoproteína de alta densidade [HDL])
Painel da função hepática	Bilirrubina direta e total, fosfatase alcalina, gama-glutamil transferase (GGT), proteína total, razão albumina/globulina, albumina, ALT, AST, LDH, painel para hepatite viral, TP
Painel de hepatite aguda	Hepatite A, AB, IgM, anticorpo do cerne da hepatite B, antígeno de superfície da hepatite B e hepatite C
Função tireóidea	Captação de T3, T4 livre, T4 total, T7, índice de tiroxina livre (FTI) e hormônio estimulante da tireoide (TSH)

A seguir, são abordados os exames que compõem o painel metabólico amplo, os marcadores cardíacos, por constituírem-se nos exames mais solicitados ao paciente crítico, para a rastreabilidade das condições clínicas gerais (Tabela 41.6).

Repercussões clínicas

O aumento do sódio sérico é relativamente raro, mas pode ser observado na desidratação, no coma, no *diabetes insipidus*, na traqueo-bronquite, entre

Tabela 41.6 Valores de referência e de alarme dos exames bioquímicos.

Exame	Valores de referência	Valor de alerta
Sódio	Adultos: 136 a 145 mEq/L Crianças: 136 a 145 mEq/L	< 120 e > 160 mEq/L
Potássio	Adultos: 3,5 a 5,2 mEq/L Crianças: 3,4 a 4,7 mEq/L	< 2,8 e > 6,7 mEq/L
Cloreto	Adultos: 96 a 106 mEq/L	< 70 e > 120 mEq/L
Glicose	Adultos: ≤ 100 mg/dL Crianças: 60 a 100 mg/dL	< 70 e > 300 mg/dL
Creatinina	Homem: 0,9 a 1,3 mg/dL Mulher: 0,6 a 1,1 mg/dL Crianças: 0,5 a 1,0 mg/dL	< 0,4 e > 2,8 mg/dL
Ureia sanguínea	Adultos: 6 a 20 mg/dL Crianças: 5 a 18 mg/dL	< 2 e > 80 mg/dL
Cálcio	Adultos: 8,8 a 10,4 mg/dL Crianças (3 a 9 anos): 8,8 a 10,1 mg/dL	< 6 e > 13 mg/dL
Proteína total	Adultos: 6,0 a 8,0 g/dL Crianças (7 a 9 anos): 6,2 a 8,1 g/dL	–
Albumina	Adultos: 3,5 a 4,8 g/dL Crianças: 2,9 a 5,5 g/dL	< 1,5 g/dL
Fosfatase alcalina	Homens > 20 anos: 25 a 100 U/L Mulheres > 15 anos: 25 a 100 U/L	–
ALT ou TGP	10 a 35 U/L	> 9.000 U/L
AST ou TGO	Homens: 14 a 20 U/L Mulheres: 10 a 36 U/L Crianças: 9 a 80 U/L	> 20.000 U/L
Bilirrubina	Total: 0,3 a 1,0 mg/dL Direta: 0,0 a 0,2 mg/dL	> 12 mg/dL
Troponina cardíaca	< 0,4 ng/mL	> 1,5 ng/dL
CK, CK-MB	CK Homens: 38 a 174 U/L Mulheres: 26 a 140 U/L CK-MB, 0 a 6%	–
Mioglobina	5 a 70 ng/mL	–
Lactato desidrogenase (LDH)	Adultos: 140 a 280 U/L Crianças: 60 a 170 U/L	–

outros quadros. A redução dos níveis é observada em queimaduras graves, na insuficiência cardíaca congestiva, na acidose diabética, na perda excessiva de líquidos e na vigência de diuréticos.

Quanto ao potássio, os níveis elevados estão presentes na insuficiência renal, desidratação, obstrução, traumatismo, lesão celular, acidose metabólica, cetoacidose metabólica e rejeição de transplante renal. A sua diminuição é encontrada nas condições clínicas com presença de diarreia, vômito, sudorese, alcalose respiratória e acidose tubular renal e na vigência de diuréticos, antibióticos e mineralocorticoides, dentre outras.

Níveis elevados de cloreto sérico são observados em quadros de desidratação, hiperventilação que causa alcalose respiratória, acidose metabólica com diarreia prolongada, distúrbios renais, entre outros. Os níveis diminuídos são identificados na aspiração gástrica, vômito intenso, acidose respiratória crônica, alcalose metabólica e insuficiência cardíaca congestiva.

Quadros de hiperglicemia estão presentes em pacientes com *diabetes mellitus*, em casos de estresse emocional ou físico, como IAM, acidente vascular cerebral (AVC), convulsões, pancreatite, hepatopatia avançada, doença renal crônica, entre outros. A hipoglicemia é observada em lesões hepáticas, superdosagem de insulina e hipoglicemia reativa, além de outras patologias.

Os índices elevados de creatinina estão presentes no comprometimento renal, nefrite crônica, obstrução do trato urinário, insuficiência cardíaca congestiva, choque e desidratação, entre outros. Dentre as patologias que provocam a diminuição dos valores de creatinina, estão os quadros de hepatopatia avançada grave, consumo inadequado de proteínas e diminuição da massa muscular.

Níveis elevados de ureia sanguínea são observados no comprometimento da função renal que, por sua vez, pode ser resultante de insuficiência cardíaca congestiva, depleção de sal e água, choque, estresse e IAM. A doença renal crônica, a obstrução do trato urinário e a hemorragia do trato gastrintestinal são outras causas do aumento da ureia. A sua diminuição está presente na insuficiência hepática por hepatopatia grave, comprometimento de absorção, síndrome nefrótica, entre outros.

Quanto ao cálcio, a hipercalcemia está associada aos quadros de transplante renal, hiperparatireoidismo, imobilização prolongada etc. Dentre as patologias que desencadeiam a hipocalcemia estão hipoparatireoidismo, má absorção, pancreatite aguda, alcalose, insuficiência renal e cirrose hepática.

As proteínas séricas totais têm seus níveis elevados quando há um quadro de desidratação por conta da perda de água plasmática, além da existência de infecções e processos inflamatórios crônicos e hepatopatia. Sua diminuição é resultante de doença renal, insuficiência cardíaca, hipotireoidismo, entre outras patologias.

A albumina também apresenta aumento sérico na desidratação. A sua redução está relacionada a inflamações e infecções agudas e crônicas, cirrose, hepatopatia, doença renal, queimaduras, doença cutânea grave, insuficiência cardíaca, má absorção alimentar, doenças da tireoide e outras.

A fosfatase alcalina apresenta altos níveis nas hepatopatias relacionadas à função hepática anormal, doença óssea, perfuração do intestino, insuficiência renal crônica, insuficiência cardíaca congestiva, entre outras patologias. A sua diminuição é observada nas anemias graves, deficiência de magnésio e zinco, cretinismo e desnutrição.

A enzima hepática ALT está elevada na doença hepatocelular, cirrose alcoólica, tumor hepático metastático, icterícia obstrutiva, obstrução biliar, hepatite virial, pancretite, IAM, insuficiência cardíaca, choque grave, entre outros quadros.

A AST, presente em tecidos de elevada atividade metabólica, está elevada no IAM, hepatite aguda ou crônica, mononucleose infecciosa, síndrome do choque tóxico, embolia pulmonar, infarto pulmonar, hipertermia maligna, anemia hemolítica, etc. A sua redução é evidenciada na diálise renal crônica e na deficiência de vitamina B6.

Quanto à bilirrubina total, o seu aumento acompanhado por icterícia pode revelar causas hepáticas, obstrutivas ou hemolíticas. Os níveis elevados da bilirrubina direta são encontrados na coledocolitíase e no câncer da cabeça do pâncreas.

Em relação aos marcadores cardíacos, a troponina é utilizada para a avaliação do músculo cardíaco. Seu aumento está associado ao IAM, à angina instável e à miocardite. Além disso, a troponina também pode se apresentar elevada por causas não cardíacas, como insuficiência renal crônica, traumatismo agudo com envolvimento muscular, entre outras. A CK é utilizada como um indicador específico de lesão miocárdica e muscular, e a fração CK-MB está presente basicamente no músculo cardíaco. Assim, especificamente na avaliação cardíaca, as elevações são observadas no IAM, isquemia miocárdica, *angina pectoris*, miocardite grave, após cirurgia cardíaca e cardioversão, e doenças cardíacas. Os índices diminuídos não têm significado diagnóstico. A elevação da mioglobina está associada ao IAM, cuja quantidade de mioglobina é proporcional à área cardíaca afetada, à angina sem infarto, à insuficiência renal e às convulsões. A redução dos níveis é observada na miastenia grave e na artrite reumatoide. O LDH está aumentado no infarto do miocárdio (36 a 55 horas após o evento e permanece aumentada por horas), infarto pulmonar, insuficiência cardíaca congestiva, hepatopatias, pancreatite aguda, etc. Os níveis diminuídos estão associados à boa resposta clínica ao tratamento adotado.

Fatores interferentes

Em relação aos testes bioquímicos, há interferentes que afetam a maioria dos exames, a hemólise da amostra e os medicamentos. Há fatores específicos a cada exame, por exemplo, a cetoacidose eleva a creatinina, a diálise altera o cálcio, a hiper-hidratação diminui os valores das proteínas totais e da albumina, a fosfatase alcalina altera-se após a administração de albumina, a bilirrubina pode ser alterada pela exposição à luz solar ou artificial e à temperatura ambiente por mais de 1 hora e múltiplas injeções interferem no CK e CK-MB.

URINÁLISE

Indicação clínica

A urinálise no paciente crítico é importante tanto para completar a avaliação do sistema urinário quanto para identificar quadros infecciosos. A urinálise consiste na análise macroscópica, na bioquímica urinária e no exame microscópico da urina (Tabela 41.7).

Tabela 41.7 Valores de referência e de alarme da análise da urina I.

Urina I		Valores de referência	Valores de alarme
Análise macroscópica	Coloração	Amarelo-pálido a âmbar	Urina vermelha
	Límpida	Límpida a ligeiramente turva	–
	Densidade urinária específica	1,005 a 1,030	–
	Glicose	Negativa	> 1.000 mg/d L (> 55 mmol/L) (4+)
	Cetonas	Negativas	Fortemente positivas
	pH	5,0 a 8,0	pH = 9
	Proteína	Negativa	> 2.000 mg/24 h
	Sangue	Negativo	–
	Bilirrubina	Negativa	–
	Urobilinogênio	0,2 a 1,0 UE/dL	–

(continua)

Tabela 41.7 Valores de referência e de alarme da análise da urina I. *(continuação)*

Urina I		Valores de referência	Valores de alarme
Análise macroscópica	Nitrito	Negativo	–
	Leucócitos	Negativos	–
Exame microscópico	Bactérias/cga*	Nenhuma	–
	Leucócitos/cga	0 a 2	–
	Hemácias/cga	0 a 2	–
Exame microscópico	Células epiteliais escamosas/cga	0 a 2	–
	Cilindros/cga	Nenhum	Presença de hemácias
	Hialino/cga	Ocasionais	–
	Fosfato triplo	Nenhum	–

*Campo e grande aumento.

Repercussões clínicas

As urinas patológicas, com frequência, apresentam um aspecto de turvação intensa ou moderada em decorrência de infecções do trato urinário ou da presença de hemácias, leucócitos, células epiteliais ou bactérias.

A presença de Hb na urina (hemoglobinúria) pode estar relacionada às condições fora do trato urinário e ocorre quando há destruição extensa ou rápida (hemólise intravascular), podendo também ser causada por lise de hemácias no trato urinário. Quando há hemácias intactas na urina, utiliza-se o termo hematúria, que está relacionado aos distúrbios dos sistemas renal e geniturinário, nos quais o sangramento é resultante de traumatismo ou lesão desses órgãos ou sistemas. Portanto, a presença de sangue na urina é um indicador de lesão do rim ou do trato urinário.

A glicose está presente no filtrado glomerular e é reabsorvida pelo túbulo contornado proximal. Se o nível sanguíneo de glicose for maior que a capacidade de reabsorção dos túbulos, haverá glicose na urina. O aumento da glicose ocorre em casos de *diabetes mellitus*, distúrbios endócrinos (tireotoxicose, síndrome de Cushing e acromegalia), doença hepática e pancreática, distúrbios do sistema nervoso central (lesão encefálica e AVC), entre outros.

Quando as cetonas, que resultam do metabolismo dos ácidos graxos e da gordura, estão em excesso na urina (cetonúria), elas são associadas ao diabete ou à alteração do metabolismo dos carboidratos. O teste para cetonas urinárias em pacientes com diabete pode fornecer a indicação para o diagnóstico precoce de cetoacidose e coma diabético. No paciente não diabético, indicam redução do metabolismo dos carboidratos e metabolismo excessivo de gorduras.

O nitrito é um método rápido e indireto para detectar bactérias na urina. A presença de algumas bactérias sugere uma infecção do trato urinário (ITU), que não pode ser confirmada ou excluída até que sejam realizados estudos mais definitivos, como cultura e antibiograma. Um resultado negativo do teste de nitrato não indica ausência de bactérias.

A bilirrubina urinária ajuda no diagnóstico e na monitorização do tratamento da hepatite e da lesão hepática. É um sinal precoce de doença hepatocelular ou de obstrução biliar intra-hepática ou extra-hepática. Com frequência, a bilirrubina aparece na urina antes do surgimento de outros sinais de disfunção hepática, como icterícia e fraqueza.

O urobilinogênio é um dos testes mais sensíveis para determinar o comprometimento da função hepática. O aumento do nível de urobilinogênio é um dos primeiros sinais de hepatopatia e distúrbios hemolíticos. A ausência de urobilinogênio também é importante para o diagnóstico e representa uma obstrução do duto biliar.

Fatores interferentes

Entre os fatores interferentes, encontra-se a contaminação da urina por fezes, leucorreias, sangue menstrual e secreções vaginais.

Muitas drogas e medicamentos alteram a coloração da urina, como o pirídio, o qual pode conferir à urina uma cor âmbar ou avermelhada, podendo mascarar a reação da bilirrubina. Anfotericina, varfarina, aspirina, brometos, cobre, agentes oxidantes e iodetos causam um resultado positivo para sangue ou hemoglobina na urina.

Cuidados de enfermagem específicos

Preferencialmente, deve-se coletar a primeira amostra de urina eliminada pela manhã, a qual é mais propensa a apresentar anormalidades e substâncias formadas.

Na coleta da urina por cateter de demora, deve-se clampear o cateter por cerca de 15 a 30 minutos antes da coleta da amostra. Deve-se realizar antissepsia do local em que será realizada a punção para a aspiração da amostra recente.

MICROALBUMINÚRIA

Indicação clínica

A microalbuminúria, obtida por meio da coleta de urina de 24 ou 10 horas, identifica o aumento de albumina na urina, presente no agravamento renal do paciente crítico, sendo indicada, portanto, para o rastreamento, monitoramento e detecção precoce da alteração da função renal, especialmente na presença de diabete associado. Os pacientes com disfunção renal excretam microquantidades de albumina. O início da terapêutica evita a progressão dessa alteração para insuficiência renal.

Valores de referência e de alarme

O valor de referência normal da microalbuminúria é menor que 30 mg/24 horas ou menor que 20 mg/L/10 horas.

Repercussões clínicas

O aumento da microalbuminúria está presente no diabete com nefropatia diabética, hipertensão, cardiopatia e doença vascular generalizada.

Fatores interferentes

A hematúria e a dieta rica em proteína interferem nos resultados da microalbuminúria.

Cuidados de enfermagem específicos

Os principais cuidados de enfermagem estão ligados à orientação da coleta de urina de 24 horas.

AVALIAÇÃO MICROBIOLÓGICA

Dentre os testes microbiológicos em UTI, a cultura de urina, a hemocultura e a secreção orotraqueal merecem maior destaque, visto que as maiores incidências de infecções nos pacientes críticos ocorrem no trato urinário, no sistema circulatório e no sistema respiratório.

CULTURA DE URINA

Indicação clínica

As culturas de urina são, comumente, solicitadas para o diagnóstico de infecção bacteriana do trato urinário (rins, ureter, bexiga e uretra). A urina é um excelente meio de cultura e crescimento para a maioria dos micro-organismos que infectam o trato urinário. A combinação de piúria e bactérias significativas sugerem uma forte presença de infecção no trato urinário.

Para a coleta adequada da amostra de urina é necessário realizar uma assepsia rigorosa da genitália e coletar, no mínimo, 3 a 5 mL de urina em um frasco estéril.

O cateterismo de alívio ou de demora e a aspiração suprapúbica são técnicas de obtenção da amostra de urina em pacientes de UTI. No catéter de demora, não se recomenda a retirada da amostra da bolsa coletora, mas pode-se colher a urina puncionando-se o cateter na proximidade da junção com o tubo de drenagem. Deve-se clampear o cateter, fazer antissepsia com álcool 70% do local e colher com agulha e seringa 5 a 10 mL de urina[9].

Valores de referência e de alarme

O valor de referência da cultura de urina é negativo, enquanto o valor de alarme é positivo.

Repercussões clínicas

A contagem bacteriana maior ou igual a 100.000 CFU (unidades formadoras de colônia)/mL indica uma infecção. Uma contagem bacteriana misturada menor que 100.000 CFU/mL não indica necessariamente infecção, mas possível contaminação. Os micro-organismos presentes na urina em níveis alterados, que podem ser considerados patogênicos, são: *Escherichia coli, Enterecocos, N. gonorrhoeae, M. tuberculosis, P. aeruginosa, estafilococos, estreptococos, Trichomonas vaginalis, C. albicans* e outras leveduras.

Fatores interferentes

A contaminação bacteriana da urina pode ocorrer a partir de fontes como o períneo, bactérias sob o prepúcio, secreções vaginais, da vulva e da uretra e bactérias das mãos, da pele e de roupas, comprometendo os resultados da cultura. Além disso, pode-se ter um interferente quando os pacientes recebem líquidos em excesso e a urina torna-se diluída, reduzindo a contagem bacteriana para menos de 100.000 CFU/mL.

Cuidados de enfermagem específicos

Em geral, o exame de urocultura é coletado com a urina I e, como a maioria dos pacientes críticos está em uso de sondagem vesical de demora, procede-se à coleta de amostra recente.

O principal cuidado de enfermagem diz respeito à não contaminação da amostra.

HEMOCULTURA

Indicação clínica

As hemoculturas auxiliam no diagnóstico clínico e etiológico, por meio da detecção e identificação rápidas de patógenos (bactérias, fungos, vírus e parasitos) no sangue. Elas são solicitadas quando há suspeita de bacteremia, septicemia, choque pós-operatório, febre inexplicável com alguns dias de duração, pacientes com calafrios e febre, pacientes com uso prolongado de cateter venoso ou arterial central e pacientes debilitados recebendo antibióticos, corticosteroides, imunossupressores, antimetabólicos e alimentação parenteral.

Em caso de sepse, febre a esclarecer, pneumonia, meningite, ou em paciente neutropênico: coletar em seguida 2 até 3 amostras, em dois ou três locais diferentes, antes do início da antibioticoterapia.[9]

O momento ideal para a coleta da hemocultura é antes do início da antibioticoterapia e pico febril. Em pacientes em antibioticoterapia, a coleta deve ser no horário em que há a menor concentração de antibiótico na corrente sanguínea, isto é, antes da próxima administração do medicamento.[10]

Valores de referência e de alarme

Os valores de referência da hemocultura são negativos para patógenos, enquanto os valores de alarme são positivos.

Repercussões clínicas

Nas culturas negativas, a hemocultura pode ter como resultado a ausência de crescimento aeróbico ou anaeróbico, após uma incubação de 3 dias, seguida de laudo final relatando a ausência de crescimento após 14 dias de incubação.

Nas culturas positivas, os patógenos mais encontrados são as espécies de *bacteroides, Pseudomonas aeruginosa, Haemophilus influenzae, Streptococus pneumoniae, Staphylococcus epidermidis, Streptococcus pyogenes, Salmonella* spp, *Candida albicans* e *Clostridium perfringens.*

Fatores interferentes

O procedimento para a coleta de sangue é crítico, sendo que a contaminação é o principal interferente no resultado do exame de hemocultura, sobretudo por bactérias cutâneas. A ausência de uma preparação adequada no local da punção é a razão mais comum para a ocorrência de contaminantes como estafilococos coagulase negativo, corinebactérios e propionibactérios.

Cuidados de enfermagem específicos

Os cuidados específicos de enfermagem, quando solicitada hemocultura, são: realização da coleta de hemocultura seguindo as recomendações necessárias de coleta; verificação de sinais vitais (atentando para a temperatura); monitorização da bacteremia, septicemia e doença febril.

Deve-se garantir a coleta do material biológico com a técnica asséptica.

SECREÇÃO OROTRAQUEAL

Indicação clínica

A secreção orotraqueal pode ser utilizada para diagnosticar doenças infecciosas do trato respiratório inferior. A amostra pode ser obtida em frasco estéril de preferência com sistema de sucção acoplado ao frasco,[9] cuja coleta é de fácil execução e não muito invasiva, mas pode apresentar uma contaminação da amostra com a microbiota do trato respiratório superior.

Já a coleta por meio de *swab* pode ser útil apenas para avaliar colonização local para fins epidemiológicos e não para diagnóstico final de infecção.[9]

A coleta de secreção orotraqueal está indicada quando os resultados da avaliação de amostras obtidas por procedimentos menos invasivos não forem esclarecedores e tiverem influência terapêutica.

Valores de referência e de alarme

O valor de referência da secreção orotraqueal é negativo para patógenos, e o valor de alarme, positivo.

Repercussões clínicas

As infecções do trato respiratório inferior têm maior causa de morbidade e mortalidade, sendo que o diagnóstico é muito complicado. No quadro agudo, encontram-se bronquite aguda, exacerbação da bronquite crônica, bronquiolite e pneumonias. Nas infecções crônicas, são observadas tuberculose e aspergilose.

O resultado da cultura quantitativa do aspirado endotraqueal apresenta correlação clínica quando há isolamento maior ou igual a 10 UFC/mL. Um resultado negativo exclui a infecção pulmonar em pacientes sob ventilação mecânica.

Fatores interferentes

As cânulas da traqueostomia e dos respiradores são rapidamente colonizados por bactérias Gram-negativas. O isolamento desse agente pela cultura pode dificultar a identificação do agente infeccioso pulmonar, complicando a interceptação dos resultados, os quais devem ser correlacionados com os dados clínicos.[10]

Cuidado específico de enfermagem

Deve-se garantir a coleta do material biológico com a técnica asséptica.

CONSIDERAÇÕES FINAIS

O enfermeiro, com a equipe multidisciplinar, deve interpretar o resultado dos diagnósticos laboratoriais, monitorizar e intervir de forma adequada em relação aos distúrbios revelados pelos exames realizados.

Além dos cuidados de enfermagem apresentados, o enfermeiro deve conduzir sua equipe, a fim de minimizar os interferentes no momento da coleta das amostras, fazer a interface entre o laboratório e a unidade de origem do paciente; oferecer ao paciente o conforto necessário para que a coleta da amostra seja realizada da melhor forma possível e adotar uma postura responsável e ética nos testes laboratoriais.

RESUMO

O resultado dos exames laboratoriais é um importante instrumento para o planejamento da assistência multiprofissional, visto que contribui para a avaliação da condição clínica dos pacientes e para a escolha terapêutica. Assim, a obtenção de uma amostra biológica de boa qualidade exige do profissional um conhecimento específico sobre os diferentes tipos de análises (como os exames de hematologia, gasometria, coagulação, bioquímica, urina, microbiologia, entre outros), as indicações clínicas e as diferentes etapas que compõem o processo de análise laboratorial. Nesse contexto, o enfermeiro e sua equipe participam ativamente das etapas antes, durante e após a coleta. Diante dos resultados dos exames, o enfermeiro tem condições de identificar os principais agravos à saúde a que o paciente crítico em uma UTI (ou em pronto-socorro) pode estar exposto e, com equipe multidisciplinar de saúde, iniciar a terapêutica necessária para a sua recuperação (Figura 41.1).

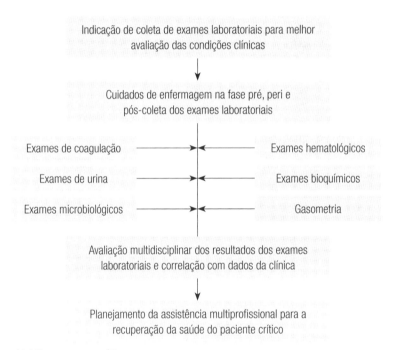

Figura 41.1 Resumo esquemático.

PROPOSTAS PARA ESTUDO

1. Sabe-se que há fatores que interferem nos resultados dos exames laboratoriais. Quais são os principais interferentes das análises clínicas em geral?
2. Quais cuidados de enfermagem devem ser realizados nas fases de pré, durante e pós-coleta dos exames laboratoriais?
3. Quais informações o hemograma fornece sobre a condição clínica do paciente crítico?

4. Descreva as principais repercussões clínicas do exame de gasometria arterial alterado.
5. Para a avaliação da coagulação do paciente em UTI, quais exames têm maior importância clínica? O que avaliam?
6. A avaliação clínica da função renal no paciente crítico é realizada por meio de quais exames bioquímicos?
7. No paciente crítico, a função cardíaca é constantemente avaliada. Quais exames bioquímicos compõem os marcadores cardíacos? Qual aspecto cada um avalia?
8. Qual é a relevância do exame de cultura de secreções para o paciente crítico?
9. Quais cuidados específicos a enfermagem deve considerar na coleta de sangue para hemocultura?
10. Por que os exames laboratoriais constituem um importante instrumento para a equipe multiprofissional na assistência ao paciente crítico?

REFERÊNCIAS BIBLIOGRÁFICAS

1. Silva AM, Peduzzi M. O trabalho de enfermagem em laboratório de análises clínicas. Rev Lat-Am Enferm 2005;13(1):65-71.
2. Moura RAA. Colheita de material para exames de laboratório: assegurando a qualidade dos serviços no laboratório clínico. São Paulo: Atheneu, 1998.
3. Sociedade Brasileira de Patologia. Recomendações da Sociedade Brasileira de Patologia Clínica/Medicina Laboratorial (SBPC/ML): coleta e preparo da amostra biológica. Barueri: Minha Editora, 2013. [citado em 2015 outubro 20]. Disponível em http://www.sbpc.org.br/upload/conteudo/livro_coleta_biologica2013.pdf.
4. Fischbach FT, Dunning MB. Manual de enfermagem: exames laboratoriais e diagnósticos. 8. ed. Rio de Janeiro: Guanabara Koogan, 2010.
5. Departamento de Medicina da Escola de Medicina da Universidade de Washington. The Washington manual – hematologia e oncologia. Rio de Janeiro: Guanabara Koogan, 2005.
6. Pinheiro AP, Biondo CA, Vieira SL, Silva AM. Coleta de exames laboratoriais. In: Silva SC, Pires PS, Brito CM. Cuidando do paciente crítico: procedimentos especializados. São Paulo: Atheneu, 2013.p. 69-85.
7. Conselho Regional de Enfermagem[COREN]. Parecer Técnico COREN-DF 009/99. Dispõe sobre a não autorização da punção arterial por auxiliar de enfermagem. Distrito Federal, 1999. [citado em 2015 junho 20]. Disponível em: http://www.coren-df.org.br.
8. Guder WG, Zawata B, Wisser H, Narayanan S. Samples: from the patient to the laboratory. The impact of preanalytical variables on the quality of laboratory results. 3. ed. Germany: GIT VERLAG, 2003.
9. Brasil. Agência Nacional de Vigilância Sanitária Manual de Microbiologia Clínica para o Controle de Infecção Relacionada à Assistência à Saúde. Módulo 4 : Procedimentos Laboratoriais: da requisição do exame à análise microbiológica e laudo final/Agência Nacional de Vigilância Sanitária. Brasília: Anvisa, 2013. [citado em 2015 junho 20]. Disponível em http://portal.anvisa.gov.br/ .
10. Andriolo A. Guias de Medicina Ambulatorial e Hospitalar da Unifesp/EPM: Medicina Laboratorial. Barueri: Manole, 2005.

PARA SABER MAIS

Divisão do Laboratório Central do Hospital das Clínicas da Faculdade de Medicina da Universidade de São Paulo (DLC-HCFMUSP). Manual de coleta do DLC. [manual internet]. São Paulo, [atualizado em 2011 citado em 2015 junho 20]. Disponível em: http://dlc.edm.org.br/portal/index.php/manual-de-exames.

Kobel E. Condutas no paciente grave. 3.ed. São Paulo: Atheneu; 2007

Corrêa TD, Passos RH, Noritomi DT, Figueiredo EJA, Capone Neto A. Papel da dosagem seriada de troponina nos pacientes com suspeita de contusão miocárdica após trauma torácico fechado. Rev Bras Ter Int 2007;19(2):216-20.

Machado FO, Silva FSP, Argente JS, Moritz RD. Avaliação da necessidade da solicitação de exames complementares para pacientes internados em unidade de terapia intensiva de hospital universitário. Rev Bras Ter Int 2006;18(4):385-9.

Quaresemin C, Sakae TM. Alterações do sensório e exames laboratoriais no coma hiperosmolar não cetótico. ACM 2006; 35(4).

Malarkey LM, McMorrow ME. Nurse's manual of laboratory tests and diagnostic procedures. 2.ed. Philadelphia: W.B. Saunders, 2000.

Bertelli MSB, Toss D. Valor preditivo da dosagem sérica das transaminases (aminotransferases) como diagnóstico de hepatopatia em pacientes internados em UTI. Rev Cient AMECS 1997;6(1):9-14.

Sociedade Brasileira de Patologia. Recomendações da Sociedade Brasileira de Patologia Clínica/Medicina Laboratorial (SBPC/ML): para coleta de sangue venoso. 2.ed. Barueri: Minha Editora, 2010 [citado em 2015 outubro 20]. Disponível em: http://www.sbpc.org.br/upload/conteudo/320090814145042.pdf.

42

Exames radiológicos no paciente crítico

Ruth Natalia Teresa Turrini

PONTOS A APRENDER

1. As técnicas de diagnóstico por imagem comuns em pacientes críticos.
2. Os cuidados de enfermagem na realização de exames diagnósticos à beira do leito.
3. As principais situações clínicas em UTI que requerem a realização de exames radiológicos.
4. As intervenções que podem ser realizadas na UTI com o auxílio de técnicas radiológicas.
5. Os principais meios contrastados utilizados em radiologia.
6. Os cuidados de enfermagem relacionados à administração de meios contrastados.
7. Os principais aspectos da radiação ionizante.
8. As medidas de proteção radiológica na UTI.

PALAVRAS-CHAVE

Radiologia, raio X, ultrassom, radiologia intervencionista, controle de exposição à radiação, cuidados de enfermagem.

ESTRUTURA DOS TÓPICOS

Introdução. Exames radiológicos à beira do leito. Procedimentos intervencionistas à beira do leito. Exames realizados na unidade de DI e hemodinâmica. Meios contrastados. Qualidade das imagens radiológicas à beira do leito. Proteção contra a radiação ionizante. Resumo. Propostas para estudo. Referências bibliográficas.

INTRODUÇÃO

Nas unidades de terapia intensiva (UTI), o prognóstico do paciente depende da precocidade do diagnóstico e da prevenção de possíveis complicações, além de uma assistência humanizada de qualidade. Dentre os exames realizados com mais frequência, destacam-se os radiológicos, não apenas para o diagnóstico e para a orientação da conduta terapêutica, mas também para a monitorização do estado clínico e a avaliação do resultado de determinados procedimentos invasivos realizados na própria UTI.

Em geral, o paciente crítico não pode ser deslocado da UTI até a unidade de diagnóstico por imagem (DI), em razão da gravidade do quadro clínico, da instabilidade hemodinâmica ou da necessidade de precauções, para evitar a transmissão de agentes infecciosos multirresistentes. Assim, torna-se necessária a realização de determinados exames ou intervenções minimamente invasivas à beira do leito.

A realização de exames radiodiagnósticos à beira do leito em pacientes de UTI tem respaldo na Portaria n. 453/1998,[1] que normatiza, em seu art. 4.27, que os equipamentos móveis de radiação ionizante somente são permitidos quando é inexequível ou clinicamente inaceitável transferir o paciente para uma instalação com equipamento fixo, pelo risco ocupacional e pela exposição dos demais pacientes à radiação.

Técnicas de imagem

São diversas as técnicas de imagem utilizadas no diagnóstico ou tratamento dos pacientes. No entanto, neste capítulo, serão enfocadas aquelas comuns para os pacientes críticos, por serem realizadas à beira do leito, além da angiografia, que, em pacientes cardíacos, é realizada na unidade de hemodinâmica. Eventualmente, podem ser solicitados exames de tomografia computadorizada (TC) e de ressonância magnética (RM), que são realizados nas unidades de DI.

- Radiografia convencional (raio X – RX): um gerador de RX é utilizado para a produção de um feixe limitado ou colimado na faixa desejada de energia, que atravessa o paciente e imprime o filme fotográfico (imagem analógica).[2]
- Radiografia digital: as imagens são adquiridas por aparelho de RX. A radiografia digital possui uma placa de circuitos sensíveis aos RX, que gera uma imagem digital e a envia diretamente ao computador, na forma de sinais elétricos. Disponível apenas em aparelhos fixos.
- Radiografia computadorizada: as imagens são obtidas por aparelho de RX convencional. Utiliza um cassete com placas de fósforo, em vez do chassi com o filme radiológico. Nessas placas, a aquisição da imagem ocorre em duas etapas: primeiro há a criação de uma imagem latente que, em seguida, é transformada em uma imagem radiográfica.[3]
- Fluoroscopia e intensificador de imagens: é a passagem de um feixe de RX através do paciente, incidindo em uma tela fluorescente. O intensificador de imagens possibilita que a imagem seja vista por meio de um intensificador eletrônico. Ela é passada para uma câmara e acessada em um monitor de circuito interno de TV.[4]

- Ultrassom (US): é um método de diagnóstico que se baseia na reflexão do som, também conhecido como eco.[5] Utiliza ondas de som na faixa de 1 a 15 MHz, superior àquela detectada pelo ouvido humano, produzidas por um transdutor (dispositivo que converte energia elétrica em energia ultrassônica).[4] No diagnóstico por US, é necessário que haja uma fonte vibrante que produza sons na frequência mencionada e um mecanismo que detecte e processe as ondas sonoras refletidas.[5]
- Efeito Doppler: é a modificação da frequência das ondas sonoras refletidas a partir de um objeto em movimento. Esse recurso permite avaliar a velocidade do fluxo sanguíneo que se aproxima e se afasta de uma sonda de US.[4]
- Angiografia: é um método de visualização dos vasos sanguíneos por RX, por meio da injeção de contraste dentro desses vasos. A técnica de angiografia utiliza duas técnicas: punção percutânea com agulha e cateterização da veia ou artéria pela mesma via de acesso.[4]
- TC: as imagens da TC são apresentadas em um plano transversal ao objeto, a partir da análise computadorizada dos valores de atenuação obtidos durante o giro de 360° do feixe de RX em torno do objeto em análise, concomitantemente ao giro sincronizado das câmeras de detecção da radiação.[6]
- A TC helicoidal, também denominada TC espiral, representa um avanço tecnológico na área de DI ao permitir a rotação contínua da ampola de RX acoplada à movimentação contínua do paciente, por meio de equipamento de TC a uma velocidade constante.[6] A TC helicoidal diminui o tempo de exposição à radiação ionizante e de realização do exame.[4]
- Ressonância Magnética (RM): as imagens constituem representações das intensidades de sinais eletromagnéticos de núcleos de hidrogênio no paciente.[2]

Os núcleos de hidrogênio (prótons) presentes em grande quantidade nos tecidos do organismo se comportam como ímãs. O uso de um campo magnético externo força parte deles a se alinhar em um novo eixo magnético a partir de suas orientações prévias randomizadas. Por meio de ondas de radiofrequência, os prótons magnetizados são excitados. Um pulso de radiofrequência apropriado desloca os núcleos dos novos alinhamentos e, assim que o pulso cessa, os núcleos retornam imediatamente, liberando a energia absorvida como um sinal de rádio, na mesma frequência detectada por bobinas. A gravação digital do conteúdo de prótons dos tecidos estudados é possível porque o sinal que retorna é proporcional à concentração de prótons.[4]

Em qualquer uma das técnicas descritas, pode ser utilizado um meio contrastado para melhor delineamento das estruturas em estudo.

Equipamentos portáteis para a realização de exames à beira do leito

Os equipamentos de radiodiagnóstico portáteis incluem aparelhos de RX e de US. A evolução tecnológica na área de DI tem propiciado a criação de equipamentos cada vez menores e mais leves, que facilitam a circulação pelo ambiente hospitalar e na própria UTI. A distância entre os leitos e a presença de equipamentos de suporte à vida nem sempre favorecem o posicionamento adequado dos aparelhos móveis na UTI.

Alguns equipamentos móveis de RX disponíveis no mercado dispõem de uma base pivotante que possibilita girar o aparelho 360°. O equipamento pode permanecer entre os leitos e não há necessidade de deslocá-lo ou reposicioná--lo no ambiente para a realização de outro exame no paciente ao lado.

O modelo digital é o equipamento mais moderno de RX, ainda indisponível no mercado como aparelho móvel, para a realização de exames à beira do leito. No entanto, os equipamentos móveis de radiografia computadorizada permitem a obtenção da imagem digital, que oferece rapidez na utilização da informação diagnóstica.

O aparelho de US possui um porte (peso e tamanho) que permite seu deslocamento para a UTI, para realização do exame à beira do leito, além de não emitir radiação ionizante.

Atualmente, estão chegando ao mercado brasileiro os equipamentos de US de mão com bateria. A prática tem mostrado que devem ser considerados como uma extensão do exame clínico do intensivista porque, em termos de qualidade, podem omitir alguns achados em comparação aos exames com o equipamento tradicional.[7,8]

EXAMES RADIOLÓGICOS À BEIRA DO LEITO

Nos achados clínicos não específicos, a imagem é importante para determinar o diagnóstico específico ou para direcionar a avaliação clínica. A permanência do paciente na UTI o expõe a complicações decorrentes da própria patologia, da condição de acamado, do nível de consciência ou de tratamentos e intervenções realizados que requerem confirmação por meio de exames radiológicos.

O papel do enfermeiro da UTI na realização desses exames é propiciar o ambiente ideal, de modo que garanta a segurança do paciente e contribua para a obtenção de boas imagens radiológicas. Ele deve auxiliar no posicionamento do paciente para o exame e cuidar para que as extensões de linhas de infusão, circuitos de terapia respiratória e fios dos equipamentos de monitorização não interfiram no campo de incidência do feixe de energia nas radiografias. Nas radiografias de tórax, recomenda-se remover os eletrodos da monitorização eletrocardiográfica durante o procedimento e, se possível, reposicioná-los em uma área que não comprometa a realização do exame.

Do mesmo modo, nos exames de US, o enfermeiro deve auxiliar o médico radiologista a acomodar o paciente e liberar a área corpórea de extensões de dispositivos médicos para facilitar a movimentação da sonda de US sobre a pele do paciente no local definido para o exame.

Em determinados exames, pode ser necessário que o enfermeiro administre meios contrastados para melhor visualização das estruturas anatômicas ou de dispositivos invasivos.

É importante assegurar que os alarmes dos equipamentos de suporte à vida estejam ligados para detectar qualquer alteração hemodinâmica ou ventilatória do paciente durante o exame.

Sistema respiratório

Apesar de suas conhecidas limitações, a radiografia tem sido muito utilizada na avaliação do tórax, principalmente nos pacientes críticos. Com frequência, é solicitada para a detecção de atelectasia pulmonar, pneumonia, pneumonia aspirativa, edema pulmonar, síndrome da angústia respiratória do adulto, derrame pleural, pneumotórax, barotrauma e tromboembolismo pulmonar.[9]

Regularmente, a imagem é obtida com o paciente na posição supina, em incidência anteroposterior, mas é possível obter uma incidência na posição sentada (semirreta) se a condição do paciente permitir.

Alguns estudos têm evidenciado a utilidade do US em diagnósticos obtidos habitualmente por exames de RX ou TC. Esses dados são importantes porque a ultrassonografia é facilmente realizada à beira do leito.

Um estudo[10] em pacientes de UTI demonstrou que o US de pulmão pode ajudar a identificar o pneumotórax e derrame pleural. As imagens do US foram obtidas à beira do leito com o paciente em posição supina, com imagens longitudinais e o transdutor tangencial à parede torácica. O estudo demonstrou uma sensibilidade de 90% e especificidade de 98% para o diagnóstico de consolidação pulmonar. A vantagem do US de pulmão sobre a radiografia é que ele pode identificar derrames pequenos.[11]

A TC, por sua vez, pode mostrar uma área de pneumonia que não é visível à radiografia, porque o filme portátil não apresenta uma qualidade ótima ou a opacidade está presente em uma área do pulmão pouco visível ao RX portátil. Outras indicações para a realização da TC são: avaliação de doenças complexas pleuro-parenquimais, coleções pleurais, pneumotórax e embolia pulmonar. No entanto, o maior obstáculo para a realização da TC é a necessidade de remover o paciente da UTI para transportá-lo até a unidade de DI, além de ser um método mais dispendioso que a radiografia e utilizar uma dose maior de radiação.[12]

Sistema cardiovascular

O RX de tórax permite avaliar a área cardíaca e os padrões vasculares pulmonares.[13] Porém, com frequência, são solicitadas ecocardiografias para a avaliação anatômica do coração, funcional do ventrículo esquerdo regional e global, disfunção valvar e medições hemodinâmicas.[14]

As principais indicações para a ecocardiografia nos pacientes críticos são: instabilidade hemodinâmica, insuficiência valvar, hipovolemia, embolismo pulmonar, disfunção valvar aguda, tamponamento cardíaco, complicações pós-operatórias de cirurgia cardiotorácica, endocardite infecciosa, ruptura ou dissecção de aorta, hipoxemia inexplicável e fonte de êmbolos.[14]

Um estudo sobre imagens de ecocardiografia transtorácica à beira do leito demonstrou que, excluindo-se os pacientes de cirurgia cardíaca, esse método conseguiu identificar as causas de choque em 99% dos casos.[15]

Em razão da dificuldade de obter imagens pela técnica do US transtorácico nos pacientes em ventilação mecânica ou em pós-operatório de cirurgia cardíaca, que possuem curativos ou drenos, além da iluminação subótima no ambiente, pode ser necessária a realização de ecocardiograma transesofágico (TEE) ou outras modalidades de avaliação que requerem sedação e transporte do paciente para a unidade de DI.[14]

O TEE oferece boas imagens da estrutura e função do coração, e fatos de patologia extracardíaca que estão associados à hipoxemia arterial. Além disso, fornece informações importantes sobre o estado hemodinâmico do paciente, as quais orientam a infusão de líquidos para a ressuscitação e otimizam a oxigenação dos tecidos.[16]

Outras indicações para o TEE são: diagnóstico de condições em que a qualidade da imagem é vital, dissecção de aorta, avaliação de endocardite, trombos intracardíacos, imagem de estruturas vistas inadequadamente pela ecocardiografia transtorácica, aorta torácica, válvulas prostéticas, obesidade mórbida, enfisema, ventilação mecânica com pressão expiratória positiva elevada, presença de drenos e incisões cirúrgicas, curativos e alterações hemodinâmicas agudas no perioperatório.[17,18]

Em pacientes críticos, a ecocardiografia, sobretudo o TEE, permite diagnosticar e definir o processo patofisiológico da alteração das funções sistólica e diastólica do ventrículo esquerdo com mais precisão que o cateter arterial pulmonar. A vantagem do cateter em relação ao TEE é que o cateter pode monitorizar continuamente a resposta da intervenção terapêutica.[7]

Na literatura, estão descritas algumas dificuldades para a realização do TEE. Os pacientes sedados e intubados têm um risco aumentado de lesão do trato gastrintestinal, visto que não podem colaborar para a inserção da sonda e não oferecem resistência quando a inserção está difícil.[19] Também é mais difícil introduzir o transdutor na presença de sonda nasogástrica.[17] São contraindicações absolutas na realização do TEE: patologias esofágicas, estenoses, massas ou tumorações, diverticulite, síndrome de Mallory-Weiss, disfagia e instabilidade da coluna cervical; as contraindicações relativas são: varizes esofágicas, cirurgia gástrica ou esofágica recente, carcinoma orofaríngeo, sangramento gastrintestinal alto, artrite cervical grave e doença atlantoaxial.[17]

O US também pode ser utilizado à beira do leito para avaliar a doença tromboembolítica venosa, permitindo verificar a permeabilidade da veia. O padrão-ouro da permeabilidade é a capacidade da veia colabar quando completamente pressionada, com desaparecimento do lúmen na visualização direta pelo US.[20]

Sistema digestório e urinário

No estudo radiológico do abdome na UTI, utilizam-se a radiografia simples, o US e, em alguns casos, dependendo da patologia, torna-se necessária a realização de TC.

Os exames radiodiagnósticos de abdome frequentemente realizados em pacientes de UTI são utilizados para o diagnóstico de pneumoperitônio, líquido livre intraperitoneal, isquemia intestinal, obstrução intestinal, processos inflamatórios (colecistite aguda, abscessos abdominais e pancreatite aguda).[9] No entanto, pequenas quantidades de ar livre intraperitoneal podem estar ocultas nas radiografias realizadas em posição supina.[21]

O US de abdome à beira do leito tem muitas aplicações, por exemplo, para detectar doença renal ou hepatobiliar, ascite, abscessos pélvicos e subfrênicos e para guiar a drenagem de coleções. Entretanto, tem um valor limitado na avaliação retroperitoneal ou da patologia intestinal.[21]

No atendimento emergencial do trauma abdominal, o uso do US FAST em pacientes instáveis hemodinamicamente diminui a necessidade de medidas diagnósticas mais invasivas, como a lavagem peritoneal e, subsequentemente, a laparotomia exploradora.[22]

A TC é a modalidade mais sensível para a detecção de patologias abdominais e é menos limitada pela constituição física do paciente, porém requer o transporte deste para a unidade de DI e pode não ser possível realizá-la em pacientes instáveis hemodinamicamente.[21]

O US à beira do leito também pode ser útil na avaliação do volume da bexiga em pacientes oligoanuréticos com suspeita de etiologia obstrutiva.[4]

Sistema nervoso

O US transcraniano é um método à beira do leito que determina a velocidade de fluxo nas artérias cerebrais basais. É utilizado como um estimador não invasivo da pressão intracraniana e da pressão da perfusão cerebral com lesão traumática grave do cérebro e pode detectar vasoespasmos em pacientes com hemorragia subaracnoide.[23]

Um estudo[24] de revisão sistemática de dezesseis trabalhos evidenciou que o US transcraniano também pode ser utilizado para avaliar a morte cerebral, com sensibilidade de 88% e especificidade de 98%.

Avaliação do posicionamento de dispositivos invasivos

Os dispositivos inseridos no paciente para tratamento ou monitorização hemodinâmico estão relacionados a uma série de complicações. Além da avaliação física, é necessária a confirmação radiográfica do posicionamento adequado.

Procedimentos como inserção de sonda endotraqueal, cateter venoso central, cateter central de inserção periférica, sonda nasogástrica, cateter de Swan-Ganz, balão intra-aórtico, marca-passo e dreno torácico requerem a realização de uma radiografia de tórax.[9]

Para a visualização de cateteres ou tubos não radiopacos, os exames radiográficos são realizados com contraste hidrossolúvel.

Tubo endotraqueal

O exame radiográfico para visualização do tubo endotraqueal visa a excluir a possibilidade de intubação esofágica ou brônquica. A avaliação clínica pela ausculta de áreas pulmonar e do estômago é um método de confirmação primária.

A posição ideal da ponta da canula é, aproximadamente, 4 cm acima da carina.[25] Esse posicionamento favorece o movimento do pescoço sem que haja risco de intubação seletiva para o brônquio direito ou extubação acidental do paciente.

A complicação mais comum decorrente da inserção do tubo endotraqueal é o mau posicionamento no brônquio direito, por formar um ângulo mais agudo com a traqueia, com consequente colapso do pulmão contralateral. Embora não seja muito comum, pode ocorrer perfuração da traqueia.[12]

Um estudo[26] realizado em uma UTI pediátrica demonstrou que a posição da cânula de intubação também pode ser avaliada pela imagem de US, como um método de confirmação secundária. Nesse caso, avalia-se a dimensão e o tempo de movimento do diafragma em ambos os lados para verificar a simetria da ventilação.

Tubo de traqueostomia

Os tubos de traqueostomia raramente estão mal posicionados. O objetivo da radiografia é descartar possíveis complicações pós-cirúrgicas, como hemorragia, ou coleções anormais de ar, como pneumomediastino ou enfisema subcutâneo.[27,28]

A radiografia frontal é útil para demonstrar o posicionamento adequado da ponta da cânula acima da coluna aérea.[12] A ponta do tubo da traqueostomia deve ser posicionada no nível do terceiro corpo vertebral torácico, a cerca de dois terços da distância entre o estoma traqueal e a carina.[27]

Sonda gástrica

O mau posicionamento da sonda de Duboff (sonda nasojejunal) é mais frequente do que o do tubo nasogástrico, visto que a sonda é muito flexível e pode se enrolar no estômago e não chegar ao duodeno, apesar do peso de metal em sua ponta.

A avaliação clínica da sonda gástrica também é considerada imprecisa, uma vez que o som no quadrante superior esquerdo do abdome emitido pela injeção de ar no tubo pode ser decorrente da presença de ar no espaço pleural e não no estômago.[28] Embora esteja estabelecido que a extensão da sonda a ser inserida deva ser equivalente à distância da ponta do nariz até o lóbulo da orelha e até o apêndice xifoide, após a realização do procedimento, recomenda-se confirmar o posicionamento por meio de uma radiografia.

Se a sonda não for radiopaca, utiliza-se um meio de contraste hidrossolúvel para a realização do exame radiológico, a fim de confirmar o posicionamento da extremidade distal da sonda.

Cateter venoso central

Em geral, o cateter venoso central é inserido pela veia subclávia ou jugular interna. As complicações mais comuns são o mau posicionamento e pneumotórax. De forma ideal, o cateter venoso central, assim como o cateter central de inserção periférica, deve ser posicionado no interior da veia cava superior.[12,27]

Ao RX de tórax, o cateter deve ser visualizado medianamente à porção anterior da primeira costela, na junção da veia braquicefálica e da veia cava superior ou dentro da veia cava superior.[27]

As complicações relacionadas à inserção de cateteres centrais incluem a lesão do endotélio pelo fio-guia, com subsequente formação de trombos e possível perfuração da veia cava superior. Os sinais radiográficos de perfuração da veia cava superior são a visualização da ponta do cateter contra a parede do vaso e uma curvatura acentuada na ponta distal do cateter.[27]

O pneumotórax é responsável por cerca de 30% das complicações de posicionamento do cateter venoso central e, em geral, é reconhecido ao RX.[12]

Cateter de Swan-Ganz

Os cateteres de Swan-Ganz são utilizados para medir a pressão atrial direita e diferenciar um edema pulmonar de origem cardíaca de um não cardíaco. São introduzidos por via jugular, subclávia e, ocasionalmente, femoral, e avançam pelo átrio direito do coração para a artéria pulmonar. No RX de tórax, a ponta do cateter não deve se estender além da artéria pulmonar interlobar proximal para evitar trauma vascular e eventos tromboembolíticos.[27,28]

O TEE à beira do leito pode ajudar no controle de diferentes aspectos do balão de contrapulsação intra-aórtico. Antes da inserção, pode identificar a presença de regurgitação aórtica, o que seria uma contraindicação para a sua utilização. Após a inserção, o TEE pode confirmar a localização do balão intra-aórtico na aorta torácica descendente, assegurar o funcionamento correto do balão (visualização da inflação e deflação) e identificar importantes complicações da inserção do cateter aórtico, como a dissecção de aorta. Também pode ser utilizado na monitorização da função ventricular na retirada do balão.[7]

PROCEDIMENTOS INTERVENCIONISTAS À BEIRA DO LEITO

Alguns procedimentos intervencionistas também podem ser realizados à beira do leito, como drenagem de coleções e posicionamento de drenos e cateteres.

Embora a localização de cateteres venosos centrais, habitualmente, seja confirmada pelo RX de tórax após a passagem pelo intensivista, há evidências de que a colocação guiada pelo US aumenta a segurança e a eficiência do procedimento quando comparado ao método clássico dos limites anatômicos.[29,30]

O US permite identificar as variações anatômicas e a permeabilidade da veia-alvo e monitorizar a passagem da agulha durante o procedimento para evitar complicações.[31]

As situações que dificultam a canulização da veia e indicam a introdução de um cateter guiado pelo US são: acesso limitado por infecção local; presença de outros cateteres; dificuldade em identificar as margens anatômicas, como em casos de obesidade, edema local ou deformidades; complicações anteriores, como pneumotórax e punção arterial; dificuldade de cateterização anterior, como falha em acessar a veia em mais de três tentativas no mesmo local;

coagulopatia não corrigida; dificuldade em manter a posição supina; e anormalidades vasculares.[18]

O US também tem sido utilizado para a drenagem de coleções de líquido em diferentes órgãos do corpo. O US de pulmão pode guiar a drenagem do derrame pleural com cateter ou simplesmente indicar a área apropriada para a toracocentese com melhor precisão do que a radiografia.[11,18] A toracocentese guiada pelo US pode ser feita com segurança na UTI e é indicada para pacientes em ventilação mecânica e obesos e para coleções de pequeno volume, atípicas e em lojas.[31]

A ecocardiografia demonstrou um bom desempenho para guiar a pericardiocentese.[18]

A paracentese guiada pelo US é um procedimento tanto diagnóstico quanto terapêutico realizado nos casos de ascite ou suspeita de peritonite bacteriana.[30]

Para evitar a trombose venosa profunda ou o embolismo pulmonar, ou tratá-las em pacientes que não podem receber terapia anticoagulante, podem ser utilizados filtros de veia cava introduzidos por veia percutânea no centro cirúrgico ou na unidade de radiologia intervencionista.

Um estudo[32] evidenciou que tal procedimento poderia ser realizado na UTI para evitar o transporte de pacientes críticos. Os leitos da UTI foram adaptados para a fluoroscopia, que foi utilizada para guiar a inserção dos cateteres introdutores, venografia contrastada e localização do filtro de veia cava na posição infrarenal. Após a inserção, realizou-se o RX de abdome para confirmar o posicionamento.

O posicionamento dos filtros da veia cava inferior, logo abaixo das veias renais, também tem sido guiado pelo US Doppler colorido transabdominal.[30]

O US intervencionista de abdome na UTI é mais utilizado para a drenagem de coleções e abscessos, sobretudo os renais, hepáticos, peritoneais ou superficialmente localizados. Quando profundamente localizado, o US pode não detectar os abscessos, por estarem mascarados pelas alças intestinais, órgãos vitais ou vasos. Nesses casos, a TC ainda é o método de imagem de escolha para identificar os abscessos.[30]

A imagem guiada por US para a drenagem de abscessos subfrênicos é muito útil, uma vez que permite diferenciar uma coleção de estruturas adjacentes, como fígado e diafragma, além da visualização em tempo real da ponta da agulha no abscesso, evitando lesões de órgãos adjacentes. A drenagem de abscessos pancreáticos guiados pelo US é um procedimento limitado aos pacientes críticos em UTI e após uma drenagem prévia guiada pela TC ou RM.[30]

Para a realização dos procedimentos intervencionistas, são necessárias a paramentação cirúrgica e a técnica asséptica. Cabe ao enfermeiro da UTI preparar o material para que a equipe médica realize o procedimento de forma adequada, e promover um ambiente seguro para o paciente.

EXAMES REALIZADOS NA UNIDADE DE DI E HEMODINÂMICA

Quando os exames de US ou RX oferecerem uma limitação diagnóstica, devem-se considerar os benefícios dos exames de TC ou RM em relação aos riscos de transporte de pacientes graves até a unidade de DI.

Embora muitos hospitais possuam equipamentos próprios de TC ou RM, deve-se considerar que esses exames podem vir a ser realizados em outros serviços hospitalares. Caso seja necessária a fluoroscopia, esse exame também é realizado na unidade de DI, visto que nem sempre as UTI têm uma estrutura adequada para a utilização dessa técnica no local.

Há serviços que preveem a instalação de unidades de DI próximas à UTI para facilitar o acesso dos pacientes graves aos exames de TC e RM.

Os serviços de referência para o atendimento de trauma têm uma estrutura para atender o paciente em um local próximo à unidade de DI, que realiza os exames de TC, antes que o paciente crítico seja encaminhado à UTI para evitar deslocamentos posteriores.

É importante que o enfermeiro acompanhe o transporte do paciente crítico até a unidade de DI, se estiver em ventilação mecânica ou com dispositivos invasivos para monitorização, de modo que ajude na transferência do paciente para a mesa de exame, para evitar o deslocamento de acessos intravasculares ou outros dispositivos invasivos. Uma vez que conhece o paciente, o enfermeiro da UTI deve estar alerta para observar qualquer alteração. Além disso, dependendo do hospital, pode não haver um enfermeiro na unidade de DI para receber o paciente crítico no momento do exame.

Na sala de exame, tanto de RM quanto de TC, os pacientes utilizam os recursos do aparelho de anestesia do próprio local, para a ventilação mecânica e monitorização cardiorrespiratória, e são assistidos pelo anestesista.

A TC de tórax é mais sensível que a radiografia na detecção de anormalidades sutis do parênquima pulmonar, além de avaliar melhor os processos da parede torácica, pleura e mediastino.[33]

Os pacientes críticos podem apresentar uma combinação de processos, como atelectasia, pneumonia, aspiração, edema pulmonar cardiogênico, derrame pleural e síndrome da angústia respiratória, resultando em opacidades sobrepostas na radiografia, o que não ocorre na TC.[34]

A TC tem um importante papel no manejo de pacientes com síndrome da angústia respiratória, por acompanhar a caracterização do processo da doença, quantificar a extensão da anormalidade pulmonar e detectar complicações clinicamente ocultas.[35]

A angiografia é utilizada para a avaliação cardíaca e anatômica dos grandes vasos. O equipamento angiográfico coronário tem uma elevada especificação de

RX, que evidencia detalhes anatômicos de estrutura de 0,3 mm ou menos e exposições menores que 5 ms. O exame, em geral, é realizado por via femural, com o uso de contraste iodado, embora haja uma tendência para a utilização de meios não iônicos, por oferecerem uma sobrecarga menor de contraste na circulação.[36]

Na angina estável, realiza-se a angiografia para identificar o local e a extensão da doença coronária. Se necessário, realiza-se a angioplastia ou dilatação valvar.[13]

A angiografia pulmonar por TC tem sido o método de imagem de primeira escolha para o diagnóstico de êmbolos pulmonares e doença cardiopulmonar preexistente.[35]

Procedimentos de intervenção guiados pela TC têm sido utilizados para fins terapêuticos e diagnósticos. As intervenções transtorácicas são eficazes e apresentam uma baixa incidência de complicações. Para pacientes em UTI, têm sido indicados, principalmente, para a avaliação e a drenagem de coleções pleurais.[35]

Os exames de RM, em geral, não são realizados em pacientes de UTI pela preferência aos exames que podem ser realizados no próprio local; além disso, é necessário que o paciente permaneça por um tempo prolongado em uma posição sem se movimentar, para não comprometer a qualidade do exame.

Antes da realização dos exames de RM, o enfermeiro deve verificar a presença de próteses metálicas ou outro tipo de material metálico resultante de cirurgias ou acidentes no corpo do paciente para evitar possíveis artefatos.

MEIOS CONTRASTADOS

A maioria dos contrastes intravasculares envolve meios iodados, embora outros meios contrastantes possam ser utilizados na RM e no US.

Os meios de contraste iodados podem ser iônicos ou não iônicos, de elevada osmolaridade (HOCM) e de baixa osmolaridade (LOCM). Os LOCM iodados, na maioria agentes não iônicos, estão associados ao menor desconforto e à menor incidência de efeitos adversos.[37]

As contraindicações à injeção IV de contraste iodado são:

- hipersensibilidade ao contraste;
- existência de doença hepática e renal combinada;
- oligúria;
- nível sérico de creatinina de 2,5 a 3 mg/100 mL;
- mieloma múltiplo (a menos que o paciente possa ser mantido bem hidratado durante e após o estudo);
- história de alergia grave;
- uso de metformina, um agente hipoglicemiante oral, nas 48 horas anteriores à realização do estudo.

O meio de contraste pode provocar um comprometimento temporário da função renal, o que favorece o acúmulo de metformina no organismo e consequente acidose lática grave.[38]

Os eventos adversos à administração de meios de contraste variam de pequenos distúrbios fisiológicos a raras e graves situações de ameaça à vida, como colapso cardiovascular. As reações leves incluem náuseas e vômitos, que aumentam conforme a osmolaridade do meio contrastado, reações urticárias e dor no local da injeção, principalmente quando estiver em artéria em membros inferiores ou na artéria carótida externa. Nas reações moderadas, o paciente pode apresentar urticária sintomática, reação vasovagal, broncoespasmo leve e taquicardia secundária à hipotensão leve transitória. Os pacientes com reações graves apresentam sinais e sintomas que variam de ansiedade a desconforto respiratório, eritema difuso ou parada cardiorrespiratória repentina.[39]

O extravasamento de contrastes iodados é tóxico para os tecidos ao redor do local da punção, sobretudo na pele, e a resposta inflamatória aguda atinge seu pico após 24 a 48 horas.[39]

Os pacientes que não podem se comunicar de forma adequada (idosos, crianças e pacientes com alteração de consciência), em estado grave ou muito debilitados com alteração da circulação no membro puncionado para a administração do meio de contraste, estão mais propensos ao risco de extravasamento. Injeções em acessos venosos periféricos instalados há mais de 24 horas e vasos com múltiplas punções estão associados a um maior risco de extravasamento.[39]

Os extravasamentos mais graves são observados em pacientes com insuficiência arterial ou drenagem venosa ou linfática comprometida na extremidade afetada e naqueles com punção em locais mais sensíveis, como pé, mão, punho e tornozelo.[39]

Na RM, são utilizados meios contrastados paramagnéticos de eliminação renal, os agentes de quelato de gadolíneo extracelular, bem tolerados pela maioria dos pacientes. As reações adversas são pouco frequentes, mas certos agentes constrastados com gadolíneo na base já foram associados a quadros de fibrose sistêmica nefrogênica em pacientes com insuficiência renal moderada ou avançada.[37]

A D-galactose, uma suspensão solúvel de galactose a 20% e de microgrânulos de galactose, é a substância ativa do contraste ultrassonográfico. Esses componentes, quando misturados e agitados, produzem microbolhas que se aderem aos grânulos de galactose, bem como modificações da atenuação e dispersão das ondas de US. Esse meio contrastado é contraindicado em casos de galactosemia e insuficiência cardíaca grave decorrente da hiperosmolaridade da solução. Em alguns casos, observaram-se sensação de calor ou frio e dor no local da injeção ou no trajeto da veia eferente.[40]

Quanto aos cuidados necessários para a administração de meios contrastados, destacam-se:

- Conhecer a história clínica do paciente em relação às patologias associadas à maior incidência de reações adversas ao meio contrastado e aos antecedentes de reações alérgicas. No caso de pacientes com estado de consciência ou cognitivo alterado, é preciso obter as informações com os familiares.
- Se for utilizado um acesso venoso prévio, verificar a permeabilidade e o bom fluxo com uma injeção em bolus de solução salina a 0,9% para testar o acesso e o refluxo sanguíneo adequado e verificar a ausência de sinal de flebite, dor, edema ou hiperemia local.[41]
- Manter o meio de contraste ao abrigo da luz e prepará-lo imediatamente antes de sua aplicação. O contraste à base de D-galactose deve ser preparado conforme a orientação do fabricante, não ter qualquer bolha de ar visível a olho nu e ser administrado até 5 minutos após o preparo.[40]
- Monitorizar o local de infusão do meio contrastado durante a infusão, tanto na infusão manual quanto por bomba de infusão, para evitar o risco de extravasamento.
- Atentar para que pacientes com alteração da função renal estejam hidratados antes, durante e após o estudo contrastado.[39]
- Observar o paciente por, pelo menos, meia hora após a administração intravascular do meio de contraste.[40]

QUALIDADE DAS IMAGENS RADIOLÓGICAS À BEIRA DO LEITO

Apesar dos benefícios da realização de exames sem a necessidade de transportar o paciente, as radiografias convencionais obtidas à beira do leito nem sempre apresentam uma boa qualidade de imagem em decorrência da posição supina do paciente e da menor distância foco-filme, que amplia a imagem do coração e do mediastino, com menores volumes pulmonares e prejuízo na análise da trama pulmonar.[9] Além disso, as exposições à radiação são prolongadas, possibilitando artefatos pelo movimento, o paciente não mantém a inspiração na obtenção da imagem e a não utilização de grades antiespalhamento aumenta a radiação espalhada. Erros no processo de revelação degradam a qualidade final da imagem e, comumente, os exames devem ser repetidos.

A radiografia digital possibilita, pela conversão de imagens analógicas em digitais, o armazenamento das imagens e seu posterior processamento, com melhora no grau de exposição, brilho e contraste, reduzindo a repetição de exames e a irradiação desnecessária dos pacientes. É possível reproduzir as radiografias quando desejável e, principalmente, transmitir as informações a distância, com acesso rápido às imagens e laudos pelo ambiente hospitalar.[9] No caso de equipamentos móveis de radiografia computadorizada, também é possível transferir a imagem digital para a visualização em monitores de alta resolução se houver um programa instalado para tal na UTI.

O Picture Archiving and Comunication System (PACS), quando presente no hospital, permite que as imagens digitais obtidas na unidade de DI sejam acessadas pelos demais setores do hospital. Trata-se de um sistema de arquivo e comunicação de imagens que possibilita que as informações dos pacientes e as respectivas imagens digitalizadas sejam acessadas de imediato em qualquer setor do hospital por meio eletrônico.

PROTEÇÃO CONTRA A RADIAÇÃO IONIZANTE

Radiações são ondas eletromagnéticas ou partículas que se propagam com uma determinada velocidade e portam energia com carga elétrica magnética que, ao interagir com a matéria, produz efeitos variados. Dependendo da quantidade de energia, as radiações podem ser ionizantes ou não ionizantes. A radiação ionizante pode ser produzida naturalmente, pelo decaimento de elementos radioativos, ou artificialmente, como a liberada pelos equipamentos de RX.[42]

A radiação é resultante do (1) espalhamento do feixe de RX pela deflação ou reflexão do feixe principal ou da (2) emissão de raios gama pelos pacientes tratados com radionucleotídeos ou com implantes terapêuticos que emitem radiação gama ou beta. No hospital, a radiação ionizante é utilizada na radiologia, incluindo RX, fluoroscopia e angiografia, na TC e na medicina nuclear.[42] Como alguns exames radiológicos podem ser realizados à beira do leito na UTI, há um risco de exposição à radiação ionizante para os pacientes e a equipe multiprofissional.

A quantidade de radiação recebida depende da quantidade de radiação presente no ambiente, da duração da exposição, da distância entre o trabalhador e a fonte de radiação e do tipo de barreiras entre a fonte de radiação e o trabalhador.[42]

Um estudo[43] realizado em uma UTI neonatal evidenciou que a exposição à radiação ionizante na unidade dava-se, principalmente, nas atividades de contenção, conforto e apoio às ações do profissional técnico em radiologia, na realização de exames à beira do leito. Destacou-se que o modo de proteção à exposição referido pelos profissionais era posicionar-se atrás do profissional técnico em radiologia no momento da realização da imagem radiológica, ressaltando-se que, muitas vezes, o profissional da unidade, no desenvolvimento de suas atividades com outros pacientes, ignorava o aviso da descarga de energia ionizante.

A radiação ionizante pode causar mutação genética e alteração cromossômica e interferir na divisão celular e no processo metabólico. As células de divisão rápida (sangue, pele, gônadas e olho) são mais afetadas que as células de divisão mais lenta (ossos, glândulas endócrinas e sistema nervoso).[42]

Desse modo, algumas medidas de segurança devem ser seguidas para evitar a exposição à radiação ionizante. A Portaria n. 453/1998[1] apresenta alguns requisitos de proteção a serem atendidos pelos profissionais e pacientes internados na UTI para a realização de exames à beira do leito, os quais liberam radiação ionizante. Os pacientes que não puderem ser removidos do ambiente devem ser protegidos da radiação espalhada por uma barreira protetora com, no mínimo, 0,5 mm equivalentes de chumbo ou devem ser posicionados de modo que nenhuma parte do corpo esteja a menos de 2 m do cabeçote ou do receptor de imagem. Os profissionais que atuam no local de-vem posicionar-se de tal forma que nenhuma parte do corpo, incluindo as extremidades, seja atingida pelo feixe primário sem estar protegida por 0,5 mm equivalente de chumbo ou devem proteger-se da radiação espalhada por vestimenta ou barreiras protetoras com atenuação não inferior a 0,25 mm equivalentes de chumbo.

Os equipamentos de proteção individual para a radiação ionizante devem ser revestidos de chumbo e incluem avental, luvas (caso seja necessário manipular o paciente durante o exame), óculos de vidro plumbífero e protetor de glândula tireoide durante a realização de exames fluoroscópicos.[40]

Nos pacientes submetidos ao exame de RX, a região das gônadas deve estar revestida por protetores plumbíferos.[40]

As vestimentas plumbíferas não devem ser dobradas e, quando não estiverem em uso, devem ser mantidas de forma que preserve a sua integridade, sobre uma superfície horizontal ou um suporte apropriado.[1]

Um estudo sobre o risco potencial dos profissionais de saúde à exposição à energia ionizante em UTIs demonstrou que os níveis de radiação na UTI estavam abaixo do máximo preconizado pela Comissão Internacional de Proteção Radiológica.[44] Embora os resultados da investigação sejam limitados à unidade estudada, é importante lembrar que a utilização adequada de equipamentos de proteção guarda o profissional dos efeitos da radiação ionizante.

Comumente, encontram-se UTI com um biombo plumbífero no local para a proteção dos profissionais de saúde no momento da descarga de energia ionizante.

Dessa forma, todas as UTIs deveriam possuir um conjunto de equipamentos de proteção individual para a radiação ionizante, visto que, muitas vezes, há necessidade de auxiliar o técnico de radiologia a manter o paciente em uma posição específica para a obtenção da imagem radiológica, sobretudo crianças.

RESUMO

Muitas vezes, em razão das condições clínicas dos pacientes críticos internados em UTI, os exames radiológicos devem ser realizados à beira do leito. As principais técnicas radiológicas realizadas à beira do leito são a radiografia convencional e a ultrassonografia. Quando for necessário realizar exames como tomografia computadorizada ou angiografia, os pacientes devem ser transferidos para a unidade de DI e/ou hemodinâmica. O papel do enfermeiro na realização desses exames relaciona-se à manutenção da segurança e do conforto do paciente e ao auxílio na obtenção de imagens de boa qualidade, no que se refere ao posicionamento do paciente, à liberação da área corpórea de extensões de dispositivos de infusão venosa ou à monitorização para a realização do exame. Como algumas técnicas envolvem a radiação ionizante, a equipe multiprofissional deve seguir as recomendações de proteção radiológica.

PROPOSTAS PARA ESTUDO

1. Quais são as técnicas de exames diagnósticos comuns no paciente crítico?
2. Quais são os equipamentos que permitem a realização de exames à beira do leito?
3. Que tipo de alterações radiológicas podem ser observadas pelo RX de tórax?
4. Que tipo de alterações radiológicas podem ser observadas pelo US de tórax?
5. Que tipo de alterações radiológicas podem ser observadas pelo RX de abdome?
6. Que tipo de alterações radiológicas podem ser observadas pelo US de abdome?
7. Quais são os procedimentos invasivos que necessitam da confirmação radiológica de seu posicionamento?
8. Quais os procedimentos intervencionistas que podem vir a ser realizados à beira do leito na UTI?
9. Em que situações o paciente é transferido para a Unidade de DI ou hemodinâmica para a realização de exames radiológicos?
10. Qual o papel do enfermeiro na realização dos exames radiológicos?
11. Quais são os tipos de meios contrastados utilizados na radiologia?
12. Quais são os cuidados de enfermagem na administração de meios contrastados?
13. Quais são as medidas de proteção para a radiação ionizante?

REFERÊNCIAS BIBLIOGRÁFICAS

1. Brasil. Ministério da Saúde. Secretaria de Vigilância Sanitária. Portaria Federal n. 453, de 01/06/1998. Disponível em: <http://e-legis.anvisa.gov.br/leisref/public/showAct.php?id=1021.>. Acesso em 20/06/2008.
2. Stimac GK, Kelsey CA. Técnicas avançadas de imagem diagnóstica. In: Stimac GK. Introdução ao diagnóstico por imagens. Rio de Janeiro: Guanabara Koogan; 1994.
3. Saddock ASS, Candeias JP, Oliveira DF, Lopes RT. Estudo da otimização da radiografia digital através da razão sinal-ruído diferencial (SdNR). IV Conferência Panamericana de END. Outubro de 2007. Buenos Aires. Disponível em: <http://www.ndt.net/article/panndt2007/papers/41.pdf.>.
4. Sutton D. Radiologia e imaginologia para estudantes de medicina. 7. ed. São Paulo: Manole; 2003.
5. Kawakma J, Kodaira S, Cerri GG. Fisica. In: Cerri GG, Rocha DC. Ultrassonografia Abdominal: convencional, Doppler, técnicas endoscópicas, pediatria, intervenção. São Paulo: Sarvier; 1993. p. 1-14.
6. Rocha MS. Introdução e Anatomia normal. In: Rocha MS. Tomografia computadorizada, ressonância magnética: gastroenterologia. São Paulo: Sarvier; 1997. p. 3-21.
7. Beaulieu Y. Bedside echocardiography in the assessment of the critically ill patient. Crit Care Med. 2007; 35(5 Suppl.):S235-S239.
8. Liang D, Schnittger I. Accuracy of hand-carried ultrasound. Echocardiography. 2003;20:487-90.
9. Lucchesi FR, Taketani G, Elias Jr J, Trad CS. O papel da radiologia na Unidade de Terapia Intensiva. Medicina, Ribeirão Preto. 1998;31:517-31.
10. Lichtenstein DA, Lascols L, Mezière G, Gepner A. Ultrasound diagnosis of alveolar consolidation in the critically ill. Int Care Med. 2004;30:276-81.
11. Lichtenstein DA. Ultrasound in the management of thoracic disease. Crit Care Med. 2007;35(5 Suppl.):S250-S261.
12. White CS, Pugatch RD. Thoracic imaging in the intensive care unit. In: Mirvis SE, Shanmuganathan K. Imaging in trauma and critical care. 2. ed. Saunders-Elsevier Science; 2003. p. 725-40.
13. Callaway M. Wilde P. Acquired heart disease II: non-invasive imaging. In: Sutton D. Textbook of radiology and Image. 7. ed. London: Churchill-Livingstone; 2003.
14. Beaulieu Y, Marik PE. Bedside Ultrasonography in the ICU - Part 1. Chest. 2005;128(2):881-95.
15. Joseph MX, Disney PJS, Da Costa R et al. Transthoracic echocardiography to identify or exclude cardiac cause of shock. Chest. 2004;126:1592-7.
16. Hoole SP, Falter F. Evaluation of hypoxemic patients with transesophageal echocardiog-raphy. Crit Care Med 2007; 35(8 Suppl.):S408-13.
17. Beaulieu Y, Marik PE. Bedside Ultrasonography in the ICU- Part 2. Chest. 2005;128(3):1766-81.
18. Colreavy FB, Donovan K, Lee KY, Weekes J. Transesophageal echocardiography in critically ill patients. Crit Care Med. 2002;30:989-96.
19. Blaivas M. Ultrasound in the detection of venous thromboembolism. Crit Care Med 2007; 35(5 Suppl.):S224-S234.
20. Wong-You-Cheong JJ, Daly B. Abdominal imaging in the intensive care unit. In: Mirvis SE, Shanmuganathan K. Imaging in trauma and critical care. 2. ed. Saunders-Elsevier Science; 2003. p. 741-67.
21. Rozycki GS. Surgeon-performed ultrasound: its use in clinical practice. Ann Surg. 1998;228:16-28.
22. Saqqur M, Zygun D, Demchuk A. Role of transcranial Doppler in neurocritical care. Crit Care Med. 2007;35(5 Suppl.):S216-S223.
23. Freitas CR, André C. Sensitivity of transcranial Doppler for confirming brain death: a prospective study of 270 cases. Acta Neurol Scand. 2006;113:426-32.
24. Evron S, Weisenberg M, Harow E, Khazin V, Szmuck P, Gavish D, et al. Proper insertion depth of endotraqueal tubes in adults by topographic landmarks measurements. J Clin Anesth. 2007;19(1):15-9.

25. Hsieth KS, Lee CL, Lin CC, Huang TC, Weng KP, Lu WH. Secondary confirmation of endotracheal tube position by ultrasound image. Crit Care Med. 2004;32(9 Suppl.):S374-77.
26. Henschke CI, Yankekevitz DF, Wand A, Davis SD, Shiau M. Chest radiography in ICU. Clin Imaging. 1997;21(2):90-103.
27. Trotman-Dickenson B. Radiology in the Intensive Care Unit (Part 1). J Intensive Care Med. 2003;18(4):198--210.
28. Maecken T, Grau T. Ultrasound imaging in vascular access. Crit Care Med. 2007;35(5 Suppl.):S178--S185.
29. Nicolaou S, Talsky A, Khashoggi K, Venu V. Ultrasound-guided interventional radiology in critical care. Crit Care Med. 2007;35(5 Suppl.):S186-S197.
30. Jones PW, Moyers JP, Rogers JT et al. Ultrasound-guided thoracentesis: Is it a safer method? Chest. 2003; 123:418-23.
31. Tan PL, Gibson M. Central venous catheters: The role of radiology. Clin Radiol 2006; 61:1-22.
32. Paton BL, Jacobs DG, Heniford BT, Kercher KW, Zerey M, Sing RF. Nine-year experi-ence with insertion of vena cava filters in the intensive care unit. Am J Surg. 2006;192(6):795-800.
33. Mirvis SE, Tobin KD, Kostrubiak I, Belzberg H. Thoracic CT in detecting occult disease in critically ill patients. AJR. 1987;148:685-89.
34. Wallace T. Miller Jr WT, Tino G, Friedburg JS. Thoracic CT in the Intensive Care Unit: Assessment of Clinical Usefulness. Radiology. 1998;209:491-8.
35. Trotman-Dickenson B. Radiology in the Intensive Care Unit (Part 2). J Intensive Care Med. 2003;18(5):239-52.
36. Wilde P, Callaway M. The normal heart anatomy and techniques of examination. In: Sutton D. Textbook of radiology and Image. 7. ed. London: Churchill-Livingstone. 2003.
37. ACR. Committee on Drugs and Contrast Media. ACR practice guideline for the use of intravascular media. 2007. pp. 59-64. Disponível em: <http://www.acr.org/SecondaryMainMenuCategories/quality_safety/RadSafety/OtherSafetyTopics/intravascular-contrast.aspx.>. Acesso em: 21/06/2008.
38. Lee Jr FT, Thornbury JR. O trato urinário. In: Juhl JH, Crummy AB, Kuhlman JE. Paul & Juhl – Interpretação radiológica. Rio de Janeiro: Guanabara Koogan; 2000. p. 543-6.
39. ACR. Committee on Drugs and Contrast Media. Manual on contrast media. Version 6. 2008. Disponível em: <http://www.acr.org/SecondaryMainMenuCategories/quality_safety/contrast_manual.aspx>.
40. Nischimura LY, Potenza MM, Cesaretti IUR. Enfermagem nas Unidades de Diagnóstico por Imagem: aspectos fundamentais. São Paulo: Atheneu; 1999.
41. Juchem BC, Dall' Agnol CM. Reações adversas imediatas ao contraste iodado intrave-noso em tomografia computadorizada. Rev Lat-Am Enferm. 2007;15(1). Disponível em: <http://www.scielo.br/scielo.php?script=sci_arttext&pid=S0104-11692007000100012&lng=pt&nrm=iso&tlng=pt.>.
42. CDC. Centre for Disease Control. Guidelines for protecting the safety and health of healthcare workers. Washington: CDC; 2002. Disponível em: <http://www.cdc.gov/NIOSH/hcwold0.html.>.
43. Flôr RC, Kirchhof ALC. Uma prática educativa de sensibilização quanto à exposição a radiação ionizante com profissionais de saúde. Rev Bras Enferm. 2006;59(3):274-8.
44. Mostafa G, Sing RF, Mckeown R, Huynh TT, Heniford BT. The hazard of scattered radiation in a trauma intensive care unit. Crit Care Med. 2002;30(3):574-6.

AGRADECIMENTOS

À Livis Dzelve, ao Nelson Gravalos e à dra. Elisabete Turrini pela revisão técnica do texto.

43

Assistência de enfermagem pós-operatória imediata ao paciente grave

Aparecida de Cássia Giani Peniche
Rita de Cássia Burgos de Oliveira Leite
Cassiane de Santana Lemos

PONTOS A APRENDER

1. O período pós-operatório.
2. Os riscos preexistentes e as complicações mais frequentes no paciente cirúrgico grave.
3. A avaliação do paciente cirúrgico grave.
4. As complicações mais frequentes no paciente cirúrgico grave.
5. As ações na admissão do paciente na unidade pós-operatória.
6. As intervenções do enfermeiro da unidade pós-operatória.

PALAVRAS-CHAVE

Assistência de enfermagem, paciente crítico, complicações pós-operatórias, cuidados pós-operatórios.

ESTRUTURA DOS TÓPICOS

Introdução. Riscos preexistentes. Avaliação do paciente e assistência de enfermagem nas complicações mais frequentes. Resumo. Propostas para estudo. Referências bibliográficas.

INTRODUÇÃO

Segundo a classificação do estado físico da American Society Anesthesiologists (ASA), o paciente cirúrgico grave (ASA III, ASA IV e V), na maioria das vezes, é encaminhado diretamente para a Unidade de Terapia Intensiva (UTI) após o procedimento anestésico cirúrgico, sob efeito de drogas anestésicas nem sempre metabolizadas ou antagonizadas.

Esse período pós-anestésico, denominado período pós-operatório, é considerado crítico, em razão da instabilidade orgânica e emocional decorrente do trauma anestésico-cirúrgico, o que requer, portanto, uma assistência especializada das equipes médica e de enfermagem que se inicia com a transferência e o transporte seguros do paciente da sala de operações até a UTI ou recuperação pós-anestésica.

O transporte de pacientes da sala de cirurgia para a unidade de pós-operatório sem o uso de recursos apropriados, como a oxigenoterapia suplementar, é uma prática comum utilizada apenas em pacientes de alto risco. Ao avaliar uma amostra de 882 pacientes de ambos os sexos, com estado físico ASA I, II e III, submetidos a intervenções cirúrgicas eletivas de várias especialidades sob quatro técnicas anestésicas, constatou-se que houve maior incidência de hipoxemia moderada/intensa durante o transporte de pacientes do sexo feminino (14,47%), nos pacientes ASA II e III (14,74 e 16,46%, respectivamente) e naqueles submetidos a cirurgias cardiotorácicas (28,21%), gastroproctológicas (14,18%) e de cabeça-pescoço (18,18%). Entre as técnicas anestésicas empregadas, a anestesia geral foi considerada um fator de risco associado ao desenvolvimento de hipoxemia.[1]

Para o transporte do paciente, é necessário o planejamento das ações pela equipe, considerando a gravidade e condição clínica do paciente, estabilidade hemodinâmica e a confirmação do preparo da equipe e estrutura da unidade em que o paciente será recebido.

O transporte seguro se refere ao encaminhamento realizado pelo anestesiologista e pelo enfermeiro – ou técnico ou, ainda, auxiliar de enfermagem – com o apoio de materiais e equipamentos, como o uso de oxímetro de pulso, a fim de diminuir a morbimortalidade e a incidência de hipoxemia no pós-operatório imediato, assim como garantir uma assistência voltada para a individualidade de cada paciente, desde a admissão até a alta da unidade, o que inclui, além do nome:

- Idade e peso.
- Doenças preexistentes.
- Estado físico segundo a ASA.
- Medicamentos em uso.
- Antecedentes anestésico-cirúrgicos e possíveis complicações prévias.
- Complicações no intraoperatório.
- Procedimento cirúrgico efetuado.
- Patologia encontrada.
- Medicamentos administrados no pré-operatório imediato e durante a anestesia.
- Sinais vitais desde o pré-operatório até a saída da sala de cirurgia.
- Perda estimada de sangue.
- Balanço hídrico.
- Alergias.
- Presença de drenos, cateteres e sondas.

- Tipo de curativo.
- Prescrição de analgésicos para o pós-operatório imediato.[2-4]

Esse período é considerado crítico, em razão da instabilidade orgânica e emocional ocasionada pelo trauma anestésico-cirúrgico, o que requer, portanto, uma assistência especializada das equipes médica e de enfermagem.

Para a saída do paciente de sala cirúrgica, o enfermeiro responsável deve: passar o plantão para o enfermeiro da unidade de destino do paciente; comunicar sinais vitais, cirurgia realizada e intercorrências; registrar no prontuário a evolução do paciente e condições de transferência; e acompanhar o transporte do paciente para unidades críticas.

Os equipamentos para o transporte devem incluir: monitor de transporte, oxímetro de pulso, torpedo de oxigênio, dispositivo bolsa-valva-máscara, maleta de transporte com materiais para atendimento de emergência (laringoscópio, cânulas de intubação, drogas para parada cardiorespiratória).

RISCOS PREEXISTENTES

Para uma assistência especializada, é necessário considerar os riscos preexistentes descritos a seguir.

- Riscos cirúrgicos: extensão do trauma residual e suas alterações neuroendócrinas, sangramento cirúrgico, potencial de dor pós-operatória, alteração de sinais vitais em decorrência do tipo e tempo cirúrgico, posição do paciente durante a cirurgia.
- Riscos anestésicos: drogas pré-anestésicas e anestésicas, potencial de depressão respiratória, tipo de anestesia, via de metabolização das medicações, dose empregada, tempo de ação dos fármacos e interação com outras drogas.
- Riscos individuais: condições mentais e psicológicas do paciente, idade, estado nutricional e doenças associadas.

Além de identificar os fatores de risco, é necessário realizar uma avaliação global do paciente, ou seja, avaliação das funções respiratórias e cardiovasculares, sistema nervoso central (SNC), dor referida ou subjetiva, temperatura, atividade motora, equilíbrio hidroeletrolítico, infusões, débito de drenos e sondas, retenção urinária, perfusão periférica, sangramentos, condições do curativo, integridade da pele, ocorrência de náuseas e vômitos.

AVALIAÇÃO DO PACIENTE E ASSISTÊNCIA DE ENFERMAGEM NAS COMPLICAÇÕES MAIS FREQUENTES

Segundo a Associação Brasileira de Enfermeiros em Centro Cirúrgico, Recuperação Anestésica e Centro de Material e Esterilização,[5] o enfermeiro da unidade de recuperação pós-anestésica tem as seguintes responsabilidades:

- Conferir a identificação do paciente no prontuário e receber as informações clinicas do paciente na recepção da unidade.
- Realizar o exame físico na admissão e alta da recuperação pós-anestésica, com registro da avaliação em prontuário.
- Elaborar o plano de cuidados da Sistematização da Assistência de Enfermagem Perioperatória (SAEP): identificar os problemas de enfermagem, propor as intervenções pertinentes, avaliar os resultados obtidos e registrá-los em impresso próprio.

Os cuidados de enfermagem na admissão do paciente incluem:

- Orientar o paciente quanto ao término da cirurgia e as intervenções que serão realizadas na recuperação anestésica.
- Monitorizar os sinais vitais: frequência cardíaca, frequência respiratória, pulso, pressão arterial, temperatura, saturação de oxigênio, juntamente com o nível de consciência.
- Avaliar a dor pós-operatória de acordo com a escala numérica de 0 (sem dor) a 10 (pior dor).
- Manter as vias aéreas permeáveis e realizar aspiração orotraqueal, se necessário.
- Instalar suporte de oxigênio de acordo com a necessidade do paciente e prescrição médica. Observar se o paciente mantém saturação de O_2 maior que 90% sem oxigênio.
- Verificar a localização, permeabilidade e fixação de drenos e sondas, registrando o débito em prontuário.
- Avaliar condições do curativo cirúrgico, observando sinais de sangramento, distensão e desconforto abdominal, além de perfusão periférica.
- Posicionar o paciente confortavelmente, instalar sistema de aquecimento artificial ou oferecer cobertores e lençóis.
- Evitar a lesão de nervos e tensão muscular, apoiando e acolchoando corretamente as zonas de pressão e proeminências ósseas, além de manter o alinhamento corporal sempre em posição anatômica.
- Zelar pela segurança do paciente, deixando as grades laterais da cama elevadas.
- Garantir a privacidade do paciente.

- Verificar o procedimento anestésico-cirúrgico realizado e a equipe responsável no prontuário.
- Aplicar o índice de Aldrete e Kroulik (específico para o paciente cirúrgico em pós-anestésico) e a escala de Ramsay.
- Implementar intervenções de início imediato, por exemplo, administração de analgésicos, antibióticos e antieméticos.
- Observar náuseas e vômitos, mantendo o paciente com a cabeça de lado e em decúbito elevado, quando for possível e permitido.
- Atentar quanto à programação de equipamentos utilizados pelo paciente, como bombas de analgesia (PCA) e compressores pneumáticos.
- Observar queixa de retenção urinária, realizar manobras para estímulo da diurese espontânea e/ou proceder ao cateterismo vesical de alívio ou demora, conforme prescrito.
- Fazer balanço hídrico, se for necessário.
- Manter e observar infusões venosas e atentar para possíveis infiltrações e irritações cutâneas no local da inserção do cateter venoso periférico.
- Minimizar os fatores de estresse, evitando ruídos desnecessários que possam perturbar o paciente.
- Comunicar as intercorrências ao enfermeiro e ao anestesiologista, a exemplo de alterações no nível de consciência, nos sinais vitais e nos resultados de exames laboratoriais, sangramentos não esperados e queixas dolorosas constantes.
- Registrar intercorrências, condutas e cuidados nas anotações de enfermagem.

Índice de Aldrete e Kroulik (específico para a avaliação do paciente cirúrgico em pós-anestésico)

A preocupação com o paciente no período pós-anestésico é uma constante desde 1970, quando Aldrete & Kroulik, inspirados na escala de Apgar para o recém-nascido, propuseram um método de avaliação das condições fisiológicas dos pacientes submetidos a um procedimento anestésico, o qual denominaram índice de Aldrete e Kroulik.

Os autores sugeriram uma avaliação dos sistemas cardiovascular, respiratório, nervoso central e muscular dos pacientes que passassem pela ação das drogas anestésicas, por meio de parâmetros clínicos de fácil verificação, como frequência respiratória, pressão arterial, atividade muscular, consciência e saturação de oxigênio.[6]

Dessa forma, estabeleceu-se uma pontuação de 0 a 2 para cada parâmetro clínico avaliado. A soma dos pontos obtidos indica a possibilidade de reversão dos fármacos utilizados na anestesia, demonstrando se o paciente está acordado, responsivo, eupneico, movimentando os quatro membros e com sinais vitais estabilizados.

Sendo assim, é preciso estabelecer uma avaliação eficaz desses parâmetros que indicam alterações clínicas importantes no período pós-operatório, desde a respiração até o nível de consciência. Para alta da recuperação anestésica, a pontuação na escala deve variar de 8 a 10.

- Respiração: a contagem da frequência respiratória e a verificação da expansibilidade torácica por um minuto constituem as ações recomendadas, proporcionando a segurança requerida na avaliação do paciente, uma vez que essa é a única maneira de detectar ruídos respiratórios causados pela obstrução das vias aéreas, pela retração da musculatura acessória e pelos movimentos assincrônicos do tórax.
- Pressão arterial (circulação): a avaliação da pressão arterial (PA) foi escolhida por Aldrete & Kroulik para retratar, de forma simples, a atividade do sistema cardiovascular. Acreditava-se que a medida da PA seria a figura real (expressa em número) da atividade cardiovascular do paciente. Contudo, apesar de sua simplicidade, a técnica exige treinamento da equipe em relação aos sons produzidos pela pressão sistólica e diastólica e aos manguitos apropriados para pessoas obesas, magras e crianças. Além disso, requer o conhecimento do valor da PA do paciente na admissão em sala cirúrgica para que seja possível efetuar a comparação com o índice em questão.
- Oximetria de pulso (saturação de O_2): todas as substâncias da natureza, quando se encontram em uma temperatura acima de 0° K, podem emitir e absorver luz. A hemoglobina oxigenada absorve menos a luz vermelha e mais a infravermelha, em comparação à hemoglobina não oxigenada. A oximetria de pulso nasceu sob esse princípio e está baseada na lei de Lambert-Beer, que se refere à transmissão de luz por meio de uma solução e à função logarítmica da densidade ou da concentração das moléculas absorvidas nessa solução. Atualmente, os oxímetros de pulso medem a saturação da hemoglobina com base na pulsação do sangue arterial e emitem uma onda luminosa com um comprimento ligeiramente aumentado, com o uso de dois comprimentos de onda. Os valores foram validados por amostras simultâneas da saturação de hemoglobina determinada *in vivo* até 70%. Assim, a saturação de oxigênio de uma pessoa jovem e saudável no ar ambiente deve ser de 98 a 100%; já um idoso pode apresentar valores abaixo da faixa de 90%; por sua vez, um fumante intenso e/ou portador de grave doença pulmonar pode apresentar níveis abaixo de 80%.
- Atividade muscular: as condições do paciente são avaliadas pela sua movimentação voluntária no leito. Esse parâmetro é de relativa importância quando o indivíduo é submetido a uma anestesia regional, definida como uma perda reversível da sensibilidade térmica, de tato, de dor e de motilidade

diante da injeção de um anestésico local para bloquear fibras nervosas. O retorno da movimentação dos membros varia muito em pacientes em recuperação pós-anestésica. A maioria só volta à normalidade depois de 24 horas. É necessário lembrar que, além do bloqueio motor, existem o sensitivo e o vasomotor, que se prolongam muitas vezes por até 24 horas após a cirurgia.

- Nível de consciência: nessa avaliação, o ideal é que o paciente seja chamado pelo nome, sem o estímulo do toque, para que haja realmente possibilidade de diferenciar alterações do nível de consciência.

Escala de Ramsay (específica para a avaliação do paciente cirúrgico sedado em pós-anestésico)

Para avaliar as condições do paciente também, é possível utilizar a escala de sedação de Ramsay, que avalia o grau de sedação atingido com uma pontuação de 1 a 6, referente ao nível clínico do indivíduo, conforme apresentado no Quadro 43.1.

Quadro 43.1 Escala de sedação de Ramsay

Nível clínico	Grau de sedação atingido
1	Ansioso, agitado
2	Cooperativo, aceitando ventilação, orientado e tranquilo
3	Dormindo com resposta discreta a estímulo tátil ou auditivo
4	Dormindo com resposta mínima a estímulo tátil ou auditivo
5	Sem resposta a estímulo tátil ou auditivo, porém com resposta a dor
6	Sem resposta a estímulo doloroso

Avaliação da dor no paciente cirúrgico

O conceito de que a dor pós-operatória é normal e esperada faz com que a atenção da equipe esteja voltada às complicações pós-operatórias mais visíveis, como fístulas, infecções e sangramentos, e não ao sintoma que mais incomoda o paciente: a dor. Sendo assim, grande parte dos pacientes cirúrgicos experimenta dor intensa no pós-operatório.

Em um estudo realizado no Hospital das Clínicas de São Paulo, verificou-se que somente 20% dos pacientes apresentaram controle adequado da dor nas primeiras 24 horas de pós-operatório e 50% deles apresentaram dor intensa nas 48 horas iniciais.[7]

A cirurgia, principalmente quando realizada no tórax ou abdome, dificulta a ventilação profunda e reduz a eliminação de secreções do trato respiratório, o que pode gerar atelectasias e infecções respiratórias. A dor pode gerar alterações respiratórias, hemodinâmicas e metabólicas, que predispõem o doente à instabilidade cardiovascular, maior consumo energético e proteico e redução do volume ventilatório; diminuição da mobilidade precoce, favorecendo o desenvolvimento de trombose profunda; redução da qualidade do sono, contribuindo para fadiga e menor adesão ao tratamento.[8]

A dor é um problema comum no pós-operatório imediato e uma das causas mais frequentes de agitação na UTI, juntamente com sintomas como hipoxemia, hipercapnia, retenção urinária, distensão gástrica e efeito residual das drogas.[9]

Os fatores ligados à dor pós-operatória incluem a natureza da cirurgia, a orientação pré-operatória, as crenças, os aspectos culturais, entre outros. Dessa forma, as respostas físicas, emocionais e comportamentais advindas do quadro álgico podem ser atenuadas, acentuadas ou perpetuadas por variáveis biológicas, psíquicas e socioculturais.[10]

Também denominada nociceptiva, a dor aguda pós-operatória envolve uma lesão tecidual. Já a resposta inflamatória que a acompanha determina elevada síntese de substâncias que excitam terminações nervosas livres, como prostaglandinas, bradicininas, histaminas, entre outras, o que gera um potencial de ação na fibra nociceptiva – A-delta e C – e transmite o impulso nervoso pela raiz dorsal do nervo espinal para o corno dorsal da medula espinal.

O controle da dor pós-operatória e o alívio do sofrimento se mostram essenciais para a assistência integral ao paciente cirúrgico e representam uma responsabilidade e compromisso do profissional da área de saúde.[11] A avaliação adequada da dor é uma meta internacional preconizada pelo sistema de acreditação hospitalar americano *Joint Comission Accreditation of Healthcare Organization (JCAHO)*.[12]

Consequentemente, a avaliação da experiência dolorosa é fundamental para o planejamento e a implementação da assistência de enfermagem no período pós-operatório imediato. Essa verificação deve estar pautada pelo exame físico, enfatizando o local, a intensidade e a qualidade da dor, em repouso ou em movimento, assim como a duração, os fatores de piora e melhora, as repercussões biológicas e o alívio do sintoma.[10]

Os fatores que contribuem para uma avaliação e controle inadequados da dor pelo profissional incluem:

- Falta de conhecimento da equipe de enfermagem sobre a ação das drogas e possíveis reações adversas.

- Falha na avaliação na aplicação de escalas e reavaliação do paciente em tempo adequado.
- Custo elevado de medicamentos e número reduzido de funcionários para assistência ao paciente.
- Medos e crenças do paciente em relação a experiências anteriores ou falta de conhecimento sobre possíveis alterações.[12]

A equipe de enfermagem precisa compreender como ocorre o processo doloroso e entender em que momento deve atuar de forma adequada e efetiva. Alguns autores frisam que a dor pós-operatória deve ser tratada de forma regular e não segundo a demanda, o que significa que as necessidades de cada paciente devem ser atendidas individualmente e com desenvoltura técnica e conhecimento das drogas escolhidas pela equipe de saúde envolvida no tratamento.[13]

O manejo da dor pós-operatória tem como objetivo minimizar ou prevenir o desconforto e os efeitos deletérios ao organismo, facilitando o processo de recuperação.[14] Nesse sentido, a educação pré-operatória e a analgesia preemptiva são os métodos que apresentam melhores resultados atualmente. Além disso, a implementação de protocolos institucionais para controle da dor podem direcionar os cuidados e compor o plano assistencial realizado pela equipe de enfermagem, favorecendo uma assistência de qualidade e de acordo com a necessidade individual de cada paciente.

Por sua vez, a analgesia multimodal ou balanceada é recomendada para o tratamento da dor pós-operatória. Nesse procedimento, são empregadas intervenções farmacológicas e não farmacológicas para possibilitar uma resposta analgésica mais eficaz. Na abordagem farmacológica, dispõe-se de analgésicos de ação periférica e central e de anestésicos para uso em bloqueios peridurais e periféricos.[14] O objetivo é bloquear a geração do impulso nociceptivo nos processos de transmissão e interpretação do fenômeno doloroso e na estimulação do sistema supressor de dor.[10]

As vantagens da analgesia peridural incluem menor dose de anestésicos, com baixa frequência de administração e diminuídos efeitos colaterais. A administração dos anestésicos pode ser realizada intermitente pelo cateter ou controlada pelo paciente.

A analgesia controlada pelo paciente (ACP) consiste na instalação de uma bomba de infusão conectada ao cateter, que pode ser acionada pelo paciente de acordo com o seu nível álgico e programada para infusão contínua ou intermitente, com uma programação específica para as condições clínicas do paciente. Esse método possibilita adequar rapidamente a dose dos analgésicos às necessidades do paciente, quando o sistema resgate é acionado, a manutenção da concentração plasmática com o mínimo de droga, o que pode minimizar os efeitos colaterais.[8]

A analgesia epidural com bupivacaína em baixas concentrações pode ser usada em doses fracionadas ou em infusão contínua, porém há o risco de a medicação provocar bloqueio motor e hipotensão arterial.

Contudo, a complicação de maior ocorrência pelo uso de opioides por via epidural é a depressão respiratória. Pode ter aparecimento tardio, principalmente com o uso de drogas hidrofílicas, como a morfina, o que implica uma vigilância constante durante sua utilização. Outros efeitos colaterais ainda incluem prurido, retenção urinária, náuseas e vômitos com maior frequência, devendo ser controlados.[9]

Durante a fase de recuperação anestésica, a avaliação da dor tem grande importância, uma vez que a maioria dos pacientes em período pós-anestésico apresentam diminuição do nível de consciência, não manifestando verbalmente sua experiência dolorosa. Os sinais de dor, como gestos protetores, expressão facial, respostas autonômicas (diaforese, alterações dos sinais vitais, dilatação pupilar), comportamento expressivo (gemência, agitação, choro, irritabilidade), aparência abatida, interação reduzida com o ambiente e alterações dos sinais vitais são características comumente observadas pela enfermagem.[11]

Geralmente, após as primeiras horas de recuperação, o paciente apresenta-se mais desperto, colaborando e interagindo com a equipe. Nessa fase, podem ser aplicadas escalas com o objetivo de identificar a etiologia do sintoma álgico e compreender a experiência sensorial, afetiva, comportamental e cognitiva do indivíduo com a dor, a fim de propor e programar o manejo da queixa.

O processo de avaliação deve abranger o histórico e o exame físico do paciente, bem como aspectos psicossociais e familiares relacionados, além de envolver os componentes sensoriais, o padrão, a localização, a intensidade e a natureza da dor, assim como o grau de alívio obtido com a terapia.

O padrão da dor é avaliado pelo uso de palavras que descrevem seu ritmo, ou seja, se o sintoma é constante, intermitente ou breve, assim como pela data e horário de seu início e pelo último episódio. Já a identificação da localização auxilia o enfermeiro na determinação da etiologia da dor. Para tanto, costuma ser válida a utilização de um diagrama corpóreo, no qual o paciente assinala a área dolorosa, ou mesmo um questionamento direto, feito pelo próprio enfermeiro para o indivíduo, sobre os locais do corpo onde sente dor, seguido de um registro posterior.

Por fim, a natureza da dor pode ser identificada por meio de descritores verbais, que devem ser utilizados pelo paciente para definir as palavras que melhor caracterizam a dor. As respostas comportamentais (p. ex., choro, depoimentos, expressões faciais e movimentos corporais) e as neurovegetativas também devem ser utilizadas no processo de avaliação, a exemplo de alterações cardiovasculares, aumento da frequência respiratória, sudorese e alterações metabólicas oriundas da estimulação simpática.[11]

Segundo alguns autores,[9] a analgesia pós-operatória está pautada em uma boa anestesia intraoperatória e na valorização das queixas do paciente, o que implica a escolha de uma droga e uma técnica efetiva que não influencie ou mascare a morbidade existente. Também é esperado que a dor pós-operatória não surja ou, quando surgir, seja amenizada o máximo possível.

Mesmo que a dor seja habitualmente tratada com intervenções farmacológicas, outros métodos complementares de analgesia adjuvante alternativa são utilizados e podem reduzir o consumo de analgésicos, assim como diminuir os efeitos colaterais.[15]

Assistência de enfermagem na abordagem da dor

- Avaliar constantemente o paciente.
- Quantificar a dor por meio de escalas (quando o paciente está consciente) ou de respostas comportamentais ou neurovegetativas dadas pelo organismo do indivíduo.
- Posicionar o paciente corretamente no leito.
- Auxiliar o indivíduo na mudança de decúbito.
- Colocar coxins para a melhor acomodação do paciente, quando necessário.
- Administrar terapias analgésicas prescritas e reavaliar o paciente de acordo com o tipo de medicamento administrado e intervalo de ação.
- Observar a ocorrência de efeitos colaterais associados à terapia medicamentosa e comunicar o anestesiologista para intervenção.
- Aplicar massagem de conforto ao paciente.
- Registrar no prontuário as características da dor, intervenções realizadas e melhora apresentada pelo paciente.

Avaliação do sistema respiratório

As complicações respiratórias têm sido foco de estudos por aumentarem a morbidade e a mortalidade no pós-operatório e o custo do tratamento.[16]

Testes pulmonares mostram um déficit na função pulmonar por até 1 semana após cirurgias abdominais ou torácicas, com redução de 60% da capacidade vital, residual e funcional e do volume expiratório.[17]

Os problemas respiratórios mais frequentes no período pós-operatório imediato incluem hipóxia, que nas primeiras horas tem como causa a própria anestesia em pacientes hígidos e submetidos a uma cirurgia de pequeno porte, o que significa uma depressão respiratória desencadeada pela ação residual dos opioides e bloqueadores neuromusculares com queda de aproximadamente 30% da capacidade respiratória.

A hipóxia é estabelecida com uma saturação da hemoglobina de 90% e uma pressão arterial de oxigênio (PaO_2) de 60 mmHg, decorrente da ação dos agentes inalatórios, perda dos reflexos de vasoconstrição pulmonar, maior consumo de oxigênio desencadeado pela hipotermia não intencional e consequentes tremores musculares e redução do débito cardíaco. Isso significa que ela é consequência final de muitas situações clínicas que comprometem o sistema respiratório.[4]

Os pacientes que apresentam hipoxemia mais tardia são aqueles portadores de doenças obstrutivas crônicas preexistentes com maior probabilidade de desenvolver complicações após a cirurgia.

Além da hipóxia, outras situações são comuns no período pós-operatório imediato, como a obstrução das vias aéreas superiores causada pela queda da língua, decorrente de sedação ou de bloqueio neuromuscular residual; o laringoespasmo associado ao trauma da intubação ou à presença de secreção; o edema de traqueia causado por manipulação cirúrgica, alta pressão do balonete do tubo endotraqueal e reação alérgica; o hematoma da ferida cirúrgica; a paralisia de cordas vocais, que se apresenta com sinais de obstrução respiratória; e o broncoespasmo presente em pacientes com histórico de asma ou bronquite.

Os sinais apresentados pelos pacientes são batimento das asas de nariz, retração esternal e dos espaços intercostais e elevação do abdome, indicando respiração paradoxal.

Outras complicações respiratórias estão associadas a eventos adversos, como pneumotórax, hemotórax e hemopneumotórax, que são ocasionados pela inserção do cateter subclávio, bloqueio de plexo braquial via supraclavicular, abertura inadvertida perioperatória das pleuras e barotraumas ou traumas.

Assistência de enfermagem na prevenção de complicações respiratórias

- Monitorizar os sinais vitais do paciente, com ênfase para o controle da oximetria de pulso, da frequência e do padrão respiratório.
- Elevar o decúbito (30° a 45°).
- Aumentar a oferta de O_2.
- Solicitar a realização de respiração profunda e fisioterapia periódica.
- Desobstruir as vias aéreas superiores, reduzir a hiperextensão mandibular e utilizar a cânula de Guedel, se for indicado.
- Promover respiração assistida pelo sistema bolsa-máscara e usar oxigênio a 100%, se houver indicação.
- Aspirar secreção orotraqueal, se for necessário.
- Administrar medicamentos prescritos, como digitálicos, vasopressores, broncodilatadores, analgésicos, antagonistas, hidrocortisona, entre outros, ou protocolos estabelecidos.

- Preparar material para drenagem pleural, laringoscopia, broncoscopia e/ou traqueostomia, se forem indicadas.
- Proceder à monitorização seriada dos gases sanguíneos, também chamada de gasometria, se houver indicação.
- Providenciar material para intubação e/ou ventilação do paciente, se for necessário.
- Verificar se há falhas ou vazamentos em conexões e extensões do sistema de ventilação mecânica, caso o paciente esteja recebendo esse recurso.
- Registrar as observações e os cuidados prestados ao indivíduo.

Sistema cardiovascular

Hipotensão arterial

A hipotensão arterial se caracteriza por uma pressão arterial aferida 80% menor do que a obtida no período pré-operatório.

As causas mais comuns dessa condição incluem diminuição da pré-carga, da contratilidade miocárdica e da resistência vascular sistêmica, reposição inadequada de perdas sanguíneas no intraoperatório, efeito residual dos anestésicos ou bloqueio espinal prolongado.[17]

A monitorização hemodinâmica deve ser instituída uma vez que a hipotensão pode desencadear lesões em órgãos vitais.

Geralmente, o tratamento consiste na administração de cristaloides no sangue ou na administração de líquidos associados a agentes inotrópicos e alfa-adrenérgicos, dependendo da etiologia da hipotensão.

Assistência de enfermagem na hipotensão

- Verificar a pressão arterial com um manguito de tamanho adequado à circunferência do braço do paciente.
- Providenciar acesso venoso adequado ou mantê-lo.
- Elevar membros inferiores.
- Administrar medicação conforme a prescrição médica.
- Registrar as observações e os cuidados prestados.

Hipertensão arterial sistêmica

A hipertensão arterial sistêmica (HAS) significa uma pressão arterial média acima do limite superior aceito para a normalidade. Geralmente, a pressão arterial média (PAM) acima de 110 mmHg, em condições de repouso, é considerada hipertensiva. Na hipertensão muito grave, a PAM pode variar de 150 mmHg a 170 mmHg, com níveis pressóricos diastólicos de até 130 mmHg e sistólicos de até 250 mmHg.

Antes de realizar a cirurgia, o paciente deve ser avaliado pelo anestesiologista, que autoriza clinicamente o procedimento. Muitas vezes, a hipertensão é uma condição que pode determinar a suspensão da operação, uma vez que o hipertenso está sujeito a uma instabilidade hemodinâmica quando a PA não é controlada durante esse período. Além disso, tem propensão à hemorragia se a hipertensão não for tratada.[18]

Por ser causa de suspensão de cirurgia, a hipertensão pode ser considerada um fator de baixo risco para mortalidade e morbidade pós-operatória. No entanto, vale salientar que a hipertensão também pode se manifestar em pacientes normotensos.

É recomendado que, no período perioperatório, sejam evitadas as variações de 20% dos valores admissionais.[19]

A crise hipertensiva pode ocorrer entre 5 e 75% dos pacientes no pós-operatório. Algumas cirurgias, como revascularização do miocárdio, trazem um risco maior para o paciente. Esse risco pode estar associado aos pacientes já hipertensos ou não, visto que também é consequência da descarga adrenérgica desencadeada pelo procedimento anestésico cirúrgico.

O controle de fatores como ansiedade, dor, curativos compressivos, hipoxemia, hipercapnia e hipoglicemia é fundamental para a estabilidade hemodinâmica em casos de hipertensão pós-operatória.

A hipertensão também pode ser decorrente de vasoconstrição, em razão de condições como hipotermia, aumento da pressão intracraniana, administração de grande volume de líquidos no intraoperatório, retenção de CO_2, dor na ferida cirúrgica, retenção urinária e agitação.[4]

Na prática, a pressão arterial no pré-operatório deve servir de parâmetro para a avaliação pós-operatória, assim como as drogas anestésicas. Muitas vezes, a hipertensão é passageira e decorrente de estresse cirúrgico, tanto por razões fisiológicas quanto pelo fato de o organismo estar buscando a homeostase.

Porém, quando a pressão arterial encontra-se acima de 30% dos valores iniciais ou está associada à cefaleia e isquemia miocárdica, são utilizados agentes hipotensores, como os inibidores de enzima conversora da angiotensina e os betabloqueadores.[19]

Assistência de enfermagem na HAS

- Verificar a pressão arterial do paciente a cada 5 minutos, até a estabilização dos níveis pressóricos.

- Ofertar oxigênio ao paciente.
- Observar a frequência e padrão respiratório.
- Manter o acesso venoso.
- Manter a normotermia.
- Observar queixa dolorosa ou de desconforto.
- Verificar a retenção urinária e presença de bexigoma.
- Realizar o balanço hídrico.
- Observar a agitação psicomotora.
- Verificar o nível de consciência.
- Administrar as medicações conforme prescrição médica.
- Registrar a assistência prestada.

Arritmias cardíacas

Para alguns autores,[1,17] as arritmias cardíacas são consideradas uma das intercorrências mais comuns em pacientes no período pós-operatório imediato. Podem ocorrer múltiplas arritmias cardíacas nesse período. Os fatores predisponentes incluem doença cardíaca preexistente, dor, hipotermia, disfunção respiratória que resulte em hipóxia, hipercarbia ou acidose e desequilíbrio eletrolítico ou acidobásico.

As causas das arritmias são geralmente anormalidades do sistema de ritmicidade-condução do coração ou de suas combinações:

- Ritmicidade anormal do marca-passo.
- Deslocamento do marca-passo do nodo sinusal para outras partes do coração.
- Bloqueio em diferentes pontos de transmissão de impulsos pelo coração.
- Vias anormais de transmissão de impulsos pelo coração.
- Geração espontânea de impulsos anormais em praticamente qualquer parte do coração.

Na unidade pós-operatória, na qual o paciente está monitorizado, o enfermeiro deve estar preparado para identificar quaisquer alterações no traçado eletrocardiográfico. Além disso, ao identificar uma fibrilação ventricular, que é sinônimo de parada cardíaca, as equipes médica e de enfermagem devem seguir o protocolo de intervenção estabelecido pela instituição em tais casos.

Quando houver enfermeiros na unidade, é importante que eles participem de cursos, principalmente do Advanced Cardio Life Support (ACLS), para que possam aplicar os algoritmos estabelecidos e conhecidos mundialmente.[20]

Taquicardia sinusal

A taquicardia sinusal é geralmente caracterizada por batimentos por minuto (bpm) superiores a 100. As ondas P, QRS e T mantêm um desenho normal, porém com velocidade excessiva, o que acarreta o aumento do trabalho cardíaco e o consumo de oxigênio, expondo o paciente ao risco de isquemia e infarto.

Causas

As causas dessa arritmia abrangem dor, ansiedade, complicações respiratórias, insuficiência cardíaca, infecção, drogas, hipotensão, hipertensão, hipercapnia, hipertermia e hipovolemia.

Assistência de enfermagem na taquicardia sinusal

- Monitorizar a função cardíaca do paciente.
- Controlar os sinais vitais.
- Manter a oximetria de pulso.
- Administrar oxigênio úmido.
- Iniciar a prescrição médica.
- Providenciar material para atendimento de urgência.
- Registrar a assistência prestada.

Bradicardia sinusal

O termo bradicardia sinusal significa uma frequência cardíaca diminuída, geralmente abaixo de 60 bpm.

Causas

A bradicardia ocorre quando qualquer reflexo circulatório estimula o nervo vago, causando diminuição da frequência cardíaca. Outro fator importante a observar é o uso de medicamentos digitálicos, que, na maioria dos casos, pode levar o coração a reduzir os batimentos cardíacos. A ação prolongada das drogas utilizadas antes ou no decorrer da anestesia e o tipo de anestésico também podem desencadear esse sintoma.[18]

Assistência de enfermagem na bradicardia

- Monitorizar a função cardíaca e a oximetria de pulso do paciente.

- Verificar os sinais vitais frequentemente.
- Administrar oxigênio úmido ao indivíduo.
- Iniciar a prescrição médica.
- Providenciar material para atendimento de urgência.
- Registrar a assistência prestada.

Choque hipovolêmico

O choque hipovolêmico consiste na redução do volume líquido em razão de perdas hídricas e sanguíneas ou de redução do volume plasmático, como ocorre em queimaduras e fístulas. A hemorragia é a causa mais comum do choque hipovolêmico, ocasionando diminuição da pressão arterial e do retorno venoso. A hipovolemia também pode ser resultado do uso de diuréticos potentes no intraoperatório, exposição e manuseio de alças e dissecção extensa do retroperitônio.[21]

Vale salientar que um sangramento excessivo durante a cirurgia pode acarretar sintomas no pós-operatório, como alterações neurológicas, dispneia, taquicardia, hipotensão, isquemia miocárdica, entre outros.

Assistência de enfermagem na hipovolemia

- Administrar O_2 no paciente.
- Repor líquidos de acordo com a prescrição médica.
- Observar sinais de sangramento no curativo da ferida operatória e nos locais de inserção de drenos.
- Computar o débito e verificar o aspecto do líquido drenado de cateteres e sondas.
- Realizar o balanço hídrico frequentemente.
- Elevar os membros inferiores do paciente.
- Monitorizar os sinais vitais, incluindo a avaliação da dor.
- Manter o acesso venoso adequado.
- Encaminhar o paciente para uma nova operação, se necessário.
- Manter o material de atendimento de emergência próximo.
- Registrar a assistência prestada.

Complicações renais

Oligúria

A oligúria se refere a um débito urinário inferior a 0,5 mL/kg/h geralmente decorrente de hipovolemia e hipotensão. É comum em idosos e pode ocorrer por obstrução de cateter, perfuração de bexiga e compressão da veia renal ou até mesmo disfunção renal pós-operatória.

Assistência de enfermagem na oligúria

- Fazer balanço hídrico.
- Observar as características da diurese do paciente.
- Controlar a pressão arterial.
- Implementar a prescrição médica.
- Registrar os cuidados prestados.

Poliúria

A poliúria é muito comum no período pós-operatório imediato, em decorrência de hiperglicemia, uso de diuréticos e *diabetes insipidus* (déficit na síntese de hormônio antidiurético).

Assistência de enfermagem na poliúria

- Fazer controle hídrico.
- Controlar a pressão arterial do paciente.
- Realizar o controle de glicemia.
- Registrar os cuidados prestados.

Complicações térmicas

Hipotermia

A hipotermia é uma das complicações mais comuns no período pós-operatório imediato, estando associada ou não a tremores e calafrios, e se caracteriza por uma temperatura corpórea inferior a 36ºC. A temperatura ideal do corpo humano tem variações em torno de 37ºC, para que a maioria dos sistemas enzimáticos e das reações químicas possa ocorrer adequadamente.

O paciente cirúrgico perde calor de várias maneiras. Na anestesia geral, a depressão do hipotálamo – o centro regulador da temperatura – deprime o mecanismo regulador da temperatura, enquanto a anestesia espinal predispõe o paciente à hipotermia em razão da vasodilatação periférica e do bloqueio das fibras nervosas e motoras.

Os fatores que levam um indivíduo a desenvolver hipotermia no intraoperatório incluem: salas de operações frias, antissepsia feita com agentes químicos frios e/ou com o paciente descoberto, abertura das cavidades torácicas ou abdominais e gases frios e anestésicos com potencial de vasodilatação.

Essa condição parece aumentar a quebra de proteínas e a perda de nitrogênio, retardando, assim, a recuperação após a cirurgia. Além disso, é acompanhada de vasoconstrição, que pode diminuir a perfusão periférica e causar acidose metabólica. Por fim, também tem potencial para prejudicar a função das plaquetas, afetar a repolarização cardíaca e causar anormalidades na onda T ao eletrocardiograma (ECG).[17]

As principais complicações da hipotermia incluem tremores, visto que a condição aumenta o consumo de O_2 em até 500%, depressão respiratória, elevação da resistência vascular periférica e pulmonar, aumento do trabalho cardíaco, arritmias cardíacas, ação prolongada das drogas anestésicas e diminuição do metabolismo, entre outras.

O objetivo é que a hipotermia seja prevenida com algumas medidas simples, como:

- Encaminhar o paciente coberto à UTI.
- Evitar exposição desnecessária do indivíduo.
- Manter a temperatura da unidade acima de 24 °C.
- Proceder à troca de roupas e campos molhados.
- Usar cobertores comuns ou elétricos.
- Enfaixar os membros inferiores do indivíduo, se possível.
- Manter o controle rigoroso da temperatura no período pós-operatório.

Os tremores também podem ser revertidos com a adesão de mantas térmicas ou com a administração de medicações.

Assistência de enfermagem na hipotermia

- Aquecer o paciente com o uso de cobertores ou manta térmica.
- Controlar a temperatura frequentemente.
- Observar alterações no ECG, frequência cardíaca e perfusão periférica.
- Observar queixa de dor e de desconforto do paciente.
- Registrar a assistência prestada.

Hipertemia

A hipertermia no pós-operatório imediato não é uma complicação comum. Geralmente, resulta do trauma anestésico-cirúrgico e da manipulação cirúrgica dos tecidos infectados. Outras causas menos frequentes incluem hipertermia maligna, intoxicação pela atropina, broncoaspiração do conteúdo gástrico e crise de hipertireoidismo.[4]

Assistência de enfermagem na hipertermia

- Manter o paciente sem mantas de aquecimento.
- Fazer compressas frias na região dos grandes vasos.
- Controlar a temperatura frequentemente.
- Observar alterações no ECG, frequência cardíaca e perfusão periférica.
- Administrar soro na temperatura ambiente.
- Observar queixa de dor e de desconforto.
- Registrar a assistência prestada.

Náuseas e vômitos

A náusea é a sensação de desconforto ou de enjoo no estômago, que geralmente precede o vômito, que pode ser definido como a ejeção forçada dos conteúdos do estômago pela boca. Esse sintoma é controlado pelo centro do vômito, localizado na medula. Quando estimulado, esse centro envia impulso eferente pelo V, VII, IX, X e XII nervos cranianos, pelos nervos frênicos e pelos nervos espinais para o esôfago, para o estômago e para o diafragma.[22]

O estímulo do impulso, que tem origem na zona quimiorreceptora do gatilho (ZQG), é responsável pelas náuseas e pelos vômitos relacionados ao uso de drogas. A ZQG é uma área bilateral localizada no assoalho do quarto ventrículo, acima da área postrema. Os estímulos visuais e corticais podem estimular diretamente o centro do vômito.

Náuseas e vômitos pós-operatórios constituem uma complicação frequente (com prevalência estimada em 20 a 30%) e potencialmente grave que aumenta o tempo de recuperação no período pós-operatório imediato e causa insatisfação nos pacientes.[22]

A náusea e o vômito podem estar associados a fatores como: sexo feminino, história prévia, abstinência ao fumo e utilização de opioides no período intraoperatório. Outros fatores citados por alguns autores[4,23] incluem obesidade; ação direta dos anestésicos no centro do vômito; tipo de anestesia; acidose;

distensão gástrica; hipoglicemia; hipóxia cerebral por hipotensão arterial; hipercapnia; estimulação da orofaringe; ansiedade; dor intensa; uso de anestésicos halogenados; hipersensibilidade simpática; pós-cirurgia intra-abdominal; desidratação; hipercalemia; cirurgias do ouvido médio; e intervenção na musculatura extrínseca do olho.

Um estudo[24] realizado com o objetivo de identificar as complicações pós--operatórias mais frequentes e relacioná-las às intervenções de enfermagem em pacientes maiores de 18 anos, submetidos à cirurgia de médio e grande porte, a anestesia geral ou a bloqueio, identificou que 1,9% dos pacientes eram ASAIII e do sexo masculino. Esses dados sugerem um maior controle antiemético profilático, melhor esvaziamento gástrico e preparo gastrintestinal, uma vez que a instituição na qual se deu a coleta adota um protocolo com esses objetivos. Outra inferência feita pelo autor foi o fato de o risco para náuseas e vômitos diminuir com o avanço da idade e no sexo masculino, condições apresentadas pela maioria das amostras estudadas.

Assistência de enfermagem em caso de náuseas e vômitos

- Manter o paciente com a cabeça de lado ou em decúbito lateral, com a cabeceira da maca ou da cama elevada em 45°.
- Manter a permeabilidade das vias aéreas e sondas.
- Oferecer condições de higiene da boca, se for necessário e possível.
- Evitar mudanças bruscas de decúbito.
- Manter a oxigenação do paciente.
- Administrar medicações analgésicas e antieméticos, conforme prescrição e orientação médica.
- Tranquilizar o paciente que retorna à consciência.
- Monitorizar os sinais vitais.
- Anotar a assistência prestada.

É importante estar atento a esses sintomas e ao seu tratamento, uma vez que o vômito persistente pode ser grave, resultando em perda de fluidos e eletrólitos do corpo e levando a complicações, por exemplo, tensão nos pontos de incisão cirúrgica, aspiração pulmonar e aumento da pressão intracraniana e ocular. Assim, recomenda-se que o anestesiologista responsável faça a prescrição de antieméticos e analgésicos para a administração durante o período pós-operatório imediato, quando necessário.

Alterações neurológicas

Demora na recuperação da consciência

A demora na recuperação da consciência é esperada após cirurgias prolongadas ou de grande porte, principalmente em pacientes obesos. Pode ser decorrente de fatores que aumentam o volume de distribuição ou diminuem a taxa de eliminação de qualquer fármaco depressor do SNC utilizado na anestesia.[4]

Assistência de enfermagem em pacientes com demora na recuperação da consciência

- Avaliar os efeitos residuais das drogas anestésicas infundidas, associados às características individuais do paciente.
- Verificar a consciência e os sinais vitais.
- Anotar a assistência prestada.

Bloqueio neuromuscular

Frequentemente confundido com depressão do SNC, o bloqueio neuromuscular ocorre em alguns indivíduos que possuem menor quantidade de colinesterase plasmática, o que acarreta maior tempo de interrupção do bloqueio.

Assistência de enfermagem no bloqueio neuromuscular

- Administrar a prescrição médica.
- Manter a ventilação adequada.
- Verificar a força muscular do paciente.
- Anotar a assistência prestada.

Alterações da glicemia

As alterações da glicemia podem determinar um retardo na recuperação da consciência, implicando a necessidade da realização de um diagnóstico diferencial entre uma simples alteração e a existência de *diabetes mellitus*.

Segundo alguns autores,[25] o *diabetes mellitus* está associado a uma maior morbidade perioperatória na população. Da mesma forma, a hiperglicemia induzida pelo estresse também pode contribuir para esse índice elevado.

Assistência de enfermagem em alterações glicêmicas

- Avaliar o nível de consciência do paciente.
- Controlar os sinais vitais.
- Realizar a glicemia capilar.
- Efetuar o controle da diurese.
- Iniciar a prescrição médica.

RESUMO

Os pacientes cirúrgicos graves são encaminhados diretamente para a unidade de terapia intensiva. O período pós-operatório é considerado crítico dada a instabilidade orgânica e emocional. Visando a uma assistência especializada, é necessário considerar os riscos cirúrgicos, anestésicos e individuais do paciente. A avaliação dos pacientes durante o período pós-operatório pode ser feita por meio do índice Aldrete-Kroulik. A dor pós-operatória é considerada uma repercussão do trauma anestésico-cirúrgico e deve receber atenção especial da equipe de enfermagem. As complicações pós-operatórias mais comuns são a hipotensão arterial, a hipertensão arterial, as arritmias cardíacas, o choque hipovolêmico e a lesão renal aguda, a hipertermia e a hipotermia e as náuseas.

PROPOSTAS PARA ESTUDO

1. Por que o período pós-operatório é considerado crítico?
2. Como é realizado o transporte seguro do paciente cirúrgico à unidade pós-operatória?
3. Quais são os riscos preexistentes para o paciente cirúrgico?
4. Descrever as ações do enfermeiro na unidade pós-operatória.
5. Quais são os parâmetros indicativos de alteração clínicas no período pós-operatório?
6. Quais são as complicações mais frequentes no período pós--operatório?

REFERÊNCIAS BIBLIOGRÁFICAS

1. Marcondes G, Soeiro FS, Ferreira EA, Udelsmann A. Transporte de pacientes sem oxigenoterapia para a sala de recuperação pós-anestésica: repercussões na saturação de oxigênio e fatores de risco associados à hipoxemia. Rev Bras Anestesiol 2006;56(4):1-8.
2. Hoffer JL. Anestesia. In: Meeker MH, Rothrock JC. Alexander: cuidados de enfermagem ao paciente cirúrgico. 10. ed. Rio de Janeiro: Guanabara Koogan, 1997; p. 135-68.
3. Smeltzer SC, Bare BG. Brunner & Suddarth: tratado de enfermagem médico-cirúrgica. 9. ed. v. 1. Rio de Janeiro: Guanabara Koogan; 2002. p. 571-613.

4. César DS. Recuperação pós anestésica. In: Auler Junior JOC, Miyoshi E, Leitão FBP, Bello CN. Manual teórico de anestesiologia para aluno de graduação. São Paulo: Atheneu; 2004. p. 131-45.

5. Sociedade Brasileira de Enfermeiros em Centro Cirúrgico, Recuperação Anestésica e Centro de Material e Esterilização. Práticas recomendadas – SOBECC. 5. ed. Brasil; 2009.

6. Aldrete JA. The post-anesthesia recovery score revisited. J Clin Anesth. 1995;7(1):89-91.

7. Gozzani JL. Analgesia pós-operatória. In: Manica J. Anestesiologia: princípios e técnicas. 2. ed. Porto Alegre: Artmed, 1997. p. 763-9.

8. Pimenta CAM. Controle da dor no pós-operatório. Rev Esc Enf USP. 2001;35 (2):180-3.

9. Nunes DI. Dor pós-operatória. In: Auler Jr JOC, Miyoshi E, Leitão FBP, Bello CN (eds.). Manual teórico de anestesiologia para o aluno de graduação. São Paulo: Atheneu; 2004. p. 147-60.

10. Pimenta CAM. Dor: manual clínico de enfermagem. São Paulo: [s.n.], 2000.

11. Chaves LD. Dor pós-operatória: aspectos clínicos e assistência de enfermagem. In: Chaves LD, Leão ER. Dor – 50 sinal vital: reflexões e intervenções de enfermagem. Curitiba: Maio; 2004. p. 151-68.

12. Berry PH, Dahl JL. The new JCAHO pain standards: implications for pain management nurses. Pain Manag Nurs. 2000;1(1): 3-12.

13. Bassanesi BSB, Filho, AG de O. Analgesia pós-operatória.Rev Col Bras Cir 2006:33(2);1-9.

14. Ready BL, Edwards WT. Management of acute pain: a pratical guide. Seattle: IASP; 1992.

15. Vale NB. Analgesia adjuvante e alternativa. Rev Bras Anestesiol. 2006;56(5):1-31.

16. Oliveira PG, Vianna AL, Silva SP, Rodrigues FRA, Martins RLM. Influência do tabagismo, obesidade, idade e gênero na função pulmonar de pacientes submetidos à colecistectomia videolaparoscópica.- Rev Col Bras Cir. 2000;27:19-22.

17. Cardoso, RA. Recuperação Anestésica. In: Massfuni A et al. Aneste-siologia Yamashita. São Paulo: Atheneu; 2001. p. 1129-41.

18. Guyton e Hall, 2002a).Guyton AC, Hall JE. Tratado de fisiologia médica. 10. ed. Rio de Janeiro: Guanabara Koogan, 2002. p. 240-8.

19. Slullitel A. Hipertensão arterial e anestesia. Prática Hospitalar. 2007;9(51):157-60.

20. Guyton AC, Hall JE. Tratado de fisiologia médica. 10. ed. Rio de Janeiro: Guanabara Koogan; 2002. p. 126-34.

21. Manica J. Anestesiologia: princípios e técnicas. 3. ed. Porto Alegre: Artmed; 2004.

22. Patti CAMV, Vieira JE, Bensenor FEMa. Rev Bras Anestesiol. 2008:58(5):1-7.

23. Possari JF. Assistência de enfermagem na recuperação pós-anestésica (RPA). São Paulo: Iátria, 2003.

24. Silva, DCP. Segurança do paciente no período pós-operatório imediato na sala de recuperação anestésica. [dissertação]. São Paulo: Universidade de São Paulo; 2008. p. 84.

25. Segurado AVR, Pedro FSSP, Gozzani JL, Mathias LA. Associação entre glicemia de jejum e morbidade perioperatória: estudo retrospectivo em pacientes idosos e cirúrgicos. Rev Bras Anestesiol. 2007; 57(6):1-9.

44

Terapêutica transfusional

Camila Lessio
Helena Bernardino de Carvalho
Vera Thânia Alves Siqueira

PONTOS A APRENDER

1. Conceitos, indicações e cuidados na administração de sangue e hemocomponentes.
2. Reações transfusionais: definição, classificação, sinais e sintomas' e conduta de enfermagem.
3. Notificação das reações transfusionais.

PALAVRAS-CHAVE

Terapia transfusional, concentrado de hemácias, crioprecipitado, plasma fresco.

ESTRUTURA DOS TÓPICOS

Conceitos, indicações e cuidados na administração de sangue e hemocomponentes. Procedimentos especiais em hemocomponentes. Reações transfuncionais: definição, classificação, sinais e sintomas e conduta de enfermagem. Resumo. Referências bibliográficas.

CONCEITOS, INDICAÇÕES E CUIDADOS NA ADMINISTRAÇÃO DE SANGUE E HEMOCOMPONENTES

A transfusão de sangue se apresenta como uma técnica relevante na terapêutica moderna. Usada de forma adequada, pode salvar vidas e melhorar a saúde dos pacientes. Porém, assim como outras intervenções terapêuticas, pode levar a complicações agudas ou tardias, como o risco de transmissão de doenças infecciosas entre outras complicações clínicas.

Sabemos também que, apesar de todos os cuidados, o procedimento transfusional ainda apresenta risco, devendo ser realizado somente quando existe indicação precisa e nenhuma outra opção terapêutica.

As indicações básicas para as transfusões são: restaurar ou manter a capacidade de transporte de oxigênio, volume sanguíneo e hemostasia. Devemos ressaltar que as condições clínicas do paciente, e não somente resultados laboratoriais, são fatores importantes na determinação das necessidades transfusionais.

Considerando que a obtenção do sangue conta com a boa vontade e disponibilidade do candidato em dirigir-se a um banco de sangue, percebe-se a dificuldade da obtenção e a importância de uma criteriosa indicação.

A coleta do sangue para obtenção dos hemocomponentes consiste na retirada de cerca de 450 mL de sangue de um doador saudável, utilizando-se material descartável, de uso único e estéril.

No Brasil, o Ministério da Saúde exige a realização de alguns procedimentos específicos antes, durante e depois da doação, a fim de prevenir complicações para o doador e contaminação para o receptor.

O processo de fracionamento da bolsa de sangue, resulta nos seguintes hemocomponentes: concentrado de hemácias, concentrado de plaquetas, crioprecipitado e plasma, os quais podem atender diferentes indicações clínicas.

Concentrado de hemácias (CH)

É obtido por meio da centrifugação de uma bolsa de sangue total e remoção da maior parte do plasma. Seu volume varia entre 220 mL e 280 mL.

- Indicação: as indicações desse hemocomponente estão relacionadas ao estado hemodinâmico do paciente. Geralmente é indicado para tratar ou prevenir iminente e inadequada liberação de oxigênio aos tecidos e casos de anemia; porém, nem todo estado de anemia exige a transfusão de hemácias. Em situações de anemia, o organismo lança mão de mecanismos compensatórios, tais como a elevação do débito cardíaco e a diminuição da afinidade da hemoglobina pelo O_2, o que muitas vezes consegue reduzir o nível de hipóxia tecidual. Os CH podem ser leucorreduzidos utilizando filtros para remoção de leucócitos a fim de prevenir a reação febril não hemolítica; ou ainda utilizando a técnica de lavagem com solução salina fisiológica, para os pacientes que apresentarem reação alérgica aos componentes plasmáticos.
- Cuidados: o CH deve ser mantido entre 2°C e 6°C, e sua validade varia entre 35 e 42 dias, dependendo da solução conservadora, sem solução aditiva. O nível de hematócrito deve estar entre 65% e 80%. No caso de bolsa com a presença de solução aditiva, o hematócrito pode variar de 50 a 70%. Antes de sua infusão no paciente, só poderá permanecer em temperatura ambiente por no máximo 30 minutos. Após esse tempo, deve ser instalado

no paciente ou imediatamente devolvido ao banco de sangue. O transporte deste hemocomponente deve ser feito em recipiente próprio com controle de temperatura. O tempo de infusão deve ser de no máximo 4 horas, utilizando equipo específico para sangue, com a realização da troca de equipo para cada unidade transfundida. Se o tempo for ultrapassado, a transfusão deve ser interrompida e a bolsa descartada.

Concentrado de plaquetas (CP)

O CP é obtido a partir de unidade de sangue total, após centrifugação do plasma e transferido para uma bolsa satélite em circuito fechado ou coletado por aférese de doador único em equipamento automatizado. Cada unidade contém aproximadamente 5,5 x 1010 plaquetas suspensas em 50 a 60 mL de plasma. As unidades por aférese contêm pelo menos 3,0 x 1011 plaquetas suspensas em 200 a 300 mL de plasma, correspondente ao intervalo de 6 a 8 unidades de CP de bolsa unitária.

- Indicação: as plaquetas são indicadas para a prevenção ou controle de sangramento. São basicamente associadas às plaquetopenias desencadeadas por falência medular (pacientes com doenças hematológicas), raramente indicadas em plaquetopenias por destruição periférica. A dose utilizada é de uma unidade para cada 10 kg de peso do paciente.
- Cuidados: as plaquetas não devem ser armazenadas em refrigerador, mas permanecer em agitação contínua em temperatura de 20ºC a 24ºC. A transfusão deve ser imediata após a retirada da agitação constante e deve ocorrer em gotejamento rápido, utilizando equipo para transfusão com filtro, não necessitando fazer a troca do filtro entre as unidades infundidas. As plaquetas podem ser leucorreduzidas pela utilização de filtro para remoção de leucócitos a fim de prevenir a reação febril ou pelo uso da técnica de lavagem com solução salina fisiológica, para os pacientes que apresentarem reação alérgica aos componentes plasmáticos.

Plasma fresco congelado (PFC)

O PFC consiste na porção acelular do sangue obtida após a centrifugação de uma bolsa de sangue total e transferência em circuito fechado para uma bolsa satélite.

Sua constituição é basicamente água, proteínas, albumina, globulinas, fatores de coagulação, carboidratos e lipídios. É completamente congelado até 8 horas após a doação do sangue e mantido, no mínimo, a -18°C, sendo recomendada a temperatura igual ou inferior a -25°C. Se mantido em temperatura entre -25°C e -18°C, sua validade é de 12 meses.

O congelamento permite a preservação dos fatores da coagulação, fibrinólise e complementos, além de albumina, imunoglobulinas, outras proteínas e sais minerais, e mantém constantes suas propriedades. A bolsa de plasma deve apresentar volume acima de 180 mL.

- Indicação: as indicações para o uso do PFC são restritas e correlacionadas a sua propriedade de conter as proteínas da coagulação. Deve ser usado, portanto, no tratamento de pacientes com distúrbio da coagulação, particularmente naqueles em que há deficiência de múltiplos fatores e apenas quando não estiverem disponíveis produtos com concentrados estáveis de fatores da coagulação.
- Cuidados: deve ser totalmente descongelado em temperatura inferior a 37ºC e protegido de contaminação. Transfundir em no máximo até 4 horas após seu descongelamento, utilizando equipo específico para sangue, que deverá ser trocado a cada unidade transfundida.

Crioprecipitado (CRIO)

O CRIO é uma fonte concentrada de algumas proteínas plasmáticas que são insolúveis à temperatura de 1°C a 6°C. É obtido após o descongelamento de uma bolsa de plasma fresco congelado à temperatura de 1°C a 6°C. Depois do descongelamento, o plasma sobrenadante é removido, permanecendo na bolsa a proteína precipitada e 10 a 15 mL deste plasma. Esse material é novamente congelado no período de 1 hora, e sua validade é de 1 ano, na mesma temperatura do PFC.

Esse hemocomponente contém glicoproteínas de alto peso molecular. Cada bolsa contém cerca de 15 mL de CRIO com aproximadamente 80 a 150 unidades de fator VIII. O crio é a principal fonte de fibrinogênio concentrado.

- Indicação: atualmente, as indicações de crioprecipitado são restritas devido à disponibilidade de produtos industrializados de maior segurança. É utilizado para repor fibrinogênio em pacientes com hemorragia e deficiência isolada congênita ou adquirida de fibrinogênio, repor fibrinogênio em pacientes com coagulação intravascular disseminada e graves hipofibrinogenemias e repor fator XIII em pacientes com hemorragias por deficiência deste fator.
- Cuidados: esses produtos devem estar totalmente descongelados em temperatura inferior a 37ºC e protegidos de qualquer forma de contaminação.

Devem ser infundidos rapidamente após o descongelamento com a utilização de equipo específico para sangue, não sendo necessária a troca a cada unidade.

Concentrado de granulócitos (CG)

Os concentrados de granulócitos são hemocomponentes obtidos por aférese de doador único por meio de máquinas separadoras de células. Cada concentrado deve conter no mínimo 1,0 x 1010 granulócitos em 90% das unidades avaliadas, em um volume final inferior a 500 mL. Além dos granulócitos, usualmente estes concentrados contêm outros leucócitos e plaquetas, e cerca de 20 a 50 mL de hemácias.

- Indicação: os granulócitos são tipicamente utilizados em pacientes neutropênicos, geralmente com neutrófilos abaixo de 500 µL com hipoplasia mieloide de provável recuperação.
- Cuidados: como a função dos granulócitos se deteriora mesmo durante curto armazenamento, eles devem ser transfundidos assim que possível após a coleta, e, se for inevitável, seu armazenamento deve ser em temperatura entre 20°C e 24°C, em repouso por no máximo 24 horas. A infusão deve ocorrer em no máximo 2 horas, com equipo específico para transfusão de sangue, com troca do equipo a cada unidade transfundida.
  Quanto ao tipo, a transfusão pode ser:
  - Autóloga – quando o doador do sangue e o receptor são a mesma pessoa.
  - Alogênica – quando o doador do sangue e o receptor são pessoas diferentes.

PROCEDIMENTOS ESPECIAIS EM HEMOCOMPONENTES

Irradiação

Consiste em submeter a bolsa coletada a um equipamento específico para tal fim, onde o hemocomponente coletado receberá raios gama (césio 137, cobalto 60) ou raios x (acelerador linear) na dose de 25 gy (2.500 cgy) no centro do hemocomponente, suficiente para a inativação de todos os linfócitos.

A irradiação tem por objetivo prevenir a doença do enxerto versus hospedeiro associada à transfusão (DECH), complicação imunológica usualmente fatal, causada pela enxertia e/ou expansão clonal dos linfócitos do doador em receptores suscetíveis.

Quadro 44.1 Compatibilidade doador/receptor.

Grupo ABO/Rh (D) do receptor	Compatibilidade doador/receptor
O+	O+/O-
O-	O-
A+	A+/O+/A-/O-
A-	A-/O-
B+	B+/O+/B-/O-
B-	B-/O-
AB+	AB+/A+/B+/O+/AB-/A-/B-/O-
AB-	AB-/A-/B-/O-

Lavagem com solução salina

Procedimento realizado em capela de fluxo laminar com solução isotônica de cloreto de sódio a 0,9%, estéril, em quantidade suficiente (1 a 3 litros), com a finalidade de eliminar a maior quantidade possível de plasma dos concentrados de hemácias ou plaquetas. Indicado para prevenir reações alérgicas e/ou anafiláticas em pacientes com história prévia de reação durante transfusões anteriores.

Leucorredução

Consiste na redução do número de leucócitos na bolsa tanto de concentrado de hemácias como plaquetas a níveis inferiores a 5 x 10⁶/unidade, por meio da utilização de filtros específicos para essa finalidade.

É indicada para prevenir reação febril não hemolítica, citomegalovírus (CMV) e aloimunização pelo sistema HLA.

Equipo para transfusão de sangue

Possui um filtro com malha no seu interior e poros que variam de 170 a 260 μm de diâmetro capaz de reter pequenas partículas (debris celulares) que se formam durante a estocagem do hemocomponentes que são prejudiciais ao paciente.

Para infusão de todos os hemocomponentes, é obrigatória a utilização de equipo com filtro.

Aquecedor de sangue

Equipamento especial para aquecimento do sangue com temperatura rigorosamente controlada por meio de termômetro próprio. Indicado para paciente adulto que receberá sangue ou plasma em velocidade superior a 15 mL/kg/hora por mais de 30 minutos, paciente pediátrico que receberá sangue ou plasma em velocidade superior a 15 mL/kg/hora, em transfusões maciças (administração aguda de volume superior a uma vez e meia a volemia do paciente) ou em paciente com altos títulos de anticorpos hemolíticos frios, com alta amplitude térmica, reagente a temperatura de 37ºC.

Assitência de enfermagem na transfusão de sangue

Atenção à prescrição médica

Para o atendimento de uma transfusão, deverá haver uma prescrição médica em formulário padronizado pela instituição requisitante, obedecendo à portaria 2.712 de 12 novembro de 2013 (Anvisa):

Art. 167. As solicitações para transfusão de sangue ou componentes serão feitas exclusivamente por médicos, em formulário de requisição específico que contenha informações suficientes para a correta identificação do receptor.

§1º Devem constar no formulário de que trata o "caput", no mínimo, os seguintes dados:

I - nome completo do paciente sem abreviaturas;

II - data de nascimento;

III - sexo;

IV - idade;

V - número do prontuário ou registro do paciente;

VI - número do leito (no caso de paciente internado);

VII - diagnóstico;

VIII - componente sanguíneo solicitado (com o respectivo volume ou quantidade);

IX - modalidade da transfusão;

X - resultados laboratoriais que justifiquem a indicação do componente sanguíneo;

XI - data;

XII - dados do médico solicitante (nome completo, assinatura e número do CRM);

XIII - peso do paciente (quando indicado); e

XIV - antecedentes transfusionais, gestacionais e de reações à transfusão quando relatados pelo paciente.

§ 2º Não serão aceitas pelo serviço de hemoterapia requisições de transfusão fora dos padrões descritos no § 1º, incompletas, ilegíveis ou rasuradas.

§ 3º Em situação clinicamente justificável, a requisição de transfusão poderá ser aceita conforme protocolo estabelecido pelo serviço de hemoterapia, não eximida a necessidade de coletar as informações previstas no § 1º na sequência do evento transfusional.

§ 4º As instituições de assistência à saúde e os serviços de hemoterapia que disponham de tecnologia para emissão de prontuário eletrônico poderão estabelecer rotinas para prescrição eletrônica de componentes sanguíneos.

Coleta de amostras de sangue para testes pré-transfusionais

A obtenção da amostra para o preparo do hemocomponente é uma etapa muito importante do processo. A correta identificação do material é primordial para que a transfusão seja segura, conforme a Portaria:

Art. 172. Em relação às amostras de sangue para testes pré-transfusionais, todos os tubos devem ser rotulados no momento da coleta, com o nome completo do receptor sem abreviaturas, seu número de identificação, identificação do coletador e data da coleta, sendo recomendável a identificação por código de barras ou etiqueta impressa.

Parágrafo único. Tubos que não estejam corretamente identificados não serão aceitos pelo serviço de hemoterapia.

Art. 173. As amostras usadas para os testes pré-transfusionais serão coletadas para este fim específico, tendo uma validade de até 72 horas.

Art. 174. Antes que uma amostra de sangue seja utilizada para realizar os testes pré-transfusionais, será confirmado se os dados contidos na solicitação transfusional estão de acordo com os dados que constam do tubo da amostra.

Parágrafo único. Em casos de dúvidas ou discrepâncias, será obtida uma nova amostra.

Publicações recentes têm enfatizado que erros na identificação de material e checagem junto aos pacientes ocorrem gerando graves consequências, pois a não identificação ou a identificação falha é detectada como a principal causa de erros. Estudos avaliam que a leitura através do código de barras é uma estratégia de grande benefício na correta identificação do procedimento no que se refere ao material de coleta e pacientes.

O profissional de enfermagem, membro da equipe, é um dos principais responsáveis por esta etapa, cabendo-lhe verificar se a etiqueta está legível, bem aderida ao tubo, íntegra e visível, de forma que proporcione fácil identificação.

As amostras para os testes pré-transfusionais podem ser obtidas dentro do período de 72 horas, a partir da coleta.

Administração e monitoramento dos hemocomponentes

O profissional de enfermagem envolvido no processo transfusional é a última barreira para a detecção de erros de identificação, evitando, assim, eventos catastróficos como a reação hemolítica aguda. Portanto, a enfermagem deve estar treinada e capacitada para tal função.

Procedimentos pré-transfusionais

- Seguir o manual institucional e rotina estabelecida atentando para todas as etapas do processo.
- Aferir os sinais vitais do paciente e verificar se estão estáveis para iniciar a transfusão antes de retirar os hemocomponentes do armazenamento, pois nas unidades de atendimento ao paciente, muitas vezes, não há condições de armazenamento adequado, portanto eles devem ser retirados entre 10 a 15 minutos antes da infusão.
- Verificar a prescrição médica e tipo de hemocomponente.
- Checar o código de barras da bolsa e do paciente quando o sistema for informatizado.
- Conferir em dupla checagem os dados da etiqueta de identificação do receptor afixada na bolsa: nome, registro hospitalar, data de nascimento, leito, prescrição médica, prontuário. A conferência deve ser realizada em dois momentos distintos por dois colaboradores, de preferência, um deles enfermeiro.
- Checar a tipagem sanguínea registrada no prontuário, quando houver.
- Checar o aspecto físico do hemocomponente como rótulo, observar a coloração da bolsa, integridade do sistema, presença de hemólise ou coágulos e data da validade. Caso observe alguma anormalidade durante a conferência e inspeção ou tenha dúvidas na identificação, devolver o produto ao banco de sangue.
- Anotar a data e a hora; assinar no campo específico da etiqueta de identificação do receptor na bolsa.
- Registrar os dados na anotação de enfermagem.
- Preparar o material antes de se dirigir ao leito do paciente.
- Atentar para a lavagem das mãos e colocação de luvas de procedimento.
- Evitar contaminação no manuseio, abertura da bolsa e colocação do equipo de transfusão.

Procedimentos a beira do leito

A realização da identificação positiva do receptor no momento da instalação da transfusão é um dos procedimentos mais importantes para garantir a correta administração do hemocomponente.

- O profissional de enfermagem deve informar ao paciente sobre o procedimento e orientá-lo a avisar caso sinta algum desconforto durante o processo transfusional.
- Conferir, imediatamente antes da punção venosa, o nome completo com o próprio paciente.
- Solicitar a ele que fale em voz alta o seu nome completo e data de nascimento. Conferir com a pulseira de identificação ou com seu acompanhante, caso o paciente não esteja consciente. Havendo discrepância, não iniciar o procedimento até resolução do caso.
- Selecionar a melhor via de acesso atentando para que esta seja exclusiva para tal finalidade, preferencialmente na mão não dominante. Nos casos de transfusão de concentrado de hemácias, usar agulhas de bom calibre entre 18 a 19 G.
- Monitorar atentamente os primeiros 10 minutos da infusão e, neste período, verificar novamente os sinais vitais. Esta medida é de fundamental importância para detectar reações de incompatibilidade sanguínea.
- Monitorar todo o transcorrer do ato transfusional para possibilitar a detecção precoce de eventuais reações adversas e intervir para maior segurança do paciente.
- Atentar para não ultrapassar o período máximo de 4 horas de infusão.
- Registrar os dados na anotação de enfermagem.

Procedimentos pós-transfusionais

- Ao término do procedimento, o profissional de enfermagem deve verificar e perguntar ao paciente sobre seu estado e se está confortável.
- Aferir os sinais vitais novamente (pressão arterial, pulso, frequência respiratória e temperatura) e comparar com os parâmetros anteriores, caso ocorra alguma alteração, comunicar ao médico responsável. Recomenda-se que o paciente seja monitorado pelo menos em até 1 hora após o término da transfusão.
- Retirar o acesso venoso e descartar o material utilizado de acordo com as normas de biossegurança e o plano de gerenciamento de resíduos de saúde.
- Anotar o horário do término do procedimento e anexar etiqueta de identificação no prontuário.

Notas importantes:

- Durante o preparo do paciente, muita atenção aos produtos que serão transfundidos para que não ultrapassem mais que 30 minutos aguardando a infusão depois de retirados de sua temperatura ideal de armazenamento.

- Nunca adicione qualquer tipo de medicamento ou solução na bolsa de hemocomponente.
- Nunca ultrapasse o período máximo de 4 horas para infusão.
- Não retirar as etiquetas de identificação do receptor da bolsa antes do término da transfusão.
- Utilizar sempre equipe específica treinada para a transfusão de sangue.
- O acesso venoso para infusão dos hemocomponentes deve ser exclusivo para esta finalidade.
- Nunca aqueça os hemocomponentes debaixo de torneiras, seja de água quente ou fria, caso necessário, utilize o equipamento próprio para esse fim.
- Para o descongelamento de plasma ou crioprecipitado, seguir protocolo do serviço de hemoterapia da instituição.
- Atenção aos controles de temperatura, manutenção e calibração dos equipamentos.
- Os componentes plaquetários devem permanecer em temperatura ambiente, nunca em geladeira.

REAÇÕES TRANSFUSIONAIS: DEFINIÇÃO, CLASSIFICAÇÃO, SINAIS E SINTOMAS E CONDUTA DE ENFERMAGEM

Reações transfusionais

- Definição: a reação transfusional pode ser definida como um efeito ou resposta indesejável ou transtorno clínico observado em uma pessoa, associado temporalmente com a administração de sangue ou hemocomponentes. Ocorre em aproximadamente 10% dos receptores. Objetivando minimizar os riscos, o ato transfusional deve ser criteriosamente indicado, monitorado por uma equipe bem treinada para identificar, prevenir e intervir com precisão, caso ocorram transtornos relacionados à transfusão.

Classificão das reações transfusionais (RT) e incidências

A reação transfusional pode ser classificada:

- Quanto ao tempo.
- Quanto à gravidade.
- Quanto ao diagnóstico.

Quadro 44.2 Classificação das reações transfusionais e incidências

Classificação quanto ao tempo:	
Imediata	Ocorrência da RT durante o ato transfusional ou até 24 horas após o seu início.
Tardia	Ocorrência da RT após 24 horas do início da transfusão.
Grau 1 leve	Ausência de risco à vida. Poderá ser requerida intervenção médica, mas a falta desta não resulta em danos permanentes ou em comprometimento de um órgão ou função.
Grau 2 moderada	Morbidade a longo prazo. Em consequência da reação transfusional ocorreu: ▪ necessidade de hospitalização ou seu prolongamento; ▪ deficiência ou incapacidade persistente ou significativa; ▪ necessidade de intervenção médica ou cirúrgica para evitar danos permanentes ou comprometimento de órgão ou função.
Grau 3 grave	Ameaça imediata à vida em consequência da reação transfusional, sem óbito atribuído à transfusão. Intervenção médica exigida para evitar a morte.
Grau 4 óbito	Óbito atribuído à transfusão.

Classificação quanto ao diagnóstico:
Reação hemolítica aguda imunológica – RHAI
Reação febril não hemolítica – RFNH
Reação alérgica – ALG
Reação por contaminação bacteriana – CB
Lesão pulmonar aguda relacionada à transfusão – TRALI
Reação hipotensiva relacionada à transfusão – HIPOT
Sobrecarga circulatória associada à transfusão – SC/TACO
Doença do enxerto contra o hospedeiro pós-transfusional – DECH
Aloimunização/aparecimento de anticorpos irregulares – ALO/PAI
Reação hemolítica tardia – RHT
Transmissão de doenças infecciosas – DT

(continua)

Quadro 44.2 Classificação das reações transfusionais e incidências. *(continuação)*

Incidências:	
Imediatas (até 24 horas)	Tardias (após 24 horas)
Febril não hemolítica: 1/33 a 1/100-1/200	Hemolítica tardia: 1/5.000 – 1/11.000
Alérgica: 0,5 -1%	DECH pós-transfusional: < 1/1.000.000
Hemolítica aguda imunológica: 1/38.000 – 1/1.000.000	
TRALI: 1/1.120 a 1/57.810	
Contaminação bacteriana: 1/3.000 – 1/25.000	
Sobrecarga circulatória - SC:1/100 -1/3.000	

Principais reações transfusionais - (sinais/sintomas e conduta de enfermagem)

Reação hemolítica aguda imunológica (RHAI)

Considerada como uma das reações mais graves, estando sua gravidade diretamente relacionada ao volume de sangue infundido e às medidas tomadas. É a mais temida na prática transfusional devido a sua gravidade e alto índice de mortalidade.

Na grande maioria dos casos, é resultante da transfusão de hemácias incompatíveis pela presença de anticorpos ativadores de complemento presentes no plasma do paciente contra determinado antígeno eritrocitário presente nas hemácias do doador, (anticorpos de ocorrência natural Anti-A, Anti-B e Anti-AB do paciente reagem com as hemácias A, B ou AB do doador), ocorrendo a hemólise dessas hemácias incompatíveis.

Sua principal causa deve-se a erros de identificação do receptor ou a trocas das amostras de sangues para os testes pré-transfusionais, bem como a erros durante a instalação da bolsa de sangue.

Sinais e sintomas

Ansiedade, inquietação, sensação de morte eminente, dor no tórax, no abdome e/ou nos flancos, hipotensão grave, tremores/calafrios, febre, rubor facial, dor abdominal, lombar e em flancos, hipotensão epistaxe, hemoglobinúria, hemoglobinemia, podendo evoluir com insuficiência renal aguda, choque e morte.

Conduta de enfermagem

Na presença dos sintomas citados, o profissional de enfermagem deve: interromper imediatamente a transfusão; manter acesso venoso com solução fisiológica a 0,9%; verificar os sinais vitais; realizar a checagem da bolsa e do paciente a procura de erros de identificação; comunicar ao médico; comunicar ao serviço de hemoterapia; coletar sangue para retipagem e novas provas transfusionais; medicar, se houver prescrição médica; descrever a reação na etiqueta de identificação do receptor e enviar juntamente com a bolsa e as amostras coletadas para o serviço de hemoterapia; coletar urina e pedir hemocultura da bolsa e do paciente, sempre que indicado pelo médico; monitorar os sinais vitais; atentar para o risco de hipotensão nas primeiras 24 horas; manter acesso venoso pérvio para início de hidratação; monitorar diurese; manter o paciente sob vigilância constante; relatar no prontuário e preencher o impresso de notificação da reação.

Reação febril não hemolítica (RFNH)

A reação febril não hemolítica é a mais comum na prática transfusional e está normalmente associada à presença de anticorpos dirigidos contra os antígenos do sistema HLA dos leucócitos e plaquetas do doador.

Geralmente aparece entre ou 1 a 2 horas ou no final da transfusão, podendo também estar presente no período de 24 horas após a transfusão.

Descrita como o aumento de 1°C acima da temperatura corporal do início da transfusão de sangue e hemocompomentes, a incidência varia de 0,33% a 6% das transfusões.

Sinais e sintomas

Os sinais e sintomas mais comuns são calafrios, tremores, frio e febre.

Pode-se chegar ao diagnóstico por meio da ocorrência de sinais e sintomas durante ou após a transfusão associado ou não ao resultado laboratorial. O diagnóstico é de exclusão, isto é, deve-se eliminar todas as outras causas de febre.

Conduta de enfermagem

Na presença dos sintomas citados, o profissional de enfermagem deve: interromper imediatamente a transfusão; manter acesso venoso com solução fisiológica a 0,9%; verificar os sinais vitais; realizar a checagem da bolsa e do paciente a procura de erros de identificação; comunicar ao médico; coletar sangue para retipagem e novas provas transfusionais; pedir hemocultura da bolsa e do paciente; medicar, se houver prescrição médica; descrever a reação na etiqueta de identificação do receptor e enviar juntamente com a bolsa, mesmo que vazia, as amostras coletadas para o serviço de hemoterapia; monitorar a temperatura do paciente e manter vigilância constante, relatar no prontuário e preencher o impresso de notificação da reação.

Reação alérgica (ALG)

A reação alérgica se relaciona ao aparecimento de hipersensibilidade em decorrência da transfusão de sangue. É resultante da reação do anticorpo contra proteínas plasmáticas do doador, uma forma de hipersensibilidade cutânea, desencadeada pela exposição a substâncias solúveis no plasma do doador ao qual o receptor está sensibilizado. Os sintomas geralmente aparecem em imediatamente após o início da transfusão ou em até 4 horas.

Sinais e sintomas

A reação é caracterizada por *rash* cutâneo ou máculas, prurido. Geralmente, não há febre ou outros sintomas. A urticária aparece em 1% a 3% das transfusões, a intensidade pode variar de leve a grave.

- Reação leve: prurido, urticária, placas eritematosas.
- Reação moderada: edema de glote, broncoespasmo.
- Reação grave: choque anafilático.

Conduta de enfermagem

Na presença dos sintomas citados, o profissional de enfermagem deve: interromper imediatamente a transfusão; manter acesso venoso com solução fisiológica a 0,9%; verificar sinais vitais; comunicar ao médico; manter o paciente sob vigilância; medicar prontamente, se prescrito. A maioria das reações cessam após a interrupção da transfusão, sendo possível reiniciar o procedimento após melhora dos sintomas.

Observação: esta é a única condição em que o hemocomponente não precisa ser descartado, se ainda estiver em tempo hábil para reiniciar a infusão, após avaliação e liberação do médico. Relatar em prontuário e preencher o impresso de notificação.

Reação por contaminação bacteriana (CB)

Microrganismos Gram-positivos, principalmente do gênero *Staphylococcus* são os principais responsáveis pela maioria dos casos de contaminação dos hemocomponentes. A triagem dos doadores realizada nos serviços de hemoterapia inclui duas etapas importantes: o questionário que analisa as condições de saúde relatadas pelo doador e a realização do controle de qualidade das bolsas. Porém, nem sempre essas etapas poderão identificar a fonte e a presença das bactérias, portanto a doação de sangue deve ser em condições assépticas, mediante uma só punção venosa e em sistema de coleta fechado e estéril para prevenir dano ao paciente.

Sinais e sintomas

Os mais comuns são: tremor, calafrio, febre, dor abdominal, náuseas, vômitos, hipotensão e choque.

Conduta de enfermagem

Na presença dos sintomas citados, o profissional de enfermagem deve: interromper imediatamente a transfusão; manter acesso venoso com solução fisiológica a 0,9%; verificar os sinais vitais; realizar a checagem da bolsa e do paciente a procura de erros de identificação; comunicar ao médico; coletar sangue para retipagem e novas provas transfusionais; pedir hemocultura da bolsa e do paciente; medicar, se houver prescrição médica; descrever a reação na etiqueta de identificação do receptor e enviar juntamente com a bolsa mesmo que vazia e as amostras coletadas para o serviço de hemoterapia; monitorar a temperatura e a pressão arterial do paciente e manter vigilância constante; relatar no prontuário; preencher o impresso de notificação da reação; atentar para os cuidados no preparo, transporte e administração do sangue, de acordo com as normas técnicas vigentes e as práticas de produção. A contaminação bacteriana geralmente é um evento grave, ocorrendo durante ou imediatamente após o término da transfusão. Relatar em prontuário e preencher o impresso de notificação.

Lesão pulmonar aguda relacionada à transfusão (TRALI)

A TRALI é uma síndrome que se caracteriza por dispneia/desconforto respiratório agudo após uma transfusão sanguínea.

Qualquer hemocomponente que contenha plasma pode desencadear essa reação.

É considerada uma complicação rara da transfusão sanguínea, cuja incidência ainda não está bem estabelecida, em parte devido à dificuldade em se realizar o diagnóstico e ao fato de que os mecanismos de notificação ainda não estão bem difundidos.

A morbidade é alta nos pacientes que necessitam de suporte ventilatório.

Apesar da transitoriedade, esta reação está associada a uma taxa de mortalidade alta, de 5% a 10% dos casos.

Sinais e sintomas

Dispneia ou desconforto respiratório de instalação súbita ou até 6 horas após a transfusão. Simultaneamente o paciente apresenta dispneia, febre, hipóxia e hipotensão. Também podem estar associadas a taquicardia, cianose e hipertensão. A imagem radiológica do pulmão característica é o infiltrado pulmonar bilateral sem evidências de sobrecarga circulatória (hipertensão atrial esquerda).

Conduta de enfermagem

Na presença dos sintomas citados, o profissional de enfermagem deve: interromper imediatamente a transfusão; manter acesso venoso com solução fisiológica a 0,9%; verificar os sinais vitais; prestar suporte clínico e respiratório eficaz e intensivo, conforme o quadro clínico apresentado pelo paciente; praticamente todos os casos necessitam de suporte com oxigênio.

Na evidência de hipoxemia severa, o material para intubação orotraqueal e ventilação mecânica deve estar disponível e proceder prontamente conforme prescrição médica.

Monitorar os sinais vitais e manter vigilância constante, relatar no prontuário e preencher o impresso de notificação da reação.

Reação hipotensiva relacionada à transfusão (HIPOT)

Refere-se a uma queda da pressão arterial durante ou após o término da transfusão, por exemplo, em paciente acima de 18 anos que apresente queda maior ou igual a 30 mmHg e pressão arterial sistólica menor ou igual a

80 mmHg, em até uma hora após a transfusão, ou menores que 18 anos de idade com queda maior que 25% da pressão sistólica basal, em até uma hora após a transfusão.

Geralmente a causa é a geração de bradicinina pelo contato do plasma com superfícies artificiais, dessa forma, deve-se discutir a utilização de filtro para remoção de leucócitos à beira do leito.

Sinais e sintomas

Respectivamente, com quadro de ansiedade, mal-estar, sudorese e queda da pressão arterial, conforme citado. Não ocorre febre. Geralmente o paciente responde rapidamente à cessação da transfusão e aos primeiros cuidados de suporte.

Conduta de enfermagem

Na presença dos sintomas citados, o profissional de enfermagem deve: interromper imediatamente a transfusão; manter acesso venoso com solução fisiológica a 0,9%; colocar o paciente em posição Trendelemburg (cabeceira abaixada). Caso não apresente melhora 30 minutos após a ocorrência da reação e das condutas tomadas, é necessário investigar outras causas de hipotensão arterial.

Investigar história de uso de medicamentos inibidores da ECA e concomitante utilização de filtro para remoção de leucócitos à beira do leito.

Sobrecarga circulatória associada à transfusão (SV/TACO)

A SV/TACO ocorre por aumento da pressão venosa central (PVC), aumento do volume sanguíneo pulmonar e diminuição da capacidade pulmonar, resultando em insuficiência cardíaca congestiva e edema pulmonar.

Todos os pacientes transfundidos apresentam risco de desenvolver sobrecarga circulatória. Entretanto, crianças e adultos com mais de 60 anos de idade são os mais suscetíveis.

Sinais e sintomas

Edema pulmonar durante a transfusão ou até 6 horas após, insuficiência respiratória aguda (ortopneia, dispneia e tosse); taquicardia; elevação da pressão arterial.

A ausculta usualmente revela estertoração, achados de imagem de edema pulmonar, evidência de balanço hídrico positivo e insuficiência ventricular esquerda.

Conduta de enfermagem

Na presença dos sintomas citados, o profissional de enfermagem deve: interromper imediatamente a transfusão; manter acesso venoso salinizado; elevar a cabeceira do paciente; atender prontamente a prescrição médica. Na maioria das vezes, será necessário o uso de diuréticos e o tratamento como edema agudo de pulmão.

Nestes casos, a transfusão deve ser lenta, 01 mL/kg/hora em pequenos volumes. Se necessário, fracionar a bolsa e atentar para que não ultrapasse 4 horas de infusão.

Sempre transfundir estes casos com a cabeceira do leito elevada e as pernas pendentes.

Dispensar atenção especial aos pacientes idosos, hipertensos, cardiopatas, renais crônicos, que apresentam maior risco na presença de sobrecarga de volume.

Relatar em prontuário e preencher o impresso de notificação.

Doença do enxerto contra o hospedeiro (DECH)

A doença do enxerto contra o hospedeiro, também conhecida como DECH ou GVHD (do inglês: *graft-versus-host disease*), é uma complicação comum do transplante de medula óssea alogênico, onde as células imunes funcionais da medula óssea transplantada, (por meio de uma fisiopatologia complexa que envolve o reconhecimento de antígenos e ação de linfócitos T), atacam células e tecidos do organismo receptor. Classificada em aguda ou crônica. A aguda caracteriza-se pela morte celular epitelial na pele, no trato intestinal e no fígado, muitas vezes fatal. Na forma crônica, a característica é fibrose e atrofia de um ou mais órgãos-alvo. Geralmente tratada com imunossupressor entre 8 a 10 dias após a infusão da medula.

Sinais e sintomas

Os sintomas iniciam-se dentro de 2 dias, ou de 3 a 4 semanas após a transfusão das células. Os sintomas são febre; dor abdominal; diarreia; eritema com erupção máculo-papular central que se espalha para as extremidades e pode, em casos graves, progredir para eritrodermia generalizada e formação de bolhas hemorrágicas; hepatomegalia; alteração de função hepática; pancitopenia; aplasia de medula óssea, levando a infecções e outras complicações.

Conduta de enfermagem

Na presença dos sintomas citados, o profissional de enfermagem deve avaliar detalhadamente o paciente na consulta de enfermagem; verificar sinais e sintomas e notificar ao médico; relatar em prontuário e solicitar à equipe médica o envio da notificação.

Reação hemolítica tardia (RHT)

O aparecimento deste tipo de reação é devido à não detecção de anticorpos previamente desenvolvidos após transfusões ou até mesmo desenvolvidos durante a gestação, que levará à hemólise das hemácias antígeno-positivas transfundidas.

O paciente pode ser assintomático, com sinais clínicos discretos e, muitas vezes, imperceptíveis. O aparecimento de sinais de hemólise acontece geralmente entre 24 horas e 28 dias após a transfusão, quadro clínico caracterizado por febre, icterícia e anemia, baixo aproveitamento transfusional.

Suspeitar desse tipo de reação sempre que o rendimento após a transfusão não for o esperado.

Conduta de enfermagem

Orientar o paciente pós-procedimento transfusional (principalmente os dependentes de transfusões mensais) para que fique atento a qualquer anormalidade, como o aparecimento de icterícia, alteração na coloração da urina ou outros sintomas. Nestes casos, pedir para o paciente procurar seu médico.

Nas transfusões posteriores, verificar a necessidade de receber concentrado de hemácias com fenótipo negativo correspondente ao anticorpo que por ventura tenha desenvolvido.

Aloimunização/aparecimento de anticorpos irregulares (ALO/PAI)

A aloimunização é decorrente da produção de anticorpos antieritrocitários, ou seja, o aparecimento no receptor de novo anticorpo, clinicamente significativo, contra antígenos eritrocitários detectados pelo teste de antiglobulina direta (TAD) positivo ou triagem de anticorpos irregulares.

A ocorrência é geralmente após 24 horas ou até três semanas após o paciente ter recebido transfusão.

Sinais e sintomas

É difícil detectar a reação, visto que os sinais clínicos podem ser discretos e, muitas vezes, imperceptíveis.

Conduta de enfermagem

A equipe de enfermagem deve coletar exames para pesquisa imuno-hematológica conforme fluxo da rotina.

A utilização de registros transfusionais na ficha de receptor é uma ferramenta importante para a prevenção de reações hemolíticas tardias. É importante ressaltar a necessidade destes registros no prontuário e da informação ao banco de sangue para respaldar novas condutas.

Anotar no prontuário e preencher o impresso de notificação

Transmissão de doenças infecciosas

Nas últimas décadas, houve uma grande diminuição na transmissão de doenças infecciosas relacionadas a transfusões devido às extensas pesquisas na caracterização de patógenos transmissíveis pelo sangue. Houve também a implementação de critérios mais rígidos na seleção dos doadores nos bancos de sangue e aumento da sensibilidade dos métodos laboratoriais de pesquisa para detecção de agentes causadores de doenças infecciosas. Os principais agentes infecciosos são: vírus das hepatites B e C, HIV, HTLV I e II, citomegalovírus, doença de Chagas, malária, babesiose e sífilis.

Conduta de enfermagem

Critérios mais rigorosos na entrevista de triagem de doadores de sangue, avanços em pesquisas para detecção de agentes infecciosos nos testes laboratoriais e rigor na realização dos exames sorológicos nos bancos de sangue.

Notificação das reações transfusionais

A notificação se dá por meio do envio da informação à autoridade competente do Sistema Nacional de Vigilância Sanitária, de sistema informatizado, informando sobre a ocorrência de evento adverso relacionado aos produtos de interesse sanitário e aos procedimentos técnicos e terapêuticos em doadores e receptores, conforme definido em normas.[1,2]

RDC/Anvisa nº 57 / 2010 – obrigatoriedade de notificação de reações transfusionais - Seção XII – Eventos adversos à Transfusão.

Art. 148 - Procedimentos escritos para detecção, notificação e avaliação dos eventos adversos.
Art. 152 - Todo evento adverso em receptores de hemocomponentes deve ser investigado e comunicado oficialmente à vigilância sanitária, por meio do seu sistema informatizado.

A legislação brasileira atribui à instituição onde ocorreu a reação transfusional a investigação, os registros em prontuários, a comunicação e a notificação, conforme descrito. O serviço de hemoterapia tem responsabilidade solidária, principalmente no que diz respeito às doenças infecciosas transmissíveis por transfusão. Nesses casos, é dever do serviço realizar a retrovigilância, que é a investigação retrospectiva relacionada à rastreabilidade das bolsas de doações anteriores, bem como a investigação dos casos de quadros infecciosos e bacterianos nos receptores.

Biossegurança

Conceito: "É a condição de segurança alcançada por um conjunto de ações destinadas a prevenir, controlar, reduzir ou eliminar riscos inerentes às atividades que possam comprometer a saúde humana, animal, vegetal e do ambiente".
Para que isso seja possível, é necessária a implementação de programas educacionais e ações voltadas aos treinamentos de profissionais expostos ao risco biológico, sendo fundamental a implantação de programa de qualidade institucional.

Exposição ocupacional a material biológico

Os acidentes de trabalho com sangue devem ser tratados como casos de emergência médica, uma vez que as intervenções para profilaxia da infecção pelo HIV e hepatite B necessitam ser iniciadas logo após a ocorrência do acidente, para a sua maior eficácia.
É importante ressaltar que as medidas profiláticas pós-exposição não são totalmente eficazes, enfatizando a necessidade de implementação de ações educativas permanentes para orientar os profissionais em relação às precauções básicas para conscientizar da necessidade de empregá-las adequadamente, como medida mais eficaz para a redução do risco à infecção em ambiente ocupacional.
O uso correto de equipamento de proteção individual (EPI) e a realização do trabalho de acordo com os procedimentos padrões são de suma importância para esta prevenção.

RESUMO

A terapêutica transfusional consiste na infusão de sangue total e seus hemocomponentes para o restabelecimento do volume sanguíneo ou de componentes específicos. Os hemocomponentes do sangue disponíveis atualmente são: concentrado de hemácias, concentrado de plaquetas, granulócitos, plasma fresco congelado, crioprecipitado e os componentes especiais, tais como os irradiados e filtrados. Os cuidados de enfermagem reúnem ações que contemplam as etapas pré, trans e pós-transfusional. Na ocorrência de incompatibilidade, o enfermeiro deve prontamente interromper a infusão da bolsa, manter a via de acesso com SF 0,9%, verificar e anotar os sinais vitais e ainda comunicar ao médico e ao serviço de hemoterapia, sem esquecer de coletar amostra de sangue e urina do paciente para reavaliação.

REFERÊNCIAS BIBLIOGRÁFICAS

1. Murphy MF, Wallington TB. Guidelines for the clinical use of red cell transfusions. Br J Haematol. 2001; 113:21-3.
2. American Association of Blood Banks. Terapêutica Transfusional – Manual para Médicos. 7. ed. Bethesda: AABB; 2003.
3. ANVISA, Brasil. Manual de Hemovigilância. Brasília, 2004.
4. Fidlarczyk D, Ferreira SS. Enfermagem em hemoterapia. In: Fidlarczyk D: Ferreira SS. Rio de Janeiro: MedBook; 2008.
5. American Association of Blood Banks (AABB). Technical manual. 14. ed. Bethesda: AABB; 2003.
6. ANVISA, Brasil. Manual de Hemovigilância. Brasília; 2004.
7. Fidlarczyk D, Ferreira SS. Enfermagem em hemoterapia. In: Fidlarczyk D, Ferreira SS. Rio de Janeiro: MedBook; 2008.
8. ANVISA, Brasil. Resolução RDC nº 153 de 14/06/2004.
9. Diário Oficial da União, Poder Executivo, Brasília, DF, 24/06/2004.
10. Agência Nacional de Vigilância Sanitária. Resolução da Diretoria Colegiada - RDC no 36, de 25 de julho de 2013. Institui ações para a segurança do paciente em serviços de saúde e dá outras providências. Diário Oficial da União, Brasília, DF, 26 jul. 2013b.
11. Hirata MH, Mancini JFº. Manual de Biossegurança. Barueri: Manole; 2008.
12. Web Site: http://www.anvisa.gov.br
13. Brasil. Ministério da Saúde. Secretaria de Vigilância em Saúde. Departamento de Atenção Especializada. Aspectos hemoterápicos relacionados a Trali (Lesão Pulmonar Aguda Relacionada à Transfusão): medidas para redução do risco . – Brasília: Ministério da Saúde, 2010 . 18 p. : il. – (Série F. Comunicação e Educação em Saúde).
14. BRASIL. Agência Nacional de Vigilância Sanitária. Manual Técnico para Investigação da Transmissão de Doenças pelo Sangue. 1. ed. Brasília: Anvisa; 2004. Disponível em: <http://portal.anvisa.gov.br/wps/wcm/connect/912de50047457fc18b7adf3fbc4c6735/manual_doenca.pdf?MOD=AJPERES>. Acesso em: 13 jan. 2015.

45

Paciente oncológico na UTI

Karine Azevedo São Leão-Ferreira
Silvia de Lima Vieira
Lenita Maria Tonon
Marina de Góes Salvetti

PONTOS A APRENDER

1. As causas de admissão/internação do paciente oncológico na UTI.
2. Os tipos de emergências oncológicas.
3. As ferramentas para a determinação de prognóstico e gravidade em pacientes com câncer na UTI.
4. Os cuidados paliativos e o controle de sintomas na UTI.
5. O tratamento de sintomas em pacientes em cuidados paliativos na UTI.

PALAVRAS-CHAVE

Oncologia, câncer, cuidados paliativos, dor, controle de sintomas, emergências oncológicas, mortalidade e prognóstico.

ESTRUTURA DOS TÓPICOS

Introdução. Emergências em oncologia. Definição de prognóstico e gravidade. Cuidados paliativos e controle de sintomas. Vias de administração de medicamentos. Resumo. Propostas para estudo. Referências bibliográficas.

INTRODUÇÃO

Os recentes avanços no diagnóstico, tratamento e terapias de suporte têm melhorado o prognóstico e ampliado a sobrevida dos pacientes com câncer, com redução da mortalidade em mais de 20% para diferentes tumores.[1] Entretanto, esse aumento de sobrevida tem sido associado a complicações relacionadas às terapias e à doença em si.[2]

O aumento da sobrevida não significa tempo livre de doença. Os avanços estão sendo alcançados graças às cirurgias, aos antineoplásicos, à radioterapia e a outras terapias cada vez mais efetivas e agressivas, que muitas vezes estão associadas a eventos adversos graves. Como consequência, o número de pacientes admitidos em unidades de terapia intensiva (UTI) vem aumentando,[3] exigindo dos profissionais de enfermagem conhecimento e habilidades específicas para prestar cuidados.

A internação do paciente com câncer com tumores sólidos e hematológicos na UTI pode ocorrer durante toda a história da doença, seja por complicações agudas concorrentes ao câncer, emergências oncológicas, toxicidade da terapia antineoplásica ou cuidados no pós-operatório de cirurgias e radiocirurgias.[4]

Uma das primeiras UTI específicas para o tratamento de pacientes com câncer foi estruturada no hospital Memorial Sloan-Kettering Cancer Center em Nova York, em 1970. Nessa época, 74% dos pacientes admitidos eram cirúrgicos em pós-operatório e 26% eram clínicos, apresentando complicações que ameaçavam a vida decorrentes da quimioterapia ou do próprio câncer. Os problemas mais frequentes foram insuficiência respiratória aguda, desequilíbrios hidroeletrolíticos, sepse, insuficiência renal, arritmias cardíacas, insuficiência cardíaca congestiva, choque, insuficiência hepática, coagulopatias e sangramento gastrintestinal. Juntamente dessas afecções, a maioria dos pacientes também apresentava invasão da medula óssea, imunossupressão e outras comorbidades.[5]

As principais causas de admissão de pacientes com câncer nas UTI são: necessidade de cuidados pós-operatórios (29%), sepse (8%), complicações respiratórias (29 a 69%), choque séptico (61%), desequilíbrios metabólicos (83%), descompensação cardíaca (arritmias e insuficiência cardíaca congestiva) (8 a 18%), hemorragias (14%), insuficiência renal aguda (7%) e alterações neurológicas agudas (5%).[2,4,6] No Brasil, em especial no Instituto do Câncer do Estado de São Paulo "Octávio Frias de Oliveira" da Faculdade de Medicina da Universidade de São Paulo (ICESP-FMUSP), as principais causas de admissão, no período de maio de 2008 a abril de 2009, foram insuficiência respiratória aguda (30%) e choque séptico (52%). As outras causas representavam 18% do total, como complicações cardíacas, trombose venosa profunda (TVP), pneumonias, hemorragias, entre outras.[1]

As causas da admissão dependem do tipo de câncer, sendo diferentes entre pacientes com tumores sólidos (p. ex., mama, pulmão, próstata etc.) e pacientes com tumores hematológicos (p ex., leucemias e linfomas). Os pacientes com tumores sólidos são frequentemente admitidos para acompanhamento pós--operatório. Entre os pacientes com tumores hematológicos, observa-se maior frequência de admissões em decorrência de insuficiência respiratória, sepse, insuficiência renal aguda e hemorragias.[2,7]

Nos hospitais gerais, os profissionais das UTI geralmente consideram que pacientes com câncer têm prognóstico ruim e tendem a opor-se à admissão nessas unidades. Entretanto, essa resistência é injustificada, visto que a evolução des-

---

[1] Dados fornecidos pela coordenação da UTI do Instituto do Câncer do Estado de São Paulo (ICESP). Dados não publicados.

ses pacientes é semelhante à de outros pacientes com doenças crônicas e graves com prognóstico similar.[8,9] Desse modo, a avaliação do prognóstico do paciente oncológico deve fundamentar a decisão sobre a admissão e tratamento na UTI.

Pesquisa multicêntrica que avaliou os desfechos e fatores prognósticos de 1.011 pacientes hematológicos internados em UTI mostrou taxa de sobrevida de 60,7% no período da internação, 52,5% após 90 dias e 43,3% após 1 ano. Melhores taxas de sobrevida no período de internação foram observadas em pacientes com câncer em remissão e menos de 24 horas para admissão na UTI. Os achados sugerem que os pacientes com câncer hematológico têm boa sobrevida, bom controle da doença e boa qualidade de vida após a internação na UTI.[7]

Estudo prospectivo que avaliou 563 pacientes de uma UTI oncológica quanto ao curso clínico da sepse e preditores de mortalidade verificou que os principais sítios de infecção foram: pulmão, abdome e trato urinário. Entre os pacientes avaliados, 91% apresentaram choque séptico e a taxa de mortalidade na UTI foi de 51%. Maior risco de mortalidade esteve associado à doença ativa, estado funcional prejudicado, síndrome da resposta inflamatória sistêmica (SIRS) e insuficiência respiratória, renal ou cardiovascular. Os pacientes com infecção do trato urinário apresentaram melhor prognóstico.[10]

A avaliação do prognóstico, sobrevida e gravidade do paciente oncológico pode ser realizada de diversas maneiras, as quais são abordadas neste capítulo. A decisão, em geral, deve ser compartilhada com a família, visto que muitos dos pacientes admitidos em UTI não têm indicação de terapia curativa, mas apenas paliativa, não sendo a UTI o local mais apropriado para esse tipo de cuidado. No presente capítulo, são abordados os aspectos referentes à identificação e ao tratamento das principais complicações relacionadas ao câncer que podem requerer admissão na UTI; a decisão para descontinuar o tratamento; e a abordagem do pacientes na visão dos cuidados paliativos.

EMERGÊNCIAS EM ONCOLOGIA

Um dos motivos de internação do paciente na UTI é a ocorrência de emergências oncológicas. Embora as emergências não sejam a principal causa de admissão na UTI, estas podem necessitar de tratamento intensivo.

A classificação das emergências oncológicas não é consensual. Sua proposta varia conforme o autor. Podem ser decorrentes do tratamento (p. ex., neutropenia febril e cistite hemorrágica) ou da doença em si. Em geral, são classificadas segundo o sistema acometido, podendo ser subdivididas em: metabólica, neurológica, cardiovascular, hematológica e infecciosa (Quadro 45.1).[11] Essas emergências podem ser a causa da internação, mas muitas vezes ocorrem após a admissão, exigindo o conhecimento da equipe de enfermagem da UTI em relação aos sinais, sintomas e tratamentos.

As emergências oncológicas mais observadas em UTI são síndrome da veia cava superior, efusão pericárdica maligna e tamponamento cardíaco. A síndrome da veia cava superior SVC resulta dos efeitos fisiológicos da obstrução da veia cava que pode ocorrer por compressão do tumor, trombose relacionada à cateteres intravenosos implantáveis ou infecção. Embora a apresentação dos sintomas seja variável, os achados mais comuns são edema facial, dispnéia, tosse e dor torácica.[12]

A efusão pericárdica maligna geralmente está relacionada à metástase de doença primária em outros locais como pulmão, mama ou doenças hematológicas malignas. O tamponamento cardíaco é a consequência tardia da efusão pericárdica e a quantidade de fluido pericárdico que causa o tamponamento está relacionada à taxa de formação do fluido. Acúmulos rápidos de fluido pericárdico podem causar sintomas rapidamente, mesmo com baixo volume acumulado. No entanto, quando o aumento do fluido ocorre lentamente (de semanas a meses), o tecido pericárdico parietal pode se distender/relaxar tornando-se mais complacente, permitindo o acúmulo de volumes maiores de líquido antes que o tamponamento se desenvolva. A dispneia é o sintoma mais comum de efusão pericárdica e o pulso paradoxal é o sinal mais frequente, seguido de taquicardia. A tríade de Beck (hipotensão arterial, hipofonese de sons cardíacos e estase jugular) é observada quando a formação da efusão cardíaca é rápida e o tamponamento agudo, mas raramente ocorre em pacientes com efusão pericárdica crônica.[12]

As emergências ou complicações metabólicas frequentemente observadas em pacientes com câncer são: hipercalcemia, hiponatremia, síndrome de lise tumoral, hipoglicemia, hiperuremia e hipercreatinemia secundária à insuficiência renal, acidose lática, hiperamoniemia e insuficiência da adrenal decorrentes de metástases, tratamentos antineoplásicos ou, mais raramente, fenômenos paraneoplásicos.[13]

A cistite hemorrágica é uma emergência oncológica decorrente do uso dos antineoplásicos ciclofosfamida e ifosfamida. Esses medicamentos apresentam toxicidade vesical grave resultante da formação da acroleína. A cistite é mais frequente quando o débito urinário está reduzido. Desse modo, a hidratação do paciente antes, durante e após a administração da terapia antineoplásica, é fundamental. Outra estratégia para a prevenção da cistite hemorrágica é o uso do medicamento mesna.[14]

O tratamento da cistite hemorrágica consiste na transfusão sanguínea, dependendo da gravidade do sangramento, e na irrigação vesical por meio da sonda Foley de três vias, para prevenir coágulos e permitir a remoção dos resíduos tóxicos da terapia antineoplásica.[14]

Quadro 45.1 Emergências oncológicas segundo o sistema acometido[11-20]

Sistema	Diagnósticos	Frequência	População de risco	Sinais e sintomas	Tratamentos	Intervenções de enfermagem[15-17]
Metabólico	Hipercalcemia maligna	10 a 30%	Pacientes com câncer de mama, pulmão ou tumores hematológicos (mieloma múltiplo e linfoma)[14]	Letargia, confusão, anorexia, náusea, vômito, constipação, poliúria e polidipsia e insuficiência renal aguda. Sintomas crônicos: depressão, dor óssea e litíase renal	Hidratação EV Antidiurético: furosemida (após hidratação) Bifosfonato (p. ex., pamidronato) Calcitonina Corticosteroides Hemodiálise de urgência (S/N)	Avaliar o nível de consciência e tônus muscular Realizar balanço hídrico rigoroso Avaliar turgor e hidratação das mucosas Monitorizar o peso Avaliar frequência das náuseas Realizar sondagem vesical para monitorizar o débito urinário Avaliar o estado neurológico Realizar monitorização cardíaca contínua Monitorizar o pH urinário e avisar o médico se > 7,9
	Síndrome de lise tumoral	42% (linfoma não Hodgkin)[18]	Pacientes com leucemia, linfoma e tumor sólido com mais de 5 ou 10 cm (bulky disease). Pacientes em tratamento com rituximabe, bortezomibe, talidomida, tamoxifeno ou interferonalfa[19]	Fadiga, redução do débito urinário, hematúria, perda de peso, diarreia, letargia, vômito, náusea, dipneia, edema, dor muscular, palpitações cardíacas, arritmia cardíaca, convulsão, lesão renal aguda e morte súbita. Exames:[15] potássio, fósforo, ureia, ácido úrico, creatinina, leucócitos e desidrogenase lática e cálcio	Hidratação, EV (SF a 0,9%) Alopurinol Agentes hipouricemiantes: Uricozyme® e Rasburicase® Hemodiálise seguida por hemofiltração contínua[19]	

(continua)

Quadro 45.1 Emergências oncológicas segundo o sistema acometido.[11-20] *(continuação)*

Sistema	Diagnósticos	Frequência	População de risco	Sinais e sintomas	Tratamentos	Intervenções de enfermagem[15-17]
Neurológico	Compressão medular maligna	2,5 a 6%	Pacientes com câncer de mama, pulmão, próstata, rim, mieloma ou linfoma	Dor lombar (90%), dor radicular, fraqueza motora, alteração da função intestinal (constipação ou incontinência intestinal) e/ou vesical (retenção urinária ou incontinência urinária), formigamento e/ou adormecimento em membros inferiores, dificuldade para deambular, impotência, hipoestesia e paralisia/paraplegia	Corticosteroides, EV (p. ex., dexametasona) Tratamento específico do câncer: quimioterapia, radioterapia ou cirurgia	Realizar sondagem vesical Avaliar e monitorizar função respiratória (se compressão em vértebras torácicas) Avaliar e monitorizar função urinária e intestinal
	Hipertensão intracraniana	-	Pacientes com tumores primários e/ou metastáticos do SNC; câncer de mama, pulmão e melanoma	Cefaleia (50%), desmaio, convulsão, náusea e vômito	Corticosteroides EV (p. ex., dexametasona) Radioterapia Cirurgia Anticonvulsivantes (p. ex., lorazepan e fenitoína) se convulsões	Investigar sinais e sintomas de fraqueza e movimentação ocular anormal Monitorizar disfunções neurológicas, tais como hemiparesia e dificuldade de linguagem

(continua)

Quadro 45.1 Emergências oncológicas segundo o sistema acometido[11-20] *(continuação)*

Sistema	Diagnósticos	Frequência	População de risco	Sinais e sintomas	Tratamentos	Intervenções de enfermagem[15-17]
Cardiovascular	Efusão pericárdica maligna (derrame pericárdico)	10 a 15% (geralmente assinto-máticos)	Pacientes com metástases para o pericárdio Tumor metastático de pulmão e mama Melanoma, leucemia, linfoma, radioterapia da parede torácica e quimioterapia	Dispneia, tosse, dor torácica, disfagia, soluço e rouquidão, palpitações cardíacas, fadiga, ortopneia Taquicardia, sons cardíacos distantes, distensão venosa da jugular, edema de extremidades superiores e inferiores e alterações no pulso	Pericardiocentese guiada por ecocardiografia Inserção de dreno pericárdico percutâneo Ressecção do pericárdio (pacientes em cuidados paliativos) Quimioterapia pericárdica e/ou sistêmica Radioterapia (em alguns casos)	Monitorizar sistemas respiratório e cardiovascular Manter posição de Fowler Monitorizar e instituir oxigenoterapia Registrar a quantidade e as características da drenagem em indivíduos com toracotomia Avaliar nível de conforto, condições da ferida Avaliar dor e administrar medicação para dor, se necessário Amenizar ansiedade relacionada ao tratamento Assegurar o entendimento do processo tanto para o indivíduo quanto para sua família/cuidador Orientar o indivíduo e familiares/cuidadores que relatem quaisquer sinais e sintomas
	Tamponamento cardíaco	1,5 a 21%	Pacientes com câncer de pulmão, mama, rim e linfoma	Taquicardia, hipotensão, dispneia, sonolência, confusão, ansiedade, obnubilação, náuseas e vômitos	Pericardiocentese e drenagem cirúrgica do pericárdio	

(continua)

Quadro 45.1 Emergências oncológicas segundo o sistema acometido[11-20] *(continuação)*

Sistema	Diagnósticos	Frequência	População de risco	Sinais e sintomas	Tratamentos	Intervenções de enfermagem[15-17]
Cardiovascular	Síndrome da veia cava superior		Pacientes com câncer de pulmão, mama e esôfago e linfoma. Pacientes com cateter venoso central	Edema facial, dispneia, tosse, distensão das veias cervicais e da parede torácica, edema das extremidades superiores, edema periorbital, vermelhidão da conjuntiva, rubor facial, taquicardia compensatória, sensação de inchaço ou peso na cabeça, rouquidão, dor torácica. Graves: taquipneia, cefaleia, alterações visuais, zumbido, letargia, irritabilidade, convulsão e coma[12]	Inserção de stent na veia cava superior. Radioterapia. Quimioterapia. Corticosteroides (p. ex., metilpredinisolona). Agentes diuréticos (p. ex., manitol). Agente fibrinolítico, se trombose presente	Monitorizar sinais e sintomas, especialmente edema e rubor facial. Preparar material para intubação de emergência. Manter cabeceira do leito elevada a 45°. Avaliar função neurológica regularmente. Evitar o uso de cateter venoso central até que a etiologia seja esclarecida. Utilizar acesso venoso periférico
Hematológico	Síndrome da hiper-viscosidade sanguínea	6% (mieloma múltiplo)[20]	Pacientes com leucemia, mieloma múltiplo	Isquemias, sangramento das mucosas (retina, gengiva, gastrintestinal etc.), epistase, AVC, hemorragias, tonturas, dispneia, náuseas, púrpura, distúrbios visuais, alteração do estado mental, sonolência e convulsões, cefaleia, tonturas e coma. Possíveis sintomas de insuficiência cardíaca e priapismo[20]	Plasmaferese. Corticosteroides. Quimioterapia (p. ex., melfalan, clorambucil e ciclofosfamida). Rituximabe	Monitorizar sangramento. Atenção à piora dos sintomas caso o paciente receba transfusão sanguínea
Infeccioso	Neutropenia febril		Pacientes recebendo quimioterapia	Febre (> 38,3°C) e neutropenia (< 1.000/mm³)	Antibioticoterapia (especialmente para Gram-negativos). Drogas antifúngicas e/ou antivirais, se necessário. Fator de crescimento mieloide	Avaliar cavidade oral, pele, área perianal e inserção de cateter para sinais de infecção. Instituir isolamento apropriado

DEFINIÇÃO DE PROGNÓSTICO E GRAVIDADE

Ao ser admitido na UTI, o paciente com câncer deve ser avaliado em relação à gravidade e ao prognóstico, para subsidiar a tomada de decisão no que diz respeito à continuação do tratamento na UTI ou apenas do tratamento com a equipe de controle da dor e cuidados paliativos.

Em hospitais gerais, muitas vezes, considera-se que os pacientes com câncer têm um prognóstico pobre e, por essa razão, frequentemente não são admitidos.[21] Entretanto, a taxa de mortalidade entre os pacientes com câncer admitidos em UTI é similar à taxa dos pacientes com outras afecções. Entre os pacientes com câncer admitidos em UTI brasileiras e internacionais, a taxa varia de 27, 33, 39, 42, 47, 58 a 61%.[2,4,7,8,22,23,24] Há alguns anos, as taxas de mortalidade de pacientes com tumores hematológicos eram mais elevadas, em comparação aos pacientes com tumores sólidos, mas estudos recentes têm mostrado taxas semelhantes entre os dois tipo de tumores.[4,7,24]

As taxas de mortalidade entre pacientes com e sem câncer são diferentes apenas em relação a pacientes com falha em mais de três órgãos. Nessa situação, a taxa de mortalidade entre os pacientes oncológicos é de 75% em comparação a 50% entre os pacientes com outras afecções não malignas.[4] A taxa de sobrevida após 1 ano da internação na UTI é de 23%.[2]

No que se refere à gravidade das doenças, os pacientes com câncer têm gravidade similar à dos pacientes não oncológicos. A principal diferença entre eles é que os pacientes com câncer são geralmente mais idosos, têm maior chance de serem admitidos na UTI em razão dos procedimentos cirúrgicos e apresentam elevada frequência de sepse.[4]

O prognóstico e a gravidade podem diferir entre pacientes com tumores sólidos e hematológicos. Os indivíduos com tumores hematológicos estão, em geral, mais gravemente doentes e apresentam sepse, síndrome da angústia respiratória, insuficiência renal e complicações pulmonares com mais frequência do que pacientes com outros tumores.[4] Pacientes submetidos a transplante de medula óssea normalmente apresentam taxa de mortalidade mais elevada e maior frequência de hemorragias.[2]

O prognóstico do paciente tem um impacto significativo na escolha do tratamento. Desse modo, é de fundamental importância que a equipe da UTI considere os seguintes aspectos: (a) se é uma condição clínica realmente urgente; (b) se a condição está relacionada ao câncer (doença em si), a um evento adverso do tratamento ou a um processo benigno; (c) qual o tipo específico de tumor responsável pela síndrome; (d) qual é o estadiamento da doença; (e) quais estudos são necessários para estabelecer o diagnóstico preciso; (f) qual o desejo do paciente e da família. As implicações do prognóstico e o impacto do tratamento devem ser considerados para que a terapia apropriada seja instituída.

Revisão realizada na França sugere que pacientes com casos malignos recém-diagnosticados ou em remissão completa devem ser admitidos para tratamento intensivo sempre que necessário, sem restrições. Pacientes com resposta clínica à terapia indeterminada ou não disponível devem ser admitidos para avaliação por 3 a 5 dias (UTI *trial*).[25]

O UTI *trial* ou teste de UTI, como tem sido chamado, inclui a tomada de todas as condutas necessárias para o tratamento da complicação, tendo como princípio que o câncer é uma doença crônica, porém não limitante, desde que adequadamente controlada com quimioterapia, radioterapia ou outras terapias. O teste de UTI segue diversas condutas, como uso de drogas vasoativas (DVA) e antibioticoterapia (ATB), controle de exames laboratoriais para avaliação de todos os sistemas, controle de culturas, controle glicêmico, prevenção de TVP, hipotermia e complicações neurológicas, metabólicas, fisiológicas e hemodinâmicas.

Há ainda diversos sistemas de classificação, escores prognósticos, escalas, instrumentos e ferramentas para avaliar o prognóstico e a gravidade em pacientes admitidos em UTI. Entretanto, esses sistemas geralmente não são específicos para pacientes com câncer e acabam subestimando o risco de morte desses doentes.[9,22] Os modelos de prognóstico genéricos, como o *Simplified Acute Physiology Score* II (SAPS II), o *Acute Physiology and Chronic Health Evaluation* (APACHE II ou III) e o *Mortality probability models* (MPM II), têm baixos valores preditivos, de sensibilidade e de especificidade para predizer a sobrevida e o prognóstico dos pacientes oncológicos.[8,21] As limitações desses modelos levaram alguns clínicos a propor um modelo prognóstico específico para pacientes com câncer, o *ICU cancer mortality model* (ICMM ou CMM).[22]

Nos modelos de prognóstico genéricos, o risco de morte é subestimado, uma vez que não incluem dentre seus parâmetros algumas características clínicas específicas dos pacientes oncológicos, as quais determinam claramente o prognóstico. Dentre essas, é possível citar o recebimento de transplante alogênico de medula óssea, a presença de progressão da doença, o estágio avançado da doença (tumor nódulo e metástase – TNM – estágio IV), a baixa capacidade funcional e a idade avançada (idoso).[23,27,28]

Os sistemas de classificação ou escores de prognósticos mais utilizados são o APACHE II, o SAPS II, o *Sequential Organ Failure Assessment* (SOFA), o *Multiple Organ Dysfunction Score* (MODS) e o MPM II. Dentre esses, o SAPS II mostrou melhor poder para discriminar sobreviventes e não sobreviventes, sendo superior ao APACHE II e ao ICMM, que é uma modificação do MPM II.[29] Em outro estudo, o SAPS II e o APACHE II demonstraram desempenho igual.[30] Outro estudo concluiu que o SAPS II e o APACHE II mostraram-se melhores para predizer o prognóstico de pacientes que sobreviveram e saíram de alta hospitalar, enquanto o ICMM foi mais útil para predizer o prognóstico de pacientes que vieram a óbito.[31] Esses resultados sugerem que o desempenho de instrumentos genéricos de determinação de prognóstico seja similar ao de modelos específicos, como o ICMM.

Entretanto, um estudo de coorte realizado com 1.257 pacientes brasileiros verificou que o SAPS II, o APACHE-III-J e o ICMM apresentaram bom poder de discriminação, mas o SAPS e o APACHE subestimaram significativamente a mortalidade, ao passo que o ICMM a superestimou.[8] Uma revisão sistemática que analisou diversos estudos publicados entre 1994 e 2004, os quais avaliaram o desempenho de modelos prognósticos em pacientes com câncer, verificou que os modelos genéricos SAPS II, APACHE II e MPM II, apesar de serem razoáveis para discriminar sobreviventes e não sobreviventes, tinham calibração insuficiente. Quanto ao modelo prognóstico específico para pacientes com câncer, o ICMM mostrou melhor discriminação e calibração que os genéricos.[9] Desse modo, sugere-se o uso de modelos prognósticos específicos para pacientes com câncer. O ICMM já está traduzido e validado para o Brasil.[8]

O SAPS II mostrou boa exatidão na determinação do prognóstico em pacientes admitidos em UTI após cirurgia para ressecção de câncer colorretal de emergência.[32] Entre pacientes com tumores hematológicos, o SOFA, o APACHE II, o SAPS II e o MODS não foram confiáveis na predição dos prognósticos.[26] O SOFA avaliado isoladamente em pacientes submetidos a transplante alogênico de medula óssea mostrou-se um bom preditor de sobrevida.[33] Os resultados dos estudos ainda são controversos em relação à precisão dos diferentes sistemas de classificação e definição de prognóstico. Desse modo, pode-se supor que ainda seja necessária a elaboração de um modelo mais preciso e calibrado para predizer o prognóstico e a mortalidade em pacientes com câncer admitidos em UTI. Um das estratégias para a elaboração desse instrumento seria a identificação dos preditores de mortalidade de prognóstico em UTI.

Em razão da necessidade de identificar os fatores que poderiam mais precisamente determinar a mortalidade e/ou o prognóstico em pacientes com câncer admitidos em UTI, diversos estudos realizaram análises estatísticas multivariadas, incluindo as características clínicas da internação e demográficas dos pacientes, tendo sido identificados diversos preditores, conforme apresentados no Quadro 45.2.

Ao selecionar uma escala para avaliar o prognóstico e/ou a sobrevida em pacientes com câncer na UTI, deve-se verificar se alguns desses fatores (ou a maioria) foram contemplados. Caso contrário, os valores estimados podem estar sub ou superestimados.

CUIDADOS PALIATIVOS E CONTROLE DE SINTOMAS

As UTI devem prover suporte fisiológico temporário para pacientes com falhas orgânicas reversíveis. Entretanto, frequentemente, verifica-se que mais de um terço dos pacientes com câncer em estágio avançado ou terminal são admitidos em UTI, dos quais cerca de 60% morrem após a admissão ou morrem em casa poucos dias após a alta hospitalar.[35-37] Nesse cenário, a internação na UTI serve apenas para transformar a morte em um processo doloroso e indigno para o paciente e familiares.

Nesse sentido, a American Society of Clinical Oncology recomenda que os pacientes sejam informados precocemente sobre prognóstico e opções de tratamento, garantindo que eles tenham a oportunidade de discutir com a família e equipe de saúde suas preocupações em relação ao tratamento.[38] A informação prévia e o diálogo aberto permitem que o paciente expresse suas preferências, facilitando a tomada de decisão da equipe de saúde e da família em situações de emergência ou deterioração clínica.

Assim, a admissão dos pacientes na UTI deve ser criteriosa, visto que a taxa de mortalidade entre os pacientes com câncer admitidos em UTI tem sido significativamente maior em comparação a pacientes com câncer não admitidos e pacientes com outras afecções não oncológicas admitidos em UTI.[2,36] Como regra geral, sugere-se que pacientes candidatos a tratamento em UTI tenham boa capacidade funcional, apresentem tumores em estágios iniciais e sejam candidatos a tratamentos com objetivo curativo ou que possa claramente prolongar a vida. Caso a única opção de tratamento seja o cuidado paliativo e o controle de sintomas, os pacientes não devem ser internados na UTI.[36,39]

Nos casos de dúvida, como já mencionado, sugere-se a admissão na UTI e a realização de um teste na UTI (UTI *trial*) seguido por uma reavaliação do quadro clínico e hemodinâmico após 3 a 6 dias.[25,36,39]

O cuidado paliativo (CP) é uma abordagem que melhora a qualidade de vida do paciente e da família diante de problemas associados a doenças que ameaçam a vida, por meio da prevenção e do alívio do sofrimento obtidos pela identificação precoce, avaliação precisa e tratamento da dor e outros problemas físicos, emocionais e espirituais. Os principais objetivos do CP são prover alívio da dor e outros sintomas, afirmar a vida e considerar a morte um processo normal, não apressar ou adiar a morte, integrar aspectos espirituais e emocionais do paciente, auxiliar a viver tão ativamente quanto possível até a morte, apoiar a família durante a doença e o luto, trabalhar em equipe interdisciplinar para apoiar a família e melhorar a qualidade de vida do paciente.[40]

Os sintomas mais observados nos pacientes com câncer em UTI e que são acompanhados por equipes de cuidados paliativos são fadiga (95%), dor (84%), delírio (81%), sonolência (78%), dispneia (76%), ansiedade (65%) e constipação (60%). Os principais tratamentos prescritos são: analgésicos opioides e anti-inflamatórios esteroides para dor e dispneia, antipsicóticos para controlar agitação e delírio, interrupção da ventilação mecânica e *bilevel positive pressure airway* (BIPAP) e início da oxigenioterapia com máscara ou cateter com alto fluxo de O_2, aconselhamento familiar e suporte espiritual, interrupção da diálise, decisão por não utilizar manobras de ressuscitação (mudança de código) e interrupção do uso de benzodiazepínicos e anticolinérgicos. Essas medidas resultaram em melhora da dor, da dispneia, da ansiedade, da agitação e do delírio.[6]

VIAS DE ADMINISTRAÇÃO DE MEDICAMENTOS

O tratamento dos sintomas observados em pacientes em CP é muitas vezes realizado com a administração de medicamentos no tecido subcutâneo, denominado hipodermóclise, por ser menos invasiva e apresentar efetividade similar à endovenosa. Na UTI, essa via é pouco utilizada, pois os pacientes geralmente têm acesso venoso central e múltiplos acessos periféricos. Em pacientes com doença avançada, a via intramuscular deve ser evitada especialmente em pacientes caquéticos.[41]

A via subcutânea (hipodermóclise) não deve ser restrita para uso em pacientes com doença avançada, mas deve ser utilizada sempre que houver indicação. As principais indicações para o uso da hipodermóclise são impossibilidade de administrar fármacos por via oral (VO) em razão de disfagia, náuseas e vômitos, oclusão intestinal, baixa absorção no trato gastrintestinal (p. ex., pacientes com ileostomia) etc.; alteração do nível de consciência em razão de sonolência, coma, inconsciência, diminuição do nível de consciência e síndrome confusional-delírio; debilidade extrema; alívio parcial ou ausente da dor com a administração de analgésicos por VO; grande número de medicações por VO; e impossibilidade ou dificuldade de acesso venoso.[41]

A vascularização do tecido subcutâneo é similar ao muscular e permite boa absorção e difusão dos fármacos. Os níveis plasmáticos são semelhantes aos alcançados com administração intramuscular (IM), oral, retal, sublingual e endovenosa (EV).[42,43] As doses dos medicamentos são semelhantes às utilizadas por via EV, mas o início de ação é geralmente similar ao da VO (15 a 30 minutos). A via SC também pode ser utilizada para infusão contínua de medicamentos por bombas eletrônicas (com ou sem *patient controlled analgesia* – PCA), elastoméricas, mecânicas, de pressão positiva e negativa. Em alguns fármacos, a exemplo da morfina, a biodisponibilidade após a administração por via SC é maior em relação à VO.[44]

A via SC é preferível em relação à via EV, podendo ser utilizada para a administração contínua ou intermitente de fármacos (p. ex., morfina) e/ou fluidos.[45]

A administração de medicações no SC tem duas denominações: administração intermitente (*intermittent SC injection* – ISCI) e contínua (*continuous SC injection* – CSCI). A administração de fluidos é denominada hipodermóclise (HDC). A punção deve ser realizada com o uso de um *scalp-butterfly* 22 a 25 G ou cateter intravenoso periférico, como Jelco™, Abocath™ e saf-T-Intima™. O uso dos cateteres flexíveis é preferível ao uso de metais como o *scalp*.[41,45,46]

O cateter intravenoso periférico deve ser conectado a uma extensão com *lock* e uma seringa de 5 mL. O cateter deve ser inserido a 45° em relação à pele e ao local da inserção mantido coberto com película de filme transparente (p. ex., tegaderme™). Caso haja retorno de sangue após a punção, o dispositivo deve ser removido e o procedimento, repetido, com o uso de um novo *butterfly* em uma área próxima. A punção deve ser realizada com o cateter direcionado da periferia para o centro do corpo. O *scalp* ou cateter intravenoso periférico pode ser mantido por um período de 72 horas ou 4 a 7 dias desde que não haja sinais de inflação ou infecção local, demandando menor carga de trabalho da equipe de enfermagem em comparação à VO.[41,45,46]

É importante manter a extensão e o *scalp* preenchidos com solução salina (SF a 0,9%), sendo necessário administrar 5 mL e mantê-los fechados com o *lock* da extensão. Os principais locais de punção incluem tórax superior (logo acima da mama); face anterior do antebraço; infraescapular, se o paciente estiver agitado ou muito ansioso; face anterior da coxa; e parede abdominal na região infraescapular. Deve-se evitar a administração diretamente sobre o local do tumor; em membros com linfoedema, uma vez que a absorção pode ser reduzida; em proeminências ósseas, em razão da pequena quantidade de tecido subcutâneo; em pele previamente irradiada, visto que o suprimento sanguíneo pode estar reduzido; em locais próximos a articulações, em razão do desconforto e aumento do risco de perda do acesso; em locais com infecção, fissuras e hematomas; e na parede abdominal, se houver presença de ascite.[41,45,46]

O volume infundido depende do tipo de solução e fármaco. Na infusão em *bolus*, em geral, o volume máximo é de 2 a 3 mL. Na HDC, a taxa de infusão máxima é de 500 mL/h, sendo geralmente utilizado um volume médio de 80 a 100 mL/h.[39] Em caso de uso de solução de infusão contínua, recomenda-se mantê-la por um tempo máximo de 24 horas. No entanto, fármacos infundidos em dispositivos fechados de infusão contínua, como bombas elastoméricas, mostraram boa estabilidade e segurança quando mantidos por 5 a 7 dias.[47,48]

Diversos medicamentos têm sido administrados via SC. Entretanto, nem todos foram submetidos a estudos de farmacocinética e segurança. Desse modo, antes da administração de medicamentos por via SC, deve-se destacar que a administração é mais lenta em comparação à via IM; as drogas irritantes podem causar reação inflamatória em relação à via IM; a absorção pode ser significativamente limitada se o paciente estiver em choque hipovolêmico ou edemaciado.[41]

Algumas medicações podem causar necrose tecidual se administradas por via SC, devendo ser proibidas. Essas incluem antibióticos, fenitoína, diazepam, clorpromazina e pamidronato.[41,45] Os fármacos que podem ser administrados por via SC estão apresentados no Quadro 45.3.

Os antagonistas opioides naloxona e naltrexona, diluídos em soro fisiológico, são 100 vezes mais potentes quando administrados por via SC em comparação à VO.[49]

A meia-vida de eliminação da morfina é semelhante tanto pela via EV quanto SC (1,7 ± 0,7 *vs.* 1,9 ± 0,4 horas pela via SC, p > 0,05).[44] A biodisponibilidade e a taxa de absorção da morfina administrada por via SC e retal (supositório de liberação controlada), na taxa de 2,5:1 após a administração a cada 4 horas, foram semelhantes. Entretanto, o pico e o tempo para atingir o pico de concentração foram maiores com a administração via SC.[42]

O tramadol (100 a 400 mg/dia) e a dexametasona (4 a 40 mg/dia) diluídos em solução salina e administrados por via SC por sistemas de infusão contínua têm estabilidade por 5 dias quando mantidos à temperatura de 25ºC.[48] O tramadol mantém-se estável por 7 dias quando administrado em solução com a hioscina.[47]

A administração de alguns medicamentos por via SC pode estar associada a complicações leves e autolimitadas. Em sua maioria, as complicações devem desaparecer em, no máximo, 1 hora. Entre essas, inclui-se a formação de uma pequena vesícula e vermelhidão. Se a vesícula permanecer por mais de 1 hora e for pequena, deve-se massagear cuidadosamente o local ou aplicar uma compressa quente. Se o edema persistir ou aumentar, deve-se descontinuar a administração e reiniciá-la em um novo local.[41,45]

Não é necessário lavar a extensão do ISCI se a mesma medicação estiver sendo administrada, mas deve-se considerar a extensão do tubo e a necessidade de lavar a extensão com SF a 0,9% para assegurar que o volume completo do fármaco seja administrado. Devem-se utilizar diferentes locais de punção e atentar para as medicações incompatíveis.[45]

A implementação de intervenções na abordagem dos cuidados paliativos está associada à redução significativa do tempo de permanência nas UTI, sem diferença na taxa de mortalidade ou de alta.[50] Desse modo, a participação das equipes de dor e cuidados paliativos deve ser incentivada na UTI que trata pacientes com câncer, especialmente aqueles com doença avançada.

Nas unidades de CP, a frequência de morte entre os pacientes provenientes de UTI é significativamente superior à daqueles procedentes de outras unidades (66 *versus* 34%).[6] Muitos desses pacientes já apresentavam doença avançada e poderiam ter uma qualidade de vida melhor se fossem diretamente encaminhados para acompanhamento pelas equipes de dor e cuidados paliativos em vez de serem admitidos em UTI. Após a admissão na unidade de CP, 42% dos pacientes provenientes das UTI recebem alta para seus domicílios.[6]

RESUMO

Os pacientes com câncer são muitas vezes admitidos em UTI para tratar condições agudas e crônicas, as quais podem ser decorrentes da doença em si e do tratamento cirúrgico, antineoplásico e radioterápico. Durante a internação, os pacientes devem ser avaliados em relação ao seu prognóstico e gravidade, sendo as escalas mais sensíveis e específicas para essa população o ICMM e o SAPS II. A avaliação do prognóstico pode indicar que alguns pacientes apresentam condições não passíveis de cura e que a permanência da UTI não resultará em benefício claro ao paciente. Nessas situações, o objetivo do tratamento passa a ser o controle dos sintomas, a redução do sofrimento e a promoção da qualidade de vida do paciente e da família, caracterizando uma abordagem dos CP. A partir desse momento, não se justifica a continuidade de intervenções invasivas, tais como ventilação mecânica, e o uso de bloqueadores neuromusculares e de drogas vasoativas. O tratamento passa a ser orientado para o controle dos sintomas e alívio do sofrimento, devendo-se proceder à administração de fármacos por via menos invasiva (p. ex., via SC), com condições que possibilitem a comunicação efetiva e aberta entre pacientes e familiares e com a equipe. O suporte à família e aos profissionais de saúde no processo de morte e luto é fundamental.

PROPOSTAS PARA ESTUDO

1. Quais as principais causas de internação dos pacientes com câncer na UTI?
2. Quais as principais emergências oncológicas?
3. Quais cuidados de enfermagem são necessários ao paciente com síndrome de lise tumoral?
4. Quais são os cuidados na punção e administração de fármacos por via SC?
5. Quais são os objetivos dos CP?
6. O que é e quais avaliações são incluídas no teste de UTI?
7. Quais são os principais fatores associados à mortalidade em pacientes com câncer em UTI?
8. Quais são os sistemas de classificação mais indicados para avaliar risco de morte e prognóstico em paciente com câncer na UTI?
9. A administração de fármacos no subcutâneo é prática em unidades de CP, sendo que alguns podem causar irritação. Quais medicamentos podem ser irritantes? Há alguma estratégia para reduzir a irritação?

10. O paciente com câncer gástrico metastático é admitido na UTI proveniente do centro cirúrgico sem analgésico prescrito e em uso de sonda nasogástrica (SNG) para drenagem. Após a recuperação da sedação, o doente queixa-se de dor intensa, com prescrição de morfina 60 mg/dia, por via EV. Entretanto, o acesso venoso do paciente é difícil, não sendo possível puncioná-lo. Por qual outra via a morfina pode ser administrada? Que dose pode ser usada nessa via?

REFERÊNCIAS BIBLIOGRÁFICAS

1. Brenner H. Long-term survival rates of cancer patients achieved by the end of the 20th century: a period analysis. Lancet. 2002;360(9340):1131-5.
2. Staudinger T, Stoiser B, Mullner M, Locker GJ, Laczika K, Knapp S, et al. Outcome and prognostic factors in critically ill cancer patients admitted to the intensive care unit. Crit Care Med. 2000;28(5):1322-8.
3. Azoulay E, Afessa B. The intensive care support of patients with malignancy: do everything that can be done. Intensive Care Med. 2006;32(1):3-5.
4. Taccone FS, Artigas AA, Sprung CL, Moreno R, Sakr Y, Vincent JL. Characteristics and outcomes of cancer patients in European ICUs. Crit Care. 2009;13(1):R15.
5. Turnbull A, Goldiner P, Silverman D, Howland W. The role of an intensive care unit in a cancer center. An analysis of 1035 critically ill patients treated for life-threatening complications editorial. Cancer. 1976 37(1):82-4.
6. Delgado-Guay MO, Parsons HA, Li Z, Palmer LJ, Bruera E. Symptom distress, interventions, and outcomes of intensive care unit cancer patients referred to a palliative care consult team. Cancer. 2009;115(2):437-45.
7. Azoulay E, Mokart D, Pène F, Lambert J, Kouatchet A, Mayaux J, et al. Outcomes of critically Ill patients with hematologic malignancies: Prospective multicenter data from France and Belgium - A groupe de recherche respiratoire en reanimation onco-hematologique study J Clin Oncol. 2013;31:2810-2818.
8. Soares M, Fontes F, Dantas J, Gadelha D, Cariello P, Nardes F et al. Performance of six severity-of-illness scores in cancer patients requiring admission to the intensive care unit: a prospective observational study. Crit Care. 2004;8(4):R194-203.
9. den Boer S, de Keizer NF, de Jonge E. Performance of prognostic models in critically ill cancer patients - a review. Crit Care. 2005;9(4):R458-63.
10. Rabello LSCF, Rosalem M, Lisboa T, Caruso P, Costa R, Leal J, Salluh J, et al. Critically ill patients with cancer and sepsis: clinical course and prognostic factors. Critical Care. 2011;15 (Suppl 2): P10 (doi: 10.1186/cc10158).
11. Halfdanarson TR, Hogan WJ, Moynihan TJ. Oncologic emergencies: diagnosis and treatment. Mayo Clin Proc. 2006;81(6):835-48.
12. McCurdy MT, Shanholtz CB. Oncologic emergencies. Crit Care Med. 2012;40(7):2212-22.
13. Spinazze S, Schrijvers D. Metabolic emergencies. Crit Rev Oncol Hematol. 2006;58(1):79-89.
14. Krimsky WS, Behrens RJ, Kerkvliet GJ. Oncologic emergencies for the internist. Cleve Clin J Med 2002; 69(3):209-10, 13-4, 16-7.
15. Colen FN. Oncologic emergencies: superior vena cava syndrome, tumor lysis syndrome, and spinal cord compression. J Emerg Nurs. 2008;34(6):535-7.
16. Pignatari SC, Silveira RCCP, Carvalho EC. Emergências oncológicas: assistência de enfermagem proposta na Literatura. Journal [serial on the Internet]. 2008 Date; 7(3). Disponível em: http://www.uff.br/objnursing/-index.php/nursing/article/viewArticle/j.1676-4285.2008.1863/410.

17. Uaje C, Kahsen K, Parish L. Oncology emergencies. Crit Care Nurs Q. 1996;18(4):26-34.
18. Hande KR, Garrow GC. Acute tumor lysis syndrome in patients with high-grade non-Hodgkin's lymphoma. Am J Med. 1993;94(2):133-9.
19. Darmon M, Malak S, Guichard I, Schlemmer B. Síndrome de lise tumoral: uma revisão abrangente da literatura. Rev Bras Ter Intens. 2008;20(3):278-85.
20. Hungria VTM. Mieloma múltiplo. Journal [serial on the Internet]. 2005 Date; 41(Ano VII). Disponível em: <http://www.praticahospitalar.com.br/pratica%2041/pgs/materia%2041-41.html.>. Acesso em: 19/05/2009.
21. Sculier JP, Markiewicz E. Intensive care in anticancer centers: an international inquiry. Support Care Cancer 1995;3(2):130-4.
22. Groeger JS, Lemeshow S, Price K, Nierman DM, White P, Jr., Klar J et al. Multicenter outcome study of cancer patients admitted to the intensive care unit: a probability of mortality model. J Clin Oncol 1998; 16(2):761-70.
23. Soares M, Salluh JI, Torres VB, Leal JV, Spector N. Short- and long-term outcomes of critically ill patients with cancer and prolonged ICU length of stay. Chest 2008;134(3):520-6.
24. Bird GT, Farquhar-Smith T, Wigmore T, Potter M, Gruber PC. Outcomes and prognostic factors in patients with haematological malignancy admitted to a specialist cancer intensive care unit: a 5 yr study.
25. Azoulay E, Soares M, Darmon M, Benoit D, Pastores S, Afessa B. Intensive care of the cancer patient: recent achievements and remaining challenges. Annals of Intensive Care. 2011; 1:5.
26. Nishida K, Palalay MP. Prognostic factors and utility of scoring systems in patients with hematological malignancies admitted to the intensive care unit and required a mechanical ventilator. Hawaii Med J. 2008; 67(10):264-9.
27. Mendoza V, Lee A, Marik PE. The hospital-survival and prognostic factors of patients with solid tumors admitted to an ICU. Am J Hosp Palliat Care. 2008;25(3):240-3.
28. Soares M, Salluh JI, Toscano L, Dias FL. Outcomes and prognostic factors in patients with head and neck cancer and severe acute illnesses. Intensive Care Med. 2007;33(11):2009-13.
29. Schellongowski P, Benesch M, Lang T, Traunmuller F, Zauner C, Laczika K, et al. Comparison of three severity scores for critically ill cancer patients. Intensive Care Med 2004;30(3):430-6.
30. Sculier JP, Paesmans M, Markiewicz E, Berghmans T. Scoring systems in cancer patients admitted for an acute complication in a medical intensive care unit. Crit Care Med. 2000;28(8):2786-92.
31. Berghmans T, Paesmans M, Sculier JP. Is a specific oncological scoring system better at predicting the prognosis of cancer patients admitted for an acute medical complication in an intensive care unit than general gravity scores? Support Care Cancer. 2004;12(4):234-9.
32. Ertan T, Yoldas O, Kilic YA, Kilic M, Gocmen E, Koc M, et al. External validation of prognostic models among cancer patients undergoing emergency colorectal surgery. Am J Surg. 2008;195(4):439-41.
33. Neumann F, Lobitz O, Fenk R, Bruns I, Kostering M, Steiner S, et al. The sepsis-related Organ Failure Assessment (SOFA) score is predictive for survival of patients admitted to the intensive care unit following allogenic blood stem cell transplantation. Ann Hematol. 2008;87(4):299-304.
34. Elsayem A, Mori M, Parsons HA, Munsell MF, Hui D, Delgado-Guay MO et al. Predictors of inpatient mortality in an acute palliative care unit at a comprehensive cancer center. Support Care Cancer 2009.
35. Marik PE. Management of patients with metastatic malignancy in the intensive care unit. Am J Hosp Palliat Care. 2006 Dec-2007 Jan;23(6):479-82.
36. Markou N, Demopoulou E, Myrianthefs P. The critically ill patient with cancer-indications for Intensive Care Unit admission and outcomes. J BUON. 2008;13(4):469-78.
37. Schapira DV, Studnicki J, Bradham DD, Wolff P, Jarrett A. Intensive care, survival, and expense of treating critically ill cancer patients. JAMA. 1993;269(6):783-6.

38. Peppercorn JM, Smith TJ, Helft PR, DeBono DJ, Berry SR, Wollins DS, Hayes DM, Von Roenn JH, Schnipper LE. American Society of Clinical Oncology Statement: Toward Individualized Care for Patients With Advanced Cancer. J Clin Oncol. 2011;29:755-760.

39. Lecuyer L, Chevret S, Thiery G, Darmon M, Schlemmer B, Azoulay E. The ICU trial: a new admission policy for cancer patients requiring mechanical ventilation. Crit Care Med. 2007;35(3):808-14.

40. Sepulveda C, Marlin A, Yoshida T, Ullrich A. Palliative Care: the World Health Organization's global perspective. J Pain Symptom Manage. 2002;24(2):91-6.

41. NHS. Guidelines for the use of subcutaneous medications in palliative care for adults. In: Team ASD-PCPD, editor. Glasgow: NHS Greater Glasgow; 2008.

42. Bruera E, Fainsinger R, Spachynski K, Babul N, Harsanyi Z, Darke AC. Steady-state pharmacokinetic evaluation of a novel, controlled-release morphine suppository and subcutaneous morphine in cancer pain. J Clin Pharmacol. 1995;35(7):666-72.

43. Breda M, Bianchi M, Ripamonti C, Zecca E, Ventafridda V, Panerai AE. Plasma morphine and morphine-6-glucuronide patterns in cancer patients after oral, subcutaneous, sublabial and rectal short-term administration. Int J Clin Pharmacol Res. 1991;11(2):93-7.

44. Penson RT, Joel SP, Roberts M, Gloyne A, Beckwith S, Slevin ML. The bioavailability and pharmacokinetics of subcutaneous, nebulized and oral morphine-6-glucuronide. Br J Clin Pharmacol. 2002;53(4):347-54.

45. Flannagan P, Bruera E (eds.). M.D. Anderson's Guide to Palliative Care for Nurses. Houston: M.D. Anderson Cancer Center; 2004.

46. Ferreira K, Teixeira M. Princípios gerais do tratamento da dor. In: Alves Neto O, Costa C, Siqueira J, Teixeira M (eds.). Dor: princípios e práticas. Porto Alegre: ArtMed; 2008. p. 943-56.

47. Barcia E, Martin A, Azuara ML, Sanchez Y, Negro S. Tramadol and hyoscine N-butyl bromide combined in infusion solutions: compatibility and stability. Support Care Cancer. 2007;15(1):57-62.

48. Negro S, Salama A, Sanchez Y, Azuara ML, Barcia E. Compatibility and stability of tramadol and dexamethasone in solution and its use in terminally ill patients. J Clin Pharm Ther. 2007;32(5):441-4.

49. Gauthier CA, France CP. The discriminative stimulus effects of naloxone and naltrexone in morphine-treated rhesus monkeys: comparison of oral and subcutaneous administration. Psychopharmacology (Berl). 1999;144(2):131-6.

50. Norton SA, Hogan LA, Holloway RG, Temkin-Greener H, Buckley MJ, Quill TE. Proactive palliative care in the medical intensive care unit: effects on length of stay for selected high-risk patients. Crit Care Med. 2007;35(6):1530-5.

46

Cuidados intensivos com o doador elegível de órgãos e tecidos para transplante

Marcelo José dos Santos
Edvaldo Leal de Moraes
Maria Cristina Komatsu Braga Massarollo

PONTOS A APRENDER

1. O potencial doador de órgãos e tecidos.
2. As alterações fisiológicas do potencial doador.
3. Os cuidados com o potencial doador de órgãos.

PALAVRAS-CHAVE

Transplante de órgãos, doação de órgãos, cuidados de enfermagem.

ESTRUTURA DOS TÓPICOS

Introdução. Doador elegível de órgãos e tecidos. Alterações fisiopatológicas e manutenção do doador elegível de órgãos e tecidos. Resumo. Propostas para estudo. Referências bibliográficas.

INTRODUÇÃO

No Brasil e no mundo, o número de doadores de órgãos e tecidos para transplante é insuficiente para atender a demanda de receptores, embora os avanços científicos, organizacionais, administrativos e educativos tenham colaborado para o aumento significativo desse procedimento.

A escassez de órgãos e tecidos é um dos principais obstáculos para a realização do transplante. As causas da não efetivação da doação são múltiplas e estão relacionadas, principalmente, ao não reconhecimento ou atraso na determinação da morte encefálica (ME), à instabilidade hemodinâmica e metabólica dos doadores, em virtude da manutenção inadequada, e à recusa do consentimento familiar para a doação de órgãos e tecidos.[1]

Dentre as estratégias que têm como objetivo aumentar o número de doadores e melhorar a qualidade dos órgãos ofertados, destaca-se a capacitação dos profissionais de saúde quanto aos cuidados com o doador elegível ou doador falecido, uma vez que a assistência ao paciente é alterada assim que diagnosticada a ME, para a manutenção do doador falecido. A assistência aplicada até então, visando à proteção cerebral, passa a centrar-se nos órgãos e tecidos para salvar ou melhorar a qualidade de vida dos receptores. Para que o órgão funcione adequadamente depois do transplante, é vital mantê-lo em boas condições enquanto ele ainda está presente no doador, a fim de evitar o mau funcionamento do órgão após o implante.

A manutenção adequada do doador falecido exige conhecimento de uma série de alterações fisiopatológicas que ocorrem após a ME e que comprometem a perfusão e a oxigenação dos diferentes órgãos. O diagnóstico e o tratamento precoce das alterações fisiopatológicas são fundamentais para a finalização do processo de doação e transplante com êxito.

O enfermeiro é um elemento essencial no processo de doação e transplante, em razão de sua grande proximidade com os pacientes críticos, o que pode facilitar o reconhecimento precoce dos sinais clínicos de ME, o processo de diagnóstico de morte encefálica e, consequentemente, o processo de doação e transplante. Portanto, é fundamental que o enfermeiro conheça os sinais clínicos, a realização do diagnóstico, as principais alterações fisiológicas, as intervenções essenciais e a legislação vigente.

DOADOR ELEGÍVEL DE ÓRGÃOS E TECIDOS

Qualquer indivíduo com diagnóstico de morte encefálica concluído e sem contraindicação clínica para a utilização de órgãos e tecidos para transplante é considerado um doador elegível.[2]

A ME é definida como a cessação total e irreversível das funções encefálicas,[3] o que significa que, quando o encéfalo está morto, a pessoa também está.[4]

Nesse sentido, a Resolução n. 1480 do Conselho Federal de Medicina estabelece os critérios para a determinação da ME, atendendo à Lei n. 9.434 de 4 de fevereiro de 1997, que dispõe sobre a retirada de órgãos, tecidos e partes do corpo humano para fins de transplante e tratamento, conforme o termo de declaração a seguir.

Nome do Hospital
TERMO DE DECLARAÇÃO DE MORTE ENCEFÁLICA
Res. CFM n. 1.480 08/08/1997

NOME:_____

PAI: _____

MÃE:_____

IDADE: ___ANOS ___MESES ___DIAS   DATA DE NASCIMENTO ___/___/_____
SEXO: M F   RAÇA: A B N   Registro Hospitalar: _____

A. CAUSA DO COMA
A.1 - Causa do coma:
A.2 - Causas do coma que devem ser excluídas durante o exame:
a) Hipotermia   ( ) SIM   ( ) NÃO
b) Uso de drogas depressoras do sistema nervoso central   ( ) SIM   ( ) NÃO
Se a resposta for sim a qualquer um dos itens, interrompe-se o protocolo.

B. EXAME NEUROLÓGICO (atenção: verificar o intervalo mínimo exigível entre as avaliações clínicas constantes da tabela abaixo)

IDADE	INTERVALO
7 dias a 2 meses incompletos	48 h
2 meses a 1 ano incompleto	24 h
1 ano a 2 anos incompletos	12 h
Acima de 2 anos	6 h

Ao efetuar o exame, assinalar uma das duas opções SIM/NÃO obrigatoriamente, para todos os itens abaixo.

Elementos do exame neurológico	Resultados			
	1º exame		2º exame	
Coma aperceptivo	( ) SIM	( ) NÃO	( ) SIM	( ) NÃO
Pupilas fixas arreativas	( ) SIM	( ) NÃO	( ) SIM	( ) NÃO
Ausência de reflexo corneopalpebral	( ) SIM	( ) NÃO	( ) SIM	( ) NÃO
Ausência de reflexos oculocefálicos	( ) SIM	( ) NÃO	( ) SIM	( ) NÃO
Ausência de respostas às provas calóricas	( ) SIM	( ) NÃO	( ) SIM	( ) NÃO
Ausência de reflexo de tosse	( ) SIM	( ) NÃO	( ) SIM	( ) NÃO
Apneia	( ) SIM	( ) NÃO	( ) SIM	( ) NÃO

C. ASSINATURAS DOS EXAMES CLÍNICOS (os exames devem ser realizados por profissionais diferentes, que não poderão ser integrantes da equipe de remoção e transplante)

<table>
<tr><td>

1. PRIMEIRO EXAME

DATA: ___/___/_____ HORA: _____

NOME DO MÉDICO: _____
_____

CRM: _____ FONE:_____
_____

END.: _____
_____

ASSINATURA: _____
_____

</td><td>

2. SEGUNDO EXAME

DATA: ___/___/_____ HORA: _____

NOME DO MÉDICO: _____
_____

CRM: _____ FONE:_____
_____

END.: _____
_____

ASSINATURA: _____
_____

</td></tr>
</table>

D. EXAME COMPLEMENTAR (indicar o exame realizado e anexar laudo com a identificação do médico responsável)

1. Angiografia cerebral	2. Cintilografia radioisotópica	3. Doppler transcraniano	4. Monitorização da pressão intracraniana	5. Tomografia computadorizada com xenônio
6. Tomografia por emissão de fóton único	7. EEG	8. Tomografia por emissão de pósitrons	9. Extinção cerebral do oxigênio	10. Outros (citar)

E. OBSERVAÇÕES:

1. Para o diagnóstico de morte encefálica, interessa exclusivamente a reatividade supraespinal. Consequentemente, este diagnóstico não é afastado pela presença de sinais de reatividade infraespinal (atividade reflexa medular), tais como: reflexos osteolondinosos (reflexos profundos), cutâneos-abdominais, cutâneos-plantares em flexão ou extensão, cremastéricos superficiais ou profundos, ereção peniana reflexa, arrepios, reflexos flexores de retirada dos membros inferiores ou superiores, reflexo tônico cervical.

2. Prova calórica
- 2.1 - Deve-se certificar de que não há obstrução do canal auditivo por cerúmen ou qualquer outra condição que dificulte a correta realização do exame.
- 2.2 - Usar 50 mL de líquido (soro fisiológico, água etc.) em torno de 0°C em cada ouvido.
- 2.3 - Manter a cabeça elevada em 30° durante a prova.
- 2.4 - Constatar a ausência de movimentos oculares.

3 - Teste da apneia.
No doente em coma, o nível sensorial de estímulo para desencadear a respiração é alto, necessitando-se elevar a pCO_2 até 55 mmHg, fenômeno que pode determinar um tempo de vários minutos entre a desconexão do respirador e o aparecimento dos movimentos respiratórios, caso a região pontobulbar ainda esteja íntegra. A prova da apneia é realizada de acordo com o seguinte protocolo:
- 3.1 - Manter o paciente no respirador com FiO_2 a 100% por 10 minutos.
- 3.2 - Desconectar o tubo do respirador.

- 3.3 - Instalar cateter traqueal de oxigênio com fluxo de 6 L por minuto.
- 3.4 - Observar o surgimento de movimentos respiratórios por 10 minutos ou até atingir $pCO_2 = 55$ mmHg.

4 - O exame clínico deve ser acompanhado de um exame complementar que demonstre a ausência de circulação sanguínea intracraniana, atividade elétrica ou atividade metabólica cerebral. Observar o disposto abaixo (itens 5 a 6), com relação ao tipo de exame e faixa etária.

5 - Em pacientes com 2 anos ou mais, fazer um exame complementar entre os mencionados abaixo:
- 5.1 - Atividade circulatória cerebral: angiografia, cintilografia radioisotópica, Doppler transcraniano, monitorização da pressão intracraniana, tomografia computadorizada com xenônio, Spect.
- 5.2 - Atividade elétrica: eletroencefalograma.
- 5.3 - Atividade metabólica: PET, extração cerebral de oxigênio.

6 - Para pacientes com menos de dois anos:
- 6.1 - De 1 ano a 2 anos incompletos: o tipo de exame é facultativo. No caso de eletroencefalograma, são necessários dois registros com intervalo mínimo de 12 horas.
- 6.3 - De 7 dias a 2 meses de idade (incompletos): dois eletroencefalogramas com intervalo de 48 horas.

7 - Uma vez constatada a morte encefálica, uma cópia deste termo de declaração deve obrigatoriamente ser enviada ao órgão controlador estadual (Lei 9.434, art. 13).

ALTERAÇÕES FISIOPATOLÓGICAS E MANUTENÇÃO DO DOADOR ELEGÍVEL DE ÓRGÃOS E TECIDOS

O doador elegível apresenta uma série de alterações fisiológicas resultantes da ME, tais como:

- Perda do controle hemodinâmico e da pressão arterial.
- Perda da respiração espontânea.
- Perda do controle do balanço hidroeletrolítico e do metabolismo da glicose.
- Perda do controle da temperatura.
- Perda do equilíbrio hormonal.

Assim, a manutenção do doador falecido busca suprir tais perdas e assegurar a boa perfusão e viabilidade dos órgãos por meio de cuidados intensivos médicos e de enfermagem.

Manutenção hemodinâmica

A hipotensão, que se caracteriza por uma pressão arterial média (PAM) inferior a 60 mmHg, é um achado frequente nos doadores e contribui para a má qualidade dos órgãos a serem transplantados. A hipotensão tem origem multifatorial e pode estar relacionada à situação e ao tratamento do paciente antes da ocorrência de ME ou às próprias alterações que esta induz. Períodos prolongados de choque podem inviabilizar a utilização dos órgãos. Dessa forma, a PAM deve ser maior ou igual a 70 mmHg para evitar a isquemia do órgão por má perfusão.[5-7]

O tratamento da hipotensão consiste na reposição de volume intravenoso aquecido a 39°C para manter o padrão hemodinâmico adequado: PAM maior ou igual a 70 mmHg, pressão sistólica maior ou igual a 100 mmHg, frequência cardíaca entre 60 e 120 batimentos por minuto (bpm) e pressão venosa central (PVC) entre 6 e 10 mmHg (normovolemia).[6,7]

Em alguns casos, faz-se necessário o uso de drogas vasoativas, como dopamina ou noradrenalina. A dose inicial de dopamina prescrita pelos médicos é de 5 mcg/kg/min, com dose máxima de 10 mcg/kg/min. A dose de noradrenalina não deve ultrapassar 2,5 mcg/kg/min. A administração deve ser feita por bomba de infusão e por acesso central.[6]

Cabe à enfermagem controlar de forma rigorosa a pressão arterial, a frequência cardíaca e o balanço hídrico (infusões e perdas) do doador falecido, comunicando imediatamente ao médico quaisquer alterações.

Manutenção ventilatória

A apneia ocorre como consequência da destruição do centro respiratório. Por essa razão, os doadores elegíveis requerem ventilação artificial contínua. O transporte de oxigênio depende fundamentalmente do conteúdo arterial de oxigênio e do gasto cardíaco. Assim, para manter uma oxigenação ótima, é necessário, previamente, corrigir os valores de hemoglobina, hematócrito e gasto cardíaco.

Deve-se ajustar o ventilador para manter um pH de 7,40, um pCO_2 entre 35 e 45 mmHg, um pO_2 superior a 100 mmHg, a menor FiO_2 possível e a menor pressão positiva expiratória (Peep). Em doadores hipotérmicos, aconselha-se certo grau de alcalose respiratória para aumentar o umbral de fibrilação ventricular. Nesse sentido, aconselha-se diminuir a pCO_2 à razão de 0,015 unidade de pH para cada grau de temperatura inferior a 37°C.[6,8,9]

Em doadores, a ausência de circulação cerebral, de estímulos simpáticos e de tono muscular, com hipotermia, pode determinar uma produção de dióxido de carbono baixa. Para manter a normocapnia, pode ser necessário diminuir o volume minuto ou adicionar um espaço morto ao circuito do ventilador.

A manutenção da oxigenação adequada pode representar um problema nos casos de aspiração do conteúdo gástrico, lesões pulmonares agudas, edema pulmonar ou lesões traumáticas. Nesses casos, devem-se avaliar frequentemente os gases no sangue arterial. É importante manter o máximo controle asséptico da via aérea para evitar a infecção pulmonar.

Manutenção hidroeletrolítica

Os distúrbios eletrolíticos com causas múltiplas são comuns nos doadores de órgãos. A correção hidroeletrolítica adequada é importante para evitar a ocorrência de arritmias, que podem comprometer a situação hemodinâmica. As alterações mais frequentes nos doadores são hipernatremia (em 59% dos casos), hiponatremia (38%), hipercalemia (39%), hipocalemia (91%), hipopotassemia (66%) e *diabetes insipidus* (9% a 87%).[10]

Na hipernatremia com mais de 160 mmol/L de sódio, é indicada a infusão de água livre via sonda gástrica ou solução de cloreto de sódio a 0,45%. A hipernatremia deve ser corrigida em todos os doadores, visto que níveis de sódio maiores do que 155 mmol/L estão relacionados à disfunção hepática e perda do enxerto no receptor. Na hipernatremia associada à correção do sódio, deve-se proceder à normalização sérica dos níveis de cálcio, fósforo, potássio e magnésio.[10]

Na hiperglicemia, deve-se realizar o controle com glicemia capilar de horário e, caso necessário, o médico deve instituir o tratamento com insulina regular para manter níveis glicêmicos entre 100 e 200 mg/dL. Nos doadores com glicemia entre 80 e 120 mg/dL, deve-se manter o suporte calórico com soro glicosado.[11]

A acidose metabólica também pode produzir uma série de alterações fisiológicas nos doadores de órgãos, como diminuição da contratilidade cardíaca (especialmente com pH inferior a 7,2), arritmias, redução do fluxo de sangue para os rins e fígado, diminuição da resposta cardiovascular às catecolaminas e resistência à insulina, que pode levar à hiperglicemia e causar ou piorar a poliúria. O tratamento da acidose consiste na identificação e correção da causa por meio da infusão de bicarbonato de sódio ($NaHCO_3$).[12] É importante realizar a gasometria arterial e avaliar a ocorrência de acidose respiratória, cujo tratamento é feito com mudanças nos parâmetros do ventilador, por exemplo, aumento da frequência respiratória.[11]

Manutenção térmica

A temperatura corporal é quase totalmente controlada por mecanismos centrais de retroalimentação, que operam por um centro regulador situado no hipotálamo. Esse centro recebe o nome de centro termorregulador.

O ser humano apresenta um metabolismo corporal complexo, que é mediado por sistemas enzimáticos, quase todos dependentes da temperatura. Sendo assim, é de vital importância que a temperatura corpórea central permaneça constante para o funcionamento perfeito do organismo.[13]

Com a ME, o controle hipotalâmico de regulação da temperatura é perdido, o que pode resultar em hipotermia. Esta tem efeitos deletérios sobre o organismo, podendo causar:[14]

- Vasoconstrição progressiva e depressão miocárdica com consequente piora hemodinâmica.
- Arritmias: atraso geral da condução, inversão da onda T, alargamento da onda QT, aparição da onda J de Osborn (entre 32 e 33ºC), fibrilação auricular e fibrilação ventricular, com temperatura inferior a 30ºC.
- Hiperglicemia e cetose leve, por depressão da liberação de insulina pancreática e resistência de sua ação periférica.
- Alterações da coagulação.
- Alterações da função renal por diminuição do filtrado glomerular e da capacidade de manter o gradiente de concentração tubular.
- Desequilíbrio eletrolítico secundário à depressão da atividade enzimática da bomba de sódio e potássio (Na^+/K^-).
- Diminuição generalizada da atividade enzimática com consequente diminuição da metabolização de fármacos.
- Desvio à esquerda da curva de dissociação da hemoglobina com redução da liberação de oxigênio aos tecidos.

A hipotermia deve ser prevenida por meio da monitorização da temperatura corporal e emprego de medidas para manter a temperatura acima de 35ºC. Com o intuito de manter a temperatura adequada, é comum a utilização de cobertores, manta térmica, infusão de líquidos aquecidos, focos de luz direcionados para a região do tórax e do abdome do doador falecido e aquecimento do ar inspirado com controle adequado do ventilador mecânico.

Manutenção endócrina

As alterações fisiológicas desencadeadas pela ME no doador elegível podem resultar em disfunção cardiovascular e lesão celular generalizada. Além disso, também podem ocorrer alterações graves no metabolismo e no sistema endócrino, imunológico e de coagulação. Esses distúrbios frequentemente conduzem à falência de múltiplos órgãos, ao colapso cardiovascular e à assistolia em 60% dos doadores, quando não tratados adequadamente.

Sabe-se que a deterioração cardiovascular está associada ao consumo prejudicado de oxigênio, à mudança do metabolismo aeróbico para anaeróbico, à depleção de glicogênio, ao aumento do consumo de energia pelas células do miocárdio e ao acúmulo de lactato. Esse metabolismo irregular ocorre em razão do baixo nível de tri-iodotironina (T_3) e tiroxina (T_4) e da menor produção de cortisol e insulina. Nessa situação, os protocolos internacionais têm indicado a terapia hormonal combinada, que consiste na administração de T_3 ou T_4, vasopressina e metilprednisona. Essa terapia tem como objetivo reverter completamente o metabolismo anaeróbico e, consequentemente, estabilizar a função cardíaca em pacientes com diagnóstico de ME.[15,16]

No Brasil, a utilização da terapia hormonal combinada em doadores elegíveis ainda não é uma realidade.

Diabetes insipidus

O *diabetes insipidus* resulta do déficit de produção dos núcleos hipotalâmicos ou da liberação do hormônio antidiurético no lobo posterior da hipófise e é identificado por meio da poliúria hipotônica com densidade urinária menor que 1.005 e diurese maior que 300 mL/h ou 4 mL/kg/h (em adultos e crianças). Quando o sódio está elevado, indica-se a reposição com solução de cloreto de sódio a 0,45%, soro glicosado a 5% e água livre via sonda nasogástrica, na mesma quantidade que o volume de urina perdido por hora. Deve-se considerar também a administração de desmopressina (intravenosa ou nasal) a cada 6 horas na dosagem de 1 a 4 mcg para manter a diurese menor que 4 mL/kg/h em adultos e entre 0,25 e 1 mcg em crianças. O uso da desmopressina (DDAVP) é controverso, visto que alguns estudos sugerem uma redução da função renal após o transplante.[6,10]

Tão importante quanto as medidas supracitadas são os cuidados com o suporte nutricional, com as córneas objetivando evitar ulceração por exposição à luz, prevenção e tratamento de infecções no doador falecido.

Manutenção nutricional

Durante o processo de manutenção do doador de órgãos e tecidos para transplante, é indicada a infusão intravenosa de solução glicosada. A nutrição enteral deve ser iniciada ou continuada até o momento em que o doador for encaminhado para o bloco cirúrgico. Embora a nutrição parenteral não seja indicada, ela não deve ser interrompida após iniciada.[10]

Manutenção das córneas e do globo ocular

As pálpebras do doador falecido devem ser mantidas fechadas para evitar o ressecamento das córneas por exposição à luz e conservar o globo ocular em boas condições até o momento da extração. A melhor forma de manter as córneas viáveis para transplante é por meio da instilação de colírios oftálmicos ou soluções lubrificantes. A utilização de gazes umedecidas com solução salina a 0,9% (soro fisiológico) sobre as pálpebras fechadas ou o uso de tiras finas de fita hipoalergênica para evitar que as pálpebras se abram são práticas comuns para preservar o globo ocular.[5,17]

Manutenção preventiva e tratamento de infecções

A investigação de infecção é indicada para todos os doadores de órgãos e tecidos, apesar de a infecção no doador não representar uma contraindicação para a doação dos órgãos. A terapia com antibiótico deve ser iniciada nos casos comprovados ou na suspeita de infecção. A duração da terapia depende do agente infeccioso. A conduta deve ser tomada em conjunto com a Comissão de Controle de Infecção Hospitalar (CCIH). É uma recomendação forte manter ou iniciar o uso de antibióticos para prevenir e/ou tratar as infecções e informar a coordenação de transplantes da possibilidade clínica da infecção. Realizar a coleta de hemoculturas e urocultura na abertura do protocolo de morte encefálica. É importante realizar investigação com raio X de tórax, urina tipo I e cultura de secreção traqueal.[11,17]

Cuidados gerais

A assistência ao doador falecido não deve ser diferente da assistência prestada ao paciente em estado crítico. Dessa forma, além dos cuidados descritos anteriormente, é essencial manter uma monitorização hemodinâmica que sirva de guia para a administração de líquidos e drogas vasoativas e para a realização de diagnósticos e tratamentos precoces das complicações que possam aparecer. A assistência adequada do doador de órgãos deve compreender:

- Acesso venoso central para infusão de drogas e líquidos, além de mensuração da PVC.
- Monitorização contínua da frequência cardíaca, oximetria de pulso e pressão arterial não invasiva.
- Sondagem vesical de demora para o controle da diurese.
- Sondagem gástrica.

- Controle da temperatura.
- Higiene corporal.
- Aspiração do tubo endotraqueal e das vias aéreas superiores.

Por fim, devem-se analisar diversos parâmetros sanguíneos de maneira periódica.

Exames laboratoriais de rotina do doador elegível de órgãos e tecidos

Os exames do doador de órgãos incluem a investigação das seguintes funções:[5,17]

- Cardíaca: CPK e CK-MB (creatininofosfoquinase e sua fração MB).
- Hepática: TGO/AST (aspartato aminotransferase), TGP/ALT (alanina aminotransferase), bilirrubinas totais e frações e gama GT (gama glutamil-transferase).
- Pancreática: amilase, fosfatase alcalina e glicemia.
- Renal: ureia, creatinina e urina tipo I.
- Pulmonar: gasometria arterial e lactato arterial.
- Eletrólitos: sódio e potássio.
- Hematologia: hemograma completo e plaquetas.
- Tipagem sanguínea: grupo ABO.
- Sorologias: anti-HIV, anti-HTLV, HBsAg, anti-HBc, anti-HBs, anti-HCV, CMV, chagas, toxoplasmose e lues (sífilis).
- Culturas: urocultura e hemocultura.

O enfermeiro tem papel fundamental nos cuidados intensivos relacionados aos doadores elegíveis, pois a manutenção adequada melhora a qualidade dos órgãos e tecidos para o transplante.[18,19] Portanto, cabe ao enfermeiro planejar, executar, coordenar, supervisionar e avaliar os procedimentos prestados pela equipe de enfermagem com o objetivo de viabilizar a realização desse procedimento.

RESUMO

Os doadores elegíveis são todos os pacientes com diagnóstico concluído de morte encefálica, que é a cessação total e irreversível das funções encefálicas (Resolução CFM n. 14880/97), e que não possuam contraindicação que represente risco para o receptor. Os doadores elegíveis apresentam uma série de alterações fisiológicas desencadeadas em consequência da morte encefálica, como perda do controle hemodinâmico e da pressão arterial, da respiração espontânea, do controle do balanço hidroeletrolítico e do metabolismo da glicose, do controle da temperatura e do equilíbrio hormonal. Os cuidados intensivos aos doadores falecidos têm como objetivo principal manter a viabilidade dos órgãos e tecidos para transplante, suprindo tais perdas e assegurando a boa perfusão dos órgãos. Sendo assim, é de fundamental importância que o enfermeiro conheça as principais alterações hemodinâmicas e metabólicas decorrentes da morte encefálica, bem como as intervenções necessárias para a correção dos distúrbios.

PROPOSTAS PARA ESTUDO

1. Quais são as principais causas da não efetivação de doadores?
2. Qual é a importância dos cuidados intensivos aos doadores elegíveis de órgãos e tecidos?
3. Qual é a definição de morte encefálica?
4. Qual é a definição de doador elegível de órgãos e tecidos?
5. Quais são as principais alterações fisiológicas decorrentes da morte encefálica?
6. Quais são os procedimentos essenciais para o sucesso da manutenção dos doadores elegíveis de órgãos e tecidos?
7. Qual é o tratamento para a correção da hipotensão nos doadores de órgãos e tecidos?
8. Quais são as alterações hidroeletrolíticas mais frequentes nos doadores de órgãos e tecidos?
9. Quais são os principais efeitos da hipotermia sobre o organismo?
10. Qual é a importância da capacitação dos profissionais de saúde em relação aos cuidados com o doador de órgãos e tecidos?

REFERÊNCIAS BIBLIOGRÁFICAS

1. Arbour R. Clinical management of the organ donor. AACN Clin Issues. 2005;16(4):551-80.
2. Garcia VD. Por uma política de transplante no Brasil. São Paulo: Office; 2000.
3. Conselho Federal de Medicina (CFM). Resolução CFM nº 1480, de 08 de agosto de 1997. Critérios de morte encefálica. Diário Oficial da União, Brasília, 21 de ago. 1997. Seção 1, p. 18, 227-8.
4. Wijdiccks EFM. The diagnosis of brain death. N Engl J Med. 2001; 344(16):1215-21.
5. Moraes EL, Massarollo MCKB. Manutenção do potencial doador. In: Calil AM, Paranhos WY (orgs.). O enfermeiro e as situações de emergência. São Paulo: Atheneu; 2007. p. 759-73.
6. Shemie SD, Ross H, Pagliarello J, Baker AJ, Greig PD, Brand T, et al. Organ donor management in canada: recommendation of the forum on medical management to optimize donor organ potential. CMAJ. 2006; 174(6):13-30.
7. Powner DJ, Darby JM. Management of variations in blood pressure during care of organ donors. Progress in Transplantation. 2000;10(1):25-30.

8. Delgado E, Powner DJ. Using pressure-limited mechanical ventilation in caring for organ donors. Progress in Transplantation. 2000;11(3):174-9.
9. Stuart SA, Powner DJ, Darby JM. Recommendations for mechanical ventilation during donor care. Progress in Transplantation 2000;10(1):33-8.
10. Darby JM, Powner DJ, Kellum JA. Abnormalities in fluid, electrolytes and metabolism of organ donors. Progress in Transplantation. 2000; 10(2):88-94.
11. Westphal GA, Filho MC, Vieira KD, Zaclikevis VR, Bartz MCM, Wanzuita R, et al. Diretrizes para manutenção de múltiplos órgãos no potencial doador adulto falecido. Parte II. Ventilação mecânica, controle endócrino metabólico e aspectos hematológicos e infecciosos. RBTI. 2011;23(3):269-82.
12. Kellum JA, Powner DJ. Maintaining acid-base balance in organ donor. Progress in Transplantation. 2000; 10(2):98-103.
13. Guyton AC. Temperatura corporal, regulação térmica e febre. In: Guyton AC, Hall JE (eds.). Tratado de fisiologia médica. 8. ed. Rio de Janeiro: Guanabara Koogan; 1991. p. 699-710.
14. Miret JIS, Burdio JJA. Manual de coordinación de trasplantes. Barcelona: Mantenimiento del donante em muerte encefálica; 2005. p. 137-58.
15. DuBose J, Salim A. Aggressive organ donor management protocol. J Int Care Med. 2008;26(3):367-75.
16. Shemie SD, Ross H, Pagliarello J, Baker AJ, Greig PD, Brand T, et al. Organ donor management in Canada: recommendations of the forum on medical management to optimize donor organ potential. CMAJ. 2006; 174(6):13-30.
17. Associação Brasileira de Transplante de Órgãos – ABTO. I Reunião de diretrizes básicas para captação e retirada de múltiplos órgãos e tecidos. 1. ed. São Paulo; 2003. p. 25-33.
18. Shah VR. Agressive management of multiorgan donor. Transplant Proc. 2008; 40:1087-90.
19. DuBose J, Salim A. Agressive organ donor management protocol. J Int Care Med. 2008; 23(6):367-75.

Cuidados com o paciente idoso em UTI

Flávia de Oliveira Motta Maia
Karina Sichieri
Yeda Aparecida de Oliveira Duarte

PONTOS A APRENDER

1. Alterações fisiológicas no processo de envelhecimento e suas implicações para o idoso crítico.
2. Comorbidades e complicações mais comuns em idosos em UTI.
3. Assistência de enfermagem para idosos em UTI.

PALAVRAS-CHAVE

Idoso, envelhecimento, unidade de terapia intensiva, assistência de enfermagem.

ESTRUTURA DOS TÓPICOS

Introdução. Alterações fisiológicas no processo de envelhecimento e suas implicações para o idoso crítico. Comorbidades e complicações mais comuns no idoso em UTI. Resumo. Propostas para estudo. Referências bibliográficas.

INTRODUÇÃO

O envelhecimento da população é um fenômeno mundial. Atualmente, os idosos correspondem a mais de 500 milhões de indivíduos,[1,2] e estimativas indicam que até 2050 esta será a faixa etária de maior crescimento no mundo.[1,3] No Brasil, os idosos representam 12,6% da população, ou seja, 24,8 milhões de indivíduos,[4] e estima-se para 2060 que correspondam a aproximadamente 26% dos brasileiros.[5] A expectativa média de vida deve aumentar de 75 anos para 81 anos,[5] e a maior longevidade é acompanhada por grandes desafios, como lidar com condições crônicas de saúde e, consequentemente, múltiplas comorbidades, que serão cada vez mais frequentes, influenciando nos cuidados prestados e na complexidade do atendimento.[6]

Com o crescimento da proporção de idosos na população geral, em decorrência do aumento da expectativa de vida e do progressivo incremento das tecnologias em saúde, é esperado aumento em número nesse grupo em unidades de terapia intensiva (UTI). Nos Estados Unidos, os idosos compreendem 42% a 52% do total de admissões em UTI,[7, 8] sendo as taxas de internação de indivíduos longevos (≥ 80 anos) estimada em 7% a 25% em países desenvolvidos. Estudo recente demonstrou taxa anual de crescimento de cerca de 5,6% para admissões em UTI de indivíduos com idade igual ou superior a 85 anos.[9]

A idade em si não é preditora de pior prognóstico e maior mortalidade. Esses desfechos são associados, além da severidade da doença, a outros fatores relacionados ao envelhecimento, como declínio funcional, comprometimento cognitivo e presença de multimorbidades.[10, 11] Estabelecer quais idosos podem se beneficiar do tratamento intensivo permanece um importante desafio. Tal decisão é, geralmente, realizada de forma subjetiva, uma vez que os avaliadores prognósticos em UTI não conseguem determinar a capacidade funcional, cognitiva ou as incapacidades prévias à admissão.[10, 12]

Para garantir atendimento efetivo a idosos em UTI, deve-se reconhecer as alterações fisiológicas que ocorrem com o envelhecimento, as multimorbidades mais frequentes e o impacto da interação desses fatores visando à prevenção de complicações e à detecção precoce de deteriorações e desfechos adversos.[6] É fundamental, no entanto, o estabelecimento de metas e limites muito claros entre os investimentos necessários e as utilidades terapêuticas que possam repercutir de forma devastadora para idosos, família e equipe de enfermagem.

ALTERAÇÕES FISIOLÓGICAS NO PROCESSO DE ENVELHECIMENTO E SUAS IMPLICAÇÕES PARA O IDOSO CRÍTICO[13-15]

Com o envelhecimento, ocorre a diminuição lenta e progressiva das reservas funcionais, que, em condições normais ou rotineiras, não costumam provocar problemas e são, assim, compatíveis com uma vida considerada saudável até idades muito avançadas. O estresse causado pelas doenças e a existência de hábitos de vida inadequados podem comprometer negativamente as reservas funcionais, já diminuídas no idoso, levando a insuficiências orgânicas que não podem ser compensadas rapidamente e gerando situações em que o cuidado intensivo se torna necessário.

É fundamental, no entanto, que os profissionais da saúde evitem dois erros muito comuns: considerar que todas as alterações que ocorrem com um idoso são decorrentes do seu envelhecimento natural, pois isso impediria a detecção e o tratamento de processos patológicos existentes, ou tratar o envelhecimento natural como doença a partir da realização de exames e tratamentos desnecessários, originários de sinais e sintomas quando os sinais e sintomas clássicos das doenças podem estar ausentes, obscurecidos ou ser atípicos nos idosos, como resultado de alterações nos sistemas orgânicos e nos mecanismos homeostáticos e pela coexistência de condições agudas ou crônicas.

A seguir serão descritas as principais alterações que ocorrem no envelhecimento, visando subsidiar o planejamento do cuidado ao idoso em UTI.

Sistema tegumentário[13-15]

As mudanças que ocorrem com o envelhecimento no sistema tegumentário são as mais visíveis, pois afetam a aparência da pessoa. A pele diminui sua capacidade de reter umidade, ficando mais ressecada, o que pode causar prurido e descamação. As glândulas sebáceas aumentam de tamanho, mas diminuem sua capacidade funcional, provocando diminuição na lubrificação da pele, que fica também mais sujeita a atritos.

Epiderme e derme ficam mais finas, as ondulações que as unem são suavizadas, e os vasos sanguíneos presentes diminuem e ficam mais frágeis. Isso faz com que qualquer compressão mais intensa possa provocar deslizamento dessas estruturas, com consequente rompimento dos vasos locais, ocasionando hematomas.

Cabelos e pelos do corpo tornam-se mais finos, mais escassos e, com a diminuição da melanina, embranquecem. As unhas ficam mais espessas e quebradiças, com crescimento lentificado, principalmente nos pés, com maior suscetibilidade à contaminação por fungos.

Sistema nervoso[13-15]

Com o envelhecimento, há perda progressiva de neurônios, que não resulta necessariamente em prejuízo do funcionamento mental. No organismo, essa perda ocasiona algum grau de comprometimento na audição, na visão, no olfato, na regulação da temperatura e na sensação de dor.

A termorregulação alterada torna o idoso mais sujeito às consequências da exposição a temperaturas extremas. Isso ocorre em virtude da disfunção hipotalâmica, da lentificação da resposta aos pirogênios e da dificuldade de produção e conservação do calor, decorrentes da redução da gordura subcutânea e da lentificação da vasoconstrição periférica. A temperatura basal dos idosos é mais baixa que a observada em adultos jovens. Alteração de 1,3ºC na temperatura basal (habitualmente medida) deve ser considerada diagnóstico de febre, independentemente do local onde foi feita. Nas infecções, a febre está ausente em cerca de 30% dos casos. Quando presente, está associada a doença viral ou bacteriana grave. Cerca de 10% dos idosos com infecção apresentam hipotermia, e 80% deles entram em choque séptico.

O comprometimento da condução nervosa faz com que os reflexos fiquem mais lentos e as reações aos estímulos sejam retardadas. As alterações sensoriais e a diminuição dos reflexos influenciam o planejamento antecipatório, dificultando a percepção do ambiente de forma adequada e segura a diferentes estímulos.

Com relação à memória, verifica-se a existência de problemas relacionados à aquisição ativa da informação. É o processo ativo que possibilita o "aprofundar" e o "gravar" efetivos, permitindo que seja transformada, reorganizada e associada a outras informações existentes. Com relação à memória passiva, não são observadas diferenças significativas quando comparada à de indivíduos jovens. Memórias adquiridas remotamente ficam mais preservadas, sendo frequente observar que os idosos contam, com muitos detalhes, fatos que ocorreram em sua infância e juventude; por outro lado, eles têm dificuldade para recordar, por exemplo, o que comeram no café da manhã.

O declínio na organização da linguagem se traduz na lentidão para encontrar determinada palavra no vocabulário armazenado na memória do idoso. Normalmente, não há dificuldade na estrutura do conhecimento, mas no acesso a esse registro.

Quando a pessoa idosa não apresenta doenças relacionadas ao desempenho mental, tende a manter um discurso normal, coeso, relevante e apropriado, introduzindo tópicos e construindo sobre eles.

Órgãos sensoriais

Visão[13-15]

A visão sofre múltiplas alterações com o avançar da idade. Há diminuição na sensibilidade da córnea, aumentando o risco de lesão ocular. O cristalino fica maior, mais rígido, descorado e opacificado, afetando a qualidade da visão e levando à formação da catarata. Há diminuição no tamanho da pupila, o que contribui para a perda da acuidade visual.

Com o avançar da idade, as fibras musculares da íris tornam-se mais curtas e menos elásticas; parte delas é substituída por tecido conjuntivo. Na prática, essas alterações dificultam a focalização com clareza de objetos próximos (presbiopia).

Outras alterações, como diminuição da visão periférica e da visão noturna e o aumento da sensibilidade à luz forte, podem comprometer o desempenho de algumas atividades. A percepção de profundidade pode também estar comprometida, dificultando o reconhecimento da altura real de degraus ou desníveis, o que facilita a ocorrência de quedas.

Audição[13-15]

Com o envelhecimento, ocorre diminuição da produção das glândulas sudoríparas do meato auditivo externo, tornando a pele dessa região mais ressecada, aumentando o prurido e a produção de cerume, que pode resultar em diminuição da acuidade auditiva.

Há perda da acuidade auditiva (presbiacusia), em especial para os sons de alta frequência, em torno de 40%, causada por associação de perdas estruturais da orelha externa e média (perda condutiva) e da orelha interna (perda neurossensorial).

Também ocorre maior dificuldade em discriminar os sons. Vogais são ouvidas com mais facilidade que as consoantes. Distinguir "chi" de "ti" ou "p" de "b" é frequentemente mais difícil, assim como a fala rápida e o ruído de fundo.

Paladar e olfato[13-15]

Com o avançar da idade, ocorre diminuição do número de papilas gustativas, em especial as relacionadas ao doce e ao salgado. A diminuição da saliva e o uso de certos medicamentos podem prejudicar ainda mais o paladar. Como consequência, podem ocorrer diminuição da ingesta alimentar e desinteresse pela alimentação, levando a perda de peso e de massa muscular, o que contribui com a fragilização do idoso.

Sabe-se que ocorre declínio generalizado da função olfativa e perda moderada de neurônios, porém, na prática, verifica-se que alguns idosos queixam-se mais que outros de tais perdas.

Tato[13-15]

A sensação tátil também é reduzida com o avançar da idade. Isso pode ser observado pela diminuição da percepção do idoso à pressão e à dor, e também na diferenciação de temperaturas.

Sistema cardiocirculatório[13-15]

O envelhecimento gera algumas alterações na estrutura e função do coração e do sistema circulatório: o tamanho do coração permanece o mesmo ou até diminui na ausência de doenças cardíacas que o comprometam; o miocárdio fica mais fibroso e menos complacente, diminuindo sua força de contração;

as valvas tornam-se mais espessas e mais rígidas; as fibras elásticas das artérias diminuem, e aumentam as colágenas, estreitando, em maior ou menor grau, o espaço interno do vaso.

Em termos funcionais, com o passar do tempo, o músculo cardíaco diminui sua eficiência e sua força de contração, o que resulta na diminuição do débito cardíaco, em condições de estresse fisiológico. Tal diminuição pode ser compensada pelo aumento da frequência cardíaca, que, no entanto, demora mais tempo para se normalizar após a cessação do estímulo. Quanto ao estímulo elétrico, mais tempo é exigido para completar o ciclo contração/relaxamento do coração. Normalmente há uma adaptação do organismo a essas mudanças, porém, quando exigências incomuns são impostas ao coração, essas alterações passam a ser percebidas.

Sistema respiratório[13-15]

Mudanças significativas ocorrem no sistema respiratório. As paredes dos alvéolos tornam-se mais finas, os dutos alveolares ficam esticados, causando o alargamento e o rompimento dos alvéolos, o que leva à diminuição da área de superfície de troca gasosa.

As cartilagens costais ficam mais rígidas, diminuindo sua complacência e exigindo maior atuação dos músculos acessórios para que a respiração aconteça. Os músculos intercostais se atrofiam, ficando mais fracos, aumentando o esforço respiratório. O volume dos pulmões também se modifica. Como a base dos pulmões não infla adequadamente, as secreções tendem a se acumular nos pulmões, não sendo expectoradas com facilidade. A expiração também fica comprometida, não ocorrendo de forma completa, o que aumenta o volume residual e reduz a capacidade vital. Esse conjunto de alterações pode repercutir na oxigenação do sangue.

A tosse é um mecanismo muito eficiente para eliminar partículas e secreções das vias aéreas. No envelhecimento, no entanto, há redução da elasticidade pulmonar e da força de contração dos músculos respiratórios, o que, associado, diminui a efetividade do reflexo de tosse, aumentando a chance de acúmulo de secreções e de ocorrência de aspirações. Essas mudanças proporcionam ao idoso maior risco para desenvolver infecções respiratórias, em especial a pneumonia.

Sistema musculoesquelético[13-15]

Com o envelhecimento, ocorrem perdas celulares e, consequentemente, perda de massa muscular. Várias fibras musculares são substituídas por tecido adiposo e conjuntivo. As células ósseas diminuem em número e em atividade, afetando o metabolismo do cálcio. Também ocorre reabsorção gradual da superfície interna dos ossos longos e menor produção de osso novo na superfície externa. Como consequência, os ossos se tornam mais quebradiços, e as fraturas passam a constituir importante risco para idosos.

De modo geral, observa-se diminuição da massa muscular, da força muscular e dos movimentos. A inatividade tem impacto direto na atrofia muscular, e a realização de exercício regular auxilia na manutenção da força e do tônus, reduzindo as consequências funcionais negativas.

Sistema digestório[13-15]

Muitos idosos apresentam alguma dificuldade para engolir, decorrente de alterações neurológicas ou do esfíncter inferior do esôfago, que passa a não relaxar completamente, ou, ao contrário, não se fecha completamente, permitindo o refluxo do suco gástrico. A disfagia não é, no entanto, uma alteração considerada normal no envelhecimento; sua presença incorre em risco de desenvolvimento de problemas relacionados à broncoaspiração de substâncias.

Com o envelhecimento, ocorre diminuição na secreção das enzimas e produção do suco gástrico, tornando o processo digestivo mais lentificado. No intestino delgado, há liberação de secreções glandulares, pancreáticas e da bile. Também é nesse local que se inicia a absorção dos nutrientes. Nos idosos, a diminuição da secreção dessas enzimas influencia a absorção do cálcio e das vitaminas B_6 e B_{12}, especificamente. Há, ainda, enfraquecimento da musculatura, diminuindo o peristaltismo, contribuindo para a ocorrência de constipação intestinal. Com o avançar da idade, a parede do intestino grosso torna-se mais delgada, facilitando a formação de divertículos que, em determinadas situações, podem inflamar ou se romper, gerando necessidade de assistência.

O envelhecimento ocasiona alterações no fígado em nível celular, as quais não são funcionalmente significativas, exceto a que se relaciona à menor capacidade de metabolizar medicamentos. No pâncreas, não são observadas grandes alterações com o envelhecimento, a não ser maior acúmulo de gordura, sem comprometimento funcional.

Sistema urinário[13-15]

Ao nascer, o ser humano tem, em cada rim, cerca de um milhão de néfrons. A partir dos 40 anos, começa a ocorrer diminuição em tamanho e no número de néfrons. Por volta dos 80 anos, cerca de metade deles foi perdida. Essa redução não afeta o funcionamento normal do rim, que costuma utilizar aproximadamente 25% de seus néfrons. As taxas de filtração, excreção e reabsorção declinam com o avançar da idade, e muitos medicamentos passam a ser eliminados de forma mais lenta, o que aumenta o risco de níveis tóxicos no sangue. Drogas de eliminação lenta devem ser prescritas com muita cautela e em doses reduzidas.

A diminuição do número de néfrons também afeta a capacidade do rim em concentrar a urina, o que pode alterar o equilíbrio hídrico do organismo, levando à desidratação, principalmente em situações adversas, como jejum, diarreia, vômito ou febre. O risco de desidratação é ainda maior, pois o idoso tem o reflexo de sede diminuído, o que faz com que ingira menor quantidade de líquidos.

Com o avançar da idade, parte da musculatura e o tecido elástico da bexiga são substituídos por tecido fibroso, diminuindo sua capacidade de retenção e esvaziamento completo. No jovem, a bexiga tem capacidade de retenção de cerca de 600 mL, enquanto no idoso essa capacidade é reduzida para cerca de 250 mL.

Entre os idosos, a capacidade de perceber o enchimento da bexiga também fica diminuída, e é frequente a presença de fraqueza no esfíncter externo da uretra, que, associada à atrofia muscular do assoalho pélvico, permite a ocorrência de perdas urinárias, principalmente em situações que aumentam a pressão abdominal, como espirrar, tossir, gargalhar, carregar peso etc. A eliminação de urina, nos homens, pode ainda ser prejudicada pela hiperplasia da próstata, que pode dificultar ou obstruir a passagem da urina.

Sistema imunológico[13-15]

Imunossenescência pode ser compreendida como um quadro de remodelação, no qual alguns elementos do sistema imunológico são reestruturados, aumentando ou diminuindo a função de seus componentes. Como consequência, observa-se maior incidência e gravidade nas infecções entre as pessoas idosas, produção aumentada de autoanticorpos e maior risco para o desenvolvimento de certos tipos de câncer.

As doenças infecciosas constituem uma das principais causas de hospitalização e de morte entre as pessoas idosas. Nesse grupo, destacam-se os quadros de pneumonia, gripe, infecção do trato urinário, diverticulite, endocardite e infecções de pele e tecidos moles. O idoso pode apresentar infecção na ausência de sinais e sintomas clássicos. A febre, que é um dos principais sinais de infecção, pode estar ausente ou ser pouco significativa. Sua presença, no entanto, pode sugerir a existência de doença grave.

As infecções nos idosos podem ocorrer com uma variedade de manifestações não usuais, inespecíficas e atípicas, por exemplo, alterações inexplicáveis do estado funcional ou do estado mental, perda de peso, quedas, entre outras. A pneumonia causa de três a cinco vezes mais óbitos entre os idosos que entre os jovens. O idoso com pneumonia pode apresentar mal-estar, confusão mental ou *delirium* como sintomas iniciais, e não febre, calafrios, dor torácica e tosse produtiva, sinais clássicos da doença em populações não idosas.

Já a infecção do trato urinário (ITU) constitui a infecção mais comum nesse grupo etário. Geralmente é assintomática, mas oferece grande risco para complicações graves. A pessoa idosa pode apresentar como manifestações da ITU sutis alterações no estado mental ou o aparecimento de incontinência urinária, antes inexistente. Os sinais clássicos de ITU, como disúria, urgência miccional ou aumento da frequência de idas ao banheiro para urinar, normalmente não estão presentes nesse grupo. Idosos que utilizam sondas vesicais, que apresentam incontinência, que têm prostatismo e os residentes em instituições de longa permanência (ILPs) são os mais sujeitos a essas ocorrências e merecem atenção diferenciada.

COMORBIDADES E COMPLICAÇÕES MAIS COMUNS NO IDOSO EM UTI

Lesão renal aguda

Pacientes idosos apresentam maior risco para desenvolver problemas renais devido a diversos fatores, que incluem desde alterações próprias do envelhecimento, como redução da taxa de filtração glomerular em função da perda de massa renal, até o maior número de comorbidades que podem afetar a função renal, como prostatismo, hipertensão arterial e diabetes melito.[8, 16, 17]

As alterações na função renal do idoso provocam redução na capacidade de conservação de sódio e excreção de íons hidrogênio, conduzindo a uma diminuição da capacidade para regular a absorção de água e o equilíbrio ácido-base. Consequentemente a essas mudanças, os pacientes idosos apresentam maior risco para desidratação e hipovolemia.[16, 17]

A redução da taxa de filtração glomerular tem implicações importantes para a dosagem de medicamentos com excreção renal. Embora a taxa de filtração glomerular diminua com a idade, a creatinina sérica permanece inalterada devido à perda de massa corporal magra e redução na produção de creatinina. Com isso, a dosagem de creatinina sérica, por si só, não deve ser utilizada como marcador da função renal em idosos criticamente enfermos.[8]

Pacientes idosos recebendo diversos medicamentos que podem ocasionar lesão renal, inclusive antibióticos nefrotóxicos e contraste, devem ser avaliados cuidadosamente para evitar o agravo da função renal. É recomendado o cálculo do *clearance* de creatinina por meio da coleta de diurese de 24 horas para a correção das doses.[16, 18] Adicionalmente, sugere-se a dosagem de ureia nitrogenada sérica como ferramenta adicional para avaliar a função renal desses pacientes.[19]

Na UTI, os idosos estão sujeitos a diversos procedimentos cirúrgicos. Dependendo do tipo de cirurgia e comorbidades associadas, 7% a 31% de todos os pacientes submetidos a cirurgia desenvolverão lesão renal aguda. Esse risco pode ser atenuado identificando os pacientes com maior suscetibilidade no pré-operatório, evitando, se possível, agentes nefrotóxicos e manutenção no estado da hidratação.[20]

Assistência de enfermagem

As estratégias de manejo da lesão renal aguda em paciente idoso não diferem das de um adulto jovem. A melhor estratégia é a prevenção, com os seguintes cuidados:[21, 22]

- Otimizar a hemodinâmica, incluindo pré-carga, débito cardíaco e pressão arterial média.
- Limitar a perda de fluidos.
- Limitar o uso de medicamentos nefrotóxicos; quando necessário, atentar para a dosagem renal.
- Utilizar, de modo criterioso, solução de contraste; considerar o uso de bicarbonato e/ou N-acetilcisteína.

Caso as estratégias de prevenção não sejam bem-sucedidas, a terapia de substituição da função renal deve ser instituída, pois se demonstra segura e tolerável nesses pacientes.[17]

Na UTI, o enfermeiro deve avaliar rotineiramente no idoso: função renal, sinais de desidratação, sobrecarga de volume, distúrbio eletrolítico e proteinúria, controlar pressão arterial e balanço hídrico, monitorar exames laboratoriais.[23]

Eventos cardiovasculares

As doenças cardiovasculares podem ser a causa de admissão do idoso na UTI ou uma complicação que ocorre durante sua permanência nessa unidade. Em pessoas com 65 anos de idade ou mais, a mortalidade devido às doenças cardiovasculares é superior a 40%.[8]

Dentre as doenças cardiovasculares mais comuns encontradas no cuidado ao paciente crítico idoso estão: hipertensão arterial sistêmica, doença arterial coronariana e síndrome coronariana aguda, insuficiência cardíaca, arritmias cardíacas e doenças valvares.[24]

As alterações cardiovasculares relacionadas ao envelhecimento devem ser consideradas durante o manejo hemodinâmico desses pacientes. Apesar de não evidente em idosos saudáveis, significativa redução na reserva cardíaca pode tornar-se importante em condições de estresse fisiológico em UTI.[8]

Infarto agudo do miocárdio (IAM) pode ser silencioso ou não reconhecido em mais de 40% dos pacientes com mais de 75 anos, relacionando-se com sintomas atípicos, como dispneia, sudorese, náuseas e vômitos, fadiga e síncope.[8, 25] O diagnóstico de IAM é um desafio para profissionais de terapia intensiva: os sintomas, muitas vezes, podem ser mascarados por medicamentos sedativos ou analgésicos, e os pacientes podem ser incapazes de comunicá-los devido à intubação endotraqueal ou ao estado mental alterado.[8] Os pacientes idosos são mais propensos a ter eletrocardiograma com achados alterados na linha de base, como fibrilação atrial, hipertrofia ventricular esquerda, bloqueio de ramo e IAM prévio, o que confunde a capacidade de detectar anormalidades no segmento ST ou onda T.[24]

Síndrome do nó sinusal, arritmias atriais e bloqueios de ramo são prevalentes em pacientes idosos. Essas anormalidades de condução desenvolvem-se devido à substituição do tecido de condução por tecido conjuntivo e gordura. A fibrilação atrial é a arritmia mais comum entre os idosos, com prevalência de 10% em idosos acima de 80 anos de idade.[8]

A prevalência de insuficiência cardíaca aumenta com a idade, sendo a principal causa de hospitalização entre idosos com 65 anos ou mais.[26] Os idosos, muitas vezes, apresentam sintomas atípicos, como fadiga, sonolência, fraqueza, alteração do estado mental, bem como sintomas de sobrecarga de volume.[24]

A descompensação da insuficiência cardíaca congestiva pode ser causada por um ou mais precipitantes, entre eles: isquemia (síndrome coronariana aguda), pressão arterial não controlada; arritmias; anormalidades valvares; comorbidades (diabetes, doenças da tireoide, doenças pulmonares, problemas renais); infecções (pneumonia, miocardite, endocardite); doenças hematológicas; não aderência medicamentosa ou restrição de sódio; agentes cardiotóxicos (drogas ilícitas, álcool); agentes simpatomiméticos (efedrinas, anfetaminas), entre outros.[27, 28]

Ao contrário de pacientes adultos jovens, que podem aumentar o débito cardíaco aumentando a frequência cardíaca, os idosos já não possuem mais esse mecanismo de compensação, dependendo do enchimento ventricular ou do aumento da pré-carga e do volume sistólico.[8] A partir dessa dependência, a hipovolemia deve ser rapidamente identificada e revertida, evitando comprometimento cardíaco importante.[8] No choque séptico ou hipovolemia, a reposição de fluidos deve ser cuidadosa porque, em virtude das alterações próprias do envelhecimento, a dependência da pré-carga para manter o débito cardíaco e a complacência ventricular diminuída favorece o edema agudo de pulmão.[8] No exame físico do paciente idoso, o enfermeiro pode encontrar sopro cardíaco, pressão arterial sistólica elevada, bradicardia em repouso, pressão de pulso aumentada e ausculta cardíaca com presença de terceira ou quarta bulha.[29]

Assistência de enfermagem[23]

- Avaliar a pressão arterial (deitado, sentado e em pé, quando possível) e pressão de pulso.
- Avaliar frequência, ritmo e sons cardíacos. Verificar alterações, como bulhas cardíacas abafadas e sons cardíacos extras (presença da terceira bulha na insuficiência cardíaca congestiva).
- Palpar pulsos carotídeos e periféricos e avaliar simetria.
- Monitorar frequência cardíaca e avaliar irregularidades no eletrocardiograma.
- Avaliar presença de dispneia aos esforços e intolerância a atividades.
- Monitorar sinais de hipotensão: alteração do estado mental, tontura e hipotensão ortostática.

Insuficiência respiratória

As alterações respiratórias decorrentes do envelhecimento, entre elas a diminuição da elasticidade da parede torácica, das vias aéreas e do parênquima pulmonar, provocam diminuição do volume respiratório e menor eficiência do trabalho respiratório.[8, 16, 30]

A pressão arterial de oxigênio (PaO_2) reduz progressivamente 0,3 mmHg/ano após os 30 anos de idade, devido à diminuição da superfície de troca gasosa na membrana alveolocapilar, levando a um intervalo de 60 a 80 mmHg nessa população.[8, 16, 30] Entretanto, a pressão de dióxido de carbono ($PaCO_2$) não altera com a idade; desse modo, hipercapnia ou hipocapnia devem ser consideradas patológica.[16, 30] A resposta do centro respiratório à hipóxia e à hipercapnia encontra-se reduzida, tornando o idoso sensível à utilização de medicamentos que possuem efeito depressor do centro respiratório; consequentemente, há maior incidência de hipóxia, apneia e respiração paradoxal.[31]

Com o envelhecimento e o declínio das reservas pulmonares, os idosos apresentam maior risco de desenvolver insuficiência respiratória em resposta à agudização de uma doença.[32]

A história e a avaliação clínica do idoso associadas aos valores de $PaO_2 < 60$ mmHg (hipoxemia) e $PaCO_2 > 45$ mmHg (hipercapnia), sinais clínicos como taquipneia (frequência respiratória > 30 rpm), contração da musculatura acessória, respiração abdominal paradoxal, ortopneia, cianose e tremores ajudam os profissionais da saúde no diagnóstico de insuficiência respiratória aguda (IRpA).[33]

As principais causas da IRpA são:[33]

- Diminuição do *drive* respiratório, utilização de medicamentos com ação sedativa, doenças do sistema nervoso central (acidente vascular encefálico [AVE], encefalite).
- Cifoescoliose.
- Sepse severa ou choque séptico.
- Insuficiência cardíaca congestiva (ICC).
- Exacerbação da doença pulmonar obstrutiva crônica (DPOC).
- Síndrome do desconforto respiratório agudo (SDRA).
- Pneumonia.
- Bronquiectasia.
- Neoplasia pulmonar.
- Fibrose pulmonar.
- Tromboembolismo pulmonar.

Na insuficiência respiratória, a hipóxia é desencadeada por quatro mecanismos fisiopatológicos: desequilíbrio na relação ventilação/perfusão (ICC e pneumonia), aumento do *shunt* (SDRA), hipoventilação alveolar (DPOC) e difusão prejudicada (fibrose pulmonar).[34]

Nos idosos, o diagnóstico de IRpA pode ser prejudicado se algumas manifestações, como alteração do nível de consciência, agitação e confusão, forem erroneamente atribuídas a quadro de demência ou AVE, e não consideradas sinais de hipoxemia ou hipercapnia. Além disso, comprometimento cognitivo diminui a capacidade desses pacientes para comunicar os sintomas.[32]

Os idosos apresentam maior risco de pneumonia devido à atividade inflamatória aumentada dentro dos espaços alveolares e bronquiolares. Associada a comorbidades, há sinais de infecção respiratória aguda, que incluem tosse, dispneia, taquicardia, hipotensão e, eventualmente, febre; a radiografia de tórax apresenta infiltrado, e são normalmente infectados por *Streptococcus pneumoniae, Haemophilus influenzae* ou *Klebsiella pneumoniae*. Dentre as alterações em exames de sangue, destacam-se pH arterial < 7,35, ureia nitrogenada sérica > 64 mg/dL, sódio sérico < 130 mEq/L, glicose > 250 mg/dL, PaO_2 < 60 mmHg e saturação de oxigênio < 90%, bem como derrame pleural em radiografias.[35]

As indicações do uso de ventilação mecânica não diferem das de um paciente adulto jovem. Contudo, estudos evidenciam que a ventilação mecânica invasiva está associada a pior prognóstico, maior mortalidade na UTI e no hospital em pacientes idosos com mais de 65 anos.[36, 37]

O desmame ventilatório é geralmente mais lento, e a capacidade de previsão para extubação bem-sucedida é tarefa difícil. Parâmetros tradicionais de desmame podem não refletir falhas na extubação da população idosa.[32]

Ventilação não invasiva é tão efetiva quanto ventilação mecânica invasiva na insuficiência respiratória em pacientes idosos, porém exige menor tempo de permanência na UTI e no hospital.[38] É uma alternativa potencial para a realização de ventilação com pressão positiva no tratamento da insuficiência respiratória, evitando traumas relacionados à intubação, preservando a defesa das vias aéreas, com redução da incidência de pneumonia nosocomial e da necessidade de sedação.[32] Contudo, é necessário que o paciente esteja alerta, com produção pequena de muco e aceite a aplicação da máscara facial.[39]

Assistência de enfermagem

O enfermeiro de terapia intensiva deve ter conhecimento das mudanças do sistema respiratório esperadas no processo de envelhecimento, cujos cuidados de enfermagem estão voltados para a prevenção ou diminuição das complicações respiratórias.

Deve-se estimular a higiene bucal após cada refeição e, em idosos dependentes dos cuidados, realizar a higiene bucal pelo menos quatro vezes ao dia; água deve ser oferecida para manutenção da hidratação; manter vias aéreas pérvias pelo posicionamento do paciente, aspiração de vias aéreas e uso de broncodilatadores, conforme prescrição médica; avaliar o padrão respiratório e atentar para sinais sugestivos de fadiga respiratória; monitorar a saturação periférica de oxigênio e o resultado da gasometria.[23, 35, 40]

Outros cuidados a serem considerados são: estímulo à respiração profunda e tosse, bem como mobilização ativa no leito e deambulação, quando possível; avaliação para o risco de aspiração e capacidade de deglutição; se em uso de sondas enterais/gástricas, avaliar diariamente o posicionamento e a distensão gástrica.[29]

Alterações no nível de consciência, confusão, agitação e ansiedade devem alertar o enfermeiro para possíveis sinais de IRpA.[32] Cuidados específicos ao paciente submetido à ventilação mecânica e medidas para prevenção de pneumonia associada à ventilação mecânica devem ser estabelecidos.

Sepse

A idade tem sido considerada importante fator de risco para o desenvolvimento de sepse e sepse severa.[8, 41] Em estudo realizado nos Estados Unidos, 65%

dos pacientes com sepse eram idosos e apresentaram risco relativo treze vezes maior para o desenvolvimento da doença quando comparados aos mais jovens.

A maior suscetibilidade do idoso para o desenvolvimento da sepse está associada a fatores intrínsecos relacionados ao processo de envelhecimento, por exemplo, a diminuição da reserva fisiológica e a imunossenescência, e a fatores extrínsecos relacionados ao diagnóstico tardio de infecção, institucionalização, entre outros.[41]

Como afirmado anteriormente, o idoso pode manifestar quadros infecciosos de forma inespecífica, ou seja, sem os sinais clássicos de febre ou leucocitose, podendo dificultar sua identificação, retardar o tratamento e favorecer a rápida progressão para sepse severa, choque séptico e morte. Muitas vezes, sinais e sintomas, como alteração do estado mental, aumento do número de quedas, presença de incontinência urinária abrupta, taquipneia e mal-estar geral, podem estar relacionados a infecção no idoso.[41]

Na sepse, nem sempre é possível determinar o agente causador, mas, quando ocorre a identificação, a maior frequência em idosos está relacionada a bactérias Gram-negativas localizadas no sistema respiratório e geniturinário.[8, 41] Quando são identificadas bactérias Gram-positivas, o *Staphylococcus aureus* é o mais frequente em todas as faixas etárias, porém, em idosos, apresenta maior resistência à terapia medicamentosa.[41]

Para combater a infecção, é necessária uma complexa interação entre barreiras físicas, sistema de coagulação e resposta imune inata e adaptativa. No idoso criticamente enfermo, pode haver comprometimento de todos esses mecanismos, favorecendo a severidade da infecção, que pode variar e evoluir para quadros de hipotensão sistêmica, hipoperfusão tecidual, falência orgânica e desfechos adversos.[41]

A mortalidade relacionada à sepse é frequentemente maior quando comparada a outros diagnósticos. Estudo que comparou a mortalidade entre pacientes idosos hospitalizados demonstrou que 17% apresentaram sepse, enquanto outros diagnósticos corresponderam a 2% dos óbitos.[8] Destaca-se, ainda, que os idosos apresentam risco aumentado para hospitalização prolongada e para desenvolver incapacidades permanentes como resultados da sepse.[41]

Intervenção precoce, organizada e padronizada é essencial para interromper esse processo e limitar a morbidade e a mortalidade associadas à sepse. Estudos demonstram que, apesar da severidade da doença, com presença de choque e disfunção renal, o idoso obtém benefícios com intervenções agressivas. Há evidências de que idosos que sobreviveram à sepse mantiveram a qualidade de vida mesmo na presença de declínio funcional; no entanto, houve maior institucionalização e menor sobrevida após a alta hospitalar.[41]

Assistência de enfermagem

Como apresentado anteriormente, a manifestação clínica da sepse no idoso geralmente é atípica, levando a diagnóstico tardio e atraso no tratamento adequado, o que pode contribuir para o aumento da morbimortalidade nessa população específica. O enfermeiro deve estar atento à possibilidade de sepse durante a avaliação do idoso que apresenta queixas vagas, não específicas e, principalmente, alteração aguda do estado mental.

O atendimento de enfermagem deve considerar protocolos padronizados para tratamento da sepse severa e choque séptico, que enfatizam antibioticoterapia precoce, controle de origem e ressuscitação com fluidos, ou seja, o mesmo tratamento recomendado para outras faixas etárias.[42]

Embora todos os esforços devam ser realizados para garantir o tratamento, o enfermeiro deve compreender que o idoso apresenta maior suscetibilidade para desfechos adversos. É altamente recomendado que os profissionais da saúde conheçam o padrão funcional do idoso previamente à admissão, reconhecendo suas preferências, expectativas de tratamento e qualidade de vida.

Delirium

O *delirium* é uma das mais comuns desordens mentais encontradas em pacientes hospitalizados, acometendo cerca de 30% dos idosos durante a internação. Em UTI, a presença de *delirium* pode ser muito alta, chegando a atingir mais de 70% dos pacientes.[43]

O *delirium* apresenta alto impacto na saúde do idoso e está associado a aumento da mortalidade (14% a 22%), complicações pós-cirúrgicas, aumento da duração de ventilação mecânica, maior permanência hospitalar, aumento do cuidado requerido pós-internação e declínio funcional e cognitivo.[44, 45]

O *delirium* é um estado confusional agudo caracterizado por alteração da consciência, com redução da habilidade de focar, sustentar ou mudar a atenção. Desenvolve-se em curto período de tempo e apresenta flutuação durante o seu curso. A alteração da consciência e a mudança na cognição são componentes essenciais na manifestação do *delirium*, que pode ser causado por condição clínica, intoxicação por substâncias ou efeito colateral de medicamentos.[43, 45, 46] Embora a causa do *delirium* seja multifatorial, com fatores predisponentes e precipitantes conhecidos, seu mecanismo fisiopatológico ainda não está claro.

Os fatores associados ao *delirium* incluem idade avançada, doença neurodegenerativa (principalmente a demência), AVE, doença de Parkinson, doença maligna, déficits sensoriais, infecções, distúrbios metabólicos, desidratação, desnutrição, dor aguda e crônica, pós-operatório, privação do sono, uso de dispositivos invasivos, imobilização prolongada, polifarmácia, entre outros.[46]

O *delirium* sobreposto à demência apresenta alta prevalência (22% a 89%) e é difícil de ser reconhecido em função da similaridade entre essas afecções; no entanto, algumas diferenças podem facilitar sua identificação (Quadro 47.1).

Quadro 47.1 Diferenças entre *delirium* e demência.

Delirium	Demência
Estado confusional agudo. Flutuação. Períodos de alerta com hiper/hipoatividade psicomotora.	Condição crônica. Início insidioso. Duração de meses a anos. A consciência pode estar alterada, mas o paciente mantém-se alerta.
Pode ser tratado e o paciente pode retornar ao seu estado mental prévio.	Irreversível e sem melhora para condição prévia à doença.
Não relacionado especificamente com a idade.	Comum em idosos.
Causa multifatorial e variação individual relacionadas aos fatores precipitantes e predisponentes.	A causa está relacionada a alterações cerebrais, e a doença de Alzheimer é a mais comum.
Inabilidade para manter-se focado. Confusão, desorientação, estado hiper/hipoativo incoerente.	Habilidade preservada para manter-se focado, com períodos de esquecimento. Fala coerente, exceto em estágios mais avançados da doença.

Adaptada de Amba.[43]

O *delirium* pode ser subdividido em:

- Hiperativo – alta atividade psicomotora.
- Hipoativo – baixa atividade psicomotora.
- Misto – com componentes de alta e baixa atividade psicomotora.

O *delirium* hipoativo é o mais frequente em idosos e também o mais difícil de ser identificado.[44, 45] Sinais de *delirium* podem persistir por meses, particularmente em idosos com demência e afetar o curso da doença, proporcionando rápido declínio cognitivo.[45]

Assistência de enfermagem

A identificação do *delirium* em UTI é um desafio pela dificuldade de comunicação efetiva decorrente da doença crítica, especialmente na presença de ventilação mecânica. O enfermeiro tem importante papel na identificação precoce do *delirium*, e existem instrumentos específicos que favorecem essa prática. O Confusion Assessment Method for Intensive Care Unit (CAM-ICU) é uma ferramenta simples, utilizada para a identificação do *delirium* em pacientes internados em UTI, tendo demonstrado boa especificidade e sensibilidade.[46]

O tratamento do *delirium* baseia-se na identificação e resolução da causa do problema, assim como na manutenção da segurança do paciente no que se refere aos sintomas comportamentais que possam proporcionar danos.[45]

O enfermeiro deve estar atento à identificação de fatores como hipóxia, hipoglicemia e dor, assim como à manifestação de doenças agudas como infarto agudo do miocárdio e AVE.[45]

Os medicamentos utilizados devem ser monitorados, e os efeitos colaterais precocemente identificados. Nos quadros psicóticos ou de agitação severa com potencial dano para o paciente, sugere-se o uso de haloperidol em doses baixas. Benzodiazepínicos devem ser evitados, e inibidores de colinesterase não são efetivos na prevenção e tratamento do *delirium*.[46]

Intervenções não medicamentosas são altamente recomendadas e podem contribuir para o controle dos sintomas e prevenção do *delirium*. Descontinuidade no uso de contenção física (restrições), cateteres vesicais e sondas enterais, ajustes no volume dos sons dos monitores, estabelecimento de períodos de descanso com iluminação reduzida, favorecimento da presença de familiares e objetos pessoais, assim como a mobilização precoce e o uso de dispositivos que reduzam os déficits sensoriais, como lentes corretivas e aparelhos auditivos, são consideradas alternativas com benefício para a prevenção e a redução dos sintomas do *delirium*.[46]

RESUMO

A maior presença de idosos em UTI é uma realidade e tende a aumentar, conforme o envelhecimento populacional avança.

A doença no idoso, frequentemente, manifesta-se por quadro atípico, sem os sinais e sintomas clássicos apresentados por indivíduos mais jovens. Inquietação, mudança de comportamento e estado confusional agudo costumam ser sinais precoces e importantes de alteração no estado de saúde de pessoas idosas.

A idade em si pode não ser um preditivo de pior prognóstico, sendo importante o conhecimento da capacidade funcional e qualidade de vida do idoso anteriores à admissão em UTI, além da severidade da doença.

Compreender as alterações próprias do processo de envelhecimento e como essas mudanças podem afetar as respostas do idoso às intervenções realizadas na UTI é fundamental para a qualificação do planejamento e execução da assistência de enfermagem.

PROPOSTAS PARA ESTUDO

1. Descrever as principais alterações fisiológicas decorrentes do processo de envelhecimento.
2. Quais são as estratégias para a prevenção da lesão renal aguda em paciente idoso?
3. Comentar os eventos cardiovasculares mais comuns em pacientes idosos críticos.
4. Quais são as principais ações de enfermagem no atendimento de eventos cardiovasculares no paciente idoso crítico?
5. Citar os principais sinais clínicos da insuficiência respiratória presentes nos pacientes idosos e suas principais causas.
6. Descrever a sepse no paciente idoso e os principais cuidados de enfermagem.
7. Diferenciar *delirium* e demência.
8. Quais intervenções não medicamentosas podem ser realizadas para prevenção e/ou controle dos sintomas do *delirium*?

REFERÊNCIAS BIBLIOGRÁFICAS

1. United Nations of Economic and Social Affairs. World population prospects: 2012 revision. Disponível em: http://esa.un.org/unpd/wpp/Documentation/pdf/WPP2012_Volume-I_Comprehensive-Tables.pdf. Acesso em: 4 jun. 2015.
2. Bell L. The epidemiology of acute and critical illness in older adults. Crit Care Nurs Clin N Am. 2014; 26:1-5.
3. Gunn S, Fowler RJ. Back to basics. Importance of nursing interventions in the elderly critical care patient. Crit Care Nurs Clin N Am. 2014; 26:433-446.
4. Instituto Brasileiro de Geografia e Estatística (IBGE). Pesquisa Nacional por Amostra de Domicílios (PNAD) 2013. Disponível em: http://www.ibge.gov.br/home/estatistica/populacao/trabalhoerendimento/pnad2013/default.shtm. Acesso em: 4 jun. 2015.
5. Instituto Brasileiro de Geografia e Estatística (IBGE). Censo 2010. Disponível em: http://www.ibge.gov.br/home/estatistica/populacao/censo2010/default_sinopse.ssht. Acesso em: 4 jun. 2015.
6. Foreman MD, Milisen K, Fulmer TT. Introduction and overview. In: Critical care nursing o folder adults: best practices. 3. ed. New York: Springer Publishing Company; 2010. p. 3-8.
7. Boltz M. A system-level approach to improving the care of the older critical care patient. AACN. 2011; 2:142-149.
8. Pisani MA. Considerations in caring for the critically ill older patient. J Intensive Care Med. 2009; 24(2):83-95.
9. Fuchs L, Novac V, McLennan S, Celi LA, Baumfeld Y, Park S, Howell MD, Talmor DS. Trends in severity of illness on ICU admission and mortality among the elderly. Plos One. 2014; 9(4):e93234.
10. Minnie L, Ludikhuize J, Jonge E, Rooij S, Abu-Hanna A. Prognostic models for predicting mortality in elderly ICU patients: a systematic review. Intensive Care Med. 2011; 37:1258-1268.
11. Fuchs L, Chronaki CE, Park S, Novack V, Baumfeld Y, Scott D, McLennan S, Talmor D, Celi L. ICU admission chracteristics and mortality rates among elderly and very elderly patients. Intensive Care Med. 2012; 38:1654-1661.
12. Maguet PL, Roquilly A, Lasochi S, Asehnoune K, Carise E, Martin MS, et al. Prevalence and impacto for frailty on mortality in elder ICU patients: a prospective, multicenter, observational study. Intensive Care Med. 2014; 40:674-682.

13. Duarte YAO. Manual de formadores de cuidadores de idosos. Secretaria de Estado da Saúde. São Paulo: Secretaria Estadual de Assistência e Desenvolvimento Social: Fundação Padre Anchieta; 2009.

14. Duarte YAO. Manual de cuidadores de idosos. Secretaria de Estado da Saúde. São Paulo: Secretaria Estadual de Assistência e Desenvolvimento Social: Fundação Padre Anchieta; 2009.

15. Duarte YAO, Diogo MJD. Atendimento domiciliar: um enfoque gerontológico. São Paulo: Atheneu; 2000.

16. Marik PE. Management of the critically ill geriatric patient. Crit Care Med. 2006; 34(9):S176-82.

17. Boling B. Renal issues in older adults in critical care. Crit Care Nurs Clin N Am. 2014; 26:99-104.

18. Menaker J, Scalea TM. Geriatric care in the surgical intensive care unit. Crit Care Med. 2010; 38(9):S452-9.

19. Mick DJ, Ackerman MH. Critical care nursing for older adults: pathophysiological and functional considerations. Nurs Clin N Am. 2004; 39:473-93.

20. Noor S, Usmani S. Postoperative renal failure. Clin Geriatr Med. 2008; 24(4):721-9.

21. Hoste EA, Kellum JA. Acute kidney injury: epidemiology and diagnostic criteria. Curr Opin Crit Care. 2006; 12(6):531-7.

22. Chronopoulos A, Rosner MH, Cruz DN, et al. Acute kidney injury in elderly intensive care patients: a review. Intensive Care Med. 2010; 36(9):1454-64.

23. Ellison D, White D, Farrar FC. Aging population. Nurs Clin N Am. 2015; 50:185-213.

24. Davis LL. Cardiovascular issues in older adults. Crit Care Nurs Clin N Am. 2014; 26:61-89.

25. Saunderson CE, Brogan RA, Simms AD, Sutton G, Batin PD, Gale CP. Acute coronary syndrome management in older adults: guidelines, temporal changes and challenges. Age Ageing. 2014; 43(4):450-5.

26. Yancy CW, Jessup M, Bozkurt B, et al. 2013 ACCF/AHA guideline for the management of heart failure: a report of the American College of Cardiology Foundation/American Heart Association Task Force on practice guidelines. J Am Coll Cardiol. 2013; 62(16):1495-539.

27. Lindenfeld J, Albert NM, Boehmer JP. Heart Failure Society of America, executive summary: HFSA 2010 comprehensive heart failure practice guideline. J Card Fail. 2010;16(6):1-194.

28. Coons JC, McGraw M, Murali S. Pharmacotherapy for acute heart failure syndromes. Am J Health Syst Pharm. 2011; 68:21-35.

29. Balas M, Casey CM, Happ MB. Assessment and management of older adults with complex illness in the critical care unit.[internet]. Disponível em: http://consultgerirn.org/resources/media/?vid_id=10957786#player_container. Acesso em: 4 jun. 2015.

30. Menaker J, Scalea TM. Geriatric care in the surgical intensive care unit. Crit Care Med. 2010; 38(9):S452-9.

31. Zeleznik J. Normative aging of the respiratory system. Clin Geriatr Med. 2003; 19(1):1-18.

32. Solh AAE, Ramadan FH. Overview of respiratory failure in older adults. J Intensive Care Med. 2006; 21:345-351.

33. Delerme S, Ray P. Acute respiratory failure in the elderly: diagnosis and prognosis. Age and Aging. 2008; 37:251-57.

34. Roussos C, Koutsoukou A. Respiratory failure. Eur Respir J. 2003; 47: 3S-14S.

35. Frederick DE. Pulmonary issues in the older adults. Crit Care Nurs Clin N Am. 2014; 26:91-9.

36. Falfel MJ, Franca AS, Sitta MC, Jacob Filho W, Carvalho CRR. Age, invasive ventilatory support and outcomes in elderly patients admitted to intensive care units. Age Ageing. 2009; 38(5):515-20.

37. Silva DV, Ximenes GC, Silva Junior JM, Isola AM, Rezende E. Perfil epidemiológico e fatores de risco para mortalidade em pacientes idosos com disfunção respiratória. Rev Bras Ter Intensiva. 2009; 21(3):262-68.

38. Ramadan RH, El Sohl AA. Comment: respiratory failure in older adults. Respiratory Medicine, 2006.

39. Gursel G, Aydogdu M, Tasyurek S, et al. Factors associated with noninvasive ventilation response in the first day of therapy in patients with hypercapnic respiratory failure. Ann Thorac Med. 2012; 7(2):92-7.

40. Huber J. Effects of utterance length and vocal loudness on speech breathing. Respir Physiol Neurobiol. 2008; 164:323-30.

41. Lineberry C, Stein DE. Infection, sepsis, and imune function in the older adult. Receiving critical care. Crit Care Nurs Clin N Am. 2014; 26:47-60.
42. Dellinger RP, Levy MM, Rhodes A, Annane D, Gerlach H, Opal SM, Sevransky JE, Sprung CL, Douglas IS, Jaeschke R, Osborn TM, Nunnally ME, Townsend SR, Reinhart K, Kleinpell RM, Angus DC, Deutschman CS, Machado FR, Rubenfeld GD, Webb SA, Beale RJ, Vincent JL, Moreno R. Surviving Sepsis Campaign: International guidelines for management of severe sepsis and septic shock: 2012. Critical Care Medicine. 2013; 41(2):580-637.
43. Amba KT. Delirium in the elderly adult in critical care. Crit Care Nurs Clin N Am. 2014; 26:139-145.
44. Tate JA, Susan S, Divirgilio D, Nilsen M, Demirci J, Campbell G, Happ MB. Symptom communication during critical illness: the impacto of age, delirium, and delirium presentation. J Gerontol Nurs. 2013; 39(8):28-38.
45. Francis J. Delirium and acute confusional states: prevention, treatment and prognosis. Wolters Kluwer. UpTo Date 2014 August:1-17. Disponível em: http://www.uptodate.com/contents/delirium-and-acute--confusional-states-prevention-treatment-and-prognosis?source=see_link. Acesso em: 4 jun. 2015.
46. Francis J, Young GB. Diagnosis of delirium and confusional states. Wolkers Kluwer Health. UptoDate 2014 August: 1-21. Disponível em: http://www.uptodate.com/contents/diagnosis-of-delirium-and-confusional--states?source=search_result&search=diagnosis+of+delirium+and+confusional+state&selectedTitle=1%7E150. Acesso em: 4 jun. 2015.

Unidade

9

Gestão em UTI

48

Processo de enfermagem em UTI

Consuelo Garcia Corrêa
Diná de Almeida Lopes Monteiro da Cruz
Rita de Cassia Gengo e Silva

PONTOS A APRENDER

1. A relação entre o processo de enfermagem e a atuação do enfermeiro na unidade de terapia intensiva.
2. A estrutura do processo de enfermagem e sua relação com o processo de trabalho do enfermeiro.
3. O desenvolvimento das classificações de enfermagem e a estrutura das principais classificações disponíveis (NANDA-I/NIC/NOC).
4. A relação do raciocínio clínico com o uso de classificações de enfermagem.
5. O uso do processo de enfermagem e das classificações de enfermagem na prática clínica em terapia intensiva.

PALAVRAS-CHAVE

Processo de enfermagem, paciente crítico, classificações de enfermagem, diagnósticos de enfermagem.

ESTRUTURA DOS TÓPICOS

Introdução. Processo de enfermagem. Classificações de linguagem de enfermagem. Implementação do processo de enfermagem nas UTI. Considerações finais. Resumo. Propostas para estudo. Referências bibliográficas.

INTRODUÇÃO

A prática clínica de enfermagem em cuidados críticos requer conhecimentos, habilidades e atitudes para lidar com as respostas humanas aos problemas que ameaçam a vida de pessoas de todas as idades e envolve interações dinâmicas entre o paciente, sua família, o próprio enfermeiro e o ambiente onde o cuidado ocorre.[1] A enfermagem em cuidados intensivos requer competência na integração de informação, construção de julgamentos e estabelecimento de prioridades.[2] O enfermeiro de unidade de terapia intensiva (UTI) tem a tomada de decisão e a intervenção qualificada como instrumentos primordiais de trabalho, independentemente do ambiente ou da necessidade de equipamentos especiais. As habilidades de pensamento crítico e o raciocínio clínico para fazer julgamentos complexos são competências necessárias para a assistência ao paciente que apresenta grave instabilidade de sistemas corpóreos.

As UTI, em conjunto com as salas de emergência nas unidades de pronto-socorro, compreendem o sistema intra-hospitalar para o atendimento das situações de emergência. Os serviços devem ser interligados por protocolos de atendimento sequencial, que garantam ao indivíduo em estado crítico atendimento de boa qualidade, considerando o tempo, os recursos e a capacitação profissional. O uso de protocolos prevê a assistência de todos os profissionais de saúde de forma organizada e sistematizada, com um trabalho em equipe visando ao alcance de resultados adequados. Nesse cenário, o enfermeiro tem papel fundamental e, portanto, necessita de um processo de trabalho organizado de forma contínua e sistemática.

O uso de modelos para sistematizar a assistência de enfermagem tem sido considerado há décadas na profissão, mas a determinação legal do uso do processo de enfermagem ampliou as iniciativas de sua implantação em nosso meio, especialmente em UTI. Mesmo com as dificuldades impostas no trajeto de implantação, o processo de enfermagem ganhou força em razão do desenvolvimento de trabalhos acadêmicos e práticos por instituições públicas de referência, em especial os hospitais universitários.

Dois fatos importantes marcaram o incremento do processo de enfermagem nas instituições de saúde e a consolidação de sua implementação: a Lei do Exercício Profissional de Enfermagem de 1986, que estabeleceu a prescrição dos cuidados de enfermagem como atribuição privativa;[3] e a Resolução 272 (2002) do Conselho Federal de Enfermagem (Cofen), que determina que o processo de enfermagem é incumbência privativa do enfermeiro, em sua implantação, planejamento, organização, execução e avaliação.[5] Essa legislação, atualizada pela Resolução Cofen 358/2009,[6] tornou obrigatória a utilização do processo de enfermagem nas instituições de saúde e assistência domiciliar.

Este capítulo trata do uso do processo de enfermagem nas UTI.

PROCESSO DE ENFERMAGEM

A proposta do processo de enfermagem é que o enfermeiro utilize uma estrutura de solução de problemas para que o cuidado seja efetuado de forma individualizada e contextualizada. Essa atividade é predominantemente de cunho intelectual, que exige o desenvolvimento de habilidades cognitivas (inteligência, raciocínio lógico, pensamento crítico), técnicas interpessoais (comunicação, interação), ética (crenças, julgamentos) e capacidade de tomada de decisão. Para Kenney,[7] o processo de enfermagem se refere a um estilo de pensamento do enfermeiro para fazer julgamentos clínicos apropriados.

Não é pouco frequente observar o entendimento errôneo de que a documentação do processo de enfermagem é o próprio processo de enfermagem. Esse entendimento em nada contribui para que se apreendam os potenciais benefícios do uso do processo de enfermagem na prática clínica do enfermeiro. O processo de enfermagem é um modo de pensar a enfermagem relacionada aos indivíduos que recebem os cuidados, considerando suas necessidades.[8] A documentação dos resultados dos julgamentos clínicos realizados é uma exigência legal. O conteúdo dessa documentação é consequência do estilo de pensamento, dos julgamentos clínicos que o enfermeiro realiza, da experiência e do conhecimento de enfermagem. O processo de enfermagem, portanto, expande a abrangência da simples aplicação de uma sequência linear de atividades burocráticas de documentação básica.[9]

O processo de enfermagem oferece uma estrutura lógica para as decisões do enfermeiro com o objetivo de alcançar o cuidado de forma individualizada, contextualizada e voltada para resultados possíveis e desejáveis. O contexto mais amplo do processo de enfermagem é o contexto da saúde/doença com seus diversos referenciais teóricos. O referencial biomédico serve de base para a compreensão dos aspectos biológicos do adoecer, mas essa visão deve ser complementar aos referenciais próprios da enfermagem, como o das necessidades e o das respostas humanas aos problemas de saúde e aos processos de vida.

As estratégias para o desenvolvimento do processo de enfermagem requerem competência profissional e recursos para a sua execução. O processo de enfermagem segue as etapas do método lógico de resolução de problemas que incluem a investigação ou coleta de dados, o diagnóstico, o planejamento, a implementação das ações e a avaliação de resultados. Essas etapas ocorrem de forma não linear, são dinâmicas e interdependentes. Para que haja uma atividade intelectual do processo de enfermagem, fazem-se necessários recursos materiais e lógicos que incluam espaço, tempo, profissionais capacitados e instrumentos de registro das atividades. As pessoas envolvidas devem estar conscientes dos seus papéis, além de possuir conhecimentos e competências necessárias para dar conteúdo adequado e vida ao cuidado de enfermagem, sem perder de vista que a mais legítima expressão das ações da enfermagem ocorre na intimidade de cada interação entre o profissional e o paciente e sua família (Figura 48.1).

Especialmente no que se refere ao processo de enfermagem, muitas proposições estão definidas na literatura, com variações no número de etapas e

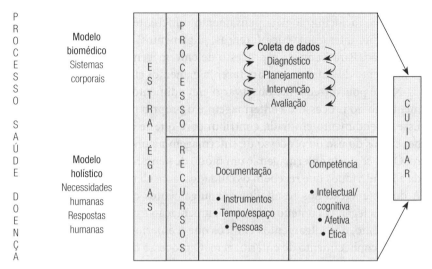

Figura 48.1 Contexto do processo de enfermagem.

nomenclatura. Em síntese, o processo é composto de etapas básicas, em geral, cinco etapas que permitem a identificação da necessidade de cuidado do indivíduo e a explicitação das ações necessárias para atender essas necessidades, bem como a avaliação dos resultados dessas ações.

O processo de enfermagem prevê uma assistência pautada na avaliação do paciente, fornecendo dados para que os diagnósticos de enfermagem sejam identificados. Os diagnósticos direcionam a definição dos resultados a serem alcançados. Em conjunto, os diagnósticos e os resultados esperados são as bases para a seleção de intervenções apropriadas à situação específica do paciente. Uma vez realizadas as intervenções, o alcance dos resultados previamente definidos como desejáveis deve ser avaliado. A partir dessa avaliação, retorna-se às fases precedentes caso os resultados esperados não tenham sido alcançados ou novos diagnósticos tenham sido identificados.

O estilo de pensamento relacionado à definição adotada trata de incorporar um *continuum* de perguntas-respostas-perguntas ancorado no contexto da situação de cada paciente: quais são as situações de saúde desse paciente que as ações de enfermagem podem modificar (diagnóstico)? Qual é a melhor situação a que esse paciente pode chegar com os recursos existentes (resultados esperados)? Que cuidados são necessários realizar para alcançar essa melhor situação (intervenções)? Os resultados esperados previamente definidos estão sendo alcançados? Por quê (resultados)?[8]

Diante dessa concepção, o processo de enfermagem provê um guia para um estilo de pensamento, mas, por si só, não é capaz de garantir boa qualidade de cuidados de enfermagem. O conteúdo de tudo o que é processado nesse *continuum* de perguntas e respostas, as consequências de cada interação do enfermeiro com o paciente e os fatores contextuais nos ambientes de cuidados qualificam o cuidado de enfermagem. Em síntese, o processo de enfermagem é apenas um instrumento. Os conteúdos e as estratégias por ele veiculados, cujas qualidades dependem dos saberes e contextos da enfermagem, são os responsáveis pela qualidade do cuidado.[8]

O atendimento adequado do paciente crítico em UTI impõe aos profissionais a capacidade de rápida avaliação das mudanças clínicas, o conhecimento de práticas terapêuticas padronizadas e complexas e uma atuação sistematizada e contínua com equipamentos de suporte.

A implementação do processo de enfermagem requer que o enfermeiro proceda a uma avaliação clínica rigorosa e dinâmica necessária à tomada de decisão em situações que exigem adequação imediata às necessidades do paciente.

CLASSIFICAÇÕES DE LINGUAGEM DE ENFERMAGEM

Conhecer os fenômenos de enfermagem comuns na terapia intensiva, estabelecer relações entre eles, nomeá-los e descrever o que os enfermeiros fazem em sua prática assistencial e para quais condições humanas fazem o que fazem são desafios ainda vigentes. O uso das classificações de enfermagem é um instrumento muito útil para o enfrentamento de tais desafios. A seguir, será apresentado um breve relato do desenvolvimento das classificações de enfermagem, suas estruturas e seu uso a fim de nortear o raciocínio clínico.

Desenvolvimento das classificações para a enfermagem

O movimento de classificações é recente na enfermagem e não recebeu muita atenção até a década de 1970.[8,10] Ao analisar a história da profissão, observa-se que o início da atividade classificatória pode ter surgido com o advento da enfermagem moderna, quando Florence Nightingale classificou seus pacientes de acordo com sua gravidade e necessidade de cuidado.[10]

Em 1929, Wilson delineou a primeira tentativa de classificação dos problemas de enfermagem quando desenvolveu um estudo que tinha como objetivo estabelecer as diferenças entre os problemas médicos e de enfermagem.[11] Anos mais tarde, em 1953, Vera Fry identificou cinco áreas de necessidades do cliente (necessidade de tratamento e medicação, necessidade de higiene pessoal, necessidade ambiental, necessidade de ensino e orientação e necessidade humana ou pessoal), as quais considerou domínios da enfermagem e focos para os diagnósticos de enfermagem. Atribui-se a essa autora a primeira menção ao termo diagnóstico de enfermagem na literatura.[12]

Completando-se 100 anos do surgimento da enfermagem moderna, a prática estava centrada no cumprimento de tarefas. Tornava-se evidente a necessidade de realizar o cuidado centrado no paciente. Em 1960, nos Estados Unidos, foi desenvolvida o que podemos considerar como a primeira classificação de enfermagem, para ser utilizada no ensino. Sua autora, Abdellah, propôs uma lista com 21 problemas de enfermagem que, numa visão atual, descrevem metas terapêuticas da enfermagem.[10] Em 1966, Henderson propôs uma lista com catorze necessidades humanas básicas que compreendiam as áreas de pertinência para o cuidado de enfermagem. Tais necessidades básicas não se referiam aos problemas de saúde, mas às áreas nas quais poderiam ocorrer.[13]

Embora os trabalhos de Abdellah e Henderson sejam pioneiros e tenham sido amplamente utilizados no ensino e na prática, somente em 1973 ocorreu o principal marco dos movimentos de classificação na enfermagem. Nesse ano, foi realizada a Primeira Conferência Nacional do Grupo para Classificação dos Diagnósticos de Enfermagem, que reuniu enfermeiros dos Estados Unidos e do Canadá.[14] Nessa conferência, as enfermeiras iniciaram esforço formal para identificar, desenvolver e classificar os diagnósticos de enfermagem. Em 1982, esse grupo recebeu a denominação de Associação Norte Americana de Diagnósticos de Enfermagem (NANDA),[10,15] que mais tarde foi transformada em uma organização internacional, passando a ser identificada por NANDA-International (NANDA-I).[15]

Paralelamente aos trabalhos de classificação de diagnósticos da NANDA-I, no final da década de 1980, o Conselho Internacional de Enfermeiros (ICN) iniciou os trabalhos para o desenvolvimento da Classificação Internacional da Prática de Enfermagem (Cipe).[16] Ainda na década de 1980, um grupo da Universidade de Iowa, Estados Unidos, liderado por Joanne McCloskey e Gloria Bulecheck, iniciou o movimento para o desenvolvimento de um vocabulário e classificação das intervenções de enfermagem (NIC).[2] Em 1991, uma equipe liderada por Marion Johnson e Meridean Maas, também da Universidade de Iowa, reuniu-se para desenvolver a classificação dos resultados de enfermagem (NOC).[17]

Estrutura das classificações

Considerando que as classificações da NANDA-I[15], NIC[2] e NOC[17] são as mais usadas em nosso meio, serão descritas apenas as estruturas dessas classificações.

Classificação de diagnósticos de enfermagem da NANDA-I

O desenvolvimento da classificação de diagnósticos de enfermagem da NANDA-I[15] passou por várias etapas. Depois da conferência realizada em

1973, os diagnósticos foram organizados em uma lista alfabética. Em seguida, foram organizados de acordo com nove Padrões de Unidade do Homem (1982). Com o avançar do conhecimento e o aumento do número de diagnósticos, em 1986 foi aprovada a Taxonomia I da NANDA-I, cuja estrutura conceitual para organização dos diagnósticos era definida de acordo com nove padrões de respostas humanas: trocar, comunicar, relacionar, valorizar, escolher, mover, perceber, conhecer e sentir.[10,15] Essa estrutura foi organizada segundo níveis de abstração. Os padrões de resposta humana correspondiam ao nível mais alto de abstração. Todos os diagnósticos eram categorizados abaixo desse nível e eram considerados os níveis mais concretos da classificação.[10]

Após a conferência bienal de 1994, o Comitê de Taxonomia teve certa dificuldade para categorizar novos diagnósticos na estrutura da Taxonomia I e reconheceu que era necessário e viável criar uma nova estrutura para a classificação. A partir de então, muito empenho foi necessário, até que em 1998 optou-se por utilizar a estrutura dos Padrões Funcionais de Saúde de Gordon.[10] Algumas modificações foram introduzidas e, em 2002, foi publicada a Taxonomia II da NANDA-I.[15]

A Taxonomia II está estruturada em três níveis de abstração: domínios, classes e diagnósticos. Atualmente, existem 13 domínios, 47 classes e 235 diagnósticos aceitos. A Figura 48.2 apresenta os domínios e classes da Taxonomia II.[15]

A Taxonomia II é multiaxial, composta por sete eixos, conforme descrito a seguir:[15]

- Eixo 1 – o foco do diagnóstico.
- Eixo 2 – sujeito do diagnóstico (indivíduo, família, grupo, cuidador, comunidade etc).
- Eixo 3 – julgamento (prejudicado, ineficaz).
- Eixo 4 – localização (vesical, auditiva, cerebral).
- Eixo 5 – idade (lactante, criança, adulto).
- Eixo 6 – tempo (crônico, grave, intermitente).
- Eixo 7 – condição do diagnóstico (foco no problema, de risco, de promoção da saúde).

O diagnóstico de enfermagem da NANDA-I mostra os sete eixos e suas relações recíprocas (Figura 48.3).[15]

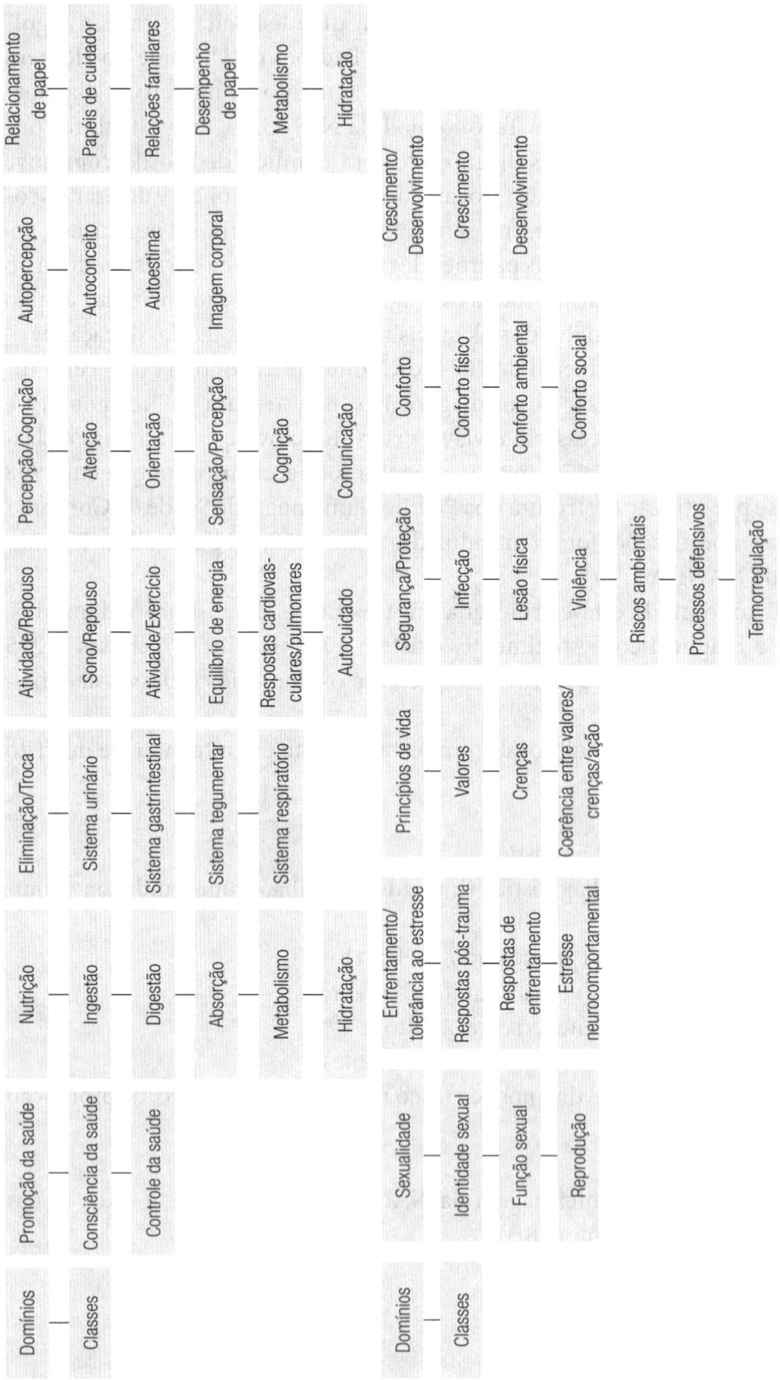

1072 Enfermagem em UTI: cuidando do paciente crítico

Domínios / Classes

- **Promoção da saúde**
  - Consciência da saúde
  - Controle da saúde
- **Nutrição**
  - Ingestão
  - Digestão
  - Absorção
  - Metabolismo
  - Hidratação
- **Eliminação/Troca**
  - Sistema urinário
  - Sistema gastrintestinal
  - Sistema tegumentar
  - Sistema respiratório
- **Atividade/Repouso**
  - Sono/Repouso
  - Atividade/Exercício
  - Equilíbrio de energia
  - Respostas cardiovasculares/pulmonares
  - Autocuidado
- **Percepção/Cognição**
  - Atenção
  - Orientação
  - Sensação/Percepção
  - Cognição
  - Comunicação
- **Autopercepção**
  - Autoconceito
  - Autoestima
  - Imagem corporal
- **Relacionamento de papel**
  - Papéis de cuidador
  - Relações familiares
  - Desempenho de papel
  - Metabolismo
  - Hidratação

Domínios / Classes

- **Sexualidade**
  - Identidade sexual
  - Função sexual
  - Reprodução
- **Enfrentamento/tolerância ao estresse**
  - Respostas pós-trauma
  - Respostas de enfrentamento
  - Estresse neurocomportamental
- **Princípios de vida**
  - Valores
  - Crenças
  - Coerência entre valores/crenças/ação
- **Segurança/Proteção**
  - Infecção
  - Lesão física
  - Violência
  - Riscos ambientais
  - Processos defensivos
  - Termorregulação
- **Conforto**
  - Conforto físico
  - Conforto ambiental
  - Conforto social
- **Crescimento/Desenvolvimento**
  - Crescimento
  - Desenvolvimento

Figura 48.2 Domínios e classes da classificação de diagnósticos de enfermagem da NANDA-I.

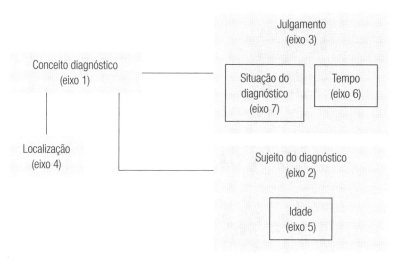

Figura 48.3 Modelo de diagnóstico de enfermagem da NANDA-I.[15]

Classificação das intervenções de enfermagem (NIC)

Os estudos e pesquisas para o desenvolvimento de uma classificação das intevenções de enfermagem tiveram início em 1987, por membros do College of Nursing da Universidade de Iowa/Estados Unidos, liderados por Joanne McCloskey e Gloria Bulechek.[2] Esse trabalho deu origem à Nursing Interventions Classifications (NIC), que teve a sua primeira edição lançada em 1992. Atualmente, essa classificação já está na sua quinta edição, com 542 intervenções que apresentam seu foco nas ações de enfermagem. As intervenções estão organizadas em sete domínios e trinta classes,[2] conforme apresenta a Figura 48.4.

Essa taxonomia foi desenvolvida com o uso dos métodos de análise de semelhanças, agrupamento hierárquico, julgamento clínico e revisão por especialistas. A estrutura taxonômica da NIC é codificada e validada. As intervenções da NIC podem ser associadas a várias classificações de diagnóstico (por exemplo, NANDA-I), e podem ser utilizadas com qualquer teoria de enfermagem e em todos os contextos de prática clínica de enfermagem.[2] A NIC visa contemplar os aspectos fisiológicos e psicossociais do ser humano, incluindo tratamento, prevenção e promoção da saúde, abrangendo, assim, a totalidade do domínio da disciplina de enfermagem e representando todas as áreas da sua prática clínica.[2]

Uma intervenção de enfermagem é definida como "qualquer tratamento que, baseado em julgamento e conhecimento clínico, um enfermeiro ponha em prática para intensificar os resultados do paciente/cliente".[2] As intervenções de enfermagem podem incluir cuidados diretos e indiretos ao paciente, à

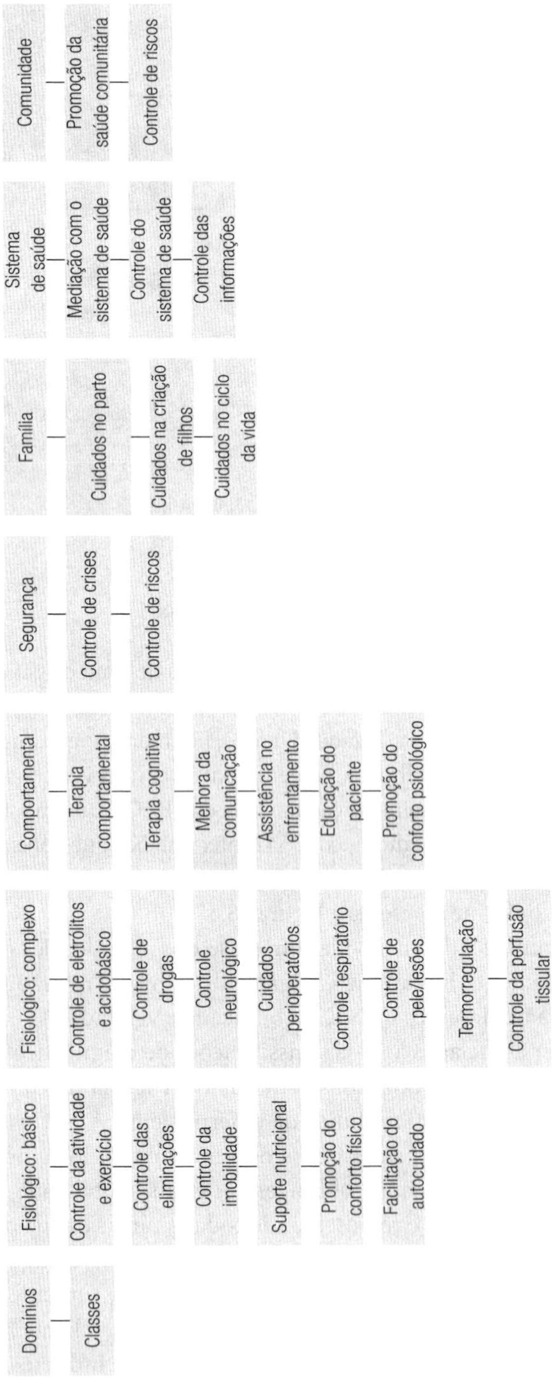

1074 Enfermagem em UTI: cuidando do paciente crítico

Domínios
— **Classes**

Fisiológico: básico
- Controle da atividade e exercício
- Controle das eliminações
- Controle da imobilidade
- Suporte nutricional
- Promoção do conforto físico
- Facilitação do autocuidado

Fisiológico: complexo
- Controle de eletrólitos e acidobásico
- Controle de drogas
- Controle neurológico
- Cuidados perioperatórios
- Controle respiratório
- Controle de pele/lesões
- Termorregulação
- Controle da perfusão tissular

Comportamental
- Terapia comportamental
- Terapia cognitiva
- Melhora da comunicação
- Assistência no enfrentamento
- Educação do paciente
- Promoção do conforto psicológico

Segurança
- Controle de crises
- Controle de riscos

Família
- Cuidados no parto
- Cuidados na criação de filhos
- Cuidados no ciclo da vida

Sistema de saúde
- Mediação com o sistema de saúde
- Controle do sistema de saúde
- Controle das informações

Comunidade
- Promoção da saúde comunitária
- Controle de riscos

Figura 48.4 Domínios e classes da Classificação de Intervenções de Enfermagem – NIC.[15]

família e à comunidade. Trata-se de uma ação autônoma, com base científica, destinada a modificar os fatores relacionados ou de risco para um diagnóstico de enfermagem, com vistas a atingir os melhores resultados possíveis.[2]

Cada domínio, classe e intervenção possuem definições, de modo a facilitar o seu entendimento e uso (Figura 48.4). O domínio 1 é o fisiológico básico, que trata dos cuidados que dão suporte ao funcionamento físico do organismo; o domínio 2 é o fisiológico complexo, relativo aos cuidados que dão suporte à regulação homeostática; o domínio 3 é o comportamental, que inclui os cuidados que dão suporte ao funcionamento psicossocial e facilitam mudanças no estilo de vida; o domínio 4 é o da segurança, em que são classificados os cuidados que dão suporte à proteção contra danos e é composto pelas classes controle de crises e controle de riscos; o domínio 5 é o da família, domínio em que são classificados os cuidados que dão suporte à unidade familiar; o domínio 6 é o dos sistemas de saúde, que trata dos cuidados que dão suporte ao uso eficaz do sistema de atendimento à saúde; o domínio 7 é o da comunidade, que trata dos cuidados que dão suporte à saúde da comunidade.[2]

As intervenções da NIC possuem um título e uma definição padronizados que possibilitam a comunicação entre diferentes locais, bem como a comparação de resultados obtidos. Cada intervenção também possui uma lista variada de atividades que o enfermeiro pode selecionar conforme o seu julgamento, de forma a individualizar o cuidado.[2]

Para implementar uma intervenção, o enfermeiro necessita ter conhecimento científico, habilidades psicomotoras e interpessoais e utilizar os recursos disponíveis de forma adequada. Na escolha da intervenção de enfermagem, deve-se levar em consideração os resultados esperados do paciente, o diagnóstico de enfermagem e seus fatores relacionados ou de risco, assim como avaliar a exequibilidade da ação e a aceitação do paciente.

Classificação dos resultados de enfermagem (NOC)

A classificação dos resultados também teve origem em um projeto de pesquisa de membros do College of Nursing da Universidade de Iowa/Estados Unidos, com início em 1991.[17] A NOC é a primeira classificação padronizada e abrangente utilizada para descrever os resultados obtidos pelos pacientes em decorrência das intervenções de enfermagem.[17]

A estrutura taxonômica da NOC possui cinco níveis: domínios, classes, resultados, indicadores e escalas de mensuração. Todos eles possuem um código para facilitar seu uso na prática. A NOC também apresenta no seu nível mais alto e abstrato sete domínios, os quais são seguidos por 31 classes e por 385 resultados. Cada domínio, classe e resultado possuem definições, de modo a facilitar o seu entendimento e uso (Figura 48.5).[17]

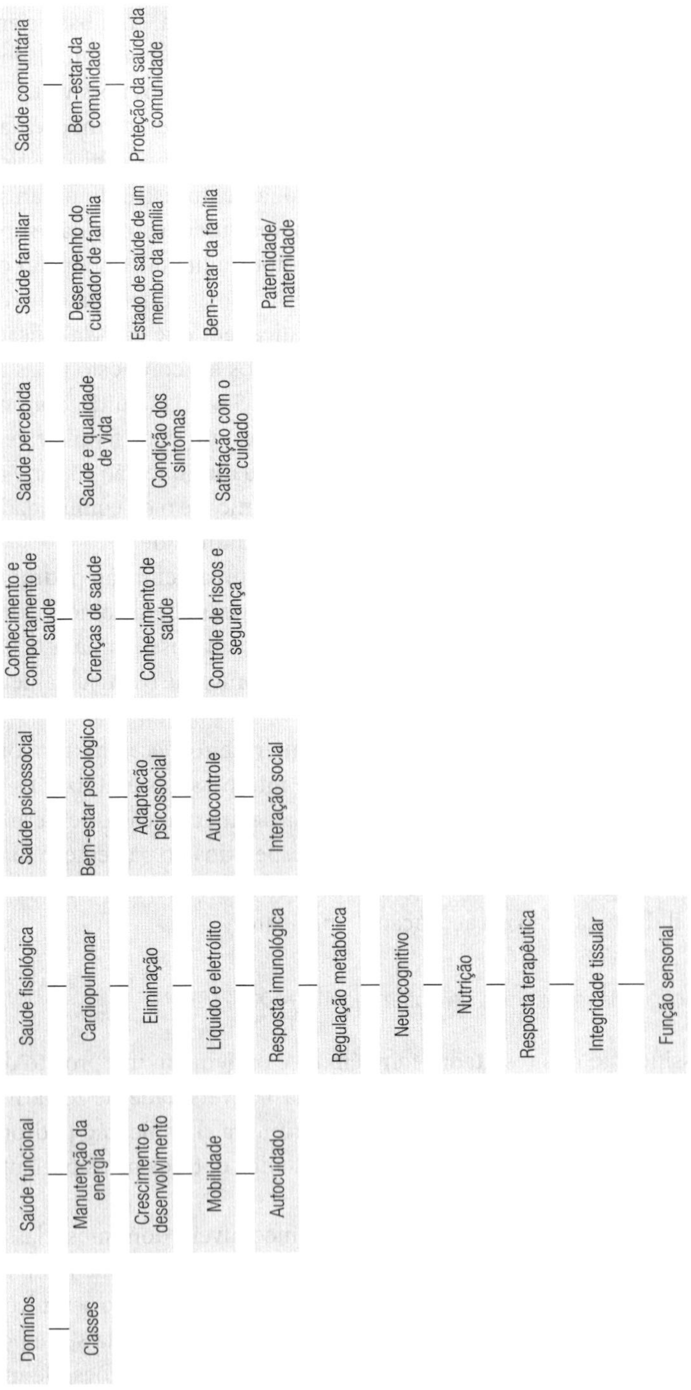

Figura 48.5 Domínios e classes da Classificação de Resultados de Enfermagem – NOC.[16]

Domínios | Classes

- **Saúde funcional**
  - Manutenção da energia
  - Crescimento e desenvolvimento
  - Mobilidade
  - Autocuidado

- **Saúde fisiológica**
  - Cardiopulmonar
  - Eliminação
  - Líquido e eletrólito
  - Resposta imunológica
  - Regulação metabólica
  - Neurocognitivo
  - Nutrição
  - Resposta terapêutica
  - Integridade tissular
  - Função sensorial

- **Saúde psicossocial**
  - Bem-estar psicológico
  - Adaptação psicossocial
  - Autocontrole
  - Interação social

- **Conhecimento e comportamento de saúde**
  - Crenças de saúde
  - Conhecimento de saúde
  - Controle de riscos e segurança

- **Saúde percebida**
  - Saúde e qualidade de vida
  - Condição dos sintomas
  - Satisfação com o cuidado

- **Saúde familiar**
  - Desempenho do cuidador de família
  - Estado de saúde de um membro da família
  - Bem-estar da família
  - Paternidade/maternidade

- **Saúde comunitária**
  - Bem-estar da comunidade
  - Proteção da saúde da comunidade

O domínio 1 é de saúde funcional, definida como resultados que descrevem a capacidade para o desempenho de tarefas básicas da vida; o domínio 2 é de saúde fisiológica, definida como resultados que descrevem o funcionamento orgânico; o domínio 3 é de saúde psicossocial, definida como resultados que descrevem o funcionamento psicológico e social; o domínio 4 é de conhecimento e comportamento de saúde, definidos como resultados que descrevem atitudes, compreensão e ações relacionadas com saúde e com doença; o domínio 5 é de saúde percebida, definida como resultados que descrevem impressões sobre saúde e assistência de saúde individuais; o domínio 6 é de saúde familiar, definida como resultados que descrevem o estado de saúde, o comportamento ou o funcionamento da família como um todo ou de um indivíduo enquanto membro da família; o domínio 7 é de saúde comunitária, definida como resultados que descrevem a saúde, o bem-estar e o funcionamento de uma comunidade ou população (Figura 48.5).[17]

Os resultados são conceitos que podem ser medidos ao longo de um *continuum*, o que significa que os resultados refletem uma condição real do paciente em vez de metas esperadas. Portanto, sua utilidade baseia-se no fato de que os resultados servem como critério para o julgamento do sucesso de uma intervenção de enfermagem e descrevem o estado, os comportamentos, as reações e os sentimentos do paciente em resposta ao cuidado proporcionado.[17]

Um resultado do paciente relacionado à enfermagem representa um "estado, comportamento ou uma percepção de um indivíduo, da família ou da comunidade, mensurado ao longo de um *continuum*, em resposta a uma ou mais intervenções de enfermagem".[17] Uma série de variáveis, além da intervenção, influencia o resultado do paciente, tais como: ações realizadas por outros profissionais; aspectos organizacionais e ambientais que influenciam na seleção e na implementação das intervenções, de acordo com as características do paciente; saúde física e emocional do paciente; circunstâncias existenciais vividas pelo paciente, entre outras. Cabe ao enfermeiro definir quais são os resultados mais influenciados pelas intervenções de enfermagem, ou seja, quais resultados apresentados por cada paciente, cada família ou cada comunidade são mais sensíveis ao cuidado de enfermagem.

Cada resultado da NOC[17] tem uma lista de indicadores para avaliar a condição do paciente em relação ao resultado e uma escala tipo Likert de cinco pontos para mensurar seu estado.[17]

A NOC pode ser usada também para estabelecer metas no cuidado de cada paciente. Nesse caso, antes de escolher as intervenções, os resultados são convertidos em metas por meio da determinação do ponto a ser alcançado na escala de mensuração dos indicadores dos resultados.[17]

As classificações NANDA-I, NIC e NOC podem ser utilizadas separadamente ou em conjunto.[17]

Raciocínio clínico e o uso das classificações de enfermagem

O raciocínio clínico permeia todo o processo de tomada de decisão envolvido nas fases do processo de enfermagem. Utilizando o raciocínio clínico diante de uma determinada situação, o enfermeiro é capaz de decidir quais dados coletar e a partir deles determinar diagnósticos de enfermagem e metas e planejar e implementar intervenções adequadas àquela situação e avaliar os resultados obtidos.

Sem o uso de sistemas de classificação como NANDA-I[15], NIC[2] e NOC[17], o raciocínio clínico e o processo de tomada de decisão tornam-se obscuros, de modo que os enfermeiros correm o risco de ser guiados por tarefas e perder o foco em sua disciplina ou área de conhecimento.[18] A despeito das críticas em relação às classificações, elas funcionam como mapas de territórios e trazem benefícios para o raciocínio clínico.[18,19]

Para o desenvolvimento do raciocínio clínico, algumas competências são necessárias, além do conhecimento teórico de enfermagem; são elas as competências intelectuais, interpessoais e técnicas. As competências intelectuais envolvem o desenvolvimento da inteligência e o uso do pensamento crítico; as competências interpessoais constituem-se da comunicação com o paciente e outros profissionais da saúde. Ambas as competências direcionam o enfermeiro para a coleta e análise dos dados e a tomada de decisão. Por sua vez, as competências técnicas envolvem o uso de ferramentas e habilidades específicas, como a realização da anamnese de um paciente.[20]

A interpretação dos dados obtidos pelo exame físico, pela entrevista e por outras observações direcionadas é uma tarefa complexa. É possível que o elemento mais importante para balizar a interpretação dos dados seja a concepção do enfermeiro em relação à finalidade da obtenção de dados do paciente e de sua família. A finalidade primordial da coleta de dados é identificar as respostas dos pacientes aos problemas de saúde que podem ser melhoradas pela intervenção de enfermagem. A identificação das respostas dos pacientes aos problemas de saúde requer a obtenção e a interpretação de dados observáveis pelos órgãos dos sentidos. A conformação do resultado da interpretação depende do sistema de referência que o enfermeiro utiliza para conduzir seus julgamentos. Por exemplo, se o sistema de referência utilizado pelo enfermeiro para interpretar os dados obtidos for a classificação internacional das doenças ou o diagnóstico médico, esse enfermeiro provavelmente precisará obter um tipo de dado que poderá ser diferente dos dados requeridos por outro enfermeiro que tenha como referência as respostas humanas descritas nos diagnósticos de enfermagem da NANDA-I.[15] É importante que o enfermeiro tenha consciência da referência utilizada para obter e interpretar dados dos pacientes e famílias, visto que essa referência depende do tipo de explanações possíveis na prática clínica.

O processo de interpretação dos dados obtidos pelos órgãos dos sentidos, com a finalidade de identificar situações que necessitam de intervenções, é denominado processo diagnóstico ou raciocínio diagnóstico. Lunney[20] descreve os elementos críticos envolvidos no processo de raciocínio diagnóstico conforme apresentado a seguir.

O raciocínio diagnóstico inicia-se no primeiro contato com o paciente, quando o enfermeiro já é capaz de reconhecer algumas pistas (pistas são dados que o enfermeiro coleta durante uma avaliação intencional ou não). O reconhecimento dessas pistas depende do conhecimento armazenado na memória do enfermeiro, uma vez que os dados coletados são comparados com "padrões" esperados. Se não há correspondência entre o observado e o que o enfermeiro considera normal ou adequado, ele começa a pensar em hipóteses diagnósticas. As hipóteses diagnósticas são explanações potencialmente capazes de encaixar o dado discrepante ou problemático. Assim, diante de um conjunto de dados, o enfermeiro começa a pensar sobre as hipóteses diagnósticas. Frequentemente, há muitas hipóteses, e o enfermeiro deve ter cuidado para não decidir sobre a presença de um diagnóstico ou refutar outros enquanto não houver dados suficientes para isso.[20]

As pistas, ou os dados discrepantes e problemáticos, devem ser analisados em relação aos possíveis diagnósticos, em um processo no qual os dados coletados são comparados aos dados conhecidos dos diagnósticos que estão sendo considerados. Para confirmar ou não a presença do(s) diagnóstico(s), dados adicionais podem ser coletados por meio de uma avaliação focalizada.[20]

A avaliação focalizada é concluída somente quando o enfermeiro reúne pistas suficientes para apoiar um ou mais diagnósticos, refutar outros ou estabelecer novos. Se todos os diagnósticos forem refutados ou não confirmados, novos diagnósticos podem ter surgido (novas hipóteses) ou o enfermeiro conclui que não há diagnósticos. Se há novas hipóteses, uma nova avaliação focalizada deve ser conduzida. No entanto, se há dados suficientes para confirmar a hipótese formulada inicialmente, o enfermeiro deve validar o diagnóstico em conjunto com o paciente, se possível.[20]

Uma vez confirmado o diagnóstico, o enfermeiro deve pensar sobre os resultados (ou metas) que pretende atingir com seu paciente, considerando o contexto no qual está inserido e suas condições reais. A partir disso, devem ser estabelecidas intervenções apropriadas para atingir os resultados esperados. Periodicamente, o paciente deve ser reavaliado em termos de eficácia e efetividade das intervenções, devendo todo o processo ser conduzido novamente.

IMPLEMENTAÇÃO DO PROCESSO DE ENFERMAGEM NAS UTI

Conforme discutido anteriormente, as UTI são unidades especializadas no atendimento de pacientes em estado crítico, que apresentam grave instabilidade de um ou mais sistemas orgânicos. Essa condição exige dos profissionais competências relacionadas à rapidez na identificação de mudanças de condições clínicas e segurança na tomada de decisão terapêutica. Nesse contexto, o cuidado de enfermagem envolve grande capacidade de raciocínio, controle emocional, habilidade técnica e, acima de tudo, concentração e responsabilidade do enfermeiro. Essa atuação pode ser alcançada apenas se o enfermeiro desenvolver um estilo de pensamento que lhe permita sistematizar o seu trabalho, facilitar o acesso a dados, realizar condutas e individualizar a assistência. O processo de enfermagem e o uso das classificações são ferramentas que permitem essa organização do cuidado, assim como a documentação das principais decisões e ações de enfermagem.

A implantação do processo de enfermagem nas UTI tem sido um desafio para os enfermeiros e gerentes de enfermagem que atuam nas unidades. Na maior parte das instituições processo de enfermagem já está implantado nas UTI e as classificações de enfermagem estão em processo de implementação. Muitas experiências são bem-sucedidas em relação ao avanço do processo com o uso das classificações. Entre estas, destaca-se a experiência do Hospital Universitário da Universidade de São Paulo, instituição pioneira no país no uso do processo de enfermagem.[21]

A implementação do processo de enfermagem com o uso das classificações de enfermagem exige um trabalho contínuo e organizado com a participação integral de todos os profissionais envolvidos. Essa implementação envolve diversas ações de estruturação do serviço de enfermagem, que incluem:

- A organização de um grupo de liderança para discutir e determinar o modelo assistencial adotado pela instituição ou unidade envolvida, além de realizar a educação permanente da equipe e um processo contínuo de avaliação e reformulação da prática.
- Realização de estudos preliminares para a caracterização da população atendida na unidade com a identificação dos diagnósticos de enfermagem prevalentes nessa população, utilizando-se a classificação da NANDA-I.[15]
- Elaboração de padrões mínimos de assistência da unidade, que envolvem os cuidados básicos a serem prestados a todos os pacientes independentemente do diagnóstico médico ou de enfermagem, como as ações relativas aos protocolos de segurança do paciente.
- Identificação dos diagnósticos de enfermagem mais frequentes para os pacientes da unidade, com a indicação dos resultados (NOC)[17] prioritários

para cada um dos diagnósticos mais frequentes, e das intervenções (NIC)[2] com mais probabilidade de permitir o alcance dos resultados prioritários.

- Estabelecimento de protocolos de documentação clínica que permitam o registro dos dados das avaliações dos pacientes e das principais decisões do processo de enfermagem: diagnósticos, intervenções e resultados de enfermagem. Importante observar que a documentação de cinco fases do processo de enfermagem é exigência legal no Brasil.[6]

Nas UTI, comumente são utilizados instrumentos de registro de dados clínicos dos pacientes, conhecidos como folhas de controle. Esses instrumentos são amplamente utilizados pela equipe de enfermagem para o registro de dados de monitorização de indicadores clínicos dos pacientes e servem como referência para os outros profissionais na avaliação clínica e direcionamento das condutas terapêuticas. Na implementação das classificações de enfermagem, os instrumentos devem ser adaptados, permitindo-se a inclusão dos diagnósticos e a prescrição de intervenções/atividades de enfermagem.

Para exemplificar o uso das classificações no processo de enfermagem, a seguir será apresentado um estudo de caso referente a um paciente crítico em cuidado intensivo. A assistência de enfermagem proposta foi baseada nas Classificações da NANDA-I[15] NIC[2] e NOC[6], assim como na proposta de ligações entre elas publicada em livro.[17]

Estudo de caso

M.F.P., 25 anos, solteiro, católico e comerciante, deu entrada na sala de emergência de um hospital de grande porte, proveniente de um hospital de pequeno porte, intubado, ventilado manualmente, com acesso venoso periférico, sonda nasogástrica aberta e sonda vesical de demora com 100 mL de urina hematúrica. Politraumatizado, foi vítima de atropelamento, estava com Glasgow 7, pupilas anisocóricas (olho direito 5 > olho esquerdo 3), hematoma periorbital direito, descerebrando, escoriações múltiplas pelo corpo, tórax direito plano com fratura de cinco arcos costais, ausência de murmúrios vesiculares à direita, estertores disseminados em pulmão esquerdo e abdome globoso. Resultado de ultrassonografia mostrou uma pequena quantidade de líquido livre em flanco E. Sinais vitais (SSVV): pressão arterial (PA) 80/30 mmHg; pulso (P) 123 batimentos por minuto (bpm); temperatura axilar (T) 35°C. Foi feita a reposição volêmica com 1 L de solução hidrocoloide.

O paciente foi encaminhado para a UTI após os primeiros atendimentos e exames. Foi colocado em suporte ventilatório: modalidade assistido-controlada; fração inspirada de O_2 (Fi O_2) = 40%; frequência respiratória (FR) = 14 movimentos por minuto (mpm); volume corrente (VC) = 600 mL; relação inspiração/expiração (I/E) = ½; pressão = 22 cm H_2O. Realizou-se drenagem de tórax direito (D) de 850 mL de sangue.

- SSVV: PA 90/40 mmHg; P 143 bpm; T 35°C.
- Ht (hematócrito) = 31%.
- Hb (hemoglobina) = 8 mg/dL.
- Glicemia = 87 mg/dL.
- K (potássio) = 4,8 mEq/dL.
- Na (sódio) = 142 mEq/dL.

Considerando os dados apresentados, são identificados os diagnósticos, os resultados e as intervenções de enfermagem prioritários para o cuidado imediato desse paciente, com base na NANDA-I,[15] NOC[17] e NIC.[2] Esses diagnósticos, resultados e intervenções são parciais e contemplam parte dos cuidados necessários à assistência desse paciente, com o objetivo de ilustrar o uso do processo de enfermagem em conjunto com as classificações de linguagem.

Há várias estratégias cognitivas para se chegar ao diagnóstico de enfermagem, mas não se pode afirmar que uma é superior à outra. Aqui será descrita uma das muitas possibilidades de se tratar o problema, a fim de resolver qual(is) é(são) o(s) melhor(es) diagnóstico(s) na situação mostrada. A estratégia aplica-se especialmente aos que são principiantes no uso de uma classificação de diagnósticos, mas que já têm uma base de conhecimentos sobre as teorias (enfermagem, fisiologia, bioquímica, microbiologia etc.) que fundamentam as respostas (diagnósticos) que serão aqui tratadas. As classificações não são fontes para a aquisição de tais conhecimentos, necessários para que as classificações sejam utilizadas de forma responsável.

Voltando à aplicação do processo de enfermagem à situação apresentada, vale lembrar que o recomendado é que se utilize um guia que oriente um estilo de pensamento para fazer julgamentos apropriados.[7] O estilo de pensamento requer que se respondam às questões: qual é o diagnóstico? Que resultado é desejável e possível diante do diagnóstico identificado? Que intervenções propor para, a partir do diagnóstico, se chegar ao resultado desejável?

É possível responder a essas três questões separadamente, mas sabe-se que elas estão interligadas e influenciam-se mutuamente. Por isso, é frequente um ir e vir entre diagnósticos, resultados e intervenções até que tudo seja definido praticamente em conjunto. Para a finalidade deste capítulo, será considerado cada um de forma aparentemente independente.

Para começar, é necessário verificar a pergunta do diagnóstico, que depende da familiaridade com a classificação de diagnósticos. Supondo que o enfermeiro já conheça a estrutura da classificação da NANDA-I[15] e que compreende a ideia de que cada diagnóstico dentro dela é a designação que se dá a possíveis situações que expressam as respostas das pessoas, famílias ou comunidades a problemas de saúde, o primeiro passo seria escolher um conjunto de respostas que possa incluir os diagnósticos prioritários. A classificação da NANDA-I[15] tem uma classe de diagnósticos para as respostas cardiovasculares e pulmonares (domínio atividade/repouso) e para as respostas relativas à segurança (domínio segurança e proteção) que são a prioridade no cuidado do paciente nesse momento.

É importante observar que as respostas neurológicas estão inseridas nas respostas cardiovasculares, por admitir-se que a estabilidade neurológica nesse caso depende, em primeiro lugar, de uma circulação cerebral eficaz. A estratégia indicada faz uma restrição de foco de investigação; o enfermeiro deve permanecer consciente dos riscos dessa restrição, por exemplo, deixar de obter ou interpretar dados potencialmente relevantes para a situação do paciente, mas que estão fora dessa limitação de foco. Porém, se os dados disponíveis não apontam para a necessidade de ampliar o foco ou se o foco escolhido é fundamental para qualquer outra função, a restrição pode ser necessária, especialmente para preservar tempo e iniciar o mais rápido possível as intervenções requeridas para ajudar no controle da instabilidade do paciente.

Os dados presentes na situação e relevantes para as respostas cardiovasculares e pulmonares expressas entre os diagnósticos da NANDA-I[15] são: PA = 90/40 mmHg e P = 143 bpm depois de reposição de 1 L de solução hidrocolide; drenagem de 850 mL de sangue por dreno torácico; ausência de MV à direita; hematúria; Glasgow 7; pupilas anisocóricas; sinais de descerebração; fratura de arcos costais. Primeiramente será considerado esse conjunto de dados na perspectiva das respostas cardiovasculares (domínio 4[15]). Os diagnósticos a serem considerados entre as respostas cardiovasculares estão no Quadro 48.1. Também estão considerados diagnósticos relacionados ao domínio 11 – segurança e proteção.[15]

Essas hipóteses precisam ser testadas. Ao analisar as definições e características desses diagnósticos, o enfermeiro pode chegar à conclusão de que praticamente todos são pertinentes aos dados presentes e ao contexto do cuidado. No entanto, como esses diagnósticos estão relacionados no caso em questão, o desafio é definir o(s) diagnóstico(s) que melhor explana(m) a situação do paciente. Resolver essa questão requer que se pense nos resultados mais apropriados para a situação e, a partir do confronto entre a situação atual e o resultado desejável e possível, que se considerem as intervenções para cada hipótese diagnóstica. Os diagnósticos que melhor ajustam resultados e intervenções são as hipóteses a serem confirmadas.

Quadro 48.1 Diagnósticos da classe de respostas cardiovasculares e pulmonares (domínio atividade/repouso e domínio segurança/proteção) da NANDA-I[15].

Diagnósticos	Definição
Intolerância a atividade*	Energia fisiológica ou psicológica insuficiente para suportar ou completar as atividades diárias requeridas ou desejadas.
Risco de intolerância a atividade*	Risco de ter energia fisiológica ou psicológica insuficiente para suportar ou completar as atividades diárias requeridas ou desejadas.
Padrão respiratório ineficaz*	Inspiração e/ou expiração que não proporciona ventilação adequada.
Débito cardíaco diminuído*	Quantidade insuficiente de sangue bombeado pelo coração para atender as demandas metabólicas corporais.
Perfusão tissular periférica ineficaz*	Redução na circulação sanguínea para a periferia capaz de comprometer a saúde.
Risco de perfusão tissular cardíaca diminuída*	Risco de redução na circulação cardíaca (coronária) que pode comprometer a saúde.
Risco de perfusão tissular cerebral ineficaz*	Risco de redução na circulação do tecido cerebral que pode comprometer a saúde.
Risco de perfusão tissular gastrintestinal ineficaz*	Risco de redução na circulação gastrintestinal que pode comprometer a saúde.
Risco de perfusão tissular renal ineficaz*	Risco de redução na circulação sanguínea para os rins, que pode comprometer a saúde.
Ventilação espontânea prejudicada*	Reservas de energia diminuídas, resultando em incapacidade do indivíduo de manter respiração adequada para sustentação da vida.
Resposta disfuncional ao desmame ventilatório*	Incapacidade de ajustar-se a níveis diminuídos de suporte ventilatório mecânico, que interrompe e prolonga o processo de desmame.
Risco de sangramento**	Risco de redução no volume de sangue capaz de comprometer a saúde.
Risco de choque**	Risco de fluxo sanguíneo inadequado aos tecidos do corpo, capaz de levar à disfunção celular, com risco de vida.

*domínio atividade/repouso; **domínio segurança e proteção

Retomando-se os dados descritos do paciente e as definições dos diagnósticos no Quadro 48.1, pode-se afirmar que as hipóteses mais prováveis seriam as referentes à perfusão, especialmente à perfusão cerebral, ao débito cardíaco, ao choque e ao risco de sangramento. Para todas, há uma ou mais evidências clínicas sugestivas, mas o risco de choque é o diagnóstico mais apropriado para a situação, porque abrange aspectos dos outros diagnósticos que são igualmente importantes para esse paciente. Os fatores de risco do choque são hipotensão (a pressão arterial do paciente era 90/40 mmHg) e hipovolemia (a pressão arterial continuou baixa depois da reposição volêmica e houve aumento da frequência de pulso – de 123 bpm para 143 bpm –, com sinais de sangramento, uma vez que havia hematúria, o hematócrito e a hemoglobina estavam baixos, houve drenagem de 850 mL de sangue do tórax e fratura de arcos costais). Além disso, os dados nos levam a optar pelo diagnóstico risco de choque. No entanto, esse diagnóstico parece não dar conta das especificidades da perfusão cerebral, que é crítica nesse paciente. O diagnóstico de capacidade adaptativa intracraniana diminuída é uma hipótese importante a ser considerada, embora não esteja presente entre as respostas cardiovasculares e pulmonares. Essa resposta é definida como "os mecanismos da dinâmica dos fluidos intracranianos que normalmente compensam os aumentos de volumes intracranianos estão comprometidos, resultando em repetitivos aumentos desproporcionais na pressão intracraniana (PIC) em resposta a uma variedade de estímulos nocivos e não nocivos".[15] As características que definem esse diagnóstico são obtidas por meio da monitorização intracraniana, mas o paciente não tem essa monitorização. Apesar disso, os dados de avaliação neurológica do paciente (Glasgow igual a 7, presença de pupilas anisocóricas e sinais de descerebração) e o fato de ter havido trauma craniano sugerem esse diagnóstico. O trauma craniano é um dos fatores relacionados desse diagnóstico.[15]

Com a finalidade de exemplificar a aplicação do processo de enfermagem com as classificações de diagnósticos, intervenções e resultados, essa discussão será limitada aos diagnósticos considerados prioritários frente aos dados da avaliação do paciente – risco de choque; diminuição da capacidade adaptativa intracraniana; a integridade tissular prejudicada; risco de infecção e risco de aspiração.

Os resultados para o paciente, desejáveis e pertinentes ao contexto das UTI, diante dos diagnósticos estabelecidos, estão no Quadro 48.2. Cada resultado está apresentado com sua definição[17] e com os indicadores mais apropriados para a situação do paciente. Os indicadores de cada resultado[17] foram escolhidos com base nos diagnósticos aos quais se vinculam mais fortemente. A escolha das intervenções deve pautar-se no confronto entre os diagnósticos e os resultados selecionados. O Quadro 48.2 mostra também as intervenções selecionadas para o paciente considerando-se os diagnósticos e os resultados a eles referentes.

Os diagnósticos, os resultados desejáveis e seus indicadores e as intervenções detalhadas por atividades selecionadas foram apresentados todos juntos (Quadro 48.3). Observa-se que, embora cada resultado esteja associado a apenas um diagnóstico, seria possível, quase sempre, aplicar tais resultados para

Quadro 48.2 Diagnósticos, resultados e intervenções propostas, segundo NANDA-I,[15] NOC[17] e NIC.[2]

Diagnóstico 1. Risco de choque

Resultado 1.1: estado circulatório	Indicadores do resultado 1.1	Intervenção 1.1: controle do choque (promoção da distribuição de oxigênio e nutrientes aos tecidos sistêmicos, com a remoção de produtos celulares não aproveitados, em paciente com perfusão tissular gravemente alterada).
Definição: fluxo sanguíneo sem obstrução e unidirecional, a uma pressão apropriada através de grandes vasos do circuito sistêmico e pulmonar.	Grau de comprometimento de: ▪ Pressão arterial sistólica. ▪ Pressão arterial diastólica. ▪ Pulsos periféricos. ▪ PaO_2. ▪ $PaCO_2$. ▪ Saturação de oxigênio. ▪ Débito de urina.	Atividades da intervenção 1.1: ▪ Obter e manter acesso IV de grande calibre. ▪ Administrar fluidos IV conforme prescrito – coloides e cristaloides. ▪ Ajustar a taxa adequada de fluxo de infusão intravenosa de líquidos. ▪ Monitorizar sinais vitais e situação hemodinâmica. ▪ Monitorizar níveis anormais de eletrólitos séricos. ▪ Manter registro preciso de ingestão e eliminação. ▪ Providenciar a disponibilidade de derivados do sangue, se necessário. ▪ Controlar peso e sinais de hidratação.
Resultado 1.2: gravidade da perda de sangue	Indicadores do resultado 1.2	Intervenção 1.2: controle da hemorragia (redução ou eliminação da perda rápida ou excessiva de sangue).
Definição: gravidade de sangramento/ hemorragia interna ou externa	Grau de gravidade de: ▪ Perda visível de sangue. ▪ Hematúria. ▪ Distensão abdominal. ▪ Pressão diastólica diminuída. ▪ Pressão sistólica diminuída. ▪ Frequência cardíaca apical aumentada. ▪ Hemoglobina (Hb) diminuída. ▪ Hematócrito (Ht) diminuído.	Atividades da intervenção 1.2: ▪ Monitorizar sinais e sintomas de sangramento persistente. ▪ Identificar a causa do sangramento. ▪ Monitorizar a quantidade e natureza da perda de sangue. ▪ Monitorizar níveis de hemoglobina/hematócrito.

(continua)

Quadro 48.2 Diagnósticos, resultados e intervenções propostas, segundo NANDA-I,[15] NOC[17] e NIC.[2] *(continuação)*

Diagnóstico 2. Capacidde adaptativa intracraniana diminuída		
Resultado 2.1: perfusão tissular cerebral	Indicadores do resultado 2.1	Intervenção 2.1: promoção da perfusão cerebral (promoção da perfusão adequada e da limitação de complicações para paciente com ou sem risco de perfusão cerebral inadequada).
Definição: adequação do fluxo de sangue através da vasculatura cerebral para manter a função cerebral.	Grau de comprometimento: • Nível de consciência. • Pressão intracraniana. • Pressão arterial sistólica. • Pressão arterial diastólica.	Atividades das intervenções 2.1 e 2.2: • Monitorizar cuidadosamente os dados neurológicos e comparar com os dados iniciais. • Reduzir os estímulos do ambiente ao paciente. • Administrar sedação conforme necessidade. • Observar mudanças do paciente em resposta a estímulos. • Monitorizar o estado respiratório e gasometria.
Resultado 2.2: estado neurológico: consciência	Indicadores do resultado 2.2	• Posicionar a cabeça da cama a 30° de elevação ou mais. • Monitorizar a pressão intracraniana PIC e a resposta neurológica às atividades de cuidado.
Definição: despertar, orientação e atenção ao ambiente.	Grau de comprometimento: • Abertura dos olhos aos estímulos. • Respostas motoras a estímulos nocivos. Gravidade: • Flexão anormal. Extensão anormal.	• Monitorizar a pressão de perfusão cerebral. • Monitorizar os parâmetros ventilatórios. • Monitorizar ingestão e eliminação de líquidos. • Manter pressão arterial estável com uso de expansão de volume e agentes inotrópicos conforme critério médico. • Administrar medicação para dor conforme apropriado. • Espaçar os cuidados de enfermagem para minimizar a elevação da PIC.
Diagnóstico 3. Risco de aspiração		
Resultado 3.1: estado respiratório: ventilação	Indicadores do resultado 3.1	Intervenção 3.1: precauções contra aspiração (prevenção ou redução de fatores de risco em paciente que apresenta risco para aspiração).

(continua)

Quadro 48.2 Diagnósticos, resultados e intervenções propostas, segundo NANDA-I,[15] NOC[17] e NIC.[2] *(continuação)*

Diagnóstico 3. Risco de aspiração

| Definição: movimento do ar que entra nos pulmões e sai deles. | Grau de comprometimento:
 • Frequência respiratória.
 • Acúmulo de secreções das vias aéreas.
 • Volume corrente.
 • Profundidade da inspiração.
 • Ritmo respiratório. | Atividades da intervenção 3.1:
 • Manter decúbito elevado a 30°
 • Verificar o posicionamento da sonda gástrica
 • Verificar distensão abdominal, vômitos, refluxo gástrico.
 • Observar reflexo de tosse, náuseas, capacidade de deglutir.
 • Manter *cuff* de tubo endotraqueal inflado.
 • Controlar volume e pressão de *cuff* traqueal.
 • Auscultar sons respiratórios observando áreas de ventilação diminuída e presença de ruídos adventícios.
 • Monitorizar o estado respiratório e a oxigenação conforme apropriado.
 • Posicionar o paciente de modo a maximizar o potencial ventilatório.
 • Aspirar vias aéreas com técnica asséptica conforme necessário.
 • Realizar higiene oral e aspiração de secreção orofaríngea quando necessário.
 • Oferecer umidificação do ar inspirado.
 • Observar movimentos do tórax observando simetria, uso de músculos acessórios e retrações intercostais.
 • Monitorizar secreções respiratórias do paciente.
 • Observar estado mental e nível de sedação. |

Diagnóstico 4. Integridade tissular prejudicada

Resultado 4.1: integridade tissular: pele e mucosas	Indicadores do resultado 4.1	Intervenção 4.1: cuidados com lesões (prevenção de complicações em feridas e promoção de sua cicatrização).
Definição: integridade estrutural e função fisiológica normal da pele e das mucosas.	Grau de comprometimento: • Integridade da pele. Gravidade de: • Lesões na pele. • Lesões nas mucosas.	Atividades da intervenção 4.1: • Observar perfusão periférica. • Realizar curativos em drenos, escoriações e cateteres. • Realizar mudanças de decúbito a cada 2 horas.

(continua)

Quadro 48.2 Diagnósticos, resultados e intervenções propostas, segundo NANDA-I,[15] NOC[17] e NIC.[2] (*continuação*)

Diagnóstico 5. Risco de infecção		
Resultado 5.1: gravidade da infecção	Indicadores do resultado 5.1	Intervenção 5.1: proteção contra infecção (prevenção e detecção precoce de infecção em paciente de risco).
Definição: gravidade da infecção e sintomas associados.	Grau de gravidade: • Expectoração purulenta. • Febre. • Infiltração em radiografia de tórax. • Elevação da contagem de células brancas do sangue.	Atividades da intervenção 5.1: • Instituir precauções padrão. • Usar técnicas assépticas nos procedimentos e artefatos terapêuticos. • Realizar curativos nas lesões. • Realizar mudanças de decúbito a cada 2 horas. • Promover ingestão nutricional adequada. • Administrar terapia com antibióticos a critério médico. • Obter culturas, se necessário. • Monitorizar sinais e sintomas sistêmicos e locais de infecção. • Examinar a pele e as mucosas em busca de hiperemia, calor extremo ou drenagem.

mais de um diagnóstico. É também possível observar que os indicadores se repetem entre os resultados escolhidos. Os indicadores são os dados que servem para mensurar um resultado.[17] Eles devem ser usados para avaliar a evolução do paciente durante a internação. As intervenções e suas respectivas atividades foram escolhidas a partir da justaposição dos diagnósticos e resultados.

A ideia de pensar nos resultados desejáveis e possíveis a partir dos diagnósticos para a definição das intervenções deve ser incentivada. Tal prática ajuda o enfermeiro a planejar a assistência de forma contextualizada e a estabelecer *a priori* que elementos serão utilizados para avaliar a evolução do paciente, por meio dos indicadores de resultados. A literatura de enfermagem e de saúde em geral oferece conteúdo para ampliar o conhecimento e explorar possibilidades sobre a relação entre diagnósticos, intervenções e resultados.[14,21]

CONSIDERAÇÕES FINAIS

A gravidade e o alto risco dos pacientes em UTI têm aumentado consideravelmente, assim como a complexidade e o número de alternativas terapêuticas. Essa evolução requer maior domínio de conhecimentos e habilidades cognitivas e psicomotoras no desempenho profissional do enfermeiro para que se alcancem resultados positivos dos cuidados aos pacientes críticos.

Quadro 48.3 Domínios e classes da classificação de intervenções de enfermagem NIC.[2]

Nível 1 Domínios	I - Fisiológico: básico	II - Fisiológico: complexo	III - Comportamental	IV - Segurança	V - Família	VI - Sistema de Saúde	VII - Comunidade
Nível 2 Classes	Controle da atividade e do exercício	Controle eletrolítico e acido-básico	Terapia comportamental	Controle na crise	Cuidado no nascimento dos filhos	Mediação do sistema de saúde	Promoção da saúde da comunidade
	Controle da eliminação	Controle de medicamentos	Terapia cognitiva	Controle de risco	Cuidados na educação de filhos	Controle do sistema de saúde	Controle de riscos da comunidade
	Controle da imobilidade	Controle neurológico	Melhora da comunicação		Cuidados ao longo da vida	Controle das informações	
	Apoio nutricional	Cuidados perioperatórios	Assistência no enfrentamento				
	Promoção do conforto físico	Controle respiratório	Educação do paciente				
	Facilitação do autocuidado	Controle de pele/ feridas	Promoção no conforto psicológico				
		Termorregulação					
		Controle da perfusão tissular					

Quadro 48.4. Domínios e classes da classificação de resultados de enfermagem NOC[17]

Nível 1 Domínios	I - Saúde funcional	II - Saúde fisiológica	III - Saúde psicossocial	IV - Conhecimento em saúde e comportamento	V - Saúde percebida	VI - Saúde familiar	VII - Saúde comunitária
Nível 2 Classes	Manutenção de energia	Cardiopulmonar	Bem-estar psicológico	Comportamento em saúde	Saúde e qualidade de vida	Desempenho do cuidador familiar	Bem-estar da comunidade
	Crescimento e desenvolvimento	Eliminação	Adaptação psicossocial	Crenças em saúde	Estado dos sintomas	Estado de saúde de um membro da família	Proteção da saúde da comunidade
	Mobilidade	Líquidos e eletrólitos	Autocontrole	Conhecimentos em saúde	Satisfação com a assistência	Bem-estar familiar	
	Autocuidado	Resposta imune	Interação social	Controle de riscos e segurança		Criação de filhos	
		Regulação metabólica					
		Neurocognição					
		Digestão e nutrição					
		Resposta terapêutica					
		Integridade tissular					
		Função sensorial					

É inegável a importância do processo de enfermagem para organizar o pensamento do enfermeiro, visto que oferece um guia para os julgamentos clínicos. Porém, apenas o uso do processo de enfermagem não garante julgamentos clínicos acurados. Vários são os fatores que influenciam a acurácia de julgamentos clínicos. Tão importante quanto o processo de enfermagem para a acurácia dos julgamentos é a base de conhecimento que o enfermeiro tem sobre a área em que atua. Desse conhecimento é que se originam os conteúdos trabalhados por meio do processo de enfermagem.

Para um cuidado de alta qualidade, humanizado e orientado pelas preferências dos pacientes e suas famílias, o enfermeiro de UTI precisa atualizar-se continuamente em relação aos diagnósticos, às intervenções e aos resultados de enfermagem, integrando-os ao contexto da própria UTI e aos fatores que contribuem para a necessidade desse tipo de cuidado e seus benefícios.

O processo de enfermagem e as classificações de enfermagem são apenas instrumentos. Aprender a usá-los em benefício do cuidado de alta qualidade requer atitudes e disposição de um eterno aprendiz e desejo de ser continuamente transformado pelas experiências de cuidar.

RESUMO

As UTI são caracterizadas pelo atendimento ao paciente em estado crítico, ou seja, aquele que apresenta instabilidade grave em um ou mais sistemas vitais. A eficiência e qualidade desse atendimento dependem principalmente de profissionais capacitados a lidar com a dinâmica de instabilidade, o que exige raciocínio rápido e segurança na tomada de decisão. O cuidado de enfermagem é um desafio significativo e requer sistematização. O processo de enfermagem tem sido proposto como modelo para a atuação do enfermeiro, visto que oferece uma estrutura de pensamento organizada voltada para o cuidado. Recentemente, surgiram as classificações de enfermagem, incluindo os diagnósticos, intervenções e resultados. Essas classificações servem de instrumentos para o raciocínio clínico realizado pelo enfermeiro para identificar as necessidades de cuidados dos pacientes e tomar as decisões de ação com maior segurança e qualidade.

PROPOSTAS PARA ESTUDO

1. Qual é a relação entre o processo de enfermagem e a documentação de enfermagem?
2. Quais são os potenciais benefícios do uso de linguagem padronizada para comunicar diagnósticos, resultados e intervenções de enfermagem?
3. Que classes da NANDA-I devem ser avaliadas prioritariamente nos pacientes de uma UTI geral?
4. Defina os diagnósticos, resultados e intervenções para um paciente de uma unidade de terapia intensiva e discuta como a definição dos resultados interfere na definição dos próprios diagnósticos e das intervenções.

REFERÊNCIAS BIBLIOGRÁFICAS

1. Alspasch JG. Core curriculum for critical care nursing. American Association of Critical-Care Nurses. 6. ed. St Louis: Saunders Elsevier; 2006.
2. Bulecheck G, Butcher H, Dochterman JM. NIC. Classificação das intervenções de enfermagem. 5. ed. Rio de Janeiro: Elsevier; 2010.
3. Cruz DALM. Processo de enfermagem e classificações. In: Gaidzinski RR, Soares AVM, Lima AFC, Gutierrez BAO, Cruz DALM, Rogenski NMB, Sancinetti TR (ed). Diagnóstico de enfermagem na prática clínica. Porto Alegre: Artmed; 2008.
4. Lei nº 7498, de 25 de junho de 1986. Dispõe sobre a regulamentação do exercício da enfermagem. Disponível em http://www.cofen.gov.br/lei-n-749886-de-25-de-junho-de-1986_4161.html (1986).
5. Resolução COFEN nº 358 de 2009. Dispõe sobre a Sistematização da Assistência de Enfermagem e a implementação do Processo de Enfermagem em ambientes, públicos ou privados, em que ocorre o cuidado profissional de Enfermagem, e dá outras providências, 2009.
6. Resolução COFEN nº 272 de 2002. Dispõe sobre a Sistematização da Assistência de Enfermagem - SAE - nas Instituições de Saúde Brasileiras, 2002.
7. Flanagan J, Jones DA. Nursing language in a time of change: capturing the focus of the discipline. Int J Nurs Terminol Class. 2007; 18(1):1-2.
8. Fry VL. The creative approach to nursing. AJN. 1953; 53(3):301-2.
9. Gaidzinski RR, Soares AVN, Lima AFC, Gutierrez BAO, Cruz DALM, Rogenski NMB, Sancinetti TR (ed). Diagnóstico de enfermagem na prática clínica. Porto Alegre: Artmed; 2008.
10. Gebbie KM, Lavin MA (ed). Classification of nursing diagnoses: proceedings of the first national conference. St Louis: Mosby; 1975.
11. Gordon M. Nursing diagnosis: process and application. 3. ed. Saint Louis: Mosby; 1994.
12. Hayakawa SI, Hayakawa AR. Language and thought in action. San Diego: Hartcourt Brace; 1990.
13. Henderson V. The nature of nursing: a definition and its implications for practice, research and education. New York: Macmillan; 1966.
14. Herdman TH, Kamitsuru S (ed). NANDA International Nursing Diagnoses: Definitions & Classification, 2015–2017. Oxford: Wiley Blackwell. 10th ed. Oxford: Wiley Blackwell; 2014.
15. Johnson M, Moorhead S, Bulecheck G, Butcher H, Maas M, Swanson E. Ligações entre NANDA, NOC e NIC. Rio de Janeiro: Elsevier; 2012.

16. Kelly MA. Nursing diagnosis source book: guidelines for clinical application. Norwalk: Appleton-Century Crofts; 1985. p. 14-6.
17. Kenney JW. Relevance of theory-based nursing practice. In: Christensen PJ, Kenney JW, editors. Nursing process: application of conceptual models. 4. ed. Saint Louis: Mosby; 1995. p. 3-23.
18. Lunney M. Pensamento crítico para o alcance de resultados positivos em saúde. Porto Alegre: Artmed; 2011.
19. Moorhead S, Johnson M, Maas M, Swanson E. NOC: classificação dos resultados de enfermagem. 4 ed. Rio de Janeiro: Elsevier; 2010.
20. Morton PG, Fontaine DK, Hudak CM, Gallo BM. Cuidados críticos de enfermagem: uma abordagem holística. 8. ed. Rio de Janeiro: Guanabara Koogan; 2007.
21. International Council of Nurses. International Classification for Nursing Practice Version 2. Geneva, Switzerland: International Council of Nurses; 2009.
22. Rossi LA, Casagrande LD. Processo de enfermagem: a ideologia da rotina e a utopia do cuidado individualizado. In: Cianciarullo TI, Gualda DMR, Melleiro MM, Anabuki MH (ed). Sistema de assistência de enfermagem: evolução e tendências. São Paulo: Ícone; 2001. p. 41-62.

49

Critérios de admissão e alta na UTI

Carolina Ferreira Vasco

PONTOS A APRENDER

1. Os objetivos para a existência de uma UTI.
2. Reconhecimento de um paciente grave, segundo os modelos de critérios de admissão: a) modelo baseado em prioridades; b) modelo baseado em parâmetros objetivos; c) modelo baseado em diagnósticos.
3. Reconhecimento de pacientes com critérios de alta da UTI.
4. Importância de critérios bem estabelecidos na alta da UTI evitando reinternação precoce.

PALAVRAS-CHAVE

Critérios de admissão, paciente grave, UTI, critérios de alta, reinternação precoce.

ESTRUTURA DOS TÓPICOS

Critérios de admissão. Modelo baseado em prioridades. Modelo baseado em diagnóstico. Modelo baseado em parâmetros objetivos. Critérios de alta. Resumo. Referências bibliográficas.

CRITÉRIOS DE ADMISSÃO

A probabilidade de um indivíduo ser admitido em uma unidade de terapia intensiva (UTI) tem aumentado, uma vez que a população está envelhecendo e as intervenções médicas invasivas são muito frequentes.[1] Pacientes críticos podem chegar ao hospital com doenças graves ou problemas que necessitem de cuidados intensivos.

A UTI é o local da instituição hospitalar destinado ao cuidado e monitorização de pacientes com grave instabilidade fisiológica ou potencial para isso, com necessidade de atendimento técnico especializado ou suporte de vida artificial.[2]

A ideia de agrupar pacientes graves para proporcionar melhor assistência surgiu com Florence Nightingale, na Guerra da Crimeia, em 1854. O aperfeiçoamento das intervenções terapêuticas e o desenvolvimento de unidades especiais para abrigar pacientes e recursos tecnológicos de alta complexidade transformaram o exercício profissional dos enfermeiros. Com a criação de áreas específicas e diferenciadas para a assistência intensiva nas últimas décadas, tornou-se viável a manutenção e a recuperação de pacientes com diversos tipos de doenças e quadros de instabilidade aguda delas decorrentes: hemodinâmica, ventilatória, metabólica, renal, entre outras.[3]

Segundo a resolução do CREMEC 012/97, o paciente grave é aquele que apresenta instabilidade em algum dos seus sistemas orgânicos, em decorrência de alterações agudas ou agudizadas. Considera-se paciente de risco aquele que apresenta alguma condição potencialmente determinante de instabilidade em algum de seus sistemas orgânicos.[4]

Em geral, os pacientes admitidos na UTI são provenientes de centros operatórios, prontos-socorros, hemodinâmica e unidades de internação (clínicas médicas). Pacientes admitidos na UTI provenientes das clínicas médicas apresentam menor taxa de mortalidade em comparação a pacientes admitidos de outras áreas (Figura 49.1).[5] Aqueles encaminhados das clínicas médicas merecem atenção especial, uma vez que intervenções precoces melhoram o resultado e vários estudos têm mostrado falha na condução do caso antes da chegada à UTI.[6]

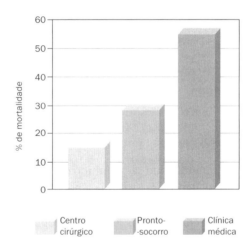

Figura 49.1 Porcentagem de mortalidade de pacientes admitidos na UTI de acordo com o local de internação prévio à admissão.[5]

Ao admitir um paciente na UTI, deve-se selecionar aqueles que poderão se beneficiar dos cuidados dessa unidade, uma vez que os com baixo risco de morte e os extremamente graves, com alto risco de morte, não se beneficiam. Entretanto, a indicação precisa de UTI pode ser crucial em alguns casos. Segundo a diretriz proposta pela Society of Critical Care Medicine em 1999, a admissão na UTI pode ser baseada em diversos modelos: prioridades, diagnósticos e parâmetros objetivos.[2]

MODELO BASEADO EM PRIORIDADES

O modelo baseado em prioridades identifica os pacientes que mais se beneficiarão ao serem admitidos na UTI (prioridade 1) e aqueles que pouco se beneficiarão (prioridade 4).

- Prioridade 1: esses pacientes estão criticamente enfermos e instáveis, necessitando de tratamento intensivo e monitorização hemodinâmica que não podem ser realizados fora da UTI. Usualmente, os tratamentos incluem suporte ventilatório, medicamentos vasoativos em infusão contínua, entre outros.
- Prioridade 2: esses pacientes necessitam de monitorização contínua e podem apresentar um risco potencial para intervenções imediatas. Nesse grupo encontram-se os pacientes com doenças crônicas que desenvolvem um quadro agudo ou necessitam de intervenção cirúrgica, não relacionada à sua doença de base.
- Prioridade 3: nesse grupo encontram-se pacientes criticamente enfermos com pouca probabilidade de recuperação em decorrência de sua doença de base ou sua doença aguda atual. Podem receber tratamento intensivo para minimizar o quadro agudo, desde que não sejam realizados procedimentos como intubação orotraqueal ou ressuscitação cardiopulmonar. Inclui pacientes com doenças metastáticas malignas complicadas por infecção, tamponamento cardíaco ou obstrução de vias aéreas.
- Prioridade 4: esses pacientes geralmente não têm indicação de terapia intensiva. A admissão desses pacientes na UTI é baseada em fatos individuais sob circunstâncias incomuns. Esse grupo inclui os pacientes em quadro terminal com doença irreversível, com risco de morte iminente ou com baixo risco de complicações ou utilização de intervenções na UTI, como aqueles em pós-operatório que se apresentam hemodinamicamente estáveis.

MODELO BASEADO EM DIAGNÓSTICO

O modelo baseado em diagnóstico analisa condições específicas ou doenças para determinar a admissão apropriada na UTI. São divididos da seguinte maneira:

- Sistema cardíaco:
  - infarto agudo do miocárdio com complicações;
  - choque cardiogênico;
  - arritmias complexas que necessitem de intervenção;
  - insuficiência cardíaca congestiva (ICC) aguda que necessite de suporte hemodinâmico;
  - emergências hipertensivas;
  - angina instável, particularmente com arritmias, instabilidade hemodinâmica ou dor torácica persistente;
  - tamponamento cardíaco ou instabilidade hemodinâmica com constrição;
  - aneurisma dissecante de aorta;
  - bloqueio cardíaco completo;
- Sistema pulmonar:
  - insuficiência respiratória aguda com necessidade de ventilação mecânica;
  - embolia pulmonar com instabilidade hemodinâmica;
  - pacientes em unidade de cuidados intermediários (semi-intensiva) que evoluam com instabilidade respiratória;
  - hemoptise maciça;
  - insuficiência respiratória com risco de intubação iminente.
- Distúrbios neurológicos:
  - acidente vascular cerebral;
  - coma metabólico, tóxico ou anóxico;
  - hemorragia intracraniana com potencial para herniação;
  - hemorragia subaracnoide aguda;
  - meningite com alteração mental ou com comprometimento respiratório;
  - distúrbio do sistema nervoso central (SNC) ou neuromuscular com deterioração neurológica ou de função pulmonar;
  - crises epilépticas;
  - morte cerebral ou potencial para morte cerebral;
  - vasoespasmo;
  - pacientes com lesão cerebral grave.
- Ingestão de drogas ou overdose de drogas:
  - ingestão de drogas que causem instabilidade hemodinâmica;
  - ingestão de drogas com alteração significativa do estado mental e inadequada proteção das vias aéreas;
  - convulsões seguidas de ingestão de drogas.
- Distúrbios gastrintestinais:
  - sangramento gastrintestinal significante com hipotensão, angina ou condições de comorbidade;
  - insuficiência hepática fulminante;

- – pancreatite aguda;
- – perfuração de esôfago com ou sem mediastinite.
- ▪ Sistema endócrino:
  - – cetoacidose diabética complicada por instabilidade hemodinâmica, confusão, insuficiência respiratória ou acidose aguda;
  - – tempestade tireotóxica ou coma mexidematoso com instabilidade hemodinâmica;
  - – estado hiperosmolar com coma e/ou instabilidade hemodinâmica;
  - – outros problemas endócrinos, como crise adrenal com instabilidade hemodinâmica;
  - – hipercalcemia aguda com alteração mental, necessitando de monitoramento hemodinâmico;
  - – hipo ou hipernatremia com alteração do estado mental;
  - – hipo ou hipermagnesemia com comprometimento hemodinâmico ou arritmia.
  - – hipo ou hipercalemia com arritmia ou fraqueza muscular;
  - – hipofosfatemia com fraqueza muscular.
- ▪ Cirúrgico:
  - – pacientes em pós-operatório com necessidade de monitoramento hemodinâmico/suporte ventilatório ou cuidado intensivo de enfermagem.
- ▪ Outras indicações:
  - – choque séptico com instabilidade hemodinâmica;
  - – monitorização hemodinâmica;
  - – condições clínicas que necessitem de cuidados intensivos de enfermagem;
  - – lesões ambientais (afogamento, acidente com relâmpagos etc.);
  - – terapias novas ou experimentais que apresentem potencial para complicação.

MODELO BASEADO EM PARÂMETROS OBJETIVOS

Esse modelo tem sido revisado de maneira individual pelos hospitais, como parte da Joint Commission on Accreditation of Healthcare Organizations (JCAHO), podendo ser adaptado de acordo com a necessidade e as circunstâncias de cada hospital:

- ▪ Sinais vitais:
  - – pulso < 40 ou > 150 batimentos por minuto (bpm);
  - – pressão arterial sistólica (PAS) < 80 mmHg;
  - – pressão arterial média (PAM) < 60 mmHg;
  - – pressão arterial diastólica (PAD) > 120 mmHg;

- – frequência respiratória (FR) > 35 respirações por minuto (rpm).
- Valores laboratoriais:
  - – sódio sérico < 110 mEq/L ou > 170 mEq/L;
  - – potássio sérico < 2,0 mEq/L ou > 7,0 mEq/L;
  - – PaO_2 < 50 mmHg;
  - – pH < 7,1 ou > 7,7;
  - – glicose sérica > 800 mg/dL;
  - – cálcio sérico > 15 mg/dL;
  - – nível tóxico de medicamentos ou outra substância química que comprometa o paciente neurológica ou hemodinamicamente.
- Radiografia/ultrassonografia/tomografia:
  - – hemorragia vascular cerebral, contusão ou hemorragia subaracnoide com alteração do estado mental ou sinal neurológico focal;
  - – ruptura de víscera, bexiga, fígado, varizes de esôfagos ou útero com instabilidade hemodinâmica;
  - – aneurisma de aorta dissecante.
- Eletrocardiograma:
  - – infarto do miocárdio com arritmias complexas, instabilidade hemodinâmica ou ICC;
  - – taquicardia ventricular sustentada (TV) ou fibrilação ventricular (FV);
  - – bloqueio de ramo completo com instabilidade hemodinâmica.
- Achados médicos:
  - – pupilas desiguais em paciente inconsciente;
  - – queimadura atingindo mais que 10% da superfície corpórea total (BSA);
  - – anúria;
  - – obstrução de vias aéreas;
  - – coma;
  - – cianose;
  - – tamponamento cardíaco.

CRITÉRIOS DE ALTA

A taxa de mortalidade de pacientes admitidos em UTI é de aproximadamente 20 a 30%.[7] Interromper o tratamento é uma importante etapa do trabalho na UTI e, com frequência, envolve a equipe multiprofissional, familiares e, quando possível, o próprio paciente.

O processo de alta e os cuidados recebidos após a alta devem ser bem avaliados, a fim de minimizar a mortalidade na UTI. O paciente pode receber alta da UTI para uma unidade de cuidados intermediários, diretamente para a unidade de internação ou ainda para casa, utilizando os serviços de *home care*.

Pacientes com alta precoce da UTI apresentam uma expectativa de morte mais elevada e alta taxa de reinternação.[8]

Readmissões na UTI na mesma internação hospitalar são geralmente associadas com maior morbimortalidade. A taxa de reinternação de pacientes varia em torno de 2 a 15%. Esta taxa pode ser útil para indicar a qualidade de atendimento e cuidados de pacientes, sendo valorizada nos movimentos de acreditação hospitalar vigentes em vários países. A melhoria da utilização de recursos de UTI no Brasil é tema atual e importante, já que existe carência de leitos tanto na rede pública quanto na rede privada de hospitais.[9,10]

Portanto, os critérios de alta em terapia intensiva devem ser revisados continuamente, para identificar pacientes que não necessitam mais de cuidados intensivos, por exemplo:

- Quando a condição fisiológica do paciente está estabilizada e não requer mais terapias e cuidados intensivos.[2]
- Quando a condição fisiológica está deteriorada e não são mais necessárias intervenções ativas. Nesse caso, indica-se a alta da UTI para uma unidade com níveis de cuidados mais baixos.[2]

Sendo assim, os critérios de alta da UTI devem ser similares aos critérios de admissão, com avaliação constante das necessidades de assistência para todos os pacientes.

Segundo Ball et al.,[11] a unidade de cuidados intensivos tem a responsabilidade de acompanhar o paciente após sua alta, com o objetivo de diminuir a taxa de readmissão e melhorar a sobrevida dos pacientes para a alta hospitalar.

RESUMO

O envelhecimento associado às intervenções médicas invasivas cada vez mais frequentes tem aumentado significativamente a internação em UTI.

A UTI é um setor hospitalar destinado ao cuidado e monitorização de pacientes com grave instabilidade fisiológica. Segundo a Society of Critical Care Medicine, a admissão nesse setor pode ser baseada em modelo de prioridades, modelo diagnóstico e parâmetros clínicos objetivos individuais. Os critérios de alta da UTI devem ser similares aos de admissão, revisados continuamente, com avaliação constante das necessidades de assistência para todos os pacientes, considerando que a crescente demanda por leitos de UTI pode causar agilidade nas altas para enfermarias de pacientes ainda não totalmente livres de risco.[12]

REFERÊNCIAS BIBLIOGRÁFICAS

1. Seferian EG, Afessa B. Demographic and clinical variation of adult intensive care unit utilization from a geographically defined population. Crit Care Med. 2006;34:2113-9.
2. Guidelines for ICU admission, discharge, and triage. Crit Care Med. 1999;27(3):633-8.
3. Dias AT, Matta PO, Nunes WA. Índices de Gravidade em Unidade de Terapia Intensiva Adulto: Avaliação Clínica e Trabalho da Enfermagem. RBTI. 2006;18:3:276-281.
4. Bone RC, McElwee NE, Eubanks DH, Gluck EH. Analysis of indications for early discharge from the intensive care unit. Clinical efficacy assessment project: American College of Physicians. Chest 1993;104;1812-7.
5. Goldhill DR, Sumner A. Outcome of intensive care patients in a group of British intensive care units. Crit Care Med. 1998;26:1337-45.
6. McQuillan P, Pilkington S, Allan A, Taylor B, Short A, Morgan G, et al. Confidential inquiry into quality of care before admission to intensive care. BMJ. 1998;316:1853-8.
7. Wunsch H, Harrison DA, Harvey S, Rowan K. End-of-life decisions: a cohort study of the withdrawal of all active treatment in intensive care units in the United Kingdom. Intensive Care Med. 2005;31:823-31.
8. Priestap FA, Martin CM. Impact of intensive care unit discharge time on patient outcome. Crit Care Med. 2006; 34:2946-51.
9. Rosemberg AL, Hofer TP, Hayward RA, Strachan C, Watts CM. Who bounces back? Physiologic and others predictors of intensive care unit readmission. Crit Care Med. 2001;29:511-8.
10. Japiassu AM, Cukier MS, Queiroz MCGA, et al. Fatores preditores precoces de reinternação em unidade de terapia intensiva. Rev. bras. ter. intensiva. 2009;21(4):353-358.
11. Ball C, Kirkby M, Willians S. Effects of the critical care outreach team on patient survival to discharge from hospital and readmission to critical care: non-randomised population based study. BMJ. 2003; 327:1014-7.
12. Giacomini MG, Lopes MV, Gandolfi JV, Lobo SM. Choque séptico: importante causa de morte hospitalar após alta da unidade de terapia intensiva. Rev Bras Ter Intensiva. 2015;27(1):51-56.

50

Mensuração da gravidade e carga de trabalho de enfermagem em UTI

Sandra Cristine da Silva
Leilane Andrade Gonçalves
Ellen Maria de Campos Pires

PONTOS A APRENDER

1. Índices de gravidade e carga de trabalho de enfermagem.
2. Principais objetivos dos índices de gravidade e carga de trabalho de enfermagem.
3. Índices de classificação de pacientes mais utilizados em terapia intensiva.

PALAVRAS-CHAVE

Carga de trabalho de enfermagem, índices de gravidade, unidade de terapia intensiva.

ESTRUTURA DOS TÓPICOS

Introdução. Instrumentos de medida de gravidade em UTI. Instrumentos de medida de carga de trabalho de enfermagem. Considerações finais. Resumo. Propostas para estudo. Referências bibliográficas.

INTRODUÇÃO

Registros de Florence Nightingale, datados de 1863, acerca de fatos vivenciados na Guerra da Crimeia (1854-1856), na qual atuou no cuidado a soldados feridos, revelaram a ideia de reunir pacientes graves, que dependiam de mais assistência e maior vigilância, próximo à área de trabalho das enfermeiras.[1] Podemos observar implicitamente uma forma intuitiva de classificação de gravidade e dependência vinculada à otimização do trabalho e de recursos, tônica principal dos estudos atuais acerca da utilização e organização dos serviços hospitalares.

No Hospital Johns Hopkins, na década de 1920, surgiram salas de recuperação para assistência a pacientes em pós-operatório de neurocirurgia. Durante a epidemia de poliomielite, na década de 1950, foram criados centros especiais de atendimento, com utilização de respiradores artificiais fora das salas cirúrgicas e de recuperação. Na década de 1960, com o desenvolvimento dos monitores cardíacos, surgiram unidades de atendimento a pacientes vítimas de infarto do miocárdio e outras unidades de tratamento intensivo (UTIs) especializadas.[2-4] Desde então, novas tecnologias e modalidades terapêuticas rapidamente se desenvolveram.

No Brasil, as UTIs começaram a surgir na década de 1970, sendo, atualmente, unidades hospitalares destinadas ao atendimento de pacientes graves ou de alto risco que dispõem de assistência médica e de enfermagem ininterrupta, recursos humanos especializados e tecnologias destinadas ao diagnóstico e terapêutica.[5]

O advento das UTI, a concentração de recursos humanos, materiais e equipamentos especializados e o uso de terapêutica medicamentosa de última geração, principalmente os antibióticos, levaram ao aumento da sobrevida e do tempo de permanência/internação e recuperação de pacientes, antes inviáveis. Por outro lado, agregaram-se custos ao sistema de atendimento à saúde, já em um cenário econômico e social marcado por escassez e má distribuição de recursos, que obrigam a redefinições contínuas de prioridades para os investimentos.

Com o desenvolvimento tecnológico e o conhecimento na área de diagnóstico e tratamento, a gravidade dos pacientes começou a aumentar, assim como a demanda por leitos de cuidados intensivos. Dessa forma, os pacientes passavam a ser transferidos das unidades de cuidados intensivos ainda requerendo vigilância e alta intensidade de cuidados, especialmente de enfermagem.

A transferência precoce para áreas não preparadas quantitativa e qualitativamente, do ponto de vista tecnológico e de recursos humanos, para atender à demanda desse tipo de paciente, ocasionava aumento do tempo de internação total, readmissões à UTI, óbitos talvez evitáveis e, consequentemente, elevação dos custos.[6,7]

Esse cenário motivou, no final dos anos 1960 e início dos anos 1970, o surgimento das primeiras unidades de cuidados progressivos (UCP) em hospitais norte-americanos, as quais recebiam pacientes no pós-infarto de miocárdio que necessitavam de monitorização cardíaca, mas não de assistência intensiva.

A expressão "cuidados progressivos" se refere a um modelo assistencial dedicado a pacientes cujas necessidades decrescem gradativamente, juntamente com a instabilidade, o risco de vida e a dependência, ao mesmo tempo que se tornam mais estáveis e mais independentes, ou a pacientes que não requerem assistência intensiva, como a prestada nas UTIs, mas que têm necessidade de vigilância e/ou cuidados intermitentes devido ao potencial para complicações.[8,9]

Para operacionalizar o modelo de cuidados progressivos, busca-se identificar e agrupar pacientes com necessidades assistenciais semelhantes, a fim de otimizar a utilização de recursos humanos, físicos e materiais, sendo comum a destinação de unidades para esse fim, comumente chamadas de "unidades de cuidados progressivos", "unidades de cuidados e unidades de cuidados semi-intensivos". Também se pode subdividir a assistência intermediária por níveis ou especialidades, em unidades distintas ou em uma mesma área física. Nesse caso, dois ou mais níveis de complexidade coexistiriam em uma mesma unidade, sendo o atendimento prioritariamente fundamentado na estruturação de processos, em recursos físicos, humanos e materiais, e na delimitação de "áreas" (número de leitos destinados a cada tipo de demanda assistencial). Este último modelo, embora mais flexível, exige maior controle dos gestores para que não ocorram desvios acima da capacidade de atendimento dos recursos da unidade, provocados, por exemplo, por excedentes sazonais de pacientes com alta dependência assistencial, em detrimento dos demais níveis.

Embora o conceito tradicional relacione fortemente o cuidado progressivo à existência de unidades específicas para esse fim, nota-se atualmente, na realidade norte-americana, que os domínios geográficos do cuidado progressivo vêm se expandindo. Entendendo que a modalidade de cuidados progressivos baseia-se em características e necessidades apresentadas pelos pacientes, e não na unidade física em que eles estejam, têm sido empregados esforços no sentido de identificar e atender pacientes com necessidades de cuidados progressivos em qualquer setor do hospital em que se encontrem.[10] Assim, fazem-se necessários investimentos em termos de sistemas de avaliação (indicadores) dinâmicos e recursos humanos quantitativa e qualitativamente adequados.

No entanto, na realidade brasileira, assim como em países europeus, a ideia de cuidados progressivos ou mesmo da existência de unidades de cuidados intermediários não evoluiu significativamente, não sendo ainda predominante.[11-13]

Instituído o modelo de cuidados progressivos, torna-se necessária a classificação dos pacientes, a fim de definir suas necessidades em termos assistenciais e estabelecer critérios de admissão e alta na estrutura envolvida. Os pacientes possuem demandas distintas que necessitam ser atendidas por recursos físicos, e principalmente humanos, quantitativa e qualitativamente adequados, para que não ocorra desperdício de recursos, por um lado, e falha assistencial, por outro.[8-10]

Os critérios de admissão e alta entre unidades que compõem o modelo de cuidados progressivos ao paciente (CPP), em geral, baseiam-se na avaliação de parâmetros, na maior parte das vezes clínicos, que indiquem o grau de gravidade/instabilidade, potencial ou instalada, que o paciente apresenta. Esses parâmetros estão normalmente associados ao grau de dependência da avaliação e decisões imediatas e de alto impacto sobre a evolução do paciente, que, em nosso meio, são ligadas ao profissional médico, assim como o é a própria decisão final de transferência de pacientes entre unidades, já que não dispomos de um sistema de atuação de enfermagem altamente fundamentado em protocolos clínicos, como na realidade norte-americana.

Dentro de uma mesma unidade, onde coexistam vários níveis de complexidade de cuidados, os critérios de avaliação dos pacientes para transição de nível assistencial são, em geral, da enfermagem.

Outros parâmetros podem associar-se na conformação dos critérios, dependendo da filosofia da unidade e da viabilidade e disponibilidade de recursos físicos e humanos; por exemplo, a necessidade de determinado equipamento ou terapêutica pode ser restritiva à saída de um paciente da UTI ou determinante de sua transferência para essa unidade.

Assim sendo, critérios de admissão e alta entre unidades/leitos de CPP, em geral, são estabelecidos por consenso institucional, podendo associar instrumentos para avaliação de gravidade, de nível de dependência/carga de trabalho de enfermagem para melhor fundamentar e otimizar o atendimento às necessidades do paciente e a utilização dos recursos disponíveis.

Entretanto, uma questão que persiste é a adequação dos recursos humanos dessas unidades, em termos quantitativos e qualitativos, para o atendimento à demanda. Incluem-se aqui profissionais de enfermagem, médicos de fisioterapia e outros. A resposta a essa questão é fundamentada na avaliação da gravidade do paciente e na carga de trabalho para os diferentes níveis de complexidade assistencial.

INSTRUMENTOS DE MEDIDA DE GRAVIDADE EM UTI

Nos últimos anos, quantidade substancial de recursos foi destinada ao desenvolvimento de índices ou sistemas de pontuação que permitissem estimar, de forma objetiva, o prognóstico de pacientes em estado grave. Atualmente, verifica-se que o padrão de monitorização em UTI é muito mais abrangente, incluindo atividades que há anos eram realizadas somente em grupos selecionados de pacientes. Além disso, tecnologias cada vez mais avançadas estão em vigor, possibilitando investigações diagnósticas e terapêuticas mais complexas, o que tem levado a aumento da sobrevida dos pacientes.[14-18]

Dentre os parâmetros de interesse na caracterização dos pacientes de UTI, a gravidade da doença tem sido um dos mais ressaltados. Sua importância é ancorada, sobretudo, na expectativa de possibilitar a avaliação dos custos e benefícios da UTI, e de sua atuação, além de auxiliar no estabelecimento de critérios para admissão e alta dos pacientes.[16]

Índices de gravidade são definidos como classificação numérica relacionada a determinadas características apresentadas pelos pacientes e que proporcionam meios para avaliar as probabilidades de mortalidade e morbidade resultantes de um quadro patológico.[19-22] São ferramentas importantes para melhorar o prognóstico e a evolução clínica do paciente na UTI, focando o tratamento e o cuidado prestado.[23,24]

Os índices de gravidade têm como objetivo básico a descrição quantitativa do grau de disfunção orgânica de pacientes seriamente enfermos, sendo a gravidade da doença traduzida em um valor numérico que, por meio de cálculos matemáticos, permite estimar a probabilidade de morte hospitalar, sendo, por isso, também conhecido como "índice prognóstico".[22]

Por intermédio de linguagem uniforme, os índices de gravidade permitem realizar várias análises, dentre elas: estratificar pacientes de acordo com a seriedade da doença e do prognóstico; estabelecer requisitos mínimos que indiquem a necessidade de internação e saída da UTI; acompanhar a evolução e a resposta do paciente à terapêutica instituída; comparar a evolução de pacientes semelhantes submetidos a tratamentos corretos; avaliar (modo indireto) o custo-benefício de determinados procedimentos para pacientes em várias etapas da doença; comparar o desempenho entre as UTI ou avaliar a melhoria da qualidade do atendimento na mesma UTI; comparar a mortalidade observada e esperada; avaliar o efeito de um novo tratamento, procedimento terapêutico ou a reorganização da UTI; e otimizar a alocação dos leitos da UTI e de outros recursos hospitalares.[14-22,25-30]

A demanda por métodos mais fidedignos para monitorizar a qualidade da assistência intensiva vem aumentando gradativamente, e o emprego dos índices prognósticos para medir a eficácia da assistência à saúde tem recebido atenção especial. Além das variáveis convencionais utilizadas, como mortalidade e duração de internação, tem havido esforços para a avaliação de uma faixa mais ampla de desfechos.[21,31,32]

Perante as inúmeras possibilidades de uso desses índices, vários instrumentos de medida de gravidade estão disponíveis, embora usem critérios diferentes, ou seja, fisiológicos, clínicos ou terapêuticos específicos, e todos trouxeram contribuição significativa para a avaliação dos pacientes.[21,33-35]

Os índices de gravidade mais empregados para avaliar os pacientes adultos internados em UTI são os seguintes: Acute Physiology and Chronic Health Evaluation (APACHE), Simplified Acute Physiology Score (Saps), Mortality Prediction Model (MPM), Sepsis Related Organ Failure Assessment (SOFA), Logistic Organ Dysfunction System (Lods) e Sepse Score. Além desses, também voltado à medida indireta da gravidade do paciente, existe o Therapeutic Intervention Scoring System (Tiss) e suas versões revisadas e simplificadas.[15,17,36,37]

Os modelos utilizados são elaborados a partir de estudos multicêntricos, com diferentes características culturais e populacionais, de forma que sejam aplicáveis em qualquer paciente de qualquer UTI, independentemente do diagnóstico ou características epidemiológicas. Logo após, é feita uma análise do poder de discriminação, identificando quais pacientes evoluem com alta hospitalar ou óbito.[38]

Dentre os vários índices disponíveis e reconhecidos internacionalmente, o Acute Physiology and Chronic Health Evaluation-IV (APACHE IV), o Simplified Acute Physiology Score-III (Saps III), o Therapeutic Intervention Scoring System-28 (Tiss-28) e o Nursing Activities Score (NAS) têm se mostrado úteis para caracterizar os pacientes de UTI – o APACHE IV e o Saps III, por expressarem a gravidade com base nas condições fisiológicas, e o Tiss-28 e o NAS porque, além de se correlacionarem bem com a gravidade, têm sido indicadores confiáveis para avaliar a carga de trabalho de enfermagem na UTI.[21, 58] Uma das características que fazem esses índices muito aceitáveis é o fato de serem versões simplificadas, com dados mais fáceis de coletar do que seus originais, o que é de grande interesse em uma área dinâmica como a UTI.

Acute Physiology and Chronic Health Evaluation (APACHE)

A versão original do APACHE foi desenvolvida por William A. Knaus et al., da George Washington University Medical Center, em 1981,[25] proporcionando um método válido e confiável para medir a gravidade da doença e estratificar o risco, porém era bastante complexo e necessitava de validação. Em 1985,[26] após revisão e simplificação, o índice passou de 34 para 12 variáveis que analisam as alterações fisiológicas (temperatura retal, pressão arterial média, frequência cardíaca e respiratória, oxigenação, pH arterial, sódio e potássio sérico, creatinina, hematócrito, glóbulos brancos, escala de coma de Glasgow [ECGI], idade e doenças crônicas). Recebem pontuação de 0 a 4, conforme o grau de desvio da normalidade apresentado (quanto mais alterado é o valor, maior será a pontuação); assim, o índice passou a denominar-se APACHE II. Esse índice é habitualmente utilizado nas primeiras 24 horas de internação na UTI.

O sistema APACHE III apresenta 17 variáveis que medem, além das já descritas pela versão II, débito urinário, valores séricos de ureia, albumina, bilirrubinas e glicose. Houve uma reestruturação da pontuação e do peso dos itens (variáveis fisiológicas, idade e doenças crônicas), de forma que confira, ao final, a probabilidade de mortalidade hospitalar.

O APACHE IV foi desenvolvido em 2006, a partir de um estudo de coorte não randomizado, com mais de 130 mil pacientes admitidos em 104 UTIs de 45 hospitais. Foram coletados dados como idade, doenças crônicas, diagnóstico admissional, unidade hospitalar de origem, tempo de internação antes da admissão na UTI, variáveis laboratoriais e de sinais vitais, cirurgias de emergência, possibilidade de mensurar ECGI na admissão e 15 minutos após, relação PaO_2/FiO_2 e uso de ventilação mecânica. A mortalidade prevista e a observada foram muito semelhantes, sem diferença estatisticamente significante.[39]

Simplified Acute Physiological Score (Saps)

O Saps foi desenvolvido por J. R. Le Gall et al.,[40] do Hospital Henri Mondor de Creteil (França), em 1983, como método independente para simplificar o índice APACHE. Os autores utilizaram, em sua primeira versão, 14 variáveis selecionadas por um consenso de especialistas, incluindo idade, frequência cardíaca, pressão arterial sistólica, temperatura, frequência respiratória ou ventilação mecânica, volume urinário em 24 horas, ureia sanguínea, hematócrito, leucócitos, glicose, potássio sérico, sódio sérico, bicarbonato de sódio e ECGI obtida nas primeiras 24 horas de admissão.[36,37]

Em 1993, os mesmos autores[40] elaboraram a atualização do índice usando a análise de regressão logística para selecionar as variáveis que fariam parte do Saps II; dessa forma, as variáveis fisiológicas sofreram expressivas modificações, sendo usadas aquelas estatisticamente significantes em relação à mortalidade. Assim, o Saps II foi validado durante um estudo multicêntrico europeu e americano, em que foram estudados 13.152 pacientes clínicos e cirúrgicos, pertencentes a 137 UTIs de 12 países, em um período consecutivo de cinco meses. Esse modelo, tal qual o APACHE, converte a pontuação final em probabilidade de óbito, o que o coloca na categoria de índice prognóstico.

Nessa versão, o Saps II é composto por 17 variáveis, sendo 12 fisiológicas agudas (frequência cardíaca, pressão arterial sistólica, temperatura, pressão arterial de oxigênio, fração inspirada de oxigênio, débito urinário, ureia sérica, leucócitos, potássio sérico, sódio sérico, bicarbonato sérico, bilirrubina) e ECGI, idade, tipo de admissão (cirurgia programada, não programada, internação clínica) e três variáveis relacionadas com doença preexistente (AIDS, neoplasia metastática e neoplasia hematológica).[40]

Em 2005, foi desenvolvido o Saps III, em um estudo de coorte multicêntrico, composto por 20 variáveis, incluindo dados demográficos, antecedentes clínicos e cirúrgicos, condição clínica e cirúrgica na admissão e resultados de exames, aplicados nas primeiras 24 horas de internação do paciente na UTI. O Saps III pode pontuar, teoricamente, de 0 a 217, sendo a média de pontuação de 48, e a mortalidade é proporcionalmente maior quanto maior o escore obtido. De acordo com estudos, a mortalidade esperada encontrada com o Saps III tem sido muito semelhante à mortalidade observada.[23,24]

O escore final do índice, resultante do somatório da pontuação das variáveis, indica a gravidade do doente, que será maior quanto maior for a pontuação obtida, não sendo previsto intervalo classificatório *a priori*; são considerados para pontuação os piores dados das primeiras 24 horas de internação do paciente na UTI. Atribuído o escore para cada paciente, é utilizada uma equação de regressão logística múltipla, designada para converter o escore em probabilidade de mortalidade hospitalar.[40] Com essas características, o Saps III é um instrumento de medida de gravidade aceito internacionalmente e empregado de modo amplo para a avaliação da gravidade do paciente em UTI.

Mortality Prediction Model (MPM)

O MPM III foi publicado em 2009 e elaborado com dados de mais de 55 mil pacientes internados em 103 UTIs de 77 hospitais. Foram coletadas variáveis como idade, raça, gênero, motivo de internação na UTI, cirurgia, suporte de vida e *status* da cirurgia. Diferentemente do Saps III e do APACHE IV, o resultado é expresso como probabilidade de morte hospitalar ao ser internado em uma UTI, e não como escore.[41,42]

INSTRUMENTOS DE MEDIDA DE CARGA DE TRABALHO DE ENFERMAGEM

Nas UTIs, reconhecidas pela elevada carga de trabalho (que representa um fator de alto custo) e pelo elevado índice de mortalidade, durante décadas utilizou-se a razão mortalidade/morbidade como parâmetro de escolha para descrever o resultado da eficiência do cuidado intensivo. Todavia, nos últimos anos, a inclusão da demanda de trabalho da enfermagem como um parâmetro para avaliação dos resultados tem sido também considerada devido ao seu impacto na qualidade da assistência intensiva.[43]

A avaliação de tal demanda de trabalho, bem como dos fatores associados a ela, tem se mostrado indispensável como recurso de gestão dessas unidades, visto que uma equipe superdimensionada implica alto custo. Por outro lado, sabe-se que equipe reduzida tende a determinar uma queda na eficiência da assistência, prolongando o tempo de internação, aumentando a mortalidade/ morbidade e gerando maior custo no tratamento dos pacientes.[44]

Historicamente, os sistemas de classificação de pacientes (SCP) surgiram da necessidade de adequação dos recursos humanos de enfermagem às necessidades dos pacientes. Representam, portanto, forma estruturada e sistemática de se determinar o grau de dependência de pacientes em relação à assistência de enfermagem, com o objetivo de estabelecer o tempo despendido no cuidado integral ao paciente e, em última instância, o quantitativo e o qualitativo de pessoal de enfermagem necessários para atender às necessidades dos pacientes.[44,45] Nesse sentido, diversos instrumentos foram desenvolvidos, inclusive no Brasil.

Os SCPs sofreram uma evolução no sentido de maior subdivisão de níveis de complexidade assistencial ou intensidade de cuidados. Passaram a relacionar o número de profissionais de enfermagem necessários ao atendimento da demanda e, posteriormente, a horas de cuidados; os manuais tornaram-se computadorizados e, com isso, começaram a servir de instrumento para adequação do número e qualificação de profissionais de enfermagem, de acordo com a necessidade dos pacientes a serem atendidos em tempo real.[45]

Inicialmente, delinearam-se três níveis: intensivos, intermediários e mínimos. (Note-se, aqui, que o termo "intermediário" refere-se especificamente à denominação de um nível de complexidade assistencial, enquanto anteriormente, quando introduzido o conceito de cuidados progressivos, o termo "intermediário" referia-se genericamente a qualquer nível assistencial situado entre o mínimo e o intensivo.)

A utilização do modelo na prática mostrou que havia pacientes que eram classificados como intensivos para a assistência de enfermagem, mas não se encaixavam clinicamente com a unidade de cuidados intensivos. Assim, ocorreu a necessidade de acrescentar um nível assistencial entre o intermediário e o intensivo, o semi-intensivo.[45]

Posteriormente, Fugulin[46] definiu uma quinta categoria de classificação de cuidados, a de alta dependência, situada, em escala, entre semi-intensivo e intermediário. A conceituação de cada categoria de cuidados, segundo Fugulin, é:

- Cuidados intensivos: pacientes graves e recuperáveis, com risco iminente de vida, sujeitos à instabilidade de funções vitais, que requeiram assistência de enfermagem e médica permanente e especializada.
- Cuidados semi-intensivos: pacientes recuperáveis, sem risco iminente de vida, sujeitos à instabilidade de funções vitais que requeiram assistência de enfermagem e médica permanente e especializada.
- Alta dependência: pacientes crônicos que requeiram avaliações médicas e de enfermagem; estáveis sob o ponto de vista clínico, porém com total dependência das ações de enfermagem quanto ao atendimento das necessidades humanas básicas.
- Cuidados intermediários: pacientes estáveis sob o ponto de vista clínico e de enfermagem, com parcial dependência de enfermagem para o atendimento das necessidades humanas básicas.
- Cuidados mínimos: pacientes estáveis sob o ponto de vista clínico e de enfermagem que requeiram avaliações médicas e de enfermagem, mas

fisicamente autossuficientes quanto ao atendimento das necessidades humanas básicas.

Aqui, nota-se na definição de pacientes em cuidados semi-intensivos, assim como em cuidados intensivos, a vinculação das necessidades do paciente à presença do médico na unidade, além da equipe de enfermagem. Além disso, as necessidades de avaliação e assistência do fisioterapeuta têm sido consideradas nas transferências interunidades nas instituições que dispõem desse profissional de forma fixa nas unidades de pacientes críticos.

Esse sistema de classificação foi referendado pelo Conselho Federal de Enfermagem (Cofen), na Resolução n.º 189, de 16 de março de 1996 (revogada) e na Resolução 293/2004, em vigor, que estabelece parâmetros mínimos para o dimensionamento de pessoal de enfermagem nas instituições de saúde, utilizando, porém, quatro dos cinco níveis propostos. Foi excluído da resolução o nível de cuidados de alta dependência, perfil cada vez mais comum nos hospitais brasileiros.[47-49]

Os sistemas de classificação mencionados descrevem o perfil de cada tipo de cuidado ou grau de dependência, e a classificação do paciente ocorre por comparação ou aproximação com os padrões descritos.

Outros sistemas de classificações conferem pontuação a indicadores selecionados, como movimentação, alimentação, higienização etc. e, dependendo da pontuação atingida, o paciente é classificado em um nível assistencial, conforme padrões preestabelecidos. Um exemplo seria o sistema Zebra,[50] que possuía seis componentes de assistência de enfermagem direta (higiene, nutrição, observação, mobilização, balanço hídrico e necessidade de cuidados extras de enfermagem). Em cada um deles, o paciente poderia ser pontuado como A (independente), B (parcialmente dependente) ou C (totalmente dependente). A composição final dessa pontuação classificaria o paciente em uma das quatro categorias de assistência:

- Categoria 1: mínima necessidade de cuidado direto de enfermagem; pode conduzir suas atividades diárias, mas necessita de informação, atenção, medicação e tratamento.
- Categoria 2: necessita de alguma ajuda para as atividades diárias e informação, atenção, medicação e tratamento.
- Categoria 3: normalmente, necessita de auxílio extensivo para as atividades diárias e possui maior necessidade de informação, medicação e tratamento.
- Categoria 4: intensa necessidade de assistência direta de enfermagem na maior parte dos componentes avaliados.

No Brasil, Perroca[51] desenvolveu um instrumento nesses moldes, com 13 indicadores: estado mental e nível de consciência, oxigenação, sinais vitais, nutrição e hidratação, mobilidade, locomoção, cuidado corporal, eliminações, terapêutica, educação para a saúde, comportamento, comunicação e integridade cutaneomucosa. Cada indicador possui cinco níveis crescentes de variação de dependência, pontuados de 1 a 5, sendo 1 para o menor grau de dependência ou complexidade e 5 para o maior. Quanto maior a pontuação do paciente, mais complexo e dependente em termos de assistência de enfermagem ele seria. Conforme a faixa de pontuação que o paciente obtivesse, seria classificado como de nível assistencial intensivo, semi-intensivo, intermediário ou mínimo.

Embora a assistência aos pacientes institucionalizados se concretize pela ação de diversos profissionais especializados, os estudos de carga de trabalho em instituições de saúde e seu impacto sobre os resultados versam primordialmente sobre o contingente de trabalhadores de enfermagem e, nesse sentido, se desenvolveram os instrumentos de medida de carga de trabalho.

Estudos demonstraram que hospitais com alta relação de pacientes por enfermeiro apresentaram maiores taxas de mortalidade geral e mortalidade após complicações. Nas UTIs, o aumento no risco para complicações pós-operatórias, falência respiratória, reintubação, infecções com consequente aumento na utilização de recursos e média de permanência também se associaram à alta relação paciente/enfermeiro, reforçando a ideia de que inadequações quantitativas no quadro de enfermagem trazem impacto negativo sobre a qualidade, aumentam a incidência de complicações e, consequentemente, os custos.[51,52]

Para atender às necessidades, são requeridos prioritariamente recursos humanos. A adequação numérica e qualitativa dos recursos humanos de enfermagem para cada unidade é entendida como dependente das necessidades dos pacientes a serem atendidos, do padrão de cuidado pretendido, da estrutura/planta física e equipamentos da unidade, da produtividade, do nível de preparo e da capacitação e desenvolvimento técnico dos profissionais envolvidos na assistência, que, em conjunto, determinam o número de profissionais necessários à assistência, pois oferecem impacto sobre a carga de trabalho da enfermagem.[49]

O padrão de cuidado pretendido é determinado pela filosofia, objetivos e propostas assistenciais do serviço de enfermagem e da instituição; ele reflete diretamente nos processos de trabalho e deve ser considerado o ponto de partida para a previsão de pessoal. O padrão de cuidados pretendido relaciona-se à qualidade dos resultados desejados. Nessa direção, o dimensionamento de pessoal de enfermagem, que visa adequar quantitativa e qualitativamente o quadro de enfermagem ao atendimento das necessidades da clientela e da instituição, torna-se um instrumento gerencial para a busca da qualidade assistencial.[53,54]

O tempo de assistência é o principal instrumento de medida de carga de trabalho, no entanto, é um parâmetro de difícil obtenção e consenso, mesmo porque, sendo dependente de tantos fatores variáveis, conforme já abordado, pode divergir de unidade para unidade, de instituição para instituição e dentro de um mesmo serviço ao longo do tempo. Portanto, o acompanhamento paralelo de indicadores de qualidade poderá apontar para a necessidade de ajustes que poderão ser, conforme análise, tanto na quantidade quanto na capacitação de pessoal, como também na qualidade dos processos realizados.

A Tabela 50.1 relata o tempo sugerido de assistência de enfermagem conforme o nível de assistência requerido.

Alguns instrumentos buscaram agregar a classificação de pacientes, conforme a complexidade, à carga de trabalho de enfermagem. Em 1996, Miranda,[33] da University Hospital of Groningen (Holanda), desenvolveu o Tiss-28, simplificando o Tiss-76 pelo agrupamento de itens afins.

Originalmente, o Tiss foi idealizado por Cullen,[14] do Massachusetts General Hospital, de Boston, em 1974, com o duplo objetivo de mensurar o nível de gravidade dos pacientes e calcular a correspondente carga de trabalho de enfermagem em UTI.[15] Em sua primeira versão, era composto por 57 intervenções terapêuticas que recebiam pontuações de 1 a 4, de acordo com o tempo e o esforço necessários para o desempenho das atividades de enfermagem. Dependendo do número total de pontos, os pacientes eram classificados em quatro grupos, de I a IV, conforme a maior ou menor necessidade de vigilância e cuidados intensivos.

Assim sendo, pertenciam à classe I os pacientes com escore abaixo de 10 pontos que não necessitavam de internação na UTI; à classe II, os que recebiam de 10 a 19 pontos e que teriam indicação de UTI; à classe III, de 20 a 39 pontos, pacientes cuja instabilidade exigia assistência intensiva; e à classe IV, com

Tabela 50.1 Tempo médio de assistência para pacientes nas modalidades de cuidado intensivo, semi--intensivo, intermediário e mínimo

Nível de assistência	Alcalá et al. (1982)	Resolução Cofen 189/96 (revogada)	Fugulin (1997)	Resolução Cofen 293/2004 (em vigor)
Intensivo	18	15,4	15,2	17,9
Semi-intensivo	10	8,5	9,1	9,4
Intermediário	4,5	4,9	4,1	5,6
Mínimo	2,5	3,0	3,2	3,8

pontuação igual ou superior a 40 pontos, aqueles com grande instabilidade e, portanto, indicação compulsória de internação em UTI.[14,15,55]

Em 1983, o índice foi revisto e atualizado para 76 itens de intervenções terapêuticas que quantificavam a complexidade, o grau de invasividade e o tempo dispensado pela enfermagem e pelo médico para realizar determinado procedimento. Nessa versão, os pacientes continuaram sendo classificados em quatro grupos (I a IV), conforme a maior ou menor necessidade de vigilância e cuidados intensivos.[32,33,42]

Decorridos 16 anos da existência do Tiss-76 e de sua utilização mundialmente reconhecida, Miranda e cols., do University Hospital of Groningen (Holanda),[15] reconhecendo a necessidade de atualizar e tornar mais prático o uso do Tiss-76, propuseram uma versão simplificada que reduziu para 28 o número de intervenções a serem consideradas, por meio de seu agrupamento em itens afins e de modificação da pontuação atribuída. Assim, a classificação do escore total em quatro classes (I a IV), como proposta no Tiss-76, perdeu a finalidade original de ser indicador de tratamento na UTI, assim como deixou de estabelecer intervalos previamente definidos para a classificação dos pacientes.[15,55]

De acordo com Cullen, Nemeskal e Zaslavsky,[56] o Tiss mede a gravidade da doença pela quantificação de intervenções terapêuticas aplicadas ao paciente, além de proporcionar o estudo da utilização dos recursos na UTI, da proporção requerida de enfermagem/paciente na unidade e do número de leitos de cuidados intensivos necessários. Para os autores, suas medidas podem ser realizadas com razoável precisão, de forma rápida e eficiente. Destacam que a maior vantagem desse índice é a obtenção de uma medida objetiva e reproduzível da intensidade do trabalho de enfermagem relacionada às várias atividades desenvolvidas na UTI.[17,56,57]

Embora difira dos índices de base fisiológica, sensíveis para avaliar a gravidade direta do paciente crítico, o Tiss-28 apresenta grande utilidade para a avaliação da carga de trabalho de enfermagem em UTI, possibilitando também a avaliação da gravidade indireta dos pacientes.

O Tiss-28, que foi traduzido para o português e validado por Nunes[58] (Quadro 50.1), é composto por sete categorias: atividades básicas, suporte ventilatório, suporte cardiovascular, suporte neurológico, suporte metabólico, suporte renal e intervenções específicas subdivididas em itens determinados e pontuados por meio de análise estatística.

Embora tenha sido originalmente concebido como índice indireto de gravidade, o Tiss-28 tem sido mais utilizado como adjuvante na determinação indireta dos custos da assistência intensiva, já que relaciona vários recursos comumente utilizados no tratamento ao paciente crítico. Mostrou-se útil, tam-

Quadro 50.1 Therapeutic Intervention Scoring System (Tiss 28): critérios e pontuação

Atividades básicas	Pontos
Monitorização padrão. Sinais vitais horários, registros e cálculo regular do balanço hídrico.	5
Laboratório. Investigações bioquímicas e microbiológicas.	1
Medicação única. Endovenosa, intramuscular, subcutânea, e/ou oral (por exemplo, sonda nasogástrica).	2
Medicações endovenosas múltiplas. Mais do que uma droga. Injeções únicas ou contínuas.	3
Troca de curativos de rotina. Cuidado e prevenção de úlceras de decúbito e troca diária de curativo.	1
Trocas frequentes de curativos. Troca frequente de curativo (pelo menos uma vez por turno de enf.) e/ou cuidados com feridas extensas.	1
Cuidados com drenos. Todos (exceto sonda nasogástrica).	3
Suporte ventilatório	Pontos
Ventilação mecânica. Qualquer forma de ventilação mecânica/ventilação assistida com ou sem pressão expiratória positiva final, com ou sem relaxantes musculares; Respiração espontânea com pressão expiatória positiva final.	5
Suporte ventilatório suplementar. Respiração espontânea através do tubo endotraqueal sem pressão expiratória positiva final. Oxigênio suplementar por qualquer método, exceto aplicação de parâmetros de ventilação mecânica.	2
Cuidados com vias aéreas artificiais. Tubo endotraqueal ou traqueostomia.	1
Tratamento para melhora da função pulmonar. Fisioterapia torácica, epirometria estimulada, terapia de inalação, aspiração endotraqueal.	1
Suporte cardiovasvular	Pontos
Medicação vasoativa única. Qualquer droga vasoativa.	3
Medicação vasoativa múltipla. Mais de uma droga vasoativa, independente do tipo e dose.	4
Reposição endovenosa de grandes perdas volêmicas. Administração de volume $> 3l/m^2/dia$, independente do tipo de fluido administrado.	4
Cateter arterial periférico.	5
Monitorização do átrio esquerdo. Cateter de artéria pulmonar com ou sem medida de débito cardíaco.	8
Via venosa central.	2

(*continua*)

Quadro 50.1 Therapeutic Intervention Scoring System (Tiss 28): critérios e pontuação (*continuação*)

Suporte cardiovasvular	Pontos
Ressuscitação cardiopulmonar após parada cardiocirculatória nas últimas 24 horas (soco precordial único não incluído).	3

Suporte renal	Pontos
Técnicas de hemofiltração. Técnicas dialíticas.	3
Medida quantitativa do débito urinário (por exemplo, sonda vesical de demora).	2
Diurese ativa (por exemplo, Furosemide > 0,5mg/kg/dia por hipervolemia).	3

Suporte neurológico	Pontos
Medida de pressão intracraniana.	4

Suporte metabólico	Pontos
Tratamento da acidose/alcalose metabólica complicada.	4
Nutrição Parenteral Total (NPT) endovenosa.	3
Nutrição enteral através da sonda nasogástrica ou outra via gastrintestinal (por exemplo, jejunostomia).	2

Intervenções específicas	Pontos
Intervenção específica única na UTI. Intubação naso ou orotraqueal, introdução de marca-passo, cardioversão, endoscopia, cirurgia de emergência nas últimas 24 horas, lavagem gástrica: não estão incluídas intervenções de rotina sem consequências diretas para as condições clínicas do paciente, tais como radiografias, ecografias, eletrocardiograma, curativos, introdução de cateter venoso ou arterial.	3

Intervenções específicas	Pontos
Intervenções específicas múltiplas na UTI. Mais do que uma conforme descritas acima.	5
Intervenções específicas fora da UTI. Procedimentos diagnósticos ou cirúrgicos.	5

Obs: Critérios de exclusão são aplicados em quatro condições: "medicação endovenosa múltipla" exclui "medicação única", "ventilação mecânica" exclui "suporte ventilatório suplementar", "medicação vasoativa múltipla" exclui "medicação vasoativa única", "intervenções específicas múltiplas na UTI" excluem "intervenções específicas únicas na UTI".

bém, como ferramenta de planejamento e estimativa da carga de trabalho de enfermagem em UTI. A pontuação final do Tiss-28, que pode variar de zero a 76 pontos, corresponde, quanto maior for, ao maior número de intervenções terapêuticas e, consequentemente, a uma carga maior de trabalho de enfermagem, além de maior gravidade do paciente.

Os autores atribuíram uma correspondência de cada ponto do Tiss-28 a 10,6 minutos do tempo de um profissional de enfermagem na assistência ao doente, tendo-se que um profissional seria capaz de atender um paciente com 46 pontos Tiss em um plantão de oito horas (proporcionalmente, um paciente com 34 pontos em um plantão de seis horas), possivelmente já considerando atividades de assistência indireta e de assistência direta não relacionadas no Tiss-28.

Em 1997, os mesmos autores[17] publicaram o Nine Equivalents of Nursing Manpower Use Score (Nems), desenvolvido a partir da simplificação do Tiss e do Tiss-28, com apenas nove itens correspondentes a procedimentos relacionados a suporte orgânico e intervenções terapêuticas ou diagnósticas realizadas dentro ou fora da UTI. Cada item foi ponderado por análise multivariada, obtendo ao final escores comparáveis ao Tiss-28. Por esse instrumento, cada enfermeiro (profissional de enfermagem) teria capacidade de cuidar de 45/50 pontos por dia.

No entanto, os autores constataram que foram consumidos 43,3% do tempo da enfermagem em atividades relacionadas no Tiss-28 e que outros 34,3% teriam sido consumidos em atividades assistenciais não relacionadas no Tiss-28, não sendo esse instrumento totalmente representativo do trabalho, ou da carga de trabalho, da enfermagem de terapia intensiva,[15,58] assim como o Nems. Os 21,3% restantes foram identificados no estudo como atividades não relacionadas à assistência (tarefas organizacionais, 3,3%; pausas para descanso, 17,1%; outras atividades, 1,9%).

Miranda et al. desenvolveram, em 2003, por meio de estudo multicêntrico, o Nursing Activities Score (NAS),[59] a partir do Tiss-28, de forma a torná-lo mais representativo das atividades realizadas pela enfermagem na UTI.[60]

No desenvolvimento do NAS, realizou-se um trabalho preliminar de levantamento dos itens que deveriam ser combinados aos do Tiss-28 para torná-lo mais representativo das atividades realizadas pela enfermagem nas UTI. No instrumento final, constam as mesmas sete grandes categorias do Tiss-28, mas, por meio de rearranjos e recombinação, o número total de itens passou de 28 para 23. A mudança substancial ocorreu na categoria das atividades básicas, que foi subcategorizada em monitorização e controles, procedimentos de higiene, mobilização e posicionamento, suporte e cuidados aos familiares e pacientes, e tarefas administrativas e gerenciais. Assim, segundo os autores, o instrumento passou a representar 81% do tempo da enfermagem. O NAS foi traduzido para o português e validado por Queijo[60] (Quadro 50.2).

No instrumento final do NAS, a soma da pontuação atribuída a cada um dos itens resulta no escore do paciente. Esse escore representa quanto tempo de trabalho de um profissional de enfermagem o paciente requereu nas últimas 24 horas, já que o NAS foi desenvolvido para ser aplicado para 24 horas e com

Quadro 50.2 Nursing Activities Score (NAS): critérios e pontuações

Atividades básicas	Pontos
1. Monitorização e controles	
1a. Sinais vitais horários, cálculos e registro regular do balanço hídrico.	4,5
1b. Presença à beira do leito e observação ou atividade contínua por 2 horas ou mais em algum plantão, por razões de segurança, gravidade ou terapia, tais como: ventilação mecânica não invasiva, desmame, agitação, confusão mental, posição prona, procedimentos de doação de órgãos, preparo e administração de fluidos ou medicação, auxílio em procedimentos específicos.	12,1
1c. Presença à beira do leito e observação ou atividade contínua por 4 horas ou mais em algum plantão por razões de segurança, gravidade ou terapia, tais como os exemplos acima.	19,6
2. Investigações laboratoriais: bioquímica e microbiológica.	4,3
3. Medicação, exceto drogas vasoativas.	5,6
4. Procedimentos de higiene.	
4a. Realização de procedimentos de higiene, tais como: curativos de feridas e cateteres intravasculares, troca de roupa de cama, higiene corporal do paciente em situações especiais (incontinência, vômito, queimaduras, feridas com secreção, curativos cirúrgicos complexos com irrigação), procedimentos especiais (por exemplo, isolamento), etc.	4,1
4b. Realização de procedimentos de higiene que durem mais do que 2 horas, em algum plantão.	16,5
4c. Realização de procedimentos de higiene que durem mais do que 4 horas em algum plantão	20,0
5. Cuidados com drenos: todos (exceto sonda gástrica).	1,8
6. Mobilização e posicionamento incluindo procedimentos como: mudanças de decúbito, mobilização do paciente, transferência da cama para a cadeira; mobilização do paciente em equipe (por exemplo, paciente imóvel, tração e posição prona).	
6a. Realização do(s) procedimento(s) até 3 vezes em 24 horas.	5,5
6b. Realização do(s) procedimento(s) mais do que que 3 vezes em 24 horas ou com dois enfermeiros em qualquer frequência.	12,4
6c. Realização do(s) procedimento(s) com três ou mais enfermeiros em qualquer frequência.	17,0

(*continua*)

Quadro 50.2 Nursing Activities Score (NAS): critérios e pontuações (*continuação*)

Atividades básicas	Pontos
7. Suporte e cuidados aos familiares e pacientes incluindo procedimentos como telefonemas, entrevistas, aconselhamento. Frequentemente o suporte e cuidado, sejam aos familiares ou aos pacientes permitem à equipe continuar com outras atividades de enfermagem (por exemplo, comunicação com o paciente durante os procedimentos de higiene, comunicação com os familiares enquanto presente à beira do leito observando o paciente).	
7a. Suporte e cuidados aos familiares e pacientes que requerem dedicação exclusiva por cerca de uma hora em algum plantão, tais como: explicar condições clínicas, lidas com a dor e angústia, lidas com circunstâncias familiares difíceis.	4,0
7b. Suporte e cuidados aos familiares e pacientes que requerem dedicação exclusiva por 3 horas ou mais em algum plantão, tais como: morte, circunstâncias trabalhosas (por exemplo, grande número de familiares, problemas de linguagem, familiares hostis).	32,0
8. Tarefas administrativas e gerenciais.	
8a. Realização de tarefas de rotina, tais como: processamento de dados clínicos, solicitação de exames, troca de informações profissionais (por exemplo, passagem de plantão, visitas clínicas).	4,2
8b. Realização de tarefas administrativas e gerenciais que requerem dedicação integral por cerca de 2 horas em algum plantão, tais como: atividades de pesquisa, aplicação de protocolos, procedimentos de admissão e alta.	23,2
8c. Realização de tarefas administrativas e gerenciais que requerem dedicação integral por cerca de 4 horas ou mais tempo em algum plantão, tais como: morte e procedimentos de doação de órgãos, coordenação com outras disciplinas.	30,0

Suporte ventilatório	Pontos
9. Suporte respiratório. Qualquer forma de ventilação mecânica/ventilação assistida, com ou sem pressão expiratória final positiva, com ou sem relaxantes musculares. Respiração espontânea com ou sem pressão expiratória final positiva (por exemplo, CPAP ou BiPAP), com ou sem tubo endotraqueal. Oxigênio suplementar por qualquer método.	1,4
10. Cuidado com vias aéreas artificiais. Tubo endotraqueal ou cânula de traqueostomia.	1,8
11. Tratamento para melhora da função pulmonar. Fisioterapia torácica, espirometria estimulada, terapia inalatória, aspiração endotraqueal.	4,4

Suporte cardiovascular	Pontos
12. Medicação vasoativa independente do tipo e dose.	1,2

(*continua*)

Quadro 50.2 Nursing Activities Score (NAS): critérios e pontuações (*continuação*)

Suporte cardiovascular	Pontos
13. Reposição intravenosa de grandes perdas de fluidos. Administração de fluidos > 3l/m²/dia independente do tipo de fluido administrado.	2,5
14. Monitorização do átrio esquerdo. Cateter da artéria pulmonar com ou sem medida de débito cardíaco.	1,7
15. Reanimação cardiorrespiratória nas últimas 24 horas (excluído soco precordial).	7,1
Suporte renal	Pontos
16. Técnicas de hemofiltração. Técnicas dialíticas.	7,7
17. Medida quantitativa do débito urinário (por exemplo, sonda vesical de demora).	7,0
Suporte neurológico	Pontos
18. Medida de pressão intracraniana.	1,6
Suporte metabólico	Pontos
19. Tratamento da acidose/alcalose metabólica complicada.	1,3
20. Hiperalimentação intravenosa.	2,8
21. Alimentação enteral. Através de tubo gástrico ou outra via gastrintestinal (por exemplo, jejunostomia).	1,3
Intervenções específicas	Pontos
22. Intervenções específicas na unidade de terapia intensiva. Intubação endotraqueal, inserção de marca-passo, cardioversão, endoscopias. Cirurgia de emergência no último período de 24 horas, lavagem gástrica. Intervenções de rotina sem consequências diretas para as condições clínicas do paciente, tais como: raio X, ecografia e eletrocardiograma. Curativos ou inserção de cateteres venosos ou arteriais não estão incluídos.	2,8
23. Intervenções específicas fora da unidade de terapia intensiva. Procedimentos diagnósticos ou cirúrgicos.	1,9

Os subitens 1, 4, 6, 7 e 8 são mutuamente excludentes.

base numa visão retrospectiva. Assim, se a pontuação for 100, interpreta-se que o paciente requereu 100% do tempo de um funcionário de enfermagem no seu cuidado nas últimas 24 horas. No entanto, embora o escore NAS esteja relacionado ao tempo de profissionais, portanto ao tempo de assistência, o estudo original não explicita o valor de um ponto NAS em minutos.

Como aspecto revolucionário, o NAS traz a consideração do tempo despendido pela enfermagem na realização de atividades de vigilância, promoção de higiene, mobilização e conforto, educação, informação e apoio, e ainda as administrativas, assim como o número de profissionais de enfermagem envolvidos nessas atividades. Porém, sabe-se que os registros de enfermagem, principal fonte dessas informações, são falhos em dar a dimensão real de como elas são realizadas, como a duração e a quantidade de profissionais envolvidos. Um questionamento que surge na operacionalização do uso do instrumento seria a forma de captação dessas informações, que conferem no instrumento do NAS maior pontuação de carga de trabalho ao paciente.

Além da dificuldade de avaliar alguns itens, outros fatores estruturais da unidade talvez possam vir a interferir na pontuação, por exemplo, o número e a qualificação dos profissionais de enfermagem envolvidos, a presença de acompanhantes, horários flexíveis para visita, profissional designado para dar informações à família etc. Outro fator relevante acerca da utilização de instrumentos que avaliam retrospectivamente a assistência prestada, como o NAS e o Tiss, é a possibilidade de o escore final estar apenas refletindo o que se pôde fazer, com base nos recursos humanos e materiais disponíveis, e não o que o paciente necessitava em termos de assistência. Para anular esse possível viés, é necessário o acompanhamento paralelo e contínuo de indicadores de qualidade assistencial.

Um escore superestimado ou subestimado, em relação às necessidades do paciente, se utilizado, por exemplo, para a adequação dinâmica do quantitativo e qualitativo dos profissionais de enfermagem de uma unidade, poderá levar ao risco de desperdício de recursos ou, por outro lado, ao prejuízo no atendimento às necessidades do cliente. Ambas as situações comprometeriam a eficiência e a eficácia do atendimento, e a avaliação de qualidade do serviço de enfermagem envolvido. Portanto, torna-se importante a avaliação do SCP aplicada à realidade de cada instituição e unidade, a fim de que se possa conhecer mais profundamente seu desempenho como instrumento de quantificação de carga de trabalho.

O Tiss-28 e o NAS foram desenvolvidos, inicialmente, para a avaliação da carga de trabalho em UTI; estudos poderiam analisar sua aplicabilidade para outras unidades ou perfis de pacientes, dentro do modelo de cuidado progressivo.

CONSIDERAÇÕES FINAIS

Independentemente do índice utilizado, um escore superestimado ou subestimado, em relação às necessidades do paciente, pode levar ao desperdício de recursos ou, por outro lado, ao comprometimento do atendimento às necessidades do paciente. Ambas as situações comprometem a relação entre a eficiência e a eficácia do atendimento e a qualidade do serviço de enfermagem envolvido. Portanto, é fundamental a implantação de um SCP de acordo com a realidade de cada instituição e unidade.

A busca pela excelência na assistência de enfermagem e na qualidade dos processos empregados deve fazer parte dos objetivos institucionais e dos serviços de enfermagem. Nessa perspectiva, os sistemas de classificação de pacientes emergem, portanto, como um instrumento gerencial para o uso da enfermagem na busca da qualidade assistencial.

RESUMO

Os índices de gravidade foram elaborados com o propósito básico de descrever, de forma quantitativa, o grau da disfunção orgânica, o que permite estimar a probabilidade de morte, tendo, assim, valor prognóstico. Nas UTI, durante décadas, utilizou-se a razão mortalidade/morbidade para descrever o resultado da eficiência do cuidado intensivo. Todavia, nos últimos anos, o conceito de SCP como instrumento para estimar as necessidades diárias dos doentes em relação à assistência de enfermagem também tem sido considerado. Os índices de gravidade mais conhecidos são o APACHE II e o Saps II; para descrever a disfunção orgânica dos pacientes, é indicado o uso do SOFA ou do Lods; em relação aos instrumentos de medida de carga de trabalho de enfermagem, os mais utilizados são o NAS e o Tiss-28.

PROPOSTAS PARA ESTUDO

1. Defina índices de gravidade e de medida da carga de trabalho de enfermagem.
2. Quais são as principais finalidades dos índices de gravidade e de medida da carga de trabalho de enfermagem?
3. Quais são as estruturas dos instrumentos de classificação de pacientes segundo as necessidades dos cuidados de enfermagem? Exemplifique.
4. Descreva os índices de gravidade e de medida da carga de trabalho de enfermagem mais utilizados nas UTI.

REFERÊNCIAS BIBLIOGRÁFICAS

1. US Department of Health, Education and Welfare. Public Health Service. Division of Hospital and Medical Facilities. Elements of progressive patients care. Washington, D.C.; 1962.
2. Weil MH, Planta MV, Rackow EC. Critical care medicine: introduction and historical perspective. In: Shoemaker WC (ed) Textbook of critical care. 4.ed. Philadelphia: W.B. Saunders; 2000. p. 1-4.
3. Knobel E, Kühl SD. Organização e funcionamento das UTIs. In: Knobel E (ed). Condutas no paciente grave. 2. ed. São Paulo: Atheneu; 1998. p. 1316-31.

4. Malta MA, Nishide VM. Enfermagem em unidade de terapia intensiva: retrospectiva histórica. Disponível em: <http://www.hospvirt.org.br/enfermagem/port/uti-retrosp.htm>. Acessado em: 25 fev. 2004.
5. Ministério da Saúde (Brasil). Portaria n. 3.432, de 12 de agosto de 1998. Estabelece critérios de classificação para as unidades de tratamento intensivo – UTI. Brasília: Diário Oficial da União; 13 ago 1998. p. 108-10.
6. Elisberg EI. A medical intermediate nursing area (MINCA). Chest. 1971; p. 60(2)
7. Jeffers W. Acute bed only? That is Bad! Med Econ. 1968;45:191.
8. American Association of Critical-Care Nurses. Standards for acute and critical care nursing practice. AlisoViejo, CA: AACN; 2000. p. 1-7.
9. American College of Critical Care Medicine of the Society of Critical Care Medicine. Guidelines on admission and discharge for adult intermediate care units. 1997.
10. Edwards DF. The Synergy Model: linking patients needs to nurse competencies. Crit Care Nurse. 1999; 19:88-97.
11. Bastos PG, Sum X, Wagner DP, Knaus WA, Zimmerman JE. Application of the APACHE III prognostic system in Brazilian intensive care units: a prospective multicenter study. Intensive Care Med. 1996; 22(6):564-70.
12. Knaus WA, Wagner DP, Zimmerman JE, Draper EA. Variations in mortality and length of stay in intensive care units. Ann Intern Med. 1993;118(10):753-61.
13. Kimura M, Koizumi MS, Martins LMM. Caracterização das UTIs do município de São Paulo. Rev Esc Enferm USP. 1997;31:304-15.
14. Cullen DJ. Therapeutic intervention scoring system: a method for quantitative comparison of patient care. Crit Care Med. 1974;2(2):57-60.
15. Miranda DR, Rijk A, Schaufeli W. Simplified therapeutic intervention scoring system: the Tiss-28 items results from a multicenter study. Crit Care Med. 1996;24(1):64-73.
16. Alves MJF, Bonnato RC, Ricchetti SMQ, Pinheiro JF, Alves MVMFF, Fioretto JR, et al. Tempo de internação na UTI pediátrica de Botucatu-Unesp, de acordo com os critérios preditivos. Rev Bras Ter Intensiva. 1995; 7(2):71-7.
17. Miranda DR, Moreno R, Iapichino G. Nine equivalents of nursing manpower use score (Nems). Intensive Care Med. 1997;23(7):760-5.
18. Becker RB, Zimmerman JE. Os índices usados nas UTIs permitem fazer o prognóstico da evolução dos pacientes e comparar o desempenho entre as UTIs. In: Leibowitz AB. Controvérsias em terapia intensiva. Rio de Janeiro: Interlivros; 1996. p. 497-507. (Clínicas de Terapia Intensiva, v. 3.)
19. Cullen DJ, Nemeskal R, Zaslavsky AM. Objective quantitative measurement of severity of illness in critically ill patients. Crit Care Med. 1984; 12(3):155-60.
20. Dalossi T. Determinação precoce do nível de gravidade do trauma. Dissertação (Mestrado). São Paulo, 1993: Escola de Enfermagem da USP.
21. Livianu J, Anção MS, Akamine N, Andrei AM. Índices prognósticos em UTI. In: Knobel E (ed). Condutas no paciente grave. São Paulo: Atheneu; 1994. p. 823-33.
22. Livianu J. Índice de gravidade na atualidade. Anais do 4.º Congresso Paulista de Terapia Intensiva; 1996; São Paulo. p. 5-6.
23. Silva Junior JM, Malbouisson LMS, Nuevo HL, Barbosa LGT, Marubayashi LY, Teixeira IC, Nassar Junior AP, Carmona MJC, Silva IF, Auler Jr JOC, Rezende E. Aplicabilidade do Escore Fisiológico Agudo Simplificado (Saps 3) em hospitais brasileiros. Rev Bras Anestesiol. 2010;60(1):20-31.
24. Moreno RP, Metnitz PGH, Almeida E, Jordan B, Bauer P, Campos RA, Iapichino G, Edbrooke D, Capuzzo M, Le Gall JR. Saps3 – From evaluation of the patient to evaluation of the intensive care unit. Part 2: Development of a prognostic model for hospital mortality at ICU admission. Intensive Care Med. 2005; 31:1345-55.

25. Knaus W, Zimmerman JE, Wagner DP, Draper EA, Lawrence DE. APACHE – Acute Physiology and Chronic Health Evaluation: a physiologically based classification system. Crit Care Med. 1981; 9(8):591-7.

26. Keene AR, Cullen DJ. Therapeutic Intervention Scoring System: update 1983. Crit Care Med. 1983; 11(1):1-3.

27. Slatyer MA, James OF, Moore PG, Leeder SR. Costs, severity of illness and outcome in intensive care. Anaesth Intensive Care. 1986;14(4):381-9.

28. Lemeshow S, Le Gall JR. Modeling the severity of illness of ICU patients. JAMA. 1994; 272(13):1049-55.

29. Watts CM, Knaus WA. O caso para utilização dos sistemas objetivos de graduação para prognóstico na UTI. Rio de Janeiro: Interlivros; 1994. (Clínicas de terapia intensiva, v. 1.)

30. Terzi R, Guelli E, Abreu HJ, Baia LL. Índices prognósticos em medicina intensiva II: métodos. Rev Bras Ter Intensiva. 1997;9(1):40-9.

31. Ellwood PM. Shattrick Lecture outcomes management. A technology of patient experience. N Engl J Med. 1988; 318(23):1549-56.

32. Relman AS. Assessment and accountability: the third revolution in medical care. N Engl J Med. 1988; 319(18):1220-2.

33. Cowen JS, Kelley MA. Erros e distorções na utilização dos sistemas de graduação de previsão. In: Shuster DP, Kollef MH. Prognósticos na UTI. Rio de Janeiro: Interlivros; 1994. (Clínicas de terapia intensiva, v. 1.)

34. Rafkin HS, Hoyt JW. Dados objetivos e programas de garantia de qualidade: estado atual e tendências futuras. In: Shuster DP, Kollef MH. Prognósticos na UTI. Rio de Janeiro: Interlivros; 1994. (Clínicas de terapia intensiva, v.1.)

35. Gullo A. Controversial aspects of the use of scoring systems in patients with multiple organ failure. In: Anais do 4.º Congresso Paulista de Terapia Intensiva; 1996; São Paulo. p. 7-9.

36. Livianu J, Anção MS, Akamine N, Andrei AM. Índices de gravidade em UTI adulto e pediátrica. In: Knobel E (ed). Condutas no paciente grave. 2. ed. São Paulo: Atheneu; 1998. p. 1333-62.

37. Knaus WA, Zimmerman JE, Wagner DP, Draper EA. An evaluation of outcome from intensive care in major medical centers. Ann Intern Med. 1986;104(3):410-8.

38. Andrei AM, Moura Junior DF, Almeida FP, Lagudis S. Índices prognósticos em terapia intensiva. In: Condutas no paciente grave. 3. ed. São Paulo: Atheneu; 2006. p. 2056-66.

39. Zimmerman JE, Kramer AA. Outcome prediction in critical care: the Acute Physiology and Chronic Health Evaluation models. Critical Care. 2008; 14:491-7.

40. Le Gall JR, Lemeshow S, Saulnier F. A new Simplified Acute Physiology Score (Saps II) based on a European/North American multicenter study. JAMA. 1993;270(24):2957-63.

41. Higgins TL, Kramer AA, Nathanson BH, Copes W, Stark M, Teres D. Prospective validation of the intensive care admission Mortality Probability Model (MPMO-III). Crit Care Med. 2009; 37(5):1619-23.

42. Keegan MT, Gajic O, Afessa B. Severity of illness scoring systems in the intensive care unit. Crit Care Med. 2011;39(1):163-9.

43. Jakob SM, Rothen HU. Intensive care 1980-1995: change in patient characteristics, nursing workload and outcome. Intensive Care Med. 1997;23(11):1165-70.

44. Gaidzinki RR. O dimensionamento do pessoal de enfermagem segundo a percepção dos enfermeiros que vivenciam esta prática. Tese (Doutorado). São Paulo, 1994. Escola de Enfermagem da USP.

45. Malloch K, Conovaloff A. Patient classification systems, Part 1. J Nurs Adm. 1999; 29(7/8):49-56.

46. Fugulin FMT. Sistema de classificação de pacientes: análise das horas de assistência de enfermagem. Dissertação (Mestrado). São Paulo, 1997. Escola de Enfermagem da USP.

47. Conselho Federal de Enfermagem. Resolução n.º 189/96. Estabelece parâmetros para dimensionamento do quadro de profissionais de enfermagem nas instituições de saúde. In: Conselho Regional de Enfermagem de São Paulo. Documentos básicos de enfermagem: enfermeiros, técnicos e auxiliares. São Paulo; 2001. p. 144-51.

48. Conselho Federal de Enfermagem. Resolução n.º 293/2004. Fixa e estabelece parâmetros para dimensionamento do quadro de profissionais de enfermagem nas instituições de saúde e assemelhados. In: Conselho Regional de Enfermagem de São Paulo. São Paulo; 2004 Disponível em: <http://www.corensp.org.br/resolucoes/resolucao293.htm>. Acesso em: 14 abr. 2005.

49. Gaidzinski RR. Dimensionamento de pessoal de enfermagem em instituições hospitalares. [Livre-docência]. São Paulo, 1998. Escola de Enfermagem da USP.

50. Levenstam AK, Bergbom EI. The Zebra system – a new patient classification system. J Nurs Manag. 1993; 1:229-37.

51. Perroca MG. Sistema de classificação de pacientes: construção e validação de um instrumento. Dissertação (Mestrado). São Paulo, 1996. Escola de Enfermagem da USP.

52. Iapichino G, Gattinoni L, Radrizzani D, Simini B, Bertolini G, Ferla L, et al. Volume of activity and occupancy rate in intensive care units. Association with mortality. Intensive Care Med. 2004; 30(2):290-7.

53. Kurcgant P, Cunha K, Gaidzinski RR. Subsídios para a estimativa de pessoal de enfermagem. Enfoque. 1989;17(3):79-81.

54. Alcalá MU, Nunes MF, Kato T, Reigada I, Silva RML, Yoshimura DK. Cálculo de pessoal: estudo preliminar para o estabelecimento de quadro de pessoal de enfermagem na superintendência médico-hospitalar de urgência. São Paulo: Secretaria de Higiene e Saúde; 1982.

55. Keene AR, Cullen DJ. Therapeutic intervention scoring system: update 1983. Crit Care Med. 1983;11:1-3.

56. Cullen DJ, Nemeskal AR, Zaslavsky AM. Intermediate Tiss: a new Therapeutic Intervention Scoring System for non-ICU patients. Crit Care Med. 1994; 22(9):1406-11.

57. Silva SC. Ocorrências iatrogênicas em unidade de terapia intensiva: impacto na gravidade do paciente e na carga de trabalho de enfermagem. Tese (Doutorado). São Paulo, 2003. Escola de Enfermagem da USP.

58. Nunes B. Tradução para o português e validação de um instrumento de medida de gravidade na UTI: Tiss-28 Therapeutic Intervention Scoring System. Dissertação (Mestrado). São Paulo, 2000. Escola de Enfermagem da USP.

59. Miranda DR, Nap R, Rijk A, Schaufeli W, Iapichino G. Nursing activities score. Crit Care Med. 2003; 31(2):374-82.

60. Queijo AF. Tradução para o português e validação de um instrumento de medida de carga de trabalho de enfermagem em unidade de terapia intensiva: Nursing Activities Score (NAS). Dissertação (Mestrado). São Paulo, 2002. Escola de Enfermagem da USP.

51

Segurança do paciente e prevenção de eventos adversos na UTI

Sandra Cristine da Silva
Maria Cecília Toffoletto
Katia Grillo Padilha

PONTOS A APRENDER

1. Segurança do paciente e qualidade da assistência.
2. Eventos adversos em UTI e mecanismos de prevenção.

PALAVRAS-CHAVE

Segurança do paciente, qualidade da assistência à saúde, prevenção de acidentes, unidade de terapia intensiva.

ESTRUTURA DOS TÓPICOS

Introdução. Epidemiologia dos eventos adversos na assistência à saúde. Contexto mundial e nacional para a prevenção dos eventos adversos. Eventos adversos na prática assistencial em UTI. Prevenção de eventos adversos em UTI. Considerações finais. Resumo. Propostas para estudo. Referências bibliográficas.

INTRODUÇÃO

O tema segurança nas diferentes áreas de prestação de serviços à sociedade, no transporte aéreo ou terrestre, em indústrias ou segurança pública e na assistência à saúde entrou definitivamente para a agenda mundial no início do terceiro milênio. Os elevados custos decorrentes das consequências trazidas pelos acidentes de trânsito, violências urbanas, terrorismo e falhas na assistência à saúde, que modificaram, inclusive, o perfil de morbimortalidade em alguns países, estão entre as justificativas que levaram a uma nova abordagem do problema.[1]

Na área da saúde, embora a preocupação com a segurança do paciente não seja recente, o enfoque tem se modificado em razão dos custos e das exigências de um público consumidor de serviços de saúde que reivindica melhores condições de atendimento e serviços. Como consequência disso, principalmente em países desenvolvidos, os seguros *malpractice*, de elevado custo, assim como as altas indenizações pagas, fazem com que os profissionais abandonem a profissão precocemente.[2] Da mesma forma, os custos financeiros, emocionais e sociais para os pacientes, a instituição e a sociedade figuram entre as razões que subjazem à ressignificação e valorização da questão da segurança no atendimento à saúde.

Embora a literatura apresente diversos estudos voltados à abordagem das doenças iatrogênicas ou iatrogenias, conforme eram conhecidos os danos decorrentes de erros na assistência à saúde, foi na década de 1990 que os investimentos em pesquisa na área da saúde começaram a se desenvolver com os estudos pioneiros de pesquisadores da Universidade de Harvard, nos Estados Unidos.[3] Além disso, como marco para a segurança do paciente, atribui-se a publicação de *To err is human: building a safer health system*,[4] do Institute of Medicine (IOM) americano, em que os autores demonstraram que, durante o atendimento à saúde, um milhão de eventos adversos evitáveis contribuíram para a morte de 44.000 a 98.000 americanos por ano. Tais ocorrências, situadas entre a quarta e a nona causa de óbito nos Estados Unidos, e o elevado impacto econômico ganharam repercussão mundial. Com o objetivo de evitar a ocorrência de eventos e minimizar as suas consequências por meio da criação de estratégias de segurança, o documento adota como pressuposto que os erros não são causados por um único indivíduo, sendo o resultado de falhas na estrutura, nos processos e nas medidas de prevenção. Essa publicação foi um grande divisor de águas para que uma mobilização, não só nos Estados Unidos, mas em todo o mundo, fosse iniciada e que ações de melhoria da qualidade na assistência e segurança do paciente ocupassem lugar nas pautas de discussões estratégicas dentro das instituições de saúde e fossem implementadas de forma imediata. Desde então, a Organização Mundial da Saúde (OMS) tem demonstrado sua preocupação com a segurança do paciente e adotou-a como tema de alta prioridade na agenda a partir do ano 2000.

A história da segurança é rica em teorias que tentam explicar a causalidade dos acidentes no ambiente de trabalho, porém, nas últimas décadas, houve uma importante mudança na visão da natureza das causas dos acidentes, ou seja, o foco nas falhas e nos erros foi substituído pela busca de fatores sistêmicos.[5]

No contexto dos sistemas, o modelo proposto por James Reason,[6] conhecido como "queijo suíço", tem sido mundialmente aceito, inclusive nas empresas prestadoras de serviços de saúde.[7]

Nesse modelo, os erros são considerados mais consequências do que causas, tendo suas origens ligadas predominantemente aos fatores sistêmicos e não à natureza falível do ser humano. A ideia central é a dos sistemas de defesa, isto é, toda tecnologia complexa possui barreiras e salvaguardas voltadas para impedir erros; portanto, quando um evento adverso ocorre, o importante não é descobrir quem cometeu o erro, mas como e por que as defesas falharam.[7]

Segundo Reason,[6] as defesas, barreiras e salvaguardas ocupam uma posição-chave nos sistemas. Para o autor, os sistemas de alta tecnologia têm várias camadas defensivas, sendo algumas de engenharia, como alarmes, barreiras físicas e desligamentos automáticos. Outras defesas encontram-se nas pessoas (pilotos, operadores etc.) e outras ainda dependem de procedimentos e controles administrativos. A função de todas é proteger as vítimas potenciais e o patrimônio contra os perigos do ambiente. Embora essas barreiras, em sua maioria, funcionem bem e estejam sempre íntegras, via de regra são como fatias de um queijo suíço, cheias de buracos. No entanto, diferentemente do queijo, esses buracos estão continuamente abrindo e fechando em diferentes momentos. Como constituem camadas protetoras, falhas em uma ou outra camada podem ser inofensivas, porém, quando ocorre o seu alinhamento, surge a possibilidade de um evento perigoso (Figura 51.1).

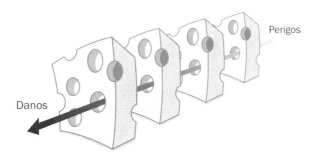

Figura 51.1 Modelo do "queijo suíço", demonstrando como as defesas, as barreiras e as salvaguardas podem ser penetradas por um perigo, ocasionando danos.

As falhas ativas e as condições latentes estão na base dos buracos nas defesas dos sistemas. As falhas ativas são representadas pelos atos inseguros cometidos pelas pessoas em contato direto com o sistema, podendo assumir diferentes formas: deslizes, lapsos, erros e violações de procedimentos. As condições latentes são representadas pelos problemas intrínsecos do sistema e surgem a partir das decisões dos projetistas, dos construtores, dos elaboradores de procedimentos e do nível gerencial mais elevado. Toda decisão estratégica pode, potencialmente, introduzir patógenos no sistema. Assim, as condições latentes podem tanto contribuir para o erro no local de trabalho (p. ex., pela sobrecarga de trabalho, pressão de tempo, equipamentos inadequados, fadiga e inexperiência) quanto criar buracos ou fraquezas duradouras nas defesas (alarmes e indicadores não confiáveis, procedimentos não exequíveis, deficiências projetuais e de construção, entre outros). Como o nome sugere, as condições latentes podem permanecer dormentes no sistema por diversos anos antes de se combinarem com as falhas ativas, provocando acidentes.[6]

Com o modelo do "queijo suíço", Reason[6] concluiu que as falhas ativas não podem ser previstas facilmente, porém as condições latentes podem ser identificadas e corrigidas antes da ocorrência de um evento adverso. A compreensão desse fato leva ao gerenciamento proativo e não reativo, de modo a prevenir as falhas nos ambientes de trabalho.

Em síntese, como os seres humanos falham, e os erros são esperados mesmo nas melhores organizações, os erros podem ser prevenidos por meio de sistemas que auxiliem as pessoas a realizar ações corretas.[4]

No atendimento à saúde, embora as intervenções terapêuticas sejam realizadas no intuito de melhorar as condições de saúde e aliviar o sofrimento dos pacientes e usuários, o fato é que a natureza complexa do atendimento e do sistema em que ocorre pode causar (ou já tem o potencial de causar) danos, além daqueles gerados pela própria doença.

EPIDEMIOLOGIA DOS EVENTOS ADVERSOS NA ASSISTÊNCIA À SAÚDE

Para o IOM,[4] o evento adverso (EA) é uma injúria causada pelo tratamento médico não relacionado à doença do paciente, enquanto o erro é definido como a falha no planejamento ou na execução de uma ação. A Organização Mundial da Saúde[8] corrobora essa afirmação, definindo os EA como ocorrências que acarretam danos e resultam em doenças, injúrias, sofrimento, incapacidades e morte, podendo, portanto, ser da esfera física, social ou psicológica. Os eventos adversos também são definidos como injúrias não intencionais decorrentes da atenção à saúde, não relacionadas à evolução natural da doença de base, que ocasionam lesões mensuráveis nos pacientes acometidos, prolongamento do tempo de internação e/ou morte.[9]

Ainda quanto à definição de EA, existe consenso entre diversas organizações voltadas à segurança do paciente[10-13] e diferentes autores,[13-17] que o consideram um evento prevenível, não intencional e de natureza prejudicial ao paciente, que compromete a sua segurança. Pesquisas sobre EA, realizadas sobretudo a partir da década de 1990, nos Estados Unidos, Inglaterra, Austrália e Nova Zelândia, investigaram a segurança dos pacientes no ambiente hospitalar e disponibilizaram o perfil epidemiológico dos eventos no atendimento à saúde.

Embora estudos isolados com denominações como "doenças iatrogênicas", "iatrogenias" e "incidentes críticos" sejam encontrados na literatura,[18,19] desde a década de 1980 o trabalho de maior relevância sobre o tema foi o Harvard Medical Practice Study (HMPS). Essa investigação, que incluiu 30.121 internações de pacientes de 51 hospitais do estado de Nova York, na década de 1990, entre outras publicações, identificou incidência de 3,70 eventos por 100 pacientes, dos quais 27,6% foram decorrentes de negligência, portanto, eventos que podiam ser prevenidos. Quanto às consequências dessas ocorrências, os autores verificaram que 70,5% resultaram em incapacidade temporária, 2,6% em incapacidade permanente, e 13,6% levaram ao óbito dos pacientes.[17]

Outra publicação oriunda desse estudo, com dados de 30.195 hospitalizações, mostrou que, em relação à natureza, os eventos cirúrgicos foram os mais importantes e contribuíram com 48% de todos os eventos observados. A maioria dos EA (58%) era evitável e, destes, metade foi decorrente de negligência.[3]

Estudos americanos relacionados à epidemiologia dos EA revelam proporção muito variada dessas ocorrências. Em hospitais dos estados de Utah e Colorado, estudo realizado com uma população de 15 mil pacientes internados revelou incidência de 5,29% de EA, em pacientes idosos, e 2,8%, em pacientes não idosos, diferenças atribuídas pelos autores à provável complexidade clínica dos mais idosos.[20] Nos mesmos estados, outro estudo revelou a média de 2,9% de eventos nas hospitalizações analisadas.[21]

Na Austrália, uma pesquisa que aplicou a mesma metodologia descrita pelo HMPS, em 14.179 admissões, encontrou proporção de 16,6% de EA nos ambientes hospitalares. Cerca de 50% dos EA aconteceram com pacientes cirúrgicos. As ocorrências graves foram encontradas em 3% das admissões.[22]

Investigação desenvolvida na Nova Zelândia, em uma amostra de 6.579 pacientes admitidos em 13 hospitais, revelou que 5% dessas admissões estavam relacionadas à ocorrência de eventos adversos.[23]

Observa-se na literatura, sobretudo na última década, que vários estudos focaram a epidemiologia dos EA em diferentes países, mostrando sua elevada ocorrência.

Revisão sistemática sobre segurança do paciente, que considerou a localização e o tipo do evento, revelou que a média de EA nos Estados Unidos foi 9,2%, que 43,5% deles poderiam ter sido evitados e 7,2% levaram à morte. Esse mesmo estudo mostrou também que, a cada 10 pacientes, um deles sofreu EA, e a maioria esteve relacionada com cuidados pós-operatórios e administração de medicamentos.[24]

Estudo americano realizado por meio de coleta de dados prospectiva encontrou proporção de EA em hospital de cerca de 25%.[25]

Em Portugal, uma investigação encontrou ocorrência de 11,1% de EA, em que 58,2% prolongaram o tempo de internação, em média, em 10,7 dias.[26]

Estudo realizado na Tunísia para a estimativa da incidência, natureza e consequências de EA mostrou que 10% dos pacientes internados no período do estudo sofreram EA, dos quais 21% levaram ao óbito como consequência. Das ocorrências analisadas, 55% aconteceram durante procedimentos invasivos, seguidos de 21% de erros terapêuticos.[27]

Outro estudo, realizado na Espanha, mostrou que 8,4% dos pacientes sofreram EA, sendo que houve maior incidência de EA associado a medicação (37,4%), seguido de infecção (25,3%) e procedimentos diversos (25,0%). Observou-se, ainda, que 31,4% dos EA foram associados ao prolongamento no tempo de internação em cerca de 6 dias.[28]

Na Suécia, investigação sobre a incidência, natureza e consequência dos EA mostrou que 12,3% dos pacientes sofreram EA, e 70% dos casos poderiam ter sido prevenidos. Também verificou que pacientes vítimas de EA tiveram o tempo de internação prolongado e que 3% resultaram em óbito.[29]

Em 21 hospitais estudados na Holanda, os autores encontraram incidência de 5,7% de EA, dos quais 12,8% resultaram em dano permanente ou morte dos pacientes. Quanto à natureza das ocorrências, a maioria aconteceu durante a realização de procedimentos.[30]

Outra investigação canadense, que analisou EA relacionado ao cuidado de enfermagem, encontrou incidência de 76,8%. Do total de pacientes, 15,3% apresentaram risco para EA e, dentre aqueles que sofreram um EA, as chances de sofrer dois ou mais aumentou em 30%.[31]

No Brasil, embora ainda com escassez de estudos, uma investigação retrospectiva, que incluiu internações de adultos em clínica médica e clínica cirúrgica e utilizou o sistema de informações hospitalares como fonte de dados para a identificação de possíveis EA, encontrou 3,6 potenciais resultados adversos por 1.000 internações em ambas as clínicas.[32]

Outro estudo que analisou mortalidade hospitalar e eventos adversos, em três hospitais, constatou que, das 94 mortes observadas, 34% foram relacionadas a casos que envolviam eventos adversos e que 26,6% das mortes ocorreram em casos de EA preveníveis.[33]

CONTEXTO MUNDIAL E NACIONAL PARA A PREVENÇÃO DOS EVENTOS ADVERSOS

Contexto mundial

O tema segurança do paciente é atualmente promovido na maioria dos países por meio dos governos, associações médicas e organizações relacionadas com os processos de saúde. Em 2002, a Organização Mundial da Saúde, na 55ª

Assembleia Mundial em Genebra, elaborou uma resolução conclamando os países a investirem o máximo de atenção nesse problema, reforçando a necessidade de segurança na assistência e estruturando os sistemas de monitoramento. A resolução solicitou à OMS que liderasse a elaboração de normas e padrões mundiais e apoiasse os países nos esforços de desenvolvimento de políticas e práticas de segurança do paciente.[34]

Em 2004, a OMS lançou a Aliança Mundial para a Segurança do Paciente, atualmente denominada Programa da Segurança do Paciente. Esse programa apresentou como objetivos a difusão, a padronização e a busca pela segurança na assistência à saúde em todo o mundo, além de proporcionar colaboração internacional e adoção de medidas preventivas para a diminuição dos eventos adversos durante a prestação da assistência.[35]

Em parceria com outras instituições, o Instituto para a Melhoria de Cuidado à Saúde (Institute for Healthcare Improvement, IHI) instituiu, em 2004, a Campanha das 100 Mil Vidas, iniciativa voluntária, de caráter nacional nos Estados Unidos, que envolveu 3.100 hospitais (aproximadamente 75% dos leitos hospitalares) com o objetivo de reduzir 100 mil mortes desnecessárias em um período de 18 meses. O resultado foi amplamente favorável, tanto que, em 2006, a campanha foi praticamente reeditada com nova meta: evitar 5 milhões de casos de danos decorrentes da assistência em saúde em um período de 2 anos (dezembro de 2006 a dezembro de 2008), intitulada Campanha Cinco Milhões de Vidas.[36]

Em 2005, a The Joint Commission, a mais importante organização de certificação de qualidade em assistência médico-hospitalar em todo o mundo, e seu braço internacional, a Joint Commission International (JCI), foram designadas como o Centro Colaborador da OMS em "soluções para a segurança do paciente", sendo papel desse centro a elaboração e a difusão de soluções que visassem à segurança do paciente. A partir de 2008, a JCI recomendou a implantação de seis metas internacionais de segurança do paciente, com o propósito de promover melhorias específicas em áreas problemáticas na assistência, como estratégia para a redução do risco de erros e eventos adversos em instituições de saúde:

- Meta 1: identificação correta dos pacientes.
- Meta 2: comunicação efetiva.
- Meta 3: segurança dos medicamentos de alta vigilância.
- Meta 4: cirurgia segura.
- Meta 5: redução do risco de infecções associadas aos cuidados de saúde.
- Meta 6: redução do risco de lesões ao paciente decorrentes de quedas.[37]

A OMS lança anualmente novos desafios globais com vistas à garantia de melhorias nas áreas consideradas de alto risco para a segurança do paciente.

Em síntese, em todo o mundo, os serviços de saúde vêm implementando as ações recomendadas pela OMS, a fim de reduzir os incidentes relacionados à assistência e garantir um cuidado seguro e efetivo aos pacientes e à sociedade.

Contexto nacional

No Brasil, em consonância com as recomendações da OMS, as ações voltadas à segurança do paciente resultaram no Programa Nacional de Segurança do Paciente (PNSP), instituído pelo Ministério da Saúde e publicado em 1º de abril de 2013, sob a Portaria n. 529.[38]

No entanto, é importante mencionar que, anteriormente ao lançamento do programa, várias iniciativas na área já vinham sendo desenvolvidas e impulsionaram a criação do PNSP, destacando-se entre elas:

1. A criação do Portal Proqualis (www.proqualis.net), coordenado pelo Instituto de Comunicação e Informação Científica e Tecnológica (ICICT), da Fundação Oswaldo Cruz (Fiocruz), com apoio e financiamento da Secretaria de Atenção à Saúde (SAS) do Ministério da Saúde. O portal estrutura-se como um núcleo de difusão do conhecimento relacionado à qualidade do cuidado na saúde, propagando recomendações e experiências nacionais e internacionais para a segurança na saúde.

2. Formação de um grupo de trabalho para a segurança do paciente e melhoria da qualidade dos serviços de saúde, de iniciativa da Agência Nacional de Vigilância Sanitária (Anvisa/MS), por meio da Gerência-Geral de Tecnologia em Serviços de Saúde (GGTES), com a participação de representantes de instituições de saúde, secretarias de saúde e áreas do Ministério da Saúde, além de hospitais brasileiros de excelência, a Agência Nacional de Saúde Suplementar (ANS) e universidades.

3. Lançamento, pela Anvisa, no final de 2012, da campanha Pacientes pela Segurança do Paciente, que estimula e encoraja os pacientes a participarem de forma mais ativa e consistente do seu tratamento e processo de cuidado.

Atualmente, o PNSP, com o apoio legal da Portaria n. 529, do Ministério da Saúde, tem por finalidade aprimorar a qualidade e a segurança do cuidado em saúde, em nível nacional, e os seguintes objetivos:

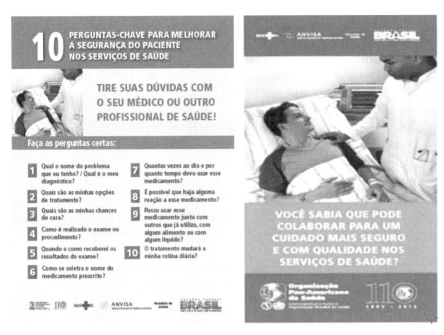

Figura 51.2 Campanha Pacientes pela Segurança dos Pacientes da Anvisa (2002).

- Promover e apoiar a implementação de iniciativas voltadas à segurança do paciente em diferentes áreas da atenção, organização e gestão de serviços de saúde, por meio da implantação da gestão de risco e de núcleos de segurança do paciente nos estabelecimentos de saúde.
- Envolver os pacientes e familiares nas ações de segurança do paciente.
- Ampliar o acesso da sociedade às informações relativas à segurança do paciente.
- Produzir, sistematizar e difundir conhecimentos sobre segurança do paciente.
- Fomentar a inclusão do tema segurança do paciente nos ensinos técnico, de graduação e de pós-graduação na área da saúde.

É importante destacar que uma das principais ações instituídas pelo PNSP é a obrigatoriedade da criação/implantação de núcleos de segurança do paciente nos hospitais e serviços de saúde, cuja finalidade é planejar e implementar ações para a promoção de assistência segura, com a adoção de protocolos e medidas para a melhoria da qualidade e segurança da assistência ofertada aos pacientes.

Um comitê de implementação do PNSP foi nomeado com a responsabilidade de desenvolver estratégias para a implantação das ações determinadas na portaria, em nível nacional. Como consequência, em 26 de julho de 2013, a Anvisa publicou a RDC n. 36/2013,[39] cujos objetivos são a promoção da segurança do paciente e a melhoria da qualidade nos serviços de saúde, sejam eles privados, públicos, filantrópicos, sejam civis ou militares, incluindo aqueles com atividades de ensino e pesquisa.

A RDC trata das condições organizacionais do PNSP, criando o Núcleo de Segurança do Paciente, que, no âmbito dos serviços de saúde, é o órgão com autoridade, responsabilidade e poder para a execução das ações do plano de segurança do paciente. Além disso, define processo de vigilância, monitoramento e notificação de eventos adversos, incorporando esses eventos, em caráter compulsório, ao Sistema Nacional de Vigilância Sanitária.

Para estimular a prática assistencial segura, foram publicados seis protocolos que garantem a padronização do cuidado, em algumas áreas consideradas críticas: identificação do paciente, prevenção de úlcera por pressão, segurança na prescrição médica, uso e administração de medicamentos, cirurgia segura, higiene das mãos em serviços de saúde e prevenção de quedas.

No que concerne às iniciativas nacionais, o Brasil continua comprometido com a superação dos desafios globais estabelecidos pela OMS, com ênfase nos seguintes programas:[40]

- Pacientes pela sua própria segurança: criação pela Anvisa do projeto Pacientes pela Segurança do Paciente em Serviços de Saúde.
- Desafio nacional para a segurança do paciente: intervenções ou ações para prevenir ou reduzir riscos e danos ao paciente decorrentes do processo de cuidado à saúde, coordenadas internacionalmente pelo Centro Colaborador da Organização Mundial de Saúde (WHO/JCI), com ênfase nas seguintes metas internacionais de segurança do paciente:
  - medicamentos com nome e pronúncia semelhantes (*Look-Alike, Sound--Alike Medication Names*);
  - identificação do paciente;
  - comunicação durante a passagem de plantão e transferência do paciente: realização de procedimentos corretos nos locais corretos;
  - controle de soluções concentradas de eletrólitos;
  - garantia da adequação da medicação em todo o processo de cuidado;
  - conexões corretas entre cateteres e sondas;
  - uso único de dispositivos injetáveis;
  - higiene das mãos para prevenir infecção associada ao cuidado em saúde.

Muitas dessas ações merecem ser cada vez mais difundidas em todo o Brasil, implantadas e fortalecidas, pois se pautam nas recomendações da OMS.

O processo de qualidade e segurança nos serviços de saúde impulsiona o desenvolvimento da equipe de saúde, uma vez que a necessidade de evidenciá-

-la e mantê-la se torna fundamental no dia a dia. É imprescindível que uma instituição que busca a melhoria contínua desenvolva programas que propiciem o alinhamento de todas as áreas e níveis hierárquicos, isto é, o estabelecimento e o cumprimento dos padrões de qualidade almejados, de forma que sejam alcançados os objetivos propostos, sem perder o foco no ser humano, em sua totalidade e diversidade.[41]

Por fim, são muitos os caminhos que levam à qualidade e segurança dos serviços de atendimento aos pacientes. No entanto, o desafio atual consiste na busca de ferramentas que permitam mensurar os processos/resultados, no intuito de implementar a cultura de qualidade nas instituições.

EVENTOS ADVERSOS NA PRÁTICA ASSISTENCIAL EM UTI

No ambiente hospitalar, a unidade de terapia intensiva (UTI) é um local onde a ocorrência de EA merece análise particular. Embora essa unidade reúna condições especiais para o seu funcionamento e conte, geralmente, com pessoal qualificado, o paciente grave apresenta características diferenciadas que o torna mais suscetível aos EA. Nessas condições, qualquer falha nas barreiras de proteção, sejam ativas, sejam latentes, pode resultar em ameaça adicional à vida.[42]

Nas últimas décadas, diversos estudos foram desenvolvidos com o objetivo de traçar o perfil epidemiológico dos EA nessas unidades. Estudos sobre os EA em UTI podem ser encontrados na literatura internacional e nacional, com terminologias diferentes e abordagens metodológicas distintas, predominando, porém, o enfoque sistêmico dos eventos, sobretudo a partir da década de 1980.[13,14,43-48]

Apesar desses estudos pioneiros em UTI, foi a partir da década de 1990 que os trabalhos se intensificaram, sendo impulsionados pelo esforço mundial para a segurança do paciente.

Na Austrália, pesquisa realizada com enfoque na qualidade dos serviços de saúde, para os quais os autores desenvolveram e avaliaram um sistema de registro anônimo de EA em três UTI, obteve como resultado 132 relatos, dos quais 25% foram relacionados à medicação, 22,7% aos pacientes, 21,2% aos equipamentos, 20,5% à ventilação mecânica e 10,6% ao ambiente da unidade.[14]

A ampliação desse estudo para UTI da Nova Zelândia e Austrália, para a exploração dos EA, denominados incidentes críticos, reafirmou a ocorrência desses eventos, suas consequências e a necessidade de prevenção.[22,23]

Em que pese a importância dos trabalhos das décadas de 1980 e 1990, ao longo dos últimos anos investimentos em pesquisas se intensificaram no contexto da assistência intensiva em UTI, com foco na análise da incidência, tipos de ocorrências, consequências para os pacientes e fatores associados.

Na Suíça, estudo realizado em UTI em amostra de 6.404 pacientes encontrou ocorrência de 2.047 EA, sendo que 78% foram decorrentes de procedimentos clínicos, ocorreram no turno da manhã (49%) e geraram danos temporários mínimos aos pacientes (56,4%). A comunicação e o descumprimento de normas foram os fatores relacionados à ocorrência dos EA.[49]

Estudo realizado por autores americanos e ingleses, que analisaram autópsias de pacientes graves para investigar a ocorrência de EA na UTI, identificou que 30% dos pacientes que evoluíram a óbito sofreram ao menos um EA durante o cuidado intensivo.[50]

No entanto, estudo de revisão sistemática sobre os impactos dos EA na UTI, que utilizou quatro bases de dados e incluiu estudos dos Estados Unidos, Suíça, Suécia, Canadá, Alemanha e Austrália, verificou que a ocorrência de EA não foi relacionada ao aumento da mortalidade, porém apresentou relação significativa com o tempo de internação: média de 8,9 dias no hospital e 6,8 dias na UTI, com o pior resultado do cuidado.[51]

Estudo australiano também encontrou associação de EA com o tempo de internação. Os resultados mostraram que 153 pacientes sofreram complicações associadas à ventilação mecânica e necessitaram de maior consumo de antibióticos, maior necessidade de ventilação mecânica e maior tempo de internação na UTI. Os pacientes que apresentaram complicações na internação tiveram média de 22 dias de internação na unidade e 57 dias de internação hospitalar, comparativamente aos que não sofreram complicações, com média de 11 e 38 dias, respectivamente. Quanto ao tempo de ventilação mecânica, pacientes que sofreram complicações apresentaram média de 17 dias de internação, em relação aos 6,2 dias dos que não apresentaram complicações.[52]

Estudo espanhol também encontrou associação da ocorrência de EA com o tempo de internação. Nessa amostra, 29% dos pacientes internados em UTI que sofreram EA apresentaram maior gravidade e maior tempo de internação na unidade. Outras variáveis também foram estudadas, porém não exerceram influência na ocorrência de EA. A maioria dos EA (59,3%) foi classificada como grave.[53]

Nos Estados Unidos, estudo que analisou o risco de EA com medicamentos em pacientes graves observou a ocorrência de 499 EA em 367 pacientes. Os resultados mostraram que pacientes que receberam medicação intravenosa apresentaram 3% mais chance de sofrer EA. O estudou também mostrou que pacientes com lesão renal tiveram 16 vezes mais chance de sofrer EA; pacientes com trombocitopenia, três vezes mais chance; e admissão de urgência, duas vezes mais chance de sofrer EA.[54]

No Chile, estudo que utilizou causa raiz para investigar a incidência de EA constatou que 18 ocorrências apresentaram relação com o cuidado de enfermagem, sendo que 33,33% foram relacionadas com a administração de medicamentos e 33,33% com a retirada acidental de artefatos terapêuticos.[55]

No Brasil, estudo do tipo caso-controle realizado na UTI do serviço de emergência de um hospital universitário de nível terciário, com amostra de 468 pacientes, revelou que 70% dos pacientes falecidos sofreram ao menos um evento adverso durante a internação na UTI. Do total de 1.218 eventos adversos, 55,2% foram relacionados aos procedimentos diagnósticos e terapêuticos e aos cuidados de enfermagem.[43]

Também investigação desenvolvida em três UTI de São Paulo, com amostra de 195 pacientes, constatou associação entre a carga de trabalho e a ocorrência de infecção relacionada à assistência em UTI. Nesse estudo, dos 22% dos pacientes com processos infecciosos, 37,2% apresentaram pneumonia, e 27,9% infecção do trato urinário. No entanto, também apresentaram infecção da corrente sanguínea, infecção de sítio cirúrgico, além de outros EA. Esses resultados foram associados com maior média NAS e maior gravidade dos pacientes.[56]

Pesquisa brasileira com o objetivo de identificar os fatores de risco para a ocorrência de EA na UTI também verificou que a elevada carga de trabalho de enfermagem medida pelo NAS apresentou até nove vezes mais chance de ocorrência de EA, enquanto a gravidade do paciente teve chance aumentada em até 10 vezes.[57]

Considerando os EA relacionados à medicação, observa-se elevada ocorrência na UTI.[43] Outro estudo, que também investigou os EA relacionados à administração de medicamentos na UTI, constatou média de 6,9 ocorrências por paciente.[58]

Os resultados dos estudos mencionados mostram que, no contexto brasileiro, verifica-se que, apesar do número crescente de investigações, ainda são escassas as evidências relacionadas à segurança do paciente submetido aos cuidados intensivos em UTI.[59]

No entanto, por constituírem indicadores de cuidados que, uma vez monitorizados, podem contribuir para minimizar os consequentes prejuízos aos pacientes, aos profissionais e à instituição, os investimentos em pesquisa sobre os EA devem ser intensificados, de modo a produzir evidências que melhorem a prática assistencial na UTI.

PREVENÇÃO DE EVENTOS ADVERSOS EM UTI

Tendo por base os pressupostos teóricos de Reason,[6] nos quais as falhas nas barreiras de proteção dos sistemas estão subjacentes à ocorrência de acidentes nos ambientes de trabalho e o gerenciamento proativo na prevenção dessas falhas pode resultar em qualidade da assistência, diversas estratégias são recomendadas.

Uma das estratégias principais é o desenvolvimento da "cultura de segurança" no ambiente de trabalho, de forma que os EA tenham abordagem não punitiva, cujo o foco seja buscar como e por que as barreiras de proteção falharam e não identificar o culpado.[4,49-51]

Estudos revelam que as trinta práticas seguras propostas pela Agency for Healthcare Research and Quality (AHRQ), universalmente aplicáveis na redução da ocorrência de eventos adversos e na investigação de elementos como ambiente de trabalho, relacionamento e comunicação da equipe multidisciplinar, atitudes gerenciais e satisfação dos profissionais, entre outros, são itens imprescindíveis na proposta de ações para a implantação de uma "cultura de segurança".[52-53]

A despeito da importância da implantação de uma cultura de segurança nas instituições de saúde, dois líderes do tema, Leape e Berwick, vão além e recorrem a uma maior dedicação dos prestadores e responsáveis políticos para a causa da segurança, promovida pelo maior financiamento, melhor alinhamento dos incentivos e o estabelecimento de metas de segurança ambiciosas, mas realizáveis.[1,54]

Medidas como a monitorização de EA referentes a infecção, riscos de queda, erros de medicação, extubações acidentais, saídas não programadas de sondas, drenos e cateteres, riscos durante o transporte para a realização de intervenções diagnósticas ou terapêuticas são atividades assistenciais que têm o potencial de contribuir para a qualidade da assistência e a segurança do paciente. Nesse sentido, o encorajamento de lideranças na criação de programas de registros de erros, dos quais os profissionais possam participar voluntariamente, e o incentivo para a notificação dos EA são medidas necessárias.[60-61]

Outros fatores também integram o conjunto de medidas, como o adequado dimensionamento e a alocação de recursos humanos, o treinamento de pessoal, a contínua supervisão e o reforço educacional dos profissionais para o uso de protocolos assistenciais.[41,60]

Resultados positivos podem ser alcançados por meio de culturas organizacionais que permitam abordagem sistêmica dos erros, em que os profissionais podem identificar e explicitar falhas na estrutura e nos processos de trabalho.[4]

Apesar das intervenções possíveis voltadas à diminuição dos EA, a segurança do paciente e a qualidade da assistência constituem um binômio complexo que depende da participação de todos os integrantes da cadeia de produção dos serviços de saúde, independentemente de seu lugar nesse processo.

No entanto, particularmente no caso da assistência em UTI, os profissionais de enfermagem constituem, via de regra, a última barreira na prevenção de falhas, razão que os coloca em condições de atuar ativamente para minimizar a ocorrência de EA.

Para os profissionais de enfermagem, a segurança do paciente não é um fenômeno novo. Compõe a própria essência do trabalho que transparece em afazeres e atitudes comuns do cotidiano, seja por meio da lavagem de mãos, das orientações oferecidas aos pacientes e familiares, do processo de educação continuada da equipe de enfermagem, da adequada iluminação e ventilação do ambiente físico, entre outras, que, muitas vezes, sequer são percebidas como medidas proativas de segurança para o paciente, tanto na esfera física quanto na emocional.[60]

Assim, o enfermeiro intensivista deve considerar os EA um problema de grande magnitude para o qual contribuem não apenas fatores relacionados à sua atuação individual como profissional, mas também aqueles decorrentes de infraestrutura básica para o funcionamento da unidade.

Na perspectiva de valorização da qualidade da assistência, na busca por melhoria contínua, traduzida pela meta do risco zero, mesmo que nunca atingível, o esforço institucional tem de ser realizado por uma equipe de administradores, prestadores de serviços de diferentes setores e profissionais que atuam na linha de frente do cuidado.

Em síntese, os dados objetivos relacionados às condições reais da unidade, em que estão incluídas a adequação da planta física, a avaliação do quantitativo e qualitativo de pessoal, a disponibilidade e qualidade de materiais e equipamentos, o processo de trabalho desenvolvido na unidade etc., permitirão o estabelecimento de intervenções preventivas efetivas. A análise desses dados pode apontar a existência de falhas nas barreiras de proteção que podem extrapolar o profissional diretamente envolvido na assistência à beira do leito. Dessa forma, mais do que buscar culpados para punir, a incorporação de uma cultura de segurança permite diagnosticar as fragilidades existentes em todo o processo de atendimento ao doente crítico e direcionar medidas proativas de prevenção de riscos.

CONSIDERAÇÕES FINAIS

A busca por segurança e qualidade na assistência ao paciente grave, também entendida como ausência de riscos e danos adicionais, mais do que medidas reguladas por diferentes modelos de gestão, deve ser assumida, primeiramente, como um compromisso ético dos profissionais, da área da saúde ou não, que participam direta ou indiretamente da assistência na UTI.

Ainda que mudanças organizacionais sejam necessárias na busca de uma assistência segura, o desafio que se coloca na área da saúde é a superação da cultura punitiva e a conscientização da necessidade de um novo olhar para a segurança no atendimento ao paciente. Nesse sentido, entender que a segurança do paciente é indissociável da segurança do profissional pode ser um dos caminhos que favoreçam a incorporação de práticas seguras no atendimento à saúde.

RESUMO

Nos serviços de saúde, a busca da qualidade constitui preocupação incessante dos profissionais que neles atuam, frente à necessidade contínua de mudanças nos padrões de assistência, decorrentes dos avanços no conhecimento técnico-científico impulsionado pelas novas tecnologias. Assim, prestar assistência à saúde que garanta o máximo de qualidade e o mínimo de risco para o paciente e a equipe sob custo baixo tem sido o desafio das últimas décadas. Nesse contexto, a ausência de eventos adversos ou falhas que possam comprometer a qualidade da assistência é um objetivo a ser alcançado. Pode-se afirmar que a ocorrência de eventos adversos no cuidado ultrapassa importantes princípios técnico-científicos e éticos, podendo, inclusive, colocar em risco a vida do paciente, com desdobramentos imprevisíveis. No decorrer do processo de internação hospitalar, a segurança do paciente é uma das principais responsabilidades atribuídas à equipe multiprofissional, devendo buscar todos os recursos disponíveis para efetivá-la.

PROPOSTAS PARA ESTUDO

1. Explique o modelo do "queijo suíço" segundo Reason.
2. Comente a epidemiologia dos eventos adversos no atendimento à saúde.
3. Pesquise os desafios globais referentes à Organização Mundial da Saúde (OMS).
4. Quais são os tipos mais comuns de eventos adversos na UTI?
5. Cite as principais medidas de prevenção dos eventos adversos.

REFERÊNCIAS BIBLIOGRÁFICAS

1. Leape LL, Berwick DA. Five years after "To err is human": What have we learned? JAMA. 2005;293:2384-90.
2. Avraham R. Medical malpractice and patient safety. N Engl J Med. 2006;354(19):2024-33.
3. Leape LL, Brennan TA, Laird N, Lawthers AG, Localio AR, Barnes BA et al. The nature of adverse events in hospitalized patients. Results of the Harvard Medical Practice Study II. N Engl J Med. 1991;324(6):377-84.
4. Institute of Medicine. To err is human: Building a safer health system. Washington, DC. National Academy Press, 1999.

5. Correa CRP, Junior MMC. Análise e classificação dos fatores humanos nos acidentes industriais. Produção. 2007;17(1):186-198.
6. Reason J. Human error. New York: Cambridge University Press, 1990.
7. Reason J. Human error: Models and management. BMJ. 2000;320:768-770.
8. Organização Mundial da Saúde (OMS). Avaliação dos programas de saúde: normas fundamentais para sua aplicação no processo de gestão para o desenvolvimento nacional na saúde. Genebra, 1981.
9. Chang A, Schyve PM, Croteau RJ, O'Leary DS, Loeb JM. The JCAHO patient safety event taxonomy: A standardized terminology and classification schema for near misses and adverse events. Intern J Qual Health Care. 2005;17(2):95-105.
10. Brennan TA, Leape LL, Laird NM, Hebert L, Localio AR, Lawthers AG et al. Incidence of adverse events and negligence in hospitalized patients. Results of the Harvard Medical Practice study I. N Engl J Med. 1991;324(6):370-6.
11. Agency for Healthcare Research and Quality. Medical errors: the scope of the problem: An epidemic of errors. Rockville, 2000 [serial online]. Disponível em: http://www.ahrq.gov/qual/errback.htm. Acessado em: 10 fev. 2001.
12. Agency for Healthcare Research and Quality. 20 tips to help prevent medical errors. Rockville, 2000 [serial online]. Disponível em: http://www.ahrq.gov/consumer/20tips.htm. Acesso em 10 fev. 2001.
13. Padilha KG. Ocorrências iatrogênicas na prática de enfermagem em UTI [livre docência]. São Paulo: Escola de Enfermagem da USP, 1998.
14. Beckmann U, West LF, Groombridge GJ, Clayton DG, Baldwin I, Hart GK et al. The Australian incident monitoring study in intensive care: AIMS-ICU. The development and evaluation of an incident reporting system in intensive care. Anaesth Intensive Care. 1996;24(3):314-9.
15. Lynch ME. Iatrogenic hazards, adverse occurrences, and complications involving NICU nursing practice. J Perinat Neonatal Nurs. 1991;5(3):78-86.
16. Giraud T, Dhainaut JF, Vaxelaire JF, Joseph T, Journois D, Bleichner G et al. Iatrogenic complications in adult intensive care units: A pros-pective two-center study. Crit Care Med. 1993;21(1):40-51.
17. Harada MJCS. Ocorrências adversas da prática de enfermagem em uma unidade de cuidados intensivos pediátricos. Tese (Doutorado). São Paulo: Universidade Federal de São Paulo, 2002.
18. Steel K, Gertman PM, Crescenzi C, Anderson J. Iatrogenic illness on a general medical service at a university hospital. N Engl J Med. 1981;12;304(11):638-42.
19. Abramson NS, Wald KS, Grenvik AN, Robinson D, Snyder JV. Adverse occurrences in intensive care units. JAMA. 1980;3;244(14):1582-4.
20. Thomas EJ, Brennan TA. Incidence and types of preventable adverse events in elderly patients: Population based review of medical records. BMJ. 2000;320;741-4.
21. Thomas EJ, Studdert DM, Burstin HR, Orav EJ, Zeena T, Williams EJ et al. Incidence and types of adverse events and negligent care in Utah and Colorado. Med Care. 2000;38(3):261-71.
22. Wilson RM, Runciman WB, Gibberd RW, Harrison BT, Newby L, Hamilton JD et al. The quality in Australian Health Care Study. Med J Austr. 1995;163(9):458-71.
23. Davis P, Lay-Yee R, Briant R, Scott A. Preventable in-hospital medical injury under the "no fault" system, in New Zealand. Qual Saf Health Care. 2003;12:251-256.
24. Vries EM, Ramrattan MA, Smorenburg SM, Gouma DJ, Boermeester MA. The incidence and nature of in-hospital adverse events: A systematic review. Qual Saf Health Care. 2008;17(3):216-23. DOI: 10.1136/qshc.2007.023622.
25. Forster AJ, Worthington JR, Hawken S, Bourke M, Rubens F, Shojania K et al. Using prospective clinical surveillance to identify adverse events in hospital. BMJ Qual Saf. 2011;20(9):756-63.
26. Sousa P, Uva AS, Serranheira F, Leite E, Nunes C. Segurança do doente: eventos adversos em hospitais portugueses: estudo piloto de incidência, impacto e evitabilidade. Online Lisboa: Ed. Escola Nacional de

Saúde Pública. 2011; p. 13-36. Disponível em: http://www.ensp.unl.pt/ensp/paginas_noticias/brochura_estudo_ea2011. Acessado em: 23 jan. 2015.

27. Letaief M, Mhamdi SE, Asady R, Siddiqi S, Abdullatif A. Adverse events in Tunisian hospitals: results of a retrospective cohort study. Int J Qual Health Care. 2011;22:380-385. DOI: 10.1093/intqhc/mzq040.

28. Aranaz-Andrés JM, Albar-Remón C, Vitaller-Murillo J, Ruiz-López P, Limón-Ramírez R, Terol-Garcia E et al. Incidence of adverse events related to health care in Spain: Results of the Spanish National Study of Adverse Events. J Epidemiol Community Health. 2008;62(12):1022-9. DOI: 10.1136/jech.2007.065227.

29. Soop M, Fryksmark U, Koster M, Haglund B. The incidence of adverse events in Swedish hospitals: a retrospective medical record review study. Int J Qual Health Care. 2009;21(4):285-91.DOI: 10.1093/intqhc/mzp025.

30. Zegers M, Bruijne MC, Wagner C, Hoonhout LHF, Waaijman R, Smits M et al. Adverse events and potentially preventable deaths in Dutch hospitals: Results of a retrospective patient record review study. Qual. Saf Health Care. 2009;18:297-302. DOI: 10.1136/qshc.2007.025924.

31. D'Amour D, Dubois CA, Tchouaket E, Clarke S, Blais R. The occurrence of adverse events potentially attributable to nursing care in medical units: cross sectional record review. Int J Nurs Stud. 2014;51(6):882-91. DOI: 10.1016/j.ijnurstu.2013.10.017.

32. Dias MAE, Martins M, Navarro N. Adverse outcome screening in hospitalizations of the Brazilian Unified Health System. Rev Saúde Pública. 2012;46(4):719-29.

33. Martins M, Travassos C, Mendes W, Pavão ALB. Hospital deaths and adverse events in Brazil. BMC Health Serv Res. 2011;11(1):223.

34. Agency for Healthcare Research and Quality (AHRQ). Annual Report on Research and Management, 2001 e 2004. Disponíveis respectivamente em http://www.ahrq.gov/about/annrpt04/ e http://www.ahrq.gov/about/annrpt04. Acessado em: 12 dez. 2012.

35. World Health Organization. (WHO). International Alliance for Patient Safety (IAPS). http://www.who.int/patientsafety/international_alliance/alliance/en/ (Acessado em: 18 nov. 2014.)

36. Institute of Healthcare Improvement. Campanha 5 milhões de vidas. Disponível em: <http://www.ihi.org/IHI/Programs/Campaign/>

37. Joint Comission Accreditation of Health Care organizations (JCAHO). Disponível em: http://www.cbacred.org.br. Acessado em: 23 jan. 2013.

38. Ministério da Saúde (Brasil). Portaria MS/GM n.º 529, de 1.º de abril de 2013. Disponível em: http://bvsms.saude.gov.br/bvs/saudelegis/gm/2013/prt0529

39. Ministério da Saúde (Brasil). Resolução MS/Anvisa n.º 36, de 25 de julho de 2013. Disponível em: http://bvsms.saude.gov.br/bvs/saudelegis/anvisa/2013/rdc0036_25_07_2013.htm

40. World Health Organization (WHO). Meeting report action on patient safety (high 5s) planing meeting, 2006. Disponível em: http://www.who.int/patientsafety/solutions/high5s/MeetingReport_29-0_Sept2006.pdf (Acessado em: 12 dez. 2012.)

41. Kurcgant P, Tronchin DMR, Melleiro MM. A construção de indicadores de qualidade para a avaliação de recursos humanos nos serviços de enfermagem: pressupostos teóricos. Acta Paul Enferm. 2006;19(1):88-91.

42. Silva SC. Ocorrências iatrogênicas em unidade de terapia intensiva: impacto na gravidade do paciente e na carga de trabalho de enfermagem. Tese (Doutorado) São Paulo: Escola de Enfermagem da USP, 2003.

43. Gallotti RMD. Eventos adversos e óbitos hospitalares em serviço de emergências clínicas de um hospital universitário terciário ¾ um olhar para a qualidade da atenção. Tese (Doutorado) São Paulo: Faculdade de Medicina da USP, 2003.

44. Hart GK, Baldwin I, Gutteridge G, Ford J. Adverse incident reporting in intensive care. Anaesth Intensive Care. 1994;22(5):556-61.

45. Van den Bemt PMLA, Fijn R, Van der Voort PHJ, Gossen AA, Egberts TCG et al. Frequency and determinants of drug administration errors in the intensive care unit. Crit Care Med. 2002;30(4):856-50.

46. Moreira RM, Padilha KG. Ocorrências iatrogênicas com pacientes submetidos à ventilação mecânica em unidade de terapia intensiva. Acta Paul Enferm. 2001;14(2):9-18.

47. Toffoletto MC; Padilha KG. Consequências dos erros de medicação em unidade de terapia intensiva e semi--intensiva. Rev Esc Enferm USP. 2006; 40(2):236-46. DOI: 10.1590/S0080-62342006000200013.

48. Durie M, Beckmann U, Gillies DM. Incidents relating to arterial cannulation as identified in 7,525 reports submitted to the Australian incident monitoring study (AIMS-ICU). Anaesth Intensive Care. 2002;30(1):60-5.

49. Pagnamenta A, Rabito G, Arosio A, Perren A, Malacrida R, Barazzoni F et al. Adverse event reporting in adult intensive care units and the impact of a multifaceted intervention on drug-related adverse events. Ann Intensive Care. 2012;2(1):47. DOI: 10.1186/2110-5820-2-47.

50. Boyle D, O'Connell D, Platt FW, Albert RK. Disclosing errors and adverse events in the intensive care unit. Crit Care Med. 2006; 34(5):1532-7.

51. Ahamed AH, Giri J, Kashyap R, Singh B, Dong Y, Kilickaya O et al. Outcome of adverse events and medical errors in the intensive care unit: a systematic review and meta analysis. Am J Med Qual. 2015;30(1):23-30. DOI: 10.1177/1062860613514770.

52. Hayashi Y, Morisawa K, Klompas M, Jones M, Bandeshe H, Boots R et al. Toward improved surveillance: the impact of ventilator-associated complications on length of stay and antibiotic use in patients in intensive care units. Clin Infect Dis. 2013;56(4):471-7. DOI: 10.1093/cid/cis926.

53. Gutiérrez Cía I, Rémon CA, Agustín ABS, Azuara BO, Polo CS, Legaristi DJ. Incidencia de efectos adversos em uma unidad de medicina intensiva. Rev Calidad Asistencial. 2007;22(6):277-286. DOI: 10.1016/S1134-282X(07)71236-8.

54. Kane-Gill SL, Kirisci L, Rothschild JM. Analysis of risk factors for adverse drug events in critically ill patients. Crit Care Med. 2012;40(3):823-8. DOI: 10.1097/CCM.0b013e318236f473.

55. Toffoletto MC, Ruiz XR. Improving patient safety: how and why incidences occur in nursing care. Online Rev Esc Enferm USP [Internet]. 2013;47(5). Disponível em: http://www.scielo.br/scielo.php?script=sci_arttext&pid=S0080-62342013000501098. Acessado em: 23 jan. 2015.

56. Daud-Gallotti RM, Costa SF, Guimarães T, Padilha KG, Inoue EN, Vasconcelos TN et al. Nursing workload as a risk factor for healthcare associated infections in ICU: a prospective study. PLoS One. 2012; 7(12): e52342. DOI: 10.1371/journal.pone.0052342.

57. Zambom LS. Segurança do paciente em terapia intensiva: caracterização de eventos adversos em pacientes críticos, avaliação de sua relação com mortalidade e identificação de fatores de risco para sua ocorrência. Tese (Doutorado). São Paulo: Faculdade de Medicina, Universidade de São Paulo; 2014.

58. Bohomol E, Ramos LH, D'Innocenzo M. Medication errors in an intensive care unit. J Adv Nurs. 2009;65(6):1259-67. DOI: 10.1111/j.1365-2648.2009.04979.x.

59. Gallotti RMD, Zambom LC. Segurança do paciente: uma nova dimensão como base da qualidade da assistência em saúde. Rev Eletr Soc Bras Clin. Med. 2011;1(2):1-7.

60. Pedreira MLG. Errar é humano: estratégias para a busca da segurança do paciente. In: Harada MJCS, Pedreira MASP, Pereira SR. O erro humano e a segurança do paciente. São Paulo, Rio de Janeiro, Ribeirão Preto, Belo Horizonte: Atheneu, 2006. p. 1-18.

61. Toffoletto MC, Ruiz XR. Improving patient safety: how and why incidences occur in nursing care. Online Rev Esc Enferm USP [Internet]. 2013 47(5). Disponível em: http://www.scielo.br/scielo.php?script=sci_arttext&pid=S0080-62342013000501098. Acessado em: 23 jan. 2015.

52

A busca pela qualidade e segurança assistencial

Sandra Cristine da Silva

PONTOS A APRENDER

1. Conceitos para a implantação e o monitoramento da gestão da qualidade nos serviços, principalmente quanto às questões relacionadas à assistência segura ao paciente crítico.

PALAVRAS-CHAVE

Qualidade, segurança, gestão, indicadores, monitoramento.

ESTRUTURA DOS TÓPICOS

Introdução. A explicação teórica da qualidade e segurança assistencial. Qualidade e segurança: como devem ser avaliadas? Qualidade e segurança: como devem ser medidas? Sistemas de qualidade e segurança. Aspectos práticos da busca pela qualidade na assistência intensiva. Considerações finais. Resumo. Propostas para estudo. Referências bibliográficas.

INTRODUÇÃO

Abordar a qualidade em saúde não é uma tarefa fácil, principalmente quando o foco é o atendimento hospitalar. Considerado uma rede de serviços interligados voltados à assistência, o atendimento com qualidade torna-se pré-requisito para o êxito nos serviços de saúde, desafio a ser enfrentado por profissionais de saúde.[1] Nesse sentido, a adequação da infraestrutura dos serviços e a articulação entre eles, assim como a provisão de materiais, equipamentos e recursos humanos especializados, compõem a complexa rede que envolve o sistema de atendimento ao paciente crítico, de cuja engrenagem depende a segurança do paciente.

No cotidiano das atividades práticas da unidade de terapia intensiva (UTI), o atendimento nem sempre ocorre com qualidade, de forma segura e isento de falhas, seja pela gravidade das situações, seja pelas condições inadequadas de infraestrutura e treinamento; dessa forma, coloca-se em risco o êxito do atendimento e, como consequência, a vida do paciente. Tal constatação leva a pressupor que a falta de conhecimento e habilidade dos profissionais e as falhas na organização do atendimento, assim como a provisão insuficiente de materiais e equipamentos necessários para a realização do cuidado, comprometem a qualidade da assistência à saúde dos pacientes que necessitam desses serviços.

Nas últimas décadas, o movimento pela qualidade introduzida nos setores industriais e de serviços expandiu-se para o setor de saúde. As teorias básicas de controle e melhoria de qualidade, formuladas por Juran e Deming, assim como as abordagens do gerenciamento pela qualidade total e melhoria contínua da qualidade, ganharam espaço no interior das instituições de saúde em todo o mundo. Entretanto, existem divergências sobre o método de avaliação de qualidade a ser utilizado, uma vez que há diferentes interesses envolvidos: os da própria instituição de saúde, os dos órgãos reguladores/normalizadores e os das companhias de seguro-saúde que pagam ou compram os serviços prestados. Além disso, existe expectativa crescente de que a comunidade como um todo, e em especial os pacientes, deva ter acesso a informações amplas e compreensíveis, que os ajude a escolher os serviços de saúde e os médicos para lhes prestarem atendimento de qualidade.[2] No entanto, nas situações de atendimento aos pacientes, é compromisso ético dos profissionais de saúde garantir o melhor padrão de qualidade possível a todos os cidadãos que dele necessitarem.

A EXPLICAÇÃO TEÓRICA DA QUALIDADE E SEGURANÇA ASSISTENCIAL

O tema "qualidade" caminha à frente dos modelos administrativos, dos quais emergem as propostas de organização e racionalização do trabalho, a preocupação com a avaliação baseada em indicadores, o envolvimento dos profissionais, a satisfação dos usuários e a redução de custos. Apesar de a história administrativa estar centrada na indústria, a saúde absorveu vários conceitos importantes, uma vez que esses dois sistemas se imbricaram naturalmente, dadas as relações tecnológicas e comerciais.

A despeito das iniciativas de Florence Nightingale em prol da qualidade na área hospitalar, o conceito de qualidade nasceu na indústria em torno da década de 1930, com pensadores norte-americanos, a partir do desenvolvimento de gráficos de controle. Em 1950, no Japão, um grupo de pesquisa foi criado para controlar a qualidade dos serviços. Esse grupo contratou o estatístico norte--americano W. Edwards Deming, introdutor das práticas de gestão da qualidade conhecidas até hoje, que se baseavam na ideia de que qualidade é atender continuamente as necessidades e expectativas dos clientes a um preço que eles estejam dispostos a pagar.[3,4]

Juran,[5,6] outro contribuinte do desenvolvimento do modelo japonês na década de 1950, levou a ideia da promoção da qualidade para outros níveis da organização, além daqueles indivíduos que trabalhavam nas linhas de produção. A qualidade ficou, então, definida como "adequação ao uso", na compreensão de que tudo seja realizado para atender as necessidades do paciente. "Ressalta-se também que a qualidade consiste em três processos básicos: planejamento, controle e melhoria contínua." Em linhas gerais, sua proposta enfatiza a determinação das necessidades dos pacientes, a avaliação do desempenho do serviço, a atuação nas diferenças constatadas, a identificação dos projetos de melhoria e o treinamento e motivação dos funcionários para o diagnóstico das causas dos erros e promoção de soluções. Por fim, destaca a relação da qualidade com os custos, pelo apontamento dos erros, desperdícios e retrabalho como importantes fatores de encarecimento.

Na mesma época, Ishikawa[7] propôs os círculos de controle da qualidade para discutir e difundir as ideias sobre o controle de qualidade em todos os tipos de trabalho das organizações. Também trouxe o conceito de clientes internos na realização do trabalho, em que um funcionário pode ser cliente de seu colega. Por fim, concebeu as sete ferramentas da qualidade.[7-9]

Crosby, outro teórico, agregou determinados princípios à qualidade: conformação com os padrões, prevenção, padrão de desempenho, defeito zero e processos mensuráveis.[4] Segundo Nogueira,[10] os estudiosos citados anteriormente fizeram referências em suas obras às possibilidades de aplicação de métodos de controle estatístico em serviços de saúde. Embora esses conceitos estejam voltados à área industrial, as organizações hospitalares adotaram muitas dessas ideias.

Historicamente, os primeiros esforços a respeito da qualidade em saúde são atribuídos a Florence Nightingale, que, em meados do século XIX, já demonstrava a necessidade de se analisarem estatisticamente as atividades hospitalares para a avaliação dos resultados.[11,12] Nos serviços de saúde, o tema qualidade começou a ser tratado no início do século XX, nos Estados Unidos, pelo Colégio Americano de Cirurgiões, que, por intermédio de padrões mínimos, avaliava regularmente a qualidade do cuidado prestado aos pacientes hospitalizados. Em 1951, foi criada a Joint Commission on Accreditation of Hospitals (JCAH, Comissão Conjunta de Acreditação Hospitalar), de natureza privada e com o objetivo de introduzir e enfatizar, no contexto médico hospitalar, conceitos sobre análise retrospectiva de casos por meio de auditorias médicas.[13] A criação dessa comissão proporcionou rápido desenvolvimento de indicadores, padrões e critérios que tinham por finalidade ajudar as organizações a melhorarem a qualidade dos cuidados oferecidos aos pacientes.[14]

A segurança do paciente é hoje internacionalmente reconhecida como um componente extremamente importante da qualidade em saúde. Existe um forte conjunto de evidências e conhecimentos sobre as implicações que a segurança, ou a falta dela, tem sobre as organizações de saúde, os seus profissionais e, principalmente, os doentes que a elas recorrem. Essas implicações traduzem-se sob três formas: perda de confiança, aumento de custos e comprometimento dos resultados.

Talvez por isso esse tema esteja dominando de forma crescente a agenda das políticas de saúde em muitos países europeus, nos Estados Unidos e na Austrália, assim como a estratégia de organizações internacionais como a World Alliance for Patient Safety, lançada em 2004 pela Organização Mundial da Saúde.[15] A World Alliance trabalha para elevar a consciência e o compromisso político com a melhoria da segurança dos cuidados e para facilitar o desenvolvimento de políticas e práticas seguras na atenção sanitária dos Estados-membros.

No início dos anos 1990, os resultados do estudo da Harvard Medical School mostraram que 3,7% dos doentes sofreram danos durante o período de internação. Na segunda metade da década de 1990, o Institute of Medicine (IOM), no documento *To Err is Human*, constatou que, por ano, 48 mil a 98 mil norte--americanos morriam em hospitais como resultado de erros evitáveis.[16]

Outros estudos, realizados após o início da década de 1990, na Austrália, Nova Zelândia, Grã-Bretanha e França, mostraram resultados ainda mais alarmantes. A investigação de eventos adversos em prontuários revelou as incidências de 16,5, 11,33, 10,8 e 14,5%, respectivamente, nesses países. A análise dos eventos adversos, nesses estudos, considerou a presença de lesão decorrente da assistência (ou seja, não relacionada à doença de base), levando a incapacidade temporária ou permanente, prolongamento da internação ou morte do paciente. Alguns desses estudos estimam que entre 30 a 60% dos eventos poderiam ter sido evitados.[16]

Em 2001, um estudo realizado por Vincent et al. estimou que cerca de 10% dos doentes admitidos nos hospitais do sistema de saúde da Inglaterra sofreram algum tipo de incidente, dos quais 50% poderiam ter sido evitados.[17]

A National Patient Safety Agency, na Inglaterra, divulgou, em 2004, documento estratégico, no qual são definidos sete passos essenciais para melhorar a segurança dos pacientes e, consequentemente, a qualidade do cuidado prestado:[18]

- Estabelecer um ambiente de segurança, através da criação de uma cultura aberta e justa.
- Estabelecer liderança forte e apoio das equipes de saúde em torno da segurança dos doentes.
- Integrar as atividades de gestão do risco, desde a identificação das causas até a definição das ações corretivas e/ou preventivas.
- Promover a notificação de eventos adversos e *near miss*, assegurando o caráter não punitivo.

- Desenvolver formas de comunicação com pacientes e comunidade sobre eventos adversos.
- Aprender e dividir lições de segurança. Encorajar os profissionais a analisarem a raiz dos problemas.
- Implantar soluções para prevenir danos.

O Institute of Healthcare Improvement (IHI)[19] lançou, também em 2004, a campanha "Salvar 100 mil vidas", com base em intervenções capazes de diminuir o número de mortes decorrentes de falhas na assistência, em hospitais norte-americanos. Em 18 meses, os 3.100 hospitais que participaram voluntariamente da campanha conseguiram evitar 122 mil mortes. O sucesso dessa campanha motivou o IHI a ampliar suas metas e, em 2006, nova campanha foi lançada com o objetivo de diminuir um terço dos eventos adversos em 2 anos, protegendo os pacientes de 5 milhões de eventos ocasionados pela assistência em saúde. Tanto a campanha inicial quanto a campanha "5 milhões de vidas" são baseadas em pacotes de intervenções fundamentadas em evidências científicas e de excelente custo-benefício. No total são 12 intervenções – seis da primeira campanha e outras seis novas, criadas para a campanha "5 milhões de vidas". São elas:

- Estabelecer equipes de resposta rápida.
- Fornecer tratamento baseado em evidência para infarto agudo do miocárdio.
- Prevenir reação adversa a medicamentos.
- Prevenir infecções por cateter venoso central.
- Prevenir infecções de sítio cirúrgico.
- Prevenir pneumonia associada à ventilação mecânica.
- Prevenir danos por medicações de alto risco.
- Reduzir complicações cirúrgicas.
- Prevenir úlcera de pressão.
- Reduzir infecções por *Staphylococcus aureus* resistentes à meticilina.
- Fornecer tratamento baseado em evidência para insuficiência cardíaca congestiva.
- Envolver a direção hospitalar no processo de melhoria de segurança do paciente.

No Brasil, apesar da escassez de dados, estima-se a ocorrência de três eventos adversos por dia em pacientes internados em cada um dos hospitais do país. Se 1% desses eventos levar a óbito, ao menos 60 mil mortes por ano podem ocorrer em decorrência de danos relacionados à assistência em saúde.[20]

Charles Vincent[21] descreve, no primeiro capítulo do livro *Segurança do paciente – orientações para evitar eventos adversos*: "Durante a década de 1990 e no início do século XXI, houve inúmeras estatísticas sobre erro médico e lesões provocadas em pacientes, uma série de casos verdadeiramente trágicos de falhas no sistema de atendimento médico-hospitalar e um número cada vez maior de importantes relatórios governamentais e de sociedades de profissionais sobre a necessidade de tornar esse atendimento mais seguro. Existe agora um reconhecimento geral e consciência do problema do erro médico e determinação, pelo menos em alguns lugares, em combatê-lo. Parece que somente agora a sociedade em geral tem a real noção da extensão do problema, embora as questões pertinentes ao erro médico e aos esforços para reduzi-lo sejam tão antigas quanto a própria Medicina, o que pode ser comprovado na clássica frase de Hipócrates: 'Evite causar o mal ou enganar qualquer ser humano.'"

Robert M. Wachter[22] inicia seu livro *Compreendendo a segurança do paciente* com o texto: "Apesar de Hipócrates ter dito 'primeiro, não cause dano', há mais de dois mil anos, e muitos hospitais realizarem atividades para discutir erros, até recentemente os erros associados à assistência eram considerados um 'subproduto' inevitável da medicina moderna ou um infortúnio advindo de maus prestadores desses serviços."

O entendimento sobre erro médico e segurança do paciente foi definitivamente modificado a partir do relatório "Errar é humano" (*To Err is Human: Building a Safer Health System*),[16] publicado em 1999, pelo IOM. Esse relatório estimou que, nos Estados Unidos, 44 mil a 98 mil pessoas morrem anualmente em consequência de erros na assistência à saúde. Esses números ganharam a atenção da mídia e da população, gerando esforços sem precedentes no sentido de melhorar a segurança do paciente.

Essa estimativa alarmante foi obtida pela revisão de milhares de prontuários de pacientes, em três estudos diferentes, realizados nos estados de Nova York, Colorado e Utah, entre o final da década de 1980 e início da de 1990.[23-25]

A abordagem tradicional para os erros relacionados à assistência à saúde, com foco na identificação de culpados, tem sido substituída por um modelo que assume que o erro é inerente à condição humana. Em vez de buscar culpados, reconhece que a maioria dos erros é cometida por profissionais competentes, cuidadosos e atenciosos, e que prevenir esses erros envolve a manutenção de um ambiente que possa antecipar as falhas e interceptá-las antes que causem dano.[16]

O modelo do queijo suíço (Figura 52.1), proposto por Reason[26,27] após numerosas investigações de acidentes nas áreas de aviação comercial e instalações nucleares, mostra que, em organizações complexas, o dano raramente é causado por um único erro. A análise de erros relacionados à assistência à saúde deve ser focada na identificação da causa raiz do problema, ou seja, em todas as condições que tornam um erro possível, e não só na causa mais aparente. Segundo esse modelo, os erros devem ultrapassar múltiplas camadas de pro-

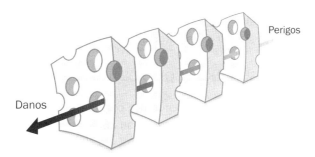

Figura 52.1 – Modelo do queijo suíço, proposto por Reason.[26,27]

teção (as fatias do queijo suíço) para causar resultado desastroso; portanto, há necessidade de desviar a atenção do alvo e da tentativa de alcançar o comportamento humano perfeito para focar a possibilidade de diminuir os buracos do queijo suíço (definidos como erros latentes), criando camadas sobrepostas de proteção (barreiras) capazes de diminuir a probabilidade do alinhamento dos buracos e, consequentemente, do evento adverso. As "condições latentes" preparam o terreno para os acidentes, pois criam as condições nas quais erros e falhas podem ocorrer.[27]

Segundo Watcher,[22] embora as falhas latentes sejam reconhecidamente a causa raiz de milhares de erros, a causa direta é frequentemente um ato cometido por um profissional de saúde (ação ou omissão). Entender a fisiopatologia dos erros, diferenciando lapsos e enganos, é importante para a construção de processos mais seguros.

Os enganos estão relacionados ao comportamento consciente, no qual a atenção está focada na tarefa a ser executada. Resultam de escolhas incorretas e podem ser consequência de conhecimento insuficiente, falta de experiência ou treinamento, informação inadequada ou aplicação da informação de forma equivocada.

Os lapsos estão relacionados ao comportamento automático, no qual a tarefa é executada de forma quase inconsciente. São falhas inadvertidas e inconscientes no desempenho de uma tarefa automática.[22]

Ainda segundo Watcher,[22] as atividades na área da saúde combinam três tipos diferentes de tarefas: comportamentos conscientes (decisões complexas, julgamentos), interação pessoal e comportamentos automáticos. Paradoxalmente, a formação dos profissionais de saúde tem enfatizado a tomada de decisão e aspectos cognitivos superiores, sendo pouco focada nas interações humanas e ignorando completamente os comportamentos automáticos e os seus riscos.

Esse conhecimento explica o fato de que sistemas construídos com foco na punição não resultam em melhoria sustentável da segurança. Reason[27] afirma que "erros são, de forma geral, não intencionais. É muito difícil para os gestores controlar o que as pessoas não pretendem fazer no primeiro momento".

QUALIDADE E SEGURANÇA: COMO DEVEM SER AVALIADAS?

A avaliação da qualidade e da segurança constitui um processo dinâmico, por meio do qual é possível medir (com o auxílio de instrumentos e técnicas específicas) e comparar entre si fatos, situações, realidades, estratégias, procedimentos e serviços, para emitir um juízo de valor que possa nortear determinada tomada de decisão.[28] A avaliação deve ser compreendida como um processo intencional, técnico e político, portanto isento de neutralidade, que deve ser auxiliado por diversas áreas do conhecimento e pode ser aplicado a qualquer prática profissional, a uma organização ou a uma rede de serviços, inclusive no setor de saúde.

O processo avaliativo deve ser considerado um dos instrumentos da gestão dos serviços de saúde indispensáveis para mensurar os esforços da instituição, voltados para o alcance da qualidade, excelência, utilidade e relevância social.[29]

A avaliação do desempenho dos serviços de saúde, principalmente do cuidado ao paciente crítico, é um elemento importante para caracterizar um sistema de saúde desejável e economicamente acessível, podendo ser conduzida de acordo com critérios, padrões e normas preestabelecidas, tendo em vista a multiplicidade das práticas de saúde.[30] O quadro conceitual mais aceito no delineamento da avaliação dos serviços de saúde é o estabelecido por Donabedian,[31] que propõe três áreas cujo desempenho busca avaliar a estrutura, o processo e o resultado. Classicamente consideradas uma tríade, essas áreas correspondem às noções da teoria geral de sistemas, ou seja, *input-process-output*. Para o autor, o modelo justifica-se, uma vez que as três áreas são nitidamente inter-relacionadas.

A estrutura denota atributos para que o cuidado ocorra e estuda o *input* relacionado à atenção à saúde. São os atributos mais objetivos e referem-se às características organizacionais (instrumental normativo e administrativo) e aos recursos disponíveis na instituição provedora de tratamento (planta e equipamentos), sejam humanos, sejam materiais. Pressupõe que a presença de uma estrutura adequada ofereça precondições para um bom desempenho nas áreas de processo e resultado.

O processo envolve todos os procedimentos utilizados para a prestação de serviços. Abrange atividades relativas à utilização de recursos nos aspectos quantitativos e qualitativos, voltados ao cuidado com os pacientes, incluindo as atividades do paciente no autocuidado e a atividade do profissional na realização do diagnóstico e tratamento. O processo tem seu enfoque na descrição do trabalho e no desempenho de procedimentos e protocolos vigentes, tanto no aspecto técnico quanto relacional. É desse componente que se retiram as bases para a valoração da qualidade.

A análise do resultado envolve o efeito do cuidado no estado de saúde do paciente e sobre a população, geralmente referenciado como o *output* da assistência. Em síntese, corresponde às consequências das atividades da instituição de saúde ou do profissional, em termos de melhoria do nível de saúde dos indivíduos ou da população. Além de nos Estados Unidos, a busca pela qualidade na assistência à saúde tem sido um objetivo comum em diversos países, tendo como desafio a oferta de melhor assistência a um maior contingente de pessoas, com o menor custo.[32]

No conjunto de iniciativas para a melhoria da qualidade e segurança estão incluídos os programas de avaliação de desempenho internos e externos à organização. De maneira geral, essa avaliação tem por objetivo estimular as empresas a melhorarem a qualidade, a segurança e a produtividade, para aumentarem a vantagem competitiva, estabelecerem orientações e critérios, a fim de que as organizações possam avaliar o seu próprio trabalho e prestar reconhecimento às conquistas das empresas que alcançam melhor qualidade e segurança nos seus produtos e serviços, tornando-se exemplos de sucesso.[33]

Dentre as várias áreas nas quais os modelos de avaliação são aplicados, encontra-se a área da saúde, cuja perspectiva de atendimento gira em torno da melhoria contínua da qualidade dos serviços oferecidos e da garantia da segurança de pacientes e colaboradores. Nesse contexto, foram desenvolvidos modelos de avaliação específicos para a área da saúde, denominados sistemas de acreditação/certificação.

O processo de acreditação/certificação consiste na avaliação externa da qualidade dos serviços de saúde, apresentando como referência padrões e critérios preestabelecidos que expressam a visão de grupos da sociedade interessados nas boas práticas e na melhoria do desempenho.[34] Os programas de acreditação/certificação medem o desempenho do hospital como um todo, ou de áreas do cuidado, como, por exemplo as UTI, em termos de conformidade com padrões conhecidos de processos, resultados organizacionais e clínicos. São programas independentes e voluntários, com foco no treinamento para avaliações multidisciplinares de funções, em organizações e cadeias de assistência à saúde. A decisão de acreditação em um serviço de saúde é realizada após avaliação periódica *in loco*, feita geralmente a cada dois ou três anos por uma equipe de avaliadores composta por pares. Nesse contexto, é importante destacar que, a cada avaliação, deve haver progressiva mudança cultural que impulsione os profissionais, em todos os níveis e serviços, para a análise de falhas, fragilidades, forças e potencialidades da instituição, definindo-se metas claras com a mobilização de todos os envolvidos.[35] A razão mais importante para buscar a acreditação está na maior qualidade e segurança no atendimento ao paciente. Acreditação significa comprometimento com a qualidade, segurança e melhoria contínua.

O movimento de acreditação teve início nos Estados Unidos, com a criação da Joint Commission on Accreditation of Hospitals, em 1951. Em 1987, a organização foi renomeada Joint Commission on Accreditation of Health Care Organizations (JCAHO).

A JCAHO é a maior agência acreditadora dos Estados Unidos, tendo avaliado mais de 85% dos hospitais norte-americanos, com reavaliação periódica a cada três anos.[36] Em 1998, a Joint Commission criou uma subsidiária, a Joint Commission International (JCI), que passou a avaliar hospitais em outros países, inclusive no Brasil. A JCI promove, por meio de uma equipe de consultores e avaliadores, o desenvolvimento e a manutenção de padrões internacionais de acreditação. Os padrões da JCI estabelecem expectativas uniformes possíveis quanto à estrutura, ao processo e ao resultado dos hospitais. O processo visa conciliar fatores legais, religiosos e culturais específicos de um país. Os padrões concentram áreas de maior impacto direto sobre a assistência ao paciente. O processo de acreditação pela JCI é composto por duas fases: educação e avaliação. A fase de educação se inicia no momento em que a organização define a entrada no processo, e parte da capacitação de todos os colaboradores nos padrões do seu manual. É realizada uma autoavaliação, seguida de avaliação diagnóstica. A avaliação diagnóstica tem por objetivo detectar as não conformidades, para desenvolver planos de ação. A partir da implantação de planos de ação, é agendada a avaliação de acreditação, assim que a organização se encontrar preparada. Essa avaliação é realizada por uma equipe multiprofissional (médico, administrador e enfermeiro), que detém conhecimento especializado em sua área, estando apta a avaliar todos os padrões do manual. Essa fase leva, em média, três a cinco dias, dependendo do tamanho da instituição e da quantidade de serviços. Como resultado, a instituição é declarada acreditada ou não. Não existe uma graduação, pois a avaliação pela JCI pressupõe que padrões ótimos de qualidade da organização de saúde foram atingidos, e não apenas de padrões mínimos.[37] No Brasil, a JCI atua em parceria com o Consórcio Brasileiro de Acreditação (CBA) desde 2000. A acreditação internacional das instituições de saúde é fornecida por meio de um certificado, um selo JCI/CBA, que valida a instituição em território internacional.[35]

Paralelamente, na década de 1990, no Brasil, ocorreram iniciativas independentes de acreditação hospitalar nos estados de São Paulo, Rio Grande do Sul, Paraná e Rio de Janeiro. Em 1996, o Programa Brasileiro de Qualidade e Produtividade priorizou o Projeto de Avaliação e Certificação dos Serviços de Saúde. Em novembro de 1998, o Ministério da Saúde aprovou o Programa

Brasileiro de Acreditação Hospitalar. No ano seguinte, a Organização Nacional de Acreditação (ONA) foi criada para estabelecer um sistema de controle e certificação constante dos serviços de saúde, objetivando a melhoria contínua dos serviços oferecidos à população brasileira.[38] Com o cumprimento dos padrões estabelecidos pela ONA, a instituição acreditada por esse sistema garante segurança para os pacientes e profissionais, qualidade na assistência e busca da melhoria contínua dos processos assistenciais.

Atualmente, existe uma nova opção de certificação de qualidade, a Canadian Council for Health Services Accreditation (CCHSA), cujo objetivo é avaliar a excelência em gestão e, principalmente, a assistência segura ao paciente. Para conferir o certificado, realiza-se uma comparação detalhada dos serviços e métodos de uma instituição com um conjunto de padrões preestabelecidos e aprovados. Todos os pré-requisitos do programa de acreditação canadense foram validados pelo Instituto Qualisa de Gestão (IQG), órgão que representa a certificação canadense no Brasil.

A certificação é sinal de que as organizações apresentam conformidades com normas que têm como objetivo a melhoria constante dos serviços; segundo os profissionais do setor da saúde, isso traz variados progressos. O processo de acreditação é reconhecido mundialmente como uma ferramenta eficaz de gerenciamento e avaliação de qualidade e segurança dos processos. Reconhecem-se as melhorias na qualidade assistencial que ele possibilita, oferecendo ao público e aos provedores medidas objetivas de atendimento às expectativas explícitas, formalizadas em padrões. Ademais, também possibilita o autodesenvolvimento das organizações participantes.[39] Portanto, como iniciativa de qualidade, a acreditação causa impacto na organização pela melhoria de processos e desempenho externo superior, oferecendo um produto diferenciado na sua qualidade.

Em relação aos resultados propriamente ditos da assistência, pode-se acrescentar que, embora devam ser considerados do ponto de vista de quem recebe os cuidados (direta ou indiretamente), eles serão garantidos apenas se também forem extensivos aos profissionais que os originam. Daí a necessidade de avaliá-los e medi-los, considerando ao mesmo tempo os benefícios e a satisfação dos clientes externos (pacientes, familiares e sociedade) e dos clientes internos (administradores e profissionais). Em outras palavras, os resultados devem ser observados do ponto de vista clínico (qualidade clínica) e do ponto de vista administrativo (qualidade gerencial).[30]

QUALIDADE E SEGURANÇA: COMO DEVEM SER MEDIDAS?

Para realizar a avaliação da estrutura, do processo e do resultado, é indispensável a utilização de instrumentos específicos, denominados "indicadores", os quais, segundo a JCAHO,[40] são medidas quantitativas que podem ser utilizadas como guias para controlar e avaliar a qualidade do cuidado. Para essa organização, um indicador é uma representação numérica da avaliação da estrutura, do processo e do resultado do cuidado.

Os indicadores permitem medir os níveis de qualidade da atenção à saúde e comparar a situação atual com o passado em uma organização ou entre ela e outras semelhantes, seja de maneira retrospectiva, seja concorrente. Os indicadores de produtividade e eficiência estão relacionados a quanto se fez, não devendo ser confundidos com os indicadores de qualidade, que expressam quão bem se fez algo. Além desses, devem ser considerados os padrões quantitativos ativos que permitem a emissão de juízos de valor.

Os indicadores que consideram padrões ou normalizações são denominados indicadores de conformidade e são utilizados na acreditação de serviços. Para a elaboração desses indicadores, é necessária uma reflexão sobre quais etapas do processo, elementos estruturais e resultados fazem a diferença quando se busca melhorar a qualidade na saúde.[41]

Outros indicadores incluem a qualidade de vida e os eventos sentinelas, considerados indicadores de avaliação na saúde, embora sejam índices quantitativos que refletem desvios da normalidade.

No Brasil, não existe experiência acumulada sobre a avaliação da qualidade dos serviços de saúde. A pequena experiência desenvolvida refere-se, sobretudo, à avaliação quantitativa dos serviços. Para essa avaliação, têm sido utilizados os indicadores mais facilmente obtidos, como taxa de ocupação leito/dia, taxa de permanência hospitalar, taxa de mortalidade hospitalar, taxa de infecção hospitalar, satisfação do cliente, taxa de mortalidade por infarto agudo do miocárdio, entre outros.[42]

Quantificar o desempenho clínico é fundamental para os cuidados de saúde. Sem a capacidade de quantificar a qualidade, não é possível identificar as práticas que melhoram o atendimento. Por isso, muitos serviços foram envolvidos na criação de métodos para mensurar a qualidade do serviço prestado, através da criação de um conjunto de medidas de desempenho. A fase inicial desse processo consiste na avaliação das diretrizes para a prática clínica, publicadas pelas sociedades médicas, e que servem de base para definir esses padrões.[12]

A avaliação em saúde compreende uma área do conhecimento que ainda se encontra em construção, tanto nos aspectos conceituais quanto metodológicos. Para precedê-la, é requerida a emissão de um juízo de valor obtido pela comparação de dados da estrutura, do processo e do resultado com padrões e critérios previamente definidos, visando a tomada de decisões.[43] Para a JCI, os indicadores devem servir como alertas aos usuários sobre oportunidades de melhoria nos processos e resultados, não sendo necessariamente medições diretas de qualidade. A escolha dos indicadores para o monitoramento das práticas em saúde deve ser precedida de avaliação cuidadosa quanto aos critérios, e à sua validade, e quanto às possibilidades de comparação (externa ou interna), por meio de parâmetros técnico-científicos, que viabilizarão a real avaliação e incluem medidas de intervenção.[44] Nesse contexto, é clara a necessidade do uso de ferramentas de qualidade que permitam a análise e a tomada de decisão com base em dados e informações, garantindo que a ação determinada seja realmente a mais indicada.

SISTEMAS DE QUALIDADE E SEGURANÇA

Um dos princípios para a implantação de um sistema de qualidade e segurança é a chamada abordagem de processo ou gestão por processos de trabalho. As atividades desempenhadas diariamente no âmbito de uma organização integram diversos processos que se interconectam, formando uma rede. Portanto, é fundamental que todos os processos sejam mapeados, isto é, identificados e compreendidos, para a eficácia de um sistema.[39]

Estratégias para a criação de sistemas mais seguros, capazes de prevenir erros em comportamentos de rotinas (lapsos), incluem simplificação e padronização de processos, comunicação efetiva e aprendizado com os erros passados. Sistemas seguros pressupõem uma cultura na qual os erros são discutidos abertamente, no seio da equipe multidisciplinar, com foco nos processos e em soluções que evitem reincidências. Evidentemente, esses sistemas devem contemplar o processo de identificação de erros a partir de relatos da equipe operacional.[45]

Embora esses elementos sejam essenciais na discussão do processo de segurança, há uma crescente importância da equipe de saúde no resultado desejado. Equipe qualificada e bem treinada, com adequada relação enfermagem-paciente e turno de trabalho, é o fator que tem sido relacionado com melhores resultados.[46,47]

A abordagem do erro como oportunidade de melhoria nos processos leva ao desenvolvimento de uma cultura de segurança, desejável nas instituições de saúde. A expressão "segurança do paciente", segundo Vincent,[21] embora muito utilizada, raramente é definida com clareza. Na maioria das vezes, seu conceito se confunde com qualidade do atendimento e gerenciamento de risco. Segundo esse autor, segurança do paciente pode ser definida como o ato de evitar, prevenir e melhorar os resultados adversos ou as lesões originadas no processo de atendimento médico-hospitalar. Essa definição reconhece que o atendimento médico-hospitalar é inerentemente perigoso e vai além das preocupações tradicionais da segurança, considerando a necessidade da intervenção médica rápida a fim de lidar com a crise imediata, além da necessidade de cuidar dos pacientes que sofreram dano e de apoiar os profissionais envolvidos.

Segundo a National Patient Safety Foundation,[48] a segurança reside nos sistemas e nas pessoas e, por isso, deve ser ativamente procurada e estimulada. Apenas evitar danos não é suficiente. O melhor é que se reduzam todos os tipos de erros e que se procure a alta confiabilidade como componente essencial do atendimento de alta qualidade.

ASPECTOS PRÁTICOS DA QUALIDADE E SEGURANÇA NA ASSISTÊNCIA INTENSIVA

Para a implantação de um sistema de gestão de qualidade, a instituição deve mobilizar recursos próprios para a construção de um paradigma que inclui normas, rotinas, procedimentos, processos e metodologias, no sentido de satisfazer o principal cliente, o paciente. A mudança de atitude é proveniente de um processo de construção fundamentado no compartilhamento de informações e na definição clara de objetivos e metas. Os indivíduos constituem o elemento essencial para a implantação de uma cultura voltada à qualidade, à prevenção de falhas e ao melhoramento contínuo. Dessa forma, as organizações de saúde que buscam a qualidade demonstram a seriedade de seu trabalho e defendem sua legitimidade social.[39,44]

O IOM,[47] organização não governamental reconhecida como autoridade em políticas de saúde e qualidade da assistência, enuncia seis princípios práticos que fortalecem os serviços na busca da qualidade:

- Assistência com foco no paciente: oferecer assistência que atenda e respeite as preferências, necessidades e valores dos pacientes e familiares.
- Assistência no tempo adequado: Reduzir esperas e atrasos, por vezes prejudiciais aos indivíduos que recebem e prestam o atendimento.
- Equidade: respeitar a igualdade de direitos de cada um e dar assistência independentemente das características pessoais, como gênero, etnia, condições socioeconômicas ou localização geográfica.
- Eficiência: evitar desperdícios e mau uso de materiais, equipamentos, ideias e energia.
- Efetividade: prestar serviços adequados aos que deles se beneficiarão e utilizar os recursos de forma responsável, ou seja, evitar o uso excessivo ou insuficiente.
- Segurança do paciente: evitar que a assistência prestada resulte em danos ao paciente.

No que se refere aos aspectos práticos da incorporação dos diferentes padrões voltados à qualidade dos serviços de saúde,[49] alguns itens devem ser assumidos e compreendidos para alcançar os resultados desejados com eficácia:

- Obter qualidade implica apoio irrestrito da alta administração do hospital e esforço conjunto, cooperação mútua e envolvimento de toda a equipe multidisciplinar.
- Integrar-se a um sistema estruturado de certificação permite estabelecer padrões bem definidos de desempenho, propicia a detenção do conhecimento dos serviços prestados, a compreensão da natureza dos erros humanos e sua prevenção.
- Reconhecer que o serviço prestado pode ser continuamente aperfeiçoado é essencial, mesmo quando uma instituição ocupa posição de reconhecimento no mercado.
- Assumir que o fundamental e principal diferencial de qualidade de um serviço se assenta na capacidade técnica, científica e humanística da equipe interdisciplinar que nele atua.

A transposição desses aspectos para a realidade de atendimento ao paciente nas UTI faz sentido na medida em que esses serviços se voltam para uma assistência diferenciada, de cujo desempenho depende, em muitos casos, a sobrevida dos pacientes. Nessas situações, a atuação dos profissionais de enfermagem envolve inúmeras ações particulares, de sua responsabilidade e dever, que contribuem para a maior qualificação dos cuidados.

A determinação de protocolos de atendimento tem sido prática unanimemente recomendada e aceita pelos profissionais, sobretudo em unidades de alta complexidade e dinamismo, como a UTI. Na vigência de risco de morte iminente, a padronização de procedimentos agiliza o atendimento e garante que normas de segurança e de qualidade não sejam violadas.

Como forma prática de atuar na qualidade dos serviços, a Organização Mundial da Saúde (OMS) recomenda o uso de protocolos que previnam situações indesejadas no decorrer da assistência, com o intuito de promover a qualidade do cuidado desejado. Essa iniciativa reconhece que os sistemas de saúde são ambientes altamente complexos, que abrigam atividades de risco e processos cuja complexidade contribui para o desvio da qualidade. Não sem razão, essa organização estabeleceu como metas internacionais de segurança do paciente, para o ano de 2008, os seguintes focos de atenção:[48]

- Identificação correta dos pacientes.
- Melhora da efetividade da comunicação entre profissionais da assistência.

- Melhora da segurança no uso de medicamentos de alta vigilância.
- Eliminação de cirurgias do lado errado, do paciente errado, procedimento errado.
- Redução do risco de infecção.
- Redução do risco de dano/lesão ao paciente decorrente de queda.

A seleção e a monitorização de diferentes indicadores de resultado que advém dos registros sistematizados de eventos adversos e incidentes, como aqueles relacionados à prevenção de infecção, riscos de queda, erros de medicação, extubações acidentais, saídas não programadas de sondas, drenos e cateteres, e riscos durante transporte para a realização de intervenções diagnósticas ou terapêuticas, são atividades assistenciais que podem assegurar a qualidade da assistência. Da mesma forma, o treinamento, a contínua supervisão e o reforço cotidiano dos profissionais em relação à relevância do uso de boas práticas nos serviços garantem melhores resultados.

A efetiva mensuração das necessidades de cuidados dos pacientes de UTI, por meio de instrumentos de medida objetivos de gravidade dos pacientes e de carga de trabalho de enfermagem, são recursos que levam à adequação dos recursos humanos, favorecendo a segurança dos pacientes e, como consequência, a qualidade dos serviços. Da mesma forma, a utilização dos instrumentos objetivos disponíveis, capazes de medir as intervenções terapêuticas a que os pacientes são submetidos em unidades críticas, permite prever e prover a adequação de materiais e equipamentos para as necessidades dos serviços, recursos sem os quais é impossível prestar assistência de qualidade no atendimento aos pacientes.

A avaliação da estrutura física da unidade em conjunto com outros profissionais, a liderança do enfermeiro não somente entre os elementos da equipe, mas também na relação com os gestores da instituição, seu potencial negociador para a obtenção de recursos de infraestrutura da unidade e seu papel fundamental para a avaliação dos processos de assistência da equipe de enfermagem colocam o enfermeiro em posição de participar ativamente da busca por qualidade nos serviços que prestam atendimento aos pacientes, seja em unidades de emergência e urgência, seja em unidades de terapia intensiva. É possível afirmar que todas as esferas de atuação do enfermeiro, tanto assistencial como educativa em relação ao paciente e à família ou administrativa no que diz respeito às esferas decisórias da instituição, têm impacto na qualidade da assistência.

Apesar da existência de inúmeras medidas específicas voltadas à qualidade dos serviços, a implantação de um processo de qualidade demanda, antes de tudo, a definição de uma política institucional, assim como a definição da sua missão e objetivos. A partir daí são estabelecidas as diretrizes e metas que se pretende atingir em dado período e definidos, na gestão de processos, as tarefas, os limites de responsabilidade e autoridade das pessoas, as prioridades e os custos.[49]

Embora a implantação de um programa de qualidade possa parecer simples do ponto de vista teórico, a compreensão da cultura de qualidade requer mais do que a mera compreensão teórica. Demanda o entendimento de que a qualidade total é um conjunto de ações desenvolvidas para atender e/ou superar as expectativas dos clientes, nesse caso familiares e pacientes vítimas de trauma. Isso significa o envolvimento de todos os indivíduos, desde a mais alta administração até o responsável pelas tarefas mais elementares. Em síntese, exige uma mudança de cultura institucional, que se estende a todos que nela atuam e que dela participam, mesmo indiretamente.

Nessa direção, nota-se a necessidade de mudança do *status quo* da assistência, uma vez que as UTI, em razão da complexidade dos seus pacientes, não devem contar com profissionais inexperientes que façam dela um espaço para treinamento profissional. Em um contexto de qualidade, esses profissionais não podem integrar os quadros de liderança desses ambientes, para não comprometer a segurança dos pacientes.

No contexto brasileiro, muitos são os problemas encontrados nas UTI, sobretudo nas instituições públicas. A escassez de recursos financeiros, o sucateamento das estruturas físicas, a insuficiência de recursos humanos, a existência de equipamentos obsoletos e a falta de recursos materiais[1] encontram-se entre os fatores que precisam ser solucionados.

CONSIDERAÇÕES FINAIS

O processo de acreditação em qualidade impulsiona o desenvolvimento da equipe, uma vez que a necessidade de evidenciar a qualidade da assistência e mantê-la torna-se fundamental no dia a dia, para pesquisa e aprimoramento. É fundamental que uma instituição de saúde que busca a acreditação desenvolva programas que propiciem o alinhamento de todas as suas áreas e níveis hierárquicos, por meio da criação da cultura de qualidade, visto que o objetivo da acreditação é manter toda a instituição envolvida no cumprimento dos padrões da qualidade almejada, de forma que alcance os objetivos sem perder o foco no ser humano, em sua totalidade e diversidade.[30]

Por fim, são muitos os caminhos que levam à qualidade dos serviços de atendimento ao paciente crítico. No entanto, todos trazem como base a superação das inúmeras dificuldades metodológicas, estruturais, financeiras e, principalmente, de resistências pessoais e institucionais, para que a implementação de um programa de qualidade obtenha êxito.

RESUMO

Nos serviços de saúde, a busca pela qualidade constitui preocupação incessante dos profissionais que neles atuam, diante da necessidade contínua de mudanças nos padrões de assistência, em decorrência dos avanços no conhecimento técnico-científico impulsionado pelas novas tecnologias. Assim, prestar assistência à saúde que garanta o máximo de qualidade e o mínimo de risco para o paciente e a equipe, sob baixo custo, tem sido o desafio das últimas décadas.

Para os profissionais inseridos no cotidiano do ambiente hospitalar, a qualidade da assistência não é um fenômeno novo. Ela compõe a própria essência do cuidar, que transparece em afazeres e atitudes do dia a dia. Cada vez mais a assistência desenvolve-se em um meio complexo e tecnologicamente sofisticado, o que exige alto nível de qualificação profissional da equipe. Nessa abordagem, pode-se considerar que a gestão da qualidade tem como pressupostos básicos o desenvolvimento de atitudes proativas de prevenção de riscos e a melhoria contínua dos processos. Nos serviços de saúde, essa meta não apenas se justifica, mas impõe-se de maneira contundente, uma vez que a vida humana está em jogo. Para que todos esses conceitos possam resultar em melhores práticas e excelentes resultados, é necessário instituir uma cultura de qualidade cujo alicerce seja a melhoria contínua dos processos assistenciais. É um esforço que vale a pena e significa qualidade e segurança.

PROPOSTAS PARA ESTUDO

1. Descrever o sistema de gestão da qualidade.
2. Discorrer sobre os sete atributos de qualidade na visão de Donabedian.
3. Citar os métodos/processos de avaliação da qualidade nos serviços de saúde.
4. Descrever como o sistema de qualidade é implantado.
5. Discutir os princípios para a busca da qualidade no cuidado ao paciente crítico.

REFERÊNCIAS BIBLIOGRÁFICAS

1. Calil AM. Estrutura organizacional de um serviço de emergência. In: Calil AM, Paranhos WY. O enfermeiro e as situações de emergência. São Paulo: Atheneu; 2007. p. 16-24.
2. Rooney AL, Van Ostenberg PR. Licenciamento, acreditação e certirtificação: abordagens à qualidade de serviços de saúde. Center for Human Services; 1999.

3. Deming WE. Qualidade: a revolução da administração. Rio de Janeiro: Marques Saraiva; 1990. p. 19-72.
4. Malik AM, Schiesari LMC. Qualidade na gestão local de serviços e ações de saúde. Séries Saúde e Cidadania. São Paulo: Fundação Florianópolis; 1998. p. 19-27.
5. Davis ER. Total quality management for home care. Maryla A (Gaithcrsburg): Aspen Publishers; 1994.
6. Juran JM. Juran na liderança pela qualidade. 3. ed. São Paulo: Pioneira; 1995.
7. Ishikawa K. Controle de qualidade total. Rio de Janeiro: Campus; 1997.
8. Wood Jr T, Urdan FT. Gerenciamento da qualidade total: uma revisãocrítica. Rev Adm Empres. 1994;34(6):46-59.
9. Rodrigues Fº J. Sistema de classificação de pacientes. Parte I: Dimensionamento de pessoal de enfermagem. Rev Esc Enferm USP. 1992;26(3):395-404.
10. Nogueira LCL. Gerenciando pela qualidade total na saúde. Belo Horizonte: Fundação Christiano Ottoni, Escola de Engenharia da UFMG; 1996.
11. Reed L, Blegen MA, Goode CS. Adverse patient occurrences as a measure of nursing care quality. J Nurs Adm. 1998;28(5):62-9.
12. Akerman M. Gerência de qualidade nos hospitais paulistas. Rev Fund Desenv Admin Fundap. 1996;79-87.
13. Schiesari LMC. Cenário da acreditação hospitalar no Brasil: evolução histórica e referências externa [dissertação]. São Paulo: Faculdade de Saúde Pública da USP; 1999.
14. Bezerra Filho JG, Silva MGC. Avaliação da qualidade dos serviços de saúde: revisão da literatura. Pesq Med. 1999;2(l):18-27.
15. Organização Mundial da Saúde. Aliança mundial para a segurança do paciente. Disponível em: <http://www.who.int/patientsafety/en/>.
16. Kohn L, Corrigan J, Donaldson M, editors. To err is human: Buiding a safer health system. Washington, DC: Committee on Quality of Health Care in America, Institute of Medicine, National Academy Press; 2000.
17. Vincent C, Neale G, Woloshynowych M. Adverse events in British hospitals: preliminary retrospective record review. BMJ. 2001;322:517-9.
18. National Patient Safety Agency. Seven steps to patient safety – a guide for NHS staff. London; 2004.
19. Institute of Healthcare Improvement. Campanha 5 milhões de vidas. Disponivel em: <http://www.ihi.org/IHI/Programs/Campaign/>.
20. Mendes Jr WV, Travassos C, Martins M. Avaliação da ocorrência de eventos adversos em hospital no Brasil [tese]. Rio de Janeiro: Fundação Oswaldo Cruz; 2007.
21. Vincent C. Segurança do paciente: orientações para evitar eventos adversos. São Caetano do Sul: Yendis; 2009.
22. Wachter RM. Compreendendo a segurança do paciente. Porto Alegre: Artmed; 2010.
23. Brennan TA, Leape LL, Laird N et al. Incidence of adverse events and negligence in hospitalized patients. Results of the Harvard Medical Practice Study I. N Engl J Med. 1991;324:370-6.
24. Leape LL, Brennan TA, Laird N et al. The nature of adverse events and negligence in hospitalized patients. Results of the Harvard Medical Practice Study II. N Engl J Med. 1991;324:377-84.
25. Thomas EJ, Studdert DM, Burstin HR et al. Incidence and types of adverse events and negligent care in Utah and Colorado. Med Care. 2000;38:261-71.
26. Reason JT. Human Error. New York, NY: Cambridge University Press; 1990.
27. Reason JT. Managing the risk of organizational accidents. Aldershot, Hampishire, England: Ashgate; 1997.
28. Carvalho G, Rosemburg CP, Buralli KO. Avaliação de ações e serviços de saúde. Mundo Saúde. 2000;24(l):72-77.
29. Burmestcr H, Malik AM. Controle de qualidade no atendimento médico-hospitalar. In: Rodrigues EAC, editor. Infecções hospitalares: prevenção e controle. São Paulo: Sarvier; 1997. p.46-54.

30. Figueiredo AMA, Tanaka O. Avaliação do SUS como estratégia de reordenação da saúde. Rev Fund Desenv Admin. 1996;(19):98-105.
31. Donabedian A. A quality assessment and assurance: unity of purpose, diversity of means. Inquiry. 1988;25(l):173-92.
32. Júnior GDG, Vieira MMF. Qualidade total e administração hospitalar: explorando disjunções conceituais. Ciênc Saúde Coletiva. 2002;7(2):325-34.
33. Schiesari LMC. Resultados de iniciativas de qualidade em hospitais brasileiros [doutorado]. Ciências. São Paulo: Faculdade de Medicina da Universidade de São Paulo, USP; 2003.
34. Miranda AT. Valores e atitudes do médico sobre o processo de decisão clínica [doutorado]. Saúde coletiva, política, planejamentoe administração em saúde. Rio de Janeiro: Instituto de Medicina Social da Universidade do Estado do Rio de Janeiro, UERJ/Instituto de Medicina Social; 2005.
35. Aquino CR, Giaponesi ALL, Santos IN. Enfermagem e acreditação hospitalar. In: Leão ER, Silva CPR, Alvarenga DC, Mendonça SHF.Qualidade em saúde e indicadores como ferramenta de gestão. São Paulo: Yendis; 2008. p. 15-25.
36. Noronha JC, Pereira TRS. Health care reform and quality initiatives inBrazil. Jt Comm J Qual Improv. 1998;4(5):251-63.
37. Seabra SAK. Acreditação em organizações hospitalares [dissertação]. Porto Alegre: Faculdade de Administração, Contabilidade e Economia, PUCRS; 2007.
38. Brasil. Ministério da Saúde. Portaria n. 466, de 4 de junho de 1998. Dispõe sobre a portaria que estabelece regulamento técnico para o funcionamento dos serviços de tratamento intensivo e sua respectiva classificação de acordo com o grau de risco inerente ao tipo de atendimento prestado. Brasília: Diário Oficial da República Federativa do Brasil, 5 de jun 1998. Seção I, p. 9-11.
39. Shaw CD. Some issues in the design and redesign of externa health care assessment and improvement systems. Toolkit for Accreditation Programs. Melbourne/AUS: ISQUA; 2004.
40. Joint Commission on Accreditation of Healthcare (JCAHO). Chicago: Acreditation manual for hospital; 1989.
41. Beckmann U, Baldwin I, Hart GK, Runciman WB. The Australian incident monitoring study in intensive care: AIMS-ICU an analysis of the first year of reporting. Anaesth Intens Care 1996;24(3):320-9.
42. Adami NP. Componentes da qualidade e a prevenção do erro humano. In: Harada MJCS, Pedreira MLG, Peterlini MAS, Pereira SR, eds. O erro humano e a segurança do paciente. São Paulo: Atheneu; 2006. p. 43-60.
43. Silva CPR, Nora AM. Indicadores de qualidade. In: Leão ER, Silva CPR, Alvarenga DC, Mendonça SHF. Qualidade em saúde e indicadores como ferramenta de gestão. São Paulo: Yendis; 2008. p. 1-13.
44. Sanchez KR. Sistema integrado de gestão em organizações hospitalares: um enfoque dirigido à acreditação, NBR ISSO 9001, NBR ISSO 1400 e BR 8800 [dissertação]. Florianópolis: Universidade Federal de Santa Catarina; 2003.
45. Campos, VF. Controle da qualidade total (no estilo japonês). Rio de Janeiro: Editora de Desenvolvimento Gerencial. Casos reais de implantação de TQC (1999) – PDCA, método de solução de problemas – QFD e garantia da qualidade. São Paulo: Fundação Christiano Ottoni. Disponível em: http://www.balancedscorecard.org/bkgd/pdca.html. Acessado em 25 mar. 2009.
46. Bertolino MT. Sistema de gestão da análise de perigos e pontos críticos de controle. Blumenau; 2005.
47. Institute of Medicine. Disponível em: http://www.iom.com. Acessado em: 11 fev. 2007.
48. Joint Commission International Center for Patient Safety. 2007 International Patient Safety Goals. Disponível em: http://www.jcipatientsafety.org. Acessado em: 11 out. 2007.
49. Laselva CR, Moura Junior DF, Daniel RCM. Qualidade em UTI. In: Laselva CR, Moura Júnior DF, eds. Terapia intensiva – enfermagem. São Paulo: Atheneu; 2006. p. 27-38.

53

Aspectos éticos e legais da assistência de enfermagem em UTI

Genival Fernandes de Freitas
Taka Oguisso

PONTOS A APRENDER

1. Unidade de terapia intensiva: lócus de assistência multidisciplinar.
2. Os tipos de responsabilidades que envolvem a atuação do enfermeiro na UTI.
3. Os direitos dos pacientes/famílias na UTI e as obrigações dos profissionais que os assistem quanto à autonomia e ao consentimento para a realização dos procedimentos.
4. Os critérios sociais na seleção de pacientes na UTI.

PALAVRAS-CHAVE

Unidade de terapia intensiva, responsabilidade profissional, direitos do paciente, autonomia, consentimento, assistência de enfermagem, aspectos éticos e legais.

ESTRUTURA DOS TÓPICO

Unidade de terapia intensiva: lócus de assistência multidisciplinar. Responsabilidades civil, penal e ética na atuação do enfermeiro em UTI. Enfoque sobre a autonomia do paciente/família, suspensão ou não de tratamento e consentimento para a realização de procedimentos. Critérios sociais na seleção de pacientes na UTI. Considerações finais. Resumo. Propostas para estudo. Referências bibliográficas. Para saber mais.

UNIDADE DE TERAPIA INTENSIVA: LÓCUS DE ASSISTÊNCIA MULTIDISCIPLINAR

Os avanços da ciência e da técnica têm propulsionado grandes mudanças na assistência aos pacientes e à sua família em situações que demandam atuação rápida dos profissionais de saúde em geral, dada a ocorrência frequente de estado crítico e risco iminente de morte. Tais mudanças requerem profissionais especializados para manusear equipamentos de maior complexidade técnica e capazes de tomar decisões imediatas.

As unidades de terapia intensiva (UTI), em geral, ocupam uma área nobre da instituição hospitalar, o que, à primeira vista, causa uma visão assustadora para o leigo, em razão da grande quantidade de equipamentos, aparelhos, fios, focos de luz, monitores, bombas de infusão, fontes de oxigênio, de ar comprimido e de vácuo, aspiradores, dentre outros suportes. Esse arsenal "terapêutico" justifica os elevados custos da assistência nesses centros altamente especializados, preparados para receber pacientes graves ou em estado crítico com competência, eficácia e rapidez, utilizando uniformes especiais, com gorros e máscaras, para proteção do paciente contra infecções externas adicionais nessa área.[1]

Na mídia encontram-se com frequência relatos de pacientes e familiares acerca das experiências vividas nas internações em UTI e de suas percepções sobre o ambiente e as atividades dos profissionais que os rodeavam. Nesse sentido, destacam-se dois depoimentos. O primeiro diz que "os que sobrevivem sabem que uma jornada na UTI só não é pior que a morte e que numa UTI todos os pudores da vida em sociedade se esvanecem, pois homens e mulheres expõem seus corpos, que são manuseados pelos enfermeiros".[2] Outro relato interessante refere-se a uma pessoa que lembra que um período na condição de paciente em UTI pode fragilizar a economia familiar, dado o elevado custo da internação nessa unidade. A reação da sociedade começa a ser sentida nas ações judiciais, tentando garantir o direito de o doente determinar de que forma quer morrer. Afinal, esse é o direito derradeiro do indivíduo, uma escolha que nem sempre cabe à equipe médica mais qualificada.[3] Segundo Dupas,[3] novas técnicas de manutenção de vidas artificializadas foram desenvolvidas e agridem o senso comum. A morte digna cercada pelos familiares, aspiração atávica da humanidade, desapareceu quase por completo. Os doentes atuais morrem mais sós e mais lentamente, sedados para suportar a agressão de tubos e agulhas.

Para Hoffman et al.,[4] a natureza estressante e agressiva da UTI é amplamente reconhecida. De fato, o simples emprego da sigla UTI é suficiente para lembrar uma situação muito tensa. O paciente, circundado por fatores sobre os quais não pode exercer controle e dos quais a sua sobrevivência depende, experimenta grande desconforto. Corroborando, talvez, essa visão acerca da UTI, Silveira[5] destaca que outro aspecto estressante está relacionado ao constrangimento do paciente em ter de permanecer despido na UTI, sob a alegação dos profissionais de que tal conduta facilita as atividades, sobretudo em situações emergenciais.

A organização da UTI e o cuidado intensivo estão dirigidos, essencialmente, para a manipulação e o controle da tecnologia instalada, sem contemplar a dimensão humana e os valores do paciente.[6] O corpo é percebido como um lócus para a instalação de tecnologias avançadas e um receptáculo dos cuidados de diversos profissionais. Cabe indagar a quem interessa o respeito ao corpo e o direito à privacidade e ao pudor. Em que circunstâncias justifica-se despir o paciente na internação em UTI, ou seria essa uma questão de comodidade e rotina imposta pelos profissionais que o assistem? Nessa perspectiva, questiona-se o motivo de impor um sofrimento a mais ao paciente, visto que o papel do especialista requer, eticamente, uma atitude de proporcionar alívio. Em alguns momentos, é seguramente necessário que o paciente fique despido, mas deve ocorrer com respeito e pelo menor tempo possível, explicando-se ao paciente ou à família essa necessidade e buscar o consentimento, uma vez que se trata de uma questão de direito à privacidade e respeito aos valores e à cultura do indivíduo, e não apenas mera rotina hospitalar.[1]

Como um lócus de assistência multidisciplinar, a UTI é, por excelência, uma unidade complexa no que diz respeito aos procedimentos realizados por médicos e enfermeiros (e outros profissionais de enfermagem), além de fisioterapeutas, tecnólogos, nutricionistas, psicólogos, entre outros. Cada uma dessas áreas do conhecimento propõe ações de intervenção acerca do cuidado, da terapêutica e da prevenção/minimização de riscos de complicações físicas e/ou psicológicas aos pacientes. Há uma multidisciplinaridade nas ações de cuidado, com ênfase em cada uma dessas áreas do saber especializado, na formação dos profissionais da saúde envolvidos na assistência em UTI. O que se espera, entretanto, é que os profissionais de saúde, em geral, e da enfermagem, em particular, não superestimem a importância da doença, da diagnose, da terapêutica e dos cuidados altamente especializados em detrimento do ser humano doente sob seus cuidados. Do ponto de vista ético, os diferentes códigos de ética profissionais na área da saúde ressaltam a necessidade de considerar o ser humano em sua integridade e em qualquer etapa ou fase da vida, independentemente das circunstâncias, "respeitando a vida, a dignidade e os direitos humanos, em todas as suas dimensões".[7]

A atuação do enfermeiro no processo de tomadas de decisão, com responsabilidade ética na assistência, deve levar em consideração princípios e valores éticos relativos à dignidade do ser humano, como sujeito de direitos e objeto (fim ou propósito) da assistência de enfermagem. No cenário das práticas de enfermagem em UTI, o processo da assistência e do gerenciamento das atividades concernentes ao cuidado do ser humano pauta-se nos valores éticos da profissão, como a dignidade, a responsabilidade e a honestidade, valorizando os conhecimentos técnico-científicos como elementos imprescindíveis da competência do fazer cotidiano. Entretanto, isso engloba outras dimensões dos saberes do enfermeiro no que tange ao relacionar-se com os demais, tendo em vista as circunstâncias e vulnerabilidades do sujeito/objeto do cuidado, assim como os direitos dos pacientes/famílias: direito de manifestar com autonomia a vontade acerca das ações que os profissionais de saúde pretendem implementar para auxiliar na promoção, na recuperação ou na restauração da saúde; e o direito de ser informado de forma clara e compreensível sobre tais ações. Do ponto de vista ético, não basta que as ações profissionais tenham o propósito de propiciar o maior benefício possível, sendo imperiosa a necessidade de o paciente ser respeitado em sua dignidade e integralidade, como direitos inerentes à condição de ser humano, ou seja, sujeito de direitos à assistência de enfermagem segura e humanizada.

O exercício da enfermagem em UTI requer, além de atenção altamente especializada dos profissionais de saúde, um constante processo reflexivo acerca das dimensões éticas e políticas da profissão de enfermeiro, na dimensão do comprometimento com o cuidado de indivíduos em circunstâncias, com frequência, de maiores riscos e vulnerabilidade, sem perder de vista a importância da vida como um valor, porém não se limitando ao cuidado corpóreo, ou seja, valorando a dimensão relacional ou atitudinal, na qual se valoriza a percepção do outro como um indivíduo que é cuidado. Com essa atitude, o outro é considerado um sujeito livre e capaz de decidir por si, a não ser que esteja provisoriamente impossibilitado. Nessa dimensão, também se respeita o outro em sua individualidade e privacidade, apesar das limitações ou vicissitudes que o afetam naquele momento da existência. Assim, faz-se necessária também a valorização da dimensão ético-legal do exercício profissional no que se refere à responsabilidade profissional, visto que a responsabilidade é um instrumento relevante para nortear o processo de tomada de decisão no processo assistencial e gerencial, considerando as possibilidades de riscos na assistência, a fim de evitar as ações prejudiciais. Sendo assim, embora os riscos (que consistem na possibilidade de ocorrências prejudiciais ao paciente) e os danos (que são a concretização dos riscos), em geral, não sejam a intencionalidade dos sujeitos que os provocam, deve-se considerar a possibilidade de culpa do profissional envolvido na relação com o paciente como uma medida de justiça. Ademais, deve-se considerar as circunstâncias e as condições de trabalho dos profissionais, as quais, nesses casos, podem, de alguma maneira, estar contribuindo para as ocorrências prejudiciais e indesejáveis aos pacientes.

No próximo tópico são tratados alguns aspectos éticos e legais concernentes à responsabilidade dos profissionais de enfermagem no cuidado e no gerenciamento do cuidado, priorizando alguns significados da expressão "responsabilidade profissional" e tendo como pano de fundo a inserção dessa prática no contexto da UTI.

RESPONSABILIDADES CIVIL, PENAL E ÉTICA NA ATUAÇÃO DO ENFERMEIRO EM UTI

Responsabilidade civil do enfermeiro

A responsabilidade pode ser vista como a qualidade ou condição de responsável, ou seja, de responder pelos próprios atos ou de outrem[8] ou como o dever jurídico de responder pelos próprios atos ou de outrem sempre que estes violarem os direitos de terceiros protegidos por lei, e de reparar os danos causados.[9]

A responsabilidade civil é resultante da inexecução das obrigações assumidas contratual ou convencionalmente.[10] Nessa conceituação, aporta-se a obrigação de responder por si e/ou pelos outros indivíduos diante de ocorrências danosas ou prejudiciais acarretadas a terceiros, uma vez que somente há responsabilidade na presença de dano físico ou moral a alguém.

Reparação civil é a denominação que se atribui à indenização ou ao ressarcimento do dano. A reparação civil proveniente de qualquer espécie de dano é entendida, segundo Rodrigues, como o "restabelecimento, restauração ou indenização do mal causado, conste este mal de ofensa à pessoa ou ofensa à coisa". "Reparar o dano significa restaurar o direito violado, com a volta das coisas ao *status quo*, sempre que possível, e, quando não o for, estabelecendo-se um novo estado que mais se aproxime do anterior à lesão."[11]

Para ser obrigado a reparar um dano, o indivíduo deve ser juridicamente capaz, o que é definido pelo Código Civil, Lei n. 10.406, de 10 de janeiro de 2002,[12] que estipula que a capacidade jurídica é o ato de poder dispor livremente de algo de acordo com a própria vontade ou interesse.

Entre os artigos do Código Civil que têm impacto sobre as ações de enfermagem e os seus executores ou mandantes, pode-se destacar, em primeiro lugar, que a indenização é medida pela extensão do dano (art. 944), isto é, quanto maior o dano ou prejuízo, maior a indenização. Assim, se houver lesão física ou outra ofensa à saúde, o profissional deverá indenizar o paciente das despesas do tratamento e dos lucros cessantes (correspondendo ao valor que a vítima deixou de auferir, em função do dano sofrido, o que é particularmente sentido por um trabalhador autônomo, não assalariado) até o fim da convalescença, além de qualquer outro prejuízo que o paciente prove haver sofrido. Se da lesão resultar defeito que impossibilite o ofendido de exercer seu ofício ou profissão, ou diminuição da capacidade de trabalho, a indenização, além das despesas do tratamento e dos lucros cessantes até o fim da convalescença, incluirá uma pensão correspondente à importância do trabalho do qual se inabilitou ou da depreciação sofrida. Se houver morte, a indenização consiste, sem excluir outras reparações, no pagamento das despesas com o tratamento da vítima, no funeral, no luto da família e na prestação de pensão (alimentos) às pessoas a quem o morto a devia, levando-se em conta a duração provável da vida da vítima. Portanto, a responsabilidade civil consiste na obrigação de indenizar, e apenas haverá indenização quando existir um prejuízo a reparar.[13]

Se houver excessiva desproporção entre a gravidade da culpa e o dano, o juiz poderá reduzir, equitativamente, a reparação ou a indenização. Se a vítima tiver concorrido para o evento danoso, a sua indenização será fixada levando-se em conta a gravidade de sua culpa em confronto com a do autor do dano (art. 945).

É muito importante destacar que o Código Civil[12] estipula, no art. 951, que todas essas disposições indenizatórias são aplicáveis ao profissional que, no exercício de sua atividade, por imprudência, negligência ou imperícia, causar a morte do paciente, agravar-lhe o mal, causar-lhe lesão ou inabilitá-lo para o trabalho. O Código Civil de 1916[14] estipulava (art. 1.545) que os médicos, cirurgiões, farmacêuticos, dentistas e parteiras eram obrigados a satisfazer o dano sempre que, pela imprudência, negligência ou imperícia em atos profissionais, resultasse em morte, inabilitação de servir ou ferimento. No art. 1.546, dispunha-se sobre a responsabilidade solidária do farmacêutico pelos erros e enganos de seu preposto ou empregado que o substituísse. Esses dois artigos do antigo Código Civil foram revogados.

Em contrapartida, o presente Código Civil[12] aplica a obrigatoriedade de reparação ou indenização pelo exercício da atividade profissional sem distinção de categoria ou nível de qualificação. Isso significa que qualquer profissional (de nível superior ou médio) que causar dano a alguém no exercício de sua atividade fica obrigado a indenizar a vítima pelo prejuízo causado, conforme o art. 951 mencionado.

A responsabilidade civil indenizatória pode ser requerida do profissional ou da instituição em que o primeiro é preposto, ou seja, empregado. Via de regra, o indivíduo que demanda os serviços de enfermagem o faz por intermédio da instituição prestadora desses serviços. Caso ocorra prejuízo a esse indivíduo, ele deve reportar-se ao preponente (empregador) para exigir ressarcimento ou indenização. Não são incomuns os questionamentos judiciais acerca da responsabilidade civil, tendo em vista problemas ou acidentes, como queda do paciente dentro do hospital ou da clínica, lesões corporais decorrentes de queimaduras, por exemplo, por uso de bolsa de água quente em parte do corpo do paciente, ou uso inadequado de placa de bisturi elétrico.

Uma vez apresentada a denúncia perante uma instância judicial, o profissional deve responder pelo acontecido, elucidando o fato ou o que viu, no caso de servir como testemunha. Após a coleta e a apreciação das provas testemunhais e/ ou documentais, o juiz avalia e julga quem tem razão, podendo impor uma sentença condenatória contra o hospital. Este, por sua vez, tem o direito de processar o profissional responsável (chamado direito regressivo), no sentido de dispensá-lo, alegando que ele deu ensejo à causa ou ao dano acarretado ao paciente.

O Código Civil prevê, no art. 186, que "aquele que, por ação ou omissão voluntária, negligência ou imprudência, violar direito e causar dano a outrem, ainda que exclusivamente moral, comete ato ilícito". Assim, existe a possibilidade de o profissional de enfermagem responder civilmente, se acusado de acarretar algum tipo de dano ao paciente, inclusive de ordem moral, em decorrência da culpa, seja por ação (fazer algo que expõe o paciente ao risco ou ao dano), seja por omissão (deixar de agir ou de fazer algo quando deveria fazê-lo). Um exemplo de omissão na prática de enfermagem é não ajudar o paciente a alimentar-se quando ele depende do profissional para isso.

Responsabilidade penal do enfermeiro

O Código Penal[15] prevê, no art. 26, o crime culposo, quando o agente deu causa ao resultado por negligência, imperícia ou imprudência. Portanto, há como exigir a responsabilidade penal do profissional que deu causa ao dano ou prejuízo ao paciente em razão de conduta que acarretou esse prejuízo, mesmo não tendo pretendido tal resultado.

O Código Penal,[15] com o objetivo de proteger a incolumidade do ser humano, capitula entre os crimes de periclitação da vida e os maus-tratos, no art. 136, em que refere que "expor a perigo a vida ou a saúde de pessoa sob sua autoridade, guarda ou vigilância, para fim de educação, ensino, tratamento ou custódia quer privando-a de alimentação ou cuidados indispensáveis [...] constitui crime". Essa privação pode causar mal-estar, desconforto e, por vezes, infecção, sofrimento ou agravamento da moléstia. Se houver denúncia de familiares em relação à dor física e ao grande desconforto desnecessário, como em um simples caso de assadura, pode-se exigir reparação pecuniária do profissional que os causou.

O concurso de pessoas pode realizar-se no crime profissional por meio da coautoria e da participação. O crime profissional é praticado por quem exerce uma profissão, utilizando-se dela para a atividade ilícita. Por exemplo, alguém que exerce a atividade de enfermagem, sendo profissional regularmente habilitado nessa área, e pratica, intencionalmente, crime de aborto ou de eutanásia.

Na coautoria, há a decisão comum para a obtenção do resultado ou da consecução do objetivo previamente delineado para a ação. Na participação, o sujeito não comete a conduta típica, ou seja, prevista na lei (homicídio, por exemplo), mas pratica atividade que contribui para a ocorrência do delito (ou crime).

Outro aspecto importante a ser considerado pelos profissionais e que tem grande impacto nas atividades de enfermagem é a questão do registro ou anotação no prontuário do paciente. Trata-se de um crime de falsidade ideológica, previsto no art. 299 do Código Penal vigente, que consiste em alterar a ideia de um documento ou de seu conteúdo sem alterar a forma material desse documento. Pode ser praticado por omissão, por não anotar o que deveria ser anotado, ou por comissão, ou seja, inserir ou fazer inserir uma informação falsa ou diversa da que deveria ser registrada.

Responsabilidade ético-profissional do enfermeiro

A responsabilidade ética requer uma postura livre e autônoma por parte do profissional, considerando os processos de trabalho e o contexto em que os indivíduos encontram-se inseridos. A liberdade possui diversos enfoques, inclusive a possibilidade de o indivíduo realizar as suas potencialidades como indivíduo, com suas aptidões e habilidades. Um desses enfoques pode ser em relação ao limite entre a liberdade de um sujeito e a de outro, isto é, a liberdade de um indivíduo tem seu limite onde começa o direito à liberdade do outro. Nesse sentido, a liberdade constitui um fundamento da responsabilidade, visto que somente o indivíduo livre para agir e fazer algo pode ser plenamente responsável por seus atos. Por outro lado, se um indivíduo, após sofrer restrição (ou coação) de ordem física ou moral, por parte de outro indivíduo, receber uma ação considerada ilícita, significa que ele não teve liberdade de escolha, sendo obrigado a praticar aquela ação contra a sua vontade. Nesse caso, o entendimento é de que ele não teve liberdade de agir, por ter sido coagido. Sendo assim, não pode ser responsabilizado pelo ato praticado, uma vez que não o quis nem o almejou.

O código de ética de determinada profissão deve demonstrar os valores que a cultura de uma coletividade considera como bens necessários para a sua existência, para que o profissional possa relacionar-se com os outros e com os pacientes, de forma que os seus valores permeiem todas as atividades e sejam efetivamente vivenciados em cada ato ou gesto dos membros de uma profissão específica.

A responsabilidade ética, portanto, decorre da infração ética, ou seja, do descumprimento de normas, valores ou princípios éticos. Corroborando essa linha de raciocínio, o Código de Ética dos Profissionais de Enfermagem (art. 13) aponta mais uma responsabilidade, ao afirmar que todo profissional de enfermagem deve "avaliar criteriosamente sua competência técnica e legal e somente aceitar encargos ou atribuições quando capaz de desempenho seguro para si e para a clientela".[7]

A responsabilidade civil, penal ou ética do enfermeiro pode estar associada às ocorrências de situações prejudiciais ao paciente quando houver comprovação da negligência, imperícia ou imprudência desse profissional ou de sua equipe. Nessa direção, ressalta-se que erros ou falhas humanas podem ocorrer por parte da equipe de saúde em geral.

Vale destacar que, "malgrado a assistência direta especializada permanente da equipe, a própria condição clínica do paciente e a necessidade de atuar com rapidez e eficiência, em determinadas situações, podem facilitar a ocorrência de acidentes, gerados pela própria complexidade e elevada potência de aparelhos".[1] Oguisso e Schmidt[1] pontuam também que a UTI é um local propício para as ocorrências de situações prejudiciais ao paciente, denominadas eventos adversos ou, conforme Padilha[16] define, "iatrogenia", como a "ocorrência de uma alteração indesejável, de natureza prejudicial ou danosa ao paciente, desencadeada por omissão, ação inadvertida ou falha, voluntária ou involuntariamente praticada, por quem assiste o paciente". O profissional de enfermagem não pode eximir-se da responsabilidade ao ficar constatado que agiu de modo precipitado, impulsivo e sem avaliar as consequências de sua ação para o paciente ou fez algo que não poderia fazer por desconhecimento, inabilidade, falta de destreza, segurança etc. Além do mais, também não se livra da responsabilidade aquele profissional que não agiu, ou seja, foi omisso, quando dele era esperada uma decisão/ação que pudesse salvar a vida em risco ou minimizar os efeitos de uma ação prejudicial, mesmo que não tenha sido ocasionada por ele.

A tomada de decisão sobre realizar ou não determinada ação ou delegar ou não uma atribuição na UTI requer do enfermeiro repensar as próprias competências privativas e que podem ser compartilhadas, dos pontos de vista legal e ético, visto que nem sempre que a lei faculta a possibilidade de delegação de uma atribuição o enfermeiro pode fazê-lo. O enfermeiro deve assumir uma incumbência quando for capaz de agir de modo seguro para si e para o paciente, uma vez que nenhum profissional está obrigado, juridicamente, a praticar atos heroicos para salvar a vida do próximo. Entretanto, ao avaliar a própria competência técnica e legal, o enfermeiro deve compartilhar as atribuições que podem ser compartilhadas legalmente, avaliando, *a priori*, a capacidade dos profissionais a quem está delegando, caso contrário poderá responder em conjunto, de forma solidária, visto que quem delega a quem não poderia delegar determinada atribuição também é corresponsável.

Na UTI, são inúmeras as situações em que o enfermeiro pode delegar uma tarefa ao técnico ou ao auxiliar, porém a Lei n. 7.498, de 25 de junho de 1986, (art. 13)[7] prescreve que cabe a este último somente atividades de nível médio, de natureza repetitiva, envolvendo serviços auxiliares de enfermagem sob supervisão do enfermeiro. Assim, fica claro e evidente que o enfermeiro não pode delegar ao auxiliar de enfermagem ações de maior complexidade técnica ou que exijam tomadas de decisão imediata, como muitas vezes ocorre na UTI.

Ao delegar ao auxiliar o controle de drogas vasoativas no paciente grave com risco, sobretudo dada a possibilidade de instabilidade hemodinâmica, o enfermeiro poderá responder por conduta negligente ou imprudente. Quem assume uma incumbência para a qual não está respaldado, técnica e legalmente, também é minimamente conivente, uma vez que deveria se recusar a assumir o que não lhe compete, tendo em vista que um cidadão não pode alegar o desconhecimento da lei para se eximir de responsabilidade.

ENFOQUE SOBRE A AUTONOMIA DO PACIENTE/FAMÍLIA, SUSPENSÃO OU NÃO DE TRATAMENTO E CONSENTIMENTO PARA A REALIZAÇÃO DE PROCEDIMENTOS

O termo "autonomia" refere-se à capacidade de o ser humano decidir o que é bom ou o que é bem-estar, de acordo com seus valores, expectativas, necessidades, prioridades e crenças.[17]

Para Zoboli,

> [...] sendo um dever *prima facie*, o respeito pela autonomia pode, em determinadas circunstâncias, ser sobrepujado por outras obrigações morais que o rivalizam, como no caso das escolhas autônomas dos indivíduos ameaçarem a saúde pública, poderem causar danos a terceiros ou demandarem indevidamente a utilização de recursos escassos. Na vigência destas condições, justifica-se a restrição do exercício da autonomia, a exemplo do que ocorre quando as pessoas não podem ser declaradas autônomas para tomar decisões, sejam as gerais ou mesmo as mais pontuais.[17]

Faz-se necessário pensar a autonomia em relação ao profissional que age e toma decisões concernentes ao cuidado e ao ser cuidado (o paciente), no que tange ao direito de decidir *per si*, porque a autonomia lhe é direito e não expectativa de direito. Uma questão é a prerrogativa do direito, outra é a expectativa do direito, e uma terceira se refere ao direito de o indivíduo decidir o que é melhor para si, ao optar ou escolher entre duas ou mais possibilidades. Para tanto, o indivíduo precisa ser visto como um ser capaz, até que se prove o contrário, com pleno direito à autonomia, à liberdade e à manifestação da sua vontade. Se o indivíduo não for plenamente capaz, por qualquer motivo, como o adoecimento ou uma circunstância que o impossibilita temporal ou permanentemente de manifestar seu pensamento, sua vontade e seu interesse, o Estado deve assegurar um representante legal que o faça por ele.

O indivíduo que se encontra em uma UTI pode estar parcial ou plenamente capacitado para manifestar, com autonomia, seus desejos, expectativas, aspirações, medos e crenças, devendo fazê-lo em relação aos cuidados e/ou às ações diagnósticas e terapêuticas pretendidas pelos profissionais que o assistem. Nesse sentido, o Código de Ética dos Profissionais de Enfermagem vigente, no art. 18,[7] reconhece como um dos deveres profissionais "respeitar, reconhecer e realizar ações que garantam o direito da pessoa ou de seu representante legal de tomar decisões sobre sua saúde, tratamento, conforto e bem-estar". Mas o que significa esse reconhecimento do direito do outro?

Em primeiro lugar, o profissional de saúde deve estar convencido de que não é dono da verdade e que tudo pode, não devendo, portanto, decidir pelo outro o que julga melhor para ele. O dever do profissional é informar bem, de forma clara e compreensível, por meio de linguagem compatível com a compreensão do sujeito, acerca dos benefícios plausíveis e esperados, porém sem omitir os riscos das ações profissionais empreendidas, visto que, embora almejem o benefício do paciente, muitas vezes geram desconforto, sofrimento ou dor, além de representarem custos materiais ou financeiros. É necessário que o profissional seja claro e honesto ao fornecer uma informação, indicando o custo e o balanço custo-benefício esperado, em cada caso. É desejável, eticamente, que o profissional ocupe parte do seu tempo em avaliar essas questões, em conjunto com o paciente/família ou responsável/representante legal, *a priori* no que se refere à implementação da ação, por mais bem intencionada que seja a proposta e o desejo do profissional. Da mesma forma, isso também deve ocorrer na UTI, porque a possibilidade de as ações/decisões profissionais repercutirem, positiva ou negativamente, na vida dos indivíduos exige maiores cuidados, dada a enorme complexidade dos diversos procedimentos e a celeridade do processo de tomada de decisão. Por vezes, o profissional pode ser levado a negligenciar o respeito à autonomia do paciente em dizer sim ou não, de forma que as ações realizadas devem ser conscientes e baseadas na vivência pessoal e nas informações obtidas dos profissionais que o assistem.

Juridicamente, entende-se que a capacidade de o indivíduo decidir sobre o que afeta ou possa afetar a sua integridade, o seu bem-estar e a sua vida engloba diversas dimensões, de acordo com os valores, as crenças e as expectativas do paciente, devendo tal capacidade ser preservada como direito, por meio de uma decisão livre de coação e manipulação, mediante as alternativas existentes e após os esclarecimentos necessários. Isso significa que o profissional de saúde não deve dizer ao paciente que ele deve aceitar determinado tratamento porque é a única chance de continuar vivendo. Essa posição é coativa, intimidatória ou manipuladora. É possível se perguntar: qual é a alternativa a esse tratamento ou a esse cuidado? Quais os custos, riscos e benefícios que o profissional identifica, mas, sobretudo, que o paciente percebe? Qual a expectativa do paciente em relação ao cuidado ou ao tratamento que os profissionais de saúde querem fazê-lo crer que é essencial para salvar-lhe a vida? Qual é o melhor momento ou local para aceitar ou tomar a decisão de aceitar ou não determinada ação ou cuidado? Em suma, a vontade do paciente é soberana quando ele é capaz, juridicamente, de avaliar os prós e contras e é responsável por si. Quando essa vontade emana de terceiros, dada a impossibilidade de o indivíduo manifestar-se livremente por algum motivo de saúde, por exemplo, é preciso atentar ao que a lei civil menciona e aos critérios para se aceitar a manifestação de vontade desse terceiro. É necessário perguntar: quem de fato tem direito de manifestar a vontade do outro (do paciente)? Há, por vezes, de se referir ao Judiciário acerca dos vícios que podem macular a manifestação da vontade, dentre os quais o erro e a coação física ou moral (medo e ameaça).

Portanto, a autonomia depende de certas condições, a saber:

- Liberdade, visto que o indivíduo, ao decidir, deve sentir-se livre de influências para possibilitar a voluntariedade.
- Competência, uma vez que, além de livre, o indivíduo deve ser capaz de entender e avaliar as informações recebidas.
- Esclarecimento, visto que o indivíduo deve possuir um cabedal de informações necessárias para poder tomar a decisão a respeito de sua vida, com base em crenças e valores pessoais, e da coletividade na qual está inserido. Para o sucesso do processo decisório, há necessidade de:
  - informar acerca da probabilidade de sucesso ou de fracasso, e dos riscos implicados;
  - fornecer as orientações necessárias, de forma adequada e clara. Quanto mais complexo o procedimento, mais complexa a orientação;
  - analisar a vulnerabilidade do paciente (fraqueza, fadiga, medo e dificuldade de compreensão). Quanto mais vulnerável o sujeito em termos de poder decisório, maior compromisso multiprofissional deve existir em salvaguardar seus direitos por meio do respeito à autonomia, à integridade física e moral e à individualidade do sujeito. Assim, a informação esclarecida é fundamental para a tomada de decisão autônoma. Quanto mais informações forem disponibilizadas aos sujeitos, melhores condições eles terão para fazer escolhas autônomas. As informações devem ser detalhadas e consoantes com a condição de entendimento do indivíduo.

No cenário das práticas assistencial e gerencial do enfermeiro na UTI, é imprescindível lidar com conceitos e valores, respeitando o espaço da individualidade e o momento de cada indivíduo no processo de tomada de decisão, caso contrário os profissionais podem induzir ou coagir o paciente a tomar uma decisão rapidamente, o que contraria a liberdade de expressão no momento de cada um. Cada indivíduo tem suas vicissitudes e necessidades; por essa razão, não se justifica, eticamente, a pressa do profissional em obter consentimento do indivíduo, a fim de implementar uma conduta o mais rápido possível. O paciente pode optar por não aceitar uma ação proposta, mesmo que os profissionais acreditem que ela o beneficiaria. Contudo, em outro momento, esse paciente pode sopesar e aceitá-la. Há sempre o dilema do tempo e do prejuízo que o paciente pode sofrer por essa decisão tardia, mas é necessário respeitar o seu tempo para que se manifeste de maneira plena, livre e consciente, como um direito constitucionalmente assegurado.

Não se pode ignorar os obstáculos que perpassam as relações interpessoais e a tomada de decisão do paciente. A relação assimétrica entre o profissional de saúde e o paciente ou cliente se sobressai quando o primeiro se coloca como "legítimo" detentor de poder e conhecimento. Se ele acredita que sabe mais, a primeira sensação é de que poderia dizer o que é melhor para o outro, porque este outro lhe parece menos conhecedor. Por outro lado, a dificuldade de comunicação entre "o detentor do conhecimento" e o paciente, muitas vezes em situação de vulnerabilidade socioeconômica-cultural, pode suscitar conflitos de interesses, havendo o risco de se sobreporem os interesses do primeiro em detrimento dos interesses do paciente, porque este é considerado menos preparado para decidir ou optar sobre o que é melhor ou justo para si.

Assim, a relação assimétrica e paternalista representa uma violência ao direito de o outro ser o que ele é e poder manifestar a sua vontade. Há de se sopesar o risco de tornar o cuidador tecnológico, uma vez que há o risco de ele se tornar o detentor do conhecimento e, como consequência, do poder de decidir, aniquilando qualquer possibilidade de diálogo e de reconhecimento do outro em seu espaço de individualidade, direitos e autonomia. Nessa direção, cabem alguns questionamentos. Será que tem sido dado aos pacientes das UTI e serviços de saúde em geral o direito de decidir sobre a sua vida, o tipo de cuidado, o tratamento ou o bem-estar que querem receber? Como é considerada a competência do paciente para decidir na UTI?

Para Zoboli, um problema central na ética biomédica é a disputa de prioridade entre os princípios do respeito à autonomia dos pacientes e da beneficência que orienta o agir profissional. Tal debate não pode ser resolvido com a mera defesa a favor de um princípio em prejuízo do outro ou pela tentativa de tornar um deles absoluto. Nem o paciente nem os profissionais de saúde gozam de autoridade sobrepujante, sendo que nenhum princípio tem proeminência na ética biomédica, nem mesmo a obrigação de agir para o melhor interesse do paciente. A beneficência provê o objetivo primário e o racional da atenção à saúde, enquanto o respeito à autonomia – com a não maleficência e a justiça – estabelece os limites morais para as ações profissionais na persecução de seus objetivos.[17]

CRITÉRIOS SOCIAIS NA SELEÇÃO DE PACIENTES NA UTI

A justiça ou equidade constitui uma das pilastras do Sistema Único de Saúde. Do ponto de vista hermenêutico, pode-se assegurar que tal princípio da bioética visa assegurar a distribuição de recursos em uma sociedade democrática, seguindo algumas etapas:

- Uma primeira, que exige igualdade na distribuição dos deveres e direitos básicos. Todas as pessoas devem ter os mesmos direitos e liberdades civis, como o direito à manifestação autônoma, à livre locomoção, à expressão de opiniões, à reclamação, à associação, à informação, à privacidade etc.
- Na segunda, com base no princípio da diferença, é justa a ação que tenha consequências desiguais para os envolvidos apenas se resultar em benefícios compensatórios para cada um e, em particular, para os membros "menos favorecidos" ou "menos afortunados" da sociedade.[16]

A aplicação desses preceitos na alocação de recursos escassos na assistência à saúde poderia levar à proposta de manter o princípio da universalidade na distribuição de recursos, uma vez que isso significaria respeitar a primeira etapa, a da igualdade entre as pessoas. Em seguida, seria mais adequado destinar o restante dos recursos às camadas sociais ou às pessoas mais desfavorecidas.[18]

Os defensores da utilização de critérios sociais para a seleção de indivíduos que necessitam de recursos escassos alegam que é preferível utilizá-los a permitir as tomadas de decisão aleatórias. Os opositores ao uso de critérios sociais para a priorização do atendimento de indivíduos, tendo em vista a limitação de recursos na área da saúde, consideram esses critérios imorais e arbitrários, propiciando a desigualdade social em detrimento dos menos favorecidos economicamente, o que pode também asseverar a discriminação de minorias e reforçar o sexismo, o racismo e outras atitudes condenáveis.[19,20]

Fortes et al.,[21] ao proporem o estudo dos critérios sociais na seleção de indivíduos em serviços de emergência, com o objetivo de analisar as diferenças na utilização de alguns critérios sociais, em situações hipotéticas de seleção de pacientes, escolheram uma população-alvo composta de 64 alunos do primeiro ano e 25 graduandos do quarto ano de administração hospitalar de uma instituição de ensino em São Paulo. Foram utilizados os seguintes critérios sociais: idade, sexo, responsabilidade social, condição econômica e estilo de vida. Em relação à idade, os resultados apontaram que, entre uma criança de sete anos e um idoso de 65 anos, vítimas de acidente de carro, 82,9% dos alunos do primeiro ano e 100% dos estudantes do quarto ano privilegiaram a criança no atendimento, ao decidir entre atender um ou outro.[21]

Nesse mesmo estudo, entre um homem e uma mulher, ambos com 30 anos, vítimas de acidente de automóvel, 76,5% dos primeiranistas e 72% dos quartanistas priorizariam a mulher para a única vaga disponível no hospital. Em relação à condição econômica, na escolha entre duas mulheres, uma com renda familiar de três salários mínimos e a outra que ganha o correspondente a cinco salários mínimos, ambas com crise cardíaca, 82,8% dos primeiranistas e 56% dos quartanistas selecionariam a mulher com menor renda familiar. Os autores questionam se essas opções não apontariam para uma orientação que, afastando-se do princípio ético da solidariedade, se dirigisse a um posicionamento de natureza utilitarista, para buscar mais eficiência econômico-administrativa para a instituição hospitalar, ao indicar uma aproximação com a "lógica de mercado". No item responsabilidade social, entre uma mulher com três filhos e outra com um filho, ambas com broncopneumonia, os dois grupos optaram por aquela com maior número de filhos. Em suma, os autores dessa pesquisa inferiram que os alunos aceitariam utilizar critérios sociais para a seleção de pessoas necessitadas de atendimento de emergência diante da escassez de recursos. Com isso, os autores têm ressaltado a importância da reflexão bioética sobre a fundamentação da tomada de decisão em situações de microalocação de recursos limitados que envolvam relações entre profissionais, administradores e usuários de serviços de saúde.[21,22]

Considerando os problemas de escassez de recursos, os profissionais de saúde precisam, muitas vezes, decidir quem priorizar no atendimento em diferentes cenários de atuação. Essa é uma situação que pode gerar conflitos pessoais, que demanda valores e convicções individuais e, portanto, requer repensar a decisão ética mais adequada para cada situação concreta. Nessa perspectiva, McNeally et al.,[23] ressaltam que, no cotidiano dos serviços de saúde, sobressaem-se dilemas de cunho bioético quanto à microalocação de recursos, seja para a seleção de candidatos a vagas em hospitais, seja para os serviços de terapia intensiva ou de alta tecnologia, ou para a escolha de quem deve ter saúde, de quem deve viver e a quem será negada a oportunidade de vida e saúde.[23]

A escassez de recursos humanos, físicos e/ou materiais pode propiciar uma série de dilemas éticos, como a quem atender prioritariamente, considerando o fato de que a demanda pode ser maior que a possibilidade de atender a todos os indivíduos ao mesmo tempo, e que critérios utilizar para tomar uma decisão diante da possibilidade concreta. Tais dilemas também podem estar associados à questão do erro ou da falha humana, em decorrência das condições de trabalho, como sobrecarga de atividades dos profissionais de saúde. Embora os estudos apontem para a questão do erro humano nos eventos adversos,[24,25] o conhecimento das condições de trabalho dos profissionais, como as atividades desenvolvidas em jornadas duplas e as condições de saúde dos trabalhadores, são igualmente relevantes, uma vez que podem favorecer as ocorrências de falhas humanas prejudiciais ou danosas ao paciente. Nesse sentido, a escassez de recursos (humanos, físicos ou materiais) demanda, sobretudo, uma responsabilidade estrutural ou institucional no momento de averiguar as possíveis ocorrências iatrogênicas. Como afirma Padilha, sendo a UTI uma unidade complexa de intenso dinamismo, que congrega diferentes profissionais e onde as tomadas de decisão devem ser prontas e precisas, espera-se uma estrutura adequada como suporte para o desenvolvimento de assistência segura ao paciente crítico, implicando questões ético-legais, tanto para os estabelecimentos de saúde quanto para os profissionais de saúde que atuam nessas instituições.[26] Assim, o compromisso ético dos profissionais de enfermagem, no sentido de propiciar assistência de enfermagem isenta de riscos ou com minimização dos riscos aos pacientes assistidos deve também constituir um compromisso moral no cenário das ações profissionais na UTI, envolvendo os profissionais e os dirigentes das instituições de saúde prestadoras de tais serviços.

Os profissionais de saúde devem reconhecer os limites das suas práticas e evitar o excesso de tratamento, a chamada distanásia, que significa o prolongamento do sofrimento humano, sem sentido, por meio da utilização de recursos ou meios onerosos e cujos benefícios nem sempre são razoáveis.[27] Nessa perspectiva, é preciso atentar para os princípios bioéticos da autonomia, beneficência, não maleficência e justiça, envolvendo os cuidados em saúde, pois é dever desses profissionais respeitar a autonomia do paciente e família, ao acordarem com as prioridades e objetivos do cuidado com os pacientes. É preciso não esconder a informação desejada pelo paciente e respeitar os desejos do paciente de não ser tratado quando esse tratamento não faz nada além de prolongar o processo de morrer.[27]

CONSIDERAÇÕES FINAIS

A falta de leitos na UTI e a escassez de recursos materiais e humanos diante da demanda de atendimento especializado nessa área têm suscitado questionamentos entre os profissionais e as autoridades da área da saúde. Assim, ao verificar que o paciente tem o direito de receber cuidados de enfermagem e atenção médica, mesmo que os objetivos de "cura" mudem para objetivos de "conforto", isso pode ser um critério para ajudar no processo decisório sobre a quem se destinam os leitos na terapia intensiva. Dessa forma, os avanços da biotecnologia na área da saúde suscitam novos desafios, visto que os problemas serão cada vez mais éticos e cada vez menos técnicos nessa área, não sendo diferente no que tange à assistência de enfermagem na UTI. É preciso pensar a quem se destinam os recursos disponíveis na UTI e decidir quem terá prioridade no atendimento, considerando que o direito de se beneficiar com tais recursos deve ser respeitado a todos os cidadãos, independentemente da classe social, da ideologia ou de qualquer outra razão.

Ao discorrer sobre critérios éticos na alocação dos escassos recursos em saúde, Fortes[22] elenca alguns critérios de natureza técnica, com base em análises e avaliações dos candidatos aos recursos realizadas pelos profissionais de saúde, exclusivamente fundamentados em uma suposta "objetividade científica", um critério de aleatoriedade, entre outros. Para esse autor, a construção democrática de um país, que tem como fundamento o respeito à autonomia e à decisão dos cidadãos, demanda que as expectativas e as opiniões de seus membros no tocante à alocação de recursos escassos para a saúde sejam observadas.[22]

Além dos possíveis dilemas éticos relacionados aos recursos humanos, aos recursos materiais e aos outros recursos disponíveis que são desejáveis no cotidiano em unidades de cuidados críticos, o enfermeiro deve participar, em conjunto com outros profissionais de saúde, de decisões de não iniciar manobras de ressuscitação cardiovascular ou de abandonar tratamentos fúteis. O dilema se apresenta ao questionar até que momento se deve investir, sem ultrapassar os limites da dignidade humana e atingir um grau de futilidade terapêutica. Obviamente, essa questão é extremamente complexa, e a tomada de decisão, em relação a continuar ou não um investimento, deve envolver o próprio paciente (se possível) ou seu representante legal e familiares, com o auxílio de grupos interdisciplinares, que possam apoiar o paciente, a família e os próprios profissionais envolvidos no complexo processo de tomada de decisão conjunta.[28,29]

Não bastam a criação de critérios para seleção e alocação de recursos na área da UTI e a definição de quem serão os indivíduos beneficiados por esses recursos. Faz-se necessário assegurar ao paciente o direito de conservar a sua autonomia e a sua individualidade, sem ser julgado por suas decisões, embora possam parecer contraditórias ou até contrárias às crenças dos indivíduos que o cercam. Os comitês de bioética nos estabelecimentos de saúde, embora tenham atividade ainda incipiente e voltada prioritariamente para a avaliação de projetos de investigação na área biomédica, poderiam contribuir no processo de decisão acerca da alocação de recursos escassos e da utilização nas instituições de saúde.

RESUMO

Os autores discutem o papel da unidade de terapia intensiva como lócus de uma assistência multidisciplinar e destacam direitos e obrigações dos pacientes e dos profissionais de enfermagem que atuam nesse importante cenário da prática, pontuando as responsabilidades ética, civil e penal das suas ações frente à tomada de decisão sobre realizar ou não determinada ação, delegando-a, por vezes, a quem é de direito.

São debatidos aspectos éticos e legais da autonomia do paciente/família frente às propostas assistenciais, perpassando a questão do consentimento do paciente e/ou responsável legal para a realização de procedimentos (inclusive de enfermagem), tendo em vista o direito de serem informados, de forma clara e compreensível, a respeito de riscos e possíveis benefícios decorrentes de ações propostas.

Discutem-se, outrossim, critérios sociais na seleção de pacientes na unidade de terapia intensiva como parte importante do processo de tomada de decisão, invocando-se princípios como a justiça e a equidade. Além disso, é discutido o direito do paciente de ser assistido em UTI, o que requer a corresponsabilidade do enfermeiro na ação de prever e prover recursos (humanos e materiais) para assegurar que tal assistência ocorra de maneira segura e com minimização de riscos à clientela atendida.

PROPOSTAS PARA ESTUDO

1. Discorra sobre a importância da legislação do exercício profissional e do Código de Ética dos Profissionais de Enfermagem na atuação do enfermeiro na unidade de terapia intensiva.
2. Quais aspectos ético-legais você considera mais relevantes e que devem ser observados pelos profissionais de enfermagem atuantes na unidade de terapia intensiva?

REFERÊNCIAS BIBLIOGRÁFICAS

1. Oguisso T, Schmidt MJ. O exercício da enfermagem: uma abordagem ético-legal. Rio de Janeiro: Guanabara Koogan, 2007.
2. Pastore K. Uma jornada no inferno. In: Veja. São Paulo, edição de 10/5/1995.
3. Dupas G. Tecnologia médica, vida e morte dignas. In: O Estado de São Paulo. São Paulo, Espaço Aberto, edição de 17/6/2006.
4. Hoffman M et al. The effects of nursing interventions on stress factors perceived by patients in a coronary care unit. Heart & Lung (St Louis). 1978;7(5):804-9.
5. Silveira MFA. Estar despido na unidade de terapia intensiva: duas percepções, um encontro. Rev Enferm UERJ. 1997;5(2):449-59.
6. Boff L. Saber cuidar: ética do humano ¾ compaixão pela terra. Petrópolis: Vozes, 1999.
7. Conselho Regional de Enfermagem do Estado de São Paulo. Principais legislações para o exercício da enfermagem. São Paulo: Coren/SP, 2007/2008.
8. Ferreira ABH. Novo dicionário Aurélio da língua portuguesa. 3. ed. Curitiba: Positivo, 2004.

9. Michaelis. Moderno dicionário da língua portuguesa. São Paulo: Companhia Melhoramentos, 1998.
10. Plácido e Silva OJ. Vocabulário jurídico, 23. ed. Rio de Janeiro: Forense, 2003.
11. Rodrigues S. Responsabilidade civil. In: Direito Civil, v. 4. 6. ed. São Paulo: Saraiva, 1962.
12. Brasil. Lei n. 10.406, de 10 de janeiro de 2002. Institui o Código civil. Saraiva: São Paulo, 2002.
13. Diniz MH. Curso de direito civil brasileiro. São Paulo: Saraiva; 2006.
14. Brasil. Lei n. 3.071, de 1.º de janeiro de 1916 com alterações posteriores. In: Negrão T. Código civil brasileiro e legislação civil em vigor. 17. ed. atualizada até 5 de janeiro de 1998. São Paulo: Saraiva, 1998.
15. Brasil. Código penal. Decreto-lei 2.848, de 7 de dezembro de 1949 atualizado pela Lei n. 7.209, de 11 de julho de 984, 23. ed. São Paulo: Saraiva, 1985.
16. Padilha KG. Descuidar. As representações sociais dos enfermeiros de UTI sobre as ocorrências iatrogênicas de enfermagem. Dissertação. São Paulo: Escola de Enfermagem/USP, 1994.
17. Zoboli ELCP. Bioética: gênese, conceituação e enfoques. In: Ética e bioética: desafios para a enfermagem e a saúde. São Paulo: Manole, 2006.
18. Fortes PAC. O dilema bioético de selecionar quem deve viver: um estudo de microalocação de recursos escassos em saúde. [Tese de Livre-Docência.] São Paulo: Faculdade de Saúde Pública da Universidade de São Paulo, 2000.
19. Annas GJ. The prostitute, the playboy and the poet: rationing ¾ schemes for organ transplantation. Am J Public Health. 1985;75:187-9
20. Ramsey P. The patient as person. Jew Haven: Yale University Press, 1976.
21. Fortes PAC, Zoboli ELCP, Spinetti SR. Critérios sociais na seleção de pacientes em serviços de emergência. Rev Saúde Pública. 2001;35(5):451-5.
22. Fortes PAC. Critérios éticos em alocação de escassos recursos em saúde. O Mundo da Saúde. 2000;24(24):543-50.
23. McNeally MF, Dickens BM, Meslin EM, Singer P. Bioethics for clinicians: resource allocation. Can Med Assoc J. 1997;157:163-7.
24. Buckley TA, Short TG, Rowbottom YM, Oh TE. Critical reporting in the intensive care unit. Anaesthesia. 1997;52(1):403-9.
25. Donchin Y, Gopher D, Olin M, Badihi Y, Biesky M, Sprung CL et al. A look into the nature and causes of human errors in the intensive care unit. Crit Care Med. 1995;23(2):294-300.
26. Padilha KG. Ocorrências iatrogênicas na UTI e o enfoque de qualidade. Rev Latino-Am Enfermagem 2001; 9(5). [on-line] Disponível em: http://www.scielo.br/scielo.php?script=sci_arttex&pid=S0104-1169200100050001481. Acesso em 23 maio 2008.
27. Pessini L. Cuidados paliativos: perspectivas contemporâneas. Rev Brasileira de Cuidados Paliativos. 2008; ano 1, n.º 1: 25-9.
28. Toffoletto MC, Zanei SSV, Hora EC, Nogueira GP, Miyadahira AMK, Kimura M, Padilha KG. A distanásia como geradora de dilemas éticos nas unidades de terapia intensiva: considerações sobre a participação dos enfermeiros. Acta Paul Enferm 2005; 18(3). [on-line] Disponível em: http://www.scielo.br/scielo.php?script=sci_arttex&pid=S0104-1169200100050001481. Acesso em 23 maio 2008.
29. Pessini L. Distanásia: até quando prolongar a vida. São Paulo: Loyola, 2001.

PARA SABER MAIS

Consultar "Principais legislações para o exercício de enfermagem – Conselho Regional de Enfermagem", Coren/SP, 2008.

54

Treinamento e qualificação de profissionais

Antônio Fernandes Costa Lima
Vera Lucia Mira

PONTOS A APRENDER

1. As mudanças do cuidado do enfoque tecnicista para o enfoque humanístico na percepção dos profissionais atuantes em UTI.
2. Definição de competência profissional.
3. As mudanças no mundo do trabalho que impulsionaram a busca por um modelo de competências.
4. A importância do papel educativo do enfermeiro em relação aos profissionais de enfermagem.
5. Conceitos de treinamento e desenvolvimento.
6. As etapas de planejamento, execução e avaliação dos processos educacionais em enfermagem.
7. A experiência da gerência de enfermagem de um hospital universitário no desenvolvimento de programas de treinamento e desenvolvimento nos processos de gerenciar, assistir, ensinar e pesquisar, na perspectiva do Sistema de Assistência de Enfermagem.

PALAVRAS-CHAVE

Educação em enfermagem, educação continuada, unidades de terapia intensiva.

ESTRUTURA DOS TÓPICOS

Introdução. A abordagem por competências na prática profissional. Desenvolvimento de competências dos profissionais de enfermagem. Papel educativo do enfermeiro em relação aos profissionais de enfermagem. Planejamento, execução e avaliação dos processos educacionais em enfermagem. Programas de T&D: a experiência do Serviço de Apoio Educacional do Hospital Universitário da USP. Considerações finais. Resumo. Propostas para estudo. Referências bibliográficas. Para saber mais.

INTRODUÇÃO

A unidade de terapia intensiva (UTI) constitui-se em um cenário desafiador para todos os profissionais de saúde, uma vez que contém equipamentos cada vez mais sofisticados e abrange muitos procedimentos invasivos e complexos, exigindo que estes se mantenham atualizados para incorporar continuamente novos conhecimentos e inovações tecnológicas. Esses profissionais vivenciam, na maior parte do tempo, situações que requerem a aquisição de competências para controlar riscos e prever, evitar e minimizar complicações, para promover a manutenção da vida, a recuperação e a diminuição do sofrimento dos pacientes em situação crítica.

Nesse ambiente dotado de tecnologia moderna, os profissionais convivem diariamente com questões conflituosas e angustiantes inerentes à vida e à morte, realizando ações que expressam seu conhecimento específico e que se tornam complementares no cuidado integral aos pacientes.

Na perspectiva de Leininger, o cuidado é essencial para o desenvolvimento humano, sua sobrevivência e maneira de encarar a morte. Segundo essa autora, as formas de expressar cuidado variam conforme a cultura. Contudo, existem algumas características universais que denotam cuidado em todas elas: respeito; preocupação com o outro; ajuda, assistência e amparo; atenção aos detalhes; presença solidária; vínculo; proteção e acolhimento; toque (físico e espiritual); medidas de conforto e adequação do ambiente para atender às necessidades singulares do paciente.[1]

Ao longo dos anos, o cuidado tem sofrido mudanças do enfoque tecnicista (paciente-doença) para o enfoque humanístico (paciente-pessoa), sinalizando sensações e impressões subjetivas de que a excelência técnica faz-se necessária para os profissionais atuantes em UTI, mas que por si só não é suficiente para alcançar a recuperação do paciente crítico em sua plenitude biopsicossocial.[2]

Com a constante introdução de novas formas de organização do trabalho em busca da melhoria da qualidade e da produtividade dos serviços, tornam-se imperativas a compreensão global do processo de trabalho, a maior articulação entre os diversos setores para o desenvolvimento de modelos de atenção voltados para a qualidade de vida, a maior integração das ações dos diferentes agentes da área de saúde, em decorrência de seu caráter multiprofissional e interdisciplinar, a necessidade de agregar e recompor trabalhos antes parcelados, a comunicação entre os diferentes membros da equipe e a maior liberdade de decisão e autonomia para intervir no processo de trabalho.[3]

Nesse sentido, é fundamental ampliar a qualificação dos trabalhadores em saúde nas dimensões técnica especializada, ético-política, comunicacional e de inter-relações pessoais para que os profissionais possam participar como sujeitos integrais no mundo do trabalho.[4] Para tanto, a qualificação deve, necessariamente, contemplar oportunidades de crescimento pessoal e profissional com vistas ao desenvolvimento da consciência crítica, autonomia e criatividade para fundamentar as tomadas de decisão na resolução de problemas.

Diante das crescentes exigências de produtividade e de qualidade dos setores produtivos, em um contexto no qual o mercado de trabalho é instável, flexível e cambiante, ampliam-se os requerimentos relativos às qualificações dos trabalhadores e torna-se cada vez mais generalizada a implantação de um modelo de formação e de gestão da força de trabalho com base no enfoque das competências profissionais.[3]

A ABORDAGEM POR COMPETÊNCIAS NA PRÁTICA PROFISSIONAL

A definição do que determinada sociedade considera legítimo e/ou legal para a prática profissional é uma construção social e histórica. Dessa forma, a definição de competência ocorre em um campo de conflitos de interesse, de relações socioeconômicas, de disputas ideológicas e de poder nas sociedades.[5-6]

Sabendo que é imperativo aperfeiçoar continuamente o desempenho, as organizações adotam iniciativas para favorecer a expressão das competências desejadas no trabalho, promovendo processos de aprendizagem de conhecimentos, habilidades, atitudes e manifestação de competências. O ambiente de trabalho também determina a expressão de competências profissionais, no que se refere ao suporte organizacional disponível ao indivíduo, tais como o apoio do gestor, os incentivos e as oportunidades de desempenho, que, por sua vez, afetam a transferência da aprendizagem.[7]

Assim, a abordagem dialógica de competência reconhece a história das pessoas e das sociedades nos seus processos de reprodução/transformação. Nesse contexto, a competência é considerada uma síntese da combinação de atributos pessoais e saberes traduzidos em ações para o enfrentamento de situações relacionadas a determinada prática, segundo contextos e critérios de excelência.[8] Essa compreensão ilumina o debate referente a diferentes concepções de competência e permite identificar o sentido de opções tão extremas que vão desde as comportamentais até as construtivistas.[9]

Para Perrenoud,[10] competência é a capacidade de agir de forma eficaz em determinado tipo de situação, com base em conhecimentos, mas sem limitar-se a eles. Esse autor estabelece uma diferença entre competência – capacidade para utilizar, integrar ou mobilizar conhecimentos visando a solução de problemas com os quais o indivíduo se depara diariamente – e conhecimento – representações da realidade que o ser humano constrói e armazena ao sabor da experiência e formação.

Existe uma gama de referenciais para definir as competências e os instrumentos para estabelecer o modo de articulação delas com a resolução de problemas e seu desempenho em situações concretas. Em termos gerais, a literatura corrente sobre a noção de competência assinala que competência profissional é a capacidade de mobilizar conhecimentos, habilidades e atitudes, colocando-os em ação para resolver problemas e enfrentar situações de imprevisibilidade em dada situação concreta de trabalho e em determinado contexto cultural.[3]

Le Boterf[11] define competência como saber agir com pertinência, mobilizando saberes e conhecimentos em um contexto profissional, integrando saberes, transpondo-os, aprendendo e envolvendo-se, sendo reconhecido. No detalhamento dessa definição, explicita que o profissional deveria saber:

- Agir com pertinência: ir além do prescrito, ter iniciativa, saber tomar decisões diante das situações complexas que lhe são inferidas no dia a dia e, mais que isso, saber antecipá-las.
- Mobilizar saberes e conhecimentos em um contexto profissional: saber aplicar conhecimentos e habilidades em cada situação, uma vez que a mobilização profissional é resultante do entrecruzamento do sujeito, de sua formação profissional e de situações do contexto profissional.
- Integrar ou combinar saberes múltiplos e heterogêneos: unir os seus com os saberes múltiplos de seus pares e do grupo ao qual pertence, sendo que o seu saber não se limita ao que ele ou o grupo sabe, mas à capacidade de acesso a uma rede de conhecimentos.
- Transpor: diante da variabilidade de situações, não se limitar a repetir um padrão; é necessário ter capacidade de aprender e de se adaptar.
- Aprender a aprender: permitir que experiências e situações vivenciadas resultem em um novo saber que será posteriormente utilizado, ou seja, fazer de sua prática profissional uma oportunidade de criação de saber.
- Saber envolver-se: diz respeito ao envolvimento e comprometimento em todas as situações. Ser aquele profissional com quem se pode contar; não só sua inteligência é necessária, mas também sua personalidade e postura ética.
- Ser reconhecido pelos outros: ter o reconhecimento dos seus pares e do seu grupo, alcançando os resultados esperados, identificáveis por critérios estabelecidos.

A busca por um modelo de competências é sinalizada por três mudanças no mundo do trabalho: a existência de eventos imprevistos, não descritos nem padronizados na descrição das tarefas, necessitando que o indivíduo mobilize recursos para resolvê-los; a necessidade de melhoria da comunicação interna nas organizações; e a emergência de estratégias de excelência em serviços, visando o atendimento das necessidades dos clientes internos e externos.[12]

De acordo com Deluiz,[3] a adoção do modelo das competências no mundo do trabalho tem por objetivos adequar a formação da força de trabalho às novas exigências do sistema produtivo; possibilitar maior flexibilização do mercado de trabalho pela noção de empregabilidade – o trabalhador passa a ser responsável por sua inserção no mercado, mantendo suas competências atualizadas; e unificar o sistema de qualificação profissional, tornando possível a disponibilidade e a mobilidade dos trabalhadores, que passariam a ter livre circulação no mercado de trabalho setorial, intrassetorial, nacional e internacional.

Por fim, destaca-se que as competências são expressas no desempenho humano, que demonstra as competências mobilizadas em determinada situação, mas não todas as que o indivíduo possui. Entende-se, portanto, a importância da avaliação de desempenho profissional como uma ferramenta para diagnóstico de necessidades de desenvolvimento de competências.

DESENVOLVIMENTO DE COMPETÊNCIAS DOS PROFISSIONAIS DE ENFERMAGEM

Os profissionais de enfermagem atuam ininterruptamente na UTI, desempenhando ações para atender as demandas de cuidados dos pacientes críticos, em colaboração com os demais profissionais da equipe de saúde, mantendo-se sensíveis, inclusive, às necessidades dos familiares e entes queridos dos pacientes com os quais compartilham a responsabilidade física, psíquica, social e até mesmo espiritual, no sentido da transcendência.

Considerando a complexidade do cuidar e o cuidado como foco central das ações de enfermagem, a formação inicial, por meio da graduação ou do curso técnico, não garante aos profissionais de enfermagem o desenvolvimento das competências necessárias para atuar em UTI. Isso porque muitas dessas competências são desenvolvidas somente ao ingressarem no mundo do trabalho e vivenciarem, na prática, diferentes realidades assistenciais. Dentre os vários desafios enfrentados por esses profissionais está o alcance e a manutenção da qualidade, mensurável pela eficácia e eficiência de suas ações cuidadoras que dependem também dos investimentos pessoais e organizacionais na sua formação continuada.

Evidentemente, é necessário que cada profissional de enfermagem tenha a consciência de suas potencialidades e limitações, responsabilizando-se pela atualização de conhecimentos, aprimoramento das competências e aquisição de novas competências, a fim de atingir melhores níveis de desempenho. Contudo, a organização na qual esses profissionais estão inseridos deve compartilhar essa responsabilidade por meio da adoção de políticas que favoreçam, para além do treinamento técnico operacional, oportunidades reais ou mais apropriadas de uma educação crítica, reflexiva, inclusiva e participativa.

As organizações valorizam a educação das pessoas, reconhecendo a íntima relação entre a adequada capacitação e o alcance de resultados quantitativos e qualitativos na produção de bens e serviços. Entretanto, infelizmente, a valorização prevalece nos discursos e intenções, visto que nem sempre são implementadas medidas concretas para a melhoria da formação continuada das pessoas.

Dentre as políticas possíveis, destacam-se a criação e a manutenção de um serviço de educação continuada (SEC), dotado de recursos humanos, estruturais e tecnológicos adequados à consecução das ações educativas, que realize programas de treinamento e desenvolvimento (T&D) em parceria com os profissionais atuantes nas organizações, em conformidade com as reais necessidades, tanto das organizações quanto das pessoas que as compõem. Vale ressaltar que, se não houver uma política de valorização do capital humano, integrando aprendizagem, conhecimento e competências, os programas de T&D por si sós não conseguirão estimular as pessoas ao seu autodesenvolvimento.[13]

Em análise histórica e política, Pantoja et al. destacam as ações de T&D como soluções de problemas técnicos para ajuste dos indivíduos às suas funções e como modeladores dos comportamentos aos valores da instituição.[14]

Essa perspectiva taylorista pressupõe atividades formais, de caráter mais operacional, para aplicação imediata do aprendido no trabalho. O desenvolvimento, por sua vez, propõe ações voltadas ao crescimento profissional, que extrapolam a execução das tarefas do cargo ocupado, visando o desempenho futuro em outros cargos. Considerando, no entanto, como afirma Borges-Andrade,[15] a forte relação e a interdependência entre T&D, a clara distinção desses conceitos foi perdida ao longo das décadas. Além disso, o treinamento de alguns trabalhadores constitui desenvolvimento para outros, o que levou à consolidação da nomenclatura e da abreviatura T&D.

Na área da saúde, e na tentativa de resgate de aprendizagem significativa e fundamentada na pedagogia emancipatória de Paulo Freire, foi proposta a Política Nacional de Educação Permanente em Saúde,[16] que reconhece o caráter educativo do próprio trabalho pelo espaço de problematização e reflexão da prática de modo coletivo e participativo. Assim, as ações devem acontecer no trabalho e para o trabalho.

Nessa perspectiva, Peres et al.[13] ressaltam que os programas de T&D devem ser fundamentados na compreensão das necessidades e competências a serem alcançadas, na adequada aplicação dos métodos disponíveis, na conscientização e na manutenção do interesse dos treinados pelo aprendizado.

A aprendizagem no contexto do trabalho traz benefícios para a organização, por exemplo, adaptação a mudanças, redução do estresse, melhoria das decisões, aumento da eficiência no desempenho profissional, diminuição da ocorrência de erros e ampliação de mudanças de comportamento.[17]

PAPEL EDUCATIVO DO ENFERMEIRO EM RELAÇÃO AOS PROFISSIONAIS DE ENFERMAGEM

Os enfermeiros são educadores de pessoas, sejam elas pacientes, familiares ou demais profissionais da área da saúde. A relevância do papel dos educadores é evidenciada nas palavras de Gadotti,[18] ao afirmar que eles são imprescindíveis para o futuro da humanidade, visto que transformam a informação em conhecimento e consciência crítica, contribuindo para a formação de pessoas.

Cabe lembrar que a educação está sempre presente quando as pessoas se desenvolvem e se aperfeiçoam, supondo uma interação entre as pessoas e uma relação das pessoas com o mundo que as cerca. A educação só se realiza plenamente quando resulta em transformação do sujeito que se educa. Um aspecto muito importante da educação é a intencionalidade de provocar essa transformação, ou seja, a intenção do sujeito no processo educativo, desejando transformar-se e propondo-se a isso.[19]

De acordo com Mizukami,[20] há várias formas de conceber o fenômeno educativo, que, por sua própria natureza, não é uma realidade acabada que pode ser aprendida de forma única e precisa em seus múltiplos aspectos. Nele estão presentes tanto a dimensão técnica quanto a humana, a cognitiva, a emocional, a sociopolítica e a cultural.

Os processos educacionais podem ser classificados em formais, não formais e informais. Os processos educacionais formais ocorrem quando a intenção de promover a educação e a maneira de realizar a interação pedagógica se explicitam em normas que tratam da definição de objetivos, orientam a seleção de conteúdos, determinam linhas metodológicas a serem adotadas e indicam critérios de avaliação. São considerados não formais quando os processos não se pautam em normas específicas definidoras da ação pedagógica, embora tanto a intenção quanto a interação educativas estejam presentes. Por fim, são denominados processos educacionais informais quando ocorrem independentemente de intenção e de interação educativas, em situações de convívio social e de participação em eventos, sem nenhuma previsão de formalização de procedimentos. Mesmo nos processos educacionais formais, há sempre espaços e momentos menos formais e até informais, nos quais se desenvolvem importantíssimos processos interativos, nem sempre considerados educacionalmente intencionais, mas cujos resultados educacionais são incontestáveis.[19]

Diante das diferentes possibilidades de ocorrência de processos educacionais fica evidente que a condução de ações educativas é responsabilidade e atribuição de todos os enfermeiros, não se restringindo somente àqueles que atuam em um SEC. Há uma tendência crescente de os enfermeiros assistenciais participarem conjuntamente com os enfermeiros do SEC desde o planejamento, a execução até a avaliação dos programas de T&D, como agentes multiplicadores. Entretanto, para serem agentes multiplicadores e contribuírem para a otimização e adequação dos programas de T&D, os enfermeiros assistenciais necessitam de preparo pedagógico e ético, e conhecimento técnico específico, recebendo suporte constante dos enfermeiros do SEC.[21]

O processo de T&D é facilitado pela ação dos agentes multiplicadores, uma vez que estes, por pertencerem ao grupo, favorecem a troca de experiências e informações, estimulam a motivação e cooperação entre os membros e facilitam a realização do diagnóstico situacional e a mensuração dos resultados.[13]

Na condição de educadores, os enfermeiros, independentemente da sua área de atuação, precisam compreender como se dão os processos educacionais e refletir sobre o porquê e para quê dos fins e dos limites das suas ações educativas. Ozores e Fichmann[22] destacam que o educador é primordialmente um comunicador e precisa, inclusive, desenvolver habilidades interpessoais para incorporar as tecnologias de comunicação como elementos didáticos em atividades cotidianas. Ao utilizar o computador integrado a outras mídias, como televisão, rádio, CDs de música, livros, revistas, vídeos, jogos, material de sucata, colagem e maquetes, torna-se um orientador e não somente um transmissor de informações. Contudo, considerando-se que a tecnologia é uma ferramenta e não um fim em si mesma, os educadores precisam, acima de tudo, ter criatividade, entusiasmo e mente aberta.

PLANEJAMENTO, EXECUÇÃO E AVALIAÇÃO DOS PROCESSOS EDUCACIONAIS EM ENFERMAGEM

As ações dos profissionais de enfermagem, principalmente daqueles atuantes em contextos específicos como o da UTI, são direcionadas para o alcance de uma prática assistencial de excelência. Todavia, o saber não pode ser diminuído à dimensão prática, visto que há o risco do empobrecimento do ver, do interpretar e do agir no mundo. A reflexão prática constitui o questionamento efetivo que envolve intervenção e mudança. A capacidade de problematização é o pressuposto para a reflexão. Essa postura resulta de um questionamento entre o que se pensa (teoria) e o que se faz (prática), possibilitando a transformação, que é composta, simultaneamente, de ação e reflexão, na inseparabilidade entre teoria e prática.[23]

Nessa perspectiva, os programas de T&D devem ser planejados, executados e avaliados de forma adequada e sistemática, a fim de favorecer oportunidades reais de capacitação dos profissionais de enfermagem.

Planejamento é uma ação de análise crítica do que se deseja, da distância entre a realidade que se tem e a realidade que se quer alcançar com a educação e do que se faz e do que ainda precisa ser feito. Considerando que o planejamento também é um processo educativo, nota-se que ele é uma prática flexível voltada para a democracia, que valoriza a reflexão, a participação e a transformação.[24] Compreende o diagnóstico situacional, a determinação dos objetivos desejados, a definição das metodologias/estratégias a serem adotadas, a avaliação do processo e a análise criteriosa dos recursos disponíveis e dos custos.[13]

Para Luckesi,[25] executar é uma atividade dinâmica, que significa colocar as decisões em andamento de forma coerente e consistente, ou seja, construir resultados. Por se tratar de uma ação coletiva, não se pode separar quem pensa de quem faz, sob o risco de fragmentar o trabalho dos profissionais de educação ou de impedir a possibilidade de os educandos aprenderem aquilo que se espera deles no seu desempenho profissional: a cooperação, a autonomia e o respeito ao usuário dos serviços de saúde. Bomfim et al.[24] complementam que executar não se trata de somar partes desvinculadas nem fugir aos conflitos e contradições inerentes ao processo de construção. É respeitar diferenças e dialogar, na busca daquilo que se quer.

Por fim, a avaliação tem função diagnóstica, sendo um instrumento auxiliar da melhoria dos resultados. Deve estar comprometida politicamente com o interesse de que o educando aprenda e se desenvolva, a fim de viabilizar a tomada de decisão em função da construção dos resultados esperados.[25] A razão essencial da avaliação é sustentar o direito à oportunidade, sem excluir. Há de ser um processo permanente e diário, não uma intervenção ocasional, extemporânea, intempestiva e ameaçadora.[26]

No desenvolvimento de programas de T&D, vários aspectos precisam ser avaliados. A avaliação do trabalhador em formação pretende verificar as competências adquiridas durante o processo de aprendizagem, evidenciando a capacidade do indivíduo de mobilizar e articular seus recursos subjetivos com autonomia, postura crítica e ética, assim como os atributos constituídos ao longo do processo ensino-aprendizagem (conhecimentos, habilidades, qualidades pessoais e valores), aos quais se recorre ao enfrentar determinadas situações concretas.[3] A avaliação é o principal componente para aprimoramento de T&D.[15]

De acordo com Peres et al.,[13] a avaliação do processo de T&D consiste em verificar se as informações transmitidas geraram conhecimento e se ele está sendo aplicado às ações. A avaliação do programa verifica a pertinência do conteúdo e a adequação das estratégias de ensino e dos recursos. A avaliação dos resultados tem como objetivo verificar a mudança de comportamento dos treinandos. Referem, inclusive, a importância de se realizar a avaliação dos custos considerando o custo direto, assim como a análise de custo-benefício ou custo-efetividade para verificar se o investimento valeu a pena.

PROGRAMAS DE T&D: A EXPERIÊNCIA DO SERVIÇO DE ENSINO E QUALIDADE DO HOSPITAL UNIVERSITÁRIO DA USP

A fim de exemplificar o desafio em relação ao desenvolvimento de programas de T&D nos processos de gerenciar, assistir, ensinar e pesquisar na perspectiva do processo de enfermagem, apresenta-se, brevemente, a experiência dos enfermeiros do Departamento de Enfermagem (DE) do Hospital Universitário da Universidade de São Paulo (HU-USP).[27]

O HU é um órgão complementar da USP destinado ao ensino e à pesquisa, oferecendo assistência multidisciplinar integral, de média complexidade, com base no perfil epidemiológico do Distrito de Saúde do Butantã. Localizado no campus da USP em uma área física de 36.000 m², na zona oeste da cidade de São Paulo, dispõe de 236 leitos, distribuídos nas quatro especialidades básicas: médica, cirúrgica, obstétrica e pediátrica. Constitui o campo de estágio das faculdades de medicina, saúde pública, enfermagem, farmácia e odontologia da USP.

A população atendida pelo hospital é composta pela comunidade USP, que compreende docentes, discentes e servidores da universidade, incluindo seus dependentes, e pela comunidade residente na região do Butantã, pertencentes ao Núcleo 1 (Diretório Regional de Saúde – Capital/DIR I), servindo de referência às Unidades Básicas de Saúde (UBS) da região.

Os recursos financeiros são provenientes da dotação orçamentária da USP e dos serviços prestados ao SUS.

Os órgãos da administração superior do HU-USP são o conselho deliberativo (CD) e a superintendência. O CD é constituído pelos diretores das faculdades de medicina, ciências farmacêuticas, saúde pública, odontologia, enfermagem e psicologia, pelo superintendente do HU-USP, pela representação discente e por um representante da comunidade. Uma das principais funções do CD é definir as diretrizes básicas da assistência médico-hospitalar, de pesquisa, de cooperação didática e de prestação de serviços médico-hospitalares à comunidade. A superintendência é o órgão de direção executiva que coordena, supervisiona e controla todas as atividades do HU-USP.

O DE está ligado diretamente à superintendência e tem como finalidade coordenar, supervisionar e controlar as atividades desenvolvidas nas áreas do ensino, da pesquisa e da assistência de enfermagem. Para tanto adotou, desde a inauguração da instituição, em 1981, o processo de enfermagem, posteriormente denominado Sistema de Assistência de Enfermagem (SAE), atualmente composto por quatro fases: histórico, diagnóstico, evolução e prescrição de enfermagem.

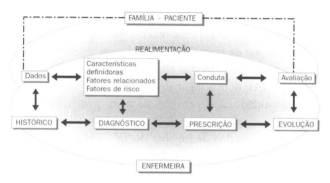

Figura 54.1 Sistema de assistência de enfermagem do HU-USP. São Paulo, 2008.

Os enfermeiros do DE têm a convicção de que o SAE favorece a promoção, a manutenção e a recuperação da saúde, estimulando o exercício do autocuidado, e permite integrar as ações docente-assistenciais, sendo uma estratégia de aprendizado para alunos de graduação e pós-graduação, e para a equipe de enfermagem.[28]

Para viabilizar a operacionalização do SAE, a gerência do DE avalia sistematicamente a carga de trabalho nas unidades em funcionamento, fundamentando o planejamento do quantitativo e qualitativo do pessoal de enfermagem necessário para prover cuidados de enfermagem que garantam a qualidade previamente estabelecida a um grupo de pacientes/clientes, de acordo com a filosofia e estrutura da organização e com a singularidade de cada unidade.[27]

O quadro de pessoal do DE prevê 699 profissionais, sendo: um enfermeiro-chefe técnico de departamento, cinco enfermeiros-chefes técnicos de divisão, um enfermeiro-chefe técnico de serviço, catorze enfermeiros-chefes de unidade, 183 enfermeiros assistenciais, 426 técnicos de enfermagem e 69 auxiliares de enfermagem. Esses profissionais estão distribuídos em cinco divisões: Divisão de Enfermagem Cirúrgica (DEC), Divisão de Enfermagem Clínica (DECLI), Divisão de Enfermagem Obstétrica e Ginecológica (DEOG), Divisão de Enfermagem Pediátrica (DEP) e Divisão de Pacientes Externos (DEPE).

O DE também agrega o Serviço de Ensino e Qualidade (SEQ), que, desde a inauguração do HU-USP, auxilia no desenvolvimento das atividades assistenciais, de ensino e de pesquisa na área de enfermagem, tendo como missão manter a equipe de enfermagem com elevado nível de qualificação pessoal, ética e técnica, e envolvida com as propostas e resultados institucionais, em sintonia com os diferentes setores do hospital e as necessidades da clientela. O DE conta, ainda, com órgãos de assessoria como a Comissão de Ética de Enfermagem e grupos de estudos.

Para conciliar as necessidades de cuidado da clientela assistida, as demandas de ensino e de pesquisa, as expectativas dos profissionais atuantes no DE e as exigências do mercado de trabalho, o SEQ desenvolve ações educativas por meio dos programas de treinamento admissional (TA) e T&D. No contexto desses programas, o SAE ocupa lugar de destaque por ser o fundamento das ações educativas e cuidadoras desenvolvidas pelos profissionais de enfermagem do HU-USP.

Ao ingressarem no quadro de pessoal do DE, enfermeiros e técnicos de enfermagem participam do TA, realizado a princípio no SEQ, em cinco dias úteis, com jornada diária de seis horas. Esse programa compreende momentos de exposição dialogada, ministrados por enfermeiros do SEQ e profissionais convidados de outras áreas do hospital, abrangendo: filosofia e finalidade do HU-USP e do DE; apresentação do Sistema de Documentação Eletrônica do Processo de Enfermagem da Universidade de São Paulo (ProcEnf-USP); aspectos relevantes na prevenção e controle da infecção hospitalar; segurança do paciente; segurança na medicação e cálculo de medicamentos; ética profissional; relacionamento interpessoal e revisão teórico-prática dos procedimentos de enfermagem comuns à maioria das unidades do DE.

Durante o TA são resgatados o conhecimento e a experiência prévia dos profissionais de enfermagem recém-admitidos em relação ao SAE. De modo geral, os enfermeiros, normalmente recém-formados, referem conhecimento teórico sobre o SAE, contudo a maioria alega pouca ou nenhuma experiência na sua execução. Por isso, o SAE desenvolvido no HU é discutido detalhadamente, com ênfase nas etapas do ProcEnf-USP (preenchimento de questionários ramificados com respostas tabuláveis que geram, automaticamente, hipóteses diagnósticas, escolha dos diagnósticos que melhor retratem a condição do paciente no momento da hospitalização, seleção dos respectivos resultados, intervenções e atividades de enfermagem)[29] e nos instrumentos que serão utilizados no cotidiano das unidades nas quais atuarão.

Após a alocação dos profissionais nas unidades, o TA é conduzido pelas enfermeiras-chefes e assistenciais, com a colaboração dos demais integrantes da equipe de enfermagem. As enfermeiras responsabilizam-se pelo aprofundamento do conhecimento a respeito do SAE na realidade assistencial e ministram orientações teóricas e práticas gradativas a respeito das atividades-

-padrão* do DE,[30] e normas, rotinas e procedimentos específicos da unidade. As ações realizadas pelos profissionais durante o TA são documentadas em um cronograma individual. Ao término do período de experiência, é realizada a primeira avaliação de desempenho. O desempenho dos profissionais contratados é avaliado no sexto mês e, a partir de então, anualmente.

O SEQ desenvolve, periodicamente, programas de T&D de acordo com as metas estabelecidas pelo DE, considerando também as necessidades específicas, identificadas pelas enfermeiras-chefes técnicas de divisão e/ou enfermeiras-chefes de seção nas respectivas unidades, os dados evidenciados pela avaliação de desempenho dos profissionais de enfermagem, os resultados de auditoria e da supervisão realizada pelas enfermeiras assistenciais em seu cotidiano, as sugestões dos próprios profissionais de enfermagem, os relatórios emitidos pela Comissão de Controle de Infecção Hospitalar (CCIH), dentre outros.

Os programas de T&D são coordenados pelas enfermeiras do SEQ em parceria com enfermeiros e outros profissionais do HU, na condição de agentes multiplicadores, utilizando estratégias pedagógicas coerentes com os temas abordados. Em razão de sua importância, o SAE tem sido continuamente aprimorado, por meio de programas específicos de T&D, que visam a incorporação de evidências científicas e o favorecimento da capacitação dos profissionais de enfermagem, proporcionando-lhes a fundamentação de conhecimentos prévios, aquisição de novos conceitos e atitudes que serão integradas ao ambiente de trabalho e contribuirão, também, para a formação dos alunos de graduação de enfermagem.[27]

Cabe enfatizar que o SAE possibilita aos enfermeiros a gestão do próprio trabalho, propiciando, além do desenvolvimento de habilidades para a tomada de decisão com autonomia profissional, o desenvolvimento do aspecto econômico da profissão de enfermagem, o que permite o estabelecimento do preço para o seu produto – o cuidado – e a realização de pesquisas referentes ao custo-benefício das atividades de enfermagem realizadas para o cliente, família ou comunidade em diferentes cenários de atuação.[31]

CONSIDERAÇÕES FINAIS

Os enfermeiros cotidianamente se deparam com situações referentes ao processo de ensino-aprendizagem, desde o momento do cuidado direto aos pacien-

---

* As atividades realizadas indistintamente para todos os pacientes atendidos nas unidades do HU-USP são consideradas padrão de assistência do DE. Assim, não são prescritas, e a sua realização é de domínio de todos os profissionais de enfermagem, sendo documentadas nos instrumentos destinados aos registros de enfermagem.

tes até a contribuição efetiva para a formação de futuros profissionais da área de saúde. Certamente, é uma missão repleta de desafios, dúvidas e incertezas, que exige a busca contínua pela qualificação técnico-científica e ético-política.

O cuidado e o ensino de como cuidar são razões essenciais da existência da enfermagem, independentemente do cenário em que seus profissionais atuam. Por isso, concordamos plenamente com Zoboli e Sartorio[32] quando ressaltam que, enquanto a consciência profissional nos leva a trabalhar arduamente para cumprir as tarefas e os deveres, o compromisso de cuidado nos mobiliza para uma responsabilização radical em relação à promoção do indivíduo, respeitando e promovendo sua autonomia, cidadania, dignidade e saúde.

O trabalho em saúde é um trabalho de escuta, no qual a interação entre o profissional e o usuário é determinante da qualidade da resposta assistencial. A incorporação de novidade tecnológica é premente e constante, e novos processos decisórios repercutem na concretização da responsabilidade técnico-científica, social e ética do cuidado.[33]

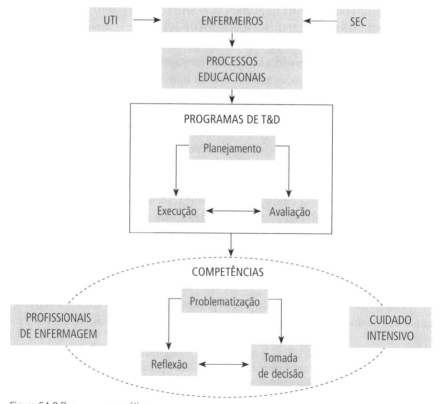

Figura 54.2 Resumo esquemático.

Em síntese, as ações de T&D, independentemente da nomenclatura adotada, necessitam rever seus paradigmas de educação, refletindo sobre os resultados almejados. Aspiramos a uma educação crítica e reflexiva que proporcione autonomia às pessoas ou desejamos manter a quase exclusividade de treinamentos técnicos realizados por métodos tradicionais de ensino? Nesse sentido, a decisão será mais ideológica e política do que técnica.

RESUMO

Os profissionais de enfermagem que atuam em unidade de terapia intensiva necessitam adquirir e aprimorar competências técnicas, científicas, éticas e políticas para que possam dominar as modernas tecnologias e desenvolver suas ações junto aos pacientes em situação crítica. Nessa perspectiva, é imprescindível o investimento, institucional e pessoal, em programas de treinamento e desenvolvimento que visam a oferecer oportunidades de capacitação a partir da realidade vivida. Dentre os vários desafios enfrentados por esses profissionais está o alcance e a manutenção da qualidade, mensurável pela eficácia, eficiência e efetividade do resultado de suas ações.

PROPOSTAS PARA ESTUDO

1. Quais são as características universais que denotam cuidado nas diferentes culturas do planeta?
2. Na percepção dos profissionais atuantes em UTI, o que sinaliza as mudanças do cuidado do enfoque tecnicista para o enfoque humanístico?
3. O que deve contemplar a qualificação dos trabalhadores em saúde?
4. Definir competência profissional.
5. Quais são os objetivos da adoção do modelo de competências no mundo do trabalho?
6. Como as organizações podem compartilhar com os profissionais de enfermagem a responsabilidade pela atualização de conhecimentos, aprimoramento de competências e aquisição de novas competências?
7. Quais são as diferenças entre treinamento e desenvolvimento?
8. Como podem ser classificados os processos educacionais?
9. O que compreende o planejamento dos programas de T&D?
10. Quais aspectos dos programas de T&D precisam ser avaliados?
11. Quais são as correlações entre o desenvolvimento de programas de T&D e o SAE?

REFERÊNCIAS BIBLIOGRÁFICAS

1. Felgen JA. A caring and healing environment. Nursing Administration Quartely. 2004;28(4):288-301.
2. Orlando JMC, org. UTI: muito além da técnica. São Paulo: Atheneu; 2001. p. 163-6.
3. Deluiz N. Qualificação, competências e certificação: visão do mundo do trabalho. In: Formação/Ministério da Saúde. Projeto de profissionalização dos trabalhadores da área de enfermagem, v.1, n.2. Brasília: Ministério da Saúde; 2001.
4. Peduzzi M. Mudanças tecnológicas e seu impacto no processo de trabalho em saúde. In: Seminário Formação Técnica em Ciência e Tecnologia em Saúde. [SI]: Escola Politécnica de Saúde Joaquim Venâncio, Fundação Oswaldo Cruz, 1997.
5. Hernández D. Políticas de certificación de competencias en América Latina. In: Cinterfor. Competencia Laboral y valorización del aprendizaje. Montevidéu: Cinterfor/OIT. Boletim Técnico Interamericano de Formación Professional, n. 152, 2002.
6. Ribeiro ECO. Representações de alunos e docentes sobre as práticas de cuidado e de formação: uma avaliação de experiência de mudança em escolas médicas [tese de doutorado]. Rio de Janeiro: UERJ, Instituto de Medicina Social; 2003.
7. Brandão HP, Borges-Andrade JE. Causas e efeitos da expressão de competências no trabalho: para entender melhor a noção de competência. RAM, Revista de Administração Mackenzie, 2007;8(3):32-9. Disponível em: http://editorarevistas.mackenzie.br/index.php/RAM/article/view/136/136
8. Lima VV. Avaliação de competência nos cursos médicos. In: Marins JJN, Rego S, Lampert JB, Araújo GC (orgs.). Educação médica em transformação; instrumentos para a construção de novas realidades. São Paulo: ABEM/Hucitec; 2004.
9. Ramos MN. A pedagogia das competências: autonomia ou adaptação? São Paulo: Cortez; 2001.
10. Perrenoud P. Construir as competências desde a escola. Porto Alegre: Artes Médicas; 1999.
11. Le Bortef G. Desenvolvendo a competência dos profissionais. Porto Alegre: Artmed; 2003.
12. Zarifian P. Objetivo competência – por uma nova lógica. São Paulo: Atlas; 2001.
13. Peres HHC, Leite MM, Gonçalves VLM. Educação continuada: recrutamento e seleção, treinamento e desenvolvimento e avaliação de desempenho profissional. In: Kurcgant P et al. Gerenciamento em enfermagem. 2. ed. Rio de Janeiro: Guanabara-Koogan S.A.; 2010. p. 137-54.
14. Pantoja MJ, Porto JB, Mourão L, Borges-Andrade JE. Valores, suporte psicossocial e impacto do treinamento no trabalho. Estudos de Psicologia. 2005; 10(2):255-65.
15. Borges-Andrade JE. Desenvolvimento de medidas de avaliação de treinamento. Estudos de Psicologia. 2002;7:31-43.
16. Brasil. Ministério da Saúde. Portaria n. 198/GM/MS. Institui a política nacional de educação permanente em saúde como estratégia do Sistema Único de Saúde, no âmbito do Ministério da Saúde. Brasília; 2014.
17. Bastos AVB, Gondin SMG, Loiola E. Aprendizagem organizacional versus organizações que aprendem: características e desafios que cercam essas duas abordagens de pesquisa. Rev Adm USP. 2004;39(3): 220-30.
18. Gadotti M. Avaliação institucional: necessidades e condições para a sua realização. Perspectivas atuais da educação. Porto Alegre: Artes Médicas Sul; 2000.
19. Lobo Neto FJS et al. Educação. Brasília: Ministério da Saúde; Rio de Janeiro: Fundação Oswaldo Cruz, Escola Nacional de Saúde Pública, 2000. 84 p.: il. (Formação pedagógica em educação profissional na área de saúde: enfermagem; módulo 1.)
20. Mizukami MGN. Ensino: as abordagens do processo. São Paulo: EPU; 1986.
21. Bicudo AMC, Silva MCM, Cunha ICO. Percepção das enfermeiras que atuam como agentes multiplicadores no treinamento da equipe de enfermagem. Acta Paul Enferm. 2004;17(3):305-10.

22. Ozores EP, Fichmann S. Novas tecnologias de comunicação na formação criativa de educadores brasileiros. Centro de Capacitação Profissional da Escola do Futuro da Universidade de São Paulo. Núcleo de Pesquisa das Novas Tecnologias de Comunicação Aplicadas à Educação. Pró-Reitoria de Pesquisa da Universidade de São Paulo; 1999.

23. Ben DJ. Centers of learning. Berkeley: The Carnegie Commission on Higher Education; 1997.

24. Bomfim MIRM et al. Proposta pedagógica: as bases da ação. Brasília: Ministério da Saúde; Rio de Janeiro: Fundação Oswaldo Cruz, Escola Nacional de Saúde Pública, 2000. 98 p.: il. (Formação pedagógica em educação profissional na área de saúde: enfermagem; módulo 6.)

25. Luckesi CC. Avaliação da aprendizagem escolar: estudos e proposições. 4. ed. São Paulo: Cortez; 1996.

26. Demo P. Avaliação sob o olhar propedêutico. Campinas: Papirus; 1996.

27. Gaidzinski RR et al. Gestão de pessoal de enfermagem e o sistema de assistência de enfermagem. In: Gaidzinski RR et al. Diagnóstico de enfermagem: abordagem prática. Porto Alegre: Artmed; 2008. p. 47-61.

28. Melleiro MM, Fugulin FMT, Rogenski NMB, Gonçalves VLM, Tronchin DMR. A evolução do Sistema de Assistência de Enfermagem no Hospital Universitário da Universidade de São Paulo: uma história de 30 anos. In: Cianciarullo TI, Gualda DMR, Melleiro MM, Anabuki, MH. Sistema de Assistência de Enfermagem: evolução e tendências. 5. ed. (revista, atualizada e ampliada). São Paulo: Ícone; 2012. p. 85-102.

29. Peres HHC, Cruz DML, Lima AFC, Gaidzinski RR, Ortiz DCF, Trindade MM, Tsukamoto R, Conceição NB. Desenvolvimento de sistema eletrônico de documentação clínica de enfermagem estruturado em diagnósticos, resultados e intervenções. Rev Esc Enferm USP. 2009; 43(n.spe2):1149-55.

30. Lima AFC et al. Diretrizes para o Sistema de Assistência de Enfermagem no Hospital Universitário da USP. In: Gaidzinski RR, et al. Diagnósticos de enfermagem na prática clínica. Porto Alegre: Artmed; 2008. p. 74-84.

31. Cruz ICF. A sistematização da assistência de enfermagem (SAE) e o Sistema Único de Saúde (SUS): breves considerações. In: Programa final e anais do 7º Simpósio Nacional de Diagnósticos de Enfermagem. Belo Horizonte: ABEn; 2004. p. 24-30.

32. Zoboli E, Sartorio NA. Bioética clínica e sua prática em enfermagem. In: Siqueira JE, Zoboli E, Kipper DJ. Bioética clínica. São Paulo: Gaia; 2008. p. 133-60.

33. Ceccim RB, Feuerwerker LCM. O quadrilátero da formação para a área da saúde: ensino, gestão, atenção e controle social. Physis, Revista de Saúde Coletiva, Rio de Janeiro, 2004;14(1).

PARA SABER MAIS

Brasil. Ministério da Saúde. Portaria n. 278, de 27 de fevereiro de 2014. Institui diretrizes para implementação da Política Nacional de Educação Permanente em Saúde, no âmbito do Ministério da Saúde (MS). Disponível em: http://bvsms.saude.gov.br/bvs/saudelegis/gm/2014/prt0278_27_02_2014.html.

55

Educação do paciente e familiar

Helen Maria Benito Scapolan Petrolino
Sandra Cristine da Silva

PONTOS A APRENDER

1. Direitos e necessidade de educação do paciente/família na Unidade de Terapia Intensiva (UTI) e papel dos profissionais de enfermagem.
2. Inventário de necessidades e estressores de familiares em terapia intensiva (INEFTI) como ferramenta sistematizada para a avaliação das necessidades da família.
3. Integração do paciente/família à UTI.
4. Oportunidades de educação do paciente/família nos contextos de assistência ventilatória, monitorização, uso de acessos vasculares, terapia nutricional, controle da dor e fim da vida.

PALAVRAS-CHAVE

Paciente, família, educação.

ESTRUTURA DOS TÓPICOS

Introdução. Educação do paciente e familiar. Avaliação das necessidades de educação do paciente e de sua família. Processo de admissão e alta da UTI. Cuidado à criança e ao adolescente. Procedimentos e situações especiais. Capacitação e boas práticas da equipe multiprofissional para a educação do paciente e de sua família. Considerações finais. Resumo. Propostas para estudo. Referências bibliográficas. Para saber mais.

INTRODUÇÃO

A atenção no cuidar, o tratamento humanizado e foco no seu bem-estar faz parte da história da assistência ao paciente. A evolução da medicina, a incorporação de tecnologias e a especialização na saúde fizeram com que o foco no paciente fosse aperfeiçoado. Apesar do maior acesso à informação, erros e acertos no tratamento permaneceram sob o domínio da equipe de saúde. O paciente continuou sendo um agente passivo nesse processo. Enfrentamos o desafio de alterar essa realidade. Afinal, se o paciente tem o direito a um tratamento digno e de qualidade, também pode ativamente contribuir para a melhoria da segurança do cuidado.

A partir deste contexto, em 2004, a Organização Mundial da Saúde (OMS) publicou a campanha *Patient for Patient*, e em 2013 o Ministério da Saúde lançou o Programa Nacional para Segurança do Paciente. A principal meta desses movimentos é envolver o paciente no combate aos danos evitáveis à saúde por meio de um engajamento baseado em honestidade, informação e transparência. A OMS ainda estabeleceu seis metas para segurança do paciente com o objetivo de promover melhorias específicas em situações de assistência consideradas de maior risco como: identificação dos pacientes; comunicação efetiva; segurança dos medicamentos de alta vigilância; cirurgia segura; redução de risco de infecção e redução do risco de lesões em decorrência de queda.

Dar aos pacientes condições para esse envolvimento significa uma "via de mão dupla", uma quebra de paradigma dentro de um ambiente culturalmente acostumado a ter no médico e equipe o portador do conhecimento final sobre todos os atos. As bases para a prevenção e o enfrentamento de eventuais resistências que certamente surgiram nesse caminho foram a informação e transparência.

No campo da informação/educação, muitos hospitais vêm trabalhando com a elaboração e distribuição de *folders* educativos para a prevenção de danos no decorrer da assistência. Como reforço, são instalados nos quartos dos pacientes quadros informativos, cujo conteúdo incentiva o próprio paciente e familiar a cobrarem da equipe comportamentos de segurança, como a manutenção e confirmação da pulseira de identificação; checagem da identificação do paciente antes da administração de medicamentos; confirmação do nome e dose correta de medicamentos; procedimentos que precisam de autorização por escrito (termo de consentimento); obrigatoriedade de sinalização do lado a ser operado; higienização das mãos por todos os profissionais que entram no quarto, entre outras ações. Por outro lado, algumas instituições adotaram o critério da transparência, com a divulgação dos seus resultados consolidados por meio de indicadores de segurança da assistência. Essas informações são muitas vezes disponibilizadas nos sites dos hospitais, ou publicadas nos murais internos das instituições. Tais ações incentivam os pacientes e familiares a contribuírem com sugestões para a melhoria dos resultados com foco na segurança assistencial.

Dentro de um amplo processo de educação do paciente e familiar, a segurança é fator essencial para a manutenção do direito à vida. Embora o impacto das medidas implantadas seja de difícil mensuração, nossa percepção é que a atuação conjunta de instituições de saúde e pacientes é a forma mais eficiente para enfrentar os desafios relacionados à qualidade e segurança, e alcançar as metas estabelecidas.

EDUCAÇÃO DO PACIENTE E FAMILIAR

A atenção à educação do paciente e de sua família pelo enfermeiro abrange diferentes grupos de pacientes, como diabéticos, cirúrgicos, hipertensos e gestantes, sendo foco de atenção o paciente com doença crônica.[1] Na assistência hospitalar, verificam-se ações de educação aos pacientes habitualmente direcionadas ao cuidado cirúrgico e à alta hospitalar; entretanto, na terapia intensiva, embora seja uma prática comum, somente há alguns anos tem se buscado o desenvolvimento de um modelo que atenda a necessidade do paciente, de seu familiar ou responsável e dos próprios profissionais de saúde.[2,3]

Os princípios que reportam à educação no contexto da saúde estão sustentados na legislação e nas resoluções de órgãos de classe, como os conselhos regionais de profissionais de saúde.

O Estatuto da Criança e do Adolescente e os Direitos da Criança e do Adolescente Hospitalizados dispõem sobre a permanência, em tempo integral, de um dos pais ou responsável nos casos de internação, de modo que tenham o direito de participar ativamente do diagnóstico, do tratamento e do prognóstico, garantindo o direito da criança/adolescente de receber informações sobre os procedimentos a que será submetida e de ter o conhecimento adequado de sua enfermidade, dos cuidados terapêuticos e dos diagnósticos, de acordo com a sua fase cognitiva.[4,5]

O Estatuto do Idoso assegura o direito à permanência integral do acompanhante e, ao idoso em domínio de suas faculdades mentais, o direito de optar pelo tratamento de saúde que lhe for reputado mais favorável e, se não estiver em condições, que esta seja feita pelo seu curador, familiar ou médico. Além disso, as instituições de saúde devem promover o treinamento e a capacitação dos profissionais ao atendimento do idoso e a orientação aos cuidadores familiares e grupos de autoajuda.[6]

A Carta dos Direitos dos Usuários da Saúde assegura o direito ao paciente de obter informações sobre o seu estado de saúde, extensivas aos seus familiares e/ou acompanhantes, de maneira clara, objetiva, respeitosa, compreensível e adaptada à condição cultural, respeitados os limites éticos por parte da equipe de saúde sobre, entre outras:[7]

- Hipóteses diagnósticas.
- Diagnósticos confirmados.
- Exames solicitados.
- Objetivos dos procedimentos diagnósticos, cirúrgicos, preventivos ou terapêuticos.
- Riscos, benefícios e inconvenientes das medidas diagnósticas e terapêuticas propostas.

- Duração prevista do tratamento proposto.
- No caso de procedimentos diagnósticos e terapêuticos invasivos ou cirúrgicos, a necessidade ou não de anestesia e seu tipo e duração, as partes do corpo afetadas pelos procedimentos, o instrumental a ser utilizado, os efeitos colaterais, os riscos ou as consequências indesejáveis, a duração prevista dos procedimentos e o tempo de recuperação.
- Finalidade dos materiais coletados para exames.
- Evolução provável do problema de saúde.
- Informações sobre o custo das intervenções das quais o usuário se beneficiará.

O profissional de enfermagem, como cidadão e membro integrante da equipe multiprofissional, deve atender a esses preceitos. O seu Código de Ética consiste de questões que garantem o direito do paciente de ser informado e de decidir sobre a sua assistência (Quadro 55.1).[8]

Quadro 55.1 Artigos do Código de Ética de Enfermagem relacionados à educação e aos direitos do paciente. Resolução COFEN n. 311/2007.[8]

Código de Ética de Enfermagem (Resolução COFEN n. 311/2007)

Responsabilidades e deveres:
Art. 17 - Prestar adequadas informações à pessoa, à família e à coletividade a respeito de direitos, riscos, benefícios e intercorrências acerca da Assistência de Enfermagem.
Art. 18 - Respeitar, reconhecer e realizar ações que garantam o direito da pessoa ou de seu representante legal de tomar decisões sobre a sua saúde, seu tratamento, seu conforto e seu bem-estar.
Art. 20 - Colaborar com a Equipe de Saúde no esclarecimento da pessoa, da família e da coletividade a respeito de direitos, riscos, benefícios e intercorrências acerca de seu estado de saúde e tratamento.

Proibições:
Art. 27 - Executar ou participar da assistência à saúde sem o consentimento da pessoa ou de seu representante legal, exceto em iminente risco de morte.

A educação do paciente é um pré-requisito do cuidado e do tratamento, consolidada pela necessidade de sua autorização conforme o tipo de terapia ou cuidado a ser realizado. A família/o tutor do paciente deve ser envolvida na compreensão do diagnóstico, do prognóstico e do tratamento, uma vez que participa de decisões nesse sentido, em conjunto ou não com o paciente, que pode estar incapacitado de tomar decisões. A família precisa sentir-se segura sobre o cuidado ao paciente, devendo ser auxiliada a lidar com o estresse comumente associado à admissão na UTI.[9-12]

Programas de acreditação hospitalar e guias de boas práticas reforçam o cumprimento ao atendimento dos direitos do paciente e de sua família, considerando as necessidades de educação. A família está presente no cuidado, na visita médica, nos procedimentos invasivos e até mesmo na reanimação cardiorrespiratória.[2] O avanço tecnológico na área da comunicação favorece o acesso à informação, tornando a família cada vez mais conhecedora dos recursos de assistência e exigente na qualidade do cuidado.

Consolida-se, dessa forma, o papel dos profissionais da saúde na identificação das necessidades de educação do paciente e de sua família e na programação de ações educativas com o plano de assistência ao paciente, para atender as necessidades de forma cada vez mais precoce e direcionada, integrando a família nesse contexto.[2,13] Além das informações, há necessidade de criar esperança[14-16] e direcionar as intervenções, segundo a sua especificidade, considerando, inclusive, o contexto do hospital público e privado.[17] A elaboração de um programa de educação à família deve estar baseada nos resultados da avaliação de suas necessidades, a fim de atendê-las e satisfazê-las de forma individual.[3,12]

AVALIAÇÃO DAS NECESSIDADES DE EDUCAÇÃO DO PACIENTE E DE SUA FAMÍLIA

Para promover um plano de educação apropriado ao familiar do paciente internado em UTI, é necessário identificar as suas necessidades. Para tanto, Molter desenvolveu um questionário com 45 itens de necessidades que os membros da família graduam segundo a sua importância.[18] Esse questionário foi reorganizado randomicamente por Leske, sendo denominado *Critical Care Family Needs Inventory* (CCFNI), organizado em cinco dimensões: suporte (emocional e espiritual), conforto, informação, proximidade e garantia.[19]

O CCFNI foi modificado, adaptado e validado para a língua portuguesa por Castro, sendo então nomeado "Inventário de Necessidades e Estressores de Familiares em Terapia Intensiva (INEFTI)". É composto de 43 itens, utilizados para identificar as necessidades e seu grau de importância e o grau de satisfação dos familiares em relação ao atendimento de suas necessidades, promovendo a orientação de intervenções específicas à família (Quadro 55.2).[11]

Leia cada pergunta e faça um "X" no número à direita da afirmação que melhor indicar como você se sente hoje, com relação à importância e à satisfação de suas necessidades.

Quadro 55.2 Inventário de necessidades e estressores de familiares em terapia intensiva (INEFTI).[11]

IMPORTÂNCIA	SATISFAÇÃO
0 NÃO IMPORTANTE	0 INSATISFEITO
1 POUCO IMPORTANTE	1 POUCO SATISFEITO
2 MUITO IMPORTANTE	2 MUITO SATISFEITO
3 IMPORTANTÍSSIMO	3 TOTALMENTE SATISFEITO

Nº	Necessidades	Você acha isso importante?					Você está satisfeito com isso?				
		0	1	2	3	X	X	0	1	2	3
1	Saber quais as chances de melhora do paciente										
2	Ter orientações gerais sobre o CTI na primeira visita										
3	Poder conversar com o médico todos os dias										
4	Ter uma pessoa que possa dar informações por telefone										
5	Ter perguntas respondidas com franqueza										
6	Ter horário de visita modificado em casos especiais										
7	Falar sobre sentimentos negativos relacionados ao que está acontecendo										
8	Ter uma boa lanchonete no hospital										
9	Ser informado sobre o que fazer quando estiver ao lado do paciente										
10	Ser permitido visitar o paciente a qualquer hora										
11	Saber quem pode dar a informação de que eu necessito										
12	Ter amigos por perto para apoiá-lo(a)										
13	Saber por que determinados tratamentos foram realizados										
14	Sentir que há esperança de melhora do paciente										
15	Saber quais profissionais estão cuidando do paciente										
16	Saber que tratamento médico está sendo dado ao paciente										
17	Estar seguro de que o melhor tratamento possível está sendo dado ao paciente										
18	Ter um lugar onde possa ficar sozinho enquanto estiver no hospital										
19	Saber exatamente o que está sendo feito para o paciente										
20	Ter móveis confortáveis na sala de espera do CTI										
21	Sentir-se aceito pelas pessoas do quadro de funcionários do hospital										
22	Ter uma pessoa para orientar em caso de problemas										
23	Ter um telefone perto da sala de espera										
24	Ter a visita de alguém da religião a que pertence										
25	Conversar sobre a possibilidade de morte do paciente										
26	Ser acompanhado(a) por profissional, amigo ou familiar										
27	Ter alguém que se preocupa com a sua saúde										
28	Ter certeza de que tudo está bem para deixar o hospital por um tempo										
29	Conversar com a mesma enfermeira todos os dias										
30	Sentir-se à vontade para demonstrar seus sentimentos e emoções										
31	Saber quais outros profissionais podem ajudar										
32	Ter um banheiro perto da sala de espera										
33	Receber explicações que possam ser compreendidas										
34	Começar a visita na hora marcada										
35	Ser informado(a) sobre serviços religiosos										
36	Ajudar a cuidar do paciente no CTI										
37	Ser comunicado(a) sobre possíveis transferências										
38	Ser avisado(a) em casa sobre mudanças no estado do paciente										
39	Receber informação sobre o paciente, no mínimo, uma vez ao dia										
40	Sentir que o pessoal do hospital (CTI) se interessa pelo paciente										

(continua)

Quadro 55.2 Inventário de necessidades e estressores de familiares em terapia intensiva (INEFTI).[11] *(continuação)*

Nº	Necessidades	Você acha isso importante?						Você está satisfeito com isso?				
		0	1	2	3	X	X	0	1	2	3
41	Ser informado(a) a respeito de tudo que se relacione à evolução do paciente										
42	Ver o paciente frequentemente										
43	Ter a sala de espera perto do paciente										

Caso você tenha uma ou mais necessidades que não foram mencionadas anteriormente, descreva-as abaixo:

44	
45	
46	
47	
48	

Em uma validação, em termos de razão, das vinte maiores médias aritméticas obtidas por Castro, identificou-se que as necessidades julgadas com maior grau de importância por familiares foram: sentir que o pessoal do hospital (UTI) se interessa pelo paciente; estar seguro de que o melhor tratamento possível está sendo dado ao paciente; sentir que há esperança de melhora; saber que tratamento médico está sendo dado e ter perguntas respondidas com franqueza.[20] Uma forma adaptada do CCFNI identificou, em mais de 70% das respostas, as seguintes necessidades de conhecimento/informação dos familiares de pacientes internados em UTI: saber fatos concretos sobre o progresso do paciente, saber exatamente o que está sendo feito para o paciente, ter os questionamentos respondidos claramente e receber informação sobre o estado de saúde do paciente pelo menos uma vez ao dia.[15] As necessidades relacionadas ao estado do paciente e ao sentimento de poder ter esperança são apontadas com frequência.[11,14-16,20]

As intervenções com os familiares devem começar na fase inicial do cuidado ao paciente crítico, ou seja, nos dois primeiros dias após a hospitalização, com o objetivo de minimizar o estresse e evitar estratégias de enfrentamento ineficientes. As informações sobre o estado e a evolução do paciente são fundamentais para a compreensão e a aceitação dos acontecimentos, além de facilitar a comunicação entre a família, a cooperação e o relacionamento com a equipe da UTI.[11]

De acordo com a necessidade de direcionar cuidados ao paciente e à sua família, um estudo de revisão de literatura classificou o CCFNI em quatro categorias (cognitiva, emocional, social e necessidades práticas), analisando as necessidades dos familiares, conforme apresentadas no Quadro 55.3.[16]

Quadro 55.3 Necessidades de pacientes e familiares em UTI.[16]

Cognitivas

Informações claras e compreensíveis, deixando espaço para a esperança.
Informações diárias do médico sobre estado, tratamento e prognóstico do paciente.
Explicações do mesmo enfermeiro sobre o cuidado diário com o paciente, o motivo de
determinados tratamentos, a UTI, o equipamento e o que eles podem fazer pelo paciente e as
mudanças nos planos.
Ser chamado em casa se o estado do paciente piorar.

Emocionais

Esperança e segurança.
Competência dos profissionais no cuidado ao paciente.
Melhor cuidado e conforto possíveis ao paciente.

Sociais

Proximidade ao paciente e possibilidade de vê-lo regularmente.
Proximidade ao paciente após a passagem da fase aguda.

Necessidades práticas

Horários de visita flexíveis.
Ajuda financeira ou em problemas familiares.
O que fazer à beira do leito.
Como contribuir no cuidado ao paciente.
Sala de espera com telefone, mobiliário confortável, lanchonete e banheiros próximos à UTI.

Um programa de educação à família deve buscar identificar as necessidades e ser conduzido pela equipe multiprofissional, incluindo o assistente social, religioso, enfermeiro, médico e grupos de suporte aos familiares.[2]

PROCESSO DE ADMISSÃO E ALTA DA UTI

A internação na UTI pode ser planejada ou não. Ela é planejada pela necessidade de monitorização e vigilância contínua associada a terapias e procedimentos cirúrgicos. Ela não é planejada em situações imprevisíveis, como agravos súbitos à saúde, que requerem ações específicas, disponíveis somente no ambiente de terapia intensiva. O desenvolvimento de um plano de educação ao paciente e seu familiar deve considerar essas situações. Em casos em que a internação na UTI for planejada, também deve haver uma orientação prévia, esclarecendo, inclusive, o motivo dessa internação.

O estresse associado à admissão na UTI é comum, em especial nos familiares dos pacientes.[3,9] O seu acolhimento na admissão faz parte do plano de cuidado, trazendo resultados favoráveis para a satisfação. A utilização de um folheto de orientação entregue na admissão na UTI auxilia a compreensão das orientações fornecidas pela equipe e a troca de informações entre os familiares e esta, além de trazer uma mensagem de acolhimento em um momento tão difícil para eles.[3,10]

O folheto de orientação antecipa algumas questões à família, como informações sobre o ambiente, os recursos habitualmente utilizados no tratamento, o acesso a informações e a visita ao paciente.[3,21] Ele ainda pode ser utilizado como um "cartão de apresentação" da equipe profissional entregue pelo enfermeiro ao familiar na admissão ou na primeira visita ao paciente. Contém informações como:

- Estrutura física e funcionamento da UTI.
- Composição da equipe e função de cada profissional.
- Principais indicações para a internação na UTI.
- Procedimentos mais comuns.
- Equipamentos utilizados e finalidade (monitor, ventilador mecânico, bomba de infusão, sondas e cateteres).
- Horários de visita e permanência do acompanhante.
- Garantia da comunicação entre equipe e familiares.

Deve-se considerar que as UTI com quartos individuais que incluem espaço para a família melhoram a confidencialidade, privacidade e suporte social, e que reuniões entre a família e equipe multiprofissional devem começar após 24 a 48 horas da admissão na UTI e serem repetidas conforme o estado do paciente, com a participação de todos os membros pertinentes da equipe multiprofissional.[2]

Assim como na admissão, a alta pode significar uma situação de estresse. Os enfermeiros têm se dedicado à função de preparar e educar o paciente e a família na adaptação ao novo ambiente de cuidado, assegurando a continuidade da assistência pela avaliação previamente à alta da UTI e interface com a equipe da unidade de destino, no intuito de garantir a disponibilidade de recursos necessários à continuidade do cuidado.[22,23]

CUIDADO À CRIANÇA E AO ADOLESCENTE

A permanência dos pais com a criança minimiza a angústia, reforça ou estimula os vínculos afetivos e promove a educação para a saúde.[24] É recomendado que a visita em UTI pediátrica e neonatal seja aberta a pais e guardiões 24 horas ao dia e que a visita de irmãos seja permitida, desde que com a aprovação dos pais. Um processo de educação pré-visita e a participação dos pais ou tutores em rondas clínicas devem ser conduzidos.[12]

O foco do cuidado à família de pacientes pediátricos ocorre no cotidiano, à beira do leito, quando se busca garantir a sua inserção, de forma compartilhada, no cuidado à criança, com sua permanência contínua com ela. Programas são desenvolvidos no sentido de capacitar a família para o cuidado cotidiano de seus filhos, no enfrentamento de situações de dor e dificuldades representadas pela doença e hospitalização.[25] Entretanto, é necessário o desenvolvimento de modelos teóricos que permitam ao enfermeiro apreender o que se passa com a família, tornando as proposições e a intervenção mais claras.[25]

Considerando o cenário da UTI pediátrica, os programas que orientam os pais, a atenção às famílias de crianças dependentes de oxigenioterapia e alta hospitalar para o domicílio de crianças dependentes de ventilação mecânica são exemplos que representam a integração da família no processo de cuidado da criança, conduzido por profissionais. Por exemplo, um protocolo desenvolvido para a alta hospitalar de pacientes pediátricos, dependentes de ventilação mecânica, traz como procedimentos a identificação dos pacientes dependentes de tecnologia em condições de alta hospitalar, identificação do desejo da família na alta hospitalar, avaliação psicossocial da família e preparação do paciente e da família para a alta, com orientações médicas e de enfermagem, como observação e medição dos sinais vitais, cuidados de higiene oral, troca de curativos (traqueostomia, gastrostomia, outros), troca de cânula de traqueostomia de urgência (no caso de retirada acidental ou obstrução completa), rotina de troca sistemática de cânula de traqueostomia, colocação de tubo intratraqueal no ostoma da traqueostomia em casos de emergência, aspiração de cânula de traqueostomia, ventilação com ressuscitador manual, cuidados na alimentação por sonda nasoentérica ou gastrostomia, prevenção de úlceras de decúbito, cuidados na mobilização do paciente e montagem, desmontagem, limpeza e desinfecção dos equipamentos.[26]

PROCEDIMENTOS E SITUAÇÕES ESPECIAIS

A American Association of Critical-Care Nurses aborda a educação do paciente e de sua família, pelo enfermeiro, em cada procedimento descrito em seu manual de procedimentos de cuidados. Algumas são apresentadas de forma adaptada e organizadas conforme a natureza do assunto.[27]

Acessos vasculares e administração de medicamentos

Passagem de cateter venoso periférico e central

Orientar o paciente/familiar quanto ao objetivo e importância do acesso venoso periférico e central. Essa orientação auxilia na redução da ansiedade, favorece a cooperação, limita o risco de mobilização durante o procedimento, melhora a aceitação e encoraja o questionamento. Nessa orientação, é importante destacar os sinais e sintomas que os pacientes/familiares devem informar ao enfermeiro (desconforto, queimação, inchaço, umidade etc.) durante a utilização do dispositivo. Essa orientação capacita o paciente/familiar para o reconhecimento de possíveis complicações relacionadas ao acesso venoso periférico/central e sua integração ao plano de cuidado.

Administração de medicamentos

Explicar as indicações e efeitos esperados da terapia farmacológica mantém paciente/familiares informados sobre o plano de cuidados e intervenções. Ainda, faz-se necessário orientar o paciente a informar os efeitos adversos esperados de cada medicamento, os sintomas podem incluir dor, ardor, comichão, inchaço no local do acesso venoso, tonturas, falta de ar, palpitação, dor torácica, entre outros. Essa orientação pode auxiliar o enfermeiro a avaliar a resposta à terapia farmacológica e identificar reações adversas.

Nutrição enteral

Explicar o procedimento de nutrição enteral ao paciente/família reduz a ansiedade e promove a compreensão da terapêutica e de sua possível duração. Se possível, orientar o paciente a informar sinais e sintomas de náusea, espasmos abdominais e plenitude abdominal. Esses sintomas indicam uma intolerância potencial à taxa de infusão ou ao tipo de dieta, reduzindo o conforto do paciente. Discutir com o paciente a necessidade de suporte nutricional prolongado permite o planejamento de um acesso de longo prazo, se necessário.

Nutrição parenteral

Avaliar a compreensão do paciente/família sobre a terapia nutricional parenteral e razão do seu uso. Orientar o paciente/familiar sobre os cuidados relacionados à inserção do cateter, curativos, avaliação física, monitoramento laboratorial, funções da bomba de infusão (alarmes) e parâmetros para a mudança da via de administração nutricional.

Monitorização eletrofisiológica

Explicar ao paciente/família sobre o equipamento e alarmes auxilia no conforto em relação à monitorização, reduzindo a ansiedade. É importante reforçar que a monitorização é contínua, que o ritmo e frequência cardíaca serão monitorizados e tratados como indicado. Fazer com que o paciente sinta-se à vontade para movimentar-se no leito, encoraja o seu movimento e elimina receios sobre interrupções do sistema de monitorização. Ainda, faz-se necessário orientar o paciente sobre a presença de qualquer sintoma, como dor, tontura, palpitação ou desconforto no peito.

Pressão arterial invasiva

Explicar ao paciente/família sobre a obtenção do acesso arterial para mensuração da pressão arterial, as expectativas da sua participação durante o procedimento e como a pressão arterial estará disponível no monitor, são ações que diminuem a ansiedade do paciente/família.

Ainda, é necessário orientar o paciente quanto à realização do procedimento (inserção do cateter), alarmes, curativos, expectativa de tempo de permanência, importância de manter a extremidade cateterizada imóvel, fazer com que o paciente/família pergunte e se expresse acerca dos cuidados referentes ao procedimento e na prevenção do deslocamento do cateter.

Instruir o paciente a relatar qualquer calor, vermelhidão, dor ou sensação de molhado no local de inserção, inclusive após a remoção do cateter, que podem indicar infecção, sangramento ou desconexão do equipo ou cateter.

Hemodinâmica

Para reduzir a ansiedade do paciente/família, é importante orientar sobre o procedimento, motivo da verificação do débito cardíaco, equipamentos de monitorização e frequência das medidas. As eventuais variações de temperatura do paciente, perceptíveis ou não, deverão ser explicadas.

Assistência ventilatória

Intubação endotraqueal e cuidado oral

Para reduzir a ansiedade e favorecer a cooperação, pode-se explicar o motivo e procedimento de intubação endotraqueal ao paciente/família, importância da higiene oral efetiva na prevenção de infecção, discutir as sensações relacionadas à inserção do tubo endotraqueal, orientar ao paciente que ele ficará impossibilitado de falar quando estiver com o tubo, mas que outras maneiras de comunicação serão providenciadas e que suas mãos poderão ser imobilizadas, no intuito de prevenir o deslocamento acidental do tubo, e que em algumas situações o médico poderá prescrever sedação.

Aspiração endotraqueal ou via traqueostomia

Para reduzir a ansiedade e favorecer a cooperação do paciente faz-se necessário orientar o paciente/família sobre o procedimento de aspiração do tubo endotraqueal ou traqueostomia. Essa técnica pode ser desconfortável, pois causa sensação de falta de ar. É importante orientar o paciente para tossir durante o procedimento, já que isso auxilia na remoção da secreção.

Extubação

Explicar o procedimento de extubação ao paciente/família, inclusive o motivo pelo qual o tubo endotraqueal ou traqueostomia não se faz mais necessário. Orientar sobre aspiração endotraqueal, importância de tossir e respirar profundamente. A compreensão dessa técnica favorece a cooperação com os procedimentos necessários para a manutenção prévia da via aérea. Explicar que após a extubação, a voz do paciente pode estar rouca, e nos casos de pacientes que apresentam a remoção da cânula de traqueostomia, a oclusão do estoma pode ser necessária para facilitar fala e tosse. Após a extubação, muitos pacientes ainda precisam de oxigênio por algum tempo. A umidificação contínua, com frequência, favorece a diminuição da rouquidão e liquefaz secreções.

Controle da dor

Analgesia controlada pelo paciente

A OMS sugere que a dor seja inferior a quatro em uma escala de 0 a 10. A analgesia controlada pelo paciente (PCA) deve ser prescrita e infundida aos poucos. Orientar ao paciente que, se a dor não for aliviada, uma dose extra poderá ser infundida (em geral a cada 10 minutos), com isso asseguramos que o paciente saiba o intervalo da dose e que, se as necessidades relacionadas à dor não forem satisfeitas, a dosagem poderá e deverá ser alterada. Explicar ao paciente que, na maioria das vezes, ele deverá permanecer alerta o suficiente, e ser o único a disparar a dose. É importante ressaltar que a medicação poderá levar à depressão respiratória, caso seja administrada em doses elevadas. Instruir o paciente/família a relatar efeitos colaterais comuns, como constipação, náusea/vômito, sonolência, diminuição do nível de consciência.

Analgesia peridural

Orientar o paciente/família quanto ao motivo e propósito do cateter epidural, explicando que o procedimento de inserção pode ser desconfortável, mas que um anestésico local será utilizado para promover conforto. Durante a terapia, é importante instruir o paciente a reportar efeitos colaterais ou mudanças na dor (p. ex., analgesia ineficaz, dormência em extremidades, perda da função motora em extremidades, início súbito de dor nas costas, perda da função da bexiga e intestino, prurido, náusea e vômito). Essa ação favorece o nível de conforto ao paciente e identifica efeitos colaterais, evitando complicações sérias.

Fim da vida

Avaliar a compreensão da família sobre o processo de determinação da morte. Se for realizado o teste para detectar morte encefálica, avaliar a compreensão da família sobre "morte cerebral". Fornecer definições claras sobre a morte encefálica e morte como sinônimos, reforçando isso repetidamente. O conceito de morte encefálica pode ser confuso aos membros da família, uma vez que o termo "morte cerebral" pode significar somente a morte do cérebro e que o resto do corpo está vivo. A morte encefálica deve ser descrita como morte. Se um paciente apresentar morte encefálica declarada, encaminhar a discussão sobre doação de órgãos aos membros apropriados da equipe. Pacientes com morte encefálica são potenciais candidatos à doação de órgãos. Os especialistas recomendam fazer a declaração do óbito em momento separado da solicitação da doação de órgãos. A solicitação para doação é responsabilidade dos representantes de organizações de procura de órgãos ou profissionais especialmente treinados.

CAPACITAÇÃO E BOAS PRÁTICAS DA EQUIPE MULTIPROFISSIONAL PARA A EDUCAÇÃO DO PACIENTE E DE SUA FAMÍLIA

A educação adicional e as intervenções relacionadas (mudanças nas políticas e criação de papéis, como o enfermeiro consultor da família) devem ser conduzidas de modo que favoreçam a prática da enfermagem com foco na família e no ambiente de terapia intensiva. A enfermagem deve incorporar cursos direcionados à atenção à família como disciplina básica na formação e nos programas do setor de serviços à saúde.[28]

Os profissionais da UTI devem receber treinamento em comunicação, gestão de conflitos, facilitação de reuniões e avaliação das necessidades da família e de seu nível de estresse e ansiedade, para prover cuidados culturalmente apropriados. Médico e enfermeiro devem fornecer informações consistentes de cada paciente, mantendo os membros da família informados por meio de uma linguagem compreensível. Entretanto, o número de profissionais de saúde que provêm informações deve ser reservado ao mínimo.[2]

A equipe multiprofissional deve ser mantida informada sobre os objetivos do tratamento, permitindo que as informações fornecidas à família sejam consistentes, de forma que reduza os atritos entre os membros da equipe e família. Deve também possibilitar que a família discuta o plano de tratamento, desabafe e fale sobre seus sentimentos ou aflições.[2]

CONSIDERAÇÕES FINAIS

Este capítulo ressalta a importância de considerar a educação como um cuidado básico na assistência ao paciente/família dentro da UTI. Algumas ferramentas norteiam a sistematização desse cuidado, sendo evidente que os profissionais necessitam de preparo e envolvimento, a fim de identificar e minimizar o sofrimento para tornar a permanência do paciente/familiar na UTI menos traumática.

RESUMO

A educação do paciente/família está sustentada na legislação, em resoluções de órgãos de classe, como conselhos regionais de profissionais de saúde, e em programas de acreditação hospitalar. Os profissionais de saúde têm buscado reconhecer as necessidades da família e do paciente na UTI. Para isso, o INEFTI usa uma ferramenta que identifica as necessidades, o grau de importância e satisfação dos familiares em relação ao atendimento de suas necessidades. As ações de educação são direcionadas às necessidades do paciente/família, considerando a sua admissão à UTI, assistência à criança e ao adolescente, uso de acessos vasculares, administração de medicamentos, nutrição, monitorização, assistência ventilatória, controle da dor e fim da vida. A equipe multiprofissional deve ser capacitada para integrar todas as ações de educação no plano de cuidado diário do paciente e família.

PROPOSTAS PARA ESTUDO

1. Que legislações asseguram o direito à educação do paciente/família?
2. Qual o papel do enfermeiro na educação do paciente/família?
3. Dê três exemplos de atendimento aos direitos de educação do paciente/família pelo enfermeiro.
4. Cite três informações que julga importantes ao paciente/família e que podem estar contidas no folheto de orientação admissional da UTI. Justifique.
5. Cite três pontos positivos relacionados à educação do paciente/família.
6. O que é INEFTI? Qual a sua finalidade?
7. Apresente e justifique duas ações de educação ao paciente/família relacionadas ao alívio da dor.
8. Apresente e justifique duas ações de educação ao paciente/família relacionadas à assistência ventilatória.
9. Apresente e justifique duas ações de educação ao paciente/família relacionadas à monitorização.
10. Quais habilidades o enfermeiro e profissionais de saúde devem desenvolver para um bom desempenho na educação do paciente/família?
11. Desenvolva, no seu campo de trabalho ou estudo, um plano de educação ao paciente/família, sustentando o atendimento aos seus direitos e necessidades de sistematização do papel da enfermagem.
12. Aplique o INEFTI, familiarizando-se com essa ferramenta de avaliação e promovendo ações direcionadas à família.
13. Promova, em uma equipe multiprofissional, a definição dos papéis voltados à integração e à educação do paciente/família na UTI.

REFERÊNCIAS BIBLIOGRÁFICAS

1. Melles AM, Zago MMF. Análise da educação de clientes/pacientes na literatura brasileira de enfermagem. Rev Latino-Am. Enfermagem [periódico na Internet] 1999 Dez;7(5):85-94. Disponível em: http://www.scielo.br/scielo.php?script=sci_arttext&pid=S0104-11691999000500011&lng=pt&nrm=iso. doi: 10.1590/S0104-11691999000500011. Acesso em 16/05/2008.
2. American College of Critical Care Medicine. Clinical practice guidelines for support of the family in the patient-centered intensive care unit: American College of Critical Care Medicine Task Force 2004-2005. Crit Care Med 2007 Fev;35(2):605-22.
3. Auerbach SM, Kiesler DJ, Wartella J, Rausch S, Ward KR, Ivatury R. Optimism, satisfaction with needs met, interpersonal perceptions of the healthcare team, and emotional distress in patients' family members during critical care hospitalization. Am J Crit Care 2005 Mai;14(3):202-10.
4. Brasil, Ministério da Ação Social. Estatuto da criança e do adolescente. Brasília: Ministério da Ação Social/Centro Brasileiro para a Infância e Adolescência, 1990.
5. Brasil, Ministério da Justiça. Direitos da criança e do adolescente hospitalizados. Resolução n. 41 de outubro de 1995. Brasília: Ministério da Justiça. Conselho Nacional dos Direitos da Criança e do Adolescente, 1995.

6. Brasil. Lei n. 10.741, de 1º de outubro de 2003. Dispõe sobre o Estatuto do Idoso e dá outras providências. [lei na Internet]. Disponível em: http://www010.dataprev.gov.br/sislex/paginas/42/2003/10741. htm. Acesso em 10/05/2008.

7. Brasil. Ministério da Saúde. Carta dos direitos dos usuários da saúde. Ministério da Saúde Brasília, 2006.

8. COFEN. Conselho Federal de Enfermagem. Resolução COFEN n. 311/2007. Código de Ética dos profissionais de enfermagem. Disponível em: http://www.portalcofen.gov.br/2007/materias.asp?ArticleID=7168&sectionID=51. Acesso em 10/05/2008.

9. Lederer MA, Goode T, Dowling J. Origins and Development: The Critical Care Family Assistance Program. Chest Sep 2005;128:65S-75S.

10. Azoulay E, Pochard F, Chevret S, Jourdain M, Bornstain C, Wernet A, et al. Impact of a family information leaflet on effectiveness of information provided to family members of intensive care unit patients. A multicenter, prospective, randomized, controlled trial. Am J Respir Crit Care Med 2002;165:438-42.

11. Castro DS. Estresse e estressores dos familiares de pacientes com traumatismo crânio-encefálico em terapia intensiva (doutorado). Rio de Janeiro: UFRJ Escola de Enfermagem Anna Nery, 1999.

12. Chien WT, Chiu YL, Lam LW, Ip WY Effects of a needs-based education programme for family cares with a relative in an intensive care unit: a quasi-experimental study. IntJ Nurs Stud 2006 Jan;43:39-50.

13. Azoulay E; Pochard F, Chevret S, Lemaire F, Mokhtari M, Roger J et al. Meeting the needs of intensive care unit patient families. A multicenter study. Am J Respir Crit Care Med 2001;163:135-9.

14. Holden J, Harrison L, Johnson M. Families, nurses and intensive care patients: a review of the literature. J Clin Nurs 2002;11:140-8.

15. Maruiti MR, Galdeano LE. Necessidades de familiares de pacientes internados em unidade de cuidados intensivos. Acta Paul Enferm 2007;30(1):37-43.

16. Verhaeghe S, Defloor T, Van Zuuren F, Duijnstee M, Grypdonck M. The needs and experiences of family members of adult patients in an intensive care unit: a review of the literature. J Clin Nurs 2005 Abr;14(4):501-9.

17. Freitas KS, Kimura M, Ferreira K, Azevedo SL. Necessidades de familiares de pacientes em unidades de terapia intensiva: análise comparativa entre hospital público e privado. Rev Latino-Am. Enfermagem [periódico na Internet] 2007 Fev;15(1):84-92. Disponível em: http://www.scielo.br/scielo.php?script=sci_arttext&pid=S0104--11692007000100013&lng=pt&nrm=iso. doi. 10.1590/S0104-11692007000100013. Acesso em 19/05/2008.

18. Molter N. Needs of relatives of critically ill patients: a descriptive study. Heart & Lung 1979 March April;8(2):332-339.

19. Leske JS. Internal psychometric properties of the Critical Care Fami-ly Needs Inventory. Heart & Lung 1991 May,20(3):236-44.

20. Morgon FH, Guirardello EB. Validação da escala de razão das necessidades de familiares em unidade de terapia intensiva. Rev Latino-Am. Enfermagem [periódico na Internet] 2004 Abr;12(2):198-203. Disponível em: http://www.scielo.br/scielo.php?script=sci_arttext&pid=S0104-11692004000200008&lng=pt&nrm=iso. doi: 10.1590/S0104-11692004000200008. Acesso em 02/06/2008.

21. Hospital Sírio Libanês. Conheça melhor a unidade de terapia intensiva (UTI), 2008.

22. Chaboyer W, Thalib L, Alcorn K, Foster M. The effect of an ICU liaison nurse on patients and family's anxiety prior to transfer to the ward: an intervention study. Int Crit Care Nurs 2007;23:362-9.

23. Watts RJ, Pierson J, Gardner H. How do critical care nurses define the discharge planning process? Int Crit Care Nurs 2005 Fev;21(1):39-46.

24. Issi HB, Jacoby AMRJ, Lima EC, Wilsmann J, Mulle JD, Cachafeiro MEH, et al. Em foco a família: a construção de uma trajetória da enfermagem pediátrica do Hospital de Clínicas de Porto Alegre. Rev HCPA 2007;27(2):39-42.

25. Bousso RS, Angelo M. Buscando preservar a integridade da unidade familiar: a família vivendo a experiência de ter um filho na UTI. Rev Esc Enf USP 2001 Jun;35(2):172-9.

26. Lima EC, Issi HB, Cachafeiro MEH, Hilling MG, Ribeiro NRR. Modelo de cuidado diferenciado de enfermagem à família da criança internada na Unidade de Terapia Intensiva Pediátrica. Fam Saúde Desenv 2006;8(2):168-77.
27. American Association of Critical Care Nurses. AACN Procedure Manual for Critical Care. 5.ed. EUA: Elsevier Saunders, 2005.
28. El-Masri MM, Fox-Wasylyshyn SM. Nurses' roles with families: perceptions of ICU nurses. Int Crit Care Nurs 2007 Fev;23(1):43-50.

Para saber mais

Barbosa ECV, Rodrigues BMRD. Humanização nas relações com a família: um desafio para a enfermagem em UTI Pediátrica. Acta Scientiarum. Health Sciences Maringá, v. 26, no. 1, 2004. p. 205-212.

Brasil. Ministério da Saúde. Secretaria de Atenção à Saúde. Núcleo Técnico da Política Nacional de Humanização. Monitoramento e avaliação na política nacional de humanização na rede de atenção e gestão do SUS: manual com eixos avaliativos e indicadores de referência/Ministério da Saúde, Secretaria de Atenção à Saúde, Núcleo Técnico da Política Nacional de Humanização. Brasília: Editora do Ministério da Saúde, 2006. 48 p. (Série B. Textos Básicos de Saúde).

Engström A, Söderberg S. The experiences of partners of critically ill persons in an intensive care unit. Int Crit Care Nurs 2004 Out;20:299-308.

Fredriksen SD, Ringsberg KC. Living the situation stress-experiences among intensive care patients. Int Crit Care Nurs 2007 Jun;23(3):124-131.

Jamerson PA, Scheibmeir M, Bott MJ, Crighton F, Hinton RH, Cobb AK. The experiences of families with a relative in the intensive care unit. Heart & Lung 1996 Nov-Dez;5(6):467-474.

Leske JS. Needs of relatives of critically ill patients: a follow-up. Heart & Lung 1986 Mar;15(2):189-193.

Maxwell KE, Stuenkel D, Saylor C. Needs of family members of critically ill patients: a comparison of nurse and family perceptions. Heart & Lung 2007 Set-Out;36(5):367-376.

Salgueiro JB, Ramos MZ, Falk MLR, Raymund MM, Schenkel SS. Avaliação das ações humanizadoras desenvolvidas na pediatria do Hospital de Clínicas de Porto Alegre. Rev HCPA 2007;27(2):5-9.

Takman CAS, Severinsson EI. The needs of significant others within intensive care – the perspectives of Swedish nurses and physicians. Intensive and Critical Care Nursing 2004 Fev;20(1):22-31.

Takman C, Severinsson E. A description of healthcare providers' perceptions of the needs of significant others in intensive care units in Norway and Sweden. Int Crit Care Nurs 2006 Ago;22(4):228-238.

Vargas MAO, Meyer DE. Re-significações do humano no contexto da "ciborguização": um olhar sobre as relações humano-máquina na terapia intensiva. Rev Esc Enferm USP [periódico na Internet] 2005 Jun;39(2):211-219. Disponível em: http://www.scielo.br/scielo.php?script=sci_arttext&pid=S0080-62342005000200012&lng=pt&nrm=iso. doi: 10.1590/S0080-62342005000200012. Acesso em 16/05/2008.

Watts R, Gardner H, Pierson J. Factors that enhance or impede critical care nurses' discharge planning practices. Int Crit Care Nurs 2005 Out;21(5):302-313.

56

Indicadores em UTI

Ana Paula Novaes

PONTOS A APRENDER

1. Conceito de indicadores.
2. Características básicas de um indicador.
3. Utilização de indicadores na assistência a pacientes na unidade de terapia intensiva.

PALAVRAS-CHAVE

Indicador, parâmetros, confiabilidade, enfermagem, terapia intensiva, desempenho, mensuração, qualidade, segurança, paciente, painel de controle, decisão, planejamento, numerador, denominador, gestão, avaliação, resultados, processo assistencial, excelência.

ESTRUTURA DOS TÓPICOS

Introdução. Visão geral dos indicadores. Indicadores em terapia intensiva. Considerações finais. Resumo. Propostas para estudo. Referências bibliográficas. Para saber mais.

INTRODUÇÃO

A informação é essencial para a gestão dos serviços, uma vez que fundamenta a tomada de decisão. O conjunto das informações deve conter elementos para a explicação e o entendimento dos processos, com a descrição dos fatores sensíveis às intervenções, possibilitando o acompanhamento e a avaliação dos resultados das medidas implementadas.[1]

Um dos desafios atuais das organizações de saúde, além da busca para diminuir os custos, é melhorar a qualidade da assistência, por meio da implementação de protocolos que proporcionem aos profissionais da saúde avaliar o seu desempenho interna e externamente. A qualidade desta informação deve, obrigatoriamente, envolver um conjunto de atributos que inclui o nível de excelência profissional, o uso adequado dos recursos, um risco mínimo ao usuário e um alto grau de satisfação por parte dos clientes, considerando-se essencialmente os valores sociais existentes.[2, 3]

Para determinar o nível de excelência de um serviço, incluindo uma unidade de terapia intensiva (UTI), é necessária a criação de um sistema estruturado de indicadores de desempenho, a fim de oferecer diretrizes à gestão para o estabelecimento de prioridades e a avaliação dos resultados.

Avedis Donabedian[3] sugeriu um modelo de avaliação da qualidade da assistência com base na estrutura, nos processos e nos resultados. Nessa avaliação, o termo estrutura refere-se ao ambiente no qual a assistência é prestada, o processo trata-se do método empregado e os resultados são a consequência da assistência prestada. Assim, para medir os resultados da assistência prestada a um paciente, é necessário lançar mão de parâmetros, preferencialmente numéricos, que possibilitem entender os resultados das intervenções, com o objetivo de controlar as ações a partir do estabelecimento de metas comparativas, contribuindo para a melhoria dos processos assistenciais e da gestão geral da organização.

São vários os conceitos de indicadores. Para Rouquayrol,[4] os indicadores em saúde são parâmetros utilizados internacionalmente para avaliar, sob o ponto de vista sanitário, a higidez de agregados humanos, assim como fornecer subsídios ao planejamento de saúde, permitindo o acompanhamento das flutuações e tendências históricas do padrão sanitário de diferentes coletividades consideradas à mesma época ou da mesma coletividade em diversos períodos de tempo.

O processo assistencial permite gerar inúmeros dados que não necessariamente se transformam em informação para a tomada de decisão. Os dados podem ser entendidos como base para gerar informação, obtida por meio da congregação e da análise dos registros. Dessa forma, também é possível afirmar que a utilização de uma informação isolada é insuficiente para avaliar o resultado de um tratamento prestado. Segundo Kaplan & Norton, em seu livro *A estratégia em ação: balanced scorecard*,[5] um sistema eficaz de medição de desempenho deve ir além de informações financeiras; ele deve estruturar medidas em quatro ou mais áreas de desempenho, incluindo informações de pacientes/clientes, processos internos, processos clínicos e desempenho dos colaboradores. Em outras palavras, o emprego de indicadores na análise e tomada de decisão deve considerar as informações de diferentes áreas e perspectivas, de modo que componha um verdadeiro painel de controle que possibilite estabelecer uma relação de causa e efeito entre essas medidas para orquestrá-las às estratégias e metas assistenciais e gerenciais da organização.

VISÃO GERAL DOS INDICADORES

Tipos

A modernização da administração, em conjunto com a força dos movimentos pela gestão da qualidade na área da saúde nas últimas décadas, tanto nos setores públicos quanto privados, possibilita classificar os indicadores de diferentes formas, seja por nível hierárquico (estratégico, gerencial e operacional) ou por área de representação (financeiro, relativo às pessoas, clientes, fornecedores etc.). Para fins didáticos, serão classificados aqui quanto à sua finalidade, sob a perspectiva da qualidade, a saber:

- Indicadores de eficiência: têm por objetivo mensurar a forma como os recursos disponíveis são utilizados na geração de serviços (considerando os processos assistenciais e de apoio à assistência). Esse grupo pode representar os indicadores de tempo de permanência, giro de leito etc.
- Indicadores de eficácia: correspondem ao grau de atendimento aos requisitos estabelecidos pela organização ou de satisfação do cliente, em relação aos atributos de um determinado serviço ou produto por ele valorizado. Também podem ser chamados de indicadores de qualidade ou de desempenho. Representam esse grupo os indicadores de satisfação do cliente, por exemplo, os porcentuais de atendimento.
- Indicadores de efetividade ou resultados: indicam o grau de atendimento em que um serviço se encontra, em relação às metas estratégicas definidas, permitindo a avaliação dos resultados obtidos e o redirecionamento das ações. Em geral, são representados pelo porcentual de atendimento de uma determinada meta.

O Quadro 56.1 (adaptação de Ferreira, 2001)[6] resume as principais categorias e tipos de indicadores:

A Organização Pan-Americana de Saúde (OPAS)[7] organiza os indicadores da seguinte forma: demográficos, socioeconômicos, de mortalidade, de morbidade e indicadores referentes a fatores de risco, recursos e cobertura.

Características

Independentemente da forma de organização, os indicadores devem apresentar características essenciais quanto à sua formulação. O "indicador ideal" deve se enquadrar nos seguintes atributos:

- Quantificável.
- Confiável, quanto à sua fonte de dados.
- Comparável a outros referenciais (média histórica do próprio serviço, outros serviços semelhantes e parâmetros de literatura e de boas práticas).
- Temporal, possibilitando a evolução do evento estudado e melhoras implementadas.
- Facilmente interpretável.

Quadro 56.1 Principais categorias e tipos de indicadores em UTI.

Categoria do indicador	Tipos básicos de indicadores
Eficiência	- Produtividade por tipo de procedimento (consultas, exames etc.)
	- Utilização da capacidade operacional (recursos físicos, humanos e tecnológicos).
	- Distribuição dos gastos por tipo de atenção prestada (ambulatorial básica e especializada; hospitalar e urgência; apoio diagnóstico e terapêutico etc.).
Eficácia	- Cobertura alcançada por meio das ações produzidas (consultas, vacinas, partos etc.)
	- Concentração de procedimentos oferecidos (por exemplo, o número de procedimentos por paciente).
	- Resolubilidade da atenção (por exemplo, a proporção de altas por admissões ou por especialidade).
Efetividade	- Indicadores de mortalidade.
	- Indicadores de morbidade.
	- Indicadores demográficos.
	- Indicadores socioeconômicos.
	- Indicadores ambientais.

- Especificidade com o evento em análise.
- Clara relação com outros elementos.
- Baixo custo quanto à extração, compilação e análise da informação (custo--efetividade).
- Divulgado a todas as partes interessadas.

A obtenção de um indicador com essas características pode ser um grande desafio. Talvez inexistam indicadores que, de forma independente, reúnam todas elas. No entanto, certamente, a estruturação de um bom sistema de informação pode contribuir, de forma significativa, para que atributos mínimos como confiabilidade e especificidades sejam garantidos, de maneira que interliguem as ações, explicitando as inter-relações entre os diversos componentes e possibilitando a produção de informações necessárias para a melhora da assistência.

Utilização

São muitos os indicadores a serem utilizados. Um exemplo dessa afirmação são as diferentes formas de classificação, que podem ir da estratégia da organização até o processo assistencial, assim como do processo assistencial a indicadores específicos relacionados a determinadas doenças.[8] Na UTI, existem diversos exemplos de indicadores relacionados ao processo assistencial, como a incidência de extubação acidental, e indicadores de eventos adversos ao paciente, como aqueles ligados às doenças (e suas complicações), por exemplo, o índice de pacientes com infarto agudo do miocárdio que receberam trombolítico.

Independentemente do(s) indicador(es) selecionado(s), a mensuração sistemática deve ser utilizada para analisar o evento representado, considerando seus diferentes aspectos, e apoiar a decisão, possibilitando a exploração de novas oportunidades, além de proporcionar o aprendizado. Pode-se afirmar que uma das formas de utilização de indicadores está na própria Sistematização da Assistência de Enfermagem (SAE), que pressupõe a:

- avaliação de enfermagem.
- Identificação de problemas.
- Estabelecimento do plano de cuidados.
- Prescrição de enfermagem.
- Avaliação de resultados, que também podem ser expressos individualmente (por paciente) e coletivamente (por exemplo, correlacionando os resultados de vários pacientes em associação a uma intervenção comum).

Outro fator muito importante na utilização de indicadores é a análise crítica dessas informações, considerando a periodicidade e estratégias de divulgação. Na periodicidade, deve-se considerar o intervalo de tempo necessário para a implementação de medidas de controle (intervalos menores, com ações pontuais) e a revisão das metas/estratégias (intervalos maiores, com base nas informações coletivas e integradas). A divulgação das informações possibilita que todas as partes interessadas no evento estejam alinhadas em relação ao cenário estudado, ajudando a integrar o cuidado ao paciente.

Atualmente, há al   gumas propostas de organizações nacionais e internacionais para a estruturação de indicadores gerais e a comparação de dados, entre elas encontram-se os trabalhos do Programa de Controle de Qualidade do Atendimento Médico-Hospitalar (CQH), do Sistema de Indicadores Padronizados para a Gestão Hospitalar (Sipageh) e do Sistema Integrado de Indicadores Hospitalares (Projeto Sinhá) – da Associação Nacional de Hospitais Privados (Anahp) –, além dos trabalhos das World Health Organization (WHO) e Joint Commission.

INDICADORES EM TERAPIA INTENSIVA

Uma UTI é muito dinâmica e complexa, o que exige do profissional de saúde um forte aporte de conhecimento e preparo técnico para o atendimento das mais variadas demandas e a rápida tomada de decisão. Gomes[9] ressalta que o enfermeiro de UTI precisa estar capacitado para exercer atividades de maior complexidade, para as quais é necessária a autoconfiança respaldada no conhecimento científico, de forma que possa conduzir o atendimento do paciente com segurança. Nesse cenário, o estabelecimento de indicadores de desempenho em uma UTI significa fornecer ao profissional respaldo necessário para o exercício da atividade, focando não somente a determinação das metas e estratégias da organização, mas também o controle do resultado das intervenções, a fim de maximizar o planejamento do cuidado e diminuir os eventos adversos.

O estabelecimento de um sistema de mensuração em UTI requer um estudo minucioso da realidade em que será aplicado, de forma que não deve ser estruturado de maneira individualizada. O envolvimento multidisciplinar na construção desse painel de controle é fator importante, visto que agrega as diferentes visões do cuidado, permitindo uma análise global da assistência, sua efetividade e segurança. O enfermeiro, pela natureza da sua atuação, é o elemento integrador dessas disciplinas e pode coordenar essa ação, incentivando o processo conceitual e a formação de consensos.

O ponto de partida para o estabelecimento de indicadores em UTI pode ser os próprios indicadores previstos pela Associação Americana de Enfermagem (ANA), agregados à experiência do profissional e ao histórico do serviço.[10] O National Database of Nursing Quality Indicators™ (NDNQI®), de 2007,[11] sugere alguns indicadores para o monitoramento da qualidade da assistência de enfermagem:

- Horas de trabalho de enfermagem por dia: número total de horas trabalhadas por pessoal de enfermagem com responsabilidades no cuidado direto aos pacientes da unidade.
- Queda de pacientes: a medida é computada da seguinte forma:

$$\frac{\text{Número de pacientes com quedas}}{\text{Número de pacientes no dia}} \times 1000$$

Uma mensuração adicional deve explorar a relação entre as avaliações realizadas na enfermagem em relação às possíveis quedas. A medida pode ser definida como o número de doentes que apresentavam risco para queda na avaliação de enfermagem em comparação ao número total de doentes que efetivamente sofreram uma queda.

- Prevalência de úlcera de pressão: pode ser representada por:

$$\frac{\text{Número de pacientes com úlcera por pressão}}{\text{Número de pacientes no estudo de prevalência}}$$

Uma medida secundária pode explorar a relação entre as avaliações de enfermagem, com o uso de um instrumento padronizado, e do desenvolvimento de úlceras de pressão. O levantamento de dados pode ser realizado pela auditoria dos prontuários dos pacientes. Essa lista também pode ser complementada com indicadores voltados para a segurança do processo assistencial, como eventos adversos ao paciente, em que cada serviço define quais eventos não previstos resultaram (ou poderiam resultar) em dano ao paciente, sendo os seguintes fatores considerados relevantes para o monitoramento:

- Extubação acidental.
- Incidência de flebites.
- Perda de sonda gastronasoenteral.
- Infecção de trato urinário associada ao uso de cateter urinário.
- Infecção associada ao cateter venoso central.
- Satisfação do paciente com o gerenciamento da dor.
- Erros relacionados à administração de medicamentos.

Vale ressaltar que não há regra para a determinação do(s) indicador(es) que irá(ão) representar o desempenho da unidade; o aspecto mais importante nessa definição é ter a sensibilidade de selecionar aquele(s) que mais se adequa(m) à realidade a ser estudada, levando em consideração a população atendida, a prevalência de doenças e os recursos disponíveis.

Para a implementação de um painel de indicadores, recomendam-se os seguintes passos:

- Realizar uma revisão sistemática da literatura, considerando os principais fatores que influenciam nos resultados almejados, as definições específicas e as evidências de que esse indicador é válido e confiável.
- Montar uma ficha de controle para cada indicador que contemple:
    - nome e tipo de indicador;
    - objetivo/propósito da análise;
    - pessoa responsável pela coleta de dados e sua análise;
    - método e fórmula de construção do indicador;
    - fonte da informação;
    - frequência de coleta de dados e análise;
    - parâmetros de desempenho (referenciais comparativos);

- Incorporar a realimentação de outros profissionais da área nas definições e formatos.
- Realizar um estudo piloto para aplicar, na prática, a mensuração do evento proposto e a validação da metodologia definida, considerando o formato e a acessibilidade do banco de dados disponível.
- Finalizar as definições, a metodologia e os formulários.
- Estabelecer estratégias para o envolvimento e a divulgação das informações obtidas.

Um aspecto bastante inexplorado no processo de mensuração e análise das informações obtidas por meio dos indicadores está centrado no uso da informação e na geração do conhecimento. Tão importante quanto a identificação da necessidade é a análise e a tomada de decisão a partir das informações obtidas.

Neste sentido, a estruturação de um plano de ações para melhorias a partir de resultados inadequados é imperativa para busca de excelência no atendimento e segurança do paciente. Para tanto, o emprego de técnicas que subsidiem a identificação, análise e correção dos desvios empregados pode ser um recurso adicional na gestão das informações. Estas técnicas, também conhecidas como ferramentas da qualidade, auxiliam os profissionais a propor soluções para os problemas que interferem no desempenho dos processos de trabalho, por meio da identificação da(s) raiz(es) de cada problema.

O Guia Referencial para Medição de Desempenho, proposto pelo Ministério do Planejamento em 2009[12] enfatiza quão fundamental é um modelo de gestão por resultados focar no alinhamento de implementação de ações, de maneira a promover a aprendizagem, transparência e responsabilização. Para tanto, recomenda que este modelo deva ser dinâmico, de forma a definir resultados, alcançá-los (mediante processos claros de implementação), monitorá-los e avaliá-los. Também deve ter um conceito abrangente de desempenho, considerando uma abordagem multidimensional envolvendo processos, pessoas e recursos.

CONSIDERAÇÕES FINAIS

Atualmente, a estruturação de um sistema de medição do desempenho dos processos assistenciais é indispensável para a melhoria da execução das ações de enfermagem em unidades de terapia intensiva. Por meio do conhecimento adquirido da análise do desempenho global, o enfermeiro terá ferramentas para repensar o cuidado prestado, possibilitando a padronização de condutas e contribuindo para a melhoria contínua das práticas de saúde.

Para que o uso de indicadores seja eficaz, é importante sistematizar a avaliação, considerando o olhar multidisciplinar, a disseminação da informação e a tomada de medidas necessárias a tempo, para alcançar os propósitos. Se for utilizado somente como forma de tabulação e organização de informações, o sistema de mensuração não trará os benefícios almejados; ele deve ser um instrumento "vivo" no atendimento, fazendo o enfermeiro assumir seu papel gerencial, contribuindo para a eficácia e eficiência operacional da equipe de enfermagem.

RESUMO

A necessidade de aumentar a segurança do paciente nas unidades hospitalares, por meio de processos assistenciais mais eficientes, torna evidente a importância dos sistemas de gestão e de mensuração, a fim de oferecer as informações fundamentais ao enfermeiro para a tomada de decisão e o aperfeiçoamento da assistência prestada nas unidades de terapia intensiva. Definir os parâmetros a serem mensurados e sistematicamente avaliados não é uma tarefa muito simples, sobretudo nos serviços de saúde. Porém, o enfermeiro, como profissional central na assistência ao paciente, deve assumir seu papel gerencial e estabelecer medidas de desempenho que auxiliem no direcionamento dos procedimentos de enfermagem e colaborem com a melhora das práticas em saúde (Figura 56.1).

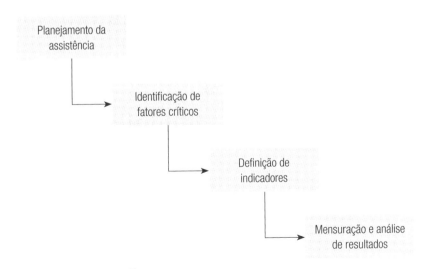

Figura 56.1 Resumo esquemático.

PROPOSTAS PARA ESTUDO

1. O que são indicadores?
2. Qual a diferença entre um indicador e um dado?
3. Quais os tipos de indicadores?
4. Quais as principais características de um bom indicador em saúde?
5. Qual a aplicação dos indicadores na assistência ao paciente?
6. Cite dois aspectos fundamentais para a implantação de um sistema de mensuração de desempenho em uma unidade de terapia intensiva.
7. Quais os componentes básicos para a formatação da ficha de identificação de um indicador?
8. Quais os principais benefícios na estruturação de um painel de indicadores para a assistência na unidade de terapia intensiva? Justifique.

REFERÊNCIAS BIBLIOGRÁFICAS

1. Mota E, Carvalho DM. Sistemas de informação em saúde. In: Rouquaryol MZ, Almeida Filho N. Epidemiologia e Saúde. 5. ed. Rio de Janeiro: Medsi, 1999; pp. 505-521.
2. Brasil, Ministério da Saúde: Gestão Municipal de Saúde - Textos Básicos. Rio de Janeiro; 2001.
3. Donabediam AA. A gestão da qualidade total na perspectiva dos serviços de saúde. Rio de Janeiro: Qualitymark; 1994.
4. Rouquayrol MZ. Epidemiologia & Saúde. Rio de Janeiro: Guanabara Koorgan, 1999.
5. Kaplan RS, Norton DP. A estratégia em ação: balanced scorecard. Rio de Janeiro: Campus; 1996.
6. Ferreira SMG. A importância e o papel da informação em saúde. In: Brasil. Ministério da Saúde. Gestão Municipal de Saúde – Textos Básicos. Rio de Janeiro; 2001.
7. Organização Pan-Americana de Saúde. Disponível em: http://opas.org.br. Acesso em: abr. 2008.
8. Malik AM, Teles JP. Qualidade em saúde. São Paulo: EAESP-FGV; 2000.
9. Gomes AM. Enfermagem na unidade de terapia intensiva. São Paulo: EDU; 1988. p. 17-31.
10. Silva LD. Indicadores de qualidade do cuidado de enfermagem. Rev Enferm UERJ. 2003. v(n.):p
11. Montalvo IM. The National Database of Nursing Quality Indicators. 2007.
12. Brasil, Ministério do Planejamento: Melhoria da Gestão Publica por meio da Definição de um Guia referencial para Medição do Desempenho da Gestão e Controle para Gerenciamento dos Indicadores de Eficiencia, Eficácia e de Resultados do Programa Nacional de Gestão Pública e Desburocratização-Produto 4: Guia Referencial para Medição de Desempenho e Manual para Construção de Indicadores. Secretaria de Gestão. 2009.

PARA SABER MAIS

http://www.abnt.org.
http://www.fnpq.org.br.
http://www.jcaho.org.

Humanização em UTI

Maria Júlia Paes da Silva
Monica Martins Trovo
Ana Cláudia G. Puggina

PONTOS A APRENDER

1. Diretrizes da Política Nacional de Humanização relacionadas ao atendimento em UTI.
2. Propostas de ação para humanização do paciente em UTI.
3. Propostas de ação para a humanização das relações entre a equipe de saúde e os familiares.
4. Ações que humanizam as relações da equipe na UTI.
5. Propostas de ação para o atendimento das necessidades espirituais do paciente crítico.
6. Práticas complementares passíveis de implementação no atendimento aos pacientes críticos.
7. Aspectos ambientais que facilitem a humanização nas UTI.
8. Ações que humanizam a assistência aos pacientes fora de possibilidades terapêuticas.

PALAVRAS-CHAVE

Humanização da assistência, saúde da família, equipe de assistência ao paciente, espiritualidade, terapias complementares, atitude frente à morte.

ESTRUTURA DOS TÓPICOS

Introdução. O paciente. A família – o núcleo do paciente. A equipe. Espiritualidade e religiosidade no atendimento ao paciente crítico. Práticas complementares em UTI. O ambiente da UTI – o espaço relacional. Morte e luto na terapia intensiva. Resumo. Propostas para estudo. Referências bibliográficas.

INTRODUÇÃO

Humanização: princípios e bases

21 de dezembro, 18h: Um homem de 43 anos foi admitido na sala de observação, vindo da enfermaria médica, três dias depois de tentar enforcar-se sem sucesso. Ele estava agitado, confuso e cianótico, com esforço respiratório. Temperatura: 38,6°C e pulso 136. O RX mostrou infiltrados bilaterais e edema pulmonar. [...] Recebia oxigênio por máscara facial, mas quando a saturação de oxigênio diminuiu foi iniciada ventilação com pressão positiva por máscara. [...]

22 de dezembro, 7h15: As condições do paciente pioraram. Um tubo com *cuff* foi introduzido por sua traqueia e foi iniciada ventilação manual com pressão positiva com 60% de oxigênio [...]. 10h25: Pressão sanguínea 140, pulso 120 e temperatura 39,8°C [...] 0h45: Saturação de oxigênio 80%. Aumenta para 86% quando 100% de oxigênio é utilizado. [...]

23 de dezembro, 19h55: Foi realizada traqueostomia, e ventilação com pressão positiva foi iniciada. [...]

24 de dezembro: As condições do paciente encontravam-se inalteradas. Ele parece desidratado. Passada sonda gástrica e iniciada infusão de leite. [...]

25 de dezembro: [...] sua respiração ainda é insuficiente, com grande quantidade de secreção obstruindo as vias aéreas. [...] Penicilina foi adicionada à terapia.

26 de dezembro: O paciente morreu de falência cardiopulmonar.[1]

Esse poderia ser o relato da evolução de um paciente em qualquer unidade de terapia intensiva (UTI) na atualidade. Contudo, trata-se de trechos da evolução clínica de um paciente atendido pelo médico anestesiologista Bjorn Ibsen, em 1953.[1] Há várias décadas já era possível identificar características próprias da assistência em UTI, como a atenção dirigida à evolução dos parâmetros fisiológicos do paciente no decorrer do tempo.

O Dr. Ibsen utilizou a expressão "sala de observação" para descrever o local de permanência do paciente, que, na época, correspondia às salas de recuperação anestésica, precursoras das UTI. A narração detalhada e comparativa das condições fisiopatológicas do paciente foi possível apenas por causa da observação contínua dos pacientes em um local próprio e afastado dos demais doentes, o que se fazia necessário em decorrência da gravidade da saúde dos pacientes. Esse é um dos princípios do cuidado ao paciente crítico estabelecidos quase um século antes por Florence Nightingale.

Em 1854, a Inglaterra, a França e a Turquia declararam guerra à Rússia, a chamada Guerra da Crimeia. Visto que muitos soldados feridos estavam morrendo no Hospital Barrack, na Turquia, Florence foi convocada pelo governo inglês para liderar um grupo de voluntárias que atenderia os soldados feridos. Ao deparar-se com as condições precárias de atendimento e higiene, Florence instituiu um dos princípios básicos da terapia intensiva moderna, separando os pacientes mais graves e colocando-os em uma situação que favorecia o cuidado por meio da observação constante.[2,3]

Embora a intervenção baseada na observação contínua do paciente tenha iniciado com Florence, as UTI, como são conhecidas atualmente, tiveram origem na década de 1950, com a evolução dos avanços tecnológicos na área da saúde.

Um terceiro fator a ser destacado no relato que inicia este capítulo é a instrumentalização da assistência: uso de raio X para o diagnóstico de injúria pulmonar; suporte de oxigênio em concentrações elevadas, inicialmente de modo não invasivo e, em seguida, invasivo; uso de sonda gástrica para hidratação e alimentação; e antibioticoterapia.

Com o descobrimento de fármacos anestésicos e antibióticos, o aprimoramento de técnicas cirúrgicas e o desenvolvimento de equipamentos que permitiam oferecer suporte ventilatório aos pacientes com insuficiência no sistema respiratório, surgiram as primeiras unidades de atenção aos pacientes graves, como as unidades de choque, de queimados e neurocirúrgicas, nos Estados Unidos, e as salas de observação, na Dinamarca.[1,3] No Brasil, as primeiras UTI foram estabelecidas no início de 1960, no Rio de Janeiro e em São Paulo, e se aprimoraram e expandiram por todo o país na década seguinte.[4]

As UTI foram concebidas com a finalidade de oferecer atenção contínua e suporte avançado aos pacientes críticos, com risco de morte, lançando mão de recursos de alta tecnologia que auxiliam ou substituem a função de órgãos vitais. Na presença de falência pulmonar, os ventiladores substituem os pulmões; os cardiotônicos, os antiarrítmicos e os fármacos vasoativos conseguem manter o funcionamento cardiocirculatório; os dializadores fazem o trabalho renal. No entanto, os avanços tecnológicos e os aparelhos sofisticados não são capazes de aliviar a dor dos pacientes, identificada como o maior estressor e a pior lembrança da UTI.[5,6]

São inegáveis os benefícios advindos do progresso da ciência. Sem a utilização da tecnologia na recuperação da saúde e manutenção da vida, provavelmente, a expectativa de vida não teria crescido tanto nas últimas décadas. Os recém-nascidos em idade gestacional precoce não sobreviveriam, as crianças ainda morreriam em decorrência de crises asmáticas, assim como os adultos com rins que não exercem mais suas funções.

As UTI oferecem monitorização hemodinâmica invasiva, mas não permitem que uma esposa visite o marido fora de horários preestabelecidos. Os tomógrafos permitem a visualização de pequenas alterações morfológicas dentro do organismo, mas os pacientes ficam sem seus óculos. Há preocupação em informar à família que, em decorrência da bactéria multirresistente X, o antibiótico Y foi substituído pelo Z e que, por essa razão, é preciso usar luvas e avental ao entrar no quarto; contudo, o nome do paciente é esquecido. Então, de que adianta ter ciência e tecnologia sofisticadas ao alcance se o profissional intensivista não se lembrar de que o objetivo de seu trabalho é assistir o ser humano, em sua totalidade e complexidade?

Se a assistência não for empregada levando-se em conta os valores humanos e éticos, ela perde o seu sentido de existência. Um valor produzido pelo conhecimento deve derivar do valor pela vida. Se o uso da sofisticada tecnologia e dos minuciosos processos de trabalho é decorrente do conhecimento humano, mas obscurece o próprio ser humano, pode-se concluir que o homem se perdeu em alguma etapa dessa trajetória ou se deixou dominar pela máquina.

Pode-se afirmar que, na atualidade, todo o sistema de saúde vivencia uma crise de valores e identidade, na qual o processo e a tecnociência parecem ser valorizados em detrimento do indivíduo. De acordo com Pessini,[7] com frequência são observados ambientes tecnicamente perfeitos, mas sem alma e ternura humana. Essa desumanização do cuidado é ainda mais notória nas UTI, onde, por causa do domínio operacional dos aparelhos e a realização de procedimentos técnicos, o cuidador e o ser cuidado parecem estar afastados.

A enfermagem, como ciência do cuidar, é norteada por conceitos humanísticos, mas, de modo pouco crítico, tem adotado valores mecanicistas, que modificaram profundamente sua prática nas últimas décadas. Essa mudança paradigmática tem revelado enfermeiros altamente especializados e capacitados para o domínio de equipamentos, mas pouco afetivos, com problemas de relacionamento no trabalho em equipe e dificuldades no atendimento às necessidades humanas básicas dos pacientes. No contexto da terapia intensiva, a tecnologia e a humanização devem ser indissociáveis e complementares em prol da integralidade da assistência. Sem dúvida, trata-se de um grande desafio a ser gerenciado pelos enfermeiros.[8,9]

O descontentamento com esse cenário, que enfoca o aspecto técnico do cuidado, coisifica e desvaloriza o ser humano, tem levado os enfermeiros a repensarem sua prática e resgatarem os valores humanísticos que embasam a profissão. Nas UTI, observam-se movimentos de humanização, na tentativa de aliar a competência técnico-científica ao humanismo, que prega a compaixão e o respeito à dignidade humana.[7]

Humanizar a assistência nas UTI é integrar ao conhecimento técnico-científico a responsabilidade, a sensibilidade, a ética e a solidariedade no cuidado ao paciente e seus familiares, e na interação com a equipe. Pressupõe: aliviar a dor e o sofrimento do outro; compaixão, ou seja, empatia traduzida em ação solidária concreta; respeito à dignidade e autonomia; compreensão do significado da vida, em seus aspectos éticos, culturais, econômicos, sociais e educacionais; e, fundamentalmente, valorização da dimensão humana do paciente em detrimento de sua patologia.

O movimento de humanização não é restrito às UTI, mas a todo o sistema de saúde brasileiro:

> Na avaliação do público, a forma de atendimento, a capacidade demonstrada pelos profissionais de saúde para compreender suas demandas e suas expectativas são fatores que chegam a ser mais valorizados que a falta de médicos, a falta de espaço nos hospitais e a falta de medicamentos. [...] As tecnologias e os dispositivos organizacionais não funcionam sozinhos – sua eficácia é fortemente influenciada pela qualidade do fator humano e do relacionamento que se estabelece entre profissionais e usuários no processo de atendimento.[10]

Para atender a essas necessidades, o governo federal, em maio de 2000, regulamentou o Programa Nacional de Humanização da Assistência Hospitalar (PNHAH), com a finalidade de criar uma cultura de humanização. Com o objetivo de melhorar o atendimento à população, essa iniciativa intentou resgatar e incentivar o bom relacionamento entre profissionais de saúde e pacientes. Em seu texto-base, o programa destaca claramente a importância da associação entre os aspectos tecnológicos da assistência e as habilidades de relacionamento dos profissionais de saúde para a melhora da qualidade assistencial. Assim, considera a adequada comunicação como fator estratégico para o atendimento mais humano e solidário.[10-12]

As propostas do PNHAH abrangeram alguns hospitais da rede pública, capacitando os trabalhadores, estimulando o trabalho em equipe multiprofissional e a gestão de indivíduos como cuidadores. Em 2004, com o objetivo de estabelecer um caráter transversal à cultura de humanização e atingir todos os níveis de atenção à saúde, o Ministério da Saúde estabeleceu a Política Nacional de Humanização (PNH), conhecida como Humaniza SUS.[13]

A PNH complementou e aprimorou o programa anterior, agregando a necessidade de melhora dos aspectos organizacionais do atendimento à população, além de estabelecer estratégias e diretrizes para a implementação da cultura de humanização nas instituições, por nível de atenção.[14] Nos níveis de atenção hospitalar e especializada, em que se incluem as UTI, há algumas diretrizes da PNH[13], que podem ser visualizadas no Quadro 57.1.

Vale destacar que a humanização das UTI é um dever moral, ético e legal dos profissionais de saúde. Além da PNH, leis federais e estaduais garantem o direito ao atendimento mais digno à saúde.[14,15] A própria Constituição brasileira oferece amparo legal à humanização em seu art. 1º, inciso 3º, ao afirmar a dignidade da pessoa humana como um dos fundamentos do Estado Democrático de Direito.[16] Em relação aos enfermeiros, o Código de Ética dos Profissionais de Enfermagem, quanto aos princípios fundamentais da profissão, em seu art. 3º norteia a prática profissional para o respeito à vida, à dignidade e aos direitos do ser humano, em todas as suas dimensões.[17]

Quadro 57.1 Diretrizes da Política Nacional de Humanização relacionadas ao atendimento em unidades de terapia intensiva.[13]

Garantia de visita aberta, por meio da presença do acompanhante e sua rede social, respeitando a dinâmica de cada unidade hospitalar e as peculiaridades das necessidades do acompanhante.
Mecanismo de recepção com acolhimento dos usuários.
Mecanismos de escuta para a população e os trabalhadores.
Garantia de continuidade da assistência.
Definição de protocolos clínicos, garantindo a eliminação de intervenções desnecessárias e respeitando as diferenças e as necessidades do sujeito.
Equipe multiprofissional de atenção à saúde, com horário pactuado para atendimento à família e/ou à sua rede social.
Existência de grupos de trabalho de humanização, com um plano de trabalho definido.

Visto que existem um código de ética profissional, uma Política Nacional de Humanização e uma Constituição Federal que asseguram e estimulam o respeito à dignidade do ser humano, por que ainda é necessário falar para os profissionais de enfermagem (e de outras especialidades) acerca da humanização? Por que, mesmo após toda a discussão e problematização sobre essa temática e uma década de vigência da PNH, há evidências de que estratégias como a visita aberta, o acolhimento, a integração da equipe multidisciplinar, oficinas e grupos de trabalho sobre humanização ainda não se encontram implementadas?[18] Isso ocorre porque, para a humanização nas UTI, além de amparo legal e diretrizes, são necessárias a responsabilidade ética e a mudança no comportamento e nas atitudes dos profissionais lá atuantes, ou seja, depende fundamentalmente do compromisso individual de cada pessoa.

Sem mudança de atitude nas relações é impossível humanizar o cuidado. Não é coerente sustentar o discurso do humanismo se não há cuidado com as palavras utilizadas na conversa, se não há atenção ao outro, escutando efetivamente o que ele está dizendo sem deixar o pensamento divagar, se não há cumprimento com um sorriso ou aperto de mãos, se não há demonstração de interesse e percepção acerca dos sentimentos e necessidades do outro.

Para humanizar a assistência em UTI, é necessário atentar para todas as dimensões do cuidado: o ambiente, o paciente, a família e a equipe, em seus aspectos biológico, emocional, espiritual e social. A seguir, serão abordadas, em cada uma das dimensões, as especificidades e as estratégias para a humanização.

O PACIENTE

Um amigo contou-me dos últimos dias do seu pai, já bem velho. As dores eram terríveis. Era-lhe insuportável a visão do sofrimento do pai. Dirigiu-se, então, ao médico: "O senhor não poderia aumentar a dose dos analgésicos, para que meu pai não sofra?". O médico olhou-o com olhar severo e disse: "O senhor está sugerindo que eu pratique a eutanásia?". Há dores que fazem sentido, como as dores do parto: uma vida nova está nascendo. Mas há dores que não fazem sentido nenhum. Seu velho pai morreu sofrendo uma dor inútil. Qual foi o ganho humano? Que eu saiba, apenas a consciência apaziguada do médico, que dormiu em paz por haver feito aquilo que o costume mandava; costume a que frequentemente se dá o nome de ética.

(Rubem Alves)

Ao longo dos anos, o hospital tornou-se um substituto do cuidado domiciliar oferecido aos pacientes com as mais diversas patologias. Essa substituição teve como ganho a assistência adequada aos diversos tipos de doenças, a garantia de melhor tratamento e o consequente aumento das chances de cura. Percebe-se, no entanto, que, à medida que se ganha em tecnologia e interdisciplinaridade no atendimento ao paciente, regride-se em termos de humanização do cuidado prestado, visto que cada paciente passa a ser objeto do fazer, recebe um codinome relacionado ao número do leito que ocupa e se torna um sujeito passivo e pouco integrado ao tratamento durante sua permanência no hospital.

Ao ser internado na UTI, o paciente tem uma ruptura com o seu viver diário, o seu espaço habitual e as suas relações, o que afeta fortemente a sua identidade. Nesse novo contexto, que é diferente e assustador para a maioria, o paciente precisa, a todo momento, ajustar-se emocional e fisicamente a esse local.

Nas UTI, os pacientes podem estar conscientes ou "inconscientes" de tudo o que ocorre ao seu redor, vivenciando a experiência da internação de maneiras diferentes. Os pacientes conscientes são capazes de ver os outros pacientes na UTI, de assistir ao fluxo contínuo de profissionais realizando inúmeras atividades e de ver a quantidade impressionante de aparelhos, tubos, curativos e fios, dos quais desconhece a função. A permanência em UTI pode ser amedrontadora e solitária.

Um estudo da Faculdade de Medicina da Bahia identificou e estratificou os estressores para pacientes internados em UTI, por meio de três perspectivas:

a do paciente, a dos familiares e a dos profissionais de saúde. Para tal objetivo, os autores utilizaram a Escala de Estressores em UTI (*Intensive Care Unit Environmental Stressor Scale* – Icuss), que é composta de quarenta itens escalonados de 1 (não estressante) a 4 (muito estressante). Os principais estressores para os pacientes foram: ver a família e os amigos por apenas alguns minutos do dia, ficar com tubos no nariz e/ou boca e não ter controle de si mesmo. Na perspectiva dos familiares, foram: ver o paciente sem conseguir dormir, sentir dor e ser dependente dos tubos. Por fim, os profissionais que estavam em contato com esses pacientes relataram como estressores: sentir dor e escutar o barulho e os alarmes dos equipamentos.[19]

Outro estudo buscou identificar as perspectivas e os sentimentos dos pacientes internados em UTI, de maneira diferente da anterior, consistindo em uma entrevista semiestruturada com questões abertas a respeito de perspectivas, sentimentos, momentos críticos, satisfação e insatisfação durante a entrada e a permanência do paciente na UTI. Os discursos foram analisados e agrupados em duas temáticas: "relembrando o momento da internação" e "caminhando na internação". Na primeira temática, os sentimentos que emergiram foram: aceitação por ser bem recebido na UTI; busca de apoio espiritual para superar as dificuldades; frustração, mal-estar e surpresa por estarem em um local jamais imaginado. Na segunda, os sentimentos foram diferentes: incômodo ao ver o sofrimento ou a morte do outro; dor; demora no atendimento; tempo insuficiente de visita dos familiares; satisfação quando a dor é aliviada e quando cuidados como alimentação e medicação são prestados pela equipe de enfermagem; insatisfação quanto aos procedimentos realizados e ao tipo de alimentação, saudade de casa e da família.[20]

O medo de sentir dor é um sentimento comum dos pacientes críticos. Na prática, a dor é, muitas vezes, negligenciada pela equipe de saúde, que, por sua vez, precisa aprender a questionar e quantificar a intensidade da dor para então intervir de forma adequada. No entanto, "pela maior proximidade junto aos pacientes, é a equipe de enfermagem que deve identificar o quadro álgico, avaliar a dor, notificar a equipe médica quando necessário, implementar a terapêutica prescrita e avaliar a analgesia".[21]

Os pacientes "inconscientes" vivenciam essa situação crítica de outra perspectiva. A sensação de estar "inconsciente" foi relatada por pacientes que tiveram a oportunidade de retornar do coma ou da sedação: "Eu estive quase dois meses em coma e lembro-me de muita coisa, visitas de amigos e familiares, palavras encorajadoras e também algumas atitudes frias e até desleixadas da equipe de enfermagem e médica. Não é nada agradável ouvir, estando em coma, algum médico dizendo a um parente seu que você irá morrer. Eu ouvi, mas, naquele momento, ouvir era o máximo que eu poderia fazer [...]".[22]

Considerando a vulnerabilidade dos centros nervosos a múltiplos agentes nocivos, observa-se que o coma é uma das síndromes mais frequentes em clínicas. Trata-se de situação de urgência e de extrema gravidade, que sempre traduz um profundo sofrimento de estruturas encefálicas. O coma (do grego *kôma* = sono profundo) pode ser definido como um estado de perda total ou parcial da consciência, da motricidade voluntária e da sensibilidade, geralmente em decorrência de lesões cerebrais, intoxicações, problemas metabólicos e endócrinos, no qual, dependendo da gravidade, as funções vitais são mantidas em maior ou menor grau.[23]

A experiência de estar internado em uma UTI e de passar pelo estado de coma é um processo complexo, que pode deixar marcas profundas nos indivíduos que vivenciam essa situação. Muitas dessas marcas não estão somente ligadas ao coma em si, mas à experiência de ter sido "descuidado" durante esse processo, levando muitos doentes a precisar se recuperar não apenas da doença, mas também do fato de terem se tornado "pacientes". Isso ocorre porque, apesar dos avanços teóricos acerca do cuidado, a prática ainda está baseada, quase exclusivamente, em ações profissionais despersonalizadas, em que o ser se torna a doença, o objeto passivo da investigação e do tratamento.[24]

Outra situação clínica muito frequente na UTI é o uso de terapias sedativas. Nesse tipo de terapia, os depressores farmacológicos do sistema nervoso central são utilizados para reduzir o medo, a ansiedade e a agitação dos pacientes. A necessidade de sedação se baseia na condição patológica subjacente, nas metas primárias do tratamento, na resposta de estresse fisiológico à doença e na presença de agitação e delírio. Ansiedade e agitação são vivenciadas por mais de 70% dos pacientes internados em UTI, sendo que sua prevalência é muito maior em pacientes críticos submetidos à ventilação mecânica.[25]

Em um experimento, foram testados os efeitos de declarações positivas feitas a pacientes anestesiados, as quais indicavam que eles teriam rápido restabelecimento pós-operatório. Com efeito, esses indivíduos passaram tempo menor no hospital do que os pacientes que não receberam tais declarações positivas.[26]

O cuidado da enfermagem, com certeza, é um dos itens mais difíceis de serem implementados. Em decorrência da rotina diária e complexa que envolve o ambiente da UTI, os membros da equipe de enfermagem esquecem de tocar e conversar com o ser humano que está à sua frente.[27] Ao realizar uma atividade técnica sem estar presente de corpo, mente e espírito, o profissional não está realmente cuidando, mas realizando um procedimento.[28]

Para a promoção de ações que visam à humanização do paciente crítico, o grande desafio é mudar comportamentos, uma vez que o comportamento humano é modificado apenas com motivação própria. Para humanizar é preciso, antes de tudo, humanizar-se. O Quadro 57.2 apresenta algumas propostas de ação para a humanização do paciente de UTI.

Quadro 57.2 Propostas de ação para a humanização do paciente de UTI

Orientar a equipe a tratar o paciente pelo nome. Nesse sentido, é útil colocar pequenas identificações na cabeceira, no pé da cama ou próximo à entrada do box/quarto.
Colocar um painel ao lado do leito do paciente para que ele possa afixar fotos de amigos e familiares, recadinhos, mensagens etc.
Explicar, com antecedência, os procedimentos que serão realizados, independentemente do nível de consciência do paciente.
Estar atento aos sinais não verbais emitidos pelo paciente: desenvolver a percepção de quando algo agrada ou incomoda. Cuidar para não invadir seu espaço pessoal sem pedir licença.
Proporcionar orientação temporal ao paciente, disponibilizando relógio e calendário, posicionados de forma que sejam facilmente visualizados por ele.
Oferecer jornais, revistas, livros, televisão ou música. Caso o paciente utilize óculos, aparelhos auditivos e/ou próteses dentárias, devolvê-los assim que possível.
Reconhecer o paciente como parte de uma família, com funções e necessidades específicas. Facilitar a aproximação.
Incluir a dor como o quinto sinal vital, promovendo avaliação frequente e alívio adequado.
Preservar a privacidade e a confiança do paciente, evitando comentários pessoais sobre ele ou outro paciente em voz alta na UTI ou nos elevadores.
Usar tom de voz adequado para questionar o paciente sobre aspectos de sua intimidade (p. ex., evacuação).
Mexer nos pertences pessoais do paciente, por exemplo, escova de dente, chinelos, pente etc. somente com a sua autorização. Cuidar para não invadir o seu território sem pedir licença.
Olhar o paciente nos olhos antes de iniciar os procedimentos.

A FAMÍLIA – O NÚCLEO DO PACIENTE

Nossa família é muito grande e por isso era complicado driblar as regras do horário de visita. Regras são importantes e vitais para o bom funcionamento de uma unidade de terapia intensiva, mas elas precisam ser utilizadas com cautela e consciência. Eu não morava na mesma cidade da minha família e por isso a minha visita era sempre nos finais de semana. Eu não a via há uma semana, naquele sábado nós tínhamos apenas uma hora para visita, cheguei 10 minutos atrasada de viagem, o segundo e último familiar permitido de entrar ainda estava saindo, mas eu precisava vê-la. O porteiro encaminhou minha solicitação para a enfermeira da unidade, recebi dele a resposta negativa. Pedi então para falar pessoalmente com ela, expliquei toda a situação, expliquei que também era enfermeira, mas a visita simplesmente não foi autorizada. "Regras são regras." Chorei desapontada, qualquer coisa ultimamente podia desencadear um choro, e voltei para casa. Na manhã de domingo, recebemos a ligação de que minha avó havia falecido. Não foi possível vê-la pela última vez [...].

(Ana Cláudia Puggina)

A internação do paciente na UTI é um momento, na maioria das vezes, muito difícil para a família, que pode experimentar sentimentos de incerteza quanto ao presente e ao futuro de seu familiar, sentimentos que também envolvem as suas próprias perspectivas de vida. Muitos questionamentos emergem por parte da família: "a cura será completa?", "haverá sequelas?", "a morte poderá ocorrer?", "ele consegue nos compreender?", "sente dor?".

Sendo o paciente o foco do cuidado, as necessidades dos familiares são, muitas vezes, desconhecidas ou menosprezadas pela equipe de saúde. A sensibilidade do enfermeiro em perceber as necessidades da família pode resultar na implementação de novas políticas, como horário de visitas mais flexível, maior proximidade da equipe de enfermagem e maior facilidade na obtenção de informações.[29]

Em geral, observa-se que o foco da assistência de enfermagem é o atendimento às necessidades do paciente. No entanto, o paciente não é o único a sofrer com a doença e com a hospitalização. Os familiares e as outras pessoas envolvidas diretamente com o paciente também compartilham a angústia, o medo e o sofrimento desse momento. Sendo assim, é importante que o profissional de saúde dispense atenção aos familiares com o objetivo de facilitar o enfrentamento dessa nova experiência. A assistência de enfermagem deve atender às necessidades dos pacientes e familiares, ajudando-os a compreender, a aceitar e a enfrentar a doença, o tratamento e as consequências que essa nova situação impõe à vida familiar.[29]

Os primeiros estudos que identificaram as necessidades dos familiares de pacientes internados em UTI utilizaram o instrumento Critical Care Family Need Inventory (CCFNI). No Brasil, o CCFNI foi adaptado e validado para a cultura brasileira, com uma lista de 43 necessidades, denominado Inventário de Necessidades e Estressores de Familiares de Pacientes Internados em Terapia Intensiva (INEFTI). Divide-se em cinco categorias de necessidades: informação, segurança, acesso, suporte e conforto.[30]

Maruiti e Galdeano[29] identificaram as necessidades de familiares de pacientes internados em uma UTI por meio de uma adaptação do CCFNI. A necessidade de conhecimento/informação identificada com maior frequência foi saber de fatos concretos sobre o progresso do paciente (84,6%). Quanto à necessidade de conforto, a mais observada foi ter um toalete e um telefone próximos à sala de espera (56,4%). A necessidade de segurança observada com maior frequência foi ter a certeza de que o paciente está recebendo o melhor tratamento (89,7%). Por fim, em relação à necessidade de acesso ao paciente e aos profissionais da unidade, foi identificada, com maior ocorrência, a necessidade de conversar com o médico todos os dias (79,5%).

Freitas[31] comparou as necessidades de familiares de pacientes adultos internados em UTI de um hospital público e de um hospital privado, por meio do INEFTI. Entre as necessidades identificadas com maior frequência, pelos familiares do hospital público, duas relacionavam-se ao acesso: ver o paciente frequentemente e ser comunicado sobre as possíveis transferências. As demais necessidades se relacionavam à segurança e à informação. Quanto à segurança, foram identificadas as seguintes necessidades: sentir que o pessoal do hospital se interessa pelo paciente, estar seguro de que o melhor tratamento possível está sendo dado ao paciente e saber quais são as chances de melhora do paciente. Em relação à informação, foi observado: saber que tratamento médico está sendo dado ao paciente e saber por que determinados tratamentos foram realizados com o paciente.

Para os familiares da unidade privada, as necessidades de maior destaque estavam relacionadas à segurança e à informação. Em relação à segurança, destacaram-se: estar seguro de que o melhor tratamento possível está sendo dado ao paciente, sentir que o pessoal do hospital se interessa pelo paciente e saber quais as chances de melhora do paciente. Quanto à informação, foram identificadas: poder conversar com o médico todos os dias e saber por que determinados tratamentos foram realizados com o paciente.[31]

O processo de comunicação é fundamental no cuidado dos familiares. Uma das tarefas mais importantes da equipe de saúde é fornecer, de modo apropriado, informações claras e realistas, mas também compassivas e solidárias, e expor a verdade de forma gradativa e suportável. Nas situações de terminalidade, em particular, os encontros podem ser difíceis e complexos quando não existe uma relação de confiança previamente estabelecida entre os profissionais e os familiares.[32]

Com a proposta de enviar uma mensagem aos pacientes, os familiares, de uma forma ou de outra, demonstraram em outro estudo[33] saudade e carinho. Em 90% das mensagens, independentemente da religião dos familiares, houve forte expressão de espiritualidade, com a presença de palavras como Deus, Jesus e oração. A vontade de que o ente querido voltasse para casa rapidamente foi mencionada por 66,7% dos familiares; destes, 53,3% referiram, durante a mensagem, expressões que denotavam o desejo de que o paciente não se preocupasse com os problemas externos e ficasse tranquilo durante a hospitalização. Quando o paciente é hospitalizado, uma vida com responsabilidades e atividades é interrompida, e a manutenção delas é uma preocupação claramente percebida na família.

Na maioria das vezes, tudo é novo e assustador para a família. Não há dúvida de que ela precisa de apoio, de informações adequadas e de estar próxima do paciente. Ao identificar essas necessidades, observa-se o início das incoerências.

Atualmente, muitos profissionais de saúde das UTI ainda acreditam que o cuidado dos familiares depende, basicamente, de habilidades e características individuais, e que essa responsabilidade seja exclusiva de profissionais específicos, como psicólogos e assistentes sociais. Entretanto, embora esses profissionais tenham extrema importância nesse processo, todos os profissionais da UTI são responsáveis pelo cuidado dos familiares.[32]

O fato é que o enfermeiro, pelas funções que executa, é capaz de perceber o sofrimento da família de muito perto, mas, muitas vezes, não consegue agir com efetividade, pelas limitações em lidar com o próprio sofrimento e pelas inúmeras responsabilidades burocráticas que o afastam do cuidado direto ao paciente e sua família.

A experiência dos visitantes diante do impacto de visitar o ente querido na UTI é, muitas vezes, desesperadora, angustiante e fragilizante. Os familiares não estão acostumados com o ambiente da UTI e com a imagem do familiar nessa situação, ou seja, intubado, monitorizado e recebendo medicamentos intravenosos.[34] Essas situações precisam ser abordadas com cautela, sensibilidade, dedicação e compromisso.

O núcleo do paciente, ou seja, a família, tem os primeiros e talvez os únicos contatos com a instituição e com a equipe de saúde nos horários de visita. É nesse momento, pelo menos, que a relação entre eles deve ser construída. Entretanto, na maioria das UTI, os horários de visita familiar possuem tempo e número de visitantes reduzidos. As justificativas são inúmeras, como risco de infecção hospitalar, falta de espaço físico e realização de procedimentos necessários. As horas disponíveis são quase sempre em horário comercial, períodos do dia que, com certeza, implicam o rompimento das atividades diárias dos familiares.

Atualmente, muito se tem discutido a respeito da política das visitas familiares em UTI. Porém, a restrição dos horários de visita ainda é a norma nas unidades, embora a ênfase no cuidado centrado na família e no paciente esteja modificando percepções sobre a visita familiar.[35]

Um estudo francês[36] teve como objetivo examinar as percepções dos trabalhadores de uma UTI médico-cirúrgica sobre a visitação sem restrição, mensurar o tempo das visitas e determinar a prevalência dos sintomas da ansiedade e da depressão em membros da família. A mediana da duração máxima das visitas foi de 120 minutos por paciente por dia. Nenhuma correlação foi encontrada entre a severidade da doença, a carga de trabalho e a duração da visita. As visitas ocorreram durante as 24 horas do dia, mais predominantemente entre 14 e 20 horas. Poucos familiares visitaram os pacientes à noite, e somente dois dormiram no quarto do paciente. Portanto, a política irrestrita de visitação não foi associada a visitas longas. Os familiares, em geral, realizaram a visita durante o dia, permaneceram entre 1 e 2 horas por dia e não se reuniram em grande número no quarto do paciente.

Embora diversas diferenças tenham sido anotadas, nem os enfermeiros nem os médicos perceberam a visitação aberta como interrupção do cuidado ao paciente. A mediana da avaliação para o atraso na organização do cuidado foi nunca para médicos e ocasionalmente para enfermeiros. A Escala de Ansiedade e Depressão Hospitalar indicou sintomas de ansiedade em 49% dos membros da família e depressão em 29,5%. A política de 24 horas foi percebida pelos familiares como facilitadora ao meio hospitalar, o que permitiu que eles conhecessem melhor a equipe da UTI, forneceu mais tempo para interagir com os enfermeiros e os médicos e causou menos ansiedade.[36]

Os resultados desse estudo[36] são animadores e devem incentivar os profissionais a discutir as vantagens de abrir a UTI às famílias. Não há dúvida de que a mobilização da equipe, principalmente da enfermagem, é o maior obstáculo. Quando os profissionais são relutantes em aceitar a visitação aberta, o aumento gradual nas horas de visita, com uma avaliação dos efeitos, pode ser útil como preliminar à visitação aberta de 24 horas.

Além disso, a mobilização da equipe para uma política mais liberal dos horários de acesso dos familiares de pacientes em situação de terminalidade não demanda investimentos financeiros ou mudanças estruturais de grande porte, mas, fundamentalmente, uma mudança cultural dos membros da equipe da UTI. O Quadro 57.3 apresenta algumas propostas de ação para a humanização das relações entre a equipe de saúde/enfermagem e o núcleo do paciente, a sua família.

Quadro 57.3 Propostas de ação para a humanização das relações entre a equipe de saúde/enfermagem e o núcleo do paciente, a sua família.

Flexibilizar as políticas de visitação: mais opções de horários e autorização da entrada de mais de um familiar por visita.

Estimular a participação da família no tratamento: esclarecer as dúvidas e fornecer informações necessárias para que a família também participe das decisões, proporcionando assim mais liberdade de atuação aos familiares.

Aprender a conviver com o sofrimento alheio sem se afastar dele. Para isso, é necessário enfrentar os próprios medos e sentimentos.

(continua)

Quadro 57.3 Propostas de ação para a humanização das relações entre a equipe de saúde/enfermagem e o núcleo do paciente, a sua família. (*continuação*)

Interagir com a família com clareza, efetividade e respeito: expressar-se em linguagem adequada, buscar alternativas concretas e proporcionar um espaço adequado para recebê-los.

Ouvir com atenção e empatia. Na maioria das vezes, as pessoas estão mais interessadas em fornecer informações do que em recebê-las.

Desenvolver treinamentos de comunicação empática para toda a equipe, de tal forma que se adquira a habilidade de dizer as verdades de maneira gradativa e suportável.

Elaborar folhetos explicativos sobre a rotina e a estrutura física e organizacional da UTI, com a definição de alguns termos técnicos mais utilizados.

A EQUIPE

[...] tenho dificuldades em lidar com os colegas [...]; gostaria que fôssemos uma equipe unida e que pensasse nos colegas de trabalho.[37]

O trecho citado é parte do relato de uma auxiliar de enfermagem que trabalha em uma UTI. Ele evidencia um fato comum na realidade do cuidado intensivo: a dificuldade em trabalhar em equipe em decorrência da desumanização das relações.

A impessoalidade e os conflitos que ocorrem nas relações entre os profissionais de enfermagem na UTI estão diretamente relacionados a algumas características do próprio cotidiano de trabalho. A sobrecarga física e emocional, as perdas e as mortes constantes, a não liberação das emoções, a autonomia e os limites do trabalho da equipe são, indubitavelmente, fatores que interferem na relação interpessoal entre os membros da equipe e entre o profissional e o paciente.

O trabalho da equipe de enfermagem nas UTI é marcado por inúmeras contradições. É necessário provocar dor em intervalos de tempo regulares para que se possa manter a vida e cuidar de pessoas que "não dão sinais" de que continuam vivas. Para o profissional, parece ainda não haver relação de troca na interação com alguns pacientes, em razão da imobilidade e impossibilidade de verbalização.[38] Convive-se com sentimentos dicotômicos oriundos desses paradoxos, por vezes desejando algo contrário a seus princípios, tal como a morte de alguém a quem se dedica o cuidado.

Além desses paradoxos, há a sobrecarga física e emocional. É fisicamente extenuante cuidar de pacientes com o dobro do próprio peso corpóreo e que são totalmente dependentes da equipe para higienização e mobilização frequentes.

A sobrecarga emocional da equipe de enfermagem na UTI tem sido amplamente discutida na literatura,[27,37-40] que identifica diversos fatores que contribuem para o esgotamento psíquico do trabalhador. Pela natureza de seu trabalho, o contato da equipe de enfermagem com o paciente e sua família é maior e mais estreito, o que possibilita a escuta e a identificação de necessidades. Porém, também é um fator que causa estresse e ansiedade para o profissional, à medida que não é possível suprir todas as demandas identificadas, seja pelo limite de atuação profissional, seja pela sobrecarga de atividades.

A própria equipe multidisciplinar também é um fator que gera estresse ao profissional, sobretudo no que tange à falta de compromisso e coleguismo de alguns membros da equipe.[37] O clima de trabalho exaustivo e tenso provoca desmotivação e conflitos, produzindo relações de trabalho inadequadas, em um contexto que, muitas vezes, não possui um bom delineamento dos limites de atuação profissional de cada um dos envolvidos.

Outro fator agravante da sobrecarga emocional dos trabalhadores de enfermagem em UTI é a instabilidade clínica e a gravidade dos pacientes atendidos, o que gera a expectativa constante de ter de lidar com situações de emergência em que há risco de morte. Lidar constantemente com o sofrimento do paciente e de seus familiares, a dor física e emocional do outro, o inesperado, o limite e as perdas e mortes frequentes contribui para o esgotamento psíquico dos profissionais.[39]

À medida que os profissionais são incentivados a priorizar os aspectos técnicos de sua prática profissional, negam, com frequência, suas emoções, reprimindo-as por trás de uma aparente frieza. Essa "neutralidade" em relação ao sofrimento causa um distanciamento que empobrece o relacionamento com os pacientes e familiares. Esse é um dos mecanismos de enfrentamento mais utilizados pelo profissional de enfermagem que trabalha em UTI e, paradoxalmente, também um dos fatores que mais contribuem para a desumanização do cuidado, em um ciclo vicioso.

Diante desses fatores, os profissionais buscam, compulsivamente, alternativas para melhorar seu estado emocional e suas condições de trabalho. Há necessidade de bate-papos informais, diversas pausas para o "café" no turno de trabalho e horários de almoço e de descanso noturno estendidos, não apenas para o repouso, mas para ouvir música, assistir à televisão e conversar.[39]

Para exercer a profissão com honra e dignidade, respeitando o outro e sua condição humana, os profissionais de saúde também precisam ser tratados com dignidade, com melhores condições de trabalho, melhores remunerações e reconhecimento, e valorização de suas atividades e iniciativas, além do reconhecimento de seus limites profissionais.[15]

Para humanizar o cuidado, também é necessário cuidar do cuidador. É importante resgatar a realização pessoal, a alegria e o prazer no trabalho, ter espaço para falar e ser ouvido, e refletir sobre o fazer. É necessário que cada um saiba o que é esperado de seu trabalho, encorajando a responsabilidade do profissional pelos próprios atos. Também é necessário deixar claro o impacto que o trabalho de um membro tem sobre o trabalho da equipe como um todo.

O Quadro 57.4 apresenta algumas propostas concretas de ação para a humanização das relações na equipe de enfermagem nas UTI.

Quadro 57.4 Propostas de ação para a humanização das relações na equipe.

Cuidar de si mesmo: ter uma atividade de lazer prazerosa, expor sentimentos, chorar as perdas, vivenciar os lutos e buscar acompanhamento psicológico, quando necessário.

Utilizar, de forma adequada, técnicas de comunicação interpessoal (por exemplo, comportamento empático e escuta ativa), com vistas à melhora do relacionamento com pacientes, familiares e equipe.

Ser solidário e cooperar com os colegas no trabalho.

Criar um grupo de discussão com os colegas de trabalho, com encontros regulares, para compartilhar situações vivenciadas e criar estratégias para ancorar os princípios bioéticos de autonomia, beneficência e justiça.

Promover atividades integradoras entre a equipe, como *happy hours*, confraternizações, gincanas etc.

Investir na educação continuada: aprimorar as habilidades relacionais com leituras, cursos, palestras, dinâmicas e discussão de casos.

ESPIRITUALIDADE E RELIGIOSIDADE NO ATENDIMENTO AO PACIENTE CRÍTICO

> *Eu acho assim que é uma coisa que Deus mandou pra mim e tive que enfrentar, entendeu? E busquei muita força, assim, né. Acho que minha fé aumentou muito. [...] Lógico que tinha dia que eu ficava mal, sabe [...] Mas, eu buscava assim Deus, sabe. Eu buscava assim que minha fé aumentasse, que eu pedia pra ele que eu ficasse boa [...].*[41]

Muitas evidências indicam que os pacientes apresentam menos estresse psicológico quando reatam o bom relacionamento com Deus (ou qualquer outra expressão do sagrado) nos momentos críticos da doença, quando pedem perdão e quando conseguem perdoar seus desafetos, encontrando apoio, conforto e suporte.

No relato anterior, de uma paciente que vivenciou doença grave e com risco de morte, é evidenciado o papel da espiritualidade como fonte de apoio e alento diante da ameaça da continuidade da vida. A internação na UTI concretiza essa ameaça para o paciente. O modo como ele lida com essa experiência é um reflexo de suas vivências, valores culturais e espiritualidade.

O conceito de espiritualidade é subjetivo e pode ter diferentes significados, dependendo das preferências e interpretações individuais.[42] O estudo de McEwen,[43] ao revisar a literatura de enfermagem sobre espiritualidade, sumariza que a mesma pode ser compreendida como o conjunto da essência de cada indivíduo como pessoa, seu relacionamento com um ser infinito e com os outros e sua busca por realização, significado e propósito na vida.

Ao constituir a própria essência do homem, a espiritualidade existe de modo mais amplo e além de qualquer religião. É universal, pessoal e envolve mais do que crenças e práticas ligadas a culturas e sociedades. Tem como atributos a fé, a união, a dimensão vertical (relacionamento com Deus ou um ser supremo) e horizontal (relação com o "eu", os outros e a natureza) e a integração entre corpo, mente e espírito.[43]

A espiritualidade é um aspecto importante para quem vivencia uma doença grave na UTI ou está próximo da morte, visto que auxilia no enfrentamento e na aceitação da dor e do sofrimento, ao imprimir algum significado a eles. Independentemente da crença religiosa professada, um bom relacionamento com Deus ou um poder superior permite ao doente o entendimento e a aceitação do sofrimento humano.

Em sua pesquisa, Gallup apud Puchalski[44] identificou que, quando possuem uma doença grave, as pessoas apontam como necessidades espirituais: a manutenção de um bom relacionamento com seus cuidadores, ser ouvido, ter alguém para compartilhar seus medos e anseios, ter alguém consigo no momento da morte, poder rezar e saber que alguém ora por elas, além de ter a chance de se despedir das pessoas amadas.

Em contrapartida, os doentes parecem estar mais deprimidos e endurecidos no relacionamento com os outros quando percebem a doença e a crise como castigo ou punição divina, sentindo-se excessivamente culpados por sua condição e incapazes de resolver sua raiva, uma vez que a cura não ocorre. O mesmo estudo[44] revelou que, quando questionados sobre o que poderia angustiá-los no momento de proximidade da morte, os indivíduos referiam o fato de saber que não seriam perdoados por Deus ou por seus desafetos e a possibilidade de sofrimento emocional e espiritual.

A preocupação com o bem-estar dos familiares e o medo do ambiente desconhecido da UTI, de estar sozinho e do sofrimento físico também são comuns e geram intenso sofrimento psíquico para o doente. Quando ainda é capaz de verbalizar, o paciente pode desejar compartilhar com alguém da equipe ou com algum familiar seus sentimentos e anseios.

Mesmo quando o paciente crítico não consegue verbalizar os sentimentos, ele demonstra, de maneira não verbal e fisiológica, seu sofrimento e ansiedade. Nesse sentido, é necessário, para o cuidado humanizado, que os profissionais de saúde e os familiares sejam compreensivos e forneçam forte apoio emocional. É fundamental que o paciente não se sinta abandonado e saiba que tem alguém cuidando dele.

Diante da ameaça de perdas e sofrimento físico, o indivíduo elabora profundos questionamentos sobre quem é, o que dá sentido à sua vida e o porquê do sofrimento. Alguns encontram esse significado no trabalho, outros nas relações amorosas e ainda outros na fé em Deus ou em um poder superior. No entanto, diante de uma doença grave ou morte iminente, essa perspectiva pode mudar. A falta de significado ou propósito pode levar a um intenso sofrimento espiritual, que se manifesta por dor e outros sintomas físicos. Reconhecer que o sofrimento espiritual encontra-se intimamente ligado ao sofrimento físico e emocional no paciente crítico pode auxiliar os profissionais e familiares a lidarem melhor com o cuidado ao doente, permitindo um cuidado mais humano.[44]

Prestar assistência espiritual ao paciente crítico não é fácil para os profissionais de saúde. A espiritualidade é, com frequência, confundida com religiosidade, e as crenças do outro nem sempre são compreendidas, respeitadas e aceitas. Soma-se a isso o fato de que, no contexto hospitalar, e em especial na UTI, o cuidado com o corpo biológico é priorizado em detrimento da assistência ao indivíduo como ser biopsicoespiritual.

O profissional de saúde, em especial a equipe de enfermagem que convive por maior período com o doente, tem a condição de identificar sua angústia espiritual e oferecer auxílio. O Quadro 57.5 apresenta algumas propostas de ação para a humanização do atendimento às necessidades espirituais do paciente crítico.

Quadro 57.5 Propostas de ação para a humanização do atendimento às necessidades espirituais do paciente crítico.

Prover apoio, por meio do toque afetivo, da presença compassiva e comportamento empático, escutando atentamente os medos, as dores, os anseios e os sonhos.

Estimular a expressão e a verbalização de sentimentos e angústias que permeiam as necessidades afetadas na dimensão espiritual, tais como tristeza, raiva, despeito, arrependimento, entre outros.

Respeitar e oferecer oportunidade para a expressão espiritual e/ou religiosa do paciente e família, tais como orações, rituais e celebrações.

Identificar a crença religiosa do paciente e sugerir/oferecer a oportunidade de conversar com um provedor espiritual, de acordo com a crença (padre, pastor, mentor, entre outros).

(continua)

Quadro 57.5 Propostas de ação para a humanização do atendimento às necessidades espirituais do paciente crítico. (*continuação*)

Atentar para a comunicação verbal e não verbal do paciente. Pessoas com nível de consciência alterado ou capacidade de comunicação diminuída podem expressar angústia espiritual por meio de choro, agitação psicomotora, expressões faciais, alterações de sinais vitais, tensão muscular, entre outros sinais.

Manter a conversação mesmo quando o paciente é incapaz de responder, assegurando que ele é compreendido e não está sozinho.

Encorajar os familiares a conversarem com o paciente, mesmo quando inconsciente, dizendo o quanto ele é amado e importante para os outros.

Evitar atitudes ou comentários negativos. A atitude mais sensata quando não se sabe o que falar é permanecer em silêncio, demonstrando compaixão e apoio com um toque afetivo no ombro ou segurando a mão da pessoa.

Sugerir ao paciente que o perdão, o estreitamento das relações e a resolução de conflitos são possíveis, em vigência da angústia espiritual.

PRÁTICAS COMPLEMENTARES EM UTI

O senso comum tem norteado a utilização de muitas dessas terapias por centenas de anos, enfatizando seus benefícios, mas cabe aos profissionais da saúde transferi-las da prática clínica para evidências científicas.[21]

Práticas complementares têm sido cada vez mais aceitas e utilizadas no ambiente hospitalar, baseadas em uma relação harmônica entre o homem e a natureza. Essas práticas têm como proposta trazer mais equilíbrio e consciência das potencialidades e habilidades de cada um para a autocura. Podem ser uma maneira de humanizar o cuidado. Seu uso tem aumentado nos Estados Unidos, e mais de 40% dos americanos adultos já utilizaram uma ou mais dessas práticas. Considerando a grande aceitação de seu uso, os profissionais de saúde/enfermagem precisam se preocupar em desenvolver bases científicas sólidas em relação a essas terapias complementares.[45]

Existem evidências benéficas do uso de práticas complementares em UTI, tanto para os pacientes quanto para a equipe de saúde, como estratégias de humanização. O uso de música para curar, aliviar ou estimular é conhecido desde a mitologia antiga e, na atualidade, amplia-se o seu uso no tratamento de deficiências, tanto físicas quanto mentais e de perturbações emocionais, apesar de ainda haver muito poucos trabalhos teóricos que expliquem sua eficácia. A música tem se consolidado como uma técnica de extraordinário auxílio terapêutico e, aliada aos tratamentos alopáticos, tem proporcionado bem-estar físico e mental a uma ampla variedade de distúrbios.[46]

A música pode ser aplicada a pacientes que recebem ventilação mecânica, com a finalidade de reduzir o estresse. Enquanto estudos prévios do efeito da música no estresse nesses pacientes focalizaram unicamente marcadores indiretos da resposta ao estresse, enfermeiros buscaram tal resposta em biomarcadores séricos. A amostra de 10 pacientes em ventilação mecânica foi recrutada de uma UTI de 11 leitos. Os pacientes foram distribuídos aleatoriamente para escutar música ou para descansar em silêncio por 60 minutos. Os níveis de corticotropina, cortisol, adrenalina e noradrenalina foram medidos quatro vezes durante os 60 minutos. Os resultados mostram que os níveis dos quatro biomarcadores séricos de resposta ao estresse não diferiram de forma significativa entre os pacientes que escutaram música e os pacientes que descansaram em silêncio, embora os níveis de cortisol tenham se apresentado mais elevados para os sujeitos do grupo com música, e dentro dos padrões de normalidade para os sujeitos do grupo de descanso.[47]

A música também pode ser utilizada para reduzir o estresse da equipe. Um estudo desenvolvido com 49 profissionais do serviço de emergência teve como objetivo verificar se a utilização de música erudita predeterminada produz alterações no estado de ansiedade dos profissionais do serviço de emergência e qual a sua percepção sobre esse tipo de intervenção. Os dados foram coletados conforme o Inventário de Ansiedade Traço-Estado (Idate) e um questionário de avaliação da percepção do profissional sobre a experiência. Na presença de música ambiente, o estado de ansiedade dos profissionais diminuiu; 76% perceberam alteração no ambiente e 41% acreditaram que a música alterou o seu desempenho pessoal.[48]

Em relação aos pacientes de UTI com alteração do nível de consciência, têm sido observadas algumas iniciativas do uso da música como terapia e humanização. Entretanto, antes da aplicação da música como terapia para esses pacientes, é interessante comprovar se existe percepção auditiva em estados alterados de consciência e de quanto é essa percepção.

Um estudo pioneiro no Brasil verificou a influência da música e da mensagem oral sobre os sinais vitais e a expressão facial dos pacientes em coma fisiológico ou induzido. Para isso, foi realizado um ensaio clínico controlado e randomizado. A amostra consistiu em trinta pacientes de uma UTI, que foram divididos em dois grupos: grupo controle (sem estímulos auditivos) e grupo experimental (com estímulos auditivos). Os familiares elaboraram uma mensagem gravada com a própria voz e escolheram uma música de acordo com a preferência do paciente. Os pacientes foram avaliados segundo uma das escalas, utilizaram fones de ouvido e foram submetidos a três sessões, em dias consecutivos. Foram observadas alterações estatisticamente significativas nos seguintes sinais vitais e sessões: saturação de O_2 (sessão 1), saturação de O_2 (sessão 3), frequência respiratória (sessão 3), durante a mensagem, e expressão facial (sessão 1) durante a música e a mensagem. Aparentemente, a mensagem foi um estímulo mais forte que a música em relação à capacidade de produzir respostas fisiológicas sugestivas de audição.[33]

Outra prática que pode ser aplicada nas UTI é o toque terapêutico. Essa técnica é uma interpretação contemporânea de diversas práticas antigas de cura, um método baseado no uso consciente das mãos para dirigir ou modular energias humanas não físicas selecionadas que ativam o corpo físico, para fins terapêuticos. Por meio do toque terapêutico, é possível obter resultados consistentes e confiávcis, como relaxamento, redução da dor, aceleração do processo de cura, alívio de doenças psicossomáticas, entre outros.[49]

O toque terapêutico pode ser aplicado por todos os profissionais que queiram se desenvolver na técnica, que, além de simples, é natural. Entretanto, algumas qualidades são necessárias ao terapeuta, como compaixão, receptividade equilibrada, disposição ao ato de centralizar a própria consciência e vontade de reconhecer as próprias limitações humanas.[49]

Um estudo realizado com ratos de laboratório analisou a influência do toque terapêutico na cicatrização de feridas provocadas na pele desses animais.[50] Dividiram-se 10 fêmeas e 10 machos em grupo controle (que recebeu água sem tratamento), e em grupo experimental (que recebeu água energizada com toque terapêutico). A média do tamanho das feridas dos ratos do grupo experimental foi sempre menor que a do grupo controle. Enquanto 66% dos ratos do grupo experimental apresentaram cicatrização total, 50% do outro grupo obtiveram o mesmo resultado.

É evidente que muitos outros estudos ainda precisam ser realizados para que a eficácia do toque terapêutico seja aceita pela comunidade científica. Entretanto, a procura e a aplicação dessa prática têm sido cada vez maiores. O diagnóstico de enfermagem denominado campo de energia perturbado, criado em 1994 pela North American Nursing Diagnosis Association (NANDA),[51] manteve-se nas edições subsequentes, apesar do processo dinâmico de revisão dos diagnósticos e desenvolvimento da taxonomia. Esse diagnóstico apresenta intervenções, como aumento da autopercepção, toque terapêutico, acupressão, apoio espiritual, aumento da autoestima, facilitação da meditação, instilação de esperança e suporte emocional.

Outra prática simples, natural e capaz de individualizar é a aromaterapia. Os óleos essenciais são utilizados de diversas maneiras, por exemplo, na alimentação, em massagens, inalações e banhos, ou seja, seus aromas podem ser utilizados tanto externa quanto internamente no tratamento de doenças. Associada à massagem, essa técnica traz benefícios mais amplos e duradouros. O cérebro, o sistema nervoso e os órgãos dos sentidos derivam, juntamente com a pele, do ectoderma do embrião. O fato de terem uma origem comum significa que podem manter conexões muito íntimas ao longo da vida humana. Isso significa que produtos aplicados na pele afetam os órgãos subjacentes, mesmo que não tenha ocorrido nenhuma penetração aparentemente mais profunda.[52]

A massagem pode ser considerada uma das mais antigas práticas terapêuticas realizadas pela enfermagem. Essa técnica natural ajuda a restabelecer tanto o equilíbrio físico quanto o psíquico. As massagens proporcionam relaxamento, oxigenação e nutrição das células, desintoxicação do organismo e descarga das tensões ao estimularem a circulação sanguínea e linfática do sistema muscular e dos órgãos internos.[53]

Essa associação de massagem e aromaterapia, adicionada à música, foi utilizada por enfermeiras na Austrália, com o objetivo de avaliar o estresse ocupacional e a ansiedade da equipe de emergência. O estresse ocupacional foi avaliado antes e depois de 12 semanas de massagem aromática com música. A ansiedade foi medida antes e depois de cada sessão de massagem. Foram realizadas 365 massagens nos dois períodos de 12 semanas, um durante o verão e o outro durante o inverno. A análise dos resultados identificou que a massagem aromática com música reduziu, de forma significativa, a ansiedade em ambos os períodos sazonais. A ansiedade pré-massagem apresentou-se significativamente mais elevada no inverno do que no verão. Não foi observada nenhuma diferença nos níveis de estresse ocupacional de enfermeiras após os dois períodos de 12 semanas de massagem.[54]

Um estudo experimental, realizado por enfermeiras na Inglaterra, alocou, aleatoriamente, 122 pacientes admitidos em uma UTI geral para receber massagem, aromaterapia com óleo essencial de lavanda ou um período de descanso. As avaliações pré e pós-terapia incluíram a identificação dos indicadores fisiológicos de estresse e os níveis de ansiedade, humor e habilidade para lidar com experiências na UTI dos pacientes. Não foi observada diferença estatisticamente significativa entre as avaliações. Entretanto, os pacientes que receberam aromaterapia relataram melhora significativamente maior no humor e nos níveis de ansiedade. Além disso, sentiram menos ansiedade e mais disposição imediatamente após a terapia, embora esse efeito não fosse sustentado ou cumulativo.[55]

Outra prática interessante que pode ser aplicada nos pacientes e profissionais de UTI é a terapia floral. Pode ser considerada importante recurso capaz de auxiliar o paciente e o enfermeiro a olharem para si mesmos de um modo diferente, aprenderem com a experiência vivida e restabelecerem o equilíbrio, fortalecendo os aspectos saudáveis e modificando os padrões destrutivos.

A terapia floral faz parte de um campo emergente de terapias vibracionais, de características não invasivas, que amplia o universo de ação dos profissionais de saúde. A intervenção pelas essências florais pode ser utilizada tanto para potencializar o processo de autodesenvolvimento quanto para auxiliar em situações específicas de sofrimento, buscando como resultado a consciência amorosa do processo que está sendo vivenciado.[56]

Três enfermeiras se propuseram a avaliar o nível de estresse e os padrões vibracionais dos trabalhadores do turno noturno de uma UTI, para comparar os resultados e verificar se os métodos de diagnóstico utilizados são complementares ou contraditórios. Os métodos utilizados foram a aplicação de um inventário de sintomas de estresse (ISS) e a escolha das flores das essências florais de Bach por meio de fotos. O estudo demonstrou que os métodos se complementam, visto que o ISS identifica sintomas psicobiológicos por meio da manifestação cognitiva, e a escolha das flores pelas fotos permite identificação mais sutil e, provavelmente, mais precoce do indivíduo, uma vez que se baseia na percepção intuitiva do sujeito.[57]

A acupuntura é uma técnica oriental com tradição milenar. O povo chinês é responsável pelo seu desenvolvimento e estruturação. Segundo os postulados que a sustentam, toda desordem física provém de desequilíbrios na circulação de energia ao longo de canais específicos, os meridianos. A aplicação da acupuntura visa restabelecer o equilíbrio de energia no corpo, curando, assim, as diferentes enfermidades.[53]

A medicina tradicional chinesa possui muitas técnicas, inclusive a acupressão, uma mistura de "acupuntura" e "pressão", técnica que pode ser facilmente aplicada por enfermeiros no ambiente hospitalar, com a vantagem de não utilizar agulhas, das quais alguns pacientes são resistentes ao uso.

Um estudo realizado em Taiwan investigou os efeitos da terapia da acupressão na dispneia, na ansiedade e em indicadores fisiológicos da frequência cardíaca e da taxa respiratória de 52 pacientes com doença pulmonar obstrutiva crônica que estavam em ventilação mecânica. Os pacientes de duas UTI respiratórias foram aleatoriamente distribuídos em dois grupos: de acupressão e de comparação. Pacientes do grupo de acupressão receberam tratamento diário da terapia por 10 dias. Pacientes do grupo de comparação receberam apenas uma massagem simples e aperto nas mãos. O estudo utilizou como forma de avaliação as escalas analógicas visuais para dispneia e para ansiedade. Os resultados demonstraram que, no grupo de acupressão, houve melhora estatisticamente significativa da dispneia, da ansiedade e dos indicadores fisiológicos, em relação ao grupo de comparação.[58]

Algumas pesquisas[45-50, 52-58] são citadas para ilustrar as muitas possibilidades de atuação do enfermeiro de UTI por meio das práticas complementares. O uso dessas terapias no ambiente hospitalar tem crescido muito no mundo inteiro e vem se tornando um diferencial em relação à qualidade de assistência de enfermagem.

O Quadro 57.6 apresenta algumas propostas de ação para a humanização por meio da implementação de práticas complementares no atendimento aos pacientes críticos.

Quadro 57.6 Propostas de ação para a humanização por meio da implementação de práticas complementares de saúde.

Colocar música ambiente na UTI, que pode agradar a profissionais e a pacientes. A maioria das pessoas gosta de música e se sente bem ao ouvi-la. Cuidado com o uso de letras; dê preferência às músicas instrumentais.

O fone de ouvido permite adotar critérios únicos para cada paciente. O critério preferência é muito interessante, porém os mesmos cuidados devem ser tomados quanto ao ritmo e à letra das músicas escolhidas.

Estimular a capacitação da equipe para a utilização de práticas complementares, com cursos de especialização ou reconhecidos por especialistas.

Aplicar massagem associada ou não à aromaterapia nos momentos ímpares da equipe de enfermagem com o paciente; por exemplo, o banho no leito.

Estimular o uso das práticas complementares na própria equipe como estratégia de autocuidado e harmonização.

O AMBIENTE DA UTI – O ESPAÇO RELACIONAL

Culturalmente a UTI é um ambiente desconhecido e incerto, que traz aos pacientes e familiares uma ideia de gravidade associada com a perda que, muitas vezes, não é real.[59]

A estrutura física e organizacional da maioria das UTI ainda prioriza a convivência dos profissionais de saúde, deixando as prioridades dos pacientes e de seus familiares em segundo plano. Poucas são as UTI que dispõem de boxes individualizados, locais reservados para a comunicação com os familiares e políticas de flexibilização do acesso ou mesmo de acesso livre aos familiares de pacientes.[32]

Um estudo realizado com 21 pacientes de UTI se propôs a identificar os sentimentos dos pacientes no que se refere à invasão de sua privacidade. Os dados foram levantados por meio de uma entrevista com sete perguntas, em relação à luz ambiental, barulho dos equipamentos, toque, higienização íntima, pertences pessoais, conversas em voz alta e necessidades fisiológicas, com opções de resposta escalonada em indiferença, irritabilidade, muita irritabilidade, constrangimento, nervosismo, desrespeito e outros sentimentos. Os fatores mais mencionados como invasores da privacidade foram constrangimento na higienização íntima por ser realizada por outros (42,86%), vergonha na realização de eliminações fisiológicas à vista ou próximo de outros pacientes (76,19%) e sentimento de desrespeito ao ouvir conversas ou comentários em voz alta próximo ao leito (38,10%).[60]

Explorar a questão da invasão da privacidade do paciente em diferentes circunstâncias na esfera da assistência em UTI, inclusive relacionada à nudez do paciente, não é tarefa fácil, tendo em vista que esse tema engloba diversos fatores relacionados às características básicas do ser humano, individuais e coletivas. A manutenção da privacidade do paciente é um desafio para a equipe, pela própria especificidade da assistência e característica das UTI. Entretanto, observa-se claramente que ações direcionadas à preservação da privacidade do paciente e atitudes de respeito transmitem segurança e, a partir disso, o paciente passa a confiar mais na equipe e reconhece o esforço empreendido.[61]

Outro problema que agrava a invasão da privacidade do paciente internado em UTI é que ele acaba sendo constantemente abordado por muitos profissionais. Na maioria das vezes, o motivo desse fluxo intenso de profissionais é a falta de comunicação entre eles. A internação em uma UTI por si só já predispõe a intervenção constante da equipe profissional, porém a estrutura aberta facilita essa abordagem ao paciente em detrimento da busca da informação no prontuário ou do questionamento a um colega de profissão.

A iluminação das UTI também pode ser considerada um fator de estresse e desconforto para os pacientes. Muitas vezes, a iluminação é constante e artificial, o que pode interferir diretamente na qualidade e duração do sono dos pacientes.

A luz natural é o que sincroniza o marca-passo do sistema temporizador circadiano, o núcleo supraquiasmático, com o ciclo dia-noite. A intensidade da luz do dia é diariamente monitorizada pelo núcleo supraquiasmático, por meio de seus aferentes visuais, o que serve de ajuste para os neurônios osciladores desse núcleo. As conexões eferentes do supraquiasmático veiculam comandos para que algumas das funções anatômicas, neuroendócrinas e comportamentais (inclusive sono e vigília) possam ser reguladas de acordo com o período de 24 horas. É claro que a luz natural não deve ser o único temporizador. Existem outros fatores que podem interferir nesse processo, por exemplo, circunstâncias sociais e luz elétrica.[62]

Ainda não se conhece claramente a função do sono, porém não há dúvida de que ele é extremamente necessário. Experimentos de privação do sono em animais demonstram que períodos prolongados podem ser fatais. A teoria mais difundida é a de que o sono serve para restaurar energias gastas durante a vigília. Entretanto, outras funções importantes têm surgido, como a hipótese de que o sono possa servir para restaurar o sistema imunológico. Ratos privados de sono morrem em 15 a 20 dias. A causa da morte é, em geral, a ocorrência de infecções oportunistas causadas por imunodeficiência, o mesmo destino de pacientes humanos que sofrem de uma doença rara, a insônia fatal familiar, em decorrência da malformação do tálamo.[62]

Outra questão que deve ser considerada é o uso do ar-condicionado nas UTI, em temperaturas muito baixas. A sensação de desconforto produzido pelo frio é uma das queixas mais frequentes dos pacientes.[63]

Ruído também é um problema. Uma pesquisa desenvolvida pela Escola Paulista de Medicina teve como objetivo verificar o nível de pressão sonora em uma UTI geral. Um analisador de ruído foi colocado no centro do salão da UTI, a 1,5 m de altura do solo, montado sobre um tripé, aproximando-se da altura da cabeça de um paciente no leito. As medições foram realizadas pelo pesquisador sem o conhecimento dos funcionários do local onde foram realizadas. O nível de pressão sonora apresentou média de 65,36 dB, variando de 62,9 a 69,3 dB. Os valores do nível máximo de pressão sonora e mínimo foram de 108,4 dB e 40 dB, respectivamente. O nível de ruído encontrado nessa UTI foi acima do indicado pela Associação Brasileira de Normas Técnicas (ABNT), que indica 35 dB a 45 dB como níveis aceitáveis para diferentes ambientes hospitalares.[64] Certamente, essa não é uma realidade única e excepcional. A questão dos altos níveis de barulho ambiental nas UTI é percebida tanto por pacientes quanto por profissionais da saúde.

Na prática profissional, um dos barulhos mais mencionados como incômodo pelos pacientes e familiares é o dos equipamentos de sucção. A equipe deve estar atenta a esse desconforto e, ao menos, tentar amenizá-lo, quando possível, evitando utilizar esses equipamentos nos momentos de alimentação do paciente ao lado e nos horários de visita.

A prevenção do ruído deve ter início antes da aquisição, da instalação ou do manuseio de equipamentos, uma vez que modificações posteriores podem ser mais onerosas.[64]

O ambiente da UTI, ou seja, o espaço relacional do paciente com a sua família e com a equipe multiprofissional pode e deve ser agradável para todos os segmentos envolvidos. Para isso, é necessário que haja mudança de paradigmas e melhor planejamento de construções e reformas nas UTI. O uso adequado de cores (nas paredes e nos tetos), espaços com dimensões confortáveis e adequadas ao manuseio e à mobilização dos pacientes e mobiliário funcional são aspectos dessa mudança.

Uma das formas de começar um processo de humanização é fazer com que os profissionais da UTI se sintam parte do processo. A dinâmica de trabalho da equipe de enfermagem é muito diferente da dos outros profissionais que trabalham em UTI, mas isso não significa que não sejam necessários períodos e locais adequados para descanso, descontração e rodízio durante o trabalho, sobretudo nos períodos noturnos ou plantões diurnos de 12 horas. Na maioria das vezes, a estrutura das UTI não proporciona isso para a equipe de enfermagem. Para que o ambiente das UTI passe a ser chamado de "espaço relacional", muita coisa precisa ser modificada. Também é importante lembrar de todos os grupos envolvidos, visto que, para que haja interação harmoniosa entre as pessoas, são necessários respeito, comportamento solidário e justo com todos, além de adequadas condições de trabalho e descanso para toda a equipe.

O Quadro 57.7 apresenta propostas de ação para a humanização do ambiente da UTI.

Quadro 57.7 Propostas de ação para a humanização do ambiente da UTI.

Implementar boxes independentes, divisórias, cortinas ou biombos entre os leitos. A disposição lado a lado expõe a privacidade do paciente, além de favorecer a percepção e a visualização do que ocorre nos outros leitos.

Graduar a intensidade luminosa em cada boxe, a fim de minimizar a interferência da luz no descanso noturno dos pacientes.

Construir, na UTI, janelas visuais que favoreçam a orientação temporal e o contato com o ambiente externo, diminuindo a sensação de "ambiente fechado".

Criar espaços para acolher a família que permitam conversas privadas e individualizadas entre a equipe e os familiares.

Rever as cores das paredes e dos tetos.

Criar espaços de descanso e de reuniões para a equipe.

Adotar medidas para reduzir os níveis de ruído nas UTI:
- Substituir os alarmes acústicos por visuais.
- Criar diferentes categorias de alarmes, para distinguir os eventos de ameaça à vida das intercorrências de rotina.
- Analisar periodicamente o perfil acústico das UTI.
- Rever os equipamentos utilizados.
- Divulgar os achados de pesquisa sobre o assunto, conscientizando a equipe a respeito dos possíveis efeitos auditivos, fisiológicos e emocionais da exposição aos níveis elevados de ruído.

Planejar ambiente agradável para a equipe de enfermagem: sala de conforto e local apropriado para refeições e interação da equipe nos momentos de descanso.

MORTE E LUTO NA TERAPIA INTENSIVA

Eu me importo pelo fato de você ser você, me importo até o último momento de sua vida e faremos tudo que está ao nosso alcance, não somente para ajudar você a morrer em paz, mas também para você viver até o dia da sua morte.

(Cicely Saunders)

Com os avanços da tecnociência nas últimas décadas, criaram-se falsas ilusões a respeito do poder das ciências da saúde para resolver qualquer problema. Sob essa ótica, vivenciar o processo de morrer na UTI torna-se até mesmo uma realidade paradoxal, à medida que as unidades críticas foram desenvolvidas e aprimoradas para oferecer suporte avançado, com o objetivo de manter ou salvar vidas.

A morte, que sempre foi considerada um fenômeno natural e inevitável, passou a ser negada pela sociedade e tratada como um inimigo a ser vencido.[65] Até mesmo seus critérios definidores foram modificados e novos termos utilizados. Não é mais a falência do coração que determina o limite entre vida e morte, mas as funções neurológicas. E a expressão "processo de morrer" passou a ser utilizada ao referir-se ao período, por vezes longo, que antecede a morte. Essa nova realidade ao lidar com a morte no contexto hospitalar e do cuidado intensivo trouxe uma série de consequências e dilemas éticos.

Uma consequência dessa mudança foi a desumanização e a institucionalização do processo de morrer. Atualmente, não se morre mais em casa, mas em um leito de hospital, em geral de terapia intensiva, longe da família e cercado de tubos e fios. Pesquisa[66] pioneira sobre o fim da vida realizada nos Estados Unidos, com 4.301 adultos hospitalizados com doenças de prognóstico reservado, revelou que 38% deles permaneceram por, pelo menos, 10 dias na UTI antes de falecer. Duas décadas depois da divulgação desses dados alarmantes sobre o contexto de fim da vida nota-se a intensificação da presença de pacientes idosos em etapa avançada e irreversível de doença nas UTI. Esse cenário tende a se tornar ainda mais contundente, tendo em vista o envelhecimento populacional e a cronificação das doenças.

Os profissionais estão vivenciando dilemas éticos inéditos na história da humanidade, por exemplo: como lidar com a alimentação de pacientes com sequelas neurológicas graves, em estado vegetativo, que respiram com o auxílio de aparelhos há anos? Como lidar com os aspectos emocionais de uma adolescente que foi internada na UTI com quadro séptico por pielonefrite e saiu, dois meses depois, sem um dos pés, amputado em decorrência de necrose provocada por medicamentos vasoativos em altas doses e por tempo prolongado? Como pedir que uma mãe doe os órgãos de seu filho, cujas bochechas ainda estão rosadas, a pele está quente e o tórax se expande, apesar do diagnóstico de morte encefálica? São questões ainda sem respostas consensuais.

Pelo fato de o desenvolvimento tecnológico aplicado à área da saúde ter permitido a criação de aparelhos que substituem as funções vitais do organismo, a vida passou a ser mantida indiscriminadamente e à custa de muito sofrimento, mesmo em situações em que é nula a chance de reversão do quadro. Um dos grandes discursos bioéticos da atualidade é a distanásia, o prolongamento indefinido da vida à custa de sofrimento, condição comum nas UTI.[67]

Sem dúvida, o desejo de uma morte digna é universal. Mas o que é uma morte digna ou uma boa morte? Como humanizar o processo de morte nas UTI, se é o lugar onde as pessoas vivenciam seus momentos finais na atualidade? No campo da bioética, utiliza-se o conceito de ortotanásia como sinônimo de boa morte, ou seja, de morte natural e digna, em seu devido tempo, sem ser antecipada ou adiada.[67]

Para humanizar o processo de morte nas UTI, uma boa alternativa é a adoção dos princípios e das práticas dos cuidados paliativos. O que inicialmente pode parecer um paradoxo na verdade é uma esperança possível para a operacionalização de ações que permitem o cuidado de maior qualidade no fim da vida.[68]

Sempre existe uma possibilidade de cuidado para o paciente crítico, mesmo quando a cura não é mais possível e o prognóstico é reservado. Quando é dito aos familiares que nada mais pode ser feito para reverter o estado crítico do doente, visto que a morte é iminente, não é o fim de tudo, mas, de certa forma, o começo. É o começo da mudança dos objetivos de atenção, com o planejamento e a realização de ações interdisciplinares que possam proporcionar ao paciente conforto para uma morte digna e sem grande sofrimento, e, para os familiares, o apoio necessário para o enfrentamento desse momento difícil.

Para a equipe de enfermagem, o cuidado ao paciente que vivencia o processo de morte na UTI termina somente após a morte, com o preparo do corpo para ser dignamente velado. No período de cessação dos investimentos terapêuticos, início da agonia e morte, as ações da equipe interdisciplinar visam proporcionar o máximo de conforto ao paciente, ajudando-o a vivenciar com dignidade e qualidade o processo de morte. Desse modo, são prioridades o conforto físico, o controle da dor e outros sintomas e o apoio emocional e espiritual para o paciente e seus familiares. Essas ações são essenciais à humanização do processo de morte na UTI.

Os pacientes que vivenciam o processo de morte na UTI sabem, de alguma maneira, o que vai acontecer e dificilmente solicitam à equipe medidas intervencionistas que visem prolongar a vida a qualquer custo. O que o paciente solicita é não ser abandonado, ser cuidado até o final e não sofrer sem necessidade, porque a dor e o sofrimento são, para os pacientes críticos, piores que a própria morte.

Em relação aos familiares, ao receberem a informação de que um ente está internado em situação grave na UTI, com risco de morte, geralmente vivenciam um turbilhão emocional, com combinação de choque, incerteza, tristeza, confusão, estresse, ansiedade, depressão e desconforto. É comum que não entendam o que está acontecendo com o seu familiar, não saibam o que ou para quem perguntar ou como devem se comportar no ambiente da terapia intensiva, com tantos aparelhos e fios próximos ao leito do doente. Prover apoio emocional, escutando e compreendendo os seus sentimentos, e fornecer informações e orientações simples e claras nesse momento é extremamente benéfico aos membros da família.[69,70]

É necessário que os familiares sejam mantidos informados sobre o que acontece e sobre o que esperar do processo de morte de seus entes.[70,71] Desse modo, uma das necessidades mais proeminentes da família é o estabelecimento de um canal de comunicação, e que esta seja frequente, clara e honesta entre os membros da equipe que cuidam do paciente e entre a equipe e os familiares.[69,70] A informação contínua e acessível aos familiares é o elemento essencial que permite uma vivência mais serena e tranquila do processo de morte do doente, sem gerar expectativas que não podem ser atendidas.

A partir da metanálise de diversos estudos, Troug et al.[71] identificaram as necessidades dos familiares de pacientes críticos em iminência de morte na UTI: estar com o paciente, sentir-se útil no cuidado do paciente, ser informado acerca de mudanças nas condições clínicas e iminência de morte, entender o que está sendo feito pelo paciente e o porquê, ser assegurado do conforto do paciente, ser confortado, poder expressar suas emoções, ser assegurado de que as decisões tomadas foram as melhores, saber que ele foi alimentado, hidratado e pôde descansar, encontrar algum significado na morte e na perda da pessoa amada.

Um fenômeno comum para os familiares de pacientes terminais na UTI é o luto antecipatório, um processo complexo, multidimensional e inconsciente de resposta emocional à ameaça potencial de morte de uma pessoa amada. É caracterizado por depressão, preocupação com a perda e antecipação dos ajustes pessoais necessários à existência sem a pessoa amada. As manifestações físicas desse processo são cefaleia, exaustão, mialgias, insônia, perda de apetite, falta de ar e vertigens. As manifestações cognitivas incluem dificuldade de concentração, confusão, sensação de dúvida e descrença. Os familiares que vivenciam o luto antecipatório necessitam ser aceitos, apoiados e confortados pelos profissionais de saúde, assim como ser claramente informados acerca das condições e do prognóstico do paciente e assegurados de que ele está recebendo o melhor cuidado possível.[69]

Os acontecimentos nos últimos dias e horas de vida de uma pessoa querida serão permanentemente lembrados pelos seus familiares. Se a família estiver presente e sentir-se participante do cuidado, poderá ter a certeza de que tudo foi feito da melhor maneira: as decisões foram assertivas e a assistência adequada para amenizar o sofrimento. Sempre haverá o luto, mas também haverá a certeza de que o ente amado que morreu foi bem cuidado e acompanhado, não estava sozinho nas suas horas finais.

O Quadro 57.8 apresenta propostas de ação para a humanização do processo de morrer na UTI.

Quadro 57.8 Propostas de ação para a humanização da assistência à morte e ao luto na UTI.

Facilitar e estimular a presença da família na UTI, inclusive a visita de crianças, se assim for desejado. Permitir, na medida do possível, a permanência de familiares em tempo integral e visitas fora dos horários padronizados na unidade para pacientes no fim da vida.

Permitir que os familiares participem dos cuidados ao paciente, de modo que possam sentir-se mais úteis e participantes ativos da assistência à pessoa amada que está morrendo.

Oferecer apoio emocional aos familiares por meio da compreensão empática e escuta ativa, mostrando-se disponível, ouvindo com atenção e oferecendo reforço positivo.

Estimular a expressão de sentimentos e dúvidas, assegurando aos familiares que o paciente está sendo bem cuidado e que tudo o que é possível está sendo feito para que ele não sofra.

Manter a família informada sobre a evolução esperada durante o processo de morrer, sobre o que está acontecendo no momento e quais serão os próximos passos.

Utilizar linguagem simples, clara e acessível às pessoas que não são profissionais de saúde. Lembrar que os familiares também querem saber se o paciente está sofrendo, sentindo dor, consciente do que está acontecendo à sua volta, ouvindo, entre outras coisas simples, e não apenas informações técnicas sobre suas condições clínicas.

Orientar os familiares sobre o fato de que a audição e o tato são os últimos sentidos que se mantêm até o momento da morte, mesmo quando o paciente encontra-se inconsciente.

Estimular os familiares a tocarem o paciente afetivamente e falarem próximo a ele, expressando seu carinho e presença reconfortante. Mesmo quando o paciente não é capaz de comunicar-se verbalmente ou emitir respostas motoras, os familiares podem permanecer fisicamente próximos e oferecer apoio com palavras de conforto, cantos, poemas, orações, poesias ou o que for significativo à pessoa que está morrendo.

Esclarecer aos familiares que, devido à preservação da audição até o final da vida, deve-se ter prudência com comentários, evitando a resolução de conflitos familiares na presença do paciente que está morrendo.

Lembrar os familiares de que é importante que todos tenham a oportunidade de dizer o quanto a pessoa é amada, de pedir perdão ou permitir-se ser perdoado.

Evitar julgar a postura de afastamento dos familiares em relação ao paciente e sua enfermidade, uma vez que as vivências prévias e prováveis conflitos são muitas vezes desconhecidos.

RESUMO

Este capítulo discorreu sobre a evolução do atendimento aos pacientes com foco na integração do conhecimento técnico-científico da enfermagem, responsabilidade, sensibilidade, ética e solidariedade nos cuidados aos pacientes e seus familiares, bem como na interação com a equipe. Apresenta aspectos que ancoram a humanização da assistência a propostas de ações concretas que garantam o acolhimento e a qualidade na atenção aos pacientes críticos.

PROPOSTAS PARA ESTUDO

1. Quais são as diretrizes da Política Nacional de Humanização relacionadas ao atendimento em UTI?
2. Cite propostas de ação para humanização do paciente em UTI.
3. Quais propostas de ação para a humanização das relações entre a equipe de saúde e os familiares podem ser implementadas?
4. Descreva ações que humanizem as relações da equipe na UTI.
5. Quais propostas de ação para o atendimento das necessidades espirituais do paciente crítico podem ser aplicadas pelo enfermeiro?
6. Descreva práticas complementares passíveis de serem implementadas no atendimento aos pacientes críticos.
7. Quais são os aspectos ambientais que facilitam a humanização nas UTI?
8. Aponte ações que humanizem a assistência aos pacientes no fim da vida nas UTI.

REFERÊNCIAS BIBLIOGRÁFICAS

1. Berthelsen PG, Cronqvist M. The first intensive care unit in the world: Copenhagen, 1953. Acta Anaesthesiol Scand. 2003; 47(10):1190-5.
2. Nightingale F. Notes on nursing: what it is and what it is not. Philadelphia: JB Lippincot; 1946.
3. Lino MM, Silva SC. Enfermagem em unidade de terapia intensiva: a história como explicação de uma prática. Nurs. 2001; 4(41):25-9.
4. Society of Critical Care Medicine (SCCM). Nova York; 2008. Disponível em: http://www.sccm.org/AboutSCCM/History_of_Critical_Care/Pages/default.aspx. Acesso em: 15 jul. 2008.
5. Jones J, et al. What the patients say: a study of reactions to an intensive care unit. Int Care Med. 1979; 5:89-92.
6. Stanik-Hutt JA. Pain management in the critically ill. Crit Care Nurs. 1998; 18(5):85-8.
7. Pessini L. Humanização da dor e do sofrimento humanos na área da saúde. In: Pessini L, Bertachini L. Humanização e cuidados paliativos. São Paulo: Loyola; 2004. p. 11-30.
8. Barnand A. A critical review of belief that technology is a neutral object and nurses are its master. J Adv Nurs. 1997; 26(1):126-31.

9. Arone EM, Cunha ICKO. Tecnologia e humanização: desafios gerenciados pelo enfermeiro em prol da integralidade da assistência. Rev Bras Enferm. 2007; 60(6):721-3.
10. Brasil. Programa Nacional de Humanização da Assistência Hospitalar. Brasília: Ministério da Saúde, 2000.
11. Deslandes S. Análise do discurso oficial sobre a humanização da assistência hospitalar. Ciência e Saúde Coletiva. 2004; 9(1):7-14.
12. Oliveira BRG, Collet N, Vieira CS. A humanização na assistência à saúde. Rev Lat Am Enferm. 2006; 14(2):277-84.
13. Brasil. Política Nacional de Humanização. Brasília: Ministério da Saúde, 2004.
14. Fortes PAC. Ética, direito dos usuários e políticas de humanização da atenção à saúde. Saúde e Sociedade. 2004; 13(3):30-5.
15. Backes DS, Lunardi VL, Filho WDL. A humanização hospitalar como expressão da ética. Rev Lat-Am Enferm. 2006; 14(1):132-5.
16. Brasil. Constituição da República Federativa do Brasil. Brasília; 1988. Disponível em: http://www.planalto.gov.br/ccivil_03/constituicao/constitui%C3%A7ao.htm. Acesso em: 22 jul. 2008.
17. Conselho Federal de Enfermagem. Resolução Cofen n. 311/2007, Código de Ética dos Profissionais de Enfermagem.
18. Silva FD, Chernicharo IM, Silva RC, Ferreira MA. Discursos de enfermeiros sobre humanização na unidade de terapia intensiva. Esc Anna Nery. 2012; 16(4): 719-27.
19. Bitencourt AGV, et al. Análise de estressores para o paciente em unidade de terapia intensiva. Rev Bras Ter Int. 2007; 19(1):53-9.
20. Nascimento AR, Caetano JA. Pacientes de UTI: perspectivas e sentimentos revelados. Rev Nurs. 2003;57(6):12-7.
21. Silva MJP, Leão ER. Práticas complementares no alívio da dor. In: Chaves LD, Leão ER (Orgs.). Dor – 5.° sinal vital – reflexões e intervenções de enfermagem. 2. ed. São Paulo: Livraria Martinari; 2007. p. 558-79.
22. Scotti L. Sem asas ao amanhecer. São Paulo: O Nome da Rosa; 2003.
23. Sanvito WL. Propedêutica neurológica básica. São Paulo: Atheneu; 2000.
24. Silva AL, Schlicknann CG, Faria JG. O coma e seu impacto no processo de ser e viver: implicações para o cuidado de enfermagem. Rev Gaúcha Enferm. 2002; 23(2):81-107.
25. Carrasco G. Instruments for monitoring intensive care unit sedation. Crit Care. 2000; 4(4):217-25.
26. Ratey JJ. O cérebro: um guia para o usuário: como aumentar a saúde, agilidade e longevidade de nossos cérebros através das mais recentes descobertas científicas. Rio de Janeiro: Objetiva; 2002.
27. Vila VSC, Rossi LA. O significado cultural do cuidado humanizado em unidade de terapia intensiva: "muito falado e pouco vivido". Rev Lat-Am Enferm. 2002; 10(2):137-44.
28. Waldow VR. O cuidado humano: reflexões sobre o processo de enfermagem versus processo de cuidar. Rev Enferm Uerj. 2001; 9(3):284-93.
29. Maruiti MR, Galdeano LE. Necessidades de familiares de pacientes internados em unidade de cuidados intensivos. Acta Paul Enferm. 2007; 30(1):37-43.
30. Morgon FH, Guirardello EB. Validação da escala de razão das necessidades de familiares em unidade de terapia intensiva. Rev Lat-Am Enferm. 2004; 12(2):198-203.
31. Freitas KS. Necessidades de familiares em unidades de terapia intensiva: análise comparativa entre hospital público e privado [dissertação]. São Paulo: Escola de Enfermagem da USP; 2005.
32. Soares M. Cuidando da família de pacientes em situação de terminalidade internados na unidade de terapia intensiva. Rev Bras Ter Int. 2007; 19(4):481-4.
33. Puggina ACG. O uso da música e de estímulos vocais em pacientes em estado de coma: relação entre estímulo auditivo, sinais vitais, expressão facial e escalas de Glasgow e Ramsay [dissertação]. São Paulo: Escola de Enfermagem da USP; 2006.

34. Oliveira SR, Souza S, Chaves SRF, Silva CA. Visita na UTI: um encontro entre desconhecidos. Rev Bras Enferm. 2006; 59(5):609-13.
35. Kleinpell RM. Visiting hours in the intensive care unit: more evidence that open visitation is beneficial. Crit Care Med. 2008; 36(1):334-5.
36. Garrouste-Orgeas M, et al. Perceptions of a 24-hour visiting policy in the intensive care unit. Crit Care Med. 2008; 36(1):30-5.
37. Leite MA, Vila VSC. Dificuldades vivenciadas pela equipe multiprofissional na unidade de terapia intensiva. Rev Lat-Am Enferm. 2005; 13(2):145-50.
38. Pinho LB, Santos SMA. Dialética do cuidado humanizado na UTI: contradições entre o discurso e a prática profissional do enfermeiro. Rev Esc Enferm USP. 2008; 42(1):66-72.
39. Pereira MER, Bueno SMV. Lazer: um caminho para aliviar as tensões no ambiente de trabalho em UTI: uma concepção da equipe de enfermagem. Rev Lat-Am Enferm. 1997; 5(4):75-83.
40. Esslinger I. De quem é a vida afinal? São Paulo: Casa do Psicólogo; 2004.
41. Araújo MMT. Quando uma palavra de carinho conforta mais que um medicamento [dissertação]. São Paulo: Escola de enfermagem da USP; 2006.
42. McSherry W, Cash K. The language of spirituality: an emerging taxonomy. Int J Nurs Stud. 2004; 41(2):151-61.
43. McEwen M. Spiritual nursing care. Holist Nurs Pract. 2005; 19(4):161-8.
44. Puchalski C. Spirituality in health: the role of spirituality in critical care. Crit Care Clin. 2004;20:487-504.
45. Lindquist R, Tracy MF, Savik K, Watanuki S. Regional use of complementary and alternative therapies by critical care nurses. Crit Care Nurs. 2005; 25(2):63-75.
46. Sadie S, Latham A. Diccionario Grove de música. Edição concisa. Rio de Janeiro: Jorge Zahar; 1994.
47. Chlan LL, Engeland WC, Antony A, Guttormson J. Influence of music on the stress response in patients receiving mechanical ventilator support: a pilot study. Am J Crit Care. 2007; 16(2):141-5.
48. Gatti MFZ. A música como intervenção redutora da ansiedade do profissional de serviço de emergência: utopia ou realidade? [dissertação.] São Paulo: Escola de Enfermagem da USP; 2005.
49. Krieger D. O toque terapêutico: versão moderna da antiga técnica de imposição das mãos. São Paulo: Cultrix; 1999.
50. Savieto RM, Silva MJP. Efeitos do toque terapêutico na cicatrização de lesões da pele de cobaias. Acta Paul Enferm. 2004; 17(4):377-82.
51. Diagnósticos de enfermagem da NANDA: definições e classificação 2012-2014. Porto Alegre: Artmed; 2013.
52. Tisserand R. A arte da aromaterapia. São Paulo: Roca; 1993.
53. Alzugaray D, Alzugaray C. Medicina alternativa: a sua cura está na natureza. São Paulo: Três Editorial; 1998.
54. Cooke M, Holzhauser K, Jones M, Davis C, Finucane J. The effect of aromatherapy massage with music on the stress and anxienty levels of emergency nurses: comparison between summer and winter. J Clin Nurs. 2007; 16:1695-703.
55. Dunn C, Sleep J, Collett D. Sensing an improvement: an experimental study to evaluate the use of aroma-therapy, massage and periods of rest in an intensive care unit. J Adv Nurs. 1995; 21:34-40.
56. Silva MJP, Gimenes OMPV (Orgs.). Florais – uma alternativa saudável. São Paulo: Gente; 1999.
57. Toledo NN, Chaves EC, Benko MA. Essências florais e o trabalho noturno em unidade de terapia intensiva. In: Silva MJP, Gimenes OMP (Coords.). Florais: uma alternativa saudável – pesquisas revelam tratamentos e resultados dessa terapia. São Paulo: Gente; 1999.
58. Tsay SL, Wang JC, Lin KC, Chung UL. Effects of acupressure therapy for patients having prolonged mechanical ventilation support. J Adv Nurs. 2005; 52(2):142-50.
59. Brito CM. O tempo do enfermeiro com a família na unidade de terapia intensiva. In: Silva MJP (Org.). Qual é o tempo do cuidado? Humanizando os cuidados de enfermagem. São Paulo: Centro Universitário São Camilo/Loyola; 2004. p. 51-60.

60. Castro MLB, Graciano KU. Identificação dos sentimentos de pacientes conscientes em unidade de terapia intensiva quanto à sua privacidade. Cadernos, Centro Universitário São Camilo. 2001; 7(1):27-36.
61. Pupulim JSL, Sawada NO. Exposição corporal do cliente no atendimento das necessidades básicas em UTI: incidentes críticos relatados por enfermeiras. Rev Lat Am Enferm. 2005; 13(3):388-96.
62. Lent R. Cem bilhões de neurônios: conceitos fundamentais da neurociência. São Paulo: Atheneu; 2005.
63. Nascimento ERP, Martins JJ. Uma proposta para humanizar o cuidado de enfermagem aos pacientes e familiares nas unidades de terapia intensiva. Conhecer em Enfermagem. 2003; 1(1):15-21.
64. Pereira RP, Toledo RN, Amaral JLG, Guilherme A. Qualificação e quantificação da exposição sonora ambiental em uma unidade de terapia intensiva geral. Rev Bras Otorrinolaringol. 2003; 69(6):766-71.
65. Pessini L, Barchifontaine CP. Problemas atuais de bioética. São Paulo: Loyola; 2000.
66. SUPPORT Principal Investigators. A controlled trial to improve care for seriously ill hospitalized patients: The Study to Understand Prognoses and Preferences for Outcomes and Risks of Treatment (SUPPORT). JAMA. 1995; 274:1591-1598.
67. Pessini L. Viver com dignidade a própria morte: reexame da contribuição da ética teológica no atual debate sobre a distanásia [tese.] São Paulo: Centro Universitário Assunção, Pontifícia Faculdade de Teologia Nossa Senhora da Assunção; 2001.
68. Araújo MMT, Silva MJP. Cuidados paliativos na UTI: possibilidade de humanização do processo de morrer. Rev Soc Bras Cancer. 2006; 11:40-4.
69. Kirchhoff KT, Song MK, Kehl K. Caring for the family of the critically ill patient. Crit Care Clin. 2004; 20:453-66.
70. Teno JM, et al. Family perspectives on end-of-life care at the last place of care. JAMA. 2004; 291(1):88-93.
71. Troug RD et al. Recommendations for end-of-life care in the Intensive Care Unit: The Ethics Committee of the Society of Critical Care Medicine. Crit Care Med. 2001; 29(12):2332-48.

58

Estressores em UTI

Francine Jomara Lopes Guerrer
Estela Regina Ferraz Bianchi

PONTOS A APRENDER

1. Estressores relacionados ao ambiente da unidade de terapia intensiva.
2. Situações de estresse na unidade de terapia intensiva vividas pelos pacientes e familiares.
3. Atuação do enfermeiro para minimizar a vivência de estresse na unidade de terapia intensiva.

PALAVRAS-CHAVE

Estresse, estressores, unidades de terapia intensiva, enfermagem.

ESTRUTURA DOS TÓPICOS

Introdução. Estressores para o paciente e a família. Estressores para a equipe de enfermagem. Considerações finais. Resumo. Propostas para estudo. Referências bibliográficas. Para saber mais.

INTRODUÇÃO

O ambiente hospitalar, especialmente o da unidade de terapia intensiva (UTI), em razão da complexidade do atendimento prestado, é considerado um gerador de estresse, assim como a estrutura física, o barulho, os equipamentos e a movimentação das pessoas.[1]

Os primeiros estudos relacionados à ocorrência de estresse na enfermagem foram realizados na UTI, coincidindo com a implantação dessas unidades e com o investimento na dinâmica de intervenção com maior prontidão e com pessoal especializado.[2]

A abordagem do estresse pode ser realizada sob diferentes avaliações. Tem-se a abordagem biológica, sendo Hans Selye (1956) o seu precursor, que definiu o estresse como "um conjunto de fatores de origem não determinada que pode agir sobre o organismo ou, ainda, um estado manifestado por uma síndrome específica constituída por alterações não específicas produzidas no organismo".[3]

Considera-se que a síndrome de adaptação geral (SAG) possui três fases. A primeira é a reação de alarme, a qual, na vigência de um evento estressante, também chamado de estressor, o organismo se prepara para a luta ou fuga e demanda a liberação dos hormônios glicocorticoides e mineralocorticoides e das catecolaminas. Essa fase pode ocorrer em segundos. Os efeitos das catecolaminas são muitas vezes relatados pelos próprios pacientes: dor de cabeça, dificuldade respiratória, taquicardia, pressão no peito, distúrbios gastrintestinais, urinários e cardiocirculatório, entre outros. A segunda fase é a de resistência, na qual o organismo tenta se adaptar ao estressor, com surgimento de sintomas como insônia, isolamento e oscilação de apetite. Caso o evento estressante não seja solucionado, essa fase pode desencadear a terceira fase, denominada exaustão, na qual o organismo não consegue manter um equilíbrio, levando às doenças relacionadas ao estresse.[3]

Essas alterações estão vinculadas não somente ao sistema fisiológico, mas também a outros parâmetros importantes relacionados ao estresse. Na evolução do conceito de estresse, deve-se destacar o papel importante de Richard Lazarus. Esse pesquisador foi membro do grupo de estudos de Selye, mas avançou em termos de aprofundamento do conceito e estudos relacionados ao estresse. Desenvolveu o modelo chamado interacionista ou transacional, no qual o estresse não está relacionado apenas a uma implicação fisiológica, mas também ao comportamento do indivíduo, no que diz respeito à sua interpretação e adaptação às situações consideradas estressantes. Evidenciou o componente individual que compromete todas as manifestações decorrentes, sejam elas fisiológicas, comportamentais ou sociais.[4]

Para a teoria cognitiva e interacionista, o estresse é qualquer evento que demande do ambiente externo ou interno e que taxe ou exceda as fontes de adaptação de um indivíduo ou sistema social.[5] Esse modelo engloba a subjetividade da avaliação e a ocorrência de estresse não somente por estressores palpáveis e externos, mas também por pensamentos e apreensões do próprio indivíduo.

O indivíduo realiza a avaliação primária, ponderando se a situação é considerada uma ameaça (negativo) ou um desafio (positivo). Em ambas as situações, o organismo reage com a prontidão fisiológica da reação de alarme para a luta ou fuga diante do estressor, seja ele positivo ou negativo. Nessa avaliação, há a possibilidade de o indivíduo avaliar a situação como um fato irrelevante, sem a produção e liberação de hormônios para a corrente sanguínea, proporcionando a manifestação de um estado de equilíbrio não estressante.

Ao avaliar a situação como ameaça ou desafio, o indivíduo entra na avaliação secundária, na qual avaliará as possibilidades de enfrentamento (*coping*) disponíveis naquele momento e para aquela situação. Essa escolha de estratégias de *coping* é individual, circunstancial e temporal. Para a alteração de qualquer um desses parâmetros, outras opções de *coping* podem surgir. Sendo assim, esse processo pode ser eficaz, ou seja, a pessoa resolve a situação de estresse sem suas manifestações no organismo ou no comportamento. Se o *coping* escolhido for ineficaz, a pessoa passa para a fase de resistência, procurando se ajustar e podendo chegar à exaustão com as repercussões mencionadas.

ESTRESSORES PARA O PACIENTE E A FAMÍLIA

A internação por si só pode gerar estresse, podendo ser exacerbada pela necessidade de internação na UTI. Como, muitas vezes, o paciente não tem conhecimento da dimensão de seu cuidado na UTI, a família pode ser o alicerce para o uso de estratégias de enfrentamento do estresse vivido. Em outras circunstâncias, a própria família não consegue ser esse alicerce, provocando situações estressantes para o paciente e para a equipe de saúde que atua nessa unidade.

Estudos sobre a percepção dos pacientes em relação à UTI apontam uma grande demanda de sentimentos reprimidos. Por exemplo, o paciente pode não se sentir preparado para a internação nesse ambiente complexo e estranho. A solidão vivenciada pelo paciente na UTI pode ser traduzida por desespero em função do rompimento de seu vínculo com a família, que faz visitas rápidas e interrompidas. O paciente pode também não ter noção de espaço e tempo e não ter controle sobre si mesmo. Outro fator relacionado se refere a casos nos quais o paciente não tem notícias sobre o andamento de seu tratamento ou até mesmo de outros pacientes vizinhos, principalmente nas situações de emergência que ocorrem na unidade.[1,6-8]

Sabe-se que, na UTI, todos os esforços são dirigidos para a manutenção da vida e recuperação da saúde, com uso de tecnologia atualizada e profissionais altamente capacitados. Entretanto, as intervenções são frequentemente vistas como uma interferência na independência do paciente, provocando desconforto e dor. A situação desconhecida do agravo à saúde pode ampliar ainda mais esses desconfortos, visto que, muitas vezes, não há determinação de diagnósticos e de possibilidades de tratamento, causando estresse nos familiares e pacientes.

A presença de equipamentos estranhos, alarmes e luminosidade intensa contribui para o estresse físico e psicológico dos pacientes admitidos na UTI. Fatores específicos, como colocação de tubos na boca e/ou nariz, presença de dor, comprometimento do sono, falta de controle sobre si mesmo, limitação de movimentos das mãos e braços por conta dos acessos venosos e falta de explicações sobre o tratamento, estão fortemente associados ao desenvolvimento de estresse pelos pacientes, conforme descrito na literatura.[1,9,10]

Quanto à questão das visitas em UTI, estudos apontam que é necessário um plano individualizado de visitas para diminuir o problema de separação da família, melhorar a qualidade de assistência e diminuir a ansiedade dos pacientes.[11-13]

O fato de o paciente não ter controle sobre si leva à perda da independência, o que traz angústia e sensação de incapacidade. Os tubos, incluindo as sondas, os cateteres e as cânulas, são invasivos, desconfortáveis e limitam a comunicação e a alimentação do paciente, aumentando o estresse na UTI juntamente com as demais privações vivenciadas nesse ambiente.[9] A principal queixa em relação ao tubo endotraqueal está relacionada à aspiração para manter a permeabilidade das vias aéreas. Quanto às sondas para alimentação (nasogástrica e nasoentérica), elas estão relacionadas à falta de controle sobre a alimentação.[1]

A falta de percepção temporal e insônia ou até a falta de condições adequadas para dormir, uma vez que os pacientes são constantemente acordados pela equipe de saúde, principalmente pela enfermagem, são relatos obtidos por estudos e pela convivência com os pacientes no dia a dia, que contribuem substancialmente para a ocorrência de estresse.[1,8,14]

Um estudo realizado com pacientes, familiares e membros da equipe de atendimento desse paciente em UTI, em um município brasileiro, apontou que a média de escore de estresse para o paciente foi menor do que a apontada pelo familiar e pelo membro da equipe.[1]

Os familiares, em geral, ficam tensos, inseguros e com medo do que poderá ocorrer com o paciente. Existe o medo do próprio ambiente e dos aparelhos e o medo de como chegar até o paciente para não o prejudicar. Os dados sobre o estado do paciente, assim como o seu diagnóstico, suas condições e necessidades, devem ser fornecidos pelos diferentes profissionais.

Considera-se que a maioria dos estressores vivenciados pelos pacientes pode ser minimizada, alguns inclusive eliminados, desde que sejam adotadas algumas condutas, tais como flexibilização de normas relacionadas principalmente às visitas na UTI e pequenas adequações na estrutura física da unidade. É importante lembrar que a estrutura física da unidade é um fator mencionado com menor frequência entre os pacientes, que relatam maior estresse com a ocorrência de situações em relação à equipe de atendimento, tanto nos aspectos de intervenção quanto no próprio relacionamento.[14]

O atendimento individualizado e humanizado é determinante na prestação de assistência de qualidade em qualquer situação de tratamento, principalmente na UTI. Outra medida para reduzir um dos maiores estressores relatados pelos pacientes é a manutenção da informação para o paciente e os familiares sobre os procedimentos a serem realizados, de modo que possam participar e acompanhar efetivamente a evolução clínica e, sobretudo, se sentirem envolvidos no processo de tratamento e reabilitação.[8]

ESTRESSORES PARA A EQUIPE DE ENFERMAGEM

Um estudo sobre a atuação do enfermeiro de UTI em relação aos demais enfermeiros que trabalhavam em uma instituição hospitalar relatou que o nível de estresse dos enfermeiros de UTI foi maior do que o nível de estresse dos enfermeiros das demais unidades.[2] No entanto, em decorrência do investimento realizado pelas instituições hospitalares e acadêmicas para aprimorar a habilidade desses enfermeiros, atualmente observa-se uma situação inversa, na qual os enfermeiros de UTI, com certa disponibilidade de material, equipamento e pessoal diferenciados, apresentam menor nível de estresse do que os enfermeiros de unidades de internação.[15]

Esses dados evidenciam que a profissão de enfermeiro de UTI envolve a realização de um trabalho permeado por ambiguidades, no qual aspectos gratificantes e limitantes estão presentes.[16]

Os bons sentimentos vivenciados pelos enfermeiros de UTI estão relacionados, em alguns momentos, à satisfação em colaborar com a recuperação do paciente. Essa satisfação torna-se relevante, considerando que, muitas vezes, o paciente está em um limiar vida/morte. Nesse contexto, recuperar a saúde significa recuperar a vida. É com essa dimensão do existir humano que o enfermeiro convive diariamente, o que dá ao seu trabalho um cunho de importância. A satisfação com a melhora do paciente está relacionada à satisfação consigo mesmo, reforçando o sentir-se competente.[16]

No entanto, não é apenas o estado dos pacientes que leva ao estresse do enfermeiro de UTI. O convívio com outros profissionais, os problemas relacionados a recursos humanos e materiais e a alta tecnologia encontrada nesse setor, além do próprio ambiente, quanto à distribuição física e à refrigeração, podem contribuir para o estresse ocupacional desses profissionais.

Em um estudo realizado sobre os fatores de estresse aos quais os enfermeiros que trabalham em UTI estão submetidos e os manejos ou recursos tecnológicos utilizados por esses profissionais para o alívio de seu estresse, descobriu-se que as relações entre o enfermeiro, o paciente e a família são mais estressantes do que o próprio ambiente de trabalho.[17]

É sabido que as características da UTI são fatores estressantes que podem gerar falta de motivação para o trabalho. Entre eles, destacam-se:[18] ambiente fechado; iluminação artificial; ar-condicionado; planta física; supervisão e coordenação vigilantes com cobranças constantes; rotinas exigentes; deficiência de recursos humanos; equipamentos sofisticados e barulhentos; morte e sofrimento acrescidos da pressão sobre o tempo para a realização de uma tarefa.[19]

Em uma pesquisa realizada com enfermeiros das regiões brasileiras que atuam em UTI, observou-se que as atividades que mais geram estresse para os enfermeiros são:[20,21]

- Realizar atividades com tempo mínimo disponível.
- Enfrentar a morte do paciente.
- Atender aos familiares de pacientes críticos.
- Orientar familiares de pacientes críticos.
- Controlar a qualidade do cuidado.
- Lidar com barulho excessivo na unidade.
- Controlar a equipe de enfermagem.
- Atender as emergências da unidade.
- Atender as necessidades dos familiares.
- Realizar atividades burocráticas.
- Coordenar as atividades da unidade.
- Elaborar escala mensal de funcionários.
- Supervisionar as atividades da equipe.
- Elaborar relatório mensal da unidade.

Esses estressores estão mais ligados ao gerenciamento de recursos humanos da UTI do que à prestação de cuidados ao paciente e à família.

As atividades relacionadas à administração de pessoal, como controle, supervisão, treinamento e avaliação da equipe, são estressantes na atuação do enfermeiro, não apenas nas unidades fechadas onde estão inseridas as UTIs.[15]

A elaboração da escala de serviço mensal é muito complicada, uma vez que os profissionais de enfermagem folgam apenas um ou dois finais de semana por mês, o que dificulta a realização dessa distribuição, principalmente nos meses em que há feriados ou outras datas comemorativas. Além disso, o enfermeiro deve se preocupar em conciliar a escala de trabalho dos profissionais envolvidos em outras atividades ou, ainda, que possuem dois empregos.[22]

A avaliação da assistência na UTI é predominantemente imediata, sendo que o resultado de uma decisão reflete na decisão seguinte, mesmo que não haja tempo para avaliação. A isso se soma o fato de que, quando ocorrem falhas em uma decisão, a seguinte, fatalmente, ocorre em uma situação agravada.[17]

Enquanto os maiores estressores são previsíveis, os estressores do cotidiano são imprevisíveis, o que faz com que o indivíduo consiga lidar cada vez menos com eles.[3] Na UTI, alguns fatores são inerentes ao ambiente e à assistência, como mencionado anteriormente, destacando-se a iluminação, os ruídos de equipamentos e as interrupções constantes do descanso. Os elevados níveis de ruídos podem ter efeitos fisiológicos, como aumento de pressão arterial, alterações do ritmo cardíaco, vasoconstrição periférica, dilatação das pupilas e aumento da secreção de adrenalina. Portanto, níveis elevados de ruídos podem causar distúrbios comportamentais, resultando em respostas fisiológicas ao estresse.[23]

O cumprimento de tarefas burocráticas representa um fator estressor ao profissional enfermeiro, uma vez que sua formação acadêmica está voltada para a assistência. Além disso, os enfermeiros de UTI têm de atuar próximos ao paciente, por tratar-se geralmente de casos graves, sendo, portanto, imprescindível a atuação desse profissional.[24]

As atividades administrativas do trabalho do enfermeiro demandam bastante tempo; entretanto, as necessidades levantadas de atuação pronta e direta em relação ao paciente são, muitas vezes, mais imprescindíveis do que a elaboração de relatórios, entre outros requisitos. Vale ressaltar que a qualidade da assistência não é avaliada somente pela realização de assistência direta ao paciente, mas também pelo registro e manutenção de dados sobre o paciente.[24]

O enfermeiro enfrenta um ciclo em seu cotidiano profissional que envolve situações de vida e morte, tendo de respeitar e entender as formas peculiares de sentimentos e comportamentos dos pacientes e seus familiares.[22] Para o profissional de saúde, a morte é interpretada como uma "falha", uma vez que esse profissional foi educado para salvar vidas, o que pode gerar uma certa ansiedade.[25]

Dependendo dos mecanismos de enfrentamento utilizados pelos enfermeiros, eles podem relatar que o choque com a morte de pacientes na UTI é um fator não estressante, quando tem-se consciência de que "tudo o que poderia ser feito foi feito".[26]

O cuidado de enfermagem é o ponto principal da hospitalização, uma vez que permite estabelecer relações que contribuem para a avaliação das fontes geradoras de estresse para os pacientes e seus familiares.[27]

Em um estudo realizado com enfermeiros de UTI sobre a relação entre estresse e satisfação no trabalho, os resultados demonstraram que a insatisfação no trabalho está relacionada ao aumento do nível de estresse vivido, principalmente nas situações consideradas críticas, que englobam a incerteza sobre condutas, o envolvimento com a equipe e com a chefia e a dor e o sofrimento do paciente.[28]

Fica patente que o conhecimento sobre os estressores que podem ocorrer na atuação do enfermeiro e na condição do paciente é um ponto importante para o enfermeiro que atua em UTI, podendo minimizar o sofrimento para o paciente e seus familiares.

CONSIDERAÇÕES FINAIS

A resposta aos estressores da UTI depende da avaliação individual tanto do paciente quanto do profissional de enfermagem. Entretanto, os enfermeiros devem promover um ambiente mais confortável, comunicando-se melhor com o paciente e procurando medidas e estratégias para enfrentar os estressores.

Na área hospitalar, há necessidade de se investir no elemento humano da organização para melhorar a qualidade de vida do trabalhador e, como consequência, do seu desempenho, do seu envolvimento com a organização e da prestação de assistência ao paciente e à família. A empresa tem dois grandes desafios: obter uma força de trabalho saudável, motivada e preparada e oferecer condições para que seus funcionários tenham uma melhor qualidade de vida.[29]

Com esse panorama, fica evidente a necessidade de se investir na implementação de programas de enfrentamento de estresse e na difusão do conhecimento sobre o tema, com o intuito de promover a melhoria da qualidade de vida do indivíduo.

RESUMO

O ambiente hospitalar, especialmente o de uma UTI, em razão da complexidade do atendimento prestado, é considerado um gerador de estresse para pacientes, familiares e profissionais de saúde (especialmente os da enfermagem), assim como a estrutura física, o barulho, os equipamentos e a movimentação das pessoas. O conhecimento sobre os estressores pode ser considerado vital para o fornecimento de estratégias adequadas para o enfrentamento deles por parte dos profissionais e para a prestação de assistência de qualidade aos pacientes e familiares.

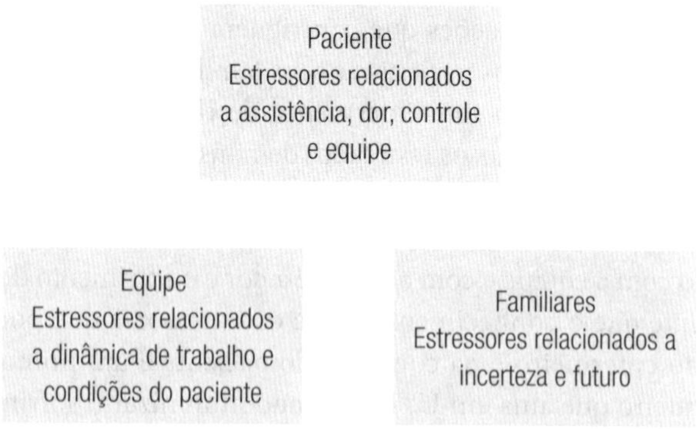

Paciente
Estressores relacionados
a assistência, dor, controle
e equipe

Equipe
Estressores relacionados
a dinâmica de trabalho e
condições do paciente

Familiares
Estressores relacionados a
incerteza e futuro

Figura 58.1 Estressores do paciente, da família e da equipe.

PROPOSTAS PARA ESTUDO

1. Conceituar estresse.
2. Descrever os principais estressores para a equipe de enfermagem na UTI.
3. Descrever os principais estressores relatados pelos pacientes e familiares em UTI.
4. Citar pelo menos três medidas que o enfermeiro pode implantar para minimizar o estresse vivido pelos pacientes e familiares em UTI.

REFERÊNCIAS BIBLIOGRÁFICAS

1. Bitencourt AGV, Neves FBCS, Dantas MP, et al. Análise de estressores para pacientes em Unidade de Terapia Intensiva. Rev Bras Ter Int. 2007;19(1):53-9.
2. Gentry WD, Foster SB, Froehling S. Psychological response to situational stress in intensive and non-intensive nursing. Heart Lung. 1972;11(1):43-7.
3. Selye H. The stress of life. New York: Mc Graw Hill; 1956.
4. Lazarus RS. Fifty years of the research and theory of RS Lazarus. An analysis of historical and perannual issues. London: Lawrence Erlbaum Ass; 1998.
5. Lazarus RS, Launier S. Stress, appraisal, and coping. New York: Springer Publ; 1984.
6. Zanetti TG, Stumm EMF, Ubessi LD. Estresse e coping de familiares de pacientes em uma unidade de terapia intensiva. Rev. Pesqui. Cuid. Fundam. 2013; 5(2): 3608-3619.
7. Góis CFL, Dantas RAS. Estressores em uma unidade pós-operatória de cirurgia torácica: avaliação da enfermagem. Rev Lat-am Enferm. 2004;12(1):22-7.
8. Stumm EMF, Kuhn DT, Hildebrandt LM, Kirchner M. Estressores vivenciados por pacientes em uma UTI. Cogitare Enferm 2008; 13(4):499-506.
9. Novaes MA, Aronovich A, Ferraz MB, et al. Stressors in ICU: patients' evaluation. Int Care Med. 1997; 23:1282-5.
10. Novaes MA, Knobel E, Bork AM, et al. Stressors in ICU: perception of the patient, relatives and health care team. Int Care Med. 1999; 25:1421-6.
11. Correa AK, Sales CA, Soares L. A família do paciente internado em terapia intensiva: concepções do enfermeiro. Acta Science 2002;24:811-8.
12. Dias DS, Resende MV, Diniz GCLM. Patient stress in intensive care: comparison between a coronary care unit and a general postoperative unit. Revista Brasileira de terapia intensiva. 2015; 27(1):18-25.
13. Azoulay E, Pochard F, Chevret S et al. Family participation in care to the critically ill: opinions of families and staff. Int Care Med. 2003; 29:1498-504.
14. Sousa LM, Souza-Filho EA. Percepções sociais de pacientes sobre profissional de saúde e outros estressores no ambiente de unidade de terapia intensiva. Estudos de Psicologia (Campinas). 2008; 25(3):333-42.
15. Kleinübing RE, Guido LA, Silva RM, Bolzan MEO. Estresse em enfermeiros que atuam em unidades de terapia intensiva: uma revisão bibliográfica. Revista Contexto & Saúde. 2013; 11(20): 947-950.
16. Schmidt DRC, Paladinil M, Biatoll C, Pais JD, Oliveira AR. Qualidade de vida no trabalho e burnout em trabalhadores de enfermagem de Unidade de Terapia Intensiva. Revista Brasileira de Enfermagem. 2013; 66(1):13-27.
17. Tesck ECB. Convivência contínua com estresse: vida e trabalho de enfermeiros nas UTIs [dissertação]. Rio de Janeiro: Escola de Enfermagem Anna Nery, Universidade Federal do Rio de Janeiro; 1982.

18. Gomes AM. Enfermagem na unidade de terapia intensiva. São Paulo: EPU; 1988.
19. Lautert L. O desgaste profissional: estudo empírico com enfermeiras que trabalham em hospitais. Rev Gaúcha Enferm. 1997; 18(2);133-44.
20. Guerrer FJL. Estresse dos enfermeiros que atuam em unidades de terapia intensiva no Brasil [dissertação]. São Paulo: Escola de Enfermagem da Universidade de São Paulo; 2007.
21. Guerrer FJL, Bianchi ERF. Caracterização do estresse nos enfermeiros de unidades de terapia intensiva. Rev Esc Enferm USP. 2008; 42(2):355-62.
22. Santini AM, Costenaro RGS, Medeiros HMF, Zaberlan C. Estresse: vivência profissional de enfermeiras que atuam em UTI neonatal. Cogitare Enferm. 2005; 10(3):14-22.
23. McLaughlin A, McLaughlin B, Elliott J, Campalini G. Noise levels in a cardiac surgical intensive care unit: a preliminary study conducted in secret. Int Critic Care Nurs. 1996; 12(4):226-30.
24. Batista KM, Bianchi ERF. Estresse do enfermeiro em unidade de emergência. Rev Lat-am Enferm. 2006; 14(4):534-9.
25. Appelbaum SH. Stress management for health care professions. Rockville: Aspen; 1981. p. 109-47.
26. Hays MA, All AC, Mannahan C, Cuaderes E, Wallace D. Reported stressors and ways of coping utilized by intensive care unit nurses. Dimens Crit Care Nurs. 2006; 25(4):185-93.
27. Lemos RCA, Rossi LA. O significado cultural atribuído ao centro de terapia intensiva por clientes e seus familiares: um elo entre a beira do abismo e a liberdade. Rev Lat-am Enferm. 2002; 10(2):345-57.
28. Cavalheiro AM. Estresse em enfermeiros com atuação em unidade de terapia intensiva [tese]. São Paulo: Escola Paulista de Medicina, Universidade Federal de São Paulo; 2008.
29. Silva MAD, De Marchi R. Saúde e qualidade de vida no trabalho. São Paulo: Best Seller; 1997.

PARA SABER MAIS

International Stress Management, sede Brasil: www.ismabrasil.com.br.
National Institute for Occupational Safety: www.cdc.gov/niosh/topics/stress.
European Network for Workplace Health Promotion: www.enwhp.org.

59

Satisfação profissional e qualidade de vida dos enfermeiros em UTI

Margarete Marques Lino
Miako Kimura
Elaine Machado de Oliveira

PONTOS A APRENDER

1. As principais características do trabalho do enfermeiro em unidades de terapia intensiva.
2. Os principais modelos de organização do trabalho de enfermagem em unidades de terapia intensiva.
3. A satisfação profissional e os principais determinantes no trabalho do enfermeiro em unidades de terapia intensiva.
4. A qualidade de vida e os principais determinantes.
5. As relações entre satisfação profissional e qualidade de vida dos enfermeiros intensivistas.

PALAVRAS-CHAVE

Satisfação no trabalho, qualidade de vida, enfermagem, unidade de terapia intensiva, ambiente de trabalho.

ESTRUTURA DOS TÓPICOS

Introdução. O trabalho do enfermeiro em UTI. Organização do trabalho de enfermagem em UTI. Considerações sobre o cuidar em UTI. Satisfação profissional do enfermeiro intensivista. Qualidade de vida do enfermeiro intensivista. Relações entre satisfação profissional e qualidade de vida dos enfermeiros intensivistas. Desafios futuros. Resumo. Propostas para estudo. Referências bibliográficas. Para saber mais. Apêndice 1. Apêndice 2. Apêndice 3. Apêndice 4.

INTRODUÇÃO

Atualmente, a preocupação com a ética e com o cuidado seguro e de qualidade tem direcionado as investigações de enfermagem, particularmente na unidade de terapia intensiva (UTI), onde a prática de enfermagem caracteriza-

-se pela assistência especializada, intensa e rigorosa, dadas as dimensões e a dinâmica dos processos do cuidar nessas unidades.[1]

A organização física e estrutural das UTI, que concentra pacientes sob condições ou potenciais semelhantes de gravidade e de desequilíbrios críticos das funções orgânicas, objetiva a rapidez e a eficácia no atendimento. A concentração e a sofisticação de recursos materiais e de intervenções diagnósticas/ terapêuticas instrumentalizam o cuidado, enfocando predominantemente a recuperação e a manutenção das funções vitais, como consequência do modelo biomédico, clínico e curativo, dominante na assistência intensiva. Embora as características espaciais e o grande volume de equipamentos e procedimentos especializados tornem a UTI um ambiente diferenciado, os processos assistenciais são centrados em recursos humanos também diferenciados, mantendo relação direta com o alto nível de dependência de cuidados à saúde da população assistida. Essa população abrange pacientes críticos e potencialmente críticos, respectivamente definidos como (1) paciente grave, com comprometimento de um ou mais dos principais sistemas fisiológicos, com perda de sua autorregulação, necessitando de substituição artificial de funções e assistência contínua; e (2) paciente grave, com estabilidade clínica e potencial risco de agravamento do quadro, necessitando de cuidados contínuos.[2]

Nesse contexto, o enfermeiro exerce papel fundamental no treinamento e capacitação da equipe para o cuidado seguro e de qualidade, bem como no gerenciamento das demandas da UTI e do cuidado.

O TRABALHO DO ENFERMEIRO EM UTI

Na assistência de alta complexidade, na qual a incorporação de instrumentos, equipamentos e processos é, em grande parte, cumulativa e não substitutiva, o trabalho do enfermeiro compreende a hibridação corpo-tecnologia (homem-máquina) e o saber-fazer competente.[3,4]

Especificamente, o cotidiano profissional do enfermeiro intensivista* caracteriza-se por atenção/vigilância constante, incerteza, instabilidade, variabilidade e rotinização, demanda/resolutividade, mantendo simultaneidade entre a produção e o consumo do cuidado. Envolve níveis elevados de competências e qualificações que "permitam a avaliação sistemática, interpretativa, evolutiva e articulada, objetivando o reconhecimento das situações atuais ou potenciais de deterioração clínica, a implementação precoce de intervenções eficazes e a

---

* No decorrer do texto, a expressão *enfermeiro intensivista* é utilizada em referência ao enfermeiro que atua em unidades de terapia intensiva.

avaliação das respostas a essas intervenções, assim como a identificação dos recursos necessários ao manejo indicado àquela situação específica".[5]

Exige-se do enfermeiro, portanto, urgência e precisão na priorização, tomada de decisões e resolução de problemas, reorganização contínua do trabalho em função de interrupções frequentes, tratamento simultâneo de grande número de informações e articulação do julgamento em situações em que as intervenções são altamente dependentes do imediatismo circunstancial da variabilidade, não permitindo erros de avaliação e conduta. Adicionalmente, em nome da potencialização da resolutividade, muitas condutas são direcionadas por algoritmos e protocolos, facilitadores da uniformidade e qualidade assistenciais, em contraposição ao exercício da autonomia técnica e da criatividade, caracterizando a rotinização do trabalho.[6]

No entanto, além de aplicar os protocolos assistenciais, o enfermeiro deve saber priorizar as urgências com precisão, participar das tomadas de decisão e resolução de problemas, reorganizar continuamente o trabalho e as informações decorrentes dessa complexidade, articulando com a equipe de enfermagem e multiprofissional nas diversas situações, com foco na segurança, para evitar erros de avaliação e conduta.[1]

Cabe também ao enfermeiro intensivista gerenciar crises, dar assistência a familiares, prevenir complicações relacionadas ao ambiente tecnológico, organizar e controlar várias etapas da execução do trabalho coletivo da equipe de enfermagem, liderar a condução das equipes, gerenciar a unidade e todos os recursos necessários à recuperação dos pacientes, articular as múltiplas perspectivas que permeiam a comunicação e a negociação, e reproduzir e manter as normas institucionais.[7,8]

ORGANIZAÇÃO DO TRABALHO DE ENFERMAGEM EM UTI

Além das responsabilidades descritas, o enfermeiro intensivista também é responsável pelos "cuidados diretos de enfermagem a pacientes graves com risco de vida" e "cuidados de enfermagem de maior complexidade técnica e que exijam conhecimentos científicos adequados e capacidade de tomar decisões imediatas".[9]

Apesar da regulamentação vigente, alguns fatores direcionam o volume e a complexidade das atividades prestadas pelo enfermeiro, como: política e filosofia da instituição hospitalar; dimensionamento e disponibilidade de profissionais de enfermagem na UTI; interpretação e incorporação do cuidado direto e do cuidado de maior complexidade à sua prática. Dessa forma, existem diferenciações nas atribuições do enfermeiro, conforme modelos de divisão técnica e social do trabalho de enfermagem em UTI nacionais:[7]

- Modelo I – formalmente, um enfermeiro e um grupo de técnicos e/ou auxiliares de enfermagem assumem, em conjunto, a assistência a determinado número de pacientes. Cabe ao enfermeiro prestar cuidados diretos aos pacientes, supervisionar o trabalho dos técnicos/auxiliares e planejar a assistência de enfermagem para esse grupo de pacientes. Nesse modelo de organização, a UTI pode ter um ou vários grupos assistenciais por turno. Quando a assistência se organiza apenas com um grupo, o enfermeiro, além das atribuições assistenciais, também é responsável pelas atribuições gerenciais da UTI, comumente denominadas administrativas. Essa organização tem diversificações quanto ao volume e tipo de cuidados diretos prestados pelo enfermeiro.
- Modelo II – um enfermeiro assume, formalmente, a prestação de cuidados integrais* para determinado número de pacientes. O técnico/auxiliar de enfermagem assume, formalmente, cuidados integrais para outro grupo de pacientes. O enfermeiro, além de assistir os pacientes formalmente designados, também assume a supervisão do trabalho de técnicos/auxiliares, dando suporte à prestação de cuidados diretos. O planejamento da assistência de enfermagem aos pacientes assistidos pelos técnicos/auxiliares de enfermagem é atribuição de outro enfermeiro, fora do grupo, que é responsável pelo gerenciamento da UTI no turno.
- Modelo III – o enfermeiro assume, formalmente, a prestação de cuidados integrais e o planejamento da assistência para determinado número de pacientes ou um único paciente. O técnico/auxiliar de enfermagem assume, formalmente, cuidados integrais para outro grupo de pacientes. O enfermeiro não tem a atribuição formal de supervisionar o trabalho de técnicos/auxiliares ou de planejar a assistência para os pacientes assistidos por esses profissionais. Não assume atribuições gerenciais da UTI, presumindo a existência de outro enfermeiro para essas atribuições.
- Modelo IV – um grupo de enfermeiros e um grupo de técnicos/auxiliares de enfermagem assumem, em conjunto, a assistência a determinado grupo de pacientes. Um dos enfermeiros assume a função de enfermeiro referência e responde formalmente pela assistência àquele grupo de pacientes. A organização do trabalho de enfermagem é flexível e realizada de acordo com as diretrizes do grupo, denominado célula. Essa organização pode incorporar um ou mais tipos de modelo, descritos anteriormente, pressupon-

---

* A expressão *cuidados integrais* se refere ao conjunto de intervenções de enfermagem que objetivam a assistência ao paciente, em sua totalidade, não discriminando intervenções consideradas *básicas* (p. ex., cuidados de higiene e conforto) ou *complexas* (p. ex., medida de débito cardíaco, manejo de drogas vasoativas).

do que cada célula tenha mais de um enfermeiro. A organização coletiva da assistência de enfermagem na UTI baseia-se em várias células. O rodízio da equipe entre as diferentes células é realizado mensalmente.

Embora a regulamentação do exercício profissional de enfermagem determine que a assistência ao paciente crítico seja privativa dos enfermeiros e que a distribuição percentual de profissionais de enfermagem para assistência intensiva seja de 52 a 56% de enfermeiros e os demais de técnicos de enfermagem, reconhece-se que essa não é a realidade vigente.[10]

A composição profissional da equipe de enfermagem que presta assistência nas UTI nacionais varia segundo as políticas da instituição hospitalar, a especialidade da unidade e o número de leitos disponíveis. Primeiramente, o técnico de enfermagem é um profissional de nível médio com formação e regulamentação do exercício profissional diferenciadas em relação ao auxiliar de enfermagem; no entanto, o mercado de trabalho ainda impõe limites à sua atuação, considerando-o um auxiliar de enfermagem e não legitimando as distinções profissionais. A prestação de cuidados diretos a pacientes críticos pelo auxiliar de enfermagem ainda persiste como realidade assistencial em diversas UTI brasileiras.

Adicionalmente, o percentual de enfermeiros perante o quadro total da equipe de enfermagem de UTI varia de 17 a 75%. A proporção entre o quantitativo total de profissionais da enfermagem que presta assistência perante o número de leitos de UTI pode variar de 1:0,8 a 1:2,3 profissionais/leito, incluindo o próprio enfermeiro.[7]

CONSIDERAÇÕES SOBRE O CUIDAR EM UTI

Por meio da descrição da organização do trabalho de enfermagem em UTI, percebe-se que, embora seja operada como trabalho coletivo articulado, objetivando o cuidado integral, as atividades se caracterizam por um conjunto de "ações fragmentadas realizadas de maneira conjunta". No processo assistencial, as dimensões intelectual e manual do trabalho são dissociadas, em consequência do reducionismo e verticalização da assistência à saúde, politicamente constituída e institucionalmente controlada.[6,7,11] Entretanto, no processo assistencial, as dimensões intelectual e manual do trabalho devem estar associadas para a concretização do cuidado integral.[3] Mesmo as atividades realizadas pelos técnicos de enfermagem devem ter a supervisão e o gerenciamento do enfermeiro na UTI, configurando, portanto, a assistência segura e de qualidade ao paciente.[1]

Histórica e socialmente, a dimensão intelectual da assistência de enfermagem – o saber – é instrumental do enfermeiro, enquanto a dimensão manual

– o fazer – é instrumental do técnico/auxiliar de enfermagem, perpetuando a contradição entre o ideal e o real, gerada pelo enfrentamento à situação de trabalho, cuja demanda pode dificultar o encontro da identidade profissional do enfermeiro.[7,12]

A complexidade clínica dos pacientes e o crescente desenvolvimento no campo terapêutico e diagnóstico privilegiam a qualificação e a atualização profissionais constantes, que atendam à demanda de um modelo assistencial; contudo, elitizam a prática do enfermeiro pelo poder explicitamente conferido ao saber científico e ao domínio tecnológico, na medida em que são desafiadores e conferem *status* profissional diferenciado.[13]

Embora a intelectualização do trabalho do enfermeiro seja um importante aspecto da profissão, a atividade predominante de grande contingente de enfermeiros de UTI é o cuidado direto aos pacientes.

O cuidado direto a pacientes críticos é considerado a essência do cuidar do enfermeiro, construída e reforçada na formação acadêmica. É gerador de prazer e realização pessoal pela aproximação humana, caracterizando um processo que, a despeito da dimensão técnica, é intensamente permeado por subjetividade e simbolismo. Os comportamentos de cuidar, além de carregarem as histórias individuais, valores e princípios, também são permeados pelos conteúdos inconscientes e simbólicos que podem ou não ser atendidos e satisfeitos em seu exercício. Assim, as experiências do trabalho na UTI podem ou não ser consoantes às expectativas e necessidades individuais de envolvimento humano, altruísmo, utilidade social, reconhecimento e superação de desafios.

A discussão sobre o cuidar em UTI torna-se mais consistente quando se avalia a consonância entre o desejável e o real, considerando as percepções individuais na construção do coletivo e as reais condições de trabalho. Dessa forma, o cuidar passa a ser alimentado por frequentes contradições, exigindo um enfermeiro multifuncional, que assiste, gerencia, ensina e cuida sem que haja, por vezes, a articulação dessas habilidades profissionais.[14]

Ao apresentar alguns aspectos peculiares ao trabalho do enfermeiro na UTI, objetivou-se a compreensão de algumas variáveis que permeiam a assistência intensiva. Entretanto, ressalta-se que é nesse espaço assistencial que o enfermeiro tem a oportunidade de assumir plenamente o trabalho para o qual foi formado, observando o resultado da atenção prestada ao paciente em todas as dimensões que abrangem o cuidar.[8]

SATISFAÇÃO PROFISSIONAL DO ENFERMEIRO INTENSIVISTA

A partir do exposto, é inegável a importância da existência de uma filosofia que guie a interação e o equilíbrio entre a vulnerabilidade dos processos humanísticos do enfermeiro e o poder da objetividade das competências técnicas e do ambiente de trabalho em UTI.[14]

Os contrastes da prática assistencial, o convívio diário com o sofrimento e situações limítrofes de vida, a negação de condições que se confrontam com princípios pessoais, os dilemas éticos e morais daí advindos, a identificação com histórias de vida e a sublimação das próprias emoções pressupõem que o enfermeiro mobilize seus recursos de formação pessoal na leitura e enfrentamento dessa realidade profissional.[14]

Além disso, espera-se que o enfermeiro intensivista assuma não apenas a dimensão idealizada do cuidado direto a pacientes críticos, mas também a responsabilidade pelo trabalho executado por técnicos e auxiliares de enfermagem. Ao serem legalmente responsabilizados pela segurança dos pacientes, mesmo quando são diretamente assistidos por outros membros da equipe de enfermagem, os enfermeiros podem sentir insegurança, estresse e angústia, gerando níveis elevados de exigência em relação às suas próprias atitudes e comportamentos.[8]

Os paradoxos que os enfermeiros intensivistas vivenciam no seu trabalho incluem: gratificante/penoso, prazer/sofrimento, sensibilidade/insensibilidade, dever/ser, fazer/sentir e buscar sucesso/obter fracasso, que podem levar a sentimentos de culpa, fracasso profissional, distanciamento em relação ao paciente e desgaste emocional.[6-8]

Como consequência das alterações emocionais decorrentes do processo de trabalho em áreas críticas, os enfermeiros comumente utilizam estratégias de enfrentamento, como estado de alerta permanente, negação silenciosa, sublimação de emoções e banalização do sofrimento no exercício profissional.[6,15]

Isso pode explicar, em parte, a expressão de humor intuitivamente adotada por enfermeiros de UTI durante o seu trabalho. O comportamento de humor, como habilidade humana cognitiva, intelectual e emocional, é utilizado como meio de enfrentamento que permite ao enfermeiro lidar com incongruências e pressões, assumindo a perspectiva de alívio do estresse e sobrevivência no ambiente de trabalho da UTI.[16]

A despeito dos paradoxos, o significado positivo do trabalho representa um meio de prevenir e superar os efeitos negativos, enfatizando o valor das experiências subjetivas de prazer/satisfação profissional na melhoria da qualidade de vida. Além disso, a compreensão dos componentes do trabalho que influenciam positivamente os enfermeiros tem o potencial de valorizar o trabalho e aumentar a satisfação em relação a ele.[6,17-20]

A satisfação profissional ou a satisfação no trabalho pode ser conceituada como um sentimento agradável ou um estado emocionalmente positivo, resultante da percepção/avaliação da experiência de trabalho, conforme metas e valores pessoais perante a vida, podendo ser modificada ou influenciada por forças internas ou externas ao trabalho.[7,21]

Dentre os componentes internos e externos ao trabalho, destacam-se atributos tanto da esfera individual – idade, situação conjugal, nível de formação educacional, deslocamento entre residência/local de trabalho (distância, meio de transporte, tempo gasto), necessidades familiares, planos pessoais, traços de personalidade, comprometimento, integração social, expectativas, significado do trabalho, conhecimento e responsabilidade pelos resultados do trabalho – quanto da esfera profissional – experiência profissional, autonomia, interação, *status* profissional, requisitos e características do trabalho, normas organizacionais, remuneração, níveis de comunicação, equidade, profissionalismo, reconhecimento, rotinização, estresse e papel profissional desempenhado.[18,20]

A interação do ser humano com o trabalho tem sido objeto de diversos estudos realizados no campo da enfermagem. Porém, grande parte deles objetiva as causas e efeitos dessa interação sobre a esfera organizacional, e não propriamente sobre a esfera individual e humana, predominando retenção, produtividade, rotatividade, absenteísmo e qualidade da assistência, mesmo quando abordam aspectos subjetivos e individuais, como motivação, satisfação e bem-estar.

Os estudos sobre satisfação profissional remontam ao início do século XX. Um dos precursores é Frederick W. Taylor, fundador da escola de administração científica. Um dos pressupostos de Taylor destacava as recompensas monetárias como motivadoras de maior eficiência e produtividade, gerando satisfação no trabalho e melhoria da qualidade de vida do trabalhador.[21]

O conceito de motivação foi incorporado às bases teóricas da satisfação profissional. Sendo assim, diversos modelos conceituais enfocam suas inter-relações. Cabe ressaltar que a motivação está relacionada a comportamento, enquanto a satisfação se refere a sentimento. Alguns modelos hipotetizam que a motivação leva à satisfação; outros modelos creem que a satisfação aumenta a motivação.[21]

Em função do crescente interesse pelo tema, os estudos sofisticaram-se, explorando e sugerindo atributos relacionados ao trabalhador e a características do trabalho que levassem a níveis mais elevados de satisfação.

Estudos de satisfação profissional sequenciais aos de Taylor emergiram sobre outras bases teóricas.[21]

Apesar da diversidade de fundamentação teórica relacionada à satisfação profissional, a enfermagem ainda não possui uma teoria universalmente aceita. Várias são as proposições. No entanto, observa-se que existe tendência à identificação dos aspectos organizacionais e sociais que possam revelar ou explicar as diversas vertentes acerca do tema.

O índice de satisfação profissional (ISP)* foi desenvolvido para compreender e avaliar a satisfação profissional de enfermeiros, postulando que a satisfação profissional é um fenômeno multifacetado, composto por partes componentes distintas:[7,21]

- Autonomia – grau de independência, iniciativa e liberdade em relação ao trabalho, permitidas ou necessárias nas atividades diárias de trabalho.
- Interação – oportunidades de contato social e profissional, formal e informal, durante o horário de trabalho.
- *Status* profissional – importância ou significância percebida acerca do trabalho, tanto do ponto de vista individual quanto do ponto de vista de outros membros de um grupo social.
- Requisitos do trabalho – conteúdo do trabalho, incluindo as tarefas ou atividades que devem ser executadas como parte regular do trabalho.
- Normas organizacionais – limites ou regras estabelecidas pelo gerenciamento organizacional em relação às atividades de trabalho.
- Remuneração – pagamento em dinheiro e benefícios adicionais recebidos pelo trabalho executado.

O modelo considera que a satisfação profissional deve ser avaliada não apenas pela apreciação da situação momentânea de trabalho, mas também pela medida das expectativas do enfermeiro – a importância atribuída – em relação a componentes distintos do trabalho, uma vez que a avaliação da experiência de trabalho envolve tanto o aspecto cognitivo – como alguém pensa o trabalho – quanto o aspecto afetivo – como alguém sente o trabalho. Isso significa que componentes distintos do trabalho produzem diferentes níveis de satisfação, permitindo a exploração de facetas mais subjetivas do fenômeno.[21-22]

Estudos nacionais que utilizaram o ISP, realizados com enfermeiros de UTI,[7,19] apontaram que os enfermeiros relacionaram a autonomia ao componente mais importante para a satisfação profissional, enquanto as normas organizacionais foram eleitas as menos importantes. Quanto à satisfação percebida em relação aos componentes, os resultados também coincidiram, apontando *status* profissional como o componente com o qual se sentiram mais satisfeitos. Na avaliação geral do ISP (ponderação entre importância atribuída e satisfação percebida), dois componentes foram considerados os maiores geradores de satisfação global: autonomia e *status* profissional, invertendo apenas a classificação entre primeiro e segundo nos dois estudos.

---

* Descrição mais detalhada do ISP encontra-se nos Apêndices 1 e 2, ao final do capítulo.

Quanto aos componentes que geram menores graus de satisfação profissional, ambos os estudos foram congruentes, apontando remuneração, requisitos do trabalho e normas organizacionais, em ordem decrescente.

A autonomia é um dos elementos que conferem maior profissionalização e prestígio a uma ocupação, atendendo a demandas individuais de inserção social que, no caso do enfermeiro, são introduzidas ou reforçadas pela sua formação educacional. A organização hospitalar não favorece a criação de um campo de ação mais autônomo para o enfermeiro, em virtude das desigualdades na distribuição do poder, monopolizando o poder/saber médico e limitando a ação do enfermeiro (e de outros profissionais) nas decisões/condutas na assistência aos pacientes. Entretanto, reconhece-se que existe uma interdependência entre a tomada de decisões relacionadas à assistência ao paciente e o nível de conhecimento do enfermeiro nas UTI, gerando percepções de maior autonomia e independência quando tomam parte das decisões com a equipe médica.[7]

É importante ressaltar que, na análise situacional do componente autonomia, os aspectos que apresentaram maiores porcentuais de concordância foram: participação suficiente no planejamento da assistência aos pacientes e muitas responsabilidades e pouca autoridade.

A realização, pelos enfermeiros, de algumas atividades que são tradicional e legalmente de domínio da ocupação médica, é uma realidade nas UTI nacionais, mantendo relação estreita entre a autonomia do enfermeiro e o papel avançado que ele desempenha. Os enfermeiros consideram esse fato um *status* profissional diferenciado, representando valorização do seu conhecimento, reconhecimento e respeito pelo seu trabalho por parte de seus pares, médicos, pacientes e familiares. Isso justifica, parcialmente, o motivo pelo qual esses são os componentes com os quais os enfermeiros se sentem mais satisfeitos. Entretanto, essa percepção fundamenta-se em bases frágeis, uma vez que não é uniforme entre as UTI e tem limitações e implicações ético-legais.

O subcomponente interação com a equipe médica não foi considerado satisfatório, conforme expressado por um membro de uma equipe: "Gostaria que os médicos mostrassem mais respeito pelas habilidades e conhecimentos da equipe de enfermagem". Isso sugere que, a despeito da percepção de *status* profissional diferenciado pelos enfermeiros intensivistas, o maior fator que influencia a (des)valorização do seu papel profissional é com relação à equipe médica.[19] A natureza dessa relação foi historicamente constituída pela concepção patriarcal, que incorpora as relações de poder fundamentadas em gênero, e é socialmente mantida pelo modelo biomédico de assistência à saúde.

Em requisitos do trabalho, foi notória a concordância com as afirmações: "poderia prestar uma assistência muito melhor se tivesse mais tempo com cada paciente" e "poderia realizar um trabalho melhor se não tivesse tanto o que fazer o tempo todo". Em *status* profissional, destacaram-se "não tenho dúvida: o que eu faço em meu trabalho é realmente importante" e "me sinto orgulhosa(o) quando falo com outras pessoas sobre o que eu faço no meu trabalho".[19]

Além dos componentes descritos, a congruência entre as expectativas profissionais e as condições concretas de trabalho é um grande mediador da satisfação profissional de enfermeiros de UTI. Nesse aspecto, foram identificadas outras categorias que também geram satisfação profissional.[17]

Opção profissional ou escolha pessoal são os principais determinantes da trajetória profissional que leva um enfermeiro a atuar em UTI, uma vez que a busca por atividades desafiadoras e novas oportunidades de aprendizado é motivadora e leva ao alcance de resultados e à vivência de experiências positivas, tanto em termos pessoais quanto profissionais.[7,23]

Outras categorias que motivam o trabalho do enfermeiro na UTI são: proximidade com o paciente na prestação de cuidados diretos, predomínio das atividades assistenciais sobre as atividades administrativas, identificação com a condição crítica do paciente, acompanhamento dos resultados do trabalho, crescimento profissional e pessoal estimulados ou promovidos no exercício profissional e dinamismo do ambiente e da atuação profissional.[7] As dimensões profissionais descritas apontam que as experiências do trabalho do enfermeiro na UTI são consoantes às expectativas e necessidades individuais de envolvimento humano, altruísmo, utilidade social, reconhecimento e superação de desafios.

O componente remuneração não gera satisfação profissional e, portanto, não é o principal determinante, segundo a importância que lhe foi atribuída pelos enfermeiros de UTI. A percepção pela remuneração do trabalho exercido deve ser analisada não apenas pela objetividade que lhe é conferida, por tratar-se de uma área relativa à vida material, mas também pela subjetividade da avaliação individual perante o grupo social, que, ao contrário de excludentes, são complementares.[7,24]

Quanto aos componentes normas organizacionais e requisitos do trabalho, os quais apresentaram os menores resultados na avaliação da satisfação profissional, reconhece-se a relação que eles mantêm com aspectos considerados negativos no exercício profissional, como autonomia limitada, escassez de pessoal, desvios e/ou incompatibilidade de funções, automatização e fragmentação do trabalho, excesso de atividades burocráticas, excesso de responsabilidades, falta de reconhecimento e respeito profissionais, crescimento profissional limitado e falta de identificação com a assistência intensiva.[7] Na categoria desvios e/ou incompatibilidade de funções, alguns enfermeiros apontaram insatisfação por realizarem tarefas supostamente do repertório do profissional de nível médio (técnico/auxiliar de enfermagem), inferindo que a execução de cuidados diretos implica falta de prestígio profissional e anulação da dimensão do saber, perpetuando e pactuando com a ambiguidade cuidar *versus* administrar e com a fragmentação da assistência.

A falta de reconhecimento e respeito pelo trabalho executado nas UTI foi outro tema que emergiu, tendo profundo impacto sobre a imagem profissional do enfermeiro e, consequentemente, sobre suas percepções acerca do trabalho, da profissão, da autoestima, do autoconceito e da autoimagem.[25]

Assim, quando as exigências profissionais associam-se às exigências individuais decorrentes da vida pessoal e cotidiana, como dupla ou tripla jornada de trabalho (segundo emprego, trabalho doméstico, exigências familiares), entre outros, o conflito entre os papéis desempenhados dentro e fora do trabalho pode gerar insatisfação em ambos os papéis, sendo um dos grandes fatores determinantes de sofrimento psíquico entre enfermeiros.[26-27]

Concebe-se, portanto, que a prática profissional do enfermeiro na UTI envolve aspectos peculiares e únicos, visto que envolve o cuidar de um ser humano pelo outro. O ser humano é, simultaneamente, objeto e agente do cuidar. Como agente humano, é passível de ser influenciado – positiva ou negativamente – pelas características e elementos ocupacionais do trabalho em UTI, em seu bem-estar físico, mental e social, por meio do (des)equilíbrio entre as demandas da experiência profissional em UTI e uma vida satisfatória, saudável e produtiva.

QUALIDADE DE VIDA DO ENFERMEIRO INTENSIVISTA

A análise da relação homem-trabalho e das articulações entre os elementos que, direta e/ou indiretamente, interferem nas percepções e expectativas dos enfermeiros intensivistas acerca do seu trabalho e da qualidade de sua vida possibilita maior compreensão do indivíduo e de sua realidade social, contribuindo com o desenvolvimento da ciência, da teoria e da prática de enfermagem e cidadania, considerando o enfermeiro promotor, mantenedor e recuperador da saúde e do bem-estar.

O estudo da relação entre qualidade de vida e satisfação profissional é um campo amplo de pesquisa, notoriamente complexo, que incorpora aspectos distintos, incluindo a magnitude das relações, a direção de causalidades e os fatores mediadores.

Três principais modelos teóricos podem explicar essas relações.[28] O modelo da transferência sugere que os comportamentos assumidos no trabalho estendem-se à vida pessoal e vice-versa, em uma relação direta e linear. Por outro lado, o modelo da compensação descreve a existência de uma relação inversa entre vida pessoal e profissional, sugerindo que a dimensão deficitária é compensada pela outra, como ponto de equilíbrio. O modelo da segmentação pressupõe a ausência de relações entre as dimensões profissionais e pessoais, concebendo-as como entidades isoladas.[28]

A Organização Mundial da Saúde (OMS) define qualidade de vida como "a percepção do indivíduo de sua posição na vida no contexto da cultura e sistema de valores nos quais ele vive e em relação aos seus objetivos, expectativas, padrões e preocupações".[29] É um conceito amplo, influenciado de forma complexa pela saúde física, estado psicológico, crenças pessoais, relações sociais e características ambientais.

A concepção de qualidade de vida permanece controversa, e ainda não existe definição que seja comumente aceita pelos estudiosos do tema, assim como não há consenso sobre os atributos que compõem o conceito. Vários termos igualam qualidade de vida a atributos como satisfação com a vida, bem-estar, saúde, felicidade, autoestima, adaptação, valor da vida, significado da vida e estado funcional. Consequentemente, as dimensões do conceito variam de acordo com a situação avaliada e a ótica do avaliador.

A qualidade de vida também pode ser definida como "o grau no qual as experiências de vida de alguém são satisfatórias".[30] De acordo com essa concepção, a história pessoal, a situação social, a cultura, o ambiente e a idade interferem na percepção de uma pessoa sobre o significado de qualidade de vida. Portanto, o conceito abrange não apenas indicadores objetivos, como função física, renda, moradia e trabalho, mas também a percepção subjetiva e individual de bem-estar. Cabe salientar que os indicadores objetivos de qualidade de vida medem recursos ou estados que interferem na qualidade de vida, enquanto os indicadores subjetivos avaliam diretamente a experiência de vida.[31]

A conceituação subjetiva de qualidade de vida baseia-se no significado que os indivíduos dão às suas experiências de vida. O julgamento subjetivo dos indivíduos em relação à sua qualidade de vida global é determinado, principalmente, pelo nível de satisfação e/ou felicidade referentes a vários domínios de importância para eles. Entretanto, existe discordância quanto à utilização das denominações satisfação com a vida e felicidade, de forma intercambiável, visto que felicidade é um estado afetivo transitório, que reflete como alguém se sente, enquanto satisfação com a vida é um julgamento cognitivo baseado em fatos circunstanciais de uma pessoa e derivada de uma comparação entre a aspiração e o alcance atual.[30] Ressalta-se que o conceito de satisfação com a vida tem sido amplamente utilizado na avaliação da qualidade de vida e é considerado o seu mais importante indicador.[31]

Um modelo conceitual de qualidade de vida desenvolvido por enfermeiras, que tem sido amplamente utilizado em estudos especializados, é o que embasa o Índice de Qualidade de Vida (IQV) de Ferrans e Powers.[31,32] Na concepção desse modelo, as autoras uniram várias abordagens metodológicas, tendo como enfoque central a visão individualista, que considera qualidade de vida um conceito subjetivo que, portanto, depende de avaliação individual. A essência da qualidade de vida baseia-se na experiência de vida de cada pessoa e só a ela cabe julgá-la, de acordo com seus valores e preferências.

O modelo tem como núcleo central o conceito de satisfação com a vida, que abrange a experiência cognitiva resultante de julgamentos sobre a satisfação com as diferentes áreas da vida importantes para o indivíduo. Na visão de qualidade de vida do IQV,* considera-se a importância que as pessoas atribuem a diferentes aspectos da vida, na perspectiva de que a avaliação das variações individuais entre satisfação percebida e importância atribuída pode levar a uma representação mais exata da qualidade de vida.[31]

No IQV, qualidade de vida é definida como "a sensação de bem-estar de uma pessoa que deriva da satisfação ou insatisfação com as áreas da vida que são importantes para ela", podendo ser avaliada por diversos elementos, dentro de quatro grandes domínios inter-relacionados, que determinam o quanto a vida pode ser (in)satisfatória. São os domínios: saúde e funcionamento, social e econômico, psicológico e espiritual e família.[32]

O esquema de pontuação do IQV articula os graus de satisfação com os de importância atribuídos aos elementos que o constituem, com base na premissa de que pessoas satisfeitas com áreas importantes para elas desfrutam de melhor qualidade de vida do que aquelas insatisfeitas com áreas que consideram relevantes.

Um estudo nacional que utilizou o IQV para analisar enfermeiros intensivistas identificou aspectos muito significativos sobre a qualidade de vida dos enfermeiros.[7] Primeiramente, os enfermeiros apontaram maiores níveis de satisfação em relação aos domínios família; social e econômico; psicológico e espiritual; saúde e funcionamento, nessa ordem. Atribuíram maior importância aos domínios psicológico e espiritual; família; saúde e funcionamento; e, por último, social e econômico. Ao se ponderar o nível de satisfação pelo nível de importância, o domínio família obteve a melhor avaliação. Os domínios psicológico e espiritual, e social e econômico alcançaram níveis idênticos e medianos de qualidade de vida, enquanto o domínio saúde e funcionamento demonstrou-se muito comprometido entre os enfermeiros intensivistas.[7]

A maior relevância do domínio família para a qualidade de vida desses profissionais reflete a satisfação e a importância atribuídas à qualidade da interação familiar e aos vínculos emocionais e afetivos, considerando o papel que a família exerce como "pilar fundamental da vida social".[7,24]

---

* Uma descrição mais detalhada do IQV, assim como do instrumento propriamente dito, encontra-se nos Apêndices 3 e 4, ao final do capítulo.

O domínio psicológico e espiritual incorpora aspectos subjetivos de bem-estar, felicidade, contentamento, esperança, otimismo, espiritualidade, alcance de objetivos e significado da vida, preditores do valor da vida inerentes à condição humana.[20] Infere-se, ainda, que os enfermeiros apresentaram o mesmo nível de qualidade de vida em relação ao domínio social e econômico, uma vez que este também incorpora experiências subjetivas de relacionamento e inserção social.

Os aspectos que mais comprometeram a qualidade de vida dos enfermeiros intensivistas foram: atividades de lazer e diversão; quantidade de preocupações; intensidade de dor; cuidado com a saúde; energia para as atividades diárias; vida sexual, elementos que integram o domínio saúde e funcionamento.[7]

Quanto ao perfil de saúde desses enfermeiros (na maioria mulheres, com idade média de 34,9 anos), também foram encontrados resultados expressivos. Cerca de 45,5% relataram ausência no trabalho por problemas de saúde nos 6 meses prévios à realização do estudo, com média de 7,6 dias de faltas ao trabalho. Foram apontados como principais causas: problemas respiratórios (30,6%), ortopédicos (21,2%) e gástricos (14,1%). Aproximadamente 11% tinham hábito de tabagismo, enquanto 6,6% consumiam álcool mais de uma vez por semana; 31,2% relataram não dormir bem, e 35,9% relataram dormir em períodos irregulares (dia ou noite, alternadamente), com média de 6,6 horas de sono por período; 36,4% faziam uso contínuo de medicamentos por problemas ortopédicos (17,9%), hipotireoidismo (16,4%) e hipertensão arterial (14,9%); 11,8% relataram uso de tratamentos não medicamentosos, como psicoterapia (depressão, ansiedade, síndrome do pânico), fisioterapia e acupuntura (problemas ortopédicos).[33]

RELAÇÕES ENTRE SATISFAÇÃO PROFISSIONAL E QUALIDADE DE VIDA DOS ENFERMEIROS INTENSIVISTAS

O trabalho é reconhecido como significativo e imprescindível para a qualidade de vida, não apenas pela percepção de utilidade produtiva, mas também pela satisfação de necessidades e desejos.[24] Assim, o trabalho é importante para a concepção de qualidade de vida, uma vez que é responsável por direcionar crenças, valores e desejos na construção do cotidiano, sendo um fator interveniente na própria identidade pessoal e determinante no estilo de vida ou em mudanças na vida do homem.[34]

Um estudo realizado com enfermeiros intensivistas que identificou as relações entre a satisfação profissional e a qualidade de vida apontou resultados expressivos.[7]

Ao serem analisadas as relações entre "sentir-se satisfeito em relação à vida", "sentir-se satisfeito em relação ao trabalho" e "o trabalho dá sentido à vida", foram encontradas associações significativas entre as respostas negativas e os mais baixos níveis de qualidade de vida e satisfação profissional. Inversamente, as respostas positivas foram associadas aos mais elevados níveis de qualidade de vida e satisfação profissional.[7]

Por meio da interpretação de indicadores de vida e trabalho apresentada por enfermeiros com níveis mais elevados de qualidade de vida e satisfação no trabalho, os enfermeiros foram caracterizados quanto à sua percepção perante a vida: satisfeitos, confiantes, tranquilos, equilibrados, sem problemas familiares, fáceis de se relacionar, animados e em paz; e quanto ao seu trabalho: satisfeitos, confiantes, adequados, equilibrados, fáceis de se relacionar e felizes em relação ao seu trabalho.[7]

Ao serem questionados se o trabalho influencia a vida pessoal, os enfermeiros responderam: "sim, negativamente" (36,5%); "sim, positivamente" (27,0%); "não" (23,8%); e "sim, positiva e negativamente" (12,7%). Ao justificarem as respostas, foram evidenciados aspectos importantes na relação trabalho *versus* vida pessoal.[7]

As influências negativas da vida no trabalho sobre a vida fora do trabalho foram explicitadas em categorias: sente cansaço, falta de energia física, mental e emocional; a jornada e os turnos de trabalho determinam dificuldades na vida particular e insatisfação; não consegue se "desligar" dos problemas e dificuldades vivenciados no trabalho, transferindo-os para a vida pessoal; o trabalho gera tensão e estresse; falta tempo para as atividades pessoais; o desempenho está abaixo das próprias expectativas; e o trabalho desencadeia tristeza e depressão.[7]

O cansaço e a exaustão física apontados pelos enfermeiros estão relacionados às situações de esforço realizadas na UTI, como manipulação excessiva de peso (pacientes, equipamentos), posições inadequadas na realização de procedimentos e atendimentos de emergência, e trabalho em pé na maior parte do turno. Porém, a sensação de cansaço incorpora outros fatores, incluindo fatores sociais, psicológicos e fisiológicos. A percepção de falta de energia mental e emocional pode estar relacionada às características da assistência de enfermagem em UTI, como atenção constante, ritmo acelerado de trabalho, imprevisibilidade, entre outras; e a fatores organizacionais, como falta de pessoal e divisão do trabalho.

A demanda de trabalho foi apontada como um dos aspectos que afetam negativamente a percepção do enfermeiro acerca do seu contexto de trabalho, estando associada direta e intensamente ao déficit de pessoal. Esse resultado não é inédito, porém é alarmante, sendo considerado importante causador de deterioração da qualidade da assistência de enfermagem, ansiedade, sofrimento psíquico e estresse ocupacional (desequilíbrio entre a exigência de trabalho e a capacidade do enfermeiro para atendê-la) e desgaste profissional.[15,36]

Estudos internacionais apontaram que o déficit de pessoal de enfermagem é responsável pelo aumento da mortalidade de pacientes cirúrgicos e pelo aumento de complicações cardíacas, respiratórias e infecciosas em pacientes críticos.[37-38]

O valor conferido ao domínio família para uma boa qualidade de vida foi paradoxalmente indicado pelos relatos de sofrimento dos enfermeiros por terem seu tempo de dedicação à família tolhido pelas exigências do trabalho, demonstrando que "a qualidade da interação familiar é mais importante do que a quantidade de contato".[24]

A categoria jornada e turnos de trabalho determina dificuldades na vida particular e insatisfação, o que não é surpreendente, visto que o trabalho em turnos, como garantia de manutenção da assistência durante 24 horas, é uma característica do trabalho de enfermagem em instituições hospitalares. Afeta um contingente expressivo de trabalhadores e pode ser operacionalizado nas modalidades de turnos fixos de trabalho ou turnos alternantes (rodízio de horários de trabalho), segundo determinação institucional.[7]

Os turnos alternantes de trabalho violam o ritmo circadiano e influenciam não apenas os ritmos biológicos, mas também os padrões sociais, podendo gerar fadiga física e mental, alterações dos padrões de sono, irritabilidade, apatia, consumo de álcool e/ou drogas (frequentemente para autotratamento de insônia), alterações do humor, depressão, mudanças no desempenho físico, distúrbios mentais, neurológicos e psiquiátricos, distúrbios gastrintestinais, interferências no relacionamento pessoal e familiar, restrições às atividades sociais e dificuldades no planejamento da vida.[38,39] Um aspecto que se destaca no trabalho noturno, considerando o trabalho do enfermeiro intensivista, é a redução do nível de alerta.

Quanto a essa temática, reconhece-se que a adaptação das mulheres ao turno noturno é diferente da dos homens, não apenas pela opção do turno de trabalho (acomodação de necessidades familiares), mas também pela organização da vida cotidiana fora do trabalho.[41]

Para enfrentar as dificuldades, alguns aspectos se destacam, como apoio na adaptação do profissional ao trabalho, o tempo de experiência, horário fixo, trabalho como fonte de realização e satisfação, capacitação e formação profissional, apoio social e familiar.[41-42]

Os apoios também auxiliam no desenvolvimento de estratégias para equilibrar a vida pessoal com o trabalho e auxiliam na adaptação ao ambiente da UTI — "o equilíbrio na vida particular gera equilíbrio no trabalho".[7,38]

Entre as influências positivas, destacam-se: experiências profissionais gerando equilíbrio pessoal e valorização da vida; trabalho como fonte de realização e satisfação; aspecto financeiro; experiências da vida profissional aplicadas na vida pessoal e no meio social; trabalho como estimulador do desenvolvimento acadêmico; e vivências profissionais compartilhadas na vida conjugal.[7]

Esse resultado é significativo, uma vez que simultaneamente confirma as influências exercidas pelo convívio com situações de dor, sofrimento e morte sobre o aparato afetivo e emocional. Além disso, confronta com as teorias que postulam essas situações como potenciais fontes geradoras de estresse. Essa percepção pode ser interpretada como uma estratégia defensiva de enfrentamento de situações emocionalmente excedentes – extrair valores positivos de eventos negativos ou ser interpretada pela perspectiva que contempla a apropriação da experiência intersubjetiva por meio da atribuição de sentido e significados.

Em relação às influências positivas da vida pessoal sobre o trabalho, os enfermeiros reconheceram que "o equilíbrio na vida particular gera equilíbrio no trabalho". Inversamente, foram apontadas influências negativas: "os problemas pessoais geram dificuldades no trabalho", "o enfermeiro chega ao trabalho cansado" e "algumas dificuldades da vida particular impedem maior envolvimento profissional".[7]

Quanto aos padrões de comportamento relacionados à satisfação profissional e à qualidade de vida, verificou-se que os enfermeiros que apresentaram os melhores níveis de satisfação profissional também apresentaram os melhores níveis de qualidade de vida. Da mesma forma, os enfermeiros que apresentaram os piores níveis de satisfação profissional também apresentaram os piores níveis de qualidade de vida. As características dos enfermeiros intensivistas que influenciaram a satisfação profissional e a qualidade de vida foram a qualidade do sono e as atividades que realizavam predominantemente nas UTI; os enfermeiros com maior nível de satisfação profissional e qualidade de vida apresentaram melhor qualidade do sono, sendo que nenhum deles exercia, predominantemente na UTI, atividades administrativas e gerenciais, consideradas tediosas e pouco flexíveis.[7]

DESAFIOS FUTUROS

Acredita-se que o estudo das relações entre qualidade de vida e satisfação profissional dos enfermeiros intensivistas contribua para maior compreensão acerca do trabalho em UTI e do trabalho em enfermagem.

O enfermeiro que dissocia a vida no trabalho e a vida fora do trabalho (ou não concebe a associação entre elas) reforça a cisão do trabalhador em duas pessoas diferentes, indicando a necessidade de medidas efetivas de proteção quanto ao sofrimento no trabalho.

Diversos aspectos da vida pessoal e profissional desses enfermeiros demonstram que a vida no trabalho e a vida fora do trabalho estão inter-relacionadas, e sua compreensão ainda não foi completamente concluída, indicando a necessidade de investigações futuras direcionadas a esses temas, de forma que agregue conhecimentos sobre estratégias eficientes de diagnóstico e suporte profissional para esse grupo de enfermeiros.

RESUMO

A natureza do trabalho em UTI é complexa, de alta demanda, dinâmica e paradoxal, uma vez que interfere direta e indiretamente na vida do enfermeiro, principalmente nos aspectos físico, social e emocional. Concebe-se, portanto, que a prática profissional do enfermeiro na UTI envolve aspectos peculiares e únicos, visto que é uma atividade que consiste de um ser humano cuidar de outro. O enfermeiro é, simultaneamente, objeto e agente do cuidar. Como agente humano, é passível de ser influenciado – positiva ou negativamente – pelas características e elementos ocupacionais do trabalho em UTI, em seu bem-estar físico, mental e social, por meio do (des)equilíbrio entre as demandas da experiência profissional em UTI e uma vida satisfatória, saudável e produtiva. A satisfação em relação ao trabalho é um fenômeno de múltiplas facetas, influenciada por dimensões objetivas do trabalho e subjetivas do enfermeiro. A percepção do enfermeiro quanto às suas atividades na UTI tem associação direta e indireta com as percepções que ele tem em relação à própria vida. O trabalho é importante para a concepção da qualidade de vida, uma vez que direciona crenças, valores e desejos na construção do cotidiano. Assim, concebe-se a relação, diretamente proporcional, entre satisfação profissional e qualidade de vida.

PROPOSTAS PARA ESTUDO

1. Descrever as principais características da UTI.
2. Conceituar paciente crítico e potencialmente crítico.
3. Refletir sobre o trabalho do enfermeiro na UTI.
4. Segundo a legislação, descrever as atividades exclusivas do enfermeiro na assistência intensiva.
5. Descrever por que o trabalho do enfermeiro na UTI é paradoxal.
6. Conceituar satisfação profissional.
7. Relacionar os principais determinantes da satisfação profissional do enfermeiro intensivista.
8. Conceituar qualidade de vida.
9. Discorrer sobre as influências que o trabalho do enfermeiro intensivista exercem sobre sua vida pessoal.

REFERÊNCIAS BIBLIOGRÁFICAS

1. Aiken LH, Clarke SP, Sloane DM, Lake ET, Cheney T. Effects of hospital care environment on patient mortality and nurse outcomes. J Nurs Adm. 2008; 38(5): 223-9.

2. Brasil. Ministério da Saúde. Agência Nacional de Vigilância Sanitária. Consulta Pública n. 21, de 27 de abril de 2006. Minuta de resolução que define o regulamento técnico para funcionamento de serviços de atenção ao paciente crítico e potencialmente crítico. Diário Oficial da União, Brasília, 28 abr. 2006. Seção 1, p. 136.

3. Girardi SN. Aspectos do(s) mercado(s) de trabalho em saúde no Brasil: estrutura, dinâmica e conexões. In: Santana JP, Castro JL (orgs.). Capacitação em desenvolvimento de recursos humanos de saúde. Natal (RN): EDUFRN; 1999 p. 125-50. Disponível em: http://www.opas.org.br/rh/publicacoes/textos_apoio/pub04U1T6.pdf. Acesso em 15 jan. 2009.

4. Vargas MAO, Meyer DE. Ressignificações do humano no contexto da "ciborguização": um olhar sobre as relações humano-máquina na terapia intensiva. Rev Esc Enferm USP. 2005;39(2):211-9.

5. Lino MM, Calil AM. O ensino de cuidados críticos/intensivos na formação do enfermeiro: momento para reflexão. Rev Esc Enferm USP. 2008;42(4):777-83.

6. Martins MIC. A transição tecnológica na saúde: desafios para a gestão do trabalho. Trab Educ Saúde. 2004 set;2(2):287-310.

7. Lino MM. Qualidade de vida e satisfação profissional de enfermeiras de unidades de terapia intensiva [tese]. São Paulo: Universidade de São Paulo; 2004. Disponível em: http://www.teses.usp.br/teses/disponiveis/7/7139/tde-17112004-151221/. Acesso em 15 jan. 2009.

8. Silva IAS, Cruz EA. Trabalho da enfermeira intensivista: um estudo da estrutura das representações sociais. Rev Esc Enferm USP. 2008;42(3):554-62.

9. Brasil. Decreto n. 94.406, de 8 de junho de 1987. Regulamenta a Lei n. 7.498, de 25 de junho de 1986, que dispõe sobre o exercício da enfermagem, e dá outras providências. Diário Oficial da União, Brasília, 9 jun. 1987. Seção 1, p. 8853-5.

10. Conselho Federal de Enfermagem. Resolução n. 293/2004, de 21 de setembro de 2004. Fixa e estabelece parâmetros para o dimensionamento do quadro de profissionais de enfermagem nas unidades assistenciais das instituições de saúde e assemelhados. Diário Oficial da União, Brasília, 1º nov. 2004. Seção 1, p. 52-3.

11. Pinho LB, Santos SMA, Kantorski LP. Análise do processo de trabalho da enfermagem na unidade de terapia intensiva. Texto Contexto Enferm. 2007;16(4):703-11.

12. Capella BB, Faria EM, Gelbcke FL, Spricigo JS. Profissionalização da enfermagem: uma necessidade social. Rev Bras Enferm. 1988;41(2):161-8.

13. Bastos MA. O saber e a tecnologia: mitos de um centro de tratamento intensivo. Rev Lat Am Enferm. 2002;10(2):131-6.

14. Pinho LB, Santos SMA. Dialética do cuidado humanizado na UTI: contradições entre o discurso e a prática profissional do enfermeiro. Rev Esc Enferm USP. 2008;42(1):66-72.

15. Beck CLC, Gonzales RMB, Leopardi MT. O "estado de alerta" dos trabalhadores de enfermagem em unidades críticas. Texto Contexto Enferm. 2002;11(1):151-168.

16. Thornton J, White A. A Heideggerian investigation into the lived humour by nurses in an intensive care unit. Int Crit Care Nurs. 1999;15(5):266-78.

17. Chaboyer W, Najman J, Dunn S. Factors influencing job valuation: a comparative study of critical care and non-critical care nurses. Int J Nurs Stud. 2001;38(2):153-61.

18. Le Blanc PM, de Jonge J, de Rijk AE, Schaufeli WB. Well-being of intensive care nurses (WEBIC): a job analytic approach. J Adv Nurs. 2001;36(3):460-70.

19. Lino MM. Satisfação profissional entre enfermeiras de UTI: adaptação transcultural do Index of Work Satisfaction [dissertação]. São Paulo: Universidade de São Paulo; 1999. Disponível em: http://www.teses.usp.br/teses/disponiveis/7/7138/tde-12112004-163915/. Acesso em 15 jan. 2009.
20. Seligman ME, Csikszentmihalyi M. Positive psychology: an introduction. Am Psychol. 2000;55(1):5-14.
21. Stamps PL. Nurses and work satisfaction: an index for measurement. 2. ed. Chicago: Health Administration Press; 1997.
22. Zalewska AM. Job satisfaction and importance of work aspects related to predominant values and reactivity. Int J Occup Saf Ergon. 1999;5(4):485-511.
23. Judge TA, Bono JE, Locke EA. Personality and job satisfaction: the media-ting role of job characteristics. J Appl Psychol. 2000;85(2):237-49.
24. Setién ML. Indicadores sociales de calidad de vida. Un sistema de medición aplicado al País Vasco. Madrid: CIS; 1993.
25. Takase M, Kershaw E, Burt L. Does public image of nurses matter? J Prof Nurs. 2002;18(4):196-205.
26. Araújo TM, Aquino E, Menezes G, Santos CO, Aguiar L. Aspectos psicossociais do trabalho e distúrbios psíquicos entre trabalhadoras de enfermagem. Rev Saúde Pública. 2003;37(4):424-33.
27. Cimete G, Gencalp NS, Keskin G. Quality of life and job satisfaction of nurses. J Nurs Care Qual. 2003;18(2):151-8.
28. Coury HJCG. Satisfação no trabalho e satisfação na vida: questões teóricas e metodológicas. In: Néri AL (org.). Qualidade de vida e idade madura. Campinas: Papirus; 1993. p. 137-56.
29. WHOQOL Group. The World Health Organization Quality of Life Assessment (WHOQOL): position paper from the World Health Organization. Soc Sci Med. 1995;41(10):1403-9.
30. Zhan L. Quality of life: conceptual and measurement issues. J Adv Nurs. 1992;17(7):795-800.
31. Ferrans CE, Powers MJ. Quality of life index: development and psychometric properties. ANS Adv Nurs Sci. 1985;8(1):15-24.
32. Ferrans CE, Powers MJ. Psychometric assessment of the Quality of Life Index. Res Nurs Health. 1992;15(1):29-38.
33. Lino MM, Kimura M. Perfil de saúde e qualidade de vida de enfermeiros intensivistas. Rev Bras Ter Intensiva. 2006;18(Sup):66-7.
34. Haddad MCL. Qualidade de vida dos profissionais de enfermagem. Espaço Saúde. 2000;1(2):75-88.
35. Barros ALBL, Humerez DC, Fakih FT, Michel JLM. Situações geradoras de ansiedade e estratégias para seu controle entre enfermeiras: estudo preliminar. Rev Lat Am Enferm. 2003;11(5):585-92.
36. Aiken LH, Clarke SP, Sloane DM, Sochalski J, Silber JH. Hospital nurse staffing and patient mortality, nurse burnout, and job dissatisfaction. JAMA. 2002;23-30;288(16):1987-93.
37. Amaravadi RK, Dimick JB, Pronovost PJ, Lipsett PA. ICU nurse-to-patient ratio is associated with complications and resource use after esophagectomy. Int Care Med. 2000;26(12):1857-62.
38. Costa ES, Morita I, Martinez MAR. Percepção dos efeitos do trabalho em turnos sobre a saúde e a vida social em funcionários da enfermagem em um hospital universitário do estado de São Paulo. Cad Saúde Pública. 2000;16(2):553-5.
39. Fischer FM, Teixeira LR, Borges FN, Gonçalves MB, Ferreira RM. Percepção de sono: duração, qualidade e alerta em profissionais da área de enfermagem. Cad Saúde Pública. 2002;18(5):1261-9.
40. Rotenberg L, Portela LF, Marcondes WB, Moreno C, Nascimento CP. Gênero e trabalho noturno: sono, cotidiano e vivências de quem troca a noite pelo dia. Cad Saúde Pública. 2001;17(3):639-49.
41. McHugh MD, Kelly LA, Smith HL, Wu ES, Vanak JM, Aiken LH. Lower mortality in magnet hospitals. Med Care. 2013 May;51(5):382-8.
42. McCulloch P, Rathbone J, Catchpole K. Interventions to improve teamwork and communications among healthcare staff. Br J Surg. 2011 Apr;98(4):469-79.

PARA SABER MAIS

Binotto J, Vargas MAO, Leal SMC, Porto SG. Percepções e vivências dos profissionais de enfermagem sobre a morte e o morrer em unidade de terapia intensiva. Rev Paul Enferm. 2006;25(3):156-62.

Dal Pai D, Lautert L. Estratégias de enfrentamento do adoecimento: um estudo sobre o trabalho da enfermagem. Acta Paul Enferm. 2009 fev; 22(1):60-5.

Dal Pai D, Schrank G, Pedro ENR. O enfermeiro como ser sociopolítico: refletindo a visibilidade da profissão do cuidado. Acta Paul Enferm. 2006 mar; 19(1):82-7.

Ferrans CE. Ferrans and Powers Quality of Life Index (QLI) [on-line]. Chicago (IL): Department of Medical Surgical Nursing College of Nursing. University of Illinois. Disponível em: http://www.uic.edu/orgs/qli/index.htm.

Garrett C. The effect of nurse staffing patterns on medical errors and nurse burnout. AORN J. 2008 jun;87(6):1191-204

Inoue KC, Matsuda LM, Silva DMPP, Uchimura TT, Mathias TAF. Absenteismo ¾ doença da equipe de enfermagem em unidade de terapia intensiva. Rev Bras Enferm. 2008;61(2):209-14.

Kirkbride G, Floyd V, Tate C, Wendler MC. Weathering the storm: nurses' satisfaction with a mobile admission nurse service. Nurs Manag. 2012 Apr;20(3):344-53.

Lacaz FAC. Qualidade de vida no trabalho e saúde/doença. Ciênc. Saúde Coletiva. 2000 jun, 5(1):151-61.

Leite MA, Vila VSC. Dificuldades vivenciadas pela equipe multiprofissional na unidade de terapia intensiva. Rev Lat Am Enferm. 2005;13(2):145-50.

Lephalala RP, Ehlers VJ, Oosthuizen MJ. Factors influencing nurses' job satisfaction in selected private hospitals in England. Curationis. 2008 Sep;31(3):60-9.

Li J, Lambert VA. Workplace stressors, coping, demographics and job satisfaction in Chinese intensive care nurses. Nurs Crit Care. 2008 Jan-Feb;13(1):12-24.

Lu H, Barriball KL, Zhang X, While AE. Job satisfaction among hospital nurses revisited: a systematic review. Int J Nurs Stud. 2012 Aug;49(8):1017-38.

Lu H, While AE, Barriball KL. Job satisfaction among nurses: a literature review. Int J Nurs Stud. 2005 Feb;42(2):211-27.

Lucena AF, Crossetti MGO. Significado do cuidar na unidade de terapia intensiva. Rev Gaucha Enferm. 2004;25(2):243-56.

Lucena AF, Paskulin LMG, Souza MF, Gutiérrez MGR. Construção do conhecimento e do fazer enfermagem e os modelos assistenciais. Rev Esc Enferm. USP. 2006 jun; 40(2):292-8.

Matsuda LM, Évora YDM. Gestão da equipe de enfermagem de uma UTI: a satisfação profissional em foco. Ciênc Cuid Saúde. 2003;2(1):11-8.

Miranda EJP, Stancato K. Riscos à saúde de equipe de enfermagem em unidade de terapia intensiva: proposta de abordagem integral da saúde. Rev Bras Ter Intensiva. 2008;20(1):68-76.

Oliveira EM. Segurança do paciente em unidades de terapia intensiva: ambiente das práticas profissionais de enfermagem e satisfação profissional na ocorrência de eventos adversos [tese]. São Paulo: Escola de Enfermagem, Universidade de São Paulo; 2015.

Pelliciotti JSS, Kimura M. Erros de medicação e qualidade de vida relacionada à saúde de profissionais de enfermagem em unidades de terapia intensiva. Rev Lat Am Enferm. Nov-dez 2010:18(6): [9 telas]. Disponível em: http://www.scielo.br/pdf/rlae/v18n6/pt_04.pdf [Acesso em: 2 jun.2015.]

Santos LSC. Qualidade de vida relacionada à saúde e condições de trabalho dos enfermeiros de unidades de terapia intensiva do município de São Paulo [tese]. São Paulo: Escola de Enfermagem, Universidade de São Paulo; 2012.

Shimizu HE, Ciampone MHT. As representações dos técnicos e auxiliares de enfermagem acerca do trabalho em equipe na unidade de terapia intensiva. Rev Lat Am Enferm. 2004;12(4):623-30.

Shimizu HE, Ciampone MHT. Sofrimento e prazer no trabalho vivenciado pelas enfermeiras que trabalham em unidades de terapia intensiva em um hospital escola. Rev Esc Enferm USP. 1999;33(1):95-106.

Silva RM, Beck CLC, Guido LA, Lopes LFD, Santos JLG. Análise quantitativa da satisfação profissional dos enfermeiros que atuam no período noturno.Texto Contexto Enferm. 2009 jun; 18(2):298-305.

Siqueira VTA, Kurcgant P. Satisfação no trabalho: indicador de qualidade no gerenciamento de recursos humanos em enfermagem. Rev Esc Enferm USP. 2012 fev;46(1):151-7.

Spetz J, Herrera C. Changes in nurse satisfaction in California, 2004 to 2008. J Nurs Manag. 2010 jul;18(5):564-72.

Vargas MAO, Meyer DE. A textualização de corpos doentes através de imagens: uma das lições da UTI. Rev Bras Enferm. 2003;56(2):169-74.

Vargas MAO, Ramos FRS. Tecnobiomedicina: implicações naquilo e daquilo que a enfermagem faz em terapia intensiva. Texto Contexto Enferm. 2008;17(1):168-76.

Vila VSC, Rossi LA. O significado cultural do cuidado humanizado em unidade de terapia intensiva: muito falado e pouco vivido. Rev Lat Am Enferm. 2002;10(2):137-44.

APÊNDICE 1

Sobre o Índice de Satisfação Profissional

O Índice de Satisfação Profissional (ISP) foi desenvolvido pela dra. Paula L. Stamps, professora e pesquisadora da Escola de Saúde Pública e Ciências da Saúde da Universidade de Massachusetts, Amherst. Sua finalidade é avaliar o nível de satisfação de enfermeiros em relação a seis componentes profissionais (autonomia, interação, *status* profissional, requisitos do trabalho, normas organizacionais, remuneração) e identificar a importância relativa que eles atribuem a esses componentes.[21]

Essa abordagem foi diretamente influenciada pela teoria dos dois fatores e pela teoria da hierarquia das necessidades, de Herzberg e Maslow, que sugerem que os diferentes componentes da satisfação profissional produzem diferentes níveis de satisfação. A teoria da referência de grupos sociais, de Adams, também influenciou o instrumento, pela inclusão de itens que comparam atitudes entre grupos de colegas.[21]

O ISP foi adaptado para a língua portuguesa e para a cultura de enfermeiras brasileiras de UTI. A autorização formal para tradução, adaptação e utilização da versão brasileira do ISP foi obtida com Paula L. Stamps e a empresa Market Street Research, Inc. (sediada em Northampton, Massachusetts, Estados Unidos), que detêm os direitos autorais.[19]

Ele é composto por duas partes, que utilizam o método de medidas de atitudes, relacionando a medida da situação atual de trabalho (satisfação) com a medida de expectativas (importância) em relação ao trabalho.

A primeira parte (parte A) consiste no método de comparações pareadas, com base na técnica de julgamentos comparativos. Contém uma lista de 15 pares, que combinam os seis componentes da satisfação profissional entre si. O enfermeiro deve escolher, de cada par, qual dos dois componentes considera mais importante, em termos de influência sobre sua satisfação. Essa parte do instrumento permite a medida da importância atribuída a cada componente.

A segunda parte (parte B) consiste em uma escala de atitudes, do tipo Likert, de sete pontos, que varia entre discorda inteiramente (7) e concorda inteiramente (1). É composta por 44 enunciados (itens), que abrangem os seis componentes da satisfação profissional e avaliam o quanto o enfermeiro encontra-se satisfeito em relação a cada componente. Respeitando o método Likert, 22 itens são sentenciados positivamente e 22 itens negativamente (Quadro 59.1). Esses itens estão dispostos aleatoriamente no instrumento, de forma que o enfermeiro respondente não sabe qual componente está sendo medido. Nessa parte do instrumento, é possível dividir o componente interação em subdomínios distintos: interação com a equipe de enfermagem e interação com a equipe médica, que permitem avaliação mais precisa e significativa das relações interpessoais no trabalho.

Um ponto importante a ser destacado é que a direção da escala é positiva, isto é, ela mede o nível de satisfação, e não o nível de insatisfação.

Quadro 59.1 Distribuição de itens do ISP, segundo componente e direção do item.

Componente	Enunciados positivos	Enunciados negativos
Autonomia	13, 26, 43	7, 17, 20, 30, 31
Interação (geral)	3, 6, 16, 19, 37	10, 23, 28, 35, 39
– Com a equipe de enfermagem	3, 16	10, 23, 28
– Com a equipe médica	6, 19, 37	35, 39
Status profissional	9, 11, 34, 38	2, 27, 41
Requisitos do trabalho	22, 24, 29	4, 15, 36
Normas organizacionais	5, 25, 40, 42	12, 18, 33
Remuneração	1, 14, 32	8, 21, 44

APÊNDICE 2

Índice de Satisfação Profissional (ISP)[7,19,21]

A seguir estão seis termos ou fatores definidos com relação ao que as pessoas sentem acerca de sua situação de trabalho. Cada fator está associado à satisfação profissional ou satisfação no trabalho. O objetivo é determinar qual desses fatores é o mais importante para você, em relação aos demais.

Leia cuidadosamente as definições de cada fator:

- Autonomia – grau de independência, iniciativa e liberdade, tanto permitido quanto necessário, nas atividades diárias de trabalho.
- Interação – oportunidades de contato social e profissional, formal e informal, durante o horário de trabalho.
- *Status* profissional – importância ou significância percebida acerca do seu trabalho, tanto do seu ponto de vista quanto do de outros.
- Requisitos do trabalho – tarefas ou atividades que devem ser executadas como parte regular do trabalho.
- Normas organizacionais – normas administrativas e procedimentos propostos pelo hospital e administração do serviço de enfermagem.
- Remuneração – pagamento em dinheiro e benefícios adicionais recebidos pelo trabalho executado.

Instruções (Quadro 59.2): esses fatores são apresentados em pares. São apresentados quinze pares, que se referem a todo o conjunto de combinações. Nenhum par está repetido ou invertido. Para cada par de termos, decida qual é o mais importante para a sua satisfação profissional e assinale X no espaço apropriado. Por exemplo, se você sente que a remuneração (como definido anteriormente) é mais importante que a autonomia (como definido anteriormente), assinale no campo de remuneração.

Em alguns casos, pode ser difícil fazer escolhas. No entanto, tente selecionar o fator que é mais importante para você. Faça um esforço para responder a todos os itens. Não volte atrás para mudar nenhuma de suas respostas.

Por favor, de cada par, escolha o fator que é mais importante para você (ver Quadro 59.2).

O Quadro 59.3 representa afirmações sobre a sua satisfação com o seu trabalho atual. Por favor, responda a todos os itens. Pode ser muito difícil adequar suas respostas em sete categorias; nesse caso, selecione a categoria que mais se aproxima de sua resposta à afirmação. É muito importante que você seja sincero em sua opinião. Não volte atrás para mudar nenhuma das suas respostas.

Quadro 59.2 Fatores do Índice de Satisfação Profissional (ISP).

1.	☐ *Status* profissional	ou	☐ Normas organizacionais
2.	☐ Remuneração	ou	☐ Requisitos do trabalho
3.	☐ Normas organizacionais	ou	☐ Interação
4.	☐ Requisitos do trabalho	ou	☐ Normas organizacionais
5.	☐ *Status* profissional	ou	☐ Requisitos do trabalho
6.	☐ Remuneração	ou	☐ Autonomia
7.	☐ *Status* profissional	ou	☐ Interação
8.	☐ *Status* profissional	ou	☐ Autonomia
9.	☐ Interação	ou	☐ Requisitos do trabalho
10.	☐ Interação	ou	☐ Remuneração
11.	☐ Autonomia	ou	☐ Requisitos do trabalho
12.	☐ Normas organizacionais	ou	☐ Autonomia
13.	☐ Remuneração	ou	☐ *Status* profissional
14.	☐ Interação	ou	☐ Autonomia
15.	☐ Normas organizacionais	ou	☐ Remuneração

Instruções para o Quadro 59.3: circule o número que mais indica como você se sente sobre cada afirmação. O conjunto de números da esquerda indica graus de concordância. O conjunto de números da direita indica graus de discordância. Por exemplo, se você concorda inteiramente com o primeiro item, circule 1; se você concorda com esse item, circule 2; se você concorda moderadamente (mais ou menos) com o primeiro item, circule 3. O número central (4) é reservado para sentimento neutro ou indeciso. Utilize-o o mínimo possível. Se você discorda moderadamente (mais ou menos) desse primeiro item, circule 5; para discordar, circule 6; para discordar inteiramente, circule 7.

Lembre-se: quanto mais intenso for o seu sentimento em relação à afirmação, o mais distante do centro você deve circular: concordância para a esquerda e discordância para a direita. Utilize 4 para neutro ou indeciso, se necessário, mas tente utilizar esse número o mínimo possível.

Quadro 59.3 Questionário de satisfação com seu trabalho atual.

	Concordo					Discordo	
1. Meu salário atual é satisfatório.	1	2	3	4	5	6	7
2. A enfermagem não é amplamente reconhecida como profissão importante.	1	2	3	4	5	6	7
3. Em meu serviço, o pessoal da enfermagem se dispõe a ajudar uns aos outros.	1	2	3	4	5	6	7
4. Neste hospital, o pessoal da enfermagem tem muito trabalho administrativo e burocrático.	1	2	3	4	5	6	7
5. Em meu hospital, a equipe de enfermagem tem controle suficiente sobre a programação de seu próprio turno de trabalho.	1	2	3	4	5	6	7
6. Em minha unidade, os médicos geralmente cooperam com a equipe de enfermagem.	1	2	3	4	5	6	7
7. Eu sinto que sou supervisionado mais diretamente ("de perto") do que é necessário.	1	2	3	4	5	6	7
8. Tenho a impressão de que grande parte do pessoal de enfermagem deste hospital está insatisfeita com o próprio salário.	1	2	3	4	5	6	7
9. A maioria das pessoas reconhece a importância da assistência de enfermagem aos pacientes hospitalizados.	1	2	3	4	5	6	7
10. Em minha unidade, é difícil para os enfermeiros novos sentirem-se à vontade.	1	2	3	4	5	6	7
11. Em minha mente, não tenho dúvidas: o que eu faço em meu trabalho é realmente importante.	1	2	3	4	5	6	7
12. Existe uma grande lacuna entre a administração deste hospital e os problemas diários do serviço de enfermagem.	1	2	3	4	5	6	7
13. Eu sinto que tenho participação suficiente no planejamento da assistência para cada um dos meus pacientes.	1	2	3	4	5	6	7
14. Considerando o que é esperado do pessoal do serviço de enfermagem neste hospital, o salário que recebemos é razoável.	1	2	3	4	5	6	7

(continua)

Quadro 59.3 Questionário de satisfação com seu trabalho atual. *(continuação)*

	Concordo				Discordo		
15. Eu acho que poderia realizar um trabalho melhor se não tivesse tanto o que fazer, o tempo todo.	1	2	3	4	5	6	7
16. Em meu serviço, existe muito trabalho em equipe e cooperação entre os vários níveis do pessoal de enfermagem.	1	2	3	4	5	6	7
17. Eu tenho muitas responsabilidades e pouca autoridade.	1	2	3	4	5	6	7
18. Neste hospital não existem oportunidades suficientes de promoção para o pessoal de enfermagem.	1	2	3	4	5	6	7
19. Em minha unidade, há muito trabalho em equipe entre enfermeiros e médicos.	1	2	3	4	5	6	7
20. Em meu serviço, minha(s) chefia(s) toma(m) todas as decisões. Eu tenho pouco controle direto sobre o meu próprio trabalho.	1	2	3	4	5	6	7
21. Neste hospital, o índice atual de reajuste salarial do pessoal de enfermagem não é satisfatório.	1	2	3	4	5	6	7
22. Eu estou satisfeito com os tipos de atividades que realizo no meu trabalho.	1	2	3	4	5	6	7
23. Em meu serviço, o pessoal de enfermagem não é tão amigável e extrovertido quanto eu gostaria.	1	2	3	4	5	6	7
24. Eu tenho tempo suficiente e oportunidades para discutir os problemas da assistência ao paciente com outros membros da equipe de enfermagem.	1	2	3	4	5	6	7
25. Há grande oportunidade para a equipe de enfermagem de participar do processo de tomada de decisões administrativas.	1	2	3	4	5	6	7
26. Uma grande dose de independência é permitida, se não requerida, de mim.	1	2	3	4	5	6	7
27. O que eu faço em meu trabalho realmente não acrescenta nada significativo.	1	2	3	4	5	6	7

(continua)

Quadro 59.3 Questionário de satisfação com seu trabalho atual. *(continuação)*

	Concordo						Discordo
28. Em minha unidade há muita "distinção de posições": os enfermeiros raramente misturam-se com aqueles de menor experiência ou diferentes tipos de formação educacional.	1	2	3	4	5	6	7
29. Eu tenho tempo suficiente para a assistência direta ao paciente.	1	2	3	4	5	6	7
30. Algumas vezes sinto-me frustrado porque todas as minhas atividades parecem ser pré-programadas para mim.	1	2	3	4	5	6	7
31. No meu trabalho, algumas vezes tenho que fazer algumas coisas que vão contra o meu melhor julgamento profissional.	1	2	3	4	5	6	7
32. Em relação ao que eu ouço sobre o pessoal de enfermagem de outros hospitais, neste hospital nossa remuneração é justa.	1	2	3	4	5	6	7
33. Neste hospital, as decisões administrativas interferem muito na assistência ao paciente.	1	2	3	4	5	6	7
34. Eu me sinto orgulhoso quando falo com outras pessoas sobre o que faço no meu trabalho.	1	2	3	4	5	6	7
35. Eu gostaria que os médicos daqui mostrassem mais respeito pelas habilidades e conhecimentos da equipe de enfermagem.	1	2	3	4	5	6	7
36. Eu poderia prestar assistência muito melhor se tivesse mais tempo com cada paciente.	1	2	3	4	5	6	7
37. Os médicos deste hospital geralmente compreendem e apreciam o que a equipe de enfermagem faz.	1	2	3	4	5	6	7
38. Se eu tivesse que decidir novamente, ainda assim entraria na enfermagem.	1	2	3	4	5	6	7
39. Os médicos deste hospital subestimam demais a equipe de enfermagem.	1	2	3	4	5	6	7
40. Eu tenho todo o poder que quero no planejamento de normas e procedimentos deste hospital e da minha unidade.	1	2	3	4	5	6	7

(continua)

Quadro 59.3 Questionário de satisfação com seu trabalho atual. *(continuação)*

	Concordo						Discordo
41. O meu trabalho, em particular, realmente não requer muita habilidade ou conhecimento específico.	1	2	3	4	5	6	7
42. A(s) chefia(s) de enfermagem geralmente consulta(m) a equipe nos problemas diários e procedimentos.	1	2	3	4	5	6	7
43. Em meu trabalho, tenho liberdade para tomar decisões importantes que considero apropriadas e conto com minha(s) chefia(s) para me apoiar.	1	2	3	4	5	6	7
44. Neste hospital, se faz necessário um reajuste de salários para o pessoal de enfermagem.	1	2	3	4	5	6	7

APÊNDICE 3

Sobre o Índice de Qualidade de Vida (IQV)

O IQV é um instrumento de avaliação desenvolvido a partir do modelo de qualidade de vida conceituado pela Dra. Carol Estwing Ferrans, pesquisadora e professora da Escola de Enfermagem da Universidade de Illinois, Chicago.

Em sua conceituação, o modelo uniu várias abordagens ideológicas e metodológicas, tendo como enfoque central a visão individualista, na qual a essência da qualidade de vida reside na percepção dos próprios indivíduos com relação a suas experiências de vida, considerando-a um conceito subjetivo que, portanto, depende da perspectiva individual. Para isso, incorpora o conceito de satisfação com a vida, implicando uma experiência cognitiva que resulta de julgamentos sobre as condições de vida, enfocando a satisfação em relação a diferentes áreas da vida que são importantes para o indivíduo.

Outro conceito utilizado na visão de qualidade de vida da Dra. Ferrans é a importância que as pessoas atribuem a diferentes aspectos da vida, que contribuem para a melhora da qualidade de vida, de forma que a avaliação das variações individuais entre satisfação percebida e importância atribuída levam a uma representação mais exata da qualidade de vida, tendo em vista que os conceitos operam diferentemente.[31,32]

Nesse modelo conceitual, qualidade de vida é definida como "a sensação de bem-estar de uma pessoa que deriva da satisfação ou insatisfação com as áreas da vida que são importantes para ela", podendo ser avaliada por diversos elementos que determinam o quanto a vida pode ser (in)satisfatória.[32]

Esses elementos estão agrupados em quatro grandes domínios inter-relacionados (Quadro 59.4).

Quadro 59.4 Elementos e domínios do modelo conceitual de qualidade de vida de Ferrans e Powers.

Domínio saúde e funcionamento
Saúde
Cuidado com a saúde
Dor
Energia
Capacidade para cuidar-se sem auxílio
Controle sobre a própria vida
Possibilidades de viver tanto quanto gostaria
Vida sexual
Capacidade para responsabilizar-se pela família
Utilidade para outros
Preocupações
Atividades de lazer
Possibilidades de um futuro feliz
Amigos
Apoio emocional de outras pessoas que não são da família
Vizinhança
Moradia
Trabalho/não ter trabalho
Educação
Necessidades financeiras
Domínio psicológico e espiritual
Paz de espírito
Fé em Deus
Realização de objetivos pessoais
Felicidade em geral

Quadro 59.4 Elementos e domínios do modelo conceitual de qualidade de vida de Ferrans e Powers. *(continuação)*

Domínio psicológico e espiritual
Satisfação com a vida em geral
Aparência pessoal
Satisfação consigo próprio
Domínio familiar
Saúde da família
Filhos
Felicidade da família
Relações com cônjuge/companheiro
Suporte emocional que recebe da família

A tradução, validação e utilização da versão brasileira do IQV foram autorizadas pela Dra. Carol Estwing Ferrans, em um estudo prévio.*

A versão original do IQV foi revisada em 1998 pelas autoras que o desenvolveram, tendo sido atualizada em português.** Consiste em 33 itens (positivos), aos quais o enfermeiro atribui valores em uma escala de seis pontos. Na primeira parte, a escala varia entre muito insatisfeito (1) e muito satisfeito (6). Na segunda parte, a escala varia entre sem nenhuma importância (1) e muito importante (6). O Quadro 59.5 mostra a distribuição dos itens segundo os domínios.

Quadro 59.5 Distribuição de itens do IQV, segundo o domínio.

Domínio	Itens
Saúde e funcionamento	1, 2, 3, 4, 5, 6, 7, 11, 16, 17, 18, 25, 26
Socioeconômico	13, 15, 19, 20, 21, 22, 23, 24
Psicológico e espiritual	27, 28, 29, 30, 31, 32, 33
Família	8, 9, 10, 12, 14

---

* Kimura M. Tradução para o português e validação do *Quality of Life Index*, de Ferrans e Powers [tese]. São Paulo: Escola de Enfermagem da USP; 1999

** Kimura M, Silva JV. Índice de Qualidade de Vida, de Ferrans e Powers. Revista da Escola de Enfermagem da USP, 2009; 43(Esp):1098-104.

APÊNDICE 4

Índice de Qualidade de Vida de Ferrans e Powers

Parte 1. Para cada uma das perguntas a seguir, por favor, escolha a resposta que melhor descreve o quão satisfeito você está com determinado aspecto de sua vida. Por favor, marque um círculo ao redor do número escolhido para responder. Não há respostas certas ou erradas.

Quadro 59.6 Índice de qualidade de vida de Ferrans e Powers – Parte 1.

O quão satisfeito você está com:	MI	Mod. I	PI	PS	Mod. S	Muito S
1. Sua saúde?	1	2	3	4	5	6
2. O cuidado que você tem com a sua saúde?	1	2	3	4	5	6
3. A intensidade de dor que você sente?	1	2	2	4	5	6
4. A energia que você tem para as atividades diárias?	1	2	3	4	5	6
5. Sua capacidade para se cuidar sem ajuda de outra pessoa?	1	2	3	4	5	6
6. O controle que você tem sobre sua vida?	1	2	3	4	5	6
7. Sua possibilidade de viver tanto quanto você gostaria?	1	2	3	4	5	6
8. A saúde de sua família?	1	2	3	4	5	6
9. Seus filhos?	1	2	3	4	5	6
10. A felicidade de sua família?	1	2	3	4	5	6
11. Sua vida sexual?	1	2	3	4	5	6
12. Seu(sua) esposo(a), namorado(a) ou companheiro(a)?	1	2	3	4	5	6
13. Seus amigos?	1	2	3	4	5	6

(continua)

Quadro 59.6 Índice de qualidade de vida de Ferrans e Powers – Parte 1. *(continuação)*

O quão satisfeito você está com:	MI	Mod. I	PI	PS	Mod. S	Muito S
14. O apoio emocional que você recebe da sua família?	1	2	3	4	5	6
15. O apoio emocional que você recebe de outras pessoas que não são da sua família?	1	2	3	4	5	6
16. Sua capacidade para se responsabilizar pela família?	1	2	3	4	5	6
17. O quanto você é útil para os outros?	1	2	3	4	5	6
18. A quantidade de preocupações em sua vida?	1	2	3	4	5	6
19. Sua vizinhança?	1	2	3	4	5	6
20. Sua casa, seu apartamento ou o local onde você mora?	1	2	3	4	5	6
21. Seu trabalho (se tiver qualquer tipo de trabalho com ou sem remuneração)?	1	2	3	4	5	6
22. O fato de não ter um trabalho (se desempregado, aposentado ou incapacitado)?	1	2	3	4	5	6
23. Seu nível de escolaridade?	1	2	3	4	5	6
24. A maneira como você administra o seu dinheiro?	1	2	3	4	5	6
25. As suas atividades de lazer e de diversão?	1	2	3	4	5	6
26. Suas possibilidades de ter um futuro feliz?	1	2	3	4	5	6
27. Sua paz de espírito e tranquilidade?	1	2	3	4	5	6

(continuação)

Quadro 59.6 Índice de qualidade de vida de Ferrans e Powers – Parte 1. *(continuação)*

O quão satisfeito você está com:	MI	Mod. I	PI	PS	Mod. S	Muito S
28. Sua fé em Deus?	1	2	3	4	5	6
29. A realização de seus objetivos pessoais?	1	2	3	4	5	6
30. Sua felicidade de modo geral?	1	2	3	4	5	6
31. Sua vida de modo geral?	1	2	3	4	5	6
32. Sua aparência pessoal?	1	2	3	4	5	6
33. Você mesmo de modo geral?	1	2	3	4	5	6

MI = Muito insatisfeito, Mod. I = Moderadamente insatisfeito, PI = Pouco insatisfeito, PS = Pouco satisfeito, Mod. S = Moderadamente satisfeito, Muito S = Muito satisfeito

Parte 2. Para cada uma das perguntas a seguir, por favor, escolha a resposta que melhor descreve o quão importantes são para você determinados aspectos de sua vida. Por favor, faça um círculo ao redor do número escolhido para responder. Não há respostas certas ou erradas.

Quadro 59.6 Índice de qualidade de vida de Ferrans e Powers – Parte 2.

O quão importante é para você:	SNI	MSI	PSI	PI	Mod I	MI
1. Sua saúde?	1	2	3	4	5	6
2. O cuidado que você tem com a sua saúde?	1	2	3	4	5	6
3. Não ter dor?	1	2	3	4	5	6
4. Ter energia suficiente para as atividades diárias?	1	2	3	4	5	6
5. Cuidar-se sem ajuda de outra pessoa?	1	2	3	4	5	6
6. Ter controle sobre sua vida?	1	2	3	4	5	6
7. Viver tanto quanto você gostaria?	1	2	3	4	5	6

(continuação)

Quadro 59.6 Índice de qualidade de vida de Ferrans e Powers – Parte 2. *(continuação)*

O quão importante é para você:	SNI	MSI	PSI	PI	Mod I	MI
8. A saúde de sua família?	1	2	3	4	5	6
9. Seus filhos?	1	2	3	4	5	6
10. A felicidade de sua família?	1	2	3	4	5	6
11. Sua vida sexual?	1	2	3	4	5	6
12. Seu(sua) esposo(a), namorado(a) ou companheiro(a)?	1	2	3	4	5	6
13. Seus amigos?	1	2	3	4	5	6
14. O apoio emocional que você recebe da sua família?	1	2	3	4	5	6
15. O apoio emocional que você recebe de outras pessoas que não são da sua família?	1	2	3	4	5	6
16. Responsabilizar-se pela família?	1	2	3	4	5	6
17. Ser útil às outras pessoas?	1	2	3	4	5	6
18. Não ter preocupações?	1	2	3	4	5	6
19. Sua vizinhança?	1	2	3	4	5	6
20. Sua casa, seu apartamento ou o local onde você mora?	1	2	3	4	5	6
21. Seu trabalho (se tiver qualquer tipo de trabalho, com ou sem remuneração)?	1	2	3	4	5	6
22. Ter um trabalho (se desempregado, aposentado ou incapacitado)?	1	2	3	4	5	6
23. Seu nível de escolaridade?	1	2	3	4	5	6

(continuação)

Quadro 59.6 Índice de qualidade de vida de Ferrans e Powers – Parte 2. *(continuação)*

O quão importante é para você:	SNI	MSI	PSI	PI	Mod I	MI
24. Ser capaz de administrar o seu dinheiro?	1	2	3	4	5	6
25. Ter atividades de lazer, de diversão?	1	2	3	4	5	6
26. Ter um futuro feliz?	1	2	3	4	5	6
27. Sua paz de espírito e tranquilidade?	1	2	3	4	5	6
28. Sua fé em Deus?	1	2	3	4	5	6
29. Realizar seus objetivos pessoais?	1	2	3	4	5	6
30. Sua felicidade de modo geral?	1	2	3	4	5	6
31. Estar satisfeito com a vida?	1	2	3	4	5	6
32. Sua aparência pessoal?	1	2	3	4	5	6
33. Ser você mesmo?	1	2	3	4	5	6

SNI = Sem nenhuma importância, MSI = Moderadamente sem importância, PSI = Um pouco sem importância, PI = Um pouco importante, Mod I = Moderadamente importante, MI = Muito Importante.

60

Gerenciamento de custos em UTI

Antônio Fernandes Costa Lima

Valéria Castilho

PONTOS A APRENDER

1. Os fatores intervenientes no aumento dos gastos em saúde.
2. Perspectivas do gerenciamento de custos em saúde e enfermagem.
3. Participação dos enfermeiros no gerenciamento de custos nas organizações hospitalares.
4. Processo de apuração, controle, contenção/minimização dos custos hospitalares.
5. Métodos de custeio mais utilizados nas organizações de saúde.

PALAVRAS-CHAVE

Custos de cuidados de saúde, custos hospitalares, unidades de terapia intensiva, custos e análise de custo, controle de custos.

ESTRUTURA DOS TÓPICOS

Introdução. Os fatores intervenientes no aumento dos gastos em saúde. Os enfermeiros e o gerenciamento de custos. A aferição de custos nas organizações hospitalares. Métodos de custeio empregados nas organizações de saúde. A aferição do custo de procedimentos. Considerações finais. Resumo. Pontos a revisar. Propostas para estudo. Referências bibliográficas. Para saber mais.

INTRODUÇÃO

Na grande maioria dos países há um consenso de que os recursos financeiros aplicados na área da saúde, independentemente do modelo de financiamento adotado, são limitados frente às demandas ilimitadas por esses serviços. Então, por mais que os governos destinem recursos à saúde, estes têm se mostrado insuficientes, visto que tais serviços consomem, substancialmente, os recursos econômicos.

Gastos crescentes em saúde associados à escassez de recursos, notadamente os financeiros, têm aumentado a ênfase no processo de apuração, controle e contenção/minimização de custos, que deve constituir-se em foco da atenção das fontes financiadoras, gestores, gerentes e profissionais da área da saúde para manutenção da sustentabilidade econômica das organizações hospitalares.

As organizações hospitalares são consideradas o centro do sistema de saúde brasileiro, respondendo pela maioria das internações, atendimentos de emergência e parte considerável do atendimento ambulatorial, recebendo, para tanto, 67% do gasto total com saúde e 70% dos gastos públicos na área. Por ser a maior fonte de gastos dentro do sistema de saúde, a maioria financiada pelo dinheiro público, a contenção do aumento dos gastos se tornou um dos temas prioritários para a política nacional de saúde.[1]

Nos contextos hospitalares, os enfermeiros, por conta de sua experiência na gerência de unidades/serviços/setores, têm sido cobrados, cada vez mais, a participar do processo de apuração, controle e contenção/minimização de custos, contribuindo com a eficiência alocativa de recursos humanos, materiais e estruturais, a fim de melhorar a qualidade da assistência, evitar desperdícios e assegurar a acessibilidade aos pacientes/usuários.

Portanto, ao compreenderem a complexidade dos fatores responsáveis pela elevação dos gastos em saúde, bem como a importância da sua participação no gerenciamento de custos, poderão auxiliar na melhoria da comunicação entre os contadores, administradores e os demais profissionais de saúde, na gestão das organizações hospitalares, visando ao enfrentamento do desafio da elevação vertiginosa dos custos, principalmente quando se trata de contextos especializados e de alta complexidade como os das unidades de terapia intensiva (UTI).

Os custos hospitalares para manutenção das UTI são elevados e decorrem do emprego de sofisticada tecnologia para diagnóstico e tratamento de pacientes graves e de alto risco, com tempo de hospitalização e complexidade crescentes, assim como da necessidade de grande número de horas de recursos humanos para cuidar destes pacientes, justificando, dessa forma, a importância do rigoroso controle de custos para equilibrar as demandas destes pacientes e a infraestrutura adequada para seu atendimento.[2]

Além disso, a análise do investimento em um paciente em cuidados intensivos possui complexidade variada e envolve valores intangíveis, visto que casos terminais requerem protocolos de cuidados paliativos e situações comuns como traumas, infecções graves agudas e coronariopatias, que necessitam de investimentos bastante dispendiosos.[3]

OS FATORES INTERVENIENTES NO AUMENTO DOS GASTOS EM SAÚDE

No Brasil, há mais de uma década, Zucchi, Del Nero & Malik,[4] frente à constatação da premente necessidade do adequado uso dos recursos econômicos disponíveis, indicavam que o aumento dos gastos em saúde poderia ser desencadeado por fatores intervenientes na demanda e na oferta dos serviços de saúde, conforme apresentado no Quadro 60.1.

Quadro 60.1 Fatores que determinam o aumento dos gastos em saúde.[4]

Fatores intervenientes na demanda

Necessidade sentida pelos indivíduos com evidente crédito conferido ao sistema de saúde na esperança de cura de uma doença ou desaparecimento dos sintomas.

Fatores psicossociais: gênero, nível de instrução, aspectos socioeconômicos, tamanho da família e categoria socio profissional.

Seguridade social: responsável por acentuar o consumo e por torná-lo menos oneroso aos indivíduos e famílias.

Demografia: envelhecimento populacional e aumento da longevidade.

Transição epidemiológica: presença de doenças crônicas, doenças infecciosas reemergentes e emergentes – principalmente em países em desenvolvimento.

Utilização de serviços influenciada por fatores socioculturais e organizacionais além de fatores relacionados com o consumidor e com o prestador de serviços.

Regulamentação: descentralização política e administrativa, enfatizando a municipalização.

Fatores culturais: consumo em saúde decorrente de um complexo conjunto de elementos de decisão, valores, representações, padrões culturais e práticas individuais, familiares e de classe social.

Fatores intervenientes na oferta da assistência da saúde

Progresso tecnológico: a transferência de tecnologia vinda de outros setores da economia, mudanças qualitativas de materiais permitindo novas aplicações ou o surgimento de técnicas mais precisas ou mais seguras no diagnóstico das doenças, adaptações de técnicas antigas para novas necessidades.

A difusão da inovação e a multiplicação dos centros de assistência à saúde.

Destaca-se que os fatores que agem na oferta da assistência da saúde são concebidos como aqueles que podem ser controlados, entretanto os fatores que agem na demanda dos serviços de saúde podem se acumular e são, reconhecidamente, de difícil controle.[4] Complementando esses fatores, que permanecem presentes na atualidade, Castilho[5] evidencia outros de ordem macro e microeconômica, que também têm contribuído para o aumento dos gastos com saúde, onerando os setores público e privado, desencadeando a luta constante da insuficiência de recursos frente à ineficiência dos gastos.

No sistema de saúde – nível macroeconômico – há uma crescente demanda por serviços e ações de saúde devido aos hábitos insalubres, como álcool e tabagismo; à violência e acidentes de trânsito; à absorção acelerada e acrítica de tecnologias; ao hospitalocentrismo, escassez de mão de obra qualificada; e aos custos elevados pela baixa produtividade e indução de demanda. Nos serviços onde ocorre a assistência – nível microeconômico – os principais fatores são os preços dos insumos; o volume de compras; o tipo de tratamento e tecnologias adotadas; o nível de conforto oferecido pelos hospitais; o tempo de permanência dos pacientes no hospital; o quantitativo de pessoal e os investimentos em educação permanente; e a falta de capacitação dos gerentes dos serviços de saúde. Embora essas variáveis estejam separadas em níveis distintos, também podem se sobrepor, aumentando a magnitude do seu impacto sobre o sistema de saúde.[5]

Evidentemente, os serviços de saúde são caros e os gastos em saúde são altos,[6-9] porém, não se pode perder de vista que existe uma inflação intrínseca do setor saúde, maior que a oficial, a despeito dos insumos diretos e indiretos envolvidos na assistência impactarem em custos. Os preços neste setor crescem mais do que os da economia em geral, principalmente pela constatação da demanda crescente diante da oferta que não consegue acompanhá-la, por haver pressão pela incorporação tecnológica, para amortizar o investimento realizado e dessa forma viabilizá-la junto ao mercado.[10]

Com o crescimento da desigualdade social e de saúde no cenário nacional, a análise do desafio do financiamento da saúde indica a insuficiência dos recursos financeiros como o aspecto mais comum para se viabilizar a manutenção do sistema público universal vigente. De acordo com o Conselho Nacional de Secretários de Saúde, é fato que se gasta pouco em saúde, tornando-se necessário o aumento dos gastos, contudo, este conselho salienta a importância da criação de uma consciência interna, no Sistema Único de Saúde (SUS), no que concerne à melhoria da qualidade do gasto.[11]

Frente a esse cenário, a gestão de recursos financeiros constitui um elemento imprescindível do gerenciamento dos serviços de saúde, seja qual for a sua natureza jurídica. Tem papel importante no processo de tomada de decisões e impacto crítico nas finanças dos serviços de saúde, contribuindo significativamente para muitas das decisões que determinam a viabilidade econômico-financeira das instituições e programas.[12]

O subfinanciamento da área da saúde e o aumento dos gastos indicam o gerenciamento de custos como ferramenta primordial para os gestores, porém, além do aumento dos custos, as organizações de saúde brasileiras têm vivenciado problemas crescentes relacionados, também, à má alocação dos recursos, à desigualdade nas condições de acesso e à ineficiência.[13]

Concorda-se que recursos escassos, bem gerenciados, podem render mais, possibilitando a inserção de uma maior parcela da população no sistema público de saúde.[14] Nessa direção, enfatiza-se que a utilização racional de recursos humanos, materiais, estruturais e financeiros limitados é uma estratégia decisiva, visto que a sua aplicação inadequada compromete a qualidade e a eficiência dos serviços de saúde prestados em UTI e, consequentemente, resulta em custos mais elevados.

OS ENFERMEIROS E O GERENCIAMENTO DE CUSTOS

Os enfermeiros são responsáveis pelo gerenciamento da assistência de enfermagem, que, para ser efetivada em diferentes cenários, necessita de grandes quantidades de recursos humanos, materiais e físicos, consumindo grande volume de recursos financeiros. Por isso, eles vêm sendo pressionados pelas organizações de saúde a apresentarem argumentos pautados em dados estatísticos de produção, indicadores de qualidade e de custos para a obtenção e manutenção de recursos necessários à consecução da assistência de enfermagem. Dessa forma, eles têm se envolvido na apuração dos custos – auxiliando na alimentação de dados para sistemas de custos – e no seu controle – prestando contas do desempenho das áreas sob sua responsabilidade –, atuando conjuntamente com os gestores das áreas administrativa e financeira.[5]

No âmbito dessas organizações, os enfermeiros têm prestado contas do desempenho das unidades e serviços sob sua responsabilidade mediante o uso de relatórios contábeis e pelo acompanhamento dos orçamentos, fornecidos pelos setores de contabilização de custos, e, ainda, pela auditoria das contas hospitalares. Assim, conhecer os principais conceitos relacionados aos custos e sistemas de custeio instrumentaliza-os para o desempenho eficaz e eficiente dessas funções.[15]

Para viabilizar o gerenciamento de custos em saúde e em enfermagem, os enfermeiros precisam compreender um conjunto de princípios e conhecimentos sobre aferição de custos que fundamentem a tomada de decisões mais convenientes em resposta às demandas de saúde da clientela e às necessidades/finalidades institucionais.

Contudo, ainda se observa que os enfermeiros não estão preparados para abordar as questões econômicas em seus locais de trabalho. Geralmente, eles estão pouco informados a respeito do assunto e, em muitos casos, se distanciam desses aspectos por acreditar que gerenciar custos não faça parte do seu processo de trabalho.

Tal crença é equivocada uma vez que a gestão de custos é um instrumento fundamental para o controle dos recursos, ao permitir identificar caminhos estratégicos mais efetivos e oferecer aos administradores a oportunidade de identificar atividades cujo custo precisa ser analisado e controlado com maior rigor, atividades mais lucrativas ou atividades que são economicamente inviáveis.[16]

Infelizmente, a falta de capacitação para o gerenciamento de custos não é uma prerrogativa de dada categoria profissional na área da saúde. Muitos prestadores de serviços de saúde são incapazes de vincular custos a melhorias em processos ou resultados, impedindo a promoção de reduções sistêmicas e sustentáveis de custos. Para conter os custos, tomam medidas pouco assertivas que podem gerar resultados contraditórios, isto é, custos maiores para o sistema e resultados piores.

Um custeio correto permite que o impacto de aprimoramentos em processos seja facilmente calculado, validado e comparado e, na saúde, resultados melhores colaboram com custos menores no ciclo completo da assistência.[17]

O equilíbrio entre o nível de qualidade da assistência prestada ao paciente e o adequado rendimento contábil requer que as instituições de saúde controlem seus gastos e custos. É primordial que este controle se inicie na área operacional, com os profissionais da equipe de enfermagem que atuam no registro, na implementação das prescrições médica e de enfermagem, sendo o enfermeiro o profissional com potencial para a realização deste gerenciamento, pois possui domínio dos conhecimentos específicos da assistência de enfermagem, é membro integrante do grupo de profissionais e estuda, desde a graduação, o gerenciamento de custos.[18]

A AFERIÇÃO DE CUSTOS NAS ORGANIZAÇÕES HOSPITALARES

A gestão dos custos em saúde pode aumentar a eficiência alocativa dos recursos disponíveis, assim como contribuir para a tomada de decisões, fundamentada no domínio das técnicas de contabilização de custos, oportunizando o equilíbrio fiscal, a transparência e a qualidade dos gastos públicos.[19]

De acordo com o preconizado no Programa Nacional de Gestão de Custos (PNGC),[20] criado pelo núcleo nacional de economia da saúde, o objetivo básico da contabilidade de custos, para as instituições de saúde, é fornecer informações relevantes e pertinentes aos custos, a serem utilizadas como subsídio para a otimização do desempenho de serviços, unidades, regiões e redes de atenção em saúde do SUS, permitindo que os gestores tomem decisões acertadas no processo gerencial.

O PNGC evidencia como finalidades da gestão de custos: calcular os custos dos serviços prestados, relacionados à atividade produtiva; fornecer, a todos os setores da instituição, informação referente a seus recursos, independente da natureza produtiva, despertando assim a corresponsabilidade, para que todos exerçam uma efetiva gestão de custos; subsidiar a tomada de decisão, a definição orçamentária, a política de investimentos e o planejamento das atividades operacionais; possibilitar a troca de informações e a comparação de resultados entre instituições; facilitar a identificação de atividades inerentes na aplicação de recursos e/ou na prática organizacional; e realizar prestação de contas, visando a uma maior transparência do controle social.[20]

As organizações hospitalares necessitam de informações detalhadas e consistentes sobre os custos incorridos na prestação dos serviços de saúde para subsidiar a aplicação dos recursos escassos, principalmente em hospitais do SUS. Porém, a diversidade e heterogeneidade de serviços prestados tornam complexa a apuração dos custos, exigindo um eficiente sistema de informações e a adoção de métodos de custeio.[14]

Para a apuração sistemática de informações relativas à quantidade de serviços prestados e à quantidade de insumos envolvidos, há necessidade de se implantar um sistema de custos informatizado cuja complexidade dependerá do nível de informações requeridas pelos administradores da organização. Entre os benefícios advindos da implementação de um sistema de custos, ressaltam-se a verificação dos procedimentos médicos e de enfermagem, conforme os protocolos estabelecidos, e sua comparação com os valores pagos pelo SUS e pelos seguros privados; a identificação das fases do processo produtivo ou dos serviços com possibilidade de redução de custos, favorecendo a transferência de recursos para as atividades fins; e o cálculo da rentabilidade pela comparação entre receitas e despesas dos diferentes serviços.[5]

Salientam-se a importância da existência de um mecanismo formal para recolher, organizar e comunicar informações contábeis fundamentais às organizações para a determinação dos custos dos insumos aplicados na produção; a determinação dos custos das diferentes áreas; as políticas de redução de insumos aplicados na produção ou nas diferentes áreas; o controle das operações e das atividades; as políticas de redução de desperdícios; a elaboração de orçamentos; a formação de preços de venda; o conhecimento sobre a contribuição de cada produto para a lucratividade; e o nível mínimo de atividades exigido para que o negócio seja viável.[21]

A análise de custos auxilia no gerenciamento dos resultados, no cálculo das margens por procedimento, no direcionamento do trabalho, na identificação de instalações e espaços ociosos e até mesmo no nível de atividade de um hospital público, com vistas à expansão do nível de atendimento para uma maior parcela da população, considerando que os recursos são escassos. Assim, a rigorosa apuração e controle dos custos, incluindo a adoção de um método de custeio adequado, possibilitariam à gerência hospitalar acompanhar os serviços prestados e implantar medidas onde e quando se fizessem necessárias, para melhorar o desempenho institucional de maneira a cumprir sua função social sem prejuízos à qualidade.[22]

MÉTODOS DE CUSTEIO EMPREGADOS NAS ORGANIZAÇÕES DE SAÚDE

As informações geradas pelos métodos de custeio auxiliam os gerentes a avaliarem os resultados das unidades sob sua responsabilidade, incluindo os recursos para o alcance das metas estabelecidas pela organização de saúde. Então, o conhecimento dos métodos de custeio mais utilizados instrumentaliza os enfermeiros para o desempenho dessas funções, pois devem determinar quais recursos são necessários para o nível de produção de atividades assistenciais ou de apoio nas unidades/serviços/setores em que atuam, considerando não apenas os aspectos quantitativos e qualitativos, mas também o impacto dos aspectos financeiros.

O objetivo principal de qualquer método de custeio é determinar o custo incorrido no processo de produção de bens ou serviços, fornecendo informações sobre os gastos dos diferentes departamentos e setores que compõem uma estrutura organizacional, possibilitando a identificação dos responsáveis pelos gastos e facilitando o controle gerencial e a elaboração de orçamentos.[23]

Nas organizações de saúde, os métodos de custeio mais utilizados são o custeio por absorção, custeio variável ou direto, custeio padrão e custeio baseado em atividade (Activity Based Costing – ABC).

Cabe ressaltar que há a possibilidade da associação harmoniosa entre diferentes métodos de custeio, visto não serem excludentes, cada qual fornecendo informações específicas às funções de planejamento e controle organizacional.[24]

O método de custeio por absorção é altamente empregado por ser o único aceito pela legislação brasileira no cálculo do imposto de renda, devido a suas informações serem publicadas para demonstrações financeiras e para pagamento de impostos.[15]

Nesse método, a organização de saúde é concebida como um conjunto de centros de custos, interligados por um determinado processo de trabalho, que produz bens e serviços. A combinação de funções, rotinas, atividades, insumos e serviços de saúde permite classificar os centros de custos produtivos, ou seja, onde os serviços de apoio (auxiliares) e administrativos estão sendo prestados.[22] Por meio dele, procura-se identificar os centros de custos e todos os custos de produção, diretos, indiretos, fixos e variáveis, que são alocados aos custos dos produtos e serviços da organização.[24]

Tal método possibilita conhecer o quanto cada centro de custos (produtivo, auxiliar e administrativo) absorve, em valor, dos demais centros de custos ou de fornecedores externos e a somatória corresponde ao valor do centro de custos em consideração.[25] Nessa direção, os custos diretos e indiretos dos centros produtivos são somados ao rateio dos centros de custos auxiliares e administrativos, obtendo-se, então, o custo total.[24]

Para a apuração dos custos dos centros de custos produtivos, auxiliares e administrativos, são percorridas as seguintes fases: distribuição dos custos diretos (pessoal e materiais) a todos os centros de custos; identificação dos custos indiretos e seu rateio aos centros de custos dos serviços produtivos, auxiliares e administrativos (luz, telefone, gás), utilizando a base de rateio mais adequada ao consumo do serviço; apuração do custo total de cada centro de custos; rateio dos centros de custos auxiliares e administrativos aos centros produtivos, por meio de critérios que melhor representem o consumo destes custos pelos serviços produtivos; apuração do custo total de cada centro produtivo, podendo assim obter o custo de cada departamento pela soma dos custos de seus centros de custos e o custo total da organização pela soma dos custos dos departamentos.[5]

A vantagem do custeio por absorção reside no fato de possibilitar melhor apuração e visualização dos custos, pela análise de cada uma das atividades realizadas na instituição e permitir relacionar estes custos aos produtos. Para os produtos e processos, são contabilizados os custos diretos, recebendo a parcela referente a eles, por meio de uma forma de rateio dos custos indiretos de onde estão sendo realizados.[23]

Contudo, esse método não pode ser completamente utilizado para fins gerenciais por possibilitar distorções ao distribuir os custos (rateio) entre diversos produtos e serviços, possibilitando mascarar desperdícios, ineficiências produtivas e dificultar o cálculo preciso do valor de cada produto. Como o rateio é caracterizado pelo cálculo da média de valores, considera-se que todos os produtos e processos consomem recursos da mesma forma, porém, sabe-se que esta não é a realidade nos serviços de saúde.[15]

Por sua vez, o método de custeio variável ou direto possibilita às organizações a rápida geração de informações para subsidiar o processo de tomada de decisões, tais como a fixação de preços e o cálculo da lucratividade dos produtos. Para o alcance dessa finalidade, os custos fixos não têm muita utilidade, visto que tendem a ser mais um encargo para que a empresa possa ter instalada a sua capacidade de produção ao invés de produzir uma unidade a mais de um produto/serviço.[5] Então, neste método, somente os custos variáveis são alocados aos produtos, e os custos fixos ficam separados, sendo considerados como despesas do período.[23]

O custeio variável ou direto permite a análise da lucratividade dos produtos ou serviços pela obtenção do ponto de equilíbrio e da margem de contribuição. Ponto de equilíbrio refere-se à avaliação do nível das atividades operacionais em que as receitas cobrem todos os custos fixos e variáveis, sem que haja lucro e/ou prejuízo, e margem de contribuição refere-se ao total de receitas menos o total de custos variáveis, isto é, à diferença entre o preço de venda e o custo variável de cada produto, parcela esta com a qual cada setor de produção contribui para a absorção dos custos fixos e geração de lucros.[26]

A diferença principal entre o método de custeio variável ou direto e o de absorção é que o primeiro apropria todos os custos variáveis de produção, independente da classificação entre diretos e indiretos, e ainda trata os custos fixos como despesas do período, e o segundo apropria aos produtos todos os custos de produção, fixos e variáveis, diretos e indiretos.[27]

O custo padrão é predeterminado para a produção de um procedimento com certo nível de qualidade e eficiência, sendo as quantidades de recursos ajustadas com base em pressupostos teóricos, revistos e ajustados pelos profissionais de saúde, fundamentados na prática e/ou em conhecimentos baseados em evidências. Constitui-se em uma referência de consumo de insumos para a realização de práticas de saúde, ao permitir a comparação com custos incorridos favorece a mensuração da eficiência e o controle dos custos. Também é utilizado para simplificar a apuração de custos e fixar preços aos procedimentos médicos.[25]

O custo padrão corrente diz respeito ao valor que a empresa fixa como meta para um determinado produto ou serviço, por um determinado período, levando em conta as deficiências existentes em termos de qualidade de materiais, mão de obra, equipamentos. Seu objetivo principal é o de fixar uma base de comparação entre o que ocorreu de custos e o que deveria ter ocorrido. Assim, embora considerado como outro método de custeio, ele é uma técnica auxiliar, uma vez que sua utilização não significa eliminação dos custos reais incorridos; pelo contrário, ele só se torna eficaz quando consegue extrair da comparação entre ambos as divergências existentes.[25]

O método ABC, por permitir uma melhoria nas decisões gerenciais, tem sido indicado como adequado para as organizações hospitalares. Ele busca rastrear os gastos para analisar e monitorar os diversos caminhos de consumo dos recursos diretamente identificáveis por meio das atividades mais relevantes e destas para os produtos e serviços. Gera informações que contribuem significativamente com a gestão hospitalar no planejamento e controle gerencial, na medida em que possibilitam mudanças no comportamento organizacional pela ampliação do foco de atenção para as atividades.[28]

É considerado o melhor método para a melhoria de processos e eliminação de desperdícios que aumentam os custos da produção e reduzem a lucratividade ou a competitividade das empresas[5] e, diante disso, é reconhecido como uma ferramenta eficaz para análise estratégica de custos e das atividades que geram os custos.[28]

Esse método tem como objetivo a redução das distorções consequentes dos rateios de custos indiretos nas instituições e eliminação de desperdícios que aumentam os custos de produção e reduzem a lucratividade ou a competitividade.[23]

O método ABC permite a apuração do custo dos produtos, serviços ou outros objetos de custeio tendo como base que os recursos são consumidos pelas atividades executadas, e os produtos, serviços ou outros objetos de custeio resultam das atividades que esses recursos requerem. Desssa maneira, ocorre a apropriação dos custos indiretos às atividades e em seguida aos produtos, serviços ou outros objetos de custeio que determinam tais atividades.[29]

Entre os benefícios obtidos com a utilização desta modalidade de custeio, evidencia-se permitir a melhoria nas decisões gerenciais, ocorrendo a sua escolha quando se precisa de melhor aprofundamento no conhecimento dos custos indiretos, uma vez que eles são mensurados e rateados para todos os setores usuários.[15]

Possibilita, portanto, a descrição dos processos e de suas atividades, permitindo a identificação de como os custos distribuem-se na produção e apontando quais são as ferramentas gerenciais que podem ser utilizadas na eliminação de atividades que não agregam valor.[5]

O custeio ABC destaca a instituição como um conjunto de processos compostos de atividades específicas. Primeiramente, os recursos são alocados às atividades – conglomerado de ações executadas dentro de uma organização visando a determinada finalidade –, utilizando direcionadores de recursos, que identificam como as atividades consomem recursos, e na sequência passam a ser alocados aos objetos específicos de custo.[29] A designação de custos objetiva conhecer a maneira mais apurada possível do custo do objeto, conhecendo também os componentes de formação deste custo.[15]

Para cada atividade, são conhecidos os veículos de custos, caracterizados por qualquer fator que causa alteração no custo de uma atividade, utilizando direcionadores de atividades,[31] isto é, aqueles que identificam como os objetos de custeio consomem as atividades, permitindo custeá-los.[29]

O grande desafio do método ABC reside em escolher o diferenciador de custos, definido como fator que determina o custo de uma atividade, constituindo a real causa dos custos, pois todas as atividades exigem recursos para serem realizadas. O diferenciador de custos é o que determina a maneira como os produtos utilizam as atividades.[23]

Destaca-se que, na realização do método ABC, é importante o conhecimento prévio e a definição das atividades realizadas, o que propiciará o conhecimento dos direcionadores de custos.[15]

A AFERIÇÃO DO CUSTO DE PROCEDIMENTOS

Os objetos de apuração de custos dos sistemas de custos das organizações de saúde podem ser os serviços, os processos, os procedimentos e os clientes.

Pesquisas sobre a apuração de custos em enfermagem também focam esses objetos, sendo os procedimentos os mais estudados, pois se constituem nos produtos a serem comercializados nos hospitais privados, enquanto, nos hospitais públicos, são aqueles pelos quais os hospitais têm seus serviços reembolsados pelo Ministério da Saúde.[5]

Assim, a obtenção dos custos individualizados dos procedimentos é inestimável para estimativas futuras, sendo a base do processo de orçamentação e financiamento de cada unidade/serviço/setor nas instituições de saúde. O desconhecimento desses custos impossibilita qualquer processo de negociação para ajustes da relação preço/custo, impedindo lucro, retornos, inversões em infraestrutura, crescimento educacional e profissional.[30]

Para apuração dos custos dos procedimentos, pode-se aplicar o custo estimado, o custo padrão e o custo efetivo, real ou incorrido.

O custo estimado é predeterminado antes da produção do procedimento, a partir do histórico da quantidade e do preço dos materiais e medicamentos, bem como das diárias e taxas de salas e equipamentos, de cada elemento que o compõe. É realizado por pessoal da contabilidade e é normalmente utilizado por organizações de pequeno porte que não podem dispor de uma estrutura completa de apuração de custos.[12]

O custo padrão também é predeterminado para a produção de um procedimento com certo nível de qualidade e eficiência, sendo as quantidades de recursos ajustadas com base em pressupostos teóricos. É revisto e ajustado pelos profissionais de saúde de acordo com sua prática clínica e/ou em conhecimentos baseados em evidências.[12]

Por fim, o custo efetivo, real ou incorrido, corresponde ao montante de materiais, medicamentos, mão de obra e outros recursos necessários para se prestar um procedimento médico ou um conjunto de serviços de saúde.[12]

O custo padrão constitui-se em uma referência de consumo de insumos para a realização de práticas de saúde, ao permitir a comparação com custos incorridos favorece a mensuração da eficiência e o controle dos custos. Também é utilizado para simplificar a apuração de custos e fixar preços aos procedimentos médicos.[12]

Destaca-se a importância do cálculo correto dos custos dos procedimentos, os quais representam volumes significativos na produção hospitalar, caso contrário poderá acarretar prejuízos e danos às instituições de saúde.[24] Nesta direção, torna-se fundamental a sistematização da aferição de custos de procedimentos assistenciais conforme recomendado no Quadro 60.2.

Por fim, destaca-se que o hospital que possui uma gestão financeira eficiente tem maior capacidade de implementar e utilizar métodos de custeio que auxiliem no alcance de melhores resultados assistenciais e econômicos. Dessa forma, pode-se obter significativa melhoria na produtividade e competitividade, adquirindo maior credibilidade e segurança na negociação de valores com os financiadores públicos e privados.[21]

CONSIDERAÇÕES FINAIS

Diante da atual complexidade econômico-administrativa em todos os setores, inclusive no setor saúde, considera-se imprescindível que as instituições de ensino superior invistam no ensino dos aspectos condicionantes e determinantes do aumento dos gastos em saúde, da distribuição dos recursos financeiros e do gerenciamento de custos nos serviços de enfermagem para favorecer aos enfermeiros a aquisição de conhecimentos que fundamentem as tomadas de

Quadro 60.2. Recomendações para aferição dos custos dos procedimentos, São Paulo.

Padronização do procedimento: treinamento dos envolvidos na execução do procedimento a ser aferido para que todos sigam os mesmos passos e usem os mesmos materiais, possibilitando a mensuração das quantidades reais.

Determinação do método de custeio e/ou dos custos a serem aferidos.

Elaboração de uma planilha para anotar o consumo de materiais e/ou a mensuração do tempo de mão de obra: prever espaços para anotações sobre o tempo despendido pelos profissionais, a quantidade de materiais utilizados e as variáveis referentes aos pacientes intervenientes no maior consumo destes recursos.

Determinação do tamanho da amostra.

Definição do custo médio unitário dos materiais: levantar junto ao setor de compras o preço pago, aos fornecedores, nas três últimas compras de cada material e calcular uma média. Os custos do processo de compra, estocagem e distribuição podem ser agregados, constituindo-se custos indiretos.

Definição do custo médio da hora da mão de obra e cálculo do custo total médio: multiplicando-se o tempo despendido pelo custo unitário da mão de obra direta, somando-se ao custo dos materiais e medicamentos/soluções.

Adaptado de Castilho.[5]

decisões em relação aos recursos necessários à prestação de serviços de saúde com eficácia e qualidade.

Tal abordagem é essencial para que eles estejam aptos a assumir um papel efetivo no gerenciamento de custos dos serviços de enfermagem, subsidiando suas argumentações, em diferentes instâncias deliberativas, a favor da adequação dos recursos envolvidos, congregando o atendimento das necessidades organizacionais e as demandas dos pacientes nelas atendidos, especialmente em unidades que apresentam altos custos decorrentes de sua complexidade e especificidades, como as UTI.

Isso porque as preocupações econômicas ou políticas das organizações de saúde não podem ser empecilhos para o desenvolvimento de suas funções essenciais de cuidar das pessoas, cumprindo o princípio da beneficência. Nesse sentido, corrobora-se que, além das obrigações individuais dos diversos profissionais de saúde que as integram, há a responsabilidade moral do gestor por implementar políticas e ações orientadas pelos princípios éticos, na busca do aperfeiçoamento dos padrões de qualidade institucional.[31]

RESUMO

Os enfermeiros estão presentes, ininterruptamente, nas UTI de organizações hospitalares, públicas e privadas, e precisam conhecer os fatores intervenientes no aumento dos gastos em saúde e como se dá o financiamento do setor. Tais conhecimentos os auxiliarão a participar, efetivamente, do processo de apuração, controle, contenção/minimização dos custos da assistência prestada aos pacientes, em condições críticas e semicríticas, visando ao gerenciamento de custos de forma a incrementar a utilização de recursos escassos, evitar a ocorrência de desperdícios, contribuir com a melhoria da qualidade e ampliar a acessibilidade aos serviços de saúde.

PONTOS A REVISAR

- Relacionamento entre aumento dos gastos, subfinanciamento em saúde e gerenciamento de custos.
- Competências requeridas dos enfermeiros para o gerenciamento de custos em saúde e em enfermagem.
- Importância do gerenciamento de custos em saúde e em enfermagem.
- Benefícios da adoção de um sistema de custos informatizado.
- Vantagens advindas do processo de apuração, controle, contenção/minimização dos custos para as organizações de saúde, profissionais e pacientes/usuários.

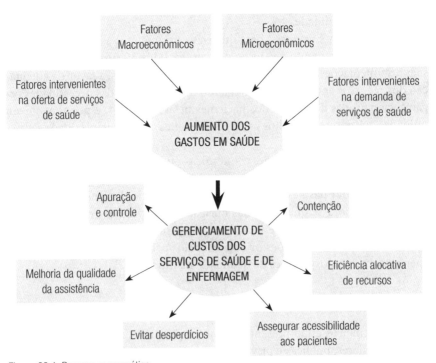

Figura 60.1. Resumo esquemático

PROPOSTAS PARA ESTUDO

1. Discorrer sobre os diferentes fatores intervenientes no aumento dos gastos em saúde.
2. Quais seriam as possíveis causas dos preços no setor saúde crescerem mais do que os preços da economia em geral?
3. Refletir sobre os motivos da apuração de custos requererem um eficiente sistema de informações e a adoção de métodos de custeio.
4. Definir o objetivo primordial de um método de custeio e reconhecer quais são os métodos de custeio mais utilizados nas organizações de saúde.
5. Qual a justificativa para os procedimentos constituírem os objetos de custeio mais estudados em enfermagem?
6. Quais são as etapas a serem percorridas para o adequado cálculo dos custos de procedimentos?

REFERÊNCIAS BIBLIOGRÁFICAS

1. La Forgia GM, Couttolenc BF. Desempenho hospitalar no Brasil: em busca da excelência. São Paulo: Singular; 2009. 446 p.
2. Telles SCR, Castilho V. Custo de pessoal na assistência direta de enfermagem em unidade de terapia intensiva. Rev Latino-Am Enfermagem. 2007;15(5):1005-9
3. Fernandes HS, Silva E, Capone Neto A, Pimenta LA, Knobel E. Gestão em terapia intensiva: conceitos e inovações. Rev Bras Clin Med. 2011;9(2):129-37.
4. Zucchi P, Del Nero C, Malik AM. Gastos em saúde: os fatores que agem na demanda e na oferta dos serviços de saúde. Saúde Soc. 2000;9(1/2):127-50.
5. Castilho V. Gerenciamento de custos: análise de pesquisas produzidas por enfermeiras [tese livre-docência]. São Paulo: Escola de Enfermagem, Universidade de São Paulo; 2008.
6. Arai H, Ouchi Y, Toba K, Endo T, Shimokado K, Tsubota K, et al. Japan as the front-runner of super-aged societies: perspectives from medicine and medical care in Japan. Geriatr Gerontol Int. 2015;15(6)673-87
7. Unger F. Health is wealth: considerations to european healthcare. Prilozi. 2012; 33(1):9.
8. Sagan A, Panteli D, Borkowski W, Dmowski M, Domanski F, Czyzewski M, et al. Poland health system review. Health Syst Transit. 2011;13(8):1-193.
9. Brasil. Ministério da Saúde. Secretaria de Ciência, Tecnologia e Insumos Estratégicos. Departamento de Ciência e Tecnologia. Diretrizes Metodológicas: estudos de avaliação econômica de tecnologias em saúde / Ministério da Saúde, Secretaria de Ciência, Tecnologia e Insumos Estratégicos, Departamento de Ciência e Tecnologia. Brasília: Ministério da Saúde, 2009. 150p.: il. (Série A. Normas e Manuais Técnicos).
10. Instituto de Estudos de Saúde Suplementar. Saúde suplementar frente às demandas de um mundo em transformação. Série IESS 001/2006. São Paulo: IESS; 2006.
11. Brasil. Conselho Nacional de Secretários de Saúde. SUS: avanços e desafios./ Conselho Nacional de Secretários de Saúde. Brasília: CONASS; 2006.164 p.
12. Oliveira MTN, Giusti ACC. Sistema de programação financeira de curto e médio prazos – programação de caixa (cash flow). In: Gonçalves EL (Org.). Gestão hospitalar: administrando o hospital moderno. São Paulo: Saraiva; 2006. p. 257-320.

13. Bittar OJNV. Plano Diretor para instituições de saúde. RAHIS – Revista de Administração Hospitalar e Inovação em Saúde - jan./jun. 2011; 59-63.
14. Souza AA, Xavier AG, Lima LCM, Guerra M. Análise de custos em hospitais: comparação entre os custos de procedimentos de urologia e os valores repassados pelo Sistema Único de Saúde. ABCustos 2013; 8(1):53-67.
15. Castilho V, Mendes KGL, Jericó MC, Lima AFC. Gestão de custos em Serviços de Enfermagem. Programa de Atualização em Enfermagem (PROENF): Gestão. 2012; 2(1)1:51-73.
16. Oliveira WT, Rodrigues AVD, Haddad MCL, Vannuch MTO, Taldivo MA. Concepções de enfermeiros de um hospital universitário público sobre o relatório gerencial de custos. Rev Esc Enferm. USP 2012; 46(5):1184-91.
17. Kaplan RS, Porter ME. Como resolver a crise de custos na saúde. Havard Business Review Brasil. 2011;89(9).
18. Mendes KGL. A participação das enfermeiras na gestão de custos em organizações hospitalares [tese]. São Paulo: Escola de Enfermagem, Universidade de São Paulo; 2011.
19. Brasil. Ministério da Saúde. Introdução à Gestão de Custos em Saúde. Ministério da Saúde, Organização Pan-Americana da Saúde. Brasília: Editora do Ministério da Saúde, 2013. 148 p.:il. – (Série Gestão e Economia da Saúde; v. 2).
20. Brasil. Ministério da Saúde. Secretaria de Ciência, Tecnologia e Insumos Estratégicos. Departamento de Economia e Saúde. Programa nacional de gestão de custos: manual técnico de custos – conceitos e metodologias. Brasília: Editora do Ministério da Saúde; 2006.
21. Horngren CT, Sunden GL, Stratton WO. Contabilidade Gerencial. 12. ed. São Paulo: Pearson Prentice Hall; 2004.
22. Bonacim CAG, Araujo AMP. Gestão de custos aplicada a hospitais universitários públicos: a experiência do Hospital das Clínicas da Faculdade de Medicina de Ribeirão Preto da USP. Rev Adm Pub. 2010; 44(4):903-31.
23. Perez Junior JH, Oliveira LM, Costa RG. Gestão estratégica de custos. 2. ed. São Paulo: Atlas; 2005.
24. Martins E. Contabilidade de custos. 10. ed. São Paulo: Atlas; 2010.
25. Beulk R, Berto DJ. Gestão de custos e resultados na saúde: hospitais, clínicas, laboratórios e congêneres. 2. ed. São Paulo: Saraiva; 2000.
26. Eldenburg LG, Wolcott SK. Gestão de custos: como medir, monitorar e motivar o desempenho. Custeio e gestão baseados em atividade. Rio de Janeiro: LTC; 2007. p. 258-99.
27. Pimentel ER. Metodologia de custeio baseado em atividades: uma aplicação dos custos indiretos no centro cardiológico de um hospital. Dissertação (Mestrado). São Paulo: Pontifícia Universidade Católica de São Paulo; 2004.
28. Nakagawa M. ABC: custeio baseado em atividades. 2. ed. São Paulo: Atlas; 2001.
29. Megliorini E. Custos: análise de gestão. 2. ed. São Paulo: Pearson Prentice Hall; 2007.
30. Gonçalves MA, Zac JI, Amorim CA. Gestão estratégica hospitalar: aplicação de custos na saúde. Rev Adm FACES Jour. 2009; 8(4):161-79.
31. Fortes PAC. Breve reflexão ética sobre aspectos da gestão de serviços de saúde. In: Neto G, Malik AM (Org.). Gestão em Saúde. Rio de Janeiro: Guanabara Koogan; 2011. p. 343-45.

PARA SABER MAIS

1. Brasil. Conselho Nacional de Secretários de Saúde. O Financiamento da Saúde. Conselho Nacional de Secretários de Saúde. Brasília: CONASS, 2011. 124 p. (Coleção Para Entender a Gestão do SUS 2011, 2). Disponível em: http://www.conass.org.br/colecao2011/livro_2.pdf. Acesso em:
2. Castilho V, Fugulin FMT, Rapone RR. Gerenciamento de custos nos Serviços de Enfermagem. In: Kurcgant P (Org.). Gerenciamento em Enfermagem. 2. ed. Rio de Janeiro: Guanabara Kooganp; 2010. p. 169-80.

Parte

10

Covid-19

Cuidados de enfermagem em paciente crítico com Covid-19

Camila Lima
Amanda Gabriela Muller
Daniela de Paula Coelho

Pontos a aprender

1. Entender o panorama da Covid-19.
2. Conhecer o papel da enfermagem na recuperação dos pacientes graves com Covid-19.
3. Verificar as estratégias para manter a saúde física e mental da enfermagem em situações de sobrecarga.
4. Utilizar a enfermagem baseada em evidência como estratégia norteadora de condutas.
5. Realizar o procedimento de paramentação e desparamentação de forma segura.
6. Conhecer os principais cuidados de enfermagem que envolvem os sistemas afetados no paciente com Covid-19.

Palavras-chave

Covid-19, SARS-CoV-2, cuidados de enfermagem, enfermagem de cuidados críticos, unidades de terapia intensiva.

Estrutura dos tópicos

Epidemiologia da Covid-19. O papel da enfermagem na Covid-19. A sobrecarga física e mental da enfermagem. Enfermagem baseada em evidência no paciente grave com Covid-19. Isolamento, paramentação e desparamentação. Características dos grupos e fatores de risco no paciente com Covid-19. Cuidados de enfermagem no paciente com Covid-19 nas funções neurológica, pulmonar (VMI, prona e ECMO), cardiovascular, renal, do trato gastrointestinal e hepática. Cuidados de enfermagem e o distúrbio de coagulação na Covid-19. Cuidados de enfermagem e a sepse na Covid-19. Considerações finais. Resumo. Referências bibliográficas.

EPIDEMIOLOGIA DA COVID-19

A infecção causada pela doença do coronavírus (Covid-19) foi denominada síndrome respiratória aguda grave (SARS-CoV-2) e teve início em dezembro de 2019 na cidade Wuhan, uma província chinesa e desde então se espalhou para os demais continentes. A Organização Mundial da Saúde (OMS) declarou em 11 de março de 2020 o estado de pandemia que até 5 de novembro de 2021 infectou mais de 250 milhões de casos ao redor do mundo, causando mais de 5 milhões de mortes confirmadas.[1] O Brasil atingiu a marca de mais de 21,8 milhões de indivíduos infectados, ficando atrás apenas dos Estados Unidos e da Índia com 46 e 34 milhões de infectados, respectivamente.[1] Em números totais de óbitos, o país ocupa atualmente o segundo lugar, com cerca de 609 mil notificações de mortes por Covid-19.[1]

Entre as lacunas da doença a sintomatologia inespecífica dificulta uma identificação precoce e a apresentação clínica varia:

- Assintomático e/ou pneumonia leve: 81%.
- Doença grave (dispneia, hipóxia, acometimento pulmonar maior 50% em exame de imagem): 14%.
- Doença crítica (insuficiência respiratória, choque ou disfunção orgânica múltipla): 5%.[2,3]

O método diagnóstico padrão-ouro, comumente disponível no ambiente hospitalar é a *real-time polimerase chain reaction* (RT-PCR).[4] As estimativas de letalidade variam de 0,2 a 1,4%; estas projeções se aplicam à necessidade de leitos em unidade de terapia intensiva (UTI) em torno de 5%.[5,6]

O período de incubação no qual ocorre a transmissibilidade mesmo em assintomáticos varia em 0-14 dias, podendo ficar entre 24 e 30 dias.[7] Uma informação relevante é o tempo de evolução para a forma grave da doença, que ocorre ao redor do décimo ao décimo quarto dia, período em que a internação na UTI pode ser requerida, portanto, uma visão atenta pelo enfermeiro neste período é essencial.

Na luta pela Covid-19 várias terapias foram tentadas, mas poucas foram efetivas. No tópico sobre enfermagem baseada em evidência esta questão será abordada com mais detalhes. O presente nos demonstrou que a terapia mais eficaz foi sem dúvida a prevenção das formas graves da Covid-19 pela imunização. As vacinas disponibilizadas no Brasil vêm demonstrando eficácia na redução de casos graves, da necessidade de UTI e principalmente da mortalidade, contudo, a pandemia nos trouxe lições sobre o manejo deste paciente grave e sobre a necessidade de estruturar leitos de UTI, materiais e profissionais capacitados.[8,9]

O PAPEL DA ENFERMAGEM NA COVID-19

Segundo a OMS, existem cerca de 28 milhões de enfermeiros em todo o mundo. Contudo, estima-se um déficit global de 5,9 milhões destes profissionais.[10] A escassez de enfermagem se deve a inúmeros fatores, como: envelhecimento da força de trabalho e crescente efeito da Covid-19. O Conselho Internacional dos Enfermeiros calcula que sejam necessários cerca de 13 milhões de enfermeiros para preencher esta lacuna.[11]

Os enfermeiros são a espinha dorsal de qualquer sistema de saúde e o seu sucesso depende de modelos de pessoal adequados, que devem alinhar conhecimentos, aptidões e competências com a carga de trabalho.[12] Com advento da Covid-19, o papel dos profissionais de saúde ficou mais evidente internacionalmente. Em especial a enfermagem, que permanece maior tempo com os pacientes e tem participação ativa na prevenção da Covid-19, atuando nas imunizações, no tratamento e na recuperação das formas graves da Covid-19.

A UTI foi e vem sendo o principal alvo de alocações de recursos e via alternativa de tratamento e recuperação de pacientes criticamente enfermos. Nestes ambientes de UTI são comuns altos níveis de carga de trabalho com baixo número de profissionais por pacientes. Por causa da alta complexidade e intensidade do atendimento ao paciente, essa sobrecarga levou ao comprometimento físico e mental de muitos profissionais.

A SOBRECARGA FÍSICA E MENTAL DA ENFERMAGEM

A pandemia da Covid-19 aumentou a vulnerabilidade ao adoecimento físico e mental dos profissionais de saúde, principalmente os que atuam na linha de frente do cuidado ao paciente crítico, pois além das demandas rotineiras das UTI, os profissionais depararam-se com aumento da carga de trabalho, exposição prolongada à infecção, medo de adoecer, escassez de equipamentos de proteção individual, insegurança para trabalhar em decorrência da falta de conhecimento sobre a doença e ausência de protocolos institucionais. Outro fator agravante foi o afastamento dos familiares e amigos por causa do medo de contaminá-los.[13,14]

Ambientes laborais repletos de eventos incertos, imprevisíveis e incontroláveis são capazes de desencadear reações neuroendócrinas no organismo com objetivo de preparar as pessoas para situações desafiadoras. Contudo, exposições repetitivas e prolongadas a estes eventos, associadas à ausência de estratégias individuais de enfrentamento podem ocasionar estresse crônico, comprometer a saúde física e mental e impactar negativamente na qualidade do serviço ofertado à população.[15] Estudos realizados com profissionais de saúde durante a pandemia constataram alta prevalência de ansiedade, sintomas depressivos, estresse pós-traumático, insônia e *burnout*.[16-18]

O estresse crônico pode ocasionar consequências cardiovasculares, metabólicas, imunológicas e neuroendócrinas repercutindo no aumento da concentração de glicose, pressão arterial, colesterol, triglicerídeos, gordura visceral, fibrinogênio e proteína C e declínio no desempenho cognitivo com redução da capacidade sináptica e dano neuronal. Além de ocasionar diminuição dos fatores protetores como a lipoproteína de alta densidade (HDL) e hormônio dehidroepiandrosterona (DHEAS) que antagoniza os efeitos do cortisol.[19,20]

Contudo, para evitar os efeitos deletérios da resposta prolongada ao estresse no organismo é essencial que os profissionais de saúde adotem práticas saudáveis como: horas de sono suficientes para se sentir descansado durante o dia, prática de atividade física diária por um período de 30 a 60 minutos com intensidade moderada[14,21], consumo de água e alimentos saudáveis em quantidade recomendada para o seu perfil corporal, contato com familiares e amigos, mesmo que seja por métodos digitais e/ou conversar com um colega de trabalho de confiança são maneiras de obter suporte social. Além disso, é aconselhável buscar auxílio psicológico, sempre que sentir necessidade. Algumas atitudes devem ser evitadas como álcool, cigarro, utilização de psicotrópicos sem indicação médica, leitura excessiva de notícias angustiantes, pois contribuem para o agravamento dos sintomas e piora da saúde global.[14]

Os gestores devem ouvir a equipe e exercer comunicação de qualidade para que todos fiquem informados sobre as atualizações. As instituições de saúde devem adotar medidas como dimensionamento adequado dos profissionais, mesclando nas equipes funcionários mais experientes com menos experientes, fornecimento de recursos materiais, salários justos e programas de bem-estar coletivo.[14] Desta forma é possível mitigar os riscos ocupacionais, o impacto na saúde dos colaboradores de enfermagem e na segurança e qualidade da assistência prestada aos pacientes.

ENFERMAGEM BASEADA EM EVIDÊNCIA NO PACIENTE GRAVE COM COVID-19

Com quase 2 anos de pandemia, algumas lacunas foram esclarecidas e outras não sobre a Covid-19. O fato é que, neste período, ficou inteligível a necessidade do uso de evidências científicas para o manejo destes pacientes devido ao crescente aumento de informações não verídicas a respeito da Covid-19. Obter informações verdadeiras, confiáveis e com adequada qualidade tornou-se uma realidade e um desafio para muitos profissionais da saúde.

A enfermagem baseada em evidência (EBE) é a integração entre evidências de pesquisas científicas, a experiência clínica do profissional e as preferências do paciente. A EBE é importante para guiar a prática clínica dos enfermeiros a fim de que prescrevam e utilizem intervenções validadas cientificamente e em tempo hábil. Além disso, ela auxilia os enfermeiros na tomada de decisão e os incentiva a fornecer cuidados individualizados aos pacientes.[22,23]

O ensino da EBE deve ser realizado desde a graduação, para que os alunos aprendam como realizar buscas de artigos científicos em bases de dados utilizando perguntas estruturadas e, desta forma, aprenderão as competências necessárias para identificar estratégias de cuidados que poderão ser aplicadas aos pacientes.[23-25] Nos últimos anos, a EBE se tornou um componente-chave do atendimento ao paciente e para direcionar protocolos institucionais.

A EBE ajuda os enfermeiros a determinar qual ação terá a chance de ser mais eficaz para determinado paciente e envolve cinco etapas:

- Fazer uma pergunta clínica a fim de identificar qual o problema.
- Realizar busca de dados para reunir as melhores evidências.
- Analisar as evidências, incluindo sua qualidade.
- Escolher as melhores evidências e aplicá-las na prática clínica.
- Avaliar os resultados.[23,24,26]

As melhores fontes de evidências são: estudos de revisão sistemática (RS), ensaios clínicos randomizados (ECR), estudos de coorte, estudos de caso--controle e estudos transversais.[27] Diretrizes, consensos e alguns protocolos institucionais, muitas vezes, descrevem recomendações sobre algum tema juntamente com o seu nível de evidência (por exemplo, 1 A, 2 B, etc.), a fim de que o leitor compreenda quais são as melhores evidências disponíveis sobre determinado assunto.[28,29] Por meio da classificação do Oxford Centre for Evidence--Based Medicine é possível estabelecer níveis de evidência de acordo com os diferentes tipos de estudos (por exemplo, RS, ECR).[27]

São exemplos de EBE para pacientes com Covid-19 em UTI as intervenções de enfermagem específicas para pacientes com importante comprometimento da função pulmonar que necessitam de monitorização contínua dos sinais vitais, ventilação mecânica invasiva, permanecer em posição prona, fazer uso de membrana de oxigenação extracorpórea, medicamentos específicos para o tratamento da Covid-19 e nutrição enteral.[30-33]

Ressalta-se que a EBE está relacionada com outras práticas baseadas em evidências de diferentes áreas da saúde como medicina, fisioterapia e nutrição.[26,31,34] Desta forma, conhecer as diferentes evidências para o tratamento de pacientes com Covid-19 é importante para promover a recuperação precoce, diminuir o tempo de internação e desfechos desfavoráveis nestes pacientes.[35]

Entre as evidências de prevenção de Covid-19 podemos citar a administração de diferentes tipos de vacinas com eficácia entre 62,3% e 95,0%, dependendo do fabricante e tipo de tecnologia utilizada.[36-39] As vacinas autorizadas para uso no Brasil atualmente são Coronavac, Pfizer/BioNTech, AstraZeneca (Oxford/Fiocruz) e Janssen.[40]

Em relação ao tratamento de pacientes com Covid-19, alguns medicamentos mostraram-se eficazes para pacientes hospitalizados em uso ou não de oxigenoterapia suplementar como os corticosteroides, remdesivir, tocilizumabe e medicamentos para profilaxia de trombose. O uso destes medicamentos está diretamente relacionado ao quadro de gravidade de pacientes com Covid-19.[28,40]

Pesquisadores observaram que não houve diferença estatisticamente significativa nas taxas de incidência, hospitalização, ocorrência de eventos graves e óbitos entre pacientes que fizeram uso profilático de hidroxicloroquina e ivermectina. No caso da hidroxicloroquina houve um incremento de 12% no risco de ocorrência de eventos adversos. Em pacientes com sintomas leves, a Associação Médica Brasileira (AMB) não recomenda o uso de antibióticos profiláticos ou uso de antivirais (lopinavir, ritonavir). Esta última classe de medicamentos aumenta o risco de o paciente apresentar eventos adversos, incluindo eventos graves, em pacientes não hospitalizados, além de não terem reduzido o risco de hospitalização ou mortalidade nestes pacientes.[40-42]

A seguir serão descritas as principais evidências relacionadas à prevenção de infecção dos profissionais de saúde por SARS-CoV-2.

ISOLAMENTO, PARAMENTAÇÃO E DESPARAMENTAÇÃO

A transmissão do SARS-CoV-2 ocorre por meio de gotículas, eliminadas através da fala, tosse ou espirros; contato direto com pessoas contaminadas e aerossóis, gerados em procedimentos específicos como intubação orotraqueal, ressuscitação cardiopulmonar, aspiração de vias áreas, coleta de exames nasotraqueais etc.[43,44]

Ao prestar assistência aos pacientes com Covid-19 é essencial que as equipes de saúde utilizem os equipamentos de proteção individual (EPI) adequados, com o intuito de reduzir o risco de contaminação e disseminação da doença. Evidências apontam que as equipes podem se contaminar durante a retirada dos equipamentos (desparamentação).[45,46] Portanto, é essencial investir em capacitação e treinamento.

Os EPI que devem ser utilizados durante o atendimento nos casos suspeitos ou confirmados de Covid-19 são: gorro ou touca, óculos de proteção ou protetor facial, máscara cirúrgica ou PFF2 ou N95, avental e luvas de procedimento.

Os profissionais devem higienizar as mãos com água e sabão ou solução alcoólica antes, durante e após procedimentos de paramentação e desparamentação.[47,48]

Paramentação

A paramentação dos profissionais deve ser realizada conforme a sequência: higienização das mãos, avental, máscara cirúrgica ou PFF2 ou N95, gorro, óculos de proteção ou protetor facial e luvas de procedimento.[47]

Higienização das mãos

Os profissionais de saúde devem higienizar as mãos antes de tocar o paciente, antes de realizar procedimento asséptico, após risco de exposição a fluidos corporais, após tocar o paciente e após tocar superfícies próximas ao paciente.[47] Adornos, pulseiras e anéis devem ser retirados antes da higienização das mãos com água e sabão ou solução alcoólica 70%. É importante ressaltar que a solução alcoólica não deve ser utilizada quando as mãos estiverem visivelmente sujas. A técnica deve ser realizada conforme a Figura 61.1.

Avental ou capote

Deve possuir gramatura mínima de 30 g/m^2 e ser utilizado para evitar a contaminação da pele e roupa do profissional.

Vestir pela manga e amarrar nas costas. Os punhos, os braços e o tronco devem estar completamente cobertos.[47,48]

Máscaras cirúrgicas (gotículas) ou PFF2/N95 (aerossóis)

As máscaras cirúrgicas devem ser constituídas de tecido não tecido (TNT), uma camada interna, uma externa e elemento para filtrar. A camada externa deve ser resistente à penetração de fluidos. Ao utilizar a máscara, seguir as precauções:

- A máscara deve ser substituída na presença de avarias, sujeiras ou umidade.
- Cobrir nariz, boca e queixo.
- Deve ser ajustada ao rosto.
- Não tocar na frente da máscara, quando estiver em uso e se ocorrer de forma acidental, as mãos devem ser higienizadas imediatamente;
- Não reutilizar máscaras descartáveis.[47,48]

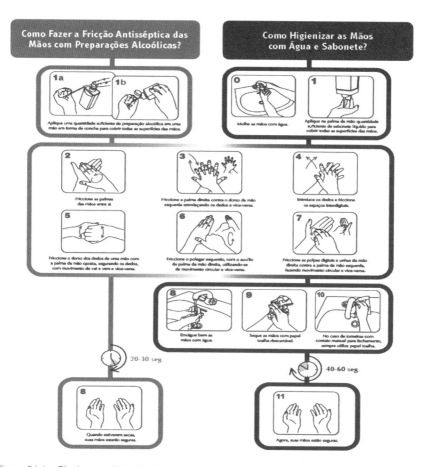

Figura 61.1 Técnica para higienização das mãos com água e sabão e solução alcoólica 70%.
Fonte: Agência Nacional de Vigilância Sanitária; 2020-2021.[47]

As máscaras com respirador particulado PFF2/N95 devem ser utilizadas em procedimentos geradores de aerossóis como: intubação ou aspiração traqueal, ventilação mecânica não invasiva, ressuscitação cardiopulmonar, ventilação manual antes da intubação, coletas de amostras nasotraqueais, broncoscopias etc. A máscara não deve ser utilizada caso esteja com avarias, sujidade e umidade. O uso de protetor facial pode auxiliar na conservação da máscara.[47] Ela deve estar perfeitamente acoplada ao rosto com uma das alças na cabeça e a outra na nuca. É recomendado realizar testes de vedação, negativa ou positiva, inspirando e expirando profundamente dentro da máscara para se certificar da ausência de vazamento,[47,48] conforme a Figura 61.2.

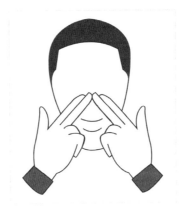

Figura 61.2 Teste de vedação da máscara PFF2 ou N95.
Fonte: Conselho Federal de Enfermagem (Cofen), Conselho Regional de São Paulo (Coren), 2020.[48]

Gorro ou touca

O gorro ou a touca são indicados para proteção de orelhas, cabelos e elásticos das máscaras. Devem ser substituídos sempre que apresentarem sujidade ou umidade.[47,48]

Óculos de proteção ou protetor facial

São utilizados para proteção da mucosa e devem ser higienizados após o uso de acordo com as recomendações do fabricante.[47]

Luvas de procedimento

As luvas de procedimento devem ser colocadas dentro da área de isolamento e devem estar íntegras e ajustada ao tamanho das mãos.[47]

Desparamentação

A retirada dos equipamentos de proteção individual deve ser realizada de forma cautelosa para evitar contaminação dos profissionais de saúde, conforme Figura 61.3[47].

Luvas

As luvas devem ser retiradas ao terminar o procedimento ainda dentro do quarto, conforme a técnica a seguir e a Figura 61.4:

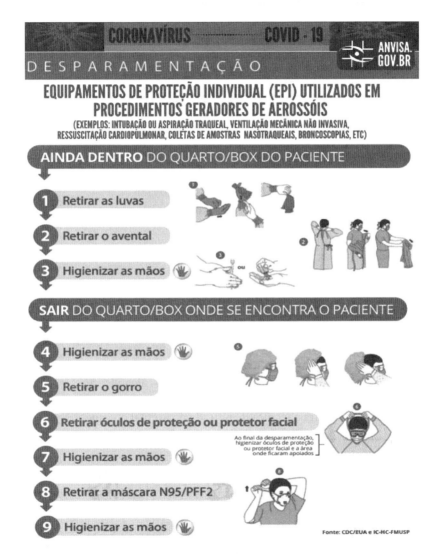

Figura 61.3 Sequência de desparamentação.
Fonte: Agência Nacional de Vigilância Sanitária; 2020-2021.[47]

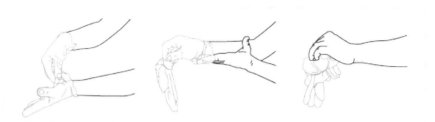

Figura 61.4 Ilustração da técnica para retirar luvas de procedimento.
Fonte: modificada de Agência Nacional de Vigilância Sanitária; 2020-2021.[47]

- Puxar a primeira luva pelo lado externo do punho com os dedos da mão oposta.
- Segurar a luva removida com a outra mão enluvada.
- Tocar a parte interna do punho da mão enluvada com o dedo indicador oposto e retirar a outra luva.
- Desprezar em resíduo infectante.
- Realizar higienização das mãos.[47]

Avental ou capote

- Soltar as amarras.
- Empurrar o avental, tocando apenas na parte interna.
- Enrolar e desprezar no lixo infectante.
- Higienizar as mãos com água e sabão ou solução alcoólica.[48]

A Figura 61.5 ilustra a técnica de retirada do avental ou capote.

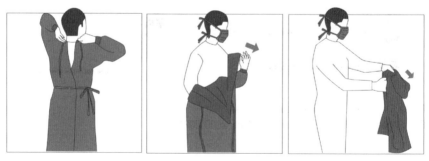

Figura 61.5 Ilustração da técnica para retirar o avental ou capote.
Fonte: Conselho Federal de Enfermagem (Cofen), Conselho Regional de São Paulo (Coren); 2020.[48]

Gorro ou touca

- Puxar pela parte superior, sem tocar nos cabelos e desprezar em recipiente adequado.[47,48]

Óculos de proteção ou protetor facial

- Remover pela lateral, sem tocar na parte frontal que está potencialmente contaminada.
- Higienizar conforme recomendação do fabricante.[47,48]

Máscara cirúrgica ou PFF2/N95

- As máscaras devem ser removidas pelos elásticos, nunca tocar na parte frontal.
- Desprezar em lixo infectante e higienizar as mãos em seguida.[47,48]

É importante ressaltar que durante a pandemia de Covid-19, em decorrência da sobrecarga dos serviços de saúde e escassez de recursos materiais, no Brasil, a vigilância sanitária recomendou a reutilização da máscara PFF2 pelo mesmo profissional de saúde durante o plantão desde que esteja limpa, íntegra e seca ou conforme recomendações do serviço de controle de infecção.[47]

As principais dificuldades encontradas pelas equipes em relação aos EPI durante a pandemia de Covid-19 são: tamanho inadequado, alguns lugares utilizavam macacão no lugar do avental, dúvidas relacionadas ao uso, qualidade e eficácia do equipamento, riscos durante a troca e pouco conforto durante o uso.[49]

Os profissionais de saúde que atuam em UTI estão potencialmente expostos ao risco de contaminação por Covid-19 e precisam ter cuidados redobrados no manejo dos EPI que devem ser exclusivos para cada profissional. Além disso, deve ser responsável pela higienização adequada de seus EPI após o uso, nos casos de óculos e protetor facial.[47]

Isolamentos

Os casos suspeitos ou confirmados de Covid-19 devem ser acomodados em quartos privativos com portas fechadas e com ar-condicionado que assegure exaustão adequada. O quarto deve permanecer com porta fechada e com indicação de precaução por contato, gotículas e aerossóis e a circulação de pessoas deve ser reduzida. Se possível, os procedimentos geradores de aerossóis devem ser realizados em quarto com pressão negativa e filtro HEPA (*high eficiency particulate air*). No caso da instituição não dispor de quartos de isolamento suficientes, os pacientes podem ficar na mesma enfermaria, respeitando a distância de 1 metro entre os leitos e a restrição na circulação de pessoas.[47]

CARACTERÍSTICAS DOS GRUPOS E FATORES DE RISCO NO PACIENTE COM COVID-19

O enfermeiro deve se atentar aos fatores de risco para a forma grave da doença pelo levantamento do histórico de enfermagem com o paciente e/ou familiar. Os pacientes de grupo de risco são mais vulneráveis à Covid-19 em especial para as formas graves. Por isto, em muitos países como no Brasil foram categorizados os grupos de risco prioritários para a vacinação, iniciando-se com os idosos e, posteriormente, indivíduos com menos de 50 anos e que possuíam uma ou mais comorbidades. Estudos reportaram a efetividade da vacina na redução dos casos graves, da necessidade de internação na UTI e da mortalidade,[50] portanto, durante a entrevista ou ao coletar a história do paciente, o enfermeiro deve levantar o estado da vacinação do paciente para Covid-19, informando dose, tipo de imunizante, assim como as demais imunizações como da gripe anual e pneumocócica, em especial nas crianças e nos idosos.

De acordo com o Conselho Nacional de Secretários de Saúde (CONASS) e o Conselho Nacional de Secretarias Municipais de Saúde (CONASEMS), são considerados grupos de risco para a forma grave da Covid-19: idosos, gestantes e puérperas[51]. Os idosos apresentam alto risco de mortalidade associada à Covid-19[52], isto deve-se a imunidade reduzida e declínio funcional dos órgãos relacionados à idade. Com isso, eles estão predispostos a maior risco de infecção, levando a desfechos fatais.[53,54] Mais de 81% das mortes por Covid-19 ocorreram em pessoas com mais de 65 anos. O número de mortes entre pessoas com mais de 65 anos é 80 vezes maior do que o número de mortes entre pessoas com 18 a 29 anos.[55]

As gestantes e puérperas até o 14º dia de pós-parto devem ser consideradas grupo de risco dadas as alterações fisiológicas e imunológicas maternas durante a gravidez. As mulheres grávidas podem correr um risco maior de serem infectadas com SARS-CoV-2 e desenvolver eventos clínicos mais complicados.[51,56] Mulheres grávidas com Covid-19 são mais propensas a serem hospitalizadas e têm maior risco de internação em UTI do que mulheres não grávidas.[51]

As crianças são tão propensas a se infectarem quanto os adultos, mas apresentam menos sintomas ou menor risco de desenvolver a forma grave da doença. Embora a maioria dos casos de Covid-19 em crianças seja assintomática ou leve, 18,4/100.000 crianças de 0 a 4 anos de idade e 10,6/100.000 crianças de 5 a 17 anos de idade requerem hospitalização, das quais um terço requer internação para cuidados intensivos.[57] As idades extremas, incluindo a primeira infância e o final da adolescência, são fatores de risco para hospitalização.[58]

Os dados por sexo sugerem que menos mulheres do que homens estão morrendo da doença. As evidências da China sugerem que a Covid-19 é mais mortal para homens infectados do que mulheres, com uma taxa de mortalidade de 2,8% relatada em homens chineses contra 1,7% em mulheres.[59] Uma visão geral dos dados desagregados por sexo dos países em todo o mundo demonstram claramente números semelhantes de casos em mulheres e homens, mas um aumento da letalidade em homens.[60] Os mecanismos responsáveis pela redução da taxa de letalidade em mulheres atualmente não são claros, mas podem oferecer potencial para o desenvolvimento de novas ferramentas de estratificação de risco e opções terapêuticas para mulheres e homens.[59]

Muitos fatores de risco foram identificados na progressão da Covid-19 para um estágio grave e crítico, incluindo comorbidades subjacentes como: hipertensão, diabetes, obesidade, doenças pulmonares crônicas, doenças cardíacas, hepáticas e renais, imunodeficiências clinicamente aparentes, tumores, sobrepeso/obesidade, demência, doença cerebrovascular, síndrome de Down, infecção por HIV, condições que afetam a saúde mental, doença falciforme ou talassemias, tabagismo, tuberculose, transplante prévio e abuso de substâncias (Quadro 61.1).[55]

Quadro 61.1   Comorbidades associadas à doença grave e mortalidade da Covid-19

Comorbidades	Mecanismo
Doença cardiovascular	Ter problemas cardíacos, como insuficiência cardíaca, doença arterial coronariana, cardiomiopatias e, possivelmente, hipertensão arterial sistêmica, pode aumentar a probabilidade de ficar gravemente doente com Covid-19.
Câncer	Os tratamentos para muitos tipos de câncer podem enfraquecer a capacidade do corpo de lutar contra as doenças. No momento, com base nos estudos disponíveis, ter um histórico de câncer pode aumentar o risco.
Diabetes mellitus (DM) (tipo 1 ou tipo 2)	Ter diabetes tipo 1 ou 2 pode aumentar a probabilidade de ficar gravemente doente por causa da Covid-19. Maior chance de complicações vasculares pelo DM, que dificultam o combate ao vírus.
Doenças pulmonares crônicas	Ter doenças pulmonares crônicas pode aumentar a probabilidade de ficar gravemente doente por causa da Covid-19.
Doença renal crônica dialítica	Ter doença renal crônica em qualquer estágio pode aumentar a probabilidade de ficar gravemente doente com Covid-19. Estado de imunossupressão. Coexistência de outras condições patológicas (DM/HAS).

(continua)

Enfermagem em UTI: cuidando do paciente crítico

Quadro 61.1 Comorbidades associadas à doença grave e mortalidade da Covid-19 *(continuação)*

Comorbidades	Mecanismo
Doença hepática crônica	Ter doença hepática crônica, como doença hepática relacionada ao álcool, doença hepática gordurosa não alcoólica e hepatite autoimune e, especialmente, cirrose ou cicatrizes no fígado, pode aumentar a probabilidade de ficar gravemente doente com Covid-19.
Demência ou outras condições neurológicas	Ter condições neurológicas, como demência, pode aumentar a probabilidade de ficar gravemente doente com Covid-19.
Síndrome de Down	Ter síndrome de Down pode aumentar a probabilidade de ficar gravemente doente por causa da Covid-19.
Infecção por HIV	Ter HIV pode aumentar a probabilidade de ficar gravemente doente por causa da Covid-19.
Estado imunocomprometido	Ter um sistema imunológico enfraquecido pode aumentar a probabilidade de ficar gravemente doente por causa da Covid-19. Muitas condições e tratamentos podem fazer com que uma pessoa fique imunocomprometida ou tenha um sistema imunológico enfraquecido. A imunodeficiência primária é causada por defeitos genéticos que podem ser herdados. O uso prolongado de corticosteroides ou outros medicamentos para enfraquecimento do sistema imunológico pode levar à imunodeficiência secundária ou adquirida.
Condições de saúde mental	Ter transtornos do humor, incluindo depressão, e transtornos do espectro da esquizofrenia podem aumentar a probabilidade de ficar gravemente doente por causa da Covid-19.
Sobrepeso e obesidade	Sobrepeso (definido como índice de massa corporal – IMC) > 25 kg/m^2, mas < 30 kg/m^2), obesidade (IMC ≥ 30 kg/m^2, mas < 40 kg/m^2) ou obesidade grave (IMC de ≥ 40 kg/m^2) pode aumentar a probabilidade de ficar gravemente doente com Covid-19. O risco de Covid-19 grave aumenta acentuadamente com IMC elevado.
Doença falciforme ou talassemia	Ter distúrbios sanguíneos de hemoglobina, como doença falciforme (DF) ou talassemia, pode aumentar a probabilidade de ficar gravemente doente por causa da Covid-19.
Tabagismo (atual ou prévio)	Ser um fumante atual ou ex-fumante pode aumentar a probabilidade de adoecer gravemente por causa da Covid-19.
Transplante de órgão sólido ou células-tronco do sangue	Ter feito um transplante de órgão sólido ou de células-tronco sanguíneas, que inclui transplantes de medula óssea, pode aumentar a probabilidade de ficar gravemente doente com Covid-19.

(continua)

Quadro 61.1   Comorbidades associadas à doença grave e mortalidade da Covid-19 *(continuação)*

Comorbidades	Mecanismo
AVC ou doença cerebrovascular	Ter uma doença cerebrovascular, como AVC, pode aumentar a probabilidade de ficar gravemente doente com Covid-19.
Transtornos por uso de substâncias	Ter transtorno por uso de substâncias (como transtorno por uso de álcool, opioide ou cocaína) pode aumentar a probabilidade de ficar gravemente doente com Covid-19.
Tuberculose	Ter tuberculose pode aumentar a probabilidade de ficar gravemente doente por causa da Covid-19.

DM: *diabete mellitus*; HAS: hipertensão arterial sistêmica; kg/m^2: quilogramas por metro quadrado; AVC: acidente vascular cerebral; HIV: vírus da imunodeficiência adquirida. Fonte: adaptado de Centers for Disease Control and Prevention; 2021.[55]

Alguns exames laboratoriais também indicam um pior prognóstico da Covid-19, sendo eles: procalcitonina sanguínea alta, marcadores de lesão miocárdica (creatinoquinase), leucocitose, lactato sanguíneo alto, plaquetopenia, aumento da creatinina plasmática , dímero D elevado no sangue, lactato desidrogenase (LDH), proteína C-reativa elevada no sangue (PCR), diminuição na contagem de linfócitos, aspartato aminotransferase (AST) elevada no sangue, diminuição da albumina no sangue, interleucina-6 (IL-6) elevada no sangue, contagem elevada de neutrófilos no sangue, peptídeo natriurético tipo B (BNP) elevado no sangue, nitrogênio ureico plasmático elevado (NUP), bilirrubina sanguínea elevada e velocidade de hemossedimentação (VHC).[61]

Abordaremos nos próximos tópicos os sistemas neurológico, pulmonar, cardiovascular, renal, gastrointestinal e hepático, os distúrbios na coagulação e a sepse e sua associação com a Covid-19 e os cuidados de enfermagem.

CUIDADOS DE ENFERMAGEM NA FUNÇÃO NEUROLÓGICA EM PACIENTES COM COVID-19

Além de manifestações típicas como febre, tosse, fadiga e diarreia, a síndrome respiratória aguda grave pode ocasionar manifestações neurológicas. Estudo realizado em Wuhan no início da pandemia demonstrou que 36,4% dos pacientes gravemente doentes apresentaram sintomas neurológicos. As manifestações neurológicas podem acometer o sistema nervoso central (SNC) e o sistema nervoso periférico (SNP).[62-63]

Como outros coronavírus, o SARS-CoV-2 se liga ao receptor da enzima conversora de angiotensina 2 (ACE2) presente no sistema nervoso, incluindo neurônios, astrócitos, oligodendrócitos, substância negra, ventrículos, giro temporal médio, córtex cingulado posterior e bulbo olfatório, porém, os mecanismos que explicam as maneiras na qual a invasão viral ocorre ainda não estão completamente elucidados.[64-66]

De acordo com a Academia Europeia de Neurologia os sintomas frequentemente relatados nas formas leves e moderadas da doença são cefaleia, mialgia, anosmia (perda de olfato) e ageusia (perda do paladar).[67-69] A tontura também pode estar presente, contudo, as causas permanecem imprecisas.[62,65] Estudos apontam que alterações nos níveis de consciência, encefalopatia e distúrbios cerebrovasculares agudos são mais prevalentes nas manifestações graves da doença e, em geral, nos pacientes com mais idade e com comorbidades associadas como diabetes ou hipertensão[67,68] e história prévia de infartos e doenças cerebrovasculares.[65] A maioria das manifestações neurológicas graves ocorre no início da doença, entre 1 ou 2 dias,[62] e pode ser decorrente da ação direta do SARS-CoV-2 no sistema nervoso ou resultar de mecanismos indiretos como mediadores envolvidos na resposta imunológica, distúrbios de coagulação e encefalopatia decorrente de hipóxia.[65]

O enfermeiro tem papel essencial na identificação precoce dos sintomas em pacientes críticos. Nos pacientes que não estão sob efeito de sedativos é possível aplicar a escala de coma de Glasgow com o objetivo de identificar alterações súbitas no nível de consciência. Sinais e sintomas como desvio de rima, dificuldade de fala, tonturas e cefaleias também devem ser comunicados à equipe médica para que sejam solicitados os exames para diagnóstico e tratamentos pertinentes.[70]

Segundo o consenso sobre cuidados neurológicos publicado pela Academia Europeia de Neurologia, as principais recomendações para manejo dos sintomas neurológicos durante a pandemia são:

- Doenças comuns em UTI como traumatismo cranioencefálico, acidente vascular isquêmico e hemorrágico devem ser tratadas seguindo os protocolos clínicos atuais independentemente do acometimento por Covid-19.
- Se possível, as terapias imunossupressoras devem ser postergadas em pacientes mais velhos e com comorbidades em decorrência do risco aumentado de infecções e pulsoterapia com administração de corticoides intravenosos deve ser evitada na ausência de uma indicação ou justificativa clínica evidente.
- A internação prolongada em UTI pode ocasionar encefalopatia multifatorial, neuropatia e miopatia.[71]

É importante ressaltar que estas diretrizes foram publicadas embasadas nas poucas informações disponíveis sobre a doença até o momento.

Alguns sintomas neurológicos podem persistir após a recuperação da doença, o que exige vigilância e acompanhamento pela equipe multidisciplinar de saúde quanto a comprometimento cognitivo, distúrbios psiquiátricos e déficits motores. Contudo, mais pesquisas são necessárias para clarificar o mecanismo exato de acometimento neurológico, o tratamento e as possíveis consequências após a infecção.[67]

CUIDADOS DE ENFERMAGEM NA FUNÇÃO PULMONAR EM PACIENTES COM COVID-19

Evidências sugerem que o pulmão é o órgão mais afetado pela infecção por SARS-CoV-2.[72,73] Além disso, pacientes com comorbidades, incluindo doenças pulmonares crônicas, possuem risco aumentado de desenvolver a forma grave de Covid-19.[73] O vírus SARS-CoV-2 entra na célula hospedeira, por meio das vias respiratórias, ligando-se aos receptores da ACE2 pela proteína spike ou proteína S do SARS-CoV-2. Os receptores do ACE2 estão presentes, em grande quantidade, no epitélio respiratório, como nas células epiteliais alveolares do tipo II. Além do epitélio respiratório, os receptores ACE2 também são expressos por outros órgãos, como o esôfago superior, enterócitos do íleo, células do miocárdio, células tubulares proximais do rim e células da bexiga.[74]

A Covid-19 é considerada, principalmente, uma doença viral respiratória, pois acomete, de forma importante, o sistema respiratório. A patogênese da pneumonia induzida por SARS-CoV-2 é melhor explicada em duas fases: inicial e tardia. A fase inicial é caracterizada pela replicação viral resultando em dano direto ao tecido. A fase tardia ocorre quando as células hospedeiras infectadas desencadeiam uma resposta imune com o recrutamento de linfócitos T, monócitos e recrutamento de neutrófilos que liberam citocinas, como interleucina-1 (IL-1), interleucina-6 (IL-6), interleucina 1 beta (IL-1β), interleucina 8 (IL-8), interleucina 12 (IL-12), além de fator de necrose tumoral-α (TNF-α), fator estimulador de colônia de granulócitos-macrófagos (GM-CSF) e interferon (IFN)-γ.[73]

Em pacientes graves com Covid-19, a superativação do sistema imunológico resulta em uma "tempestade de citocinas" caracterizada pela liberação de altos níveis de citocinas, especialmente IL-6 e TNF-α, na circulação sanguínea, ocasionando uma resposta inflamatória local e sistêmica.[75,76] O aumento da permeabilidade vascular e o subsequente desenvolvimento de edema pulmonar em pacientes graves com Covid-19 são explicados por vários mecanismos, que incluem:[73]

- Inflamação do endotélio como resultado de lesão viral direta e inflamação perivascular levando à deposição microvascular e microtrombose.[73]

- Desregulação do sistema renina-angiotensina-aldosterona (SRAA) por causa do aumento da ligação do vírus aos receptores ACE2.[73]
- Ativação da via calicreína-bradicinina, cuja ativação aumenta a permeabilidade vascular.[73]
- Intensificação da contração das células epiteliais causando edema das células e distúrbio das junções intercelulares.[75,76] Além da liberação de IL-6 e TNF-α, a ligação de SARS-CoV-2 ao receptor *Toll-like* (TLR) induz a liberação de pró-IL-1β, que é clivada na IL-1β madura e ativa que ocasiona a inflamação pulmonar até a ocorrência de fibrose.[73]

O enfermeiro tem papel importante na detecção das alterações respiratórias como a presença de tosse, dispneia e evolução para insuficiência respiratória com necessidade de ventilação mecânica não invasiva e invasiva. Esses pacientes devem ser monitorados continuamente com oximetria de pulso. A oxigenoterapia suplementar deve ser empregada a fim de manter a saturação de oxigênio ($SatO_2$) entre 92 e 96% (na doença pulmonar obstrutiva crônica – DPOC a finalidade terapêutica é manter $SatO_2$ entre 88 e 90% por causa da hipercapnia). O tipo de dispositivo a ser empregado para a suplementação de oxigênio deve corresponder à necessidade do paciente, podendo ser de baixo fluxo de oxigênio (por exemplo, cateter nasal de oxigênio) ou alto fluxo de oxigênio (por exemplo, máscara de Venturi). Sempre que possível isolar o paciente com câmera negativa, pois a aerolização no uso destes dispositivos pode aumentar a disseminação do vírus. Na ausência de melhora clínica ou piora dos sintomas, desconforto respiratório e piora da $SatO_2$, os tratamentos não invasivos são recomendados, primeiramente, como cânula nasal de alto fluxo ou ventilação com pressão positiva não invasiva (VNI).[73]

Caso os sintomas clínicos do paciente piorem e ele evolua para insuficiência respiratória hipoxêmica aguda (IrespHA), a oxigenoterapia convencional não é capaz de atender à demanda celular de oxigênio. Por isso, em casos moderados a graves de IRespHA é necessário tratar o paciente com modalidades de suporte respiratório invasivo, como ventilação mecânica invasiva (VMI) ou membrana de oxigenação extracorpórea (ECMO).[73]

O enfermeiro tem papel importante para manter o controle adequado da oxigenação de pacientes críticos com Covid-19. Os cuidados de enfermagem gerais para estes pacientes devem ser direcionados para manter a cabeceira da cama elevada; avaliar a presença e evolução de episódios de tosse; orientar o paciente a tossir; avaliar a presença de expectoração; realizar monitorização respiratória como a frequência respiratória (FR), $SatO_2$, ritmo, profundidade e presença de esforço respiratório (uso de musculatura acessória); observar a presença de dispneia e sua piora progressiva; monitorar e interpretar resultados de exames laboratoriais, principalmente de gasometria arterial, venosa e lactato; estimular, quando possível, a ingesta hídrica; manter o equilíbrio hídrico; avaliar a necessidade de aspiração endotraqueal ou traqueal em pacientes que apresentem muita secreção e dificuldade de expectoração, a fim de prevenir aspiração; realizar exame físico incluindo a avaliação do aparelho respiratório, como ausculta pulmonar; avaliar risco de aspiração; implementar cuidados com o controle e a administração de oxigenoterapia.[30,77]

Outro cuidado importante é o controle e a administração de medicamentos pela equipe de enfermagem. É importante que as instituições de saúde, juntamente com os profissionais de enfermagem, instituam medidas de segurança na administração de medicamentos a fim de garantir que o paciente certo receba o medicamento correto, na dose, no horário e na via de administração certos. Além disso, é importante que o enfermeiro monitore os efeitos adversos dos medicamentos administrados.[77]

Para isso, é importante conhecer as principais evidências de medicamentos utilizados para pacientes internados com Covid-19 (Quadro 61.2).[28]

Quadro 61.2   Medicamentos recomendados para o tratamento de pacientes hospitalizados com Covid-19, segundo a gravidade

Gravidade de Covid-19	Recomendação
Hospitalizado, mas não requer o uso de oxigenoterapia suplementar	Uso de corticosteroides: • Dexametasona (6 mg, EV, 1 vez ao dia, por 10 dias) Medicamentos alternativos (VO ou EV): • Prednisona (40 mg, 1 vez ao dia) • Metilprednisolona (32 mg, 1 vez ao dia) • Hidrocortisona (160 mg ao dia, esta dose pode ser dividida em 2 a 4 vezes ao dia)[28,78]
Hospitalizado e requer uso de oxigenoterapia suplementar	Utilizar uma das seguintes opções: • Remdesivir (1º dia = 200 mg, EV, dose única; 2º dia em diante = 100 mg, EV, 1 vez ao dia, por 5 a 10 dias) para pacientes que requerem suplementação mínima de oxigênio • Dexametasona mais remdesivir para pacientes que requerem quantidades elevadas de suplementação de oxigênio • Somente dexametasona quando não for possível a administração de remdesivir[28]
Hospitalizado e requer fornecimento de oxigênio por meio de dispositivo de alto fluxo ou ventilação não invasiva	Utilizar uma das seguintes opções: • Dexametasona • Dexametasona mais remdesivir

(continua)

Quadro 61.2   Medicamentos recomendados para o tratamento de pacientes hospitalizados com Covid-19, segundo a gravidade *(continuação)*

Gravidade de Covid-19	Recomendação
	Para pacientes recentemente hospitalizados com rápido aumento da necessidade de oxigênio e inflamação sistêmica: • Adicionar qualquer um dos seguintes medicamentos: baricitinib ou tocilizumabe (8 mg/kg até 800 mg, EV, dose única)[28,79]
Hospitalizado e requer ventilação mecânica invasiva ou ECMO	Dexametasona Para pacientes que foram admitidos nas últimas 24 horas em UTI: • Dexametasona mais tocilizumabe. Caso não haja disponibilidade de tocilizumabe pode-se considerar o uso de sarilumabe[28]

mg: miligramas; EV: via endovenosa; VO: via oral; mg/kg: miligramas por quilograma; ECMO: membrana de oxigenação extracorpórea; UTI: unidade de terapia intensiva. Fonte: adaptado de National Institutes of Health (NIH); 2020.[28]

É importante ressaltar que pesquisadores não recomendam o uso de vaso-dilatadores pulmonares inalatórios, como o óxido nítrico, por não haver evidências científicas consistentes que demonstrem o benefício do seu uso.[73]

A seguir serão descritos cuidados de enfermagem direcionados para condições específicas como VMI, posição prona e ECMO.

Cuidados de enfermagem relacionados à ventilação mecânica invasiva

Pacientes com Covid-19 evoluem, muitas vezes, para a forma grave da doença com síndrome do desconforto respiratório agudo (SDRA) e, consequentemente, necessidade de intubação endotraqueal e VMI.[73]

A SDRA é caracterizada por lesão pulmonar inflamatória aguda, associada ao aumento da permeabilidade vascular pulmonar, aumento do peso pulmonar e perda de tecido pulmonar aerado (ventilado). As características clínicas são hipoxemia e opacidades radiográficas bilaterais, associadas ao aumento da mistura venosa, aumento do espaço morto fisiológico e diminuição da complacência pulmonar. Na fase aguda, pode ocorrer dano alveolar difuso (ou seja, edema, inflamação, formação de membrana hialina ou hemorragia).[80]

Em 2012, um grupo de especialistas da European Society of Intensive Care Medicine, da American Thoracic Society e da Society of Critical Care Medicine revisou a definição de SDRA e estabeleceu a definição de Berlinm para a identificação de pacientes com SDRA. A metanálise realizada pelos autores da definição de Berlim demonstrou uma alta correlação entre a gravidade da SDRA e um risco maior de mortalidade em comparação com a definição anterior, proposta pela *American-European Consensus Conference*, quando aplicada a pacientes gravemente enfermos. O Quadro 61.3 apresenta os critérios diagnósticos da SDRA, segundo a definição de Berlin.[80]

Quadro 61.3 — Definição de Berlim da síndrome do desconforto respiratório agudo (SDRA)

Definição de SDRA		
Tempo	Início em 1 semana (7 dias) a partir de lesão conhecida ou de sintomas respiratórios novos ou que se agravam	
Achados radiológicos	Imagem do tórax (radiografia ou tomografia computadorizada): opacidades bilaterais não totalmente explicadas por derrames, colapso lobar/pulmonar ou nódulos	
Edema	Insuficiência respiratória não totalmente explicada por insuficiência cardíaca ou sobrecarga hídrica; com necessidade de avaliação objetiva, por exemplo, por ecocardiografia, para excluir edema hidrostático se nenhum fator de risco estiver presente	
Oxigenação*	SDRA leve	200 mmHg < PaO_2/FiO_2 ≤ 300 mmHg** com PEEP ou CPAP ≥ 5 cmH_2O
	SDRA moderada	100 mmHg < PaO_2/FiO_2 ≤ 200 mmHg com PEEP ≥ 5 cmH_2O
	SDRA grave	PaO_2/FiO_2 ≤ 100 mmHg com PEEP ≥ 5 cmH_2O

* Se a altitude for superior a 1.000 metros, o fator de correção deve ser feito da seguinte forma: PaO_2/FiO_2 × (pressão barométrica/760). **PaO_2 em mmHg; FIO_2 em fração decimal (por exemplo: 0,5). mmHg: milímetros de mercúrio; PaO_2: pressão parcial arterial de oxigênio; FIO_2: fração inspirada de oxigênio; PEEP: pressão positiva expiratória final; CPAP: pressão positiva contínua das vias respiratórias; cmH_2O: centímetros de água. Fonte: ARDS Definition Task Force et al., 2012.[80]

Pacientes com SDRA moderado a grave, geralmente, necessitam de VMI. Apesar de ser uma aliada no tratamento destes pacientes, pode ocasionar lesão pulmonar induzida pelo seu uso. Isso porque pode ocorrer superdistensão de regiões pulmonares aeradas (que contêm ar, áreas ventiladas), especialmente, quando grandes volumes correntes (VC) são usados. Lesão pulmonar induzida pelo ventilador mecânico também pode ocorrer se uma parte substancial do pulmão não for aerada no final da expiração por causa de atelectasia, inundação e consolidação. Isso pode causar forças mecânicas excessivas nas regiões aeradas do pulmão, entre as regiões aeradas e não aeradas do pulmão, ou nos bronquíolos e alvéolos que se abrem e fecham a cada respiração.[81]

A porção de pulmão não aerada (não ventilada) pode ser reduzida pela aplicação de pressão expiratória positiva final (PEEP) durante a VMI. Essa terapia geralmente melhora a oxigenação arterial, consequentemente, melhorando a relação PaO_2/FiO_2 em comparação com a PEEP baixa.[81,82] A PEEP é uma intervenção de fácil implementação, usada, principalmente, para prevenir atelectasia e corrigir a hipoxemia causada por hipoventilação alveolar.[82]

Estudo observou que não há diferença no tratamento entre os pacientes com SDRA com ou sem Covid-19. Neste mesmo estudo, o valor médio de PEEP utilizado foi de 12 (11 a 14) cmH_2O. Além disso, o uso de PEEP alto foi associado a outras medidas terapêuticas como posição prona e uso de agentes bloqueadores neuromusculares.[82]

No entanto, o uso da PEEP alta pode causar desfechos desfavoráveis como depressão circulatória e aumento do edema pulmonar. Em acréscimo, ela pode aumentar as pressões das vias aéreas e os volumes pulmonares, o que pode contribuir para a lesão pulmonar induzida pelo ventilador por superdistensão.[81] Com o objetivo de evitar ou detectar precocemente estas complicações o enfermeiro deve estar atento a sinais de barotrauma e pneumotórax, avaliar continuamente a evolução dos sinais de piora clínica como diminuição da $SatO_2$, piora da relação PaO_2/FiO_2, observar dessincronização do paciente com o ventilador mecânico, piora do quadro hemodinâmico. As intervenções a serem implementadas para pacientes com PEEP alta estão descritas no Quadro 61.4 e são direcionadas para identificar essas alterações, assim como para promover o recrutamento alveolar.

Os cuidados de enfermagem direcionados para pacientes com síndrome do desconforto respiratório agudo (SDRA) que necessitam de VMI são semelhantes tanto para pacientes com Covid-19 quanto para aqueles que não apresentam esta doença[83](Quadro 61.4).

Quadro 61.4   Cuidados de enfermagem para pacientes com ventilação mecânica invasiva

Categoria de cuidados	Cuidados de enfermagem
Cuidados relacionados ao tubo endotraqueal[84]	Fixar o tubo endotraqueal adequadamente e realizar troca periódica da fixação
	Trocar o circuito do ventilador quando visivelmente sujo
Cuidados relacionados ao ventilador e circuito[29,77,85-87]	Observar os alarmes do ventilador
	Controlar os parâmetros do ventilador mecânico periodicamente (modo ventilatório, pressão de pico, PEEP, FR, VC e FIO_2)

(continua)

Quadro 61.4   Cuidados de enfermagem para pacientes com ventilação mecânica invasiva *(continuação)*

Categoria de cuidados	Cuidados de enfermagem
	Utilizar aquecedores e umidificadores passivos em indivíduos submetidos à VM (filtro HME). Quando disponível, a umidificação e o aquecimento ativos (utilização de água e equipamento que forneça calor) devem ser realizados em pacientes com secreções espessas e a umidificação ideal deve ser mantida para evitar a obstrução do tubo orotraqueal
	Pacientes com PEEP elevado: - Monitorar sinais de barotrauma em pacientes com PEEP alto (> 10 cmH_2O) - Evitar desconectar o tubo endotraqueal do circuito do ventilador mecânico, realizar este procedimento se estritamente necessário - Avaliar as eventuais repercussões hemodinâmicas da VMI: investigar a presença de hipovolemia, auto-PEEP e/ou pneumotórax em pacientes com hipotensão associada à ventilação com pressão positiva - Utilizar o sistema de aspiração fechado para aspiração traqueal/endotraqueal em pacientes hemodinamicamente instáveis (para evitar dessaturação em pacientes de risco) e em pacientes com SDRA com PEEP $\geq$ 10 cmH_2O para manter o efeito da manobra de recrutamento máximo e para prevenir atelectasias. Deve-se trocar o sistema a cada 7 dias
	Manter a cabeceira do leito elevada entre 30 e 45°
Cuidados relacionados à prevenção de broncoaspiração[84-87]	Manter nutrição enteral por dispositivos em posição gástrica ou pós-pilórica
	Utilizar dispositivo fixador de cateter nasoenteral para redução da taxa de deslocamento do cateter de forma não intencional
	Realizar treinamento da equipe multidisciplinar sobre o manuseio do ventilador mecânico, circuitos, procedimentos a serem realizados
Cuidados relacionados ao controle de infecção[84-87]	Realizar higienização das mãos com água e sabão ou solução alcoólica imediatamente antes do manuseio das vias aéreas
	Realizar montagem do ventilador com técnica asséptica e proteger a conexão em Y durante a abertura do sistema
	Verificar a pressão do *cuff* e manter entre 20-30 cmH_2O
	Verificar a pressão do *cuff* no mínimo quatro vezes ao dia e antes de realizar a higiene bucal

(continua)

Quadro 61.4   Cuidados de enfermagem para pacientes com ventilação mecânica invasiva *(continuação)*

Categoria de cuidados	Cuidados de enfermagem
	Realizar higiene oral com clorexidina 0,12%
	Se possível, instalar tudo endotraqueal ou traqueal com sistema de aspiração subglótica contínua
	Realizar aspiração endotraqueal ou traqueal com técnica asséptica sempre que necessário
	Usar equipamento de proteção individual durante a aspiração (para profissionais da saúde)
	Evitar instilar solução fisiológica 0,9% ou de qualquer outra natureza dentro do tubo
	Lavar o látex conectado ao vácuo com água destilada ou solução fisiológica após a aspiração e protegê-lo em embalagem limpa e seca após o procedimento
	Realizar troca do filtro ou sistema de umidificação somente quando estiver com sujidades, no caso dos filtros, se houver muita umidade
	Fazer a higienização das mãos após manipular o sistema de ventilação
Cuidados relacionados à sedação, analgesia/sono, vigília/dor[29,80,84]	Avaliar pacientes sedados por meio de escala de sedação
	Administrar, conforme solicitação médica, agentes bloqueadores neuromusculares para facilitar a ventilação de proteção pulmonar antes da intubação e durante a VMI, principalmente se o paciente estiver em posição prona
Cuidados relacionados ao banho no leito e mudança de decúbito[86,87]	Verificar os alarmes e os parâmetros clínicos antes da realização do banho no leito e da mudança de decúbito
	Manter a monitorização cardíaca e da $SatO_2$ durante banho de leito e mudança de decúbito
	Observar um período de equilíbrio de 5 a 10 minutos antes de determinar a intolerância/instabilidade hemodinâmica pela mudança de decúbito e/ou banho no leito
	Discutir com a equipe interdisciplinar o momento mais adequado para o banho no leito em pacientes graves clinicamente instáveis. O enfermeiro deve avaliar o paciente antes de liberar a realização do banho, adiando-o no caso de gravidade que possa comprometer a segurança do paciente

(continua)

Quadro 61.4 Cuidados de enfermagem para pacientes com ventilação mecânica invasiva *(continuação)*

Categoria de cuidados	Cuidados de enfermagem
	Realizar mudança de decúbito a cada 2 horas, com lençol móvel e, no mínimo, com dois profissionais de enfermagem
Outros cuidados[29,86]	Avaliar a gasometria arterial após 30 minutos de modificação dos parâmetros ventilatórios e ventilação estável para verificar se os objetivos de ventilação e troca gasosa foram atingidos. Caso contrário, serão necessários ajustes do modo ventilatório e dos parâmetros de ciclagem. As avaliações dos gases sanguíneos arteriais permitem a avaliação diagnóstica do estado ácido-básico e das trocas gasosas pulmonares por meio da medição direta do pH, $PaCO_2$ e PaO_2, e cálculo da saturação de oxigênio (SaO_2), bicarbonato (HCO_3^-) e excesso de base (BE)
	Ajustar a FiO_2 para manter uma $SatO_2$ de 94 a 96%
	A relação PaO_2/FiO_2 deve ser calculada em todos os casos para avaliar a eficiência da oxigenação e a progressão clínica do paciente
Cuidados relacionados ao desmame do ventilador mecânico[77,85]	Controlar resposta ao desmame ventilatório, se possível criar protocolos que promovam a redução do tempo de VM

PEEP: pressão expiratória positiva final; FR: frequência respiratória; VC: volume corrente; FiO_2: fração inspirada de oxigênio; HME: *heat and moisture exchanger* (trocador de calor e umidade); cmH_2O: centímetros de água; VMI: ventilação mecânica invasiva; $SatO_2$: saturação de oxigênio; $PaCO_2$: pressão parcial arterial de gás carbônico; PaO_2: pressão parcial arterial de oxigênio.

Cuidados de enfermagem relacionados a pacientes com necessidade de posição prona

O manejo de pacientes com Covid-19 com SDRA deve ser semelhante ao tratamento clássico de SDRA de outras causas, incluindo o posicionamento em posição prona de acordo com as diretrizes da *Surviving Sepsis Campaign: Guidelines on the Management of Critically ill Adults with Coronavirus Disease 2019 (Covid-19)* para o tratamento de Covid-19.[29] A posição prona é indicada para pacientes que apresentam hipoxemia refratária a altos níveis de oxigenoterapia e VMI.[73]

Em pacientes com SDRA a posição prona melhora a oxigenação por meio de mudanças na distribuição da ventilação alveolar e do fluxo sanguíneo, melhora da relação ventilação/perfusão local e redução das regiões de baixa relação ventilação/perfusão. Em acréscimo, a posição prona pode reduzir o risco de lesão pulmonar induzido por ventilador mecânico e promover os benefícios complementares da PEEP. A posição prona diminui o risco de barotrauma e de atelectrauma por causa dos seguintes mecanismos: redução da hiperinsuflação; alívio da sobredistensão de alvéolos bem ventilados durante o uso de PEEP; e redução na tensão de cisalhamento regional de abertura e fechamento cíclicos de pequenas vias aéreas durante a VMI.[88]

Apesar da posição prona ter trazido importantes benefícios para pacientes com Covid-19, ela pode levar a prejuízos importantes como aumento da incidência de lesões por pressão, obstrução ou deslocamento do tubo endotraqueal e traqueal, necessidade de maior força de trabalho para mudança do paciente para posição prona.[88] Por isso, é importante que enfermeiros conheçam as principais intervenções para o cuidado de pacientes em posição prona a fim de minimizar essas complicações (Quadro 61.5). Além disso, o trabalho interdisciplinar é fundamental durante todo o processo de posicionamento do paciente nessa posição.

A posição prona é contraindicada para os seguintes pacientes: com fraturas instáveis de coluna ou pelve; tórax ou abdômen aberto; necessidade de canulação central para oxigenação por membrana extracorpórea ou de assistência ventricular mecânica; gestantes nos 2º e 3º trimestres.[81] É importante ressaltar que há evidências que demonstram que a posição prona reduziu a mortalidade de pacientes com SDRA, principalmente se for implementada precocemente, com duração mínima de 12 horas e em pacientes com hipoxemia grave ou SDRA moderada a grave.[29,88-90] A posição prona pode ser prescrita tanto para pacientes com oxigenoterapia como naqueles que necessitam de VMI.[88] As melhores evidências para o cuidado de pacientes com Covid-19 em posição prona estão descritas no Quadro 61.5.

Quadro 61.5 Cuidados de enfermagem para pacientes com Covid-19 em posição prona, internados em unidade de terapia intensiva

Categoria de cuidados	Cuidados de enfermagem
Controle de infecção[29]	Profissionais da saúde • Para procedimentos com geração de aerossol recomenda-se o uso de máscaras respiratórias ajustáveis (respiradores N95, FFP2 ou equivalente), luvas, avental de proteção, óculos ou protetor facial (*face shield*) para proteção ocular Pacientes • Pacientes com necessidade de realizar procedimentos geradores de aerossóis devem permanecer internados em leitos com pressão negativa • É recomendado que o procedimento de intubação endotraqueal seja realizado pelo profissional de saúde com maior experiência no manejo das vias aéreas, a fim de minimizar o número de tentativas e o risco de transmissão de Covid-19

(continua)

Quadro 61.5   Cuidados de enfermagem para pacientes com Covid-19 em posição prona, internados em unidade de terapia intensiva *(continuação)*

Categoria de cuidados	Cuidados de enfermagem
Controle hemodinâmico[29]	Manter monitorização contínua dos sinais vitais (FC, PAM, $SatO_2$ e FR)
	Controlar e realizar cuidados com a administração de soluções cristaloides (por exemplo, SF 0,9%) ou coloides (por exemplo, hidroxietílico) para reposição volêmica em pacientes em choque
	Em pacientes em choque, é importante a verificação contínua da temperatura da pele, do tempo de preenchimento capilar e/ou da medição de lactato sérico a fim de avaliar a responsividade a fluidos
	Controlar e realizar cuidados com a administração de drogas vasoativas. A noradrenalina é o agente vasoativo de primeira linha. Caso não tenha disponibilidade de noradrenalina, o médico deve optar pela administração de vasopressina ou epinefrina como agente vasoativo de primeira linha
	Para pacientes em choque, controlar a titulação de infusão de drogas vasoativas, conforme protocolo institucional, a fim de manter PAM entre 60 e 65 mmHg
Ventilação[29,30]	Instalar oxigênio suplementar se $SatO_2 < 92\%$
	Em pacientes com insuficiência respiratória hipoxêmica aguda em uso de oxigênio, é recomendado manter $SatO_2$ até 96%
	Monitorar a oxigenação do paciente antes e após a mudança terapêutica para a posição prona
	Realizar monitoramento rigoroso da função respiratória ($SatO_2$, FR, ritmo respiratório e uso de musculatura acessória) em pacientes que fazem uso de VNI e cateter de alto fluxo de oxigênio a fim de detectar rapidamente o agravamento do estado respiratório e a necessidade de intubação precoce
	Em pacientes com VMI e SDRA moderada a grave, manter ventilação em posição prona por 12 a 16 horas
Nutrição enteral[31,91]	Manter nutrição enteral durante posição prona
	Realizar pausa da dieta enteral 1 hora antes da movimentação da posição supina para a posição prona e vice-versa
	Caso o paciente não tenha iniciado dieta enteral, iniciar a dieta em até 1 hora após a movimentação da posição supina para a posição prona
	Administrar dieta enteral por bomba de infusão contínua

(continua)

1362 Enfermagem em UTI: cuidando do paciente crítico

Quadro 61.5 Cuidados de enfermagem para pacientes com Covid-19 em posição prona, internados em unidade de terapia intensiva *(continuação)*

Categoria de cuidados	Cuidados de enfermagem
	Manter cabeceira elevada de 25° a 30° (Trendelenburg reverso)
	Administrar procinético fixo (preferencialmente metroclopramida) e conforme solicitação médica
	Manter cateter oro/nasoenteral preferencialmente em posição pós-pilórica a fim de evitar refluxo, vômitos e broncoaspiração
	Controlar os resíduos gástricos ou enterais de 6-6 horas
	Observar presença de episódios de vômitos
	Antes de realizar a mudança para a posição prona ■ Realizar avaliação da região ventral do corpo e proteger proeminências ósseas com dispositivos de espumas de multicamadas de silicone ■ Retirar os eletrodos da região anterior do tórax e posicioná-los nos membros superiores ■ Adequar os coxins da região anterior da linha escapular e da sínfise púbica
Prevenção de lesões de pele, incluindo lesão por pressão[92]	Em posição prona ■ Posicionar a cama em Trendelenburg reverso a 30° a fim de evitar edema facial ■ Realizar lateralização da cabeça sobre um coxim para o lado do membro superior que está elevado ■ Rodiziar a lateralização da cabeça a cada 2 horas ■ Lubrificar os olhos e manter as pálpebras fechadas com fita microporosa no sentido horizontal ■ Verificar se o pavilhão auricular não está dobrado ■ Manter fixação de cânula orotraqueal em posição centralizada na cavidade oral ■ Verificar se o cateter (oro/naso) gástrico/entérico não está pressionando a mucosa nasal/labial e não está tracionado ■ Posicionar os membros superiores na posição de nadador, ficando com a palma da mão voltada para baixo, e o outro membro estendido ao longo do corpo, com a palma da mão voltada para cima. Deve-se realizar o rodízio de posição dos membros e a rotação dos ombros a cada 2 horas ■ Posicionar os eletrodos de monitorização em tórax posterior ■ Verificar se a(s) bolsa(s) de ostomia(s) de eliminação está(ão) sendo mantida(s) relativamente vazia(s) e seu sistema de fechamento não está pressionando o abdome, a pelve e os membros ■ Avaliar o posicionamento seguro de dispositivos de monitorização invasiva, como pressão arterial invasiva (PAI), demais dispositivos e extensões

(continua)

Quadro 61.5 Cuidados de enfermagem para pacientes com Covid-19 em posição prona, internados em unidade de terapia intensiva *(continuação)*

Categoria de cuidados	Cuidados de enfermagem
	▪ Avaliar a necessidade do posicionamento de coxins na região da altura escapular ▪ Avaliar a necessidade de posicionamento de coxim na altura da cintura pélvica com foco na redução da pressão abdominal no diafragma. ▪ Posicionar a genitália masculina entre os membros inferiores ▪ Posicionar um coxim ao longo da região tibial permitindo que o dorso do pé fique livre de pressão

FC: frequência cardíaca; PAM: pressão arterial média; SatO$_2$: saturação de oxigênio; FR: frequência respiratória; SF 0,9%: soro fisiológico 0,9 porcento; mmHg: milímetros de mercúrio; VNI: ventilação mecânica não invasiva; VMI: ventilação mecânica invasiva; SDRA: síndrome do desconforto respiratório agudo.

Cuidados de enfermagem relacionados a pacientes em uso de membrana de oxigenação extracorpórea (ECMO)

ECMO é uma terapia de suporte de vida que envolve o uso de uma máquina que faz a função de coração-pulmão. Quando utilizada em pacientes com insuficiência respiratória grave, é denominada ECMO respiratória. A ECMO deve ser considerada em pacientes cuidadosamente selecionados com hipoxemia refratária, apesar da ventilação protetora pulmonar e posição prona.[29] A eficácia da ECMO como terapia para Covid-19 ainda não foi estabelecida, mas há relatos do benefício do seu uso em pacientes graves. O enfermeiro tem papel importante no cuidado de pacientes em terapia com ECMO. Para isso, é importante que o enfermeiro obtenha treinamento e conhecimento especializados para o cuidado desses pacientes.[32]

Os principais cuidados de enfermagem direcionados aos pacientes com Covid-19 em terapia com ECMO são: realizar medidas de controle de transmissão do vírus SARS-CoV-2 por meio do uso de EPI pelos profissionais de saúde; auxiliar na inserção e remoção das cânulas de ECMO; realizar higienização das mãos antes de manipular as cânulas e cateteres; monitorar os sinais vitais; controlar SatO$_2$, capnografia e oferta de oxigênio; avaliar a função respiratória; realizar diariamente curativos nos locais de inserção dos cateteres com solução de clorexidina alcoólica com técnica asséptica (utilizar, preferencialmente, campos estéreis para este procedimento); controlar e monitorar a temperatura a cada 2 horas; controlar o aquecedor da ECMO e a disponibilidade de manta térmica na unidade; realizar balanço hídrico; avaliar exames laboratoriais (como hemoglobina, hematócrito, ureia e creatinina); realizar prevenção e controle de sangramentos, como coleta sanguínea para controle de TTPA e eletrólitos; realizar o gerenciamento de administração de anticoagulantes; avaliar a perfusão e os pulsos periféricos frequentemente.[32,93]

Outros cuidados importantes são a avaliação do nível de sedação dos pacientes. Esta avaliação pode ser realizada por meio da escala de Richmond de agitação e sedação (RASS) a fim de manter sedação profunda (valores entre -4 e -5); realizar cuidados para evitar lesões de pele; manter suporte nutricional por meio de nutrição enteral; realizar controle glicêmico; e realizar manutenção da higiene corporal e íntima.[32,93]

CUIDADOS DE ENFERMAGEM NA FUNÇÃO CARDIOVASCULAR EM PACIENTES COM COVID-19

Pacientes com doenças cardiovasculares prévias apresentam risco aumentado de desenvolverem a forma grave de Covid-19. Os mecanismos responsáveis pelo acometimento do sistema cardiovascular são desconhecidos. No entanto, pesquisadores descreveram que esta relação pode ter causa multifatorial.[73] Os receptores ACE2, também, estão presentes nas células do miocárdio, implicando na citotoxicidade do SARS-CoV-2 ao miocárdio, levando à miocardite. As citocinas pró-inflamatórias, como a IL-6, também podem causar inflamação vascular, miocardite e arritmias cardíacas.[94]

A síndrome coronariana aguda (SCA) é uma manifestação cardíaca decorrente da Covid-19 e sua causa provavelmente se deve a vários fatores que incluem (mas não se limitam a hipercoagulabilidade associada a Covid-19) liberação de citocinas pró-inflamatórias, agravamento de doença arterial coronariana grave preexistente, cardiomiopatia de estresse e distúrbio hemodinâmico associado que pode reduzir o fluxo sanguíneo coronariano e, consequentemente, o suprimento reduzido de oxigênio, resultando na desestabilização da microtrombogênese da placa coronária.[73] Uma metanálise que incluiu 198 estudos publicados envolvendo 159.698 pacientes com Covid-19 descreveu que a presença de lesão miocárdica aguda e doença cardiovascular prévia está associada a alta mortalidade e admissão em UTI.[95]

Os cuidados de enfermagem relacionados à função cardiovascular são: monitorização dos sinais vitais (pressão arterial, frequência cardíaca), preferencialmente de 1 em 1 hora ou de acordo com protocolo institucional a fim de observar sinais de instabilidade hemodinâmica (PAM < 60-65 mmHg, rebaixamento do nível de consciência, confusão mental, má perfusão periférica); monitorar condição cardíaca como presença de arritmias, características dos pulsos periféricos, presença de edema; comunicar arritmias cardíacas; realizar balanço hídrico; obter dados da perfusão tissular e periférica, monitorar peso;

controlar e monitorar a administração de drogas vasoativas conforme protocolo institucional e monitorar a resposta ao uso de drogas vasoativas.[29,77]

CUIDADOS DE ENFERMAGEM NA FUNÇÃO RENAL EM PACIENTES COM COVID-19

A disfunção renal é comum em pacientes acometidos pela forma grave da Covid-19 durante a internação. A incidência da injúria renal aguda (IRA) foi de aproximadamente 7% na China, mas em norte-americanos chegou a 37-40%.[96] Estudos no Brasil encontraram uma incidência alta de 50,2 a 56,8%.[97-98] A IRA foi associada ao aumento da mortalidade hospitalar, sendo 46,6% em pacientes não dialíticos e 79,3% em dialíticos.[96]

A IRA é caracterizada pelo aumento da creatinina sérica e diminuição do débito urinário. O último consenso do diagnóstico da IRA ocorreu em 2012 pelo *Kidney Disease Improving Global Outcomes* (KDIGO), na qual é dividida em:

- Estágio 1: aumento de creatinina sérica a partir de 0,3 mg/dL em 48 horas ou aumento de 1,5 a 1,9 vezes o valor da creatinina sérica basal em até 7 dias.
- Estágio 2: aumento de 2 a 2,9 vezes da creatinina sérica em até 7 dias ou débito urinário menor que 0,5 mL/kg/h por mais de 12 horas.
- Estágio 3: aumento de 3 vezes o valor da creatinina sérica em 7 dias ou creatinina sérica maior que 4 mg/dL ou início de terapia renal substitutiva por meio de hemodiálise ou débito urinário menor que 0,3 mL/kg/h por 24 horas ou anúria por 12 horas ou mais.[99]

Como outros coronavírus, o SARS-CoV-2 reconhece a ACE2 como um receptor celular que permite infectar diferentes células hospedeiras e provavelmente interrompe a homeostase do sistema renina-angiotensina-aldosterona.[100] A fisiopatologia e os mecanismos de IRA em pacientes com Covid-19 não foram totalmente elucidados e parecem ser multifatoriais, de acordo com a fisiopatologia da IRA em outros pacientes criticamente enfermos.

Estudos destacaram alterações no sedimento urinário, incluindo proteinúria e achados de dano tubular (cilindros granulosos, cilindros epiteliais e células epiteliais tubulares renais) são as evidências mais comuns encontradas em pacientes com SARS-CoV-2 e que apresentaram IRA, sugerindo a presença de um reservatório renal para o vírus, reforçando a necessidade do exame de urina na detecção da IRA.[101-103] Foi possível observar lesão celular direta resultante da entrada viral através do receptor (ACE2), que é altamente expresso no rim.[101] Pacientes que apresentaram insuficiência cardíaca direta, níveis elevados da pressão expiratória positiva final, necessidade de ventilação mecânica e administração de medicamentos nefrotóxicos aumentam a possibilidade de lesão renal.[101]

A indicação de terapia de substituição renal (TSR) pode ocorrer nos casos mais graves,[102] aproximadamente 19% dos pacientes hospitalizados com IRA associada a Covid-19 necessitarão de TSR, sendo que um estudo realizado no Brasil reportou uma necessidade maior de 59,2%.[98,104]

Pacientes com necessidade de TSR requerem uma atenção direta do enfermeiro, especialmente os que estão em modalidade contínua de hemodiálise, na qual o ajuste de drogas vasoativas, ultrafiltração, cuidados no preparo da solução de reposição e/ou dialisato e o controle contínuo da permeabilidade do circuito (por anticoagulação como citrato ou lavagem com soro fisiológico) são necessários e refletem o sucesso da terapia.

Pouco se sabe sobre a prevenção e o tratamento da IRA na Covid-19. Neste contexto, a *Acute Disease Quality Initiative* (ADQI) forneceu recomendações para o diagnóstico, a prevenção e a gestão da IRA na Covid-19 com base na literatura atual. Nessas recomendações, informam que não existe nenhuma evidência específica para sugerir que a IRA na Covid-19 deve ser gerenciada de forma diferente de outras causas de IRA em pacientes criticamente enfermos e, na verdade, poucas recomendações para IRA são de etiologia específica. Assim, a maioria das medidas recomendadas pelo KDIGO e outras diretrizes relevantes são apropriadas para pacientes com Covid-19.[103] O Quadro 61.6 demonstra algumas terapias eficazes na IRA pela Covid-19.

Quadro 61.6 Estratégias de gerenciamento potenciais para injúria renal aguda (IRA) pela Covid-19

Terapia	Justificativa	Recomendação
Medidas padrão baseadas em risco de IRA e estágio	A prevenção e o gerenciamento dependem do risco e do estágio da IRA	Estratégias baseadas no KDIGO e outras relevantes. As diretrizes são apropriadas para riscos e estágios de prevenção e gestão de IRA na Covid-19
Controle da função renal	A mediação da função renal é necessária para avaliação clínica de risco e estágio de IRA. A creatinina sérica e a produção de urina são os atuais padrões-ouro para a avaliação da função renal, embora nenhum dos dois seja específico ou sensível para a detecção de lesão renal precoce	Recomendamos controlar a função renal usando alterações mínimas de creatinina sérica e produção de urina com consideração cuidadosa das limitações de ambos (nível de evidência: 1B)

(continua)

Quadro 61.6   Estratégias de gerenciamento potenciais para injúria renal aguda (IRA) pela Covid-19 *(continuação)*

Terapia	Justificativa	Recomendação
Otimização hemodinâmica	Hipovolemia, hipotensão e vasoplegia podem ocorrer em pacientes com Covid-19. Reanimação com fluido e vasopressor usando a avaliação dinâmica do estado cardiovascular pode reduzir o risco de lesão renal e insuficiência respiratória	Recomendamos o uso de fluidos individualizados e gestão hemodinâmica com base na avaliação do estado cardiovascular (nível de evidência: 1B)
Gerenciamento de fluidos	A composição dos cristaloides para expansão de volume é importante. Ensaios individuais em pacientes não Covid têm demonstrado um risco reduzido de IRA com o uso balanceado de fluidos para expansão de volume inicial, especialmente na sepse	Recomendamos o uso de cristaloides balanceados como gestão inicial para expansão do volume intravascular em pacientes em risco de ou com IRA por Covid-19, a menos que tenha indicação para outros fluidos (nível de evidência: 1A)
Gerenciamento da glicose	A resistência à insulina e um estado hipercatabólico são comuns em Covid-19 e contribuem para a hiperglicemia	Sugerimos monitoramento de hiperglicemia e uso de estratégias intensivas de redução da glicose em pacientes de alto risco (nível de evidência: 2C)
Gerenciamento de nefrotoxinas	Nefrotoxinas são frequentemente prescritas em pacientes com Covid-19. Os riscos e benefícios desses medicamentos e suas alternativas precisam estar próximos e ser frequentemente avaliados. Isso inclui a avaliação do uso de AINE	Recomendamos limitar a exposição a drogas nefrotóxicas sempre que possível e com monitoramento cuidadoso quando nefrotoxinas são necessárias (nível de evidência: 1B)
Uso de meios de contraste	Alguns estudos desafiaram a relevância do contraste. De média toxicidade em pacientes criticamente enfermos; além disso, o bicarbonato de sódio e a N-acetilcisteína não mostraram prevenir IRA associada a meios de contraste	Recomendamos a otimização do status intravascular de volume como a única intervenção específica para prevenir IRA associada ao meio de contraste (nível de evidência: 1A)

Fonte: Nadim et al., 2020.[103]

O enfermeiro tem papel de destaque no controle da função renal, como o débito urinário e escórias nitrogenadas, alertando a equipe médica e possibilitando um diagnóstico precoce de IRA e o controle de outras manifestações clínicas graves como a hipercalemia ou a sobrecarga hídrica, que potencializa a congestão pulmonar e, consequentemente, piora a troca gasosa e progride para a necessidade de intubação endotraqueal.

A hipercalemia é uma condição comum em pacientes hospitalizados com Covid-19, provavelmente por causa do hipercatabolismo e da função renal reduzida.[105] Em razão da redução de oferta de TSR por aumento da demanda durante o surto pandêmico, outras medidas temporizadoras como quelantes de potássio, solução polarizantes, bloqueadores de canais de cálcio uso de diuréticos de alça (função renal preservada) podem ser necessárias.

Entre os pacientes com IRA que sobreviveram, 74,1% alcançaram a recuperação renal no momento da alta, entretanto 30,6% permaneceram em diálise após a alta.[106] Portanto, este impacto a longo prazo pode sobrecarregar os sistemas de saúde e a necessidade de serviços de hemodiálise, material, equipamentos e profissionais especializados em futuro breve.

CUIDADOS DE ENFERMAGEM NA FUNÇÃO DO TRATO GASTROINTESTINAL E HEPÁTICA EM PACIENTES COM COVID-19

Embora a Covid-19 acometa principalmente o sistema respiratório, evidências apontam que os sintomas gastrointestinais são frequentemente relatados, sendo os mais comuns diarreia, vômitos, náuseas, perda de apetite e dor abdominal.[107-108]

O mecanismo de invasão viral no trato gastrointestinal ainda é obscuro, porém sabe-se que ocorre a ligação viral com o receptor ACE2. Estudos constataram que órgãos do trato digestivo têm níveis aumentados de expressão de ACE2, principalmente no intestino delgado, cólon e duodeno, quando comparados ao pulmão.[109-107] Pacientes com sintomas digestivos procuram serviço médico posteriormente, apresentam tempo de coagulação aumentado e níveis elevados de enzimas hepáticas.[108] Além disso, os sintomas digestivos, podem estar associados a piores prognósticos da doença.[107,110]

Sabe-se que o vírus é transmitido por gotículas, porém foi encontrada detecção positiva para o SARS-CoV-2 em amostras de fezes, o que demonstra que o vírus pode se replicar no trato digestivo.[108,111] O tempo de duração de resultados positivos varia entre 1 e 12 dias, podendo permanecer positivo mesmo em amostras respiratórias negativas.[110-111] A taxa de detecção viral nas fezes diminui gradativamente.[110] Os médicos não devem excluir a possibilidade de transmissão via fecal-oral, no manejo da doença. Contudo, são necessárias mais evidências para confirmar esta via de transmissão.

A enfermagem deve utilizar todos os EPI ao prestar assistência aos pacientes doentes; principalmente nos gravemente enfermos, a atenção deve ser redobrada durante o banho no leito e a higiene íntima, nos quais o contato com excretas, inclusive fezes, é aumentado. A equipe médica deve avaliar a indicação de procedimentos gastrointestinais não emergenciais em pacientes que se recuperam da doença devido ao elevado risco de contaminação.[110]

Pesquisas elucidam a associação de sintomas gastrointestinais com risco aumentado para disfunção ou danos hepáticos em pacientes críticos.[111,113] Sintomas digestivos estão associados a elevação do tempo de protrombina e tromboembolismo. Pacientes com doença hepática prévia são gravemente acometidos e possuem alta mortalidade.[111]

A lesão aguda no fígado consiste em alterações dos biomarcadores hepáticos decorrentes a um evento agudo em um fígado anteriormente saudável. Os motivos da disfunção hepática associada à Covid-19 ainda não foram completamente elucidados. Entretanto, podem decorrer de mediadores da resposta inflamatória e imunológica, que liberam uma tempestade de citocinas pró-inflamatórias; hipóxia e hipotensão decorrente da gravidade clínica; terapia medicamentosa e nutricional.[111,113]

No comprometimento hepático há o aumento das transaminases que podem exceder três vezes o limite da normalidade da bilirrubina e diminuição nos níveis de albumina.[109,113] Estas alterações são prevalentes nos casos graves da doença ou em pacientes com doença hepática preexistente.[114] Os danos hepáticos, em pacientes críticos, podem ser transitórios e retornar à normalidade sem tratamento específico.

O enfermeiro tem papel relevante na identificação precoce de sintomas gastrointestinais e alterações dos biomarcadores de disfunção hepática como transaminases, bilirrubina e hipoalbuminemia.[115]

Estudos apontam que idosos, pessoas com doenças hepáticas avançadas e transplantados são mais vulneráveis, requerem cuidados especiais e possuem maior risco de internação prolongada e mortalidade.[116-117]

Os inibidores da bomba de prótons, comumente utilizados para tratar refluxos gastroesofágicos, podem deixar o intestino suscetível a infecção por coronavírus pois diminuem a acidez da secreção estomacal, o que aumenta o risco de translocação do SARS-CoV-2 do estômago até o intestino delgado e grosso.[117] Reguladores da flora intestinal são sugeridos, pois promovem uma barreira intestinal inibindo infecção bacteriana secundária.[117] No entanto, são necessários mais estudos para desvendar os mecanismos de acometimento gastrointestinal, hepático e manejo clínico dos sintomas.

CUIDADOS DE ENFERMAGEM E O DISTÚRBIO DE COAGULAÇÃO NA COVID-19

Estudos apontam que a infecção pela Covid-19 pode predispor a distúrbios de coagulação e complicações trombóticas, especialmente tromboembolismo venoso (TEV) em pacientes críticos.[118-119]

Os mecanismos fisiopatológicos envolvidos na associação entre Covid-19 e complicações trombóticas não foram completamente compreendidos, contudo parecem envolver processo inflamatório, hipercoagulabilidade sanguínea, hipóxia e imobilidade.[118]

A coagulopatia é caracterizada por níveis aumentados de fibrinogênio e dímero D, tempo aumentado de protrombina (TP) e tempo aumentado de tromploplastina parcial ativada (TTPA). Pesquisas demonstram que o aumento do dímero D[120-121] e TP estão associados a prognóstico ruim, necessidade de UTI e maior mortalidade.[118]

Pacientes críticos têm risco aumentado para desenvolver TEV, a incidência varia entre 13 e 30% em pacientes sem profilaxia antitrombólica e entre 6 e 16% nos pacientes que recebem tromboprofilaxia.[118] O uso de medicamentos anticoagulantes reduz o risco de TEV em pacientes hospitalizados, a heparina de baixo peso molecular é o medicamento de escolha.[122] Além disso, deve ser observada a presença de sangramento; um estudo demonstrou que a utilização de anticoagulantes profiláticos em dose padrão aumentou em 5% a chance de sangramento. A profilaxia mecânica somente deve ser usada em pacientes imobilizados se a farmacológica for contraindicada.[118]

O enfermeiro deve acompanhar os resultados de exames laboratoriais, especialmente coagulograma e dímero D, aplicar a escala de Wells para identificar a probabilidade de TVP e comunicar a presença de sangramentos e hematomas.[123]

CUIDADOS DE ENFERMAGEM E A SEPSE NA COVID-19

A sepse afeta 750.000 pacientes a cada ano nos Estados Unidos e é a principal causa de morte em pacientes gravemente enfermos, matando mais de 210.000 pessoas todos os anos.[124] Cerca de 15% de pacientes com sepse entram em choque séptico, que é responsável por cerca de 10% das admissões na UTI e têm uma taxa de mortalidade em torno de 50%.[124] Estudos na população brasileira reportaram uma incidência de sepse de 46,9% e choque séptico de 23%. Em uma coorte maior incluindo 1.690 leitos de UTI a incidência de sepse foi de 36,3 por 1.000 pacientes-dia e a mortalidade foi de 55,7%.[125-126]

Por causa da alta incidência e o impacto na mortalidade e morbidade, a sepse tornou-se alvo de entidades e conselhos quanto ao diagnóstico e à intervenção imediata, que se realizada precocemente pode melhorar a sobrevida dos pacientes. Alguns conceitos da definição de sepse e do manejo evoluíram nas últimas décadas, sendo que o último consenso internacional ocorreu em 2016, conhecido como Sepsis-3.[127]

Sepse é uma disfunção orgânica, potencialmente fatal, causada por uma resposta imune desregulada a uma infecção. O choque séptico ocorre na sepse com hipotensão não refratária a volume, em que o uso de vasopressores é necessário para manter uma pressão arterial média (PAM) de 65 mmHg e o nível sérico de lactato igual ou acima de 18 mg/dL (2 mmol/L).[127]

Reconhecer a sepse pode ser um desafio, por isso um escore rápido pode ser utilizado para estratificação dos pacientes no protocolo de sepse. A equipe de enfermagem tem papel preponderante na fase inicial de sepse, pois o diagnóstico inicial é realizado na maioria das vezes pela enfermagem. O *quick Sequential Organ Failure Assessment Score* (qSOFA) é uma ferramenta frequentemente utilizada para realizar a identificação da suspeita de sepse (Quadro 61.7). Cada variável conta um ponto no escore, portanto varia de 0-3. Na maioria das instituições o ponto de corte para abertura do protocolo é 2 pois têm alta especificidade.[127]

Quadro 61.7   Parâmetros avaliados no quick Sequential Organ Failure Assessment Score (qSOFA)

Hipotensão (PAS < 100 mmHg)
Rebaixamento de nível de consciência (Glasgow < 15)
Dispneia (FR > 22 ipm e/ou saturação de O_2 < 94%)

O Instituto Latino-Americano de Sepse (ILAS) utiliza duas alterações na síndrome da resposta inflamatória sistêmica: frequência cardíaca (FC), frequência respiratória (FR), temperatura (T°) e leucócitos e/ou uma disfunção orgânica para estratificação da sepse. A justificativa é o aumento da sensibilidade com mais parâmetros e o fato que a assistência direta em países como o Brasil é realizada, na maioria das vezes, por técnicos de enfermagem supervisionados por enfermeiros. A SIRS engloba mais parâmetros utilizados na prática diária como na realização dos sinais vitais (FC, FR e T°), isso pode ajudar em um alerta de diagnóstico precoce.[128]

O escore SOFA foi desenvolvido pela Sociedade Europeia de Terapia Intensiva como um método para descrever a disfunção/falência orgânica individualmente. As principais disfunções são: neurológica, respiratória, cardiovascular, gastrointestinal, renal, hematológica e endocrinológica e são reflexos da redução da oferta de oxigênio e/ou das alterações celulares. A validação do diagnóstico de sepse é definida pela variação de dois pontos no escore SOFA (Quadro 61.8).[127] Exames laboratoriais são necessários para a aplicação adequada da escala e não devem retardar o diagnóstico.

Quadro 61.8 Escore do instrumento *Sequential Organ Failure Assessment* (SOFA)

Variável/ pontuação	1	2	3	4
pO_2/FiO_2	< 400	< 300	< 200 (VM)	< 100 (VM)
Plaquetas (10^3/mL)	< 150	< 100	< 50	< 20
Bilirrubina (mg/dL)	1,2-1,9	2,0-5,9	6,0-11,9	> 12
Cardiovascular	PAM < 70 mmHg	Dopamina < 5 mcg ou dobutamina qualquer dose	Dopamina 5,1-15 ou adrenalina ≤ 0,1 ou noradrenalina ≤ 0,1	Dopamina > 15 ou adrenalina > 0,1 ou noradrenalina > 0,1
Glasgow	13-14	10-12	6-9	< 6
Creatinina (mg/dL) ou volume de urina (mL/dia)	1,2-1,9	2,0-3,4	3,5-4,9 Diurese < 500	> 5,0 Diurese < 200

PO_2/FiO_2: pressão parcial de oxigênio/fração inspirada de oxigênio; mL: mililitros; mg/dL: miligramas por decilitros; mmHg: milímetros de mercúrio; mcg: microgramas; VM: ventilação mecânica; PAM: pressão arterial média. Dose das drogas vasoativas em mcg/kg/min na última 1 hora.

Vimos que a sepse é a presença de disfunção orgânica, secundária a resposta desregulada do organismo na vigência de infecção, causada por vírus, fungos, bactérias ou protozoários. Portanto, quando falamos da Covid-19, por se tratar de um vírus pode sim levar a sepse e choque séptico. O diagnóstico da sepse na Covid-19 pode ser mais difícil do que o normal, visto que os sintomas da sepse podem ser confundidos com as disfunções da Covid-19 e isso pode reduzir a adesão ao protocolo de sepse.

Uma metánalise incluindo mais de 37 mil pacientes demonstrou a incidência de sepse em pacientes com Covid-19 na enfermaria de 17,7% (IC de 95%, 12,9-23,6) e na UTI de 77,9% (IC de 95%, 75,9-79,8).[129]

O enfermeiro tem papel importante desde o diagnóstico precoce até o tratamento da sepse, e este é realizado por meio de metas terapêuticas (pacotes) para o alcance das horas-ouro. As diretrizes de tratamento das disfunções orgânicas da Covid-19 são baseadas nas diretrizes gerais de tratamento da sepse. O pacote de 1 hora é composto por: coleta de lactato, coleta de hemoculturas, administração de antimicrobianos, início de reposição volêmica com 30 mL/kg para pacientes com sinais de hipoperfusão, início de vasopressores se hipotensão persistente, coleta de segundo lactato para pacientes com hiperlactatemia inicial.[130] O pacote de 6 horas foi removido na última definição, entretanto, para o ILAS ele continua sendo necessário e inclui a reavaliação do estado volêmico e da perfusão tecidual em pacientes com hiperlactemia ou hipotensão persistente.[128,131]

Um alerta relevante em pacientes com Covid-19 em SDRA é que a ressuscitação hídrica pode levar à sobrecarga de volume e levar à piora da insuficiência respiratória. Pacientes que não respondem à carga hídrica ou que apresentem sinais de sobrecarga de volume (p. ex., distensão venosa jugular, estertores na ausculta pulmonar, edema pulmonar na imagem ou hepatomegalia) devem reduzir ou interromper a administração de líquidos. Esse passo é particularmente importante em pacientes com insuficiência respiratória com hipoxemia.[122]

Estudos revelam que um tempo maior para a conclusão do protocolo foi associado a maior mortalidade intra-hospitalar ajustada ao risco (*odds ratio*, 1,04 por hora; intervalo de confiança de 95% [IC], 1,02 a 1,05; P < 0,001), portanto reconhecimento precoce, antibióticos apropriados, suporte hemodinâmico cuidadoso e controle de infecção podem melhorar a sobrevida dos pacientes.[132]

CONSIDERAÇÕES FINAIS

Após o surgimento da pandemia de Covid-19, a equipe de saúde obteve um destaque nas mídias, evidenciando-se o papel, principalmente, da equipe de enfermagem no cuidado do paciente com Covid-19. A prescrição de cuidados de enfermagem é uma ação privativa do enfermeiro e faz parte da Sistematização da Assistência de Enfermagem (SAE) conforme disposto na Resolução Cofen n. 272/2002, publicada pelo Conselho Federal de Enfermagem. O objetivo da prescrição de enfermagem é direcionar e coordenar a assistência de enfermagem ao paciente de forma individualizada e contínua, objetivando a prevenção, promoção, proteção, recuperação e manutenção da saúde dos pacientes. Diante disto, é importante que o enfermeiro conheça as principais intervenções para o cuidado de pacientes com Covid-19 internados em UTI a fim de eleger os melhores cuidados de enfermagem de acordo com as necessidades de cada paciente, ou seja, de forma individualizada.

É importante ressaltar que a Covid-19 é uma doença que surgiu recentemente e, por isso, existem muitos questionamentos a respeito da doença que ainda não foram elucidados. Por isso, o cuidado de enfermagem deve ser baseado nas melhores evidências disponíveis. Além disso, o enfermeiro deve manter-se atualizado frequentemente, pois novos estudos sobre Covid-19 são publicados diariamente, o que pode mudar a conduta a respeito do diagnóstico, do tratamento e das intervenções direcionadas aos pacientes.

A reavaliação das intervenções de enfermagem prescritas aos pacientes com Covid-19 em UTI deve ocorrer continuamente, avaliando-se sinais e sintomas de melhora ou piora do quadro clínico a fim de manter ou modificar determinada prescrição de enfermagem. Em acréscimo, é importante que o enfermeiro tenha uma boa interação com a equipe interdisciplinar com o objetivo de promover a recuperação precoce, a qualidade de vida do paciente e evitar desfechos negativos. Essas condutas são necessárias para obter o sucesso no tratamento do paciente grave com Covid-19.

RESUMO

A pandemia nos trouxe lições no manejo do paciente grave em relação à necessidade de estruturar as unidades de terapia intensiva e sobretudo da importância de profissionais capacitados. Em especial a enfermagem, que é a espinha dorsal de qualquer sistema de saúde, participando ativamente desde a prevenção com as imunizações até o tratamento e a recuperação das formas graves da Covid-19.

Este capítulo traz informações relevantes dos últimos acontecimentos no cuidado de enfermagem em pacientes críticos acometidos pela Covid-19, abordando os principais sistemas: neurológico, pulmonar (VMI, prona e ECMO), cardiovascular, renal, do trato gastrointestinal, hepático e os distúrbios na coagulação e a sepse. Incluímos um tópico sobre enfermagem baseada em evidência e estratégias de enfrentamento direcionadas à enfermagem em decorrência da sobrecarga física e mental que ocorreu na pandemia com muitos profissionais.

Diante desse contexto, o enfermeiro deve avaliar os pacientes críticos de forma rigorosa e direcionar as ações de enfermagem conforme as necessidades de cada paciente, sempre embasando-se nas melhores evidências disponíveis. Além disso, é essencial que tenha um olhar humanizado para as demandas da equipe, com o intuito de mitigar os riscos de adoecimento ocupacional. É importante ressaltar que as ações educativas devem ser constantes para capacitar os profissionais, controlar a disseminação da doença e melhorar a segurança do paciente e a qualidade do serviço.

REFERÊNCIAS BIBLIOGRÁFICAS

1. World Health Organization (WHO). WHO Coronavirus Disease (Covid-19) Dashboard; 2021. Disponível em: https://covid19.who.int/
2. Ministério da Saúde. Diretrizes para diagnóstico e tratamento da Covid-19. 17 de março de 2020.
3. Wu Z, McGoogan JM. Characteristics of and important lessons from the coronavirus disease 2019 (Covid-19) outbreak in China: summary of a report of 72 314 cases from the Chinese Center for Disease Control and Prevention. JAMA. 2020;323(13):1239-42.
4. Organização Pan-Americana de Saúde. Diretrizes laboratoriais para o diagnóstico e detecção de infecção pelo novo coronavírus (2019-nCoV); 2020.
5. Russell TW, Hellewell J, Jarvis CI, et al. Estimating the infection and case fatality ratio for coronavirus disease (Covid-19) using age-adjusted data from the outbreak on the Diamond Princess cruise ship, february 2020. Euro Surveill. 2020;25(12):2000256.
6. Li Q, Guan X, Wu P, et al. Early transmission dynamics in Wuhan, China, of novel coronavirus-infected pneumonia. N Engl J Med. 2020;382(13):1199-207.
7. Zheng S, Fan J, Yu F, et al. Viral load dynamics and disease severity in patients infected with SARS-CoV-2 in Zhejiang province, China, January-March 2020: retrospective cohort study. BMJ. 2020;369:m1443.
8. Jara A, Undurraga EA, González C, et al. Effectiveness of an inactivated SARS-CoV-2 vaccine in Chile. N Engl J Med. 2021;385(10):875-84.
9. Agência Nacional de Vigilância Sanitária (Anvisa). Vacinação. Visualizado em 05 de novembro de 2021. Disponível em: https://www.gov.br/saude/pt-br
10. Ghebreyesus TA. Organização Pan-americana de Saúde: OMS e parceiros pedem investimentos urgentes em profissionais de enfermagem [Internet]. 2020. Disponível em: https://www.paho.org/pt/news/7-4--2020-amid-covid-19-pandemic-new-who-report-urges-greater-investments-nursing-workforce
11. International Council of Nurses Policy Brief. [Internet]. 2020. Disponível em: https://www.icn.ch/sites/default/files/inline- files/ICN%20Policy%20Brief_Nurse%20Shortage%20and%20Retention.pdf
12. Chade J. O mundo vive o déficit de 6 milhões de enfermeiros. Notícias Uol [Internet]. 2020:1-2. Disponível em: https://noticias.uol.com.br/colunas/jamil-chade/2020/04/06/no-front-da- pandemiamundo--vive-deficit-de-6-milhoes-de-enfermeiros.htm
13. Campos JADB, Martins BG, Campos LA, de Fátima Valadão-Dias F, Marôco J. Symptoms related to mental disorder in healthcare workers during the Covid-19 pandemic in Brazil. Int Arch Occup Environ Health. 2021;94(5):1023-32.
14. World Health Organization (WHO). Mental health considerations during Covid-19 outbreak. WHO; 2020. Visualizado em 05 de novembro de 2021. Disponível em: https://reliefweb.int/report/world/mental--health-considerations-during-covid-19-outbreak?gclid=CjwKCAiAs92MBhAXEiwAXTi253zfS7TGu1bj6 5mvFTK9Mpl8UsZwH_QXjZ6swxivUz3trLtOg8upYhoCBv8QAvD_BwE
15. Mason JW. A review of psychoendocrine research on the sympathetic-adrenal medullary system. Psychosom Med. 1968;30(5):Suppl:631-53.
16. Li Y, Scherer N, Felix L, Kuper H. Prevalence of depression, anxiety and post-traumatic stress disorder in health care workers during the COVID-19 pandemic: a systematic review and meta-analysis. PLoS One. 2021;16(3):e0246454.
17. Yang X, Chen D, Chen Y, Wang N, Lyv C, Li Y, et al. Geographical distribution and prevalence of mental disorders among healthcare workers in China: A cross-sectional country-wide survey: a cross-sectional study to assess mental disorders of healthcare workers in China. Int J Health Plann Manage. 2021;36(5):1561-74.
18. Braquehais MD, Vargas-Cáceres S, Gómez-Durán E, Nieva G, Valero S, Casas M, et al. The impact of the Covid-19 pandemic on the mental health of healthcare professionals. QJM. 2020;hcaa207.

19. Juster RP; Mc EwenbS, Lupien SJ. Allostatic load biomarkers of chronic stress and impact on health and cognition. NeuroscBiohav Rev. 2010;35(1):2-16.
20. Picard M, Juster RP, Mc Ewen B. Mitochondrial allostatic load puts the gluc back in glucocorticoids. Nat Rev Endocrinol. 2014;10(5):303-10.
21. World Health Organization (WHO). WHO Guidelines on physical activity and sedentary behaviour: at a glance. Genebra: WHO; 2020.
22. Chang MJ, Chang YJ, Kuo SH, Yang YH, Chou FH. Relationships between critical thinking ability and nursing competence in clinical nurses. J Clin Nurs. 2011;20(21-22):3224-32.
23. Cui C, Li Y, Geng D, Zhang H, Jin C. The effectiveness of evidence-based nursing on development of nursing students' critical thinking: A meta-analysis. Nurse Educ Today. 2018;65:46-53.
24. Boström AM, Rudman A, Ehrenberg A, Gustavsson JP, Wallin L. Factors associated with evidence-based practice among registered nurses in Sweden: a national cross-sectional study. BMC Health Serv Res. 2013;13:165.
25. Eastern Illinois University [internet]. Illinois; 2018. Disponível em: https://learnonline.eiu.edu/articles/rnbsn/evidence-based-practice-important.aspx.
26. Evidence-Based Medicine Working Group. Evidence-based medicine. A new approach to teaching the practice of medicine. JAMA. 1992;268(17):2420-5.
27. University of Oxford, Centre for Evidence-Based Medicine. Levels of Evidence [internet]. Oxford; 2009. Disponível em: https://www.cebm.ox.ac.uk/resources/levels-of-evidence/oxford-centre-for-evidence--based-medicine-levels-of-evidence-march-2009.
28. National Institutes of Health (NIH). Therapeutic management of hospitalized adults with Covid-19 [internet]. Bethesda; 2021. Disponível em: https://www.covid19treatmentguidelines.nih.gov/management/clinical-management/hospitalized-adults--therapeutic-management/.
29. Alhazzani W, Møller MH, Arabi YM, Loeb M, Gong MN, Fan E, et al. Surviving Sepsis Campaign: Guidelines on the management of critically ill adults with Coronavirus Disease 2019 (Covid-19). Crit Care Med. 2020;48(6):e440-e469.
30. Asghari E, Archibald M, Roshangar F. Nursing interventions for patients with Covid-19: A medical record review and nursing interventions classification study. Int J Nurs Knowl. 2021;5:10.1111/2047-3095.12332.
31. Campos LF, Barreto PA, Ceniccola GD, Gonçalves RC, Matos LBN, Zambelli CMSF, et al. Parecer BRAS-PEN/AMIB para o enfrentamento do COVID-19 em pacientes hospitalizados. BRASPEN J. 2020;35(1)3-5.
32. Umeda A, Sugiki Y. Nursing care for patients with COVID-19 on extracorporeal membrane oxygenation (ECMO) support. Glob Health Med. 2020;2(2):127-30.
33. Rodríguez-Huerta MD, Díez-Fernández A, Rodríguez-Alonso MJ, Robles-González M, Martín-Rodríguez M, González-García A. Nursing care and prevalence of adverse events in prone position: characteristics of mechanically ventilated patients with severe SARS-CoV-2 pulmonary infection. Nurs Crit Care. 2021. Disponível em: https://onlinelibrary.wiley.com/doi/10.1111/nicc.12606.
34. Righetti RF, Onoue MA, Politi FVA, Teixeira DT, Souza PN, Kondo CS, et al. Physiotherapy care of patients with Coronavirus Disease 2019 (Covid-19) - a brazilian experience. Clinics (Sao Paulo) [internet]. 2020. Disponível em: https://www.scielo.br/j/clin/a/n5RFTKvBGYTs6nVyd7GMc3C/?lang=en.
35. Wu C, Chen X, Cai Y, Xia J, Zhou X, Xu S, et al. Risk factors associated with acute respiratory distress syndrome and death in patients with Coronavirus Disease 2019 Pneumonia in Wuhan, China. JAMA Intern Med. 2020;180(7):934-943.
36. Zhang Y, Zeng G, Pan H, Li C, Hu Y, Chu K, et al. Safety, tolerability, and immunogenicity of an inactivated SARS-CoV-2 vaccine in healthy adults aged 18-59 years: a randomised, double-blind, placebo-controlled, phase 1/2 clinical trial. Lancet Infect Dis. 2021;21(2):181-92.

37. Pfizer. Pfizer and Biontech conclude phase 3 study of Covid-19 vaccine candidate, meeting all primary efficacy endpoints [internet]. 2020. Disponível em: https://www.pfizer.com/news/press-release/press--release-detail/pfizer-and-biontech-conclude-phase-3-study-covid-19-vaccine.

38. WHO Solidarity Trial Consortium, Pan H, Peto R, Henao-Restrepo AM, Preziosi MP, Sathiyamoorthy V, et al. Repurposed antiviral drugs for Covid-19 - Interim WHO Solidarity Trial Results. N Engl J Med. 2021;384(6):497-511.

39. Instituto Butantan. Eficácia global da CoronaVac pode chegar a 62,3% com intervalo entre doses igual ou superior a 21 dias [internet]. 2021. Disponível em: https://butantan.gov.br/noticias/eficacia-global-da--coronavac-pode-chegar-a-623-com-intervalo-entre-doses-igual-ou-superior-a-21-dias.

40. Informed. Prevenção e tratamento medicamentoso da Covid-19 [internet]. 2021. Disponível em: https://www.informed.digital/tabela.html.

41. Associação Médica Brasileira (AMB), Sociedade Brasileira de pneumologia e Tisiologia, Sociedade Brasileira de Infectologia [internet]. 2021. Disponível em: https://amb.org.br/wp-content/uploads/2021/08/DIRETRIZ-AMB-GLOBAL-COVID-PROF-E-LEVE-FINAL-20.08.2021.pdf.

42. Falavigna M, Colpani V, Stein C, Azevedo LC, Bagattini AM, Brito GV, et al. Diretrizes para o tratamento farmacológico da COVID-19. Consenso da Associação de Medicina Intensiva Brasileira, da Sociedade Brasileira de Infectologia e da Sociedade Brasileira de Pneumologia e Tisiologia. Rev Bras Ter Intensiva. 2020;32(2):166-96.

43. World Health Organization (WHO). Rational use of personal protective equipment for coronavirus disease (Covid-19): interim guidance, 27 February 2020 [internet]. Geneva: WHO; 2020. Disponível em: https://apps.who.int/iris/handle/10665/331215.

44. Centers for Disease Control and Prevention. Optimizing personal protective equipment (PPE) [internet]. United States of America; 2020. Disponível em: https://www.cdc.gov/coronavirus/2019-ncov/hcp/using-ppe.html.

45. Osei-Bonsu K, Masroor N, Cooper K, Doern C, Jefferson KK, Major Y, et al. Alternative doffing strategies of personal protective equipment to prevent self-contamination in the health care setting. Am J Infect Control. 2019;47(5):534-9.

46. Tomas ME, Kundrapu S, Thota P, Sunkesula VC, Cadnum JL, Mana TS, et al. Contamination of health care personnel during removal of personal protective equipment. JAMA Intern Med. 2015;175(12):1904-10.

47. Agência Nacional de Vigilância Sanitária. Nota técnica gvims/ggtes/anvisa n. 04/2020 - orientações para serviços de saúde: medidas de prevenção e controle que devem ser adotadas durante a assistência aos casos suspeitos ou confirmados de infecção pelo novo coronavírus (SARS-CoV-2). Brasília; 2020-2021. Disponível em: https://www.gov.br/anvisa/pt-br/centraisdeconteudo/publicacoes/servicosdesaude/notas-tecnicas/nota-tecnica-gvims_ggtes_anvisa-04-2020-09-09-2021.pdf.

48. Conselho Federal de Enfermagem (Cofen), Conselho Regional de São Paulo (Coren). Orientação sobre a colocação e retirada dos equipamentos de proteção individual (EPIs) [internet]. 2020. Disponível em: http://www.cofen.gov.br/wp-content/uploads/2020/03/cartilha_epi.pdf.

49. Barycka K, Torlinski T, Filipiak KJ, Jaguszewski M, Nadolny K, Szarpak L. Risk of self-contamination among healthcare workers in the Covid-19 pandemic. Am J Emerg Med. 2021;46:751-2.

50. Yan Z, Yang M, Lai CL. COVID-19 vaccinations: A Comprehensive review of their safety and efficacy in special populations. Vaccines (Basel) [internet]. 2021;9(10):1097. Disponível em: https://www.mdpi.com/2076-393X/9/10/1097/htm.

51. Ministério da Saúde, Conselho Nacional de Secretários de Saúde (CONASS), Conselho Nacional de Secretarias Municipais de Saúde (CONASEMS). Guia orientador para o enfrentamento da pandemia Covid-19 na Rede de Atenção à Saúde [internet]. 4ª ed. Brasília: Ministério da Saúde; 2021. Disponível em: https://www.conasems.org.br/wp-content/uploads/2021/04/Covid-19_guia_orientador_4ed.pdf.

52. Dhama K, Patel SK, Natesan S, Vora KS, Iqbal Yatoo M, Tiwari R, et al. Covid-19 in the elderly people and advances in vaccination approaches. Hum Vaccin Immunother. 2020;16(12):2938-43.
53. Dhochak N, Singhal T, Kabra SK, Lodha R. Pathophysiology of Covid-19: why children fare better than adults? Indian J Pediatr. 2020;87(7):537-46.
54. Isaia G, Marinello R, Tibaldi V, Tamone C, Bo M. Atypical presentation of Covid-19 in an older adult with severe Alzheimer Disease. Am J Geriatr Psychiatry. 2020;28(7):790-1.
55. Centers for Disease Control and Prevention. People with certain medical conditions [internet]. United States of America; 2021. Disponível em: https://www.cdc.gov/coronavirus/2019-ncov/need-extra--precautions/people-with-medical-conditions.html.
56. Wang CL, Liu YY, Wu CH, Wang CY, Wang CH, Long CY. Impact of COVID-19 on pregnancy. Int J Med Sci. 2021;18(3):763-7.
57. Kim L, Whitaker M, O'Halloran A, Kambhampati A, Chai SJ, Reingold A. Hospitalization rates and characteristics of children aged <18 years hospitalized with laboratory-confirmed Covid-19 – Covid-NET, 14 states, March 1-July 25, 2020. MMWR Morb Mortal Wkly Rep. 2020;69(32):1081-8.
58. DeBiasi RL, Song X, Delaney M, Bell M, Smith K, Pershad J, et al. Severe Coronavirus Disease-2019 in children and young adults in the Washington, DC, Metropolitan Region. J Pediatr [internet]. 2020;223:199-203.e1. Disponível em: https://www.jpeds.com/article/S0022-3476(20)30581-3/fulltext.
59. Gebhard C, Regitz-Zagrosek V, Neuhauser HK, Morgan R, Klein SL. Impact of sex and gender on Covid-19 outcomes in Europe. Biol Sex Differ [intrnet]. 2020;11(1):29. Disponível em: https://doi.org/10.1186/s13293-020-00304-9.
60. Global Health 5050: Towards Gender Equality in Global Health, International Center for Research on Woman (ICRW), African Population and Health Research Center. Sex, gender and Covid-19 Project [internet]. 2020. Disponível em: https://globalhealth5050.org/the-sex-gender-and-covid-19-project/.
61. Izcovich A, Ragusa MA, Tortosa F, Lavena Marzio MA, Agnoletti C, Bengolea A, et al. Prognostic factors for severity and mortality in patients infected with COVID-19: A systematic review. PLoS One [internet]. 2020;15(11):e0241955. Disponível em: https://journals.plos.org/plosone/article?id=10.1371/journal.pone.0241955.
62. Mao L, Jin H, Wang M, Hu Y, Chen S, He Q, et al. Neurologic manifestations of hospitalized patients with coronavirus disease 2019 in Wuhan, China. JAMA Neurol. 2020;77(6):683-90.
63. Hall JE. Guyton &Hall Tratado de fisiologia médica. 13ª ed. Rio de janeiro: Elsevier; 2017.1176 p.
64. Jasti M, Nalleballe K, Dandu V, Onteddu S. A review of pathophysiology and neuropsychiatric manifestations of Covid-19. J Neurol. 2021;268(6):2007-12.
65. Chen X, Laurent S, Onur OA, Kleineberg NN, Fink GR, Schweitzer F, et al. A systematic review of neurological symptoms and complications of COVID-19. J Neurol. 2021;268(2):392-402.
66. Jafari Khaljiri H, Jamalkhah M, Amini Harandi A, Pakdaman H, Moradi M, Mowla A. Comprehensive review on neuro-COVID-19 pathophysiology and clinical consequences. Neurotox Res. 2021;39(5):1613-29.
67. Moro E, Priori A, Beghi E, Helbok R, Campiglio L, Bassetti CL, et al. The international European Academy of Neurology survey on neurological symptoms in patients with Covid-19 infection. Eur J Neurol. 2020;27(9):1727-37.
68. Beghi E, Helbok R, Crean M, Chou SH, McNett M, Moro E, et al. The European Academy of Neurology Covid-19 registry (ENERGY): an international instrument for surveillance of neurological complications in patients with Covid-19. Eur J Neurol. 2021;28(10):3303-23.
69. Ozturk S. Covid-19 and stroke: a neurological perspective. Exon Publications. 2021;10 (6):18.
70. Werner C, Scullen T, Mathkour M, Zeoli T, Beighley A, Kilgore MD, et al. Neurological impact of coronavirus disease of 2019: practical considerations for the neuroscience community. World Neurosurg. 2020;139:344-54.

71. Von Oertzen TJ, Macerollo A, Leone MA, Beghi E, Crean M, Oztuk S, et al. EAN consensus statement for management of patients with neurological diseases during the Covid-19 pandemic. Eur J Neurol. 2021;28(1):7-14.
72. Torres-Castro R, Vasconcello-Castillo L, Alsina-Restoy X, Solis-Navarro L, Burgos F, Puppo H, et al. Respiratory function in patients post-infection by Covid-19: a systematic review and meta-analysis. Pulmonology. 2021;27(4):328-37.
73. Cascella M, Rajnik M, Aleem A, Dulebohn SC, Di Napoli R. Features, evaluation, and treatment of Coronavirus (Covid-19). In: StatPearls [Internet]. Treasure Island: StatPearls; 2021. Disponível em: https://www.ncbi.nlm.nih.gov/books/NBK554776/.
74. Xu H, Zhong L, Deng J, Peng J, Dan H, Zeng X, et al. High expression of ACE2 receptor of 2019-nCoV on the epithelial cells of oral mucosa. Int J Oral Sci [internet]. 2020;12(1):8. Disponível em: https://www.ncbi.nlm.nih.gov/pmc/articles/PMC7039956/.
75. Wang J, Jiang M, Chen X, Montaner LJ. Cytokine storm and leukocyte changes in mild versus severe SARS-CoV-2 infection: Review of 3939 COVID-19 patients in China and emerging pathogenesis and therapy concepts. J Leukoc Biol. 2020;108(1):17-41.
76. Azkur AK, Akdis M, Azkur D, Sokolowska M, van de Veen W, Brüggen MC, et al. Immune response to SARS-CoV-2 and mechanisms of immunopathological changes in Covid-19. Allergy. 2020;75(7):1564-81.
77. Menezes HF, Moura JL, Oliveira SS, Fonseca MC, Sousa PAF, Silva RARD. Nursing diagnoses, results, and interventions in the care for Covid-19 patients in critical condition. Rev Esc Enferm USP [internet]. 2021;55:e20200499. Disponível em: https://www.scielo.br/j/reeusp/a/gZC5txGx9JKjp9wqz5MHg7w/?lang=en.
78. National Institutes of Health (NIH). Corticosteroids [internet]. Bethesda; 2021.. Disponível em: https://www.covid19treatmentguidelines.nih.gov/management/clinical-management/hospitalized-adults--therapeutic-management/.
79. Libster R, Marc GP, Wappner D, Coviello S, Bianchi A, Braem V, et al. Early high-titer plasma therapy to prevent severe Covid-19 in older adults. N Engl J Med. 202;384(7):610-8.
80. ARDS Definition Task Force, Ranieri VM, Rubenfeld GD, Thompson BT, Ferguson ND, Caldwell E, et al. Acute respiratory distress syndrome: the Berlin Definition. JAMA. 2012;307(23):2526-33.
81. Brower RG, Lanken PN, MacIntyre N, Matthay MA, Morris A, Ancukiewicz M, et al. Higher versus lower positive end-expiratory pressures in patients with the acute respiratory distress syndrome. N Engl J Med. 2004;351(4):327-36.
82. Guo L, Xie J, Huang Y, Pan C, Yang Y, Qiu H, et al. Higher PEEP improves outcomes in ARDS patients with clinically objective positive oxygenation response to PEEP: a systematic review and meta-analysis. BMC Anesthesiol [internet]. 2018;18(1):172. Disponível em: https://bmcanesthesiol.biomedcentral.com/articles/10.1186/s12871-018-0631-4.
83. Ferrando C, Suarez-Sipmann F, Mellado-Artigas R, Hernández M, Gea A, Arruti E, et al. Clinical features, ventilatory management, and outcome of ARDS caused by Covid-19 are similar to other causes of ARDS. Intensive Care Med. 2020;46(12):2200-11.
84. Santos C, Nascimento ERP, Hermida PMV, Silva TG, Galetto SGS, Silva NJC, et al. Boas práticas de enfermagem a pacientes em ventilação mecânica invasiva na emergência hospitalar. Esc Anna Nery [internet]. 2020;24(2) Disponível em: https://www.scielo.br/j/ean/a/JGF6Twsvmzj5wgrpBcVqxch/?lang=pt.
85. Álvarez-Lerma F, Palomar-Martínez M, Sánchez-García M, Martínez-Alonso M, Álvarez-Rodríguez J, Lorente L, et al. Prevention of ventilator-associated pneumonia: the multimodal approach of the Spanish ICU "Pneumonia Zero" Program. Crit Care Med. 2018;46(2):181-8.
86. Barbas CS, Isola AM, Farias AM, Cavalcanti AB, Gama AM, Duarte AC, et al. Brazilian recommendations of mechanical ventilation 2013. Part I. Rev Bras Ter Intensiva. 2014;26(2):89-121.

87. Barbas CS, Ísola AM, Farias AM, Cavalcanti AB, Gama AM, Duarte AC, et al. Brazilian recommendations of mechanical ventilation 2013. Part 2. Rev Bras Ter Intensiva. 2014;26(3):215-39.
88. Qadri SK, Ng P, Toh TSW, Loh SW, Tan HL, Lin CB, et al. Critically ill patients with Covid-19: a narrative review on prone position. Pulm Ther. 2020;6(2):233-46.
89. Bloomfield R, Noble DW, Sudlow A. Prone position for acute respiratory failure in adults. Cochrane Database Syst Ver [internet]. 2015;2015(11):CD008095. Disponível em: https://www.cochranelibrary.com/cdsr/doi/10.1002/14651858.CD008095.pub2/full.
90. Sud S, Friedrich JO, Adhikari NK, Taccone P, Mancebo J, Polli F, et al. Effect of prone positioning during mechanical ventilation on mortality among patients with acute respiratory distress syndrome: a systematic review and meta-analysis. Can Med Assoc J. 2014;186(10):E381-90.
91. Bruni A, Garofalo E, Grande L, Auletta G, Cubello D, Greco M, et al. Nursing issues in enteral nutrition during prone position in critically ill patients: A systematic review of the literature. Intensive Crit Care Nurs. 2020;60:102899.
92. Santos VB, Aprile DCB, Lopes CT, Lopes JL, Gamba MA, Costa KALD, et al. COVID-19 patients in prone position: validation of instructional materials for pressure injury prevention. Rev Bras Enferm.;74Suppl 1:e20201185.
93. Costa LMB, Hora MP, Araujo EO, Pedreira LC. Cuidado de enfermagem a uma paciente em uso de ECMO. Rev Baiana Enferm. 2011;25(2):209-20.
94. Huang C, Wang Y, Li X, Ren L, Zhao J, Hu Y, et al. Clinical features of patients infected with 2019 novel coronavirus in Wuhan, China. Lancet. 2020;395(10223):497-506.
95. Hessami A, Shamshirian A, Heydari K, Pourali F, Alizadeh-Navaei R, Moosazadeh M, et al. Cardiovascular diseases burden in Covid-19: systematic review and meta-analysis. Am J Emerg Med. 2021;46:382-91.
96. Chan L, Hindi J, Nadkarni GN. Covid-19: The kidneys tell a tale. Am J Kidney Dis. 2021;77(2):175-7.
97. Doher MP, Torres de Carvalho FR, Scherer PF, Matsui TN, Ammirati AL, Caldin da Silva B, et al. Acute kidney injury and renal replacement therapy in critically Ill Covid-19 patients: risk factors and outcomes: a single-center experience in Brazil. Blood Purif. 2021;50(4-5):520-30.
98. Neves PDMM, Sato VAH, Mohrbacher S, Ferreira BMC, Oliveira ÉS, Pereira LVB, et al. Acute kidney injury due to Covid-19 in intensive care unit: an analysis from a Latin-American Center. Front Med (Lausanne). 2021;8:620050.
99. Kidney Disease – Improving Global Outcomes (KDIGO). Acute Kidney Injury Work Group. KDIGO clinical practice guideline for acute kidney injury. Kidney Int Suppl. 2012;2(1):13-6.
100. Martinez-Rojas MA, Vega-Vega O, Bobadilla NA. Is the kidney a target of SARS-CoV-2? Am J Physiol Renal Physiol. 2020;318(6):F1454-F1462.
101. Gabarre P, Dumas G, Dupont T, Darmon M, Azoulay E, Zafrani L. Acute kidney injury in critically ill patients with Covid-19. Intensive Care Med. 2020;46(7):1339-48.
102. Poloni J, Jahnke V, Rotta Liane. Insuficiência renal aguda em pacientes com Covid-19. Disponível em: http://www.rbac.org.br/artigos/insuficiencia-renal-aguda-em-pacientes-com-covid-19/.
103. Nadim MK, Forni LG, Mehta RL, Connor MJ Jr, Liu KD, Ostermann M, et al. Covid-19-associated acute kidney injury: consensus report of the 25th Acute Disease Quality Initiative (ADQI) Workgroup. Nat Rev Nephrol. 2020;16(12):747-64.
104. Chan L, Chaudhary K, Saha A, Chauhan K, Vaid A, Zhao S, et al. AKI in Hospitalized Patients with Covid-19. J Am Soc Nephrol. 2021;32(1):151-60.
105. Reddy YNV, Walensky RP, Mendu ML, Green N, Reddy KP. Estimating shortages in capacity to deliver continuous kidney replacement therapy during the Covid-19 pandemic in the United States. Am J Kidney Dis. 2020;76(5):696-709.e1.

106. Ng JH, Hirsch JS, Hazzan A, Wanchoo R, Shah HH, Malieckal DA, et al.; Northwell Nephrology Covid-19 Research Consortium. Outcomes among patients hospitalized with Covid-19 and acute kidney injury. Am J Kidney Dis. 2021;77(2):204-215.e1.

107. Dorrell RD, Dougherty MK, Barash EL, Lichtig AE, Clayton SB, Jensen ET. Gastrointestinal and hepatic manifestations of Covid-19: A systematic review and meta-analysis. JGH Open. 2020;5(1):107-15.

108. Zhang J, Garrett S, Sun J. Gastrointestinal symptoms, pathophysiology, and treatment in Covid-19. Genes Dis. 2021;8(4):385-400.

109. Xu L, Liu J, Lu M, Yang D, Zheng X. Liver injury during highly pathogenic human coronavirus infections. Liver Int. 2020;40(5):998-1004.

110. Ghimire S, Sharma S, Patel A, Budhathoki R, Chakinala R, Khan H, et al. Diarrhea is associated with increased severity of disease in Covid-19: systemic review and metanalysis. SN Compr Clin Med. 2021;6:1-8.

111. Cao TT, Zhang GQ, Pellegrini E, Zhao Q, Li J, Luo JJ, et al. Covid-19 and its effects on the digestive system. World J Gastroenterol. 2021;27(24):3502-15.

112. Nardo AD, Schneeweiss-Gleixner M, Bakail M, Dixon ED, Lax SF, Trauner M. Pathophysiological mechanisms of liver injury in Covid-19. Liver Int. 2021;41(1):20-32.

113. Altaf A, Abbas Z, Mandviwalla HA, Qadeer MA, Siyal M, Tariq M, et al. Severe Covid-19 associated with liver injury in patients without preexisting liver disease. Cureus. 2021;13(4):e14705.

114. Hanafy AS, Abd-Elsalam S. Challenges in Covid-19 drug treatment in patients with advanced liver diseases: a hepatology perspective. World J Gastroenterol. 2020;26(46):7272-86.

115. Mandal A, Konala VM, Adapa S, Naramala S, Gayam V. Gastrointestinal manifestations in Covid-19 infection and its practical applications. Cureus. 2020;12(6):e8750.

116. Alqahtani SA, Schattenberg JM. Liver injury in Covid-19: The current evidence. United European Gastroenterol J. 2020;8(5):509-19.

117. Zhong P, Xu J, Yang D, Shen Y, Wang L, Feng Y, et al. Covid-19-associated gastrointestinal and liver injury: clinical features and potential mechanisms. Signal Transduct Target Ther. 2020;5(1):256.

118. García-Ortega A, de la Rosa D, Oscullo G, Castillo-Villegas D, López-Reyes R, Martínez-García MÁ. Coagulation disorders and thromboembolic disease in Covid-19: review of current evidence in search of a better approach. J Thorac Dis. 2021;13(2):1239-55.

119. Zanza C, Racca F, Longhitano Y, Piccioni A, Franceschi F, Artico M, et al. Risk management and treatment of coagulation disorders related to Covid-19 Infection Int J Environ Res Public Health. 2021;18:1268.

120. Han H, Yang L, Liu R, Liu F, Wu KL, Li J, et al. Prominent changes in blood coagulation of patients with SARS-CoV-2 infection. Clin Chem Lab Med. 2020;58:1116-20.

121. Vidali S, Morosetti D, Cossu E, et al. D-dimer as an indicator of prognosis in SARS-CoV-2 infection: a systematic review. ERJ Open Res. 2020;6:00260-2020.

122. Organização Pan-Americana da Saúde. Manejo clínico da síndrome respiratória aguda grave (SRAG) na suspeita de doença pelo COVID-19. 2020;30p. Disponível em: https://apps.who.int/iris/handle/10665/338882.

123. Obi AT, Barnes GD, Wakefield TW, Brown S, Eliason JL, Arndt E, et al. Practical diagnosis and treatment of suspected venous thromboembolism during Covid-19 pandemic. J Vasc Surg Venous Lymphat Disord. 2020;8(4):526-34.

124. Angus DC, Linde-Zwirble WT, Lidicker J, Clermont G, Carcillo J, Pinsky MR. Epidemiology of severe sepsis in the United States: analysis of incidence, outcome, and associated costs of care. Crit Care Med. 2001;29(7):1303-10.

125. Zanon F, Caovilla JJ, Michel RS, Cabeda EV, Ceretta DF, Luckemeyer GD, et al. Sepse na unidade de terapia intensiva: etiologias, fatores prognósticos e mortalidade. RBTI. 2008;20(2):128-34

126. Machado FR, Cavalcanti AB, Bozza FA, Ferreira EM, Angotti Carrara FS, Sousa JL, et al.; SPREAD Investigators; Latin American Sepsis Institute Network. The epidemiology of sepsis in Brazilian intensive care

units (the Sepsis PREvalence Assessment Database, SPREAD): an observational study. Lancet Infect Dis. 2017;17(11):1180-9.

127. Singer M, Deutschman CS, Seymour CW, Shankar-Hari M, Annane D, Bauer M, et al. The Third International Consensus Definitions for Sepsis and Septic Shock (Sepsis-3). JAMA. 2016;315(8):801-10.

128. Instituto Latino-Americano para Estudos da Sepse (ILAS). Sepse um problema de saúde pública. COREN-SP 3º ed. Disponível em: https://www.ilas.org.br/assets/arquivos/ferramentas/livro-sepse-um--problema-de-saude-publica-coren-ilas.pdf

129. Karakike E, Giamarellos-Bourboulis EJ, Kyprianou M, Fleischmann-Struzek C, Pletz MW, Netea MG, et al. Coronavirus disease 2019 as cause of viral sepsis: a systematic review and meta-analysis. Crit Care Med. 2021;49(12):2042-57.

130. Levy MM, Evans LE, Rhodes A. The Surviving Sepsis Campaign Bundle: 2018 update. Intensive Care Med. 2018;44(6):925-8.

131. Rhodes A, Evans LE, Alhazzani W, Levy MM, Antonelli M, Ferrer R, et al. Surviving Sepsis Campaign: International guidelines for management of sepsis and septic shock: 2016. Intensive Care Med. 2017;43(3):304-77.

132. Seymour CW, Gesten F, Prescott HC, Friedrich ME, Iwashyna TJ, Phillips GS, et al. Time to treatment and mortality during mandated emergency care for sepsis. N Engl J Med. 2017;376(23):2235-44.

Índice Remissivo

A

Ablação por radiofrequência 199
Abscesso cerebral 518
Acesso vascular 379
Acesso venoso central de longa duração 380
Acidente vascular cerebral 469
Acidente vascular isquêmico 469
Ácido lático 522
Acidose 681
Acidose metabólica 920
Acidose respiratória 920
Ácidos graxos 928
Activity Based Costing – ABC 1324
Acute Physiology and Chronic Health Evaluation (APACHE) 1108
Adrenalina 288
  reações adversas 289
Aferição de custos 1322, 1327
AINEs 800
AINH 801
Albumina 926
Alcalose 681
Alcalose metabólica 920
Alcalose respiratória 920
Alimentação enteral 41
Ambiente da UTI 1257
Ambiente hospitalar 1269
Ambulâncias terrestres 880
American Association of Critical-Care Nurses 1214
American Society of Anesthesiologists 959
Analgesia balanceada 967
Analgesia controlada pelo paciente (ACP) 807
Analgesia epidural 968
Analgesia multimodal 967
Analgesia peridural 805
Analgesia preemptiva 967
Análises clínicas 913
Anastomose biliodigestiva em Y de Roux 620

Anestésicos locais 804
Angiografia 360, 371
Angioplastia 362
Angioplastia coronária 359
Angioplastia transluminal coronária 361
Anormalidades na função cardíaca 104
Arritmias cardíacas 195, 973
Arritmias no paciente grave 195
Aspectos éticos e legais 1167
Aspiração de secreções 38
Aspiração endotraqueal 39
Aspiração subglótica 38
Assistência de enfermagem 315, 608, 1167
Assistência multidisciplinar 1167
Associação Americana de Enfermagem 1228
Ativação de focos ectópicos 202
Autonomia 1167, 1178
Autonomia do paciente/família 1176
Avaliação do paciente 4
Avaliação hematológica 916
Avaliação neurológica 475
Avaliação sistematizada 789
Azatioprina 615

B

Baixo débito cardíaco 338
Balão intra-aórtico 340, 344
  complicações 347
  contraindicações 347
  indicações 346
  retirada 354
Barreira hematoencefalica 446
Barreiras de comunicação 786
BAV de 1° grau 219
BAV de 2° grau 219
BAV de 3° grau 220
BAV total 220
Betabloqueadores orais 197
Bilirrubina 926
Bioquímica 935

Bloqueadores de canais de cálcio 199
Bloqueio de plexo braquial 970
Bloqueio motor 965
Bloqueio neuromuscular 980
Bloqueios atrioventriculares 219
Bradiarritmias 196, 216
Bradicardia sinusal 974
Bypass venovenoso 606

C

Cálcio 925
Câncer 1007
Cânulas de Guedel 521
Capnometria 279
Cardiopatias 203
Cardioversão elétrica 202, 208
   Cardioversor desfibrilador implantável 315, 330
Carga de trabalho de enfermagem em uti 1103
Carta dos Direitos dos Usuários da Saúde 1207
Catecolaminas 286
Cateter-balão intra-aórtico 341
Cateter central de inserção periférica 407
Cateter curto sobre agulha 400
Cateter de artéria pulmonar 223, 230
Cateter de pressão arterial invasiva 235
Cateter de Swan-Ganz 393
Cateteres agulhados 405
Cateteres centrais de longa permanência 380
Cateteres para procedimentos dialíticos 390
Cateteres vasculares de curta permanência 390
Cateteres vasculares de longa permanência 392
Cateteres venosos centrais 407
Cateteres venosos periféricos de curta permanência 400
Cateterismo cardíaco 360
Cateterismo venoso central de longa permanência 379
cateter parcialmente implantável 387
Cateter totalmente implantável 380
Cateter venoso central de inserção percutânea 415
Cateter venoso central por dissecção 422
Cateter venoso tunelizado 388
CCFNI 1211
Cefaleia 449
Cell saver 608
Cetonas 928
Choque cardiogênico 111, 135
   assistência de enfermagem 142
   fisiopatologia 136
   tratamento 137
Choque hipovolêmico 171, 172, 174
   apresentação clínica 177
   assistência de enfermagem 187
   avaliação hemodinâmica 179
   diagnósticos de enfermagem 177
   parâmetros hemodinâmicos 181

Choque hipovolêmico 173, 182
Choque séptico 147, 152
Ciclos ventilatórios mecânicos 52, 61
Cineangiocoronariografia 359
Classificação de diagnósticos de enfermagem da NANDA-I 1070, 1072
Classificação de Intervenções de Enfermagem – NIC 1074
Classificação de Resultados de Enfermagem – NOC 1076
Classificações de linguagem de enfermagem 1069
Coagulação 565, 921, 935
Código de Ética de Enfermagem 1208
Coleta de sangue 915
Competências na prática profissional 1189
   desenvolvimento de 1191
Complicações biliares 620
Complicações da ventilação mecânica 79
Complicações respiratórias 969
Comportamento doloroso 784
Comportamentos de dor 793
Consciência 489
   alterações no nível de 491
   avaliação do nível 492
   avaliar o nível de 508
   escala de nível de reação (RLS) 509
Consentimento 1167, 1176
Console 341
Contagem bacteriana 931
Contraindicações à ventilação não invasiva 89
Controle de custos 1317
Controle glicêmico 763
   hipoglicemia 772
   intervenções de enfermagem 774
   protocolo de insulina de van den Berghe 769
   terapia intensiva de insulina 767
Coping 1270
Corticoesteroides 614
Covid-19 1334
   comorbidades associadas à doença grave e mortalidade 1347
   cuidados de enfermagem e a sepse 1370
   cuidados de enfermagem e o distúrbio de coagulação 1370
   cuidados de enfermagem na função cardiovascular 1364
   cuidados de enfermagem na função do trato gastrointestinal 1368
   cuidados de enfermagem na função neurológica 1349
   cuidados de enfermagem na função pulmonar 1351
   cuidados de enfermagem na função renal 1365
   cuidados de enfermagem para pacientes com ventilação mecânica invasiva 1356

Índice Remissivo **1385**

cuidados de enfermagem relacionados a pacientes com necessidade de posição prona 1359
cuidados de enfermagem relacionados a pacientes em uso de membrana de oxigenação extracorpórea 1363
desparamentação 1342
epidemiologia 1335
estratégias de gerenciamento potenciais para injúria renal aguda 1366
grupos e fatores de risco no paciente 1346
higienização das mãos 1340
isolamento 1339
medicamentos recomendados para o tratamento de pacientes hospitalizados 1353
papel da enfermagem 1336
paramentação 1340
Craniectomia descompressiva 452
Creatinina 925
Crise convulsiva 449, 517
Crises somatossensitivas 518
Critérios de admissão 1095
Critérios de alta 1100
Critérios sociais na seleção de pacientes na UTI 1180
Critical Care Family Needs Inventory (CCFNI) 1209, 1243
Cuff 33
Cuidado à criança e ao adolescente 1213
Cuidados de enfermagem 913, 1241
Cuidados paliativos 1007, 1018
vias de administração de medicamentos 1019
Cuidados progressivos 1104, 1105
Cultura de urina 931
Custos de cuidados de saúde 1317
Custos e análise de custo 1317
Custos hospitalares 1317

D

Débito cardíaco 227, 252, 339
Decreto n. 2.268, de 30 de junho de 1997 602
Déficit neurológico 476
Delirium 1057
paciente idoso 1056
Demência 1057
Depressão respiratória 808, 968
Descarga neuronal paroxística 524
Desconforto respiratório 23
Descontaminação da cavidade oral 38
Desequilíbrio acidobásico 681, 684
distúrbios mistos 690
mecanismo de compensação 690
Desfibrilação elétrica 215
Desinfecção
de alto nível 746
de baixo nível 746
de nível intermediário 746
Desinsuflação prematura 352

Desinsuflação tardia 353
Desmame 45, 354
Diabetes insipidus 1035
Diagnóstico de enfermagem da NANDA-I 1073
Diagnóstico laboratorial 913
Diálise 720, 721, 727
adsorção 720
atuação do enfermeiro 728
difusão 720
ultrafiltração 720
Dieta enteral 632, 635
monitorização e registro 643
Difusão dos gases 25
Diltiazen 202
Direitos da Criança e do Adolescente Hospitalizados 1207
Direitos do paciente 1167
Disfunção do nó sinusal 216
Disfunção inicial do enxerto 617
Disfunção primária do enxerto 616
Disparo por marca-passo 350
Distúrbios hidroeletrolíticos 695, 698
balanço de água 697
hipercalcemia 712
hipercalemia 705, 706
hiperfosfatemia 714, 715
hipermagnesemia 709
hipernatremia 701
hipocalcemia 710
hipocalemia 703
hipofosfatemia 713
hipomagnesemia 708
hiponatremia 699
Distúrbios no equilíbrio acidobásico 681
Distúrbios visuais 449
Doação de órgãos 1028
exames laboratoriais de rotina do potencial doador 1037
Doador de tecidos 1028
Doador falecido 605
Dobutamina 292
reações adversas 293
Doença hepática 603
Dopamina 290
reações adversas 291
Dor 783, 789
Dor pós-operatória 966
Drenagem do LCR 451
Drogas vasoativas 304, 895

E

Ecocardiografia 271
Edema 44
Educação 1205
Educação continuada 1187
Educação do paciente e familiar 1205, 1207, 1218

capacitação e boas práticas da equipe multi-
profissional 1218
fim da vida 1218
procedimentos e situações especiais 1214
Educação em enfermagem 1187
Efeitos adversos associados à VNI 93
Eletrocardiograma 269
Eletroencefalograma 520
Eliminação por radiofrequência 199
Embolia pulmonar 427
Emergência neurológica 519
Encefalite 518
Enfermeiro em UTI 1279
Índice de Qualidade de Vida de Ferrans e
Powers 1311
Índice de Qualidade de Vida (IQV) 1308
Índice de Satisfação Profissional 1301,
1303
organização do trabalho 1281
qualidade de vida 1290
satisfação no trabalho 1279
satisfação profissional 1284
Envelhecimento 1041
alterações fisiológicas 1042
Enzima hepática 926
Epidemiologia 1130
Epilepsia 518
Epinefrina 288
Equilíbrio acidobásico 681
Equilíbrio hidroeletrolítico 696
Equipe de assistência ao paciente 1233
Eritrocitose 918
Escala de coma de Glasgow 475, 492
Escala de descritores verbais 792
Escala de Ramsey 963
Escala de sedação proposta por Pasero 808
Escala numérica de 0 a 10 792
Escala visual analógica 792
Escalas de representação gráfica não numérica
792
Esfigmomanômetro 275
Espaço morto 25
Espasmos musculares 517
Estatuto da Criança e do Adolescente 1207
Estatuto do Idoso 1207
Estenose laríngea 44
Estimulação cardíaca artificial 317
Estomias 642
Estressores para a equipe de enfermagem
1273
Estressores para o paciente e a família 1271
Eventos adversos 1137
Eventos cardiovasculares
paciente idoso 1050
Exames bioquímicos 922
Exames laboratoriais 934
Exames radiológicos 939

dispositivos invasivos 946
procedimentos intervencionistas 948
proteção contra a radiação ionizante 954
sistema cardiovascular 944
sistema digestório e urinário 945
sistema nervoso 946
sistema respiratório 943
técnicas de imagem 940
Exames radiológicos 942
Extubação acidental 33

F

Falência primária do enxerto 616
Família 1205
Feixe de His 210, 219, 267
Fenitoína 520
Fenobarbital 520
Feridas 825
avaliação e tratamento 828
deiscência 838
fístulas 841
infecção 833
infecção do sítio cirúrgico 833
lesões por fricção 853
mediastinite 836
peritoneostomia 840
processo de cicatrização 826
úlceras por pressão 844
Fibrilação atrial paroxística 203
Fibrilação atrial permanente 203
Fibrilação atrial persistente 203
Fibrilação ventricular 214
Fisiologia do equilíbrio acidobásico 682
Fístula biliar 620
Florence Nightingale 1103, 1235
Flutter atrial 205
Fluxo sanguíneo cerebral 445
Forma antidrômica 200
Forma ortodrômica 200
Fosfatase alcalina 926
Frequência cardíaca 266
Frequência respiratória 277

G

Gasometria 935
Gasometria arterial 24, 691, 919
Gasometria venosa 254
Gastos em saúde 1318
Gerador do marca-passo 318
Gerenciamento de custos 1317, 1321
Gestão 1147, 1223
Glicocorticoides 453
Gluconato de clorexidina 39

H

Hematologia 935
Hemoculturas 932
Hemodinâmica 223

Hemopneumotórax 970
Hemorragia 617
Hemorragia digestiva alta 574
   assistência de enfermagem 586
   balão esofágico do tipo Sengstaken--Blake-
      more 585
   causas de 575
   classificação 578
   fatores de risco para úlcera de estresse 577
   imagens endoscópicas 584
   intervenções 581
   síndrome de Mallory-Weiss 577
   terapia de ressuscitação inicial 581
Hemorragia digestiva baixa 589
   causas de 590
   classificação 591
   intervenções 593
   intervenções específicas 595
Hemostasia 921
Hemotórax 970
Higiene oral 41
Hipercapnia 24
Hiperglicemia 764, 925
Hipertemia 977
Hipertensão arterial sistêmica (HAS) 971
Hipertensão intracraniana 444, 470, 527, 528
   assistência de enfermagem 534
   complicações 537
   fisiopatologia 528
Hipertermia maligna 541
   intervenções de enfermagem 544
   manifestações clínicas 543
   tratamento 543
Hipertireoidismo 204
Hiperventilação 452, 925
Hipotensão arterial 971
Hipotermia 452, 565, 976
Hipoventilação 25
Hipoxemia 24, 960
Hospital Universitário da USP 1196
Humanização 1233, 1234, 1242
   assistência à morte e ao luto 1264
   equipe 1247
   espiritualidade e religiosidade 1233, 1249
   família 1242
   humanização das relações na equipe 1249
   paciente 1239
   práticas complementares 1252
   terapias complementares 1233

I

Impulso elétrico 266, 315
Imunossupressão 614
Incompatibilidade de medicamentos 895, 897
   estratégias de prevenção 907
Indicações da ventilação mecânica 52
Indicadores 1147, 1224, 1226, 1228
Índice de Aldrete e Kroulik 963

Índices de gravidade 1107
INEFTI 1210, 1243
Infecção da corrente sanguínea 750
infecção de sítio cirúrgico 834
Infecção por citomegalovírus 621
Infecções 736
Infecções bacterianas 918
Infecções de trato urinário 754
Infecções do trato respiratório 934
Infecções hospitalares 733, 754
Inibidores de calcineurina (ciclosporina e tacro-
   limo) 615
Inserção de cateteres 223, 232, 244
Instabilidade elétrica intrínseca 518
Instilação de solução fisiológica 40
Institute of Healthcare Improvement 1151
Instrumentos de Medida de Carga de Trabalho
   de Enfermagem 1110
Instrumentos de medida de Gravidade em UTI
   1106
Insuficiência cardíaca 109
   etiopatogenia 102
Insuficiência cardíaca congestiva
   assistência de enfermagem 116
Insuficiência renal 618
Insuficiência respiratória
   aguda 23, 27
   aguda hipoxêmica 25
   aguda ventilatória 25
   paciente idoso 1052
   sinais e sintomas 27
Insuflação precoce 351
Insuflação tardia 351
Intervenções farmacológicas 969
Intoxicação digitálica 209
Intubação orotraqueal 33
Inventário de Necessidades e Estressores de Fami-
   liares de Pacientes Internados em Terapia
   Intensiva (INEFTI) 1210, 1243
Isquemia fria 605

J

Joint Commission on Accreditation of Health
   Care Organizations (JCAHO) 1156
Junção miocárdica-Purkinje 267

K

Korotkoff 274

L

Lactato de milrinona 301
Laringoespasmo 970
Lei de Lambert-Beer 964
Lei n. 5.479, de 10 de agosto de 1968 602
Lei n. 8.489 de 18 de novembro de 1992 602
Lei n. 9.434, de 4 de fevereiro de 1997 602
Lei n. 10.211, de 2001 602
Lesão cerebral 471

Lesão de nervos 962
Lesão renal aguda 667
  classificação 674
  paciente idoso 1049
  prevenção 676
  princípios fisiopatolórigos 671
  retardo diagnóstico da creatinina 671
  terminologia e classificação 668
  tratamento 674
Lesões orais 33
Levosimendan 303
Liquor 471
Luto 1261, 1264

M
Manga de fibrina 385
Manifestações motoras do tipo clônico 517
Manifestações motoras do tipo mioclônico 517
Manifestações motoras do tipo tônico 517
Mantas térmicas 977
Manutenção das córneas e do globo ocular 1036
Manutenção de cateteres 223
Manutenção hemodinâmica de órgãos e tecidos 1031
Manutenção hidroeletrolítica 1033
Manutenção nutricional 1035
Manutenção ventilatória 1032
Marca-passo 322
Marca-passo cardíaco artificial 315
Medicamentos 900
  (in)compatibilidade de 900
  temperatura e luminosidade 900
  vasoativos 904
Medida do débito cardíaco 250
Medida do débito cardíaco contínuo 250
Medida do débito cardíaco por termodiluição 250
Medo dos analgésicos 787
Meios físicos, educativos, técnicas de relaxamento, distração e imaginação dirigida 813
MELD 604
Meningite 518
Método auscultatório 274
Métodos de custeio 1323
Métodos dialíticos 719
Métodos hemodialíticos 723
  métodos contínuos 725
  métodos intermitentes 724
Micofenolato 615
Microalbuminúria 930
Microaspirações 38
Microbiologia 935
Mobitz I 219
Modalidades ventilatórias 64
Modelo baseado em diagnóstico 1097
Modelo do queijo suíço, proposto por Reason 1153
Monitoramento 1147

Monitorização 223, 266, 983, 1027, 1065, 1095
Monitorização hemodinâmica invasiva 229
Monitorização não invasiva 266
Monitorização não invasiva da temperatura 280
Monitorização não invasiva respiratória 277
Mortality Prediction Model (MPM) 1110
Morte 1233, 1261, 1264
Morte encefálica 1028
Morte súbita 210

N
NANDA-I 1078, 1084, 1086, 1087
National Database of Nursing Quality Indicators™ (NDNQI®) 1228
National Patient Safety Agency 1150
Náuseas e vômitos 978
NIC 1078, 1086, 1087
Nitrito 929
Nitroglicerina 300
Nitroprussiato 299
Nível de consciência 449
NOC 1078, 1086, 1087
Nociceptiva 966
Nódulo atrioventricular 267
Nódulo sinoatrial 266
Noradrenalina 294
Nursing Activities Score (NAS) 1119
Nursing Interventions Classifications 1073
Nutrição parenteral 659
  interações com medicamentos 658

O
Objetivos da ventilação mecânica 88
Obstrução das vias aéreas 44
Obstrução das vias aéreas superiores 970
Obstrução do reservatório de cateteres implantados 386
Obstrução trombótica 385
Oclusão intralúmen 385
OKT3 620
Oncologia 1007
  controle de sintomas 1018
  emergências 1009, 1011
  prognóstico 1015
Ondas F 203
Opioides 801
Organização Mundial da Saúde 798
Oscilométrico 275
Overdamping 247
Overdose de drogas 1098
Oximetria de pulso 278

P
Paciente 1205
Paciente de risco 1096
Paciente idoso 1041
  assistência de enfermagem 1041
  comorbidades e complicações 1049

Padrões de avaliação 788
Palpitações precordiais 198
Papel educativo do enfermeiro 1193
Percepção dolorosa 783
Perda de calor 559
Período pós-operatório 959
Piggy-back 606
Plano de educação 1209
Pneumonia 748
Pneumonia associada à ventilação mecânica 33
Pneumotórax 970
Política Nacional de Humanização 1238
Pós-carga 228
Potássio 925
Práticas complementares 1252
Pré-carga 228
Pressão arterial 272
Pressão arterial média 273
Pressão de perfusão cerebral 445, 472
Pressão de perfusão traqueal 35
Pressão do *cuff* 35
Pressão intracraniana 444, 451, 471
Prioridades 1097
Procedimentos dolorosos 790
Procedimentos especiais em hemocomponentes 987
Processamento dos materiais utilizados em UTI 743
Processo de admissão e alta da UTI 1212
Processo de enfermagem 1065, 1066, 1068, 1080
estudo de caso 1081
Processos educacionais 1193, 1194
Programa Nacional de Humanização da Assistência Hospitalar (PNHAH) 1237
Programas de T&D 1196
Programas educativos 789
Propranolol 199
Protocolos de tratamento 788
Pulsação carotídea 198

Q
Qualidade assistencial 1147
Qualidade de vida
dos enfermeiros 1279
Qualidade em saúde 1147
Qualidade e segurança 1154, 1157
Qualidade e segurança assistencial 1148, 1160
Quaternário de amônia 746
Queda da língua 970

R
Raciocínio clínico 1078
Reações transfusionais 993, 995
Regulação central 558
Rejeição celular aguda 619
Rejeição hiperaguda 619
Resistência de vias aéreas 33
Responsabilidade civil do enfermeiro 1171

Responsabilidade ético-profissional do enfermeiro 1174
Responsabilidade penal do enfermeiro 1173
Responsabilidade profissional 1167
Respostas neuroendocrinológicas 784
Ressincronizador cardíaco 315, 331
Retirada do cateter 255
Retirada dos cateteres 223
Retirada do ventilador (desmame) 80
Riscos anestésicos 961
Riscos cirúrgicos 961
Riscos individuais 961

S
Sais insolúveis 899
Sangramento digestivo 573
Sangue arterial 919
Satisfação profissional 1279
Saturação venosa de O2 252
Saúde da família 1233
Scalp 405
Sedação 808
Sedativos e hipnóticos 895
Segurança 1147
Segurança do paciente 962, 1149
Sepse 147, 149, 151
assistência de enfermagem 161
paciente idoso 1054
Sepse severa 152, 159
Shunt 25
Simplified Acute Physiological Score (Saps) 1109
Síndrome da insuficiência cardíaca 101
Síndrome de adaptação geral 1270
Síndrome taqui-bradi 217
Sistema aberto 41
Sistema de condução do impulso elétrico 267
Sistema fechado 41, 751
Sistema His-Purkinge 219
Sistema imunitário 565
Sistemas de qualidade e segurança 1159
Sistematização da Assistência de
Enfermagem 4
Sistema Único de Saúde 1180
Sobrecarga de trabalho 787
Sobrevida 622
Sobrevivendo à Sepse 156
Sódio 923
Soluções farmacêuticas 895
Sondas nasoenterais 635
Subestimação da dor 787
Suporte nutricional 28
Suporte ventilatório 51, 87
Suspensão de tratamento 1176

T
Taquicardia atrial focal 208
Taquicardia por reentrada atrioventricular 200
Taquicardia postural ortostática 196

Taquicardias 196
Taquicardias supraventriculares 197
  algoritimo para diagnóstico diferencial 210
Taquicardia ventricular 210
  critérios de Brugada 213
Taxonomia II da NANDA-I 1071
T&D 1195
Temperatura axilar 281, 563
Temperatura corporal 280, 560
Temperatura corporal central 557
Temperatura da membrana timpânica 562
Temperatura oral 562
Temperatura retal 564
Temperatura timpânica 561
Temperatura vesical 564
Tempestade tireotóxica 1099
Tempo médio de assistência 1114
Tensão muscular 962
Terapêutica transfusional 983
  concentrado de granulócitos 987
  concentrado de hemácias 984
  concentrado de plaquetas 985
  crioprecipitado 986
  plasma fresco congelado 985
Terapia analgésica 786
Terapia nutricional 626
Terapia nutricional enteral 625
  indicadores de qualidade 644
  sondas 628
  vias de acesso 627
Terapia nutricional parenteral 649
  acesso venoso central 655
  bombas de infusão 656
  instalação da NP 652
  recebimento e consevação da 651
  tipos de 650
Terapia osmótica 450
Terlipressina 297
Testes bioquímicos 927
Therapeutic Intervention Scoring System (Tiss 28) 1116
Tipos de ventiladores pulmonares mecânicos 58
Tireotoxicose 197
Titulação de morfina 802
Transdução 783
Transferência do paciente 872
Transferência inter-hospitalar 892
Transplante de fígado 601
Transporte aeromédico 885
Transporte de pacientes 871, 960
Transporte inter-hospitalar 872, 878
Transporte intra-hospitalar 871, 874
Transporte terrestre 880
Traqueostomia 35, 43
  benefícios 44
  complicações 45

Tratamento farmacológico da dor 798
Trauma anestésico-cirúrgico 961
Traumatismo cranioencefálico 444
Treinamento 788
Trigger 350
Trocadores de calor e umidade 41
Troca gasosa 25
Trombocitose 918
Tromboembolismo 202, 427
Trombose 435
  cuidados de enfermagem 435
Trombose da artéria hepática 618
Trombose venosa 385
  patogenia 428
Trombose venosa profunda 427
  fatores de risco 430
  profilaxia 431
Trombos intracavitários 205
Tubos endotraqueais 35
Túnel de fibrina 385

U

Unidade de terapia intensiva (UTI) 285, 734, 1104, 1137, 1167, 1187, 1188, 1249, 1269
Ureia 925
Urina 935
Urinálise 927

V

Valproato 520
Válvula de Groshong 389
Vasopressina 295
Vasopressores 286
Ventilação mecânica 83
  assistência de enfermagem 82
Ventilação mecânica invasiva 25, 33, 53
Ventilação mecânica não invasiva 26, 87
Ventilação mecânica (VM) 51
Ventilação não invasiva 87
  geradores de alto fluxo 94
  ventiladores e modos ventilatórios 95
Verapamil 202, 214
Via aérea artificial 33
Via aferente 558
Via eferente 558
Visitação em UTI 1272
Volume do conteúdo intracraniano 471
Volume intracraniano 471
Volume mínimo de oclusão 37
Volume sistólico 228, 340
Volume vascular 471
Vômitos 449